U. Wahn   R. Seger   V. Wahn
Pädiatrische Allergologie und Immunologie

Pädiatrische Allergologie und Immunologie

Herausgegeben von Ulrich Wahn, Reinhard Seger, Volker Wahn

Unter Mitarbeit von

C. Armaleo, Rom
C. Bachert, Gent
C. Bauer, Gaißach
B. Belohradsky, München
D. Berdel, Wesel
R. Bergmann, Berlin
C. Binder, Berlin
C. Bode, Düsseldorf
S. Bonini, Rom
G. Burmester, Berlin
J. Bux, Gießen
S. Dreborg, Oslo
M. Eibl, Wien
W. Friedrich, Ulm
J. Grabbe, Lübeck
C. Grüber, Berlin
P. Hauk, Denver
B. Henz, Berlin
M. Hergersberger, Zürich
G. Holländer, Basel
G. Horneff, Halle
H. Huppertz, Würzburg
T. Kamradt, Berlin
V. Kiefel, Leipzig
N. Kjellmann, Linköping
B. Koletzko, München
S. Koletzko, München
H. Kramer, Kiel
H. Kroll, Gießen
S. Lau, Berlin

R. Lauener, Zürich
H. Lindemann, Gießen
H. Michels, Garmisch-Partenkirchen
E. von Mutius, München
D. Nadal, Zürich
B. Niggemann, Berlin
H. Ochs, Seattle
K. Paul, Berlin
H. Peter, Freiburg
B. Przybilla, München
D. Reinhardt, München
H. Renz, Berlin
C. Rieger, Bochum
J. Ring, München
H. Schroten, Düsseldorf
L. Schuchmann, Freiburg
A. Schuster, Düsseldorf
H. Schulte-Wissermann, Krefeld
R. Seger, Zürich
H. Truckenbrodt, Garmisch-Partenkirchen
R. Urbanek, Wien
T. Voit, Essen
U. Wahn, Berlin
V. Wahn, Düsseldorf
K. Welte, Hannover
H. Wolf, Wien
C. Zeidler, Hannover
F. Zepp, Mainz
T. Zuberbier, Berlin

3. Auflage

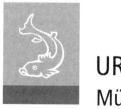

URBAN & FISCHER
München · Jena

Zuschriften und Kritik an:

Urban & Fischer, Lektorat Medizin, Dr. Martina Steinröder, Karlsstraße 45, 80333 München

Prof. Dr. R. Seger, Abteilung Immunologie/Hämatologie, Universitätskinderklinik, Steinwiesstr. 75, CH-8032 Zürich

Prof. Dr. U. Wahn, Klinik für Pädiatrie mit Schwerpunkt Pneumologie und Immunologie, Charité, Campus Virchow-Klinikum, Augustenburger Platz 1, D-13353 Berlin

Prof. Dr. V. Wahn, Zentrum für Kinderheilkunde, Heinrich-Heine-Universität Düsseldorf, Moorenstr. 5, D-40225 Düsseldorf

Diejenigen Bezeichnungen, die zugleich eingetragene Warenzeichen sind, wurden nicht immer kenntlich gemacht. Es kann also aus der Bezeichnung einer Ware mit dem für diese eingetragenen Warenzeichen nicht in jedem Falle geschlossen werden, daß die Bezeichnung ein freier Warenname ist. Ebensowenig ist zu entnehmen, ob Patente oder Gebrauchsmuster vorliegen.

Wichtiger Hinweis
Die Erkenntnisse in der Medizin unterliegen laufendem Wandel durch Forschung und klinische Erfahrungen. Herausgeber und Autoren dieses Werkes haben große Sorgfalt darauf verwendet, daß die in diesem Werk gemachten therapeutischen Angaben (insbesondere hinsichtlich Indikation, Dosierung und unerwünschten Wirkungen) dem derzeitigen Wissensstand entsprechen. Das entbindet den Nutzer dieses Werkes aber nicht von der Verpflichtung, anhand der Beipackzettel zu verschreibender Präparate zu überprüfen, ob die dort gemachten Angaben von denen in diesem Buch abweichen und seine Verordnung in eigener Verantwortung zu treffen.

Die Deutsche Bibliothek – CIP-Einheitsaufnahme

Pädiatrische Allergologie und Immunologie in Klinik und Praxis /
hrsg. von Ulrich Wahn ... Unter Mitarb. von C. Armaleo ... –
3. Aufl. – München; Jena: Urban und Fischer, 1999
ISBN 3-437-21310-5

Alle Rechte vorbehalten
1. Auflage 1988
2. Auflage 1994
3. Auflage 1999
© 1999 Urban & Fischer · München · Jena

99 00 01 02 03   5 4 3 2 1

Das Werk einschließlich aller seiner Teile ist urheberrechtlich geschützt. Jede Verwertung außerhalb der engen Grenzen des Urheberrechtsgesetzes ist ohne Zustimmung des Verlages unzulässig und strafbar. Das gilt insbesondere für Vervielfältigungen, Übersetzungen, Mikroverfilmungen und die Einspeicherung und Verarbeitung in elektronischen Systemen.
Um den Textfluß nicht zu stören, wurde bei Patienten und Berufsbezeichnungen die grammatikalisch maskuline Form gewählt. Selbstverständlich sind in diesen Fällen immer Frauen und Männer gemeint.

Lektorat: Susanne Henning, Heidelberg
Herstellung: Ralf Bogen, Stuttgart
Satz, Druck und Bindung: Wilhelm Röck GmbH, Weinsberg
Gesetzt in der 8.2/10 p Concorde-Roman im Satzprogramm 3B2 auf Betriebssystem Windows 95
Zeichnungen: Gerda Raichle, Ulm
Umschlaggestaltung: prepress Ulm GmbH, Ulm
Gedruckt auf chlorfrei gebleichtem Papier (100 g/m^2, Praximatt 1,15 Vol.)

Aktuelle Informationen finden Sie im Internet unter den Adressen:
Urban & Fischer: http://www.urbanfischer.de

Mitarbeiter

Dr. C. Armaleo, 1 Clinico Medico, Policlinica Umberto, I-00161 Rom

Professor Dr. med. C. Bachert, Kliniek for Neus-, Keel- en Dorheelkunde, De Pintelaan 185, B-9000 Gent

Prof. Dr. C. Bauer, Kinderklinik Gaißach, 83674 Gaißach

Prof. Dr. B. Belohradsky, Abteilung für antimikrobielle Therapie und Infektionsimmunologie, Dr. von Haunersches Kinderspital, Klinikum Innenstadt der Universität München, Lindwurmstr. 4, 80337 München

Prof. Dr. D. Berdel, Abteilung für Kinderheilkunde, Marienhospital gGmbH, Pastor-Janßen-Straße 8-38, 46483 Wesel

Frau PD Dr. R. Bergmann, Klinik für Pädiatrie mit Schwerpunkt Pneumologie und Immunologie, Charité, Campus Virchow-Klinikum, Augustenburger Platz 1, 13353 Berlin

Frau C. Binder, Kinderstation, Krankenhaus Zehlendorf, Zum Heckeshorn 30, 14109 Berlin

Dr. med. C. Bode, Lindenstr. 235, 40235 Düsseldorf

Prof. Dr. S. Bonini, 1 Clinico Medico, Policlinica Umberto, I-00161 Rom

Prof. Dr. G.-R. Burmester, Rheumatologie und Immunologie, Med. Universitätsklinik und Poliklinik III, Zentrum für Innere Medizin, Universitätsklinik Charité, 10098 Berlin

Dr. J. Bux, Institut für Immunologie und Transfusionsmedizin, Klinikum der Justus-Liebig-Universität Gießen, Langhausstr. 7, 35392 Gießen

Prof. S. Dreborg, MD, PhD, Volksentoppen, Senter for astma og allergi, Universitetsklinikk, Ullveien 14, 0394 Oslo

Frau Prof. Dr. M. Eibl, Institut für Immunologie, Universität Wien, Borschkegasse 8a, A-1090 Wien

PD Dr. W. Friedrich, Universitätskinderklinik und Poliklinik, Prittwitzstr. 43, 89075 Ulm

PD Dr. J. Grabbe, Klinik für Dermatologie und Venerologie, Universität Lübeck, Ratzeburger Allee 160, 23583 Lübeck

C. Grüber, Klinik für Pädiatrie mit Schwerpunkt Pneumologie und Immunologie, Charité, Campus Virchow-Klinikum, Augustenburger Platz 1, 13353 Berlin

Frau Dr. P. Hauk, National Jewish Medical and Research Center, Departement of Pediatrics, Room K1026A, 1400 Jackson Street, Denver, CO80206 USA

Frau Prof. Dr. B. Henz, Hautklinik, Charité, Campus Virchow-Klinikum, Augustenburger Platz 1, 13353 Berlin

Dr. M. Hergersberger, Institut für Medizinische Genetik, Rämistr. 74, CH-8001 Zürich

PD Dr. G. Holländer, Pädiatrische Immunologie, Departement Forschung, Kantonspital Basel, Heblstr. 20, CH-4031 Basel

PD Dr. G. Horneff, Universitätskinderklinik, Klinikum Kröllwitz, Ernst-Grube-Str. 40, 06120 Halle

PD Dr. H.-I. Huppertz, Universitätskinderklinik, Josef-Schneider-Str. 2, 97080 Würzburg

PD Dr. T. Kamradt, MD, Deutsches Rheumaforschungszentrum, Monbijoustr. 2A, 10117 Berlin,
Prof. Dr. V. Kiefel, Institut für Klinische Immunologie und Transfusionsmedizin, Universitätsklinikum Leipzig, Delitzscher Str. 141, 04129 Leipzig

Prof. Dr. M. Kjellmann, Institutionen for Pediatrik, Hälsouniversitetet, S-58185 Linköping

Prof. Dr. B. Koletzko, Kinderpoliklinik, Klinikum Innenstadt der Universität München, Pettenkoferstr. 8a, 80336 München

Frau Dr. S. Koletzko, Kinderpoliklinik, Klinikum Innenstadt der Universität München, Pettenkoferstr. 8a, 80336 München

Prof. Dr. H. Kramer, Universitätskinderklinik, Schwanenweg 5, 24105 Kiel

Dr. H. Kroll, Institut für Immunologie und Transfusionsmedizin, Klinikum der Justus-Liebig-Universität Gießen, Langhausstr. 7, 35392 Gießen

Frau Dr. S. Lau, Klinik für Pädiatrie mit Schwerpunkt Pneumologie und Immunologie, Charité, Campus Virchow-Klinikum, Augustenburger Platz 1, 13353 Berlin

Dr. R. Lauener, Abteilung Immunologie/Hämatologie, Universitätskinderklinik, Steinwiesstr. 75, CH-8032 Zürich

Prof. Dr. H. Lindemann, Universitätskinderklinik, Feulgenstr. 12, 35392 Gießen

Dr. H. Michels, Fachkrankenhaus Neckargemünd, Abteilung für Kinder- und Jugendrheumatologie, Im Spitzerfeld 25, 69151 Neckargemünd

PD Dr. E. von Mutius, Dr. von Haunersches Kinderspital, Klinikum Innenstadt der Universität München, Lindwurmstr. 4, 80337 München

PD Dr. D. Nadal, Abteilung Immunologie/Hämatologie, Universitätskinderklinik, Steinwiesstr. 75, CH-8032 Zürich

PD Dr. B. Niggemann, Klinik für Pädiatrie mit Schwerpunkt Pneumologie und Immunologie, Charité, Campus Virchow-Klinikum, Augustenburger Platz 1, 13353 Berlin

Prof. H. Ochs, MD, Division of Infectious Diseases, Immunology and Rheumatology, Department of Pediatrics, 1959 N.E. Pacific Street, Seattle, WA98195-6320

Prof. Dr. K. Paul, Klinik für Pädiatrie mit Schwerpunkt Pneumologie und Immunologie, Charité, Campus Virchow-Klinikum, Augustenburger Platz 1, 13353 Berlin

Prof. Dr. H. Peter, Abteilung für Rheumatologie und Immunologie, Medizinische Universitätsklinik, Hugstetter Str. 55, 79106 Freiburg

Prof. Dr. B. Przybilla, Dermatologische Klinik und Poliklinik der Universität München, Frauenlobstr. 9, 80337 München

Prof. Dr. D. Reinhardt, Kinderpoliklinik, Klinikum Innenstadt der Universität München, Pettenkoferstr. 8a, 80336 München

PD Dr. H. Renz, Institut für Laboratoriumsmedizin und Pathobiochemie, Charité, Campus Virchow-Klinikum, Augustenburger Platz 1, 13353 Berlin

Prof. Dr. C. Rieger, Klinik für Kinder- und Jugendmedizin im St.-Josef-Hospital, Universitätsklinik, Alexandrinenstr. 5, 44791 Bochum

Prof. Dr. Dr. J. Ring, Klinik und Poliklinik für Dermatologie und Allergologie am Biederstein, TU München, Biedersteiner Str. 20, 80802 München

Prof. Dr. H. Schroten, Zentrum für Kinderheilkunde, Heinrich-Heine-Universität Düsseldorf, Moorenstr. 5, 40225 Düsseldorf

Prof. Dr. L. Schuchmann, Schwimmbadstr. 24, 79100 Freiburg

PD Dr. A. Schuster, Zentrum für Kinderheilkunde, Heinrich-Heine-Universität Düsseldorf, Moorenstr. 5, 40225 Düsseldorf

Prof. Dr. H. Schulte-Wissermann, Kinderklinik der Städtischen Krankenanstalten Krefeld, Lutherplatz 40, 41805 Krefeld

Prof. Dr. R. Seger, Abteilung Immunologie/Hämatologie, Universitätskinderklinik, Steinwiesstr. 75, CH-8032 Zürich

Prof. Dr. H. Truckenbrodt, Kinderklinik Garmisch-Partenkirchen, Gehfeldstr. 24, 82467 Garmisch-Partenkirchen

Prof. Dr. R. Urbanek, Universitätskinderklinik, AKH, Währinger Gürtel 18–20, A-1090 Wien

Prof. Dr. T. Voit, Universitätskinderklinik, Hufelandstr. 55, 45122 Essen

Prof. Dr. U. Wahn, Klinik für Pädiatrie mit Schwerpunkt Pneumologie und Immunologie, Charité, Campus Virchow-Klinikum, Augustenburger Platz 1, 13353 Berlin

Prof. Dr. V. Wahn, Zentrum für Kinderheilkunde, Heinrich-Heine-Universität Düsseldorf, Moorenstr. 5, 40225 Düsseldorf

Prof Dr. K. Welte, Pädiatrische Hämatologie und Onkologie, Kinderklinik, Medizinische Hochschule Hannover, Carl-Neuberg-Str. 1, 30625 Hannover

PD Dr. H. Wolf, Institut für Immunologie, Universität Wien, Borschkegasse 8a, A-1090 Wien

Frau Dr. C. Zeidler, Pädiatrische Hämatologie und Onkologie, Kinderklinik, Medizinische Hochschule Hannover, Carl-Neuberg-Str. 1, 30625 Hannover

PD Dr. F. Zepp, Pädiatrische Immunologie, Kinderklinik und Kinderpoliklinik, Klinikum der Johannes Gutenberg-Universität, Langenbeckstr.1, 55101 Mainz

PD Dr. T. Zuberbier, Dermatologische Universitätsklinik und Poliklinik, Universitätsklinikum Charité, Schumannstr. 20/21, 10117 Berlin

Vorwort der Herausgeber zur 3. Auflage

Die starke Resonanz der Leserschaft auf die 2. Auflage unseres Buches war ein großer Ansporn, baldmöglichst eine 3., aktualisierte Auflage fertigzustellen. Wir haben dabei versucht, auf bewährten Konzepten aufzubauen und vielversprechende Neuentwicklungen in allen Bereichen (Grundlagenforschung, Allergien, Immundefekte, rheumatische Erkrankungen) zu integrieren.

Für diese Aufgabe konnten wir einige neue Autoren mit z.T. neuen Themen gewinnen. Andere Autoren sind ausgeschieden, da der Umfang des Buches nur auf diese Weise in etwa konstant gehalten werden konnte. Die Herausgeber möchten sich ausdrücklich bei allen früheren und aktuellen Autoren für ihre Arbeit bedanken, haben sie doch einen wichtigen Beitrag zur Weiterentwicklung des Fachgebietes geleistet.

Besonderer Wert wurde in dieser Auflage auch auf die graphische Gestaltung gelegt. Die Zahl der Abbildungen wurde erheblich vergrößert, um die z. T. komplexen Zusammenhänge leichter verständlich zu machen.

Unser großer Wunsch wäre, daß das im Buch vermittelte Wissen von einer möglichst großen Zahl engagierter Kollegen zum Wohle unserer kleinen Patienten genutzt wird. Für neue Ideen, konstruktive Kritik und Verbesserungsvorschläge sind wir unseren Lesern jederzeit dankbar.

Ulrich Wahn, Reinhard Seger, Volker Wahn

Berlin, Zürich, Düsseldorf im Mai 1998

Vorwort zur 1. Auflage

Der Terminus „Allergie" wure 1906 von Klemens Johann von Pirquet, einem prominenten Pädiater seiner Zeit, geprägt. In den folgenden Jahrzehnten hat er einen Bedeutungswandel durchgemacht und durch Popularisierung und weite Verbreitung an Präzision verloren, so daß er bei strengen Wissenschaftlern in Mißkredit geriet. Die klinische Immunologie ist vergleichsweise eine neue Disziplin, die sich erst seit den frühen 50er Jahren entwickelte. Hier zeigte sich umgekehrt, daß die rigorose Anwendung der Prinzipien experimenteller Forschung auf Krankheiten des Menschen oft neue Einblicke in physiologische Grundmechanismen und in pathophysiologische Veränderungen des Immunsystems erlaubte. Gelegentlich konnten daraus neue Behandlungen abgeleitet werden, mit denen man als unheilbar geltenden Patienten helfen konnte, – und dies ist für Kliniker letztlich entscheidend. Pädiater waren an derartigen Forschungen maßgebend beteiligt, wenn es um angeborene Störungen wie Immundefekte ging. Sie bemühten sich um eine „Vermenschlichung" der Untersuchungsmethoden, die für kleine Kinder erträglich gestaltet werden mußten. Der Geist v. Pirquets lebt in dieser Denkweise weiter.

Schwieriger als diese auf einem einzigen genetischen Defekt beruhenden Leiden sind viele erworbene Erkrankungen zu untersuchen, deren Ätiologie multifaktoriell und deren klinische Manifestation vielgestaltig ist. Die Anwendung der bei den ersteren ausgearbeiteten Untersuchungsmethoden brachte auch hier wesentliche Fortschritte. Ein wichtiger Schritt war die chemische Identifikation der bisher nur funktionell definierten „Reagine" mit dem besonderen Immunglobulin IgE. Man kann vereinfachend von einem Brückenschlag zwischen der bis anhin auf dem Boden klinischer Empirie stehenden Allergologie und der experimentell fundierten Immunologie sprechen.

Eine neue Generation von Pädiatern ist nun herangewachsen, die nach gründlicher Schulung in beiden Spezialdisziplinen bereit ist, eigene klinische Beobachtungen zu sammeln und mit eigenen experimentellen Untersuchungen zu vertiefen. Die Deutsche Gesellschaft für Kinderheilkunde und die Schweizerische Gesellschaft für Pädiatrie haben vor einigen Jahren die Notwendigkeit erkannt, diese Leute zusammenzuführen und zu Gedankenaustausch und gemeinsamer Arbeit anzuregen. Die diesem Zweck dienende „Arbeitsgemeinschaft Pädiatrische Immunologie" trifft sich seit 1984 jeden Frühling im Begegnungszentrum der „Kartause Ittingen" bei Frauenfeld (Schweiz) zu einer zweitägigen Klausur. Das Konzept zu dem heute vorliegenden Buch wurde durch Gespräche am Rande dieser Tagungen wesentlich gefördert. Fast alle Autoren sind Mitglieder des „Ittinger Arbeitskreises", der darin eines seiner wichtigsten Anliegen bestätigt findet.

Dieser Band füllt eine Lücke im internationalen Rahmen, vor allem aber im deutschen Sprachgebiet, wo es zur Zeit kein vergleichbares Werk gibt; an seinem Erfolg ist daher kaum zu zweifeln. Darüber hinaus möchte ich wünschen, daß ihm weitere zeitgemäße Darstellungen aus der pädiatrischen Immunologie folgen werden, welche geeignet sind, die Gesundheit unserer Kinder zu verbessern.

Zürich, Mai 1987　　　　　　　　　　Walter H. Hitzig

INHALT

I. Immunsystem und -funktion

▸ **Grundlagen**
1 Aufbau, Funktion und Entwicklung des Immunsystems 3
2 Immunologische Grundlagen allergischer Erkrankungen 119
3 Autoimmunität, HLA-Assoziationen 132
4 Ernährung und Immunfunktion 148

II. Allergische Erkrankungen

▸ **Epidemiologie**
5 Epidemiologie allergischer Erkrankungen im Kindesalter 159

▸ **Diagnostik**
6 Allergologische Anamnese 173
7 Allergene, Allergennachweis 179
8 Hauttestung im Kindesalter 189
9 Allergologische Labordiagnostik 193
10 Konjunktivaler Provokationstest 203
11 Nasaler Provokationstest 205
12 Lungenfunktionsprüfungen und bronchiale Provokationsverfahren 212
13 Orale Nahrungsmittelprovokationen 218

▸ **Therapie**
14 Atopiefrüherkennung und -prophylaxe 223
15 Elimination von Innenraumallergenen 232
16 Pharmakotherapie allergischer Erkrankungen 238
17 Hyposensibilisierung 250
18 Impfungen bei allergischen Kindern 259
19 Die Rolle von Diäten in der Vorbeugung und Behandlung allergischer Erkrankungen 262
20 Unkonventionelle Verfahren in der Allergologie 267

▸ **Auge**
21 Okuläre Allergien 274

▸ **Atemwege**
22 Allergische Rhinitis 278
23 Asthma bronchiale 284
24 Allergische Alveolitis und allergische bronchopulmonale Aspergillose 304

▸ **Haut**
25 Urtikaria 311
26 Photoallergien 317
27 Das atopische Ekzem 320
28 Kontaktallergien 328

▸ **Magen-Darm-Trakt**
29 Allergien gegen Nahrungsmittel 331
30 Pseudoallergische Reaktionen durch Nahrungsmittel . 337

▸ **Systemische Allergie und Pseudoallergie**
31 Anaphylaxie 344
32 Allergische Reaktionen auf Insektenstiche 348
33 Allergische und pseudo-allergische Arzneireaktionen . 354
34 Latexallergie 361

III. Störungen der Immunabwehr

▸ **Diagnostik**
35 Diagnostisches Vorgehen bei Verdacht auf Abwehrschwäche 367
36 Labormethoden zur Immundefektdiagnostik 377
37 Pränatale und Genträger-Diagnostik genetisch bedingter Immundefekte 387

▸ **Therapie**
38 Immunglobulintherapie 401
39 Knochenmarktransplantation bei angeborenen Immundefekten 410
40 Impfungen bei primären und sekundären Immundefekten 418
41 Unspezifische Immunstimulation 426

▸ **Krankheitsbilder**
42 Störungen der humoralen Immunität (B-Zellen) 430
43 Störungen der zellulären Immunfunktion (T-Zellen) . 444
44 Schwere kombinierte Immundefekte (B- und T-Zellen) 482
45 Granulozyten- und Makrophagendefekte 490
46 Kongenitale Neutropenien 499
47 Milzverlust und Immundefekt 507
48 Hereditäre Komplementdefekte 513
49 Störungen der lokalen Immunität der Schleimhäute . 519
50 HIV-Infektionen und AIDS 526
51 Virusindizierte Immundysfunktion (außer HIV) 542

IV. Autoimmunerkrankungen

▸ **Diagnostik**
52 Differentialdiagnose kindlicher Arthritiden 555

▸ **Therapie**
53 Antiinflammatorische und immunmodulierende Therapie 561

▸ **Krankheitsbilder**
54 Rheumatisches Fieber 577
55 Juvenile rheumatoide Arthritis 584
56 Lyme-Arthritis 594
57 Spondylarthritiden im Kindesalter 603
58 Arthritiden bei chronischen Darmerkrankungen 611
59 Systemischer Lupus erythematodes 617
60 Idiopathische entzündliche Myopathie, Poly- und Dermatomyositis 630
61 Vaskulitiden 643
62 Sklerodermie und verwandte Erkrankungen 658
63 Immunreaktionen gegen Blutzellen 672

Sachregister 687
Farbabbildungen 697

I. Immunsystem und -funktion

Grundlagen
1. Aufbau, Funktion und Entwicklung des Immunsystems 3
2. Immunologische Grundlagen allergischer Erkrankungen 119
3. Autoimmunität, HLA-Assoziationen 132
4. Ernährung und Immunfunktion 148

1 Aufbau, Funktion und Entwicklung des Immunsystems

G. Holländer

1.1	**Einleitung**	4	1.7.7	Folliculäre dendritische Zellen	77
1.2	**Das B-Zell-System**	4	1.7.8	Andere antigenpräsentierende Zellen	78
1.2.1	Immunglobuline	4	**1.8**	**Sekundäre lymphatische Organe**	**79**
1.2.2	Fc-Rezeptoren	12	**1.9**	**Zytokine**	**81**
1.2.3	Genetik der Immunglobuline	13	1.9.1	Stammzellfaktor	86
1.2.4	B-Zell-Antigenrezeptor und B-Zell-Aktivierung	16	1.9.2	Interleukin-3	87
1.2.5	Zentrale B-Zell-Entwicklung	18	1.9.3	Granulozyten-Makrophagen-Kolonie stimulierender Faktor	87
1.2.6	CD5-B-Zellen	22	1.9.4	Granulozytenkolonie stimulierender Faktor	88
1.2.7	B-Zell-Toleranz	22	1.9.5	Makrophagenkolonie stimulierender Faktor	88
1.2.8	Periphere B-Zell-Entwicklung	23	1.9.6	Interleukin-1	88
1.2.9	Isotypen-Switch	24	1.9.7	Interleukin-2	90
1.3	**T-Zell-System**	**25**	1.9.8	Interleukin-4	91
1.3.1	Die Struktur des T-Zell-Antigenrezeptors	26	1.9.9	Interleukin-5	92
1.3.2	Die Genetik des T-Zell-Antigenrezeptors	28	1.9.10	Interleukin-6	92
1.3.3	T-Zell-Aktivierung	29	1.9.11	Interleukin-7	93
1.3.4	Akzessorische T-Zell-Rezeptoren	31	1.9.12	Interleukin-8 und die Familie der Chemokine	93
1.3.5	Zentrale (thymische) T-Zell-Entwicklung	34	1.9.13	Interleukin-9	95
1.3.6	Periphere T-Zell-Toleranz	39	1.9.14	Interleukin-10	95
1.3.7	Funktion der α/β-Antigenrezeptor-positiven T-Zellen	39	1.9.15	Interleukin-11	95
1.3.8	Funktion der γ/δ-Antigenrezeptor-positiven T-Zellen	46	1.9.16	Interleukin-12	96
			1.9.17	Interleukin-13	96
1.4	**Natürliches Immunsystem**	**48**	1.9.18	Interleukin-14	97
1.4.1	Antimikrobielle Enzyme und Bindungsproteine	48	1.9.19	Interleukin-15	97
1.4.2	Zelluläre Abwehr der natürlichen Immunität	49	1.9.20	Interleukin-16	98
1.4.3	Funktion phagozytierender Zellen	53	1.9.21	Interleukin-17	98
1.4.4	Natürliche Killerzellen	57	1.9.22	Interleukin-18	98
1.5	**Antigene**	**58**	1.9.23	Interferone	98
1.6	**Die Leukozytenmigration**	**61**	1.9.24	Transforming growth faktor β	99
1.6.1	Der Kontakt und das Rollen	61	1.9.25	Tumornekrosefaktor-α	100
1.6.2	Aktivierung der Leukozyten	62	1.9.26	Lymphotoxin-α	101
1.6.3	Transendotheliale Migration	63	**1.10**	**Das Komplementsystem**	**102**
1.6.4	Homing von Lymphozyten	63	1.10.1	Klassischer Aktivierungsweg	102
1.7	**Antigenpräsentation**	**64**	1.10.2	Alternativer Aktivierungsweg	104
1.7.1	Struktur und Expression der MHC-Klasse-I- und -II-Moleküle	64	1.10.3	Lektinaktivierungsweg	105
			1.10.4	Kontrolle der Komplementaktivierung	105
1.7.2	Genetik der MHC-Moleküle	69	1.10.5	Biosynthese der Komplementfaktoren	106
1.7.3	Aufnahme, Prozessierung und Präsentation von Antigenen	73	1.10.6	Komplementrezeptoren	106
1.7.4	Dendritische Zellen	74	1.10.7	Biologische Aktivität des Komplementsystems	106
1.7.5	B-Zellen	76	**1.11**	**Synopsis: Funktion des Immunsystems bei Infektionen und Überempfindlichkeitsreaktionen**	**107**
1.7.6	Makrophagen	77	**1.12**	**Appendix: Cluster Designation**	**115**

1.1 Einleitung

Mit der Entwicklung vom Einzeller zu einem komplexen mehrzelligen Wesen ergab sich auch ein besonderes biologisches Problem: Wie ist es für ein Individuum möglich, die Zellen seines eigenen Körpers als Selbst zu erkennen, aber körperfremde und damit potentiell schädliche Zellen und deren Bestandteile als Fremd wahrzunehmen und zu beseitigen? Diese lebensnotwendige Aufgabe wird durch das Immunsystem wahrgenommen, dessen zentrale Funktion zweifelsfrei darin besteht, den Körper vor Fremd und damit vor Gefahr zu schützen. Historisch wurde die Aufgabe des Immunsystems als Schutz gegen Infektionen und im speziellen als Abwehr gegen ein breites Spektrum mikrobieller Erreger definiert. Heute wird zu dieser Aufgabe auch die gerichtete Abwehr gegen nichtinfektiöse, körperfremde Makromoleküle und Gewebe gezählt. Gesunde Individuen schützen sich gegenüber dieser Vielfalt schädlicher Substanzen durch unterschiedliche, miteinander kooperierende zelluläre und humorale Abwehrmechanismen. In ihrer Gesamtheit bilden sie die beiden sich funktionell ergänzenden Systeme der unspezifischen (natürlichen) und der spezifischen (erworbenen) Immunität (Tab. 1/1). Fremdstoffe, welche eine spezifische Immunantwort auslösen, werden als Antigene bezeichnet. Diese differenzierte Leistung der Immunantwort wird von Lymphozyten und ihren sezernierten Produkten (z. B. Antikörpern) wahrgenommen. Dabei erfolgt die Erkennung von Fremd durch komplexe Rezeptorsysteme, welche gleichzeitig auch die Spezifität einer solchen Abwehrreaktion gewährleisten. Lymphozyten werden durch Antigene aktiviert, beginnen zu proliferieren und differenzieren schließlich zu potenten Effektorzellen. Im Zusammenwirken mit der unspezifischen Immunabwehr – bestehend aus dem Komplementsystem, Phagozyten, natürlichen Killerzellen und einer Vielzahl von Zytokinen – kommt es schließlich zur Beseitigung der Fremdstoffe. Dabei unterstützt und vervollständigt die antigenspezifische Immunabwehr die Abwehrleistung der unspezifischen Immunität. Gleichzeitig führt die spezifische Immunität gegen Antigene zur Fähigkeit, bei Reexposition schneller, vermehrt und spezifischer gegenüber demselben Antigen reagieren zu können (immunologisches Gedächtnis).

Das wachsende Verständnis für die komplexen physiologischen Abläufe während einer spezifischen Immunantwort gegenüber Antigenen läßt jedoch gleichzeitig erkennen, daß das Immunsystem ein relativ fehleranfälliges System ist. So kann eine unverhältnismäßige (Beispiel: Allergie) oder falsch gerichtete Antwort (Beispiel: Autoimmunität) große und gelegentlich irreversible Schäden setzen. Eine genaue Kenntnis der zellulären und der humoralen Abläufe ist deshalb Voraussetzung für gezielte therapeutische Eingriffe in immunpathologische Vorgänge.

1.2 Das B-Zell-System

Die zentrale Bedeutung der B-Lymphozyten für das Immunsystem liegt in ihrer Fähigkeit, Antikörper zu bilden und meist zu sezernieren. Antikörper binden Antigene direkt und mit hoher Affinität. Das B-Zell-System ist damit hauptsächlich für die humorale Immunabwehr verantwortlich. Antikörper finden sich sowohl an der Oberfläche von B-Lymphozyten als auch in unterschiedlichen Körperflüssigkeiten. Antikörper werden aufgrund ihrer biochemischen Zusammensetzung und ihrer makromolekularen Struktur in Klassen und Subklassen mit unterschiedlichen biologischen Funktionen eingeteilt.

1.2.1 Immunglobuline

Immunglobulinstruktur

Immunglobuline (Ig) dienen als Effektormoleküle der humoralen und der antikörpervermittelten zellulären Immunantwort und sind entweder auf B-Zellen als integraler Membranbestandteil exprimiert oder nachweisbar als freie Moleküle im Blut, in der extravasalen Flüssigkeit der Gewebe, in exokrinen Sekretionen oder als gebundene Moleküle auf unterschiedlichen Zellen. Die Funktionen von Antikörpern kann in zwei unterschiedliche Aufgaben geteilt werden, die sich unter anderem auch in der makromolekularen Struktur der Immunglobuline widerspiegeln:

Tab. 1/1: Die unspezifische (natürliche) und spezifische (erworbene) Immunität.

	Unspezifische	**Spezifische**
Physiko-chemische Barrieren	Haut und Schleimhäute	Haut- und Schleimhaut-assoziiertes lymphatisches Gewebe, sekretorische Antikörper
Lösliche Faktoren	Komplementsystem Akutphasen-Proteine Zytokine, von Monozyten/Makrophagen gebildet	Antikörper Zytokine, von Lymphozyten gebildet
Zelluläre Faktoren	Granulozyten Monozyten/Makrophagen Natürliche Killer-Zellen	Lymphozyten

I. Immunsystem und -funktion

1.2 Das B-Zell-System

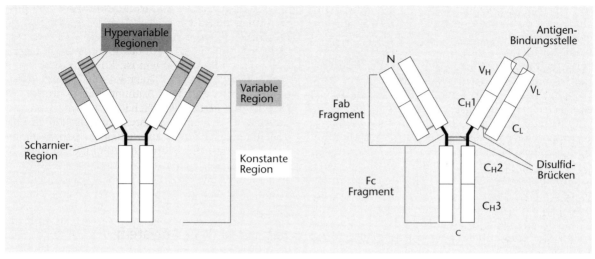

Abb. 1/1: Grundstruktur der Immunglobulkine. V_H: variable Region der schweren Kette; C_H: konstante Region der schweren Kette; V_L: variable Region der leichten Kette; C_L: konstante Region der leichten Kette; Fab: antigen-bindendes Fragment; Fc: antigen-unspezifisches Dimer der schweren Kette.

- Monomere Immunglobuline erkennen und binden über ihre aminoterminalen Anteile jeweils zwei identische Antigene, und
- Immunglobuline vermitteln über die carboxyterminalen Anteile die Interaktion mit weiteren Molekülen und Zellen des Immunsystems.

Diese zweite Funktion umfaßt unter anderem die Aktivierung und Fixierung von Komplementfaktoren, die Elimination von Antigenen, die zelluläre Bindung an Mastzellen und basophile bzw. eosinophile Granulozyten im Ablauf allergischer Gewebsreaktionen oder die Bindung an Killerzellen und Phagozyten zur Zytolyse unterschiedlicher Zielzellen.

Die Grundstruktur der Antikörper entspricht einem Tetramer und besteht aus zwei identischen Paaren von schweren und leichten Polypeptidketten (Abb. 1/1). Die **schweren Ketten** (H; heavy) haben ein Molekulargewicht von ungefähr 50 kDa und bestimmen die antigenetischen und biologischen Merkmale der Immunglobulinklassen und -subklassen. Bei den **leichten Ketten** (L; light) liegt das Molekulargewicht bei 25 kDa. Das molekulare Gewicht eines kompletten Ig-Monomers liegt damit etwa bei 150 kDa. Die einzelnen Ketten werden durch kovalente und nichtkovalente Bindungen zusammengehalten (Abb. 1/2). Jede einzelne Kette besteht aus einem konstanten (C-) und aus einem variablen (V-) beziehungsweise polymorphen Abschnitt. Die beiden aminoterminalen Enden der Immunglobuline werden von V-Regionen der L- und H-Ketten gemeinsam gebildet und erkennen beidseits dieselben antigenen Determinanten. Dieser Molekülabschnitt wird für die L-Ketten jeweils durch zwei und für die H-Ketten durch drei unterschiedliche Genabschnitte kodiert (siehe Seite 13). Die C-Region beider Ketten kann

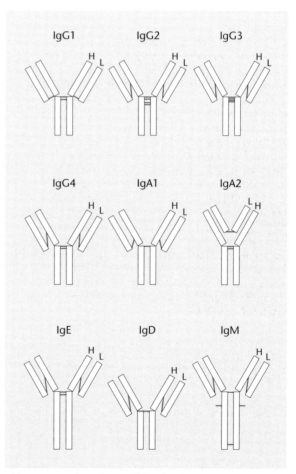

Abb. 1/2: Verteilung der Disulfidbrücken bei Immunglobulinen des Menschen.

sich mit jeder V-Region zu einer vollständigen Immunglobulinkette zusammenfügen. Die von der unmittelbaren Antigenbindung unabhängigen immunbiologischen Effektorfunktionen werden ausschließlich durch den konstanten Abschnitt der schweren Ketten ermöglicht.

Immunglobuline können durch Hydrolyse mit Papain oder Pepsin in zwei funktionell unterschiedliche Abschnitte aufgespalten werden: Der aminoterminale Abschnitt des Moleküls wird als **Fab-Fragment** (antigenbindendes Fragment) bezeichnet, während der übrige Anteil der Immunglobuline aufgrund seiner leichten Kristallisierbarkeit (c) als **Fc-Fragment** umschrieben wird (Abb. 1/1). Der Fc-Abschnitt der Immunglobuline dient Funktionen wie der Aktivierung des Komplementsystems und kann über Bindung an spezifische Rezeptoren (sogenannte Fc-Rezeptoren) an unterschiedliche Zellen des Immunsystems binden (siehe Seite 55). Ferner bestimmt die Fc-Struktur, welche Immunglobuline zum diaplazentaren Übertritt auf den Fötus fähig sind. Die Immunglobuline haben in der Plasmaelektrophorese bei pH 8,6 die langsamste Wandergeschwindigkeit und besitzen ihren isoelektrischen Punkt bei pH 7,3. Elektronenmikroskopische Aufnahmen zeigen, daß die makromolekulare Struktur der monomeren Immunglobuline einem Gebilde entsprechen, welches Ähnlichkeit zum Buchstaben T beziehungsweise Y hat. Die Arme dieses Moleküls sind äußerst flexibel und können dadurch in unterschiedlichen Winkeln zur Längsachse des Moleküls zu liegen kommen. Die Ausmaße eines Immunglobulinmoleküls entspricht $120 \times 80 \times 30$ Å.

Die leichten und schweren Ketten der Immunglobuline bestehen aus einer unterschiedlichen Anzahl von Untereinheiten, den sogenannten Domänen. Die einzelnen Domänen werden aus ungefähr 110 Aminosäuren gebildet und besitzen intramolekuläre Disulfidbrücken, welche jedem dieser Abschnitte eine globuläre Struktur verleihen. Aminosäuresequenzen der L- und H-Ketten, welche sich nur unwesentlich in ihren verschiedenen Domänen unterscheiden, sind im Innern der faßähnlichen Struktur gelegen und dort für die Stabilität des gesamten Moleküls verantwortlich. Leichte Ketten setzen sich aus einer Domäne im Bereich der variablen Region und einer zweiten Domäne in der konstanten Region zusammen. Schwere Ketten bestehen ebenfalls aus einer Domäne im variablen Abschnitt des Moleküls, während ihre konstante Region aus drei (IgA, IgD und IgG) beziehungsweise vier Domänen (IgM und IgE) gebildet wird. Der Aufbau der C-Region in unterschiedliche Domänen ist ebenfalls auf der Ebene der genomischen DNS widergespiegelt, denn jede Domäne wird durch ein eigenes Exon kodiert. Phylogenetisch mag primär ein einzelnes Gen für eine solche Domäne bestanden haben, doch kam es im Verlauf der Evolution zu Genduplikationen, so daß nun Immunglobuline und andere wichtige Moleküle an der Oberfläche von T- und B-Zellen aus einer oder mehreren solchen Untereinheiten zusammengesetzt sind. Aufgrund der ähnlichen Struktur werden diese Moleküle zur **Immunglobulingen-Superfamilie** zusammengefaßt.

Die leichten Ketten sind Polypeptide von ungefähr 220 Aminosäuren Länge und werden aufgrund ihrer konstanten Region in zwei unterschiedliche Typen, κ und λ, eingeteilt. Ihre Gene sind auf verschiedenen Chromosomen lokalisiert. Beim Menschen ist nur ein Gen für die konstante Region der κ-Kette bekannt, während für den entsprechenden Abschnitt der λ-Kette 4 unterschiedliche Gene verantwortlich zeichnen (siehe Seite 13). Die einzelnen Moleküle der Immunglobuline setzen sich aus jeweils nur einem einzigen Typ leichter Ketten zusammen, wobei beim Menschen κ- und λ-Ketten im Verhältnis von 3:7 vorgefunden werden. Ein funktioneller Unterschied zwischen beiden Ketten ist nicht bekannt. Die variable und die konstante Region der leichten Ketten ist durch eine besondere Aminosäuresequenz verbunden, welche eine ausgesprochene Flexibilität und im besonderen eine Rotationsbewegung der antigenbindenden Domänen zum übrigen Teil des Moleküls erlaubt. Diese Eigenschaft ist für die biologische Funktion der Antikörper von vorrangiger Bedeutung.

Die **Ersatz-L-Ketten** (Surrogate light chains) sind zwei unterschiedliche Peptide, welche sich gemeinsam an die H-Ketten binden können, um ein Ig-ähnliches Molekül zu bilden. Diese Ersatz-L-Ketten werden früh in der B-Zell-Entwicklung anstelle der regulären L-Ketten synthetisiert und erlauben so die Oberflächenexpression eines signaltransduzierenden Ig-ähnlichen Moleküls, welches für die Reifung der B-Zell-Vorstufen notwendig ist. Das aus H-Ketten und Ersatz-L-Ketten zusammengesetzte Molekül wird als Prä-B-Zell-Rezeptor bezeichnet (s. Abb. 1/13). Eine der beiden Ersatz-L-Ketten, Vprä-B, entspricht einer V-Region und bindet sich in nichtkovalenter Weise an die V-Domäne der H-Kette. Im Vergleich zu allen anderen V-Regionen bedarf das Vprä-B-Peptid keiner Rekombination der genomischen DNS, um exprimiert zu werden. Die andere Ersatz-L-Kette wird als λ5 bezeichnet und bindet sich über eine Disulfidbrücke an die erste C-Domäne der schweren Kette. Im Verlaufe der B-Zell-Reifung werden die Ersatz-L-Ketten schließlich durch vollständige L-Ketten verdrängt, weshalb Vprä-B und λ5 weder auf reifen B-Zellen noch im Serum nachgewiesen werden können.

Die schweren Ketten werden aufgrund ihrer Aminosäuresequenz (beziehungsweise Antigenizität), Glykosylierung und biologischen Effektorfunktion in 5 **Isotypen** unterschieden: die sogenannten μ-, δ-, γ-, α- und ε-Ketten (Abb. 1/2). Jede einzelne Domäne der H-Ketten weist unterschiedliche isotypenspezifische Sequenzen auf. Die Verwendung eines identischen Paares von schweren Ketten zur Bildung von Antikörpern bestimmt deshalb die Klasse beziehungsweise Subklasse der Immunglobuline (IgM: μ-Kette; IgD: δ-Kette; IgG$_{1-4}$: γ-Kette; IgA: α-Kette und IgE: ε-Kette). Die schweren Ketten der einzelnen Isotypen unterscheiden sich auch in der Anzahl und Position der Disulfidbrücken zwischen den beiden H-Ketten

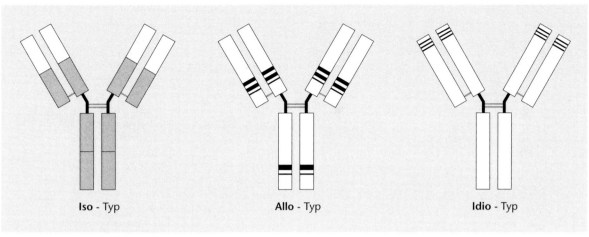

Abb. 1/3: Iso-, Allo- und Idiotypen der Immunglobuline.

(Abb. 1/2). Die Kohlenhydratseitenketten sind für den intrazellulären Transport, für die Sekretion der Immunglobuline und für die Aktivierung der Komplementkaskade wichtig. Ferner behindert die Glykosylierung den proteolytischen Abbau der Immunglobuline und beeinflußt Löslichkeit und Katabolismus der einzelnen Immunglobulinisotypen. Abgesehen von der Bindung an Antigene werden – wie bereits erwähnt – alle Effektormechanismen der Immunglobuline durch die konstante Region der schweren Kette vermittelt. Die Aminosäuresequenzen für die Fc-Fragmente der unterschiedlichen Isotypen zeigen untereinander lediglich eine Homologie von ungefähr 30%, weshalb sich die einzelnen Immunglobulinklassen in ihren biologischen Eigenschaften deutlich unterscheiden können (siehe Seite 9): IgM-Antikörper aktivieren besonders effizient das Komplementsystem; IgD-Antikörper wirken vornehmlich als zellständige Antigenrezeptoren; IgG-Antikörper sind zum diaplazentaren Durchtritt von der Mutter auf den Fötus befähigt; IgA-Antikörper sind für die sekretorische Immunität von zentraler Bedeutung; IgE-Antikörper binden sich durch ihren Fc-Teil an die entsprechenden Rezeptoren an der Oberfläche von Mastzellen, Eosinophilen und Basophilen und sind so bei der Auslösung allergischer und entzündlicher Reaktionen mitbeteiligt. Zusätzlich zu einem Proteinabschnitt zwischen der variablen und der konstanten Region, welcher analog zu den leichten Ketten die Beweglichkeit der variablen Domäne zum übrigen Molekül ermöglicht, findet sich bei einigen schweren Ketten (IgA, IgD, und IgG) auch eine sogenannte Scharnierregion. Dieser Bereich liegt zwischen der ersten und der folgenden Domäne der konstanten Region und läßt eine ausgeprägte Beweglichkeit des Fab-Fragmentes zum übrigen Teil des Moleküls zu. Diese Region kann je nach Isotyp aus 20 bis 100 Aminosäuren zusammengesetzt sein. Obwohl den IgM- und IgE-Molekülen eine eigentliche Scharnierregion fehlt, besitzen ihre schweren Ketten eine zusätzliche Ig-Domäne, welche diese Funktion wahrnimmt. Dadurch ist es möglich, daß sich Antikörper an zwei identische, doch räumlich voneinander getrennte Epitope gleichzeitig binden können.

Die variable Region der schweren und leichten Ketten ist strukturell durch eine typische Immunglobulindomäne gekennzeichnet. In dieser für die Erkennung der Antigene verantwortlichen Domäne befinden sich jeweils drei diskrete Abschnitte mit ausgeprägter Variation der Aminosäuresequenz. Der dritte Abschnitt, welcher in unmittelbarer Nähe zur ersten konstanten Domäne zu liegen kommt, weist die größte Variabilität in der Aminosäuresequenz auf. Diese als hypervariable Abschnitte oder CDR (Complementarity determining regions) bezeichneten Sequenzen liegen an exponierten Stellen der Moleküloberfläche und zeichnen hauptsächlich für die Bindung an Antigene verantwortlich. Die Segmente zwischen den einzelnen CDR werden als Frame work regions (FWR) bezeichnet. Die FWR sind so angeordnet, daß die CDR von L- und H-Ketten in einer Fläche von 700 bis 900 Å^2 zu liegen kommen und so eine gemeinsame Antigenbindungsstelle definieren. Die übrigen Abschnitte der variablen Region von L- und H-Ketten bilden die hydrophile Nische, welche die Antigenbindungsstelle mitgestaltet. Die Spezifität eines Immunglobulins wird somit durch beide Immunglobulinketten gemeinsam bestimmt und ist auf eine eng umschriebene Region des Moleküls beschränkt. An dieser Oberfläche werden die Antigene gemäß ihrer Größe und chemischen Zusammensetzung in unterschiedlicher Weise gebunden. Die Antigenabschnitte, welche spezifisch durch die Antigenbindungsstelle erkannt werden, werden als Epitope bezeichnet. Diese Strukturen können Regionen auf dem Antigen entsprechen, welche sich aufgrund der Tertiärstruktur des Moleküls aus nicht zusammenhängenden Aminosäuren bilden. Solche antigenen Determinanten werden deshalb als Konformationsepitope bezeichnet. Antikörper, die als Antwort auf Immunisierung mit nativen Proteinen gebildet werden, erkennen in der Regel Konformationsepitope. Im Vergleich hierzu können sich einzelne

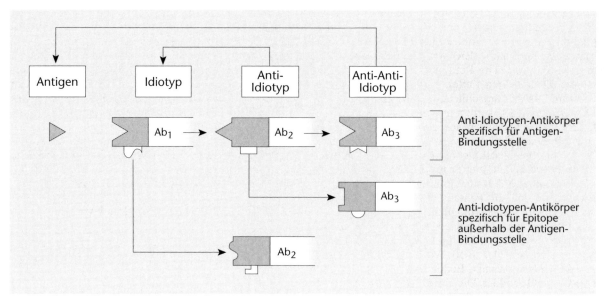

Abb. 1/4: Der Idiotypen-Regelkreis.

Epitope auch durch einen Abschnitt von zusammenhängenden Aminosäuren definieren. Die eigentliche Bindung zwischen Epitop und Antigenbindungsstelle ist nichtkovalent und kommt durch die Summe aus elektrostatischen Kräften, Wasserstoffbrücken, Van-der-Waals-Kräften und hydrophoben Interaktionen zustande.

Immunglobuline wirken aufgrund ihrer strukturellen Eigenschaften selbst als Antigene (Abb. 1/3). Die parenterale Injektion von Antikörpern löst eine Immunantwort aus, welche gegen unterschiedliche Abschnitte des Moleküls gerichtet sein kann. So sind **Isotypen** antigene Determinanten im Bereich der konstanten Domäne der schweren und leichten Ketten. Isotypen sind speziesspezifische Eigenschaften und ermöglichen die Zuordnung von Immunglobulinen zu Klassen und Subklassen. Als **Allotypen** werden antigenetische Varianten bezeichnet, welche ebenfalls im konstanten Bereich von schweren und leichten Ketten gelegen sind. Allotypen sind innerhalb einer gegebenen Spezies individuell verschieden und werden entsprechend den Mendel-Gesetzen vererbt. Bestimmte Allotypen werden nicht von allen Immunglobulinen gebildet und IgM und κ-Ketten besitzen gar keine allotypenspezifische Epitope. Die unterschiedliche Spezifität einzelner Antikörper wird durch die dreidimensionale Struktur der variablen Domänen von leichten und schweren Ketten gemeinsam bestimmt. Dieser Abschnitt der Immunglobuline kann ebenfalls als Antigen wirken und gibt so selbst Anlaß zur Bildung spezifischer Antikörper. Die hierfür verantwortlichen Determinanten werden als **Idiotypen** bezeichnet. Die sogenannten **Public idiotypes** beziehen sich auf Peptidsequenzen im Bereich der V-Regionen, welche von der eigentlichen Antigenspezifität des Antikörpers unabhängig sind. Im Gegensatz hierzu sind die **Private idiotypes** durch hypervariable Regionen der V-Region gebildet und entsprechend abhängig von der Struktur der Antigenbindungsstelle. Antiidiotypische Antikörper werden im Rahmen einer Immunantwort normalerweise von jedem Individuum gebildet. Sie weisen im Bereich ihrer variablen Domänen aber selbst wieder Determinanten auf, welche als Antigene wirken und so erneut zur Bildung von Antikörpern Anlaß geben, den sogenannten anti-antiidiotypischen Antikörpern (vergl. Abb. 1/4). Dadurch kann ein Regelkreis von gegen private Idiotypen gerichteten Antikörpern entstehen, welcher für die Kontrolle der humoralen Immunantwort mitverantwortlich gemacht wird. Dieses System von antiidiotypischen Antikörpern scheint auch von klinischer Relevanz zu sein. Die Bildung von antiidiotypenspezifischen Antikörpern bei der therapeutische Gabe von monospezifischen Antikörpern kann die Halbwertszeit der infundierten Immunglobuline vermindern und zur Immunkomplexbildung mit teils schweren Nebenwirkungen beitragen. Andererseits kann die intravenöse Gabe von großen Mengen von Immunglobulinen auch über diesen Mechanismus die endogene Bildung von pathologischen Antikörpern hemmen.

Synthese und Metabolismus von Immunglobulinen

Die Immunglobuline des Serums werden fast ausschließlich durch Plasmazellen gebildet. Die Hauptzahl der Plasmazellen befinden sich im Knochenmark und in der Lamina propria, der gastrointestinalen und respiratorischen Mukosa. Mit Ausnahme der IgM sezernierenden Zellen, welche nur geringe Mengen an Zytoplasma erkennen lassen, können die übrigen Plasmazellen aufgrund morphologischer Kriterien nicht in IgA, IgD, IgG oder IgE bildende Zellen differenziert werden. Die L- und H-Ketten der Immunglobuline werden an Ribosomen auf dem endoplasmatischen Retikulum (ER) synthetisiert. Von dort in das endoplasmatische Retikulum transportiert, assoziieren die einzelnen Ketten zum kompletten Ig-Molekül und werden anschließend differentiell glykosyliert. In der Regel werden etwas mehr L-Ketten synthetisiert, so daß gelegentlich diese Peptide in Plasmazellen frei nachgewiesen werden können. Monomere IgM- und IgA-Moleküle binden vor der Sekretion durch Plasmazellen über Disulfidbrücken an eine 15-kDa-Peptidkette (J-Kette, Joining-Kette), welche die Polymerisierung zu Pentameren (IgM) beziehungsweise Dimeren (IgA) ermöglicht.

Es wird angenommen, daß jede immunglobulinproduzierende Zelle etwa 2000 Ig-Moleküle pro Sekunde synthetisiert, was $1,7 \times 10^8$ Molekülen pro Tag entspricht. Unter normalen Bedingungen werden 35 mg/kg KG/d IgG gebildet. Die einzelnen Immunglobuline werden innerhalb von 30 Minuten synthetisiert und rasch sezerniert. Bis zu 40 % der Immunglobuline werden im Gastrointestinaltrakt abgebaut, und die übrigen Mengen scheinen nach Phagozytose in Granulozyten und Zellen des mononukleären phagozytären Systems (MPS, siehe Seite 51) katabolisiert zu werden. Immunglobuline haben entsprechend ihrer Klassen- und Subklassenzugehörigkeit unterschiedliche Halbwertszeiten. Die durchschnittliche Halbwertszeit von IgG beträgt etwa 3 Wochen und ist damit die längste für alle Serumimmunglobuline. Dabei ist jedoch zu beachten, daß dieser Wert entsprechend den Subklassen zwischen 9 Tagen (IgG_3) und 23 Tagen ($IgG_{1,2,4}$) variieren kann und daß der Metabolismus von IgG auch durch die Serumkonzentration mitreguliert wird. Bei Patienten mit Hypogammaglobulinämie findet sich deshalb eine IgG-Halbwertszeit von bis zu 40 Tagen, während dieser Wert bei Patienten mit Myelomen drastisch vermindert ist. Interessanterweise wird der IgG-Katabolismus weder durch hohe Immunglobulinkonzentrationen anderer Isotypen noch durch Hyperalbuminämie beeinflußt. IgA-Moleküle werden zu 25 mg/kg KG/d synthetisiert und weisen eine Halbwertszeit von 7 Tagen auf, welche unabhängig von der Konzentration von IgE und IgM ist. IgM-Moleküle werden zu 7 mg/kg KG/d synthetisiert, befinden sich zu 75–80 % intravaskulär und besitzen eine zu IgA vergleichbare Halbwertszeit von ebenfalls 6 Tagen. Die kürzeste Serumhalbwertszeit gilt für IgD (2,8 Tage) und IgE (2,3 Tage). Im Vergleich zum kurzen Bestehen von IgE im Serum ist jedoch ihr Verbleib an der Oberfläche von Mastzellen und basophilen Granulozyten mit 15 bis 20 Tagen deutlich verlängert.

Plazentatransfer von Immunglobulinen

IgG sind die einzigen Immunglobuline, welche die Plazentaschranke überwinden und somit von der Mutter auf den Fötus gelangen können. Der Transport von IgG ist ein aktiver Prozeß (Transzytose), welcher durch Rezeptoren auf Synzytiotrophoblasten vermittelt wird. Diese Rezeptoren haben eine strukturelle Ähnlichkeit mit MHC-Klasse-I-Molekülen und werden als FcRn bezeichnet. Zur Transzytose binden sich zwei FcRn an eine spezielle Sequenz im Bereich der Fc-Region von IgG-Molekülen. Die Hauptmenge der transferierten IgG gehört zu den Subklassen 1 und 3. Der Prozeß der Transzytose beginnt mit der 12. Gestationswoche und nimmt ab der 22. und im speziellen ab der 30. Woche deutlich zu. Das Ausmaß des Transfers wird dynamisch durch die IgG-Konzentration im mütterlichen und fötalen Blut und durch die Reife der Plazenta bestimmt, weshalb die IgG-Serumkonzentration bei Termingeborenen größer als jene der Mutter sein kann. Aufgrund der plazentaren Unreife besitzen Frühgeburten eine deutlich verminderte IgG-„Mitgift".

Immunglobulinklassen und ihre Funktionen

(siehe auch Tab. 1/2 und Abb. 1/5)

Tab. 1/2: Biologische Eigenschaften der Immunglobuline.

	IgG	IgA	IgM	IgD	IgE
Schwere Ketten	γ	α	μ	δ	ε
Subklassen	γ 1–4	α 1–2	–	–	–
Molekulargewicht	150 000	160 000	900 000	180 000	190 000
Anzahl Domänen der schweren Ketten	4	4	5	4	5
Kohlenhydratanteil %	3	7–11	12	12–18	12
Anzahl Monomere	1	1–3	5	1	1
Serumhalbwertszeit in Tagen	4–23	7	6	2–8	2–3
Plazentatransfer	+	–	–	–	–
Antibakterielle Lyse	+	+	+++	?	?
Antivirale Aktivität	+	+++	+	?	?
Komplement-Aktivierung über den	+	–	+++	–	–
• klassischen Weg	(IgG_{1+3} > IgG_2, – IgG_4)				
• alternativen Weg	–				
Opsonisation für Neutrophile, Eosinophile und Makrophagen	+	+	–	–	–
Bindung an Mastzellen und basophile Granulozyten	–	–	–	–	+++

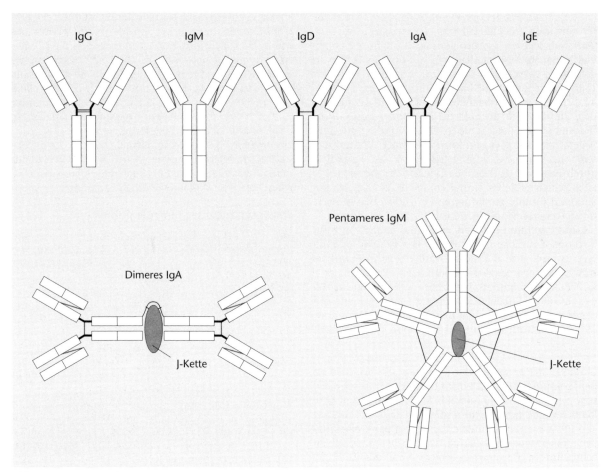

Abb. 1/5: Die Immunglobulin-Klassen im menschlichen Plasma.

IgM sind nicht nur die ersten Antikörper, welche während der Ontogenese gebildet werden, sondern sie werden auch bei einer Primärantwort typischerweise zuerst synthetisiert. IgM kommen in zwei unterschiedlichen Formen vor. Als monomere Form ist IgM in der Zellmembran an der Oberfläche von unreifen und reifen B-Zellen nachweisbar. Dort dienen IgM als Antigenrezeptoren, welche zusammen mit anderen Molekülen Signale zur Aktivierung, Proliferation und Differenzierung von B-Lymphozyten ins Zellinnere leiten. Monomere IgM können auch im Serum von gesunden Individuen gefunden werden, sind aber häufiger im Zusammenhang mit Krankheiten wie Lupus erythematodes und rheumatoider Arthritis nachweisbar. Die zweite Form von IgM ist ein Pentamer, existiert ausschließlich als sezerniertes Molekül und macht etwa 10 % aller zirkulierenden Immunglobuline des Serums aus. Dieser Isotyp weist im Vergleich zu IgG eine deutlich verminderte Affinität für Antigene auf, doch hat IgM aufgrund seiner pentameren Struktur multiple Antigenbindungsstellen, weshalb polyvalente Antigene dennoch mit hoher Avidität gebunden werden. Die klassische Komplementkaskade kann durch IgM aktiviert werden, wobei IgM im Vergleich zu IgG hierfür eine 15fach größere Potenz besitzt. Da sich die Mehrzahl der IgM-Moleküle im Serum befinden, ist ihre Hauptaufgabe die Bindung an Bakterien und Fremdpartikel und deren Clearance aus der Zirkulation durch das mononukleär-phagozytierende System (ehemals retikuloendotheliales System; s. S. 51). Patienten mit einem Mangel an IgM sind deshalb sehr empfänglich gegenüber Sepsis. Spezifische IgM-Antikörper können bereits innerhalb von 4 Tagen nach einer entsprechenden Antigenstimulation im Serum gemessen werden und sind zum Nachweis für einen frischen Infekt von zusätzlicher diagnostischer Bedeutung. Der IgM-Isotyp vermittelt jedoch keine langfristige Immunität und B-Gedächtniszellen werden bei ausschließlicher IgM-Antwort in der Regel nicht gebildet. Dennoch kann eine ausgeprägte IgM-vermittelte Immunantwort bei Exposition gegenüber Polysaccharidantigenen (z. B. Anti-A- und Anti-B-Isohämagglutinine) und Endotoxinen gramnegativer Erreger ausgelöst werden. Rheumafaktoren, Kälteagglutinine und andere Autoantikörper sind ebenfalls oft Immunglobuline vom IgM-Isotyp.

IgD ist ebenfalls als lösliche Form im Serum und als membrangebundene Form auf reifen B-Zellen nachweisbar. IgD wird leicht durch Hitze und proteolytische Enzyme inaktiviert. Die Funktion dieses Isotyps für die humorale Abwehr ist nicht genau bekannt, doch können die in geringem Maß im Serum nachweisbaren IgD-Moleküle (< 1 % der Serumimmunglobuline) gegen Diphtherietoxin und Spaltprodukte wie Benzylpenicilloylsäure gerichtet sein. Die bekannte biologische Funktion von IgD ist ihre regulatorische Rolle für die B-Zell-Entwicklung. IgD ist bei Neugeborenen auf bis zu 10 % aller B-Zellen nachweisbar und dient dort (meist zusammen mit IgM) als wichtiger Antigenrezeptor für die B-Zell-Selektion. Die Menge von IgD an der Oberfläche von sich entwickelnden B-Zellen korreliert invers mit der Expression von Immunglobulinen mit autoreaktiver Spezifität. Experimente mit genetisch veränderten Mäusen lassen ebenfalls vermuten, daß das Fehlen der IgD-Expression während der B-Zell-Ontogenese mit der Bildung von autoreaktiven B-Zellen korreliert. Ferner exprimieren autoreaktive aber anerge B-Zellen wohl IgD, aber kein IgM an ihrer Zelloberfläche. Diese Beobachtungen lassen deshalb die Hypothese zu, daß membrangebundenes IgD beim Prozeß der negativen Selektion autoreaktiver B-Zellen mitbeteiligt ist.

IgG-Moleküle bilden den Hauptteil der zirkulierenden Immunglobuline (70–75 %) und sind im Rahmen der Sekundärantwort für die humorale Immunantwort gegenüber Antigenen hauptverantwortlich. Antikörper gegen bakterielle und virale Bestandteile, gegen Protozoen und unterschiedliche Toxine sind typischerweise vom IgG-Isotyp. Ihre relativ hohe Konzentration im Serum bei geringer molekularer Größe ist dafür verantwortlich, daß der IgG-Isotyp speziell für die humorale Abwehr im Gewebe nützlich ist. Ferner sind IgG auch wichtig für die Regulation der humoralen Immunantwort, denn durch die parenterale Administration von IgG mit spezieller Spezifität kann eine Sensibilisierung gegenüber dem entsprechenden Antigen verhindert beziehungsweise stark vermindert werden. Immunglobuline des IgG-Isotyps lassen sich aufgrund molekularer und damit auch biologischer Eigenschaften in vier unterschiedliche Subklassen unterteilen (IgG_{1-4}). Alle Subklassen mit der Ausnahme von IgG_4 können die erste Komponente der klassischen Komplementkaskade binden und aktivieren. Auf diese Weise fördern $IgG_{1,\ 2,\ 3}$ die Phagozytose durch Opsonisation der Antigene, die Chemotaxis der phagozytierenden Zellen und schließlich auch die Lyse unterschiedlicher Zielzellen. Die Spezifität für bestimmte Antigene kann für die einzelnen Subklassen unterschiedlich sein, doch ist der Verlust einer bestimmten Subklasse nicht zwingendermaßen mit einem Immundefekt korreliert. IgG-Antikörper werden als Antwort gegenüber unterschiedlichen Antigenen gebildet. Dabei stimulieren Infektionen mit Treponemen vornehmlich IgG_1. Polysaccharidantigene lösen vor allem eine IgG_2-vermittelte Immunantwort aus, während neutralisierende Antikörper gegen virale Proteine typischerweise IgG_1 und IgG_3 sind. Da IgG_4-Antikörper nur in sehr geringen Mengen im Serum nachgewiesen werden können, ist eine eigentliche Zuordnung zu einem speziellen Antigenstimulus nur schwer möglich. Eine Assoziation von IgG_4 mit Antikörpern gegen Faktor VIII der Blutgerinnung wurde aber beschrieben. IgG können über ihren Fc-Anteil an Rezeptoren auf Lymphozyten, NK-Zellen, Thrombozyten, Makrophagen, Mastzellen, neutrophilen, eosinophilen und basophilen Granulozyten binden. Diese hierfür spezifischen Rezeptoren werden als Fc-Rezeptoren bezeichnet und haben die Fähigkeit, stimulierende und hemmende Signale zu vermitteln (siehe Seite 12). Durch ihre Funktion wird eine Interaktion zwischen der humoralen und der zellulären Immunantwort hergestellt.

IgA-Antikörper bestehen aus zwei Subklassen (IgA_1 bzw. IgA_2) und können durch ihre makromolekulare Struktur weiter in zwei unterschiedliche Formen eingeteilt werden. Die monomere Form von IgA findet sich bevorzugt im Serum, während die dimere Form typisch für das sekretorische IgA der Schleimhäute ist (Tränenflüssigkeit, Speichel, Muttermilch und Sekrete des respiratorischen und gastrointestinalen Traktes). Die dimere Form von IgA besitzt (analog zu IgM) eine J-Kette, welche durch Disulfidbrücken an die beiden H-Ketten gebunden ist und zur Bildung und Stabilität dieses Makromoleküls beiträgt. Dimere IgA-Moleküle an der Mukosaoberfläche werden von B-Zellen im Bereich der Lamina propria gebildet und binden sich im Bereich der basolateralen Seite von Epithelzellen spezifisch an Poly-Ig-Rezeptoren. Die dabei entstandenen Ligand-Rezeptor-Komplexe werden von den Epithelzellen aufgenommen, an die apikale Oberfläche transportiert und dort enzymatisch von der Basis des Poly-Ig-Rezeptors abgespalten. Das ins Sekret abgegebene Makromolekül setzt sich nun aus dimerem IgA, einer J-Kette und einer sekretorischen Komponente zusammen. Die sekretorische Komponente ist Teil des Poly-Ig-Rezeptors und scheint einen gewissen Schutz gegenüber proteolytischen Enzymen zu bieten. IgA-Dimere können auch auf ihrem Weg durch die Epithelzelle ihre immunbiologischen Funktionen wahrnehmen, weshalb intrazelluläre Erreger bereits hier erkannt und neutralisiert werden können. IgA an der Mukosaoberfläche vermittelt eine wichtige Abwehrleistung gegenüber Bakterien und Viren. Spezifische Proteasen einer Anzahl bakterieller Erreger (Meningokokken, Haemophilus influenzae, Pneumokokken u. a.) können aber IgA_1 zu Fab und Fc-Fragmenten abbauen und beeinträchtigen auf diese Weise die lokale, seromuköse Immunabwehr. Interessanterweise gehören die IgA der Sekrete vornehmlich zur IgA_2-Subklasse und sind durch diese Form des Abbaus nicht beeinflußt. Serum-IgA wird in den unterschiedlichen Sekreten nicht durch spezifische Mechanismen angereichert, aber das im Bereich der Mukosa gebildete IgA kann in ausreichendem Maß in die Zirkulation diffundieren. Auf diese Weise kann die Spezifität sekretorischer IgA im Serum nachgewiesen werden. Individuen, welche keine sekretorischen

IgA-Antikörper bilden, haben in der Regel auch keine IgA im Serum. An der Oberfläche von Granulozyten, Monozyten und Makrophagen finden sich Rezeptoren für IgA (FcαR), welche durch Bindung an diesen Isotyp die Phagozytose und die Bildung von mikrobiziden Sauerstoffradikalen aktivieren. Wahrscheinlich sind FcαR auch für die Beseitigung von IgA-Immunkomplexen verantwortlich. IgA-Rezeptoren finden sich ebenfalls an der Zelloberfläche von B- und T-Lymphozyten und scheinen dort bei der isotypenspezifischen Immunregulation beteiligt zu sein. Im Vergleich zu IgM und IgG aktiviert IgA das Komplementsystem in nur geringem Maße oder überhaupt nicht.

IgE: Im Serum von Gesunden finden sich nur geringe Mengen von IgE, während bei Atopikern und bei durch Parasiten infizierten Patienten die Konzentration dieses Isotyps deutlich erhöht ist. Die meisten IgE-sezernierenden Plasmazellen sind in der respiratorischen und gastrointestinalen Mukosa gelegen, doch wird IgE auch im Bereich der zentralen lymphatischen Gewebe (Knochenmark, Milz, Lymphknoten), in den Tonsillen und in exokrinen Drüsen produziert. Die Bildung von IgE wird durch die Gegenwart von TH-2-Zellen reguliert und kann durch unterschiedliche Zytokine gefördert (IL-4 und IL-13) beziehungsweise gehemmt werden (IFN-α und -γ, Transforming growth factor β). Da IgE keine sekretorische Komponente besitzt gelangt dieser Isotyp nicht über den Prozeß der Transzytose sondern durch Diffusion in die Sekrete. Die funktionelle Bedeutung von IgE für die Immunologie spiegelt sich in ihrer zentralen Mitbeteiligung bei Hypersensitivitätsreaktionen vom Typ I und bei der Abwehr von Parasiten wider. Bei allergischen Reaktionen binden sich IgE über hochaffine Rezeptoren (FcεRI) an Mastzellen und basophile und eosinophile Granulozyten. Die spezifische Bindung dieser bivalenten IgE an multivalente Antigene (Allergene) resultiert in der Vernetzung der FcεRI. Dieser Vorgang führt zur Aktivierung der Zellen und damit zur Freisetzung von Entzündungsmediatoren wie Histamin und Leukotriene (siehe Kapitel 2). Die protektive Funktion von IgE bei Infektionen mit Parasiten ist gut definiert. Einerseits führen IgE zur Degranulation von Mastzellen und eosinophilen Granulozyten und die dabei ausgelöste Entzündungsreaktion verhindert das Binden der Parasiten an die Schleimhaut. Andererseits induzieren IgE an der Oberfläche von Parasiten den Mechanismus der antikörperabhängigen zellvermittelten Zytotoxizität (ADCC; siehe Seite 56).

1.2.2 Fc-Rezeptoren

Fc-Rezeptoren (FcR) sind Moleküle, welche Immunglobuline spezifisch binden können und dadurch Signale in die Zelle transduzieren, die eine stimulierende oder eine hemmende Aktivität vermitteln. FcR sind für alle Isotypen mit Ausnahme von IgD beschrieben worden. Aufgrund ihrer Struktur sind FcR in den meisten Fällen Mitglieder der Immunoglobulingen-Superfamilie. FcR sind auf Effektorzellen des Immunsystems und auf anderen Zellen exprimiert (Tab. 1/3), können aber auch in löslicher Form im Serum nachgewiesen werden. FcR sind heteromultimere Komplexe, bestehend aus einer α-Kette für die isotypenspezifische Bindung und aus einer unterschiedlichen Anzahl von weiteren Peptiden, welche für den Transport an die Oberfläche und die Signaltransduktion verantwortlich sind. Bei den meisten FcR (Ausnahme FcγRIIA) erfolgt die Übermittlung der durch Ig-Bindung generierten Signale über eine sogenannte γ-Kette, welche interessanterweise eine große strukturelle Ähnlichkeit zur CD3ξ-Kette des T-Zell-Rezeptorkomplexes aufweist (CD steht für Cluster of differentiation und charakterisiert Differenzierungsmoleküle an der Oberfläche von Zellen; s. Tab. 1/18). Die zellulären Funktionen, die durch die Stimulation der FcR ausgelöst werden, sind die Aktivierung zur Endozytose, Phagozytose und Bildung von Sauerstoff-

Tab. 1/3: Fc-Rezeptoren auf immunologisch relevanten Zellen.

Rezeptor	Affinität	Ligand	CD	Zellverteilung
FcγRI	hoch	Monomere IgG IgG1 > IgG3 = IgG4 > IgG2	CD64	Monozyten, Makrophagen, aktivierte eosinophile und neutrophile Granulozyten
FcγRII	mittel	IgG Komplexe IgG1 > IgG3 = IgG4 > IgG2	CD32	Monozyten, Makrophagen, Granulozyten, B-Zellen, T-Zellsubpopulationen, Langerhans-Zellen, Endothelzellen
FcγRIII	niedrig	IgG Komplexe IgG1 = IgG3	CD16	K- und NK-Zellen, neutrophile Granulozyten, aktivierte Monozyten und Makrophagen, T-Zellsubpopulationen
FcεRI	hoch	IgE		Mastzellen, basophile Granulozyten
FcεRII	niedrig	IgE	CD23	Monozyten, Makrophagen, eosinophile Granulozyten, B-Zellen
FcαRI		IgA		Monozyten, Makrophagen, neutrophile Granulozyten, B- und T-Zellsubpopulationen, NK-Zellen
FcμRI		IgM		B-Zellen

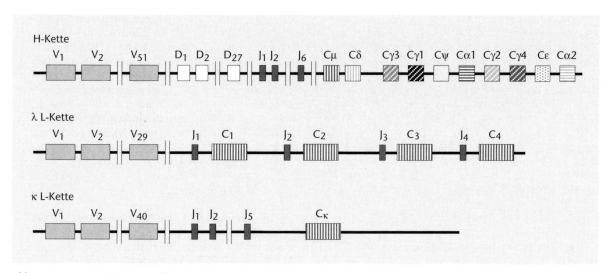

Abb. 1/6: Die Immunglobulingene für die schweren (H) und leichten (L) Ketten.

radikalen sowie die antikörperabhängige zellvermittelte Zytotoxizität, die Aktivierung von NK-Zellen, die Sekretion von Zytokinen, die Degranulation, die Verbesserung der Antigenpräsentation, die Beseitigung von Immunkomplexen, der Transport von IgG über die Plazentarschranke und schließlich auch die Regulation der Antikörperbildung durch B-Zellen.

FcγRI (CD64) ist ein FcR mit hoher Affinität für IgG_1 und mit mäßiger Affinität für IgG_3 und IgG_4, während IgG_2 überhaupt nicht gebunden wird. Dieser Rezeptor ist konstitutionell auf Makrophagen und Monozyten exprimiert und kann nach Stimulation auch auf neutrophilen und eosinophilen Granulozyten nachgewiesen werden. Die Hochregulation von FcγRI durch inflammatorische Zytokine spielt eine wichtige Rolle bei der Immunantwort und beim therapeutischen Effekt von exogen zugeführtem IFN-γ. **FcγRII** umfassen eine Familie von 6 Isoformen welche durch 3 Gene kodiert werden und hauptsächlich komplexiertes beziehungsweise aggregiertes IgG binden. FcγRII ist der einzige Immunglobulinrezeptor, welcher komplexiertes IgG_2 binden kann. FcγRIIA (CD32) ist auf dendritischen Zellen, Makrophagen, neutrophilen und eosinophilen Granulozyten sowie auf Thrombozyten exprimiert. Außergewöhnlich im Vergleich zu den anderen Rezeptoren ist, daß FcγRIIA nicht mit einer γ-Kette assoziiert ist, sondern daß der zytoplasmatische Anteil des Moleküls direkt Signale transduzieren kann. Die Isoform FcγRIIB1 ist ausschließlich auf B-Zellen nachweisbar und wirkt dabei als negativer Regulator in der Aktivierung der Immunglobulinsynthese. **FcγRIII** (CD16) bindet komplexierte IgG_1 beziehungsweise IgG_3 mit schwacher Affinität. Auf NK-Zellen aktiviert die Bindung von zellständigem IgG an die FcγRIII die zytotoxische Funktion dieser Zellen. Obwohl eine Isoform von FcγRIII, FcγRIIIb, auf Monozyten, Makrophagen und neutrophilen Granulozyten exprimiert ist, kann dieses Molekül jedoch keine der Signale vermitteln, welche für die ADCC-Aktivität verantwortlich sind. Patienten mit paroxysmaler nächtlicher Hämoglobinurie können keine FcγRIIIb exprimieren. Unterschiedliche Rezeptoren besitzen die Fähigkeit IgA zu binden. Solche Rezeptoren können unter anderem auf Lymphozyten, NK-Zellen und Monozyten/Makrophagen nachgewiesen werden. Aktivierte B-Zellen exprimieren auch einen Rezeptor für IgM, dessen immunbiologische Bedeutung noch nicht genau definiert ist. Schließlich gibt es auch Rezeptoren für IgE, wobei zwei unterschiedliche Formen mit verschiedener Affinität bekannt sind. **FcεR1** bindet IgE mit hoher Affinität und ist auf Mastzellen und basophilen Granulozyten exprimiert. Im Gegensatz hierzu ist **CD23** (FcεRII) auf Monozyten/Makrophagen, eosinophilen Granulozyten und einer Subpopulation von B-Zellen nachweisbar und bindet zusätzlich zu IgE auch CD21, ein Bestandteil des B-Zell-Korezeptors (siehe Seite 12).

1.2.3 Genetik der Immunglobuline

Die einzelnen Ketten der Immunglobuline und ihre unterschiedlichen Regionen werden durch Gene kodiert, welche voneinander physisch getrennt und z. T. sogar auf unterschiedlichen Chromosomen lokalisiert sind. So befindet sich die genetische Information für die Lambda-Kette (λ) auf Chromosom 22q11, jene für die Kappa(κ)-Kette auf Chromosom 2p12 und schließlich jene für alle schweren Ketten auf Chromosom 14p32 (Abb. 1/6). Die somatische Rekombination der Keimbahn-DNS innerhalb dieser einzelnen Genabschnitte ist notwendig für die Bildung zusammenhängender DNS-Sequenzen, die für die erfolgreiche Transkription der einzelnen Immunglobulinketten kodieren können. Gleichfalls erlaubt diese Umlagerung (Rearrangement) die Bildung einer Vielzahl von Antikörpern unterschiedlicher Spezifität. Das Re-

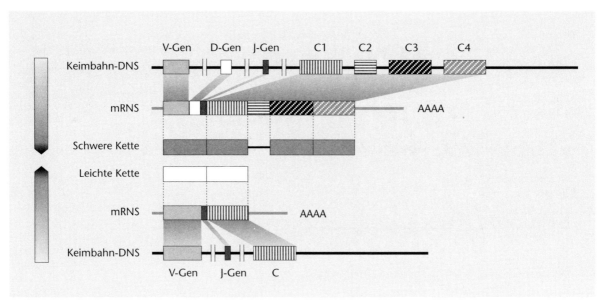

Abb. 1/7: Die mRNS der leichten und schweren Immunglobulin-Ketten setzen sich aus unterschiedlichen Genen zusammen. AAAA = Poly-A-Schwanz.

arrangement erfolgt gerichtet und während bestimmter Zeitpunkte der Entwicklung der Pro-B-Zelle zur reifen B-Zelle. Dabei werden zuerst die schweren und anschließend die leichten Ketten der Immunglobuline gebildet, und jede B-Zelle rearrangiert in funktioneller Weise jeweils nur DNS-Abschnitte eines Allels. Diese Tatsache wird als allele Exklusion (Allelic exclusion) bezeichnet und spiegelt auf genetischer Ebene das Phänomen wider, daß eine einzelne B-Zelle ausschließlich Antikörper einer einzigen Spezifität synthetisiert.

Die variable Region der H-Ketten ist durch drei unterschiedliche Gensegmente kodiert, welche im Verlauf der frühen B-Zell-Entwicklung durch Aktivität verschiedener Enzyme miteinander verbunden werden (Abb. 1/7). Die hierfür notwendigen DNS Elemente werden als Variable(V)-, Diversity(D)- und Joining(J)-Gensegemente bezeichnet. V-Gene kodieren für die ersten 95 bis 101 Aminosäuren der variablen Domäne der H-Kette, wobei 51 unterschiedliche V-Gene hierfür bekannt sind. Die V-Gene des Menschen können ferner in 7 Familien gegliedert werden, wobei eine Sequenzhomologie von etwa 80 % zwischen den einzelnen Familienmitgliedern besteht. Die D-Gene sind 3' der V-Gensegmente gelegen und tragen (nach entsprechender Rekombination) zur Sequenzvielfalt der V-Region der H-Kette bei. Der D-Genabschnitt der H-Ketten besteht aus ungefähr 27 Segmenten. Die dritte Genfamilie, die J-Gensegmente, liegen 3' der V-Gensegmente und kodieren für einige wenige Aminosäuren der variablen Domäne der schweren (bzw. leichten) Ketten. Für die H-Kette sind 6 unterschiedliche J-Genabschnitte bekannt. Initial wurde eine größere Anzahl von vor allem V-Genabschnitten bestimmt, doch sind einige dieser Sequenzen aufgrund von Insertionen und Mutationen nicht funktionell und entsprechen deshalb sogenannten Pseudogenen.

Im Ablauf der B-Zell-Ontogenese kommt es zuerst zur Umlagerung von D- mit J-Genen (Abb. 1/8). Dabei wird jeweils nur ein D-Gensegment mit einem J-Gensegment rekombiniert: Die konservierten Heptamer- und Nonamer-Sequenzen, welche die einzelnen Genabschnitte der V-, D-, und J-Gene flankieren, dienen als Rekombinationssignale. Die zwischen den gewählten D- und J-Genabschnitten gelegenen DNS-Sequenzen werden während dieses Prozesses herausgeschnitten. Die D->J-Umlagerung erfolgt auf beiden Allelen zum Zeitpunkt der späten Pro-B-Zell-Entwicklung. In einem zweiten Schritt kommt es zur Umlagerung eines V-Genabschnittes an die rearrangierte DJ-Sequenz. Auch hier erfolgt die Umordnung nach dem Nebeneinanderlegen der Rekombinationssignale durch den Verlust der dazwischenliegenden DNS-Abschnitte, welche nun sowohl V-als auch D-Genabschnitte enthalten können. Für die schweren Ketten ist durch diese Umlagerung der einzelnen Genabschnitte eine DNS-Sequenz (VDJ) gebildet, welche für die ganze variable Domäne kodiert.

Die Umlagerung für die variable Domäne der leichten Kette erfolgt während der Prä-B-Zell Entwicklung. Im Vergleich zur Rekombination der schweren Ketten besteht ihre Umlagerung aus einem einzelnen Schritt, der V->J-Rekombination, denn D-Genabschnitte fehlen auf den Loci für die leichten Ketten (Abb. 1/7). Bei dieser Umlagerung wird eines der V-Genabschnitte (κ-Kette: 40, λ: etwa 29) mit einem der J-Gensegmente (κ: 5, λ: 4) vereint. Die molekularen Ereignisse, welche zur Erkennung der unterschiedlichen Gensequenzen und ihrer Rekombination führen, sind für die leichten und schweren Ketten identisch.

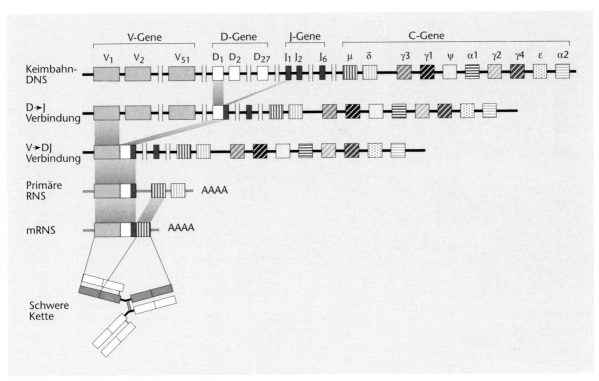

Abb. 1/8: Die Umlagerung der V-, D-, J- und C-Gene der schweren Immunglobulin-Ketten. AAAA = Poly-A-Schwanz.

Die Vereinigung der einzelnen Genabschnitte zur rekombinierten VDJ-Sequenz ist gelegentlich ungenau, denn an der Vereinigungsstelle können zusätzliche Nukleotide eingefügt werden. Diese Variation in der Nukleotidsequenz ist das Resultat des komplexen molekularen Vorgangs der Rekombination (Abb. 1/9). Eine Exonuklease erkennt die Heptamer-Rekombinationssignale und schneidet die DNS unmittelbar an der Grenze zwischen Gensegment und Signalsequenz. Die beiden (Plus- und Minus-) DNS-Stränge der „gegenüberliegenden" Sequenzen werden mittels Haarnadelbildung miteinander verbunden und die dabei entstandene Struktur bildet die sogenannten Signal joints. Durch Endonukleasespaltung genau an der 2. Stelle des Negativstranges innerhalb des V-, J- oder D-Gensegmentes entsteht zu beiden Seiten der zu rekombinierenden Genabschnitte eine 3' überhängende aber gegenseitig nicht komplementäre DNS-Sequenz. Diese Basen werden als P-Nukleotide bezeichnet und können in der Regel nicht direkt ligieren. Durch die enzymatische Aktivität der terminalen Desoxynukleotidtransferase (TdT) können nun im Bereich der Verbindung von V->D, D->J und V->J-Genen für die leichten beziehungsweise schweren Ketten zusätzliche (1–20) Nukleotide eingefügt werden, die als N-Nukleotide bezeichnet werden. Diese N-Nukleotide sind nicht auf der Keimbahn-DNS kodiert und verursachen aufgrund ihrer variablen Anzahl eine enorme Zunahme der Sequenzvielfalt. Die enzymatische Aktivität der TdT ist während der fötalen und früh postnatalen Entwicklung noch unvollständig, weshalb der N-Nukleotid-Einbau in diesem Lebensabschnitt noch nicht zur V-Region-Diversität beiträgt. Die beiden Signal joints mit den zusätzlichen N-Nukleotidsequenzen werden nun durch DNS-Reparaturmechanismen zu einem ununterbrochenen DNS-Doppelstrang vereint (sogenannter Coding joint). Alle diese Vorgänge führen schließlich gemeinsam zu einem Repertoire unterschiedlicher Immunglobuline (ca. 10^{11}), deren Vielfalt die einfache Anzahl der kombinatorischen Möglichkeiten von etwas mehr als 140 Genen weit übersteigt.

Die für die Rekombination notwendigen Moleküle sind nur unvollständig bekannt, doch die von ihnen wahrgenommenen Funktionen beinhalten die Erkennung der Rekombinationssignale, eine Exonukleaseaktivität, die Haarnadelbildung, die Erkennung der Signal joints, der Umbau der Haarnadelbildung durch Endonukleaseaktivität und die Erkennung und Vereinigung der Coding joints. Die DNA-abhängige Proteinkinase und die RAG-1- und RAG-2-Genprodukte (RAG = Recombination activating gene) sind am Vorgang der Rekombination unmittelbar beteiligt, denn ihr Fehlen führt in vivo zum Ausbleiben einer Rekombination und damit zum Mangel an Immunglobulinen (und T-Zell-Antigenrezeptoren).

Die konstanten Abschnitte der κ-Kette und der einzelnen Isotypen der schweren Ketten werden jeweils durch ein einziges Gen kodiert (Abb. 1/6 und 1/7). Im Gegensatz dazu ist die konstante Domäne der λ-Kette durch 4 Gene kodiert, die alle jeweils mit einem J-Genabschnitt gepaart sind. Die einzelnen Gene für

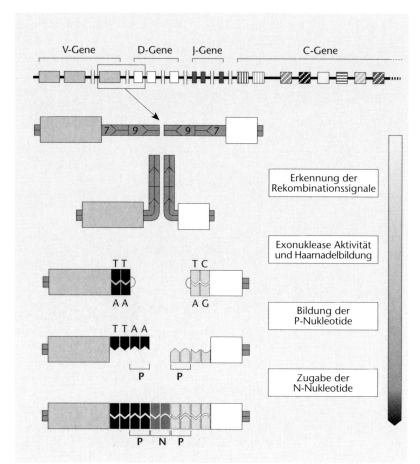

Abb. 1/9: Molekulare Mechanismen der Rekombination.

die konstante (C-) Region werden nach dem kodierenden Isotyp benannt (Cμ, Cδ, Cγ, Cε oder Cα). Die genetische Information für diese einzelnen C-Abschnitte der schweren Kette setzt sich aus Exonen zusammen, welche jeweils für eine einzige Domäne kodieren. Bei der Bildung der Immunglobulinketten wird zuerst ein primäres RNS-Transkript gelesen, welches die C-Exon- und Intronsequenzen beinhaltet. Erst durch das Spleißen entsteht eine messenger RNS (mRNS), die ausschließlich die zu translatierenden Sequenzen kodiert (Abb. 1/8).

1.2.4 B-Zell-Antigenrezeptor und B-Zell-Aktivierung

Eine einzelne B-Zelle exprimiert an ihrer Zelloberfläche etwa 1–300 000 Immunglobulinmoleküle. Diese Antikörper besitzen in ihrer konstanten Region eine transmembrane hydrophobe Sequenz, welche das Molekül als Monomer in der Lipid-Doppelmembran verankert. Membranständige Immunglobuline nehmen zwei unterschiedliche Funktionen wahr. Einerseits vermitteln diese Antikörper die Bindung und Aufnahme von löslichen Antigenen und ermöglichen so die antigenpräsentierende Funktion der B-Zellen (siehe Seite 76). Andererseits dienen die Immunglobuline auf den B-Zellen zusammen mit weiteren Oberflächenmolekülen als transmembrane Rezeptoren zur Zellaktivierung und werden deshalb als B-Zell-Antigenrezeptor bezeichnet. Interessanterweise besitzt der molekulare Aufbau dieser B-Zell-Antigenrezeptoren eine sehr große Ähnlichkeit zum entsprechenden Antigenrezeptor der T-Zellen (vgl. Seite 26). Alle Immunglobulinisotypen können einen B-Zell-Antigenrezeptor bilden. Die variable Region der Immunoglobuline erkennt das für sie spezifische Epitop und übermittelt – wahrscheinlich nach einer Konformationsänderung – Aktivierungssignale ins Zellinnere. Hierzu bedarf es der Assoziation mit mindestens zwei weiteren Oberflächenmolekülen, denn die intrazytoplasmatischen Abschnitte der schweren Ketten bestehen nur aus wenigen Aminosäuren und sind deshalb zur Signaltransduktion nicht geeignet (Abb. 1/10). Diese Ig-assoziierten Moleküle werden als Igα-(CD79α-) beziehungsweise Igβ-(CD79β-)Ketten bezeichnet und sind in ihrer Struktur vergleichbar mit den mit T-Zell-Antigenrezeptoren assoziierten CD3γ-, -δ- und -ε-Ketten. Zusätzlich zur Signaltransduktion sind Igα- und Igβ-Ketten auch für die Oberflächenex-

I. Immunsystem und -funktion

1.2 Das B-Zell-System

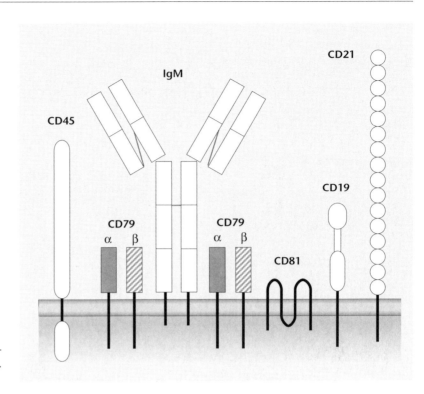

Abb. 1/10: Der B-Zell-Antigenrezeptor-Komplex (weitere Erläuterungen siehe S. 77).

pression der Immunglobuline verantwortlich und spielen eine wichtige Rolle bei der allelischen Exklusion (Igα und Igβ) und bei der negative Selektion (Igβ) von B-Zellen. Igα und Igβ sind untereinander durch Disulfidbrücken verbunden, assoziieren aber mit den schweren Ketten nur über eine nichtkovalente Verbindung zur dritten und/oder vierten Domäne. Die zytoplasmatische Domäne beider CD79-Moleküle enthält in ihrer Aminosäuresequenz ein typisches Motiv, welches bei Zellaktivierung durch Tyrosinkinasen phosphoryliert wird und so als Andockstelle für andere Kinasen dient. Diese als ITAM (Immunoreceptor tyrosine-based activation motifs) bezeichnete Sequenz findet sich sowohl als Bestandteil von signalübermittelnden Rezeptorketten als auch in viralen Proteinen.

Die Erkennung und Bindung von multivalenten Antigenen führt zur Brückenbildung der zellständigen Rezeptorkomplexe und initiiert eine Kaskade von biochemischen Veränderungen, welche gemeinsam eine differenzierte Genexpression ermöglichen. In Abhängigkeit vom Stadium der B-Zell-Reife sowie dem Ausmaß und der Dauer der B-Zell-Stimulation führen diese biochemischen Signale zu unterschiedlichen zellulären Veränderungen. Die starke Rezeptorstimulation bei unreifen B-Zellen führt zum reversiblen Stopp in der Entwicklung und zum klonalen Zelltod (negative Selektion, siehe Seite 22), während ein vergleichbarer Stimulus bei reifen B-Zellen den Eintritt in den Zellzyklus ermöglicht und damit die Proliferation initiiert. Ein erster Schritt in dieser Aktivierungskaskade ist die Phosphorylierung der ITAM-Anteile der Igα- und Igβ-Ketten durch verschiedene Src-ähnliche Proteintyrosinkinasen (Blk, Lck, Fyn und/oder Lyn; Abb. 1/11). Die enzymatische Aktivität dieser Kinasen wird durch die katalytische Funktion von CD45 gesteigert. CD45 ist eine membranständige Phosphatase, welche bei Bedarf mit dem B-Zell-Rezeptorkomplex assoziiert und dabei durch Dephosphorylierung eines inhibitorischen Phosphotyrosins die Kinaseaktivität der Src-ähnlichen Moleküle katalysiert. In der Folge dockt die Proteinkinase Syk an die phosphorylierten ITAM-Motive und wird dadurch gleichzeitig auch aktiviert. Syk ist unbedingt notwendig für die Aktivierung von B-Zellen. Die weitere Signaltransduktion erfolgt über zwei unterschiedliche, sich aber ergänzende Aktivierungswege, welche durch die Aktivität des Protoonkogens Ras beziehungsweise der Phospholipase C-γ initiiert werden. Über die Serin- und Threoninphosphorylierung unterschiedlicher Substrate und der durch inositoltriphosphatvermittelten intrazellulären Zunahme der Kalziumkonzentration kommt es schließlich zur Aktivierung von DNS-bindenden Proteinen. Diese sogenannten nukleären Faktoren sind für die Transkription verantwortlich, wobei die Genspezifität durch die Zellart und ihre Differenzierungsstufe vorgegeben ist.

Igα und Igβ sind ebenfalls wichtige Bestandteile des Antigenrezeptors auf der Oberfläche von Prä-B-Zellen. Da diese Zellen bei fehlender Umlagerung der κ- und λ-Gene physiologischerweise noch keine leichten Immunglobulinketten bilden können, treten im Rezeptorkomplex die sogenannten Ersatz-L- Ketten (Surrogate light chains), λ5 und VpräB, an ihre Stelle

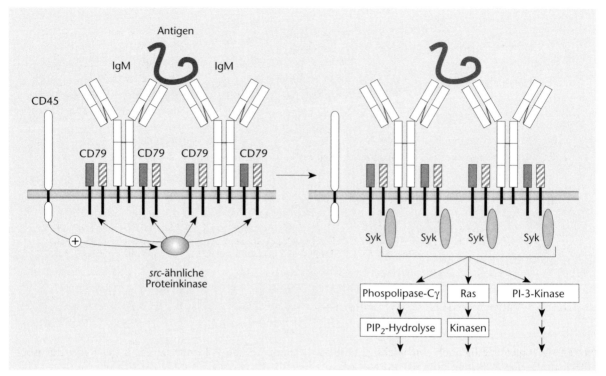

Abb. 1/11: Die Signaltransduktion über den B-Zell-Antigen-Rezeptor-Komplex (siehe Beschreibung im Text). PIP$_2$: Phosphatidylinositol-biphosphat).

(Abb. 1/13). Hierbei handelt es sich um zwei auf unterschiedlichen Genen kodierte Proteine, welche sich gemeinsam mit den schweren Immunglobulinketten zu einem sogenannten Prä-B-Zell-Antigenrezeptor formieren. Obwohl dieser Rezeptor in nur sehr geringer Konzentration an der Oberfläche von Prä-B-Zellen nachweisbar ist, spielt er eine wesentliche Rolle in der allelischen Exklusion der Umlagerung der Immunglobulingene. Die hierfür notwendigen intrazellulären Signale sind nur zum Teil qualitativ und quantitativ unterschiedlich von jenen des B-Zell-Antigenrezeptors reifer Zellen. Offen bleibt gegenwärtig die Frage, welche Struktur(en) dem Prä-B-Zell-Antigenrezeptor als Ligand dient (dienen).

Um eine B-Zell-Antwort gegen die meisten Antigene bilden zu können, sind zum B-Zell-Antigenrezeptor zusätzlich weitere Oberflächenmoleküle nötig, die die entsprechenden Aktivierungssignale verstärken beziehungsweise modulieren (Abb. 1/10). Diese Moleküle werden als Korezeptoren bezeichnet und schließen den CD19/CD21/CD81-Komplex, CD22, CD45 und den FcγRIIb-Rezeptor ein. CD19 ist ein Glykoprotein der Immunoglobulin-Superfamile, welches als linienspezifischer Marker bereits im Stadium der frühen Pro-B-Zelle exprimiert wird. Funktionell übernimmt CD19 eine wichtige Rolle bei der Aufrechterhaltung und Expansion des B-Zell-Repertoires gegenüber T-Zell-abhängigen Antigenen und ist ebenfalls bei der Bildung von B-Gedächtniszellen von Bedeutung. Der Ligand von CD19 ist zur Zeit noch unbekannt. CD21 ist ein Rezeptor, dessen extrazelluläre Domäne nicht nur das Komplementspaltprodukt C3d bindet sondern auch CD23 (ein Rezeptor mit schwacher Affinität für IgE) und das Epstein-Barr-Virus. Die dritte Komponente des trimolekularen Korezeptors ist CD81 (TAPA-1, Target of anti-proliferative antibody-1), ein Protein das zusätzlich zu den B-Zellen auch auf verschiedenen anderen Zelltypen einschließlich thymischen Epithelzellen nachweisbar ist. Die Erkennung des C3d-Liganden an der Oberfläche von opsonisierten Antigenen durch CD21 des trimolekularen B-Zell-Korezeptors führt zur Phosphorylierung des zytoplasmatischen Anteils von CD19, welcher nun seinerseits Src-Tyrosinkinasen (wie zum Beispiel Lyn) und das Enzym Phosphatidylinositol-3-kinase (PI-3-Kinase) binden kann. Diese beiden Kinasen modulieren die durch den B-Zell-Antigenrezeptor vermittelten Signale und ermöglichen so die vollständige Aktivierung der B-Zelle. Durch die integrierte Funktion von CD19/CD21/CD81 können B-Zellen bereits durch minimale Antigenmengen stimuliert werden: Das Binden eines Antigens an 100 oder weniger IgM-Moleküle an der Zelloberfläche reicht im Beisein des B-Zell-Korezeptors bereits aus, eine Immunantwort zu stimulieren. In Abwesenheit von CD19 ist hingegen eine um das hundert- bis tausendfach vermehrte Antigenkonzentration notwendig, um denselben Effekt zu erzielen. Interessanterweise ist damit der B-Zell-Korezeptor nicht nur ein Komplex, welcher die Signale des B-Zell-Antigenrezeptors verstärkt, son-

I. Immunsystem und -funktion

1.2 Das B-Zell-System

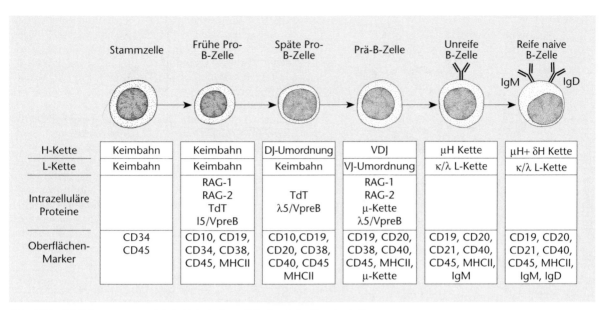

Abb. 1/12: B-Zell-Ontogenese: molekularbiologische und biochemische Charakteristika.

dern er bildet gleichzeitig auch eine wichtige funktionelle Schnittstelle zwischen dem Komplementsystem und einer antigenspezifischen Immunantwort.

Die durch Antigenrezeptor und Korezeptor entstandenen Signale zur Aktivierung der B-Zelle können in negativer Weise durch CD22 vermittelte Signale gegenreguliert werden. Hierzu assoziiert CD22 mit einer Proteintyrosinphosphatase (SHP-1), welche möglicherweise die Signalaktivierung über Igα und Igβ sowie über die Src-ähnlichen Kinasen hemmt. Der Ligand für CD22 ist zur Zeit noch unbekannt, doch der extrazelluläre Anteil des CD22-Moleküls besitzt eine Lektinstruktur und könnte sich damit an Zuckermoleküle von IgM und/oder anderen glykosylierten Membranproteinen binden. Der Immunglobulinrezeptor, FcγIIb, nimmt funktionell eine vergleichbare Stellung auf der B-Zell-Oberfläche wahr. FcγIIb ist mit der signaltransduzierenden γ-Kette so verbunden, daß die Aktivierung des Rezeptors ebenfalls in der Assoziation mit und Stimulation von SHP-1 resultiert.

1.2.5 Zentrale B-Zell-Entwicklung

Im Vergleich zu den Vögeln, bei denen B-Lymphozyten in der Bursa Fabricii gebildet werden, findet sich beim Säugetier kein primäres lymphatisches Organ, das ausschließlich für die Proliferation und Differenzierung von unreifen lymphoiden Zellen zu funktionellen B-Lymphozyten verantwortlich ist. Die ersten Vorläuferzellen des B-Zell-Systems können bei menschlichen Föten im Omentum und mit Beginn der 8. Gestationswoche in der Leber nachgewiesen werden. Im weiteren Verlauf der Entwicklung beginnt dann ab der 20. Gestationswoche ebenfalls das Knochenmark mit der Lymphopoese von B-Zellen. Postnatal werden B-Lymphozyten in der Regel nur noch im Knochenmark gebildet. Die Entwicklung lymphatischer Vorläuferzellen zu reifen B-Lymphozyten ist ein gerichteter Vorgang, der unter anderem gekennzeichnet ist durch die Oberflächenexpression einer Anzahl von Differenzierungsantigenen, durch das intrazytoplasmatische Vorkommen von wichtigen Signalproteinen und Enzymen, und schließlich durch die somatische Rekombination der Gene für die Immunglobuline (Abb. 1/12). Unterschiedliche Moleküle an der Zelloberfläche und im Zytoplasma von unreifen und reifen B-Lymphozyten können deshalb verwendet werden, um lymphoide Zellen den definierten Stadien der B-Zell-Entwicklung zuzuordnen.

Alle bekannten hämatopoetischen Zelltypen gehen aus einer nicht linienbestimmten, das heißt multipotenten **Stammzelle** hervor. Ihre Entwicklung ist von der Induktion von Mesoderm durch Ektoderm abhängig. Die Differenzierung von hämatopoetischen Stammzellen in die einzelnen Zellreihen wird von intrinsischen Faktoren, externen Zytokinen und zellständigen Liganden reguliert. Ein typisches Merkmal hämatopoetischer Stammzellen ist ihre Fähigkeit zur Selbsterneuerung. Interessanterweise vermindert sich diese Fähigkeit mit zunehmendem Alter der Stammzelle und diese eingeschränkte Fähigkeit ist mit einer Verminderung der durchschnittlichen Telomerlänge assoziiert. Hämatopoetische Stammzellen sind deshalb nicht, wie bis vor kurzem vermutet, ruhende Zellen, sondern teilen sich regelmäßig, wobei nicht alle neu entstandenen Tochterzellen zur Hämatopoese beitragen müssen. Phänotypische Merkmale, welche exklusiv die hämatopoetischen Stammzellen charakterisieren, sind gegenwärtig beim Menschen nicht bekannt. Die Expression von CD34, bei fehlendem Nachweis von CD38 und linienspezifischen Differen-

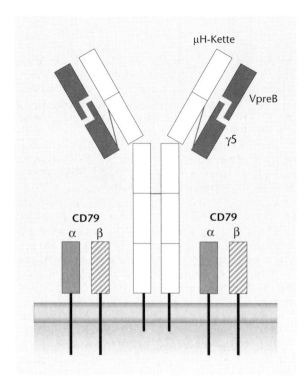

Abb. 1/13: Prä-B-Zell-Antigenrezeptor.

zierungsmarkern, wird jedoch verwendet, um Stammzellen für therapeutische und experimentelle Zwecke anzureichern.

Neuere Untersuchungen bei Vertebraten weisen darauf hin, daß die ersten hämatopoetischen Stammzellen aus der Aorta-Gonaden-Mesonephros(AMG)-Region (paraaortales Mesoderm) hervorgehen und erst im weiteren Verlauf der Entwicklung und nach Bildung der Blutzirkulation auch an anderen anatomischen Orten wie etwa im Dottersack und in der fötalen Leber nachgewiesen werden können. Die Mechanismen, welche verantwortlich sind, daß hämatopoetische Stammzellen vom AMG an andere Orte der Blutbildung gelangen, sind im einzelnen noch zu definieren. Beim erwachsenen Menschen ist die Migration von Stammzellen aus dem Knochenmark ins periphere Blut in geringem Maße bereits physiologischerweise vorhanden. Dieser Vorgang könnte teilweise mit dem Prozeß der Selbsterneuerung der Stammzellen assoziiert sein. Zu therapeutischen Zwecken kann die Mobilisierung von hämatopoetischen Stammzellen durch die Gabe von Chemotherapeutika oder Zytokinen wie G-CSF (Granulocyte colony stimulating factor) gefördert werden. Die Stammzellen treten hierfür aus ihrem Ruhezustand (G_0-Phase) in den Zellzyklus ($G_1 \rightarrow S \rightarrow G_S/M$) und beginnen sich je nach Stimulus um das bis zu Zehnfache zu vermehren.

Die Entwicklung von Stammzellen zu reifen B-Zellen kann in phänotypisch und funktionell unterschiedliche Stadien eingeteilt werden. Diese Reifung geschieht in Abhängigkeit von nichtlymphoiden Stromazellen, welche gemeinsam mit extrazellulären Matrixanteilen eine für die myeloische Hämatopoese ideale Mikroumgebung schaffen. Zur Blutbildung binden sich hämatopoetische Stammzellen über sogenannte Adhäsionsmoleküle an jene Stromazellen des Knochenmarkes, welche die hierfür notwendigen Liganden exprimieren. Zusätzlich zu diesem direkten Zell-Zell-Kontakt spielen Stromazellen auch eine wichtige Rolle für die B-Zell-Entwicklung durch die von ihnen gebildeten Wachstums- und Differenzierungsfaktoren. **Frühe Pro-B-Zellen** entsprechen dem ersten Stadium der B-Zell-Reifung und lassen sich durch ein Oberflächenexpressionsmuster typischer Differenzierungsmarker von Stammzellen unterscheiden. Hierzu gehören CD10 (CALLA), eine membranassoziierte Endopeptidase, CD19, ein Korezeptor-Molekül für die Aktivierung von B-Zellen, CD40, ein Glykoprotein unter anderem wichtig für die Proliferation früher B-Zellen, und CD45, eine Phosphotyrosinphosphatase, welche die Signaltransduktion durch den B-Zell-Rezeptorkomplex und anderen membranständigen Rezeptoren moduliert. Obwohl die Immunglobulingene noch in Keimbahnkonfiguration sind und die Pro-B-Zellen deshalb keine Antikörperketten an ihrer Zelloberfläche exprimieren, lassen sich dennoch in frühen Pro-B-Zellen bereits Enzyme und Faktoren nachweisen, welche für die Umlagerung der DNS-Abschnitte notwendig sind. Hierzu gehören unter anderem die RAG-1- und RAG-2-Proteine, welche für die Rekombination von Immunglobulingenen benötigt werden. In frühen Pro-B-Zellen können ebenfalls stadienspezifische Transkriptionsfaktoren nachgewiesen werden, welche für die zeitlich koordinierte Transkription der Immunglobulingene verantwortlich sind. Die Proteine $\lambda 5$ und VpräB, welche sich mit den schweren Ketten zum Prä-B-Zell-Rezeptor verbinden (s. Abb. 1/13), sind auch bereits in diesem Entwicklungsstadium exprimiert. Schließlich kann in frühen Pro-B-Zellen auch die terminale Desoxynukleotidyltransferase (TdT) nachgewiesen werden. Frühe Pro-B-Zellen binden sich analog zu ihren hämatopoetischen Vorläuferzellen mittels Adhäsionsmolekülen an Stromazellen. Von funktioneller Bedeutung für diese Interaktion ist die Bindung der Integrinmoleküle VLA-4 (CD49d/CD29) an den auf Stromazellen konstitutionell exprimierten Liganden, VCAM-1 (CD106; die Integrine werden näher auf Seite 161 beschrieben). Dieser Zellkontakt erlaubt zusätzlich die Interaktion des stromazellassoziierten Stammzellfaktors mit seinem spezifischen Rezeptor, c-kit (CD117), an der Oberfläche von Pro-B-Zellen. Diese Bindung führt zur Aktivierung der Tyrosinkinaseaktivität von c-kit und beeinflußt dadurch die Proliferation der Pro-B-Zellen.

Späte Pro-B-Zellen entsprechen der nächsten Entwicklungsstufe in der B-Zell-Reifung. Obwohl sich diese Zellen nicht durch ein typisches Muster an Differenzierungsmarkern vom vorhergehenden Zellstadium unterscheiden, zeigen die späten Pro-B-Zellen auf beiden Chromosomen im Bereich der Gene für die schweren Immunglobulinketten bereits eine Umlagerung von D(Diversity)- mit J(Joining)-Genabschnitten. Das anschließende Rearrangement der rekombinierten DJ-Genabschnitte mit einem V(Variable)-Gen erfolgt vorerst nur auf einem Allel. Resultiert dieser Vorgang in einer Rekombination im richtigen Leseraster, kann von dieser rekombinierten VDJ-Sequenz die Information für eine intakte μ–Immunglobulinkette abgelesen werden. Dieser als produktive Umlagerung bezeichnete Vorgang verhindert die V->DJ-Rekombination des zweiten Allels, ein Kontrollmechanismus, der als allele Exklusion umschrieben wird. Allele Exklusion gewährleistet, daß eine B-Zelle ausschließlich eine einzige produktive VDJ- Umlagerung besitzt. Aufgrund der Triplettkodierung ist eine produktive VDJ-Umlagerung eines Allels nur in einem Drittel aller Zellen erfolgreich. Im Falle einer nicht produktiven Rekombination auf dem einen Allel des diploiden Chromosomensatzes beginnen die Pro-B-Zellen mit der Umlagerung des anderen Allels. Hier ist die Wahrscheinlichkeit für eine Rekombination im Leseraster ebenfalls nur 1:3, so daß von allen Pro-B-Zellen nur etwa 55% eine produktive Umlagerung besitzen und eine intakte μ-Immunglobulinkette bilden können. Die restlichen Zellen, welche nach Rekombination beider Allele immer noch keine produktive Umlagerung erreicht haben, sterben innerhalb kurzer Zeit mangels weiterer Differenzierungssignale. Die Entwicklung von Pro-B-Zellen zu Prä-B-Zellen ist ferner auch von der Funktion der Tyrosinkinase btk (Bruton's tyrosine kinase) abhängig; ein Defekt dieses Enzyms führt zur Bruton-Agammaglobulinämie. Die präzise Rolle dieses Enzyms für die molekularen Ereignisse dieses Differenzierungsschrittes jedoch zur Zeit noch unbekannt.

Prä-B-Zellen machen weniger als 5% der Gesamtzellzahl des Knochenmarks aus und sind gekennzeichnet durch die erfolgreiche Oberflächenexpression einer μ-Immunglobulinkette und den Nachweis des typischen Pan-B-Zell-Markers CD20. Prä-B-Zellen befinden sich während eines frühen Abschnittes dieses Reifungsstadiums noch im Zellzyklus und weisen deshalb einen größeren Durchmesser auf als Prä-B-Zellen zu einem späteren Zeitpunkt. Mit der Synthese von intakten schweren Immunglobulinketten wird nun mit den bereits vorhandenen Proteinen λ5 und VpräB der vollständige Prä-B-Zell-Antigenrezeptor gebildet (Abb. 1/13). Diese Struktur ermöglicht die Proliferation von Prä-B-Zellen, was eine wichtige Vorbedingung für die weitere Entwicklung der B-Zell-Reihe ist. Prä-B-Zellen beginnen zu diesem Zeitpunkt ebenfalls mit der Rekombination der Gene für die leichten Immunglobulinketten, wobei der κ-Locus zuerst umgelagert wird. Wiederum erfolgt die hierfür notwendige Umordnung zuerst nur auf einem der beiden Allele, und nur im Falle einer Rekombination außerhalb des Leserasters wechselt der molekulare Prozeß des Rearrangements auf das zweite κ-Allel. Führt dies ebenfalls zu keiner produktiven Rekombination, beginnt die Pro-B-Zelle mit dem Rearrangement zuerst des einen und notfalls auch des anderen Allels der λ-Gene. Die Umlagerung der Gene für die leichten Ketten ist im allgemeinen erfolgreich, weil ihre Anordnung im Vergleich zu den Genen für die schweren Ketten mehrere Verknüpfungsversuche zuläßt. Diese Tatsache führt dazu, daß die Mehrzahl der Prä-B-Zellen eines der vier Loci für die leichten Ketten erfolgreich umordnen kann. Die erfolgreiche Produktion einer leichten Kette verhindert ebenfalls über den Mechanismus der allelen Exklusion die weiteren Rekombinationsvorgänge. Dieser Vorgang gewährleistet, daß B-Zellen Immunglobuline nur einer einzigen antigenen Spezifität synthetisieren. Die Synthese einer leichten und einer schweren Kette ermöglicht die Bildung eines kompletten Moleküls, ein Merkmal, das für **unreife B-Zellen** typisch ist. Das Stadium der unreifen B-Zellen ist ferner auch durch die Oberflächenexpression von CD21 gekennzeichnet, einem Komplementrezeptor, welcher gemeinsam mit CD19 und CD81 als Korezeptor bei der Signalbildung zur Aktivierung von B-Zellen mitbeteiligt ist. B-Zellen mit einer Spezifität, welche gegen körpereigene Antigene (sogenanntes Selbst) gerichtet ist, sind potentiell gefährlich und müssen deshalb zur Aufrechterhaltung der Selbsttoleranz eliminiert werden. Dieser Vorgang wird als negative Selektion bezeichnet (siehe Seite 22).

Im weiteren Verlauf der Entwicklung entstehen die **reifen B-Zellen**, welche auf ihrer Oberfläche, aufgrund differenzierten Spleißens der mRNS, sowohl IgM als auch IgD exprimieren. Reife B-Zellen antworten auf Antigenexposition mit Zellproliferation und differenzieren sich zu immunglobulinsezernierenden B-Zellen. Die Spezifität der synthetisierten Antikörper bleibt unverändert, obwohl jede einzelne B-Zelle im Verlauf ihrer Entwicklung unterschiedliche Isotypen bilden kann. Dieser Wechsel in der Synthese von IgM zu anderen Isotypen (sogenannter Class switch) wird durch verschiedene Einflüsse reguliert. So beeinflussen entweder Antigene selbst, die Interaktion mit T-Lymphozyten und ihren löslichen Produkten oder der anatomische Ort der antigenvermittelnden B-Zell-Aktivierung, welche Klasse von Antikörpern vornehmlich gebildet wird. Der Vorgang des Class switch ist von zentraler immunbiologischer Bedeutung, da sich die einzelnen Istoypen in ihrer Effektorfunktion deutlich unterscheiden (Tab. 1/2). Die **Plasmazellen** stehen schließlich als differenzierteste Effektorzellen am Ende der Entwicklung der B-Zell-Reihe. Obwohl sie bis zu einem Drittel ihrer ganzen Eiweißsynthese zur Bildung von Immunglobulinen verwenden, weisen diese Zellen typischerweise keine Immunglobuline an ihrer Oberfläche auf.

1.2.6 CD5-B-Zellen

Während der fötalen Entwicklung können B-Zellen auch aus hämatopoetischen Stammzellen über einen zweiten Differenzierungsweg entstehen. Diese „alternativen" B-Zellen, sogenannte CD5-B-Zellen, weisen sowohl phänotypische als auch funktionelle Eigenschaften auf, welche eine Differenzierung zu den „konventionellen", sogenannten B2-Zellen, zuläßt. CD5-Zellen (B1-Zellen) tragen an ihrer Oberfläche IgM, aber nur sehr wenig oder kein IgD und exprimieren typischerweise CD5. Die Funktion dieses Markers ist unbekannt und seine Gegenwart ist für die Reifung dieser Differenzierungsreihe nicht notwendig. Die Spezifität des Antigenrezeptors der CD5-B-Zellen ist vornehmlich gegen bakterielle Polysaccharide gerichtet, wobei die einzelnen Antikörper an verschiedene Liganden binden können (Polyspezifität). Die Vielfalt des VDJ-Rearrangements von CD5-B-Zellen ist gegenüber B2-Zellen deutlich eingeschränkt. Dieser Befund korreliert mit der Beobachtung, daß in den Vorläuferzellen der CD5-B-Zellen keine terminale Desoxynukleotidyltransferase nachgewiesen werden kann. Dieses Enzym fügt N-Nukleotide in die Gensequenz der V-Region von schweren Ketten des B-Zell-Antigenrezeptors und trägt dadurch erheblich zur Antigenrezeptorvielfalt bei (siehe Seite 20). CD5-Zellen finden sich nach der Neugeborenen-Periode vor allem im Peritoneum und im Pleuraraum, während ihr Anteil in den typischen sekundären lymphatischen Organen wie Milz und Lymphknoten nur sehr gering ist. Dennoch wird auch im Serum von Kindern und Erwachsen eine großer Teil des IgM von CD5-B-Zellen gebildet. Im Verlauf der postnatalen Entwicklung verlieren die hämatopoetischen Stammzellen aber die Fähigkeit, CD5-B-Zellen zu bilden und der periphere Pool dieser Lymphozyten wird dann ausschließlich durch Selbstreplikation erhalten.

1.2.7 B-Zell-Toleranz

Eine differenzierte, ausschließlich gegen Fremdantigene gerichtete Immunantwort setzt die kritische Fähigkeit voraus, gegenüber Selbstantigenen tolerant zu sein. Da das Fehlen der Selbsttoleranz mit Autoimmunität verbunden ist, sind B-Zellen mit autoreaktiver Spezifität potentiell gefährlich (siehe Kapitel 23). Für die B-Zell-Differenzierung bedarf es deshalb eines Selektionsmechanismus, welcher einerseits verhindert, daß ein Repertoire von autoreaktiven B-Zellen gebildet wird, und welcher andererseits die Ausreifung von B-Zellen fördert, die spezifisch auf Fremdantigene reagieren können. Als negative Selektion wird die physische Beseitigung (Deletion) beziehungsweise Inaktivierung (Anergie) von B- und T-Lymphozyten bezeichnet; positive Selektion wird als die Ausreifung von Lymphozyten definiert, die nur eine gegen Fremd gerichtete Spezifität besitzen. Diese beiden unterschiedlichen Mechanismen können sowohl während der Ausreifung der Lymphozyten in den primären lymphatischen Organen (Knochenmark, Thymus) als auch später während ihrer Differenzierung in peripheren lymphatischen Geweben stattfinden und so das Spektrum der antigenreaktiven Lymphozyten beeinflussen.

Unreife B-Zellen exprimieren an ihrer Oberfläche ausschließlich IgM. Ist ihre Antigenspezifität gegen Moleküle gerichtet, welche in hoher Konzentration in der unmittelbaren Umgebung der sich differenzierenden B-Zelle vorhanden sind, so führt dieser Umstand zur ausgedehnten Kreuzvernetzung des B-Zell-Antigenrezeptors. Die dabei generierten Signale können bei unreifen B-Zellen den programmierten Zelltod in Form der Apoptose herbeiführen (die morphologischen und molekularen Eigenschaften der Apoptose werden auf Seite 43 erläutert). Die Bindung an multivalente Selbstantigene muß nicht notwendigerweise zum Zelltod führen, sondern kann auch in der Inaktivierung unreifer B-Zellen resultieren. Dieser Zustand wird als Anergie bezeichnet und ist funktionell dadurch gekennzeichnet, daß bei einer Reexposition gegenüber dem selben Antigen eine B-Zell-Aktivierung dennoch ausbleibt. Diese beiden Mechanismen negativer Selektion tragen gemeinsam zum Zustand der B-Zell-Toleranz bei. Experimentelle Untersuchungen geben ferner Aufschluß darüber, daß die molekularen Eigenschaften des Antigens die Art der negativen Selektion bestimmen: Zellständige Selbstantigene (z.B. MHC-Moleküle) führen zur klonalen Deletion, während ubiquitäre, lösliche Selbstantigene (z.B. Serumproteine) den Zustand der Anergie induzieren.

Unreife B-Zellen mit einer Spezifität, welche nicht gegen Selbstantigene gerichtet ist, differenzieren zu reifen B-Zellen, exprimieren an ihrer Oberfläche nun sowohl IgM als auch IgD und verlassen das Knochenmark, um über das Blut in sekundäre lymphatische Gewebe zu gelangen. Die negative Selektion aller unreifen B-Zellen im Knochenmark ist weder immer vollständig noch für gewebespezifische Selbstantigene (z.B. Leberantigene) möglich. Da auf diese Weise autoreaktive B-Zellen in die Peripherie gelangen können, bedarf es auch dort Mechanismen, welche den Zustand der Selbsttoleranz etablieren. Das Repertoire reifer peripherer B-Zellen wird deshalb auch durch negative Selektion geformt. Dabei werden autoreaktive Zellen in Kontakt mit zellgebundenen oder löslichen Selbstantigenen derart aktiviert, daß es entweder zur Deletion oder aber zur Anergie kommt. Die molekularen Signale, welche anstelle der üblichen Aktivierung und Proliferation bei reifen B-Zellen zum Zelltod beziehungsweise zu einem Zustand fehlender Reaktivität führen, sind noch nicht genügend definiert. Typischerweise exprimieren im Vergleich zu naiven, aber reaktiven B-Zellen anerge B-Zellen deutlich weniger IgD als IgM auf ihrer Oberfläche. Ferner sind anerge B-Zellen auch in ihrer Fähigkeit gehemmt, zu primären Follikeln in sekundärem lymphatischen Gewebe zu gelangen, weshalb sie in Ermangelung von Überlebenssignalen früh sterben.

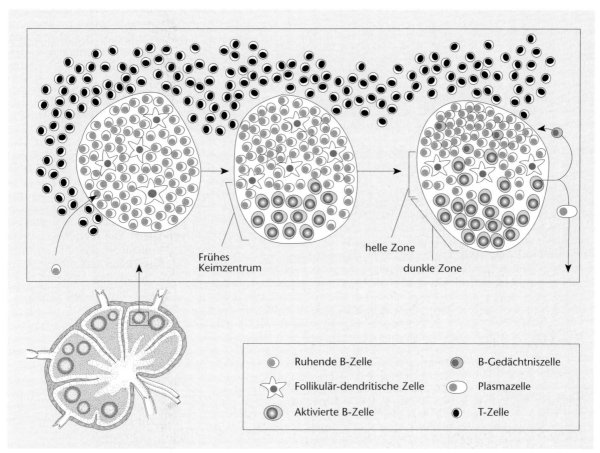

Abb. 1/14: Die periphere B-Zellentwicklung und die Ausbildung von Sekundärfollikeln.

Die Bildung von Antikörpern bedarf in der Regel der Hilfe durch antigenspezifische T-Zellen (siehe Seite 41). Diese Einschränkung gilt theoretisch auch für die humorale Immunantwort gegenüber Selbstantigenen. Da (autoreaktive) T-Zellen aber sowohl während der Reifung im Thymus als auch später bei der weiteren Differenzierung in der Peripherie einer strengen negativen Selektion unterworfen sind, ist das Fehlen aktiver T-Zell-Hilfe ebenfalls für die Aufrechterhaltung der B-Zell-Toleranz bestimmend.

1.2.8 Periphere B-Zell-Entwicklung

Naive B-Zellen des Knochenmarks gelangen über die Zirkulation in die Milz, in Lymphknoten und in mukosaassoziiertes lymphatisches Gewebe. Diese sekundären lymphatischen Gewebe lassen sich neben anderen Regionen in eine T-Zell-reiche parafollikuläre (parakortikale) und in eine B-Zell-reiche, follikuläre Zone gliedern (Abb. 1/14). Im Bereich der extrafollikulären Zone liegen postkapilläre Venulen mit kuboiden Endothelien (HEV, High endothelial venules). Zirkulierende Lymphozyten können sich an diese Zellen binden und in der Folge ins lymphatische Gewebe gelangen (siehe Seite 59). Alle weiteren Ereignisse der peripheren B-Zell-Differenzierung sind in unterschiedlichem Maße von der Funktion von T-Zellen und ihren sezernierten Produkten abhängig. Die anatomisch unterschiedlichen Kompartimente der parafollikulären und follikulären Zonen besitzen verschiedene antigenpräsentierende Zellen (APZ): Die T-Zell-Zone enthält interdigitierende Zellen (IDC; Interditating cells), während in der B-Zell-Zone follikulär dendritische Zellen (FDC, Follicular dendritic cells) lokalisiert sind. Im sekundären lymphatischen Gewebe migrieren B-Zellen über die parafollikuläre Zone zu den Follikeln und verlassen diese unmittelbar wieder über die efferente Lymphe, falls sie in dieser Umgebung nicht auf das für sie spezifische Antigen treffen. Erkennen B-Zellen aber im Bereich der follikulären Zonen ihr Antigen und erhalten gleichzeitig spezifische T-Zell-Hilfe, kommt es zur B-Zell-Aktivierung. (Die Bedeutung von B-Zellen als antigenpräsentierende Zellen wird auf Seite 76 besprochen.) In der Folge differenzieren sie sich zu Blasten, gelangen ins Zentrum der Lymphfollikel und bilden dort Keimzentren (Abb. 1/14). Die Proliferation der aktivierten B-Zellen führt innerhalb von wenigen Tagen zu einer massiven klonalen Expansion, bei der bis zu 15 000 sogenannte **Zentroblasten** gebildet werden.

Durch diese Veränderungen bilden sich die typischen Merkmale des sekundären Follikels aus mit Keimzentrum und der im Zentrum gelegenen, von Zentroblasten gebildeten „dunklen" Zone aus. Sekundäre Follikel bestehen während etwa drei Wochen, und auch später, das heißt nach ihrer Involution, können immer noch monatelang antigenspezifische B-Zellen in diesem Bereich nachgewiesen werden. Diese Zellen entsprechen B-Gedächtniszellen (siehe weiter unten).

Während der Proliferation der Zentroblasten kommt es zur **somatischen Hypermutation**, einem Prozeß, bei dem Punktmutationen der Basenpaare im Bereich der rearrangierten VDJ auftreten. Diese Mutationen können nach erfolgter Translation und Transkription zur Änderung der makromolekularen Struktur der Antigenbindungsstelle führen und damit die Affinität der Antikörper für ihr spezifisches Antigen verändern. Kommt es in der Folge solcher Mutationen zu einer Zunahme der Affinität, spricht man auch von Affinitätsreifung.

Das nächste Stadium der peripheren B-Zell-Reifung ist durch die Entwicklung der **Zentrozyten** gekennzeichnet. Diese Zellen sind weniger dicht, perizentral im Follikel angeordnet, weshalb sie morphologisch die „helle" Zone bilden. In diesem peripheren Bereich der Follikel können ebenfalls follikulär-dendritische Zellen nachgewiesen werden, welche den Zentrozyten intaktes Antigen (wahrscheinlich in Form von Antigen-Antikörper-Komplement-Komplexen) präsentieren. Zwischen den Zentrozyten kommt es zur Kompetition um die auf den follikulär-dendritischen Zellen exponierten Antigene, wobei nur jene B-Zellen selektioniert werden, welche spezifische Immunglobuline mit hoher Affinität besitzen. Die so positiv selektionierten Zellen entwickeln sich schließlich zu antikörpersezernierenden Plasmazellen oder B-Gedächtniszellen. Die Differenzierung von Zentrozyten zu B-Gedächtniszellen ist kritisch abhängig von der Interaktion zwischen den CD40-Molekülen auf B-Zellen und dem CD40-Liganden auf dendritischen Zellen. Beim Ausbleiben einer solchen Interaktion differenzieren die stimulierten Zentrozyten ausschließlich zu Plasmazellen, während die übrigen Zentrozyten absterben, da ihre Antikörper eine geringere Affinität besitzen oder diese durch somatische Hypermutation gänzlich verloren haben.

Die Differenzierung von Zentrozyten zu **Plasmazellen** ist von einer Vielzahl von morphologischen Veränderungen begleitet. Plasmazellen besitzen als Ausdruck ihrer aktiven Syntheseleistung ein ausgeprägtes rauhes endoplasmatisches Retikulum (RER) und sehr viel Zytoplasma. Der Zellkern ist zur Seite hin verlegt und weist Chromatinkondensationen auf, welche den Aspekt von Radspeichen geben. Typischerweise exprimieren Plasmazellen das Glykoprotein CD38 (eine Glykohydrolase), doch sind diese Zellen weder CD20-positiv noch können auf ihrer Oberfläche Immunglobuline oder MHC-Klasse-II-Moleküle nachgewiesen werden. Dieser Phänotyp verhindert nicht nur, daß Plasmazellen über den B-Zell-Antigenrezeptor aktiviert werden können, sondern macht es auch unmöglich, daß B-Zellen im Kontakt mit T-Zellen als antigenpräsentierende Zellen wirken (siehe Seite 76). Plasmazellen besitzen eine nur beschränkte Lebensdauer und mit ihrem Tod würde auch die Produktion der spezifischen Antikörper eingestellt, falls nicht gleichzeitig auch **B-Gedächtniszellen** gebildet würden. Dieser Zelltyp wird bereits 4 Wochen nach Beginn einer Immunantwort in vitro nachgewiesen. B-Gedächtniszellen unterscheiden sich von Plasmazellen durch die Oberflächenexpression von CD20, CD39 (Funktion unbekannt) und häufig IgG anstelle von IgM. Sie sind langlebige Effektorzellen, die bei Reexposition gegenüber Antigenen bereits innerhalb von Stunden Zentroblasten bilden können. Die damit assoziierte klonale Expansion ist um das Mehrfache (5–10) größer als bei einer Primärantwort und ihre Antikörper weisen eine erhöhte Affinität für das spezifische Antigen auf, werden schneller gebildet und bestehen als Folge des Klassenwechsels (Isotypen-Switch) in der Regel aus IgG.

1.2.9 Isotypen-Switch

Während der Zellteilung stimulierter B-Zellen kann es unter Beibehaltung der Antigenspezifität zu einem Wechsel des Isotyps kommen. Funktionell hat der Isotypenwechsel zur Folge, daß Antikörper mit identischer Spezifität, aber unterschiedlicher biologischer Funktion gebildet werden können. Nur etwa 10 % aller peripheren B-Zellen synthetisieren IgM und der typische Ablauf einer Immunantwort beinhaltet auch die effiziente Bildung von Isotypen, welche von IgM verschieden sind (Abb. 1/15). Beim Isotypenwechsel rearrangieren die Tochterzellen ihre Keimbahn-DNS so, daß nun anstelle des C-Gens für die konstante μ-Region der schweren Kette ein anderes C-Gen verwendet wird, das in unmittelbarer Nähe zur umgelagerten VDJ-Sequenz zu liegen kommt. Dieser auch als Class switch bezeichnete Vorgang wird durch spezifische Nukleotidsequenzen reguliert. Diese Sequenzen enthalten typische Nukleotidmotive, sind aber für die einzelnen C-Gene nicht identisch, weshalb man von Switch-Regionen spricht. Die Rekombination von VDJ kann mit allen C-Genen erfolgen mit Ausnahme des Cδ-Gens, das keine solche Switch-Region besitzt. Die Switch-Region ist jeweils im Intron und damit außerhalb der proteinkodierenden DNS gelegen, so daß auch ungenaue Rekombinationen das Ablesen des richtigen Nukleotidrasters nicht gefährden. Bei der entsprechenden Umlagerung der VDJ-Sequenzen zu 3' gelegenen C-Genen werden die zwischen den „alten", und den „neuen" C-Genen gelegenen DNS-Sequenzen herausgeschnitten und stehen für weitere Rearrangements nicht mehr zur Verfügung. Dies hat zur Folge, daß B-Zellen auch bei mehrmaligem Isotypen-Switch jeweils nur die 3' vom verwendeten Isotyp gelegenen C-Gene verwenden können. Aufgrund der Genanlage kann dadurch eine IgG_2 bildende B-Zelle wohl noch einen Isotypenwechsel zu IgG_4, IgE oder IgA_2 vornehmen, aber die Synthese von IgG_3, IgG_1 und IgA_1 wird nicht mehr möglich sein (vgl. Abb. 1/8). Der Vorgang des Isotypen-Switch erfolgt ausschließlich in reifen B-Zellen und ist unabhängig von RAG-1 und RAG-2, da diese rekombinationsaktivierenden Genprodukte in diesem Zellstadium nicht mehr nachgewiesen werden können.

Die für den Isotypen-Switch notwendigen T-Zell-Signale werden sowohl durch membrangebundene als auch durch lösliche Moleküle vermittelt, wobei die zellgebundenen Moleküle durch die Zell-Zell-Interaktion mit T-Zellen bereitgestellt werden. Hierfür exprimieren aktivierte T-Zellen an ihrer Oberfläche einen CD40-Liganden (CD40 L), der zur Genfamilie der Tumornekrosefaktor (TNF)-Moleküle gehört. CD40 L bindet sich an CD40, welches konstitutionell auf der Oberfläche von B-Zellen exprimiert wird, aber durch Zellaktivation weiter hochreguliert werden kann. Die nach Ligandenbindung von CD40 transduzierten Signale wirken synergistisch mit Signalen des B-Zell-Antigenrezeptors und mit Signalen unterschiedlicher Zytokinrezeptoren und ermöglichen die molekularen Vorgänge des Isotypen-Switch. Dabei kommt es im Bereich der „alten", und „neuen", Switch-Regionen zu Chromatinveränderungen, welche von der Switch-Rekombinase erkannt werden. Unterschiedliche Zytokine haben einen differenziellen Einfluß auf die Wahl der verschiedenen Isotypen: So fördert zum Beispiel TGFβ die Expression von IgA, IL-4 jene von IgE und IgG_4 und IFNγ stimuliert die Bildung von IgG_1 (Abb. 1/16). Die Rolle der CD40-vermittelten Signale für den Isotypen-Switch in vivo spiegelt sich auch in der Beobachtung wider, daß Patienten mit CD40 L-Mangel (sogenanntes Hyper-IgM-Syndrom) trotz normaler Anzahl von B- und T-Zellen keinen effizienten Wechsel von IgM zu anderen Isotypen vornehmen können.

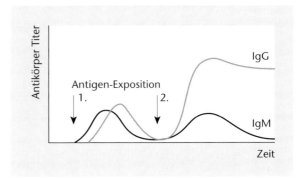

Abb. 1/15: Die primäre und sekundäre Antikörper-Antwort.

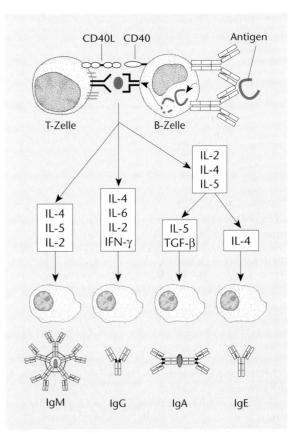

Abb. 1/16: Die Rolle der Zytokine für den Isotypen-Wechsel (→: Stimulation im Beisein von spezifischen Zytokinen).

1.3 T-Zell-System

Die Fähigkeit, eine größtmögliche Anzahl von Fremdantigenen erkennen zu können, ist von grundlegender immunologischer Bedeutung. Diese komplexe Aufgabe wird durch T-Lymphozyten wahrgenommen, die als differenzierte Effektorzellen die Regulation der humoralen Immunantwort, die zellvermittelte Zytotoxizität und die Überempfindlichkeitsreaktion vom Spättyp ermöglichen. Im Gegensatz zu B-Lymphozyten erkennen T-Zellen Antigene ausschließlich in Form von Oligopeptiden, die ihnen gemeinsam im Komplex mit körpereigenen Histokompatibilitätsantigenen präsentiert werden. Diese Einschränkung der Antigenerkennung wird als MHC-Restriktion bezeichnet. Die Strukturen an der Oberfläche von T-Lymphozyten, welche diese aus Fremd (Peptidantigen) und Selbst (MHC-Molekül) zusammengesetzten Komplexe spezifisch erkennen, werden als T-Zell-Rezeptoren bezeichnet. Sie setzen sich aus jeweils zwei unterschiedlichen, polymorphen Eiweißketten zusammen (α/β- oder γ/δ-Ketten), sind in der Zellmembran verankert und bilden gemeinsam mit einem Komplex aus mindestens 5 unterschiedlichen Peptiden (CD3) die funktionelle Grundeinheit zur antigenspezifischen Signaltransduktion.

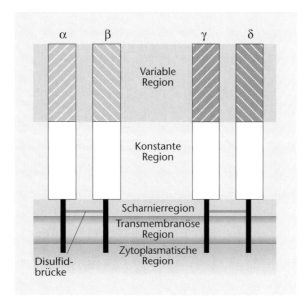

Abb. 1/17: Die Grundstruktur des T-Zell-Antigenrezeptors.

1.3.1 Die Struktur des T-Zell-Antigenrezeptors

Die Antigenerkennung durch T-Lymphozyten erfolgt über den klonalen T-Zell-Antigenrezeptor, welcher aus zwei unterschiedlichen polymorphen Glykoproteinen gebildet wird (Abb. 1/17). Jede einzelne der vier bekannten Proteinketten (α, β, γ, δ) besitzt einen extrazellulären Anteil, einen positiv geladenen, hydrophoben transmembranösen Abschnitt und einen kurzen zytoplasmatischen Teil. Der extrazelluläre Abschnitt setzt sich aus zwei Domänen zusammen, welche als variable (V-) und konstante (C-) Region bezeichnet werden und große Ähnlichkeiten zu den entsprechenden Abschnitten der Immunglobuline aufweisen. Beide Ketten sind über eine Scharnierregion zum transmembranösen Abschnitt verbunden und können so relativ zur Zelloberfläche eine gewisse Beweglichkeit in der Längsachse ausüben. In diesem membrannahen Bereich sind beide Rezeptorketten über eine Disulfidbrücke miteinander verbunden. Der zytoplasmatische Abschnitt ist sehr kurz und läßt wahrscheinlich eine Assoziation mit signaltransduzierenden Molekülen nicht zu. Die vier Antigenrezeptorketten formen sich zu α/β- bzw. γ/δ-Heterodimeren. Eine einzelne T-Zelle exprimiert etwa 30000 Antigenrezeptoren eines Typs (α/β oder γ/δ) und einer einzigen Spezifität. Der α/β-Antigenrezeptor wird von der Mehrzahl der T-Zellen exprimiert, während nur wenige (5–15%) einen γ/δ-Antigenrezeptor besitzen. Eine wichtige Einschränkung für die Antigenerkennung durch den α/β- (und gelegentlich auch durch den γ/δ-) T-Zell-Antigenrezeptor ist die Tatsache, daß Antigene an MHC-Moleküle gebunden sein müssen, um erkannt zu werden.
Kristallographische Untersuchungen zur dreidimensionalen Struktur des T-Zell-Antigenrezeptors zeigen, daß im Bereich der MHC-Antigen-Bindungsstelle die V-Region der Rezeptorketten vergleichbar mit der entsprechenden V-Domäne der Immunglobuline ist. So kommen im Bereich der gemeinsamen Kontaktstelle zwischen T-Zell-Antigenrezeptor einerseits und MHC-Peptid-Komplex andererseits hypervariable Molekülabschnitte der Rezeptorketten zu liegen, welche die Antigenspezifität des T-Zell-Rezeptors bestimmen. Strukturell bilden diese Abschnitte an der Moleküloberfläche exponierte Schleifen, welche als komplementaritätsbestimmende Regionen (Complementarity determining regions, CDR) bezeichnet werden. Jede T-Zell-Antigenrezeptorkette besitzt insgesamt drei CDR, wobei zwei in den variablen Gensegmenten der Keimbahn kodiert sind und eine dritte CDR aus D-, J- und N-Nukleotiden gebildet wird (siehe Seite 28). CDR1 und CDR2 weisen im Vergleich zu CDR3 eine eingeschränkte Variabilität der Aminosäuresequenz auf, weshalb postuliert wurde, daß diese Abschnitte vorzugsweise für den Kontakt mit den α-Domänen der MHC-Moleküle verantwortlich sind. Die CDR3 Schleifen besitzen eine beträchtliche Variabilität in ihrer Aminosäurensequenz und wurden deshalb für die Bindung an Antigenpeptide verantwortlich gemacht. Neue kristallographische Untersuchungen des trimolekularen Komplexes aus T-Zell-Antigenrezeptor, MHC-Molekül und Antigen beschreiben aber eine Komplexität, welche über das Maß solcher vereinfachter Strukturparadigmen hinausgeht. Die Bindung des T-Zell-Antigenrezeptors an seinen Ligandenkomplex scheint in Wirklichkeit so ausgerichtet zu sein, daß die beiden Strukturen diagonal verschoben aufeinander zu liegen kommen. Dies hat zur Folge, daß sowohl die CDR1 als auch die CDR3 beider T-Zell-Antigenrezeptorketten mit dem Antigen in Kontakt kommen. Ferner scheinen alle CDR der α-Kette die randständigen MHC-α-Helizes zu binden, während die β-Kette einzig über die CDR3-Schlaufe mit dem MHC-Molekül Kontakt nimmt. Der von T-Zell-Antigenrezeptor und MHC-Peptid gebildete Komplex besitzt eine Länge von 15 nm und ist somit im Vergleich zu anderen membranständigen Molekülen eher klein. Es wird deshalb angenommen, daß der direkte Zell-Zell-Kontakt nicht einer planen Fläche entspricht, sondern daß die Interaktion mit der gegenüberliegenden Zelloberfläche in dreidimensionaler Weise erfolgt, welche die räumliche Überbrückung von großen Interzellulärdistanzen ermöglicht.
Die Interaktion des T-Zell-Antigenrezeptors mit dem MHC-Komplex ist durch wichtige physikalische Gegebenheiten eingeschränkt: Die Antigenrezeptordichte auf T-Zellen, die Konzentration spezifischer MHC-Peptid-Komplexe an der Oberfläche antigenpräsentierender Zellen und schließlich die Affinität des T-Zell-Antigenrezeptors für seinen Liganden. Die Dichte des Antigenrezeptors an der T-Zell-Oberfläche beträgt etwa 200 Moleküle/μm^2, während die Dichte von spezifischen MHC-Peptid-Komplexen mit weniger als einem Molekül/μm^2 berechnet wird. Die zellfreie Bindung des T-Zell-Antigenrezeptors an gerei-

nigte MHC-Peptid-Komplexe weist eine im Vergleich zur Antikörper-Antigen-Bindung ($< 10^{-9}$) deutlich geringere Dissoziationskonstante (10^{-4} bis 10^{-7}) auf, weshalb unter zellphysiologischen Verhältnissen Adhäsionsmoleküle, T-Zell-Korezeptoren und andere Oberflächenstrukturen die Stabilität und damit die Affinität der Interaktion zwischen T-Zell-Antigenrezeptor und MHC/Peptid deutlich steigern müssen (siehe Seite 31).

Während der intrathymischen Entwicklung exprimieren Prä-T-Zellen – analog zu den Prä-B-Zellen – einen T-Zell-Rezeptor, der vorerst aus einer rearrangierten β-Kette und aus einer Ersatz-α-Kette zusammengesetzt ist. Diese Ersatzkette wird als pTα bezeichnet und ist kovalent mit der β-Kette verbunden, wobei diese Assoziation seitens der β-Kette wahrscheinlich im Bereich ihrer C-Domäne erfolgt. Strukturell entspricht pTα einem Mitglied der großen Familie der immunglobulinähnlichen Proteine, doch bedarf es zu ihrer Bildung keiner Rekombinationsaktivität. Ferner wird vermutet, daß auch bei den T-Zellen eine zweite invariante Kette ($V_{präT}$) an der Bildung des Prä-T-Zell-Rezeptors beteiligt ist, doch konnte dieses Protein noch nicht isoliert werden (Abb. 1/18).

Der heterodimere Antigenrezeptor ist an einen Proteinkomplex bestehend aus sechs Peptiden gebunden, welcher für die Signaltransduktion, nicht aber für die Antigen-MHC-Erkennung verantwortlich ist (Abb. 1/19). Dieser monomorphe Komplex wird als CD3 bezeichnet und setzt sich aus den CD3γ-, -ε-, -δ- und -ζ-Ketten zusammen. Die Gene für CD3γ, -ε und -δ sind auf benachbarten Loci auf Chromosom 11

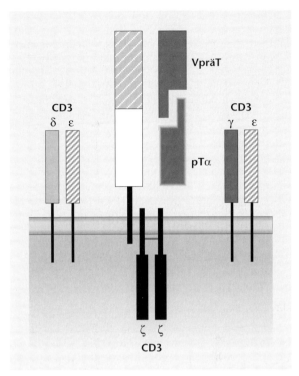

Abb. 1/18: Die Grundstruktur des Prä-T-Zell-Antigenrezeptors.

(11q23) kodiert. Diese CD3-Ketten weisen eine vergleichbare molekulare Struktur auf, welche sie als Mitglieder der Immunglobulingen-Superfamilie ausweisen. Im speziellen besitzen sie eine Ähnlichkeit zu

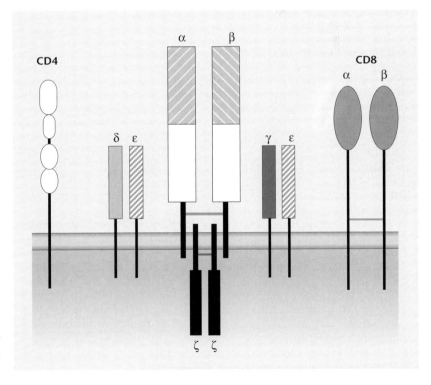

Abb. 1/19: Der T-Zell-Antigenzezeptor/CD3-Komplex assoziiert mit den Ko-Rezeptoren CD4 bzw. CD8.

CD79α (Igα) und CD79β (Igβ) des B-Zell-Antigenrezeptor-Komplexes. Die CD3γ und -δ-Glykoproteine sind normalerweise nur einmal im T-Zell-Antigenrezeptor-Komplex vorhanden, während die nichtglykosylierten CD3ε-Moleküle als Homodimer beteiligt sind. Die Bedeutung dieser CD3-Ketten besteht sowohl in der Bildung und dem Transport des vollständigen CD3-Komplexes an die Zelloberfläche als auch in der Signaltransduktion bei Stimulation durch den heterodimeren T-Zell-Antigenrezeptor. Die Aminosäuresequenz des zytoplasmatischen Abschnittes von CD3γ, -ε und -δ enthält jeweils ein Motiv, das bei Zellstimulation durch Tyrosinkinasen phosphoryliert und somit aktiviert wird. Dieses als ITAM (Immunoreceptor-tyrosine-based-activated motif) bezeichnete Motiv dient als Andockstelle für unterschiedliche Tyrosinkinasen, welche bei der weiteren Signaltransduktion direkt mitbeteiligt sind (siehe Seite 29). Patienten mit Defekten der CD3γ- bzw. -ε-Kette weisen klinisch einen schweren kombinierten Immundefekt auf (siehe Kapitel 44).

Das Gen für CD3ζ liegt an einem anderen Locus (Chromosom 1) als die Gene für die T-Zell-Rezeptorketten und die übrigen CD3-Moleküle. CD3ζ ist im Rezeptorkomplex als Homodimer vorhanden und besitzt im Vergleich zu den anderen CD3-Molekülen einen nur kleinen extrazellulären, aber einen ausgeprägten intrazellulären Anteil mit drei ITAM. Die Phosphorylierung dieser Motive erfolgt bei der Aktivierung durch den T-Zell-Antigenrezeptor und wird durch die Tyrosinkinasen Fyn, Lck und/oder ZAP-70 reguliert. Zusätzlich zur Funktion als wichtiges signaltransduzierendes Molekül ist CD3ζ auch am Transport des T-Zell-Antigenrezeptors an die Zelloberfläche beteiligt.

1.3.2 Die Genetik des T-Zell-Antigenrezeptors

Die Genorganisation der einzelnen Ketten des T-Zell-Antigenrezeptors ist denen der Gene für die Immunglobuline sehr ähnlich. Die Gene für die α- und δ-Ketten liegen auf Chromosom 14 (14q11) und jene für die β- und die γ-Ketten auf Chromosom 7 (7q32–34 bzw. 7q14–15; Abb. 1/20). Die variable Region der α- und γ-Ketten setzt sich aus jeweils einem Genabschnitt der zwei Genfamilien für die Variablen-(V-) und Joining-(J)Gensegmente zusammen. Für die V-Genfamilie der α-Kette sind ungefähr 70 einzelne Gene bekannt, während für den entsprechenden Abschnitt der γ-Kette 12 V-Gene beschrieben wurden. Ferner stehen 61 unterschiedliche J-Gene für die α- und fünf für die γ-Kette bereit. Die konstante Region der α-Kette wird durch ein einzelnes und jene der γ-Kette durch zwei Gene kodiert. Die V-Region der β- und δ-Ketten setzt sich aus je einem Gen dreier Genfamilien zusammen: Für die β-Kette sind 52 V-, 2 Diversity-(D-) und 13 J-Gene im humanen Genom bekannt, während die Bildung der δ-Kette aus je einem der vier (oder mehr) V-, 3 D- und 3 J-Gene ermöglicht wird. Die β-Kette kann durch zwei unterschiedliche C-Gene kodiert sein, während für die δ-Kette nur ein C-Gen bekannt ist. Interessanterweise sind alle Gene, welche für die δ-Kette kodieren, zwischen die V- und J-Gene der α-Kette eingefügt, wobei die V-Gene der δ-Kette sogar innerhalb der Region der einzelnen V-Gene der α-Kette zu liegen kommen (Abb. 1/20).

Während der Entwicklung werden die einzelnen T-Zell-Antigenrezeptorketten durch Rearrangement so umgelagert, daß aus den einzelnen Genen eine vollständige Sequenz entsteht. Analog zu den Immunglobulinen erfolgt auch hier zuerst die D->J- und anschließend die V->DJ-Rekombination durch Vermittlung von konservierten Hepta- und Nonamersequenzen, welche die einzelnen Gene flankieren. Die für die Rekombination notwendigen Enzyme sind mit jenen des Immunglobulin-Rearrangements identisch. Während dieses Vorganges kommt es ebenfalls zum Einbau von P- und N-Nukleotiden an den Vereinigungsstellen der V-, D- und J-Gene. Vollständige Genumlagerungen führen jedoch nur dann zur erfolg-

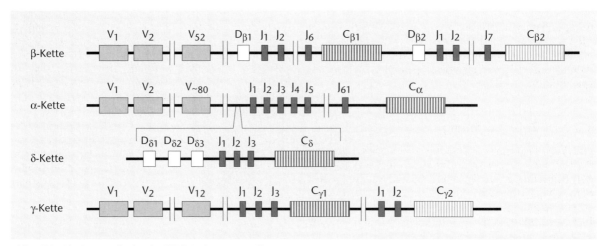

Abb. 1/20: Die Genorganisation der T-Zell-Antigenrezeptor-Ketten.

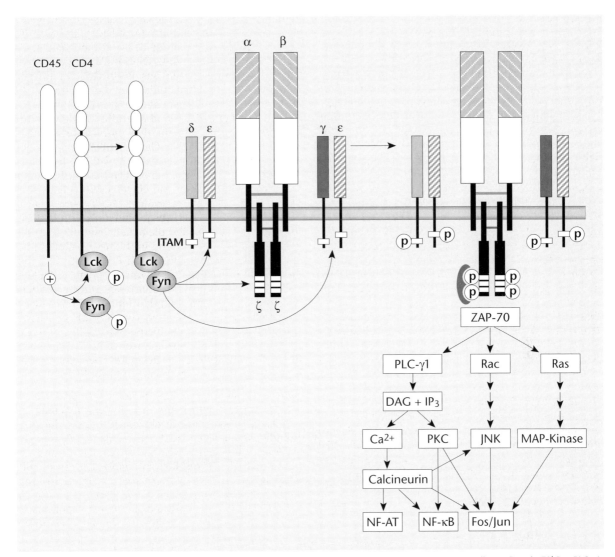

Abb. 1/21: Die Signaltransduktion bei der T-Zell-Aktivierung: Signal 1. (Details siehe Text. ZAP-70: Zeta-assoziiertes Protein 70kDa; PLC-γ1: Phospholipase C-γ1; DAG: Diacylglycerol; IP$_3$: Phosphatidyl-Inositol-Triphosphat; PKC: Proteinkinase C; MAP-Kinase: Mitogen-aktivierte Protein-Kinase; JNK: Jun-N-terminale Kinase; NF-AT: Nukleärer Faktor aktivierter T-Zellen.)

reichen Proteinsynthese, wenn die hier erwähnten Mechanismen das Leseraster der einzelnen Gene nicht verändern. Gemeinsam führen diese Mechanismen zu einer Diversität von ungefähr 10^{16} Antigenspezifitäten.

1.3.3 T-Zell-Aktivierung

Die Aktivierung von T-Zellen ist die Vorbereitung zur Ausbildung ihrer Effektorfunktion. Dieser Vorgang der Stimulation ermöglicht ruhenden T-Zellen aus der G_0-Phase des Zellzyklus zu treten und zur Proliferation angeregt zu werden ($G_1 \rightarrow S \rightarrow G_2$ und M-Phase). Durch diese Zellteilung wird nicht nur die Frequenz antigenspezifischer T-Zellen erhöht, sondern gleichzeitig erfolgt damit auch eine funktionelle Ausdifferenzierung. T-Zellen werden spezifisch aktiviert über die gemeinsame Bindung des T-Zell-Antigenrezeptors an den Antigen-MHC-Komplex bzw. der T-Zell-Korezeptoren an ihre monomeren Liganden. Bereits 50 bis 200 Antigen-MCH-Komplexe reichen aus, um die antigenspezifischen Transduktionssignale zu generieren. Hierzu initiiert der T-Zell-Antigenrezeptor-CD3-Komplex unterschiedliche biochemische Veränderungen einschließlich der katalytischen Aktivität von Proteintyrosinkinasen und Phosphatasen. Im Anschluß daran werden drei unterschiedliche Signaltransduktionswege stimuliert:

1. Der Phospholipase-γ1(PLC-γ1)-Aktivierungsweg
2. der Ras-Aktivierungsweg und
3. der Rac-Aktivierungsweg (Abb. 1/21).

Gesamthaft werden die über den T-Zell-Antigenrezeptor gebildeten biochemischen Veränderungen als Signal 1 bezeichnet. Als Signal 2 gelten die über die Korezeptoren transduzierten Signale.

Der T-Zell-Antigenrezeptor besitzt keine eigene Kinaseaktivität, doch können die ITAM der assoziierten CD3-Moleküle (siehe Seite 28) phosphoryliert werden und dadurch als Andockstelle für Proteinkinasen dienen. Mindestens fünf unterschiedliche Proteinkinasen sind früh in der Signaltransduktion über den T-Zell-Antigenrezeptor mitbeteiligt: Lck, Fyn und Yes sind Mitglieder der Src-Familie, während ZAP-70 und Syk zur Familie der Syk-Kinasen gehören. Die mit dem T-Zell-Antigenrezeptor assoziierte Phosphatase CD45 reguliert die katalytische Aktivität von Lck und Fyn. Durch die geeignete Vernetzung des Antigenrezeptors und das Einbinden von CD4 oder CD8 in diesen Komplex kommt es zur Phosphorylierung der ITAM. Diese wichtige Veränderung erfolgt einerseits über die an den zytoplasmatischen Abschnitt von CD4- bzw. CD8-gebundene Tyrosinkinase Lck oder durch die direkte Bindung von aktiviertem Fyn an CD3ζ und CD3ε. Phosphorylierte ITAMS von CD3 ζ erlauben die Bindung von ZAP-70 (zeta-assoziiertes Protein, kDa70). Schließlich wird ZAP-70 selbst durch Lck und Fyn phosphoryliert und dadurch vollständig aktiviert. Die Funktion von ZAP-70, das in der Folge der Aktivierung auch zur Autophosphorylation befähigt wird, besteht in der Amplifikation und dadurch in der Aufrechterhaltung der durch den T-Zell-Rezeptor/CD3-komplex induzierten Aktivierungssignale. Die katalytische Funktion von ZAP-70 wird durch die Phosphatase SHP-I gehemmt. Das Fehlen von ZAP-70 führt zum Ausbleiben der T-Zell-Reifung von CD8$^+$ Thymozyten bzw. in der Peripherie zum Fehlen funktioneller CD4$^+$ T-Zellen und somit klinisch zu einem kombinierten Immundefekt (siehe Kapitel 44).

Die Stimulation von ZAP-70 führt zur Aktivierung von PLC-γ1. Dieses zytoplasmatische Enzym wird durch Phosphorylierung aktiviert und bildet nun über die hydrolytische Spaltung von Phosphatidylinositol-4,5-biphosphat die Second messenger Diacylglycerol (DAG) und Inositol-1,4,5-triphosphat (IP$_3$). IP$_3$ stimuliert die Erhöhung der intrazytoplasmatischen Kalziumkonzentration durch Freisetzung dieses Kations aus Organellen bzw. durch Mobilisation über Kalziumkanäle in der Zellmembran. Der Anstieg der intrazytoplasmatischen Kalziumkonzentration führt im Beisein von Calmodulin zur Aktivierung der Threonin-Serin-Phosphatase Calcineurin. Dieses Enzym kann durch die Medikamente Cyclosporin A oder Ta-

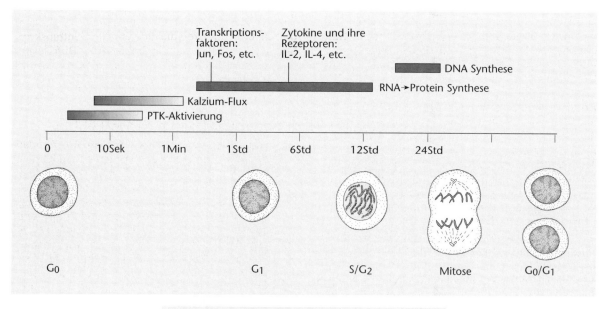

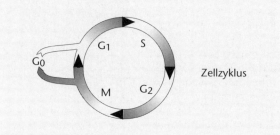

Abb. 1/22: Biochemische und morphologische Veränderungen nach T-Zell-Aktivierung (PTK: Proteintyrosinkinase).

Tab. 1/4: Akzessorische T-Zell-Rezeptoren (Ko-Rezeptoren).

Name	Expressionsmuster	Ligand	Funktion bei T-Zellen	
			Adhäsion	Signaltransduktion
CD2	Thymozyten (> 70 %); Reife T-Zellen (> 90 %)	CD58 (LFA-3)	+	+
CD4	MHC Klasse II-restringierte, reife T-Zellen; Makrophagen	MHC Klasse II	+	+
CD5	Thymozyten und T-Zellen		–	+
CD8	MHC Klasse I-restringierte, reife T-Zellen	MHC Klasse I	+	+
CD11a/CD18	Hämatopoetische Zellen	CD54 (ICAM-1) und CD102 (ICAM-2)	+	+
CD28	Alle CD4+ T-Zellen und 50 % der CD8+ T-Zellen	CD80 (B7.1) und CD86 (B7.2)	–	+
CTLA-4	Aktivierte T-Zellen	CD80 (B7.1) und CD86 (B7.2)	–	+
CD40L	Aktivierte T-Zellen (CD4+ >> CD8+ T-Zellen) und andere Zellen	CD40	–	+
CD45	Alle unreifen und reifen Leukozyten		–	+

crolimus (FK 506) gehemmt werden. Die katalytische Wirkung von Calcineurin erlaubt die Dephosphorylierung und damit Aktivierung des im Zytoplasma lokalisierten nukleären Faktors NF-AT (Nuclear factor of activated T cells). In der Folge kommt es zur Translokation von NF-AT in den Nukleus, wo die Assoziation mit einem weiteren Transkriptionsfaktor, AP-1, die Voraussetzung zur Genaktivierung von IL-2, IFN-γ und anderen Zytokinen bildet. AP-1 ist ein Transkriptionsfaktor, welcher sich aus den Untereinheiten Fos und Jun zusammensetzt. Calcineurin aktiviert aber auch NF-κB und die Jun-N-terminale Kinase (JNK, siehe unten).

Der Lipidmetabolit DAG wirkt zusammen mit Kalzium auf die Proteinkinase C (PKC) γ-1, welche in der Folge durch ihre katalytische Aktivität die Phosphorylierung von Serin und Theonin in unterschiedlichen Substraten ermöglicht. Zusätzlich aktiviert PKC γ-1 auch den zytoplasmatischen Transkriptionsfaktor NF-κB, welcher dadurch in den Zellkern translozieren kann.

Die Aktivierung des T-Zell-Antigenrezeptors führt ebenfalls zur Stimulation des ubiquitären Protoonkogens Ras (kDa 21). Ras-Moleküle entsprechen guaninnukleotidbindenden Proteinen, welche für die Regulation des Zellwachstums und für die Differenzierung von wesentlicher Bedeutung sind. Aktiviertes Ras stimuliert (über weitere Second messenger) eine komplexe Kaskade von mitogenaktivierten Proteinkinasen (MAP-Kinasen), an deren Ende unter anderem die vermehrte Transkription des Fos-Genes steht.

Der dritte Aktivierungsweg, welcher durch Stimulation des T-Zell-Rezeptors induziert wird, führt über die Aktivierung von Rac, einem Mitglied der Ras-ähnlichen G-Proteine, zur Stimulation von JNK. JNK katalysiert die Phosphorylierung von Jun und ermöglicht – nach nukleärer Translokation – die Bildung des Jun/Fos-Heterodimers (AP-1). Die Gegenwart von NF-AT, AP-1, NF-κB und anderen Transkriptionsfakoren initiieren die differentielle Gentranskription, welche schließlich die Proliferation, Differenzierung und Ausbildung der Effektorfunktionen von T-Zellen aktivieren (Abb. 1/22).

1.3.4 Akzessorische T-Zell-Rezeptoren

Die relative Affinität des T-Zell-Rezeptors für den Antigen-MHC-Komplex ist gering und entspricht vergleichsweise jener eines Antikörpers mit sehr kleiner Affinität für „sein" spezifisches Antigen. Zusätzliche Rezeptor-Ligand-Paare sind deshalb notwendig, um den Kontakt zwischen T-Zellen und antigenpräsentierenden Zellen bzw. Zielzellen zu initiieren, zu verbessern und zu stabilisieren (Tab. 1.4). Neben ihrer Funktion als Adhäsionsmoleküle wirken alle diese akzessorischen T-Zell-Rezeptoren ebenfalls als signaltransduzierende Einheiten und bestimmen somit durch ihre Ligandenbindung (CD2:CD58, CD11a/CD18:CD54, CD28:CD80/CD86, CD40 L:CD40) über die vollständige Aktivierung der T-Zellen. Der Einbezug von Korezeptoren und ihrer transduzierten Signale erlaubt es, daß T-Zellen bereits durch 50 bis 200 Antigen-MHC-Komplexe an der Oberfläche antigenpräsentierender Zellen aktiviert werden können.

CD4 ist ein monomorphes Glykoprotein, dessen Struktur eine beschränkte Homologie zur Grundstruktur der Immunglobuline aufweist. Einem Stab ähnlich besteht das CD4-Molekül aus vier Domänen, wobei zwischen den proximalen und den distalen zwei Domänen eine scharnierähnliche Sequenz eingefügt ist, die eine eingeschränkte Beweglichkeit zuläßt. Der zytoplasmatische Teil von CD4 bindet die Tyrosinkinase Lck und schließt so CD4 in die Signaltransduktion des erweiterten T-Zell-Rezeptorkomplexes ein. Die Liganden für CD4 sind MHC-Klasse-II-Moleküle, wobei die Bindungsstelle an der β-Kette (hauptsächlich in der ersten, aber auch wahrscheinlich in der zweiten Domäne) außerhalb jenes polymorphen Bereiches liegt, welcher für die Antigenbindung von Bedeutung ist (siehe Abb. 1/36 und Seite 65). Die Assoziation von CD4 und T-Zell-Antigenrezeptor an das gleiche MHC-Klasse-II-Molekül erfolgt ausschließlich zum Zeitpunkt der Antigenerkennung. Die dabei von beiden Molekülen induzierten biochemischen Veränderungen entsprechen Signal 1 (siehe Seite 30). Die Mitbeteiligung von CD4 an der T-Zell-Aktivierung ermöglicht es, daß die zur Stimulation notwendige Antigenkonzentration um einen Faktor 100 niedriger sein kann.

CD8 ist ebenfalls ein monomorphes Glykoprotein mit einer den Immunglobulinen verwandten Struktur. Die zwei unterschiedlichen CD8-Ketten, CD8α und CD8β, werden von voneinander unabhängigen Genen kodiert. CD8αβ-Heterodimere sind an der Oberfläche einer Subpopulation von Thymozyten, reifen α/β- und γ/δ-T-Zell-Rezeptor-positiven Lymphozyten und auf natürlichen Killerzellen (NK) exprimiert. CD8α-Homodimere finden sich hingegen typischerweise bei intraepithelial gelegenen T-Zellen des mukosaassoziierten lymphatischen Gewebes im Bereich des Magen-Darm-Traktes. CD8 bindet sich an die schwere Kette der MHC-Klasse-I-Moleküle in einem monomorphen Bereich, welcher ebenfalls außerhalb der Vertiefung für das Antigen liegt (dritte Domäne der α-Kette; siehe Abb. 1/36 und Seite 65). Es ist zur Zeit noch unbekannt, ob die Bindung an MHC-Klasse-I-Moleküle ausschließlich über die CD8α-Kette erfolgt, oder ob beide Ketten bei heterodimeren CD8αβ-Formen an dieser Bindung beteiligt sind. Der zytoplasmatische Abschnitt von CD8α ist ebenfalls an die Tyrosinkinase Lck gebunden und vermittelt eine den CD4-Molekülen ähnliche Funktion: Die Bindung von CD8 an MHC-Klasse I induziert Signale, welche (gemeinsam mit jenen des Antigenrezeptors) in einer hundertfach erhöhten Sensitivität der Antigenerkennung resultiert.

CD2 entspricht einem Glykoprotein der Immunglobulingen-Superfamilie und wird ausschließlich auf Thymozyten, T-Zellen und NK-Zellen exprimiert. Der natürliche Ligand für CD2 ist CD58 (LFA-3, Leukocyte function associated antigen-3), ein stark glykosyliertes Protein, das auf fast allen Zelloberflächen nachweisbar ist. Zusätzlich kann sich CD2 auch an CD48, ein Glykoprotein auf Leukozyten, und an CD59 binden. Die Funktion von CD48 ist unbekannt. Das Glykoprotein CD59 ist auf der Oberfläche aller hämatopoetischen und vieler anderer Zellen exprimiert und verhindert dort die Polymerisierung des Membranangriffskomplexes des Komplementsystems (siehe Seite 106). Die Interaktion zwischen CD2 und CD58 initiiert (gemeinsam mit LFA-I:ICAM-1) die Adhäsion zwischen T-Zellen und antigenpräsentierenden Zellen bzw. Zielzellen und trägt über Signaltransduktion via Lck zur Aktivierung der jeweiligen T-Zell-Funktion bei. Aktivierte T-Zellen weisen an ihrer Oberfläche eine vermehrte Konzentration von CD2-Molekülen auf, welche eine gesteigerte Avidität für CD58 besitzen.

Die am besten charakterisierten kostimulatorischen Moleküle zur Aktivierung von naiven T-Zellen sind die Rezeptor-Ligand-Paare von **CD28** auf T-Zellen und **CD80 (B7.1)** respektive **CD86 (B7.2)** auf antigenpräsentierenden Zellen. CD28 ist ein 44-kDa-Glykoprotein der Immunglobulingen-Superfamilie, das sowohl auf ruhenden als auch auf aktivierten T-Zellen exprimiert ist. Als Homodimer oder Monomer kann CD28 auf fast allen CD4$^+$- und auf der Hälfte der CD8$^+$-T-Zellen nachgewiesen werden. Durch Einbezug der katalytischen Wirkung von Kinasen einschließlich der Src-ähnlichen Tyrosinkinasen Lck, der Lipidkinase PI-3-Kinase und der Proteinkinase C (PKC) generiert die Bindung von CD28 das für die Aktivierung von naiven T-Zellen kritische Signal 2. Die gemeinsame Stimulation über den T-Zell-Antigenrezeptor und CD28 führt zu einer verbesserten Zytokinsekretion, da die von CD28 induzierten biochemischen Veränderungen unter anderem die Gentranskription von Lymphokinen und die Stabilisierung ihrer mRNS fördern. CD28 bindet sich an die Glykoproteine CD80 und CD86, welche als homodimere Moleküle in differenzierter Weise auf professionellen antigenpräsentierenden Zellen (aktivierten B-Zellen, Makrophagen und dendritischen Zellen) exprimiert werden. CD80 und CD86 gehören ebenfalls zur Immunglobulingen-Superfamilie und werden als Homodimere exprimiert. CD86 hat im Vergleich zu CD80 eine etwas größere Affinität für CD28. Die Oberflächenexpression von CD80 und CD86 auf B-Zellen kann durch direkten Zell-Zell-Kontakt und über Zytokine (zum Beispiel IL-2 und IL-4) verbessert werden, während Interferon-γ bei Makrophagen die Expression von CD 80/86 induziert.

Neben dem CD28-Locus findet sich in unmittelbarer Nähe auf Chromosom 2q33–34 ein Gen für ein phylogenetisch verwandtes Molekül, **CTLA-4**. Dieses Glykoprotein ist ebenfalls als Monomer oder Dimer auf CD4$^+$- und CD8$^+$-T-Zellen nachweisbar, doch müssen diese Zellen zuerst zur Expression dieses Korezeptors aktiviert werden. Trotz einer nur 30%igen Homologie ihrer Aminosäurensequenz binden sich CD28 und CTLA-4 an dieselben Liganden, CD80 und CD86. CTLA-4 besitzt aber im Vergleich zu CD28 eine deutliche höhere Avidität für beide Liganden. Die Struktur des zytoplasmatischen Abschnittes von CTLA-4 ist verschieden zu jener von CD28, so daß bereits früh vermutet wurde, daß die von CTLA-4 transduzierten Signale wahrscheinlich nicht mit jenen von CD28 identisch sind. In der Tat vermitteln CTLA-4 (im Vergleich zu CD28) negative Signale, welche die T-Zell-Stimulation durch antigenpräsentierende Zellen vermindern und in der eingeschränkten Bildung von IL-2 resultieren. Diese zellulären Effekte entsprechen einer Gegenregulation der T-Zell-Aktivierung und werden für die Einschränkung der Proliferation und dadurch auch für die Terminierung der T-Zell-Antwort mitverantwortlich gemacht.

Aktivierte T-Zellen exprimieren **CD40-Ligand (CD40L)**, ein Glykoprotein (35 kDa), das zur Familie der Tumornekrosefaktoren gehört. CD40L ist auf aktivierten $CD4^+$- und weniger häufig auch auf $CD8^+$-T-Zellen exprimiert und kann dort bereits wenige Stunden nach Stimulation nachgewiesen werden. Im Bereich der Mantelzone und in den hellen Zonen der Keimzentren können $CD40L^+$-$CD4^+$-T-Zellen ebenso vorgefunden werden wie in den interfollikulären Zonen sekundärer lymphatischer Gewebe. Diese Lokalisation spiegelt die kritische Bedeutung von CD40L für die T-B-Zellkooperation wider: Einerseits werden über CD40L-Signale T-Zellen zu funktionellen Effektorzellen stimuliert und andererseits erlauben Signale über CD40 die Proliferation von B-Zellen und ihre Differenzierung zu antikörpersezernierenden Effektorzellen. Das Fehlen von funktionellem CD40L resultiert im klinischen Bild des Hyper-IgM-Syndroms, welches typischerweise mit dem Fehlen von sekundären Follikeln korreliert. Schließlich ist die Verhinderung von CD40L-vermittelten Signalen auch ein wesentlicher Mechanismus, T-Zell-Toleranz in vivo zu induzieren. CD40L wird ebenfalls auf eosinophilen und basophilen Granulozyten, aktivierten B-Zellen, Makrophagen und dendritischen Zellen des peripheren Blutes nachgewiesen, doch ist ihre funktionelle Bedeutung auf diesen Zellen noch nicht genau geklärt.

CD40L bindet sich an CD40, das auf unterschiedlichen Zellen exprimiert ist. Für die B-Zell-Reihe kann CD40 sowohl auf Prä-B-Zellen, naiven B-Zellen als auch auf B-Zellen der Keimzentren und auf Plasmazellen nachgewiesen werden. Die Bindung von CD40L an CD40 generiert Signale, welche die Proliferation, die Differenzierung, den Immunglobulin-Klassenwechsel, die Fas-Expression, die B-Zell-Selektion und schließlich auch die Hochregulation von CD80, CD86 und MHC-Klasse-II-Molekülen fördert. Unterschiedliche antigenpräsentierende Zellen exprimieren ebenfalls CD40 und stellen so einen Korezeptor zur Verfügung, der z.B. bei dendritischen Zellen zur ausgedehnten Hochregulation von CD80 und CD86 führt und bei Endothelzellen die Expression von Adhäsionsmolekülen (CD54, CD62E, CD106) stimuliert. Zusätzlich scheinen Signale über CD40 das Überleben von dendritischen Zellen zu fördern. Ferner wird CD40 auch auf einer Anzahl anderer Zellen exprimiert, wo ihre Signale zur Förderung der Zytokinsekretion beitragen (T-Zellen, Monozyten, dendritische Zellen, eosinophile Granulozyten, Epithelzellen des Thymus und der Nieren, Keratinozyten).

CD45 (auch Common leukocyte antigen) ist ein großes (180–220 kDa) Glykoprotein, das zu einer Familie von transmembranösen Leukozytenmolekülen gehört. Ein einziger Genkomplex auf Chromosom 1 kodiert für die acht unterschiedlichen Mitglieder dieser Proteinfamilien, welche durch differentielles Spleißen und zusätzlich durch unterschiedliche Glykosylierung gebildet werden. An der Oberfläche von T-Zellen sind verschiedene Isoformen (sogenannte CD45R) der phänotypische Ausdruck für funktionelle Unterschiede zwischen den einzelnen Subpopulationen. So exprimieren naive T-Zellen normalerweise CD45RA und wechseln nach Antigenexposition und Aktivierung zu einem Phänotyp, der durch die Expression von CD45RO gekennzeichnet ist. Dabei handelt es sich um eine Spleißvariante, welche für eine kleinere Isoform kodiert und typischerweise als Marker für Gedächtniszellen verwendet wird. Die zytoplasmatische Domäne von CD45 entspricht funktionell einer Tyrosinphosphatase und ist bei der T-Zell-Antigenrezeptor-vermittelten Stimulation von zentraler Bedeutung. CD45 dephosphoryliert die intrazellulären Kinasen Lck und Fyn, welche bei T-Zell-Aktivierung mit dem Antigenrezeptor, CD4 bzw. CD8 und CD2 einen gemeinsamen Komplex bilden. Die Dephosphorylierung dieser *Src*-ähnlichen Kinasen führt zu einer konformationellen Änderung der Molekülstruktur und dadurch zur Aktivierung ihrer katalytischen Funktion. Die Bedeutung dieses Mechanismus für die T-Zell-Aktivierung spiegelt sich in der Beobachtung wider, daß T-Zellen mit fehlender CD45-Funktion nicht über ihren Antigenrezeptor stimuliert werden können. Es scheint deshalb möglich, daß die Anzahl von CD45-Molekülen, welche sich mit dem T-Zell-Antigenrezeptor-CD3-Komplex verbinden können, über das Ausmaß der T-Zell-Aktivierung entscheidet.

Der initiale Kontakt zwischen T-Zellen und antigenpräsentierenden Zellen erfolgt nicht über den T-Zell-Antigenrezeptor, sondern geschieht über antigenunspezifische Adhäsionsmoleküle, zumal die Affinität des Antigenrezeptors, wie bereits erwähnt, für diese Aufgabe unzureichend ist. Die Expression einer Anzahl von Adhäsionsmolekülen auf T-Zellen und antigenpräsentierenden Zellen bzw. Zielzellen entscheidet darüber, ob ein erfolgreicher Kontakt mit ausreichender Affinität entstehen kann, so daß der T-Zell-Rezeptor stimuliert und die Effektorfunktion der T-Zellen induziert werden kann. Zu diesen Adhäsionsmolekülen gehören die **Integrine**, eine größere Familie von heterodimeren Molekülen, die sich an Zellen und extrazelluläre Matrix binden (siehe Seite 61). **CD11a/CD18** (Leukocyte-function adhesion molecule, LFA-1), ist das wichtigste der T-Zell-Adhäsionsmoleküle und setzt sich aus einer größeren α_L-Kette und einer β_2-Kette zusammen, die allen von Leukozyten exprimierten Integrinen eigen ist. Antikörper gegen CD11a/CD18 verhindern sowohl die Aktivierung naiver T-Zellen als auch die Stimulation von Gedächtnis-T-Zellen. CD11a/CD18 Heterodimere aktivierter T-Zellen besitzen im Vergleich zu naiven Zellen eine gesteigerte Affinität für ihre Liganden. Als Liganden dienen einerseits die Matrixbestandteile Kollagen, Fibronektin und Vitronektin und andererseits **CD54** (interzelluläres Zelladhäsionsmolekül-1, ICAM-1) und **CD102** (ICAM-2) auf der Oberfläche unterschiedlicher Zelltypen. Die Interaktion von T-Zellen mit antigenpräsentierenden Zellen wird durch zusätzliche Bindungen weiter stabilisiert. Hierzu gehören die Interaktion von CD50 (ICAM-3) auf T-Zellen an CD11a/CD18 an der Oberfläche der antigenpräsentierenden Zelle und die bereits erwähnte Bindung von CD2 an CD58.

1.3.5 Zentrale (thymische) T-Zell-Entwicklung

Der Thymus ist das primäre lymphatische Organ für die Entwicklung und Reifung von hämatopoetischen Vorläuferzellen zu funktionellen antigenspezifischen T-Lymphozyten. Als erstes lymphatisches Organ im Ablauf der Ontogenese entwickelt sich der Thymus in der 4. bis 6. Gestationswoche aus Ektoderm und Endoderm (einschließlich Mesenchym) der ventralen Abschnitte der 3. und 4. Schlundtasche. Das Fehlen nur einer dieser Komponenten führt bereits zum Ausbleiben einer regelrechten Thymusentwicklung. Die paarig angelegten Gewebelappen wachsen nach Absenken in der 12. Woche im vorderen Mediastinum zusammen. Bereits in der 8. Gestationswoche beginnen aus der fötalen Leber und ab der 22. Gestationswoche auch aus dem fötalen Knochenmark die ersten T-Lymphozyten-Vorläuferzellen in das vorerst solide epitheliale Organ einzuwandern. Die genauen Mechanismen, mit welchen die initial kleine Anzahl von Vorläuferzellen zur gerichteten Emigration in den Thymus befähigt ist, ist zur Zeit unbekannt. Ebenso ist unklar, wie diese ersten lymphatischen Vorläuferzellen in den embryonalen Thymus gelangen, denn die Anlage ist zu Beginn nicht vaskularisiert. Nach Ausbildung von Kortex und Medulla erreichen die unreifen lymphoiden Zellen den Thymus über Blutgefäße im Bereich der kortikomedullären Übergangszone. Von dort gelangen sie zuerst in einen Bereich unmittelbar unter der Organkapsel, bevor sie in engem physischem und funktionellem Kontakt mit kortikalen Stromazellen zur Medulla migrieren. Auf diesem Weg durchwandern sie in geregelter Folge unterschiedliche Differenzierungsstadien und entwickeln sich schließlich zu reifen T-Zellen.

Die nichtlymphatischen Zellen des Thymus bilden eine wichtige Population von Stromazellen, welche für die T-Zell-Lymphopoese eine geeignete Mikroumgebung bilden. Epithelzellen machen den Hauptteil der Stromazellen aus und lassen sich aufgrund von phänotypischen und funktionellen Kriterien in kortikale und medulläre Typen einteilen. Ob es für diese beiden Populationen eine gemeinsame epitheliale Vorläuferzelle gibt oder ob sich diese Zellen auf unabhängigen Wegen aus ektodermalem bzw. endodermalem Gewebe differenzieren, ist zur Zeit noch unbekannt. Die funktionelle Ausreifung der Thymusepithelzellen erfolgt in Abhängigkeit von Signalen, welche von reifenden T-Zellen, sogenannten Thymozyten bereitgestellt werden, aber im einzelnen noch unbekannt sind. Neben funktionell ungenügend charakterisierten Hormonen sezernieren thymische Epithelzellen auch IL-1, IL-6, IL-7, TNF-α und M-CSF, das heißt Zytokine, die gemeinsam für das Überleben, das Wachstum und die Differenzierung lymphoider Vorläuferzellen zu reifen T-Zellen mitverantwortlich sind. Während dieser Entwicklung erkennen Thymozyten Peptide auf der Oberfläche der Epithelzellen, welche aus Selbstantigenen gebildet werden und über den Vorgang der thymischen Selektion entscheiden. In ihrer Funktion als antigenpräsentierende Zellen (siehe Seite 78) exprimieren Epithelzellen nicht nur MHC-Moleküle sondern auch eine Anzahl von kostimulierenden Liganden, welche gemeinsam die molekularen Voraussetzungen zur Selektion von Thymozyten bereitstellen (siehe Seite 37). Dendritische Zellen sind eine zweite wichtige Population von Stromazellen. Sie entwickeln sich aus hämatopoetischen Vorläuferzellen des Knochenmarks und können ab der 7. Gestationswoche im Thymus und mit weiterer Entwicklung typischerweise an der kortikomedullären Übergangszone und in der Medulla nachgewiesen werden. Dendritische Zellen des Thymus exprimieren CD4, wenig CD8, CD11a/CD18, CD40, CD44, CD45, CD54, CD58, CD86 und andere kostimulierende Moleküle und können dadurch ihre Funktion als negativ selektionierende Effektorzellen wahrnehmen. Makrophagen sind eine zweite aus dem Knochenmark eingewanderte Population von Stromazellen. Sie sind sowohl im Kortex als auch in der Medulla nachweisbar und bedingen bei der Thymusinvolution das histologische Bild des „Stary sky", (Sternenhimmel). Thymische Makrophagen sind die antigenpräsentierenden Zellen für die negative, nichtdeletierende Selektion von (medullären) Thymozyten. B-Lymphozyten und NK-Zellen sind weitere hämatopoetische Zellen, die unter physiologischer Bedingungen in geringer und unter pathologischen Veränderung gelegentlich in stark vermehrter Anzahl im Thymus nachweisbar sind. Ihre präzise Funktion für die T-Zell-Entwicklung ist zur Zeit (noch) nicht bekannt.

Die hämatogenen Vorläuferzellen, welche den Thymus erreichen und zur thymischen T-Zell-Entwicklung Anlaß geben, weisen ein charakteristisches Muster an Oberflächenmolekülen auf. Typischerweise exprimieren diese Zellen CD34, ein 115-kDa-Oberflächenprotein, das auf 1 bis 3% nichtselektionierter mononukleärer Zellen des Knochenmarks nachgewiesen werden kann. Obwohl seine Funktion für frühe hämatopoetische Zellen noch nicht bekannt ist, dient CD34 als geeigneter phänotypischer Differenzierungsmarker. Frühe Vorläuferzellen, welche noch

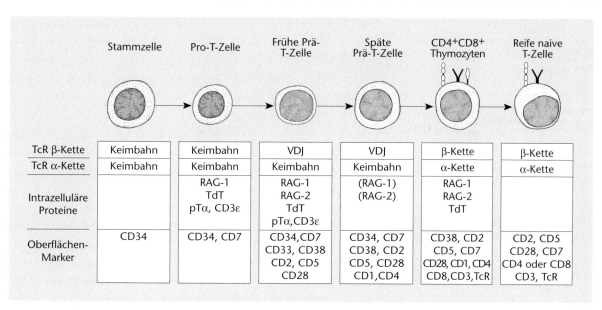

Abb. 1/23: Molekulare Ereignisse während der intrathymischen Ontogenese von αβ-Antigenrezeptor positiven T-Zellen.

keine linienspezifische Differenzierung eingeschlagen haben, exprimieren weder CD38 noch CD1, CD2, CD4, CD5, CD8 oder CD28 (Abb. 1/23). Aus diesen $CD34^+CD7^-$-Vorläuferzellen entwickeln sich in der thymischen Mikroumgebung T-Zellen, NK-Zellen, dendritische Zellen und B-Zellen (Abb. 1/24). Im Ge-

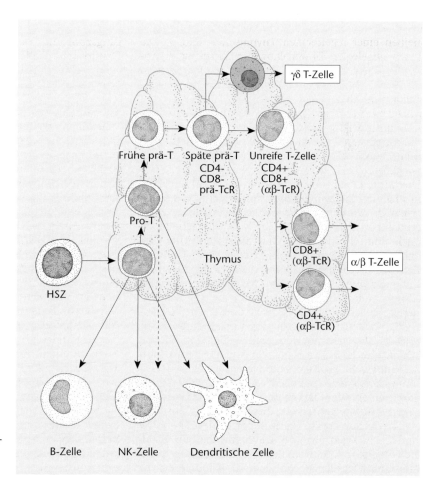

Abb. 1/24: Übersicht über die intrathymische T-Zell-Entwicklung (HSZ: Hämatopoetische Stammzelle).

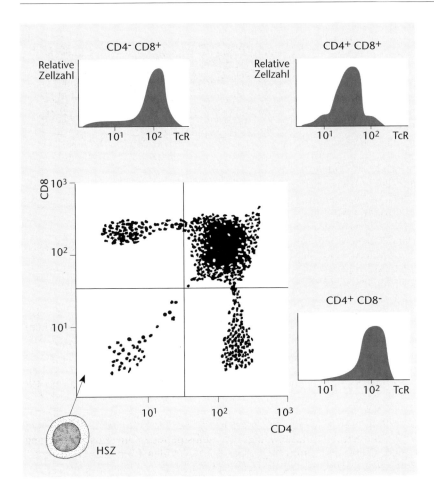

Abb. 1/25: Expression von CD4, CD8 und Antigenrezeptor während der thymischen T-Zellen-Entwicklung (HSZ: Hämatopoetische Stammzelle).

gensatz zur murinen Lymphopoese, wo T-Zell-determinierte Vorläuferzellen bereits im peripheren Blut nachgewiesen werden können, scheint sich beim Menschen diese Population erst im Thymus zu entwickeln.

Durch die Oberflächenexpression von CD4 und CD8 können vier Subpopulationen von Thymozyten unterschieden werden, welche sequentiellen Reifungsstadien der intrathymischen T-Zell-Entwicklung entsprechen (Abb. 1/25). Für die Oberflächenmoleküle CD4 und CD8 sowie den T-Zell-Rezeptor/CD3-Komplex negative Thymozyten sind die am wenigsten reife Subpopulation und machen weniger als 5% aller Thymozyten aus. Diese als dreifach negativ bezeichneten Zellen entwickeln sich über eine $CD4^{-/+}CD8^{+/-}$-Zwischenstufe zu sog. doppelt positiven ($CD4^+CD8^+$) Thymozyten. Zellen mit diesem Phänotyp entsprechen etwa 80% aller Thymozyten. In dieser Entwicklungsphase exprimieren Thymozyten intermediäre Konzentrationen von CD3 und α/β-Antigenrezeptorketten. Durch die weitere Differenzierung und Selektion gehen aus diesen doppelt positiven Zellen die ausgereiften einfach positiven ($CD4^+CD8^-$ und $CD4^-CD8^+$) Thymozyten hervor, die nun den T-Zell-Rezeptor/CD3-Komplex in hoher Konzentration auf ihrer Oberfläche exprimieren. Jede dieser vier Subpopulationen kann durch zusätzliche phänotypische Marker weiter unterteilt werden.

Die dreifach negativen, aber CD34-positiven intrathymischen Zellen entsprechen etwa 1% aller Thymozyten. Diese Zellen exprimieren an ihrer Zelloberfläche typischerweise auch CD7, ein signaltransduzierendes Molekül von noch unbekannter Funktion. Frühe Vorläuferzellen dieses Phänotyps exprimieren bereits eine pTα-Rezeptorkette noch bevor die Umlagerung der T-Zell-Rezeptor-β-Ketten-Gene erfolgt ist (Abb. 1/23). Der Nachweis von pTα in $CD34^+$-Zellen des fötalen Knochenmarks und des Thymus ist unabhängig von der Transkription von RAG. Initial noch negativ, beginnen die etwas reiferen $CD34^+CD7^+$-Thymozyten das zur Familie der MHC-Klasse-I-Moleküle gehörende CD1 zu exprimieren. Diese Molekülfamilie (CD1a, 1b und 1c) assoziiert mit $β_2$-Mikroglobulin zu einem Komplex, welcher der Bindung und Präsentation von Nichtpeptidantigenen dient. Erst die als **Pro-T-Zellen** bezeichneten $CD34^+CD7^+CD1^+$-Thymozyten beginnen mit der Umlagerung der Gene für die β-Kette des T-Zell-Antigenrezeptors und haben deshalb ihre Entwicklungspotenz ausschließlich auf die Ausbildung von T-Zellen beschränkt. Als frühe **Prä-T-Zellen** gelten dann Thymozyten, welche eine vollständige T-Zell-Rezeptor-β-Kette rearrangiert

und im Zytoplasma exprimiert haben. Mit der Oberflächenexpression des Prä-T-Zell-Rezeptors erfolgt die klonale Expansion dieser Population, wobei schließlich über den intermediären Phänotyp der CD4⁻CD8⁺ (seltener auch CD4⁺CD8⁻-)Thymozyten die doppelt positiven Thymozyten gebildet werden.
Lösliche Faktoren sind essentiell für die Funktion der thymischen Mikroumgebung und stimulieren während unterschiedlicher Entwicklungsstadien die Proliferation und Differenzierung von Thymozyten. Während die Zytokine IL-2 und IL-4 wahrscheinlich eine akzessorische Funktion für die thymische Lymphopoese besitzen, ist IL-7 (synergistisch mit SCF) ein essentieller Faktor für das Überleben und die Proliferation von CD34⁺-Vorläuferzellen. Die zentrale Bedeutung von IL-7 für die Entwicklung der T-Zell-Reihe wird in Patienten deutlich, welche entweder durch einen genetischen Defekt der γ-Kette des IL-7-Rezeptors oder durch den Verlust der Signaltransduktion über diesen Rezeptor an einer schweren kombinierten Immunmangel-Krankheit erkrankt sind (siehe Seite 44). Interessanterweise ist diese γ-Kette auch am entsprechenden Rezeptor für IL-2, IL-4 und IL-15 beteiligt; siehe Seite 81).
Ein vollständiger α/β-T-Zell-Antigenrezeptorkomplex ist erstmals an der Oberfläche von doppelt positiven Thymozyten nachweisbar (Abb. 1/25). Gemeinsam mit den Korezeptoren CD4 und CD8 ist dieser Rezeptorkomplex in der Lage, durch Antigenerkennung Signale zu transduzieren, welche das Schicksal dieser unreifen T-Zellen entscheidend bestimmen. Dieser als thymische Selektion bezeichnete Vorgang zielt darauf ab, nur jene Thymozyten zu funktionellen, reifen T-Zellen ausdifferenzieren zu lassen, welche einen Antigenrezeptor exprimieren, der ausschließlich Fremdantigene (im Kontext von Selbst-MHC-Molekülen) erkennen kann. Dieser Selektionsmechanismus ist notwendig, denn aufgrund des zufälligen Rearrangements der β- und α-Ketten des T-Zell-Antigenrezeptors entsteht eine enorme Vielzahl (ca. 10^{16}) unterschiedlicher Rezeptorspezifitäten. T-Zellen mit einer gegen körpereigene (sog. Selbst) Antigene gerichteten Spezifität gelten als autoreaktiv und deshalb als potentiell gefährlich. Ein Vorgang der negativen Selektion bietet deshalb Gewähr, daß solche Thymozyten nicht zu funktionell reifen T-Zellen differenzieren können. Durch die komplexen Mechanismen der positiven und negativen Selektion wird ein Repertoire von T-Zell-Antigenrezeptor-Spezifitäten selektioniert, das Fremdantigene spezifisch erkennen kann, aber eine Immunantwort gegen Selbstantigene verhindert.
Die **positive Selektion** ermöglicht das Überleben von CD4⁺CD8⁺-Thymozyten, welche an der Oberfläche von kortikalen Epithelzellen den Komplex aus Selbstpeptid/Selbst-MHC-Molekülen mit geringer, aber ausreichender Affinität erkennen können (Abb. 1/26). Die Affinität des Antigenrezeptors für den spezifischen Peptid-MHC-Liganden und die Anzahl dieser Komplexe an der Epithelzelloberfläche bestimmen

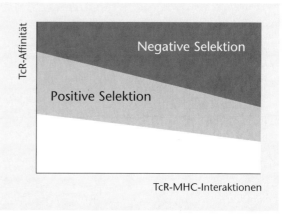

Abb. 1/26: Die Avidität bestimmt die positive Selektion von CD4⁺CD8⁺-Thymozyten.

die Avidität der Zell-Zell-Bindung (Abb. 1/26). Erfolgt die T-Zell-Rezeptor-vermittelte Antigenerkennung über eine weder zu starke noch zu geringe Avidität werden Aktivierungssignale transduziert, welche das weitere Überleben und die Expansion der CD4⁺CD8⁺-Thymozyten zu reifen T-Zellen zuläßt. Dieser Vorgang ermöglicht, daß alle positiv selektionierten T-Zellen ausschließlich Selbst-MHC-restringierte Antigenrezeptoren exprimieren. Die geeignete Erkennung von Selbstpeptiden im Zusammenhang mit MHC-Klasse-I-Molekülen führt zur Differenzierung von reifen CD8⁺-T-Zellen, während MHC-Klasse-II-restringierte Antigenrezeptoren die Ausreifung von CD4⁺-T-Zellen ermöglichen. Obwohl Selbstpeptide im wesentlichen die stabile Oberflächenexpression und die korrekte molekulare Konformation der MHC-Moleküle beeinflussen, ist interessanterweise ihre direkte Erkennung durch den T-Zell-Antigenrezeptor für die positive thymische Selektion von geringer Bedeutung. In der Tat können bereits einzelne wenige Peptide eine enorme Vielzahl von Thymozyten mit unterschiedlichen T-Zell-Antigenrezeptor-Spezifitäten positiv selektionieren. Das offensichtliche Paradox, daß Selbstpeptid-MHC-Molekülkomplexe im Thymus von unreifen T-Zellen erkannt werden können und dort zu einer zellulären Aktivierung führen, während die entsprechende Antigenerkennung durch reife T-Zellen außerhalb des Thymus keinen solchen Effekt generieren kann, wird wahrscheinlich durch qualitative und quantitative Unterschiede in der Signaltransduktion ermöglicht. Thymozyten werden durch die Signale der positiven Selektion vor einem programmierten Zelltod bewahrt. Bleibt aber eine Antigenerkennung an der Oberfläche von kortikalen Epithelzellen aus, sterben doppelt positive Thymozyten innerhalb von drei Tagen mangels weiterer Überlebens- und Differenzierungssignale. Parallel zur positiven Selektion sistiert in CD4⁺CD8⁺-T-Zellen die Expression der RAG und TdT-Gene, wodurch eine erneute Rekombination der

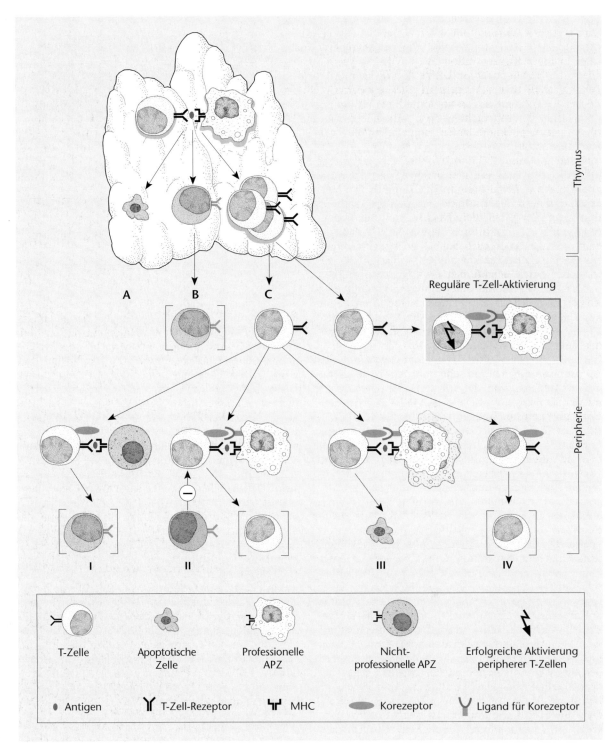

Abb. 1/27: Mechanismen der zentralen und peripheren T-Zell-Toleranz. Induktion zentraler Toleranz autoreaktiver T-Zellen durch Deletion (A) und Anergie (B). Periphere Toleranz von autoreaktiven, reifen T-Zellen (C) durch Induktion von Anergie (I), regulatorische Mechanismen (II), aktivierungsinduzierten Zelltod (III) und durch klonale Ignoranz (IV) (APZ: antigenpräsentierende Zelle).

α-Kette des Antigenrezeptors unmöglich gemacht wird. Durch diesen Vorgang wird sichergestellt, daß T-Zellen mit einem positiv selektionierten Antigenrezeptor nicht mehr ihre Spezifität ändern können.

Doppelt positive Thymozyten, welche den Komplex aus Selbstpeptid und MHC mit zu großer Avidität erkennen, werden im Bereich des Kortex und an der kortikomedullären Übergangszone deletiert. Dabei muß der T-Zell-Antigenrezeptor nicht notwendigerweise eine hohe Affinität für diesen Komplex aufweisen, solange die entsprechenden Peptid-MHC-Moleküle in hoher Konzentration an der Zelloberfläche exprimiert sind (Abb. 1/26). Die bei doppelt positiven Thymozyten über den Antigenrezeptor transduzierten Signale unterscheiden sich von jenen reifer T-Zellen und führen deshalb nicht zur Aktivierung sondern zur negativen Selektion der Zellen. Aus experimentellen Beobachtungen ist ferner bekannt, daß die Korezeptoren CD4 und CD8 ebenfalls wesentlich an der Bildung der intrazytoplasmatischen Signale zur negativen Selektion beteiligt sind. Die aus dem Knochenmark eingewanderten Makrophagen und dendritischen Zellen werden typischerweise für diese Form der negativen Selektion verantwortlich gemacht, doch können theoretisch auch alle anderen Zellen des Thymus die Deletion autoreaktiver-T-Zellen erwirken. Negativ selektionierte Thymozyten sterben somit nach Kontakt mit unterschiedlichen Stromazellen infolge aktiver Signaltransduktion. Morphologisch ist dieser programmierte Zelltod durch eine Verklumpung der Zellmembran und eine Fragmentation der nukleären DNA gekennzeichnet, bevor sich die Zelle vollständig auflöst. Dieser Vorgang wird als Apoptose bezeichnet und scheint im Bereich des Thymus unabhängig von der Interaktion zwischen Fas und Fas-Ligand (siehe Seite 43 u. 44) zu erfolgen.

Die Induktion der Reaktionslosigkeit stellt eine zusätzlicher Möglichkeit dar, durch welche Selbsttoleranz im Thymus aufrechterhalten werden kann, ohne daß die autoreaktiven Zellen auch deletiert werden (Abb. 1/27). Dieser als Anergie bezeichnete Zustand wurde unter tierexperimentellen Bedingungen nachgewiesen, doch bleibt es unklar, ob dieser Mechanismus auch physiologischerweise beim Menschen von Bedeutung ist. Gemeinsam sind Deletion und Anergie verantwortlich für die intrathymische Aufrechterhaltung der Selbsttoleranz.

1.3.6 Periphere T-Zell-Toleranz

Die thymische Selektion kann nicht in jedem Fall gewährleisten, daß autoreaktive T-Zellen daran gehindert werden, als reife Zellen den Thymus zu verlassen. So besteht zum Beispiel die Möglichkeit, daß gewebsspezifische Antigene nicht im Thymus exprimiert werden und deshalb nicht zur negativen thymischen Selektion Anlaß geben können. Aufgrund experimenteller Untersuchungen werden vier unterschiedliche Mechanismen für die Aufrechterhaltung der peripheren T-Zell-Toleranz verantwortlich gemacht: Anergie, Suppression, aktivierungsinduzierter Zelltod und klonale Ignoranz (Abb. 1/27). Die relative Wichtigkeit der einzelnen Mechanismen ist im Detail noch unbekannt und könnte auch durch die Eigenschaften des Selbstantigens mitbestimmt werden.

Anerge T-Zellen sind dadurch gekennzeichnet, daß sie im peripheren lymphatischen Gewebe wohl nachweisbar sind, aber nach entsprechender Stimulation über ihren Antigenrezeptor nicht zur ihrer spezifischen Effektorfunktion angeregt werden können. Die molekularen Mechanismen, welche diesen Zustand der Anergie verursachen und aufrechterhalten, sind im Detail noch unbekannt. Unter experimentellen Bedingungen ist aber beobachtet worden, daß anerge T-Zellen sowohl ihren Antigenrezeptor als auch die zur vollständigen Stimulation notwendigen Korezeptoren in verminderter Konzentration an der Zelloberfläche exprimieren. Immunregulatorische Mechanismen werden ebenfalls für die Aufrechterhaltung der peripheren Toleranz verantwortlich gemacht. Dieser Effekt könnte durch sogenannte Suppressorzellen verursacht werden, welche direkt die Aktivierung autoreaktiver T-Zellen hemmen. Zur Persistenz dieser immunregulatorischen T-Zellen scheint ferner eine kontinuierliche Exposition gegenüber dem spezifischen Antigen notwendig zu sein. Der definitive Nachweis von T-Suppressorzellen ist jedoch noch nicht erbracht und ist Gegenstand intensiver Forschung. Die Existenz dieser Suppressorzellen ist möglicherweise gar nicht notwendig, denn die beobachteten Hemmungseffekte können auch durch unterschiedliche andere Mechanismen erklärt werden (siehe Seite 44). Autoreaktive T-Zellen können ferner auch durch die übermäßige Stimulation ubiquitärer Selbstantigene eliminiert werden, wobei die Deletion dieser Zellen über den Mechanismus des Fas- oder TNF-vermittelten, programmierten Zelltodes erfolgt (siehe Seite 44). Schließlich scheint auch das Phänomen der klonalen Ignoranz zur Vermeidung einer gegen Selbstantigene gerichteten Immunantwort von Bedeutung zu sein. Hierzu können Selbstantigene an bestimmten anatomischen Lokalisationen exprimiert werden, so daß sie vom Zugriff durch das Immunsystem geschützt sind (z. B. Linse des Auges). Es ist ebenfalls bekannt, daß Selbstantigene aus noch unbestimmten Gründen nicht erkannt werden, obwohl T-Zellen in Kontakt mit den antigenpräsentierenden Zellen treten.

1.3.7 Funktion der α/β-Antigenrezeptor-positiven T-Zellen

Naive T-Zellen müssen zuerst aktiviert werden, bevor sie ihre Effektorfunktionen wahrnehmen. Die über den Antigenrezeptor und die Korezeptoren erhaltenen Signale 1 und 2 induzieren dabei die Proliferation und Differenzierung der Lymphozyten. Die Frequenz von T-Zellen, die für ein bestimmtes nominales Antigen spezifisch sind, ist mit $1:10^4$ bis $1:10^6$ verhältnismäßig gering. Die bei Immunantworten typische initiale Proliferation bietet deshalb Gewähr, daß genügend spezifische T-Zellen bereitstehen. Ihre Differenzierung ermöglicht ferner die gezielte Ausbildung von zytotoxischen und immunregulatorischen Effektorfunktionen: Zytotoxische T-Zellen erkennen und töten Zielzellen, welche Fremdantigene an ihrer Zelloberfläche exprimieren. Über ihre immunregulatorischen Funktionen können T-Zellen aber auch die Antwort gegen komplexe Antigene stimulieren und die Bildung einer zellulären Immunabwehr induzieren. Diese differenzierte Leistung des Immunsystems ist von der Natur der stimulierenden Antigene, der Art der antigen-präsentierenden Zelle und weiterer intrinsischer Faktoren, welche während der primären Immunantwort die Differenzierung der T-Zelle mitbeeinflussen, abhängig. Durch die Expression der Oberflächenantigene CD4 und CD8 können α/β- und γ/δ-Antigenrezeptor-positive T-Lymphozyten phänotypisch in unterschiedliche Subpopulationen eingeteilt werden. $CD4^+CD8^-$-T-Lymphozyten gelten funktionell in der Regel als T-Helferzellen und besitzen einen Rezeptor, welcher Antigene im Kontext von MHC-Klasse-II-Molekülen erkennt. Zytotoxische T-Zellen sind im Gegensatz dazu im allgemeinen $CD4^-CD8^+$-T-Lymphozyten und besitzen einen MHC-Klasse-I-restringierten T-Zell-Antigenrezeptor. Diese Unterteilung ist jedoch sehr vereinfachend und gelegentlich sogar falsch, denn sie widerspiegelt einzig die häufigste Korrelation zwischen T-Zell-Phänotyp und Funktion, zumal auch $CD4^+$ zytotoxische T-Zellen und $CD8^+$-T-Helferzellen bekannt sind. $CD4^+$-T-Zellen finden sich vornehmlich im peripheren Blut und in jenen Abschnitten des lymphatischen Gewebes, welche einen großen Durchfluß von T-Lymphozyten aufweisen, wie die parafollikulären Regionen von Lymphknoten, Milz und Tonsillen. Im Gegensatz hierzu sind die $CD8^+$-T-Zellen typischerweise im Knochenmark und im Bereich der Mukosa des Magen-Darm-Traktes, der Atemwege und der Harnwege lokalisiert.

Immunregulatorische T-Zellen

Die Population der immunregulatorischen T-Zellen kann aufgrund der von ihnen sezernierten Zytokine in zwei Subpopulationen mit unterschiedlichen Funktionen eingeteilt werden (Abb. 1/28). Die Bildung dieser Dichotomie zwischen T-Zell-Subpopulationen, welche einerseits die Produktion von Antikörpern regulieren oder andererseits eine zellvermittelte Entzündungsreaktion induzieren, ist eine natürliche Adaptation des Immunsystems an die gestellten Aufgaben. Die Immunantwort gegen Viren und gewisse intrazelluläre Bakterien und Protozoen ist durch die T-Zell-vermittelte Zytotoxizität und die Sekretion von IFN-γ und TNF-α gekennzeichnet. Diese Zytokine werden von Typ-1-T-Zellen produziert. Im Gegensatz dazu ist die Abwehr gegen extrazellulär gelegene Pathogene durch die Bildung der Zytokine IL-4 charakterisiert, welche zur Synthese neutralisierender Antikörper Anlaß geben. T-Zellen mit einem solchen Zytokinprofil werden Typ-2-T-Zellen genannt. Die meisten Pathogene lösen entweder eine zelluläre oder eine humorale Immunantwort aus, und eine differenzierte Regulation der entsprechenden Vorgänge entscheidet über den Ausgang der antimikrobiellen Abwehrleistung. Da eine eigentliche phänotypische Differenzierung beider Populationen nicht eindeutig möglich ist, lassen sich Typ-1- und Typ-2-Zellen am besten durch ihre funktionellen Eigenschaften unterscheiden (siehe Tab. 1.5). Die Dichotomie in Typ-1- und Typ-2 T-Zellen ist wohl typisch für $CD4^+$-Lymphozyten, kann aber auch in der Population der $CD8^+$-T-Zellen und bei Zellen mit einem γ/δ-T-Antigenrezeptor nachgewiesen werden. Als Typ 1 werden deshalb Th1-$CD4^+$- oder Tc1-$CD8^+$-Lymphozyten bezeichnet, welche IFN-γ, IL-2 und TNF-β (LT-α) sezernieren. In Analogie werden als Typ 2 Th2-$CD4^+$- oder Tc2-$CD8^+$-Lymphozyten definiert, welche typischerweise die Zytokine IL-4, IL-5, IL-6, IL-10 und IL-13 bilden. Diese Klassifizierung spiegelt extreme Beispiele eines breiten Spektrums an zytokinsezernierenden T-Zellen wider. In der Regel können aber sowohl im Gewebe als auch im peripheren Blut T-Zellen nachgewiesen werden, welche ein Zytokinmuster exprimieren, das sowohl aus Zytokinen typisch für Typ-

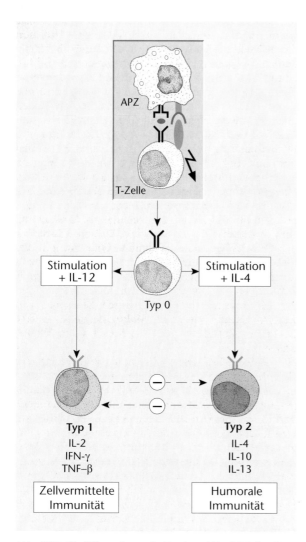

Abb. 1/28: Die Differenzierung der Typ-1- und Typ-2-T-Zellen (Symbole vergleiche Abb. 1/27).

Tab. 1/5: Dichotomie der Funktion immunregulatorischer T-Zellen.

Zell-Phänotyp	CD4+		CD8+	
Typ	Th 1	Th 2	Tc1	Tc2
Typische Zytokine	IL-2	IL-4	IL-2	IL-4
	IFN-γ	IL-10	IFN-γ	IL-10
Funktion	zytotoxisch	nichtzytotoxisch	zytotoxisch	zytotoxisch/ nichtzytotoxisch

1- als auch Typ-2-Zellen besteht. Diese Zellen werden gelegentlich als Typ-0-Zellen bezeichnet.

CD4+-Typ-1-Zellen verursachen die Aktivierung von Makrophagen und anderen Effektorzellen (T-Zellen, NK-Zellen), die T-Zell-vermittelte Überempfindlichkeitsreaktion vom Spättyp (Delayed type hypersensitivity, DTH) und die Bildung von opsonisierenden Antikörpern. Als Hauptaufgabe von Th1-Zellen gilt die Aktivierung von Makrophagen, welche zu einer verbesserten antimikrobiellen Funktion bei Infekten mit intrazellulären und einigen extrazellulären Pathogenen führt. Aktivierte Typ-1-Zellen lösen bei Makrophagen sowohl phänotypische als auch funktionelle Veränderungen aus, welche die Hochregulation von CD40, CD80, CD86, MHC-Klasse-II-Molekülen und TNF-Rezeptoren, die Induktion der NO-Synthase, die Bildung von Sauerstoffradikalen und die Sekretion von Zytokinen einschließlich IL-12 miteinschließen. Makrophagen werden über zwei unterschiedliche Signale stimuliert, wobei beide durch Th1-Zellen bereitgestellt werden können. IFN-γ transduziert ein erstes Signal, und die Bindung des CD40-Liganden an CD40 induziert das zweite Signal. Gelegentlich kann dieser zweite Stimulus auch über die Bindung von TNF-α und/oder LT-α erfolgen. Die DTH entspricht einer lokalen T-Zell-vermittelten Immunantwort auf Antigene (wie z. B. intradermales Tuberkulin) und führt innerhalb von 24 bis 72 Stunden am Ort der Immunantwort

1. durch die Sekretion von Chemokinen zur Rekrutierung von Makrophagen,
2. durch die Sekretion von IFN-γ und LT-α zur Aktivierung der eingewanderten Makrophagen mit Freisetzung von Entzündungsmediatoren und
3. durch die Sekretion von TNF-α und LT-α zu weiteren Entzündungsphänomenen einschließlich der Hochregulation von Adhäsionsmolekülen auf Endothelzellen und der Stimulation des programmierten Zelltodes.

CD8+-T-Zellen können bei der DTH ebenfalls beteiligt sein und sowohl über die Sekretion von Zytokinen (IFN-γ) aber auch über ihre direkte zytotoxische Wirkung den Gewebeschaden verstärken. Klinisch korrelieren diese Ereignisse mit der Bildung von Erythemen und der Induration durch zelluläre Infiltrate. Die Aktivierung von NK-Zellen durch Typ-1-Zytokine ist im Ablauf von Infekten wahrscheinlich von geringerer Bedeutung, da NK-Zellen bereits zu einem früheren Zeitpunkt eine ausgeprägte Zytotoxizität besitzen, während Typ-1-Zellen sich noch nicht vollständig zu Effektorzellen differenziert haben. Hingegen wird die Aktivität von B-Zellen durch die Funktion von Th1-Zellen wesentlich beeinflußt. Die Sekretion von IFN-γ und LT-α stimuliert ihr Wachstum und ihre Differenzierung, während IFN-γ zusätzlich den Wechsel zur Bildung des opsonisierenden IgG$_1$-Isotyps bewirkt.

Die wichtigste Funktion der CD4+-Typ-2-Zellen ist die Interaktion mit B-Zellen und damit die Regulation der humoralen Immunantwort. Zu dieser Aufgabe sezernieren Typ-2-Zellen IL-4, IL-5, IL-6, IL-10 und IL-13 (eine ausführliche Darstellung der Funktion dieser Zytokine wird auf den Seiten 91–97 beschrieben). Typ-2-Zellen sind vor allem in den parafollikulären Zonen der Lymphknoten und der Milz angereichert, wo sie nach Aktivierung durch dendritische Zellen mit den zu den Follikeln migrierenden B-Zellen in Kontakt treten. Die antigenspezifische Hilfe der Th2-Zellen führt zur Aktivierung, Proliferation und Differenzierung der B-Zellen, Mastzellen, basophilen und eosinophilen Granulozyten und integriert dadurch die Funktion der einzelnen Effektorzellen zu einer gemeinsamen Immunantwort. So fördern IL-4, IL-6, IL-10 und IL-13 die Sekretion von Immunglobulinen, und IL-4 führt insbesondere zur Bildung von IgE, das dann über FcεRI und CD23 an Mastzellen und basophile und eosinophile Granulozyten gebunden wird. IL-4 und IL-10 wirken auch hemmend auf die Polarisierung von naiven T-Zellen zu Typ-1-Effektorzellen. Entgegen der Funktion von Typ-1-Zellen verhindern Typ-2-Zellen durch Sekretion von IL-4 die Aktivierung von Makrophagen und über IL-10 die Bildung von IFN-γ in T-Zellen und Makrophagen.

Für die T-B-Zell-Kooperation muß die Spezifität der B-Zelle nicht unbedingt mit jener der stimulierenden Typ-2-Zelle identisch sein. In ihrer Funktion als antigenpräsentierende Zellen nehmen B-Zellen Antigene über ihre membranständigen Immunglobuline auf und präsentieren diese als Peptide den CD4+-Typ-2-Zellen. Die von den B- beziehungsweise T-Zell-Antigenrezeptoren erkannten Epitope entsprechen nicht selten unterschiedlichen Aminosäuresequenzen. Dieser Umstand erhöht wesentlich die Wahrscheinlichkeit, daß eine funktionelle T-B-Zell-Interaktion während einer spezifischen Immunantwort zustande kommen kann, denn für beide Zellpopulationen entspricht die Frequenz ihrer spezifischen Rezeptoren für ein bestimmtes Antigen $1:10^4$ bis $1:10^6$. (Für eine

T-B-Zell-Kooperation zwischen Zellen mit gleicher Spezifität würde sich die Wahrscheinlichkeit eines solchen Ereignisses mit $1:10^8$ bis $1:10^{12}$ berechnen.) CD4$^+$-Typ-1- und -Typ-2-Zellen differenzieren aus einer gemeinsamen nicht polarisierten Vorläuferzelle. Ob die Entwicklung dabei über die bereits erwähnte und IL-2, IFN-γ und IL-4 sezernierende Typ-0-Zelle als Zwischenstufe erfolgt, ist zur Zeit noch umstritten. Die molekularen Bedingungen, die zur Ausbildung von Th1- bzw. Th2-Zellen Anlaß geben, sind größtenteils bekannt (Abb. 1/28). IFN-γ und IL-12 fördern die Ausbildung von Th1-Effektorzellen. Dabei nimmt IL-12 auf die Differenzierung direkt Einfluß während IFN-γ über die Hemmung der Th2-Polarisierung wirkt, denn der Mangel an IL-4 ist für die Th1-Differenzierung förderlich. Interessanterweise hat IL-12 keine direkte Wirkung auf die Polarisierung naiver T-Zellen zu Th2-Zellen. Diese Differenzierung wird jedoch durch IL-4 sezernierende Zellen reguliert, denn die Gegenwart von anti-IL-4-Antikörpern während der primären T-Zell-Stimulation hemmt die Differenzierung zu Th2-Zellen. Obwohl auch IL-10 als möglicher Faktor zur Th2-Polarisierung diskutiert wird, übt dieses Zytokin seine Wirkung vornehmlich über die Suppression der IFN-γ-Sekretion durch Th1-Zellen aus. Im Rahmen einer primären Immunantwort müssen die für die Typ-1/Typ-2-Differenzierung notwendigen Zytokine früh, d. h. bereits innerhalb von 1 bis 3 Tagen nach Antigenexposition, zur Verfügung stehen. Makrophagen produzieren IL-12 und können so die Ausbildung der für sie notwendigen Typ-1-Zytokine selbst beeinflussen. Die ursprüngliche Quelle der IL-4-Produktion ist hingegen beim Menschen im Detail noch unbekannt. IL-4 könnte früh in der Immunantwort entweder durch eine kleine Subpopulation von funktionell atypischen CD4$^+$-T-Zellen oder durch Mastzellen und basophile Granulozyten zur Verfügung gestellt werden. Die Polarisierung zu Typ-1- bzw. Typ-2-Zellen, welche teilweise reversibel ist, wird aber auch durch die biochemische Zusammensetzung und die Konzentration der Antigene beeinflußt. Schließlich mehren sich experimentelle Hinweise, daß die von den antigenpräsentierenden Zellen bereitgestellten kostimulierenden Moleküle die Differenzierung zu Typ-1- bzw. Typ-2-Zellen zum Teil mitbestimmen. So wird die CD28-abhängige Differenzierung von naiven Zellen zu Th2-Zellen durch die Gegenwart von IL-2 und CD86 auf antigenpräsentierenden Zellen gefördert. In diesem Zusammenhang wurde auch gezeigt, daß die Herkunft der antigenpräsentierenden Zellen die Differenzierung zu Typ-1- beziehungsweise Typ-2-Zellen mitbeeinflussen kann. So scheint die Antigenpräsentation durch B-Zellen die Ausbildung der Typ-2-Differenzierung zu bevorzugen.

Zytotoxische T-Zellen

Zytotoxische T-Lymphozyten (CTL, Cytotoxic T-lymphocytes) richten ihre Aktivität gegen infizierte Zellen, Tumorzellen und histoinkompatible Transplantate. Obwohl hilfreich für die phänotypische Einteilung exprimieren nicht alle zytotoxischen Zellen das CD8-Molekül. So können nach Infekten bis zu 10 % der zytotoxischen Effektorzellen auch CD4-positiv sein. Die Expression der T-Zell-Korezeptoren CD4 und CD8 korreliert mit der Spezifität des Antigenrezeptors: Zytotoxische CD8$^+$-T-Zellen erkennen Antigene in Gegenwart von MHC-Klasse-I-Molekülen, während CD4$^+$-CTL durch Antigen/MHC-Klasse-II-Komplexe aktiviert werden. Zytotoxische CD4$^+$-T-Zellen sind bezüglich ihrer lytischen Fähigkeiten in der Regel mit den „klassischen" CD8$^+$-CTL vergleichbar. Es existiert aber eine Subpopulation von CD4$^+$-CTL, welche die antigenbeladenen Zielzellen nicht nur mit vergleichsweise langsamer Kinetik töten, sondern auch unbeteiligte naive Zellen der Umgebung in uncharakteristischer Weise mitschädigen (sogenannter Bystander-Effekt). Die spezifische Funktion dieser Subpopulation von CD4$^+$-CTL ist zur Zeit noch unbekannt.

Die Aktivierung von CTL erfolgt über die Stimulation durch antigenunspezifische und antigenspezifische Rezeptoren (Abb. 1/29). Während des initialen Zell-Zell-Kontaktes kommt es zur Bindung von CD11a/CD18 (LFA-1) auf CTL an CD54 (ICAM-1) auf Zielzellen. Diese antigenunspezifische Interaktion wird durch den zusätzlichen Einbezug von CD2, CD43 und CD8 stabilisiert. Bei ausreichender Adhäsion kann in einem nächsten Schritt der klonale Antigenrezeptor den für ihn spezifischen MHC-Peptid-Komplex erkennen. Durch die geeignete Vernetzung des Antigenrezeptors werden biochemische Veränderungen (Signal 1) induziert, welche mit jenen der T-Helferzellen vergleichbar sind. In der Folge kommt es bereits früh zur Bildung und Oberflächenexpression des kompletten IL-2-Rezeptors. Dieser Umstand ist kritisch für die vollständige Aktivierung von CTL zu kompetenten Effektorzellen, denn häufig besitzen die zu lysierenden Zellen keine der kostimulierenden Moleküle. Es wird angenommen, daß unter diesen Umständen präaktivierte T-Helferzellen oder T-Gedächtniszellen ihr synthetisiertes IL-2 als Signal 2 den CTL zur Verfügung stellen. Signal 1 und Signal 2 stimulieren die CTL zu ihrer lytischen Aktivität. Die Proliferation und Differenzierung der CTL kann auch durch IL-4, IL-5, IL-6, IL-7, IL-12, IL-15 und Chemokine mitreguliert werden und reflektiert den konzentrierten Einfluß anderer Effektorzellen auf die zytotoxische T-Zell-Funktion (siehe Kapitel 1.9). Schließlich ist es auch möglich, daß T-Helferzellen über ihre Zytokinsekretion und über direkte Kontakte mit Zielzellen einige der Liganden hochregulieren, welche für die Korezeptoren der CTL zur vollständigen Aktivierung notwendig sind. Falls die Zielzelle aber eine professionelle antigenpräsentierende Zelle ist, so können naive CTL auch direkt und ohne Hilfe durch präaktivierte T-Zellen zur Zytolyse stimuliert werden, denn ihre hohe Oberflächenexpression von kostimulierenden Liganden erlaubt die direkte Vermittlung von Signal 2. Die Notwendigkeit für Signal

2 ist wohl kritisch für die Aktivierung naiver T-Zellen. Interessanterweise ist die Stimulation von zytotoxischen T-Gedächtniszellen jedoch größtenteils unabhängig von einem 2. Signal und kann bereits durch die Aktivierung ausschließlich über den Antigenrezeptor erfolgen.

Nach Aktivierung zytotoxischer T-Zellen erfolgt der Tod der Zielzelle über zwei unabhängige Wege: Beim sekretorischen Mechanismus setzen CTL den lytischen Inhalt ihrer Granula (Granule exocytosis) an der Oberfläche der Zielzelle frei, während der nichtsekretorische Mechanismus über bestimmte Oberflächenrezeptoren den Tod der Zielzellen induziert. Für diesen zweiten Weg interagieren die Fas-Liganden auf den aktivierten zytotoxischen T-Zellen mit Fas-Molekülen auf den Zielzellen und vermitteln so Signale, welche den programmierten Zelltod induzieren (siehe weiter unten). Während $CD8^+$-CTL beide Mechanismen zur Zytolyse aktivieren, scheinen $CD4^+$-CTL mit einem Th1-Zytokinmuster ausschließlich den Fas/Fas-L-Weg zu verwenden und $CD4^+$-CTL mit einem Th2-Muster den Zelltod über die Granuloexozytose zu verursachen. Unabhängig vom Mechanismus der Induktion des Zelltodes zeigen zytotoxisch geschädigte Zielzellen eine Anzahl von morphologischen Veränderungen, welche im engeren Sinne als Apoptose bezeichnet werden. Hierzu gehören typischerweise Veränderungen des Zellkernes, welche durch das Verklumpen der nukleären DNS (Umverteilung zur nuklearen Membran) und die anschließende Fragmentation bedingt werden. Durch die Aktivierung von Nukleasen wird die DNS zu Einzelstücken von 180 Basenpaaren Unterschied gespalten (welche bei der Gelelektrophorese der genomischen Nukleinsäure als sog. DNS-Leiter darstellbar werden). Diese Veränderungen treten in der Regel noch vor weiteren zellulären Schäden auf und sind somit die ersten morphologischen Phänomene des programmierten Zelltodes. Schließlich kommt es auch zur Auflösung der ganzen Zelle, wobei sich zuerst das Zytoplasma zusammenzieht, doch das darin enthaltene endoplasmatische Retikulum anschwillt. Zellmembranen beginnen in der Folge Verklumpungen und Ausstülpungen zu zeigen. Im weiteren Ablauf ist die Zellintegrität nicht mehr gewährleistet und es kommt zur vollständigen Fragmentation der Zelle. Die Apoptose von Zellen führt in der Regel nicht zu entzündlichen Gewebereaktionen, die zur Narbenbildung Anlaß geben.

CTL besitzen im Vergleich zu Granulozyten und Monozyten nur eine eingeschränkte Anzahl von Granula. Diese enthalten Perforin, Granzym (A–H) und Proteoglykane. Die negativ geladenen Proteoglykane binden beim intragranulären pH von 5,5 an kationisches Perforin und positiv geladenes Granzym, wodurch eine unlösliche Matrix entsteht, die eine vorzeitige Aktivierung der lytischen Moleküle und die damit schädigenden Konsequenzen für die CTL vermindern. Die Stimulation des T-Zell-Antigenrezeptors und der Korezeptoren führt zur Zunahme der intra-

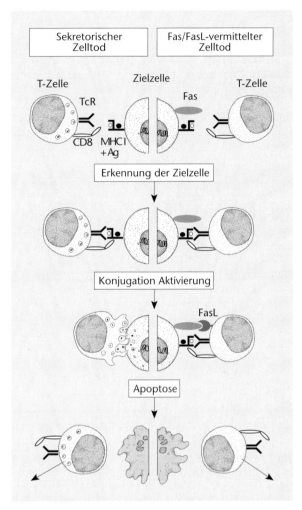

Abb. 1/29: Der sekretorische und der Fas: FasL-vermittelte Zelltod durch zytotoxische T-Zellen.

zellulären Kalziumkonzentration und über einen calcineurinabhängigen Mechanismus zur Exozytose der Granula. Dabei wird ihr Inhalt in polarisierter Weise in den Zwischenraum von CTL und Zielzellen ausgeschüttet. In diesem synapsenähnlichen Spalt gehen die komplexierten Perforin- und Granzymmoleküle bei physiologischem pH in Lösung. Perforin ist ein Glykoprotein (66–70 kDa), das sowohl strukturell als auch funktionell Ähnlichkeiten zu den späten Komponenten der Komplementkaskade aufweist. Im Beisein von Kalziumionen wird Perforin amphipathisch und fügt sich spontan in die Lipiddoppelschicht ein. Dieser Vorgang erfolgt ausschließlich in der Membran der Zielzelle und verschont auf noch ungeklärte Weise den lytischen Angriff auf die CTL-Membran. Die einzelnen Perforinmoleküle aggregieren und bilden Poren, welche in ihrem Durchmesser größer sein können als jene des membranattackierenden Komplexes der Komplementkaskade (siehe Seite 104). Über die gebildeten Kanäle können nun Makromoleküle von bis zu 500 kDa ins Zellinnere gelangen. Die Expres-

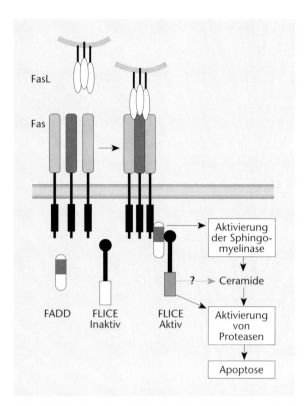

Abb. 1/30: Die Signaltransduktion durch Fas (FADD: Fas-associated death domain; Flice: FADD-like interleukin 1β-converting enzyme).

sion von Perforin findet sich in den meisten, aber nicht allen aktivierten T-Zellen und wird deshalb auch als diagnostischer Parameter bei unterschiedlichen Erkrankungen und bei der Transplantatabstoßung verwendet. Granzyme gehören zur Familie der Serinproteasen und sind nebst den CTL auch in den azurophilen Granula von neutrophilen Granulozyten und in Mastzellen nachweisbar. Die Granzyme A und B besitzen spezifische proteolytische Aktivitäten und sind typisch für die CTL-Granula. Ihre lytische Aktivität ist aber nur in Gegenwart der durch Perforin gebildeten Kanäle offensichtlich, denn beide Enzyme haben bei intakten Zellen keine apoptotische Wirkung. Der molekulare Mechanismus, über welchen diese Form des Zelltodes zustande kommt, ist in seinen Einzelheiten noch ungeklärt, doch weiß man, daß interessanterweise der Nukleus hierzu nicht zwingend notwendig ist.

Ein zweiter Weg, über welchen zytotoxische T-Zellen Zielzellen töten können, wird durch das an der Zelloberfläche exprimierte Fas-Molekül (CD95) ermöglicht. Dieser alternative Mechanismus der Zytolyse wirkt in der Regel parallel zum perforinvermittelten Zelltod. Das Fas-Molekül entspricht einem 36-kDa-Protein, das auf einer Vielzahl von Zellen einschließlich aktivierten T-Zellen nachweisbar ist. Strukturell weist Fas eine wesentliche Homologie zur TNF-Rezeptorfamilie auf und besitzt in seinem zytoplasmatischen Anteil einen als „Death domain" bezeichneten Abschnitt. Durch die Interaktion des Fas-Trimers mit seinem spezifischen Liganden FasL, kommt es zur Oligomerisierung und damit Aktivierung an der Zelloberfläche. FasL wird hauptsächlich auf aktivierten T-Zellen exprimiert und weist eine molekulare Ähnlichkeit mit TNF auf. Die weitere Signaltransduktion von Fas erfolgt über ihre Death domain und die spezifische Interaktion mit dem zytoplasmatischen Proteinen FADD (Fas associated death domain). Dabei wird die Aktivierung einer Kaskade von Proteasen initiiert, welche die enzymatische Spaltung von Poly-(ADP-)ribosepolymerase, Laminin, Aktin und anderen Substraten katalysiert (Abb. 1/30). Diese biochemischen Veränderungen führen zu typischen morphologischen Veränderungen, welche bereits als Apoptose umschrieben wurden.

Der Fas-vermittelte Zelltod spielt auch bei der Homöostase der Immunantwort eine wesentliche Rolle. Die Aktivierung reifer T-Zellen führt schon bald zur gleichzeitigen Oberflächenexpression von Fas und FasL. Der Fas-vermittelte Zelltod bleibt jedoch bei diesen Zellen aus, da ein inhibierendes Protein (FLIP) die zur Apoptose führenden Signale unterbricht. Jedoch resultiert eine wenige Tage später erfolgte Neustimulation (besonders in Gegenwart von IL-2) in der ungehemmten Transduktion apoptotischer Signale, da die FLIP-Expression zu diesem Zeitpunkt bereits niederreguliert ist. Durch Apoptose wird die klonale Expansion von T-Zellen bei einer antigenspezifischen Immunantwort limitiert. FasL-positive T-Zellen können aber auch bei der T-B-Zell-Interaktion über die Stimulation von Fas auf B-Zellen zu deren Zelltod führen und damit die Expansion antigenspezifischer B-Zellen einschränken. Das Fehlen einer funktionellen Fas-FasL-vermittelten Apoptose führt bei Menschen zum autoimmunen lymphoproliferativen Syndrom (ALPS). Dieses Krankheitsbild ist durch eine nichtmaligne Lymphadenopathie, eine Vermehrung von CD4$^-$CD8$^-$-T-Zellen und durch unterschiedliche autoimmune Symptome (hämolytische Anämie, Thrombozytopenie, Neutropenie, Vaskulitis, Glomerulonephritis etc.) gekennzeichnet.

Suppressor-T-Zellen

Als Suppressor-T-Zellen wurden ursprünglich T-Effektorzellen umschrieben, welche sowohl die Antikörpersynthese der B-Zellen als auch die zellvermittelte Immunantwort durch T-Lymphozyten unterdrücken konnten. Obwohl das Phänomen der T-Zellvermittelten Suppression unter experimentellen Bedingungen eindeutig nachgewiesen werden kann und diese Zellen auch den Zustand der Toleranz beeinflussen, scheint eine eigenständige T-Suppressorzellreihe nicht zu existieren. Die komplexen immunregulatorischen Funktionen, welche den T-Suppressorzellen zugeordnet wurden, lassen sich nach heutigem Verständnis durch vier unterschiedliche Mechanismen erklären:

1. eine gegen syngene Zellen gerichtete Aktivität zytotoxischer T-Lymphozyten,
2. eine durch lymphokinsezernierende T-Zellen verursachte zelluläre Hemmung, z. B. via IL-10, IFN-γ, TGF-β),
3. eine ungenügende Antigenpräsentation (z. B. durch nichthämatopoetische antigenpräsentierende Zellen) und/oder
4. eine Kompetition, um die notwendigen Wachstums- und Differenzierungsfaktoren, welche vorwiegend von anergen Zellen gebunden werden und dadurch den reaktiven T-Zellen nicht mehr zur Verfügung stehen.

T-Gedächtniszellen

Die antigenvermittelte Aktivierung von T-Lymphozyten induziert nicht nur unterschiedliche Effektorzellen, sondern ermöglicht bei erneutem Kontakt mit dem gleichen Antigen eine schnellere und intensivere Immunantwort (sog. Sekundärantwort). Für diese Leistung sind antigensensibilisierte $CD4^+$- oder $CD8^+$-Lymphozyten verantwortlich, sog. Gedächtniszellen, die bereits bei der initialen Immunantwort gebildet werden. Entsprechend ist nach primärer Antigenexposition die Frequenz spezifischer T-Zellen auch um das Zehn- bis Hundertfache vermehrt. Epidemiologische Beobachtungen haben bereits im letzten Jahrhundert darauf hingewiesen, daß solche Gedächtniszellen während 30 und mehr Jahren bestehen können, trotz offensichtlich fehlender Reexposition gegenüber dem ursprünglichen Antigen. Das immunologische Gedächtnis hat somit die Fähigkeit, bei Antigenreexposition eine qualitativ und quantitativ verbesserte Antwort zu bilden.

T-Effektorzellen haben eine relativ kurze Lebensspanne, und die meisten Lymphozyten, mit Ausnahme einer kleinen Population von Gedächtniszellen, werden am Ende einer Immunantwort meistens durch unterschiedliche Mechanismen (Fas-Fas-Liganden-Interaktion, intrazelluläre Zunahme proapoptotischer Moleküle, Hyperstimulation, Verlust an Wachstumsfaktoren) über den Weg der Apoptose eliminiert. Obwohl die zellulären und molekularen Bedingungen der Ausbildung von T-Gedächtniszellen im einzelnen noch unbekannt sind, könnte die Hochregulation bzw. Aktivierung von antiapoptotischen Molekülen durch korezeptorvermittelte Signale oder Wachstums- und Differenzierungsfaktoren eine mögliche Ursache hierfür sein. Diese Annahme impliziert aber, daß T-Gedächtniszellen in einer speziellen Umgebung gebildet werden, welche der Ausbildung dieser Subpopulation durch Bereitstellung entsprechender Liganden speziell förderlich ist. Während für die Entwicklung der B-Gedächtniszellen die Keimzentren hierfür eine ideale Umgebung bereitstellen, ist eine entsprechende anatomische Region für die Bildung von T-Gedächtniszellen nicht bekannt. Ob T-Gedächtniszellen und T-Effektorzellen durch die gleichen antigenpräsentierenden Zellen oder in unterschiedlichen Phasen der Immunantwort gebildet werden oder ob die eine Zelle sich aus der anderen entwickelt, ist ebenfalls noch nicht geklärt.

Die Stimulation von naiven T-Zellen zu Effektorzellen spiegelt sich in einem veränderten Phänotyp wider. Das alternative Spleissen der mRNS für CD45 führt zur Bildung unterschiedlicher Isoformen, welche sich in Größe und Zusammensetzung der extrazellulären Molekülabschnitte unterscheiden. CD45 RA (205–220 kDa) ist die für naive T-Zellen typische Isoform. Nach Aktivierung und Ausbildung der Gedächtniszellen wird die 180-kDa-Isoform CD45 RO neu gebildet, während die Expression von CD45 RA vollständig oder mindestens zu einem Großteil verlorengeht. Die funktionelle Bedeutung dieser Spleiss-Varianten ist unbekannt. T-Gedächtniszellen unterscheiden sich von naiven Zellen auch durch die Expressionsmuster einer Anzahl unterschiedlicher Oberflächenmoleküle, welche die Migration beeinflussen beziehungsweise die Interaktion mit antigenpräsentierenden Zellen verbessern. Einige der T-Gedächtniszellen vermindern die CD62 L-Expression, vermehren jedoch CD44, das ebenfalls als Homing-Rezeptor gilt (siehe Seite 60 und Tab. 1/9). Durch Hochregulation von CD58, CD11a/CD18, CD2 und Integrine der α_4-Familie bilden T-Gedächtniszellen die Fähigkeit aus, bereits auf geringe Antigenkonzentrationen mit vollständiger Zellaktivierung antworten zu können. Diese um das zehn- bis fünfzigfach vermehrte Reaktivität wird aber im fortgeschrittenen Alter durch die allgemeine Hyporeagibilität naiver und geprimter Zellen eingeschränkt. Aus experimentellen Beobachtungen ist zu schließen, daß sich die typischen phänotypischen Merkmale der T-Gedächtniszellen mit der Zeit ändern können, ohne daß dabei die Gedächtnisfunktion verlorengeht. Die vollständige oder partielle Reversion zu einem naiven Phänotyp ist für die einzelnen Oberflächenmarker variabel und kann von der Persistenz des Antigens bestimmt werden.

Obwohl $CD4^+$- und $CD8^+$-Gedächtniszellen zum größten Teil ruhenden Lymphozyten entsprechen, scheint eine kleinere Subpopulation regelmäßig zu proliferieren. Der Stimulus hierfür könnte von persistierenden Antigenen ausgehen oder durch kreuzreagierende, unspezifische Umweltantigene oder Zytokine von anderen Immunreaktionen verursacht werden. Dennoch ist anzunehmen, daß eine Stimulation eigentlich nur zu einer Form der Aktivierung führen sollte, die das Überleben der Gedächtniszellen ermöglicht, aber die Effektorfunktion nicht stimuliert. Antigene können auf follikulär dendritischen Zellen in Form von Antigen-Antikörper-Komplement-Komplexen zurückgehalten werden oder im Falle von Viren in Geweben persistieren, welche für die Immunantwort nicht zugänglich sind. B-Gedächtniszellen verbleiben im Gegensatz zu den T-Gedächtniszellen in der G_0-Phase des Zellzyklus. Die Persistenz des immunologischen Gedächtnisses von T- und B-Zellen wird schließlich auch durch die Zell-Zell-Interaktionen reguliert. In experimentellen Untersuchungen konnte gezeigt werden, daß für die Ausbildung (wahrscheinlich aber nicht für die Erhaltung) von $CD8^+$-Gedächtniszellen die Subpopulation von $CD4^+$-T-Zellen notwendig ist. Kenntnisse bezüglich der Notwendigkeit von B-Zellen für die Ausbildung und den Erhalt der $CD4^+$-Gedächtnisleistung sind zur Zeit widersprüchlich.

Tab. 1/6: Restriktionselemente der Antigenerkennung durch den γδ-T-Zell-Antigenrezeptor.

Antigene	Restriktionselemente
Prozessierte Peptide	MHC-Klasse-I-Moleküle MHC-Klasse-II-Moleküle MHC-Klasse-I-ähnliche Moleküle
Prozessierte Nicht-Peptide	MHC-Klasse-I-ähnliche Moleküle
Freie Antigene: Phospholiganden, Proteine u. a.	nicht bekannt

1.3.8 Funktion der γ/δ-Antigenrezeptor-positiven T-Zellen?

Eine kleinere Population von T-Zellen exprimieren einen Antigenrezeptor, der sich aus einer γ- und einer δ-Kette zusammensetzt. Diese sog. γ/δ-T-Zellen beteiligen sich an der spezifischen Immunantwort in einer Weise, welche sich deutlich von T-Zellen mit einem α/β-Antigenrezeptor unterscheiden. γ/δ-T-Zellen finden sich in höherer Frequenz in der Haut und in der Mukosa als in konventionellen lymphatischen Organen wie Milz und Lymphknoten. Morphologisch können einige der γ/δ-Antigenrezeptor-positiven Zellen als Large granular leukocytes (LGL) ausgewiesen werden, da sie in ihrem reichlichen Zytoplasma viele Granula exprimieren. LGL entsprechen aber einer heterogenen Population, denn einzelne Zellen können aufgrund spezifischer Merkmale entweder auch NK-Zellen oder T-Zellen mit einem α/β-Antigenrezeptor zugeordnet werden. Trotz dieser Merkmale ist der größte Teil der γ/δ-T-Zellen morphologisch von konventionellen Lymphozyten nicht unterscheidbar.

Die Herkunft von γ/δ-T-Zellen ist im Vergleich zu den T-Zellen der α/β-Entwicklungsreihe deutlich weniger genau definiert. Während der Embryogenese werden zuerst T-Zellen mit einem γ/δ-Antigenrezeptor gebildet. Diese Zellen migrieren in zeitlich bestimmten Schüben zuerst zu nichtlymphatischen Organen (z.B. Haut, Mukosa) und später auch ins sekundär lymphatische Gewebe. γ/δ-T-Zellen werden sowohl im Thymus als auch extrathymisch gebildet. Im Thymus reifen sie aus einer mit der α/β-T-Zell-Reihe gemeinsamen $CD4^-CD8^-$-Vorläuferzelle. Anschließend entwickeln sich γ/δ-T-Zellen über einen unabhängigen Differenzierungsweg zu reifen Effektorzellen. Während dieser Reifung wird durch Rekombination der genomischen DNS ein funktioneller γ/δ-T-Zell-Antigenrezeptor gebildet. Obwohl die Anzahl der V(Vγ:12, Vδ ≥: 4), D(Dδ: 3)- und J(Jγ: 3, Jδ:3)-Gensegmente im Vergleich zum α/β-T-Zell-Antigenrezeptor extrem klein ist, entsteht durch den ausgeprägten Einbau von N-Nukleotiden ein vergleichbar großes Rezeptorrepertoire. Diese Variabilität gilt im speziellen für die dritte Complementarity determining region (CDR3). Interessanterweise weist diese Sequenz eine größere strukturelle Ähnlichkeit zur entsprechenden Region der Immunglobuline auf als zu den vergleichbaren Abschnitten des α/β-Antigenrezeptors. Die konformationellen Gegebenheiten und die Resultate direkter Experimente lassen ferner den Schluß zu, daß der γ/δ-Antigenrezeptor eine große Anzahl unterschiedlicher Liganden binden kann, welche zum größten Teil unabhängig von MHC-Klasse-I-Molekülen erkannt werden (Tab. 1/6). Diese Annahme wird durch weitere experimentelle Beobachtungen unterstützt, denn mutante Mäuse ohne Expression aller MHC-Klasse-I-Moleküle besitzen dennoch eine normale Anzahl von γ/δ-T-Zellen.

Als häufiger und ubiquitärer Ligand der γ/δ-Antigenrezeptoren gelten phosphorylierte Kohlenhydrat-, Alkyl- oder Nukleotidgruppen, welche allgemein als Phospholiganden bezeichnet werden. Phospholiganden sind Bestandteile unterschiedlicher chemischer Strukturen (z.B. Vitamine, Steroide, Lipoide) von pro- und eukaryotischen Zellen. Zur Erkennung der Phospholiganden durch den γ/δ-Antigenrezeptor bedarf es wahrscheinlich der Bindung an weitere Zelloberflächenmoleküle, ohne daß diese Strukturen aber als Restriktionselemente wirken. Trotz der strukturellen Unterschiede in der Antigenerkennung brauchen γ/δ-T-Zellen für ihre vollständige Aktivierung ebenfalls ein zweites Signal. Dieses kann über Korezeptoren wie CD28 bereitgestellt werden. Interessanterweise exprimieren die in unmittelbarem Kontakt zu den γ/δ-T-Zellen stehenden Keratinozyten den für CD28 wichtigen Liganden CD80 konstitutionell. γ/δ-T-Zellen erkennen neben anderen Antigenen wahrscheinlich auch Heat-shock-Proteine (Hsp). Hsp sind ebenfalls ubiquitäre und phylogenetisch stark konservierte Proteine, welche bei Zellstreß infolge von Infektionen, Entzündungen und/oder Transformation freigesetzt werden. Da γ/δ-T-Zellen vorzugsweise intraepithelial liegen, wird vermutet, daß diese Lymphozyten zur Überwachungsfunktion der Integrität der Körperoberflächen prädestiniert sind.

Die Funktionen, welche den γ/δ-T-Zellen zugeschrieben werden, sind vergleichbar mit jenen der α/β-T-Zellen und schließen neben der Sekretion von Zytokinen, die Immunregulation von T- und B-Lymphozyten und die zytotoxische Effektorfunktion ein. Die von den α/β-T-Zellen bekannte funktionelle Dichotomie in Typ 1 und Typ 2 trifft auch auf die Population der γ/δ-Antigen-positiven T-Zellen zu. In Antwort auf intrazellulär gelegene bakterielle und virale Pathogene sezernieren γ/δ-T-Zellen hauptsächlich IFN-γ und andere Zytokine des Typ-1-Musters, während Helminthen die Bildung von IL-4 stimulieren. Da γ/δ-T-Zellen ebenfalls CD40L exprimieren, können diese Lymphozyten auch den Antikörperklassenwechsel bei B-Zellen direkt beeinflussen. γ/δ-T-Zellen mit zytotoxischer Funktion unterscheiden sich von α/β-CTL, denn ihre Antigenrezeptor-Reaktivität ist in der Regel nicht eng auf das nominale Antigen beschränkt, sondern besitzt häufig eine breitere Spezifität. γ/δ-T-Zellen spielen auch eine wichtige Rolle in der Homöostase der natürlichen und erworbenen Immunität. So ist bei Fehlen von γ/δ-T-Zellen die Produktion von TNF-α und IFN-γ durch LPS-stimulierte Makrophagen und die Aktivierung von NK-Zellen deutlich vermindert. Ferner üben γ/δ-T-Zellen auch eine immunregulatorische Wirkung auf α/β-T-Zellen aus, denn sie verhindern die Induktion der oralen Toleranz und die Bildung von IgE im Bereich der respiratorischen Mukosa. Schließlich stimulieren γ/δ-T-Zellen auch das Wachstum von Epithelzellen über die Sekretion gewebespezifischer Wachstumsfaktoren.

1.4 Natürliches Immunsystem

Pathogene, welche die natürlichen physikochemischen Barrieren der äußeren und inneren Oberflächen des Körpers durchbrechen, treffen auf ein System von humoralen und zellulären Effektormechanismen, die gemeinsam als natürliches (unspezifisches) Immunsystem definiert werden. Die zentrale Funktion dieses Systems ist die Beseitigung der Erreger und – im Bedarfsfall – die Rekrutierung von antigenspezifischen Effektorzellen des erworbenen Immunsystems. Typischerweise und im Gegensatz zur erworbenen Immunität braucht das natürliche Immunsystem für diese Funktion kein Priming, das heißt eine vorausgegangene Exposition durch dasselbe Antigen ist zur Aktivierung der Effektorzellen des natürlichen Immunsystems nicht notwendig. Die löslichen und zellulären Bestandteile der natürlichen Immunität werden konstitutionell gebildet und zeigen im Verlauf ihrer Abwehrleistung keine Adaptation an die spezifischen Gegebenheiten des Pathogens.

1.4.1 Antimikrobielle Enzyme und Bindungsproteine

Lösliche Proteine des natürlichen Immunsystems binden in der Regel Kohlenhydrat- und Lipidmoleküle an der Oberfläche von Pathogenen und initiieren dadurch eine erste Form der Abwehr (Tab. 1.7). Obwohl diese Interaktion ligandenspezifisch ist, kann trotzdem eine große Anzahl von Erregern aufgrund ihrer ähnlichen molekularen Oberflächenbeschaffenheit als fremd erkannt werden. Das vor allem von Makrophagen gebildete und sezernierte **Lysozym** kann in verschiedenen Sekreten einschließlich Speichel- und Tränenflüssigkeit nachgewiesen werden. Als Endoglykosidase verdaut dieses Enzym Peptidoglykanverbindungen, welche integraler Bestandteil der Bakterienwand sind. Das **mannosebindende Protein (MBP)** erkennt an der Oberfläche von Bakterien, Viren und Parasiten Mannoseseitenketten von Proteoglykanen und Glykolipiden und induziert dadurch die Aktivierung des Komplementsystems. Das Komplementsystem kann aber auch durch Wand- und Hüllenbestandteile unterschiedlicher Erreger direkt aktiviert werden. Die dabei gebildeten Komplementspaltprodukte wirken als Chemokine oder Opsonine und verstärken die Abwehrleistung des natürlichen Immunsystems. Zusätzlich sind auch **Serumamyloidprotein P** und **C-reaktives Protein** potente Opsonine, die durch ihre Kapazität Kohlenhydrate und/oder Lipide an der Oberfläche von Pathogenen binden. Die humorale Immunantwort kann antigenunspezifisch durch Lipopolysaccharide (LPS) gramnegativer Bakterien stimuliert werden, welche als potente Mitogene für die polyklonale Aktivierung von B-Zellen verantwortlich sind. Die biologische Aktivität dieser Zellwandbestandteile kann aber durch LPS-bindende Proteine und durch **lösliches und makrophagenassoziiertes CD14** erkannt und gebunden werden. Dadurch wird die stimulierende Funktion von LPS gehemmt und die unerwünschte Aktivierung der B-Zellen verhindert. Dieser zellabhängige Mechanismus der LPS-Aufnahme durch CD14 verursacht bei Makrophagen ein starkes Signal, das die Synthese und Sekretion von Zytokinen stimuliert. Die induzierten Zytokine (IL-1, IL-6 und TNF-α), induzieren die Synthese von Komplementfaktoren C3 und B, C-reaktivem Protein, Serumamyloidprotein P, MBP und andere Proteine, welche gemeinsam als hepatische Akutphasenproteine definiert werden.

1.4.2 Zelluläre Abwehr der natürlichen Immunität

In ihrer Gesamtheit sind die polymorphnukleären und mononukleären Phagozyten für die zelluläre Abwehrantwort der natürlichen Immunität verantwortlich. Dabei ist die Entzündungsreaktion die vom Körper gebildete Antwort auf Gewebeschäden, Infektionen und Antigenexposition (einschließlich Allergene). Zur Phagozytose fähige, zirkulierende (kurzlebige) und sessile (langlebige) Effektorzellen sind gemeinsam mit den oben erwähnten antimikrobiellen Proteinen, den Bindungsproteinen, den Komplementfaktoren, den Gerinnungsfaktoren und dem Fibrin-, Plasmin- und Kininsystem für einen komplexen Vorgang verantwortlich, welcher die Beseitigung der schädigenden Fremdstoffe und die Wiederherstellung der Gewebeintegrität ermöglichen. Zu den phagozytierenden Zellen werden neutrophile und eosinophile Granulozyten, Monozyten des peripheren Blutes und die aus ihnen sich differenzierenden gewebeständigen Makrophagen gezählt. NK-Zellen, basophile Granulozyten und Mastzellen komplementieren die zelluläre Immunabwehr.

Granulozyten und Monozyten/Makrophagen

Neutrophile Granulozyten sind hoch spezialisierte, kurzlebige Phagozyten, deren Hauptaufgabe darin besteht, mikrobielle Erreger abzutöten. Neutrophile Granulozyten stehen deshalb als primäre Effektorzellen bei akuten Entzündungen im Vordergrund. Sie entstehen im Knochenmark aus Vorläuferzellen über Myeloblasten, Promyelozyten und Myelozyten zu vorerst unreifen, stabkernigen und später reifen polymorphkernigen neutrophilen Granulozyten. Erwachsene bilden physiologischerweise 1×10^{11} Granulozyten pro Tag neu. Dies entspricht etwa 60% der hämatopoetischen Aktivität des Knochenmarkes. Diese Syntheseleistung kann bei akuten Infekten durch G-CSF (Colony stimulating factor) um das Zehnfache gesteigert werden. Die zelluläre Entwicklung verläuft parallel zur Reifung der Granula. Bereits im Stadium der Promyelozyten können die typischen Bestandteile der primären (azurophilen) Granula nachgewiesen werden. Diese enthalten Myeloperoxidase, Lysozym, saure Hydrolasen, neutrale Proteasen wie Elastase, kationische antibakterielle Proteine und andere Proteine. Sekundäre (spezifische) Granula sind erst im Stadium der Myelozyten nachweisbar und bedingen die typischen morphologischen Befunde, wie sie bei der Wright-Giemsa-Färbung neutrophiler Granulozyten nachweisbar sind. Diese Granula enthalten neben Lysozym auch Laktoferrin, das Vitamin-B_{12}-bindende Protein, Kollagenase, Gelatinase, Phospholipase A_2, Plasminogenaktivator, Zytochrom B und andere Moleküle. Im Stadium der kompletten Ausreifung sind die sekundären Granula im Zytoplasma etwa doppelt so häufig wie die primären Granula.

Reife neutrophile Granulozyten verbleiben vorerst während einiger Tage im Knochenmark, bevor sie dann über die Blutzirkulation an die Orte der Entzündung gelangen. Reife neutrophile Granulozyten exprimieren auf ihrer Oberfläche eine Anzahl von Molekülen, welche für die Adhärenz an die Gefäßwand, die Chemotaxis und die zelluläre Aktivierung wesentlich sind. Hierzu gehören Adhäsionsmoleküle (wie CD11a/CD18 (LFA-1), CD11b/CD18 (Mac 1), CD11c/18 (gp150.95), CD15s (LECAM-1), CD62L (L-Selektin), VLA (Very late antigen)-6 (CD49f/CD29), und Leukocyte response antigen) CD162 (PSGL-1), Sialyl Lewis X und Rezeptoren für Immunglobuline (CD16, CD32), für Komplementfragmente (CD35, CD21, CD11b/CD18), für Chemokine (CXCR und CCR) und für zellspezifische Aktivatoren wie Leukotrien B4 oder N-Formyl-methionyl-leucyl-phenylalanin (fMLP). Viele dieser Moleküle werden bereits im Ruhezustand an der Zelloberfläche exprimiert und können bei Aktivierung hochreguliert werden. Die Bindung dieser Rezeptoren an ihre entsprechenden Liganden bewirkt innerhalb von Minuten eine terminale Differenzierung zu potenten Effektorzellen, befähigt zur Chemotaxis, Phagozytose, Sekretion von Granula und/oder zur Bildung toxischer Sauerstoffderivate (siehe Seite 55). Im Verlauf einer Entzündung können neutrophile Granulozyten innerhalb kürzester Zeit auf chemotaktische Reize hin das Gefäßbett verlassen und gerichtet ins Gewebe einwandern, wo sie zur Phagozytose von Immunkomplexen und Erregern bereitstehen. Dabei ist von funktioneller Bedeutung, daß die neutrophilen Granulozyten für ihre phagozytäre Leistung nicht durch Interferon-γ voraktiviert werden müssen.

Reife neutrophile Granulozyten besitzen nur eine geringe Anzahl von Mitochondrien und wenig rauhes endoplasmatisches Retikulum. Trotzdem sind diese Zellen in der Lage, eine beschränkte Anzahl von Proteinen neu zu synthetisieren. So können reife neutrophile Granulozyten am Ort der Entzündung sowohl die für ihre Phagozytoseleistung nötigen Moleküle (z.B. Aktin, IgG- und Komplementrezeptoren) synthetisieren als auch wichtige Mediatoren für die Entzündungsreaktion (Interferon-α, Platelet activating factor (PAF), Leukotrien B_4) freisetzen. Neutrophile Granulozyten nehmen aber auch immunregulatorischen Einfluß auf die Ereignisse der Entzündungsreaktion, indem sie Zytokine (Interleukin-1β, -6, -8, TNF-α und Interleukin-1-Rezeptor-Antagonist) sezernieren, welche zum Teil eine funktionelle Verbindung zum spezifischen Immunsystem herstellen.

Zusätzlich zu ihrer Beteiligung an der Immunantwort gegen Bakterien spielen neutrophile Granulozyten auch eine wesentliche Rolle bei der Abwehr von bestimmten Pilzen und Viren. So können Patienten mit Defekten der neutrophilen Granulozyten eine vermehrte Empfänglichkeit gegenüber Candida-, Aspergillus-ssp.- und Herpes-simplex-Infektionen aufweisen. Unterschiedliche Erreger und ihre Produkte können aber auch die Funktion von neutrophilen Granulozyten wesentlich stören, indem die Chemotaxis, die Phagozytose, die Bildung von Sauerstoffradikalen (Respiratory burst) und/oder die Sekretion von Granulainhalt gehemmt werden. Schließlich können neutrophile Granulozyten auch schädigend auf das umliegende Gewebe wirken. Die Freisetzung von Granulainhalt und von Sauerstoffradikalen ist wesentlich mitbeteiligt am Gewebeschaden bei Asthma bronchiale, zystischer Fibrose, entzündlichen Darmerkrankungen und ischämischer Reperfusion.

Während der fötalen Entwicklung können Leukozyten bereits ab dem zweiten Gestationsmonat vorerst im Bereich der fötalen Leber und später mit dem Verschieben der Hämatopoese ab dem 5. Monat auch im Knochenmark nachgewiesen werden. Sowohl die Anzahl der rasch mobilisierbaren neutrophilen Granulozyten als auch die Kapazität zur infektgesteuerten Vermehrung der Granulozytopoese sind bei unreifen und reifen Neugeborenen im Vergleich zu späteren Lebensabschnitten deutlich vermindert. Diese Tatsache wird für die beobachtete Neutropenie bei gramnegativer Sepsis des Neugeborenen verantwortlich gemacht.

1.4 Natürliches Immunsystem

Tab. 1/7: Antimikrobielle Enzyme und Bindungsproteine.

Moleküle	Struktur	Lokalisation	Ligand	Funktion
Humorale Faktoren				
Lysozym	Endoglykosidase	In Sekreten	Peptidoglykane	Verdauung der bakteriellen Zellwand,
CRP	Ca^{2+}-abhängiges Lektin	Synthese in der Leber → Serum	Mikrobielle Polysaccharide	Komplementaktivierung, verbesserte Phagozytose
SAP	Ca^{2+}-abhängiges Lektin	Synthese in der Leber → Serum	Extrazelluläre Matrixproteine, Kohlenhydrate der Zellwand von mikrobiellen Pathogenen	Verbesserte Phagozytose, Stabilisierung extrazellulärer Matrixproteine
MBP	Helikales Protein mit kollagen-ähnlichen Domänen, 18 Kohlenhydratbindungsstellen	Synthese in der Leber → Serum	Zellwandsaccharide mikrobieller Pathogene	Bindet an C1q-Rezeptor, aktiviert Komplement, verbessert Phagozytose, moduliert CD14-induzierte Zytokinsynthese
LBP	Lipidtransferase	Synthese in der Leber → Serum	Katalytischer Transfer von LPS an s CD14 und von s CD14 an Serum Lipoproteine	Verbesserte Empfindlichkeit gegen LPS, Inaktivierung von LPS
Lösliches CD14 (sCD14)	Leucin-reiches Protein	Plasmaprotein gebildet durch myelomonozytäre Zellen	LPS, mikrobielle Zellwandbestandteile	Verbesserte Empfindlichkeit gegen LPS, komplexiert mit LPS, Bindung an Endothelzellen, Granulozyten und Makrophagen
C3	Heterodimer mit Disulfid-Brücken	Synthese in der Leber → Serum	Kohlenhydrate und Proteine	Teil der C5-Konvertase, bindet an CD21 und CD35
Zelluläre Faktoren				
Mannose-Rezeptoren	Ca-abhängige Kohlenhydratbindungstellen (8–10)	Gewebsmakrophagen, hepatisches Endothel, dendritische Zellen, thymisches Epithel	Kohlenhydrate (Mannose, Fukose)	Vermittlung von Antigen zur MHC Klasse II-Präsentation
Scavenger Rezeptoren	Transmembranöse Rezeptoren, Trimer	Gewebsmakrophagen, hepatisches Endothel, HEV	Zellwand von Bakterien und Hefe	Beseitigung von LPS und bakteriellen Pathogenen; Adhäsion
CD14 (Lipopolysaccharid-Rezeptor)	Lipid-verankertes Leucin-reiches Glykoprotein	Monozyten, Makrophagen, Granulozyten	LPS, mikrobielle Zellwandbestandteile	Empfänglichkeit gegen LPS, mikrobielle Clearance, Induktion proinflammatorischer Zytokine
Komplementrezeptoren CD35 (CR1)	Cystein-reiches Protein	Monozyten, Makrophagen, Granulozyten	C3b, C4b	Verbessert C3b- und C4b-Spaltung
CD21 (CR2)	Cystein-reiches Protein	B-Zellen, follikulär dendritische Zellen	iC3b, C3dg, C3d	Verbesserte B-Zell-Aktivierung
CD11b/CD18 (CR3) Fc Rezeptoren	Integrin Multimolekulare Proteinkomplexe	Monozyten, Makrophagen, Granulozyten, NK-Zellen	iC3b, LPS, Fibrinogen	Adhäsion, LPS-Clearance
CD64		Monozyten/Makrophagen, neutrophile und eosinophile Granulozyten	IgG1 > IgG3, IgG4 > IgG2	Bindung und Aufnahme monomerer IgG

Tab. 1/7: Antimikrobielle Enzyme und Bindungsproteine. (Fortsetzung)

Moleküle	Struktur	Lokalisation	Ligand	Funktion
CD32		Monozyten/Makrophagen, neutrophile und eosinophile Granulozyten	IgG1 > IgG3, IgG4 > IgG2	Bindung und Aufnahme von IgG-Antigen-Komplexen
CD16		NK-Zellen, eosinophile Granulozyten, Makrophagen	IgG1 = IgG3	ADCC

CRP = C-reaktives Protein, SAP = Serum Amyloid Protein P; MBP = Mannose-bindendes Protein, LBP = LPS bindendes Protein; LPS = Lipopolysaccharid; sCD14 = soluble (lösliches) CD14; HEV = *high endothelial venules* (kuboidale Endothelzellen der Venulen); CR = Komplement Rezeptor, ADCC = Antikörper-vermittelte zelluläre Zytotoxizität.

Ferner weisen neutrophile Granulozyten in diesem Lebensalter auch eine funktionelle Unreife der Chemotaxis und der Adhärenz an endothelialen Oberflächen auf, welche gemeinsam zur allgemein eingeschränkten Abwehr der Neugeborenen beitragen.

Eosinophile Granulozyten sind wichtig für die Immunantwort gegen mehrzellige Parasiten (im speziellen Helminthen) und für die Pathogenese von Allergien. Gebildet im Knochenmark entwickeln sie sich im Verlauf von einigen Tagen aus hämatopoetischen Vorläuferzellen zu reifen eosinophilen Granulozyten, wobei Interleukin-5 (IL-5) hauptverantwortlich für ihre terminale Differenzierung ist. Reife eosinophile Granulozyten wandern anschließend über die Blutzirkulation, wo sie nur eine relativ kurze Zeit (8–18 Stunden) verweilen, via Diapedese in verschiedene Gewebe (vgl. Seite 59). Auf eosinophile Granulozyten wirken chemotaktisch das Komplementfragment C5a, PAF, IL-2, IL-5, GM-CSF, Eotaxin und andere Moleküle. Aufgrund dieser verschiedenen Chemotaxine finden sich normalerweise nur wenige eosinophile Granulozyten im peripheren Blut (< 2% der Leukozyten). Durch ihre Morphologie, ihre spezifischen zytoplasmatischen Granula und ihre Funktion können eosinophile Granulozyten von neutrophilen Granulozyten unterschieden werden. Eosinophile Granulozyten sind im Vergleich etwas größer und besitzen einen in der Regel bilobulären Zellkern. Ihre Granula sind rundlich und enthalten typischerweise das eosinophile kationische Protein (ECP), eine zellspezifische Peroxidase, sowie das „Major basic protein" (MBP). Diese Moleküle sind für die Effektorfunktion eosinophiler Granulozyten von wesentlicher Bedeutung: MBP ist ein kationisches Protein, welches für Parasiten toxisch ist und gelegentlich sogar direkt zu deren Tode führt. Gleichzeitig ist MBP aber auch für das Wirtsgewebe schädigend und mitverantwortlich für die histopathologischen Veränderungen, wie sie bei Gewebsinfiltrationen beobachtet werden. ECP ist eine Ribonuklease, welche sich aufgrund ihrer positiven Ladung gut an die Oberfläche von Parasiten (im speziellen Schistosomen) bindet und dort als wirkungsvolles Toxin zu deren Tod beitragen kann. Dabei wirkt ECP wahrscheinlich nicht direkt über seine enzymatischen Eigenschaften sondern vermittelt den Zelltod durch das Vermögen, transmembranöse Kanäle zu bilden. Durch diese Öffnung wird die osmotische Homöostase gestört und gleichzeitig können auch unterschiedliche Mediatoren ins Zellinnere gelangen, welche durch ihre toxische Wirkung den raschen Tod des Erregers herbeiführen.

Eosinophile Granulozyten exprimieren auf ihrer Oberfläche CD11a/CD18, CD11b/CD18, CD62L, CD4 (in geringen Mengen) und die Rezeptoren für IgE (CD23), IgG (CD32), IgA und Komplementfaktoren. Diese Rezeptoren vermitteln unter anderem die Fähigkeit zur Phagozytose und Beseitigung von Fremdstoffen. In ihrer Funktion als Phagozyten sind eosinophile Granulozyten im Vergleich zu neutrophilen Granulozyten jedoch von geringerer Bedeutung. Die biologische Hauptaufgabe von eosinophilen Granulozyten liegt in der extrazellulären Infektabwehr gegenüber mehrzelligen Parasiten. Aufgrund ihrer Größe können diese Erreger nicht phagozytiert werden, weshalb ein alternativer, aber dennoch wirkungsvoller Abwehrmechanismus zur Anwendung kommt: Nach Aktivierung der eosinophilen Granulozyten durch von T-Lymphozyten und Monozyten gebildete Mediatoren (IL-3, IL-5, GM-CSF, G-CSF, TNF, IFN-β, Platelet activating factor (PAF) und andere) und unter Vermittlung ihrer Fc- und Komplementrezeptoren kommt es zur Ausschüttung des Inhaltes der eosinophilen Granula (MBP, ECP u.a.) in den Extrazellulärraum. Die Degranulation ist bei sIgA-vermittelter Stimulation der spezifischen Fc-Rezeptoren besonders ausgiebig und wird durch Zytokine wie, IL-5, GM-CSF und G-CSF weiter hochreguliert. Die Stimulation von eosinophilen Granulozyten durch verschiedene Zytokine hat schließlich auch das Herauszögern des programmierten Zelltodes (Apoptose) zur Folge, was eine verlängerte metabolische Aktivität erlaubt und das Überleben dieser Zellen im Gewebe fördert.

Die pathophysiologische Bedeutung der eosinophilen Granulozyten für das Spektrum allergischer Erkrankungen ist noch unvollständig definiert. Proinflammatorische Mediatoren eosinophiler Granulozyten wirken sowohl auf die glatten Muskelzellen der Bronchialwand als auch auf die Mukus-produzierenden

Zellen der Mukosa. Eine Korrelation kann erstellt werden zwischen der Anzahl der eosinophilen Granulozyten einerseits und dem Schweregrad der Lungenfunktionsveränderungen beim Asthma andererseits. Ferner ist bekannt, daß die von eosinophilen Granulozyten freigesetzten MBP und ECP zur Desquamation von respiratorischem Epithel beziehungsweise zum Tod von Pneumozyten des Typs II führen. Schließlich vermittelt MBP ebenfalls die Sekretion von Histamin aus Mastzellen und fördert auf diese Weise die Entzündung. Dieser Vorgang verstärkt die weitere Migration von eosinophilen Granulozyten in inflammatorisch verändertes Gewebe, ein Vorgang der sich typischerweise in der Spätphase der allergischen Reaktion ereignet.

Basophile Granulozyten sind sowohl für die Infektabwehr als auch für IgE-vermittelte allergische Reaktionen als spezialisierte Effektorzellen des Immunsystems von funktioneller Bedeutung. Basophile Granulozyten entwickeln sich im Knochenmark unter Einfluß von IL-3, IL-5 und GM-CSF aus spezifischen hämatopoetischen Vorläuferzellen. Im Gegensatz zu früherer Erkenntnis wird nun aufgrund von definierten Oberflächenmarkern und funktionellen Unterschieden angenommen, daß basophile Granulozyten einer von den Mastzellen unabhängigen Differenzierungsreihe entstammen. Diese Tatsache widerspiegelt sich unter anderem darin, daß basophile Granulozyten eine zellspezifische Morphologie besitzen, in typischer Weise auf Wachstums- und Differenzierungsfaktoren antworten, ein von Mastzellen unterschiedliches Muster an proinflammatorischen Mediatoren freisetzen und eine im Vergleich zu diesen verminderte Lebensdauer aufweisen. Die metachromatischen Granula basophiler Granulozyten enthalten unter anderem MBP und sind im Vergleich zu den Granula von Mastzellen deutlich größer. Basophile Granulozyten sind reich an Histamin und Histamindecarboxylase (das Enzym für die Histaminsynthese) und produzieren ebenfalls Leukotriene (C_4, D_4 und E_4), Prostaglandin D_2, „Eosinophil chemotactic factor", PAF, und andere proinflammatorische Moleküle. Diese Synthese geschieht nach Aktivierung durch IgE-vermittelte Vernetzung der oberflächenständigen, hochaffinen FcεRI und wird zusätzlich durch Zytokine (IL-1, IL-3, IL-8, GM-CSF u.a.), Neuropeptide (z.B. Substanz P), PAF und einige Komplementprodukte (C3a, C4a, C5a) moduliert. Basophile Granulozyten finden sich bei Patienten mit Atopien vermehrt im peripheren Blut und sind während der Spätphase allergischer Reaktionen für den Histamingehalt im Gewebe verantwortlich. Obwohl die Adhäsion von aktivierten basophilen Granulozyten an das Gefäßendothel im Beisein von Steroiden nicht gehemmt wird, verhindert die therapeutische Gabe von Kortikosteroiden die Akkumulation von basophilen Granulozyten im Gewebe und blockiert die IgE-vermittelte Freisetzung von Mediatoren. Ferner können auch β-adrenerge Antagonisten über ihre Bindung an zellständige adrenerge Rezeptoren auf basophile Granulozyten antiinflammatorisch wirken.

Mastzellen

Mastzellen sind eine spezialisierte Population von Effektorzellen, welche in ihrem Zytoplasma eine Vielzahl von sekretorischen Granula besitzen, die proinflammatorische Moleküle wie Histamin enthalten. Im Vergleich zu den oben erwähnten basophilen Granulozyten sind Mastzellen vor allem im Gewebe lokalisiert, wobei eine besonders hohe Anzahl sowohl in der Submukosa der Atemwege und des Gastrointestinaltraktes als auch im Bereich des blutgefäßassoziierten Bindegewebes der Dermis vorkommen. Wachstum, Gewebeverteilung und Funktion von Mastzellen werden durch intrinsische wie auch extrazelluläre Faktoren bestimmt. Die als Vorläufer für Mastzellen charakterisierten hämatopoetischen Zellen besitzen ein nichtgranuliertes Zytoplasma und werden unter anderem durch Stammzellfaktor zur weiteren Differenzierung stimuliert. Im Gegensatz zu basophilen Granulozyten scheint IL-3 keine Bedeutung für die terminale Ausreifung der Mastzellen zu haben. Mastzellen exprimieren an ihrer Oberfläche ebenfalls FcεRI-Moleküle, welche mit hoher Affinität freies IgE binden. Die Exposition gegenüber multivalenten Antigenen führt in der Folge zu einer Vernetzung der membrangebundenen FcεRI und damit zur Aktivierung und Degranulation der Mastzelle. Dabei werden unter anderem Histamin und Leukotriene freigesetzt. In der Folge kommt es zur lokalen Vasodilatation und gesteigerten vaskulären Permeabilität, welche als entzündliche Reaktion die weitere Rekrutierung von Mediatoren und spezifischen und unspezifischen Effektorzellen fördert. Dieser mastzellenregulierte Prozeß findet sowohl bei lokaler Immunantwort gegenüber einer Anzahl pathogener Erreger als auch bei Exposition gegenüber Allergenen statt.

Mononukleäre Phagozyten

Promonozyten des Knochenmarks, Monozyten des zirkulierenden Blutes und gewebeständige Makrophagen bilden gemeinsam ein System phagozytierender Zellen, welches als mononukleäres Phagozytensystem (MPS) umschrieben wird. Kinetische Studien des MPS haben einen direkten Zusammenhang zwischen diesen einzelnen Zelltypen hergestellt. Funktionelle Studien definieren ferner für diese Zellen gemeinsame Eigenschaften: Die Phagozytose von Mikroorganismen und Gewebedebris, die Sekretion von Mediatoren und regulatorisch aktiven Molekülen, die Integration der unspezifischen Immunantwort mit der Ausbildung einer antigenspezifischen T-Zell-Antwort und schließlich die extrazelluläre Abtötung transformierter Zellen. Zusätzlich weisen Makrophagen gewebespezifische Funktionen auf (z.B. die Osteoklastenfunktion im Knochen). Eine funktionelle Abgrenzung des MPS zu anderen phagozytierenden Zellen wie neutrophilen und eosinophilen Granulozyten ist möglich durch ihre zelluläre Differenzierungsreihe und Kinetik, durch ihre Morphologie und Gewebeverteilung, durch die Fähigkeit zur Protonsynthese und ihre gebildeten Makromoleküle und schließlich durch ihre Funktion zur effizienten Antigenpräsentation.

Während der Embryonalzeit können die ersten für das MPS typischen Zellen in der fötalen Leber nachgewiesen werden. Monoblasten sind kleine Zellen, die Lysozym enthalten und auf ihrer Oberfläche Rezeptoren für Immunglobuline und Komplementfragmente exprimieren. Diese Eigenschaften befähigen sie bereits zur Phagozytose. Monoblasten besitzen aber keinen zellspezifischen Phänotyp und können deshalb nicht von Myeloblasten unterschieden werden. Die weitere Entwicklung der MPS-Zellreihe geschieht über die promonozytäre Differenzierungsstufe mit ihrem eingebuchteten Kern, dem kondensierten Chromatin und den zahlreichen Mikrofilamenten. Monoblasten sind die direkten Vorläuferzellen der reifen Monozyten. Der Zellkern reifer Monozyten nimmt etwa die Hälfte des Zellvolumens ein und ist typischerweise leicht eingebuchtet und exzentrisch angeordnet. Das Zytoplasma enthält neben den typischen feinen azurophilen Granula häufig auch Vakuolen und größere Granula. Unter physiologischen Bedingungen bildet das Knochenmark $1{,}7 \times 10^8$ Monozyten/kg KG/Tag. Monozyten verweilen im peripheren Blut zwischen einem und 4 Tagen, doch der Prozentsatz an Monozyten im peripheren Blut Gesunder verändert sich zyklisch im Verlauf von 3 bis 6 Tagen. Dabei sind bis zu zwei Drittel aller Monozyten an Gefäßendothelien gelagert und bilden so einen intravaskulären Pool. Das Einwandern von Monozyten ins Gewebe ist mit der funktionellen und morphologischen Differenzierung zu sessilen und freien Makrophagen verbunden, wobei die präzisen Signale für diese Reifung im einzelnen noch unbekannt sind. Gewebsmakrophagen zeigen unterschiedliche, organspezifische Merkmale. Die Lebensdauer der Gewebsmakrophagen kann je nach Organ zwischen zwei Monaten und mehreren Jahren variieren wobei die zugrunde gegangenen Gewebemakrophagen durch Monozyten des peripheren Blutes kontinuierlich ersetzt werden.

Promonozyten und Monozyten besitzen zwei unterschiedliche Populationen von Granula. Die eine Population enthält unter anderem saure Phosphatase, Arylsulphatase und Peroxydase und ist damit den azurophilen Granula neutrophiler Granulozyten ähnlich. Der Inhalt der anderen Population von Granula ist noch unbekannt, könnte aber den spezifischen Granula neutrophiler Granulozyten vergleichbar sein, da keine alkalische Phosphatase nachgewiesen werden kann. Die histochemische Untersuchung von Makrophagen zeigt, daß dieser Zelltyp im Zytoplasma ebenfalls eine Vielzahl unterschiedlicher hydrolytischer Enzyme enthält: Lysozym, β-Glukuronidase, saure Phosphatase, Cathepsin, Hydrolasen, Esteroproteasen, neutrale Proteasen, Ribonukleasen und Lipasen sind typische Bestandteile von Lysosomen und können zum Teil als Antwort auf Fc-Rezeptor-vermittelte Vernetzung und Zytokin- und Komplementstimulation sezerniert werden.

In der Milz befinden sich Makrophagen besonders in den Sinusoiden der roten Pulpa und in reichlicher Anzahl in den Keimzentren und im Bereich der Marginalzone der weißen Pulpa. Die Makrophagen der Milz können durch phänotypische Merkmale in verschiedene Subpopulationen differenziert werden. So haben Makrophagen der roten Pulpa eine hohe MHC-Klasse-II-Expression, während die Makrophagen in der Marginalzone eine entsprechend verminderte Expression aufweisen, aber einen engen Kontakt zu B-Lymphozyten besitzen. Ähnlich der Milz werden Makrophagen auch in allen Abschnitten der Lymphknoten nachgewiesen. Besonders zahlreich sind sie dort in der Medulla, wo sie in engem Kontakt zu den efferenten Lymphgefäßen und den Blutkapillaren stehen. In der Leber ist die Blutzirkulation im engen Kontakt mit dem mononukleären Phagozytensystem, indem der portale Kreislauf ein Labyrinth von mit hepatischen Makrophagen (sogenannten Kupfferzellen) ausgekleideten Hohlräumen durchfließt. Obwohl Kupfferzellen MHC-Klasse-II-Moleküle exprimieren und hauptverantwortlich für die hepatische Beseitigung partikulärer Antigene sind, zeigen diese Zellen im Vergleich zu Makrophagen anderer Gewebe in Folge der Phagozytose einen nur sehr eingeschränkten „Respiratory burst". Der Kontakt mit Bakterien und deren Produkten setzt aber in Kupferzellen viel NO frei. Im Bereich der Lungen finden sich die Makrophagen sowohl in den Alveolen als auch frei in den Luftwegen. Ihre Funktion dient dort ebenfalls der Beseitigung partikulärer Fremdstoffe. Interessanterweise können sich alveoläre Makrophagen in situ selbst erneuern und besitzen auch eine relativ lange Lebensdauer. Im Knochenmark kleiden Makrophagen die Blutsinusoide aus und stehen in engem Kontakt mit den hämatopoetischen Inseln. Die typische phagozytäre Zelle in diesem Organ ist der am Knochenumbau beteiligte Osteoklast, eine multinukleäre Riesenzelle. Schließlich finden sich Makrophagen auch entlang des Gastrointestinaltraktes (vor allem im Bereich der Submukosa und der Villi des Dünndarmes), im zentralen Nervensystem (Mikroglia), in der Haut, in den Nieren (mesangiale Zellen) und in der Brustdrüse (Makrophagen der Muttermilch).

Makrophagen bedürfen einer durch Antigene oder durch T-Zellen (Interferon-γ, GM-CSF) vermittelten Aktivierung, um effizient ihre Aufgaben der Infektabwehr und Antigenpräsentation wahrzunehmen. Aktivierte Makrophagen zeigen typisch morphologische und biochemische Veränderungen: Zunahme der Zellgröße, vermehrte Bildung von Pseudopodien, Zunahme der intrazellulären Vesikel, gesteigerter Sauerstoffmetabolismus und eine vermehrte mikrobizide Aktivität (vgl. unten). Zellen des MPS beeinflussen die lokale und systemische Immunantwort durch Bildung von Effektormolekülen, welche von Lipidmetaboliten über Enzyme und wachstumsfördernde und -hemmende Faktoren bis hin zur Synthese von Komplementfaktoren reichen. Die meisten dieser Moleküle werden nach Aktivierung der Makrophagen freigesetzt. Makrophagen im Kontakt mit Bakterien und ihren toxischen Produkten produzieren Prostaglandine, Leukotriene und Thromboxan A. Dabei haben Prostaglandine nicht nur einen direkten Einfluß auf die Gefäßpermeabilität, sondern können auch inhibitorisch auf die IFN-γ-vermittelte Aktivierung von Makrophagen wirken. Makrophagen bilden ebenfalls ein breites Spektrum von Zytokinen, und die Art der gebildeten Zytokine ist zum Teil von Faktoren aus dem umliegenden Gewebe abhängig. Die synthetisierten Zytokine können aufgrund ihrer Funktionen in unterschiedliche Kategorien eingeteilt werden. Die erste Kategorie initiiert und fördert die akute Entzündungsreaktion und reguliert die lymphozytäre Immunantwort. Hierzu zählen IL-1, IL-6, TNF-α, TNF-β, IL-8 und IL-12. Die zweite Kategorie schließt Zytokine ein, welche die zelluläre Immunantwort hemmen, wie zum Beispiel IL-10, TGF-β und IL-1-Rezeptor-Antagonist. Die dritte Kategorie umfaßt Zytokine, welche beim Schutz gegen Gewebezerstörung und bei der Gewebeheilung eine Rolle spielen. Für die reparativen Prozesse sind Gefäßneubildung, Bildung eines Granulationsgewebes und Reepithelialisierung wichtig. Gemeinsam und in geordneter Weise bewirken diese Vorgänge das Remodelling des veränderten Gewebes. Für diese Vorgänge sind Platelet derived growth factor (PDGF), Epithelial growth factor (EGF) und Fibroblast growth factor (FGF) wichtig. Aktivierte Makrophagen produzieren aber auch Kollagenasen, Elastasen und andere Enzyme, welche nicht nur Einfluß auf die Wundheilung ausüben sondern bei Entzündungen die Destruktion extrazellulärer Bestandteile des Bindegewebes ermöglichen.

1.4.3 Funktion phagozytierender Zellen

Phagozytierende Zellen sind befähigt, auf spezifische Reize hin die Blutbahn zu verlassen und gerichtet zum Ort der Infektion/Entzündung zu gelangen, wo sie mikrobielle Erreger und makromolekulare Fremdstoffe phagozytieren können. Durch die Synthese mikrobizider Sauerstoffmetaboliten und durch die aus präformierten Granula in Phagosomen und ins extrazelluläre Milieu freigesetzten hydrolytischen Verdauungsenzyme werden sowohl inerte Fremdstoffe als auch Bakterien, Viren, Pilze, Protozoen und Helminthen beseitigt.

Die Rekrutierung von Leukozyten aus dem Blutstrom ist eine wesentliche Vorbedingung zu dieser gezielten Infektabwehr und Entzündungsreaktion. Diesem Vorgang ist eine einzigartige Spezifität eigen, welche sich in der differenzierten Antwort gegenüber unterschiedlichen chemotaktischen Stimuli und in der präzisen Gewebelokalisation äußert. Ferner werden unterschiedliche Mechanismen während den einzelnen Stadien der Entzündung für das differenzierte Einwandern von Leukozyten verantwortlich gemacht. Die transendotheliale Migration von Leukozyten (einschließlich Lymphozyten) aus dem Blutstrom in das umliegende Gewebe kann in einzelne Phasen unterschieden werden. Zuerst rollen die Leukozyten über die Gefäßoberfläche, bevor sie über die Vermittlung weiterer zellständiger Rezeptor-Ligand-Interaktionen aktiviert werden und fest an die Endothelzellen adhärieren. Schließlich können die Leukozyten mittels Diapedese ins Gewebe einwandern (Abb. 1/33 auf Seite 61). Dieser Vorgang wird im einzelnen später beschrieben.

Ins Gewebe eingewandert, gelangen die Leukozyten entlang einem chemotaktischen Gradienten zum Herd der Entzündung. Der Gradient wird unter anderem durch die Bindung der Chemokine an extrazelluläre Matrix aufrechterhalten. Chemotaktische Faktoren haben aber auch einen stimulierenden Effekt auf Mastzellen, welche bereits im Gewebe lokalisiert sind. Die so ausgelöste Sekretion von Histamin führt unter anderem zur Hochregulation von CD62 P (P-Selektin) an der Oberfläche von Endothelzellen und verbessert auf diese Weise den weiteren Influx von Leukozyten.

Die Fähigkeit von neutrophilen und eosinophilen Granulozyten und von Zellen des MPS zur Ingestion partikulärer Fremdstoffe ist eine wichtige Voraussetzung für ihre immunologische Funktionen der Antigen Aufnahme und Prozessierung, der Bekämpfung von mikrobiellen Erregern, der Abtötung von maligne transformierten Zellen und der Beseitigung von überalterten und abgestorbenen Zellen. Die Aufnahme von Antigenen kann entweder durch Makropinozytose, rezeptorvermittelte Endozytose oder durch Phagozytose geschehen (Abb. 1/31). Die Ingestion von Mikroorganismen und partikulären Fremdstoffen wird erleichtert durch unterschiedliche Makromoleküle, die sogenannten Opsonine. Zu den Opsoninen gehören die Komplementfragmente C3b, iC3b und C4b, welche von den zellständigen Komplementrezeptoren CD35, CD21, CD11b/CD18 und möglicherweise CD11c/CD18 gebunden werden. Die Bindung von opsonisierten Fremdstoffen an CD35 und CD11b/CD18 ist ausreichend, um die Phagozytose durch präaktivierte mononukleäre Phagozyten zu initiieren, denn die Anzahl von CD35-Molekülen (50000) an der Zelloberfläche von stimulierten Monozyten ist im Vergleich zu ruhenden Zellen um das Zehnfache hochreguliert. Die an Pathogene gebundenen Immunglobuline des IgG-Isotyps stellen eine zweite Form von Opsoninen dar und können durch zellständige IgG-Rezeptoren erkannt werden (Tab. 1.8). In monomerer Form werden IgG mit hoher Affinität an CD64 (FcγRI) gebunden, während aggregiertes und komplexiertes IgG an CD32 (FcγRII) assoziiert. Beide Rezeptoren sind auf mononukleären Phagozyten und im besonderen auf neutrophilen Gra-

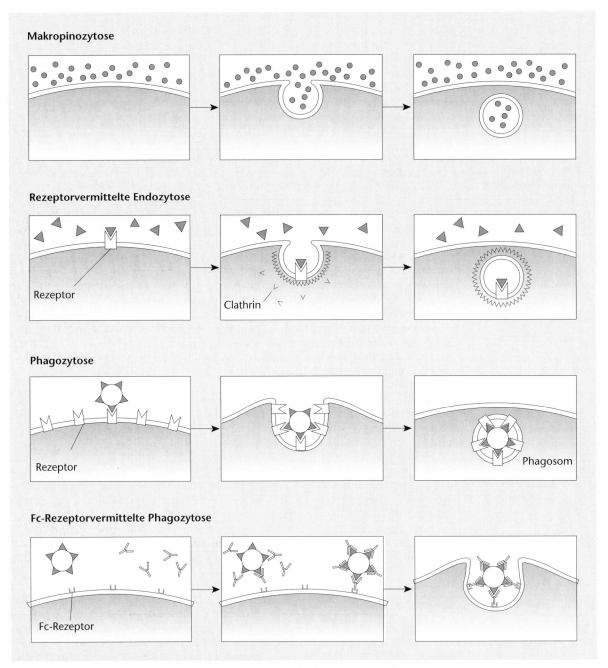

Abb. 1/31: Unterschiedliche Mechanismen der Antigenaufnahme in Abhängigkeit von Partikelgrößen und Rezeptor-Ligand-Interaktion (siehe Text).

nulozyten nachweisbar. Die dritte Form von IgG-Rezeptoren, CD16 (FcγRIII), ist auf Makrophagen, nicht aber auf Monozyten exprimiert. Die Komplement- und IgG-Rezeptoren sind über das Zytoskelett miteinander verbunden und weisen interessanterweise bei aktivierten Phagozyten eine vermehrte Mobilität in der Zellmembran auf, was der Phagozytose weiter nützlich ist. Monozyten und Makrophagen besitzen ferner kohlenhydratspezifische Rezeptoren, welche Mikroorganismen direkt binden. So erkennt zum Beispiel der Mannoserezeptor von Makrophagen Bestandteile von Bakterien- und Hefezellwänden und Oberflächenmoleküle von Pneumocystis carinii.

Die C3b/iC3b-vermittelte Adhäsion an partikuläre Antigene verursacht das erste Signal zur erfolgreichen Phagozytose und initiiert die Ausbildung von Pseudopodien, welche an ihrer Zelloberfläche weitere wichtige Rezeptoren für Opsonine tragen. Das Binden von IgG an die zellständigen Immunglobulinrezeptoren

Tab. 1/8: Fc-Rezeptor Expression auf Effektorzellen des natürlichen Immunsystems.

Rezeptor für	Neutrophile Granulozyten	Monozyten	Mastzellen	Basophile Granulozyten	Eosinophile Granulozyten
IgM	–	–	– –	– –	– –
Ig G1	+	+	– –	?	+
Ig G2	+	+	– –	– –	?
Ig G3	+	+	– –	– –	?
Ig G4	+	+	– –	– –	?
IgA	+	+	– –	– –	?
IgE hochaffin: R1	–	–	+	+	–
IgE niedrigaffin: R2	– –	+	?	?	+

vermitteln das zweite Signal und signalisieren schließlich den Beginn der Phagozytose. Dabei beginnen die vorgeschobenen Zellfortsätze die partikulären Fremdstoffe zu umfließen, und es kommt zu einem reißverschlußartigen Ineinandergreifen zwischen Rezeptor-Ligand-Paaren. Dieser Vorgang führt dazu, daß die Zellmembran der Phagozyten den Fremdstoff gänzlich umgibt. Nach Fusion der distalen Enden der Zellmembran ist ein Vesikel entstanden, welches als Phagosom oder Endosom bezeichnet wird und den Fremdstoff bzw. den Erreger einschließt. Die so aufgenommenen Partikel können nun unter Beihilfe von Sauerstoffmetaboliten und Enzymen abgebaut werden. Hierzu fusionieren die präformierten Granula des Zytoplasmas mit den Phagosomen und schütten ihren Inhalt an Enzymen und Proteinen in die gebildeten Phagolysosomen. In Makrophagen kann dieser Vorgang einerseits in einem vollständigen Abbau der Erreger bzw. Fremdstoffe enden oder aber zu einer teilweise Degradation führen, welche es nun ermöglicht, Peptide zusammen mit MHC-Klasse-II-Molekülen an der Makrophagenoberfläche zu präsentieren (siehe Seite 77).

Phagozytierende Zellen besitzen unterschiedliche, **mikrobizide Effektormechanismen**, deren spezifische Bedeutung im einzelnen von der Art des aufgenommenen Pathogens abhängig ist. So kann die Abtötung eines breiten Erregerspektrums sowohl durch sauerstoffabhängige als auch durch nichtoxidative Reaktionen erfolgen. Chemotaktische Stimuli in höherer Konzentration als für die gerichtete Migration notwendig hemmen die Zellbewegung und aktivieren – zusammen mit anderen nicht chemotaktisch wirkenden Substanzen – das oxidative Abtötungssystem zur Bildung von mikrobiziden Sauerstoffmetaboliten. Dieser Vorgang wird als **Respiratory burst** bezeichnet und kann durch weitere Rezeptor-Ligand-Interaktionen, einschließlich der Bindung von Immunglobulinen an CD32 und CD64 positiv beeinflußt werden. Die Bildung von Superoxid ($2O_2^-$) aus Sauerstoff wird durch eine Oxidase katalysiert, wobei der Hexose-Monophosphat-Shunt hierfür die Elektronen zur Verfügung stellt (Abb. 1/32). Diese NADPH-Oxidase besteht aus mehreren unterschiedlichen Komponenten.

Das membrangebundene Flavozytochrom b_{558} setzt sich aus einem großen NADPH und FAD bindenden Glykoprotein (gp91 kDa) und einem kleineren Häm bindenden Protein (p22 kDa) zusammen. gp91 ist zusätzlich an ein monomeres G-Protein, Rap1a, gebunden. In aktivierten Zellen assoziieren diese Moleküle mit weiteren Faktoren aus dem Zytoplasma (p47, p67 und Rac2). Funktionell entspricht dieser heteromere Komplex einem Elektronentransporter, wobei das Zytochrom b_{558} schließlich Elektronen direkt auf den Sauerstoff überträgt. Das in den Phagosomen gebildete Superoxid wird nun im Beisein von Wasserstoff zu Wasserstoffperoxid (H_2O_2) und Sauerstoff. Dies ist ein sehr wichtiger Abwehrmechanismus phagozytierender Zellen und bis zu 90 % des Sauerstoffverbrauchs aktivierter neutrophiler Granulozyten wird zur Bildung von Wasserstoffperoxid verwandt. Wasserstoffperoxid wird entweder in Gegenwart von Chlor- und Iodanionen durch die Aktivität der Myeloperoxidase zu toxischen Oxyhaliden katalysiert oder mittels Laktoferrin zu Hydroxylradikalen abgebaut. Im Gegensatz zu Makrophagen, welche das Laktoferrin aus der extrazellulären Umgebung aufnehmen müssen, wird dieses Enzym von neutrophilen Granulozyten selbst gebildet und in ihren spezifischen Granula gespeichert.

Die von Phagozyten gebildeten Sauerstoffradikale sind im allgemeinen für ein breites Spektrum von Pathogenen bakterizid. Eine spezielle Ausnahme bilden jedoch Bakterien, welche eine hohe Konzentration von Superoxiddismutase und Katalase produzieren, denn beide Enzyme katalysieren den Abbau von Superoxid beziehungsweise Wasserstoffperoxid zu Wasser und Sauerstoff. Dadurch entziehen sich diese Pathogene der toxischen Wirkung dieser Metaboliten. Sauerstoffradikale können von neutrophilen Granulozyten (nicht aber von Makrophagen) auch an die extrazelluläre Umgebung abgegeben werden, wo sie zum Gewebsschaden beitragen. Schließlich ist auch die Bildung von NO ein wichtiger Mechanismus in der antimikrobiellen Abwehr durch mononukläre Phagozyten. NO wird aus Arginin und Sauerstoff durch die induzierbare NO-Synthase (iNOS) katalysiert. Die von T-Zellen sezernierten Zytokine IFN-γ,

TNF-α und LT-α stimulieren die Bildung von iNOS. Im Gegensatz hierzu hemmt IL-4 die Hochregulation von iNOS. NO wirkt entweder direkt oder unter Verstoffwechslung zu Peroxynitrit (und anderen Metaboliten) auf Bakterien, Viren, Pilze und Parasiten toxisch.

Enzyme und antimikrobielle Proteine von Granulozyten und Zellen des MPS sind ebenfalls wichtig für die nichtoxidative Abwehrleistung dieser Zellen gegenüber unterschiedlichen Erregern. Für diese Aufgabe fusionieren die präformierten Granula des Zytoplasmas mit den gebildeten Phagosomen. Im Gegensatz zu den kationischen Proteinen der Granula von neutrophilen und eosinophilen Granulozyten, welche erst bei alkalischem pH ihre volle mikrobizide Aktivität entfalten, sind die meisten lysosomalen Enzyme von Makrophagen bereits bei niedrigem pH wirksam. Zu diesen lysosomalen Enzymen werden die sauren Phosphatasen, Cathepsin und Lysozym gezählt. Eine weitere Möglichkeit, das Wachstum phagozytierter Erreger zu stören, wird durch Enzyme wie z. B. Tryptophanase oder durch Makromoleküle wie Laktoferrin wahrgenommen, welche die zum mikrobiellen Wachstum wichtigen Metaboliten sequestrieren und abbauen.

Makrophagen besitzen auch eine Fähigkeit zur Abwehr maligner Zellen, doch ist diese zytotoxische Effektorfunktion normalerweise in vitro nicht spontan nachweisbar. Die entsprechende Aktivierung von Makrophagen in vitro durch IFN-γ, TNF-α, IL-4 und GM-CSF führt allerdings zu Zytolyse beziehungsweise Zytostase gewisser Zellinien. Zwei unterschiedliche Mechanismen werden hierfür verantwortlich gemacht: Einerseits können Tumorzellen, welche spezifische Antikörper an ihrer Zelloberfläche tragen, durch den Mechanismus der ADCC (Antibody dependent cell-mediated cytotoxicity) lysiert werden. Dabei binden sich die zellständigen Antikörper an Fc-Rezeptoren (CD32 und CD64) der Makrophagen und stimulieren so deren Aktivierung, ein Prozeß, der schließlich zum Tod der Zielzelle führt. Ein zweiter Mechanismus, durch welchen Makrophagen zytotoxisch wirken können, ist die Sekretion lysosomalen Inhalts sowie von TNF-α und NO. Trotz dieser unterschiedlichen in vitro etablierten Mechanismen ist es zur Zeit noch unklar, ob und in welchem Ausmaß Makrophagen in vivo bei der Immunüberwachung und Abwehr von malignen Zellen eine Rolle spielen.

1.4.4 Natürliche Killerzellen

Natürliche Killerzellen (NK-Zellen) wurden ursprünglich durch ihre Fähigkeit definiert, lymphatische Tumorzellen spontan zu lysieren, doch ihre physiologische Bedeutung für die Immunantwort ist ihre zentrale Rolle in der Abwehr von Viren, intrazellulären Bakterien und Parasiten. Für diese Aufgabe müssen NK-Zellen weder durch Zytokine noch durch das spezifische Antigen präaktiviert werden. Einige NK-Zellen können durch ihre Zellgröße und ihren Phänotyp – ein gebuchteter Kern und azurophile Granula (primäre Lysosomen) in hellem Zytoplasma – als Large granular leukocytes (LGL) erkannt werden. Diese

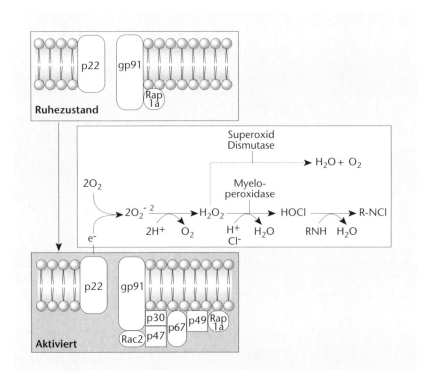

Abb. 1/32: Die NADPH-Oxidase.

deskriptiven Eigenschaften sind aber auch typisch für andere lymphoide Zellen, so daß der Begriff LGL eine heterogene Population definiert. Andererseits können gewisse NK-Zellen auch ohne Granula sein und eine den Lymphozyten vergleichbare Zellgröße aufweisen. NK-Zellen entstammen dem hämatopoetischen System und können sowohl im Knochenmark als auch im peripheren Blut (10–15% der Lymphozyten), in der Mukosa von Lunge und Darm, in der Leber, in der Marginalzone von Lymphknoten und in der Milz (3–4% der lymphatischen Zellen) nachgewiesen werden. Die genaue Ontogenese der NK-Zellen ist weiterhin unvollständig bekannt, doch weisen experimentelle Untersuchungen darauf hin, daß sich NK-Zellen aus $CD4^-CD8^-$-Vorläuferzellen der T-Zell-Reihe differenzieren können. Die thymische Mikroumgebung ist aber hierzu nicht notwendig, denn athymische (nackte) Mäuse und Patienten mit Di-George-Syndrom besitzen eine normale NK-Zellzahl und -funktion. Weitere experimentelle Studien weisen ferner darauf hin, daß NK-Zellen sehr wahrscheinlich in der konduktiven Mikroumgebung des Knochenmarks gebildet werden.

Die enge Verwandtschaft von NK-Zellen mit der T-Zell-Entwicklung spiegelt sich auch in gemeinsamen phänotypischen Eigenschaften wider: NK-Zellen exprimieren eine Reihe von Differenzierungsantigenen ($CD2^{+/-}$, $CD8^{+/-}$, $CD11a/CD18$ [LFA-1]$^+$, $CD16^+$, $CD49d/CD29$ [VLA-4]$^+$, $CD56^+$ und $CD69^+$), welche mit Ausnahme von CD56 ebenfalls auf T-Zellen nachgewiesen werden können. Im Vergleich zu T-Zellen mit einem α/β- oder γ/δ-Antigenrezeptor ist für die Entwicklung von funktionellen NK-Zellen weder die CD3ε-Expression noch die Rekombinaseaktivität notwendig. Eine normale NK-Aktivität kann deshalb auch in rekombinasedefizienten Individuen gefunden werden. Andererseits sind Individuen bekannt, die bei normalen B- und T-Zell-Populationen keine NK-Zellen besitzen. Diese Beobachtung spiegelt ferner die Tatsache wider, daß NK Zellen auf von Lymphozyten größtenteils unabhängigen Differenzierungswegen gebildet werden.

Die charakteristische zytotoxische Funktion von NK-Zellen erfolgt entweder über einen direkten perforinvermittelten oder über einen indirekten zytokinvermittelten Mechanismus. Für die Aktivierung der lytischen Effektorfunktion binden sich NK-Zellen über ihre spezifischen Rezeptoren, Korezeptoren und Adhäsionsmoleküle (CD2, CD16, CD28, CD54, CD69, killerzellinhibitorische Rezeptoren bzw. CD94) an die Zielzelle und bilden dabei eine gemeinsame Kontaktfläche. Durch Sekretion der Perforine in den Bereich zwischen beiden Zellen wird die Zytolyse induziert. Die molekularen Ereignisse, welche schließlich zum Zelltod führen, sind identisch mit jenen, die für die perforinvermittelte Zytotoxizität von T-Zellen beschrieben wurden (siehe Seite 43). Die spontane lytische Aktivität der NK-Zellen kann zusätzlich durch Zytokine, wie IFN-α/β, IL-2 und IL-12 verbessert werden. Aktivierte NK-Zellen sezernieren auch Zytokine, welche ihrerseits Effektorzellen des erworbenen Immunsystems rekrutieren und aktivieren. Die bedeutende Rolle von NK-Zellen als antimikrobielle Effektoren wurde bei viral infizierten Zielzellen ausgiebig dokumentiert und korreliert mit der Beobachtung, daß eine verminderte NK-Aktivität mit einer erhöhten Empfänglichkeit für disseminierte Herpes-simplex-, Epstein-Barr-, Zytomegalie-, Varizella-Zoster- und andere Virusinfektionen einhergeht. NK-Zellen spielen aber auch eine Rolle bei der natürlichen Immunantwort gegen intrazelluläre Bakterien (z.B. Listerien) und Protozoen. Die Beseitigung von Protozoen durch NK-Zellen geschieht entweder direkt über die Zerstörung von extrazellulären Erregern oder indirekt über die Zytolyse infizierter Zellen. Interessanterweise sind NK-Zellen bereits früh im Ablauf einer Infektion protektiv, das heißt, bevor noch eine spezifische B- und/oder T-Zell-vermittelte Immunantwort etabliert ist. Aufgrund dieser Kinetik nehmen NK-Zellen eine besondere Stellung bei der Immunantwort ein.

Die Exposition gegenüber Interferon-α/β (und möglicherweise Interferon-γ, IL-1, IL-10, IL-12 und IL-15) führt im Rahmen viraler Infekte zur NK-Blastenbildung und Proliferation. Obwohl IL-2 ein potenter Stimulus für die Aktivierung von NK-Zellen ist, wird dieses Zytokin aber im Ablauf einer Immunantwort erst relativ spät durch aktivierte T-Zellen sezerniert und hat deshalb zu Beginn der Abwehr keinen direkten Einfluß auf die Funktion der NK-Zellen. Ferner können Makrophagen durch bestimmte Infektionen direkt aktiviert werden und damit zur Bildung von TNF-α und IL-12 Anlaß geben. Beide Zytokine stimulieren NK-Zellen zur Synthese von IFN-α und -γ, welche ihrerseits in autokriner Funktion die weitere Aktivierung der NK-Zellen fördern. Gleichzeitig polarisiert das von NK-Zellen sezernierte IFN-γ die T-Zell-Entwicklung in eine Th1-gerichtete T-Zell-Antwort. Neben Mediatoren der unspezifischen Immunantwort (IFN-γ und TNF-α) sezernieren NK-Zellen auch chemotaktische (IL-8 und MIP1α) und hämatopoetische Faktoren (GM-CSF, M-CSF und IL-3). Schließlich wirken TGF-β, IL-4 und IL-10 auf NK-Zellen antiproliferativ und hemmen die Sekretion von IFN-γ.

NK-Zellen besitzen Rezeptoren, welche sich in ihrer Funktion fundamental von den T-Zell-Antigenrezeptoren unterscheiden. Während T-Zellen über ihre klonalen Rezeptoren Fremd im Kontext von Selbst-MHC erkennen, ist die zentrale Funktion der NK-Rezeptoren die Erkennung von Selbst in Form von intakten MHC-Klasse-I-Molekülen. Diesem Mechanismus liegt die vor Jahren postulierte Missing-self-Hypothese zugrunde. Diese besagt, daß NK-Zellen durch das Fehlen von Selbst zur lytischen Aktivität stimuliert werden. Ein solcher Aktivierungsmechanismus scheint eine sinnvolle Strategie für die Immunabwehr von Zellen zu sein, welche ihre MHC-Klasse-I-Expression infolge einer viralen Infektion oder einer malignen Transformation moduliert bzw. verändert haben. Typisches Merkmal der NK-Rezeptoren ist das Erkennen aller klassischen MHC-Klasse-I-Moleküle, wobei verschiedene Rezeptoren ein bestimmtes MHC-Molekül erkennen können, aber eine einzelne NK-Zelle in der Regel verschiedene Rezeptoren exprimiert.

NK-Zellen können im Vergleich zu T-Zellen relativ einfach durch eine Reihe von monomorphen Oberflächenmolekülen (zum Beispiel LFA-1) zu ihrer lytischen Effektorfunktion stimuliert werden. Es ist deshalb die Aufgabe der NK-Rezeptoren, solche Aktivierungssignale zu hemmen und damit die ungerichtete, spontane Zytotoxizität in Gegenwart von intakten MHC-Klasse-I-Molekülen zu verhindern. Aufgrund struktureller und funktioneller Unterschiede können (mindestens) zwei Rezeptortypen unterschieden werden, welche die spontane NK-Funktion inhibieren. Die membranständigen Typ-I-Rezeptoren gehören zu einer Familie von gegenwärtig 24 killerzellinhibitorischen Rezeptoren (KIR), die als monomere Peptide die schweren Ketten der MHC-Klasse-I-Moleküle direkt binden und polymorphe Unterschiede erkennen können. Dabei scheinen für die Erkennung durch KIR molekulare Strukturen kritisch zu sein, die im Bereich des Carboxyendes des antigenen Peptides und in den benachbarten Abschnitte der α-Helizes gelegen sind. Der Typ-II-Rezeptor (CD94) ist ein Glykoprotein, das auf den meisten NK-Zellen nachgewiesen werden kann und unterschiedliche HLA-A-, -B- und -C-Allotypen erkennt. CD94 ist Teil eines tyrosinphosphorylierten Rezeptorkomplexes, der Moleküle der NKG2-Familie vom C-Typ-Lektinen einschließt, wobei die NKG2-Moleküle für die Signaltransduktion verantwortlich sind. Trotz der unterschiedlichen molekularen Strukturen besitzen sowohl KIR als auch NKG2 in ihren zytoplasmatischen Abschnitten eine gemeinsame Aminosäuresequenz, welche als ITIM (Immunoreceptor tyrosin-based inhibitiory motif) bezeichnet wird. Die dominant inhibitorischen Signale, welche von KIR und CD94 generiert und über eine Proteintyrosinphosphatase (SHP-1) transduziert werden, führen zu einer verminderten Phosphorylierung (= Inaktivierung) von wichtigen signaltransduzierenden Second messengers (z. B. ZAP-70 und PLC-γ).

Schließlich können NK-Zellen auch über die CD16-vermittelte Bindung an IgG zu ihrer lytischen Aktivität stimuliert werden. Dieser für NK-Zellen typische Mechanismus wird als ADCC (Antibody dependent cellular cytotoxicity) bezeichnet. Sowohl Pathogene als auch transformierte oder geschädigte Zellen können an ihrer Oberfläche spezifische Antikörper binden. Zur Aktivierung der ADCC werden diese Immunglobuline über CD16 von den NK-Zellen erkannt. CD16 ist Teil eines Rezeptorkomplexes, der durch die nichtkovalente Assoziation mit CD3ζ und CD3γ gebildet wird. Über ihre ITAM (Immunoreceptor tyrosin-based activation motif) sind die beiden CD3-Moleküle für die Signaltransduktion verantwortlich, wobei sie Proteintyrosinkinasen (Lck, ZAP-70 und Syk) binden, welche ihrerseits via Second messenger (Ras, Vav, PI-3-Kinase und PLC-γ) die Aktivierung der NK-Zellen induzieren. Interessanterweise sind aber die über KIR gebildeten Signale dominant, denn bei gleichzeitiger Stimulation über KIR und CD16 bleibt eine Aktivierung der lytischen Effektorfunktion aus. Dieser Umstand verhindert, daß NK-Zellen IgG-beladene somatische Zellen ohne pathologische Veränderungen lytisch schädigen können.

1.5 Antigene

Als Antigene oder Immunogene werden jene Stoffe bezeichnet, welche eine Immunantwort auslösen können. Diejenigen Bereiche der Antigene, an welche sich Antikörper oder T-Zell-Rezeptoren binden, werden als **Epitope** beziehungsweise antigene Determinanten bezeichnet. Solche Strukturen bestehen in der Regel aus einigen wenigen Aminosäuren oder Zuckerresten. Als **Haptene** werden niedermolekulare Stoffe definiert, welche von Antikörpern und T-Zellen erkannt werden, doch selbst keine Immunantwort auslösen können. Haptene, gebunden an hochmolekulare wirtseigene oder fremde Trägersubstanzen, sind aber in der Lage, das Immunsystem zu einer spezifischen Reaktion zu stimulieren.

Ob ein Organismus auf einen bestimmten Fremdstoff mit einer spezifischen Immunantwort reagiert, wird durch die physikochemischen Eigenschaften wie Molekülgröße, chemische Zusammensetzung und damit die Struktur des Fremdstoffes beeinflußt. Proteine, speziell solche welche sich deutlich von den körpereigenen Eiweißen unterscheiden, sind in der Regel **immunogen**, das heißt, sie können eine spezifische Immunantwort auslösen. Im Gegensatz hierzu stimulieren Kohlenhydrate, kurzkettige Polypeptide und synthetische Polymere nur unter bestimmten Bedingungen eine Immunantwort. Schließlich sind lipidhaltige Moleküle und Nukleinsäuren nur in ganz seltenen Fällen immunogen. Die Größe des Antigens korreliert meist direkt mit dem Vermögen, eine ausreichende T- und/oder B-Zell-Antwort auszulösen. So sind einzelne Aminosäuren oder Monosaccharide nicht in der Lage, eine entsprechende Immunantwort zu stimulieren. Schließlich bestimmt auch die chemische Komplexität darüber, ob B- oder T-Zellen auf Fremdstoffe reagieren, denn Homopolymere einer einzigen Aminosäure sind schlechter immunogen als komplexe Polypeptide mit einer Anzahl von aromatischen Aminosäuren.

Das Vermögen, solche Moleküle **als fremd zu erkennen**, unterliegt aber vor allem den Eigenschaften des Immunsystems selbst. So stellt sich nur dann eine Immunantwort ein, wenn der Organismus ein bestimmtes Antigen auch als fremd erkennen kann, eine Leistung, welche eng mit der phylogenetischen und ontogenetischen Entwicklung des Immunsystems verknüpft ist. Die komplexen Vorgänge der B- und T-

Zell-Toleranz entscheiden maßgeblich darüber, ob das Antigenrezeptor-Repertoire der Lymphozyten eine Spezifität für das zu erkennende Antigen besitzt und, falls dies zutrifft, ob die entsprechenden Zellen auch aktiviert werden können. Mit anderen Worten bestimmen die Ereignisse der Lymphozytendeletion beziehungsweise -anergie über die Fähigkeit mit, eine Antigenantwort zu bilden. Ferner können auch genetische Faktoren im Ablauf der peripheren Antigenpräsentation darüber entscheiden, ob ein bestimmter Fremdstoff als Immunogen erkannt wird, denn Antigene müssen prozessiert und anschließend gemeinsam mit MHC-Molekülen den T-Effektorzellen präsentiert werden. So ist es möglich, daß einem bestimmten Fremdstoff wegen einer eingeschränkten Fähigkeit zum Peptidtransport oder wegen seiner Konformation der Zugang zur antigenbindenden Nische eines gegebenen MHC-Moleküls versperrt bleibt. Das Antigen kann deshalb in der Folge nicht dem T-Zell-Rezeptor präsentiert werden und eine entsprechende Immunantwort bleibt aus. Das gleiche Antigen kann jedoch durch einen anderen MHC-Haplotyp gebunden werden und so zu einer Immunreaktion Anlaß geben. Schließlich ist ebenfalls die Art der Gabe (alleine oder gemeinsam mit Adjuvanzien; aggregiert oder gelöst), die Häufigkeit der Verabreichung und die Dosis des Antigens von Bedeutung, ob ein bestimmter Fremdstoff zu einer Immunantwort führen kann.

B- und T-Zellen erkennen in der Regel unterschiedliche **Epitope**. Diese Tatsache ist zum Teil durch die Einschränkung vorgegeben, daß T-Zell-Epitope nur im Kontext mit MHC-Molekülen von T-Zellen erkannt werden. B-Zellen und ihre Antikörper erkennen in der Regel Oberflächenstrukturen entweder als Konformationsepitope oder als lineare Epitope. Dabei entspricht ein Epitop einer Fläche von ungefähr 700 Å^2 und ist damit in seiner Größe mit der Antigenbindungsstelle des Antikörpers vergleichbar. Die Anzahl der B-Zell-Epitope wird deshalb auch durch die Größe des Antigens mitbestimmt. Bei globulären Antigenen liegen die B-Zell-Epitope vornehmlich auf der Moleküloberfläche. Im deutlichen Gegensatz hierzu ist die T-Zell-Antwort auf Antigene wegen der Prozessierung und Präsentation der antigenen Peptide nicht von tertiärstrukturellen Eigenschaften der Moleküle abhängig. Zusätzlich limitieren antigenpräsentierende Zellen die Anzahl der präsentierten Peptide, so daß große Proteine ebenfalls nur eine beschränkte Anzahl Epitope besitzen. Oft sind diese T- und B-Zell-spezifischen Epitope auch physisch an unterschiedlichen Stellen des Moleküls lokalisiert. So gilt als Grundregel, daß ein Antigen sowohl B- als auch T-Zell-Epitope besitzen muß, um eine Antikörperantwort auslösen zu können, da diese differenzierte Leistung der B-Zellen von einer T-Zell-Hilfe abhängig ist. Eine Ausnahme hierzu bilden die sogenannten thymusunabhängigen Antigene, welche in der Regel einem einfachen Polymer entsprechen. Diese Antigene (zum Beispiel Polysaccharide, gewisse Lektine und polymere Proteine) stimulieren dann auch kein immunologisches Gedächtnis.

1.6 Die Leukozytenmigration

Die Adhäsion an Endothelzellen und die anschließende Migration ins Gewebe ist eine wichtige Funktion zirkulierender Leukozyten, denn sie gewährleisten nicht nur die Versorgung von sekundär lymphatischem Gewebe mit Lymphozyten, sondern fördern auch den Influx von phagozytierenden und lymphatischen Effektorzellen in verletztes und entzündetes Gewebe. Die **molekularen Mechanismen**, welche diesen dynamischen Vorgang regulieren, lassen sich in unterschiedliche Phasen einteilen (Abb. 1/33 und Tab. 1.9). Nach initialem gewebespezifischem Kontakt rollen Leukozyten zuerst über die Oberfläche der Gefäßendothelien, bevor sie durch Aktivierung fester an die Endothelien gebunden werden und dann durch die Gefäßwand in das umliegende Gewebe gelangen. Dieser Ablauf wird durch verschiedene Moleküle auf der Oberfläche von Leukozyten und Endothelzellen reguliert, die ihrerseits durch physiologische Stimuli und Mediatoren aus entzündetem Gewebe moduliert werden.

1.6.1 Der Kontakt und das Rollen

Unter normalen Verhältnissen fließen Leukozyten im Zentrum des Gefäßquerschnittes. Im Bereich von Entzündungen weisen Gefäße aber wegen ihrer Vasodilatation eine verminderte Blutflußgeschwindigkeit auf, was zur Margination der Leukozyten führt. Ähnliche Flußgeschwindigkeiten mit Verlagerung der Leukozyten an die Gefäßwand wird auch in Kapillaren und Venulen beobachtet. Der initiale Kontakt zwischen Leukozyten und Endothelzellen wird durch an ihrer Oberfläche gelegene Adhäsionsmoleküle hergestellt, die eine wechselseitige, aber transiente Bindung ermöglichen. Durch die Scherkräfte des Blutflusses kommt es zur Deadhäsion an einer der Flußrichtung unmittelbar gegenüberliegenden Stelle, doch bildet sich gleichzeitig am anderen Ende der gemeinsamen Kontaktfläche zwischen Leukozyten und Endothelzellen jeweils wieder eine neue fokale Adhäsion. Dieser Wechsel von Adhäsion und Deadhäsion ermöglicht den Leukozyten, über die Oberfläche der Endothelzellen zu rollen.

Für diese erste Phase im Ablauf der Leukozytenmigration ist eine Familie von Adhäsionsmolekülen wichtig, welche als **Selektine** bezeichnet wird (Abb. 1/34). Diese Moleküle besitzen eine ähnliche Struktur und lassen sich sowohl auf Leukozyten (L-Selektine) als auch auf Endothelzellen (E- und P-Selektine) nachweisen. Selektine erlauben einen punktuellen Kontakt zwischen Leukozyten und Endothelzellen, da

Tab. 1/9: Die Adhäsionsmoleküle der Leukozyten.

	Name	Gewebsverteilung	Ligand
Selektine	L-Selektin (CD62L)	Naive Lymphozyten, neutrophile und eosinophile Granulozyten, Monozyten	Sialyl Lewis XGly CAM-1CD34Mad CAM
	P-Selektin (CD62P)	Aktivierte Endothelzellen	Sialyl Lewis X CD162 (PSGL-1)
	E-Selektin (CD62E)	Aktivierte Endothelzellen	Sialyl Lewis X und andere
Addressine (Selektin-Liganden)	Sialyl Lewis X	Granulozyten, Monozyten, NK-Zellen, gewisse Lymphozyten	CD62L CD62P CD62E
	CD34	Endothelzellen	CD62L
	GlyCAM-1	HEV	CD62L
	MadCAM	Venulen der mukosaassoziierten lymphatischen Gewebe	CD62L
	PSGL-1 (CD162)	Neutrophile Granulozyten, Monozyten, NK-Zellen und gewisse Lymphozyten	CD62P
Leukozyten-Integrine	CD11a/CD18 (LFA-1)	Lymphozyten, Monozyten, neutrophile Granulozyten	CD54 (ICAM-1) CD102 (ICAM-2) CD50 (ICAM-3)
	CD11b/CD18 (CR3)	Monozyten, neutrophile Granulozyten	CD54 (ICAM-1) CD102 (ICAM-2) CD50 (ICAM-3) iC3b Fibrinogen
	CD11c/CD18 (CR4)	Monozyten, neutrophile Granulozyten	iC3b Fibrinogen
	CD49d/CD29 (VLA-4, $\alpha_4\beta_1$)	Lymphozyten, Monozyten	CD106 (VCAM-1) Fibronectin
	CD49d/CDX (LPAM-2, $\alpha_4\beta_7$)	Gewisse Lymphozyten	MadCAM CD106 (VCAM-1) Fibronectin
Liganden der Integrine	ICAM-1 (CD54)	Aktivierte Gefäßendothelien, Lymphozyten	CD11a/CD18 (LFA-1)
	ICAM-2 (CD102)	Ruhende Gefäßendothelien	CD11a/CD18 (LFA-1)
	ICAM-3 (CD50)	Antigen-präsentierende Zellen	CD11a/CD18 (LFA-1)
	VCAM-1 (CD106)	Aktivierte Endothelzellen	CD49d/CD29 (VLA-4)

HEV = High Endothelial venules

diese Moleküle in der Regel an der Spitze von Mikrovilli gelegen sind. Selektine binden in einer kalziumabhängigen Weise an Kohlenhydratanteile von Glykoproteinen und Lipiden (siehe Tab. 1/9).

L-Selektin (CD62L) wird konstitutionell auf Leukozyten exprimiert, doch bilden die meisten T- und B-Gedächtniszellen hierzu eine wichtige Ausnahme. Durch Zellaktivierung beziehungsweise Rezeptorvernetzung kann die CD62 L-Expression rasch vermindert werden. Hierzu wird das Molekül im extrazellulären Bereich an einer zur Membran proximal gelegenen Stelle proteolytisch gespalten. Für seine Funktion beim Rollen muß das CD62 L-Molekül intakt sein, denn für diesen Prozeß interagieren der zytoplasmatische Anteil des Moleküls mit dem Zytoskelett. CD62 L ist einerseits für das Homing von naiven Lymphozyten in sekundäres lymphatisches Gewebe von Bedeutung und reguliert andererseits die Rekrutierung myeloider und lymphatischer Zellen an den Ort der Entzündung.

Die Expression von E-Selektin (CD62 E) ist auf zytokinstimulierte Endothelzellen beschränkt und wird nach lokaler Exposition von IL-1, TNF-α oder LPS jeweils neu synthetisiert, weshalb zwischen Stimulus und dem CD62 E-Nachweis an der Zelloberfläche bis zu 4 Stunden vergehen können. Die Oberflächenexpression von CD62 E wird bei Bedarf durch Internalisierung innerhalb eines halben bis ganzen Tages herunterreguliert. CD62 E spielt deshalb vornehmlich bei akuten, seltener auch bei chronischen Entzündungen eine wesentliche Rolle.

Die dritte Form der Selektine, P-Selektin (CD62 P), wird auf Endothelzellen und Thrombozyten exprimiert. In Gegenwart von Entzündungsmediatoren, wie Histamin, Peroxiden, Substanz P und Thrombin, wird CD62 P durch Mobilisation aus intrazellulären Granula an die Zelloberfläche gebracht, während die rasche Aufnahme durch die Zelle zur Gegenregulation verwendet wird.

Die spezifischen Liganden von CD62 L, CD62 E und CD62 P werden als **Adressine** bezeichnet. Alle drei Selektine binden an Sialyl-Lewis-X (ein sialyliertes, fukosyliertes Laktosamin) an der Oberfläche von neutrophilen Granulozyten, Monozyten, gewissen Lymphozyten und Endothelzellen. Zusätzlich sind für jedes einzelne Selektin auch spezifische Liganden bekannt. So kann CD62 L auch an CD34 und an Gly-CAM-1 (Glycan-binding cell adhesion molecule I) binden, zwei Glykoproteine, die auf den kuboidalen Endothelzellen der Venulen (High endothelial venules, HEV) nachgewiesen werden. HEV sind spezialisierte Endothelzellen, welche aufgrund ihrer Oberflächenmoleküle für die Bindung und Emigration von Lymphozyten speziell geeignet sind. Ferner ist das auf Endothelzellen der Mukosa gelegene MadCAM (Mucosal addressin cell adhesion molecule I) ein wichtiger Ligand für CD62 L, denn es erlaubt das Homing von Lymphozyten in lymphatisches Gewebe im Bereich der gastrointestinalen Schleimhaut. CD62 P bindet zusätzlich an CD162 (PSGL-1, P-Selectin glycosylated ligand 1), ein auf neutrophilen Granulozyten nachweisbares Homodimer. Hochaffine Liganden für CD62 E werden funktionell auch auf neutrophilen Granulozyten und kutanen Lymphozyten nachgewiesen, doch ist ihre molekulare Zusammensetzung mit Ausnahme von CLA-1 (Cutaneous lymphocyte antigen 1) noch nicht weiter charakterisiert.

Integrine sind eine Familie heterodimerer Moleküle, welche neben der Migration von Leukozyten auch bei anderen immunologisch wichtigen Prozessen wie der Antigenpräsentation, der Phagozytose oder dem T-Zell-vermittelten zytotoxischen Zelltod mitbeteiligt sind. Obwohl Integrine vor allem für das feste Anhaften von Leukozyten an Endothelzellen verantwortlich sind, können einzelne Mitglieder dieser Molekülfamilie bereits beim Rollen der Leukozyten über die Endothelfläche von Bedeutung sein. Das Very late antigen (VLA) 4 (CD49 d/CD29) ist ein Integrin mit solcher Doppelfunktion. Gebildet aus einer α4- und β1-Integrinkette kann dieses Heterodimer an der Oberfläche von Lymphozyten, Monozyten und eosinophilen (nicht aber neutrophilen) Granulozyten nachgewiesen werden. Der entsprechende Ligand für

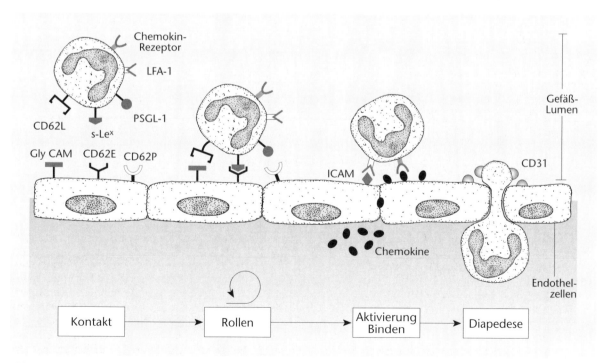

Abb. 1/33: Die unterschiedlichen Phasen der Leukozytenmigration.

diesen Rezeptor ist das auf Endothelzellen exprimierte Vascular cell adhesion molecule (VCAM) 1 (CD106) und das in der extrazellulären Matrix eingebundene Fibronektin. Die Expression von VCAM-1 wird durch proinflammatorische Zytokine wie IFN-γ, TNF-α und IL-1 hochreguliert. Angesichts der Scherkräfte des fließenden Blutes ist die Wechselwirkung von Selektinen und ihren Liganden jedoch ungenügend, um Leukozyten stabil an die Endothelzelloberfläche zu binden.

1.6.2 Aktivierung der Leukozyten

Einmal in Kontakt mit Endothelzellen müssen Leukozyten **innerhalb von Sekunden** aktiviert werden, um die Fähigkeit zu erlangen, fest an die Endothelzellen zu binden. Dies ist eine kritische Voraussetzung, um das Gefäßbett verlassen zu können. Die hierfür notwendigen Signale erfolgen durch unterschiedliche Stimuli und werden durch G_{1a}-Protein-abhängige Rezeptoren transduziert. Diese Stimuli aktivieren die Leukozyten und bilden gleichzeitig auch einen Konzentrationsgradienten, entlang dessen die Leukozyten gerichtet das Gefäß verlassen. Für das **Homing** von naiven Lymphozyten in sekundär lymphatisches Gewebe sind die aktivierenden Moleküle noch nicht genauer bekannt, doch wird die Mitbeteiligung von Chemokinen (Leukotactin, MIP-1 = Macrophage inflammatory protein 1 u. a.) vermutet. Auf Granulozyten und Monozyten wirkende Chemotaxine werden unmittelbar durch die Gewebeentzündung bzw. -verletzung gebildet und umfassen die Familie der Chemokine (einschließlich IL-8), bakterielle Produkte (z. B. N-Formyl-Peptide), das Komplementspaltprodukt C5a, Leukotrien B_4 und Platelet activating factor (PAF). Leukozyten migrieren entlang eines von diesen Molekülen gebildeten Gradienten von tieferer zu höherer Konzentration. Dabei reicht bereits ein Konzentrationsunterschied von 1 % über die Länge des Leukozytendurchmessers aus, um eine gerichtete Zellbewegung auszulösen. Bestandteile der extrazellulären Matrix, im speziellen Proteoglykane und Heparin, können Chemokine immobilisieren und so einen geeigneten Konzentrationsgradienten gewährleisten. Der Prozeß der **Chemotaxis** ist ein Aktin/Myosin-vermittelter, ATP-abhängiger Vorgang, bei dem Pseudopodien den Zellkörper aktiv hinter sich herziehen.

1.6.3 Transendotheliale Migration

Die durch chemotaktische Signale aktivierten Leukozyten sind nun in der Lage über die endotheliale

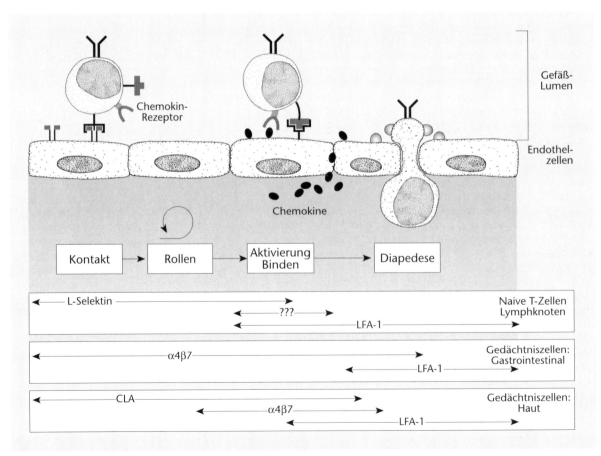

Abb. 1/34: Adhäsionsmoleküle von Lymphozyten für gerichtete Migration.

Oberfläche zu kriechen und schließlich durch die normalerweise virtuelle Lücke zwischen zwei Endothelzellen **ins Gewebe** zu gelangen. Für diesen dynamischen Prozeß sind unterschiedliche Oberflächenmoleküle verantwortlich: CD18-Integrine, α4-Integrine, ICAM-1, VCAM-1, CD31 (PECAM-1) und andere. In dieser Phase der Migration besteht die Hauptfunktion der Integrine in ihrer Fähigkeit zur Zell-Zell- und Zell-Matrix-Adhäsion. Ihre Affinität für die entsprechenden Liganden (mit Ausnahme von CD11c/CD18) kann über Konfirmationsänderungen rasch um das bis zu Zweihundertfache hochreguliert werden. Für diesen Vorgang müssen Zellen zuerst aktiviert werden, wobei die obengenannten chemotaktisch wirkenden Polypeptide hierfür ebenfalls eine wesentliche Rolle spielen. Die so erreichte Steigerung der Adhäsionskapazität ist in der Regel nur von kurzer Dauer, weshalb die integrinvermittelte Adhäsion eine koordinierte Migration zuläßt.

Integrine bestehen aus einer großen α-Kette und einer nicht kovalent gepaarten kleineren β-Kette. Strukturell ist die **CD18-Integrinfamilie** durch eine gemeinsame Integrin-β-Kette (CD18) gekennzeichnet und umfaßt LFA-1 (α-Integrin: CD11a), Komplementrezeptor-3 (CR3, α-Untereinheit: CD11b) und Komplementrezeptor 4 (CR4, α-Untereinheit: CD11c). CD11a/CD18 wird auf den meisten Leukozyten exprimiert, während CD11b/CD18 und CD11c/CD18 vornehmlich auf myeloiden Zellen nachgewiesen werden kann, aber ebenfalls von einer Subpopulation von Lymphozyten und NK-Zellen gebildet wird. CD11b/CD18 ist in präformierten (spezifischen) Granula intrazellulär angereichert und wird bei chemotaktischer Aktivierung der Zelle rasch an der Zelloberfläche konzentriert. CD11a/CD18 bindet sich an alle drei bekannten Formen der **Inter cellular adhesion molecules** (ICAM-1 bis ICAM-3 beziehungsweise CD54, CD102, CD50). ICAM-1 läßt sich in tieferen Konzentrationen auf mononukleären Leukozyten und im apikalen und lateralen Bereich ruhender Endothelzellen nachweisen. Mit Stimulation durch proinflammatorische Zytokine (z.B. IL-1 und TNF-α) kann die Oberflächenkonzentration von ICAM-1 entweder hochreguliert werden, oder ICAM-1 wird auf sonst negativen Zellen neu exprimiert. Im Gegensatz hierzu ist ICAM-2 bereits konstitutionell auf ruhenden Endothelzellen nachweisbar und ICAM-3 wird auf Leukozyten exprimiert. Für die physiologische Emigration in lymphatische Gewebe als auch für die Diapedese in entzündetes Gewebe scheint ICAM-1 von größter Bedeutung zu sein. CD11b/CD18 bindet neben ICAM-1 auch den Komplementfaktor **iC3b** und **Fibrinogen**. Ferner ist für die Emigration von T-Zellen auch das schon erwähnte **VLA-4** (CD49d/CD29) von Bedeutung, dessen Liganden VCAM-1 und Fibronektin sind. Im Vergleich zu ICAM-1 befindet sich VCAM-1 ausschließlich im apikalen Bereich der Endothelzellen. Schließlich wird auf neutrophilen Granulozyten, Monozyten, Endothelzellen und einigen T-Zellen auch **CD31**

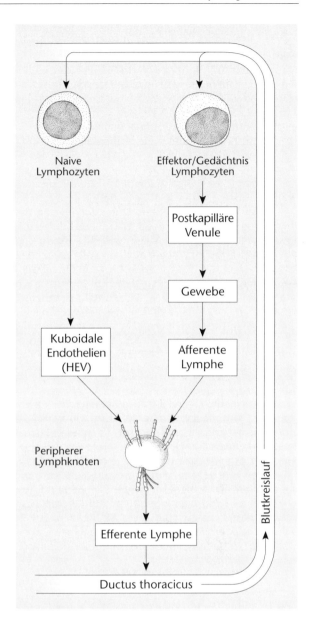

Abb. 1/35: Das Migrationsverhalten von naiven Lymphozyten und Effektor/Gedächtnis-Lymphozyten.

(PECAM-1) exprimiert, das über homotypische Bindung ebenfalls zur festen Leukozyten-Endothel-Interaktion beitragen kann und damit die Extravasation von Leukozyten ermöglicht. Interessanterweise wird CD31 dabei vornehmlich im Kontaktbereich der virtuellen Lücke zwischen zwei Endothelzellen exprimiert. Gemeinsam erlauben diese molekularen Interaktionen, daß Leukozyten das Gefäßbett verlassen und in lymphatisches oder entzündetes Gewebe einwandern.

1.6.4 Homing von Lymphozyten

Lymphoide Zellen des Blutkreislaufes gelangen direkt oder indirekt ins **lymphatische Gewebe** und von dort über die efferente Lymphe zum **Ductus thoracicus**, von wo sie erneut in den **Blutkreislauf** eingespeist werden.

Die meisten Lymphozyten rezirkulieren kontinuierlich durch lymphatisches Gewebe. Der wichtigste Unterschied im Migrationsverhalten zwischen einzelnen Lymphozyten wird beim Vergleich von naiven Zellen mit Effektor-/Gedächtniszellen beobachtet (Abb. 1/35). **Naive** Zellen gelangen zu peripheren Lymphknoten, Peyer-Plaques, Tonsillen und Milz, wo sie sich in die B-Zell- beziehungsweise T-Zell-abhängigen Areale begeben. Diese Organe sammeln und präsentieren Antigene von epithelialen Körperoberflächen, somatischen Geweben und dem Blut. Unter den idealen Bedingungen der lymphatischen Mikroumgebung kann die Differenzierung von naiven Lymphozyten in Gegenwart spezifischer Antigene zu den entsprechenden Effektorzellen stimuliert werden. Obwohl die meisten **lympoiden Effektor-** und **Gedächtniszellen** auch durch sekundäres lymphatisches Gewebe zirkulieren, besitzen diese Zellen zusätzlich die Fähigkeit, in für die Immunantwort wichtige, aber nicht lymphatische Gewebe einwandern zu können. Hierzu wird unter anderem die Haut, das interstitielle Gewebe der Lungen, die Lamina propria der Mukosa und die Synovia gezählt.

Ferner zeigen die B- und T-Zellen der afferenten Lymphe eine **gewebespezifische Rezirkulation**, welche zum Beispiel erlaubt, daß IgA-sezernierende Plasmablasten preferentiell wieder in die Mukosa zurückgelangen. Die molekulare Grundlage für dieses Migrationsverhalten liegt in der Expression von gewebespezifischen Homing-Rezeptoren (siehe Tab. 1.10). Diese Moleküle können sowohl in ihrer Oberflächenkonzentration als auch in ihrer Aktivität moduliert werden und bestimmen so die Gewebelokalisation während der initialen Phase des Endothelzellkontaktes.

1.7 Antigenpräsentation

Viele humane Zellen können in unterschiedlicher Weise Fremdproteine aus ihrer Umgebung aufnehmen und proteolytisch spalten. Die Kapazität zur Antigenpräsentation gegenüber spezifischen T-Zellen ist aber durch die Kompetenz limitiert, MHC- (Major Histocompatibility Complex) bzw. Haupthistokompatibilitätskomplex-Moleküle und kostimulierende Rezeptoren gleichzeitig exprimieren zu können. Diese an der Zelloberfläche gelegenen Moleküle präsentieren in geeigneter Form die Antigene beziehungsweise vermitteln zusätzliche Signale, welche für die vollständige und effiziente Stimulation von T-Zellen notwendig sind. Aufgrund dieser Einschränkung sind nur wenige Zelltypen zu dieser differenzierten Funktion befähigt. In den folgenden Abschnitten werden zuerst die molekularen Voraussetzungen erläutert und die Moleküle charakterisiert, welche für die T-Zell-Aktivierung notwendig sind. Im zweiten Teil dieses Kapitels werden die Zellen beschrieben, welche als antigenpräsentierende Zellen professionell eine Immunantwort induzieren können.

1.7.1 Struktur und Expression der MHC-Klasse-I- und -II-Moleküle

Die Hauptaufgabe der MHC-Klasse-I- und -II-Moleküle besteht in der Bindung von Antigenen und in deren Präsentation zur Erkennung durch den T-Zell-Antigenrezeptor. Die Struktur beider MHC-Moleküle spiegelt dabei nicht nur diese Aufgabe wider, sondern bietet gleichfalls eine Erklärung, warum der genetische Polymorphismus der unterschiedlichen MHC-Allele die Spezifität der Antigenbindung determiniert.

MHC-Klasse-I-Moleküle

MHC-Klasse-I-Moleküle sind Strukturen, die die Antigenbeschaffenheit des Zellinnern widerspiegeln und im speziellen das Erkennen von pathogeninfizierten

Tab. 1/10: Die Homing-Rezeptoren von Lymphozyten.

Rezeptor	Ligand	Gewebespezifität
L-Selektin	Sialyl Lewis X GlyCAM-1 CD34	Naive Lymphozyten → Lymphknoten
	MadCAM	Naive Lymphozyten → Peyer'sche Plaques
CLA-1	E-Selektin	T-Gedächtniszellen → Haut
CD49d/CDX (LPAM-2, $\alpha_4\beta_7$)	MadCAM-1	Naive Lymphozyten → Peyer'sche Plaques und Appendix, Gedächtnislymphozyten → Mukosa (Ausnahme Lunge)
CD49d/CD29 (VLA-4, $\alpha_4\beta_1$)	VCAM-1	Gedächtnislymphozyten → Entzündliches Gewebe außerhalb des Gastrointestinaltraktes
$\alpha_E\beta_7$	E-Cadherin	Lymphozyten → intestinales D-MALT

MadCAM: Mucosa addressin Cell Adhesion Molecule; VCAM: Vascular Cell Adhesion Molecule; D-MALT: Diffuse Mucosa Associated Lymphoid Tissue.

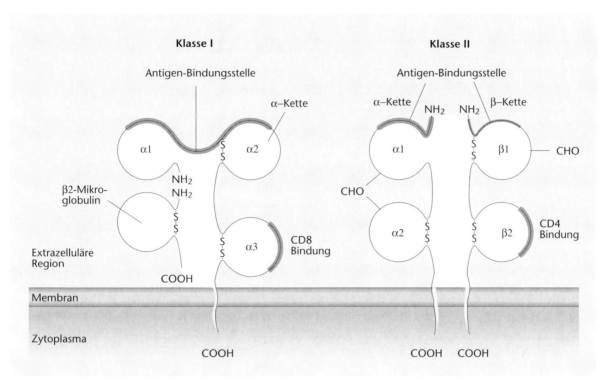

Abb. 1/36: MHC-Klasse I- und Klasse II-Moleküle. Schematische Übersicht.

Zellen erlaubt. Diese Aufgabe setzt voraus, daß MHC-Moleküle eine sehr große Anzahl von unterschiedlichen Antigenen binden und als Komplex den T-Zellen präsentieren können. Es ist deshalb nicht erstaunlich, daß die klassischen MHC-Klasse-I-Moleküle, HLA (Human leukocyte antigen)-A, -B und -C zu den Peptiden mit dem größten Polymorphismus zählen. Diese Vielfalt widerspiegelt sich in über 255 unterschiedlichen Allelen (siehe weiter unten). Eine zweite wichtige Funktion der MHC-Klasse-I-Moleküle ist ihre Erkennung durch killerinhibitorische Rezeptoren (KIR) und damit die Verhinderung der Zelllyse durch NK-Zellen (s. Seite 58).

Alle MHC-Klasse-I-Moleküle bestehen aus zwei unterschiedlichen Polypeptidketten (Abb. 1/36): Die MHC-kodierte polymorphe α-**Kette** ist ein Glykoprotein von 44 kDa und assoziiert mit einer nicht-MHC-kodierten monomorphen β-**Kette,** dem β_2-Mikroglobulin (12 kD). Die α-Kette besteht aus einem extrazellulären Abschnitt mit drei Domänen (α1–α3) von jeweils ungefähr 90 Aminosäuren, einer transmembranösen Region (ca. 5 Aminosäuren) und einem kurzen zytoplasmatischen Abschnitt von etwa 30 Aminosäuren. Die allelische Variation der Primärsequenz beschränkt sich vornehmlich auf die α1- und α2-Domänen. Einige der MHC-Klasse-I-ähnlichen Moleküle sind durch Glykosylphosphatidylinositol(GPI)-Verbindungen in der Zellmembran verankert. Das Strukturmotiv der extrazellulären Abschnitte der α-Kette entspricht jenem der Immunglobuline und weist die MHC-Moleküle (Klasse I und II) somit als Mitglieder der Immunglobulingen-Superfamilie aus. Die β_2-Mikroglobuline assoziieren auf eine nichtkovalente Weise einzig mit der α-Kette und besitzen keine eigentliche Verbindung zur Zelloberfläche.

Kristallographische Analysen erlauben eine genaue Beschreibung der **dreidimensionalen Struktur** der MHC-Klasse-I-Moleküle (Abb. 1/37). Dabei bildet der distale Abschnitt der α-Kette eine längliche **Grube**, deren Begrenzung nach allen vier Seiten hin durch die beiden α-Helizes der α1- beziehungsweise α2-Domäne entsteht. Der Boden dieser Grube wird ebenfalls gemeinsam von beiden Domänen durch jeweils vier gegenläufige Stränge parallel angeordneter Ketten (β-Faltblatt) gebildet. In diese grubenartige Vertiefung kommt das Peptid zu liegen und formt einen Komplex, welcher vom T-Zell-Antigenrezeptor erkannt wird. Der genetisch determinierte Polymorphismus führt zu unterschiedlichen Oberflächenstrukturen sowohl innerhalb der antigenbindenden Grube selbst, als auch in jenen Bereichen des Moleküls (α-Helizes), welche für die Assoziation mit dem T-Zell-Antigenrezeptor von Bedeutung sind. Die physikalischen Maße der Grube ($25 Å \times 10 Å \times 11 Å$) erlaubt theoretisch die Bindung eines Peptides von 8 (linear angeordnet) bis 25 (α-Helix) Aminosäuren Länge. Diese Grube ist damit viel zu klein, um globuläre Antigene binden zu können, weshalb Proteine zur effizienten Antigenpräsentation zuerst durch Proteasen gespalten werden müssen.

Die kristallographischen Untersuchungen von natürlich prozessierten Antigenen haben erkennen lassen,

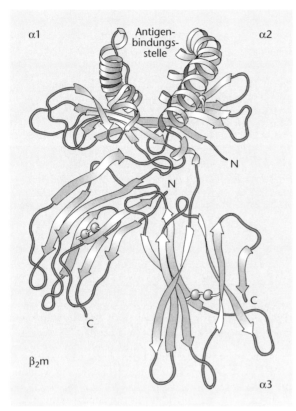

Abb. 1/37: Banddiagramm der MHC Klasse I-Moleküle: Seitenansicht.

daß die von MHC-Klasse-I-Molekülen bevorzugt gebundenen Peptide eine Länge von 9 ± 1 Aminosäuren aufweisen. Solche **Nonamere** können im Vergleich zu Peptiden anderer Länge eine bis zu 1000fach höhere Affinität für die Antigenbindungsstelle besitzen. Das Antigen ist in der Regel in einer gestreckten Weise in der von α1- und α2-Domänen gebildeten Grube gebunden, wobei im Bereich beider Enden das Peptid fest mit dem MHC-Molekül verankert ist. Die hierfür verantwortlichen Aminosäuren können je nach Vorgabe der strukturellen Eigenschaften des MHC-Allels an unterschiedlichen Positionen liegen, doch sind sie für ein bestimmtes Allel jeweils chemisch ähnlich (zum Beispiel aromatische Aminosäuren) und innerhalb der Antigensequenz an identischen Positionen gelegen. Für die Verankerung der Peptide in der MHC-Grube sind bis zu sechs unterschiedliche **Bindungstaschen** (binding pockets) bekannt. Die gebundenen Peptide können deshalb in der Grube gelegentlich auch einen geknickten Verlauf aufweisen und damit über das Niveau der MHC-Begrenzung hinausragen, denn die Aminosäuren der Antigene, welche zur Verankerung dienen, binden in unterschiedlichen Allelen an verschiedene Binding pockets. Zusätzlich zu diesen Verankerungen können die Antigene auch über ihre **Amino- und Carboxyenden** mit dem MHC-Molekül in Kontakt treten. Die vom T-Zell-Antigenrezeptor erkannte Oberfläche aus MHC und Peptid entspricht etwa 600 Å^2 und ist interessanterweise damit in seinen Ausmaßen ähnlich den Dimensionen, wie sie für die Antigenbindungsstellen der Antikörper beschrieben sind.

Die dritte Domäne der α-Kette ist kaum polymorph und gänzlich unbeteiligt an der Bildung der antigenbindenden Grube. Die kristallographische Struktur der α3-**Domäne** läßt zusätzlich erkennen, daß dieser Teil des Moleküls das Fundament für die antigenbindenden α1- und α2-Domänen bereitstellt. Dieser Abschnitt ist für die Interaktion mit dem β$_2$-Mikroglobulin mitverantwortlich und dient gleichzeitig als Bindungsstelle für das CD8-Molekül. Der transmembranöse Abschnitt der α-Kette besteht aus hydrophoben Aminosäuren und bildet konformell wahrscheinlich eine α-Helix. Das C-terminale Ende der MHC-Klasse-

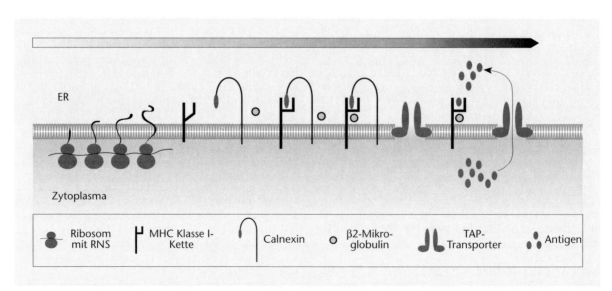

Abb. 1/38: Biosynthese und Antigen-Beladung von MHC-Klasse-I-Molekülen.

I-Moleküle liegt im Zytoplasma, assoziiert mit dem Zytoskelett und dient durch Interaktion mit anderen zellulären Proteinen der Signaltransduktion.
Die Biosynthese der MHC-Klasse-I-Moleküle erfolgt im endoplasmatischen Retikulum (ER). Dabei wird die Boten-RNS für die MHC-Moleküle von Ribosomen so translatiert, daß die neu gebildeten Peptidketten bereits während ihrer Synthese in die Membran des ER eingefügt werden. In den ER-Zisternen finden dann die Bildung der intramolekularen Disulfidbrücken und die Glykosylierung der Moleküle statt. Die MHC-Klasse-I-α-Kette wird noch vor der Assoziation an das $β_2$-Mikroglobulin und vor Beladung mit Antigenpeptiden an das 88-kDa-Glykoprotein Calnexin gebunden (Abb. 1/38). Dieses Molekül ist ebenfalls in die ER-Membran eingelassen und fixiert die α-Kette in einer teilweise gefalteten Konformation. In dieser Funktion als Chaperon (englisch: Behüter, Anstandsdame) nimmt Calnexin eine vergleichbare Aufgabe auch bei der Synthese von MHC-Klasse-II-Molekülen, T-Zell-Antigenrezeptoren und Immunglobulinen wahr. Mit der Assoziation der α-Kette an das $β_2$-Mikroglobulin entsteht ein „leerer" MHC-Klasse-I-Komplex, der sich nun von Calnexin ablöst und an TAP-1 bzw. -2 (Transporter associated with antigen processing) bindet. TAP-1 und TAP-2 sind ATP-abhängige transmembranöse Proteine, die für den Import der Peptide aus dem Zytoplasma in die ER-Zisternen verantwortlich sind und eventuell auch beim Laden der Peptide in die antigenbindende Grube eine Rolle spielen (siehe Seite 72).
Moleküle der MHC-Klasse I unterscheiden sich zusätzlich von jenen der Klasse II auch in ihrem Expressionsmuster. Im allgemeinen auf fast allen kernhaltigen Zellen und Thrombozyten nachweisbar, ist die MHC-Klasse-I-Expression vor allem auf lymphoiden Zellen, Granulozyten, Makrophagen und dendritischen Zellen stark ausgeprägt. Ausnahmen bilden das Endothel der Kornea, die exokrinen Zellen der Parotis und des Pankreas, die Neurone des zentralen Nervensystems und die Trophoblasten, die alle MHC-Klasse-I-negativ sind. Ferner stimulieren Interferon-α/β, Tumornekrosefaktor-α und Lymphotoxin-α die Expression von MHC-Klasse-I-Molekülen über die Induktion von Transkriptionsfaktoren, welche an regulatorische DNS-Sequenzen der MHC-Klasse-I-Gene binden.

MHC-Klasse-II-Moleküle

MHC-Klasse-II-Moleküle sind **heterodimere Glykoproteine** an der Oberfläche von Zellen mit antigenpräsentierender Kapazität. In dieser Funktion stimulieren sie CD4$^+$-T-Zellen, die ihrerseits durch Lymphokinproduktion die humorale und die zelluläre Immunantwort regulieren. MHC-Klasse-II-Moleküle bestehen aus einer α-**Kette** (32–34 kDa) und einer etwas kleineren β-**Kette** (29–32 kDa; Abb. 1/36). Beide Ketten sind durch nichtkovalente Verbindungen miteinander eng assoziiert. Die extrazellulären Ab-

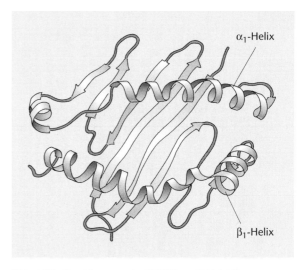

Abb. 1/39: Banddiagramm der MHC-Klasse-II-Moleküle.

schnitte der α- und β-Kette bestehen aus jeweils zwei Domänen (α1/α2 bzw. β1/β2) von ungefähr je 90 Aminosäuren, welche über ein kurzes Verbindungsstück verknüpft sind. Die erste Domäne weist den größten allelischen Polymorphismus auf, während die zweite Domäne der β-Kette den CD4-Molekülen als Bindungsstelle dient. Der **transmembranöse** Abschnitt beider Ketten besteht aus ungefähr 25 hydrophoben Aminosäuren und wird von einem zytoplasmatischen Abschnitt unterschiedlicher Länge gefolgt. Der **zytoplasmatische** carboxyterminale Abschnitt ist wichtig für die Transduktion, die Lokalisation sowie den intrazellulären Transport beider Molekülketten.
Kristallographische Studien ergeben für die MHC-Klasse-II-Moleküle einen dreidimensionalen Aufbau, welcher große Ähnlichkeit zur Konformation der MHC-Klasse-I-Moleküle aufweist (Abb. 1/39). Die erste Domäne (α1 bzw. β1) beider Peptidketten bildet eine antigenbindende **Grube**, welche zu beiden Seiten hin jeweils von einer α-Helix der Domäne begrenzt wird. Die anderen Seiten der Grube bleiben offen. Der Boden der Vertiefung wird von beiden Ketten durch gegenläufige Stränge parallel angeordneter β-Faltblätter gemeinsam gebildet. Diese strukturellen Vorgaben ergeben eine im Vergleich zu MHC-Klasse-I-Molekülen räumlich weniger beschränkte Antigenbindungsstelle und lassen deshalb eine relativ oberflächliche Verankerung von Antigenen durch MHC-Klasse-II-Moleküle zu. Ähnlich zu den MHC-Klasse-I-Molekülen finden sich am Boden der Grube Vertiefungen (Binding pockets), in welchen die Antigene verankert werden. Über diese Bindung nimmt die Affinität zwischen Antigen und MHC-Klasse-II-Molekül zu, und gleichzeitig wird auch die räumliche Anordnung der Antigene bestimmt. Interessanterweise sind diese Bindungsstellen speziell durch polymorphe Gensequenzen kodiert.
Die von MHC-Klasse-II-Molekülen gebundenen Peptide bestehen in der Regel aus (12–)15(–28) Amino-

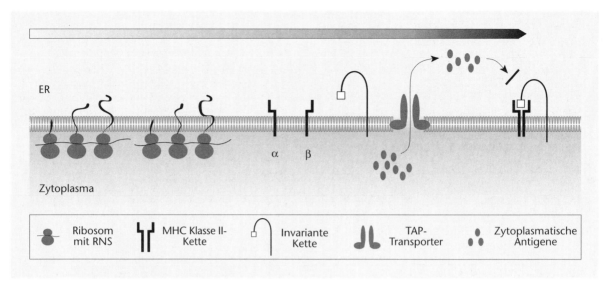

Abb. 1/40: Biosynthese von MHC-Klasse-II-Molekülen.

säuren. Sie sind deshalb größer als jene Antigene, welche von MHC-Klasse-I-Molekülen präsentiert werden. Dieser Unterschied kann durch die Struktur der antigenbindenden Grube erklärt werden, denn diese ist eigentlich nur zu zwei Seiten durch eine α-Helix begrenzt. Von Bedeutung für die Antigenbindung von MHC-Klasse-II-Molekülen sind „Kernsequenzen" im mittleren Abschnitt der Peptide. Diese Sequenzen weisen jeweils bestimmte Bindungsmotive auf, die mit einer allelspezifischen Assoziation an MHC-Klasse-II-Molekülen korrelieren.

Für die MHC-Klasse-II-Moleküle sind drei unterschiedliche **Loci** bekannt: HLA-DP, -DQ und -DR. Jeder Locus enthält Gene für eine α-Kette und für eine bis mehrere β-Ketten. Allelische Unterschiede sind für alle Loci bekannt. Die polymorphen Positionen und Sequenzen beider MHC-Klasse-II-Ketten sind (analog zu MHC-Klasse-I-Molekülen) so angeordnet, daß die Seitenketten ihrer Aminosäuren entweder in die Grube gerichtet sind oder aber von den α-Helizes nach oben hin vom Molekül wegweisen. Dadurch können polymorphe Abschnitte nicht nur die Spezifität und Affinität der zu bindenden Peptide beeinflussen, sondern gleichzeitig auch die MHC-Oberflächenstruktur bestimmen, welche vom T-Zell-Antigenrezeptor „gesehen" wird.

Kristallographische Strukturanalysen beschreiben interessanterweise ein **Dimer** aus zwei vollständigen MHC-Klasse-II-Molekülen. Falls diese Beobachtung auch für die Situation in vivo zutrifft, wäre dies für die spezifische T-Lymphozyten-Aktivierung von besonderer Bedeutung. Es wird nämlich angenommen, daß T-Zellen nur dann durch MHC/Peptidkomplexe ausreichend aktiviert werden, wenn ihre Antigenrezeptoren entweder an der Zelloberfläche vernetzend aggregieren oder wenn die Antigenrezeptoren in Serie aktiviert werden. Die dimere Form erlaubt ferner auch eine gesteigerte Avidität in der Interaktion zwischen T-Zellen und antigenpräsentierenden Zellen, weshalb sie ideale Restriktionselemente zur erfolgreichen T-Zell-Aktivierung sind. Die Existenz dieser MHC-Dimere impliziert aber auch, daß nur solche Peptide eine T-Zell-Aktivierung triggern, welche entweder eine große Affinität für die MHC-Klasse-II-Moleküle besitzen oder aber in hoher Konzentration im endoplasmatischen Retikulum vorhanden sind, denn nur so können die beiden benachbarten Antigenbindungsstellen durch identische Peptide belegt werden.

Beide Ketten der MHC-Klasse-II-Moleküle werden bei ihrer Translation gleichzeitig in die Membran des ER eingefügt (Abb. 1/40). Für die Funktion, die stabile Assoziation und die Beladung mit Peptiden bedarf es zusätzlich weiterer Peptidketten, welche ebenfalls in der Zellmembran des ER verankert sind. Das als invariante Kette (Ii) bezeichnete Glykoprotein ist immer im großem Überschuß vorhanden und bildet gemeinsam mit den α- und β-Ketten unmittelbar nach deren Biosynthese ein Nonamer aus jeweils 3 + 3 + 3 Molekülen. Durch differentielles Spleißen wird die invariante Kette trotz ihres Namens in vier unterschiedlichen Formen synthetisiert, doch sind spezielle Funktionen den einzelnen Spleißvarianten noch nicht zugeordnet worden. Peptide im ER entstammen vor allem aus dem Zytosol und sind für die Präsentation durch MHC-Klasse-I-Moleküle vorgesehen. Im gemeinsamen Komplex aus Ii und MHC-Klasse-II-Molekülen gewährleistet die invariante Kette, daß exogen aufgenommene Antigene vornehmlich durch MHC-Klasse-II-Moleküle präsentiert werden. In Abwesenheit der invarianten Kette werden die α/β-Heterodimere der MHC-Klasse-II-Moleküle im ER durch unterschiedliche Chaperone zurückgehalten.

Einige bakterielle und virale Proteine besitzen die Fähigkeit, sich außerhalb der Antigenbindungsstelle an MHC-Klasse-II-Moleküle zu binden. Zu diesen Antigenen werden unter anderem die 5 serologisch definierten Enterotoxine von Staphylococcus aureus (SEA-SEE) gezählt. Interessanterweise vermögen diese Antigene eine hohe Frequenz von T-Zellen zu stimulieren. Sie werden deshalb als **Superantigene** bezeichnet. Die Erkennung von Superantigenen durch den T-Zell-Rezeptor ist ebenfalls untypisch, da ausschließlich die V-Gene, nicht aber die übrigen Gene der V-Region der β-Kette oder die ganze α-Kette des Antigenrezeptors für die Spezifität verantwortlich sind. Die akute Exposition gegenüber hohen Konzentrationen von Superantigenen kann zu einer massiven T-Zell-Aktivierung und damit zur Freisetzung von Zytokinen wie Tumornekrosefaktor-α führen. Die durch dieses proinflammatorische Zytokin bedingten Symptome reichen von Fieber bis zum kardiogenen Schock (s. S. 100 und Abb. 1/56).

1.7.2 Genetik der MHC-Moleküle

Die Gene des MHC liegen beim Menschen auf dem kurzen Arm von Chromosom 6 (Abb. 1/41). Dieser Genabschnitt, der sich über etwa 2 bis 3 Centimorgans erstreckt, wird in seiner Gesamtheit beim Menschen als **HLA** (human leucocyte antigen) bezeichnet. Der MHC-Komplex kann durch die Anordnung seiner Gene und durch die Struktur und Funktion der von ihnen kodierten Proteine in drei unterschiedliche Klassen eingeteilt werden. Dabei weisen die strukturellen Ähnlichkeiten zwischen den MHC-Klasse-I- und -Klasse-II-Molekülen auf einen gemeinsamen genetischen Ursprung und eine während der Evolution aufgetretene Duplizierung hin.

Die **MHC-Klasse-I-Region** umfaßt die drei klassischen Loci **HLA-A**, **HLA-B** und **HLA-C**. Für jedes dieser Loci ist eine unterschiedliche Anzahl von Allelen bekannt: HLA-A besitzt 67 Allele, HLA-B 149 und HLA-C 39 Allele. Das Gen für $β_2$-Mikroglobulin ist auf Chromosom 15 lokalisiert, wobei Polymorphismen nicht bekannt sind. Ein heterozygotes Individuum erbt ein Allel für HLA-A, -B und -C von jeweils einem Elter und exprimiert so bis zu sechs unterschiedliche klassische MHC-Klasse-I-Moleküle gleichzeitig. Nebst den HLA-A- -B- und -C-Molekülen kodiert dieser MHC-Abschnitt auch für die sog. „MHC-Klasse-I-ähnlichen" Polypeptide (HLA-E, -F, -G). Diese Proteine weisen einen nur beschränkten Polymorphismus auf und binden sich ebenfalls an $β_2$-Mikroglobuline. Ihre genaue Funktion und Bedeutung ist gegenwärtig noch unbekannt. Da HLA-G aber von Trophoblasten sowohl in membrangebundener als auch in einer sezernierten Form exprimiert wird, könnte dieses Molekül eine zentrale immunologische Bedeutung für die fötomaternale Interaktion besitzen.

Die **MHC-Klasse-II-Region** kodiert für die heterodimeren MHC-Klasse-II-Moleküle und kann in drei klassische Genfamilien eingeteilt werden: **HLA-DR**, **HLA-DQ** und **HLA-DP**, welche ihrerseits selbst wieder aus verschiedenen Loci zusammengesetzt sind. Für die α-Kette von HLA-DR sind 2 und für die β-Kette 179 unterschiedliche Allele bekannt, während für die HLA-DQ 18 bzw. 29 und für HLA-DP 8 bzw. 69 Allele definiert sind. Einzelne Allele weisen mehrere Unterschiede der Aminosäuresequenz auf, wobei diese Differenzen an bis zu 20 einzelnen Positionen lokalisiert sein können und vorzugsweise im Bereich der Antigenbindungsstelle liegen. Allelische Unterschiede definieren deshalb die konformelle Eigenschaft einzelner MHC-Moleküle und bestimmen dadurch, welche Antigene als Liganden gebunden werden können. Eine ausgeprägte Vielzahl unterschiedlicher Allele bietet wohl Gewähr, daß ein größeres Spektrum individueller Antigene präsentiert werden kann, doch bedingt dieser Umstand auch, daß ein Individuum in der Regel heterozygot für einen bestimmten HLA-Locus ist. Aus Sicht der Transplantationsbiologie führt diese Tatsache dazu, daß außerhalb der Familie nur schwer HLA-identische Spender gefunden werden können.

In der MHC-Klasse-II-Region liegen auch die Gene für **HLA-DM** und **-DO**. Die HLA-DM-Genprodukte unterscheiden sich von den klassischen MHC-Klasse-II-Molekülen durch ihre stabile Dimerisierung in Abwesenheit eines gebundenen Peptides. Im Bereich des endosomalen Transportweges katalysieren HLA-DM die Peptidbindung an klassische MHC-Klasse-II-Moleküle. Interessanterweise sind MHC-Klasse-II-DO-Moleküle Dimere aus der α-Kette des DM- und der β-Kette des DO-Locus und sind bei der Beladung von

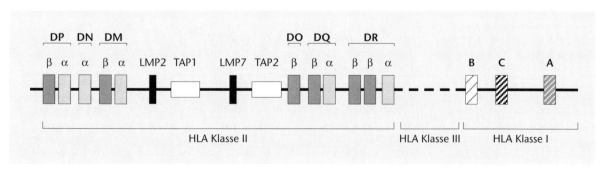

Abb. 1/41: Gen-Organisation von MHC-Klasse-II-Molekülen.

MHC-Klasse-I-Molekülen beteiligt. An der Zelloberfläche sind HLA-DO ausschließlich im Thymus und auf B-Zellen exprimiert, wobei ihre funktionelle Bedeutung für die Selektion von Thymozyten und/oder die Aktivierung reifer T-Zellen durch B-Lymphozyten gegenwärtig noch unbekannt ist.

Die Paarung von α- und β-Ketten zu vollständigen MHC-Klasse-II-Molekülen geschieht vorzugsweise durch Peptidketten der gleichen Genfamilie (so z. B. HLA-DRα mit HLA-DRβ). Nur im Falle einer fehlenden Expression einer der beiden klassischen MHC-Klasse-II-Ketten kann theoretisch die entsprechende (α- bzw. β-) Kette einer anderen MHC-Genfamilie zur Dimerisierung verwendet werden. Solche Hybridmoleküle sind aber in vivo nicht von funktioneller Bedeutung und tragen deshalb nicht zum **HLA-Polymorphismus** bei. Im Gegensatz hierzu verursachen die Organisation und Expression der MHC-Klasse-II-Gene die große HLA-Variabilität. So können β-Ketten eines bestimmten Locus gelegentlich durch mehr als ein Gen kodiert sein, weshalb sich α-Ketten eines bestimmten MHC-Klasse-II-Locus mit verschiedenen β-Ketten zum Heterodimer assoziieren. Ferner werden die maternalen und paternalen Allele kodominant exprimiert, was zu einer weiteren Vergrößerung des HLA-Polymorphismus beiträgt. Gesamthaft bilden diese Vorgänge die genetische Grundlage für die Beobachtung, daß zwischen 10 und 20 unterschiedliche MHC-Klasse-II-Moleküle von einer einzelnen Zelle exprimiert werden können, obwohl jeweils nur drei polymorphe Loci (HLA-DR, -DQ und -DP) von jedem Elternteil geerbt werden. Einschränkend ist aber zu erwähnen, daß die Anzahl der an der Zelloberfläche exprimierten Genprodukte durch strukturelle Gegebenheiten limitiert sein kann, denn nicht jede α-Kette eines gegebenen Locus assoziiert funktionell und stabil mit jeder beliebigen β-Kette der gleichen Genfamilie.

Die allgemeine **Genorganisation** der MHC-Moleküle ist für die MHC-Klasse-I- und -II-Proteine vergleichbar: Jede der extrazellulär gelegenen Domänen wird durch ein eigenes Exon kodiert, während für die transmembranösen und intrazytoplasmatischen Abschnitte eine Anzahl kleinerer Exone vorhanden sind. Die Transkription der Klasse-I- und -II-Proteine wird durch 5' gelegene DNS-Sequenzen reguliert (*cis*), die ihrerseits durch spezifische DNS-bindende Proteine, sog. *trans*-aktivierende Faktoren, erkannt werden.

Zwei unterschiedliche Expressionsformen können für die MHC-Klasse-II-Moleküle unterschieden werden: Einerseits werden diese Proteine konstitutionell exprimiert und andererseits können die α- und β-Ketten in koordinierter Weise in Antwort auf äußere Stimuli hochreguliert bzw. neu exprimiert werden. Die Konzentration von Mediatoren, die Sequenz ihrer Verabreichung als auch der Aktivierungs- und Differenzierungsgrad der Zelle bestimmen darüber, in welchem Ausmaß MHC-Klasse-II-Moleküle von verschiedenen Zellen exprimiert werden. Für B-Zellen wird die MHC-Klasse-II-Expression durch die Zytokine IL-4, IL-10 und IL-13 hochreguliert und durch Prostaglandine und Glukokortikoide vermindert. In Monozyten/Makrophagen, Endothelzellen, Epithelzellen, Fibroblasten und Muskelzellen werden MHC-Klasse-II-Moleküle durch IFN-γ hochreguliert bzw. neu exprimiert. Schließlich können bei dendritischen Zellen und bei B-Zellen auch der direkte Kontakt mit T-Lymphozyten und die Bindung von CD72 und CD40 an ihre entsprechenden Liganden (CD5 bzw. CD40 L) zur Zunahme der MHC-Klasse-II-Expression beitragen. Im Bereich der Promotoren für alle α- und β-Ketten der MHC-Klasse-II-Loci sind DNS-Sequenzen bekannt, welche als sog. Cis-acting elements die konstitutionelle als auch induzierte MHC-Klasse-II-Expression regulieren. An diese Abschnitte binden sich in komplexer Weise eine Anzahl DNS-bindende Proteine, welche für die Transaktivierung der MHC-Klasse-II-Genexpression notwendig sind. Zu diesen Faktoren gehört das MHC-Klasse-II-transaktivierende Protein CIITA. Das funktionelle Fehlen eines dieser nukleären Faktoren verhindert die koordinierte Interaktion mit dem Promotor und führt zu einem Ausbleiben der Proteinexpression. Eine solche Störung kann Ursache für einen MHC-Klasse-II-Expressionsdefekt sein (siehe Kap. 43).

Die MHC-Klasse-II-Region enthält auch Gene, welche für die zytoplasmatische Antigenprozessierung von Peptiden (Low-molecular-mass-polypeptide-Komplex: LMP-2 und LMP-7) mitverantwortlich sind und deren Transport ins endoplasmatische Retikulum (Transporter associated with antigen processing: TAP-1 und TAP-2) ermöglichen. Interessanterweise sind diese Genprodukte für die Antigenpräsentation durch MHC-Klasse-I-Moleküle bestimmt.

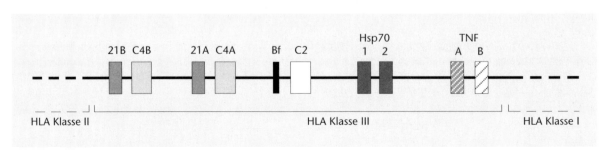

Abb. 1/42: Organisation der MHC-Klasse-III-Gene beim Menschen.

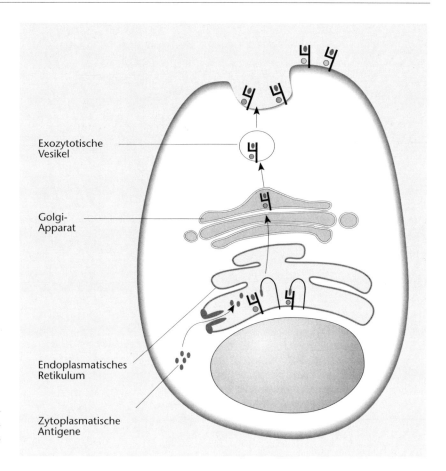

Abb. 1/43: Zytoplasmatische Antigene werden durch MHC-Klasse-I-Moleküle präsentiert (Symbole vergleiche Abb. 1/45).

Die **MHC-Klasse-III-Region** liegt telomer zur MHC-Klasse-II-Region und enthält u. a. Gene für Faktoren des Komplementsystems (C4A, C4B, Faktor B und C2), für Streßproteine (Heat shock protein [hsp]-70) und Zytokine (Tumornekrosisfaktor-α und -β, Abb. 1/42). Im Vergleich zu den Genen der MHC-Klasse-I- und -II-Region kodieren MHC-Klasse-III-Gene somit Moleküle, welche in der Effektorphase der Immunantwort wichtig sind.

1.7.3 Aufnahme, Prozessierung und Präsentation von Antigenen

Die Antigenerkennung durch T-Lymphozyten wird gemeinsam durch die strukturellen Gegebenheiten des Antigenrezeptors und der MHC-Moleküle bestimmt. MHC-Klasse-I-Moleküle präsentieren normalerweise Antigene, welche im Zellinnern (endogen) gebildet werden, während sich die von außen durch Endozytose bzw. Phagozytose aufgenommenen (exogenen) Antigene an MHC-Klasse-II-Moleküle binden (Abb. 1/43 und 1/44). Die Entscheidung, ob ein Antigen den für sie spezifischen T-Lymphozyten durch MHC-Klasse-I- oder -Klasse-II-Moleküle dargeboten wird, ist somit weder durch die Zusammensetzung noch durch bestimmte biochemische Motive der Antigene selbst bestimmt, sondern wird vornehmlich durch den Weg vorgegeben, durch welchen diese Antigene ins Zellinnere gelangt sind.

MHC-Klasse-I-Moleküle

Nukleäre, zytoplasmatische und membranständige Proteine werden kontinuierlich im Zellinnern abgebaut und durch Neusynthese ersetzt. Der Hauptteil der proteolytischen Aktivität erfolgt durch einen ATP-abhängigen, multikatalytischen Proteasekomplex, welcher als **Proteasom** bezeichnet wird (Abb. 1/45). Einige der Proteasomen-Untereinheiten (LMP-2 und LMP-7) sind im MHC kodiert. Die Struktur des 20 S-Proteasoms (~ 700 kDa) ist in seiner molekularen Struktur bekannt und setzt sich aus α- bzw. β-Ringen zusammen, welche jeweils aus 7 Untereinheiten bestehen (insgesamt 28 Untereinheiten). 20 S-Proteasomen bilden ebenfalls die zentrale Struktur größerer Proteasomen (26 S). Durch ihre katalytische Wirkung (β-Untereinheiten) werden Peptide von 8 bis 11 Aminosäurenlänge generiert. Bereits zu diesem Zeitpunkt wird die Bildung der antigenen Peptide durch quantitative und qualitative Einflüsse moduliert, denn 20 S-Proteasomen erkennen für ihre katalytische Aktivität gewisse Aminosäuresequenzen bevorzugt.

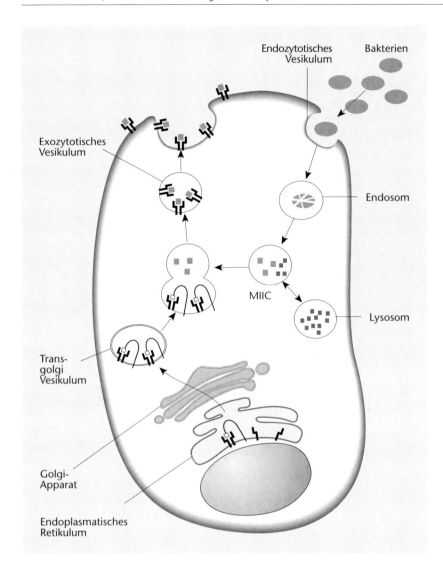

Abb. 1/44: Exogen aufgenommene Antigene werden durch MHC-Klasse-II-Moleküle präsentiert (Symbole vergleiche Abb. 1/46).

Das 20 S-Proteasom kann sich an beiden Enden zusätzlich mit einem 11 S-Aktivatorkomplex verbinden, der die Bildung von kurzen Peptiden fördert. Dieser Aktivator wird durch IFN-γ induziert und scheint deshalb für die Bildung von Antigenen im Ablauf einer Immunantwort von besonderer Bedeutung zu sein.

Anschließend an die Proteolyse durch Proteasomen gelangen die gebildeten Peptide zu den **TAP-Peptidtransportern** des ER (und möglicherweise des *cis*-Golgi). Es ist wahrscheinlich, daß die Peptide hierzu an Heat-shock-Proteine (hsp-70 und hsp-90) komplexiert werden und so auch vor weiterer Degradation geschützt sind. Die heterodimeren ATP-abhängigen TAP-1- und -2-Peptidtransporter binden diese Peptide und transportieren sie ins Lumen des ER. Für diese Leistung sind beide Genprodukte notwendig, denn Mutationen nur in einem der beiden TAP verhindern den Peptidtransport bereits vollständig. Die molekularen Eigenschaften, durch welche die TAP-Moleküle die kurzkettigen Peptide binden, sind nicht unähnlich der Peptidbindung in der Antigengrube der MHC-Moleküle. Im Vergleich zu anderen Vertebraten besitzen TAP-1- und TAP-2-Moleküle des Menschen keine Selektivität bezüglich der von ihnen transportierten Peptide. Interessanterweise können unterschiedliche Viren (zum Beispiel Herpes simplex und CMV) durch ihre Proteine die Transportfunktion von TAP blockieren und so ihre Detektion durch zytotoxische T-Zellen umgehen.

Die teilweise gefalteten α-Ketten der MHC-Klasse-I-Moleküle werden, wie bereits erwähnt, durch Calnexin gebunden. Diese Assoziation fördert die weitere Molekülfaltung, die Bildung von Disulfidbrücken und die Assoziation an $β_2$-Mikroglobuline. Interessanterweise bindet sich $β_2$-Mikroglobulin direkt und mit hoher Effizienz an TAP und steht so bereits am Ort der Peptidbeladung zur Komplexierung an α-MHC-Klasse-I-Ketten bereit. Die Beladung der α-Kette mit Antigen kann auch bei Fehlen von Calnexin erfolgen, da

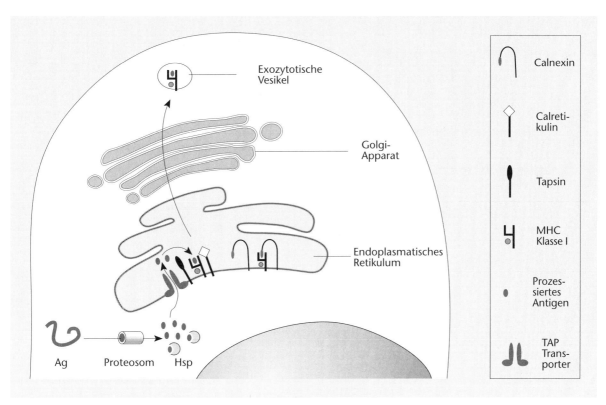

Abb. 1/45: Prozessierung und Transport von Antigenen für die MHC-Klasse-I-Präsentation.

andere Chaperone dessen Funktion übernehmen können. Mit der vollständigen Bildung der reifen heterodimeren MHC-Klasse-I-Moleküle wird Calnexin abgespalten und durch Tapsin und Calretikulin ersetzt. Das Glykoprotein Tapsin (48 kDa) vermittelt den transienten Kontakt mit dem TAP-Proteintransporter und stabilisiert diesen multimeren Komplex. Calretikulin, ein 46-kDa-Protein des ER, verhindert, daß MHC-Klasse-I-Moleküle ohne gebundene Antigene an die Zelloberfläche gelangen.

Leere MHC-Klasse-I-Moleküle können für eine bestimmte Zeit mit dem TAP-Komplex assoziiert bleiben und stehen dabei für ihre Beladung mit Antigen bereit. Die Freigabe von MHC-Klasse-I-Molekülen von TAP, Calretikulin und Tapsin und ihr Transport über den Golgi-Komplex zur Zelloberfläche erfolgen nach Bindung der Antigene und entsprechender Konformationsänderung. Unter physiologischen Bedingungen präsentiert die α-Kette der MHC-Klasse-I-Moleküle endogene Peptide (Selbstpeptide). Die übermäßige Produktion von Fremdproteinen, z.B. im Rahmen einer viralen Infektion, führt aber dazu, daß die α-Kette durch virale Antigene anstelle der Selbstpeptide beladen wird und diese nun an der Oberfläche präsentieren kann. Der vollständige Antigen/MHC-Klasse-I-Komplex kann schließlich an der Zelloberfläche von $CD8^+$-Zellen spezifisch erkannt werden.

MHC-Klasse-II-Moleküle

Aus den von außen in Endosomen aufgenommenen Fremdproteinen und aus den in intrazellulären Vesikeln lokalisierten Pathogenen (Mykobakterien, Listerien und anderen) werden jene Peptide generiert, die als Antigene von MHC-Klasse-II-Molekülen präsentiert werden. Diese subzellulären Strukturen von Endosomen und Phagolysosomen enthalten saure Proteasen, welche ihre katalytische Wirkung bei tiefem pH entfalten. Zu diesen sauren Proteasen werden Cathepsin B, D und L gezählt.

Die Proteinfaltung der α- und β-MHC-Klasse-II-Ketten und der invarianten Kette (Ii) erfolgt voneinander unabhängig und führt erst nach Erreichen der richtigen strukturellen Konformation zur Bildung des bereits erwähnten Nonamers (Abb. 1/46). Für diese **Superstruktur** verfügt die invariante Kette über zwei wichtige Aminosäurensequenzen. Die eine Domäne erlaubt die Assoziation der invarianten Kette zu einem Homotrimer und die zweite als CLIP (Class II associated invariant chain peptide) bezeichnete Domäne bindet (mit wenigen Ausnahmen) in die von α- und β-Ketten gemeinsam gebildete Antigengrube. Dadurch hält CLIP die antigenbindende MHC-Klasse-II-Grube von Peptiden frei, welche mittels TAP-Proteintransporter ins ER gelangen. MHC-Klasse-II/invariante-Kette-Komplexe gelangen vom ER über den Golgi-Komplex zum *trans*-Golgi, von wo sie durch die Signalwirkung der invarianten Kette selbst in den sogenannten **Endocytic pathway** geschleust werden. Interessanterweise ist für dieses Signal die Gegenwart von mindestens zwei vollständigen, invarianten Ketten notwendig. Im Endocytic pathway werden die MHC-Klasse-II-Moleküle enthaltenden Vesikel mit Phagolysosomen/Endosomen fusioniert, und die durch Proteolyse generierten antigenen Peptide können sich nun in die MHC-Klasse-II-Grube binden. Gegenwärtig ist aber weder die genaue Lokalisation des subzellulären Kompartimentes bekannt, in dem dieser Vorgang erfolgt, noch sind die molekularen Mechanismen im Einzelnen aufgeklärt, wie CLIP durch Antigene ersetzt wird. Es ist wahrscheinlich, daß in Abhängigkeit vom Zelltyp und vom Antigen unterschiedliche Kompartimente und Enzyme für diese Aufgabe bereitstehen. Die entsprechenden Kompartimente werden als MIIC (MHC class II compartment) bezeichnet (Abb. 1/46). In der MIIC erfolgt die Spaltung der invarianten Kette durch die endosomalen Proteasen Cathepsin L und S, welche in hoher Konzentration in verschiedenen antigenpräsentierenden Zellen nachweisbar sind, und die durch IFN-γ hochreguliert werden. Die proteolytische Spaltung der invarianten Kette erfolgt bei tiefem pH auf eine Weise, daß schließlich nur noch die CLIP-Domäne als 12- bis 13-kDa-Protein mit den α- und β-Klasse-II-Ketten assoziiert ist. Die Antigenbindungsstelle bleibt vorerst blockiert. In der Folge wird dann auch CLIP durch das eigentliche Antigen ersetzt, wobei dieser Vorgang von der katalytischen Wirkung von Cathepsin und der HLA-DM-Funktion abhängig ist. Dieses nichtklassische MHC-II-Molekül ist im Bereich der MIIC lokalisiert und vermittelt dort über einen im Detail noch nicht bekannten Mechanismus den Austausch von CLIP durch das Antigen. HLA-DM ist im Bereich des MIIC mit HLA-DO assoziiert, das seine Funktion zu regulieren scheint. Zellen mit einer Nullmutation für HLA-DM präsentieren in der Regel keine vollständigen Antigen/MHC-Klasse-II-Komplexe. Analog zu den α- und β-Ketten der MHC-Klasse-II-Moleküle wird auch die Expression von HLA-DM und der invarianten Kette durch das MHC-II-transaktivierende Protein, CIITA, reguliert.

In Ermangelung von Fremdproteinen exprimieren antigenpräsentierende Zellen MHC-Klasse-II-Moleküle, welche mit Selbstproteinen beladen sind. Eine fehlende Peptidbeladung führt hingegen dazu, daß MHC-Klasse-II-Moleküle nicht an die Zelloberfläche gelangen sondern noch im Endocytic pathway stecken bleiben und dort rasch durch Proteasen degradiert werden. Die dabei gebildeten Spaltprodukte werden nicht selten durch intakte MHC-Klasse-II-Moleküle aufgenommen und als Selbstproteine präsentiert. Durch diesen Vorgang stehen jederzeit genügend MHC-Klasse-II-Moleküle zur Verfügung, welche bei Bedarf durch Fremdpeptide beladen und in vollständiger Form als Antigen/MHC-Komplexe an der Zelloberfläche exprimiert werden. Dort erkennen antigenspezifische CD4$^+$-T-Zellen das Antigen, wobei 50 bis 200 identische Komplexe ausreichen, um eine T-Zell-Antwort zu stimulieren.

1.7.4 Dendritische Zellen

Die Hauptaufgaben dendritischer Zellen besteht darin, eine primäre T-Zell-Antwort zu initiieren (Abb. 1/47). Obwohl sie sich phänotypisch, funktionell und in ihrer Gewebelokalisation zum Teil von Zellen des MPS unterscheiden, wird dennoch eine gemeinsame Vorläuferzelle für diese beiden Zellsysteme postuliert. Diese Vorläuferzelle entstammt der myeloischen Reihe und entwickelt sich von hämatopoetischen

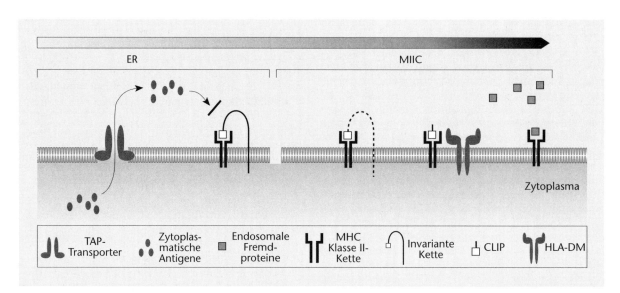

Abb. 1/46: Die Beladung der MHC-Klasse-II-Moleküle mit Antigen.

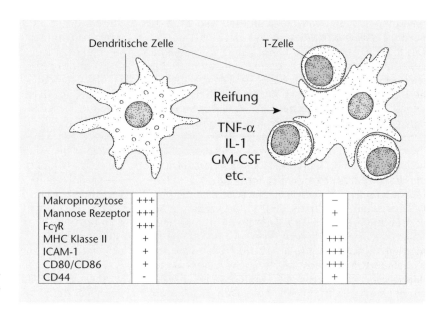

Abb. 1/47: Funktionelle und phänotypische Veränderungen bei dendritischen Zellen nach Aktivierung.

Stammzellen in Gegenwart von GM-CSF (Granulocyte-macrophage stimulating factor) und TNF-α (Tumor necrosis factor-α). Die weitere **Differenzierung** dendritischer Zellen folgt wahrscheinlich einerseits entlang einer eigenständigen Zellreihe, doch können andererseits diese Zellen auch aus Monozyten des peripheren Blutes hervorgehen. Interessanterweise haben ebenfalls frühe lymphoide Vorläuferzellen von Knochenmark und Thymus die Fähigkeit, sich zu dendritischen Zellen zu differenzieren. In der embryonalen Entwicklung sind dendritische Zellen und Makrophagen bereits ab der 6. Gestationswoche im Dottersack nachweisbar. Mit der 12. Woche finden sich dann dendritische Zellen im Thymus, in Lymphknoten, in der Milz und in nichtlymphatischen Organen, wo sie im Vergleich zu Makrophagen an anatomisch unterschiedlichen Orten gelegen sind. Die Kinetik der myeloischen Produktion von dendritischen Zellen ist beim Menschen nicht vollständig bekannt, aber in Anlehnung an Untersuchungen bei Mäusen und Ratten wird vermutet, daß die Lebensdauer dieser Zellen von einigen Tagen (8–11) bis zu ein paar Wochen reichen kann.

Die **Morphologie** dendritischer Zellen ist von der Gewebelokalisation abhängig. Im peripheren Blut sind dendritische Zellen in ihrer Größe mit Monozyten vergleichbar. Ihr Zellkern, der nur einen kleineren Teil des Zelldurchmessers ausmacht, ist exzentrisch gelegen, etwas elongiert und häufig gelappt. Im Zytoplasma können in der Nähe der Zelloberfläche häufig Vakuolen nachgewiesen werden, aber eigentliche Granula sind sehr selten und Phagolysosomen sowie andere morphologische Hinweise auf eine aktive Phagozytoseleistung fehlen vollständig. Die große Anzahl von Mitochondrien und ein ausgeprägtes endoplasmatisches Retikulum (ER) geben hingegen Hinweise auf eine aktive metabolische Funktion dieser Zellen. **Histochemisch** können unterschiedliche Enzyme, einschließlich saure Phosphatase, ATPase und Aminopeptidase N, im Zytoplasma von dendritischen Zellen nachgewiesen werden. Die dendritischen Zellen in der Blutzirkulation und im Gewebe sind auch durch zytoplasmatische Ausläufer (Pseudopodien) gekennzeichnet, welche sich in unterschiedlicher Länge vom eigentlichen Zellkörper ausdehnen. Diese **Pseudopodien** vermitteln den dendritischen Zellen der afferenten Lymphe ihr typisches Erscheinungsbild (veiled cells).

Alle dendritischen Zellen des Menschen exprimieren auf ihrer Zelloberfläche im Vergleich zu den Zellen des MPS die 30- bis 100fache Menge an MHC-Klasse-II-Molekülen aber nur geringe Mengen an Immunglobulin- und C3-Komplement-Rezeptoren. Eine große Anzahl von kostimulierenden Rezeptoren und Adhäsionsmolekülen werden ebenfalls von dendritischen Zellen exprimiert und widerspiegeln die Bedeutung dieser Zellpopulation für das Priming, d. h. die Immunisierung von naiven T-Lymphozyten. Diese Funktion wird durch die von dendritischen Zellen sezernierten Chemokine gefördert, die vorzugsweise auf naive T-Zellen einwirken.

Dendritische Zellen besitzen die Fähigkeit zur **Migration** und ermöglichen deshalb den Transport von Antigenen vom Ort der Aufnahme zu einem anderen Ort, wo ihre Präsentation zu einer effizienten, spezifischen Immunantwort führt. Dendritische Zellen können deshalb sowohl in nichtlymphatischen als auch in lymphatischen Geweben und in der Zirkulation nachgewiesen werden. Aufgrund dieser migratorischen Eigenschaften scheinen dendritische Zellen ein funktionelles Netzwerk zu bilden, welches sicherstellt, daß Antigene von der Peripherie (wie zum Beispiel der Haut) in sekundäre lymphatische Gewebe gelangen und dort in optimaler Weise in den parafollikulären Zonen von Lymphknoten und Milz den naiven T-Zellen präsentiert werden.

Die dendritischen Zellen können mit Ausnahme des zentralen Nervensystems in allen Organen nachgewiesen werden. Die gegenwärtig am besten charakterisierte Form dendritischer Zellen ist die in der Epidermis gelegene **Langerhans-Zelle**, welche dort als einzige epidermale Zelle zur Antigenaufnahme und -Prozessierung befähigt ist. Langerhans-Zellen sind durch tennisschlägerähnliche zytoplasmatische Organellen, sogenannte Bierbeck-Granula, charakterisiert, deren Funktion zur Zeit unbekannt ist.

Obwohl in der afferenten Lymphe relativ häufig nachweisbar, sind dendritische Zellen im peripheren Blut in nur sehr geringer Zahl (< 0,1 %) vorhanden. Ihr Vorkommen in der Zirkulation kann ein Hinweis darauf sein, daß sie entweder als Vorläuferzellen vom Knochenmark auf dem Weg ins Gewebe sind oder daß sie über die Zirkulation vom Gewebe zu sekundären lymphatischen Organen gelangen. Dort werden die dendritischen Zellen aufgrund ihrer Morphologie als interdigitierende Zellen bezeichnet. Anatomisch angeordnet in der periarteriolären Lymphozytenscheide der Milz beziehungsweise in den parafollikulären Zonen der Lymphknoten, präsentieren die interdigitierenden Zellen die aufgenommenen und prozessierten Antigene den aus den Gefäßen in die weiße Pulpa bzw. den Lymphknotenkortex auswandernden T-Zellen. Als potente antigenpräsentierende Zellen exprimieren dendritische Zellen in sekundärem lymphatischem Gewebe typischerweise CD1, CD40, CD80, CD86 und hohe Konzentrationen an MHC-Klasse-II-Molekülen. In dieser Funktion sind dendritische Zellen etwa 100mal effizienter als Makrophagen.

Proteinantigene werden durch dendritische Zellen vornehmlich durch **Makropinozytose** ins Zellinnere aufgenommen. Die Makropinozytose ist ein vom Zytoskelett abhängiger aktiver Prozeß, bei welchem durch Einstülpungen der Zellmembran Vesikel von 1–3 µm Durchmesser gebildet werden. Im Vergleich zu anderen Zellen ist die **Mikropinozytose** eine konstitutionelle Eigenschaft dendritischer Zellen, wobei innerhalb einer Stunde bis zur Hälfte des Zellvolumens durch Ingestion über die Mikropinozytose aufgenommen werden kann. Ferner nehmen dendritische Zellen auch Antigene über rezeptorvermittelte Mechanismen auf. Hierzu wird einerseits der **Mannoserezeptor** verwendet, welcher sich an mannosehaltige beziehungsweise fucosylierte Antigene bindet und diese durch Phagozytose ins Zellinnere aufnimmt. In Phagolysosomen kann der Mannoserezeptor bei tiefem pH vom Antigen dissoziiert werden und über Recycling wieder als funktioneller Rezeptor an die Zelloberfläche gelangen. Im Rahmen der anamnestischen Immunantwort oder bei vorbestehenden natürlichen Antikörpern ist auch die **Fc-Rezeptor-vermittelte Ingestion** von Antigen-Antikörper-Komplexen durch dendritische Zellen möglich. Die über die Vermittlung von CD32 aufgenommenen Antigen-Rezeptor-Komplexe werden in Endosomen vollständig abgebaut. Obwohl dendritische Zellen auch Komplementrezeptoren exprimieren, ist die Antigenaufnahme über diesen Weg von geringer Bedeutung. Dendritische Zellen in nichtlymphatischen Geweben sind mäßig MHC-Klasse-II-positiv und besitzen eine verminderte Expression von CD40, CD54 und CD86. Erst nach Stimulation mit IL-1 und GM-CSF (und wahrscheinlich anderen Zytokinen) und mit der nachfolgenden Migration in die T-Zell-abhängigen Areale lymphatischer Gewebe erwerben dendritische Zellen ihre Funktion als professionelle antigenpräsentierende Zellen. Die Maturation dendritischer Zellen kann auch durch TNF-α, IL-1 oder LPS erfolgen, wobei die Stimuli im extremen Fall zur vollständigen Depletion der im peripheren Gewebe lokalisierten dendritischen Zellen führen können. Die **Migrationen** dendritischer Zellen von einem peripheren Organ zu lymphatischem Gewebe kann bereits innerhalb von weniger als 12 Stunden nach Aktivierung erfolgen. Typischerweise nimmt dabei die Kapazität der dendritischen Zellen zur Antigenaufnahme ab, und die Funktion als professionelle antigenpräsentierende Zelle wird ausgebildet. Dabei verlieren dendritische Zellen die Fähigkeit zur Makropinozytose und zur Expression von CD32 und vermindern gleichzeitig die Oberflächenkonzentration des Mannoserezeptors. Dieser Reifungsprozeß geht schließlich auch mit einer vermehrten Expression von MHC-Klasse-II-Molekülen einher und ist mit dem erhöhten Nachweis von kostimulierenden Molekülen korreliert. So werden an der Zelloberfläche in vermehrter Konzentration Adhäsionsmoleküle (CD11a/CD18, LFA-3, CD50, CD54) exprimiert und Liganden für die effiziente T-Zell-Stimulation (CD80, CD86, CD40) nachweisbar. Ferner bilden dendritische Zellen große Mengen an IL-12 und fördern damit die Polarisierung von naiven T-Zellen zum Th1-Phänotyp. Ob im Bereich der T-Zell-Areale dendritische Zellen aus myeloiden und lymphoiden Vorläuferzellen unterschiedliche Funktionen wahrnehmen, ist derzeit nicht genau bekannt. Es wird aber vermutet, daß myeloide dendritische Zellen der Antigenaufnahme und -Präsentation dienen, während lymphoide dendritische Zellen eher sessil und langlebig sind und für die Aufrechterhaltung der peripheren T-Zell-Toleranz wichtig sind. Diese Beobachtung korreliert mit der Erkenntnis, daß an der Ausbildung des thymischen T-Zell-Repertoires ebenfalls dendritische Zellen mitbeteiligt sind. Ausschließlich in der Medulla gelegen, sind diese MHC-Klasse-II$^+$-Zellen lymphoiden Ursprungs für die negative Selektion durch klonale Deletion verantwortlich.

1.7.5 B-Zellen

Durch ihre membranständigen Antikörper können B-Zellen **Antigene** aufnehmen, prozessieren und anschließend als Peptid/MHC-Komplexe an der Oberfläche **präsentieren**. Dieser in der Regel für lösliche

Antigene geltende Weg der Aufnahme ist äußerst effizient, denn B-Zellen besitzen eine nur sehr eingeschränkte Fähigkeit zur Makropinozytose oder Phagozytose. Lösliche Antigene sind im Ablauf natürlicher Infekte selten in mehr als nur geringen Konzentrationen vorhanden, so daß den B-Zellen die wichtige Aufgabe zufällt, bereits minimale Antigenmengen den T-Zellen präsentieren zu können. In dieser Funktion unterscheiden sie sich wesentlich von dendritischen Zellen und von Makrophagen. Aufgrund der zelltypischen Eigenschaften der Antigenbindung und -Aufnahme sind B-Zellen deshalb vor allem für die Fortsetzung und Verstärkung einer bereits begonnenen Immunantwort von Bedeutung.

Membranständige Immunglobuline sind an der Zelloberfläche mit Ig-α- und Ig-β-Komplexen assoziiert (s. Seite 16), wobei alle Moleküle gemeinsam einen **signaltransduzierenden Rezeptor** bilden. Das Ausmaß, in welchem Antigene von B-Zellen aufgenommen werden, ist einerseits abhängig von Igβ und den strukturellen Eigenschaften der transmembranösen Ig-Abschnitte und wird andererseits durch die Funktion des B-Zell-Korezeptorkomplexes (CD19, CD21, CD81) positiv beeinflußt. Zusätzlich bestimmt auch die Affinität des Antikörpers darüber, mit welcher Effizienz lösliche Antigene aufgenommen und somit präsentiert werden können. Interessanterweise kommt es in den Endosomen nach Ig-vermittelter Antigenaufnahme trotz tiefem pH zu keiner Dissoziation der Antikörper vom Antigen. Dies hat zur Folge, daß Immunkomplexe und nicht nur Antigene zur Antigenpräsentation prozessiert werden. B-Zellen exprimieren konstitutionell an ihrer Zelloberfläche MHC-Klasse-II-Moleküle, deren Konzentration durch Zellaktivierung (Antigen, IL-4 und andere Stimuli) hochreguliert werden kann. Die Antigen-MHC-Komplexe auf den B-Zellen werden von spezifischen T-Helferzellen erkannt, welche nun in Gegenwart von kostimulierenden Molekülen aktiviert werden. Hierzu ermöglicht die antigenvermittelte Aktivation der B-Zellen, daß die Korezeptoren in ausreichendem Maß neu exprimiert (CD80, CD54) beziehungsweise hochreguliert (CD86 (B7.2), CD40) werden. Die Tatsache, daß nichtaktivierte B-Zellen keine antigenpräsentierende Kapazität besitzen, spiegelt sich in der experimentellen Beobachtung wider, daß solche B-Zellen im Kontakt mit antigenspezifischen, aber naiven T-Lymphozyten Toleranz induzieren können. Mechanistisch liegt diesem Umstand der Mangel an „Signal 2" zugrunde. Das Ausbleiben einer T-Zell-Aktivierung durch ruhende B-Zellen scheint aber auch von physiologischer Relevanz zu sein, denn über diesen Mechanismus kann die periphere T-Zell-Toleranz gegen lösliche Selbstpeptide aufrecht erhalten werden. Aktivierte B-Zellen sezernieren IL-6 und TNF-α und unterstützen damit zusätzlich die T-B-Zellkooperation.

1.7.6 Makrophagen

Makrophagen sind durch ihre aktive Phagozytose und durch ihren Reichtum an endosomalen Enzymen besonders befähigt, partikuläre Antigene aufzunehmen, zu prozessieren und als MHC/Antigen-Komplexe anschließend den spezifischen T-Zellen zu präsentieren. Viele Mikroorganismen, welche die physischen Barrieren der inneren und äußeren Körperoberflächen durchbrochen haben, werden initial von Makrophagen und den anderen Effektorsystemen der natürlichen Immunität erkannt und beseitigt. Reicht jedoch diese Abwehrleistung nicht aus, die Infektion zu kontrollieren, kommt es zur **adaptiven Immunantwort**. Hierfür spielen Makrophagen als antigenpräsentierende Zellen eine zentrale Rolle. Da sie aber in ruhendem Zustand wenige oder keine MHC-Klasse-II-Moleküle, CD80 und CD86 exprimieren, müssen Makrophagen zuerst durch den Vorgang der Phagozytose stimuliert werden. Unter Einbezug von Komplementrezeptoren, Mannoserezeptoren und Fc-Rezeptoren werden bei der phagozytären Aufnahme von mikrobiellen Pathogenen auch Signale zur Zellaktivierung transduziert. Der Mechanismus, daß die Aufnahme von Pathogenen über zellständige Rezeptoren gleichzeitig auch die Makrophagen in ihrer Kapazität als antigenpräsentierende Zellen stimuliert, gewährleistet, daß Fremdstoffe, welche ohne Vermittlung dieser Rezeptoren aufgenommen werden, keine Immunantwort auslösen. Dieser Umstand ist zweifelsfrei sinnvoll für die wichtige Funktion von Makrophagen aus Leber und Milz, alternde und tote Körperzellen zu beseitigen. Dies und die Aufnahme von löslichen Proteinen halten die Toleranz gegenüber körpereigenen Molekülen aufrecht, denn die nicht aktivierten Makrophagen besitzen weder genügend MHC noch kostimulierende Rezeptoren, um naive T-Zellen zu aktivieren. In dieser Beziehung sind Makrophagen funktionell den B-Zellen ähnlich.

1.7.7 Folliküläre dendritische Zellen

Folliküläre dendritische Zellen sind trotz ihres Namens und ihrer Morphologie nicht mit dendritischen Zellen verwandt. Sie besitzen auch keine typischen antigenpräsentierenden Funktionen wie sie für die Induktion einer primären Antwort nötig sind, da diese Zellen weder eine eigentliche Fähigkeit zur Phagozytose haben, noch ausreichende Mengen an MHC-Klasse-II-Molekülen exprimieren. Obwohl ihre Herkunft weiterhin nicht genau bekannt ist, scheinen folikuläre dendritische Zellen aufgrund verschiedener Hinweise zum **hämatopoetischen** System zu gehören. Ihre Morphologie ist nicht unähnlich jener von dendritischen Zellen der sekundären lymphatischen Gewebe. Folikuläre dendritische Zellen finden sich ausschließlich in primären und sekundären Lymphfollikeln, wo sie in engem Kontakt mit B-Zellen stehen und zwei wichtige Funktionen wahrnehmen. Einerseits bestimmen sie die Bildung und Organisation von Keimzentren, und andererseits ermöglichen sie die Induktion und Erhaltung der B-Zell-Gedächtnisleistung. Follikulär dendritische Zellen haben dünne zytoplasmatische Ausläufer, die ein funktionelles Netzwerk bilden und zum Teil durch kugelförmige Auftreibungen erweitert sind. In diesem Bereich werden Antigen-Antikörper-Komplement-Komplexe konzentriert, die als **Iccosomen** bezeichnet werden. In dieser Funktion sind follikulär dendritische Zellen in der Lage, geringste Mengen von Antigen zu retinieren und in geeigneter Weise dem spezifischen Immunsystem zu präsentieren. Daß hierzu spezifische Antikörper vorbestehen müssen, welche an die Antigene binden ist offensichtlich eine wichtige Einschränkung. Die immunologische Bedeutung der follikulären dendritischen Zellen ist deshalb vornehmlich auf die Sekundärantwort beschränkt. Dort werden die entstandenen Immunkomplexe normalerweise durch Makrophagen aufgenommen und abgebaut, doch sind ebenfalls kleine Mengen zur Antigenpräsentation durch follikuläre dendritische Zellen bestimmt. Diese Immunkomplexe binden sich hierzu über Fc- und Komplementrezeptoren an die Oberfläche der nichtphagozytierenden Vorläufer follikulär-dendritischer Zellen. Während des Transportes in die Follikel ändert sich die Morphologie dieser Zellen zu jener follikulär-dendritischer Zellen, welche nun typischerweise sowohl Adhäsionsmoleküle (CD54, CD106 und β1-Integrine) als auch CD40 exprimieren. Die präsentierten Antigene werden durch die membrangebundenen Immunglobuline der B-Zellen erkannt und induzieren das Signal 1 für ihre Aktivierung. Die an Iccosomen gebundenen Immunkomplexe besitzen auch aggregierte Komplementspaltprodukte, welche sich an CD21 auf der Oberfläche von B-Zellen binden und damit den B-Zell-Korezeptor mitstimulieren. B-Zellen können deshalb durch die Immunkomplexe der Iccosomen und durch Liganden für Korezeptoren vollständig stimuliert werden. Zusätzlich können Immunkomplexe auch von B-Zellen zur weiteren Antigenprozessierung über die Immunglobuline aufgenommen, prozessiert und schließlich den umliegenden T-Zellen präsentiert werden. Nach der initialen Gabe von Antigen und der Bildung von spezifischen Antikörpern sind Immunkomplexe noch Jahre später an der Oberfläche von follikulär-dendritischen Zellen nachweisbar. Dieses in der Regel in Picogramm-Mengen vorliegende Reservoir an nativem Antigen ist schließlich auch in der Lage, B-Zellen fortlaufend zu stimulieren und damit die Persistenz von B-Gedächtniszellen zu gewährleisten.

1.7.8 Andere antigenpräsentierende Zellen

Die **Epithelzellen** des Thymus sind die zahlreichsten Stromazellen dieses Organs und vermitteln als antigenpräsentierende Zellen die positive Selektion unreifer Thymozyten. Lokalisiert sowohl im Kortex als auch in der Medulla, exprimieren sie MHC-Klasse-I-Moleküle und ein breites Spektrum von kostimulierenden Rezeptoren. MHC-Klasse-II-Moleküle können auf kortikalen aber nur vereinzelt auch auf medullären Epithelzellen nachgewiesen werden. Venöse **Endothelzellen** wirken durch ihre induzierbare Expression von MHC-Klasse-II-Molekülen ebenfalls gelegentlich als antigenpräsentierende Zellen. Dabei kommt ihnen bei den Vorgängen der zellulären Über-

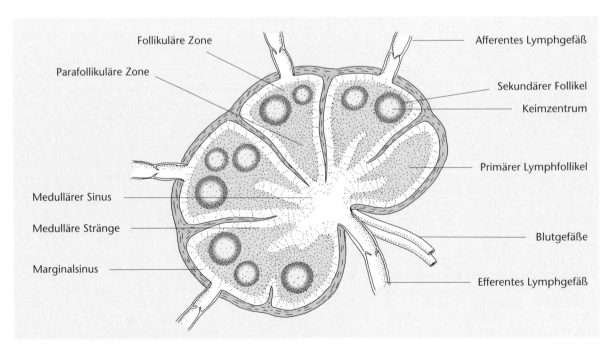

Abb. 1/48: Die Anatomie des Lymphknotens.

empfindlichkeitsreaktion eine besondere pathophysiologische Bedeutung zu (siehe Seite 113). Ferner kann durch IFN-γ die Expression von MHC-Klasse-II-Molekülen auch in anderen Geweben induziert werden. Ob aber die auf solche Art stimulierten Zellen, wie z. B. Endothelzellen anderer Gefäßabschnitte, Epithelzellen der Schilddrüsen, Astrozyten des zentralen Nervensystems oder Kupffer-Zellen der Leber, tatsächlich in vivo Aufgaben im Sinne der Antigenpräsentation wahrnehmen, ist noch umstritten.

1.8 Sekundäre lymphatische Organe

Die primären lymphatischen Organe Knochenmark und Thymus bilden ein geeignetes Milieu, in dem aus B- und T-Vorläuferzellen über definierte Zwischenstufen reife Lymphozyten mit umschriebenem Funktionsprofil entstehen können. Durch noch nicht im einzelnen bekannte Stimuli verlassen die ausgereiften Zellen diese Organe und siedeln sich im Gewebe der sekundären lymphatischen Organe an. Hierzu gehören die **Milz**, die **Lymphknoten** sowie das **mukosaassoziierte lymphoepitheliale Gewebe** des Gastrointestinaltraktes, der Atemwege und der Harnwege. Diese Organe und ihre Zellen nehmen unterschiedliche immunologische Funktionen wahr, wie das Filtern und Beseitigen von Fremdstoffen, die Phagozytose und die Ausbildung einer zellulären und humoralen Immunantwort. Der histologische Aufbau der sekundären lymphatischen Organe widerspiegelt eine klare Aufteilung in funktionell unterschiedliche Kompartimente. In den Lymphknoten und in der Milz sind die T-Zellen vorwiegend in den parakortikalen Abschnitten bzw. in der periarteriolären Lymphozytenmanschette der weißen Pulpa zu finden, während B-Lymphozyten hingegen hauptsächlich in den Follikeln von Lymphknoten und Milz angesiedelt sind. Eine vergleichbare Verteilung von T- und B-Lymphozyten findet sich auch im organisierten lymphoepithelialen Gewebe.

Lymphknoten sind entlang der Lymphgefäße angeordnet und können unter physiologischen Bedingungen in ihrer Größe zwischen 1 und 25 mm variieren. Der **Aufbau der Lymphknoten** läßt eine äußere Kapsel erkennen, welche an der konkaven Seite durch afferente Lymph- und Blutgefäße durchbrochen wird (Abb. 1/48). Aus der Kapsel ziehen einige kurze Trabekel ins Innere. Die afferente Lymphe gelangt an der konvexen Seite in den Lymphknoten und ergießt sich in einen subkapsulären Sinus, dessen Begrenzung vornehmlich durch Makrophagen ausgekleidet ist. Durch ein loses Netzwerk von Retikulinfasern (in das sich Lymphozyten, dendritische Zellen, follikulär dendritische Zellen und Makrophagen eingefügt haben) oder über den Intermediärsinus gelangt der Lymphfluß zum Kortex mit den darin enthaltenen Follikeln und von dort zur deutlich kleineren Medulla und zum Hilus. Die arterielle Blutversorgung wird über den Hilus gespeist. Nach reichlicher kapillärer Verteilung im Bereich von Kortex und Medulla gelangt das Blut wieder in wenigen Venen zusammengefaßt zum Hilus zurück. Die postkapillären Venen können kuboidale Endothelzellen (HEV, High endothelial venules) aufweisen, welche die Migration von Lymphozyten regulieren (siehe Seite 59). Im Kortex der Lymphknoten finden sich die sphärische Strukturen der **Lymphfollikel**, welche hauptsächlich aus B-Gedächtniszellen zusammengesetzt sind aber auch in geringerer Zahl T-Helferzellen und follikulär-dendritische Zellen enthalten. Die als primäre Follikel bezeichnete Ansammlung besteht vor allem aus ruhenden B-Lymphozyten, die sich durch ihren prominenten Zellkern und den dünnen Zytoplasmasaum bei lichtmikroskopischer Betrachtung als dunkel erkennen lassen. Sekundäre Follikel besitzen hingegen einen helleren zentralen Anteil, der als Keimzentrum bezeichnet wird und aus Zentroblasten und vereinzelten Makrophagen besteht. Zur Rinde läßt sich die von den Zentrozyten gebildete Mantelzone als dunkler Wall erkennen. Im ganzen Bereich der B-Zell-abhängigen Areale können als professionelle antigenpräsentierende Zellen die follikulär-dendritischen Zellen nachgewiesen werden. Ihre zentrale Bedeutung für die B-Lymphozyten-Funktion wird auf Seite 77 erläutert. Sekundärfollikel fehlen bei Geburt und entstehen erst nach Stimulation einer Immunantwort. Als transiente Strukturen können sie an unterschiedlichen Stellen innerhalb des Kortex jeweils neu gebildet werden. Zwischen Kortex und Medulla der Lymphknoten kommt die etwas unscharf abgegrenzte parakortikale Zone zu liegen, welche vornehmlich T-Zellen und einige dendritische Zellen enthält. Die Medulla ist normalerweise weniger zellreich und enthält zusätzlich zu den Makrophagen, T- und B-Zellen auch gelegentlich Plasmazellen.

Die **Milz** ist ein direkt in die Blutzirkulation geschaltetes lymphatisches Organ, **das Antigene aus dem Blut filtriert** (Abb. 1/49, Näheres siehe auch in Kapitel 47). Von einer Kapsel umgeben, wird die Milz durch Gefäße am Hilus versorgt. Die von der Kapsel ausgehenden Trabekel ziehen ins Organinnere und unterteilen die Milz unvollständig in einzelne Abschnitte. Das Blut gelangt über die Milzarterie vorerst zu den Balkenarterien der Trabekel und speist von dort die Pulpaarterien, aus denen die Pulpaarteriolen und schließlich die Follikelkapillaren hervorgehen. Postkapillär münden diese Gefäße schließlich in Sinus, die durch Endothelzellen ausgekleidet sind und makroskopisch in ihrer Gesamtheit die rote Pulpa bilden. In diesem anatomischen Bereich der Milz gelangen hämatogene Zellen (v.a. Lymphozyten) in die weiße Pulpa, ein aus funktionell unterschiedlichen Abschnitten zusammengesetztes organisiertes lymphatisches Gewebe. Das unmittelbar die Milzarteriolen und -kapillaren umgebende Gewebe wird als periarteriolare Lymphozytenscheide (PALS) bezeichnet und besteht vornehmlich aus T-Zellen. In diese PALS

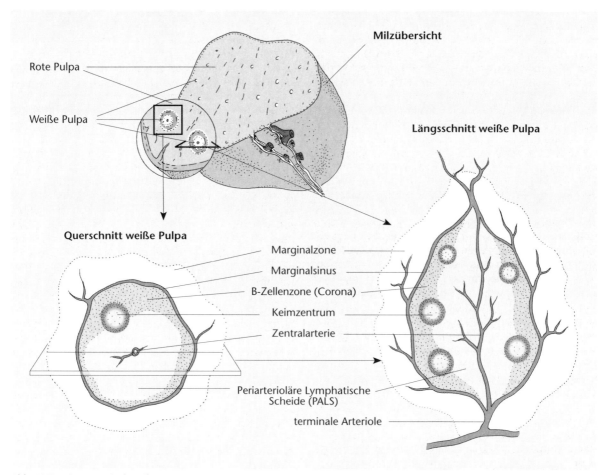

Abb. 1/49: Die Anatomie der Milz.

eingefügt sind primäre und sekundäre Follikel, die in ihrem Aufbau mit den bereits oben beschriebenen Follikeln der Lymphknoten identisch sind. Ein Marginalsinus umgibt die PALS und Follikel und grenzt diese Strukturen zur lymphozytären Marginalzone ab. Da im Verlauf von 24 Stunden etwa die Hälfte des gesamten Blutvolumens in der Milz filtriert wird, ist der Verlust der Milz mit einer deutlich verminderten Filterfunktion verbunden.

Die **Mukosaoberfläche** steht in direktem Kontakt mit den Antigenen der Außenwelt und nimmt deshalb eine spezielle immunologische **Barrierefunktion** wahr. Für diese Aufgaben sind B-, T-Lymphozyten und antigenpräsentierende Zellen unter der epithelialen Begrenzung der Mukosa angesammelt. Dabei können diese Zellen entweder in Form von organisiertem lymphatischem Gewebe (sog. O-MALT, Organised mucosa associated lympoid tissue) angeordnet oder zwischen den Epithelzellen und innerhalb der Lamina propria diffus verteilt sein (D-MALT, Diffuse-MALT). Antigenspezifische Lymphozyten werden in den MALT aktiviert, gelangen in die Lymph- und Blutzirkulation und rezirkulieren zur Mukosa unter Verwendung ihrer Homing-Rezeptoren (s. Seite 64).

Zur O-MALT gehören neben dem lymphatischen Gewebe im Urogenitaltrakt, das Bronchus associated lymphoid tissue (BALT) und das Gut associated lympoid tissue (GALT; Abb. 1/50) mit den Adenoiden,

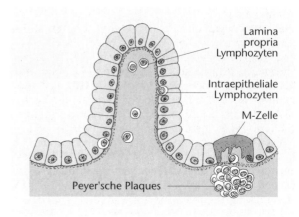

Abb. 1/50: Das Mukosa-assoziierte Lymphgewebe des Darms. IEL: Intraepitheliale Lymphozyten; LPL: Lamina propria Lymphozyten; PP: Peyer'sche Plaques.

den Tonsillen, der Appendix und den Peyer-Plaques. Aufgrund ihrer speziellen anatomischen Lage verwendet das MALT für die Antigenaufnahme eine spezielle Effektorzelle, welche weder in der Milz noch in Lymphknoten vorkommt. Diese als M-Zellen bezeichnete Population entspricht abgeflachten Epithelzellen, welche an ihrer Oberfläche nur wenige Villi tragen und ebenfalls nur von einer dünnen Schicht von Glykokalix belegt sind. Den M-Zellen fehlt auch die Expression von Poly-Ig-Rezeptoren, so daß angenommen wird, daß die Antigenaufnahme über diese Zellen nicht durch sezerniertes IgA behindert wird. M-Zellen nehmen sowohl lösliche als auch inerte Partikel einschließlich vollständiger Pathogene auf und schleusen sie ohne weiteren Abbau zum tiefer gelegenen lymphatischen Gewebe. M-Zellen bilden an ihrer Basis eine Art Tasche, in welche die Makromoleküle ausgestoßen werden. In diesem Bereich liegen (z.T. in direktem Kontakt mit den M-Zellen) auch Lymphozyten und gelegentlich einige Makrophagen. Die hier angereicherten T-Zellen sind CD4$^+$, exprimieren einen α/β-Antigenrezeptor und besitzen in der Regel phänotypische Marker, welche sie als aktivierte Effektorzellen/Gedächniszellen ausweisen. Die B-Zellen der extrafollikulären Abschnitte der O-MALT sind IgM$^+$-Lymphoblasten. Etwas tiefer, d.h. unter dem Niveau des Epithels, finden sich dendritische Zellen, die mit ihren zytoplasmatischen Ausläufern auch mit den M-Zellen in direktem Kontakt stehen. Die von den M-Zellen freigesetzten Antigene werden durch dendritische Zellen aufgenommen und nach entsprechender Prozessierung zusammen mit MHC-Klasse-II-Molekülen den CD4$^+$-T-Zellen präsentiert. Dabei geschieht die Antigenaufnahme in einem als Dom bezeichneten Bereich unmittelbar unter den M-Zellen, während die eigentliche Antigenpräsentation aber erst nach weiterer Reifung und Translokation zu interfollikulären T-Zell-Zonen erfolgt. Die primären und sekundären Follikel der MALT enthalten vornehmlich IgA$^+$-B-Zellen, deren weitere Differenzierung zu Plasmazellen typischerweise erst nach Migration in die mesenterialen Lymphknoten bzw. in die Lamina propria erfolgt.

Die Lymphozyten der D-MALT können aufgrund ihrer anatomischen Lokalisation in die zwei unterschiedlichen Populationen der intraepithelialen Lymphozyten (IEL) und Lamina-propria-Lymphozyten (LPL) eingeteilt werden (Abb. 1/50). **IEL** sind ausschließlich T-Zellen, welche zwischen den das Lumen auskleidenden Epithelzellen gelegen sind. Funktionell und phänotypisch unterscheiden sich IEL von T-Zellen anderer lymphatischer Gewebe. So finden sich in dieser Subpopulation bis zu 80% CD8$^+$-T-Zellen, die oft granuliert sind und eine erhöhte primäre Zytotoxizität besitzen. Ferner ist der Prozentsatz von IEL mit einem γ/δ-Antigenrezeptor ebenfalls deutlich höher (10%) als bei T-Zellen anderer Gewebe. Es wird angenommen daß IEL die Kolonisation der Mukosa durch Pathogene verhindert. In diesem Zusammenhang ist es interessant, daß die Antigenspezifität der IEL im Vergleich zu T-Zellen anderer Lokalisation ebenfalls deutlich verschieden sind. Dieser Befund kann durch die IEL-Selektion erklärt werden, denn diese Zellen werden wenn nicht vollständig, so doch zu einem beträchtlichen Teil in einer thymusunabhängigen Entwicklung wahrscheinlich im Darm gebildet. Die Einzelheiten zu dieser extrathymischen T-Zell-Ontogenese sind noch unvollständig bekannt. In der Lamina propria können nebst T-Zellen auch B-Zellen, Makrophagen und dendritische Zellen nachgewiesen werden. Unter den T-Zellen finden sich bis zu 70% CD4$^+$-Lymphozyten und der größte Teil (über 97%) exprimiert einen α/β-Antigenrezeptor. Die T-Zellen der **LPL** sind phänotypisch Effektor/Gedächtniszellen und weisen nicht selten als Ausdruck ihrer Aktivierung MHC-Klasse-II-Moleküle und CD25 an ihrer Zelloberfläche auf. Die B-Zellen der Lamina propria sind häufig zu Plasmazellen differenziert und exprimieren typischerweise mehr IgA_2 als IgA_1. Neben den bereits erwähnten dendritischen Zellen und Makrophagen kann auch das intestinale Epithel durch seine Fähigkeit zur MHC-Klasse-II-Expression als antigenpräsentierende Zellen wirken. Diese Funktion könnte vor allem bei chronisch entzündlichen Darmerkrankungen von Bedeutung sein. Einschränkend muß aber erwähnt werden, daß diese Funktion aufgrund der Lage der Basalmembran wohl eher für die IEL als für die LPL gilt. Schließlich befinden sich im Bereich der Lamina propria auch Vorläuferzellen der Mastzellen, welche durch T-Zell-sezernierte Zytokine zu reifen Effektorzellen stimuliert werden und bei der Abwehr von Parasiten eine zentrale Rolle spielen.

1.9 Zytokine

Zytokine sind Polypeptide, deren Aufgabe es ist, das Überleben, das Wachstum, die Differenzierung und Funktion von Gewebezellen zu kontrollieren. Im Vergleich zu Hormonen werden Zytokine an unterschiedlichen Orten des Körpers gebildet, aber ihre Funktion beschränkt sich in der Regel auf eine relativ kleine und eng umschriebene Population von Zielzellen. Aus immunologischer Sicht besteht der **Haupteffekt** der Zytokine darin, die Differenzierung und Aktivierung von Effektorzellen des Immunsystems zu regulieren und ein Netzwerk von Signalen zu bilden, welches die Immunabwehr koordiniert. Die zytokinproduzierende Zelle funktioniert dabei als „Sensor" für die physiologischen und pathologischen Einflüsse ihrer unmittelbaren Umgebung. Die löslichen und zellgebundenen Zytokine transduzieren Signale, welche von Rezeptoren entgegengenommen und über Botenmoleküle ins Zellinnere übermittelt werden. Typischerweise zeigen definierte Zytokine unterschiedliche, aber auch z.T. mit anderen Zytokinen überlappende biologische Eigenschaften. Genetische Studien haben ferner aufgezeigt, daß das Fehlen von einzel-

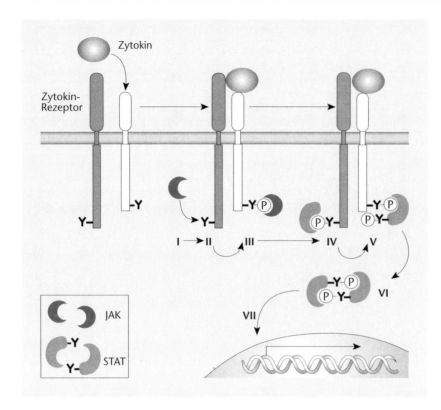

Abb. 1/51: Die Signaltransduktion durch den JAK/STAT-Weg der Signaltransduktion. Durch Bindung des Zytokins an seinen spezifischen Rezeptor kommt es zur Oligomerisierung des Rezeptors (I) und dadurch kann ein Tyrosin-Motiv im Bereich der zytoplasmatischen Abschnitte der Rezeptorketten durch die membranständige Janus-Kinase (JAK) erkannt (II) und phosphoryliert (III) werden. An diese Motive können sich *signal transducers and activators of transduction* (STAT) binden (IV), welche in der Folge selbst phosphoryliert werden (V) und anschließend als Homodimere (VI) in den Nukleus translozieren können (VII).

nen Zytokinen mit dem Leben vereinbar ist und nur gelegentlich zu Funktionsstörungen führt, welche nicht durch andere Zytokine kompensiert werden können. Diese Beobachtung besagt, daß bestimmte Zytokine nicht notwendigerweise als überflüssig bezeichnet werden müssen, sondern daß wichtige zelluläre Funktionen durch unterschiedliche Zytokine gemeinsam reguliert werden. Dadurch kann die Gefahr verringert werden, daß das Fehlen eines Zytokins bereits zu schwerwiegenden Störungen führt. In anderen Worten, Zytokine besitzen eine funktionelle Redundanz und zeigen in ihrer Wirkung oft einen ausgeprägten Pleiotropismus.

Alle **Zytokinrezeptoren** sind in ihrer Funktion signaltransduzierende, multimolekulare Komplexe (Abb. 1/51). Der extrazelluläre Anteil der Rezeptorkette bindet sich an das Zytokin (Ligand). Dabei kommt es mit den anderen Proteinen des Rezeptorkomplexes zur Oligomerisierung der zytoplasmatischen Anteile einschließlich der an der Ligandenbindung beteiligten Peptidketten. An die zytoplasmatischen Abschnitte sind durch nichtkovalente Bindung **Botenmoleküle** (sog. Second messengers) gebunden, deren Aufgabe es ist, die Aktivierungssignale ins Zellinnere weiterzugeben. Funktionell handelt es sich bei diesen Botenmolekülen häufig um Proteintyrosinkinasen (PTK). Nur selten, wie zum Beispiel bei c-kit, katalysiert die Rezeptorkette selbst die PTK-Funktion, weshalb diese Proteine als Rezeptor-PTK bezeichnet werden. Über die Phosphorylierung anderer zytoplasmatischer Proteine wird das Signal, das aus der Ligandenbildung entstanden ist, weitervermittelt. Die daran anschließenden biochemischen Veränderungen der **Signalübermittlung** sind abhängig vom Liganden, Rezeptortyp und der Zellart, in welcher die Zytokine ihre biologische Antwort auslösen. Häufig wird dieses Signal über das src-Onkogen und über die Aktivierung der Januskinasen (JAK) induziert. Diese beiden Aktivierungswege sind aber nicht spezifisch für zytokinvermittelte Signale, sondern werden auch bei einer Anzahl von anderen rezeptorvermittelten Aktivierungsprozessen verwendet.

Die **Src-Kinasen** definieren eine Familie von strukturell verwandten Enzymen, die sich über eine src-Homologieregion 2 (SH2-Domäne) an andere Proteine binden, welche phosphorylierte Tyrosine besitzen. Bei der Signaltransduktion durch Zytokine führt die Bindung des Liganden an den Rezeptor zur Tyrosinphosphorylierung definierter Abschnitte innerhalb der zytoplasmatischen Domäne der Rezeptorkette. Diese Phosphotyrosine dienen den Src-Kinasen als Andockstelle. Über Bindung an weitere zytoplasmatische Proteine (sog. Adapterproteine) kommt es zur Aktivierung des **Ras-Onkogens**. Seine enzymatische Funktion katalysiert Guanosintriphosphat (GTP) zu Guanosindiphosphat (GDP), wodurch die Aktivität des Protoonkogens Raf stimuliert wird. In der Folge können über verschiedene kinasevermittelte Aktivierungswege strukturelle Änderungen im Zytoskelett, die Zellproliferation, die Aktivierung der Transkription spezieller Gene und andere Effekte induziert werden.

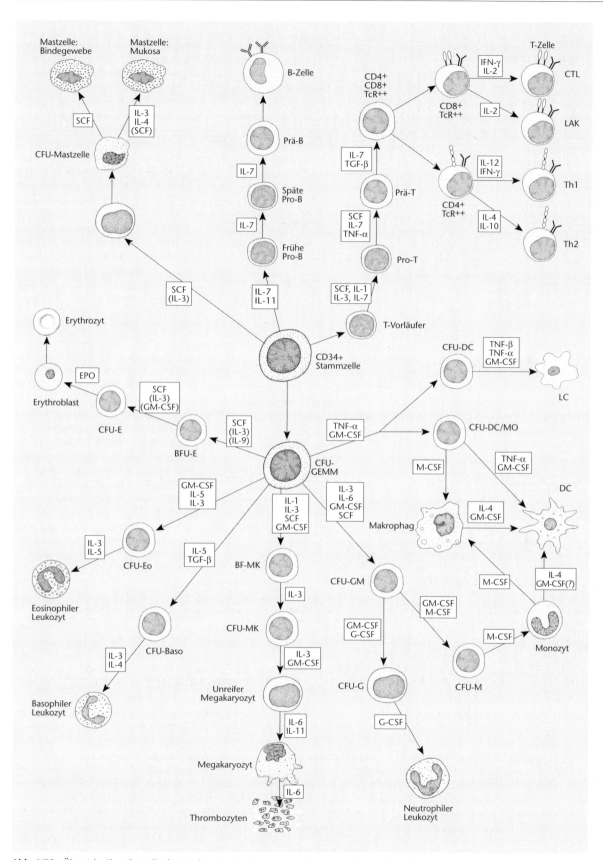

Abb. 1/52: Übersicht über die Rolle der Zytokine in der Hämatopoese (DC: Dendritische Zelle, LC: Langerhans-Zelle).

Tab. 1/11: Übersicht über immunologisch wichtige Zytokine.

Zytokin	Molekulargewicht	Herkunft	Zielzelle	Biologische Funktion
SCF	45 000	Stromazellen des Knochenmarks, Fibroblasten, Hepatozyten	Frühe hämatopoetische Vorläuferzellen	Wachstums- und Differenzierungs-Faktor der Hämatolymphopoese
GM-CSF	20–30 000	T-Lymphozyten und andere	Hämatopoetische Vorläuferzellen, mononukleäre Phagozyten	Wachstums- und Differenzierungs-Faktor für alle Reihen der Hämatopoese, Differenzierungsfaktor für eosinophile und neutrophile Granulozyten und Makrophagen, Aktivierung mononukleärer Phagozyten, antiapoptotisch
G-CSF	20–25 000	Mononukleäre Phagozyten, Fibroblasten, Endothelzellen	Determinierte Vorläuferzellen der Granulopoese, neutrophile Granulozyten	Wachstums- und Differenzierungsfaktor neutrophiler Granulozyten
M-CSF	68–86 000	Knochenmarksstromazellen, Fibroblasten, Endothelzellen	Determinierte Vorläuferzellen mononukleärer Phagozyten, Makrophagen	Differenzierung zu und Aktivierung von mononukleärer Phagozyten
IL-1	17 000	Aktivierte mononukleäre Phagozyten, Endothel- und Epithelzellen und andere Zellen, Makrophagen, Keratinozyten, Fibroblasten, Astrozyten, T- und B-Lymphozyten	Mononukleäre Phagozyten, Endothelzellen, T- und B-Zellen, NK-Zellen Hepatozyten, Hypothalamus, Hämatopoetische Vorläuferzellen	Kostimulator für T- und B-Zellen, Hochregulation von Zytokinsynthese und Regulation von Adhäsionsproteinen. Induktion der hepatischen Akut-Phasen-Proteine, Fieber und Kachexie. Regulation der Entzündung
IL-2	14–17 000	Aktivierte T-Zellen	T- und B-Lymphozyten, NK-Zellen, Phagozyten	Wachstums- und Aktivierungsfaktor für T-Zellen und NK-Zellen. Verbessert IFN-γ Synthese durch T- und NK-Zellen, Aktivierung zur Antikörpersynthese
IL-3	20–32 000	T-Lymphozyten, Mastzellen	Hämatopoetische Vorläuferzellen, Monzyten/Makrophagen, eosinophile und basophilen Granulozyten, Mastzellen	Wachstums- und Differenzierungs-Faktor der Hämatopoiese, Differenzierungsfaktor für Mastzellen, antiapoptotisch, Aktivierung basophiler und eosinophiler Granulozyten
IL-4	18–20 000	Aktivierte Th2-Zellen, Mastzellen, basophile und eosinophile Granulozyten, Thymozyten	T- und B-Lymphozyten, mononukleäre Phagozyten	T-Zell-Wachstumsfaktor, Stimulation der IgE-Synthese, Inhibition der inflammatorischen Funktion von Makrophagen, Hochregulation von MHC II auf Antigenpräsentierenden Zellen, Th 2-Differenzierung, Induktion von vaskulären Adhäsionsmolekülen
IL-5	40–50 000	Aktivierte Th2-Zellen, Mastzellen	B-Zellen, eosinophile Granulozyten	Fördert Wachstum und Differenzierung eosinophiler Granulozyten, Class Switch zu IgA
IL-6	21–26 000	Aktivierte mononukleäre Phagozyten, Endothelzellen, aktivierte T-Zellen, Fibroblasten	T- und B-Lymphozyten, Hämatopoetische Vorläuferzellen, Hepatozyten	Terminale Differenzierung von B-Zellen, Stimulation der Ig-Produktion, Ko-Stimulation von T-Zellen und Thymozyten, Synthese von Akut-Phasen-Proteinen, Ko-Stimulation für hämatopoetische Vorläuferzellen
IL-7	25 000	Stromazellen des Knochenmarks, der Milz und des Thymus	Frühe hämatopoetische Vorläuferzellen	Lymphopoese, Proliferation von T-Lymphozyten
IL-8	8–10 000	Fibroblasten, Keratinozyten, Endothelzellen, Synovialzellen, Monozyten	Neutrophile Granulozyten, T-Lymphozyten, Fibroblasten	Chemotaxis, Aktivierung von Granulozyten

Tab. 1/11: Übersicht über immunologisch wichtige Zytokine (Fortsetzung).

Zytokin	Molekulargewicht	Herkunft	Zielzelle	Biologische Funktion
IL-9	32–34 000	Aktivierte Th2-Zellen	Frühe hämatopoetische Vorläuferzellen, T-Zellen	Differenzierungsfaktor der Hämatopoese, Wachstumsfaktor für aktivierte T-Zellen, Wachstums- und Aktivierungsfaktor für Mastzellen
IL-10	17–21 000	Aktivierte Th2-Zellen, mononukleäre Phagozyten, B-Zellen, Thymozyten	T-Zellen, Mononukleäre Phagozyten, dendritische Zellen, NK-Zellen, Mastzellen	Hemmung der inflammatorischen Wirkung von Makrophagen, hemmt MHC II- und B7-Expression und die Entwicklung von Th 1-Zellen, vermindert T-Zell-Aktivierung, fördert Ig Produktion
IL-11	19 000	Stromazellen des Knochenmarks, Epithelzellen, Endothelzellen, Keratinozyten, Fibroblasten	Hämatopoetische Vorläuferzellen	Proliferation und Differenzierung hämatopoetischer Stammzellen und linien-determinierten Zellen, indirekte Hemmung der frühen B-Zellentwicklung
IL-12	35 000 40 000	Mononukleäre Phagozyten, B-Zellen und andere Zellen	T-Zellen, NK-Zellen	Aktivierung von NK-Zellen, fördert Differenzierung zu Th1-Zellen, Induktion von IFN-γ, Induktion von ADCC
IL-13	10 000	Aktivierte Th2-Zellen, Mastzellen	Mononukleäre Phagozyten, B-Zellen	Ähnliche Wirkung wie IL-4, aber keinen Effekt auf T-Zellen
IL-14	50–60 000	Aktivierte T-Zellen, follikulär dendritische Zellen	B-Zellen	Proliferation Antigen-stimulierter B-Zellen, Hemmung der Ig-Sekretion, anti-apoptotisch
IL-15	14–15 000	Mononukleäre Phagozyten und viele andere Zellen	T-Zellen, NK-Zellen	Ähnliche Effekte auf T- und NK-Zellen wie IL-2
IL-16	67 000	$CD8^+$ T-Zellen	$CD4^+$ T-Zellen	Aktivierung und Proliferation von T-Zellen
IL-17	20–30 000	T-Zellen	Frühe hämatopoetische und myeloische Vorläuferzellen	Wachstum und Differenzierung von haematopoetischen Stammzellen zu neutrophilen Granulozyten
IL-18	20 000	Hämatopoetische und nicht-hämatopoetische Zellen	Th1-Zellen	Stimulation von IFN-γ in Th 1-Zellen, Proliferation von T-Zellen und Induktion von IL-2, Aktivierung von NK-Zellen
IFN-γ	20–25 000	Aktivierte Th0- und Th1-Zellen, NK-Zellen	Mononukleäre Phagozyten, T- und B-Zellen, Granulozyten, andere Zellen	B-Zell Isotypen-Switch, Th 1-Zell-Differenzierung, Aktivierung von Endothelzellen, Makrophagen und neutrophilen Granulozyten, Hochregulation von MHC II und Adhäsionsmolekülen, ADCC
TGF-β	25 000	Aktivierte T-Zellen und mononukleäre Phagozyten	T-Lymphozyten, mononukleäre Phagozyten, neutrophile Granulozyten	Hemmung der Aktivierung von T-Zellen, Makrophagen und neutrophilen Granulozyten, Stimulation der IgA-Produktion, Wachstumsregulation
TNF-α	17 500	Aktivierte Mononukleäre Phagozyten, T-Zellen, eosinophile Granulozyten, NK-Zellen, andere Zellen	Neutrophile Granulozyten, Endothelzellen, Lymphozyten, Hepatozyten, Hypothalamus, andere Zellen	Stimulation mononukleärer Phagozyten, Ko-Stimulation von T- und B-Zellen, Hochregulation von MHC II, Aktivierung von zytotoxischen T-Zellen und NK-Zellen, Induktion von Fieber, Somnolenz, Anorexie und Nekrose, Chemotaxin für neutrophile Granulozyten und verbesserte Adhäsion an Endothelzellen, Förderung der Granulombildung, Stimulation der Synthese von Akutphasen-Proteinen
LT-α	25 000	Aktivierte T-Zellen	wie TNF-α	Wie TNF-α, zusätzlich wichtig für Bildung des lymphatischen Gewebes

Tab. 1/12: Rezeptor-Familien der immunologisch relevanten Zytokine.

Rezeptor-Familie	Ligand
Hämatopoetin-Rezeptor	IL-2, IL-3, IL-4, IL-5, IL-6, IL-7, IL-9, GM-CSF, G-CSF
Immunglobulin-Superfamilie	IL-1, IL-6, M-CSF, G-CSF, SCF
TNF-Rezeptor-Familie	TNF-α, LTα, LTβ
IL-2 γc Kette	IL-2, IL-4, IL-7, IL-9, IL-15
IL-3 βc Kette	IL-3, IL-5, GM-CSF
IL-6 βc Kette	IL-6, IL-11
IL-8 Rezeptor-Familie	IL-8, GRO, RANTES, MCP1–3, MIP 1 + 2, und andere
Rezeptor-Tyrosin-Kinasen	SCF, M-CSF
TGF-β Rezeptoren	TGF-β
IFN Rezeptor-Familie	IL-10, IFN-α, -β, -γ

Der zweite wichtige Weg, Rezeptorsignale von der Zelloberfläche ins Innere zu vermitteln, wird über die **JAK** ermöglicht (Abb. 1/51). Zur Zeit sind vier unterschiedliche JAK bekannt (JAK-1, -2, -3, und Tyk 2). Die Interaktion zwischen Zytokinen (und anderen Liganden) mit ihren transmembranösen Rezeptorketten führt zur Aktivierung der JAK, die ihrerseits die **STAT-Proteine** (Signal transducers and activators of transcription) phosphorylieren. Jedes der sieben unterschiedlichen STAT-Moleküle bildet über seine SH2-Domäne Homodimere und transloziert in den Nukleus, wo sie als Transkriptionsfaktoren an definierte DNS-Sequenzen im Bereich der Promotorregionen binden. Die Kombination von JAK und aktivierten STAT ist rezeptorspezifisch. Für alle STAT sind zusätzlich auch andere Liganden definiert worden, welche diese Second messenger aktivieren und als signaltransduzierende Moleküle verwenden. Schließlich besteht auch eine biochemische Kommunikation zwischen den Ras- und den JAK/STAT-Aktivierungswegen.

Die folgenden Abschnitte geben eine Übersicht über die für das Immunsystem wichtigen Zytokine und ihre Rezeptoren (Abb. 1/52, Tab. 1/12 und 1/13). Aufgrund ihrer unterschiedlichen Eigenschaften, können die hier besprochenen Zytokine in einzelne Kategorien eingeteilt werden (siehe Tab. 1/14).

1.9.1 Stammzellfaktor

Stammzellfaktor (SCF, Stem cell factor; Synonym: Mastzellfaktor, c-kit ligand) ist ein durch differentielles Spleißen gebildetes Glykoprotein von 45 kDa beziehungsweise 32 kDa. SCF wird von Fibroblasten, Hepatozyten, Endothelzellen, Epithelzellen und Stromazellen gebildet, wobei seine Produktion durch IL-1, TNF-α und TGF-β negativ reguliert wird. Durch proteolytische Aufspaltung können aus dieser membranständigen Form zwei lösliche Faktoren (31 bzw. 23 kDa) gebildet werden. Die membrangebundene Form von SCF ist vor allem wichtig für die Regulation der Zellproliferation von hämatopoetischen Vorläuferzellen während der fötalen Entwicklung und in der postnatalen Zeit. SCF wirkt (gemeinsam mit Interleukin-3, -6, -11, GM-CSF, G-CSF und Erythropoetin) als Wachstums- und Differenzierungsfaktor für hämatopoetische Stammzellen. Zusätzlich besitzt SCF bei dieser Population eine radioprotektive Wirkung, da es die Anzahl von Stammzellen in der S-Phase des Zellzyklus vermehrt. Ferner nimmt SCF auch gemeinsam mit anderen Zytokinen Einfluß auf die Produktion myeloider, lymphoider, megakaryozytärer und erythroider Zellreihen und mobilisiert diese Vorläuferzellen ins periphere Blut. Im besonderen reguliert SCF (allein oder zusammen mit IL-3) die Reifung und Proliferation von Mastzellen und ist ebenfalls für ihr Überleben von zentraler Bedeutung. Bei reifen Mastzellen stimuliert SCF die Freisetzung von proinflammatorischen Mediatoren. Schließlich wird die Wirkung von IL-2 auf die Proliferation und Zytotoxizität von NK-Zellen im Beisein von SCF gefördert.

All drei Formen von SCF binden sich an das membranständige Protoonkogen c-kit (CD117), welches als SCF-spezifischer Rezeptor dient und selbst eine Tyrosinkinase darstellt. Die Bindung an seinen Liganden führt zur Dimerisierung von c-kit und damit zur Aktivierung seiner katalytischen Aktivität. Die Rezeptorketten werden zuerst autophosphoryliert und die weiteren Signale zur Zellaktivierung werden über Phosphatidylinositol(PI)-3-Kinase und Phospholipase Cγ ins Zellinnere vermittelt. c-kit wird auf pluripotenten und linienspezifischen hämatopoetischen Vorläuferzellen sowie auf Mastzellen und NK-Zellen exprimiert.

Tab. 1/13: Funktionelle Einteilung der Zytokine.

Funktion	Zytokin
Hämatopoetisches Wachstum	SCF, IL-3, IL-4, IL-5, IL-11, GM-CSF, G-CSF, M-CSF
Immunregulation	TNF-α, LTα, LTβ, IFN-α, IFN-β, IFN-γ, TGF-β
Proliferation/Differenzierung von Lymphozyten und/oder NK Zellen	IL-1, IL-2, IL-3, IL-4, IL-5, IL-6, IL-7, IL-9, IL-10, IL-11, IL-12, IL-13, IL14, IL-15, IL-17, IL-18, IFN-γ, TNF-α, TGF-β
Stimulation von Akutphasenproteinen und systemischen Symptomen	IL-1, IL-6, TNF-α
Aktivierung von Granulozyten und Monozyten/Makrophagen	G-CSF, IL-1, IL-2, IL-4, IL-5, IL-8, IL-10, IL-13, IFN-α, TNF-α, TGF-β, GRO, MCP, RANTES
Mediatoren der unspezifischen Immunität	IL-1, IL-6, IL-8, IL-10, IL-12, IL-13, IL-18, TNF-α, IFN-γ

1.9.2 Interleukin-3

Interleukin(IL)-3, ein monomeres Glykoprotein von 20–32 kDa, besitzt das breiteste biologische Spektrum aller hämatopoetischer Faktoren. IL-3 wird vor allem als Antwort auf immunologische Reize durch T-Zellen und Mastzellen gebildet. IL-3 stimuliert die Proliferation und Differenzierung von hämatopoetischen Stammzellen und ihren linienspezifischen, unreifen Tochterzellen mit Ausnahme der lymphoiden Reihe und der terminalen Differenzierung von Mastzellen. Eine weitere wichtige Bedeutung von IL-3 ist seine Funktion als Überlebensfaktor für unreife Zellen des Knochenmarks. Dabei blockiert IL-3 über noch nicht genau bekannte Mechanismen den programmierten Zelltod. Reife Mastzellen (vor allem jene in der Mukosa) zeigen ebenfalls in Gegenwart von IL-3 ein verlängertes Überleben, obwohl dieses Zytokin (wie bereits erwähnt) keinen Einfluß auf deren Reifung besitzt. Die Wirkung von IL-3 auf Makrophagen stimuliert die Proliferation und Phagozytose und fördert die MHC-Klasse-II- und LFA-1-Oberflächenexpression. Gleichzeitig synthetisieren Makrophagen unter dem Einfluß von IL-3 auch vermehrt die proinflammatorischen Zytokine IL-1, IL-6 und TNF-α. Die zentrale Rolle von IL-3 bei der Immunantwort gegenüber parasitären Infekten spiegelt sich in der Wirkung dieses Zytokins auf eosinophile und basophile Granulozyten wider: Zusätzlich zur Funktion als Überlebensfaktor verbessert IL-3 bei eosinophilen Granulozyten die antikörpervermittelte zelluläre Zytotoxizität (ADCC), die Produktion von Superoxid und schließlich auch die Chemotaxis auf Formyl-Methionylleucyl-Phenylalanin (f-MLP), während basophile Granulozyten zur Freisetzung von Histamin stimuliert werden. Diese biologischen Effekte lassen ferner vermuten, daß IL-3 ebenfalls bei allergischen Erkrankungen eine pathophysiologisch wichtige Rolle spielen könnte.

Der **Rezeptor für IL-3** (IL-3 R) besteht aus einer α- (60–70 kDa) und einer β-Untereinheit (120–140 kDa), wobei eine singuläre α-Kette IL-3 nur mit sehr geringer Affinität binden kann. Die β-Kette ist für die Signaltransduktion wichtig und ist zusätzlich zum Rezeptor für IL-3 auch an der Bildung der Rezeptorheterodimere für IL-5 und GM-CSF beteiligt. Diese Peptidkette wird deshalb auch als β_c (c = common) bezeichnet. Aufgrund dieser molekularen Eigenschaften ist es offensichtlich, daß die β-Kette keines dieser Zytokine direkt bindet, aber zusammen mit der spezifischen α-Kette einen hochaffinen Rezeptor formt. Weder die α-Kette noch die β-Kette besitzen eine enzymatische Aktivität, um Aktivierungssignale direkt zu transduzieren. Die Phosphorylierung von unterschiedlichen intrazellulären Substraten ist jedoch eine typische Folge der IL-3 R-Aktivierung und wird unter anderem über die Janus-Kinase-2 (JAK-2) und Src-Kinasen katalysiert. Beide IL-3-Rezeptorketten sind auf frühen hämatopoetischen Vorläuferzellen und auf Zellen der unterschiedlichen myeloischen Reihen nachweisbar. Dort kann die Expression der β-Kette durch die proinflammatorischen Zytokine IL-1, TNF-α und IFN-γ hochreguliert werden. Wie erwartet finden sich auf lymphoiden Zellen (mit Ausnahme von einigen CD19-positiven B-Zell-Subpopulationen) keine Rezeptoren für IL-3.

1.9.3 Granulozyten-Makrophagen-Kolonie stimulierender Faktor

Der Granulozyten-Makrophagen-Kolonie stimulierende Faktor (GM-CSF, Granulocyte macrophage colony stimulating factor) ist ein sezerniertes Glykoprotein (20–30 kDa) mit zwei intramolekularen Disulfidbrücken. GM-CSF wird von T-Zellen, NK-Zellen, Mastzellen, Makrophagen, Endothelzellen und Fibroblasten gebildet. Dieses Zytokin stimuliert vor allem die Proliferation und Differenzierung von Makrophagen sowie eosinophilen und neutrophilen Granulozyten. Bei reifen neutrophilen Granulozyten und Makrophagen fördert GM-CSF auch die Synthese von anderen, zum Teil synergistisch wirkenden Zytokinen (IL-1, G-CSF, M-CSF, PAF bzw. G-CSF, M-CSF, IL-1 und IL-6). Die direkte Effektorfunktion von Makrophagen sowie neutrophilen und eosinophilen Granulozyten für die Immunabwehr gegen bakterielle und parasitäre Erreger wird ebenfalls durch GM-CSF moduliert, indem die antikörperabhängige zelluläre Zytotoxizität und die Phagozytose verbessert und die Bildung von Sauerstoffradikalen gefördert wird. Ferner erlaubt GM-CSF ein verlängertes Überleben dieser Zellreihen durch Verhinderung ihres programmierten Zelltodes. Die funktionelle Verbindung zwischen der unspezifischen (angeborenen) und der antigenspezifischen (erworbenen) Immunantwort wird ebenfalls durch GM-CSF beeinflußt, denn die Kapazität von Makrophagen und Langerhans-Zellen zur Antigenpräsentation wird in Gegenwart dieses Zytokins verbessert. Die therapeutische Gabe von hochdosiertem GM-CSF zur Rekonstitution des hämatopoetischen Systems ist jedoch mit schwerwiegenden Nebenwirkungen verbunden, welche von einem influenzaähnlichen Symptomenkomplex über das Kapillarleck-Syndrom (Vascular leakage syndrome) bis hin zu einem Atemnot-Syndrom reichen können.

Der **Rezeptor für GM-CSF** besteht aus einer zytokinspezifischen α-Kette, welche dieses Zytokin nur mit geringer Affinität binden kann, und einer größeren β-Kette, welche für die Bildung des hochaffinen Rezeptors notwendig ist und der Signaltransduktion dient. Die β-Kette selbst bindet kein GM-CSF und ist ebenfalls Bestandteil der Rezeptoren für IL-3 und IL-5. Die β-Kette transduziert in Antwort auf die einzelnen Zytokine unterschiedliche Second messenger, die aber untereinander ähnlich sind. Die α-Kette des GM-CSF-Rezeptors kann in geringen Mengen sowohl auf hämatopoetischen Vorläuferzellen als auch auf

Makrophagen, reifen neutrophilen und eosinophilen Granulozyten und auf Endothelzellen nachgewiesen werden, wobei die Expression hochreguliert werden kann. Im Gegensatz hierzu kann die β-Kette in einer größeren Anzahl von Zellen nachgewiesen werden und wird im Vergleich zur α-Kette in ihrer Expression unabhängig reguliert.

1.9.4 Granulozytenkolonie stimulierender Faktor

Der Granulozytenkolonie stimulierende Faktor (G-CSF) ist ein 20- bis 25-kDa-Glykoprotein, welches relativ spezifisch die Produktion neutrophiler Granulozyten stimuliert. Dabei wirkt G-CSF als Wachstums- und Differenzierungsfaktor und bewirkt eine verbesserte Funktion neutrophiler Granulozyten und zusätzlich ein verlängertes Überleben durch Blockade ihres programmierten Zelltodes. Die funktionellen Veränderungen schließen die Zunahme der Phagozytoseleistung und die Aktivierung des oxidativen Stoffwechsels ein. G-CSF wird von aktivierten Makrophagen, Endothelzellen und Fibroblasten gebildet. Der Rezeptor für G-CSF (G-CSFR) besteht aus einer einzigen Peptidkette, welche als Homodimer das Zytokin mit hoher Affinität binden kann. G-CSFR ist unter anderem auf Knochenmarkszellen und reifen neutrophilen Granulozyten exprimiert. Die therapeutische Gabe von G-CSF führt zur Zunahme von neutrophilen Granulozyten und wird bei Neutropenie infolge einer myelosuppressiven Therapie eingesetzt. Zusätzlich kann G-CSF auch zur Mobilisierung von frühen hämatopoetischen Vorläuferzellen verwendet werden, wie sie z. B. bei der Stammzell-Transplantation benötig werden.

1.9.5 Makrophagenkolonie stimulierender Faktor

Der Makrophagenkolonie stimulierende Faktor (M-CSF; Synonym: Colony stimulating factor-1) reguliert die Produktion von mononukleären Phagozyten und Osteoblasten. Dieses Zytokin (68–86 kDa) kann entweder als membrangebundenes bioaktives Protein exprimiert oder als löslicher Faktor in Form eines Glykoproteins sezerniert werden. M-CSF wird von einer Anzahl unterschiedlicher Zellen gebildet, einschließlich Fibroblasten, Endothelzellen, Knochenmarksstromazellen und Osteoblasten. Das von Endothelzellen gebildete M-CSF kann biologisch aktiv im Serum nachgewiesen werden und wird wahrscheinlich von den die Sinuswände auskleidenden Makrophagen der Milz und Leber aufgenommen. Dies bedingt, daß die Konzentration im Serum durch jene Zellen kontrolliert wird, deren Entwicklung selbst durch M-CSF reguliert ist. Die Konzentration des zirkulierenden M-CSF wird durch bakterielle, virale und parasitäre Infektionen erhöht und korreliert mit der Mobilisation/Zunahme von Monozyten. Schließlich kann sich M-CSF in Form eines Proteoglykans in der extrazellulären Matrix von Geweben lokal anreichern. M-CSF fördert das Überleben und stimuliert die Proliferation und Differenzierung von unreifen Knochenmarkszellen, welche in ihrer Entwicklungspotenz bereits auf die Monozyten/Makrophagen-Reihe beschränkt sind. Dabei wirkt M-CSF auf die frühesten Vorläuferzellen synergistisch mit IL-1, IL-3 und IL-6. Schließlich fördert M-CSF auch die Ausbildung von Makrophagen, welche sowohl eine trophische Funktion für physiologische Vorgänge in unterschiedlichen Geweben ausüben als auch bei der Organogenese beteiligt sind. Die Rekrutierung und Differenzierung von Makrophagen als Effektorzellen bei Entzündungsreaktionen unterstehen aber der Regulation durch GM-CSF.

1.9.6 Interleukin-1

Die Familie der Interleukin(IL)-1-Moleküle besitzen ein breites Spektrum biologischer Funktionen, die in ihrer Gesamtheit für die Ausbildung und Propagation von entzündlichen Reaktionen wichtig sind (Abb. 1/53). Die IL-1-Familie umfaßt die beiden agonistisch wirkenden Zytokine IL-1α und IL-1β sowie den Rezeptorantagonisten IL-1ra. Die beiden Agonisten sind durch Genduplikation entstanden und liegen gemeinsam mit IL-1ra auf Chromosom 2. Alle drei Moleküle der IL-1-Familie binden sich an denselben Rezeptor, IL-1R (siehe unten). Die beiden Agonisten, IL-1α und IL-1β, werden als ca. 30-kDa-Vorstufen synthetisiert, wobei Pro-IL-1-α bereits eine biologische Aktivität aufweist. Anschließend an die Synthese werden unter enzymatischem Verdauung ihre typischen, biologisch aktiven Formen (17 kDa) gebildet. Für IL-1β geschieht dies durch das IL-1β-converting enzyme (ICE, auch Caspase-1 genannt), welches ebenfalls IL-18 zur bioaktiven Form spaltet. Interleukin-1α und -1β werden von vielen verschiedenen Zellen gebildet, wobei Makrophagen, Endothelzellen und Keratinozyten von vorrangiger Bedeutung sind. Obwohl unterschiedliche Zytokine über ein funktionelles Netzwerk die Synthese von IL-1α/β und deren biologische Wirkung gegenregulieren, ist IL-1ra einer der stärksten Antagonisten. Gebildet von Monozyten und neutrophilen Granulozyten (sowie anderen Zellen) existiert IL-1ra entweder als intrazelluläres oder als sezerniertes Peptid. Beide Formen werden durch differentielles Spleissen eines einzelnen Genes gebildet.

Die Synthese und Sekretion von IL-1 erfolgt als Antwort auf exogene mikrobielle Stimuli (bakterielle Endo- und Exotoxine, virale Hämagglutinine, Lektine) und als Reaktion auf endogene Moleküle, welche bei Entzündungsprozessen freigesetzt werden (Leukotriene, Komplementfaktor C5a, Immunkomplexe, GM-CSF, IFN und TNF). Interessanterweise können Viren (z. B. Vaccinia-Virus) lösliche IL-1-Rezeptoren

I. Immunsystem und -funktion

1.9 Zytokine

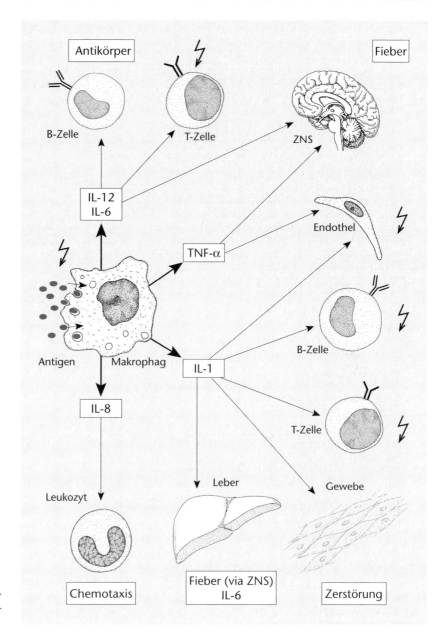

Abb. 1/53: Die Biologie von makrophagensezernierten Zytokinen (↯: Aktivierung).

und ICE-Inhibitoren bilden und so aktiv die IL-1-vermittelten Entzündungsprozesse hemmen.

Die Wirkung von IL-1 auf das hämatopoetische System verursacht eine Neutrophilie und fördert die Adhäsion von neutrophilen Granulozyten an Endothelzellen, ein wichtiger Schritt, welcher die Diapedese ins entzündete Gewebe ermöglicht. Im weiteren Ablauf der Entzündungsvorgänge können auch andere Entzündungsmediatoren (Prostaglandine, IL-6, IFN-γ, TNF-α und andere mehr) durch die Wirkung von IL-1 freigesetzt werden und gemeinsam die typischen Gewebeveränderungen bestimmen. Hierbei stimuliert IL-1 auch die Proliferation von Fibroblasten, glatten Muskelzellen, Epithelzellen und Endothelzellen. Bei längerer Exposition (z. B. bei rheumatischen Gelenk-

erkrankungen) führt IL-1 zum Abbau der Knochen- und Knorpelsubstanz durch Aktivierung von Osteoklasten und durch Sekretion von Metalloproteasen durch Chondrozyten. Neben dieser katabolen Wirkung reguliert IL-1 auch die reparativen Vorgänge bei Gewebeschäden, indem der Umsatz der extrazellulären Matrix gefördert und die Anreicherung von (Scavenger-) Zellen ermöglicht wird, welche Zelltrümmer erkennen und abbauen.

Das bei Entzündungsvorgängen sezernierte IL-1 besitzt eine systemische Wirkung, welche durch Fieber, Somnolenz, Hypalgesie, Gelenk- und Muskelschmerzen sowie Anorexie charakterisiert ist und ferner auch die hepatische Synthese von Akute-Phase-Proteinen mit einschließt. Die erhöhte Körpertemperatur resultiert in einer verbesserten Aktivität von B- und T-Zellen, was gemeinsam mit den Akute-Phase-Proteinen zu einer gesteigerten Abwehrleistung gegenüber Mikroorganismen führt. Zusätzlich hat IL-1 auch eine direkte Wirkung auf lymphatische Zellen: Prä-B-Zellen werden durch die Exposition gegenüber IL-1 zur Differenzierung und Expression von vollständigen IgM-Molekülen stimuliert, während bei reifen B-Zellen IL-1 als Kofaktor für Proliferation und Ig-Synthese von Bedeutung ist. Bei peripheren T-Zellen wirkt IL-1 auf die IL-2-, IL-2 R-, IL-3-, IL-4- und IL-5-Genexpression. Bei Monozyten und neutrophilen Granulozyten stimuliert IL-1 die Synthese von IL-8, IL-6 und IL-1α/β und verhilft so zur Amplifikation des Entzündungsvorganges. Schließlich verbessert IL-1 auch die Funktion antigenpräsentierender Zellen.

Alle Familienmitglieder von IL-1 binden an **zwei unterschiedliche IL-1-Rezeptoren**, Typ I und Typ II. Nur der Typ-I-Rezeptor ist in der Lage, Signale zu transduzieren und damit die biologische Wirkung von IL-1α bzw. -β zu vermitteln. Im Gegensatz hierzu dient der Rezeptortyp II als Falle, indem er als membranständiges (und als lösliches) Molekül wohl IL-1 bindet, aber anschließend keine Signale vermittelt. Der Typ-I-Rezeptor wird in vielen unterschiedlichen Geweben exprimiert und kann bei CD4$^+$-T-Zellen sogar durch zelluläre Aktivierung hochreguliert werden. Normalerweise werden etwa 200 Rezeptoren pro Zelle exprimiert. Der Typ-II-Rezeptor ist in seinem Expressionsmuster auf einige Gewebe beschränkt und kann auch auf myeloischen und B-lymphoiden Zellen nachgewiesen werden. Die biologische Aktivität von IL-1α und IL-1β – und damit ihr potentiell schädigender Einfluß – wird durch unterschiedliche Mechanismen reguliert. Einerseits konkurriert IL-1ra mit den beiden Agonisten um die Bindungsstelle am IL-1-Rezeptor Typ I und andererseits können sich IL-1α und IL-1β an die membranständigen und löslichen Typ-II-Rezeptoren binden und damit nicht mehr biologisch verfügbar sein. Innerhalb von Minuten nach Bindung an IL-1 und Dimerisierung des Rezeptors Typ I werden verschiedene biochemische Veränderungen ausgelöst. Als Second messenger dienen Arachidonsäure, Proteinkinase C, zyklisches AMP und andere Moleküle. Schließlich kommt es zur Translokation von nukleären Faktoren wie NF-κB und AP-1, welche die Transkription von spezifischen Genen regulieren.

1.9.7 Interleukin-2

Interleukin-2 ist ein 14- bis 17-kDa-Glykoprotein, das vor allem von aktivierten CD4$^+$-T-Zellen sezerniert wird (Abb. 1/54). Ursprünglich als Wachstumsfaktor für T-Lymphozyten beschrieben, ist IL-2 auch für die Proliferation und Differenzierung von anderen hämatopoetischen Zellen von Bedeutung. Die Expression von IL-2 wird auf genomischer Ebene durch verschiedene nukleäre Faktoren reguliert. Hierzu gehören NF-AT-1 (Nuclear factor of activated T cells) und NF-IL2A, deren Aktivierung durch Immunsuppressiva wie Cyclosporin A oder Tacrolimus (FK506) gehemmt wird. Die effiziente De-novo-Synthese von IL-2 erfolgt durch T-Zellen, welche zusätzlich zu ihrem Antigenrezeptor auch über Korezeptoren stimuliert werden. Die Kostimulation über Moleküle wie CD28 ist einerseits für die IL-2-Transkription wichtig und bestimmt andererseits die Stabilität der dabei gebildeten mRNS.

Wirkung: IL-2 fördert in autokriner oder parakriner Weise die klonale Expansion und Differenzierung von reifen T-Zellen. Die Bedeutung von IL-2 für die thymische Entwicklung ist aufgrund von tierexperimentellen Untersuchungen aber unklar, zumal IL-2-defiziente Mäuse eine normale T-Zell-Ontogenese aufweisen aber später an schweren Autoimmunerkrankungen leiden. Bei reifen T-Zellen führt die Stimulation durch IL-2 zur Synthese und Sekretion von Zytokinen (IL-2, IL-3, IL-4, IL-5, IL-6, GM-CSF, IFN-γ), welche sowohl die Hämatopoese als auch die Immunantwort gegenüber Pathogenen regulieren. IL-2 fördert ebenfalls das Wachstum von B-Zellen und die Synthese der J-Kette, die notwendig für die Bildung von IgM-Pentameren und IgA-Dimeren ist. Die Differenzierung von NK-Zellen und ihre Aktivierung zu zytotoxischen Effektorzellen wird ebenfalls durch IL-2 mitbeeinflußt. Interessanterweise exprimieren auch Monozyten und Makrophagen den spezifischen Rezeptor für IL-2 und können über die Bindung an dieses Zytokin zur gesteigerten zytotoxischen Aktivität angeregt werden.

Die begleitende **Therapie** von malignen Erkrankungen mit rekombinantem IL-2 beabsichtigt die Verbesserung der durch T-Zellen, NK-Zellen und Monozyten/Makrophagen vermittelten Zytotoxizität. Die pharmakologische Gabe von IL-2 kann jedoch zu Nebenwirkungen führen, wie zum Beispiel dem Kapillarleck-Syndrom. IL-2 verursacht in hohen Konzentrationen auch die Bildung von ACTH und Glukortikoiden, welche ihrerseits immunsuppressiv wirken.

Der **IL-2R** besteht aus drei transmembranen Ketten (α, β und γ), welche miteinander verbunden den hochaffinen Rezeptorkomplex bilden. Die α-Kette (CD25, p55, Tac) besitzt einen ausgeprägten extrazellulären Anteil und kann Dimere bilden, welche nach proteolytischer Spaltung auch als lösliche Proteine im Serum nachweisbar sind. Der relativ kurze zytoplasmatische Anteil der α-Kette (13 Aminosäuren) ist an der Transduktion von Aktivierungssignalen unbeteiligt. Da die Expression der α-Kette jedoch durch molekulare Vorgänge der T-Zell-Aktivierung kontrolliert wird, ist ihr Nachweis auf der Zelloberfläche oder im Serum ein Marker für die T-Zell-Stimulation. Im Gegensatz hierzu werden die β- und γ-Ketten konstitutionell exprimiert. Analog zu IL-2R besitzen beide Ketten strukturelle Motive, welche diese Moleküle als Mitglieder der Hämatopoetin-Rezeptorfamilie ausweisen. Die β-Kette besitzt einen großen zytoplasma-

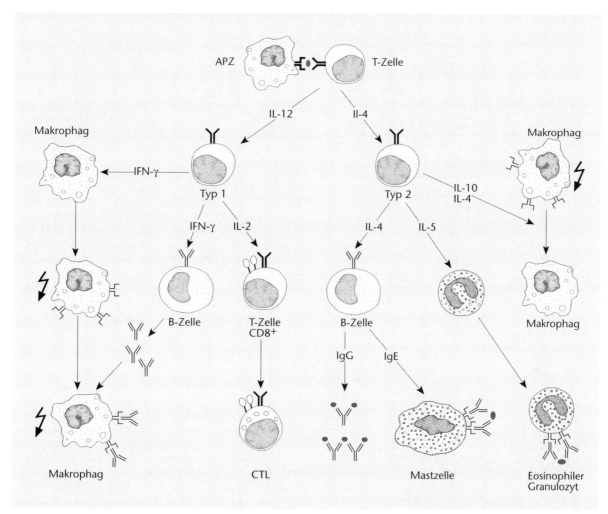

Abb. 1/54: Die Dichotomie der T-Zellen zu Typ-1- und Typ-2-T-Zellen (↯: Aktivierung; APZ: Antigen-präsentierende Zelle; MØ: Makrophage; CTL: Zytotoxische T-Zelle).

tischen Anteil, ohne daß dieser aber offensichtliche katalytische Funktionen wahrnimmt. Die γ-Kette ist auf dem X-Chromosom lokalisiert und besitzt im Vergleich zur β-Kette einen deutlich kleineren zytoplasmatischen Anteil. Die β-Kette ist auch Bestandteil der Rezeptoren für IL-4, IL-7, IL-9 und IL-15, weshalb dieses Protein als γc-Kette (c = common) bezeichnet wird.

Der IL-2-Rezeptor wird auf den meisten hämatopoetischen Zellen exprimiert, einschließlich B- und T-Zellen, NK-Zellen, Monozyten und neutrophilen Granulozyten. Die einzelnen α- und β-Ketten können IL-2 nur mit sehr geringer Affinität binden, während die γ-Kette allein keine eigentliche Bindungsaffinität besitzt. Ruhende T-Zellen exprimieren an ihrer Zelloberfläche β- und γ-Ketten und binden IL-2 mit intermediärer Affinität. Für die Signaltransduktion wird die de novo gebildete α-Kette mit den übrigen IL-2 R-Ketten zu einem Komplex eingebracht, und es entsteht ein hochaffiner IL-2 R (kD 10–11 M), bei welchem alle drei Rezeptormoleküle direkt in Kontakt mit dem gebundenen IL-2 sind. Die eigentlichen Aktivierungssignale über den IL-2 R entstehen durch Dimerisierung der α- und β-Ketten. Dabei kommt es zur Phosphorylierung einer Anzahl von zellulären Substraten und zur Stimulierung unterschiedlicher Aktivierungswege, welche über PI-3-Kinase und die Stimulation von Tyrosinkinasen der Src-Familie und über die Aktivierung von rezeptorassoziierten JAK-1 und -3 vermittelt werden. Die wichtige Bedeutung der γ-Kette für die IL-2-vermittelte Aktivität (und die Effekte von IL-4, IL-7, IL-9 und IL-15) wird offensichtlich bei Patienten mit einem kongenitalen Defekt der γc-Kette (X-gekoppelter SCID) beziehungsweise einem Fehlen von JAK-3 (autosomaler SCID; siehe Kapitel 44).

1.9.8 Interleukin-4

Interleukin-4 (IL-4), ein 18- bis 20-kDa-Glykoprotein, ist von biologischer Bedeutung für die humorale Immunität, die Eosinophilie und die Hemmung der Produktion von Entzündungsmediatoren durch aktivierte Makrophagen (Abb. 1/54). Die Synthese von IL-4 erfolgt durch Th2-Zellen, reife CD4⁻/CD8⁻-T-Zellen mit α/β-T-Zell-Antigenrezeptor, einige reife Thymozyten, Mastzellen und eosinophile und basophile Granulozyten. Dabei ist die Produktion von IL-4 von der Aktivierung über den T-Zell-Antigenrezeptor beziehungsweise den IgE-Rezeptor abhängig.

Wirkung: IL-4 reguliert als Wachstumsfaktor die Entwicklung von B-Zellen, T-Zellen, Mastzellen und myeloiden sowie erythroiden Vorläuferzellen. Insbesondere fördert IL-4 als wichtiger Kofaktor der B-Zell-Entwicklung den Klassenwechsel zu IgE und IgG$_4$, weshalb dieses Zytokin eine wesentliche pathophysiologische Bedeutung für allergische Erkrankungen besitzt. IL-4-defiziente Mäuse verlieren dann auch die Fähigkeit, IgE zu synthetisieren. Bei T-Zellen fördert die Gegenwart von IL-4 die Differenzierung von zytotoxischen Effektorzellen und induziert Th0-Zellen zur Polarisierung zu Th2-Zellen (siehe Seite 40). Dabei wirkt IL-4 als autokriner Wachstumsfaktor und fördert die Synthese von IL-2 und die Bildung eines vollständigen IL-2 R-Komplexes. In Endothelzellen stimuliert IL-4 die Expression von VCAM-1 und die Bildung von MCP-1 (monozytenchemotaktisches Protein 1).

Der **Rezeptor für IL-4** besteht aus zwei unterschiedlichen Polypeptiden. Die α-Kette wird zur Familie der Hämatopoetinmoleküle gezählt, während die γ-Kette dem γc-Peptid entspricht. Gemäß der biologischen Wirkung von IL-4 finden sich ihr spezifischer Rezeptor auf Endothelzellen, B-Zellen, T-Zellen, Mastzellen und unreifen und reifen Zellen der myeloiden Zellreihe. Die Signaltransduktion geschieht u. a. über die Mitbeteiligung von JAK-1 und JAK-3.

1.9.9 Interleukin-5

Das Glykoprotein Interleukin-5 (IL-5, 40–50 kDa), das eine strukturelle Ähnlichkeit zu IL-4 und GM-CSF aufweist, wird von aktivierten T-Lymphozyten und Mastzellen (sowie wahrscheinlich auch von eosinophilen Granulozyten) gebildet. Über zwei Disulfidbrücken assoziieren IL-5-Moleküle zu homodimeren Komplexen, welche erst in dieser Form biologische Aktivität besitzen. Die Wirkung von IL-5 auf myeloide Vorläuferzellen fördert die Reifung von eosinophilen Granulozyten und ist wenn auch nicht ausschließlich so doch zum größten Teil verantwortlich für die Ausbildung der Eosinophilie bei parasitären und allergischen Erkrankungen sowie bei einigen Malignomen (z. B. Hodgkin's Disease). Bei Asthma bronchiale korreliert die Akkumulation der eosinophilen Granulozyten mit dem Schweregrad der Spätreaktion. Zusätzlich wirkt IL-5 als schwaches Chemotaxin für die Migration von eosinophilen Granulozyten und fördert durch die Hochregulation von CD11b/CD18 (CR3) die Zelladhäsion an Gefäßendothelien. Zusätzlich vermittelt IL-5 auch die Aktivierung reifer eosinophiler Granulozyten und fördert die durch IgA vermittelte Degranulation. Die Bedeutung von IL-5 für die Biologie eosinophiler Granulozyten spiegelt sich in der Beobachtung wider, daß eosinophile Infiltrate in Nieren- und Lebertransplantaten als ein prognostisch schlechter Parameter für das Überleben des Spenderorgans gelten. Bei basophilen Granulozyten stimuliert IL-5 die Produktion von Histamin und Leukotrienen. Präaktivierte B-Zellen werden in ihrer terminalen Differenzierung durch IL-5 stimuliert, wobei zusätzlich zu anderen Faktoren IL-5 Einfluß nimmt auf den Klassenwechsel zur Produktion von IgA. Bei B-Zellen fördert IL-5 ebenfalls die Oberflächenexpression des vollständigen IL-2 R.

Der **Rezeptor für IL-5** entspricht einem Heterodimer bestehend aus einer ligandenspezifischen α-Kette und einer β-Kette, welche die Rezeptoraffinität für dieses Zytokin erhöht und für die Signaltransduktion wichtig ist. Diese β-Kette ist identisch mit der β-Kette des IL-3 R und GM-CSFR. Lösliche Formen der IL-5 Rα-Kette können von eosinophilen Granulozyten gebildet werden und mindern durch Bindung die biologische Verfügbarkeit von IL-5.

1.9.10 Interleukin-6

Interleukin-6 (IL-6) wird als 21- bis 26-kDa-Glykoprotein von einer Anzahl unterschiedlicher Zellen gebildet, einschließlich aktivierter T-Lymphozyten, Monozyten, Fibroblasten, Epithelzellen, Endothelzellen und Stromazellen des Knochenmarks. Die Synthese von IL-6 ist transient und ihre Transkription wird durch bakterielle Endotoxine und proinflammatorische Zytokine (IL-1, TNF-α und IL-6) reguliert. Die immunbiologischen Effekte von IL-6 schließen die hepatische Synthese von Akute-Phase-Proteinen ein, wobei das Fieber mit der Schwere des Infektes und damit mit der systemischen Konzentration von IL-6 korreliert. Da IL-6 als Kofaktor für das terminale Wachstum von B-Lymphozyten dient, fördert es die Synthese von Immunglobulinen. Zusätzlich werden auch Myelome und Plasmazytome durch IL-6 in ihrem Wachstum stimuliert. Bei T-Zellen schließlich verbessert IL-6 die Sensitivität gegenüber IL-2 und spielt somit in der Frühphase der T-Zell-Aktivierung eine zentrale Rolle.

Der **Rezeptor für IL-6** besteht aus einer ligandenbindenden α-Kette und einer signaltransduzierenden β-Kette, welche keine Bindungsaffinität für IL-6 aufweist. Beide Peptide können auch in löslicher Form im Serum nachgewiesen werden. Die β-Kette ist ebenfalls Bestandteil anderer Zytokinrezeptoren, einschließlich des IL-11 R. Die Bindung an IL-6 führt zur Oligomerisierung der Rezeptorkomponenten und damit zur Assoziation mit JAK-1 und -2. Der IL-6 R-Komplex wird auf mononukleären Zellen, T-Zellen und Hepatozyten konstitutionell exprimiert und kann auf B-Zellen durch Zellaktivierung induziert werden.

1.9.11 Interleukin-7

Interleukin-7 (IL-7) wird als 25-kDa-Glykoprotein konstitutionell von Stromazellen des Knochenmarks, des Thymus und der Milz gebildet und ist für die Entwicklung lymphoider Zellen von zentraler Bedeutung. Dabei stimuliert IL-7 die Differenzierung der B-Zell-Reihe ausschließlich im Prä-B-Zell-Stadium. Auf die T-Zell-Entwicklung wirkt IL-7 als Faktor, der das Überleben der frühesten intrathymischen Vorläuferzellen ermöglicht, und als Proliferations- und Differenzierungsfaktor während späterer Stadien der T-Zell-Reifung. Obwohl die Rolle von IL-7 für die Umlagerung der T-Zell-Antigenrezeptor-Gene zur Zeit noch widersprüchlich ist, scheinen Thymozyten und T-Zellen mit einem $\alpha\beta$- oder $\gamma\delta$-Antigenrezeptor in gleichem Maße durch IL-7 stimuliert zu werden. Die zentrale Bedeutung von IL-7 für die Funktion von reifen T-Zellen besteht darin, daß aktivierte $CD4^+$- und $CD8^+$-T-Zellen trotz fehlender Kostimulation in Gegenwart von IL-7 zur Proliferation angeregt werden. Ferner nimmt IL-7 gemeinsam mit anderen Zytokinen direkten Einfluß auf die Differenzierung von T-Zellen, NK-Zellen und Monozyten zu zytotoxischen Effektorzellen.

Der **IL-7-Rezeptor** (IL-7 R) ist ein Heterodimer aus einer zytokinspezifischen α-Kette und der signaltransduzierenden γ-Kette, welche dem γc-Peptid entspricht. Die α-Kette kann sowohl als membranständiges Peptid synthetisiert, als auch nach differentiellem Spleissen als lösliche Rezeptorkette sezerniert werden. Es wird vermutet, daß der Effekt von IL-7 durch Bindung des Zytokins an die lösliche α-Kette moduliert wird und daß durch diese Assoziation die biologisch zur Verfügung stehende Konzentration von IL-7 vermindert wird. Die Signaltransduktion des IL-7 R erfolgt über die α-Kette und γ-Kette und resultiert in der Aktivierung von JAK-1 (α-Kette) und JAK-3 (γ-Kette). Die Bedeutung der γc-Kette und die von ihr transduzierten IL-7-spezifischen Signale spiegelt sich im Krankheitsbild der X-chromosomalen Form des schweren kombinierten Immundefektes (SCID) wider. Dieser Immundefekt ist durch einen Gendefekt der γ-Kette bedingt und typischerweise mit einer schweren Lymphopenie assoziiert. Da ein vergleichbarer Defekt bei Mäusen mit fehlender IL-2- oder IL-4-Synthese nicht beobachtet wird, kann davon ausgegangen werden, daß IL-7 über die γc-Kette spezifisch auf die Lymphopoese wirkt.

1.9.12 Interleukin-8 und die Familie der Chemokine

Als Chemokine bezeichnet man eine Familie von kleinen **proinflammatorischen** Zytokinen (8–10 kDa), die ein breites Spektrum von immunologischen und inflammatorischen Vorgängen regulieren (Tab. 1/14). Dabei beeinflussen sie vor allem die Migration von Leukozyten und die Freisetzung ihrer proinflammatorischen Mediatoren. Zusätzlich spielen Chemokine auch eine wichtige Rolle bei der Infektion von T-Zellen und Makrophagen mit dem humanen Immundefizienz-Virus (HIV). Die Familie der Chemokine umfaßt mehr als 30 unterschiedliche Mitglieder und kann strukturell in zwei große und eine zusätzliche kleine Unterfamilie eingeteilt werden. Die sogenannten α-Chemokine besitzen ein molekulares Motiv, bei dem zwei Cysteine durch eine weitere Aminosäure getrennt sind (CXC), während β-Chemokine typischerweise ein Motiv mit zwei Cysteinen in Folge (CC) aufweisen. Diese Chemokine wirken über G-Protein-gekoppelte Rezeptoren. γ-Chemokine sind schließlich durch ein einziges Cystein (C) gekennzeichnet.

Die α-**Chemokine** werden als nichtglykosylierte Peptide in dimerer oder tetramerer Form sezerniert, obwohl die monomere Form bereits für ihre biologische Funktion ausreicht. Das Vorhandensein beziehungsweise das Fehlen von 3 Aminosäuren (Glutamin-Leucin-Arginin, ELR) innerhalb der Sequenz der α-Chemokine definiert zwei funktionell unterschiedliche Untergruppen: α-Chemokine mit dem ELR-Motiv (IL-8, GRO$\alpha/\beta/\gamma$, NAP-2, ENA-78 und andere) wirken vor allem als Chemotaxine und Aktivatoren von neutrophilen Granulozyten. Im Gegensatz hierzu stimulieren α-Chemokine ohne ELR-Motiv (PF-4, IP-10, Mig und andere) die Chemotaxis und die Aktivierung von Monozyten, dendritischen Zellen, NK Zellen, T-Zellen, B-Zellen, basophilen und eosinophilen Granulozyten. **Interleukin-8** (IL-8), das wohl am besten charakterisierte Chemokin, wirkt auf neutrophile Granulozyten als Chemotaxin und verur-

Tab. 1/14: CXC- und CC-Chemokine und ihre Rezeptoren.

Chemokin Rezeptor	Ligand	Zielzelle
CXC-Familie		
1	IL-8	Ng, Bg, Eg, $CD8^+$ T-Zellen, NK, Ez
2	IL-8, GRO, NAP-2, ENA 78	Ng, Bg, Eg, $CD8^+$ T, NK, Ez, F
3	IP-10, Mig	T, Ng, Ez, F
4	SDF-1	Ng, T, B, M
CC-Familie		
1	MIP-1α, MCP-2, MCP-3, RANTES	M, T, NK, Bg, Eg, Dz, B
2	MCP-1, MCP-3	M, T, NK, Bg, Dc, Ng
3	MIP-1α, RANTES, Eotaxin	M, T, NK, Bg, Eg, Dz, B
4	MIP-1α, RANTES	M, T, NK, Bg, Eg, Dz, B
5	MIP-1α, MIP-1β, RANTES	M, T, NK, Bg, Eg, Dz, B

B = B-Zellen; Bg = Basophile Granulozyten; Dz = Dendritische Zellen; Eg = Eosinophile Granulozyten; Ez = Endothelzellen; F = Fibroblasten; M = Monozyten; Ng = Neutrophile Granulozyten; NK = NK-Zellen; T = T-Zellen.

sacht gleichzeitig eine ausgeprägte Zellaktivierung. Diese ist charakterisiert durch einen Wechsel der Zellform, durch eine vermehrte Adhärenz an Endothelzellen und extrazelluläre Matrix durch Hochregulation von LAF-1, CR3 und CR4, durch Degranulation mit Freisetzung von Myeloperoxidase, Elastase und β-Glukuronidase und durch Bildung mikrobizider Sauerstoffmetaboliten. IL-8 wirkt auch schwach chemotaktisch auf andere Leukozyten einschließlich T-Zellen und basophile Granulozyten. Obwohl nicht chemotaktisch aktiv, vermittelt IL-8 bei Monozyten eine vermehrte Adhärenz an Endothelzellen. **GRO** (growth related) ist ein von Monozyten/Makrophagen, Granulozyten, Fibroblasten, Epithelzellen und Endothelzellen gebildetes α-Chemokin, dessen Expression durch proinflammatorische Zytokine induziert wird. GRO wirkt als starkes Chemotaxin für neutrophile Granulozyten und verursacht zusätzlich deren Aktivierung mit Zellformänderung, Exozytose und Bildung von Sauerstoffradikalen. Zusätzlich weist GROβ eine spezielle Funktion auf, indem es das Wachstum von CD34-MHC-Klasse-II-negativen Knochenmarksstammzellen hemmt. **Plättchenfaktor (PF)-4** erhöht die Oberflächenexpression von ICAM-1 und hemmt das Wachstum von Endothelzellen. **IP-10** und **Mig** sind Chemokine welche typischerweise in Antwort auf IFN-γ von Monozyten/Makrophagen, Endothelzellen und T-Zellen gebildet werden. Die Expression ihres spezifischen Rezeptors und damit ihre biologische Wirkung ist ausschließlich auf T-Zellen beschränkt. IP-10 und Mig vermitteln die Rekrutierung und Gewebeinfiltration von T-Zellen bei autoimmunen Entzündungen, bei der T-Zell Antwort vom verzögerten Typ, bei viralen Infekten und bei malignen Tumoren. **Stroma cell derived factor (SDF-) 1α** und **1β** sind vor kurzem entdeckte α-Chemokine, welche CD34$^+$-Stammzellen, Monozyten, neutrophile Granulozyten und periphere Lymphozyten zur Chemotaxis und Prä-B-Zellen zum Wachstum stimulieren. SDF-1α und 1β sind Spleissprodukte eines einzelnen Genes, das interessanterweise nicht wie die anderen α-Chemokine auf Chromosom 4, sondern auf Chromosom 10 lokalisiert ist. Mäuse mit einem induzierten Gendefekt für SDF-1 haben stark verminderte B-Lymphozyten und Vorläuferzellen der myeloischen Reihe. Zusätzlich weisen diese Tiere auch einen Herzseptumdefekt auf, was auf eine breitere biologische Bedeutung von SDF-1 hinweist. SDF-1 bindet an CXCR4, einem Korezeptor für HIV, und kann dadurch kompetitiv die virale Infektion hemmen.

Zu den β-**Chemokinen** gehören MCP (1–4), Eotaxin, MIP-1, RANTES und andere Moleküle. Die Familie der **monozytenchemotaktischen Proteine (MCP)** wird von Leukozyten, Fibroblasten, Endothelzellen und anderen Zellen gebildet. Alle MCP besitzen chemotaktische Wirkung auf Monozyten, T-Zellen, basophile Granulozyten und – mit Ausnahme von MCP-1 – auch eosinophile Granulozyten. NK-Zellen zeigen Chemotaxis in Antwort auf MCP-1 und werden zur Degranulation und zur verbesserten Zytolyse stimuliert. **Eotaxin** wird in Antwort auf IL-1 und TNF-α von Endothelzellen, Epithelzellen und eosinophilen Granulozyten gebildet und wirkt ausschließlich auf die Chemotaxis und Aktivierung von eosinophilen Granulozyten. Entsprechend kann Eotaxin bei allergischen Gewebeentzündungen mit eosinophilem Infiltrat in situ nachgewiesen werden. **Makropageninflammatorische Proteine (MIP-) 1a** und **1b** werden gemeinsam von aktivierten T-Zellen, B-Zellen, Monozyten, und Mastzellen synthetisiert. Bei Monozyten stimuliert MIP-1 die Chemotaxis, bei Lymphozyten wird sowohl die Chemotaxis als auch die Adhäsion an Endothelzellen gefördert, während eosinophile Granulozyten zur Chemotaxis und Degranulation stimuliert und basophile Granulozyten zur Histaminfreisetzung aktiviert werden. **RANTES** (**r**eguliert durch **A**ktivierung, von **n**ormalen **T**-Zellen **e**xprimiert und **s**ezerniert) ist ein Polypeptid mit breitem biologischem Spektrum. Als Chemotaxin wirkt es auf Monozyten, eosinophile und basophile Granulozyten, CD4$^+$-T-Gedächtniszellen und auf aktivierte CD4$^+$- und CD8$^+$-T-Zellen. Die Freisetzung von Histamin durch basophile Granulozyten, beziehungsweise von eosinophilem kationischem Protein (ECP) durch eosinophile Granula wird ebenfalls von RANTES induziert und ist für einen Teil der Gewebeveränderungen bei allergischen und parasitären Veränderungen verantwortlich. RANTES und MIP-1 können durch die Bindung an ihre spezifischen Rezeptoren auf Monozyten (siehe unten) die Infektion mit HIV hemmen.

Der einzige Vertreter für die γ-**Chemokine** ist zur Zeit Lymphotaktin, ein ausschließlich auf B- und T-Zellen wirkendes Chemokin. Das Gen für dieses Chemokin ist auf Chromosom 1 lokalisiert während die übrigen α- und β-Chemokine auf Chromosom 4, 10 beziehungsweise 17 liegen.

Chemokine binden sich an **G-Protein-gekoppelte Oberflächenrezeptoren**, die typischerweise 7 transmembrane Anteile besitzen, welche jeweils über drei extrazelluläre und drei zytoplasmatische Schlaufen miteinander verbunden sind. Die Rezeptoren für die α-Chemokine werden entsprechend der chemischen Struktur der Liganden als CXCR (1–4) beziehungsweise für die β-Chemokine als CCR (1–5) bezeichnet. Zusätzlich ist das Duffy-Blutgruppenantigen auf Erythrozyten ein Chemokinrezeptor, welcher sowohl α- als auch β-Chemokine binden kann. Die physiologische Bedeutung dieses Rezeptors ist zur Zeit unbekannt. Leukozyten exprimieren in der Regel verschiedene Chemokinrezeptoren, und einzelne CXCR und CCR können überlappende Ligandenspezifitäten aufweisen (siehe Tab. 1/14). Obwohl die Signaltransduktion über die Chemokinrezeptoren noch nicht im einzelnen definiert ist, erfolgt in vielen Fällen die Aktivierung über die Phosphatidylinositol(PI)-3-Kinase als Second messenger. Die Chemokinrezeptoren CXCR4 und CCR5 dienen auch als Korezeptoren für die HIV-Infektion von lymphoiden beziehungsweise monozytären Zellen, denn für den ersten

Schritt zur erfolgreichen zellulären Infektion bindet sich das variable Glykoprotein gp120 der HIV-Virushülle gleichzeitig an CD4 und an einen der beiden Chemokinrezeptoren. Dabei hemmt SDF-1 über die Bindung an seinen physiologischen Rezeptor, CXCR4 (auch Fusin genannt), die Infektion von lymphotropen HIV-Varianten, während RANTES und MIP-1 als Liganden für CCR5 HIV mit einem Tropismus für Monozyten/Makrophagen am Zelleintritt hindern.

1.9.13 Interleukin-9

Interleukin-9 (IL-9) ist ein Glykoprotein (32–34 kDa), welches als Monomer vorzugsweise von aktivierten CD4$^+$-T-Zellen des Th2-Typs produziert wird. Die biologische Wirkung von IL-9 als Wachstumsfaktor für reife T-Zellen ist abhängig vom Aktivierungszustand der Lymphozyten, doch ist dieser Effekt unabhängig von der Aktivität von IL-2, IL-4 und IL-7. Bei murinen Thymozyten wirkt IL-9 gemeinsam mit IL-2 als Kofaktor für die Proliferation; eine vergleichbare Funktion bei humanen Thymozyten ist nicht untersucht worden. Bei B-Zellen fördert IL-9 die durch IL-4 induzierte IgE- und IgG$_4$-Produktion. Im Vergleich zu Untersuchungen bei murinen Zellen scheint IL-9 aber für das Wachstum und die Differenzierung von humanen Mastzellen keine Bedeutung zu haben.
Der **Rezeptor für IL-9** ist ein Heterodimer aus einer α-Kette, welche zur Familie der Hämatopoetinrezeptoren zählt, und der γc-Kette. Der IL-9 Rezeptorkomplex kann auf T- und B-Lymphozyten sowie auf anderen Zellen nachgewiesen werden.

1.9.14 Interleukin-10

Interleukin-10 (IL-10) ist ein nicht glykosyliertes 17- bis 21-kDa-Peptid, das sowohl immunsuppressive als auch immunstimulatorische Eigenschaften besitzt. Als nichtkovalent assoziiertes Dimer wird IL-10 vor allem (aber nicht ausschließlich) von Th2-Zellen gebildet, doch auch fötale T-Zellen, B-Zellen und Makrophagen sind für die Synthese dieses Zytokins mitverantwortlich.

Die **Hauptwirkung** von IL-10 ist die Regulation der Bildung von proinflammatorischen Zytokinen. Im speziellen hemmt IL-10 in aktivierten Makrophagen die Synthese von IL-1, -6, -8, -12, TNF-α und -β, und eine Anzahl von Chemokinen. Im Gegensatz hierzu induziert IL-10 in Monozyten und Makrophagen die Bildung des IL-1-Rezeptorantagonisten (IL-1ra), welcher der biologischen Funktion von IL-1 entgegenwirkt. Die antiinflammatorische Wirkung von IL-10 beeinträchtigt auch die Produktion von Zytokinen durch stimulierte eosinophile und neutrophile Granulozyten und hemmt die Sekretion von IFN-γ und TNF-α durch NK-Zellen. Die zytotoxische Stärke von aktivierten Makrophagen wird ebenfalls durch IL-10 beeinflußt, da in Gegenwart dieses Zytokins die Bildung der NO-Synthase als auch die Produktion von toxischen Sauerstoffmetaboliten vermindert ist. Ferner wirkt IL-10 der Ausweitung einer antigenspezifischen Immunantwort entgegen, denn die Funktion von Makrophagen und Langerhans-Zellen als antigenpräsentierende Zellen wird in mehrfacher Weise durch IL-10 eingeschränkt. So verhindert dieses Zytokin die Expression von MHC-Klasse-II-Molekülen, CD80 (B7.1), CD86 (B7.2) und CD54 (ICAM-1). Die Differenzierung lymphoider Zellen wird ebenfalls durch IL-10 mitbeeinflußt. So fördert IL-10 als Kostimulator das Zellwachstum von B-Zellen und die Expression von Immunglobulinen. Im besonderen induziert dieses Zytokin bei CD40-stimulierten B-Zellen die Synthese von IgA und von bcl-2, einem Protein, welches dem programmierten Zelltod entgegenwirkt. Bei NK-Zellen fördert IL-10 die zytotoxische Aktivität, ohne aber als Wachstumsfaktor zu wirken. Schließlich besitzt IL-10 gemeinsam mit IL-3, IL-6, IL-11 und SCF eine kostimulierende Wirkung auf primitive hämatopoetische Stammzellen, die Thrombozytopoese und die Bildung von Erythrozyten.

Der **IL-10-Rezeptor** (IL-10 R) wird auf der Oberfläche von Makrophagen, unreifen und reifen T-Zellen, B-Zellen, NK-Zellen, Mastzellen und hämatopoetischen Vorläuferzellen exprimiert. Dieser Rezeptor bindet IL-10 mit hoher Affinität und ist aufgrund seiner Struktur ein typisches Mitglied der Familie der IFN-Rezeptoren. Kristallographische Untersuchungen zeigen ferner, daß auch die dreidimensionale Struktur von IL-10 jener von IFN-γ ähnlich ist. Als selektiver Agonist für den IL-10 R wirkt ein Protein des Epstein-Barr-Virus, welches große Homologie (ungefähr 85% identisch) zum humanen IL-10-Molekül aufweist und als virales IL-10 bezeichnet wird. vIL-10 wirkt in gleicher Weise hemmend auf Monozyten/Makrophagen beziehungsweise stimulierend auf B-Lymphozyten wie IL-10. Doch die Wirkung von vIL-10 auf T-Zellen ist im Vergleich um das 1000fache vermindert. Der IL-10 R bildet nach Bindung an seinen Liganden ein Oligomer (wahrscheinlich zusammen mit anderen noch nicht genauer definierten Rezeptorketten), und die weitere Signaltransduktion wird über die Januskinasen JAK-1 und Tyk-2 induziert.

1.9.15 Interleukin-11

Interleukin-11 (IL-11) ist ein 19-kDa-Protein, welches in Epithelzellen der Lunge, in Endothelzellen der Venen, Keratinozyten der Haut und Fibroblasten des Knochenmarkstroma gebildet wird. Daneben ist IL-11 auch in Neuronen des ZNS, im Thymus, im Uterus und in den Testes nachweisbar. Diese Gewebeverteilung weist auf eine sehr pleiotrope Funktion von IL-11 hin. Abhängig vom Zelltyp und vom Gewebe kann die Expression von IL-11 unter anderem durch IL-1, TNF-α, TGF-β und Prostaglandine stimuliert und in der Lunge durch Infektionen mit Rhinovirus, Parainfluenzavirus und RS-Virus induziert werden.

Die **biologische Wirkung** von IL-11 auf die Blutbildung verursacht (gemeinsam mit anderen Zytokinen) die Proliferation und wahrscheinlich auch die Differenzierung von primitiven Stammzellen und liniendeterminierten Vorläuferzellen von unterschiedlichen hämatopoetischen Geweben. IL-11 stimuliert bekannterweise die Thrombozytopoese, die Erythropoese und die Myelopoese. Eine Wirkung von IL-11 auf Lymphozyten ist ebenfalls bekannt. Wahrscheinlich über weitere T-Zell-Faktoren stimuliert nimmt IL-11 (gemeinsam mit IL-4) Einfluß auf die IL-3-bedingte Hemmung der frühen B-Zell-Entwicklung. Ob IL-11 eine direkte Wirkung auf die T-Zell-Entwicklung besitzt, ist gegenwärtig unbekannt, doch kann der IL-11-spezifische Rezeptor auch im Thymus nachgewiesen werden. Da IL-11 auch von Stromazellen des Knochenmarks gebildet wird, könnte IL-11 in para- und autokriner Weise ebenfalls die hämatopoetische Mikroumgebung mitbeeinflussen.

Der **IL-11-Rezeptor** (IL-11 R) besteht aus einer zytokinspezifischen α-Kette und der signaltransduzierenden gp130-β-Kette, welche auch am Rezeptor für IL-6 (und anderen Zytokinen) beteiligt ist. Die α-Kette wird aufgrund ihrer strukturellen Eigenschaften zur Familie der Hämatopoetinrezeptoren gezählt und wird in zwei Isoformen exprimiert. Der vollständige Rezeptorkomplex wird in unterschiedlichen Geweben exprimiert einschließlich Knochenmark, Thymus und Milz. Die Bindung von IL-11 an die α-Kette führt zur Heterodimerisierung mit der β-Kette, zur Tyrosinphosphorylierung und damit zur Aktivierung der Signaltransduktion hauptsächlich über die Janus-Kinase(JAK)-2 und einige Src-Kinasen.

1.9.16 Interleukin-12

Interleukin 12 (IL-12) ist ein heterodimeres Molekül, welches sich aus einer 35-kDa- und einer 40-kDa-Kette (p35 bzw. p40) zusammensetzt. In ihrer biologisch aktiven Form sind beide Peptide über eine Disulfidbrücke miteinander verbunden. IL-12 wird als Antwort auf bakterielle, virale und parasitäre Infekte gebildet (Abb. 1/55). Obwohl unterschiedliche Zellen, einschließlich T-Lymphozyten, p35 synthetisieren können, wird das dimere IL-12 nur von professionellen antigenpräsentierenden Zellen wie Monozyten, Makrophagen und B-Zellen sezerniert, weil diese Zellen gleichzeitig auch p40 bilden. Zusätzlich wird p40 in B-Zellen auch im Überschuß gebildet und kann als Monomer über die kompetitive Bindung an IL-12 R als natürlicher Antagonist wirken.

Wirkung: IL-12 induziert in ruhenden sowie aktivierten T-Zellen und auch in NK-Zellen die IFN-γ-Bildung, verbessert gemeinsam mit andern Kostimulatoren die T- und in geringerem Maße die NK-Zell-Proliferation und stimuliert bei beiden Zelltypen die Ausreifung zu zytotoxischen Effektorzellen. Für die Bildung von IFN-γ wirkt IL-12 synergistisch mit IL-2, aber die Proliferation von T- und NK-Zellen erfolgt unabhängig von IL-2. Obwohl bereits minimale Konzentrationen zur Aktivierung ausreichen, ist die Wirkung von IL-12 auf die zytotoxische Aktivität von NK-Zellen im Vergleich zu jener von IL-2 deutlich geringer. Ein wesentlicher Aspekt der biologischen Funktion von IL-12 ist ihr Einfluß auf die Polarisierung zu Th1-Zellen, wodurch die Aufrechterhaltung der zellulären Immunantwort gefördert wird. In dieser Funktion nimmt IL-12 auch Einfluß auf die IgE-Produktion durch B-Zellen, denn IL-12 hemmt in Gegenwart von T-Zellen die IL-4-stimulierte IgE-Synthese. In T- und NK-Zellen stimuliert IL-12 die Synthese von TNF-α, welche gemeinsam die Aktivierung von Makrophagen induzieren. Durch diese verschiedenen Funktionen wirkt IL-12 auch als Bindeglied zwischen dem natürlichen Immunsystem und der erworbenen Immunantwort. NK Zellen synthetisieren in Gegenwart von IL-12 auch IL-3, GM-CSF und G-CSF, doch besitzt IL-12 auch eine direkte synergistische Wirkung auf frühe hämatopoietische Stammzellen und ihre Entwicklung zu myeloiden Vorläuferzellen.

Der **Rezeptor für IL-12** (IL-12 R) gehört zu den Hämatopoetinrezeptoren und wird auf T- und NK-Zellen, aber nicht auf Monozyten exprimiert. Die tiefe Bindungsaffinität dieses Rezeptors für IL-12 läßt vermuten, daß wahrscheinlich noch andere Peptide zusätzlich zum bereits bekannten IL-12 R bei der Bildung des vollständigen Rezeptorkomplexes beteiligt sind. Auf reifen T-Zellen finden sich etwa 1000–9000 Rezeptoren und innerhalb von Minuten nach Bindung an IL-12 können über die Stimulation von JAK-2 unterschiedliche Aktivierungswege induziert werden.

1.9.17 Interleukin-13

Interleukin-13 (IL-13) ist ein vorwiegend unglykosyliertes Monomer von 10 kDa. Die Tertiärstruktur von IL-13 ist ähnlich jener von IL-4 und das Gen von IL-13 liegt in unmittelbarer Nähe vom Lokus für IL-4, so daß diese beiden Zytokine wahrscheinlich durch Genduplikation entstanden sind. IL-13 wird von aktivierten $CD4^+$-T-Zellen (Th1 < Th2) und in geringerem Maße auch von aktivierten $CD8^+$-T-Zellen gebildet, doch wird IL-13 im Vergleich zu IL-4 bereits früh nach Stimulation und dann über eine längere Zeitspanne synthetisiert. Nach Aktivierung über ihre IgE-Rezeptoren bilden eosinophile Granulozyten und Mastzellen ebenfalls IL-13.

Die **biologische Wirkung** von IL-13 ist sehr ähnlich aber nicht identisch mit jener von IL-4. IL-13 wirkt als Wachstumsfaktor für Lymphozyten nach dem Prä-B-Zellstadium und fördert die Bildung von IgE und IgG_4 unabhängig von IL-4. Interessanterweise verbessert IL-13 dabei auch die Expression des IgE-spezifischen Fc-Rezeptors CD23, welcher in löslicher und membranständiger Form immunregulatorische Funk-

I. Immunsystem und -funktion

1.9 Zytokine

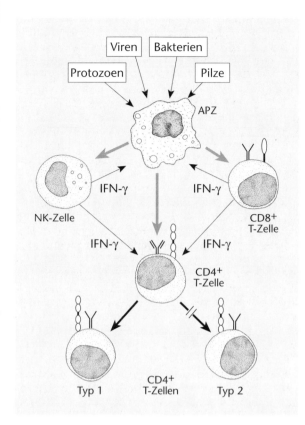

Abb. 1/55: Die Biologie von IL-12.

Die genaue molekulare Struktur des **IL-13-Rezeptors** (IL-13 R) ist zur Zeit nur unvollständig bekannt. Da monoklonale Antikörper gegen die α-Kette des IL-4 R ebenfalls die biologische Funktion von IL-13 hemmen, ist anzunehmen, daß diese α-Kette ein Bestandteil des kompletten IL-13 R ist. Ob zusätzlich auch die γc-Kette am Komplex beteiligt ist, scheint unwahrscheinlich, denn Zellen von Patienten mit einem funktionellen Defekt der γ-Kette (X-SCID) zeigen eine normale Antwort auf IL-13.

1.9.18 Interleukin-14

Interleukin-14 ist ein 50- bis 60-kDa-Glykoprotein, das die Proliferation von aktivierten B-Zellen induziert und ihre Differenzierung zu immunglobulinsezernierenden Plasmazellen hemmt. IL-14 wird von aktivierten T-Zellen und follikulären dendritischen Zellen gebildet. Es ist deshalb wahrscheinlich, daß IL-14 bei der sekundären B-Zell-Antwort eine wichtige Rolle spielt, zumal die IL-14-vermittelte Hochregulation von bcl-2 die Bereitschaft restimulierter B-Zellen zur Apoptose verhindert und die Proliferation antigenspezifischer B-Zellen gleichzeitig fördert. Der **IL-14 Rezeptor** (IL-14 R) wird ausschließlich auf Zellen der B-Lymphozytenreihe exprimiert und ist vor allem auch auf B-Zellen der Keimzentren nachweisbar. Auf ruhenden B-Zellen finden sich jedoch nur geringe Mengen von IL-14 R (50–350 pro Zelle), die erst nach weiterer Aktivierung der Zelle Proliferationssignale transduzieren. Interessanterweise kann IL-14 und IL-14 R auch bei B-Zell-Lymphomen nachgewiesen werden, wo dieses Zytokin als autokriner Faktor das ungeregelte Wachstum bestimmt.

1.9.19 Interleukin-15

Interleukin-15 (IL-15) ist ein 14- bis 15-kDa-Protein, welches biologische Ähnlichkeit mit IL-2 besitzt. Obwohl in ihrer primären Aminosäuresequenz verschieden, ist die tertiäre Struktur von IL-15 jener von IL-2 sehr ähnlich. Diese Tatsache spiegelt sich in der Zusammensetzung des IL-15 Rezeptors (siehe unten) wider. Für IL-15 spezifische mRNS kann in aktivierten Monozyten, Langerhans-Zellen, Epithelzellen, Fibroblasten und anderen Zellen nachgewiesen werden, doch bestimmen posttranskriptionelle Ereignisse die Menge des sezernierten IL-15-Proteins. In Gegenwart von IL-4 und GM-CSF bilden dendritische Zellen des peripheren Blutes mRNS für IL-15, doch das Protein wird erst nach zusätzlicher Aktivierung durch Phagozytose synthetisiert und sezerniert. Interessanterweise wird IL-15 im Vergleich zu IL-2 weder von ruhenden noch aktivierten T-Zellen gebildet.

Wirkung: IL-15 stimuliert die Proliferation von NK-Zellen und aktivierten T-Zellen. Die Proliferation von Lymphozyten mit einem γ/δ-T-Zell-Antigenrezeptor

tionen wahrnimmt. Schließlich verbessert die Wirkung von IL-13 auch die Fähigkeit zur B-T-Zell-Kooperation, da CD40 und MHC-Klasse-II-Moleküle gleichzeitig durch dieses Zytokin auf B-Zellen hochreguliert werden. Auf Monozyten wirkt IL-13 nicht nur als Überlebensfaktor, sondern er stimuliert auch morphologische und phänotypische Veränderungen einschließlich die Adhäsion an Oberflächen, die homotypische Aggregation und die Ausbildung von dendritischen Zellausläufern. Diese Veränderungen korrelieren mit einer vermehrten Oberflächenexpression von CR3, CR4 und dem Rezeptor für Fibronektin. IL-13 besitzt bei Monozyten aber auch einen antiinflammatorischen Effekt indem es die Oberflächenexpression des LPS-Rezeptors (CD14) und der IgG-Rezeptoren vermindert. Für CD16 korreliert diese Änderung mit der suppressiven Wirkung von IL-13 auf die antikörperabhängige zelluläre Zytotoxizität. Ferner hemmt IL-13 in Monozyten/Makrophagen die Produktion der proinflammatorischen Zytokine (IL-1α/β, IL-6, IL-8, IL-12, IFN-γ, TNF-α, MIP-1α/β), während die Synthese von IL-1ra gefördert wird. Im Gegensatz zum Einfluß von IL-4 ist der Effekt von IL-13 auf die T-Zell-Entwicklung nur indirekt, denn IL-13 beeinflußt nur über die Hemmung der IL-12 und IFN-γ-Synthese die Polarisierung von T-Zellen zu einem TH-2-Phänotyp.

wird ebenfalls durch IL-15 gefördert. IL-15 wirkt als Chemotaxin auf T-Zellen und stimuliert bei ihnen und NK-Zellen die zytotoxische Funktion. Ferner stimuliert IL-15 bei NK-Zellen die Synthese von IFN-α und IFN-γ. Aktivierte B-Zellen werden in Gegenwart von IL-15 in ihrer Proliferation und in der Synthese von Immunglobulinen gefördert. mRNS für IL-15 und seinen Rezeptor kann in unterschiedlichen hämatolymphopoetischen Stromazellen (fötale Leber, Thymus und Knochenmark) nachgewiesen werden, weshalb dieses Zytokin bei der Differenzierung unterschiedlicher hämatopoetischer Linien mitbeteiligt sein könnte. Für die Mastzelldifferenzierung ist die Funktion von IL-15 essentiell, denn dieses Zytokin wirkt wahrscheinlich gemeinsam mit IL-3 und SCF auf die Zellreifung und reguliert die Bildung von Entzündungsmediatoren in den Granulae.

IL-15 bindet sich an **zwei strukturell unterschiedliche Rezeptoren**, welche in gewebespezifischer Weise exprimiert werden. Auf T-Zellen und NK-Zellen findet sich ein trimolekularer Komplex aus einer IL-15-spezifischen α-Kette und jeweils einer β- und γ-Kette, welche mit den entsprechenden Ketten des IL-2R identisch sind. Der IL-15-Rezeptorkomplex transduziert Aktivierungssignale über JAK-1 und JAK-3. Im Gegensatz hierzu exprimieren Mastzellen einen alternativen IL-15-Rezeptor, der aus einer sogenannten IL-15 RX-Kette (und möglicherweise weiteren Peptiden) besteht und Aktivierungssignale über JAK-2 transduziert.

1.9.20 Interleukin-16

Interleukin-16 wird als Propeptid (67 kDa) von $CD8^+$-T-Zellen gebildet und anschließend in diesen Zellen in die monomere Form von 18 kDa gespalten. Die biologisch aktive Form von IL-16 ist ein über nichtkovalente Verbindungen zusammengesetztes Tetramer.

IL-16 wirkt auf $CD4^+$-T-Zellen als Chemotaxin und induziert bei dieser Subpopulation die Expression von IL-2R und MHC-Klasse II. Für seinen biologischen Effekt bindet sich IL-16 an das Glykoprotein CD4, welches dadurch die Funktion eines Zytokinrezeptors wahrnimmt. In der weiteren Signaltransduktion kommt es zur Aktivierung der an CD4 gebundenen Tyrosinkinase p56 lck, zur Erhöhung der intrazytoplasmatischen Kalziumkonzentration, zur Translokation von Phosphokinase C und schließlich zur Progression der T-Zelle von der G_0- zur G_1-Phase des Zellzyklus. Interessanterweise führt in Gegenwart von IL-16 die Stimulation von T-Zellen über ihren Antigenrezeptor zur Hemmung zellulärer Funktionen. Dieser Effekt ist ausreichend, um die T-Zell-Proliferation auf Alloantigene zu mindern. Schließlich unterdrückt IL-16 in peripheren mononukleären Zellen auch die HIV-Replikation. Es scheint aber unwahrscheinlich, daß dieser Effekt von IL-16 über eine sterische Behinderung bei der Bindung von gp120 an CD4 zustande kommt, zumal IL-16 einen zellulären Repressor für die Virustranskription induziert.

1.9.21 Interleukin-17

Interleukin-17 (IL-17) ist ein von aktivierten T-Zellen gebildetes unterschiedlich glykosyliertes Polypeptid (20–30 kDa), welches über intramolekulare Cysteinbindungen ein Homodimer bildet. Der genaue Phänotyp der IL-17-produzierenden T-Zellen ist noch nicht genau definiert, doch könnten $CD4^-CD8^-$-αβ-T-Zell-Antigenrezeptor-positive Lymphozyten hierfür im speziellen verantwortlich sein. In Gegenwart von Fibroblasten beeinflußt IL-17 das Wachstum und die Differenzierung von $CD34^+$-Stammzellen zu neutrophilen Granulozyten. Dieser biologische Effekt entsteht wahrscheinlich indirekt über die Induktion von IL-6, IL-8 und G-CSF, welche unter anderem durch Stromazellen gebildet werden. Dabei wirken IL-6 und G-CSF synergistisch auf die Bildung von Granulozyten, während IL-8 dieser Entwicklung entgegenwirkt.

1.9.22 Interleukin-18

Interleukin-18 (IL-18) ist ein neu entdecktes Zytokin, welches strukturelle Ähnlichkeit mit IL-1 und funktionelle Ähnlichkeit mit IL-12 aufweist. Gebildet als Vorläuferpeptid wird IL-18 (wie IL-1β) durch die ICE-Protease in seine bioaktive Form aufgespalten. IL-18 wird durch hämatopoetische und nichthämatopoetische Zellen gebildet.

Die bereits bekannten Funktionen dieses Zytokins zeigen, daß IL-18 die Produktion von IFN-γ und GM-CSF in TH-1-Zellen stimuliert und gleichzeitig auch deren Proliferation fördert. Als Wachstumsfaktor scheint IL-18 gemeinsam mit Aktivierungssignalen über den T-Zell-Antigenrezeptor die Produktion von IL-2 zu induzieren. In mononukleären Zellen des peripheren Blutes hemmt IL-18 die Bildung von IL-10, während IL-18 bei NK Zellen (ähnlich wie IL-2, IL-7 und IL-12) die zytotoxische Aktivität stimuliert. Die Kombination von IL-18 und IL-12 bedingt bei CD40-stimulierten B-Zellen die Produktion von IFN-γ. Dies könnte über die Polarisierung zu TH-1-Zellen die Produktion von IL-4 vermindern und dadurch die Synthese von IgE hinunterregulieren. Interessanterweise ist die in der Nebennierenrinde nachweisbare IL-18-spezifische mRNS bei Streß deutlich vermehrt, weshalb vermutet wird, daß IL-18 als Neuroimmunomodulator auch die Streßantwort des Immunsystems reguliert.

1.9.23 Interferone

Interferone wurden ursprünglich als Proteine identifiziert, welche Zellen vor der Infektion mit Viren schützen. Aufgrund unterschiedlicher Kriterien können zwei Familien von Interferonen unterschieden werden. Typ-I-Interferone werden vornehmlich in Antwort auf virale Infekte gebildet, wobei die 17 von Leukozyten synthetisierten Interferone als Interferone-α bezeichnet, und die Interferone anderer Zellen (vor allem Fibroblasten) als Interferone-β definiert werden. Im Gegensatz dazu wird Typ-II-Interferon durch immunologische und entzündliche Stimuli gebildet und als Interferon-γ klassifiziert.

Interferon-γ (IFN-γ) ist ein 20- bis 25-kDa-Glykoprotein, welches neben seinen antiviralen Eigenschaften vor allem als Regulator unterschiedlicher immunologischer Funktionen wirkt. Die biologisch aktive Form von IFN-γ ist ein Dimer, das über die Bindung von zwei IFN-Rezeptorketten zur Dimerisierung und damit zur Aktivierung des Rezeptors führt. IFN-γ wird vorwiegend von Th1-(CD4$^+$ und CD8$^+$)T-Zellen und NK-Zellen synthetisiert. Die Regulation der IFN-γ-Bildung erfolgt durch antigen- oder mitogenvermittelte Stimulation, wobei IL-2 und IL-12 die Synthese synergistisch hochregulieren.

Wirkung: IFN-γ induziert in unterschiedlichen Zellen die Expression von MHC-Klasse-I- und -II-Molekülen, Fc-Rezeptoren, NO-Synthase, proinflammatorischen Zytokinen und Chemokinen. In Makrophagen stimuliert IFN-γ die zytotoxische Aktivität gegen intrazelluläre Erreger (Parasiten und Bakterien) und gegen Tumorzellen. Das zytotoxische Potential von Makrophagen wird zusätzlich noch durch eine Feedback-Schlaufe verstärkt: IFN-γ induziert die Expression der IL-2 R-Kette an der Oberfläche von Makrophagen, welche dann anschließend durch IL-2 in ihrer zytotoxischen Aktivität stimuliert werden. Gleichzeitig vermindert IFN-γ auch die Expression des TGF-β-Rezeptors, so daß die hemmende Wirkung von TGF-β auf Makrophagen eingeschränkt wird. Auch andere Zellen, welche am Entzündungsprozeß beteiligt sind, werden durch IFN-γ in ihrer Funktion beeinflußt. So aktiviert IFN-γ neutrophile Granulozyten und NK-Zellen und fördert die Differenzierung von zytotoxischen T-Zellen. IFN-γ wirkt als Chemotaxin auf Monozyten und induziert bei Endothelzellen gleichzeitig morphologische Veränderungen und eine vermehrte Expression von Adhäsionsmolekülen, welche die Diapedese der an der Entzündung beteiligten Zellen fördert. Interessanterweise ist IFN-γ für neutrophile Granulozyten kein chemotaktisch aktives Zytokin. Der Effekt von IFN-γ auf B-Zellen stimuliert die Proliferation und Differenzierung und fördert die Bildung von IgG$_1$ und IgG$_3$. Ähnlich der Wirkung von IL-12 auf die Polarisierung von peripheren T-Zellen fördert IFN-γ die Differenzierung von Th1-Zellen.

Der **Interferon-γ-Rezeptor** (IFN-R) besteht aus zwei membrangebundenen Peptiden. Die konstitutionell exprimierte 90-kDa-α-Kette ist notwendig und ausreichend für die Ligandenbindung und ist in ihrer Expression unabhängig von äußeren Stimuli. Für die Signaltransduktion ist eine zusätzlichen β-Kette notwendig. Die Transkription dieser β-Kette wird in Abhängigkeit unterschiedlicher Stimuli entweder positiv oder negativ reguliert. Nach Bindung von IFN-γ an seinen Rezeptor kommt es zur Oligomerisierung der Rezeptorketten und der Komplex aus α-Kette und IFN-γ wird internalisiert. Das gebundene Zytokin wird anschließend in Lysosomen abgebaut, und die α-Kette kann wieder verwendet werden. Die Signaltransduktion durch den IFN-R erfolgt über die Aktivierung von JAK-1 und JAK-2, welche sich an die α- beziehungsweise β-Kette binden.

1.9.24 Transforming growth factor β

Transforming growth factor β (TGF-β) wurde ursprünglich aufgrund seiner Eigenschaften bekannt, die maligne Transformation von Zellen in vitro zu fördern. TGF-β ist ein Prototyp für eine Familie von homodimeren Polypeptiden, welche sowohl wachstumsfördernde als auch hemmende Effekte auf eine Anzahl von Zielzellen ausüben. Die biologisch aktive Form von TGF-β ist 25 kDa groß, wobei **drei unterschiedliche Isoformen** (TGF-β 1–3) bekannt sind. Ihr Expressionsmuster ist komplex, doch bilden die meisten Gewebe während ihrer Organogenese mindestens eines der TGF-β-Isoformen. Generell ist der biologische Effekt von TGF-β im einzelnen abhängig vom Zelltyp, den Wachstumsbedingungen und dem Ausmaß der Differenzierung der Zielzelle.

Wirkung: Bei Zellen des Mesenchyms wirkt TGF-β in der Regel stimulatorisch während hohe TGF-β-Konzentrationen bei Epithelzellen (z. B. der Haut) eine hemmende Funktion besitzen. TGF-β hemmt auch die Proliferation und Funktion von hämatopoetischen Vorläuferzellen, B-Zellen, NK-Zellen, Thymozyten und zytotoxischen T-Zellen einschließlich ihrer Zytokinsynthese. Zusätzlich antagonisiert TGF-β den biologischen Effekt von TNF-α. Neben dieser indirekten Einschränkung der Makrophagenaktivierung besitzt TGF-β auch einen direkt hemmenden Effekt auf eine Anzahl von makrophagenspezifischen Funktionen einschließlich der Bildung von Sauerstoffmetaboliten (respiratory burst) der Bildung von proinflammatorischen Zytokinen und ihren Rezeptoren, und der Expression von MHC-Klasse-II-Molekülen. Bei neutrophilen Granulozyten vermindert TGF-β ebenfalls die Synthese von proinflammatorischen Zytokinen. Neben diesen antiinflammatorischen Eigenschaften stimuliert TGF-β die Wundheilung und die reparativen Vorgänge nach Gewebeschäden, indem das Fibroblastenwachstum und die Synthese von extrazellulärer Matrix gefördert wird. Schließlich wurde auch bei Lymphozyten eine stimulierende Funktion für TGF-β beschrieben, denn dieses Zytokin bedingt bei aktivierten B-Zellen die vermehrte Sekretion von IgA.

TGF-β kann sich an **drei unterschiedliche Rezeptoren** binden. Der Typ-I-Rezeptor (53 kDa) determiniert die Spezifität der ligandeninduzierten Signale, während der Typ-II-Rezeptor (70–85 kDa) vornehmlich für die Ligandenbindung verantwortlich ist. Beide

Peptide sind Rezeptorkinasen und katalysieren die Phosphorylierung von Serin und Threonin. Als Typ-III-Rezeptor (280 kDa) wirkt ein Chondroitin/Heparansulfat-Proteoglykan, das sowohl in transmembraner, zellgebundener Form und in löslicher Form vorkommt. Typ-III-Rezeptoren transduzieren keine Signale, doch konzentrieren sie TGF-β und modulieren auf diese Weise die Bindung des Zytokins an die Typ-I- und -II-Rezeptoren. Beide Moleküle bilden nach Interaktion mit dem Liganden ein Heterooligomer, das nun zur Signaltransduktion befähigt ist. Hierzu transaktiviert die Typ-II-Kette in einem ersten Schritt die katalytische Funktion der Typ-I-Kette und in der Folge werden Second messenger stimuliert, welche im einzelnen noch nicht alle bekannt sind, aber die Aktivierung des Protoonkogens Ras und die Stimulation von Raf bedingen.

1.9.25 Tumornekrosefaktor-α

Tumornekrosefaktor-α (TNF-α, Synonym: Kachektin) ist ein pleiotropes, in seiner maturen Form nichtglykosyliertes Zytokin (17,5 kDa). Das natürlich vorkommende TNF ist ein Trimer, das entweder membrangebunden oder nach proteolytischer Spaltung durch Metalloproteasen in löslicher Form im Serum nachgewiesen werden kann. TNF-α wird von Makrophagen in Antwort auf unterschiedliche Stimuli synthetisiert: Gramnegative und grampositive Bakterien und ihre Produkte, Viren, Parasiten, Mykoplasmen, Immunkomplexe, Zytokine (z. B. GM-CSF, IL-1, IL-2, TNF-α), Tumorzellen, Komplement C5a und Sauerstoffmetaboliten stimulieren die Bildung dieses Zytokins. Die Produktion von TNF-α wird durch Moleküle wie Dexamethason, Prostaglandin E$_2$, TGF-β, Cyclosporin A, IL-4 und IL-6 gehemmt. Zusätzlich zu den bereits erwähnten Makrophagen wird TNF-α auch durch neutrophile Leukozyten, aktivierte Lymphozyten, Langerhans-Zellen, Kupffer-Zellen, NK-Zellen und Endothelzellen gebildet.

Aufgrund seiner **biologischen Wirkungen** auf das Immunsystem wird TNF-α als „**Entzündungszytokin**" charakterisiert, doch verursacht die allgemeine Wirkung von TNF-α ein breites Spektrum unterschiedlicher Änderungen (Abb. 1/56): die Hemmung der Proliferation gewisser Tumorzellen, Stimulation des Wachstums von Fibroblasten und Endothelzellen, antivirale Wirkung gegenüber DNS- und RNS-Viren, Induktion von Fieber und Akutphasenproteinen, Stimulation des programmierten Zelltodes, Verminderung der Blutglukosekonzentration, Herabsetzung des Tonus glatter Muskelzellen und Induktion von Adhäsionsmolekülen auf Endothelzellen. Zusätzlich stimuliert TNF-α wie IL-1 Vorgänge, die zur Pathogenese rheumatischer Erkrankungen beitragen, und die Aktivierung der alkalischen Phosphatase in Osteoklasten, den Ab- und Aufbau der Knorpelsubstanz durch Chondrozyten und die Proliferation von Synovialzellen miteinschließen.

Die **Wirkung** von TNF-α auf die Zellen des Immunsystems verursacht in mononukleären Makrophagen und neutrophilen und eosinophilen Granulozyten die Synthese von Prostaglandinen, proinflammatorischen Zytokinen und Chemokinen. Die Bildung von neutrophilen Granulozyten im Knochenmark und ihre Ausschüttung in die Blutzirkulation wird ebenfalls durch TNF-α reguliert. Gemeinsam vermitteln deshalb die durch TNF-α getriggerten proinflammatorischen Effekte bereits früh im Ablauf einer Infektion eine protektive Wirkung. Durch die verbesserte Expression von MHC-Molekülen auf antigenpräsentierenden Zellen stimuliert TNF-α auch die Bildung einer spezifischen Immunantwort. Interessanterweise besitzt TNF-α auch eine biologische Wirkung auf Lymphozyten. So ist die lytische Aktivität zytotoxischer T-Zellen in Gegenwart von TNF-α erhöht. Die Proliferation von T-Zellen wird durch TNF-α gefördert, wobei diese Funktion zum Teil über die Synthese von IL-2 mitreguliert wird, denn TNF-α wirkt auch als Kostimulator für die Induktion von Zytokinen und die Expression von IFN-γR und IL-2 R. Eine ähnliche kostimulierende Wirkung wird auch für B-Zellen beschrieben, wo TNF-α das Wachstum und die Synthese von Immunglobulinen fördert. In Endothelzellen und Fibroblasten induziert TNF-α die Produktion von koloniestimulierenden Faktoren, welche im Rahmen der hämatopoetischen Mikroumgebung einen positiven Einfluß auf die Myelopoese haben. Im Gegensatz hierzu scheint TNF-α die hämatopoetische Stammzelle in ihrer Zellteilung direkt zu hemmen. Schließlich besitzt TNF-α für das hämatopoetische System auch eine radioprotektive Wirkung, die im Vergleich zu IL-1 aber deutlich weniger ausgeprägt ist.

Zwei unterschiedliche nicht glykosylierte **Rezeptorketten** (Typ I und II) binden TNF-α in seiner trimeren Form und assoziieren dabei selbst zu einem Trimer. Die Stöchiometrie dieses Rezeptorkomplexes ist im einzelnen noch nicht bekannt, doch sind jeweils beide Rezeptorketten beteiligt. Die Typ-II-Rezeptorkette (75 kDa, p75) bindet TNF-α mit einer um das Zehnfache höheren Affinität als die Typ-I-Rezeptorkette (55 kDa, p55). Die maximale biologische Wirkung kann bereits bei Stimulation von 10 % dieser Rezeptoren beobachtet werden. Die Signaltransduktion erfolgt über p55 und p75, die jeweils unterschiedliche Second messenger aktivieren. Hierzu zählen Phospholipasen, Proteinkinasen, Tyrosinkinasen, G-Proteine, Phosphatasen und Sphingomyelinasen sowie Transkriptionsfaktoren. Dabei triggert p55 vornehmlich die zytotoxische Aktivität, während die p75-generierten Signale die Proliferation von T-Zellen fördern. Nach Bindung des Liganden an seinen Rezeptor werden p55 und p75 rasch ins Zellinnere aufgenommen. Die Expression beider Rezeptorketten ist differentiell reguliert, denn IL-2 fördert die Synthese von p55, während IFN-γ vornehmlich die Bildung von p75 stimuliert. Zusätzlich zur rezeptorinduzierten Wirkung von diesen und anderen Zytokinen (IL-

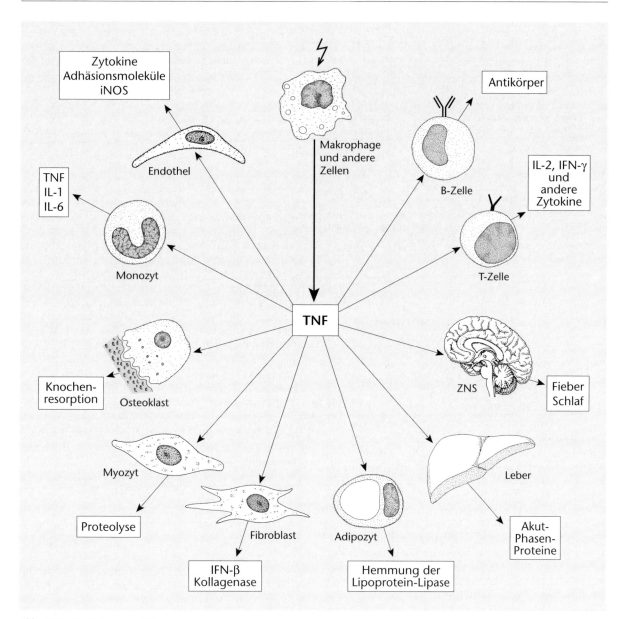

Abb. 1/56: Die Biologie von TNF-α.

1, IL-4, IL-6, IL-8, GM-CSF) wird die Oberflächenexpression von TNF-Rezeptorketten durch Steroide gegenreguliert. Ein weiterer Mechanismus, die Signaltransduktion der TNF-Rezeptoren zu vermindern ist die bei pathologischen Zuständen beobachtete Proteolyse an der Zelloberfläche. Die freigesetzten Rezeptoren können sich an TNF-α binden und so dessen Bioaktivität neutralisieren. Inwieweit dieser Mechanismus von physiologischer Bedeutung ist, wird zur Zeit noch geklärt.

1.9.26 Lymphotoxin-α

Lymphotoxin-α (LT-α, auch als TNF-β bezeichnet) ist ein sezerniertes 25-kDa-Protein, welches von Lymphozyten in Antwort auf unterschiedliche immunologische Stimuli synthetisiert wird. Da LT-α sich an p55 und p75 bindet, besitzt es eine vergleichbare biologische Wirkung wie TNF-α. Zusätzlich assoziiert LT-α aber auch mit dem membrangebundenen Lymphotoxin-β (LT-β) und stimuliert nun als Heterodimer über die Bindung an einen spezifischen Rezeptor zusätzliche Funktionen. So ist LT-α für die Entwicklung lymphatischer Organe essentiell wichtig, denn Nullmutationen dieses Zytokins führen in Mäusen zum Ausbleiben der Lymphknotenentwicklung, zum Fehlen der Peyer-Plaques und zur Hypoplasie der Milz.

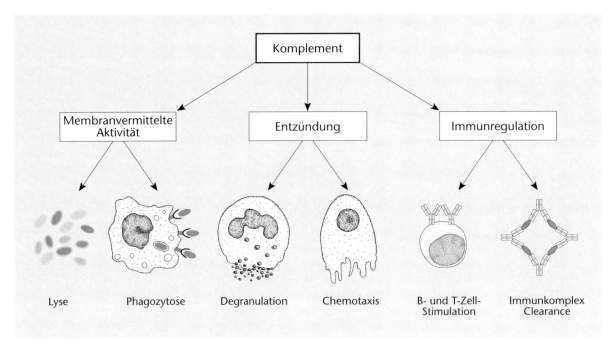

Abb. 1/57: Übersicht über die biologische Funktion des Komplementsystems.

1.10 Das Komplementsystem

Die Komplementproteine bilden ein komplexes System von funktionell untereinander verbundenen Komponenten, welche für eine **Vielzahl von Funktionen** im Rahmen der Immunantwort verantwortlich zeichnen (Abb. 1/57, Tab. 1/15). Die erste und bekannteste Funktion ist die Lyse von Zellen, Bakterien und gewissen Viren. Die zweite Funktion des Komplements dient der Opsonisation von Fremdpartikeln, wie Zellen, Parasiten, Bakterien, Pilzen und Viren. Hierzu lagern sich an der Partikeloberfläche einzelne Komplementkomponenten ab, welche über eine rezeptorvermittelte Aufnahme die Phagozytose durch Effektorzellen stimulieren und so zum intrazellulären mikrobiellen Tod beitragen. Die dritte Funktion der Komplementproteine ist die Regulation von Entzündungen und die Kontrolle der Immunantwort. Das Komplementsystem besteht aus mehr als 25 unterschiedlichen Proteinen, wovon die meisten als inaktive Vorstufen vorliegen. Ähnlich der Blutgerinnung werden die einzelnen Komplementproteine kaskadenartig aktiviert und bilden dadurch ein sich amplifizierendes System von Effektormolekülen, bei der die einzelnen Proteine mehrere Moleküle der nachfolgenden Komponente katalytisch aktivieren.

Zur **Nomenklatur** der Komplementproteine werden die Faktoren des klassischen Aktivierungsweges mit dem Präfix C und einer durchgehenden Nummer versehen (C1–C9). Faktoren des alternativen Aktivierungsweges und weitere regulatorische Proteine sind durch Buchstaben gekennzeichnet. Die meisten Schritte in der Aktivierungskaskade des Komplementsystems beinhalten proteolytische Prozesse, wobei die dadurch entstandenen Peptide durch Kleinbuchstaben des Alphabetes definiert werden (z. B. C5a, C5b).

Die Aktivierung des Komplementsystems geschieht auf 3 unterschiedlichen Wegen, dem klassischen, dem alternativen und dem lektinvermittelten Aktivierungsweg (Abb. 1/58). Alle 3 Wege führen über intermediäre proteolytische Spaltprodukte zu einem multimolekularen Komplex, welcher sich in die Lipid-Doppelmembran der Zielzelle einbaut.

1.10.1 Klassischer Aktivierungsweg

Der klassische Aktivierungsweg wird physiologischerweise durch **Antikörper** induziert, welche sich an Antigene gebunden haben (Abb. 1/58 und 1/59). Die molekulare Konformation der Antikörper hat sich dabei so verändert, daß die erste Komplementkomponente (C1) sich nun mit dem Fc-Abschnitt assoziieren kann. Ein einzelnes IgM-Molekül oder zwei benachbart gelegene $IgG_{1,2,3}$-Moleküle reichen hierfür bereits aus. Zusätzlich zur antikörpervermittelten Aktivierung des klassischen Weges kann C1q auch direkt aktiviert werden: Oberflächen bestimmter Bakterien (E. coli, Salmonella) und Viren (Parainfluenza, HIV) triggern die klassische Komplementkaskade ebenso wie trypsinähnliche Enzyme, Plasmin, C-reaktives Protein, Hagemann-Faktor, denaturierte DNS, Uratkristalle und andere Makromoleküle. Die erste Komponente des klassischen Aktivierungsweges ist **C1**, ein makromolekularer Komplex, der sich aus 3 unterschiedlichen Untereinheiten (C1q, r, s) zusam-

Tab. 1/15: Die biologische Aktivität der Komplementfaktoren.

Wirkung	Mediatoren
Kinin	C2-abhängige Kininfragmente
Histaminfreisetzung, Anaphylaxie, Gefäßpermeabilitätssteigerung	C3a, C3f, C4a, C5a
Schleimhypersekretion in Luftwegen	C3a
Chemotaxis	C5a, C5b67, Ba
Immunadhärenz, Opsonisierung	C3b, C3d, C4b
Zytotoxizität	C5b-9
Steigerung der intrazellulären Abtötung von Bakterien durch Monozyten	C3b, Bb
Leukozytenmobilisierung	C3e
Leukozytenaggregation	C5a
Freisetzung lysosomaler Enzyme (Granulozyten)	C3a, C5a
Freisetzung lysosomaler Enzyme (Makrophagen)	C3b
Makrophagenaktivierung	Bb
Prostaglandin- und Thromboxanfreisetzung aus Monozyten	C3b
Thromboxanfreisetzung aus Makrophagen	C3a
Interleukin-1-Freisetzung aus Makrophagen	C5a
Interleukin-1-Bindung und Transport	C3 (H_2O), C3b
Immunkomplexauflösung	C3b
Antigenlokalisation	C3
Immunmodulation	C3a, C3b, C3d, C5a, Ba
Hemmung zytotoxischer T-Zellen	C3-Fragment (?)
Steigerung der ADCC	iC3b, C3dg, C3d
Steigerung des B-Zell-Wachstums	Bb

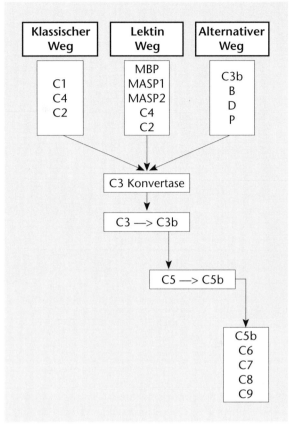

Abb. 1/58: Die Aktivierungswege des Komplementsystems.

mensetzt und durch Kalziumionen zusammengehalten wird. Jeder C1-Komplex wird aus einem C1q-, zwei C1r- und zwei C1s-Molekülen gebildet. C1q besteht selbst aus 18 Peptiden (jeweils 6 α-, β- und γ-Ketten), welche 6 komplexe Untereinheiten bilden. Jede dieser sechs Strukturen besteht aus einem globulären „Kopf" und einem langen filamentären „Stiel". Einem Blumenstrauß ähnlich sind die Stiele dieses Komplexes eng aneinander gelagert, während die Köpfe von der Längsachse des Moleküls abstehen. Die globulären Anteile dieses Moleküls können sich im Bereich der zweiten Domäne der konstanten Kette von Antikörpern (Fc-Region) an eine Stelle binden, welche erst durch die Antigenbindung des Antikörpers sterisch zugänglich wird. Die enzymatische Aktivität von C1 erfolgt durch C1r und C1s. Dabei sind beide Moleküle an den Stiel von C1q gebunden und entsprechen Serinesterase-Proenzymen. Die Bindung von C1q an die antigenkomplexierten Antikörper führt zuerst zur Aktivierung der katalytischen Domäne von C1r und anschließend auch zu jener von C1s. Während dieser Aktivierung wird jeweils ein kleineres Spaltprodukt mit Esteraseaktivität gebildet. C1s ist in der Lage, C4 und C2 zu spalten.

C4 ist ein trimolekularer Komplex (α-, β- und γ-Peptide), dessen Aktivierung durch eine einzelne Esterasespaltung an der α-Kette erfolgt. Ein einzelnes C1s-Molekül kann mehrere C4 aktivieren und so bereits zur Amplifikation der Komplementaktivierung beitragen. C4b (bestehend aus der beschnittenen α-Kette und den intakten β- und γ-Ketten) besitzt keine enzymatische Aktivität, aber bindet sich über eine reaktive Thioestergruppe kovalent an die Oberfläche von Fremdstoffen. Einerseits funktioniert $\overline{C4b}$ auf diese Weise als Opsonin und andererseits reagiert es mit **C2** und ermöglicht so dessen Spaltung durch C1s. Das größere Fragment dieser Proteolyse, $C\overline{2a}$, bleibt mit $\overline{C4b}$ assoziiert, wodurch ein neuer Komplex $\overline{C4b2a}$ entsteht. Aktivierte Komplementbestandteile werden durch einen Balken gekennzeichnet. Diese als C3-Konvertase definierte Struktur kann C3 binden und aktivieren. Obwohl $\overline{C4b2a}$ durch das Beisein von C2b stabilisiert wird, zerfällt dieser Komplex spontan.

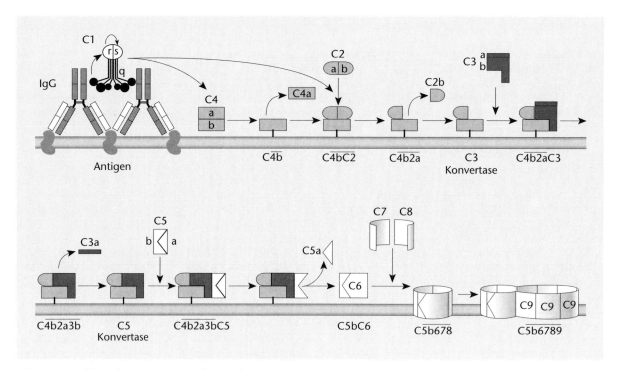

Abb. 1/59: Der klassische Aktivierungsweg des Komplementsystems.

C3 ist ein Glykoprotein, welches aus einer größeren α- und einer kleineren β-Kette über Disulfidbrücken zusammengesetzt ist. Die Aktivierung von C3 erfolgt durch eine einzige Spaltung der α-Kette. Das dabei entstandene kleinere C3- (C3a-)Fragment reguliert (zusammen mit C4a und C5a) die Entzündungsvorgänge (siehe weiter unten) und wird durch die im Serum vorkommende Carboxypeptidase-N rasch inaktiviert. Das bei der Spaltung ebenfalls entstandene C3b ändert in der Folge seine Konformation und kann sich nun (analog zu C4b) über eine Thioesterverbindung an die Zelloberfläche von Pathogenen binden. Findet sich aber innerhalb von Millisekunden keine entsprechende Hydroxyl- oder Aminogruppe zur Reaktion, wird die Thioesterbindung durch Wasser hydrolysiert, und das C3b-Molekül verliert seine biologische Aktivität. Bis zu 1000 C3b-Moleküle können durch eine einzige C3-Konvertase generiert werden. Aktivierte und membrangebundene C3b-Moleküle, welche in unmittelbarer Nachbarschaft zu $\overline{C4b2a}$ gelegen sind, bilden nun einen gemeinsamen funktionellen Komplex mit enzymatischer Aktivität, die C5-Konvertase ($\overline{C4b2a3b}$). Die übrigen oberflächengebundenen C3b-Moleküle wirken als Opsonine, da sie effizient durch den Komplementrezeptor I (CR1, CD35) gebunden werden können (siehe Seite 106).

Die C5-Konvertase spaltet an der Oberfläche des Pathogens **C5** in ein kleineres C5a-Fragment und in das größere, aktivierte C5b-Fragment. Da C5b keine reaktive Thioestergruppe besitzt, lagert sich dieses Spaltprodukt nur über nicht kovalente Bindungen an die C5-Konvertase. Im weiteren Verlauf wird C5b rasch inaktiviert, falls nicht umgehend die nächste Komponente der Aktivierungskaskade, C6, angelagert wird. Der neugebildete Komplex, C5bC6, dient nun als Bindungsstelle für C7. Dabei nehmen die hydrophoben Eigenschaften von C5b zu und der erweiterte Komplex (C5b67) fügt sich in die Lipid-Doppelmembran der Zelle ein. Im weiteren Verlauf wird C8 eingebracht, und die dabei entstehende Struktur besitzt bereits eine lytische Aktivität. Schließlich dient $\overline{C5b678}$ der letzten Komplementkomponente, C9, als zellständiger Rezeptor. Dabei werden mehrere (3–6) C9-Moleküle in die übrigen Proteine integriert und der terminale membranattackierende Komplex (MAK) bildet sich. Bei dieser Struktur handelt es sich um einen röhrenförmigen Kanal von 110 Å Durchmesser mit einer lipophilen Außenseite und einer hydrophilen Innenseite. Eingelassen in die Zellmembran hebt dieser MAK das osmotische und biochemische Gleichgewicht auf und führt so zum Tod der Zelle. Ein einziger MAK verursacht bei Erythrozyten und Bakterien bereits die Lyse (One-hit-phenomenon), während bei kernhaltigen Zellen der Zelltod erst durch mehrere MAK induziert wird, da bei diesen Zellen Reparaturmechanismen wirksam sind.

1.10.2 Alternativer Aktivierungsweg

Im Vergleich zum klassischen Aktivierungsweg (Abb. 1/58.) ist beim alternativen Aktivierungsweg die Bildung der C3-Konvertase ausnahmslos **ohne Beteiligung von Antikörpern** möglich. Der alternative Aktivierungsweg stellt deshalb für die natürliche Immunabwehr ein Effektorsystem zur Verfügung, welches bereits vor der Bildung von spezifischen Antikörpern funktionell wirksam ist. Vier Plasmaproteine sind für den alternativen Komplementweg verantwortlich: **C3, Faktor B, Faktor D und Faktor P (Properidin)**.

Bakterielle und andere Polysaccharide, Proteoglykane, Endotoxine, Bestandteile der Hefewand, Viren und Parasiten erlauben die Bindung von C3b über die bereits beschriebene Thioesterverbindung. Dabei ist das C3b entweder durch unspezifische Proteolyse gebildet worden oder durch den klassischen Aktivierungsweg entstanden. C3b wirkt als Opsonin, als katalytische Zwischenstufe zur Bildung des MAK und als Amplifikator des alternativen Aktivierungsweges der Komplementkaskade. Oberflächengebundenes C3b bindet Faktor B, der biochemisch und funktionell dem zweiten Komplementprotein vergleichbar ist. Durch diese Anlagerung wird Faktor B durch die Serinprotease Faktor D in ein kleineres Ba- und in ein größeres Bb-Fragment gespalten. Das Bb-Fragment bleibt weiterhin mit C3b verbunden und bildet nun gemeinsam die alternative C3-Konvertase. Dabei dient C3b als Bindungsstelle für weitere C3 Moleküle (in Analogie zur Funktion von C4b) während Bb (ähnlich dem C2a-Fragment) die proteolytisch aktive Domäne beisteuert. An dieser Stelle des Aktivierungsweges kann ein einziger C3bBb-Komplex im Sinne einer Verstärkungsschlaufe eine größere Anzahl von C3 aktivieren. Gleichzeitig dient dieser Komplex auch als Konvertase für C5. Die übrigen Schritte der Komplementaktivierung sind identisch mit jener des klassischen Weges.

1.10.3 Lektinaktivierungsweg

Ein dritter Aktivierungsweg (Abb. 1/59) wird über das **mannosebindende Protein** (MBP) induziert, welches sich an Mannan an der Oberfläche von Bakterien, Viren und Parasiten binden kann. Interessanterweise exprimieren auch körpereigene Zellen Mannan, doch ist die Konzentration dieses Kohlenhydrates im Vergleich zu den Pathogenen deutlich geringer, weshalb MBP nicht aktiviert werden kann. Die geeignete Oberflächenbindung von MBP aktiviert zwei Serinproteasen (MASP I und II, MBP-associated serine protease I and II), welche über ihre katalytische Aktivität C4 zu C4b spalten. Die weiteren Aktivierungsschritte entsprechen jenen der klassischen Komplementkaskade. Defekte des MBP-Genes (oft Punktmutationen) korrelieren mit einer vermehrten Empfänglichkeit gegen bakterielle Infekte.

1.10.4 Kontrolle der Komplementaktivierung

Die genaue Kontrolle der einzelnen Aktivierungsschritte der Komplementkaskade ist notwendig, um die Gefahr einer nichtregulierten Aktivierung zu verhindern. So ist die komplementvermittelte Immunpathologie oft nicht durch das Ausbleiben einzelner Aktivierungsschritte bedingt, sondern in der Regel auf das Fehlen der regulatorischen Kontrolle zurückzuführen. Die Aktivierung von C1q wird durch das Plasmaprotein C1-Inhibitor (C1INH) reguliert. Dieses Glykoprotein erkennt C1r und C1s und inaktiviert diese Moleküle einerseits durch Zerstörung der katalytischen Domäne und andererseits durch Dissoziation von C1q. Durch diese Wirkung wird die enzymatische Aktivität von C1s auf einige wenige Minuten beschränkt. Das Fehlen eines funktionellen C1INH-Moleküls ist die Ursache für das erbliche angioneurotische Ödem (siehe Seite 311). C1INH hemmt ebenfalls die Aktivierungsschritte der Kininkaskade, der Blutgerinnung und der Fibrinolyse. Das C4-bindende Protein (C4bp) assoziiert mit löslichen und gebundenen C4b und verursacht sowohl die Dissoziation von C2a als auch die proteolytische Spaltung durch Faktor I (siehe unten). Das dabei entstandene Produkt verliert die Aktivität als C3-Konvertase. Faktor I ist gemeinsam mit Faktor H für die proteolytische Inaktivierung von C3b verantwortlich. Dabei wird die C3α-Kette so gespalten, daß das für die Komplementaktivierung inaktive iC3b entsteht. Dieses inaktivierte Molekül besitzt aber weiterhin eine stark opsonisierende Eigenschaft.

Die Aktivierung des alternativen Komplementweges wird ebenfalls durch verschiedene lösliche und membranständige Proteine kontrolliert. Faktor P fördert die katalytische Funktion des $\overline{C3bBb}$-Komplexes durch Stabilisierung der Interaktion der einzelnen Moleküle. Im Gegensatz hierzu fördert Faktor H die Dissoziation der alternativen C3-Konvertase und ermöglicht die proteolytische Spaltung von C3b durch Faktor I. Zusätzlich zu diesen löslichen Proteinen können auch membrangebundene Faktoren die Komplementaktivierung regulieren. Diese Moleküle schützen Körperzellen vor der akzidentellen Lyse durch aktivierte Komplementfaktoren (Bystander effect). Der Mechanismus ihrer biologischen Aktivität basiert auf der kompetitiven Bindung an eine Komponente der Konvertase beziehungsweise auf der Verdrängung der folgenden Komplementkomponente aus dem katalytisch aktiven Komplex. Zu diesen Regulatormolekülen gehören CD46 (Membrane co-factor protein, MCP) und CD55 (Decay accelerating factor, DAF). Interessanterweise exprimiert das Masernvirus ein Oberflächenprotein, das aufgrund seiner strukturellen Ähnlichkeit zum Komplementfaktor C3b beziehungsweise C4b über Bindung an CD46 in die Zelle eintreten kann.

Der letzte Schritt in der Bildung des MAK wird durch das C8-bindende Protein (Synonym: Homologous restriction factor) und CD59 reguliert. Beide Moleküle verhindern die Polymerisierung von C9 an $\overline{C5b678}$ und hemmen dadurch die komplementvermittelte Zellyse.

Tab. 1/16: Die Komplementrezeptoren.

Rezeptor	Bindende Fragmente	Weitere Funktionen
CR1 (CD35)	C3b, C4b, iC3b	–
CR2 (CD21)	iC3b, C3dg	EBV-Rezeptor
CR3 (CD11b/CD18)	iC3b	Adhäsionsprotein
CR4 (CD11c/CD18)	iC3b	Adhäsionsprotein
MCP	C3b, C4b	–
C3a/C4a-Rezeptor	C3a, C3a$_{desArg}$, C4a	–
C5a-Rezeptor	C5a, C5a$_{desArg}$	–

1.10.5 Biosynthese der Komplementfaktoren

Die Serumkonzentration von Komplementfaktoren machen 5–10 % aller Serumproteine aus. Viele unterschiedliche Zellen synthetisieren die einzelnen Proteine des Komplementsystems: Epithelzellen des gastrointestinalen Traktes bilden vornehmlich C1, Leberzellen sind für die Synthese von C3 und der meisten anderen Faktoren verantwortlich, C2 und C4 werden in Monozyten und Makrophagen gebildet und bei Entzündung hochreguliert. Während der fötalen Entwicklung können Komplementfaktoren bereits in der 6. Gestationswoche nachgewiesen werden. Von klinischer Bedeutung für die verschiedenen Komplementeffekte ist, daß maternale Komplementfaktoren nicht über die Plazenta auf den Fötus gelangen können. Aus diesem Grund und wegen der allgemein bei Geburt verminderten Komplementsynthese entspricht die Konzentration einzelner Faktoren nur etwa 50–75 % jener der Mutter. Eine wichtige Ausnahme hierzu sind die sehr tiefen C8 und C9 Werte (10 % der Erwachsenenwerte) und die bereits ab der 25 SSW normalen C1 INH-Konzentrationen. Die tiefen C3- und Faktor-B-Werte sind wahrscheinlich zusätzlich zu den tiefen C8- und C9-Konzentrationen für die erhöhte Infektanfälligkeit von Neugeborenen mitverantwortlich. Die Komplementkonzentrationen steigen innerhalb der ersten drei Lebensmonate auf Erwachsenenwerte.

1.10.6 Komplementrezeptoren

Unterschiedliche Rezeptoren der frühen Komplementfaktoren können spezifische Spaltprodukte binden und dadurch Signale zur Zellaktivierung vermitteln (Tab. 1/16). Zu diesen Molekülen zählen der C1q-Rezeptor und die Komplementrezeptoren CD35, CD21, CD11b/CD18 und CD11c/CD18. Das durch C1 INH vom C1-Komplex abgespaltene C1q kann sich durch den C1q-Rezeptor an neutrophile Granulozyten, Monozyten und B-Zellen binden. Diese Interaktion induziert unter anderem eine verbesserte Phagozytose und die vermehrte Bildung bakterizider Sauerstoffmetaboliten. CD35 (Komplementrezeptor 1, CR1) bindet sich sowohl an C3b als auch an C4b und wird als Glykoprotein auf Erythrozyten, Phagozyten, follikulären dendritischen Zellen, den meisten B-Zellen und einigen T-Zellen exprimiert. Über die Bindung an diesen Rezeptor wird der Zerfall der C3-Konvertase beschleunigt und die Inaktivierung von C4b und C3b gefördert. CD21 (Komplementrezeptor 2, CR2) bindet C3d und C3dg, Spaltprodukte von C3, die durch die katalytische Aktivität von Faktor I entstehen. CD21 wird vornehmlich auf B-Zellen exprimiert und dient dort zusätzlich als essentielle Komponente des Korezeptors für die B-Zell-Aktivierung (siehe Seite 16); CD21 ist auch der Rezeptor für das Epstein-Barr-Virus. Obwohl die Bindung an CD21 die Aufspaltung von C4b und C3b erleichtert, hat dieser Rezeptor keinen direkten Einfluß auf die C3-Konvertaseaktivität. CD11b/CD18 (Komplementrezeptor 3, CR3) kann auf Phagozyten nachgewiesen werden und fördert dort durch die Bindung an iC3b die Ingestion von opsonisierten Fremdpartikeln. Zusätzlich verbessert CD11b/CD18 als Kofaktor die Proteolyse von C3-Fragmenten durch Faktor I. (Die Bedeutung von CD11b/CD18 als Adhäsionsmolekül ist auf Seite 63 besprochen). Auf neutrophilen Granulozyten und Large granular leukocytes (LGL) wird die Oberflächenexpression von CD35 und CD11b/CD18 durch Chemotaxine innerhalb kurzer Zeit hochreguliert, was schließlich zu einer verbesserten antikörpervermittelten zellulären Zytotoxizität führt. CD11c/CD18 (Komplementrezeptor 4, CR4) wird in hoher Konzentration auf der Zelloberfläche von Makrophagen und neutrophilen Granulozyten exprimiert, bindet aber die inaktiven C3-Spaltprodukte, iC3b und C3dg, nur mit schwacher Affinität. Die eigentliche Bedeutung von CD11c/CD18 ist seine Funktion als Integrin (siehe Seite 63). Ferner exprimieren Mastzellen und Granulozyten auch spezifische Rezeptoren für C3a, C4a und C5a, welche als Anaphylatoxine und Chemotaxine die Entzündungsvorgänge mitregulieren.

1.10.7 Biologische Aktivität des Komplementsystems

Zusätzlich zur **Bildung des MAK** haben die unterschiedlichen Spaltprodukte der Komplementproteine auch eine breite **proinflammatorische Funktion** (Tab. 1/17). Wie bereits erwähnt, wirken die löslichen Spaltprodukte C4a, C3a, und C5a als Anaphylatoxine. Diese biologisch hochaktiven Moleküle binden sich über die C3a- und C5a-Rezeptoren an die Oberfläche von Mastzellen, Monozyten, Makrophagen, neutrophilen und basophilen Granulozyten, glatten Muskelzellen, Endothelzellen und anderen Zellen. Dort führen sie über einen IgE-unabhängigen Mechanismus zur Zellaktivierung. Dabei ist C3a in seiner Fähigkeit, Entzündungsmediatoren wie Histamin, Serotonin und Leukotriene freizusetzen, etwa 100mal aktiver als C4a. Obwohl viele der pathologischen Veränderungen auf die Wirkung dieser Entzündungsmediatoren zurückzuführen sind, kann C3a die Kontraktion der Bronchialmuskulatur und die Mukussekretion direkt stimulieren. Das Anaphylatoxin C5a ist ungefähr 100- bis 200mal stärker als C3a und wirkt ebenfalls als Chemotaxin auf neutrophile Granulozyten. Ferner fördert C5a bei neutrophilen Granulozyten die Diapedese, die Bildung von Sauerstoffmetaboliten und die Sekretion von lysosomalen Enzymen.

Das Komplementsystem beeinflußt die **Bildung von Immunkomplexen**, in dem es große und damit unlösliche Antigen-Antikörper-Komplexe verhindert. Hierzu bindet sich C3b an die Antikörper und verhindert ihre gitterartige Vernetzung im Beisein von Antigenen. Dieser Vorgang ist von besonderer immunbiologischer Bedeutung, da sich solche großen Aggregate an Gefäßwänden ablagern und zu schädigenden Entzündungsreaktionen führen. Der Mangel an Faktor C1, C4, C2 und/oder C3 begünstigt eine derartige Ablagerung von Immunkomplexen. Ferner scheinen jene Immunkomplexe spezifisch aus dem Serum gefiltert zu werden, welche mit Komplementkomponenten assoziiert sind. Hierzu binden sich die löslichen Immunkomplexe über CD35 an die Oberfläche von Erythrozyten und werden zu Milz und Leber transportiert. Dort nehmen die phagozytierenden Zellen der Lebersinus beziehungsweise der roten Milzpulpa die Immunkomplexe über ihre C3b- und Ig-Rezeptoren auf. Der proteolytische Abbau der Immunkomplexe erfolgt in den Phagozyten auf solche Weise, daß das Immunsystem nicht erneut durch entsprechende Antigenpräsentation zur Bildung spezifischer Antikörpern stimuliert wird.

Das Komplementsystem **verbessert** auch die **humorale Immunantwort** gegenüber geringen Antigenkonzentrationen, wie sie früh im Ablauf von Infekten angetroffen werden. Einerseits werden dabei Immunkomplexe oder opsonisierte Fremdstoffe bevorzugt durch antigenpräsentierende Zellen aufgenommen, andererseits verbessern komplementassoziierte Antigene über die Bindung an CD21 die Sensitivität der B-Zell-Aktivierung (siehe Seite 16). Die klinische Bedeutung dieses Mechanismus wird bei Patienten mit C4-, C2- oder C3-Mangel beobachtet, wo die Primärantwort auf ein T-Zell-abhängiges Neoantigen vermindert ist (IgM) beziehungsweise fehlen kann (IgG).

Komponenten des Komplementsystems scheinen ferner bei der **Induktion** einer **anamnestischen Immunantwort** mitbeteiligt zu sein. Ein Komplex aus Antigen, Antikörper und Komplementproteinen ist notwendig, um die Antigene an die verzweigten Ausläufer der follikulären dendritischen Zellen im Bereich der Keimzentren lymphatischer Gewebe zu binden (siehe Seite 78). Diese spezifische Lokalisation erlaubt die kontinuierliche Präsentation von Antigenen und ist Vorbedingung für die Ausbildung des immunologischen Gedächtnisses.

1.11 Synopsis: Funktion des Immunsystems bei Infektionen und Überempfindlichkeitsreaktionen

Die gerichtete Abwehr mikrobieller Erreger ist die physiologische Hauptaufgabe des Immunsystems. Dabei werden sowohl das unspezifische (natürliche) System als auch das spezifische (erworbene) System der Immunabwehr aktiviert und führen in der Regel gemeinsam zu einer Beseitigung der Infektionserreger. Komplexe Interaktionen zwischen den Erregern und dem Wirt erlauben es aber, daß zuerst eine Infektion möglich ist. Dabei spielen vornehmlich Mechanismen eine Rolle, welche den Erregern den Eintritt in den Wirt ermöglichen, anschließend die Verteilung im Körper zulassen und die Kolonisation in unterschiedlichen Geweben fördern. Gegen diese Invasion durch Mikroorganismen bilden die Oberflächen der Haut und Schleimhäute die erste Abwehr. Wird diese anatomische Barriere durchbrochen, treffen die Pathogene in der Regel auf das Abwehrsystem der **unspezifischen Immunität**. Das initiale Ausmaß und die Zusammensetzung dieser Immunantwort ist bestimmend, in welcher Weise eine spezifische humorale und/oder zelluläre Abwehr aktiviert wird. So bedingt z. B. die biochemische Zusammensetzung der Zellwand bakterieller Erreger die Aktivierung des alternativen Weges der Komplementkaskade und initiiert damit die Beseitigung der Pathogene durch Lyse und Phagozytose. Makrophagen und neutrophile Granulozyten exprimieren ihrerseits Rezeptoren für den Komplementfaktor C3 und fördern dadurch die phagozytäre Aufnahme. Die natürliche Immunität gegenüber Viren wird vorzugsweise durch natürliche Killerzellen und Interferone (α und β) gewährleistet, wobei diese Zytokine zusätzlich die sich etwas später ausbildende spezifische Immunantwort qualitativ und quantitativ mitbeeinflussen.

Die Ausbildung einer **spezifischen Immunität** wird vor allem dann notwendig, wenn die unspezifischen Mechanismen weder zur Beseitigung der Infektion noch zur Verminderung der Dissemination von mikrobiellen Immunogenen (z. B. Toxinen) geführt hat. Die Aktivierung der natürlichen und erworbenen Immunität als Folge einer Infektion kann aber zusätzlich zur Beseitigung der Erreger und ihrer Produkte auch zur Zerstörung von Wirtsgewebe Anlaß geben. Ferner ist ebenfalls bekannt, daß eine Anzahl von Erregern die Fähigkeit ausgebildet hat, sich durch verschiedene Mechanismen den Einflüssen der unspezifischen und gelegentlich auch der spezifischen Abwehr zu entziehen.

Extrazelluläre Bakterien führen häufig zu suppurativen Entzündungen mit entsprechender Gewebszerstörung. Ihre Zellwandbestandteile (Endotoxine wie z. B. Lipopolysaccharide [LPS], gramnegativer Bakterien) und sezernierte Exotoxine verursachen dabei unterschiedliche pathologische Effekte. LPS stimuliert Makrophagen zur Sekretion von Zytokinen (IL-

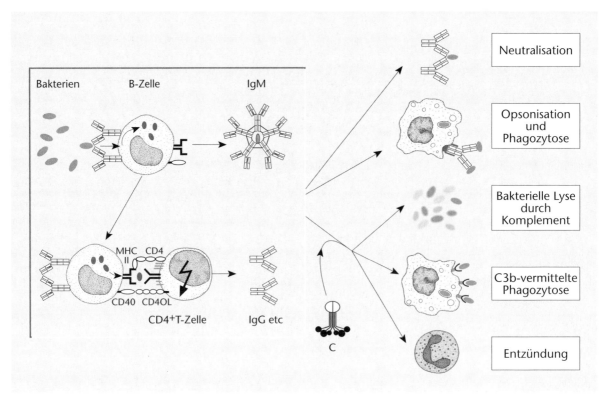

Abb. 1/60: Die humorale Immunantwort auf extrazelluläre Bakterien.

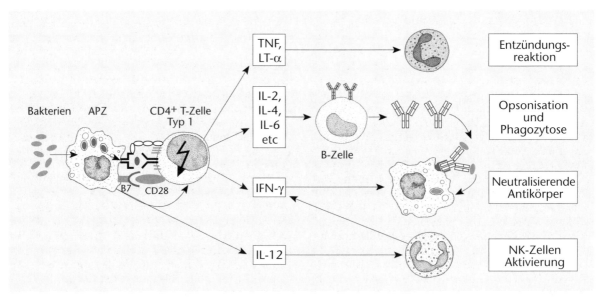

Abb. 1/61: Die Aktivierung von T-Zellen bei bakteriellen Infekten.

1, IL-6, IL-12, TNF-α u.a.). Die Wirkung von bakteriellen Exotoxinen reicht von neurotoxischen Einflüssen (Tetanustoxin) über die Blockade von Elongationsfaktor 2 (Diphtherietoxin) bis hin zur Stimulation der cAMP-Produktion in intestinalen Zellen (Choleratoxin). Die Beseitigung extrazellulär gelegener Bakterien geschieht vor allem durch Makrophagen, Monozyten und neutrophile Granulozyten. Dabei wird durch LPS und andere Zellwandbestandteile wie Peptidoglykane grampositiver Bakterien über den alternativen Komplementweg die Bildung der C3-Konvertase aktiviert. Dieser Vorgang führt durch Opsonisa-

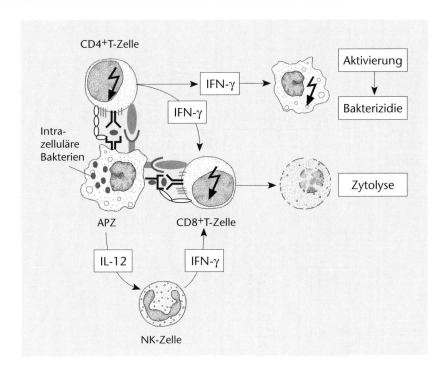

Abb. 1/62: Die Immunantwort auf intrazelluläre Bakterien.

tion zur verbesserten Phagozytose der Bakterien. Zusätzlich kann auch die Komplementkaskade trotz Abwesenheit von spezifischen Antikörpern durch Mannan an der Bakterienoberfläche direkt aktiviert werden. Die Ausbildung des vollständigen membranattackierenden Komplexes (MAK) ist von besonderer Bedeutung in der Lyse von Neisserien. Die Antigenaufnahme, Prozessierung und Präsentation der Bakterienantigene führen schließlich auch zur Aktivierung der spezifischen Immunabwehr (Abb. 1/60 und 1/61). Hierfür werden vornehmlich CD4$^+$-T-Zellen stimuliert, welche für die weitere Bereitstellung von Zytokinen zur Aktivierung der Makrophagenfunktion und zur Regulation der Antikörpersynthese von Bedeutung sind. Die protektive humorale Immunantwort kann dabei gegen Polysaccharide gerichtet sein und über eine T-Zell-unabhängige, vor allem IgM-vermittelte Immunantwort geschehen (Abb. 1/60), oder aber über eine T-Zell-vermittelte Aktivierung des B-Zellsystems erfolgen und dann vorzugsweise aus spezifischen IgG- und IgA-Antikörpern bestehen (Abb. 1/60 und 1/61). Diese Antikörper verbessern die Phagozytose durch Opsonisation der Erreger (IgG), Neutralisation der bakteriellen Toxine (IgM, IgG, IgA) und Aktivierung des Komplementsystems (IgM, IgG).

Listerien, Mykobakterien und andere Bakterien können sich durch intrazelluläre Lokalisation der unspezifischen Immunabwehr entziehen und auch noch nach Phagozytose in Makrophagen weiterleben. Zusätzliche immunologische Mechanismen sind deshalb für die Infektabwehr notwendig, um eine chronische Infektion zu verhindern (Abb. 1/62). **Intrazellulär gelegene Erreger** stimulieren die zytotoxische Aktivität von NK-Zellen, wobei diese Effektorzellen entweder direkt oder über die IL-12-Sekretion aktivierter Makrophagen getriggert werden. Diese Form der Immunabwehr ist von besonderer Bedeutung, da sie bereits sehr früh während einer Infektion mit intrazellulären Bakterien möglich ist und damit noch vor Ausbildung einer spezifischen zellulären Immunantwort erfolgen kann. In einem nächsten Schritt folgt die Aktivierung von CD4$^+$- und CD8$^+$-T-Zellen, wobei die koordinierte Interaktion zwischen aktivierten, zytokinsezernierenden T-Zellen einerseits und zytotoxischen T-Zellen andererseits für die erfolgreiche Abwehr intrazellulär gelegener Pathogene von zentraler Bedeutung ist. Die Sekretion von IFN-γ erhöht über die Stimulation von Sauerstoffmetaboliten und die Bildung von antimikrobiellen Enzymen die mikrobizide Aktivität der Makrophagen. Hierzu wird IFN-γ sowohl von Typ-1-CD4$^+$- (oder seltener von CD8$^+$-)T-Zellen als auch von NK-Zellen bereitgestellt. Die bei diesen Infekten präferentielle Polarisierung zu Typ-1-T-Zellen wird durch IL-12 von aktivierten Makrophagen und ebenfalls durch IFN-γ-Sekretion stimulierter NK-Zellen ermöglicht. Ferner trägt die gleichzeitige Sekretion von TNF-α und LT-α zur Förderung der Entzündungsreaktion bei und hilft bei der Ausbildung von Granulomen, welche zusätzlich zur Infektionsbegrenzung und schließlich zur Erregerbeseitigung beitragen. Gleichzeitig führt die MHC-Klasse-I-restringierte Präsentation bakterieller Antigene an der Oberfläche infizierter, aber aktivierter Makrophagen zur Stimulation von CD8$^+$-T-Zellen und über die Ausbildung einer zytotoxischen T-Zell-Antwort zur Lyse infizierter Zellen.

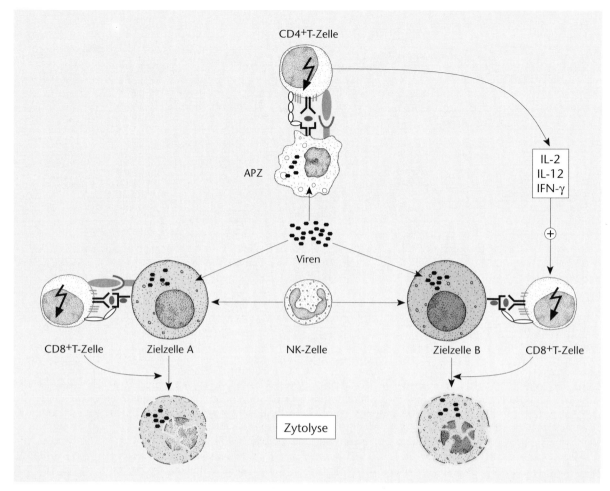

Abb. 1/63: Die Immunantwort gegen nicht-zytopathogene Viren. Zielzelle A exprimiert Ko-Rezeptormoleküle für die vollständige T-Zell-Aktivierung. Zielzelle B besitzt keine kostimulierenden Moleküle, weshalb die Hilfe durch aktivierte T-Zellen bereitgestellt wird.

Bei **Pilzinfektionen** werden vor allem neutrophile Granulozyten aber auch Makrophagen zur Freisetzung von Sauerstoffradikalen und lysosomalen Enzymen stimuliert und gleichzeitig zur Phagozytose dieser Erreger angeregt. Die Aktivierung des Komplementsystems spielt dabei eine wesentliche Rolle, da die frei werdenden Spaltprodukte die Opsonisation der Erreger ermöglichen bzw. die Entzündungsreaktion fördern. Zusätzlich sind ebenfalls NK-Zellen an der unspezifischen Abwehr gegenüber Pilzen beteiligt. Die von Phagozyten und NK-Zellen gebildeten Zytokine nehmen auch direkt Einfluß auf die Ausbildung der zellvermittelten Immunantwort. So besteht eine direkte Korrelation zwischen der Aktivierung von Typ-1-T-Zellen und der Resistenz gegenüber diesen und einigen anderen Erregern (z. B. Histoplasma, Cryptococcus neoformans, Aspergillus ssp). Gleichzeitig fördert die Sekretion von IFN-γ durch aktivierte T-Zellen die fungizide Aktivität von neutrophilen Granulozyten und Makrophagen. Ebenfalls erfolgt über die Freisetzung von IL-12 durch neutrophile Granulozyten bzw. Makrophagen bei Candida-albicans- und Pneumocystis-carinii-Infektionen die Polarisierung zu Typ-1-T-Zellen. Bei Menschen sind ferner auch natürlich vorkommende fungizide Antikörper bekannt, welche bei der Immunabwehr von Candida-Infektionen und anderen Mykosen von Bedeutung sind. Bei anderen Mykosen (z. B. Kokzidioidomykose, Trichophyton rubrum) korreliert aber die Ausbildung einer humoralen Immunantwort paradoxerweise mit der Persistenz der Erreger, wobei die hierfür verantwortlichen immunologischen Mechanismen im einzelnen noch nicht bekannt sind. Schließlich kann auch die direkte Aktivierung von zytotoxischen T-Zellen zum Tod bzw. zur Unterdrückung des weiteren Pilzwachstums beitragen.

Virale Infekte können eine komplexe humorale und zelluläre Immunantwort auslösen, welche auf die Neutralisation und vollständige Beseitigung der Erreger abzielt, aber gelegentlich auch zur Schädigung des Wirtes führt. Viren infizieren Zielzellen durch Bindung an physiologische Oberflächenmoleküle wie zum Beispiel CD4 (HIV), CD21 (EBV), CD46 (Ma-

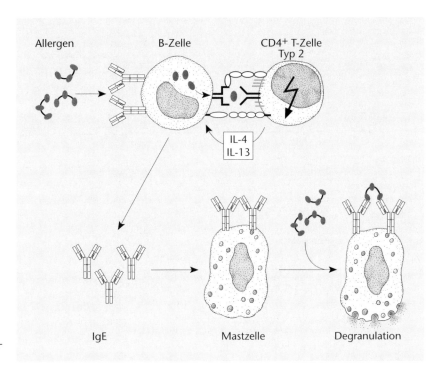

Abb. 1/64: Typ I der Überempfindlichkeitsreaktion.

sernvirus) oder CD54 (Rhinovirus). Diese Virusinfektion der Wirtszellen stimuliert früh die Bildung von Typ-I-Interferon (IFN-α und -β) und hemmt in Nachbarzellen über die Synthese von zellulären Enzymen die virale Replikation. Ferner stimulieren IFN-α und -β auch die Zytolyse infizierter Zielzellen über zwei unabhängige immunologische Mechanismen. Einerseits aktivieren sie NK-Zellen zur gesteigerter Zytotoxizität. Andererseits verursachen IFN-α und IFN-β eine verbesserte Expression von MHC-Klasse-I-Molekülen an der Zelloberfläche und dadurch eine effizientere Präsentation von viralen Peptiden zur Antigenerkennung durch zytotoxische T-Zellen (Abb. 1/63). Dabei erkennen CD8+-T-Zellen die viralen Epitope von Matrix- und Nukleoproteinen entweder in Gegenwart von präaktivierten T-Helferzellen oder unabhängig von solcher Hilfe aber in Gegenwart von kostimulierenden Signalen (Abb. 1/63). Im Ablauf einer Infektion mit nichtzytopathischen Viren ist eine frühe humorale Abwehr von zentraler Bedeutung, da später weder die intrazelluläre Replikation noch die unmittelbare Zell-zu-Zell-Ausbreitung durch Antikörper beeinflußt werden kann. Die Existenz von neutralisierenden Antikörpern (z. B. IgA im Bereich der Mukosa von Magen-Darm-Trakt und Atemwegen) hemmt die Ausbreitung der Virusinfektion entweder direkt oder ermöglichen über die Aktivierung des Komplementsystems die verbesserte Phagozytose bzw. die direkte Lyse der Erreger. Serotypenspezifische Impfantikörper sind deshalb wichtiger für die Resistenz gegenüber nichtzytopathischen Viren. Die Ausbildung einer zytotoxischen T-Zell-Antwort ist für die weitere Immunabwehr gegen replizierende Viren von großer Bedeutung. Die Immunabwehr kann vor allem durch zelluläre Mechanismen gegen nichtzytopathische Viren zu einer ausgeprägten Gewebezerstörung führen und somit Anlaß für die eigentliche Krankheitssymptomatik sein (z. B. Hepatitis B).

Parasitäre Erreger entziehen sich häufig den Abwehrmechanismen der unspezifischen Immunität, da sie entweder resistent gegenüber der Lyse durch Komplement sind oder sich selbst nach Phagozytose in Makrophagen kontinuierlich replizieren können. Die protektive Immunantwort gegenüber vielen Parasiten stützt sich deshalb im allgemeinen auf die Ausbildung einer zytotoxischen T-Zell-Antwort und/oder die Aktivierung von Typ-1-T-Zellen, deren Zytokinproduktion in infizierten Makrophagen eine gesteigerte Mikrobizidie stimuliert. Helminthen bilden hierzu eine Ausnahme, da ihre Infektion die Aktivierung von Typ-2-T-Zellen ermöglichen und damit die Ausbildung von IgE-Antikörpern und die Differenzierung von eosinophilen Granulozyten bedingen. Gebunden an spezifische Antigene der Helminthenoberfläche können IgE-Moleküle über ihre Bindung an Fc_ε-Rezeptoren auf eosinophilen Granulozyten die Sekretion von „Major basic protein" und kationischem Protein bewirken, die für diese Parasiten toxisch sind.

IgE wird auch im Rahmen der humoralen Immunantwort gegenüber Allergenen gebildet, und ihre Synthese untersteht nebst genetischen und anderen Faktoren der Regulation durch Zytokine: IL-4 fördert die Bildung von IgE (und die Ausreifung von eosinophilen Granulozyten), während IFN-γ die IgE-Synthese supprimiert. IgE binden über spezifische Fc-Rezeptoren an sich im Gewebe befindende Mastzellen, eosinophile Granulozyten und an zirkulierende basophile Granulozyten. Auf diese Weise werden diese Zellen

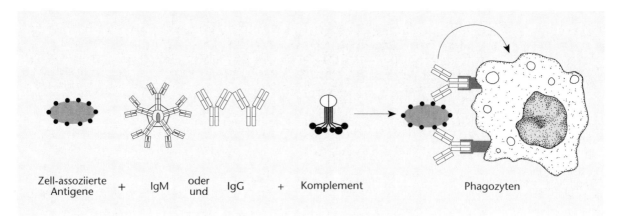

Abb. 1/65: Typ II der Überempfindlichkeitsreaktion.

während Wochen passiv durch IgE gegenüber bestimmten Antigenen sensibilisiert. Bei entsprechender Exposition vermittelt die Antigenbindung eine Vernetzung der zellständigen IgE und resultiert in der Degranulation von Mastzellen, basophilen und eosinophilen Granulozyten und in der Freisetzung von Entzündungsmediatoren wie Histamin, Prostaglandinen, Leukotrienen und chemotaktischen Faktoren für Granulozyten und Monozyten. Es entsteht damit das klinische Bild der Anaphylaxie (**Überempfindlichkeitsreaktion Typ I** nach Gell und Coombs, Tab. 1/17 und Abb. 1/64).

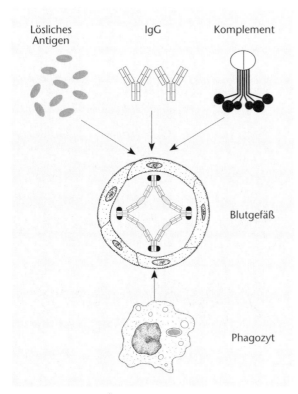

Abb. 1/66: Typ III der Überempfindlichkeitsreaktion.

Antikörper (IgM > IgG_{1-3}) aktivieren in unterschiedlichem Ausmaß das Komplementsystem und können so indirekt durch die Bildung von Opsoninen oder direkt über die Bindung an Fc-Rezeptoren die Phagozytose von Makrophagen sowie neutrophilen und eosinophilen Granulozyten fördern. Sowohl gegen die Zelloberfläche gerichtete, komplementaktivierende Antikörper (**Typ II**, Abb. 1/65) als auch Antikörper-Antigen-Komplexe (**Typ III**, Abb. 1/66) lösen Überempfindlichkeitsreaktionen aus, welche sich in ihrem zeitlichen Ablauf und in ihren histopathologischen Veränderungen unterscheiden. Die gegen Gewebe gerichteten Antikörper aktivieren das Komplementsystem über den klassischen Weg und interagieren mit einer Anzahl unterschiedlicher Effektorzellen, deren gemeinsame Merkmale die Expression von Fc-Rezeptoren und das Potential zur Zytotoxizität sind. Vergleichbar den Vorgängen der Infektabwehr führen nun natürliche Killerzellen, mononukleäre Phagozyten und neutrophile Granulozyten zur antikörpervermittelten Zytotoxizität der Gewebe. Aktivierte Komplementfragmente amplifizieren diese Vorgänge durch die Bildung von Chemotaxinen (vor allem C5a) und durch Zellyse mittels ihres Membranangriffskomplexes.

Immunkomplexe sind die pathophysiologische Ursache für eine Anzahl unterschiedlicher Entzündungsprozesse und entstehen im Anschluß an die Reaktion zwischen Antikörpern und ihren spezifischen Antigenen. Immunkomplexe werden in der Regel in der Zirkulation gebildet und lagern sich anschließend im Gewebe ab. Die Größe und Zusammensetzung zirkulierender Immunkomplexe, die Fähigkeit diese aus der Zirkulation zu filtrieren und die lokalen hämodynamischen Faktoren sind mitbestimmend für das Ausmaß der immunkomplexvermittelten Überempfindlichkeitsreaktion. Dabei aktivieren die Antikörper dieser Komplexe die Komplementkaskade und bilden die Spaltprodukte C3a und C5a, welche gemeinsam als Anaphylatoxine und Chemotaxine den weiteren Verlauf der entzündlichen Vorgänge bestimmen. Va-

1.11 Synopsis: Funktion des Immunsystems bei Infektionen und Überempfindlichkeitsreaktionen

Tab. 1/17: Überempfindlichkeitsreaktion (C = Komplement).

	1. Klassische Anaphylaxie	2. Humorale zytotoxische Immunreaktion	3. Durch Immunkomplexe vermittelte Krankheiten	4. Zelluläre Überempfindlichkeit
Immunologische Merkmale	Zytophile IgE-Antikörper, Bindung an Mastzellen und basophile und eosinophile Granulozyten	Gegen Zelloberflächenantigene gerichteter, meist C-bindender humoraler Antikörper	Häufig C-bindender, humoraler Antikörper	Antigenspezifischer T-Lymphozyten-Rezeptor
Antigen	Meist exogen (z. B. Pollen)	Bestandteil der Zelloberfläche	Meist lösliche extrazelluläre Antigene	Meist Bestandteile der Zelloberfläche
Reaktion des sensibilisierten Individuums:				
Beginn	Minuten	Minuten	8 Std. (Arthus)	Mind. 24–48 Std.
Morphologie	Erythem, Schwellung	Vom beteiligten Zelltyp abhängig	Erythem, Ödem, Induration	Erythem, Induration
Histologie	Mastzellendegranulation, Eosinophilie, azelluläres Ödem	Vom beteiligten Zelltyp abhängig	Infiltration mit polymorphkernigen Leukozyten, evtl. Nekrose	Vom Typ der zellulären Überempfindlichkeit abhängig
Übertragbar durch	Antikörper	Antikörper	Antikörper	Sensibilisierte Lymphozyten
Klin. Beispiele	Asthma bronchiale, Heuschnupfen	Morbus haemolyticus neonatorum, Agranulozytose	Glomerulonephritis	Transplantatabstoßung

soaktive Amine aus basophilen Granulozyten und Thrombozyten führen zur gesteigerten Gefäßdurchlässigkeit, Ansammlung von neutrophilen Granulozyten und Bildung von Mikrothromben. Die lokal vermehrten Granulozyten sind nicht in der Lage, die großen und zum Teil nun bereits wandständigen Immunkomplexe zu phagozytieren, weshalb es zur Exozytose ihrer lysosomalen Enzyme und Sauerstoffmetaboliten kommt. Dieser Vorgang führt zur direkten Gewebeschädigung. Etwas später infiltrieren auch mononukleäre Zellen das entzündete Gewebe und verstärken den bereits gesetzten Schaden.

Die zelluläre Überempfindlichkeitsreaktion (**Typ IV**, Abb. 1/67) wird von antigenspezifischen T-Lymphozyten initiiert. Im Allgemeinen sind CD4$^+$-T-Zellen für die gegen extrazellulär gelegenen Antigene gerichteten Reaktionen verantwortlich, während CD8$^+$-T-Zellen wahrscheinlich die entsprechende Immunantwort gegenüber viralen Antigenen vermitteln. Die Aufgabe der antigenpräsentierenden Zellen (APZ), welche diese Form der Überempfindlichkeitsreaktion auslösen, wird zu Beginn der Reaktion durch Langerhans-Zellen der Epidermis und zu einem späteren Zeitpunkt auch durch Makrophagen und Endothelzellen im Bereich der Haut wahrgenommen. Die durch APZ aktivierten T-Zellen sezernieren ein Zytokinmuster, das für die weitere Aktivierung der Effektorzellen und damit für die charakteristischen Entzündungszeichen verantwortlich ist. So fördert z. B. IL-2 in autokriner und parakriner Weise die Aktivierung der T-Zellen. Durch die Sekretion von IFN-γ wird die Oberflächenexpression von MHC-Klasse-II-Molekülen gefördert, was die APZ vermittelte T-Zell-Aktivierung zusätzlich verstärkt. TNF-α und LT-α wirken direkt aktivierend auf Leukozyten und Endothel-

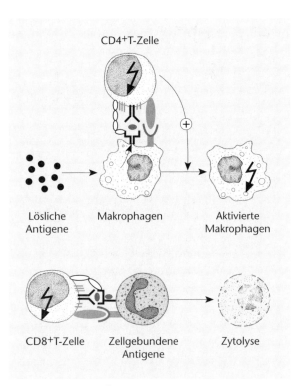

Abb. 1/67: Typ IV der Überempfindlichkeitsreaktion.

zellen. Diese Vorgänge fördern die lokale Entzündungsreaktion, indem nun aktivierte Leukozyten verstärkt ans Gefäßendothel haften und von dort bevorzugt ins Gewebe einwandern. Die infiltrierenden Monozyten/Makrophagen werden schließlich durch IFN-γ zu Haupteffektorzellen der zellulären Überempfindlichkeitsreaktion aktiviert: Nebst der Phagozytose und Antigenpräsentation setzen die stimulierten Makrophagen nun selber eine Reihe von Entzündungsmediatoren und Zytokinen frei, welche gesamthaft für die beobachtete Destruktion (und die anschließende teilweise Wiederherstellung) des Gewebes verantwortlich sind.

1.12 Appendix: Cluster Designation

Tab. 1/18: Cluster Designation (CD)

CD	Zelltyp	Funktion
CD1	Thymozyten, dendritische Zellen	Präsentation von Nicht-Peptid-Antigenen
CD2	T-Zellen, NK-Zellen	Adhäsionsmolekül (Ligand: LFA-3/CD58), T-Zell-Aktivierung
CD3	T Zellen	Signaltransduktion
CD4	T-Zellen	Adhäsionsmolekül (Ligand: MHC Klasse II-Moleküle), Signaltransduktion
CD5	T-Zellen, Subpopulation von B-Zellen	Ligand für CD72; ? Adhäsionsmolekül
CD6	Subpopulation von T-Zellen, einige B-Zellen	T-Zell-Aktivierung (Ligand: CD 166)
CD7	Hämatopoetische Stammzelle, Subpopulation von T-Zellen	Signaltransduktion
CD8	T-Zellen	Adhäsionsmolekül (Ligand: MHC Klasse I-Moleküle), Signaltransduktion
CD9	Prä-B- und unreife B-Zellen, Monozyten, Thrombozyten	Thrombozytenaktivierung
CD10	Unreife und einige reife B-Zellen, lymphoide Vorläuferzellen, Granulozyten	Metallopeptidase (Oberfläche)
CD11a	Leukozyten	Adhäsion (Ligand: ICAM-1/CD54 und ICAM-2/CD102)
CD11b	Granulozyten, Monozyten, NK-Zellen	Adhäsion, Phagozytose von iC 3 b-beladenen Partikel
CD11c	Monozyten, Granulozyten, NK-Zellen	Adhäsion, ? Phagozytose von iC 3 b-beladenen Partikel
CD12	Monozyten, Granulozyten	Unbekannte Funktion
CD13	Monozyten, Granulozyten	Unbekannte Funktion
CD14	Monozyten	LPS-Rezeptor
CD15	Granulozyten	Ligand für Selektine
CD16	NK-Zellen, Granulozyten, Makrophagen	Fcγ-Rezeptor: ADCC, Aktivierung von NK-Zellen
CD17	Granulozyten, Makrophagen, Thrombozyten	Funktion unbekannt
CD18	Leukozyten	β-Kette für LFA-1 Familie (β2-Integrine): CD11a, b und c
CD19	Die meisten B-Zellen	Aktivierung
CD20	B-Zellen	? Bedeutung für B-Zellaktivierung
CD21	Reife B-Zellen	B-Zellaktivierung, Rezeptor für C3d und EBV
CD22	B-Zellen	B-Zellaktivierung
CD23	Aktivierte B-Zellen, Makrophagen	Fcε-Rezeptor
CD24	B-Zellen, Granulozyten	? Ko-stimulation von T-Zellen
CD25	Aktivierte T-Zellen, B-Zellen und aktivierte Makrophagen	α-Kette des IL-2 Rezeptors, Komplexiert mit β-und γ-Kette zu hochaffinem Rezeptor
CD26	Aktivierte T-Zellen, B-Zellen und Makrophagen	Serinpeptidase
CD27	Die meisten T-Zellen	? Ko-stimulation von T-Zellen; Mitglied der Familie der TNF-Rezeptoren
CD28	T-Zellen (CD4 > CD8)	Ko-stimulation von T-Zellen (Ligand: B7.1 und B7.2)
CD29	Viele Zellen	Adhäsion an extrazelluläre Matrix
CD30	Aktivierte T- und B-Zellen	? Programmierter Zelltod; Mitglied der Familie der TNF-Rezeptoren
CD31	Thrombozyten, Monozyten, Granulozyten, B- und T-Zellen, Endothelzellen	Leukozyten-Endothel-Adhäsion
CD32	Makrophagen, Granulozyten, B-Zellen, eosinophile Granulozyten	Fc-Rezeptor für aggregierte IgG, Bedeutung für Phagozytose, ADCC, B-Zell-Hemmung
CD33	Monozyten, myeloide Vorläuferzellen	Funktion unbekannt
CD34	Hämatopoetische Vorläuferzellen, Endothelzellen	Ligand für L-Selektin /CD62 L
CD35	Granulozyten, Monozyten, Erythrozyten, B-Zellen	Binden und Phagozytose von C3b-beladenen Partikel und Immunkomplexen

Tab. 1/18: Cluster Designation (CD) (Fortsetzung)

CD	Zelltyp	Funktion
CD36	Monozyten, Thrombozyten	? Thrombozytenadhäsion
CD37	B-Zellen, einige T-Zellen	Funktion unbekannt
CD38	Plasmazellen, Thymozyten, aktivierte T-Zellen	Funktion unbekannt
CD39	Aktivierte B-Zellen, NK-Zellen, einige T-Zellen	Funktion unbekannt
CD40	B-Zellen, Makrophagen, dendritische Zellen, Endothelzellen, Epithelzellen	Aktivierung von B-Zellen und Makrophagen nach T-Zellkontakt (Ligand: CD40 L/CD154), Mitglied der Familie der TNF-Rezeptoren
CD41	Thrombozyten	Thrombozytenaggregation und -aktivierung, Rezeptor für Fibrinogen und Fibronectin
CD42 a + b	Thrombozyten, Megakaryozyten	Thrombozytenadhäsion, Rezeptor für von Willebrand-Faktor
CD43	Leukozyten (ausser zirkulierende B-Zellen)	T-Zell Aktivierung (hemmender Faktor)
CD44	Leukozyten, Erythrozyten	? Homing-rezeptor, Rezeptor für Matrixbestandteile
CD45	Leukozyten	Tyrosinphosphatase zur Regulation der Signaltransduktion über den Antigenrezeptor
CD45RO CD45RA CD45RB	Gedächtnis-T-Zellen Naive T-Zellen B-Zellen, Subpopulation von T-Zellen	
CD46	Leukozyten, Epithelzellen, Fibroblasten	Regulation der Komplementaktivation (MCP), Rezeptor für C3b und C4b
CD47	Verschiedene Zellen	Migration neutrophiler Granulozyten durch Epithel
CD48	Leukozyten	Unbekannte Funktion
CD49a	Aktivierte T-Zellen, Monozyten und andere	Assoziiert mit CD29 zu VLA-1: Adhäsion an Kollagen und Laminin
CD49b	Thrombozyten, aktivierte T-Zellen, Monozyten, einige B-Zellen	Assoziiert mit CD29 zu VLA-2: Adhäsion an extrazelluläre Matrix und Kollagen
CD49c	T-Zellen, einige B-Zellen, Monozyten	Assoziiert mit CD29 zu VLA-3: Adhäsion an Fibronektin und Laminin
CD49d	T-Zellen, Monozyten, B-Zellen	Assoziiert mit CD29 zu VLA-4: Adhäsion an Fironektin, Homing-Rezeptor für Peyer'sche-Plaques (Ligand:VCAM-1/CD106)
CD49e	T-Zellen, wenige B-Zellen und Monozyten	Assoziiert mit CD29 zu VLA-5: Adhäsion an Fibronektin
CD49f	Thrombozyten, Megakaryozyten, aktivierte T-Zellen	Assoziiert mit CD29 zu VLA-6: Adhäsion an Laminin
CD50	Leukozyten	Adhäsion (Ligand: CD11a/CD18)
CD51	Thrombozyten, aktivierte Endothelzellen, Leukozyten, glatte Muskulatur	Adhäsion: Rezeptor für Vitronektin, Fibrinogen und von Willebrand-Faktor
CD52	Leukozyten	Funktion unbekannt
CD53	Leukozyten, Plasmazellen	Funktion unbekannt
CD54	Viele, vor allem aktivierte Zellen	Adhäsion (Ligand: CD11a/CD18 und CD11b/CD18)
CD55	Viele Zellen	Als Decay-accelerating-factor Regulation der Komplementaktivierung durch Binden von C3b
CD56	NK-Zellen	Homotypische Adhäsion
CD57	NK-Zellen, Subpopulation von T-Zellen	Funktion unbekannt
CD58	Viele Zellen	Adhäsion (Synonym: LFA-3; Ligand: CD2)
CD59	Viele Zellen	Regulation des Membran-attackierenden Komplexes (MAK) des Komplementsystems
CD60	Subpopulation von T-Zellen, Thrombozyten	Funktion unbekannt
CD61	Megakaryozyten, Endothelzellen, Leukozyten	Vergl. CD41 und CD51
CD62 E	Endothelzellen	Leukozyten-Endothelzellen-Adhäsion (Synonym: L-Selektin, ELAM-1)

Tab. 1/18: Cluster-Designation (CD) (Fortsetzung)

CD	Zelltyp	Funktion
CD62 L	T-Lymphozyten, andere Leukozyten	Leukozyten-Endothelzellen-Adhäsion, Homing von naiven T-Zellen zu peripheren Lymphknoten (Synonym: l-Selektin, LAM-1)
CD62 P	Thrombozyten, Endothelzellen	Leukozytenadhäsion an Endothelzellen und Thrombozyten
CD63	Aktivierte Thrombozyten, Monozyten, Makrophagen	Funktion unbekannt
CD64	Monozyten, Makrophagen	Hochaffiner Fcγ-Rezeptor: Phagozytose, ADCC und Makrophagenaktivierung
CD65	Granulozyten	?Aktivierung
CD66	Granulozyten	? Homotypische Zelladhäsion
CD67	Granulozyten	Funktion unbekannt
CD68	Monozyten, Makrophagen	Funktion unbekannt
CD69	Aktivierte T- und B-Zellen, Makrophagen, NK-Zellen	Marker für T-Zell-Aktivierung, Funktion unbekannt
CD70	Aktivierte T- und B-Zellen	Funktion unbekannt
CD71	Aktivierte T- und B-Zellen, Makrophagen, proliferierende Zellen	Rezeptor für Transferrin
CD72	B-Zellen	Ligand für CD5, ?Bedeutung für B:T-Zell Interaktion
CD73	Subpopulation von B- und T-Zellen	Ecto-5'-Nukleotidase, Regulation des Nukleotid-Metabolismus
CD74	B-Zellen, Monozyten, Makrophagen	Als invariante Kette, Assoziation mit neusynthetisierten MHC Klasse II-Molekülen
CD75	Reife B-Zellen	Funktion unbekannt
CD76	Reife B-Zellen, Subpopulation von T-Zellen	Funktion unbekannt
CD77	Folliculäre B-Zellen	Funktion unbekannt
CD78	B-Zellen	Funktion unbekannt
CD79a	Reife B-Zellen	Teil des B-Zell-Antigenrezeptors: Signaltransduktion
CD79b	Reife B-Zellen	Teil des B-Zell-Antigenrezeptors: Signaltransduktion
CD80	Dendritische Zellen, aktivierte B-Zellen, Makrophagen	Ko-stimulatorisches Molekül für T-Zell-Aktivierung (Liganden CD28 und CTLA-4; Synonym: B7.1)
CD81	Viele Zellen	Assoziiert mit CD19 und CD21, ? B-Zellaktivierung
CD82	Viele Zellen	Funktion unbekannt
CD83	Aktivierte T- und B-Zellen	Funktion unbekannt
CD84	Monozyten, Lymphozyten	Funktion unbekannt
CD85	B-Zellen, Monozyten	Funktion unbekannt
CD86	Aktivierte dendritische Zellen, B-Zellen, Monozyten	Ko-stimulatorisches Molekül für T-Zell-Aktivierung (Liganden CD28 und CTLA-4; Synonym: B7.2)
CD87	Neutrophile Granulozyten, Monozyten, Endothelzellen	Funktion unbekannt
CD88	neutrophile Granulozyten, Makrophagen, Mastzellen, eosinophile Granulozyten	Rezeptor für Komplementkomponente, Rolle bei Komplement-induzierter Entzündungsreaktion
CD89	neutrophile Granulozyten, Monozyten	Fcα-Rezeptor: IgA-vermittelte Zytotoxizität
CD90	T-Zellen (Mäuse)	T-Zellmarker (Mäuse)
CD91	Makrophagen, Monozyten	Funktion unbekannt
CD92	Viele Zellen	Funktion unbekannt
CD93	neutrophile Granulozyten, Monozyten, Endothelzellen	Funktion unbekannt
CD94	NK-Zellen	Inhibitorischer Rezeptor (Ligand: HLA-Klasse I-Moleküle)
CD95	Verschiedenen Zellen	Induktion des programmierten Zelltodes
CD96	T-Zellen	Funktion unbekannt
CD97	Viele Zellen	Funktion unbekannt

Tab. 1/18: Cluster-Designation (CD) (Fortsetzung)

CD	Zelltyp	Funktion
CD98	Viele Zellen	Funktion unbekannt
CD99	Viele Zellen	Funktion unbekannt
CD100	Viele Zellen	Funktion unbekannt
CD101	Granulozyten, Monozyten	Funktion unbekannt
CD102	Endothelzellen, Leukozyten	Adhäsion (Ligand für CD11a/CD18 (LFA-1); Synonym: ICAM-2)
CD103	einige T-Lymphozyten, andere Zellen	T-Zell-Homing zu Mkosa (Synonym: α_E-Integrin)
CD104	Lymphozyten, andere Zellen	Adhäsion β_4-Integrin-Kette)
CD105	Endothelzellen, aktivierte Makrophagen	?TGF-β-Rezeptor
CD106	Endothelzellen, Makrophagen, follikulär-dendritische Zellen, Knochenmarkstromazellen	Zell-Zell-Adhäsion, Lymphozytenaktivierung, Hämatopoese (Rezeptor für VLA-4 Integrin/CD49d/CD29)
CD107a	viele Zellen	lysosomales Protein unbekannter Funktion
CD107b	viele Zellen	lysosomales Protein unbekannter Funktion
CD108	viele Zellen	Funktion unbekannt
CD109	Endothelzellen, Monozyten	Funktion unbekannt
CD115		M-CSF-Rezeptor
CD116		GM-CSF-Rezeptor
CD117		SCF-Rezeptor
CD118		IFN-α/β-Rezeptor
CD119		IFN-γ-Rezeptor
CD120		TFN-Rezeptor (p55: CD 120a und p75: CD 120b)
CD121		IL-1-Rezeptor (Typ 1: CD121a, Typ 2: CD121b)
CD122		IL-2-Rezeptor: β-Kette
CD123		IL-2-Rezeptor: γ-Kette
CD124		IL-4-Rezeptor
CD125		IL-5-Rezeptor: α-Kette
CD126		IL-6-Rezeptor
CD127		IL-7-Rezeptor
CD128		IL-8-Rezeptor
CD130		Komponente (p130) des IL-6-Rezeptors
CD134	aktivierte T-Zellen	Adhäsion an Endothelzellen
CD138	B-Zellen	Adhäsion (Ligand: Kollagen)
CD139	B-Zellen	Funktion unbekannt
CD144	Endothelzellen	Adhäsion (Ligand: unbekannt)
CD146	Endothelzellen, follikulär-dendritische Zellen, aktivierte T-Zellen und andere	? Extravasation/Homing aktivierter T-Zellen
CD147	Endothelzellen, myeloide und lymphoide Zellen	? Adhäsion
CD150	B- und T-Zellen	Signaltransduktion
CD154	T-Zellen, NK-Zellen	kostimulatorisches Molekül (Ligand: CD40, Synonym: CD40L)
CD158	NK-Zellen	inhibitorischer Rezeptor (Ligand: HLA-C-Moleküle)
CD161	NK-Zellen	Regulation der Zytotoxizität
CD162	Monozyten, Granulozyten, T-Zellen, Subpopulation von B-Zellen	Leukozyten-Rollen an der Oberfläche aktivierter Endothelzellen
CD164	myeloide Vorläuferzellen, T-Zellen, Knochenmarkstromazellen	Adhäsion
CD165	T-Zellen, NK-Zellen, Thrombozyten, Thymusepithelzellen	Adhäsion von Thymozyten an Thymusepithelzellen
CD166	B- und T-Zellen, eosinophile Granulozyten und andere Zellen	Adhäsion (Ligand: CD6)

2 Immunologische Grundlagen allergischer Erkrankungen

H. Renz

2.1	**Allergische Sensibilisierung** 121	2.2.3	Die Spätphase der allergischen Sofort-	
2.1.1	Antigenpräsentierende Zellen (APZ) 121		typreaktion 127	
2.1.2	T-Lymphozyten und Th-1-/Th-2-Konzept 122	2.2.4	Therapeutische Ansätze zur Modulation der	
2.1.3	IgE-Regulation 124		T-Zell-Funktionen im Rahmen der allergischen	
2.1.4	Die Schwangerschaft – eine physiologische		Entzündung 128	
	Th-2-Immunsituation 124	2.3	**Chronifizierung und Perpetuierung der**	
2.2	**Die allergische Entzündung** 126		**allergischen Entzündung** 129	
2.2.1	Eosinophile Granulozyten und Mastzellen als	2.3.1	Der Wandel von Th-2 zu einer Th-1-Effektor-	
	wichtige Effektorzellen der allergischen		funktion in der chronischen Phase 129	
	Entzündung 126	2.3.2	Die chronische Entzündungsphase 130	
2.2.2	Die zentrale Rolle von IL-4 und IL-5 127			

Wir verstehen heute allergische Erkrankungen als das Resultat einer komplexen Interaktion zwischen genetischen Faktoren (genetische Prädisposition) und Faktoren aus Umwelt und Lebensweise, die gemeinsam in eine immunologische Fehlregulation münden (Abb. 2/1). Die Entwicklung neuer Methoden in der Zellbiologie, Molekularbiologie, Genetik und Immunologie haben unser Verständnis von zellbiologischen und genetischen Grundlagen wesentlich vorangetrieben, so daß viele Erkenntnisse nun in die Klinik übertragen werden können. So sind allergische Erkrankungen als dynamische Krankheitsbilder zu verstehen, bei denen verschiedene Phasen der immunologischen Fehlregulation unterschieden werden können. Am Anfang steht die allergische Sensibilisierung, bei der durch wiederholten Allergenkontakt eine spezifische Immunreaktion in Gang gesetzt wird, die letztlich die Grundlage für die Ausbildung des klinischen **Phänotyps „Allergie"** bildet. Dieser Phänotyp ist charakterisiert durch die Ausprägung einer besonderen Entzündungsreaktion, an der vielschichtige Zellkompartimente des Immunsystems beteiligt sind. Diese Entzündung kann – wie jede andere Entzündung auch – zwei unterschiedliche Wege einschlagen: Zum einen kann es zu einer vollständigen Ausheilung der Entzündung kommen, die wir auch als *restitutio ad integrum* bezeichnen, gekennzeichnet durch eine vollständige Wiederherstellung der ursprünglichen Organfunktionen. Alternativ ist allerdings auch Chronifizierung möglich, bei der es letztlich im Rahmen eines komplizierten Umbauprozesses am Entzündungsort zu einer zunehmenden Gewebedestruktion mit narbigem Ersatz kommt, welcher mit einem unterschiedlich ausgeprägten Verlust an Organfunktionen assoziiert ist. Aufgrund der bei Allergien häufig beobachteten chronisch-kontinuierlichen Allergenexposition steht das Einschlagen letzteren Weges im Mittelpunkt des Krankheitsprozesses bei vielen Patienten. Diese Dynamik der immunologischen Fehlregulation soll im folgenden näher beschrieben werden (Abb. 2/2).

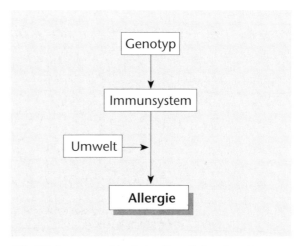

Abb. 2/1: Zusammenspiel zwischen Umwelt, Genetik und Immunsystem in der Ausprägung des allergischen Phänotyps.

120 2 Immunologische Grundlagen allergischer Erkrankungen

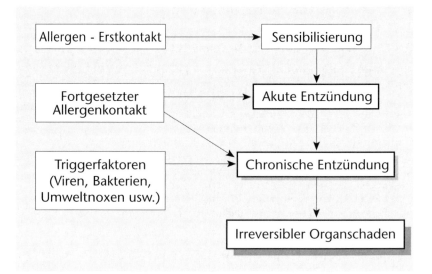

Abb. 2/2: Dynamik im allergischen Krankheitsprozeß.

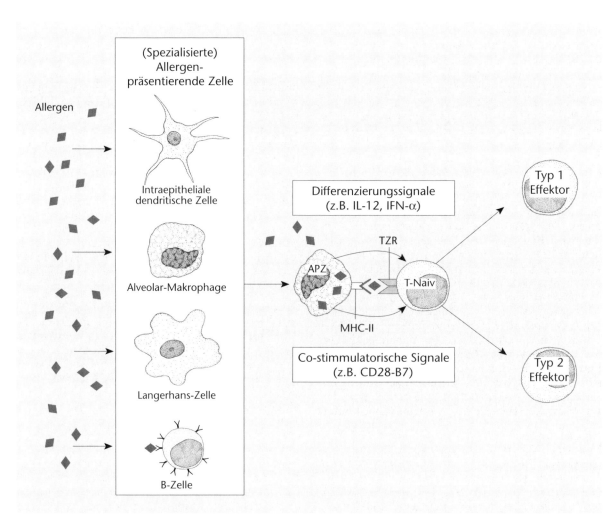

Abb. 2/3: Allergische Sensibilisierungsphase.

2.1 Allergische Sensibilisierung

2.1.1 Antigenpräsentierende Zellen (APZ)

Nachdem es Allergenen gelungen ist, die äußeren und unspezifischen Barrieren des Organismus (z. B. Schleimhäute) zu überwinden, werden sie von immunkompetenten Zellen aufgenommen und verarbeitet. Diese Zellen gehören zum System der antigenpräsentierenden Zellpopulationen. Der Prototyp dieser Zellen sind die **Blutmonozyten**, die als ruhende, noch nicht aktivierte APZ im Blut zirkulieren. Um die ruhenden Monozyten in den aktivierten Zustand zu überführen, bedarf es einer Reihe von Signalen. Hierzu zählen z. B. die Adhäsion an das Endothel, die Migration aus dem Gefäßbett an den Ort der Entzündung, welche durch chemotaktische Faktoren, z. B. Komplement-Spaltprodukte, gefördert wird. Diese Zellen zeigen nun eine hohe Bereitschaft Allergene zu phagozytieren, die sodann in intrazytoplasmatisch lokalisierten Lysosomen einem komplexen enzymatisch gesteuerten Degradationsprozeß unterworfen werden. In diesem Aktivierungsstadium werden die Zellen dann als Makrophagen bezeichnet. Mit dem Prozeß der Phagozytose werden zwei Ziele verfolgt. Zum einen wird das Fremdmaterial, in diesem Fall das Allergen, entfernt. Parallel ist dies aber auch das Startsignal für die Initiierung einer spezifischen Immunantwort gerichtet gegen das Antigen. Hierbei ist es Aufgabe der APZ, den Zellen mit Antigenspezifität des Immunsystems – den T-Lymphozyten – die Anwesenheit von solchem Fremdmaterial zu signalisieren (Abb. 2/3).

Hierzu werden Fragmente des Allergens, die im Rahmen der lysosomalen Degradation entstanden sind, an Moleküle des Histokompatibilitätskomplexes (HLA bzw. MHC) gebunden. Zwei Hauptgruppen müssen bei MHC-Molekülen unterschieden werden. Die MHC-Klasse-I-Moleküle können von allen kernhaltigen Zellen und Thrombozyten des menschlichen Körpers synthetisiert und auf deren Oberfläche exprimiert werden (mit wenigen Ausnahmen z. B. in den sogenannten immunpreviligierten Organen). Diese Moleküle präsentieren zelleigene und Viruspeptide (im Falle einer Virusinfektion der Zelle). MHC-Klasse-I-Moleküle im menschlichen Immunsystem sind die HLA-Antigene A, B und C. Im Gegensatz hierzu präsentieren die MHC-Klasse-II-Moleküle Peptide auf ihrer Oberfläche, die extrazellulären Ursprungs sind. Die MHC-Klasse-II-Moleküle des menschlichen Immunsystems sind die HLA-Antigene DR, DP und DQ.

Von wesentlichem Interesse für die Induktion einer allergenspezifischen Immunantwort sind die MHC-Klasse-II-Moleküle. Diese bestehen aus zwei Ketten, einer α- und einer β-Kette. Dreidimensionale Strukturanalysen haben gezeigt, daß auf der Oberfläche dieser Ketten eine Grube modelliert wird, in die die von den MHC-Molekülen zu präsentierenden Peptide exakt hineinpassen müssen. Wenn die α- und β-Kette synthetisiert und zu einem MHC-Klasse-II-Molekülkomplex assoziiert wird, ist in dieser Bindungsgruppe zunächst kein Peptid enthalten. In spezifischen intrazytoplasmatisch lokalisierten Kompartimenten werden nun die Peptide aus dem lysosomalen Degradationsprozeß herausgeschleust und in die Grube gebunden. Dieses dann „gefüllte" MHC-Klasse-II-Molekül wird sodann zur Zelloberfläche transportiert und erscheint auf der Membran. Dort kann dieser Komplex von T-Zellen erkannt werden. Daher werden diese Peptide auch als T-Zell-Epitope bezeichnet, d. h. es sind diejenigen Aminosäurensequenzabschnitte eines Allergens, die von T-Zellen erkannt werden und T-Zell-Reaktivität implizieren.

Hieraus ergeben sich eine Reihe von wichtigen Schlußfolgerungen, die insbesondere für die Entwicklung neuer Therapiekonzepte von Bedeutung sein könnten: Nicht jedes MHC-Molekül kann alle möglichen Peptide binden. Die individuell ausgeprägte HLA-Formel eines jeden Individuums impliziert, daß es T-Zell-Epitope geben muß, die von bestimmten HLA-Molekülen besser bzw. schlechter gebunden werden können als von anderen. Da Allergene in der Regel hochmolekulare Substanzen sind, an denen Glykoproteine einen wesentlichen Anteil haben, hat ein Allergen nicht nur ein einziges T-Zell-Epitop, sondern trägt oft eine Vielzahl von T-Zell-reaktiven Strukturabschnitten. In der Tat konnte unter Zuhilfenahme von synthetischen überlappenden Peptiden bei einer Reihe von Allergenen ein sogenanntes **T-Zell-Epitop-Mapping** durchgeführt werden. Die Ergebnisse solcher Untersuchungen führten zur Identifikation von **Major- und Minor-Epitopen**. Als Major-Epitope werden solche Allergenabschnitte bezeichnet, die von T-Zellen vieler Patienten, die gegen dieses Allergen sensibilisiert sind, erkannt werden können, während Minor-Epitope solche Epitope sind, die nur bei einer kleinen Zahl von Allergikern eine Rolle spielen. Auch scheint es so zu sein, daß jeder Patient seine individuelle T-Zell-Epitop-Karte im Rahmen der allergischen Sensibilisierung entwickelt.

Welche Zellen sind nun in der Lage solche T-Zell-Epitope den T-Zellen zu präsentieren? MHC-Klasse-II-Moleküle werden konstitutiv auf den APZ exprimiert. Die Makrophagen sind hierbei als Prototyp anzusehen. Ferner tragen MHC-Klasse-II-Moleküle dendritische Zellen, Langerhans-Zellen und B-Lymphozyten. MHC-Klasse-II-Moleküle lassen sich auf anderen Zellen zur Expression bringen. Hierzu zählen z. B. aktivierte T-Zellen und eosinophile Granulozyten. Doch muß zum gegenwärtigen Zeitpunkt bemerkt werden, daß die Funktion der MHC-Klasse-II-Moleküle auf letzteren Zellpopulationen noch nicht eindeutig geklärt ist. Somit sind in jedem Organkompartiment Spezialisten des Prototyps „Monozyt" vorhanden. Die spezialisierten antigenpräsentierenden Zellen der Haut sind die Langerhans-Zellen, im Gehirn die Glia-

Tab. 2/1: Th-1- und Th-2-Effektorzellen.

	TH 1	TH 2
Leitzytokine	IL-2 IFN-γ	IL-4 IL-5
Funktionen (physiologisch und pathologisch)	Zytotoxizität Virusabwehr Tumorabwehr Transplantatabstoßung Autoimmunität Abort Kontaktekzem (Typ-IV-Allergie) IgG- und IgM-Produktion	Parasitenabwehr IgE- und IgA-Produktion Sofort-Typ-Allergie (Typ-I-Allergie)
Expansionsfaktoren	IL-2 und IFN-γ	IL-4
Induktoren	IFN-α, IL-12	IL-4
Inhibition durch	IL-10	IFN-γ

zellen, in der Lunge die Alveolarmakrophagen und intraepithelialen dendritischen Zellen usw. Es ist besonders bemerkenswert, daß auch **B-Lymphozyten als APZ** agieren können. Ihre primäre Funktion besteht natürlich in der Produktion von Immunglobulinen. Es soll hier nur daran erinnert werden, daß B-Lymphozyten auf ihrer Oberfläche Immunglobuline tragen, also auch in der Lage sind, das jeweilige Antigen, welches von solchen Antikörpern erkannt werden kann, zu binden. Findet eine solche Bindung statt, die sich bereits bei entsprechend niedriger Antigen/Allergenkonzentration einstellen kann, so wird der an die Oberflächenantikörper gebundene Antigenkomplex von der B-Zelle internalisiert. Intrazytoplasmatisch findet eine Antigendegradation statt, und es erfolgt dann die Präsentation von Epitopen durch MHC-Klasse-II-Moleküle. Dieser Vorteil in der Sensitivität wird mit einer extrem hohen Spezifität erkauft, denn eine B-Zelle kann natürlich nur dasjenige Allergen präsentieren, für welches es einen spezifischen Antikörper auf der Oberfläche trägt. Da jede B-Zelle nur einen Antikörper mit einer Antigenspezifität produzieren kann, kann also eine individuelle B-Zelle nur Epitope eines bestimmten Allergens präsentieren.

2.1.2 T-Lymphozyten und Th-1-/Th-2-Konzept

Nach Allergenaufnahme wandern die APZ in lokal drainierende Lymphknoten und präsentieren dort die T-Zell-Epitope den ruhenden, noch nicht aktivierten T-Zellen. Die komplementäre Erkennungsstruktur für den MHC-Peptid-Komplex ist auf der T-Zell-Seite der **T-Zell-Rezeptor** (TZR). Unreife TZR-negative T-Zellen verlassen das Knochenmark und wandern zur Ausreifung in den Thymus. Im Thymus exprimieren die Lymphozyten dann einen TZR, der einem Überprüfungsprozeß standhalten muß, der als „Selektion" bezeichnet wird. Der TZR besteht aus 2 Ketten, wobei mehr als 95 % aller T-Zellen einen TZR aus α- und β-Kette exprimieren. Der kleinere Teil der T-Zell-Population setzt sich aus γ- und δ-TZR tragenden T-Zellen zusammen. Jede Kette des α-β-TZR besteht aus verschiedenen Elementen, für die ein großer Genpool zur Verfügung steht, aus dem sich die T-Zelle im Rahmen eines Gen-Rearrangements bedienen kann. Das Resultat dieses Rearrangements ist eine ungeheure TZR-Vielfalt (s. S. 26). Es sei angemerkt, daß dieses Baukastenprinzip die Kombination von etwa 10^7 verschiedenen TZR-Phänotypen zuläßt. Jeder T-Zell-Klon bedient sich einmal in seinem Leben dieses Baukastens und stellt seinen individuellen TZR-Phänotyp zusammen. Dieser eine TZR wird dann während der gesamten Lebensspanne dieser T-Zelle und der Tochterzellen auf der Oberfläche exprimiert.

Bei der Auswahl der Bausteine passiert es nun relativ häufig, daß TZR-Phänotypen zusammengestellt werden, die potentiell in der Lage sind, körpereigene Peptide zu erkennen. Solche T-Zellen hätten potentiell autoreaktive Eigenschaften und dürfen den Thymus nicht verlassen. Sie werden daher negativ selektioniert, also aussortiert. Die in die Peripherie des Immunsystems entlassenen T-Zellen tragen also einen TZR auf ihrer Oberfläche, der in der Lage ist, körperfremde Peptide auf MHC Klasse II (für CD4-positive T-Zellen) zu erkennen.

Finden sich nun im lokalen Lymphknoten kompatible Reaktionspartner (TZR und MHC-Peptid-Komplex), so wird die **T-Zell-Aktivierung** in Gang gesetzt. Zur vollständigen Überführung der ruhenden naiven T-Zelle in eine aktivierte Zelle bedarf es mindestens zweier verschiedener Signale. Das erste Signal ist das **allergenabhängige Signal**, welches durch die Interaktion zwischen TZR und MHC-Peptid-Komplex ausgelöst wird. Ein zweites co-stimulatorisches Signal ist allerdings erforderlich, um eine vollständige T-Zell-Aktivierung zu erzielen. Ein wichtiges **co-stimulatorisches Signal** besteht dabei in der Interaktion zwischen dem CD28-Rezeptor, welcher auf den T-Zellen exprimiert wird, und seinem Liganden, den B-7-Molekülen (CD80, CD86) auf den APZ. Eine derartig aktivierte T-Zelle kann dann verschiedene Effektorfunktionen ausüben. Diese werden im wesentlichen definiert durch die von der aktivierten T-Zelle **freigesetzten Interleukine**. Einen entscheidenden Durchbruch im Verständnis der T-Zell-Funktionen bei allergischen Erkrankungen brachte die Differenzierung von verschiedenen **Effektorpopulationen**, die auch als **T-Helfer-1 und -2 (Th 1 und 2)** bezeichnet werden. Diese Unterscheidung wurde zunächst im Maussystem etabliert, konnte dann aber zumindest konzeptionell auf das menschliche Immunsystem übertragen werden. Wie in Tabelle 2/1 dargestellt, üben diese Effektorpopulationen unterschiedliche Funktionen aus. Die Th-1-Zellen sind wesentlich verantwortlich für **zytotoxische Immunreaktionen**, die Abwehr von Tumorzellen, Zytolyse von virusinfizierten Zellen, spielen bei der Transplantatabstoßung eine wichtige Funktion und finden sich bei vielen Autoimmunprozessen. Im Gegensatz hierzu spielen die T-Helfer-2-Zellen in der **Vermittlung der allergischen Reaktion**, der IgE- und IgA-Synthese und in der Abwehr von Würmer eine entscheidende Rolle. Unterscheidbar sind diese beiden Effektorpopulationen aufgrund ihres Zytokinprofils. T-Helfer-1-Zellen sezernieren IL-2 und IFN-γ, während T-Helfer-2-Zellen durch die selektive Produktion von IL-4 und IL-5 charakterisiert sind. Daneben gibt es eine Reihe von Zytokinen, die von beiden Populationen produziert werden können. Hierzu zählen z. B. IL-3 und GM-CSF.

Zu diesem Konzept ist anzumerken, daß die Th-1- und Th-2-T-Zellen jeweils extreme Varianten verschiedener Effektor-T-Zellen repräsentieren, und daß insbesondere im menschlichen Immunsystem **fließende Übergänge** möglich und nachweisbar sind. Derartige Effektor-T-Zellen existieren auch nicht als isolierte Funktionseinheiten des Immunsystems, sondern stehen in ständiger Wechselwirkung miteinander. So ist das Th-1-Zytokin IFN-γ ein wesentlicher Inhibitor von Th-2-T-Zellen, und umgekehrt kann IL-10, welches von Th-2-Zellen produziert wird, die Funktion von Th-1-Zellen negativ beeinflussen. Auch ist die Proliferation von bereits bestehenden Effektor-T-Zellen von diesen Zytokinen abhängig. IL-2 und IFN-γ üben nicht nur Effektorfunktionen aus, sondern führen auch zur weiteren Expansion bereits bestehender Th-1-T-Zellen. Ähnlich agiert IL-4 auf bereits vorhandene Th-2-Zellen. Da es offensichtlich der Anwesenheit von IL-4 bedarf, um Th-2-Zellen in Gang zu setzen, stellt sich die wichtige Frage, woher das primäre IL-4 eigentlich stammt, welches zur Induktion einer Th-2-Antwort offensichtlich erforderlich ist. T-Zellen scheiden hier naturgemäß als Quelle aus und andere Zellpopulationen müssen evaluiert werden. Die Suche nach primär produziertem IL-4 hat gezeigt, daß eine Reihe von Zellpopulationen – insbesondere auf der Ebene der Effektorzellen – in der Lage sind IL-4 zu produzieren. Hierzu zählen z. B. basophile Granulozyten und Mastzellen. Wie diese allerdings IgE-unabhängig (denn die IgE-Pro-

Tab. 2/2: Determinanten der Th-1- und Th-2-Entwicklung aus gemeinsamen Vorläuferzellen.

	IFN-γ	IL-4
Avidität zwischen MHC-Peptid und TZR	hoch	niedrig
Typ der APZ	Makrophagen	B-Zellen
Antigendosis	hoch	niedrig
Induktoren-Zytokine	IFN-α, IL-12	IL-4 (Quelle?)

duktion steht ebenfalls unter dem Einfluß von Th-2-T-Zellen, siehe unten) ihr IL-4 bereitstellen können, ist heute noch nicht schlüssig belegt.

Wie entscheidet eine T-Zelle darüber, ob sie nun Effektorfunktionen des Th-1- oder Th-2-Typs ausüben soll? Dieses Forschungsfeld hat ebenfalls in letzter Zeit neue Erkenntnisse geliefert und es konnte gezeigt werden, daß die Art und Weise der APZ-T-Zell-Interaktion über die Entwicklung und Ausbildung von Effektorfunktionen entscheidet. Es kann heute als gesichert angesehen werden, daß die ruhende naive T-Zelle (TH-0-Zelle) in der Lage ist, sowohl in den einen wie den anderen Effektortyp zu differenzieren, und daß es hier nicht ein festgelegtes genetisches Programm gibt im Sinne von Th-1- oder Th-2-Vorläuferzellen. Einige wichtige Determinanten sind in Tabelle 2/2 zusammengestellt. So stellt die Avidität, also die Funktion aus der Affinität zwischen MHC- und Peptidbindung einerseits und Peptid- und TZR-Bindung andererseits sowie der Dichte der MHC- und TZR-Moleküle auf der Zelloberfläche, eine wichtige Determinante dar. Es gibt Hinweise, daß eine hohe Avidität mit der Produktion von IFN-γ assoziiert ist, während niedrige Aviditäten eher zur Produktion von IL-4 führen. Auch die Antigendosis hat wesentliche Effekte auf die spätere Zytokinproduktion. So ist aus tierexperimentellen Untersuchungen bekannt, daß eine hohe Antigendosis die IFN-γ-Produktion fördert, während eine niedrige Antigen-(Allergen-)Dosis eher zur IL-4-Produktion führt. Ferner spielt der Typ der APZ eine wichtige Rolle. B-Zellen, die eben schon bei niedriger Allergendosis eine optimale Peptidpräsentation durchführen können, scheinen besonders geeignet zu sein, um IL-4 produzierende T-Zellen in Gang zu setzen, während Makrophagen gute Induktoren einer IFN-γ-Antwort darstellen.

Somit ist die Ausbildung einer allergenspezifischen Th-2-T-Zell-Antwort letztlich das Resultat aus der komplexen Interaktion verschiedener Determinanten: Optimaler Besatz mit MHC- und TZR-Molekülen, Allergendosis, Allergenexposition über respiratorische und gastrointestinale Schleimhäute, die Präsentation der Allergenpeptide durch optimale APZ-Typen mit daraus resultierender Förderung einer Th-2- und Inhibition einer Th-1-Immunantwort.

2.1.3 IgE-Regulation

Eine wichtige Funktion der aktivierten Th-2-Zellen besteht in der Regulation der IgE-Synthese. Die IgE-Produktion ist abhängig vom physikalischen Kontakt zwischen aktivierter T-Zelle und B-Lymphozyten, die letztlich die Fabrik für die IgE-Produktion darstellen. Die ruhende B-Zelle trägt auf der Oberfläche IgM- und IgD-Antikörper, aber sezerniert noch keine Immunglobuline. Diese **Oberflächen-Immunglobuline** haben eine festgelegte Antigenspezifität und können Antigene binden. Damit haben sie die Funktion eines **B-Zell-Rezeptors**, etwa vergleichbar dem TZR auf der T-Zell-Seite. Die Antigenspezifität ist zu diesem Zeitpunkt der Ausreifung bereits festgelegt worden, und zwar im Rahmen eines Immunglobulin-Rearrangements, welches ganz ähnlich abläuft wie beim Zusammenbau des TZR (siehe oben). Die schweren und leichten Ketten der Antikörper bestehen, ähnlich wie die α- und β-Kette des TZR, aus verschiedenen Elementen, die im Baukastenprinzip einmalig in einer B-Zelle zusammengesetzt werden und die Spezifität dieser individuellen B-Zelle determinieren. Eine solche B-Zelle wartet nunmehr in der Peripherie auf Signale, die ihr zum einen anzeigen, daß sie mit der Produktion von Antikörpern mit eben genau dieser Spezifität beginnen soll und zum zweiten muß dieser B-Zelle übermittelt werden, welchem Isotyp diese Antikörper zugehören (z. B. IgM, IgG, IgG-Subklassen, IgA, IgE).

Nach heutigen Vorstellungen läuft die Übermittlung der Signalkaskade etwa folgendermaßen ab (Abb. 2/4): Die ruhende naive B-Zelle bindet ein Allergen über ihre IgM-(und IgD-)Oberflächenantikörper, es kommt dann zur Internalisierung dieses Antigen-Antikörper-Komplexes mit nachfolgender intrazellulärem Abbau des Antigens. Im folgenden Schritt werden Peptide (T-Zell-Epitope) aus diesem Allergen an MHC-Klasse-II-Moleküle gekoppelt, welche auf die Oberfläche der B-Zelle zurücktransportiert werden und nun in der Lage sind, mit einer entsprechenden spezifischen aktivierten CD-4-T-Zelle zu interagieren. Die Ausbildung des MHC-Klasse-II-Peptid-TZR-Komplexes stellt das erste Signal in der weiteren B-Zell-Aktivierung dar. Ist die interagierende T-Zelle eine Th-2-Zelle, so produziert diese IL-4, welches sich an den IL-4-Rezeptor auf der Oberfläche der B-Zelle heftet. Unter dem Einfluß von IL-4 kommt es auf der B-Zelle zur Heraufregulation von weiteren MHC-Klasse-II-Molekülen und von IL-4-Rezeptoren. IL-4 setzt nunmehr den Prozeß des Switching in der B-Zelle in Gang, d.h. es wird der B-Zelle signalisiert, nicht mehr Antikörper vom IgM-Typ zu produzieren, sondern andere Immunglobulinklassen. Unter dem Einfluß von IL-4 switcht die B-Zelle in Richtung IgE. Der detaillierte molekulare Prozeß des Switching wird an anderer Stelle ausführlich dargestellt (s. Kap. 1). IL-4 ist allein nicht in der Lage, komplett funktionstüchtige mRNA für IgE-Antikörper zu induzieren. Hierzu bedarf es eines weiteren Signals, welches

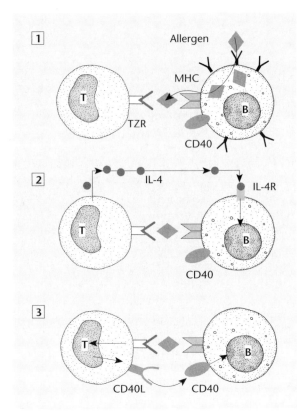

Abb. 2/4: Regulation der IgE-Produktion.

durch die Interaktion zwischen dem **CD40-Liganden**, der auf aktivierten T-Zellen exprimiert wird, und dem CD40, welcher konstitutiv auf B-Zellen zu finden ist, induziert wird. Unter dem Einfluß von IL-4 kommt es zudem zu einer erhöhten Expression des CD40 auf B-Zellen. Dieses letzte Signal vermittelt der mRNA „den letzten Schliff", damit diese nun in funktionstüchtige IgE-Proteine translatiert werden können.

Die Präsenz solcher allergenspezifischer IgE-Antikörper wird letztlich in der In-vitro- und In-vivo-Diagnostik überprüft und analysiert. Der positive direkte oder indirekte Nachweis solcher Antikörper belegt also die Ausbildung einer allergischen Sensibilisierung gegenüber dem entsprechenden Allergen. Die IgE-Antikörperproduktion stellt somit das letzte Glied in der komplexen allergischen Sensibilisierungskaskade dar.

2.1.4 Die Schwangerschaft – eine physiologische Th-2-Immunsituation

Wie oft im Leben kann sich eine allergische Sensibilisierung manifestieren? Die Beantwortung dieser Frage ist nicht nur eminent wichtig für das Verständnis der Immunpathogenese allergischer Erkrankungen, sondern mag darüberhinaus auch Implikationen für therapeutische und präventive Strategien haben.

2.1 Allergische Sensibilisierung

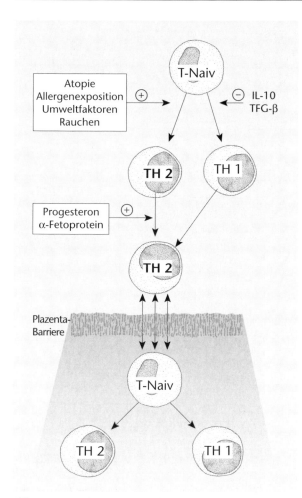

Abb. 2/5: Immundeviation während der Schwangerschaft.

Neue Impulse hat dieses Feld durch jüngste Ergebnisse zur Immunologie der Schwangerschaft erhalten. Das mütterliche Immunsystem unterliegt offensichtlich während der Gravidität einer aktiven Umorientierung der Lymphozytenkompartimente hin zu einer Th-2-Immunantwort. Dies erscheint als eine außerordentlich sinnvolle Immunregulation, da das Plazenta-Fetus-System während der Schwangerschaft vor einer Abstoßung durch das Immunsystem geschützt werden muß. Da der Fet Histokompatibilitätsantigene sowohl des Vaters als auch der Mutter exprimiert und die väterlichen HLA-Antigene als fremd erkannt werden könnten, besteht die Gefahr der Rejektion und damit des Aborts. Hiergegen schützt sich der Fet in zweierlei Hinsicht: Zum einen werden aktiv HLA-Antigene herunterreguliert, man spricht deshalb auch von einem immunprivilegierten Organ. Zum anderen wird das mütterliche Immunsystem davor geschützt, eine zytotoxische Immunantwort gegen die Plazentaeinheit zu entwickeln. Diese zytotoxische Immunantwort manifestiert sich in der Ausbildung einer Th-1-Effektorfunktion. Die Entwicklung einer Th-1-Immunantwort wird durch die aktive Entwicklung einer Th-2-Funktion unterdrückt. Wesentliche Ver-

mittler dieser Immundeviation sind einerseits das Progesteron, welches z. B. das Überleben eines Hauttransplantats im HLA-mismatchten Tierexperiment verlängert und die Zytotoxizität in der gemischten Lymphozytenkultur unterdrückt. Eine ähnliche Immundeviation in Richtung Th-2 wird auch durch α_1-Fetoprotein unterstützt. Ferner werden vermehrt die Zytokine TGF-β (Transforming growth factor β) und IL-10 produziert, die ebenfalls die Ausbildung einer Th-1-Effektorantwort unterdrücken. Somit ist bereits das mütterliche Immunsystem in Richtung einer T-Helfer-2-Immunantwort aktiv ausgerichtet.

Bis noch vor kurzer Zeit bestand das Dogma in der Immunologie, daß das Neugeborene mit einem unausgereiften T-Zell-System zur Welt kommt. Diese sogenannte neonatale Toleranz wurde wiederum unter anderem damit begründet, daß das neonatale Lymphozytensystem davor geschützt werden muß, eine zytotoxische Antwort gegen mütterliche HLA-Antigene auszubilden. Nun konnte aber gezeigt werden, daß dem offensichtlich nicht so ist. Im Gegenteil, das Neugeborene ist funktionsausgereift und in der Lage, eine kompetente Lymphozytenantwort zu entwickeln, die sowohl in Th-1-als auch im Th-2-Kompartiment angesiedelt sein kann.

Ein weiteres Indiz kommt aus der detaillierten Analyse von Lymphozytenfunktionen im Nabelschnurblut. So konnte gezeigt werden, daß Kinder, die in späteren Jahren eine allergische Sensibilisierung entwickeln, bereits zum Zeitpunkt der Geburt eine erniedrigte IFN-γ-Syntheseleistung im Nabelschnurblut aufweisen. Ferner lassen sich im Nabelschnurblut bereits antigen- und allergenreaktive T-Zellen detektieren. Jüngste Untersuchungen verschiedener Arbeitsgruppen belegen darüber hinaus, daß bei entsprechend disponierten Kindern diese allergenspezifischen T-Zellen ein Zytokinprofil des Th-2-Typs produzieren. Damit ergibt sich das in Abbildung 2/5 dargestellte Modell: während der Schwangerschaft wird die Ausbildung einer Th-2-Immunantwort aktiv gefördert. Es erscheint nun möglich, daß über bisher unbekannte Mechanismen diese Th-2-Immunantwort sich auch im fetalen Immunsystem, zumindestens im späteren Schwangerschaftsverlauf manifestiert, so daß das Neugeborene in einer entsprechenden Umgebungssituation bereits mit einer ausgebildeten Th-2-Immunantwort zur Welt kommt. Wird dieses Modell nun übertragen auf eine Mutter-Kind-Beziehung, in der bereits durch genetische Faktoren einerseits und durch eine entsprechende Umweltexposition andererseits ein hohes Atopierisiko besteht, so ist leicht erklärlich, daß bereits in diesen frühen Lebensabschnitten eine entsprechende Immundeviation manifest werden kann.

Hieraus kann ferner abgeleitet werden, daß der später klinisch manifeste Atopiker als „Th-1-Schwächling" auf die Welt kommt. Evidenz hierfür ist zum einen die verminderte IFN-γ-Produktion im Nabelschnurblut

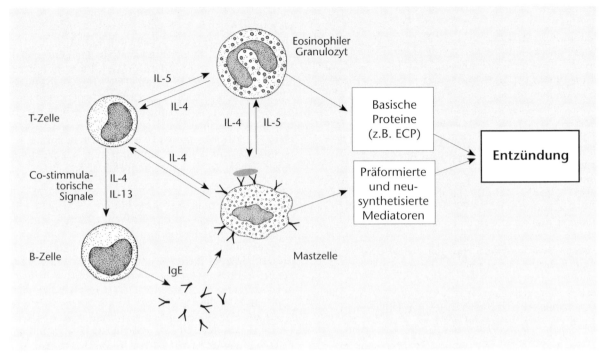

Abb. 2/6: Entzündungskaskade im allergischen Krankheitsprozeß.

und zum anderen eine wichtige klinische Beobachtung nach Tuberkulinimpfunmg: In Japan werden alle Neugeborenen BCG geimpft. Der Impferfolg wird nach sechs und zwölf Jahren überprüft. Wenn im sechsten Lebensjahr die Tuberkulinreaktion negativ ist, wird nachgeimpft. Nun wurde überprüft, wieviel Prozent der Kinder in der jeweiligen Gruppe eine Allergie entwickelt haben. Die niedrigste Frequenz an allergischen Manifestationen fand sich in der Gruppe der Kinder, die gleich auf die erste Impfung hin eine aktive Th-1-Immunantwort ausgebildet haben. Im Gegensatz hierzu war die höchste Frequenz allergischer Symptome in der Gruppe zu finden, die nach diesem Impfprogramm keine positive Reaktion entwickeln konnten. Diese Daten können derart interpretiert werden, daß eine Immunschwäche bezüglich der Ausbildung einer Th-1-Immunantwort mit der Ausbildung einer Th-2-vermittelten allergischen Sensibilisierung und Reaktion einhergehen kann.

2.2 Die allergische Entzündung

2.2.1 Eosinophile Granulozyten und Mastzellen als wichtige Effektorzellen der allergischen Entzündung

Eosinophile Granulozyten und Mastzellen repräsentieren die zentralen Effektorzellen der allergischen Soforttypreaktion (Abb. 2/6). Die Oberfläche der **Mastzellen** ist reich bestückt mit hochaffinen IgE-Rezeptoren, die das von den B-Zellen unter Vermittlung der T-Lymphozyten produzierte IgE binden. Durch den Besatz mit allergenspezifischen IgE-Antikörpern werden somit die Mastzellen spezifisch, d. h. sie sind jetzt in der Lage zielgerichtet nach Allergenkontakt und Bindung der Allergene an die IgE-Antikörper zu reagieren. Diese Reaktion, die sich als Degranulation der Mastzellen mit Mediatorausschüttung manifestiert, wird durch eine Kreuzvernetzung mehrerer IgE-Antikörper durch das Allergen auf der Oberfläche der Mastzellen in Gang gesetzt. Dies setzt voraus, daß mehrere nahe zueinander lokalisierte IgE-Moleküle verschiedene Oberflächenstrukturen eines Allergenmoleküls erkennen können. Diejenigen Strukturen eines Allergens, die durch Antikörper auf der Oberfläche der Allergene erkannt werden, werden auch als B-Zell-Epitope bezeichnet und repräsentieren im Gegensatz zu den linearen T-Zell-Epitopen dreidimensionale Strukturanteile des Allergens.

Im Rahmen der Mastzelldegranulation werden **Mediatoren zweier verschiedener Klassen** ausgeschüttet. Ein Teil der Mediatoren liegt bereits präsynthetisiert vor und wird in den Granula gespeichert. Ein Prototyp dieser Substanzgruppe ist z. B. das Histamin. Aber auch andere Mediatoren, wie Serotonin, Tryptase, Kinogenase und andere zählen dazu. Die zweite Substanzklasse wird unmittelbar nach Mastzellaktivierung neu synthetisiert. Hierzu zählen die Prostaglandine (PGE 2, Thromboxan u. a.) sowie die Leukotriene (LTB_4, LTC_4, LTD_4 und andere). Beide Substanzgruppen spielen bei der Vermittlung der allergischen Soforttypreaktion mit anschließender Entzündungskaskade eine zentrale Rolle. Hierzu zählt die Erhöhung der vaskulären Permeabilität mit Plasmaexsudation und Ödembildung sowie die Rekrutierung und Auswanderung von neutrophilen Granulozyten an den Ort der Entzündung. Auch die lokale Hyperämie sowie die Konstriktion der glatten Atemwegsmuskulatur mit Bronchoobstruktion sind hier als Effekte zu nennen. Entscheidend ist nun, daß nicht ein Mediator für einen dieser Effekte selektiv verantwortlich ist, sondern daß sich das Wirkspektrum der verschiedenen Mediatoren überlappen. Somit wird verständlich, warum die therapeutische Antagonisierung eines Mediators allein nicht ausreicht, um eine allergische Soforttypreaktion komplett zu unterdrücken. Antihistaminika, PAF-Antagonisten, DNCG (Dinatrium-Cromoglicicum) und Nedocromil sowie neuentwickelte Leukotrienantagonisten wirken hier synergistisch. Obwohl jede dieser pharmakologisch wirksamen Substanzklassen bei verschiedenen Krankheitsmanifestationen und Schweregraden ihr therapeutisches Optimum hat, sind sie bei ausgeprägt allergischen Reaktionen in der Regel einzeln nicht in der Lage, die Klinik zu unterdrücken.

Eine zweite für die allergische Entzündungsreaktion charakteristische Zellpopulation stellen die **eosinophilen Granulozyten** dar. Im Rahmen der allergischen Entzündung setzen eosinophile Granulozyten basische toxische Proteine frei, zu denen das kationische Protein aus Eosinophilen (ECP), das basische Hauptprotein (major basic protein, MBP) und andere zählen. Diese Proteine zeichnen sich durch eine zyto- und neurotoxische Wirkung aus. Sie verstärken also die Entzündungsreaktion und führen zur Gewebedestruktion. Dies ist im Rahmen z. B. einer Parasiteninfektion günstig, da so die Parasiten abgetötet werden können. Bei der allergischen Entzündungsreaktion allerdings stehen die autodestruktiven Effekte im Mittelpunkt. Im einzelnen ist bis heute noch nicht hinreichend geklärt, welche zellulär-molekularen Mechanismen zur Freisetzung der basischen Proteine führen.

2.2.2 Die zentrale Rolle von IL-4 und IL-5

Die Effektorzellen stehen unter der engen Kontrolle der Th-2-Zytokine, IL-4 und IL-5. Ein charakteristisches Zeichen der allergischen Reaktion besteht in der Bluteosinophilie und deren Akkumulation am Ort der Entzündung. Neben einer vermehrten Produktion und lokalen Rekrutierung dieser Zellen ist hierfür auch ein verlängertes Überleben der eosinophilen Granulozyten verantwortlich. Insbesondere letzterer Effekt wird durch **IL-5** vermittelt. Die natürliche Überlebenszeit der eosinophilen Granulozyten (wie auch aller anderen Zellen des Organismus) wird durch die Induktion des Apoptoseprogramms limitiert. Ein wesentlicher Effekt des IL-5 besteht nun in der Unterdrückung dieses Programms und damit in

Tab. 2/3: Zentrale Rolle von IL-4.

Produktion	Effekte
CD4- und CD8-T-Zellen Mastzellen Basophile und eosinophile Granulozyten	Th-2-Induktion Th-2-Proliferation /-Expansion IgE-switch (mit IL-13) Th-1-Inhibition Expression von • MHC Klasse II ↑ • CD23 • CD40 • IL-4-Rezeptoren • Adhäsionsmolekülen am Endothel

der verlängerten Überlebenszeit der eosinophilen Granulozyten.

Das Th-2-Zytokin **IL-4** kann als ein Schlüsselzytokin im Rahmen der allergischen Reaktion angesehen werden (Tab. 2/3). IL-4 ist ein wichtiger Induktor der Th-2-Immunantwort und wird von bereits etablierten Th-2-Lymphozyten als Proliferationsfaktor benötigt. Es entfaltet also somit auto- und parakrine Effekte. Die IgE-Synthese ist von IL-4 (und IL-13) abhängig. IL-4 erhöht die Dichte an MHC-Klasse-II-, CD23- (niedrig affiner IgE-Rezeptor) und CD40-Molekülen. Ferner werden unter dem Einfluß von IL-4 verschiedene Adhäsionsmoleküle am Endothel heraufreguliert, wodurch eine lokale Rekrutierung verschiedenster Entzündungszellen ermöglicht wird. Damit ist dieses Zytokin nicht nur für die Induktion, sondern auch für die Aufrechterhaltung und Perpetuation der allergischen Reaktion erforderlich.

2.2.3 Die Spätphase der allergischen Soforttypreaktion

Die allergische Soforttypreaktion manifestiert sich in klassischer Weise in zwei voneinander getrennten Phasen. Die **Frühphase** erreicht ihren Höhepunkt nach etwa 20 bis 30 Minuten und ist wesentlich determiniert durch die Freisetzung der Entzündungsmediatoren aus den Effektorzellen. Hieran anschließend entwickelt sich nach etwa 4 bis 6 Stunden die Spätphase. Diese beiden Phasen sind im Prick-Hauttest und an der Lungenfunktion bei Asthmatikern klinisch nachvollziehbar. So entwickeln viele Asthmatiker unmittelbar nach Allergenprovokation eine Bronchokonstriktion, die sich mehr oder weniger wieder auf Basiswerte normalisiert und gefolgt ist von einer zweiten Phase der Bronchokonstriktion, die einige Stunden später einsetzt und für längere Zeit persistieren kann.

Die **Spätphase** ist charakterisiert durch den vermehrten Einstrom von T-Zellen an den Ort der Entzündungsreaktion. In etlichen Studien konnte nachgewiesen werden, daß es sich hierbei vor allem um Th-2-T-Zellen handelt, die vermehrt IL-4 und IL-5 sezernieren, wobei nur eine geringe T-Zell-Population das antiallergische Zytokin IFN-γ produziert und nur wenige T-Zellen positiv sind für GM-CSF und IL-2. Damit ist die Spätphase der akuten allergischen Entzündungsreaktion charakterisiert durch ein dominantes Th-2-Zytokinmuster. Die Effektorzellen sind wesentlich an der Rekrutierung dieser Zellen beteiligt. Ihre Mediatoren fördern die Expression von Adhäsionsmolekülen am Endothel und ermöglichen somit erst die T-Zell-Rekrutierung. So konnte gezeigt werden, daß T-Zellen, die in die Haut einwandern, das Cutaneius lymphocyte antigen (CLA) exprimieren. Im Gegensatz zu Lymphozyten in der Atemwegsmukosa sind mehr als 90 % der hautinfiltrierenden T-Zellen CLA-positiv. Ein möglicher Ligand für das CLA ist das E-Selektin, welches unter dem Einfluß der Effektorzellen am Endothel erscheint.

Eine weitere wichtige Quelle der proallergischen Zytokine IL-4 und IL-5 stellen die Effektorzellen selbst dar. Im Rahmen der Mediatorfreisetzung werden diese Zytokine auch von eosinophilen Granulozyten und Mastzellen sezerniert. Hiermit schließt sich somit die Kaskade der allergischen Entzündungsreaktion. IL-5, primär einmal produziert von Th-2-T-Zellen, fördert das Überleben und die Rekrutierung von eosinophilen Granulozyten an den Ort der Entzündung. Diese können dann nach Aktivierung selbst IL-5 freisetzen und damit einen autokrinen Überlebensfaktor bereitstellen. Gleichzeitig kann von eosinophilen Granulozyten sezerniertes IL-4 wieder auf die Th-2-Zellen zurückwirken und deren Proliferation fördern. Parallel erscheint es möglich, daß IL-4 auch die Mastzellaktivität positiv beeinflußt. Ein ähnlicher Kreislauf kann für Mastzellen postuliert werden, die IL-4 sezernieren, um ihren eigenen Aktivitätszustand zu erhöhen, das Proliferieren der Th-2-Zellen am Ort der Entzündung fördern und durch sezerniertes IL-5 einen Überlebensfaktor für eosinophile Granulozyten zur Verfügung stellen.

2.2.4 Therapeutische Ansätze zur Modulation der T-Zell-Funktionen im Rahmen der allergischen Entzündung

Aus diesen Ergebnissen wird deutlich, daß den T-Lymphozyten zumindestens in der Initialphase der allergischen Sensibilisierung und der Ausbildung der akuten Entzündungsreaktion eine zentrale Bedeutung zukommt. Es erscheint daher sinnvoll, eine zielgerichtete Anti-T-Zell-Therapie zu etablieren, um derartig fehlgeleitete T-Zell-Funktionen zu unterdrücken bzw. zu modifizieren. Verschiedene Ansätze einer solchen Anti-T-Zell-Therapie sind vorstellbar (Abb. 2/7).

Bereits etabliert ist die **lokale und systemische Steroidtherapie** bei verschiedenen Formen der (schweren) allergischen Manifestationen. Steroide wirken direkt auf aktivierte T-Zellen, unabhängig von deren Anti-

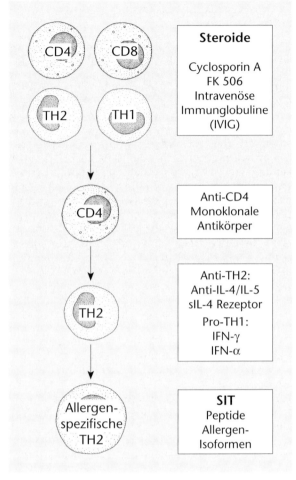

Abb. 2/7: Therapeutische Ansätze zur Immunmodulation.

genspezifität und Zytokinprofil. Daher beeinflussen Steroide global sowohl CD4- als auch CD8-T-Zellen und sowohl Th-1- als auch Th-2-Effektor-T-Zellen. Weitere globale Ansätze, die sich gegen (aktivierte) T-Zellen richten, umfassen die aus der Transplantationsimmunologie bekannten Immunsuppressiva **Cyclosporin A und FK 506**. Ein möglicher Vorteil von FK 506 könnte in einer geringeren Toxizität bei einer erhöhten Wirksamkeit liegen. Verschiedene klinische Studien werden gegenwärtig durchgeführt, um die Wirksamkeit sowohl einer systemischen als auch lokalen Therapie mit diesen Immunsuppressiva zu evaluieren. Ferner konnte gezeigt werden, daß eine **hochdosierte intravenöse Immunglobulin(IVIG)-Therapie** neben anderen Effekten auch die Zytokinproduktion aktivierter T-Zellen herunterregulieren kann. Zudem konnte gezeigt werden, daß unter einer solchen Hochdosis-IVIG-Therapie der Ausprägungsgrad allergischer Soforttypreaktionen zurückgeht und ein steroidsparender Effekt eintritt. Gerade letzterer Aspekt erscheint besonders bedeutsam bei Patienten die einer systemischen Steroidtherapie bedürfen, um hier durch eine Hochdosis IVIG-Therapie die Nebenwirkungen einer Langzeitsteroidbehandlung zu vermeiden bzw. zu reduzieren.

Es wäre allerdings wünschenswert, neben einem globalen Anti-T-Zell-Therapieansatz mehr zielgerichtet diejenigen T-Zell-Populationen zu beeinflussen, die direkt am allergischen Geschehen beteiligt sind. Eine dieser Populationen sind die CD4-T-Zellen. Aus anderen chronischen Entzündungssituationen, wie z. B. bei der rheumatoiden Arthritis, ist bekannt, daß eine **Anti-CD4-Therapie** mit (humanisierten) monoklonalen Antikörpern hier einen günstigen Effekt zeigen kann. Es ist vorstellbar, daß klinische Studien durchgeführt werden, die den Effekt solcher Antikörper auch bei (schweren) allergischen Entzündungsreaktionen evaluieren. Eine noch spezifischere Therapie würde sich nun direkt gegen die Th-2-T-Zell-Funktionen richten. Diese Funktionen sind über die Zytokinproduktion definiert. Eines der zentralen Schlüsselzytokine der Th-2-T-Zellen ist das IL-4. **Anti-IL-4-Therapien** sind bereits in tierexperimentellen Modellen mit Erfolg durchgeführt worden. Ein weiterer Ansatz könnte darin liegen, das IL-4-Molekül nicht über einen monoklonalen Antikörper abzufangen, sondern durch einen auch natürlicherweise vorkommenden **löslichen IL-4-Rezeptor**. Der lösliche IL-4-Rezeptor besteht aus der extrazellulären Domäne des membranständigen IL-4-Rezeptors, der auf vielen Zellen konstitutiv und unter Aktivierung exprimiert werden kann. Die Synthese des löslichen IL-4-Rezeptors unterliegt einem separaten Expressionsweg, unabhängig vom membranständigen Rezeptor. Basierend auf tierexperimentellen Untersuchungen und In-vitro-Ergebnissen mit humanen Lymphozyten ist absehbar, daß ein solcher löslicher Rezeptor bald in klinischen Studien auf seine Wirksamkeit hin überprüft werden wird. Alternativ zu einer direkten Unterdrückung der Th-2-Zellen über eine Abbremsung der IL-4-Produktion wäre es auch vorstellbar, indirekt die Th-1-Zellen zu stärken. Zwei wesentliche Zytokine spielen in der Th-1-Promotion eine wichtige Rolle. Dies ist das **IFN-α,** welches die Ausbildung einer Th-1-Immunantwort fördert, und das **IFN-γ,** welches nicht nur die Th-1-Zell-Proliferation fördert, sondern auch ein wichtiger Antagonist der Th-2-Immunfunktionen ist. IFN-γ wurde bereits in klinischen Studien, insbesondere bei der atopischen Dermatitis eingesetzt. Es konnte hier gezeigt werden, daß zumindestens eine Subpopulation von Patienten positiv auf eine solche Therapie reagiert.

Eine noch spezifischere Therapie würde sich direkt auf die allergenspezifischen Th-2-T-Zellen konzentrieren. Die hier bereits etablierte Therapieform stellt die **spezifische Immuntherapie** dar, deren Effekt eben genau eine solche Umorientierung der allergenspezifischen Effektor-T-Zellen bewirkt. Weiterentwicklungen dieser Therapie könnten in dem Einsatz von Peptiden anstelle von aufgereinigten Gesamtallergenen liegen sowie in der Verwendung von sogenannten allergenen Isoformen, die zwar noch von den allergenspezifischen T-Zellen erkannt werden, aber nicht mehr zu einer Aktivierung selbiger Zellen führen.

2.3 Chronifizierung und Perpetuierung der allergischen Entzündung

2.3.1 Der Wandel von Th-2- zu einer Th-1-Effektorfunktion in der chronischen Phase

Während die Sensibilisierungs- und akute Entzündungsreaktion charakterisiert ist durch eine Dominanz der Th-2-T-Zellen, kommt es im Rahmen der Chronifizierung zu einem **Wandel der Zytokinproduktion**. Die IL-4-Produktion nimmt ab, während die Produktion des Th-1-Zytokins IFN-γ deutlich heraufreguliert wird. Gleichzeitig findet sich neben der nach wie vor nachweisbaren Infiltration an eosinophilen Granulozyten auch eine gegenüber der Norm erhöhte Produktion an IL-5.

(Welche Bedeutung hat dieser **Shift des Zytokinsekretionsmusters** weg von einer Th-2- hin zu einer Th-1/TH-0-Immunantwort? Das Th-1-Zytokin IFN-γ ist assoziiert mit der Ausbildung einer (chronischen) unspezifischen Entzündungsreaktion, es findet sich bei der Ausbildung von Granulomreaktionen, wie z. B. der Tuberkulose, der Sarkoidose und anderen. Es spielt ferner eine wichtige Rolle in der Abwehr viraler Infektionen und wird bei einer Vielzahl von bakteriellen Infektionen heraufreguliert. Ferner spielt es in der Induktion zytotoxischer T-Zellen, die z. B. im Rahmen der Tumorabwehr, der Transplantatabstoßung und des Aborts aktiviert werden, eine wichtige Rolle. Damit kann die erhöhte Produktion an IFN-γ bei allergischen Erkrankungen in der chronischen Phase mit der zunehmenden Bedeutung unspezifischer Entzündungsreaktionen (Abb. 2/8) assoziiert werden.

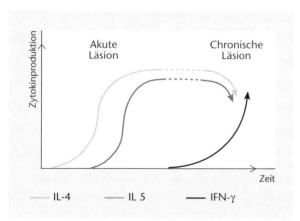

Abb. 2/8: Dynamik der Zytokinproduktion im Rahmen des allergischen Krankheitsprozesses.

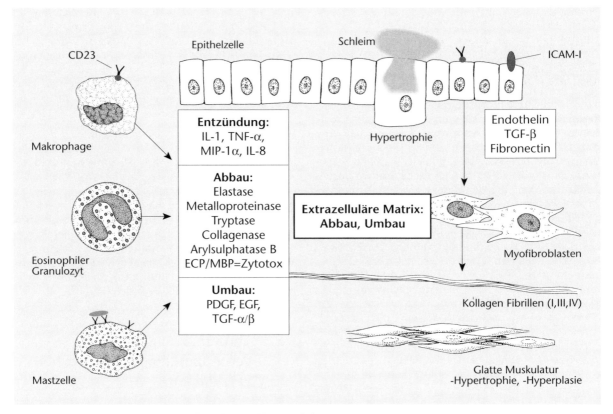

Abb. 2/9: Chronisch-destruktive Phase im allergischen Krankheitsgeschehen.

2.3.2 Die chronische Entzündungsphase

Welche Konsequenzen hat die Entwicklung einer solchen chronischen Entzündungsreaktion? Wie bei jeder anderen Entzündung auch, stehen dem Immunsystem letztlich zwei Wege offen, die das Schicksal einer solchen Reaktion beschreiben. Entweder kommt es zu einer kompletten Restauration des ursprünglichen Gewebeaufbaus und damit der ursprünglichen Organfunktion. Dies wird auch als Restitutio ad integrum bezeichnet. Alternativ hierzu kann insbesondere bei persistierender Antigen/Allergenexposition und Immunstimulation eine chronische Phase eingeleitet werden, die dann letztlich charakterisiert ist durch eine (unspezifische Entzündung), die Sekretion von vielen gewebedegradierenden Enzymen sowie der Produktion von fibroblastenaktivierende Gewebefaktoren, die an der Vernarbung beteiligt sind (Abb. 2/9).

An der Ausbildung der unspezifischen Entzündungsreaktion sind insbesondere **gewebeständige Makrophagen** beteiligt. Diese sezernieren nach Stimulation die proentzündlichen Mediatoren IL-1, TNF α, MIP-1α (Makrophageninflammatorisches Protein) und andere mehr. Wesentliche Effekte dieser Mediatoren sind die Hyperämie des entzündlichen Gewebes, eine erhöhte vaskuläre Permeabilität mit nachfolgender Ödembildung und die Heraufregulation von Adhäsionsmolekülen am Endothel, die den Einstrom weiterer Entzündungszellen ermöglichen. Parallel hierzu werden eine Reihe von Enzymen sezerniert, die am Abbau zugrunde gegangener Zellen und extrazellulärer Matrixproteine beteiligt sind. Hierzu zählen z. B. die Elastasen, Metalloproteinasen, Tryptase, Kollagenase u. a. Diese werden nicht nur von Makrophagen sezerniert, sondern hier spielen auch und gerade Mastzellen eine wichtige Rolle. Dies bedeutet, daß über eine kontinuierliche Allergenstimulation auch vermehrt solche Enzyme freigesetzt werden, die die Abbau- und Umbauprozesse in Gang setzen und unterstützen. Ferner spielen die eosinophilen Granulozyten über die Freisetzung ihrer zytotoxischen Proteine auch in der Gewebezerstörung eine wichtige Rolle.

Im nächsten Schritt wird nun das Gewebe rekonstruiert. Hierzu bedarf es der Aktivierung von **Fibroblasten und Myofibroblasten** sowie der glatten **Muskelzellen**. Diese Stimulation geschieht über die Produktion von Wachstumsfaktoren, wie PDGF (Platelet derived growth factor), EGF (Epidermal growth factor) und TGF β (Transforming growth factor β). Als Resultat werden extrazelluläre Matrixproteine synthetisiert, zu denen insbesondere Kollagenfibrillen (I, III, IV) zählen. Ferner kommt es zur Hypertrophie und Hyperplasie der glatten Muskulatur (beim Asthma bronchiale). Am Ende dieses Prozesses steht die

Vernarbung des chronisch-entzündlichen Gewebes. Diese ist letztlich mit einem mehr oder minder stark ausgeprägten Verlust der Organfunktion assoziiert. Besonders wichtig ist in diesem Zusammenhang die Irreversibilität des Prozesses in diesem Stadium, so daß ein wichtiges Ziel der therapeutischen Bemühungen dahin gerichtet sein muß, die Chronifizierung der Entzündungsreaktion zu verhindern. Somit stehen frühe Interventions- und Präventionsstrategien sowie die optimale Behandlung der akuten Entzündungsreaktion im Mittelpunkt der therapeutischen Konzepte allergischer Erkrankungen.

3 Autoimmunität, HLA-Assoziationen

T. Kamradt u. G.-R. Burmester

3.1 Autoimmunität – Begriffsdefinition 132
3.2 Autoimmunität – ein häufiges physiologisches Begleitphänomen 133
3.3 Verhinderung der Autoimmunität 133
3.3.1 Antigenerkennung durch T-Zellen 134
3.3.2 Zentrale Mechanismen der Toleranzinduktion .. 135
3.3.3 Periphere Mechanismen der Toleranzinduktion. 135
3.4 Mechanismen der Toleranzdurchbrechung 138

3.5 Faktoren bei der Entstehung von Autoimmunkrankheiten – Genetik und Umwelt 141
3.5.1 Immungenetische Faktoren – das HLA-System.. 141
3.5.2 Realisationsfaktoren 143
3.6 Mechanismen der Gewebsschädigung – Krankheitsbilder und Tiermodelle 144
3.7 Ansatzpunkte zum Durchbrechen autoimmuner Vorgänge 146

3.1 Autoimmunität – Begriffsdefinition

Kennzeichen des Immunsystems der Vertebraten ist die **hohe Spezifität** und **Universalität**, d. h. gegen jedes nur erdenkliche Molekül, das in geeigneter Weise dem Immunsystem angeboten – „präsentiert" – wird, kann eine Immunantwort eingeleitet werden, die spezifisch nur für die bestimmte Konfiguration dieses Moleküls ist. Diese hohe Spezifität und Universalität ist offensichtlich von großem Vorteil in der evolutionären Entwicklung, da diese Grundzüge des Immunsystems allen höher entwickelten Spezies gemeinsam sind. Der große Nachteil der Universalität des Immunsystems besteht jedoch darin, daß grundsätzlich auch gegen körpereigene, autologe Substanzen eine Immunantwort eingeleitet werden kann. Autoimmunität ist also definiert als die Reaktion des Immunsystems auf körpereigene Substanzen. Dabei ist die Frage nicht, warum es überhaupt Autoimmunität gibt, sondern warum sie nicht viel häufiger auftritt oder gar ein generelles Phänomen ist, da ja, wie oben ausgeführt ist, grundsätzlich jeder Stoff, also auch körpereigenes Material, eine Immunantwort hervorrufen kann. Verhinderung der Autoimmunität, „Toleranz", muß also ein **aktiver** Vorgang sein, der durch verschiedene Deletions- und Suppressionsmechanismen ständig aufrechterhalten werden muß. Störungen dieser Mechanismen führen dann zu dem Phänomen der Autoimmunität.

Paul Ehrlich sprach in diesem Zusammenhang vom „horror autotoxicus" und bis vor kurzem hat man geglaubt, das Immunsystem sei in der Lage zwischen „Selbst" und „Nicht-Selbst" zu unterscheiden. Heute geht man eher davon aus, daß im Zusammenspiel zwischen dem unspezifischen Immunsystem (z.B. Komplement, Makrophagen, Killerzellen) und dem spezifischen Immunsystem (T- und B-Lymphozyten) zwischen „gefährlichen" und „ungefährlichen" Antigenen unterschieden wird. Während man früher formuliert hätte: „Das Immunsystem muß in der Lage sein, zwischen „Selbst" und „Nicht-Selbst" zu unterscheiden", würde man heute eher sagen: „Das Immunsystem muß in der Lage sein, Infektionskrankheiten abzuwehren und sollte dabei so wenig Schaden wie möglich im eigenen Organismus verursachen.".Die spezifische Immunantwort wird von B- und T-Lymphozyten vermittelt. Diese Zellen tragen klonale Antigenrezeptoren auf ihrer Oberfläche mit denen sie Antigene erkennen. Die Bildung der B- und T-Zell-Rezeptoren ist ein stochastischer Prozeß, in dessen Verlauf auch autoreaktive Rezeptoren produziert werden.

Tab. 3/1: Physiologisches und pathophysiologisches Auftreten von Autoimmunphänomenen.

Autoimmunphänomen	Situationen	
	physiologisch	pathologisch
Antinukleäre Antikörper	Alter, Virusinfektionen	„Kollagenerkrankungen", z. B. system. Lupus erythematodes
Rheumafaktoren	Bakterielle Infektionen	Chronische Polyarthritis

Tab. 3/2: Mechanismen der T-Zell-Toleranzinduktion/-erhaltung.

Zentral	Peripher
• Negative Selektion im Thymus, klonale Deletion	• Sequestierung von Antigen, „Immunologische Ignoranz" • Periphere Deletion von T-Zellen • Anergie • Immunregulation/Suppression

3.2 Autoimmunität – ein häufiges physiologisches Begleitphänomen

Autoimmune Vorgänge sind nicht grundsätzlich gleichzusetzen mit krankmachenden Ereignissen. So werden z. B. **im Alter häufig Autoimmunphänomene** ohne klinische Symptome beobachtet. Diese bestehen z. B. im Vorkommen von **antinukleären Antikörpern (ANA)**, d. h. Antikörpern gegen normale Zellkernbestandteile, oder auch in **Rheumafaktoren (RF)** – Antikörpern, die gegen den konstanten Teil von Immunglobulinen gerichtet sind. Letztere bilden geradezu das Paradebeispiel eines Autoimmunphänomens, da sich hier die Erkennungsmoleküle des Immunsystems, also die Antikörper, gegen sich selbst richten. Auch bei heftigen Auseinandersetzungen des Immunsystems mit Bakterien oder Viren können „physiologischerweise" antinukleäre Antikörper oder Rheumafaktoren gefunden werden.

Die physiologische Bedeutung des Auftretens dieser Antikörper ist noch nicht klar; im Alter werden **nachlassende Suppressionsmechanismen** diskutiert; bei Infektionen werden **Abräumvorgänge** von zerstörten Zellen (ANA) oder **Verstärkung der Immunantwort** durch Potenzierung der Immunglobulin-Beladung von Bakterien (RF) angenommen. In allen diesen Situationen sind die autoimmunen Antikörper in der Regel niedrigtitrig, d. h. in geringer Zahl vorhanden und im Fall von Infektionskrankheiten nur passager nachweisbar, hier verschwinden die Autoimmunphänomene nach Beseitigung der Infektion. Zwei Folgerungen ergeben sich aus diesen Beobachtungen:

- Autoimmunphänomene können auch bei gesunden Organismen entstehen, ohne Krankheiten hervorzurufen, und
- in bestimmten Situationen (z. B. bei Infektionen) können Autoimmunphänomene auch eine physiologische Bedeutung haben und unterliegen einem wirksamen Regulationsmechanismus.

Tabelle 3/1 zeigt eine Gegenüberstellung von physiologischen und pathologischen Situationen, in denen die genannten Autoimmunphänomene auftreten.

3.3 Verhinderung der Autoimmunität

Trotz der auch gelegentlich physiologisch auftretenden Autoimmunphänome ist deren Verhinderung eine entscheidende Aufgabe des Immunsystems. Die in Tabelle 3.2 aufgeführten Mechanismen stehen dabei zur Verfügung und werden im einzelnen unten ausgeführt. Wesentliche Impulse zur Erklärung der Toleranzinduktion und deren Erhaltung sind in der jüngsten Zeit von der Untersuchung transgener Mäuse oder Ratten ausgegangen. Dabei werden ein oder mehrere fremde Gene in die Keimbahn eingebracht, indem die für diese Gene kodierende DNA in die Pronuklei befruchteter Eizellen mikroinjiziert wird. Diese werden anschließend in scheinschwangere Mäuse implantiert, so daß die sich aus diesen Eizellen entwickelnden Nachkommen „transgen" sind, das heißt ein fremdes Gen fest in die eigene Keimbahn integriert haben, das auf folgende Generationen übertragen werden kann (s. Schema in Abb. 3/1). Ein entscheidender Vorteil dieses experimentellen Systems besteht darin, daß das Genprodukt, dessen toleranzinduzierende Eigenschaften untersucht werden sollen, von Anfang an im sich entwickelnden Organismus vorhanden sein kann und nicht erst zu einem späteren Zeitpunkt artefiziell zugeführt werden muß, wie es unter den bisherigen experimentellen Bedingungen der Fall war. Folgende Vorteile ergeben sich insgesamt aus diesem experimentellen System unter Verwendung transgener Mäuse:

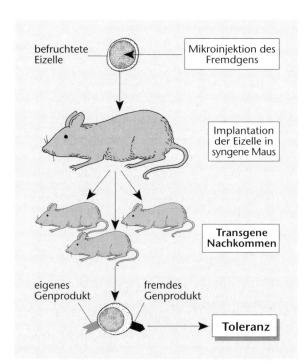

Abb. 3/1: Schematische Darstellung der Generierung transgener Mäuse.

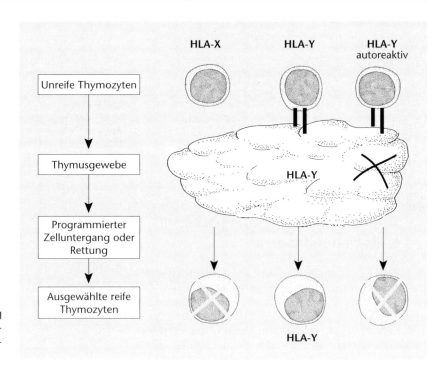

Abb. 3/2: Schematische Darstellung der T-Zell-Selektion im Thymus aufgrund des Kontaktes mit den MHC-Antigenen im Thymus.

- Das gewählte Gen kann für ein normalerweise fremdes Antigen kodieren, das im transgenen Organismus während einer bestimmten Entwicklungsphase exprimiert wird und sich dann wie ein Selbstantigen verhält.
- Das Gen kann an einen gewebsspezifischen Promoter gekoppelt werden, der die Expression nur in bestimmten Organen zuläßt. Ein Beispiel ist die Kopplung an den Insulinpromotor, so daß das interessierende Gen nur in den Inselzellen des Pankreas exprimiert wird (s. a. Abb. 3/3).
- Die Konzentration, der Syntheseort, und der Expressionszeitpunkt des Transgenproduktes kann durch bestimmte gentechnische Verfahren bestimmt werden.
- Die Transgenprodukte können immunologisch bedeutsame Moleküle selbst darstellen, beispielsweise MHC-Antigene (MHC = Major histocompatibility complex), bestimmte T-Zell-Rezeptoren (s. a. Abb. 3/3) oder Immunglobuline, deren Einfluß auf die Toleranzentwicklung im transgenen Organismus untersucht werden kann. Wesentliche Erkenntnisse, etwa zur Rolle des Thymus bei der T-Zell-Selektion, konnten durch die Untersuchung transgener Mäuse gewonnen werden.

3.3.1 Antigenerkennung durch T-Zellen

Zum Verständnis der Prozesse, die eine Autoimmunität verhindern oder verursachen, ist es notwendig, die Aktivierung von T-Zellen durch Antigene zu verstehen. T-Zellen erkennen Antigene mit ihrem klonalen T-Zell-Rezeptor (TZR). Klonal bedeutet hier, daß jede individuelle T-Zelle ausschließlich einen bestimmten TZR exprimiert. Dieser klonale TZR wird auf der Oberfläche der T-Zelle in vielen Kopien exprimiert, so daß jede T-Zelle mehrere tausend untereinander identische TZR exprimiert. T-Zellen erkennen ausschließlich solche Antigene, die an Moleküle des **M**ajor **h**istocompatibility **c**omplex (MHC) gebunden sind. Der menschliche MHC wird auch als **H**uman **l**eukocyte **a**ntigens (HLA) bezeichnet. Es gibt zwei Klassen von MHC-Molekülen. MHC-Klasse-I-Moleküle werden auf der Oberfläche fast aller kernhaltigen Wirbeltierzellen exprimiert. Die menschlichen HLA-A, -B- und -C-Moleküle (z. B. HLA-B27) gehören zur Gruppe der MHC-Klasse-I-Moleküle. MHC-Klasse-II-Moleküle werden unter physiologischen Umständen nur auf der Oberfläche spezialisierter antigenpräsentierender Zellen (APZ), z. B. Makrophagen, exprimiert. Beim Menschen gehören die HLA-DR-, -DP- und -DQ-Moleküle (z. B. HLA-DR4) zur Gruppe der MHC-Klasse II. Von seltenen Ausnahmefällen abgesehen, handelt es sich bei den von T-Zellen erkannten Antigenen grundsätzlich um Peptide, die aus etwa acht bis fünfzehn Aminosäuren bestehen. Auf den MHC-Molekülen werden ständig endogene, d. h. in der Zelle selbst produzierte Peptide präsentiert. Wird eine Zelle von intrazellulären Krankheitserregern, z. B. Viren, befallen, so werden virale Proteine in der Zelle produziert. Ein Teil dieser Proteine wird in der Zelle proteolytisch zu Peptiden verkleinert und bindet intrazellulär an MHC-I-Moleküle, die an die Zelloberfläche transportiert werden. Damit exprimiert die infizierte Wirtszelle einen Komplex aus Selbst-MHC-I und viralem Peptid, der von antigenspezifischen T-Zellen erkannt werden kann. Eine einzelne T-Zelle erkennt ihr spezifisches Antigen entweder im Kontext von MHC-I oder im Kontext von MHC-II. In den allermeisten Fällen sind es CD8$^+$-T-Zellen, die an MHC-Klasse I gebundene Peptide erkennen, wohingegen CD4$^+$-T-Zellen zumeist Peptide, die an MHC-Klasse-II-Moleküle gebunden sind, erkennen. Wie erwähnt, werden MHC-Klasse-II-Moleküle normalerweise nur auf APZ exprimiert. Solche APZ, z. B. Makrophagen oder dendritische Zellen, sind in der Lage exogenes Antigen aufzunehmen. Im Phagolysosom werden die aufgenommenen Antigene (z. B. Bakterien) dann proteolytisch verdaut. Die dabei entstehenden Peptide werden an MHC-Klasse-II-Moleküle gebunden und die resultierenden Komplexe werden an die Zelloberfläche transportiert. MHC-Klasse-II-Moleküle präsentieren den T-Zellen also exogene Peptide.

3.3.2 Zentrale Mechanismen der Toleranzinduktion

Das entscheidende Organ bei der Reifung und der Selektion geeigneter T-Zellen ist der Thymus. Einige Mechanismen sind schematisch in Abbildung 3/2 dargestellt. Aus dem Knochenmark wandern unreife T-Zell-Vorläuferzellen ein. Diese können folgende Charakteristika haben:

- Sie sind nicht in der Lage, über ihren T-Zell-Rezeptor mit den MHC-Molekülen des eigenen Organismus (hier zur Vereinfachung mit „Y" bezeichnet) eine Bindung einzugehen. Eine solche Bindung ist jedoch erforderlich, wenn z. B. virusinfizierte Zellen vernichtet werden sollen. Bei diesem Vorgang wird den T-Zellen nämlich das eigentliche Virusantigen auf den passenden MHC-Molekülen präsentiert. Würde die T-Zelle jedoch irrtümlich für das MHC-Antigen „X" als Kooperationspartner ausgerichtet sein, könnte eine solche Antigenerkennung nicht stattfinden und damit auch die infizierte Zelle nicht abgetötet werden. Eine derartig „fehlprogrammierte" T-Zelle ist damit für den Organismus ohne Wert und muß eliminiert werden. Wir gehen heute davon aus, daß solche Zellen nicht aktiv getötet werden, sondern daß bei ihnen ein endogenes „Selbstmordprogramm" oder Apoptose abläuft, das in diesem Fall durch positive Rettungssignale nicht unterbrochen wird.
- Anders ist es, wenn die T-Zelle für die Kooperation mit dem richtigen, zu ihr passenden MHC-Molekül („Y") vorbereitet ist. Jetzt kann der T-Zell-Rezeptor eine Bindung mit Thymusgewebe (vermutlich den Thymusepithelzellen) über die MHC-Moleküle eingehen. Bei diesem Vorgang erhält die T-Zelle Signale, die das Selbstmordprogramm anhalten und so der T-Zelle ein Überleben erlauben. Eine solche Zelle kann weiterreifen und schließlich in die Zirkulation entlassen werden. Offensichtlich ist hier jedoch noch ein wichtiger Schutzmechanismus eingebaut. Ist nämlich die Bindung zwischen dem T-Zell-Rezeptor und den eigenen MHC-Molekülen zu stark, so daß später eine zytotoxische Reaktion gegenüber diesen eigenen Zellen eingeleitet werden könnte, fällt eine solche Zelle ebenfalls der Vernichtung anheim.
- Schließlich kann auch der Fall eintreten, daß zwar T-Zell-Rezeptor und MHC-Antigene gut zueinander passen, jedoch der Rezeptor ein körpereigenes Antigen erkennt. Eine anschließende Reaktion einer solchen „autoimmunen" T-Zelle wäre fatal, da es dann zu einer Selbstzerstörung des Körpers kommen könnte. Daher müssen auch solche Zellen ausselektiert werden. Reagiert nun eine T-Zelle mit diesen körpereigenen Antigenen, erhält sie ebenfalls keine Rettungssignale und das endogene Selbstmordprogramm führt zum Absterben dieser Zelle.

Eine entscheidende Bedeutung bei der Toleranzinduktion, d. h. bei der Verhinderung einer späteren Autoimmunität, kommt somit der vorgeburtlichen Phase und einer kurzen postnatalen Zeitspanne zu. Zwei weitere Beobachtungen seien hier exemplarisch herausgegriffen: Kälber mit unterschiedlichem Erbgut, also nichtidentische Zwillinge, jedoch mit gemeinsamem plazentarem Kreislauf („Chimären") zeigten keine Abstoßungsreaktionen auf Material des jeweiligen Zwillings. Neugeborene Mäuse, die unmittelbar nach der Geburt Zellen eines anderen Mäusestamms injiziert bekamen, tolerierten später Hauttransplantate dieses Stammes im Gegensatz zu nichtinjizierten Tieren, die diese Hautübertragung rasch abstießen. Interessanterweise konnte diese Art der Toleranz durch die Injektion von T-Zellen auch auf ursprünglich nicht tolerante Mäuse übertragen werden, was ebenfalls ein Beweis für die aktive Rolle dieser Zellpopulation bei der Toleranzerhaltung ist.

3.3.3 Periphere Mechanismen der Toleranzinduktion

Die zentrale, d. h. im Thymus stattfindende, Toleranzinduktion funktioniert nicht für alle Antigene gleich gut. Man weiß heute, daß die zentrale Toleranzinduktion unter anderem davon abhängt, wo, wie (z. B. membrangebunden oder löslich) und in welcher Konzentration ein Selbstantigen exprimiert wird. Außerdem können nicht alle Selbstantigene im Thymus exprimiert werden. Daraus ergibt sich, daß periphere „Backup"-Mechanismen zur Induktion und Erhaltung von T-Zell-Toleranz erforderlich sind. Tatsächlich kann ein Antigenkontakt reifer T-Zellen in der Peripherie, abhängig von den Begleitumständen entweder zur Aktivierung der T-Zelle oder zur Toleranzinduktion führen. Verschiedene Mechanismen, die periphere Toleranz induzieren, sind heute bekannt und sind in Tabelle 3/2 aufgeführt.

Periphere Deletion von T-Zellen

T-Zellen können nicht nur im Thymus, sondern auch in der Peripherie deletiert werden. Ein klassisches Beispiel ist die Deletion von T-Zellen nach sehr starken antigenen Stimuli („High zone tolerance"). Diese wird z. B. bei Exposition gegen bakterielle Superantigene (z. B. im sog. Toxic-shock-syndrome) oder nach fulminanten Virusinfektionen beobachtet. Im letzteren Fall kann Viruspersistenz die Folge der Vernichtung virusspezifischer T-Zellen sein. Im Tiermodell ist die periphere Deletion von T-Zellen erfolgreich zur Prävention oder Therapie experimentell induzierter Autoimmunerkrankungen eingesetzt worden.

Die periphere Deletion von T-Zellen dient nicht nur der Toleranzerhaltung sondern ist auch ein Bestandteil der normalen physiologischen Regulation von Immunantworten. Aktivierungsinduzierter Zelltod (Activation-induced cell death, AICD) stellt sicher, daß T-Zell-Klone, die im Rahmen einer Immunantwort expandiert sind und ihre Aufgabe erfüllt haben, danach wieder reduziert werden. Ein wichtiger Mechanismus zur Induktion von AICD sind Signale, die durch das Oberflächenmolekül Fas (CD95) vermittelt werden. Die Expression dieses Moleküls wird in aktivierten T-Zellen hochreguliert. Gleichzeitig exprimieren diese Zellen den Liganden für Fas (FasL, CD95L), so daß durch die Interaktion von Fas und FasL AICD induziert werden kann. Die Wichtigkeit dieses Mechanismus wird durch die klinische Beobachtung bestätigt, daß Patienten mit einem Defekt der Fas- oder FasL-Expression an schweren lymphoproliferativen Erkrankungen leiden.

Sequestrierung von Antigenen, „Immunologische Ignoranz"

In Versuchstieren können durch die Immunisierung mit Selbstproteinen verschiedene Autoimmunerkrankungen ausgelöst werden. Diese Autoimmunkrankheiten können dann durch Transfer von T-Zellen von erkrankten auf gesunde syngene Tiere übertragen werden. Dies zeigt einerseits, daß die entsprechenden autoreaktiven T-Zellen zum normalen Repertoire dieser Versuchstiere gehören. Spontan, also ohne Immunisierung, erkranken diese Tiere jedoch nicht an den experimentell induzierbaren Autoimmunkrankheiten. Auch in gesunden Probanden hat man T-Zellen, die für das basische Myelinprotein, ein wichtiges Zielantigen bei der multiplen Sklerose, spezifisch sind, nachweisen können. Autoreaktive T-Zellen sind also in der Peripherie vorhanden, „ignorieren" ihr spezifisches Antigen jedoch, so daß funktionell die T-Zell-Toleranz erhalten bleibt. Die Gruppe um Hengartner in Zürich hat in eleganten Experimenten die Bedeutung dieser „immunologischen Ignoranz" demonstriert. Sie produzierten TZR-transgene Mäuse, in denen fast alle T-Zellen den durch das Transgen eingeführten Rezeptor exprimieren. Dieser TZR ist spezifisch für ein Glykoprotein des lymphozytären Choriomeningits-Virus (LC MV). Zusätzlich produzierten sie transgene Mäuse desselben Stammes, in denen das Gen für das vom transgenen TZR erkannte Virusprotein unter der Kontrolle des Insulinpromotors auf den Inselzellen des Pankreas exprimiert wurde. Diese beiden Mauslinien wurden gekreuzt. Die Mäuse der F_1-Generation exprimierten also auf den pankreatischen Inselzellen das LC MV-Protein. Gleichzeitig waren fast alle T-Zellen dieser Mäuse spezifisch für dieses LC MV-Protein. Ein möglicher Ausgang dieses Experimentes wäre also gewesen, daß die in großer Zahl vorhandenen zytotoxischen T-Zellen ihr Zielantigen auf den Inselzellen erkennen, diese vernichten und die Mäuse deshalb an einem fulminant verlaufenden immunologisch bedingten Diabetes sterben. Stattdessen waren die F_1-Mäuse völlig gesund, auch die histologische Untersuchung ergab keinerlei Hinweis auf eine etwaige T-Zell-Infiltration der Langerhans-Inseln. Eine mögliche Erklärung für diesen Befund wäre, daß das transgene Virusprotein vom Immunsystem der Mäuse als „Selbst" erkannt wird und deshalb nicht angegriffen wird. Wie oben dargelegt, ist die Deletion potentiell autoreaktiver T-Zellen im Thymus der wesentliche Mechanismus der Toleranzinduktion. In den doppeltransgenen Mäusen waren die transgenen T-Zellen jedoch in gleicher Zahl nachweisbar wie in den Mäusen, die nicht transgen für das Virusprotein waren. Offenkundig wurden die „selbst"-spezifischen T-Zellen nicht deletiert. Die autoreaktiven T-Zellen waren auch nicht tolerant: **in vitro** waren sie durchaus in der Lage LC MV-infizierte Zellen zu lysieren. In den doppeltransgenen Mäusen wurde die funktionelle T-Zell-Toleranz offensichtlich dadurch aufrechterhalten, daß die zytotoxischen T-Zellen nicht mit den Zellen, die das Virusantigen exprimierten, in Kontakt kamen. In solchen Fällen spricht man von sequestrierten Antigenen oder immunologischer Ignoranz. Physiologische Beispiele sind u. a. die Blut-Liquor-Schranke oder die Tatsache, daß normalerweise keine Immunantwort gegen Antigene, die im Auge exprimiert werden, gebildet wird.

Immunologische Ignoranz wird auch beobachtet, wenn Antigene zwar den T-Zellen zugänglich sind, ihre Konzentration aber unterhalb einer kritischen Schwellendosis bleibt. Auch solche Antigene werden vom Immunsystem ignoriert. Die Bedeutung der immunologischen Ignoranz für die Erhaltung funktioneller Toleranz ist kaum zu überschätzen. Es ist nur schwer vorstellbar, wie das Immunsystem funktionieren könnte, wenn jede T-Zelle, die in der Lage ist, irgendeines der vielen Selbstantigene zu erkennen, deletiert werden müßte. Durch die Sequestrierung von Antigenen wird erreicht, daß potentiell autoreaktive T-Zellen harmlos bleiben, solange sie nicht in Kontakt mit ihrem spezifischen Antigen geraten. Weiter unten wird dargestellt werden, daß dieser Mechanismus nicht immer fehlerfrei funktioniert und welche pathophysiologischen Konsequenzen sich aus dem

Überwinden der immunologischen Ignoranz ergeben können.

Anergie

Unter experimentellen Bedingungen läßt sich eine T-Zell-Antwort dann erzeugen, wenn das Antigen gemeinsam mit einem Adjuvans injiziert wird. „T-Zell-Antwort" heißt hier, daß die T-Zellen, wenn ihnen in vitro das Antigen präsentiert wird, proliferieren und Interleukin-2 produzieren. Wird ein Antigen hingegen in Kochsalzlösung i.v. appliziert, wird keine Immunantwort gegen dieses Antigen gebildet. Die nichtimmunogene Applikation von Antigen bleibt aber nicht folgenlos. Wenn ein Antigen zunächst unter nichtimmunogenen Bedingungen (z.B. in Kochsalzlösung i.v.) und später unter immunogenen Bedingungen (z.B. in Adjuvans s.c.) injiziert wird, so ist auch nach der zweiten, immunogenen Injektion keine T-Zell-Antwort gegen das betreffende Antigen nachweisbar. In vitro ebenso wie in vivo konnte in verschiedenen TZR-transgenen Mausmodellen gezeigt werden, daß die antigenspezifischen T-Zellen nach der Toleranzinduktion durch nichtimmunogene Antigenapplikation noch vorhanden waren. Die fehlende T-Zell-Antwort war also nicht durch eine Deletion der spezifischen T-Zellen bedingt. Die antigenspezifischen T-Zellen waren in den verschiedenen experimentellen Ansätzen ausnahmslos vital. Durch unspezifische Stimuli wie z.B. PMA/Ionomycin konnten sie zur Proliferation und Zytokinproduktion angeregt werden. Die Signalübertragung durch den TZR ist hingegen in diesen Zellen blockiert. Wenn vitale T-Zellen nicht in der Lage sind, nach Antigenerkennung zu proliferieren und IL-2 zu produzieren, spricht man von Anergie. Es gibt widersprüchliche Befunde hinsichtlich anderer Effektorfunktionen dieser anergen T-Zellen. Manche Untersucher berichten, daß anerge T-Zellen noch in der Lage sind andere Zytokine, z.B. IL-4 oder IFN-γ, zu produzieren. In anderen experimentellen Systemen waren diese Ergebnisse jedoch nicht reproduzierbar. Klar ist jedoch, daß T-Zell-Anergie einen nichtdeletierenden Mechanismus zur Erhaltung oder Induktion von T-Zell-Toleranz darstellt.

Über die Mechanismen, die zur Anergie von T-Zellen führen ist noch wenig bekannt. Am wahrscheinlichsten scheint das Fehlen eines notwendigen kostimulatorischen Signals am Zustandekommen der Anergie beteiligt zu sein. Zur T-Zell-Aktivierung sind zwei Signale notwendig. Das erste Signal wird durch den TZR vermittelt, wenn die T-Zelle ihren spezifischen Peptid/MHC-Komplex erkennt. Das zweite Signal wird durch den Kontakt kostimulatorischer Moleküle auf den APZ, z.B. B7-1 (CD80), B7-2 (CD86) oder CD40 mit ihren Liganden auf den T-Zellen, z.B. CD28 bzw. CD154 (CD40L), vermittelt. Diese Interaktionen sind entscheidend dafür, ob die Erkennung eines Peptid/MHC-Komplexes durch die dafür spezifische T-Zelle die Aktivierung und Proliferation oder die Inaktivierung der betreffenden T-Zelle zur Folge hat. Kürzlich konnte außerdem gezeigt werden, daß die Signaltransduktion durch ein weiteres Oberflächenmolekül der T-Zellen, CD152 (CTLA 4), zur Induktion und Aufrechterhaltung von T-Zell-Toleranz notwendig ist. Auf molekularer Ebene scheint Anergie durch eine negative Regulation der IL-2-Gentranskription bedingt zu sein. Diese Hemmung wird wahrscheinlich durch eine Blockade der $p21^{ras}$ Aktivierung verursacht.

Regulatorische Zellen, Suppression

Die in den 70er Jahren gemachte Beobachtung, daß Toleranz gegen ein bestimmtes Antigen durch Zelltransfer von einer Maus auf andere syngene Mäuse übertragen werden konnte, führte zu dem Konzept antigenspezifischer Suppressorzellen. Jahrzehntelange Bemühungen, eine Suppressorzelle zu charakterisieren, blieben erfolglos, so daß das Konzept antigenspezifischer Suppressorzellen ernsthaft in Frage gestellt werden mußte. Erst vor wenigen Jahren fanden Lafaille und Mitarbeiter molekularbiologisch begründete Hinweise auf die Existenz regulatorischer Zellen. Wiederum waren es Experimente mit transgenen Mäusen, die die entscheidenden Hinweise erbrachten. Lafaille und Mitarbeiter produzierten eine TZR-transgene Maus, deren transgener TZR spezifisch für ein enzephalitogenes Peptid des basischen Myelinproteins (**M**yelin **b**asic **p**rotein, MBP) ist. Wird den Mäusen, die den MBP-spezifischen TZR besitzen, MBP injiziert, so erkranken sie an einer demyelinisierenden Erkrankung (**E**xperimental **a**utoimmune **e**ncephalomyelitis, EAE), die der multiplen Sklerose ähnelt. Die Erkrankung verläuft bei verschiedenen Mäusen individuell unterschiedlich und nach etwa vier Wochen entwickelt sich bei fast allen erkrankten Mäusen spontan eine komplette Remission der Erkrankung.

An dieser Stelle ist es wichtig, ein technisches Detail zu erwähnen: In TZR-transgenen Mäusen tragen zumeist etwa 60 bis 85% aller T-Zellen den transgenen Rezeptor. Die anderen T-Zellen tragen andere Rezeptoren. Ermöglicht wird die Expression dieser endogenen Rezeptoren durch das **R**ecombinase **a**ctivating **g**ene (RAG). Lafaille und Mitarbeiter kreuzten daher die MBP-TZR transgenen Mäuse mit Mäusen, deren RAG durch molekularbiologische Manipulationen deletiert war ($RAG^{-/-}$ Mäuse). Diese Mäuse sind nicht in der Lage, endogene TZR zu exprimieren. Deshalb tragen sämtliche T-Zellen den transgenen TZR. Wird nun den Mäusen, die ausschließlich den MBP-spezifischen TZR exprimieren, das enzephalitogene MBP-Peptid injiziert, so erkranken ausnahmslos alle Mäuse an EAE. Außerdem entwickelt sich die Erkrankung bei all diesen Mäusen bis zu ihrem maximalen Schweregrad, und Remissionen werden nicht beobachtet. Diese Beobachtungen legen die Schlußfolgerung sehr nahe, daß in den normalen Mäusen eine endogene Population von T-Zellen in der Lage ist, die pathogene Immunantwort gegen MBP zu regulieren und dadurch die Inzidenz und den Schweregrad der Erkrankung zu limitieren sowie eine Remission zu induzieren[1].

Ein weiterer Mechanismus der Immunregulation ist die Zytokinproduktion von T-Zellen. T-Helferzellen (TH) können aufgrund ihrer Zytokinproduktion in verschiedene Kategorien eingeteilt werden (vgl. auch Kapitel 53). TH-1-Zellen produzieren hauptsächlich proinflammatorische Zytokine wie z. B. IFN-γ oder TNF-β (Lymphotoxin). Diese Zytokine werden einerseits zur Überwindung intrazellulärer Infektionen benötigt, sind aber andererseits auch mitverantwortlich für die Gewebszerstörung bei chronisch entzündlichen oder autoimmunen Erkrankungen. TH-2-Zellen produzieren vor allem IL-4, IL-5 und IL-13, sind zur Überwindung parasitärer Erkrankungen notwendig, spielen aber andererseits auch eine wichtige Rolle in der Pathogenese allergischer Erkrankungen. Die Beobachtung, daß TH-1- und TH-2-Zellen sich gegenseitig hemmen können, hat zu der Hypothese geführt, daß eine „T-Zell-Suppression" möglicherweise durch die Produktion regulatorischer Zytokine bewirkt werden könnte. T-Zellen, die vornehmlich TGF-β produzieren, haben in der Tat eine regulatorische Funktion im Tiermodell der EAE und werden gelegentlich schon als TH-3-Zellen bezeichnet. Unlängst ist außerdem eine Population von T-Zellen, die vornehmlich IL-10 und TGF-β produziert, identifiziert worden. Diese Population hat immunregulatorische Funktionen in einem Mausmodell chronisch entzündlicher Darmerkrankungen und wurde als Tr1 (regulatorische T-Zellen) bezeichnet. Wie im Kapitel 53 näher ausgeführt, ist es gegenwärtig aber noch zu früh, die Regulation inflammatorischer Prozesse allein der differentiellen Zytokinproduktion verschiedener T-Zell-Populationen anzurechnen.

3.4 Mechanismen der Toleranzdurchbrechung

Angesichts der vielfältigen zentralen und peripheren Mechanismen der Toleranzinduktion und -erhaltung stellt sich die Frage, wie T-Zell-Toleranz in der Pathogenese von Autoimmunerkrankungen durchbrochen werden kann.

Molecular Mimicry

Gelegentlich werden Autoimmunkrankheiten nach Infektionskrankheiten beobachtet. Eine Vielzahl mikrobieller Proteine weist Sequenzhomologien zu Wirtsproteinen auf. So besteht z. B. eine Sequenzhomologie zwischen einem Peptid der Hepatitis-B-Virus-Polymerase (HBVP) und MBP. In einem klassischen Experiment von Oldstone und Mitarbeitern wurden Kaninchen mit diesem HBVP-Peptid immunisiert. Die Kaninchen bildeten daraufhin Antikörper, die sowohl HBVP als auch MBP banden. Allerdings entwickelten die Kaninchen keine klinischen Symptome der EAE. Basierend auf diesen Befunden wurde dennoch die Hypothese entwickelt, daß Autoimmunkrankheiten durch immunologische Kreuzreaktivität zwischen mikrobiellen und Wirtsantigenen entstehen können (Molecular-mimicry-Hypothese). Im seither vergangenen Jahrzehnt ist allerdings noch in keinem Fall (experimentell oder klinisch) Molecular mimicry als Ursache einer Autoimmunerkrankung nachgewiesen worden. Dennoch bleibt die Hypothese attraktiv, und unlängst wurden Daten publiziert, die diese Hypothese unterstützen. Wucherpfennig und Kollegen isolierten MBP-spezifische T-Zell-Klone von Patienten mit multipler Sklerose. Sie konnten dann in vitro nachweisen, daß diese T-Zell-Klone auch von einigen mikrobiellen Peptiden, die Sequenzhomologien zum MBP aufweisen, aktiviert wurden. Es ist also vorstellbar, daß diese MBP-spezifischen T-Zellen in vivo ursprünglich durch mikrobielle Peptide aktiviert worden waren. Unsere eigene Arbeitsgruppe und die Gruppe um Ohashi haben murine T-Zell-Klone identifiziert, die sowohl durch mikrobielle Peptide, als auch durch Selbstpeptide aktiviert werden können. Es hat sich also in den letzten Jahren klar herausgestellt, daß Kreuzreaktivität von T-Zellen im Sinne der Molecular mimicry kein seltenes Phänomen ist. Insofern stellt sich die Frage, ob eine solche – häufig vorkommende – Kreuzreaktivität notwendigerweise pathogen ist, oder ob andere, bislang nicht bekannte Regulationsmechanismen dafür sorgen, daß Molecular mimicry normalerweise nicht zur Induktion von Autoimmunität führt.

Im Zusammenhang mit der Hypothese der molekularen Mimikri muß auch erwähnt werden, daß Autoreaktivität nicht notwendigerweise gleichzusetzen ist mit Pathogenität. Ein beredtes Beispiel dafür liefert die juvenile chronischer Arthritis, eine Krankheit, deren Ätiogenese noch unbekannt ist. Die Streßproteine (früher Heat-shock-Proteine, hsp) sind eine evolutionär sehr konservierte Gruppe von Proteinen. Anfang der 90er Jahre versuchten deshalb verschiedene Arbeitsgruppen, einen Zusammenhang zwischen Autoimmunerkrankungen und der Immunantwort auf hsp zu finden. Die Idee war, daß derart hochkonservierte Proteine leicht in der Lage sein müßten, Kreuzreaktionen auszulösen und daß solche Kreuzreaktionen möglicherweise pathogen wären. Keine dieser Untersuchungen hat jemals einen Hinweis dafür erbracht, daß die Immunantwort gegen hsp an der Pathogenese von Autoimmunkrankheiten beteiligt ist. Ganz im Gegenteil fand die

---

[1] Theoretisch könnte es sich bei der regulatorischen Zellpopulation auch um B-Zellen handeln, denn auch diese Zellen fehlen in den RAG$^{-/-}$-Mäusen. Spätere Untersuchungen haben aber gezeigt, daß sich Mäuse, die zwar B-Zellen, aber keine nicht-transgenen T-Zellen produzieren können (TCR-α$^{-/-}$-Mäuse), genauso verhalten wie die hier geschilderten RAG$^{-/-}$-Mäuse. Daraus ergibt sich, daß es sich bei der hypothetischen Population regulatorischer Zellen um T-Zellen handelt.

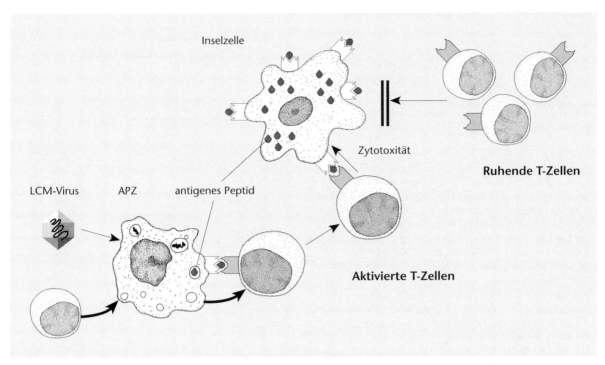

Abb. 3/3: Schematische Darstellung des Experimentes mit doppelt-transgenen Mäusen, bei denen alle T-Zellen den gleichen T-Zell-Rezeptor tragen, der gegen ein Glykoprotein des LCM-Virus gerichtet ist. Das Gen für genau dieses Glykoprotein wurde an den Insulin-Promotor gekoppelt und in den gleichen Stamm eingebracht, so daß die Inselzellen auf ihrer Oberfläche in der MHC-Grube dieses Zielantigen aufweisen. Erst nach einer zusätzlichen Infektion mit dem LCM-Virus werden jedoch die Inselzellen abgetötet (n. Ohasi et al., 1991).

Gruppe um van Eden, daß Kinder mit juveniler rheumatoider Arthritis (JRA) dann eine besonders günstige Prognose hatten, wenn sich aus ihrer Synovialflüssigkeit T-Zellen isolieren ließen, die für humanes hsp65 spezifisch waren. Die Bedeutung dieser Assoziation von Selbstreaktivität mit einer benignen Prognose der JRA ist noch nicht klar, noch weniger der Mechanismus. Wichtig ist jedoch festzuhalten, daß Autoreaktivität, sei sie durch Molecular mimicry oder andere Mechanismen bedingt, nicht notwendigerweise pathogen sein muß, sondern möglicherweise Teil eines physiologischen Regulationsmechanismus sein kann.

Induktion kostimulatorischer Signale, Zytokine

Weiter oben wurde bereits dargelegt, daß zur T-Zell-Aktivierung mehrere Signale notwendig sind. Die spezifische Bindung des TZR an den Peptid/MHC-Komplex wird als Signal 1 bezeichnet, das für die T-Zell-Aktivierung notwendig aber nicht hinreichend ist. Signal 2 wird durch die Interaktion verschiedener Oberflächenmoleküle auf den APZ und den T-Zellen vermittelt und als kostimulatorisches Signal bezeichnet. In den letzten Jahren ist klar geworden, daß die Induktion solcher kostimulatorischer Moleküle ein wesentlicher Bestandteil auch der Pathogenese von Autoimmunerkrankungen sein kann. Einige dieser Befunde sollen im folgenden erwähnt werden. Kehren wir kurz noch einmal zu dem oben geschilderten Experiment der Gruppe um Hengartner zurück. Mäuse, die auf den Inselzellen des Pankreas ein LC MV-Protein exprimierten und gleichzeitig transgen für einen LC MV-spezifischen TZR waren, waren funktionell tolerant, d. h. die Inselzellen wurden nicht zerstört. Als Ursache dieses zunächst paradox erscheinenden Befundes wurde gefunden, daß die transgenen T-Zellen ihr im Pankreas exprimiertes Antigen „ignorierten", d. h. Antigen und T-Zellen kamen nicht in Kontakt miteinander. In einem weiteren Experiment wurden die Mäuse nun mit LC MV infiziert. Diese Infektion führte innerhalb kurzer Zeit zur Zerstörung der Pankreaszellen. Bedingt durch die Infektion hatten die LC MV-spezifischen CD8[+]-T-Zellen also Signale erhalten, die ihnen das Einwandern in das Pankreas und die darauffolgende Zerstörung der Inselzellen ermöglichten. Diese Experimente sind schematisch in Abbildung 3/3 dargestellt. Hengartner und Kollegen konnten auch zeigen, daß dieses Signal spezifisch für die LCMV-Infektion sein mußte: Infektion mit einem anderen Erreger oder die Applikation des proinflammatorischen Zytokins Interferon-γ (IFN-γ) führten nicht zur Inselzellinfiltration.

Verschiedene Arbeitsgruppen konnten nachweisen, daß bestimmte proinflammatorische Zytokine mit der Induktion oder der Erhaltung von T-Zell-Toleranz interferieren können. Wir wissen heute auch, daß verschiedene Mikroorganismen in der Lage sind, die Produktion bestimmter Zytokine in „Bystander-Zellen", die gar nicht für den betreffenden Mikroorganismus spezifisch sind, zu induzieren. Es ist daher gut vorstellbar, daß chronische Entzündungen durch das „proinflammatorische Zytokinmilieu" das Durchbrechen der T-Zell-Toleranz ermöglichen. Sichere experimentelle Belege für diese Hypothese fehlen allerdings noch.

Ein weiterer Mechanismus, der in der Pathogenese der Autoimmunkrankheiten diskutiert wird, ist die aberrante Expression von MHC-Klasse-II-Molekülen. Diese Moleküle präsentieren den $CD4^+$-Zellen Peptidantigene und werden normalerweise nur auf spezialisierten APZ exprimiert. Solche „professionellen APZ" exprimieren nicht nur MHC-Klasse-II-Moleküle, sondern auch die zur Aktivierung naiver T-Zellen notwendigen kostimulatorischen Moleküle. Unter bestimmten Bedingungen, insbesondere in Gegenwart von IFN-γ und TNF-α sind jedoch auch andere Zellen, so z. B. Zellen in der Synovia der Gelenke, in der Lage MHC-Klasse-II-Moleküle zu exprimieren. Diese Zellen präsentieren möglicherweise Autoantigene. Selbst wenn dies der Fall ist, muß nicht notwendigerweise eine Autoimmunreaktion die Folge sein, da diese „nichtprofessionellen APZ" normalerweise keine kostimulatorischen Moleküle exprimieren und deshalb gar nicht oder nur sehr schlecht in der Lage sind, T-Zellen zu aktivieren. Es gibt aber Subpopulationen von Effektor-T-Zellen, die auch in Abwesenheit einer klassischen Kostimulation aktiviert werden können und daher von „nichtprofessionellen" APZ aktiviert werden können.

Schließlich können Zytokine auch Antigene, die normalerweise sequestriert sind und daher ignoriert werden, für das Immunsystem erkennbar machen. Ein klinisches Beispiel liefert die Wegener-Granulomatose. Die pathognomonischen Antikörper, die nach ihrem Fluoreszenzmuster als cANCA (**C**ytoplasmatic/**C**lassic **a**nti-**n**eutrophil **c**ytoplasmatic **a**ntibodies) bezeichnet werden, sind spezifisch für die normalerweise in den azurophilen Granula der Neutrophilen enthaltene Proteinase 3. Eine Stimulation mit Zytokinen, insbesondere mit TNF-α, führt dazu, daß die Proteinase 3 auf der Zelloberfläche der Granulozyten exprimiert wird und dadurch dem Angriff der Autoantikörper zugänglich gemacht wird. Es ergibt sich also ein weiterer möglicher Zusammenhang zwischen Infektionskrankheiten, während derer bestimmte Zytokine, wie z. B. TNF-α, vermehrt produziert werden, und Autoimmunerkrankungen.

Eine zusätzliche Möglichkeit zur Induktion von Autoantikörpern wurde von Roosnek experimentell belegt. Bereits im normalen Organismus gibt es zahlreiche B-Zellen, gekennzeichnet durch das Oberflächenmolekül CD5, die sogenannte multireaktive Autoantikörper mit geringer Affinität gegenüber Zell-

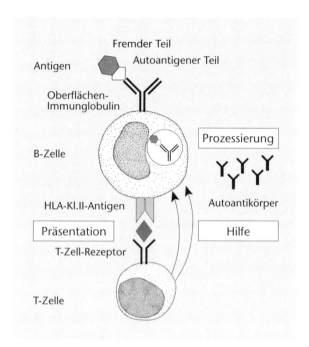

Abb. 3-4: Hypothese zur Entstehung von Autoantikörpern nach Antigenpräsentation durch autoreaktive B-Zellen (n. Roosnek, 1991, Erklärung s. Text).

kernbestandteilen oder Cardiolipiden unter In-vitro-Bedingungen sezernieren können. Möglicherweise spielen solche Autoantikörper eine wichtige Rolle bei Abräumvorgängen des Organismus (s. o.). Bei dem von Roosnek entwickelten Modell (Abb. 3/4) spielen **autoantigenerkennende B-Zellen** eine wesentliche Rolle bei der Antigenpräsentation. Wir wissen, daß die Selektion autoantigenerkennender B-Zellen bei weitem nicht so strikt ist wie auf der T-Zell-Ebene. Normalerweise können diese B-Zellen jedoch nicht zur Autoantikörperbildung aktiviert werden, da ihnen die Hilfe durch die T-Zellen fehlt. Letztere sind ja entweder im Thymus ausselektiert worden oder aber werden durch periphere Mechanismen inaktiviert. Autoantigenerkennende B-Zellen könnten jedoch über ihr zellständiges Immunglobulin solche Moleküle erkennen, binden, prozessieren und schließlich auch präsentieren, die aus einem auch dem Körper eigenen („Autoantigen") und einem Fremdantigen-Anteil bestehen. Ein Beispiel wäre tierisches Eiweiß, bei dem viele Bestandteile dem menschlichen ähnlich – konserviert – sind, einige sich jedoch in der Aminosäurestruktur unterscheiden. Nach Prozessierung eines solchen Antigens könnten nun die B-Zellen über ihre MHC-Moleküle den fremden Teil des Antigens den entsprechenden T-Zellen präsentieren, die dann auch Signale zur B-Zell-Hilfe aussenden, in diesem Fall jedoch einer B-Zelle, die eigentlich ein Autoantigen erkennt und demzufolge auch Autoantikörper sezerniert. Inwieweit dieses Modell auch sein Korrelat bei In-vivo-Vorgängen findet, muß noch weiter untersucht werden.

Tab. 3/3: Assoziationen zwischen Krankheiten und dem HLA-System.

Krankheit	Allel	Häufigkeit (%)		
		Patienten	Kontrollen	Relatives Risiko
M. Behçet	B5	41	10	6,3
Ankylosierende Spondylitis	B27	90	9	87,4
M. Reiter	B27	79	9	37
Akute anteriore Uveitis	B27	52	9	10,4
Subakute Thyreoiditis	B35	70	15	13,7
Psoriasis vulgaris	Cw6	87	33	13,3
Dermatitis herpetiformis	DR3	85	26	15,4
Zöliakie	DR3	79	26	10,8
M. Basedow	DR3	56	26	3,7
Diabetes mellitus Typ I	DR3 und/oder DR4	91	57	7,9
Myasthenia gravis	DR3	50	26	2,5
Syst. Lupus erythematodes	DR3	70	26	5,8
Idiopath. membr. Nephropathie	DR3	75	26	12
Narkolepsie	DR2	100	25	nicht berechenbar
Multiple Sklerose	DR2	59	25	4,1
Chronische Polyarthritis	DR4	50	19,4	4,2
Hashimoto-Thyreoiditis	DR5	19	6	3,2
Perniziöse Anämie	DR5	25	6	5,4

Berechnung des relativen Risikos:

	Anzahl der Individuen		Relatives Risiko (RR)
	Antigen vorhanden	Antigen abwesend	
Patienten	a	b	$RR = \dfrac{a \times d}{b \times c}$
Kontrollen	c	d	

modifiziert nach Klein 1990 und Svejgaard 1983

3.5 Faktoren bei der Entstehung von Autoimmunkrankheiten – Genetik und Umwelt

3.5.1 Immungenetische Faktoren – das HLA-System

Die Entstehung von Autoimmunerkrankungen bedarf zweier Voraussetzungen: 1. einer genetischen Komponente und 2. Umwelteinflüssen, den sogenannten Realisationsfaktoren, die auf dem Boden einer genetischen Empfänglichkeit eine Autoimmunkrankheit erst zum Ausbruch kommen lassen. Die besten Hinweise stammen hier aus der Zwillingsforschung, wo z. B. die höchste Konkordanz für das Auftreten einer Autoimmunerkrankung bei eineiigen Zwillingen, nämlich dem **systemischen Lupus erythematodes**, mit etwa 40 % errechnet wurde.

Die entscheidende Rolle im genetischen Hintergrund spielt sicherlich das oben **erwähnte HLA-System**, da mit bestimmten HLA-Konstellationen auch eine hohe Krankheitsempfänglichkeit vererbt wird. So zeigte schon früh die Untersuchung bestimmter HLA-Antigene überraschende Häufungen bestimmter Determinanten bei einigen Autoimmunerkrankungen (Übersicht s. Tab. 3/3). Die Spondylarthritiden sind sogar so häufig mit dem HLA-B27-Antigen verbunden, daß die Bestimmung dieser Determinante einen wichtigen Baustein für die Diagnostik darstellt.

Über die Grundlagen des HLA-Systems und deren Rolle bei der T-Zell-Selektion ist bereits an anderer Stelle (Kapitel 1) und in diesem Kapitel berichtet worden. Hier soll nur insoweit auf diesen Aspekt eingegangen werden, als er eine fundamentale Voraussetzung zum Verständnis der Autoimmunerkrankungen darstellt. Exemplarisch sollen hier Beispiele der beiden Assoziationsbereiche herausgegriffen werden:

- Klasse-I-Assoziation: das HLA-B27-Antigen und die seronegativen Spondarthritiden und
- Klasse II-Assoziation: die chronische Polyarthritis mit den HLA-DR4-Antigenen DR4 und DR1 und der Diabetes mellitus Typ I mit den HLA-Antigenen DR3 und DR4.

Das HLA-B27-Antigen und Arthritiden: Bei den reaktiven Arthritiden ist eine autoimmune Komponente wahrscheinlich. Zwar lassen sich zu Beginn der Erkrankung Erreger (z. B. Chlamydien, Shigellen und Yersinien) im Gelenk nachweisen, für einige der auslösenden Bakterien ist eine längere Persistenz jedoch äußerst unwahrscheinlich, so daß man bei den chronischen Krankheitsverläufen eine erregerunabhängige immunpathologische Komponente vermuten kann. Verschiedene, teilweise widersprüchliche Hypothesen versuchen die hohe Assoziation des HLA-B27-Antigenes mit seronegativen Spondarthritiden zu erklären. Die beiden wesentlichen Hypothesen sind:

- HLA-B27 präsentiert ein „arthritogenes Epitop";
- HLA-B27 fungiert als Autoantigen in der Pathogenese der Spondylarthropathien.

Derzeit erscheint die erste Hypothese am wahrscheinlichsten. MHC-Moleküle, also auch HLA-B27 haben die Funktion, T-Zellen ein Antigen zu präsentieren. Zu Beginn der Erkrankung kann oftmals bakterielles Antigen im Gelenk nachgewiesen werden, und verschiedene Arbeitsgruppen haben CD8$^+$-T-Zellen, die für die ursächlichen Bakterien spezifisch sind, von betroffenen Patienten isolieren können. Es erscheint also möglich, daß HLA-B27 den CD8$^+$-T-Zellen ein arthritogenes Peptid präsentiert. Dies könnte z. B. mit Molecular mimicry erklärt werden: ein Selbstpeptid wird von HLA-B27 restringierten T-Zellen, die ursprünglich durch ein bakterielles Peptid aktiviert wurden, erkannt. Es ist nachgewiesen worden, daß MHC-Klasse-II-Moleküle auch Selbstantigene, darunter häufig Peptide, die von MHC-Klasse-I-Molekülen stammen, präsentieren. Diese Befunde würden zu der Hypothese passen, daß HLA-B27 als Autoantigen fungiert.

Chronische Polyarthritis (Synonym: „rheumatoide Arthritis") und Klasse-II-Antigene: Wenngleich die seropositve rheumatoide Arthritis im Kindesalter nur relativ selten vorkommt, so soll doch wegen der bahnbrechenden Erkenntnisse, die sich aus der Analyse der HLA-Assoziationen bei dieser Erkrankung ergaben, an dieser Stelle ausführlicher auf die genetischen Grundlagen dieser Erkrankung eingegangen werden. Während bei den vorgenannten seronegativen Spondylarthritiden eine zum Teil über 90%ige Assoziation zwischen dem Vorliegen des genetischen Markers und der Erkrankung besteht, ist die Assoziation von bestimmten HLA-Klasse-II-Determinanten und der chronischen Polyarthritis überwiegend von wissenschaftlichem Interesse, da einerseits manche Patienten diese Antigene nicht aufweisen, umgekehrt jedoch große Teile der Bevölkerung ohne Gelenkerkrankungen gleiche genetische Marker tragen. Attraktive Hypothesen sind entwickelt worden, die die Häufung von bestimmten HLA-Klasse-II-Antigenen und dem Auftreten der chronischen Polyarthritis erklären. Diese Modelle berücksichtigen die Tatsache, daß in der Induktion der Immunantwort, also auch einer autoimmunen Reaktion, die T-Zell-Aktivierung nur dann möglich ist, wenn ein bestimmtes Antigen im Kontext mit passenden HLA-Determinanten der Klasse II präsentiert wird. Natürlich kann der T-Zell-Rezeptor, der das Autoantigen und gleichzeitig das Klasse-II-Molekül erkennt, immer nur eine bestimmte kurze Sequenz auf dem Klasse-II-Antigen erkennen, nicht jedoch die Gesamtheit der Moleküle, die den HLA-Klasse-II-Typ ausmachen. Daher wurde die sogenannte **„Shared epitope hypothesis"** entworfen – aufbauend auf dem Befund, daß bestimmte Klasse-II-HLA-Determinanten, die mit monoklonalen Antikörpern entdeckt werden, bei Patienten mit chronischer Polyarthritis signifikant häufiger auftraten als die klassischen HLA-DR-Determinanten, die jeweils mit Alloseren zahlreiche Moleküle erkennen und dann den klassischen HLA-DR-Typ definieren. So setzt sich die HLA-DR4-Determinante, die häufig mit der chronischen Polyarthritis vergesellschaftet ist, aus verschiedenen Subtypen zusammen. Es gelang auch, die molekulare Basis dieser DR4-Subtypen komplett auf dem DNA-Sequenzbereich zu definieren. Dabei konzentrieren sich die Unterschiede in der DNA-Sequenz vornehmlich auf die Codons um die Position 70 der ersten oder N-terminalen Domäne des Moleküls und somit auf die dritte hypervariable Region des DRß1-Moleküls. Diese dritte hypervariable Region ist von entscheidender Bedeutung für die T-Zell-Erkennung. Aufbauend auf diesen Ergebnissen wird nahegelegt, daß durch Genkonversionsmechanismen ähnliche Strukturen in der dritten hypervariablen Region auch auf anderen DR-Molekülen auftreten können, die dann in der Lage sind, den T-Lymphozyten ein Autoantigen zu präsentieren, um somit die Autoimmunerkrankung zu induzieren.

Sorgfältige molekularimmunologische Untersuchungen haben in letzter Zeit Hinweise darauf gegeben, daß die epidemiologische Assoziation des Shared epitope mit der rheumatoiden Arthritis in der Tat darauf beruht, daß diese HLA-Klasse-II-Moleküle in der Lage sind den T-Zellen bestimmte Antigene zu präsentieren, die von anderen HLA-Klasse-II-Molekülen

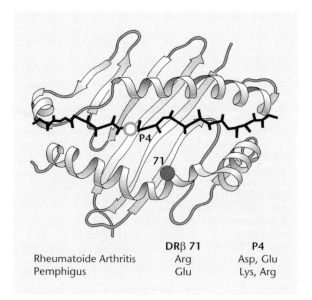

	DRβ 71	P4
Rheumatoide Arthritis	Arg	Asp, Glu
Pemphigus	Glu	Lys, Arg

Abb. 3/5: Darstellung der unterschiedlichen Ladungsverhältnisse in der antigenbindenden Region von HLA-DRB*0401 und HLA-DRB*0402. Der dargestellte Polymorphismus an Position DRb71 ist entscheidend dafür, welche Peptide von den jeweiligen HLA-Molekülen präsentiert werden können, so daß ein Zusammenhang zwischen der antigenpräsentierenden Funktion dieser Moleküle und ihrer Assoziation mit unterschiedlichen Autoimmunerkrankungen nahegelegt wird.

nicht präsentiert werden. Die Aminosäuresequenzen der HLA-Klasse-II-Moleküle HLA-DRB*0401 und *0404 unterscheiden sich nur geringfügig von der Sequenz des eng verwandten HLA-Klasse-II-Moleküls HLA-DRB*0402. Ein entscheidender Unterschied liegt jedoch im Bereich des Shared epitope. Während HLA-DRB*0401 und *0404 an Position 71 der β-Kette eine positiv geladene Aminosäure (Arginin) aufweisen, hat das HLA-DRB*0402 an dieser Position eine negativ geladene Aminosäure (Glutaminsäure; siehe Abb. 3/5). Dieser Unterschied ist insofern von großer praktischer Bedeutung als Position 71 der β-Kette eine der sogenannten „Taschen" markiert, die für die Beladung der MHC-Moleküle mit antigenen Peptiden bereitstehen. Das bedeutet, daß HLA-DRB*0401 und *0404 nur solche Peptide präsentieren können, die an dieser Stelle eine negative Ladung aufweisen. Andererseits kann HLA-DRB*0402 ausschließlich solche Peptide präsentieren, die an dieser Stelle eine positive Ladung aufweisen. HLA-DRB*0401 und *0404, nicht aber HLA-DRB*0402 sind mit der rheumatoiden Arthritis assoziiert, während umgekehrt HLA-DRB*0402, nicht aber HLA-DRB*0401 und *0404 mit einer anderen Autoimmunerkrankung, dem Pemphigus vulgaris, assoziiert ist (Abb. 3/6). Die Kombination der molekularimmunologischen und der epidemiologischen Befunde legt die Vermutung nahe, daß die unterschiedliche Antigenpräsentation der verschiedenen Moleküle für die unterschiedlichen Krankheitsassoziationen verantwortlich ist.

Diabetes mellitus Typ I: Eine ebenfalls sehr interessante Assoziation mit HLA-Klasse-II-Antigenen ergibt sich bei dieser Erkrankung, bei der vor allem Familienstudien wichtige Erkenntnisse erbracht haben (Tab. 3/4). Hierbei dominieren drei serologisch definierte HLA-Typen: DR3/4 oder DR 3 bzw. DR4 mit anderen DR-Antigenen, wobei allerdings die DR-Antigene 2 und 5 außerordentlich selten sind und somit einen protektiven Charakter aufweisen. Weitergehende molekularbiologische Analysen haben zusätzlich zu der Beobachtung geführt, daß ein wichtiger Genort bezüglich des Diabetesrisikos auf dem Gen vorhanden ist, das für die β-Kette des HLA-DQ-Antigens (ebenfalls ein HLA-Klasse-II-Antigen) kodiert. Hier konnte beim Vergleich verschiedener Allele gezeigt werden, daß eine Assoziation der Erkrankung mit der Aminosäure in Position 57 besteht. Findet sich hier ein Aspartat, ist das Diabetesrisiko gering; ist jedoch Alanin, Valin oder Serin vorhanden, ist das Risiko hoch. Auch hier wird vermutet, daß ein autoantigenes Peptid besonders gut von einem so konfigurierten HLA-Klasse-II-Antigen präsentiert werden kann.

3.5.2 Realisationsfaktoren

Trotz der wichtigen immungenetischen Komponente bei der Entstehung von Autoimmunkrankheiten, tragen andere Parameter eine wesentliche Rolle bei. Zu betonen ist, daß die diskutierten HLA-Antigene in der Bevölkerung häufig vorkommen und eine wichtige Aufgabe erfüllen müssen, da sie sonst von der Evolution längst als schädliche Faktoren beseitigt worden wären. Auch die oben erwähnten Familienstudien insbesondere bei homozygoten Zwillingen zeigen, daß die HLA-Gene zwar wichtig sind, jedoch nicht unausweichlich, sondern nur zu bestimmten Prozentsätzen zur Krankheitsentstehung beitragen. Daher sind weitere Realisationsfaktoren erforderlich, die sich vermutlich aus der Auseinandersetzung des Immunsystems mit infektiösen Erregern ergeben. So sind eineiige Zwillinge zwar genetisch identisch, haben jedoch kein identisches Immunsystem, da bei jedem Zwillingspartner aufgrund unterschiedlicher Kontakte zu Mikroorganismen ein anderes immunologisches Repertoire ausgeprägt wird.

Eine weitere wichtige Rolle zur Manifestation von Autoimmunerkrankungen stellt das Geschlecht dar, bei der Mehrzahl der Autoimmunerkrankungen ist bevorzugt das weibliche Geschlecht betroffen. Offenbar beeinflussen hier weibliche Geschlechtshormone das Immunsystem und begünstigen auf bisher unbekannte Weise das Auftreten von Autoimmunerkrankungen. Neben HLA-System und Geschlecht spielt auch die **ethnische Zugehörigkeit** eine wichtige Rolle, da bei bestimmten Völkern einige Autoimmunerkrankungen ungleich häufiger als bei anderen auftreten, was nicht allein durch unterschiedliche HLA-Muster zu erklären ist. Entscheidende Bedeutung kommt auch dem **Alter** zu; die meisten Autoimmunerkrankungen manifestieren sich überwiegend in der zweiten Lebenshälfte (z.B. chronische Polyarthritis), während z.B. der Diabetes mellitus Typ I bevorzugt in den drei ersten Lebensjahrzehnten zum Ausbruch

Tab. 3/4: Diabetes mellitus Typ I und das HLA-System (nach Kolb 1991).

A. Genetische Assoziation des Diabetes mellitus Typ I	
	Erkrankungsrisiko %
Gesamtbevölkerung	ca. 0,3
Kinder diabetischer Mütter	1–2
Kinder diabetischer Väter	5–7
Geschwister diabetischer Kinder	
eineiige Zwillinge	30–40
im HLA identisch	12–30
im HLA halbidentisch	8–12
im HLA verschieden	ca. 1

B. HLA-Klasse II-Assoziation des Diabetes mellitus Typ I		
DR-Typ	Prävalenz (%)	
	DM Typ I	Normalbevölkerung
DR3/4	30–40	3–5
DR4/nicht DR4 und nicht DR3	20–35	15–25
DR3/nicht DR3 und nicht DR4	15–25	12–20
weder DR3 noch DR4	3–8	55–65

kommt. Wenig erforscht sind bislang Realisationsfaktoren, die sich aus **Umwelteinflüssen** herleiten. Diskutiert werden hier mechanische Faktoren, etwa bei einigen Gelenkerkrankungen, oder chemische Komponenten, wie z. B. Schwermetalle, die, unabhängig von ihrer Toxizität, z. B. „autoimmune" Nierenerkrankungen hervorrufen können. Tabelle 3/5 gibt eine Übersicht über die genannten Faktoren.

Mit zunehmendem Wissen über die Pathogenese der Autoimmunkrankheiten ist es klargeworden, daß es verschiedene Kontrollpunkte gibt, an denen darüber entschieden wird, ob eine einmal eingeleitete Autoimmunität sich zu einer Autoimmunkrankheit entwickelt oder subklinisch bleibt. Ein klinisches Beispiel bietet die subakute Thyreoiditis: Die Klinik dieser Erkrankung deutet stark auf eine virale Pathogenese hin. Die Patienten haben schilddrüsenspezifische Autoantikörper und T-Zellen. Diese Autoimmunphänomene sind jedoch in den meisten Fällen transient. In einer Minderzahl der Patienten entwickelt sich allerdings aus der subakuten Thyreoiditis eine autoimmune Thyreoiditis. Es scheint, daß sich mit den heutzutage verbesserten diagnostischen Möglichkeiten auch bei der multiplen Sklerose ein ähnliches Bild ergibt: Offensichtlich gibt es Patienten die nach einer singulären demyelinisierenden Attacke (z. B. Optikusneuritis) nicht das klinische Vollbild der multiplen Sklerose entwickeln. Scheinbar verfügen diese Patienten über immunregulatorische Mechanismen, die in der Lage sind die autoreaktiven T-Zellen zu regulieren. Beurteilt man die verschiedenen menschlichen Autoimmunkrankheiten und die Tiermodelle für Autoimmunität so lassen sich drei wesentliche Kontrollpunkte verallgemeinern:

1. **Ignoranz:** in diesem Stadium sind die autoreaktiven T- oder B-Zellen schon eindeutig nachweisbar. Eine Infiltration des Zielorgans findet jedoch nicht statt. Ob und welche gewebespezifischen Faktoren zum Schutz vor lymphozytärer Infiltration existieren, ist derzeit nicht bekannt. Es ist durchaus auch möglich, daß der Grund für die fehlende Organinfiltration in den T-Zellen selbst liegt. So ist aus dem EAE-Modell bekannt, daß MBP-spezifische T-Zell-Klone, die nicht das Adhäsionsmolekül Integrin-α4β1 exprimieren, nicht in der Lage sind, die Blut-Liquor-Schranke zu überwinden.

2. **Subklinische Infiltration:** Im nächsten Schritt infiltrieren die pathogenen Lymphozyten ihr Zielorgan ohne daß es zu klinischen Symptomen kommt. Klassisches Beispiel ist das Mausmodell für den Typ-I-Diabetes (Insulin dependent diabetes mellitus, IDDM): während sowohl bei den weiblichen als auch den männlichen Mäusen des suszeptiblen Stammes histologisch eine Insulitis nachweisbar ist, entwickeln fast ausschließlich die weiblichen Mäuse einen Diabetes. Vergleichbare Beobachtungen sind auch in anderen Tiermodellen gemacht worden. Die Gründe für dieses unterschiedliche Verhalten sind nicht bekannt. Diskutiert werden unter anderem unterschiedliche Zytokinmuster der mehr oder weniger „aggressiven" T-Zellen. Es ist auch möglich, daß manche der infiltrierenden Zellen regulatorische und damit protektive Funktionen ausüben.

3. **Autoimmunität** unabhängig von der T-Zell-Spezifität. Es ist möglich, daß dann, wenn die Autoimmunerkrankung klinisch manifest wird, den antigenspezifischen T-Zellen schon keine große Rolle mehr zukommt. Bei der rheumatoiden Arthritis zum Beispiel lassen sich nur geringgradige T-Zell-Proliferation oder -Zytokinproduktion nachweisen. Gegen T-Zellen gerichtete Therapiestrategien wie z. B. Anti-CD4 und Anti-CD3 sind generell enttäuschend verlaufen, wohingegen die klinischen Studien mit Anti-TNF-α derzeit ermutigende Ergebnisse bringen. Es ist daher vermutet worden, daß in späten Stadien von Autoimmunkrankheiten die durch Monozyten/Makrophagen vermittelte chronische Inflammation und Gewebsdestruktion das entscheidende Element ist und die Bedeutung der ursprünglich die Krankheit auslösenden antigenspezifischen T-Zellen in den Hintergrund tritt.

3.6 Mechanismen der Gewebsschädigung – Krankheitsbilder und Tiermodelle

Tabelle 3/6 zeigt die möglichen Mechanismen der Gewebsschädigung bei Autoimmunerkrankungen auf, angelehnt an die verschiedenen Typen der Überempfindlichkeitsreaktionen nach Coombs und Gell.

Allergische IgE-vermittelte **Typ-I-Reaktionen** vom Soforttyp scheinen bei autoimmunen Vorgängen nur eine untergeordnete Rolle zu spielen, bisher ist lediglich bei seltenen Vaskulitisformen, beispielsweise vom Churg-Strauss-Typ, eine wichtige Rolle von Antikörpern der IgE-Klasse beschrieben worden.

Wichtiger ist die Typ-II-Reaktion, bei der zytotoxische Antikörper unmittelbar schädigen können – entweder direkt durch die Beladung von Zielstrukturen mit anschließender komplementvermittelter Lyse oder mittels des **ADCC(Antibody dependent cellular cytotoxicity)**-Mechanismus, bei dem Immunzellen mit Hilfe ihres Fc-Rezeptors immunglobulinbeladene Zellen binden und anschließend zerstören. Beispiele für

Tab. 3/5: Faktoren bei Autoimmunerkrankungen.
- Vererbung (vor allem HLA-Determinanten und Polymorphismen in Zytokingenpromotoren)
- Umwelt (Viren, Bakterien, Fremdstoffe)
- Geschlecht (♀ > ♂)
- ethnische Zugehörigkeit
- Alter (höheres > jüngeres Alter)
- sonstige (mechanische, chemische Faktoren, Streß u. a.)

Typ-II-vermittelte autoimmune Reaktionen sind die **Coombs-positive autoimmunhämolytische Anämie** oder das **Goodpasture-Syndrom**, bei dem sich Antikörper gegen die globuläre Komponente des Typ-IV-Kollagens der glomerulären oder Lungen-Basalmembran richten.

Im Vordergrund bei vielen Autoimmunerkrankungen steht die **Typ-III("Arthus")-Reaktion**, bei der die Gewebsschädigung durch die Formation von Immunkomplexen ausgelöst wird. Abhängig von Größe und Ladung der Komplexe, die aufgrund ihrer großen Zahl nicht mehr vom RES abgeräumt und unschädlich gemacht werden können, kommt es zur Ablagerung von Immunkomplexen in den Gefäßwänden bestimmter Gewebe, z. B. Haut und/oder Nieren. Aus einer konsekutiven Komplementaktivierung und Zellinfiltration resultiert dann die Gewebsschädigung, zum einen in Form einer Ischämie durch direkten Gefäßverschluß, zum anderen durch Schädigung von molekularen Austauschflächen in Niere oder Lunge mit nachfolgendem Organversagen.

Nicht weniger wichtig als die Typ-III-Reaktion ist die **Typ-IV-zellvermittelte-Reaktion**, bei der offenbar antikörpervermittelte Vorgänge keine wesentliche Rolle spielen. Das klassische Beispiel ist die **Tuberkulinreaktion**, bei der es nach Injektion von Tuberkulin in die Haut beim sensibilisierten Organismus zu einer massiven **Infiltration mit Makrophagen und T-Lymphozyten** mit möglicher nachfolgender Gewebsnekrose kommt. Ähnliche Mechanismen sind auch bei Autoimmunerkrankungen wahrscheinlich, nur daß hier kein von außen eingebrachtes Antigen, sondern ein wahrscheinlich zellständiges Autoantigen die Typ-IV-Reaktion auslöst. Wie eine solche Reaktion beispielsweise durch das Altered-self-Phänomen eingeleitet werden kann, wurde bereits oben ausführlich erwähnt. Hier bestehen die Mechanismen der Gewebsschädigung in zellulären zytotoxischen Vorgängen, entweder durch direkten Kontakt von Zielzellen mit sensibilisierten Immunzellen oder aber durch toxische Mediatoren (z. B. Interferon-γ), die von letzteren freigesetzt werden.

Tab. 3/6: Mechanismen der Gewebsschädigung bei Autoimmunerkrankungen – Typen der Überempfindlichkeitsreaktionen.

Typ	Bezeichnung	Mechanismus
I	Soforttyp	IgE-Antikörper-beladene Mastzellen sezernieren anaphylaktisch wirkende Mediatoren
II	Zytotoxisch	direkte Zell-/Gewebsschädigung durch zytotoxische Antikörper oder ADCC-Mechanismen
III	"Arthus"-Reaktion	Ablagerung von Immunkomplexen perivaskulär, Komplementaktivierung mit nachfolgender Gefäß- und Gewebsschädigung
IV	Tuberkulin-Typ	Invasion von Makrophagen und T-Lymphozyten an den Antigenort mit nachfolgender Gewebsnekrose
V	Stimulatorische Hypersensitivität	Autoantikörper binden an Hormonrezeptoren mit überschießender Hormonproduktion

Den genannten vier klassischen Typen der Überempfindlichkeitsreaktionen wurde auf Vorschlag von Roitt die **Typ-V-Reaktion** hinzugefügt, bei der ein **Anti-Hormonrezeptor-Antikörper** Hormone imitiert und eine endokrine Überfunktion auslöst. Ein Beispiel hierfür ist die **Basedow-Krankheit**, bei der das Thyroid stimulating immunoglobulin (TSI) eine Wirkung wie das thyreoidstimulierende Hormon (TSH) durch seine Bindung an den TSH-Rezeptor entfalten kann. Tabelle 3/7 gibt eine Übersicht über die wichtigsten autoimmunen Krankheitsbilder mit Zuordnung zu den verschiedenen Typen der Überempfindlichkeit wieder; betont werden sollte jedoch an dieser Stelle, daß es sich hier nur um eine schematische Einteilung handelt und bei einigen Krankheitsbildern durchaus mehrere Mechanismen möglich sind, so z. B. bei der chronischen Polyarthritis.

Das Studium der Autoimmunerkrankung beim Menschen stößt auf viele Grenzen. Zum einen kann auf-

Tab. 3/7: Zuordnung verschiedener Autoimmunerkrankungen zu den Typen der Überempfindlichkeitsreaktionen.

Typ	Erkrankungsbeispiele	vermutete Zielstruktur (Autoantigen)
I	Churg-Strauss-Vaskulitis	unbekannt
II	Goodpasture-Syndrom Autoimmunhämolytische Anämie Myasthenia gravis	globuläre Komponente des Typ-IV-Kollagens Blutgruppen-Antigene Acetylcholin-Rezeptor
III	Immunkomplexerkrankungen: Systemischer Lupus erythematodes Vaskulitis bei chron. Polyarthritis	doppelsträngige DNS Immunglobuline
IV	Diabetes mellitus Typ I Hashimoto-Thyreoiditis Synovitis bei chron. Polyarthritis	Inselzellantigen Thyreozyten-Antigen Kollagene? Proteoglykane?
V	Hyperthyreose (M. Basedow)	TSH-Rezeptor

Tab. 3/8: Übersicht über humane Autoimmunerkrankungen (Beispiele).

Humane Erkrankung	Tiermodell
	a) spontan auftretend
Systemischer Lupus erythematodes	NZB × NZW Maus
Diabetes mellitus Typ I	NOD Maus*
Spondylarthropathien	HLA-B27 transgene Ratten oder Mäuse
	b) induziert
Rheumatoide Arthritis	Adjuvantarthritis, Kollageninduzierte Arthritis
Multiple Sklerose	Experimentell autoimmune Enzephalomyelitis (EAE)*
Myaasthenia gravis	Zahlreiche Tiermodelle nach Injektion von Acetylcholinrezeptor

* Diese beiden Modelle werden nicht nur als Modell für die jeweilige humane Erkrankung, sondern auch als Modell für T-Zell-vermittelte Autoimmunerkrankungen generell eingesetzt.

grund des schleichenden Beginns nur selten der direkte Auslöser erfaßt werden. Zudem verlaufen fast alle diese Erkrankungen individuell verschieden – in der Regel schubweise mit mehr oder minder langen Remissionen; auch erstrecken sich viele Krankheiten über Jahrzehnte mit unterschiedlichen Stadien. Erst recht nicht kann im humanen System eine beliebige Immunmanipulation durch spezifische oder unspezifische Agenzien durchgeführt werden. Aus diesen Gründen wurden verschiedenste Tiermodelle für die unterschiedlichen Formen der Autoimmunerkrankung entwickelt, die den humanen Erkrankungen

Tab. 3/9: Ansätze zur immunmodulierenden Therapie von Autoimmunerkrankungen.

Prinzip	Gegenwärtiger Status
Antikörper gegen Zytokine oder Zytokinrezeptoren	Klinische Phase-III-Studien
Systemische Gabe von Zytokinen, löslichen Rezeptoren, Rezeptorantagonisten	Klinische Phase-III-Studien
Toleranzinduktion durch nichtimmunogene Peptidgabe RA	Klinische Phase-II-Studien bei allergischen Erkrankungen, MS und Uveitis
Toleranzinduktion oder Manipulation der Zytokinproduktion von T-Zellen durch „Peptidantagonisten"	Klinische Phase-II-Studien
Antikörper gegen Adhäsionsmoleküle	Klinische Phase-I-Studien
Manipulation kostimulatorischer Moleküle	Klinische Phase-I-Studien Tierversuche
Lokale Gabe (Gentherapie) von Zytokinen, löslichen Rezeptoren, Rezeptorantagonisten	

mehr oder weniger nahekommen und die es erlaubten, Autoimmunerkrankungen unter Einschluß einer möglichen therapeutischen Beeinflussung umfassend zu untersuchen. Unterschieden werden muß bei diesen Modellen zwischen den spontanen, geradezu gesetzmäßig ab einem bestimmten Alter auftretenden Erkrankungen und den von außen durch experimentelle Manipulation hervorgerufenen Erkrankungen. Hinzugekommen sind in letzter Zeit HLA-transgene Mäuse mit denen der Einfluß verschiedener HLA-Moleküle auf die Pathogenese von Autoimmunerkrankungen untersucht werden kann. Zunehmend wichtiger werden auch sogenannte „Knockout-Mäuse", d. h. Mäuse, denen durch gezielte molekularbiologische Manipulation ein definiertes Gen fehlt. An diesen Knockout-Mäusen läßt sich dann die physiologische Bedeutung des betreffenden Genproduktes studieren. Untersuchungen an Knockout-Mäusen haben z. B. entscheidende Daten bezüglich der Bedeutung verschiedener Zytokine im Rahmen von Infektions- oder Autoimmunkrankheiten gebracht. Die genaue Schilderung dieser Modelle würde den Rahmen dieser Übersicht sprengen; Tabelle 3/8 enthält daher nur eine Übersicht über die wichtigsten, mit dem Vergleich der entsprechenden humanen Erkrankungen.

3.7 Ansatzpunkte zum Durchbrechen autoimmuner Vorgänge

Die klassischen Therapieverfahren (s. Kap. 53) der Immunsuppression mit Steroiden, zytostatisch bzw. zytotoxisch wirkenden Pharmaka oder in jüngster Zeit auch die Behandlung mit monoklonalen Antikörpern gegen bestimmte T-Zell-Antigene unterdrücken lediglich unspezifisch die Immunreaktion allgemein. Aufbauend auf den bisher vorliegenden Kenntnissen sind in der Zukunft jedoch Ansätze einer **spezifischen Immuntherapie** denkbar. Diese werden in Kapitel 53 näher dargestellt. Hier sei nur summarisch erwähnt, welche prinzipiellen Möglichkeiten sich aus den neueren Erkenntnissen zur Pathogenese der Autoimmunerkrankungen ergeben (Tab. 3/9). So bleibt zu hoffen, daß mit diesen zu entwickelnden Therapieverfahren in Zukunft Autoimmunerkrankungen wirkungsvoller als bisher behandelt werden können.

Literatur

Abbas AK, Lichtman AH, Pober JS (1997). Cellular and molecular immunology. Philadelphia, London, Toronto, Montreal, Sydney, Tokyo (W.B. Saunders Company)

Burmester GR (1991). Bewegungsapparat, rheumatische Erkrankungen. In: Gemsa D, Kalden JR, Resch K (Hrsg). Immunologie, pp 398–418. Stuttgart, New York (Thieme-Verlag)

de Graeff-Meeder ER, van Eden W, Rijkers GT, Prakken BJ, Kuis W, Voorhorst-Ogink MM, van der Zee R, Schuurman HJ, Helders PJM, Zegers BJM (1995). Juvenile chronic arthritis: T cell reactivity to human hsp60 in patients with a favorable course of arthritis. J Clin Invest 95: 934–940

Falb D, Briner TJ, Sunshine GH, Borque CR, Luqman M, Gefter ML, Kamradt T (1996). Peripheral tolerance in T cell receptor transgenic mice: Evidence for T cell anergy. Eur J Immunol 26: 130–135

Germain RN (1994). MHC-dependent antigen processing and peptide presentation: providing ligands for T lymphocyte activation. Cell 76: 287–99

Janeway CA Jr, Bottomly K (1994). Signals and signs for lymphocyte responses. Cell 76: 275–285

Lafaille JJ, Nagashima K, Katsuki M, Tonegawa S (1994). High incidence of spontaneous autoimmune encephalomyelitis in immunodeficient anti-myelin basic protein T cell receptor transgenic mice. Cell 78: 399–408

Marrack P, Kappler J (1994). Subversion of the immune system by pathogens. Cell 76: 323–32

Matzinger P (1994). Tolerance, danger, and the extended family. Annu Rev Immunol 12: 991–1045

Nossal GJV (1994). Negative selection of lymphocytes. Cell 76: 229–239

Ohashi PS, Oehen S, Buerki K, Pircher H, Ohashi CT, Odermatt B, Malissen B, Zinkernagel R, Hengartner H (1991). Ablation of „tolerance" and induction of diabetes by virus infection in viral transgenic mice. Cell 65: 305–317

Oldstone MBA (1987). Molecular mimicry and autoimmune disease. Cell 50: 819–820

Roosnek E, Lanzavecchia A (1991). Efficient and selective presentation of antigen-antibody complexes by rheumatoid factor B cells. J Exp Med 173: 487–489.

Von Boehmer H (1994). Positive selection of lymphocytes. Cell 76: 219–28

Zinkernagel RM (1996). Immunology taught by viruses. Science 271: 173–8

4 Ernährung und Immunfunktion

B. Koletzko, H. Schroten

4.1	Immunologische Aspekte des Stillens..... 148	4.3.3 Vitamine... 153
4.1.1	Immunologische Faktoren der Muttermilch..... 149	4.3.4 Spurenelemente................................. 153
4.2	Immunologische Folgen der Mangelernährung.. 151	4.4 Immunologische Perspektiven der klinischen Ernährungstherapie 154
4.2.1	Immunfunktionen bei Malnutrition 152	4.4.1 Onkologische Erkrankungen....................... 155
4.3	Immunologische Wirkungen einzelner Nährstoffe 152	4.4.2 Zystische Fibrose 155
4.3.1	Protein 153	4.4.3 Adjuvante Therapie chronisch entzündlicher Erkrankungen mit langkettigen Omega-3-Fettsäuren 155
4.3.2	Fette... 153	

Auswirkungen der Ernährung auf immunologische Funktionen zeigen sich besonders deutlich in der Infektionsprotektion durch das Stillen und in der Abwehrschwäche bei mangelernährten Kindern. Für einzelne Nährstoffe sind immunologische Wirkungen beim Menschen gut dokumentiert, bei vielen anderen Nährstoffen ergeben sich Hinweise für Einflüsse auf das Immunsystem aus Tierversuchen und *In-vitro*-Studien.

4.1 Immunologische Aspekte des Stillens

Die Morbidität und Mortalität durch infektiöse Erkrankungen im Säuglingsalter wird besonders unter ungünstigen sozioökonomischen Verhältnissen durch das Stillen deutlich verringert (Koletzko, 1997). Für die Dauer der Stillzeit und sogar darüber hinaus besteht eine Schutzwirkung vor allem hinsichtlich gastrointestinaler und respiratorischer Infektionen. Noch Ende des 19. Jahrhunderts wurde in Deutschland eine etwa 5- bis 10fach niedrigere Sterblichkeit bei gestillten als bei nichtgestillten Kindern beobachtet. Zu diesem eindrucksvollen Vorteil des Stillens dürfte neben der damals hohen Verbreitung an Infektionskrankheiten und den vorherrschenden ungünstigen hygienischen Bedingungen auch eine schlechte Qualität der zu dieser Zeit verfügbaren Milchnahrungen beigetragen haben. Noch heute zeigt sich in Entwicklungsländern ein stark protektiver Effekt des Stillens hinsichtlich der Inzidenz und Mortalität in-

Tab. 4/1: Häufigkeit gastrointestinaler und respiratorischer Infektionen bei 478 schottischen Säuglingen in den ersten 13 Lebenswochen in Abhängigkeit von der Ernährungsform (nach Howie et al., 1990).

	Vollgestillt	Teilgestillt	Säuglingsmilchnahrung	Signifikanz
Gastrointestinale Infektionen	2,9 %	5,1 %	15,7 %	P < 0,001
Respiratorische Infektionen	25,6 %	24,2 %	37,0 %	P < 0,05

Tab. 4/2: Inzidenzrate gastrointestinaler und respiratorischer Infektionen bei 776 kanadischen Säuglingen im ersten Lebenshalbjahr in Abhängigkeit von der Ernährungsform (nach Beaudry et al., 1995).

	Erkrankungsrate / 1000 Wochen		Relative Inzidenzrate (95 % Vertrauensbereich)
	Gestillt	Nichtgestillt	
Gastrointestinal	1,6	3,1	0,53 (0,27; 1,04)
Respiratorisch	15,3	23,3	0,66 (0,52; 0,83)

I. Immunsystem und -funktion

4.1 Immunologische Aspekte des Stillens

Tab. 4/3: Einfluß des Stillens in der Neugeborenenperiode auf die Häufigkeit einiger wahrscheinlich immunologisch getriggerter Erkrankungen im späteren Lebensalter (nach Koletzko, 1997).

Erkrankung	Relatives Risiko nichtgestillter Kinder	Signifikanz	Untersuchte Probanden	Autor/Jahr
Maligne Lymphome	1,5	$P < 0,002$	201 Patienten, 181 Kontrollen	Davis et al., 1988
Diabetes mellitus	2,3	$P < 0,02$	188 Diabetiker, 165 Geschwister	Borch-Johnson et al., 1984
Morbus Crohn	3,8	$P < 0,005$	114 Patienten, 180 Geschwister	Koletzko et al., 1989

fektiöser Durchfallerkrankungen. Aber auch in Industrieländern bleibt die antiinfektiöse Wirkung der Muttermilch praktisch bedeutsam. So findet man in Finnland und bei kanadischen Inuit (Eskimos) eine deutlich geringere Häufigkeit der kindlichen Otitis media bei gestillten Kindern. Prospektive Untersuchungen in Industrieländern zeigen auch heutzutage bei gestillten Säuglingen ein selteneres Auftreten und einen milderen Verlauf vor allem gastrointestinaler, aber auch respiratorischer Infektionen (Tab. 4/1 und 4/2). Eine spezifische Schutzwirkung besteht u. a. gegen Infektionen durch Escherichia coli, Salmonella, Shigella, Clostridium botulinum, Vibrio cholerae, Rotavirus, Poliovirus, andere Enteroviren, Pneumoviren, Giardia lamblia und Entamoeba histolytica.

Die antiinfektiöse Wirkung der Muttermilch kommt nicht nur dem Kind, sondern auch der stillenden Mutter zugute, da auch die bakterielle Besiedlung der laktierenden Brustdrüse und damit das Mastitisrisiko begrenzt wird. Bei Frauen mit durchgemachter Mastitis enthielt die Milch im Intervall signifikant niedrigere Konzentrationen an IgA, C3 und Laktoferrin als bei einer Vergleichsgruppe ohne Mastitis. Dagegen sind während einer akuten Mastitis die Milchkonzentrationen an IgG, IgM, C3 und C4 stark erhöht, offenbar im Sinne einer Abwehrreaktion mit transientem parazellulärem Übergang von Serumproteinen in die Milch.

Tab. 4/4: Antiinfektiös wirksame Bestandteile der Muttermilch.

Humorale Komponenten

- Immunglobuline (vorwiegend sekretorisches IgA, daneben IgG, IgM, IgD)
- Lysozym
- Laktoferrin
- Fibronektin
- Lactoperoxidase
- Oligo- und Polysaccharide, Glykokonjugate
- Monoglyzeride, unveresterte Fettsäuren, Membranen der Milchfettkügelchen
- Nucleotide
- Mucine

Zelluläre Komponenten

- Neutrophile Ganulozyten, Makrophagen
- Lymphozyten
- Epithelzellmembranen

Muttermilch scheint nicht nur eine direkte antiinfektiöse Wirkung auszuüben, sondern auch Funktionen des kindlichen Immunsystems zu modulieren. So findet man beispielsweise bei gestillten Säuglingen eine höhere Zahl an CD8-Zellen und ein größeres Thymusvolumen als bei nichtgestillten Kindern. Muttermilch enthält Proteine, die Wachstum und Differenzierung ruhender B-Lymphozyten induzieren, sowie Glykoproteine mit hemmender Wirkung auf die T-Zellproliferation. Frauenmilch enthält auch verschiedene Zytokine, die physiologisch bedeutsame Wirkungen auf immunkompetente kindliche Zellen ausüben können (Tab. 4/6).

Neben kurzfristigen Wirkungen während der Stillzeit hat die Ernährung mit Muttermilch offenbar auch langfristig wirksame Effekte auf das Immunsystem. Bei mehrmonatiger Stilldauer bleibt auch nach dem Abstillen eine deutliche Risikominderung für gastrointestinale Infektionen sowie für Nahrungsmittelallergien bestehen (vgl. auch Kapitel 29). Epidemiologische Untersuchungen mit Langzeitbeobachtungen (Tab. 4/3) konnten eine mit dem Stillen verbundene Risikominderung hinsichtlich des Auftretens von atopischen Erkrankungen, Diabetes mellitus, Morbus Crohn und malignen Lymphomen im späteren Lebensalter nachweisen (Saarinen et al., 1995; Borch-Johnsen et al., 1984; Davis et al., 1988; Koletzko et al., 1989). Diese Beobachtungen legen langdauernde Auswirkungen des Stillens auf immunologische Funktionen im kindlichen Organismus nahe.

4.1.1 Immunologische Faktoren der Muttermilch

Humorale und zelluläre Komponenten tragen zur antiinfektiösen Wirkung der Muttermilch bei (Tab. 4/4). Von den enthaltenen Immunglobulinen ist der ganz überwiegende Teil sekretorisches IgA (sIgA), welches besonders in den ersten Lebenstagen mit dem Kolostrum in sehr hohen Mengen zugeführt wird (vgl. Tab. 4/5). Das mit der Milch zugeführte sIgA ist weitgehend resistent gegen niedriges pH und proteolytische Enzyme und läßt sich noch im kindlichen Stuhl nachweisen, d. h. es kann im Verlaufe der gesamten Darmpassage wirken und makromole-

Tab. 4/5: Mittlere Sekretion (mg/d) einiger humoraler antiinfektiöser Komponenten mit menschlicher Milch in Abhängigkeit von der Laktationsdauer (nach Akre, 1989).

	Laktationsdauer:			
	<1 Woche	1–2 Wochen	3–4 Wochen	>4 Wochen
IgG	50	25	25	10
sIgA	5000	1000	1000	1000
IgM	70	30	15	10
Lysozym	50	60	60	100
Laktoferrin	1500	2000	2000	1200

kulare Antigene und Mikroorganismen binden. Die mit der Milch sezernierten sIgA-Moleküle weisen besonders häufig eine Spezifität gegen Mikroorganismen auf, welche mütterlichen Gastrointestinaltrakt und Atemwege besiedeln, also die meist ersten das Neugeborene besiedelnden potentiell pathogenen Erreger. Diese äußerst nutzbringende, für das Kind protektive Spezifität der sIgA-Moleküle erklärt man sich durch das entero-broncho-mammäre System (Abb. 4/1).

Stabil gegen tryptische Verdauung und damit ebenfalls im ganzen Gastrointestinaltrakt antimikrobiell wirksam sind auch **Laktoferrin und Lysozym** (Muramidase), welches Mukopolysaccharide und Mukopeptide in Zellwänden grampositiver Bakterien spaltet und mit sIgA und C3 synergistisch wirkt. Laktoferrin ist ein eisenbindendes Glykoprotein aus der Molkefraktion. Es entzieht Enterobakterien das für deren Wachstum notwendige Eisen und wirkt dadurch bakteriostatisch. Die in menschlicher Milch offenbar von Leukozyten freigesetzte **Laktoperoxidase** trägt zur Abwehr von Streptokokken, Pseudomonas, E. coli und Salmonella typhimurium bei. **Oligo- und Polysaccharide**, sowie freie und an Membranen der Milchfettkügelchen gebundene Glykokonjugate konkurrieren mit Bakterien und Toxinen um die Rezep-

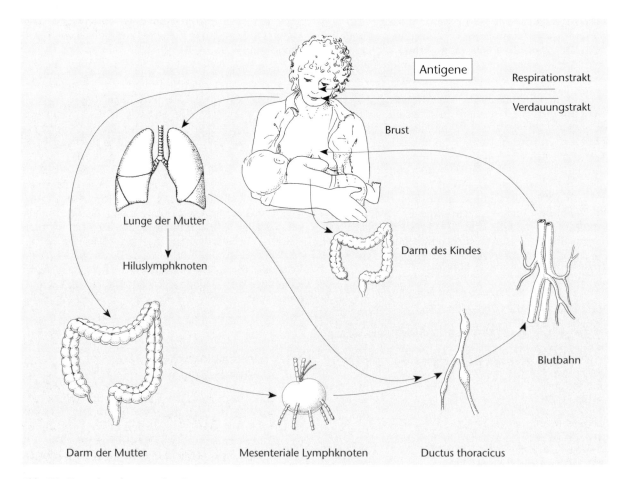

Abb. 4/1: Entero-broncho-mammäres System.
Aus dem mütterlichen Gastrointestinal- und Bronchialtrakt wandern spezifisch gegen die dort vorherrschenden Antigene (z. B. die Mukosa besiedelnde Bakterien) in die Brustdrüse und differenzieren sich dort zu Plasmazellen, die spezifische IgA produzieren. Dadurch enthält die Milch hohe Titer spezifischer Antikörper gerade gegen diejenigen Mikroorganismen, welche sich auf den mütterlichen Schleimhäuten aufhalten und mit hoher Wahrscheinlichkeit auch den gestillten Säugling besiedeln (nach Schroten et al., 1991).

Tab. 4/6: Gehalte und physiologische Wirkungen von Zytokinen in der Muttermilch (modifiziert nach Goldman, 1993).

Zytokine	Mittlere Konzentration (pg/ml)	Physiologische Wirkung
Interleukin-1-β	1130	aktiviert T-Zellen
Interleukin-6	150	stimuliert die IgA-Produktion
Tumor necrosis factor α	620	stimuliert die Produktion der sekretorischen IgA-Komponente
Transforming growth factor β	?	stimuliert „isotype switching" zu IgA-positiven B-Zellen

Tab. 4/7: Antiinflammatorisch wirksame Bestandteile der Muttermilch (erweitert nach Goldman, 1993).

Inhaltsstoff	Wirkung
• Laktoferrin	hemmt Komplement
• Lysozym	hemmt Chemotaxis
• Katalase	spaltet H_2O_2
• Histaminase	spaltet Histamin
• Arylsulfatase	spaltet Leukotriene
• Prostaglandine E_2, F_{2a}	hemmen Neutrophilen-Degranulation und Lymphozytenaktivierung
• Omega-3-Fettsäuren	hemmen T-Zellfunktionen
• Schwangerschafts-assoziiertes α-2-Glykoprotein	hemmt Lymphoblastogenese
• Tokopherole, β-Carotin, Retinol, Ascorbinsäure, Harnsäure, Cystein	hemmen Radikalbildung
• Kortison	entzündungshemmend

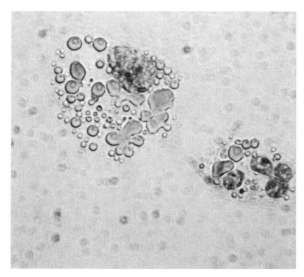

Abb. 4/2: Makrophage und Granulozyt aus menschlicher Muttermilch (gefärbt mit Haematoxylin und Sudan III).

torbindung an gastrointestinale Mukosaepithelien und tragen dadurch zur Infektionsabwehr bei (Schroten et al., 1991; Wold & Hanson, 1994). Freie Oligosaccharide aus der Muttermilch scheinen nicht allein im Gastrointestinaltrakt wirksam zu sein, bei gestillten Säuglingen werden sie auch im Urin ausgeschieden (Kunz & Rudloff, 1993) und könnten damit als Antiadhärenzfaktoren die Harnwege vor bakteriellen Infektionen schützen. Bei der Fettverdauung freigesetzte **Monoglyzeride** und **unveresterte Fettsäuren** können die Vermehrung von Bakterien, Viren und Protozoen hemmen (Thormar et al., 1987). Nukleotide, die 0,1 bis 0,15 % des Stickstoffgehaltes der Muttermilch beitragen, stimulieren die Interleukin-2-Bildung mononukleärer Zellen sowie die Zytotoxizität von Killerzellen. Möglicherweise beeinflussen auch einige andere Inhaltsstoffe der menschlichen Milch immunologische Funktionen, z. B. Hormone, Wachstumsfaktoren, zahlreiche enthaltene Nährstoffe und Zytokine (Tab. 4/6).

Vitale **Leukozyten** sind in extrem großer Zahl (um 4 x 10^6/ml) in Kolostrum enthalten und bleiben während der folgenden 3 bis 4 Monate der Laktation als Milchbestandteile vorhanden, wenn auch mit weitaus niedrigeren Zellzahlen. Ganz vorwiegend handelt es sich dabei um Makrophagen und neutrophile Granulozyten (Abb. 4/2). Muttermilchmakrophagen passieren wahrscheinlich unbeschädigt den Magen und üben im Gastrointestinaltrakt eine immunprotektive Wirkung aus. Die Mehrzahl der Milchlymphozyten sind T-Zellen mit einem dem peripheren Blut analogen Verhältnis von CD4 (sog. Helferzellen) zu CD8 (sog. Suppressorzellen).

Neben den antiinfektiös wirksamen Komponenten enthält Muttermilch auch zahlreiche Bestandteile, welche Entzündungsreaktionen hemmen (Tab. 4/7). Insgesamt bietet das komplexe System unterschiedlicher und interaktiv wirksamer immunologischer Komponenten der Muttermilch für den gestillten Säugling mit noch unreifem körpereigenem Immunsystem einen wirksamen Schutz vor Infektionen.

4.2 Immunologische Folgen der Mangelernährung

Malnutrition ist weltweit die häufigste Ursache für eine sekundäre Immundefizienz bei Kindern. Mangelernährung ist untrennbar mit einer hohen Rate schwer verlaufender Infektionen verbunden und stellt eine der Hauptursachen für die unerträglich hohe Zahl frühkindlicher Todesfälle in den Entwicklungsländern dar (Leichsenring, 1997). In Industrieländern entsteht eine primäre Mangelernährung mit unzureichendem Nahrungsangebot praktisch nur durch schlechte sozioökonomische Verhältnisse oder durch Kindesmißhandlung. Häufiger ist hier eine sekundäre Malnutrition bei chronischer kindlicher Erkrankung

(z. B. Herzfehler, zystische Fibrose, Malabsorption, chronisch-entzündliche Darmerkrankungen, Malignome, HIV-Infektion; Koletzko, 1993; Decsi et al., 1995). Sowohl bei primärer als auch sekundärer Unterernährung wird häufig der diagnostische Begriff „Protein-Energie-Malnutrition" gewählt, obwohl bei schwerer Mangelernährung nicht nur ein Mangel an Protein und Energie, sondern regelmäßig auch an vielen anderen Nährstoffen vorliegt.

Eine ausreichende Verfügbarkeit an Nährstoffen ist Voraussetzung für eine intakte Zellproliferation und Proteinsynthese und damit für eine regelrechte Funktion des Immunsystems. Darüber hinaus ist die Aktivität zahlreicher, für Immunfunktionen wichtiger Enzyme abhängig von Kofaktoren wie z. B. Zink, Eisen und Vitamin B_6. Daher verwundert es nicht, daß mangelernährte Kinder eine gestörte Abwehr aufweisen und häufig schwere Infektionen erleiden, auch durch opportunistische Erreger wie z. B. Pneumocystis carinii. Ein sekundärer Immundefekt mit gestörter zellulärer Immunreaktion erklärt auch die bei Malnutrition häufigen und oft schwer verlaufenden Erkrankungen mit generalisierter Herpes simplex Infektion, Mykosen und Tuberkulose sowie die hohe Mortalität der Maserninfektion.

4.2.1 Immunfunktionen bei Malnutrition

Schon seit Mitte des 19. Jahrhunderts ist bekannt, da eine schwere kindliche Malnutrition regelmäßig zu hochgradiger Atrophie von Thymus, Milz und anderen lymphatischen Geweben führt. Dabei zeigt sich eine gestörte lymphozytäre Funktion durch verminderte Hautreaktionen gegenüber Recall-Antigenen, nicht selten sogar eine komplette Anergie, welche sich unter einer Ernährungstherapie über einen Zeitraum von Wochen bis Monaten normalisiert. Diese Befunde korrespondieren mit einer verminderten lymphozytären Proliferation als Folge eingeschränkter Protein- und DNA-Synthese, mit niedrigen Zahlen ausdifferenzierter **T-Lymphozyten** in der Zirkulation und einem erniedrigten Verhältnis zwischen CD4- und CD8-Zellen (Bradley & Xu, 1996). Die durch Concanavalin A und Phytohämagglutinin stimulierbare Proliferation von Lymphozyten sowie die Zytokinsynthese von T-Zellen (z. B. Interleukin, Interferon-γ) sind vermindert. *In vitro* ist auch die Zahl antikörperbildender Zellen und die Immunglobulinsekretion erniedrigt. Dagegen sind bei betroffenen Patienten die Serumimmunglobuline meist normal oder erhöht, wahrscheinlich aufgrund der begleitenden chronischen Infektionen. Allerdings ist in Sekreten die sIgA-Konzentration regelmäßig erniedrigt.

Die Chemotaxis von **Mono- und Granulozyten** kann bei Mangelernährung stark gestört sein, während die Phagozytose meist erhalten bleibt. Häufig ist aber die intrazelluläre Bakterizidie und Fungizidie beeinträchtigt, möglicherweise ausgelöst durch eine Störung des Pentosephosphatzyklus mit beeinträchtigter NADPH-Synthese. *In vitro* zeigen mononukleäre Zellen mangelernährter Kinder nach Endotoxinstimulation eine verminderte Freisetzung von Interleukin-1 und -2, die nach alimentärer Proteinzufuhr wieder zunimmt. Diese substratabhängige Erholung der Zytokinbildung könnte erklären, daß bei schwerst mangelernährten Kindern Fieber und Entzündungsreaktionen oft erst in der Phase des Nahrungsaufbaus auftreten. Trotz der vorliegenden Infektionen sind die **Komplementfaktoren** C3, C5, Faktor B und das gesamthämolytische Komplement CH50 meist stark reduziert und normalisieren sich erst nach Ernährungsrehabilitation.

4.3 Immunologische Wirkungen einzelner Nährstoffe

Die bei kindlicher Malnutrition erhobenen Befunde erlauben nur begrenzte Schlußfolgerungen auf die Effekte eines Mangels an Einzelsubstanzen, da praktisch immer eine Unterversorgung mit mehreren Nährstoffen vorliegt. So ist eine Verminderung der

Tab. 4/8: Beobachtete immunologische Effekte bei Mangel an einigen Nährstoffen.

	Protein	Vit. A	Vit. B_6	Pantothensäure	Vit. C	Folsäure	Eisen	Zink	Kupfer
Phagozytose	↓				↓			↓	
Bakterizidie						↓	↓	↓	↓
Komplement	↓								
Lymphozytenzahl	↓	↓						↓	
T-Lymphozyten	↓	↓	↓	↓		↓	↓	↓	
Lymphozytenproliferation	↓	↓	↓			↓	↓	↓	↓
Hautreaktionen	↓				↓	↓	↓	↓	↓
Ig-Synthese *in vitro*	(↓)		↓					↓	
Zytokine	↓						↓		↓

Protein- und Kalorienaufnahme regelmäßig auch mit einer niedrigen Zufuhr an Vitaminen und Spurenelementen verbunden. Eine isolierte primäre Mangelversorgung findet man im Kindesalter heute nur bei wenigen Nährstoffen wie z. B. Eisen. Dagegen liegen detaillierte Untersuchungen über die immunologischen Effekte vieler Nährstoffe aus Tierexperimenten und *In-vitro*-Studien vor. Tabelle 4/8 faßt wichtige immunologische Effekte einiger Nährstoffe zusammen.

4.3.1 Protein

Eine experimentelle Proteindepletion führt zur Verminderung der Phagozytosefähigkeit neutrophiler Zellen, der Serumspiegel der Komplementfaktoren C1, C4, C2 und C3 und der Interleukin-1-Produktion. Unter experimentellen Bedingungen tritt bei mäßiggradiger Proteinrestriktion zunächst eine Depression des B-Zellsystems mit verminderter Immunglobulinsynthese ohne stärkere Beeinträchtigung der T-Zellen auf, erst bei stärkerem Proteindefizit wird auch die Stimulierbarkeit von T-Lymphozyten *in vitro* und die kutane Reaktion auf Recall-Antigene in vivo beeinträchtigt.

4.3.2 Fette

Die Synthese von Zellmembranen und die Eigenschaften der enthaltenen Strukturlipide hängen von der Verfügbarkeit mehrfach ungesättigter Fettsäuren ab. Auch bei immunkompetenten Zellen ist die Nahrungszufuhr an essentiellen Polyensäuren von entscheidendem Einfluß auf die Zellmultiplikation und auf Membranfunktionen wie z. B. Membranfluidität, Bindungsverhalten membranständiger Rezeptoren, hormonelle Signaltransduktion und zelluläre Reaktionen auf die Präsentation immunogener Peptide. Mehrfach ungesättigte Fettsäuren dienen außerdem als Vorstufen für die Synthese von Eicosanoiden, die als Entzündungsmediatoren wirken und im Falle des Prostaglandins E_2 auch direkt zelluläre Immunreaktionen steuern.

Ein Linolsäuremangel ist bei menschlichen Säuglingen wie auch im Tierversuch mit erhöhter Infektionsanfälligkeit verbunden (Koletzko, 1997). Experimentell wirkt auch eine sehr hohe Zufuhr an **Linolsäure** und ihren Metaboliten der Omega-6-Reihe immunsuppressiv, reduziert das Thymusgewicht, die Antikörpersynthese sowie die T-Zell-Proliferation und hemmt die Transplantatabstoßung. Eine in epidemiologischen Untersuchungen bei Erwachsenen postulierte Zunahme der Malignominzidenz durch hohe Linolsäuregehalte der Nahrung wurde nicht bestätigt.

Omega-3-Fettsäuren bewirken beim Menschen eine ausgeprägte Entzündungshemmung, wobei langkettige Omega-3-Fettsäuren (aus Fischölen) eine wesentlich stärkere Wirkung zeigen als deren Vorläufer α-Linolensäure (aus Pflanzenölen wie z. B. Leinsamen- oder Sojaöl). Bei gesunden Erwachsenen führt eine hohe Nahrungszufuhr an Omega-3-Fettsäuren zur Hemmung der durch Endotoxin stimulierten Produktion von Interleukin-1-α und -β sowie Tumornekrosefaktor (TNF) aus Monozyten, zur Suppression der Proliferation mononukleärer Zellen durch Phytohämagglutinin und Concanavalin A sowie zu abgeschwächten Hautreaktionen gegen Recall-Antigene. Im Tierexperiment hemmen hochdosierte Omega-3-Fettsäuren die Aktivität chronisch entzündlicher Darmerkrankungen und die Abstoßung von Transplantaten. *In vitro* konnten langkettige Omega-3-Fettsäuren die erhöhte Synthese proinflammatorischer 5-Lipoxygenaseprodukte in Granulozyten von Kindern mit chronischen Entzündungsprozessen effektiv hemmen (Keicher et al., 1995).

4.3.3 Vitamine

Ein Mangel an Vitamin A prädisponiert zu Infektionen, wozu neben den kompromittierten Immunfunktionen auch eine gestörte Integrität des Schleimhautepithels und damit eine erleichterte Erregerpenetration beizutragen scheint. Experimentell führt Retinolmangel zu milder Thymusatrophie und verminderter Lymphozytenproliferation sowie zu erhöhter Bakterienadhärenz an Mukosaepithelzellen. Großangelegte epidemiologische Studien zeigten bei Kindern mit Vitamin-A-Mangel eine stark erhöhte Morbidität und Mortalität an Infektionskrankheiten (Enteritiden, Atemwegsinfektionen, Masern). Interventionsstudien mit Supplementierung von Retinol bei Säuglingen und Kleinkindern führten in Mangelgebieten zu einer Senkung der Infektionsmortalität um 1/4 bis 1/3.

Eine Defizienz an **Vitamin B_6** (Pyridoxin) hemmt im Tierexperiment die Antikörpersynthese und die zellvermittelte Immunität. Depletionsstudien bei menschlichen Probanden zeigten nur eine gering gestörte Antikörpersynthese durch Pyridoxinmangel, während bei einem gleichzeitig vorliegendem Mangel an Pantothensäure eine ausgeprägte Hypogammaglobulinämie resultierte.

Ein Mangel an **Folsäure** kann die Stimulierbarkeit von T-Zellen durch Phytohämagglutinin und ihre zytotoxische Funktion schädigen.

Vitamin C (Ascorbinsäure) spielt eine wichtige Rolle für die phagozytäre Funktion, bei einem Mangel wird die bakterizide Aktivität beeinträchtigt. Obwohl vielfach die Einnahme von Megadosen zur Infektionsprophylaxe oder -therapie empfohlen wird, liegen Nachweise über den postulierten Nutzen dieses Vorgehens nicht vor.

Vitamin-E-Mangel beeinträchtigt die T-Zell-abhängige Antikörpersynthese und zellgebundene Immunfunktionen (Bradley & Xu, 1996).

4.3.4 Spurenelemente

Eine ungenügende Versorgung mit **Eisen** ist eine der häufigsten Mangelerscheinungen in den Industrieländern. Benötigt wird Eisen u. a. für die DNA-Synthese und Zellproliferation und für die Bildung von Hydroxylradikalen, die zur Bakterienabtötung in Makrophagen und Neutrophilen dienen. Bei Eisenmangel kommt es schon vor einem Hämoglobinabfall zu einer mäßig starken Reduktion zirkulierender Leukozyten und T-Zellen, deren proliferative Reaktion auf Mitogenstimulation reduziert ist, und zu abgeschwächten kutanen Reaktionen auf Recall-Antigene. Die bakterizide Kapazität neutrophiler Granulozyten ist signifikant vermindert bei meist normaler Phagozytosefähigkeit, und die Bildung von Zytokinen wie Interleukin-1 und Interleukin-2 ist reduziert (Bradley & Xu, 1996). Klinisch beobachtete man bei Patienten mit schwerem Eisenmangel eine vermehrte Reaktivierung intrazellulärer Infektionserreger (z. B. Malaria, Tuberkulose, Brucellose). Bei Säuglingen und Kleinkindern mit mangelhafter Versorgung bewirkt eine Eisensupplementierung eine deutliche Verminderung der Häufigkeit respiratorischer und gastrointestinaler Infektionen. Da andererseits die meisten Mikroorganismen für ihre Vermehrung auf Eisen angewiesen sind, kann auch eine hochdosierte Eisengabe mit vermehrter Infektionsanfälligkeit assoziiert sein. So wurde in zwei Untersuchungen bei Neugeborenen nach intramuskulärer Eisenzufuhr eine erhöhte Rate an Sepsis und Meningitis berichtet, bei Thalassämiepatienten mit Eisenüberladung besteht ein erhöhtes Risiko für eine Yersiniasepsis. Anscheinend führt ein Eisenüberschuß mit einer Übersättigung des Serumtransferrins über 60 bis 80 % zu einem Verlust der bakteriostatischen Transferrinwirkung und zu einer vermehrten Eisenverfügbarkeit für Mikroorganismen.

Klinisch und experimentell ist ein Mangel an **Zink** regelmäßig mit niedriger Nährstoffaufnahme und Malnutrition assoziiert, wodurch die Beurteilung der immunologischen Wirkungen des eigentlichen Zinkdefizits erschwert wird. Im Tierversuch führt ein Zinkmangel zur lymphatischen Atrophie mit Thymusinvolution und kleiner Milz, verminderter Lymphozytenzahl und -proliferation mit niedriger Zahl an T-Zellen sowie gestörten Hautreaktionen auf Recall-Antigene. Bei Patienten mit Zinkmangel durch Akrodermatitis enteropathica ist die Chemotaxis und Bakterizidie neutrophiler Granulozyten beeinträchtigt, welche sich nach Zinksupplementierung normalisiert. Patienten mit Zinkmangel neigen zu verzögerter Wundheilung und gehäuften Infektionen, besonders auch zu Pilzinfektionen.

Ein Mangel an **Kupfer** wird bei ungenügender Zufuhr (langdauernde parenterale Ernährung ohne ausreichenden Zusatz), chronisch erhöhten Verlusten (Diarrhö, Fisteln) oder gestörtem Kupferstoffwechsel bei Menke's kinky hair disease beobachtet. Kupfermangel ist klinisch und im Tierversuch mit vermehrter Infektionsanfälligkeit verbunden, wobei eine besondere Anfälligkeit für Salmonelleninfektionen zu bestehen scheint. *In vitro* beobachtet man Störungen der Lymphozytenproliferation und der Antikörperantwort auf T-Zell-abhängige Antigene. Beeinträchtigt sind auch die Zytokinfreisetzung sowie die Funktion des retikuloendothelialen Systems und die bakterizide Kapazität von Phagozyten, möglicherweise aufgrund einer Aktivitätsminderung der kupferabhängigen Enzyme Superoxid-Dismutase und Zytochrom-C-Oxidase.

Als Folgen einer Mangelversorgung mit **Selen** wurden eine verminderte Antikörpersynthese gegen T-Zell-abhängige Antigene und eine reduzierte Abtötung von Hefezellen berichtet. Als eine Ursache für die verminderte Mikrobizidie bei einer Mangelversorgung wird die niedrige Aktivität der selenabhängigen Glutathionperoxidase in Phagozyten angesehen.

4.4 Immunologische Perspektiven der klinischen Ernährungstherapie

Die verbesserte Kenntnis über immunregulatorische Wirkungen der Nährstoffversorgung beeinflußt zunehmend die Praxis der klinischen Ernährungstherapie. Gewichtsverlust und Mangelernährung sind typische Begleitsymptome bei vielen chronisch-kranken Patienten. Bei Kindern mit allgemeiner Mangelernährung oder bei mangelhafter Versorgung mit einzelnen Nährstoffen wird heute eine weitaus konsequentere Therapie für notwendig erachtet als in der Vergangenheit üblich war, wobei eine gezielte Anreicherung der Nahrung, eine Sondenernährung oder eine parenterale Nährstoffzufuhr zur Anwendung kommt (Koletzko, 1993). Als Ausnahme von dem allgemeinen Grundsatz des konsequenten Defizitausgleiches sollte bei akuten Infektionen im allgemeinen keine Eisengabe erfolgen, insbesondere nicht auf parenteralem Zufuhrweg, um eine dadurch mögliche Förderung mikrobiellen Wachstums zu vermeiden. Auch sollten bei akuten Infektionen mit deutlich erhöhten Akute-Phase-Proteinen intravenöse Lipidinfusionen nur in niedriger Dosierung (etwa 0,5 g Triglyzeridanteil/kg KG pro Tag) zugeführt werden, da Serum von Patienten mit erhöhtem C-reaktiven Protein *ex vivo* zur Agglutination der Lipidpartikel handelsüblicher intravenöser Emulsionen führt und nachteilige Wirkungen *in vivo* nicht sicher ausgeschlossen werden können. Insbesondere bei zu hoch dosierter Lipidinfusion mit stark erhöhten Serumlipidwerten kann es zur Lipidüberladung von Makrophagen und konsekutiv zu möglichen Störungen der Makrophagenfunktion kommen.

Die Bedeutung der klinischen Ernährungstherapie für das Immunsystem soll im folgenden an den Beispielen maligner Erkrankungen und der zystischen Fibrose dargestellt werden. Die potentiellen Möglichkeiten einer gezielten Modulation immunologischer Funktionen durch die Zufuhr von Nährstoffen werden bei den Omega-3-Fettsäuren deutlich.

4.4.1 Onkologische Erkrankungen

Bei Kindern und Jugendlichen mit maligner Erkrankung ist meist die Energiebilanz gestört. Oft ist der Energieverbrauch durch tumor- und infektionsbedingten Hypermetabolismus gesteigert, während die Erkrankung selbst und die Folgen diagnostischer und therapeutischer Interventionen eine sehr niedrige Nahrungszufuhr bedingen. Die bei zahlreichen onkologischen Patienten resultierende Malnutrition könnte neben anderen Kausalfaktoren, wie z. B. den Auswirkungen der Grunderkrankung und der zytostatischen Therapie, zu den bei diesen Kindern regelmäßig zu beobachtenden Beeinträchtigungen immunologischer Funktionen beitragen. Die praktische Relevanz zeigt sich in der bei Kindern mit malignen Erkrankungen beobachteten Assoziation von Malnutrition und Infektionen mit opportunistischen Erregern. Bei erwachsenen Karzinompatienten führt eine therapeutisch induzierte Verbesserung des Ernährungszustandes im Rahmen kontrollierter Studien zu signifikanten Besserungen der zirkulierenden Lymphozytenzahl, des Anteils an T-Lymphozyten und des mitogenen Effektes von Phytohämagglutinin. Obwohl im Kindesalter kontrollierte Studien über die Effekte einer Ernährungsintervention mit ausreichender Dokumentation der immunologischen Effekte nicht vorliegen und aufgrund ethischer Überlegungen nur begrenzt durchgeführt werden können, erscheint auch für dieses Lebensalter eine konsequente Ernährungstherapie zur Prävention der Mangelernährung und Verbesserung der immunologischen Kompetenz der Patienten sinnvoll.

4.4.2 Zystische Fibrose

Eine schwere und chronische Malnutrition hielt man über Jahrzehnte für ein untrennbar mit der zystischen Fibrose (Mukoviszidose) verbundenes Symptom. Verschiedene Untersuchungen zeigen jedoch bei Patienten mit zystischer Fibrose einen Zusammenhang zwischen Mangelernährung, gehäuften Infektionen, ungünstiger Entwicklung der Lungenfunktion und schlechterer Lebenserwartung (Koletzko et al., 1994). Das im Krankheitsverlauf häufig auftretende Untergewicht resultiert einerseits aus einer niedrigen Nährstoffaufnahme, die durch exokrine Pankreasinsuffizienz und durch Inappetenz bei gastrointestinalen Beschwerden, Infektionen und schlechter Lungenfunktion bedingt ist. Andererseits besteht vielfach ein gesteigerter Energieverbrauch, vor allem durch vermehrte Atemarbeit und durch Infektionen. Da eine Malnutrition bei zystischer Fibrose mit gehäuften pulmonalen Infektionen einhergeht, kann sie die Lungenfunktion verschlechtern und damit zu einer weiteren Erhöhung des Energiebedarfs führen, die im Sinne eines Circulus vitiosus wiederum die Mangelernährung verstärken kann. Eine frühzeitige und effektive Ernährungstherapie ist also dringend geboten. Dabei sind aus immunologischer Sicht besonders auch die häufig auftretenden Defizite der Nährstoffe Protein, Vitamin A, Eisen, Zink und essentielle Fettsäuren zu berücksichtigen, die zu einem sekundären Immundefekt bei zystischer Fibrose beitragen können.

4.4.3 Adjuvante Therapie chronisch entzündlicher Erkrankungen mit langkettigen Omega-3-Fettsäuren

Einige klinische Studien bei erwachsenen Patienten mit chronisch-entzündlichen Erkrankungen haben günstige Effekte einer adjuvanten Therapie mit hochdosierter Gabe langkettiger Omega-3-Fettsäuren aus **Fischölen** gezeigt. Die antientzündlichen Wirkungen der Fischöle sind zum Teil bedingt durch eine Hemmung des 5-Lipoxygenase-Stoffwechselweges in Neutrophilen und in Monozyten und durch eine Hemmung Leukotrien-B4-vermittelter Funktionen der Neutrophilen bei gleichzeitig erhöhter Produktion des antagonistisch wirkenden Leukotrien B5.

Bei erwachsenen Patienten mit rheumatoider Arthritis führte die tägliche Gabe von 15 bis 20 g verkapseltem Fischöl mit etwa 5 bis 7 g langkettigen Omega-3-Fettsäuren (Eicosapentaensäure, $C\,20:5\omega\text{-}3$, und Docosahexaensäure, $C\,22:6\omega\text{-}3$) in Doppelblindstudien zu signifikanten Verbesserungen der subjektiven Beschwerden, objektiver Messungen der Gelenkfunktion und verschiedener Laborparameter (Simopoulos, 1991). Auch bei Psoriasis, immunogener Keratitis und chronisch entzündlicher Darmerkrankung wurden im Erwachsenenalter günstige therapeutische Effekte berichtet. Neben Fischölpräparationen zur oralen Gabe werden neuerdings auch Lipidemulsionen mit hohem Gehalt an langkettigen Omega-3-Fettsäuren zur parenteralen Therapie bereitgestellt. Grundsätzlich erscheint eine therapeutische Anwendung langkettiger Omega-3-Fettsäuren auch bei chronisch entzündlichen Erkrankungen im Kindes- und Jugendalter möglich und vielversprechend, aber ausreichende Erfahrungen liegen derzeit noch nicht vor. Es ist zu bedenken, daß bei Gabe von Omega-3-Fettsäuren in therapeutischen Dosierungen Nebenwirkungen auftreten können, insbesondere eine vermehrte Blutungsneigung. Deshalb sollte der therapeutische Einsatz langkettiger Omega-3-Fettsäuren bei Kindern zunächst nur in kontrollierten Studien erfolgen.

Literatur

Akre J (Hrsg.) (1989). Infant feeding. The physiological basis. Bull World Health Organisation 67, Suppl: 1–108

Beaudry M, Dufour R, Marcoux S (1995). Relation between infant feeding and infections during the first six months of life. J Pediatr 126: 191–197

Borch-Johnsen K, Joner G, Mandrup-Poulsen T, Christy M, Zachau-Christiansen B, Kastrup K (1984). Relation between breast-feeding and incidence rates of insulin-dependant diabetes mellitus. Lancet II: 1083–1086

Bradley J, Xu X (1996) Diet, age, and the immune system. Nutr Rev 54: 43–50

Chandra RK (Hrsg.) (1988). Nutrition and immunology. Contemporary issues in clinical nutrition. New York, Allan R. Liss

Chandra RK (1991). Nutrition and immunity: lessions from the past and new insights into the future. 1990 McCollum Award Lecture. Am J Clin Nutr 53: 1087–1101

Davis MK, Savitz DA, Graubard BI (1988). Infant feeding and childhood cancer. Lancet II: 365–368

Decsi T, Zaknun D, Zaknun J, Sperl W, Koletzko B (1995). Long-chain polyunsaturated fatty acids in children with severe protein-energy malnutrition without and with human immunodeficiency virus-1 infection. Am J Clin Nutr 62: 1283–1288

Goldman AS (1993). The immune system of human milk: antimicrobial, antiinflammatory and immunomodulating properties. Pediatr Infect Dis J 12: 664–671

Grimble RF (1990). Nutrition and cytokine action. Nutr Res Rev 3: 193–210

Howie PW, Forsyth JS, Ogston SA, Clark A, Florey CV (1990). Protective effect of breast feeding against infection. Br Med J 300: 11–16

Keen CL, Gershwin ME (1990). Zinc deficiency and immune function. Ann Rev Nutr 10: 415–431

Keicher U, Koletzko B, Reinhardt, D (1995). Omega-3 fatty acids suppress the enhanced production of 5-lipoxygenase products from polymorph neutrophil granulocytes in cystic fibrosis. Eur J Clin Invest 25: 915–919

Koletzko B (1986). Essentielle Fettsäuren: Bedeutung für Medizin und Ernährung. Akt Endokr Stoffw 7: 18–27

Koletzko S, Sherman P, Corey M, Griffiths A, Smith C (1989). Role of infant feeding practices in development of Crohn's disease in childhood. Brit Med J 298: 1617–1618

Koletzko B (Hrsg.) (1993). Ernährung chronisch kranker Kinder und Jugendlicher. Heidelberg (Springer Verlag): 1–324 (ISBN 3-540-56569-8)

Koletzko S, Reinhardt D, Koletzko B (1994). Aktuelle Aspekte der Ernährungstherapie bei cystischer Fibrose. Monatsschr Kinderheilkd 142: 432–445

Koletzko B (1997). Zur Ernährung des Neugeborenen. Der Gynäkologe 30: 34–44

Koletzko B (1997). Importance of dietary lipids. In: Tsang R, Zlotkin SH, Nichols B, Hansen JW (Hrsg.). Nutrition during infancy. Principle and practice. Cincinnati, Digital Educational Publishing, 1997: 123–153

Kunz C, Rudloff S (1993). Biological functions of oligosaccharides in human milk. Acta Paediatr 82: 902–912

Kuvibidila S, Baliga SB, Suskind RM (1989). Consequences of iron deficiency on infection and immunity. In: Lebenthal E (Hrsg.). Textbook of gastroenterology and nutrition in infancy. New York (Raven)

Leichsenring M (1997). Krankheiten von Kindern in Ländern der Dritten Welt. In: von Harnack G-A, Koletzko B (Hrsg.). Kinderheilkunde. 10. Aufl. Heidelberg (Springer Verlag): 653–659

Myrvik QN (1988). Nutrition and immunology. In: Shils ME, Young VY (Hrsg). Modern Nutrition in Health and Disease. 7th ed. Philadelphia (Lea & Febiger): 585–616

Phillips M, Baetz A (Hrsg) (1981). Diet and resistance to disease. New York (Plenum)

Saarinen VM, Kajosaari M (1995). Breast feeding as prophylaxis against atopic disease: prospective follow-up until 17 years old. Lancet 346: 1065–1069

Schroten H, Koletzko B, Hanisch FG (1991). Immunologische Aspekte menschlicher Milch. Ernährungsumschau 38: 484–489

Simopoulos AP (1991). Omega-3 fatty acids in health and disease and in growth and development. Am J Clin Nutr 54: 438–463

Thormar H, Isaacs CE, Brown HR, Barshatzky MR, Pessolano T (1987). Inactivation of enveloped viruses and killing of cells by fatty acids and monoglycerides. Antimicrob Agents Chemother 31: 27–31

Tomkins A, Hussey G (1989). Vitamin A, immunity and infection. Nutr Res Rev 2: 17–28

Wold AE, Hanson LA (1994). Defense factors in human milk. Curr Opin Gastroenterol 10: 652–658

II. Allergische Erkrankungen

Allgemein

Epidemiologie 5 Epidemiologie allergischer Erkrankungen im Kindesalter ... 159

Diagnostik
- 6 Allergologische Anamnese ... 173
- 7 Allergene, Allergennachweis ... 179
- 8 Hauttestung im Kindesalter ... 189
- 9 Allergologische Labordiagnostik ... 193
- 10 Konjunktivaler Provokationstest ... 203
- 11 Nasaler Provokationstest ... 205
- 12 Lungenfunktionsprüfungen und bronchiale Provokationsverfahren ... 212
- 13 Orale Nahrungsmittelprovokationen ... 218

Therapie
- 14 Atopiefrüherkennung und -prophylaxe ... 223
- 15 Elimination von Innenraumallergenen ... 232
- 16 Pharmakotherapie allergischer Erkrankungen ... 238
- 17 Hyposensibilisierung ... 250
- 18 Impfungen bei allergischen Kindern ... 259
- 19 Diäten in der Vorbeugung und Behandlung allergischer Erkrankungen ... 262
- 20 Unkonventionelle Verfahren in der Allergologie ... 267

Speziell

Auge 21 Okuläre Allergien ... 274

Atemwege
- 22 Allergische Rhinitis ... 278
- 23 Asthma bronchiale ... 284
- 24 Allergische Alveolitis und allergische bronchopulmonale Aspergillose ... 304

Haut
- 25 Urtikaria ... 311
- 26 Photoallergien ... 317
- 27 Atopisches Ekzem ... 320
- 28 Kontaktallergien ... 328

Magen-Darm-Trakt
- 29 Allergien gegen Nahrungsmittel ... 331
- 30 Pseudoallergische Reaktionen durch Nahrungsmittel ... 337

Systemische Allergie und Pseudoallergie
- 31 Anaphylaxie ... 344
- 32 Allergische Reaktionen auf Insektenstiche ... 348
- 33 Allergische und pseudo-allergische Arzneireaktionen ... 354
- 34 Latexallergien ... 361

5 Epidemiologie allergischer Erkrankungen im Kindesalter

E. von Mutius

5.1	Einleitung... 159	5.7	Entwicklung allergischer Erkrankungen im Laufe des Kindesalters... 164
5.2	Allergische Erkrankungen – Definitionen 159	5.7.1	Obstruktive Atemwegserkrankungen im Kindesalter... 164
5.3	Prävalenz allergischer Erkrankungen... 160	5.8	Risikofaktoren für die Entstehung allergischer Erkrankungen... 167
5.4	Inzidenz des Asthma bronchiale im Kindesalter... 161	5.8.1	Intrinsische Faktoren... 167
5.5	Zunahme der Prävalenz allergischer Erkrankungen... 162	5.8.2	Bedeutung von Umweltfaktoren für die Entstehung atopischer Erkrankungen... 168
5.6	Zunahme der Mortalität des Asthmas... 163		

5.1 Einleitung

Schilderungen von Patienten mit Asthma gehen bis in die Antike zurück, wohingegen erste Beschreibungen von Heuschnupfen erst Ende des 18. Jahrhunderts mitgeteilt wurden. Heutzutage leiden viele Kinder an allergischen Erkrankungen und in westlichen Ländern stellt das Asthma bronchiale die häufigste chronische Erkrankung im Kindesalter dar. Für das Studium des natürlichen Verlaufs allergischer Erkrankungen von der Kindheit bis in das Erwachsenenalter und für die Aufklärung ursächlicher Faktoren für die Entstehung dieser Krankheiten ist die Anwendung epidemiologischer Methoden sinnvoll, da ein großer Teil der Bevölkerung betroffen ist. Zudem sind allergische Erkrankungen von enormer gesundheitspolitischer Relevanz, da sie zu erheblichen Einbußen der Aktivität der Betroffenen, wie z.B. Schulausfall oder Arbeitsunfähigkeit, führen.

Die Epidemiologie ist eine relativ junge Disziplin, die erst nach dem 2. Weltkrieg in großem Umfang angewandt wurde. Als wissenschaftliche Methode ist sie geeignet, das Auftreten von Erkrankung in der Bevölkerung zu untersuchen und in Bezug zu möglichen Kausalfaktoren zu setzen. Mit Hilfe epidemiologischer Verfahren werden einerseits die Erkrankungshäufigkeit und andererseits die sog. Exposition, d.h. Einflüsse, denen einzelne Individuen oder Gruppen ausgesetzt sind und denen möglicherweise eine Rolle bei der Pathogenese der jeweiligen Erkrankung zukommen könnte, gemessen. Die Erkrankungshäufigkeit kann als Inzidenz oder als Prävalenz bestimmt werden. Die Inzidenz mißt das Auftreten von Neu-erkrankungen in einem bestimmten Beobachtungszeitraum. Die Prävalenz bestimmt den Anteil der Population (in %), die zu einem bestimmten Zeitpunkt erkrankt ist.

5.2 Allergische Erkrankungen – Definitionen

Die Begriffe „Allergie" und „Atopie" werden häufig, und in der Allgemeinheit zunehmend, vage und unpräzise verwendet und selten vor schriftlichem oder mündlichem Gebrauch definiert. Ursprünglich wurde der Ausdruck „Allergie" von v. Pirquet zu Beginn des 20. Jahrhunderts generiert, der erkannt hatte, daß Antikörper sowohl Erkrankungen hervorrufen als auch unterdrücken können. Der Terminus, der dem griechischen „allos" („Veränderung des ursprünglichen Zustands") angelehnt ist, bezog sich auf das Konzept, daß eine Exposition gegenüber einem Fremdstoff eine Veränderung der Reaktivität eines Individuums gegenüber der Umwelt induziert, die bei nachfolgendem Kontakt mit dieser Substanz entweder steigt (Hypersensitivität) oder abnimmt (Hyposensitivität oder Immunität).

Im weiteren Verlauf wurde eine Assoziation zwischen bestimmten immunologischen Mechanismen und verschiedenen klinischen Syndromen beobachtet, die aufgrund der möglicherweise zugrundeliegenden pathophysiologischen Gemeinsamkeiten zusammengefaßt wurden. Gell und Coombs schlugen vor, allergische Reaktionen in 4 immunologisch vermittelte Kategorien einzuteilen, wobei die IgE-vermittelte Sofort-typ-Reaktion als Typ I bezeichnet wurde. Im klinischen Alltag fallen darüber hinaus jedoch immer wieder Unverträglichkeitsreaktionen z. B. gegen Nahrungsmittel auf, von denen entweder die zugrundeliegenden Pathomechanismen nicht bekannt sind oder bei welchen die Pathomechanismen nicht einer dieser 4 Kategorien zugeordnet werden können. Hier sollte zur Vermeidung von Begriffskonfusionen von Unverträglichkeiten und nicht von Allergien gesprochen werden.

Als Atopie wird in der Regel der Nachweis allergenspezifischer IgE-Antikörper definiert und als atopische Erkrankungen diejenigen, die mit Atopie, d. h. der Produktion allergenspezifischer IgE-Antikörper, einhergehen, nämlich die atopische Dermatitis, der Heuschnupfen und das Asthma bronchiale. Trotz dieser immunologischen Gemeinsamkeit liegen den drei atopischen Erkrankungen sehr unterschiedliche genetische und umweltbedingte Determinanten und Risikofaktoren zugrunde.

Für epidemiologische Zwecke gibt es zudem keine allgemein anerkannten Definitionen von z. B. Asthma bronchiale, atopischer Dermatitis oder Heuschnupfen. Fragen wie „Hatte Ihr Kind jemals pfeifende Atemgeräusche (Wheeze)?" werden andere Prävalenzen, d. h. Häufigkeitsschätzungen hervorbringen als die Frage „Hat ein Arzt bei Ihrem Kind schon einmal ein Asthma bronchiale diagnostiziert?". Wenn in unterschiedlichen epidemiologischen Untersuchungen andersartige Definitionen allergischer Erkrankungen angewandt werden, können daraus signifikante Variationen in der Prävalenz der untersuchten Erkrankung resultieren, die zwar einerseits auf realen Unterschieden der jeweils untersuchten Populationen basieren könnten, andererseits aber auch nur methodische Verschiedenheiten der einzelnen Studien widerspiegeln könnten. Um Prävalenzvergleiche über Raum und Zeit adäquat zu bewerkstelligen, ist es unabdingbar, daß exakt dieselbe Methodik verwendet wird, wie dies derzeit u. a. im Rahmen der ISAAC-Studie (International Study of Childhood Asthma and Allergies) geschieht, deren Untersuchungsmethoden standardisiert sind und großenteils auch validiert worden sind.

5.3 Prävalenz allergischer Erkrankungen

Die epidemiologische Erfassung der Prävalenz der atopischen Dermatitis ist erschwert, da bislang keine sicheren In-vivo- oder In-vitro-Tests und keine eindeutigen diagnostischen, epidemiologisch umsetzbaren Kriterien existierten. Mehrere Gruppen arbeiten jedoch derzeit an der Standardisierung epidemiologischer Verfahren zur Erfassung der atopischen Dermatitis. Sie wird häufig schon im Säuglingsalter manifest, wobei mehr Buben als Mädchen erkranken. In einer Befragung Münchner Schulkinder gaben die Eltern in annähernd 14 % der Fälle an, daß ihr Kind an einer Neurodermitis leide.

Die allergische Rhinitis wird gewöhnlich im Kindesalter, zunehmend in der Adoleszenz manifest, persistiert in das Erwachsenenalter hinein und klingt mit fortgeschrittenem Alter ab. Bei Kindern jünger als 4 Jahre ist die Häufigkeit der allergischen Rhinitis wohl auf unter 5 % anzusiedeln, sie steigt dann im Schulalter an und realistische Zahlen für Adoleszenz und das frühe Erwachsenenalter könnten um 20 % liegen.

Zahlreiche Studien sind zur Prävalenz des Asthma bronchiale und obstruktiver Atemwegserkrankungen im Kindesalter durchgeführt worden. Von diesen Untersuchungen wurden einige bemerkenswerte Besonderheiten in der Verteilung des Asthma bronchiale offensichtlich. Es deutet manches darauf hin, daß Asthma und allergische Erkrankungen in ländlichen Gebieten in Entwicklungsländern kaum vorkommen. Anderson berichtete, daß in Papua-Neuguinea Asthma bei Kindern und Jugendlichen kaum zu finden war. Interessanterweise war bei diesen Kindern die Häufigkeit von Infekten der oberen Atemwege annähernd 4mal so groß wie in Großbritannien. In Südafrika betrug die Prävalenz der bronchialen Hyperreaktivität nach Laufbelastung, einem Marker für Asthma, bei schwarzen, in der Stadt lebenden Schulkindern 3,2 %, wohingegen im ländlichen Transkei nur ein einziger Proband unter 671 untersuchten Kindern einen signifikanten Abfall des FEV_1 (forcierte exspiratorische Einsekundenkapazität) nach Laufbelastung aufwies. Ähnliches wurde in Zimbabwe gefunden, wo in den wohlhabenderen Regionen der Hauptstadt Harare 5,9 % der untersuchten Schulkinder auf eine Laufprovokation reagierten, im ländlichen Bereich von Wheezda Communal Land hingegen nur ein einziges Kind einer Stichprobe von über 600 Kindern eine bronchiale Hyperreaktivität aufwies.

Innerhalb der westlichen Länder sind die höchsten Prävalenzen für Asthma im Kindesalter wiederholt in Australien/Neuseeland und Großbritannien aufgezeigt worden. Diese Prävalenzzahlen sind auch durch Resultate von Studien bestätigt worden, die exakt dieselbe Methodologie benutzten. Innerhalb der westlichen Länder gibt es keine eindeutigen Hinweise darauf, daß Stadt-Land-Unterschiede in der Prävalenz allergischer Erkrankungen bestehen. Manche Autoren berichten von einer geringeren Häufigkeit in ländlichen Gebieten, in England konnte dies in einer großen multizentrischen Studie jedoch nicht bestätigt werden.

Innerhalb Europas existiert ein deutlicher Ost-West-Gradient. Resultate verschiedener kürzlich durchgeführter Studien, die nach dem Fall der kommunistischen Systeme in Osteuropa erstellt wurden, haben große Unterschiede in der Prävalenz allergischer Erkrankungen zwischen Ost- und Westeuropa dokumentiert. Dabei besteht im wiedervereinigten

II. Allergische Erkrankungen

Tab. 5/1: Prävalenz allergischer Erkrankungen in Deutschland.

Ort	Alter	Definition	Prävalenz	Autor
Baden-Württemberg	6 Jahre	Asthma LZP	1,9 %	Wichmann
		Obstruktive Bronchitis	11,4 %	
Bayern	6 Jahre	Ekzem PP	11,9 %	Kunz
Freiburg i. Brsg.	9–11 Jahre	Asthma LZP	3,8 % – 5,6 %	Kühr
		Heuschnupfen LZP	11,5 %	
		Ekzem LZP	9,9 %	
München	9–11 Jahre	Asthma LZP	9,3 %	v. Mutius
		Heuschnupfen LZP	8,6 %	
		Ekzem LZP	13,9 %	
Leipzig	9–11 Jahre	Asthma LZP	7,3 %	v. Mutius
		Heuschnupfen LZP	2,4 %	
		Ekzem LZP	13,0 %	
Hamburg	20–44 Jahre	Asthmaattacken	3,0 %	Nowak
		Heuschnupfen LZP	22,8 %	
Erfurt	20–44 Jahre	Asthmaattacken	1,3 %	Nowak
		Heuschnupfen LZP	13,2 %	

LPZ = Lebenszeitprävalenz, PP = Periodenprävalenz, d. h. Erkrankung in den letzten 12 Monaten manifest.

Deutschland eine einmalige Situation. Fast wie in einem natürlichen Experiment sind Bevölkerungsgruppen, die ähnliche genetische Veranlagungen teilen, im östlichen wie im westlichen Teil des Landes über Jahrzehnte sehr unterschiedlichen Umweltbedingungen (im weitesten Sinn des Wortes) ausgesetzt gewesen. Diese andersartigen Lebensbedingungen führten zu deutlichen Unterschieden in der Manifestation allergischer Erkrankungen. In Westdeutschland ist die Prävalenz des Heuschnupfens (8,6 % versus 2,7 %, $p < 0,0001$), des Asthma (9,3 % versus 7,2 %, $p < 0,05$) und der bronchialen Hyperreaktivität (8,3 % versus 5,5 %, $p < 0,001$) bei 9 bis 11 Jahre alten Schulkindern signifikant höher als in Ostdeutschland. Die Häufigkeit der atopischen Sensibilisierung gemessen im Haut-Pricktest ist bei ostdeutschen Kindern wesentlich niedriger als bei westdeutschen Kindern (18,2 % versus 36,7 %, $p < 0,001$). In ähnlicher Weise wurde eine geringere Prävalenz der atopischen Sensibilisierung bei Kindern im Alter von 10 bis 12 Jahren in Estland und Polen im Vergleich zu Schweden (13,6 % versus 19,9 % versus 30,3 %, $p < 0,001$) gefunden. Untersuchungen an Erwachsenen in Ost- und Westdeutschland, bzw. im Baltikum und in Schweden, bestätigen ferner diese Befunde. Die Prävalenz allergischer Erkrankungen in Deutschland zeigt Tabelle 5/1.

5.4 Inzidenz des Asthma bronchiale im Kindesalter

Es gibt nur wenige Studien zur Inzidenz des Asthma bronchiale im Kindesalter. In einer amerikanischen Kohortenstudie wurde die Inzidenz neuer Fälle von Asthma, die durch einen Arzt diagnostiziert worden waren, im Rahmen von 6 Querschnittstudien in den ersten 13 Lebensjahren bestimmt. Die kumulative Inzidenz war bei Mädchen deutlich niedriger als bei Buben, wobei aber mit zunehmendem Alter diese Geschlechtsunterschiede geringer wurden. Insgesamt betrug die kumulative Inzidenz des Asthma bronchiale bis zum Alter von 13 Jahren in dieser Untersuchung 33,2 % (Tab. 5/2).

Tab. 5/2: Kumulative Inzidenz des Asthma bronchiale im Kindesalter.

Alter (Jahren)	N	Gesamt	Buben	Mädchen	Relatives Risiko für Buben
1,6	1089	3,3 %	4,6 %	2,0 %	2,30
3,6	1028	5,7 %	7,6 %	3,7 %	2,05
6,3	973	12,9 %	17,3 %	8,9 %	1,94
8,6	848	18,1 %	23,8 %	12,7 %	1,87
10,9	753	24,9 %	32,2 %	18,2 %	1,77
13,5	307	33,2 %	43,6 %	23,5 %	1,86

Tab. 5/3: Zunahme der Prävalenz allergischer Erkrankungen über die letzten Jahrzehnte.

Land	Alter	Zeitraum	Definition	Prävalenz (in %)	Autor
Schweiz	15 J	1968–1981	Jemals Asthma	1,9 – 2,8	Varonier
England	6–10 J	1966–1990	Jemals Giemen Häufiges Giemen	18,3 – 21,8 3,9 – 6,1	Whincup
England	12 J 12 J 12 J	1973–1988 1973–1988 1973–1988	Jemals Asthma Jemals Heuschnupfen Jemals Ekzem	5,5 – 12,0 9,4 – 14,9 4,8 – 15,9	Burr Burr Burr
England	12 J	1973–1986	Anhaltendes Giemen Häufiges Giemen	B: 0,8 –2,1 M: 0,9 –1,9	Burney
England	7–8 J	1978–1991	Attacken von Giemen in den letzten 12 Monaten	8,8 – 11,6	Anderson
England	5–11 J	1982/83–1992/93	Asthmaattacken Anhaltendes Giemen	B: 4,2 – 11,8 M: 2,7 – 7,0 B: 3,2 – 4,4 M: 2,6 – 3,6	Rona
Schottland	5–11 J	1982/83–1992/93	Asthmaattacken Anhaltendes Giemen	B: 3,9 – 10,3 M: 2,1 – 5,9 B: 4,7 – 4,9 M: 2,6 – 3,3	Rona
Schottland	8–13 J	1964–1994	Jemals Giemen Heuschnupfen Jemals Ekzem	10,4 –19,8 – 25,4 3,2 – 11,9 – 12,7 5,3 – 12,0 – 17,7	Ninan/Omran Ninan/Omran Ninan/Omran
USA		1976–1980			Gergen
USA	5–11 J 12–17 J	1981–1988	Asthma in den letzten 12 Monaten	3,6 – 5,0 2,8 – 4,5	Weitzman
Kanada	5–14 J	1983/84–1987/88	Arztdiagnose Asthma	B: 2,5 – 3,3 M: 1,5 – 2,1	Manfreda
Neuseeland	12–18 J	1975–1989	Asthma in den letzten 12 Monaten	5,1 – 8,0	Shaw
Australien	7 J	1964–1990	Jemals Asthma oder Giemen	19,1 – 46,0	Robertson
Australien	8–10 J 8–10 J 8–10 J 8–10 J	1982–1992 1982–1992 1982–1992 1982–1992	Asthma Giemen in den letzten 12 Monaten Jemals Heuschnupfen Jemals Ekzem	9,1 – 37,7 10,4 – 27,6 20,5 – 34,0 20,3 – 24,4	Peat Peat Peat Peat

B = Buben, M = Mädchen

Ähnliche Resultate wurden von australischen Wissenschaftlern aufgezeigt, die 2 Kohorten von Schulkindern im mittleren Alter von 8,9 bzw. 12,6 Jahren über einen Zeitraum von 6 Jahren verfolgten. In dieser Beobachtungsperiode entwickelten 2,8 % der Buben und 1,7 % der Mädchen in der jüngeren Altersgruppe und 2,5 % bzw. 1,6 % der Kinder in der älteren Altersgruppe ein Asthma. Aus Europa liegen bislang keine Angaben zur Inzidenz des Asthma bronchiale im Kindesalter vor, allerdings sind aus der deutschen multizentrischen Kohortenstudie in Kürze Resultate zu erwarten.

5.5 Zunahme der Prävalenz allergischer Erkrankungen

In vielen westlichen Ländern wird über eine Zunahme der Prävalenz des Asthma, des Heuschnupfens und der atopischen Dermatitis berichtet (Tab. 5/3). In wiederholten Prävalenzstudien, die über die Jahre mit identischer Methodik durchgeführt wurden, konnte ein konsistenter Anstieg der Erkrankungshäufigkeit dokumentiert werden.

Die Prävalenz von Asthma oder asthmatischen Beschwerden wie Giemen ist von einigen Autoren über mehrere Jahrzehnte mit identischen Methoden untersucht worden. Die meisten Autoren schlußfolgern, daß über die letzten Jahrzehnte ein signifikanter Anstieg der Prävalenz des Asthma bronchiale im Kindesalter erfolgte. In den meisten Studien wurde die Prävalenz mittels Fragebögen ermittelt, und die meisten Untersucher haben keine objektiven Parameter, die eng mit Asthma assoziiert sind, wie z. B. die atopische Sensibilisierung oder die bronchiale Hyperreaktivität, in die Untersuchungen einbezogen. Deshalb könnten diese Resultate auch durch Änderungen diagnostischer Gewohnheiten erklärt werden, da in den letzten Jahrzehnten auch innerhalb der Ärzteschaft eine zunehmende Diskussion über allergische und asthmatische Erkrankungen stattfand.

Allerdings weisen Resultate von Studien, die die objektive Erfassung der bronchialen Hyperreaktivität als Marker für Asthma miteinschließen, darauf hin, daß die Veränderung in der Erkennung und in der Diagnosestellung von Asthma nicht den Anstieg in der Prävalenz des Asthmas erklärt. Eher sind die Ergebnisse so zu deuten, daß tatsächlich ein Anstieg in der Prävalenz des Asthmas über die letzten Jahrzehnte stattgefunden hat. Burr und Mitarbeiter führten Laufbelastungstests an englischen Schulkindern im Jahr 1973 und 1988 durch. Sie berichteten von einem signifikanten Anstieg der Prävalenz von Giemen und Asthma, wie auch von einem 2fachen Anstieg der Prävalenz der bronchialen Hyperreaktivität über diesen Zeitraum. Die Resultate der Laufbelastungstests weisen ferner darauf hin, daß beide Formen – die milde und die schwere Form des Asthma – häufiger geworden sind. Die Studien von Peat und Mitarbeitern, die eine Histaminprovokation in das Studienprotokoll miteinbezogen, zeigten, daß bei 8 bis 10 Jahre alten australischen Schulkindern neben einem 2fachen Anstieg der Prävalenz asthmatypischer Beschwerden die bronchiale Hyperreaktivität um das 1,4- bis 2fache über die Jahre 1982–1992 angestiegen ist. Interessanterweise war der Anstieg der bronchialen Hyperreaktivität hauptsächlich bei den atopischen Kindern zu sehen, obwohl die Prävalenz der Atopie, mittels Haut-Pricktest erfaßt, über die Zeit unverändert blieb (Tab. 5/3).

Verschiedene Studien haben Veränderungen im Schweregrad obstruktiver Erkrankungen über die Zeit untersucht. Anderson und Mitarbeiter berichteten, daß über den Zeitraum 1978–1991 die 12-Monats-Prävalenz von Giemen und Asthma signifikant anstieg. Gleichzeitig nahm aber die Schulabwesenheit und Aktivitätseinschränkung wegen respiratorischer Beschwerden ab. Die Prävalenz häufiger Asthmaattacken (mindestens 5 pro Jahr) blieb unverändert, jedoch nahm die Prävalenz schwerer Asthmaattacken um ungefähr die Hälfte ab. Zeitgleich stieg der Gebrauch antiasthmatischer Medikamente an, so daß wahrscheinlich eine Verbesserung der Behandlung der Asthmaerkrankten den Rückgang im Schweregrad der Beschwerden erklärt, ohne jedoch das Neuauftreten der Erkrankung zu beeinflussen. Ähnliches ist aus Kanada berichtet worden, wo die Häufigkeit der Krankenhausaufnahmen, der Intensivaufnahmen, die mittlere Liegedauer und die Häufigkeit der Notfallvorstellungen wegen Asthma sämtlich abnahmen, obwohl die Prävalenz des Asthma und der Prozentsatz der asthmaerkrankten Kinder, die zu Spezialisten überwiesen wurden, insgesamt zugenommen hatte.

Über die letzten Jahrzehnte ist von einem mindestens ebenso starken Anstieg der Prävalenz des Heuschnupfens und der atopischen Dermatitis berichtet worden (Tab. 5/3). Wenig ist jedoch über die Prävalenz der atopischen Sensibilisierung über die Zeit bekannt. Nakagomi und Mitarbeiter in Japan bestimmten die spezifischen IgE-Antikörper auf 16 inhalative und alimentäre Allergene bei annähernd 500 Schulmädchen im Alter von 13 bis 14 Jahren über die Jahre 1978, 1981, 1985 und 1991. Sie fanden einen signifikanten Anstieg in der Prävalenz der atopischen Sensibilisierung auf mindestens eines der Allergene von 21,4% in 1978, auf 25,0% in 1981, 35,5% in 1985 und 39,4% im Jahr 1991.

Wenig ist über Veränderungen der Prävalenz anderer Atemwegserkrankungen in den letzten Jahrzehnten bekannt. Burney und Kollegen in England berichteten, daß über die Jahre 1973 und 1986 ein signifikanter Abfall der Prävalenz der Bronchitis eingetreten ist ($-4,7\%$ bei den Mädchen bzw. $-5,8\%$ bei den Buben, $p < 0,0001$). In der Untersuchung von Shaw und Mitarbeitern aus Neuseeland fiel die Prävalenz der Pneumonie von 15,1% im Jahr 1975 auf 5,5% im Jahr 1989 ab, obwohl in dieser Studie die Prävalenz der Bronchitis unverändert blieb. Peat und Mitarbeiter aus Australien fanden, daß frühe Atemwegsinfektionen vor dem 2. Geburtstag, die einer ärztlichen Behandlung oder gar einer Krankenhausaufnahme bedurften, 1982 häufiger vorkamen als im Jahr 1992 (21,3% versus 16,2%, $p < 0,05$).

5.6 Zunahme der Mortalität des Asthmas

Seit den 70er Jahren ist ebenfalls ein ansteigender Trend zu häufigeren Krankenhauseinweisungen wegen Asthma bronchiale und zu größerer Mortalität an Asthma bei Kindern und Erwachsenen in verschiedenen westlichen Ländern zu verzeichnen. Über mögliche Gründe ist viel diskutiert worden. Einerseits fand eine Änderung der ICD-Klassifizierung von Asthma als Todesursache statt, doch scheint dies nicht für den Anstieg der Mortalität bei jüngeren Personen verantwortlich zu sein. Ein Anstieg in Prävalenz und Schweregrad des Asthmas könnte dem Phänomen zugrunde liegen, oder aber eine erhöhte Asthmasterblichkeit erfolgte aufgrund eines veränderten Gebrauchs oder Mißbrauchs von Asthmamedikationen. Hinsichtlich der Sorge, daß die Art der Asthmatherapie selbst zur Mortalität beitragen könnte, sind etliche Studien aus Neuseeland und Kanada publiziert worden, die den Zusammenhang zwischen Gebrauch von β_2-Sympathomimetika, vor allem des Fenoterol, und der Asthmatodesrate untersucht haben. Sie legen nahe, daß ein vermehrter Gebrauch von Fenoterol mit der Asthmamortalität assoziiert ist. Allerdings ist es fraglich, ob dieser Zusammenhang dem Medikament selbst zuzuschreiben ist oder aber eher Ausdruck einer verstärkten Medikation bei zunehmendem Schweregrad des Asthma darstellt.

In Deutschland fand sich über die Jahre 1960 bis 1989 kein kontinuierlicher Anstieg der Mortalität. In der Altersgruppe der 0 bis 5 Jahre alten Kinder nimmt die Mortalität an obstruktiven Atemwegserkrankungen in den 60er Jahren steil ab, wohingegen die Raten für die 5- bis14jährigen in den 70er und für die 15- bis 34jährigen zwischen 1970 und 1985 allmählich ansteigen. Allerdings fallen sie bis zum Jahr 1989 praktisch wieder auf das Ausgangsniveau herab.

5.7 Entwicklung allergischer Erkrankungen im Laufe des Kindesalters

Mit zunehmenden Alter eines Kindes ändert sich das Spektrum der atopischen Sensibilisierungen. Es ist wiederholt gezeigt worden, daß im Säuglingsalter zunächst IgE-Antikörper gegen Nahrungsmittel, vorwiegend gegen Kuhmilch und Hühnereiweiß, gebildet werden, die mit unterschiedlichen klinischen Manifestationen einhergehen. Diese können dermatologische Syndrome (atopische Dermatitis, Urtikaria), gastrointestinale Beschwerden oder in seltenen Fällen auch respiratorische Beschwerden verursachen. Sensibilisierungen auf Milben, Katzenepithelien oder andere Innenraumallergene werden im Lauf des Kleinkind- und Schulalters häufiger, die Pollensensibilisierung wie auch die Heuschnupfeninzidenz erreicht einen Peak in der Adoleszenz.

5.7.1 Obstruktive Atemwegserkrankungen im Kindesalter

Obstruktive Bronchitiden im Säuglingsalter

Obstruktive Atemwegserkrankungen kommen im frühen Kindesalter sehr häufig vor. Ungefähr die Hälfte einer Zufallsstichprobe von Kindern, die als Neugeborene in eine Geburtskohortenstudie in den USA aufgenommen worden waren, wiesen ab Geburt bis zum Alter von 6 Jahren irgendwann einmal giemende Atemgeräusche auf. Kürzlich durchgeführte europäische epidemiologische Studien schätzten, daß etwa 15 bis 32 % der Kinder in den ersten 5 Lebensjahren giemen. In retrospektiven Studien fiel auf, daß Schulkinder mit obstruktiven Atemwegserkrankungen im Säuglingsalter eine Verringerung der Lungenfunktion und eine vermehrte bronchiale Reaktivität aufwiesen. Es wurde deshalb angenommen, daß obstruktive Atemwegserkrankungen die normale pulmonale Entwicklung stören könnten und lang andauernde Schäden verursachen, die später zur Manifestation eines Asthma bronchiale führen könnten.

Eine Veranlagung des Kindes sowohl für obstruktive Atemwegserkrankungen als auch für nachfolgend gefundene Einschränkungen der Lungenfunktion könnte jedoch diese Zusammenhänge auch erklären. Kürzlich durchgeführte Studien haben in der Tat gezeigt, daß bei einem Teil der Kinder mit obstruktiven Bronchitiden eine Einschränkung der Lungenfunktion ein prädisponierender Faktor für die nachfolgende Entwicklung dieser Erkrankungen im Säuglings- und Kleinkindesalter ist. Die Ergebnisse der umfangreichen, amerikanischen Kohortenstudie legen nahe, daß diese Kinder im Säuglinsalter zu giemen beginnen, aber ihre Beschwerden im Alter von etwa 3 Jahren verlieren. Dieser gutartige Verlauf der Erkrankung war weder mit Asthma in der Familie noch mit Ekzem oder erhöhten IgE-Werten beim Kind assoziiert. Diese Ergebnisse wurden von einer britischen Geburtskohortenstudie bestätigt, die 67 Neugeborene von Eltern mit Heuschnupfen oder Asthma für 11 Jahre weiterverfolgt hat. Die jährliche Periodenprävalenz obstruktiver Beschwerden wies eine bimodale Verteilung mit einem Gipfel vor dem 2. Geburtstag and einem stetigen Anstieg danach auf. Von den 21 Kindern, die vor ihrem 2. Geburtstag giemten, hatten die meisten im weiteren Verlauf keinerlei obstruktive Beschwerden mehr und wiesen auch weder eine Atopie noch eine bronchiale Hyperreaktivität im Alter von 11 Jahren auf.

Eine wesentlicher Risikofaktor für Lungenfunktionseinschränkungen zum Zeitpunkt der Geburt stellt das mütterliche Rauchen in der Schwangerschaft dar. Bei Mädchen rauchender Mütter waren die neonatalen Lungenfunktionsparameter auf etwa die Hälfte der Kontrollwerte reduziert. In weiteren Studien war mütterliches Rauchen ferner mit dem Auftreten obstruktiver Atemwegserkrankungen beim Säugling assoziiert. Ob diese Effekte mehr der Exposition in utero oder der postnatalen Passivrauchexposition zuzuschreiben sind, ist schwer zu sagen, da Frauen, die während der Schwangerschaft rauchen, meist hinterher weiterrauchen. In zwei Untersuchungen war die Passivrauchexposition, wenn sie nicht über die Mutter erfolgte, nicht mit einem erhöhten Risiko für das Auftreten von Atemwegserkrankungen verbunden, was die Vermutung nahe legt, daß die Passivrauchexposition über die Mutter durch Schädigungen der Lungenentwicklung in utero erfolgt. Die entscheidende Entwicklung der Atemwege erfolgt in utero, wohingegen die Proliferation der Alveolen vor allem nach der Geburt stattfindet. Daher sind die stärkeren Einbußen der Flußraten als der Lungenvolumina durch mütterliches Rauchen mit der Annahme einer vorwiegend pränatalen Schädigung vereinbar.

Mehrere Studien haben ein vermehrtes Auftreten von Husten und obstruktiven Atemwegsbeschwerden sowie Einschränkungen der Lungenfunktion auch bei ehemals frühgeborenen Kindern oder Kindern mit niedrigem Geburtsgewicht im fortgeschrittenen Kindesalter beschrieben. Im Säuglingsalter sind derartige Beschwerden meist auf die Folgen der Beatmung und der bronchopulmonalen Dysplasie zurückzuführen. Einige Studien weisen jedoch darauf hin, daß selbst im Schulalter die Frühgeburtlichkeit nach wie vor zu Einbußen der Lungenfunktion führt. Folglich könnte die Frühgeburtlichkeit über Veränderungen der Atemwegsdurchmesser und/oder des Lungenparenchyms das Risiko, obstruktive Atemwegserkrankungen zu entwickeln, erhöhen.

Wenige Studien haben die bronchiale Reaktivität im Säuglings- und Kleinkindalter gemessen. Diese haben gezeigt, daß viele gesunde Säuglinge eine bronchiale Hyperreaktivität auf Histamininhalation aufweisen und daß im Alter von 6 Monaten diese gesteigerte Reaktivität nicht mit dem früheren Auftreten von Atemwegsbeschwerden zusammenhängt. Ähnliches wurde von einer australischen Untersuchung berichtet. Es fanden sich keine Unterschiede in der bronchialen Reaktivität zwischen Fällen mit obstruktiver Bronchitis und Kontrollen selbst unter Berücksichtigung des Alters, der Größe, des Gewichts, des Geschlechts, der Passivrauchexposition oder der Familienanamese für Asthma.

All diese Befunde legen die Vermutung nahe, daß es eine abgrenzbare Untergruppe von Kindern mit rezidivierenden obstruktiven Bronchitiden im Säuglingsalter gibt. Diese Erkrankungen haben eine gute Prognose und sind auf pränatale Lungenfunktionseinbußen, mütterliches Rauchen während der Schwangerschaft und ein niedriges Geburtsgewicht zurückzuführen. Weder die Atopie noch die bronchiale Hyperreaktivität sind Risikofaktoren und diese Kinder entwickeln später auch kein Asthma oder Allergien. Der Stellenwert einer antiasthmatischen Behandlung dieser Kinder bedarf einer kritischen Evaluation.

Asthma bronchiale im Kindesalter

Bei einem Teil der Kinder mit obstruktiven Bronchitiden im Säuglingsalter ist die Symptomatik jedoch auf eine Prädisposition für Asthma zurückzuführen. In der großen amerikanischen Geburtskohortenstudie wurde eine Gruppe von Kindern identifiziert, die seit dem ersten Lebensjahr bis zum Alter von 6 Jahren rezidivierende obstruktive Episoden erlitten. Diese Kinder hatten eine normale Lungenfunktion bei Geburt und auch die Nabelschnur-IgE-Werte waren im Normbereich. Allerdings entwickelten diese Kinder bereits im Alter von 9 Monaten erhöhte IgE-Werte und wiesen im Alter von 6 Jahren eine Atopie, d.h. ein positives Resultat in der Haut-Pricktestung auf. Dieser Verlauf war ferner mit Asthma in der Familie und dem Auftreten eines Ekzemes beim Kind assoziiert. Die Lungenfunktionsparameter, die im Säuglingsalter normal gewesen waren, wiesen im Alter von 6 Jahren deutliche Einbußen auf, was darauf hindeutet, daß es sich hier entweder um eine schwerere Form der Erkrankung oder aber um Folgen rezidivierender obstruktiver Bronchitiden handelt. Insgesamt sind davon mehr Buben als Mädchen betroffen.

Es ist seit langem beobachtet worden, daß das Asthma bronchiale mit immunologischen Vorgängen assoziiert ist, welche eine gesteigerte Produktion von IgE induzieren. Burrows und Mitarbeiter zeigten auf, daß die Prävalenz des Asthmas nach dem Alter von 6 Jahren in der Population sehr eng an Serum-IgE-Werte gekoppelt ist. Sears und Mitarbeiter berichteten, daß sogar bei Kindern, die ihr ganzes Leben lang asymptomatisch gewesen waren, die bronchiale Reaktivität sehr eng mit dem Serum-IgE assoziiert war. Diese Beobachtungen können dahingehend interpretiert werden, daß ein primärer kausaler Bezug zwischen Faktoren, die die Serum-IgE-Spiegel regulieren, und der Entstehung von Asthma besteht. Andererseits könnten die Serum-IgE-Werte sekundär aufgrund eines bisher unbekannten, dem Asthma zugrundeliegenden Pathomechanismus ansteigen. Eine kürzlich publizierte Studie fand, daß der Serum-IgE-Spiegel der Eltern die IgE-Konzentrationen bei asymptomatischen Kindern bestimmt. Asthmatische Kinder hatten jedoch – selbst wenn beide Eltern niedrige Serum-IgE-Spiegel aufwiesen – signifikant höhere Gesamt-IgE-Spiegel als die asymptomatischen Kinder, selbst wenn man die elterlichen Werte berücksichtigte. Diese Resultate unterstützen die Hypothese, daß die vermehrte Produktion von IgE bei Asthmatikern nur einen andersartigen zugrundeliegenden Pathomechanismus widerspiegelt.

Viele Studien haben in konsistenter Weise gezeigt, daß Atopie, das heißt die Produktion von spezifischen IgE-Antikörpern auf Umweltallergene, ebenfalls eng mit dem Asthma bronchiale im Kindesalter assoziiert ist. In epidemiologischen Querschnittsstudien und in klinischen Studien ist die atopische Sensibilisierung an ein vermehrtes Auftreten von Asthma, bronchialer Hyperreaktivität und einen größeren Schweregrad respiratorischer Symptome gekoppelt. Ferner findet sich ein linearer Zusammenhang zwischen der Stärke der atopischen Sensibilisierung, die man mittels steigender Zahl positiver Haut-Pricktest Resultate oder mittels steigender Quaddeldurchmesser erfassen kann, und dem Schweregrad des Asthma und der bronchialen Hyperreaktivität. Eine frühe Sensibilisierung, die vor dem Alter von 6 bis 8 Jahren manifest wird, war ein stärkerer Prädiktor für die nachfolgende Entwicklung von Asthma als eine Sensibilisierung, die erst später eintrat. Deshalb könnten theoretisch Faktoren, die die Produktion von spezifischen IgE-Antikörpern früh im Leben anregen oder ein Mangel an protektiven Mechanismen, die eine Toleranz gegenüber Umweltallergenen früh induzieren, auch das Risiko für eine nachfolgende Erkrankung an Asthma erhöhen.

In vielen Studien ist eine Sensibilisierung auf Milben als der potenteste Risikofaktor für die Entwicklung eines Asthma bronchiale im Kindesalter angenommen worden. Andere Autoren haben jedoch aufgezeigt, daß eine Sensibilisierung gegenüber Katzen, Hunden, Küchenschaben oder Schimmelpilzen in ähnlicher Weise mit Asthma und bronchialer Hyperreaktivität assoziiert ist. Peat und Mitarbeiter haben die Beziehung zwischen Atopie, Asthma und bronchialer Hyperreaktivität ferner in 3 Populationen von Kindern, die in verschiedenen klimatischen Regionen Australiens lebten, untersucht. Jede Studienregion war durch unterschiedlich starke Exposition gegenüber Hausstaubmilben bzw. Schimmelpilzen charakterisiert. Die Assoziation zwischen Sensibilisierung auf eines der beiden Allergene und bronchialer Hyperreaktivität bzw. Asthma war in jeder Region unterschiedlich und war am stärksten für das in der jeweiligen Region am häufigsten vorkommende Allergen. In den meisten Studien waren saisonale Allergene wie Pollen entweder gar nicht assoziiert oder zeigten schwächere Korrelationen mit dem Vorkommen von Asthma.

Diese Ergebnisse haben verschiedene Autoren zu der Spekulation veranlaßt, daß die Konzentration von Innenraumallergenen möglicherweise eine größere Relevanz für die Neuentstehung von Asthma haben könnte als Außenraumallergenkonzentrationen. Es gibt in der Tat zunehmend Hinweise dafür, daß das Ausmaß der Allergenexposition ein Risikofaktor für die Entwicklung einer atopischen Sensibilisierung im Kindesalter ist. Ansteigende Konzentrationen von Hausstaubmilbenallergenen und Gräserpollen sind mit steigenden Prävalenzen von Milben- und Gräserpollensensibilisierungen in Zusammenhang gebracht worden. Ob die Exposition gegenüber Umweltallergenen aber die Neuentstehung von Asthma in ähnlicher Weise beeinflußt, ist noch nicht geklärt. Sporik und Mitarbeiter zeigten in einer prospektiven, longitudinalen Studie an Säuglingen atopischer Eltern eine starke Korrelation zwischen obstruktiver Atemwegssymptomatik und Milbensensibilisierung im Alter von 11 Jahren auf. Dieser Bezug war im Alter von 5 Jahren schwach zu sehen und vorher nicht nachweisbar. Trotzdem war eine Exposition gegenüber Hausstaubmilben in der Säuglingszeit schwach mit einer Sensibilisierung im Alter von 11 Jahren assoziiert ($p = 0{,}062$). Eine beträchtliche Überlappung im Ausmaß der Exposition im Säuglingsalter war jedoch bei dieser Studie sichtbar und so fand sich auch kein signifikanter Unterschied in den mittleren Konzentrationen der Hausstaubmilben zwischen der Gruppe der asymptomatischen Kinder und der Gruppe der Kinder mit obstruktive Atemwegssymptomatik. Allerdings fanden die Autoren ein signifikant erhöhtes Risiko, Asthmabeschwerden zu entwickeln, wenn ein Proband im Säuglingsalter mehr als 10 µg/g Staub Der p 1, dem Hauptallergen der Hausstaubmilben, ausgesetzt war.

Falls das Ausmaß der Exposition gegenüber Milben im frühen Kindesalter wirklich entscheidend für die Manifestation eines späteren Asthma ist, sollten Kinder, die in einem milbenfreien Milieu aufgewachsen sind, eine signifikant niedrigere Prävalenz von Asthma und obstruktiven Atemwegsbeschwerden aufweisen als Kinder, die in einer feuchten, milbenreichen Gegend aufwuchsen. Die Resultate zweier Studien, die in den Alpen und in Neu-Mexiko durchgeführt wurden, konnten jedoch keinen signifikanten Effekt des Aufwachsens im milbenfreien Milieu auf das Vorkommen von Asthma im Kindesalter nachweisen. Deshalb könnte es sein, daß im Gegensatz zur atopischen Sensibilisierung die Asthmapathogenese nicht so empfänglich für Veränderungen im Ausmaß der Allergenexposition ist. Das Charakteristikum eines Asthmatikers könnte vielmehr darin bestehen, daß er vermehrt IgE-Antikörper auf perenniale, d. h. das ganze Jahr vorliegende, nicht aber auf saisonale Allergene produziert, wobei die Stärke der IgE-Antwort vom Ausmaß der Allergenexposition abhängt.

Im Gegensatz zu Säuglingen und Kindern im Vorschulalter ist im Schulkindesalter die bronchiale Hyperreaktivität eng mit Asthma und obstruktiven Atemwegsbeschwerden assoziiert. In klinischen Studien war sowohl der Nachweis wie auch das Ausmaß der bronchialen Hyperreaktivität eng mit der Diagnose Asthma und dem Schweregrad der Erkrankung assoziiert. In epidemiologischen Studien fand sich jedoch nur eine partielle Überlappung zwischen der Prävalenz des Asthma, der Periodenprävalenz von Atemwegsbeschwerden und der Punktprävalenz der bronchialen Hyperreaktivität auf Histamin, Methacholin oder Kaltlufthyperventilation. Pattemore und Kollegen wiesen nach, daß sogar bei denjenigen Kindern, die innerhalb des letzten Monats giemten, mehr als 40 % eine normale bronchiale Reaktivität auf Methacholin aufwiesen. Umgekehrt konnte eine bronchiale Hyperreaktivität auf pharmakologische und physikalische Stimuli auch bei einem beträchtlichen Anteil asymptomatischer, gesunder Kinder aufgezeigt werden.

Eine mögliche Erklärung für diese Diskrepanz liegt darin, daß die bronchiale Hyperreaktivität ebenso episodisch und variabel über die Zeit auftritt wie Asthmabeschwerden. Die bronchiale Hyperreaktivität kann transient durch viele verschiedene Faktoren wie Allergenexposition oder virale Infekte des oberen Atemtraktes induziert werden und spiegelt deshalb wahrscheinlich eher die Aktivität und den Schweregrad der Erkrankung zu einem bestimmten Zeitpunkt wider. Verschiedene Methoden, die bronchiale Reaktivität zu messen, zeigen auch wahrscheinlich nur einen begrenzten Ausschnitt aus der Pathogenese der Erkrankung auf. Reaktionen auf physikalische Reize werden durch andere Faktoren vermittelt, als die bronchiale Muskelkontraktion nach pharmakologischer Provokation. Auch kann die bronchiale Hyperreaktivität unabhängig vom Asthma persistieren. In einem longitudinalen Follow-up von asymptomatischen, jedoch bronchial hyperreaktiven Personen fand sich kein signifikanter Verlust der bronchialen Reaktivität über die Zeit.

Klinische Studien haben aufgezeigt, daß bis zu 80 % der Asthmatiker ihre Beschwerden während der Pugertät verlieren. In einer Kohortenstudie australischer

Schulkinder, die im Alter von 8 bis 10 Jahren und erneut im Alter von 12 bis 14 Jahren untersucht wurde, war die Persistenz der bronchialen Hyperreaktivität bis in die Adoleszenz an den Schweregrad der Reaktivität im Schulalter, den atopischen Status des Kindes und an das Vorkommen von Asthma in der Familie gekoppelt. Die meisten Kinder, die eine geringe bronchiale Reaktivität aufwiesen, verloren diese während der Pubertät, wohingegen nur 15,4 % der Kinder mit ausgeprägter Hyperreaktivität im Schulalter im Verlauf der Adoleszenz normoreaktiv wurden. Ob der Rückgang der berichteten Asthmabeschwerden tatsächlich wahr ist oder nur auf einem vermehrten Abstreiten von Gesundheitsproblemen im Jugendlichenalter beruht, bedarf im Einzelfall der Klärung. Allerdings spricht ein beobachtbarer gleichzeitiger Rückgang der bronchialen Reaktivität für einen realen Effekt.

Wenige epidemiologische bevölkerungsbezogene Studien haben den natürlichen Verlauf des Asthma bronchiale von der Kindheit bis ins Erwachsenenalter verfolgt. Eine Zufallsstichprobe von 323 Kindern mit obstruktiven Atemwegsbeschwerden, die vor dem Alter von 7 Jahren begannen, und eine Kontrollgruppe gesunder Kinder wurden bis zum Alter von 28 Jahren untersucht. Über die Hälfte der Kinder mit gelegentlichem Giemen im Kindesalter verloren ihre Beschwerden bis zum Alter von 21 Jahren, wobei die andere Hälfte weiterhin nur gelegentlich Symptome aufwies. Allerdings giemten 31 % der Individuen, die im Alter von 21 Jahren beschwerdefrei gewesen waren, erneut im Alter von 28 Jahren, was darauf hindeutet, daß Asthmatiker zwar immer ihrem Kinderarzt, häufig aber nicht ihrer Krankheit entwachsen. Die meisten Kinder mit anhaltenden Beschwerden während der Kindheit wiesen im Erwachsenenalter weiter Asthmasymptome auf, jedoch war bei den meisten eine Verbesserung im Beschwerdebild zu finden.

Eine andere Studie untersuchte den Verlauf über 25 Jahre an drei Gruppen von Kindern, die im Alter von 9 bis 15 Jahren entweder Asthma, obstruktive Atemwegserkrankungen bei Infekten der oberen Luftwege oder keine Atemwegsbeschwerden aufwiesen. Die Prognose der Kinder mit obstruktiven Atemwegserkrankungen bei Infekten der oberen Luftwege war besser als die Prognose der Kinder, die als Asthmatiker diagnostiziert worden waren. Dennoch wies diese Gruppe im Alter von 34 bis 40 Jahren mehr Beschwerden im Sinn von Giemen und Auswurf als die Kontrollgruppe auf. Allerdings beeinträchtigten diese Beschwerden nicht tägliche Aktivitäten, und weder die Lungenfunktion noch die bronchiale Reaktivität unterschied sich von derjenigen der Kontrollgruppe. Resultate weiterer prospektiver Studien bleiben abzuwarten, um Klarheit darüber zu erhalten, inwieweit diese Gruppe nicht gefährdet ist, später chronisch-obstruktive Lungenerkrankungen zu entwickeln, insbesondere dann wenn dem Rauchen begonnen wurde.

5.8 Risikofaktoren für die Entstehung allergischer Erkrankungen

5.8.1 Intrinsische Faktoren

Familiäre Prädisposition

Es ist ausreichend dokumentiert, daß eine Familiengeschichte atopischer Erkrankungen ein starker, konsistenter, „dosisabhängiger" Risikofaktor für die Entwicklung von Asthma, Heuschnupfen und atopischer Dermatitis beim Kind darstellt. Je mehr Familienmitglieder betroffen sind, desto höher ist das Risiko des Kindes eine atopische Erkrankung zu entwickeln. Auch haben Zwillingsstudien gezeigt, daß die Konkordanz atopischer Erkrankungen bei monozygoten Zwillingen stärker als bei dizygoten Zwillingen ist. Deshalb gibt es wenig Zweifel daran, daß die Ätiologie des Asthmaa eine wesentliche hereditäre Komponente enthält. Das Asthma stellt jedoch ein komplexes Syndrom mit vielen verschiedenen Phänotypen dar, die sich vom Säuglingsalter über das Vorschul- und Schulalter bis in das Erwachsenenalter hin entwickeln. Es überrascht deshalb nicht, daß das Vererbungsmuster beim Asthma, wie auch bei anderen allergischen Erkrankungen, nicht der Vererbungslehre von Mendel entspricht. Mehrere Gene könnten Individuen zur Entwicklung eines Asthma oder einer anderen allergischen Erkrankung prädisponieren (polygene Vererbung) oder verschiedene Kombinationen von Genmutationen könnten bei verschiedenen betroffenen Personen vorliegen (genetische Heterogenität).

Kopplungsstudien benützen Familienstammbäume, um die Transmission der genetischen Information zwischen den Generationen zu studieren. Das Ziel von Kopplungsstudien besteht darin, herauszufinden, ob ein bestimmter genetischer Marker in der Region eines Gens liegt, welches an der Entstehung der Erkrankung beteiligt ist. Als genetische Marker werden loci mit höchst variabler DNA-Sequenz herangezogen. Die meist gebrauchten genetischen Marker sind sog. „Mikrosatelliten", kurze DNA-Abschnitte mit Wiederholungen bestimmter Basenpaare, die über das gesamte menschliche Genom verteilt sind. Die Länge dieser Wiederholungssequenzen variiert von einer Person zur anderen und zwischen den beiden Chromosomen eines Individuums. Diese hohe Variabilität erlaubt die Untersuchung der Transmission dieser Marker von einer Generation zur anderen. Die Nähe eines solchen Markers zu einem Gen kann durch die Zahl der Rekombinationen zwischen ihnen abgeschätzt werden. Verschiedene Marker werden so lange getestet bis einer gefunden wird, der eine geringe Rekombinationsfraktion zeigt, d.h. an das gesuchte Gen gekoppelt ist. Die statistische Signifikanz für Kopplung wird über den sogenannten Lod score berechnet. Im allgemeinen wird ein Lod score von mindestens 3 als Hinweis auf Kopplung gewertet.

Kopplung ist mit einer ganzen Anzahl verschiedener Marker auf verschiedenen Chromosomen, bislang jedoch nicht in konsistenter Weise, aufgezeigt worden. Eine Kopplung der Atopie an Chromosom 11q13 wurde zunächst an sieben großen Familienstammbäumen in Großbritannien aufgezeigt. Die Definition der Atopie, die diese Autoren benutzten, war jedoch etwas unpräzise. Auch konnten andere Forschergruppen diese Resultate in anderen Populationen nicht reproduzieren. In nachfolgenden Studien dieser Arbeitsgruppe wurde die Kopplung nur über die mütterliche Linie beobachtet, so daß angenommen wurde, daß ein Imprinting der väterlichen Gene stattfindet oder daß das mütterliche Immunsystem in utero von besonderer Bedeutung ist. Innerhalb der 11q13-Region wurde der hochaffine IgE-Rezeptor als Kandidatengen identifiziert, jedoch haben Kopplungsstudien mit diesem Marker widersprüchliche Resultate erbracht. Nachfolgend wurde eine Variante des hochaffinen IgE-Rezeptors entdeckt, die bei insgesamt niedriger Prävalenz mit Atopie in einer britischen und einer australischen Population assoziiert war. Andere haben diesen Polymorphismus aber weder bei einer weiteren Australischen Population noch in Japan aufzeigen können, was darauf hinweist, daß dieser Polymorphismus wahrscheinlich nur für eine Minderheit der Patienten von Bedeutung ist.

Andere Gruppen haben eine Kopplung des Serum-IgE und der bronchialen Hyperreaktivität an Chromosom 5q31 aufgezeigt. Die verschiedenen Gene dieser Region, von denen bekannt ist, daß sie bestimmte für die Allergieentstehung wichtige Zytokine regulieren, lassen diese Region als Kandidatenlocus für Asthma- oder Allergiegene besonders interessant erscheinen. Kopplung wurde ferner zwischen spezifischen IgE-Antworten und dem T-Zell-Rezeptor-Locus auf Chromosom 14q demonstriert. Studien, die ferner die Assoziation zwischen bestimmten Sensibilisierungen und dem HLA-Typ untersucht haben, konnten nur Assoziationen zu hochgereinigten Allergenepitopen aufzeigen. Der stärkste Zusammenhang wurde zwischen HLA-DR2/Dw2 und IgE-Antikörpern gegen Amb aV, das Allergen des amerikanischen Grases ragweed, gefunden.

Geschlecht

Während der Kindheit weisen Buben ein höheres Risiko auf, Asthma zu entwickeln, als Mädchen, wohingegen im Erwachsenenalter Frauen ein höheres Risiko haben als Männer. Diese Geschlechtsunterschiede in der Asthmaprävalenz und dem Schweregrad des Asthma, die sich zum Zeitpunkt der Pubertät umkehren, können bislang nicht erklärt werden. Es wird angenommen, daß der Rückgang der Asthmasymptomatik während der Adoleszenz aus einer verminderten klinischen und immunologischen Aktivität resultieren könnte, die direkt mit hormonellen Veränderungen assoziiert ist. Diese Veränderungen des Hormonstatus könnten die Größe der Atemwege, Entzündungsreaktionen sowie die Funktionen der Muskulatur und der Gefäße beeinflssen. Letztendlich fehlt es jedoch an Studien, die diese Fragen adäquat beantworten können. Auch der Heuschnupfen sowie die atopische Sensibilisierung, d. h. der Nachweis spezifischer IgE-Antikörper entweder an Mastzellen der Haut im Pricktest oder im Serum mittels RAST, ist bei Buben häufiger nachweisbar als bei Mädchen. Die Gründe hierfür sind ebenfalls unbekannt.

5.8.2 Bedeutung von Umweltfaktoren für die Entstehung atopischer Erkrankungen

Allergische Krankheiten variieren erheblich sowohl in der Symptomatologie als auch im Schweregrad. Zwillingsstudien haben gezeigt, daß die Konkordanz allergischer Krankheiten zwischen monozygoten Zwillingen relativ schwach ist, wenn man sie mit derjenigen anderer genetisch bestimmter Krankheiten vergleicht. Auch erscheint es unwahrscheinlich, daß der Anstieg der Prävalenz allergischer Erkrankungen über die letzten Jahrzehnte Veränderungen genetischer Faktoren zuzuschreiben ist. Vielmehr gibt es gute Gründe anzunehmen, daß Umweltfaktoren im allerweitesten Sinn eine entscheidende Rolle bei der Entstehung und Manifestation allergischer Erkrankungen spielen.

Art und Ausmaß der Allergenexposition

Es ist hinreichend belegt, daß im Kindesalter mit steigenden Konzentrationen von Innenraumallergenen das Risiko, eine entsprechende Sensibilisierung zu entwickeln, insbesondere bei genetisch prädisponierten Individuen steigt. Dies ist sowohl für Hausstaubmilben- als auch für Katzensensibilisierungen in mehreren Studien dokumentiert worden. Ab einer Konzentration von etwa 2 µg/g Staub von Der p 1, dem Majorallergen der Hausstaubmilbe, steigt bei Kindern das Risiko, eine allergische Sensibilisierung auf Hausstaubmilben zu entwickeln, deutlich an. Analog ist eine Konzentration von 8 µg/g Staub Feld 1, dem Majorallergen der Katze, als Schwellendosis für ein erhöhtes Sensibilisierungsrisiko auf Katzen vorgeschlagen worden. Andere Grenzwerte sind für die Allergenexposition auf Küchenschaben und Hundeepithelien erarbeitet worden. Ob diese Grenzwerte auch für die Entwicklung eines Asthma bronchiale anzulegen sind, bleibt derzeit ungeklärt (s. Kap. 5.7.2). Somit bleibt derzeit die Frage offen, ob durch eine Reduktion der Allergenkonzentrationen im Wohnbereich nicht nur der allergischen Sensibilisierung, sondern auch der Manifestation eines Asthma vorgebeugt werden kann.

Im Erwachsenenalter sind bezüglich neu eingetretener Sensibilisierungen am Arbeitsplatz keine derartigen Schwellendosen bekannt. Vielmehr scheint die Sensibilisierungsrate enscheidend von der Art des Allergens und von zusätzlichen Faktoren, wie z. B. Aktivrauchen, abzuhängen. Bei manchen Formen des Berufsasthma sind jedoch Zusammenhänge zwischen dem Ausmaß der Allergenexposition und der Prävalenz der Erkrankung beschrieben worden.

Ernährung

In prospektiven Studien ist gezeigt worden, daß Stillen einen vorübergehenden, protektiven Effekt auf die Inzidenz der atopischen Dermatitis, der Nahrungsmittelallergie und frühkindlicher obstruktiver Bronchitiden hat. Kinder mit genetischer Prädisposition, d. h. mit mindestens einem allergischen Elternteil, erkrankten seltener in den ersten 1 bis 2 Lebensjahren mit allergischen Symptomen, wenn sie gestillt wurden oder mit hypoallergenen Nahrungen (Hydrolysaten) gefüttert wurden. Die meisten Studien zeigten jedoch auch auf, daß nach Ablauf des 3. Lebensjahres dieser vorbeugende Effekt nicht mehr nachweisbar war.

Andere diätetische Faktoren könnten bei der Entwicklung allergischer Erkrankungen auch eine Rolle spielen. Eine kürzlich publizierte australische Studie wies eine niedrigere Prävalenz des Asthmas und der bronchialen Hyperreaktivität bei Kindern mit hohem Konsum von frischem öligem Fisch nach. Resultate einer amerikanischen Studie bestätigten diesen Befund. Die Autoren berichteten über eine Assoziation zwischen hohem Fischkonsum und einer besseren Einsekundenkapazität in der Lungenfunktionsprüfung erwachsener Probanden. Inwieweit diese Resultate auf mitteleuropäische Regionen übertragen werden können, bleibt offen. Nur bei männlichen Probanden fand sich eine Assoziation zwischen vermehrtem Salzkonsum, der Manifestation einer bronchialen Hyperreaktivität und dem Schweregrad des Asthma. Ähnliches wurde für niedrige Magnesium- und Seleniumspiegel im Serum aufgezeigt.

Sozialfaktoren und frühkindliche Infekte

Es ist seit langem beobachtet worden, daß allergische Erkrankungen eine Krankheit wohlhabender Schichten sind. Auch heute noch ist der Einfluß eines hohen Sozialstatus auf die Prävalenz der atopischen Dermatitis und des Heuschnupfens deutlich. Mehrere Studien haben ferner eine starke inverse Korrelation zwischen der Anzahl der Geschwister eines Probanden und der Prävalenz von Heuschnupfen und atopischer Sensibilisierung im Haut-Pricktest festgestellt. Dies bedeutet, daß Einzelkinder ein signifikant höheres Risiko aufweisen, eine allergische Sensibilisierung oder einen Heuschnupfen zu entwickeln, als Probanden aus kinderreichen Familien. In einer dieser Studien hatten ältere Geschwister einen stärkeren protektiven Effekt als jüngere Geschwister. Daraus wurde gefolgert, daß eine vermehrte frühkindliche Exposition gegenüber viralen und bakteriellen Infekten u. a. des oberen Atemtrakts der Manifestation atopischer Erkrankungen vorbeugen könnte.

Diese Hypothese ist hinsichtlich der unterschiedlichen Prävalenzen atopischer Erkrankungen in ost- und westeuropäischen Ländern von Interesse, da in der ehemaligen DDR die Mehrzahl der Kinder von ihrem ersten Geburtstag an in Kinderkrippen betreut wurden, wohingegen in Westdeutschland Kinderkrippen nur für eine Minderzahl von Kindern in dieser Altersgruppe zugänglich waren. Ferner fand sich ein deutlicher inverser Zusammenhang zwischen der Anzahl der Personen im Haushalt und der atopischen Sensibilisierung in Litauen und Estland: Je mehr Personen auf engen Raum lebten, desto geringer war die Erkrankungsrate. Dies könnte wiederum auf eine vermehrte Infektexposition oder einen niedrigeren Sozialstatus weisen.

Ähnliche Zusammenhänge sind auch aus anderen Ländern berichtet worden. Bei Kindern im Hochland von Neuguinea, deren Asthmaprävalenz sehr gering war, traten häufiger Infektionen des Atemtrakts auf als bei den Kindern, die in den Küstenregionen lebten und häufiger an Asthma erkrankten. Ein ähnliches Muster ergibt sich beim Vergleich der Prävalenz der bronchialen Hyperreaktivität zwischen Indischen und eingeborenen Kindern; das häufigere Vorkommen der bronchialen Hyperreaktivität war mit einer niedrigeren Infektrate gekoppelt, obwohl in diesem Fall zusätzliche genetische Einflußfaktoren nicht auszuschließen sind. Von einer amerikanischen Arbeitsgruppe ist kürzlich beobachtet worden, daß bei Kindern in den ersten Lebensjahren nichtobstruktive Infekte des unteren Atemtrakts mit einer signifikanten Erniedrigung der Serum-IgE-Spiegel und der Haut-Pricktestrate Jahre später assoziiert sind. Schließlich zeigte eine italienische Arbeitsgruppe auf, daß der Nachweis von Serumantikörpern gegen Hepatitis A ebenso invers mit der Manifestation von Asthma und Atopie assoziiert war.

Die biologische Plausibilität der Hypothese, daß frühkindliche Infektionen der Entstehung einer atopischen Sensibilisierung und der Manifestation allergischer Erkrankungen vorbeugen könnten, beruht auf Beobachtungen der IgE-Regulation (s. Kap. 2). Vereinfacht dargestellt kann demnach das Vorliegen zweier T-Helferzellpopulationen angenommen werden. TH-2-Zellen fördern die IgE-Produktion. Im Gegensatz dazu unterdrücken Th-1-Zellen und ihre Zytokine, vor allem das Interferon-γ die Funktion der Th-2-Zellen. Es konnte gezeigt werden, daß Interferon-γ, welches u. a. im Verlauf viraler Infektionen gebildet wird, ein starker Inhibitor vieler Th-2-Zellfunktionen und somit der IgE-Synthese ist.

Virale Infekte sind lange Zeit als Wegbereiter des kindlichen Asthma bronchiale angesehen worden. Zweifelsohne sind sie potente Auslöser, wenn die Asthmaerkrankung erst einmal manifest ist. In einer kürzlich erschienenen Arbeit ist im Schulkindalter mittels PCR-Methoden bei über 70% der Asthmaepisoden ein virales Agens als Auslöser aufgezeigt worden. Inwieweit virale Infekte, insbesondere mit RSV, wirklich die Manifestation eines bislang latenten Asthma triggern, ist derzeit kaum zu klären. In einer Follow-up-Studie von Säuglingen mit nachgewiesener, klinisch manifester RSV-Bronchiolitis wurde im Alter von 3 Jahren ein signifikant häufigeres Auftreten von obstruktiven Bronchitiden und eine erhöhte Sensibilisierungsrate auf alimentäre und inhalative Allergene gezeigt. Dies könnte aber auf einer Prädisposition für Asthma, die mit einer frühen Sensibilisierung auf alimentäre und inhalative Allergene einhergeht, beruhen und eine größere Empfänglichkeit asthmatischer Individuen für virale Infekte, insbesondere mit RSV und Parainfluenza, widerspiegeln. Dieses „Henne-Ei"-Problem wäre nur zu lösen, wenn sichere Prädiktoren, z. B. genetischer Natur, für Asthma bekannt wären, denn aus logistischen Regressionsmodellen läßt sich nicht ablesen, ob einer bestimmten Variablen die Bedeutung eines Prädiktors oder eines Risikofaktors zukommt.

Luftschadstoffe

Passivrauchexposition

Es erscheint zunächst sinnvoll anzunehmen, daß Passivrauchen ähnliche Effekte bewirkt, wie sie vom Aktivrauchen her bekannt sind. Jedoch unterscheiden sich sowohl die Inhaltsstoffe des inhalierten Rauchs als auch die Art der Inhalation. Passiv eingeatmeter Tabakrauch ist ein Gemisch aus aktiv ausgeatmetem Tabakrauch, Rauch aus dem Zigarettenstummel zwischen zwei Zügen, Rauch aus dem Zigarettenstummel während eines Zuges und den Gasen, die durch das Zigarettenpapier in die Umgebung diffundieren. Dieses Gemisch verändert sich weiter, da Nikotin sich verflüchtigt, verschiedene chemische Reaktionen mit unterschiedlichen Oberflächen auftreten können und die Konzentrationen je nach Lüftungsverhalten abnehmen. Auch nimmt der Partikeldurchmesser von durchschnittlich 0,4 µm bei aktiv inhalierten Tabakrauch auf 0,3 µm bei passiv inhalierten Tabakrauch ab.

Individuelle und sozioökonomische Faktoren sind wahrscheinlich wichtige Einflußfaktoren, welche die Empfindlichkeit eines Individuums gegenüber den Einwirkungen des Passivrauchens bestimmen. Bei Erwachsenen kann ein Ausleseprozeß in dem Sinn angenommen werden, daß diejenigen Personen, die gegenüber den irritierenden Effekten des Tabakrauchs empfindlicher sind, entweder gar nicht erst zu rauchen beginnen oder aber rascher das Rauchen wieder einstellen. Passivrauch exponierte Kinder haben dagegen keine Wahl, so daß angenommen werden muß, daß in der kindlichen Population ein wesentlicher Anteil auch sehr empfindlicher Kinder dem Passivrauchen ausgesetzt ist. In den letzten Jahren hat sich das Rauchverhalten der Bevölkerung ferner zuungunsten exponierter Kinder verändert. Obwohl insgesamt weniger Personen rauchen, ist doch der Anteil rauchender Frauen und somit die häusliche Tabakrauchexposition angestiegen.

Die Auswirkungen von Aktiv- wie Passivrauchexposition sind ausführlich untersucht worden. Im Kindesalter scheint die Annahme berechtigt, daß die Passivrauchexposition kausal mit einem erhöhten Risiko der Entwicklung von Infektionen des unteren Atemtrakts wie Bronchitis und Pneumonie, vor allem bei Säuglingen und Kleinkindern assoziiert ist. Ferner wurde in vielen Studien konsistent gefunden, daß eine geringe, aber signifikante und dosisabhängige Verringerung der Lungenfunktion eintritt. Weiterhin ist gezeigt worden, daß Passivrauchexposition mit zusätzlichen Episoden und einem erhöhten Schweregrad der Beschwerden von an Asthma erkrankten Kindern einhergeht. Schließlich wird die Passivrauchexposition als ein Risikofaktor für die Neuentstehung von Asthma bei Kindern, die zuvor keine Symptome hatten, angesehen. Hinsichtlich der atopischen Sensibilisierung und allergischer Erkrankungen sind die Befunde verschiedener Studien jedoch widersprüchlich. Obwohl bei Erwachsenen Aktivrauchen zu einer Erhöhung des Gesamt-IgE im Serum führt, kann ein eindeutiger Zusammenhang zwischen atopischer Sensibilisierung und Aktiv- oder Passivrauchexposition derzeit nicht nachgewiesen werden.

Luftschadstoffe

Viele Studien befaßten sich mit den Einflüssen anderer Luftschadstoffe wie Schwebstaub, Ozon, Stickoxiden und Schwefeldioxid auf den kindlichen Atemtrakt. Hierbei ist es wesentlich schwieriger, die individuelle Schadstoffexposition eines Kindes zu ermitteln, da Kinder sich zum einen etwa zu 70 % in Innenräumen aufhalten und andererseits bestimmte Expositionen, wie z. B. Verkehrsbelastungen, individuell nur schwer abschätzbar sind. Auch ist es problematisch, mögliche Interaktionen zwischen z. B. Temperatur, Luftfeuchte und Schadstoffgemischen zu erfassen. Zu vielen anderen chemischen Verbindungen, die möglicherweise als Schadstoffe anzusehen sind, ist kaum etwas bekannt.

Zahlreiche experimentelle Studien an Zellkulturen oder Tiermodellen sind durchgeführt worden. Eine Übertragung derart gewonnener Daten auf den Menschen bleibt meist sehr zweifelhaft, allerdings können solche Untersuchungen Einblick in mögliche Wirkmechanismen schädlicher Effekte von Umweltnoxen geben. Um am Menschen die Akuteffekte einzelner Schadstoffe zu untersuchen und eventuelle Schwellendosen zu eruieren, sind Expositionsstudien in sogenannten Klimakammern durchgeführt worden, wobei Probanden einem bestimmten Schadstoff in genau bekannter Konzentration für eine begrenzte Zeit ausgesetzt wurden. Diese Untersuchungen haben (mit Ausnahme von Ozon) Einschränkungen der Lungenfunktion bei Asthmatikern unter mäßiger körperlicher Belastung, nicht aber in Ruhe und nicht bei gesunden Probanden, aufgezeigt. Einschränkend muß jedoch gesagt werden, daß das Design derartiger Studien nur Fragen nach Akutbelastungen einzelner isolierter Schadstoffe, wie sie meist nicht in der natürlichen komplexen Umwelt vorkommen, beantworten kann. Auch wurden diese Expositionsstudien an älteren Probanden, meist jungen Erwachsenen, durchgeführt und lassen daher nur partiell Rückschlüsse auf die Effekte der untersuchten Schadstoffe auf den kindlichen Respirationstrakt zu.

Die meisten Erkenntnisse über Zusammenhänge zwischen Luftschadstoffen und kindlichen Atemwegserkrankungen sind der Epidemiologie zu verdanken. Im Blickpunkt der Epidemiologie stehen jedoch Populationen, nicht einzelne Individuen. Daher kann es schwierig sein, derartiges Wissen im klinischen Alltag im Umgang mit jedem einzelnen Patienten anzuwenden. Epidemiologisch gewonnene Risikoabschätzungen können wenig zur Prognose im Einzelfall dienen, da es bislang keine objektiven Parameter dafür gibt, welche Personen empfindlicher auf Schadstoffe reagieren als andere. Insgesamt wird aus den bislang vorliegenden Arbeiten jedoch deutlich, daß Luftschadstoffe nicht in erster Linie Verursacher von Erkrankungen wie Asthma, Heuschnupfen, Allergien oder Pseudokrupp sind, sondern daß sie vorwiegend Exazerbationen zugrundeliegender Erkrankungen bewirken können bzw. unspezifische Beschwerden des Atemtraktes im Sinn einer Bronchitis auslösen können. Für den Kliniker, der Kinder mit chronischen Atemwegsbeschwerden versorgt, ist die umweltmedizinische Diagnose nach wie vor eine Ausschlußdiagnose, die nur nach Beachtung sämtlicher relevanter Differentialdiagnosen gestellt werden kann.

SO_2 und Schwebstaub. Es gibt wenig Grund zur Annahme, daß hohe Konzentrationen von SO_2 und Schwebstäuben Kausalfaktoren für die Entstehung von allergischen Erkrankungen sind. In Regionen mit hoher Konzentration von SO_2 und Schwebstaub in Ostdeutschland und Polen war die Prävalenz des Asthma, der bronchialen Hyperreaktivität, des Heuschnupfens und der atopischen Sensibilisierung signifikant niedriger als in weniger mit Schadstoffen belasteten Regionen in Westdeutschland bzw. Schweden. Die Prävalenz der Bronchitis und der Beschwerden des oberen Atemtraktes könnte jedoch durch ansteigende Konzentrationen dieser Schadstoffe bedingt sein, wie es in zahlreichen epidemiologischen Studien aufgezeigt worden ist.

Straßenverkehr. Sehr wenig ist über die gesundheitsschädigenden Effekte der Exposition gegenüber Autoverkehr bekannt. Ein Anstieg in der Prävalenz unspezifischer respiratorischer Symptome und eine Verminderung der Lungenfunktion ist bei Kindern und Erwachsenen aufgezeigt worden, die in Regionen starken Verkehrsaufkommens leben. Es fanden sich jedoch bislang keine eindeutigen Effekte auf die Prävalenz des Heuschnupfens und der atopischen Sensibilisierung. Die Ergebnisse einiger Studien weisen darauf hin, daß den Belastungen durch Lastwagen möglicherweise mehr Bedeutung als dem KFZ-Verkehr zukommt. Inwieweit dies auf eine vermehrte Ruß- und Dieselexposition oder eine verstärkte Feinstaubexposition zurückzuführen ist, ist derzeit unklar. In Japan wurde von einer Assoziation zwischen allergischer Rhinitis auf Zedernpollen und Exposition gegenüber Straßenverkehr berichtet. Diese Studie berücksichtigte jedoch nicht ausreichend potentielle Störvariablen, so daß die Aussagekraft deutlich eingeschränkt ist. Ob Ergebnisse aus Tierexperimenten, die eine verstärkte Entwicklung von atopischer Sensibilisierung auf Ovalbumin bei Meerschweinchen oder Mäusen nach Exposition mit verschiedenen, dem Straßenverkehr zuzuschreibenden Schadstoffen nachgewiesen haben, auch auf den Menschen übertragen werden können, bleibt offen.

Ozon. Die Effekte des Ozons auf Lungenfunktion und Atemwegsbeschwerden sind vorwiegend in Klimakammerstudien bei gesunden und asthmatischen Probanden untersucht worden. Das Ausmaß der spirometrischen Veränderungen und der Beschwerdehäufigkeit wie Husten, Kurzatmigkeit oder Schmerzen bei tiefer Inspiration, die einem bestimmten Expositionsgrad zuzuschreiben ist, variierten stark zwischen den Probanden. Sie sind jedoch bei einzelnen Individuen in starkem Maße reproduzierbar, so daß sie wohl die Reaktivität eines bestimmten Probanden gegenüber Ozon widerspiegeln. Eine schnelle Adaptation auf eine kontinuierliche Exposition ist von den meisten Untersuchern beobachtet worden. Ein Anstieg der bronchialen Reaktivität auf Histamin und Methacholin ist nach Ozonexposition auch bei gesunden Probanden beobachtet worden. Inwieweit diese Veränderungen nach der Exposition persistieren, ist derzeit noch offen. Sehr wenige epidemiologische Studien haben die Effekte einer Langzeitexposition mit Ozon auf die Prävalenz des Asthma und der allergischen Erkrankungen untersucht und die Ergebnisse sind widersprüchlich. Es gibt deshalb bislang wenig Hinweise darauf, daß Ozonbelastung ein Kausalfaktor für die Entwicklung von Asthma oder allergischen Erkrankungen ist.

Literatur

Holgate AT, Church MK (Hrsg) (1993). Allergy. Gower Medical Publishing. London, New York

Silverman M (Hrsg) (1995). Childhood asthma and other wheezing disorders. Chapman & Hall Medical (1996). Health effects of outdoor air pollution. Am J Resp Crit Care Med 153: 3–50 und 477–98

Martinez FD (1994). Role of viral infections in the inception of asthma and allergies during childhood: could they be protective? Thorax 49: 1189–91

Martinez FD, Wright AL, Taussig LM, Holberg CJ, Halonen M, Morgan WJ (1995). GHMA Personnel. Asthma and wheezing in the first six years of life. N Engl J Med 332: 133–8

von Mutius E, Martinez FD, Fritzsch C, Nicolai T, Roell G, Thiemann HH. Prevalence of asthma and atopy in two areas of West and East Germany. Am J Respir Crit Care Med 1994;149: 358–64

von Mutius E (1997). The application of modern epidemiological methods to paediatric respiratory disorders. ERS monograph, in press

Mapp C (Hrsg) (1994). Occupational asthma. Eur Resp J 7: 153–164, 346–71, 544–68, 761–78, 961–80

Peat JK, van den Berg RH, Green WF, Mellis CM, Leeder SR, Woolcock AJ (1994). Changing prevalence of asthma in Australian children. Br Med J 308: 1591–6

Zeiger RS, Heller S, Mellon M, O'Connor R, Hamburger RN (1986). Effectiveness of dietary manipulation in the prevention of food allergy in infants. J Allergy Clin Immunol 78: 224–38

6 Allergologische Anamnese

R. L. Bergmann, U. Wahn

6.1	Methoden der Anamneseerhebung 174	6.3.2	Tiere 177
6.2	Die krankheitsspezifische Allergie- anamnese 175	6.3.3	Milben 177
		6.3.4	Schimmelpilze 177
6.2.1	Asthma bronchiale 175	6.3.5	Insektengift 177
6.2.2	Rhinokonjunktivitis 175	6.3.6	Nahrungsmittel 177
6.2.3	Atopische Dermatitis 176	6.3.7	Der Stellenwert anamnestischer Angaben bei speziellen Allergenen 177
6.2.4	Nahrungsmittelallergie 176		
6.3	Die allergenspezifische Anamnese 176	6.4	Anamnestische Fragen zur Lebens- qualität 178
6.3.1	Pollen 177		

Eine zuverlässige allergologische Diagnose stützt sich im Regelfall auf Informationen, die aus anamnestischen Angaben, ärztlichen Untersuchungsergebnissen und Testresultaten bestehen. Da sich diese Informationen in mehrerer Hinsicht voneinander unterscheiden, stellt sich für die Praxis die Frage, welchen Stellenwert der Arzt diesen Daten bei der diagnostischen Beurteilung geben soll.

Anamnestische Angaben beruhen auf Selbstauskünften des Patienten und sind damit subjektiv. Wird die Anamnese von den Eltern erfragt, erhält man darüber hinaus eine Interpretation der Beschwerden und des Verhaltens des Kindes. Andererseits ist es gerade dem anamnestischen Gespräch vorbehalten, Details und Begleitumstände der Erkrankung auszuleuchten, deren Entstehung retrospektiv zu verfolgen, sowie etwas über die persönliche Betroffenheit des Patienten und seiner Familie zu erfahren.

Ärztliche Untersuchungsergebnisse sind abhängig von der Präsenz und Prägnanz der Symptomatik, von deren eindeutiger Klassifizierbarkeit und vom Erfahrungswissen des Arztes. Bei eindeutigen und typischen Symptomen sind ärztliche Befunde nach wie vor die beste Grundlage für eine Diagnose.

Testergebnisse sind vor allem dann eine wichtige Entscheidungshilfe, wenn nach Anamnese und ärztlicher Untersuchung die Diagnose noch unsicher ist oder der Schweregrad festgestellt werden muß, um ein passendes Therapiekonzept zu entwickeln oder den Verlauf zu kontrollieren. Allerdings stehen nicht beliebig viele Teste zur Verfügung, um das ganze Spektrum allergologischer Diagnosen zu stützen. Sie treffen außerdem nur einen Teilaspekt der allergischen Krankheit und sind nicht mit dieser deckungsgleich.

Die Frage nach dem Stellenwert diagnostischer Daten bei der diagnostischen Beurteilung ist vorläufig so zu beantworten, daß eine Datenkombination am sichersten zur allergologischen Diagnose führt. Dabei sind bestimmte Entscheidungskriterien hilfreich. Die wichtigsten Kriterien zur Einschätzung diagnostischer Daten sind deren **Relevanz** und **Güte**.

Relevant sind Daten dann, wenn sie Schlüsselinformationen enthalten, ohne die eine bestimmte Diagnose nicht gestellt werden kann. Fehlen beispielsweise Leitsymptome, dann ist im allgemeinen eine diagnostische Entscheidung nicht möglich, allenfalls eine Verdachtsdiagnose. Die **Güte** der Daten wird danach beurteilt, ob die realen Erhebungs- und Auswertungsbedingungen genau (wiederholbar) und objektiv (richtig) waren, d. h. welche **Reliabilität** und **Validität** die Erhebungsinstrumente oder Erhebungstechniken besitzen, mit denen die Daten gewonnen wurden. Da aber auch in der Forschung nur wenige Instrumente allen Güteansprüchen genügen, wird es in der Praxis entscheidend darauf ankommen, die erhobenen Daten auf ihre **Konsistenz** zu überprüfen. Damit ist gemeint, daß die Diagnose an Sicherheit gewinnt, wenn sie sowohl mit der Anamnese, als auch mit den ärztlichen Befunden und den Testergebnissen in Einklang steht. Die Entscheidungsmatrix in Abbildung 6/1 soll veranschaulichen, wie die Informationsbasis einer Allergiediagnose bewertet werden kann und welche

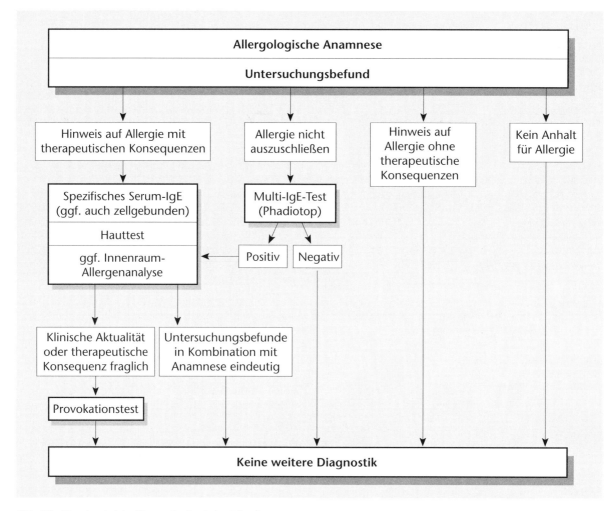

Abb. 6/1: Vorgehen bei der Diagnostik allergischer Erkrankungen.

Entscheidungsstrategie anzuwenden ist, wenn die diagnostischen Daten widersprüchlich sind.

Bei der wissenschaftlichen Evaluation diagnostischer Methoden wird ihre Validität daran gemessen, wie gut sie zwischen Gesunden und Kranken in der Bevölkerung unterscheiden können. Je nach Fragestellung dienen als Kriterien die **Sensitivität**, **Spezifität**, der **positive** oder **negative prädiktive Wert**. Die Sensitivität gibt an, welcher Anteil der Kranken (%) durch die diagnostische Methode als krank identifiziert wird, die Spezifität, welcher Anteil der Gesunden (%) als gesund eingestuft wird. Der positive prädiktive Wert gibt den Anteil der wirklich Kranken (%) unter denen mit positivem Ergebnis wieder, der negative prädiktive Wert den Anteil der Gesunden (%) unter denen mit negativem Ergebnis. Für Labortest sind uns diese Beurteilungskriterien durchaus geläufig. Sie gelten aber auch für anamnestische Methoden (Bergmann et al., 1993).

6.1 Methoden der Anamneseerhebung

Die mündliche Befragung in der ärztlichen Praxis ist zunächst unstrukturiert und offen. Auf die einleitende Frage: „Was fehlt dem Kind?" oder „Was führt Sie zu uns?" werden die Eltern oder der Patient zunächst frei reden und sich aussprechen. Dabei kommen oft weniger wichtige Anliegen zur Sprache, die nicht unmittelbar mit dem Krankheitsprozeß zusammenhängen, wie persönliche Erlebnisse, Familienprobleme und soziale Umstände. Obwohl auch diese Informationen für die Deutung des Krankheitsbildes wichtig sein können, wird der Arzt das Gespräch dann gezielt auf krankheits- und allergiespezifische Fragen richten. Dabei kann er systematisch vorgehen oder sich sogar eines Fragebogens bedienen, in dem Inhalt, Anzahl und Reihenfolge der Fragen festgelegt sind: **Strukturiertes Interview**. Oder er läßt für bestimmte Angaben einen **schriftlichen Fragebogen** ausfüllen, bzw. er sieht sich die Angaben eines im Wartezimmer ausgefüllten Fragebogens an. Die Antworten im strukturierten Interview werden von Patienten meist frei formuliert. Im schriftlichen Fragebogen kann die Antwort entweder eine quantitative Angabe sein, oder es kann zwischen verschiedenen Antwortmöglichkeiten gewählt werden (Multiple choice). Da diese Fragebögen häufig einer elektronischen Datenauswertung unterzogen werden, ist selten Raum für frei formulierte Antworten vorhanden, die aber durchaus wichtig sein können.

Der pädiatrischen Anamnese, die über die Eltern erhoben wird, haften immer die subjektiven Verzerrungen der indirekten Berichterstattung an, die aber andererseits bei der mündlichen Befragung Einblick in die Familienstruktur geben können. Auch bei weiter zurückliegenden Ereignissen wird die Verläßlichkeit der Angaben geringer sein als bei aktuellen Beschwerden, was bei der diagnostischen Beurteilung berücksichtigt werden muß. In der wissenschaftlichen Evaluation solcher Befragungen werden diese subjektiven Verzerrungen (bias) statistisch kontrolliert.

6.2 Die krankheitsspezifische Allergieanamnese

6.2.1 Asthma bronchiale

Beim Asthma kommt es zu episodischen, mindestens zum Teil reversiblen Atemwegsobstruktionen (Expert Panel II der National Institutes of Health, USA, 1997). Das Erscheinungsbild ist variabel. Eine Hyperreagibilität des Bronchialsystems begleitet diese Episoden. Es muß deshalb nach den **Symptomen** und der **Schwere** der Atemwegsobstruktion, der Häufigkeit und Dauer der **Episoden**, nach klinischen Zeichen der bronchialen Hyperreagibilität, aber auch nach typischen auslösenden **Situationen** sowie nach dem gesamten bisherigen **Verlauf** der Erkrankung gefragt werden.

Als **Leitsymptom** des Asthma bronchiale gilt in der englischsprachigen Literatur das „Wheezing", ein Begriff, der dort wohl ohne weiteres verstanden wird. Bei einer Wiederbefragung von Eltern wurde dieses Symptom am sichersten wiedererkannt. In einer deutschen Studie entschieden sich asthmakranke Kinder und ihre Eltern dafür, die typischen Atemgeräusche währen einer Asthmaepisode vor allem als „pfeifend", „aus dem Brustkorb stammend", „keuchend" und „fiepend" zu beschreiben (Weiland et al., 1993). „Giemen" und „Brummen" erhielten eine niedrigere Priorität. Für die Atmung während der Episode wurden die Bezeichnungen „erschwert", „angestrengt", „Luftnot", „kurzatmig" gewählt.

Als Asthmaäquivalent werden untypische Hustenattacken gewertet, die länger als zwei Wochen nach einem Infekt anhalten oder, unabhängig von einem Infekt, nachts oder in den frühen Morgenstunden und in asthmatypischen Situationen auftreten. Die Beschreibung des Expektorates hat für die Asthmadiagnostik inzwischen eine nachrangige Bedeutung.

Zur Einschätzung des Schweregrades kann man danach fragen, wie häufig obstruktive Episoden vorkamen, ob die Luftnot so schlimm war, daß kein Satz zu Ende gesprochen werden konnte oder in wievielen Nächten der Schlaf des Kindes unterbrochen war. Weitere Hinweise erhält man durch Fragen nach dem Gebrauch von Medikamenten (z.B. Steroiden), der Beeinträchtigung des Allgemeinbefindens und nach Einschränkungen in der Lebensführung.

Die **Eigenanamnese** (häufig rezidivierende Virusinfekte, perinatale Komplikationen, obstruktive Säuglingsbronchitis, andere Krankheiten des atopischen Formenkreises) und die **Familienanamnese** (chronische Bronchitis, allergische Erkrankungen) sowie die **Umgebungsanamnese**, z.B. die Frage nach der Wohnungsqualität, nach Haustieren und Hobbys, erleichtern eine Zuordnung zu einem atopischen (extrinsischen) oder unspezifischen (intrinsischen) Asthma (siehe Kap. 23).

Zur Verbesserung der Vergleichbarkeit von Ergebnissen über die Asthmahäufigkeit wurden mehrere Asthma-Fragebögen entwickelt, deren Reliabilität durch Wiederbefragung und deren Validität durch Videos überprüft wurde, z.B. der Fragebogen der International Study of Asthma and Allergies in Childhood (ISAAC) für 13- bis 14jährige Kinder oder die Eltern von 6- bis 7jährigen Kindern (Asher et al., 1995). Der auch ins Deutsche übersetzte ISAAC-Fragebogen, enthält 8 Fragen zu Asthma, Asthmasymptomen und dem Schweregrad von Asthma, die durchaus auch in die Praxis Eingang finden könnten.

6.2.2 Rhinokonjunktivitis

Die ärztliche Befragung berücksichtigt meist nur die **lokalen Symptome** der allergischen Rhinokonjunktivitis, vor allem Juckreiz, Nießreiz, wäßrige Rhinorrhö, verstopfte Nase, Lidschwellung und Lichtscheu, den **Verlauf** (erstes Auftreten, saisonale Rezidive oder perenniale Beschwerden), die auslösenden **Bedingungen** sowie weitere Angaben hinsichtlich einer Atopie in der **Eigen- und Familienanamnese**. Wird noch der **Ausprägungsgrad** der lokalen Symptome berücksichtigt, dann kann man z.B. die perennialen Rhinitiskranken in „Nießer", „Verstopfte" und „Nasenputzer" einteilen.

Die Befindlichkeit des Patienten wird jedoch nicht nur durch die lokalen Symptome, sondern vor allem durch mittelbare **Allgemeinsymptome** beeinträchtigt, wie z.B. Durst, Kopfschmerzen, Abgeschlagenheit, Müdigkeit, verminderte Leistungsfähigkeit, Irritabilität, Unsicherheit und schlechte Stimmung. Ein Fragebogen zur Lebensqualität bei Pollenallergikern zeigte, daß sich der Therapieerfolg deutlicher am Ansprechen der Allgemeinsymptome ablesen läßt als an den Angaben über lokale Symptome (Juniper, 1994).

6.2.3 Atopische Dermatitis

Da es keine objektiven klinischen Teste zur Validierung der durch Anamnese und Befundung gestellten Diagnose einer atopischen Dermatitis gibt, müssen strikte Kriterien benützt werden, z. B. die nach Hanifin und Rajka für Erwachsene (1980) oder eine Modifikation dieser Kriterien für Kinder und Säuglinge (Sampson, 1990).

Als **Leitsymptom** gilt das chronische oder rezidivierende, juckende, lichenifizierte Ekzem in den Beugen beim Schulkind, im Gesicht und an den Streckseiten bei Säuglingen und Kleinkindern. Ein weiteres Hauptkriterium ist die eigene oder familiäre atopische Belastung, besonders mit atopischem Ekzem und ein früher Beginn der Erkrankung, meist vor dem 3. Lebensjahr. In der Eigenanamnese wird man deshalb zunächst nach den Hauptkriterien fragen, dann aber auch nach Nebenkriterien wie Ohrrhagaden, trockener Haut, dem Einfluß von Jahreszeiten, emotionalen Faktoren und Nahrungsmitteln, Empfindlichkeit für Schwitzen, Licht, Wolle und Kunstfasern sowie nach rezidivierenden Hautinfektionen, z. B. Warzen.

Der **Schweregrad** der Erkrankung läßt sich vor allem durch das subjektive Leitsymptom Juckreiz und dessen objektivierbaren Folgen eruieren, z. B. die Störung des Nachtschlafs. Die Lebensqualität des Kindes und seiner Familie werden durch eine schwere Verlaufsform des Ekzems erheblich beeiträchtigt (Fegert et al., 1997). Deshalb werden Fragen nach dem Verhalten und Befinden des Kindes, dem Befinden der Mutter und nach der familiären Interaktion auch Informationen über den Schweregrad des Ekzems einbringen. Schwankungen im Verlauf der Erkrankung und vermutete Einflüsse können Patient oder Eltern in einem Tagebuch festhalten.

6.2.4 Nahrungsmittelallergie

Kaum ein Bereich unserer Umwelt ist derart emotional besetzt wie die Nahrung. Einerseits ist bei vermuteten Nahrungsmittelallergien die Anamnese sehr wichtig, andererseits kann man sich schlecht auf sie verlassen. Dabei beginnt die Allergikerkarriere häufig im ersten Lebensjahr mit Symptomen einer Nahrungsmittelallergie. Von dieser immunologisch vermittelten Nahrungsmittelallergie sind die Nahrungsmittelintoleranzen abzugrenzen (siehe Kap. 29). Unter den Nahrungsmittelallergien finden sich typische IgE-vermittelte Frühreaktionen aber selten auch Spätreaktionen, bei denen die immunologischen Mechanismen noch nicht ganz geklärt sind (Kap. 29).

Bei erwachsenen Patienten, die wegen vermeintlicher Nahrungsmittelallergie eine Allergiesprechstunde aufsuchten, konnte nur in 20 % der Fälle die Diagnose durch klinische Teste bestätigt werden. Diese litten unter typischen Atopiesymptomen, nämlich unter atopischem Ekzem, Asthma, allergischer Rhinitis, Durchfall oder akuter Urtikaria. In den nicht bestätigten Fällen mit vielfältigen diffusen Beschwerden fand sich ein pathologisch hoher psychiatrischer Symptomenscore. In einer großen englischen Studie gaben 20,4 % der Bevölkerung an, auf Nahrungsmittel allergisch zu reagieren. Durch orale Provokationsteste ließ sich das aber nur bei 1,4 bis 1,8 % bestätigen (Young et al., 1994). Ähnliche Verhältnisse fanden kritische Untersuchungen bei Kindern in den ersten drei Lebensjahren (Bock, 1987).

Die Anamnese hat in der Diagnostik von Nahrungsmittelallergien trotzdem einen hohen Stellenwert. Sie kann besonders bei Frühreaktionen deutlich auf den Zusammenhang zwischen auslösendem Nahrungsmittel und klinischen Symptomen hinweisen. Hier erwartet man bei Frühreaktionen z. B. eine generalisierte Urtikaria, lokale Ödeme am Kontaktort (Lippenschwellung, pelziges Gefühl im Mund, Gaumenjucken, Heiserkeit, z. B. beim oralen Allergiesyndrom), Aufflammen eines Ekzems, Erbrechen, Übelkeit, Durchfall, blutige Stühle, Kolik, Rhinitis, Asthma, in schlimmen Fällen Zeichen eines anaphylaktischen Schocks, bei chronischem Verlauf im Säuglingsalter Zeichen einer Gedeihstörung. Bei der allergischen Spätreaktion sind die Symptome oft nicht so deutlich, der Zusammenhang zwischen auslösendem Nahrungsmittel und Symptom weniger augenfällig. Das Zeitintervall zwischen Exposition und Reaktion, die Art der Exposition, die verdächtigten Nahrungsmittel, die zur Auslösung der Reaktion nötige Nahrungsmenge, die Art der jüngst aufgetretenen Reaktion, Begleitumstände (z. B. vorausgehende körperliche Anstrengung), die Eigen- und Familienanamnese engen den Verdacht auf eine Nahrungsmittelallergie ein.

Ein über mindestens 2 Wochen geführtes Symptom-Nahrungsmittel-Tagebuch kann den zu einer exakten Nahrungsmitteldiagnostik notwendigen Provokationstest planen helfen (siehe Kap. 29). Oft sagt es allerdings mehr über die Mutter und deren Einschätzung des Krankheitsbildes aus und hat einen geringen diagnostischen Wert.

6.3 Die allergenspezifische Anamnese

Anamnestische Angaben geben oft **direkte Hinweise auf allergenspezifische Sensibilisierungen.** Dabei ist eine genaue Kenntnis des Arztes über die wichtigsten Allergenträger und deren Verbreitung erforderlich. Sie erlaubt es, örtlich und zeitlich begrenzte Symptome eines Patienten bestimmten Allergenexpositionen zuzuordnen. Die Beurteilung einzelner Details der Lebensführung berücksichtigt neben Alter und Wohnort des Patienten auch die Zeit, die er inner- und außerhalb der Wohnung verbringt.

6.3.1 Pollen

Vor allem bei streng saisonal auftretenden Atemwegssymptomen muß an eine Pollenallergie gedacht werden. Durch anamnestische Eingrenzung der Beschwerdezeit kann häufig bei Kenntnis der verschiedenen Pollenflugzeiten eine Identifizierung klinisch bedeutsamer Sensibilisierung erfolgen. Für eine Expositions-Vorhersage und eine Meidung maximaler Belastungen sind Kenntnisse über die durchschnittlichen tageszeitlichen Schwankungen des Pollengehalts der Luft hilfreich. Regionale Pollenmessungen sowie ein Pollen-Informationsdienst über Presse und Rundfunk haben wesentlich zur besseren Einordnung saisonal auftretender Beschwerden beigetragen.

6.3.2 Tiere

Bei Sensibilisierungen durch tierische Allergene ist zu berücksichtigen, daß eine Allergenexposition nicht an die Gegenwart eines Tieres gebunden ist, sondern daß insbesondere das häusliche Milieu durch tierische Produkte (Haare, Speichel, Urin etc.) kontaminiert sein kann oder tierische Materialien enthalten mag. In öffentlichen Einrichtungen (z.B. Schulen) wurden Tierallergene in Konzentrationen gefunden, wie sie in Haushalten mit Tierhaltung vorkommen. Die Bedeutung der Haustier-Exposition wird von Kindern und Eltern häufig unterschätzt oder verdrängt.

6.3.3 Milben

Neben tierischen Allergenen stellen Proteine von Hausstaubmilben die wichtigste Allergenkomponente im Hausstaub dar. Eine saisonale Beschwerdezunahme im Zusammenhang mit einer Sensibilisierung durch Hausstaubmilben ist eher ungewöhnlich, kommt aber dort vor, wo sich jahreszeitliche klimatische Schwankungen auch im häuslichen Milieu widerspiegeln. Meist verteilen sich die Beschwerdeepisoden über das ganze Jahr, ein eindeutiger Expositionsbezug wird anamnestisch nur selten deutlich. Verwertbar ist allerdings eine längerfristige Beschwerdefreiheit bei Aufenthalten außerhalb des häuslichen Milieus oder unter anderen klimatischen Bedingungen, etwa im Hochgebirge. Die quantitative Allergenanalyse im Staub erlaubt es, Präventions- und Sanierungsmaßnahmen gezielt vorzunehmen.

6.3.4 Schimmelpilze

Anamnestisch weist auf eine Schimmelpilzallergie hin, daß die Symptome bei feuchtem Wetter, faulenden Pflanzen, in feuchten Räumen, nach Genuß von Bier, Wein, Fruchtsäften, Obst, Gemüse und bestimmten Käsesorten auftreten. Schimmelpilzallergiker sind aber meist gegen mehrere inhalative Allergene sensibilisiert. Aus diesem Grund ist eine spezifische Sensibilisierung gegen Schimmelpilze trotz saisonaler Schwankungen der Allergenexposition und verdächtiger Umstände anamnestisch allein schwer abgrenzbar und sollte erst nach eingehender diagnostischer Abklärung vorgenommen werden.

6.3.5 Insektengift

Oft bereitet die Unterscheidung zwischen Bienen- und Wespenstichen Schwierigkeiten. Für einen Bienenstich spricht, daß der Stachel im allgemeinen in der Haut stecken bleibt, während dies bei Wespenstichen nicht die Regel ist. Die Anamnese entscheidet über die Notwendigkeit einer weiterführenden Diagnostik: Jeder Patient mit einer **systemischen Reaktion** nach Insektenstichen muß als potentiell gefährdet angesehen und einer Allergiediagnostik zugeführt werden. Patienten mit einer **verstärkten Lokalreaktion** (mehr als handtellergroße Quaddel) haben demgegenüber bei künftigen Stichen mit einem gegenüber der Normalpopulation nicht erhöhten Anaphylaxierisiko zu rechnen. Stiche am Kopf und Hals können auch bei Nichtallergikern starke lokale oder leichte systemische Reaktionen verursachen.

6.3.6 Nahrungsmittel

(siehe hierzu unter 6.2.4)

6.3.7 Der Stellenwert anamnestischer Angaben bei speziellen Allergenen

Nur in besonderen Fällen ermöglichen anamnestische Angaben eine eindeutige Zuordnung von Krankheitsbeschwerden zu bestimmten Auslösern und machen damit eine weitere Diagnostik überflüssig. Meist jedoch reichen alleinige anamnestische Angaben zur Diagnosestellung nicht aus (Abb. 6/1). Von hohem diagnostischem Wert ist z.B. die Anamnese bei bestimmten Formen der Pollenallergie. Dies bedeutet, daß eine weiterführende Diagnostik (Hauttestung, Nachweis spezifischer IgE-Antikörper) häufig nur anamnestisch erhobene Kenntnisse bestätigt. Bei Pollen mit weniger gut abgrenzbarem saisonalen Auftreten muß man mit einer wesentlich geringeren Verläßlichkeit anamnestischer Angaben rechnen. Die Notwendigkeit einer Allergenbelastung als Such- oder Bestätigungstest zur Diagnostik von Pollenallergien stellt sich jedoch nur ausnahmsweise (Tab. 6/1).

Im Vergleich zur Pollenallergie sind anamnestische Daten bei Milbensensibilisierungen meist weniger eindeutig, so daß hier in jedem Fall Hauttestungen oder der spezifische IgE-Nachweis zur Bestätigung des anamnestischen Verdachts gehören. Zum Aktualitätsnachweis einer Hausstaubmilben-Belastung bei Sensibilisierung kann die Bestimmung der häuslichen Allergenkonzentration aus Staubproben eine wichtige

Tab. 6/1: Bedeutung diagnostischer Verfahren bei speziellen Allergenen.

	Pollen	Tiere*	Milben*	Pilzsporen	Nahrungsmittel	Insekten
Anamnese	+++	+++	+	+	+	+++
Hauttest	+++	++	++	++	++	++
Spez. IgE-Antikörper	+	++	++	++	+	++
Histaminfreisetzung				++	+	++
Provokation erforderlich	selten	selten	gelegentlich	selten	in der Regel	gelegentlich

* zusammen mit der häuslichen Allergenexposition (Allergen-Elisa aus Hausstaub) gewinnt die Anamnese an Relevanz

Hilfe sein und Provokationsproben gelegentlich ersetzen. Die diagnostische Wertigkeit der Anamnese sowie weiterer Teste wurde für Schimmelpilzsensibilisierungen bisher nicht detailliert geprüft. Vorerst erscheint es unerläßlich, auch angesichts der oft ungenügend charakterisierten Allergenextrakte alle diagnostischen Untersuchungsverfahren einschließlich einer Schleimhautprovokationstestung einzusetzen, bevor Hyposensibilisierungsbehandlungen erwogen werden.

6.4 Anamnestische Fragen zur Lebensqualität

Im letzten Jahrzehnt wurde man zunehmend darauf aufmerksam, daß bei der Behandlung allergischer Erkrankungen eine Besserung allergiespezifischer subjektiver Symptome nicht einhergehen muß mit einer verbesserten Befindlichkeit. Die Schwere eines Asthmas oder das Ansprechen auf eine lokale Therapie bei Rhinokonjunktivitis empfand der Patient oft anders als der behandelnde Arzt. Es gehört zwar zur ärztlichen Anamnese, nach dem Befinden, der Lebensführung oder Lebensqualität zu fragen, seitdem die Antworten aber quantifizierbar sind und spezifische Fragen zu allergischen Krankheitsbildern entwickelt wurden, werden entsprechende **Fragebögen** nicht nur für wissenschaftliche Untersuchungen über den Therapieerfolg angewandt, sondern finden auch zunehmend Eingang in die Praxis. Ein Fragebogen der allgemein anwendbar ist und die Antworten zum Gesundheitsbefinden quantifizieren hilft, der SF-36, traf bei Pollenallergikern zuverlässig die unangenehmsten Krankheitsfolgen, nämlich emotionale und soziale Dysharmonie (Bousquet et al., 1994). Mit einem für allergische Rhinokonjunktivitis spezifischen Fragebogen ließ sich bei Ewachsenen und Jugendlichen ablesen, daß ein Therapieerfolg deutlicher am Ansprechen der Allgemeinsymptome zu erkennen ist als an den Angaben zu lokalen Symptomen (Juniper et al.,1994). Auch zum Asthma gibt es spezielle Fragebögen von hoher Relevanz und Güte, die von den Kindern selbst oder ihren Eltern auszufüllen sind (Juniper et al., 1996). Der Einsatz dieser anamnestischen Instrumente ist neu (viele liegen nur in englischer Sprache vor), wird aber vermutlich einen Einfluß auf das diagnostische und therapeutische Vorgehen auch in der Praxis haben.

Literatur

Bergmann RL, Forster J, Schulz J, Bergmann KE, Bauer CP, Wahn U (1993). Atopic family history. Validation of instruments in a multicenter cohort study. Pediatr Allergy Immunol 4: 130–135

Bock SA (1987). Prospective appraisal of complaints of adverse reactions to food in children during the first 3 years of life. Pediatrics 79: 683–688

Bousquet J, Bullinger M, Fayol Ch, Marquis P, Valentin B, Burtin B (1994). Assessment of quality of life in patients with perennial allergic rhinitis with the French version of the SF-36 Health Status Questionnaire. J Allergy Clin Immunol 94: 182–188

Fegert JM, Bergmann RL, Bauer CP, Forster J, Zepp F, Wahn V, Schmidt E, Bergmann KE, Wahn U (1997). Atopisches Ekzem in den ersten Lebensjahren. Ist diese Konstellation gleichbedeutend mit einer Störung der Mutter-Kind-Beziehung und Verhaltensauffälligkeiten? Pädiatr Prax 52: 233–244

Hanifin JM, Rajka G (1980). Diagnostic features of atopic dermatitis. Acta Dermatovener. Suppl 92: 44–47

Juniper EF (1994). Assessment of quality of life in adolescents with allergic rhinoconjunctivitis: Development and testing of a questionnaire for clinical trials. J Allergy Clin Immunol 93: 413–423

Juniper EF, Guyatt GH, Feeny DH et al. (1996). Measuring quality of life in the parents of children with asthma. Measuring quality of life in children with asthma. Quality of Life Research 5: 27–46

National Institutes of Health, Expert Panel II (1997). National Asthma Education and Prevention Program: Guidelines for the diagnosis and management of asthma. National Institutes of Health, USA

Sampson HA (1990). Pathogenesis of eczema. Clin Exper Allergy 20: 459–467

Weiland St, Kugler J, von Mutius E, Schmitz N, Fritzsch Ch, Wahn U, Keil U (1993). Die Sprache asthmakranker Kinder. Monatsschr Kinderheilkd 141: 878–882.

Young E, Stoneham MD, Petruckevitch A, Baton J, Rona R (1994). A population study of food intolerance. Lancet 343: 1127–1130

7 Allergene, Allergennachweis

S. Lau, U. Wahn

7.1	**Allergenquellen** ... 179	7.4	**Allergenextrakte** ... 184
7.1.1	Pollen ... 179	7.4.1	Allergenextraktion ... 184
7.1.2	Tierallergene ... 180	7.4.2	Biologische Standardisierung ... 184
7.1.3	Hausstaub – Hausstaubmilben ... 180	7.4.3	Konservierung von Allergenextrakten ... 185
7.1.4	Schimmelpilze ... 180	7.4.4	Allergoide als chemische Modifizierung von Allergenextrakten ... 185
7.1.5	Nahrungsmittel ... 180		
7.1.6	Andere Allergenquellen ... 180	7.4.5	Forderungen an Allergenextrakte für Diagnostik und Therapie ... 185
7.2	**Molekulare Charakteristika von Allergenen** ... 180		
		7.5	**Allergennachweis in der Umwelt** ... 186
7.2.1	Biochemische Charakterisierung ... 180	7.5.1	Immunologische Testverfahren ... 186
7.2.2	Majorallergene ... 181	7.5.2	Guaninbestimmung ... 186
7.3	**Molekularbiologie und Immunantwort am Beispiel von Milbenallergenen** ... 183	7.6	**Zusammenfassung** ... 188

Jedes Individuum wird in seinem Leben stetig mit erheblichen Mengen verschiedener artfremder („nichtselbst") Antigene konfrontiert, ohne daß die ausgelöste Immunantwort krank macht. Die Antigene erreichen den menschlichen Organismus bzw. die Mukosa durch die Atemwege, den Verdauungstrakt oder auch die Haut. Antigene, die beim Menschen eine IgE-vermittelte Immunantwort und eine lokale oder systemische anaphylaktische Reaktion auszulösen vermögen, nennen wir **Allergene**. Etwa 10 bis 15 % der Menschen werden bei entsprechender genetisch determinierter atopischer Prädisposition gegen Umweltallergene sensibilisiert, bilden spezifisches IgE und entwickeln allergische Krankheitserscheininungen wie Asthma bronchiale, Rhinokonjunktivitis, atopische Dermatitis und Urtikaria.

7.1 Allergenquellen

Wir unterscheiden Inhalations- (Hausstaubmilben-, Pollen-, Tier- und Schimmelpilzallergene), Ingestions- (Nahrungsmittel, Medikamente) sowie Kontaktallergene.

Auch parenteral verabreichte Substanzen können als Hapten oder auch Allergen allergische Reaktionen auslösen.

7.1.1 Pollen

Pollen sind in weiten Regionen der Welt als Auslöser der allergischen Rhinokonjunktivitis aber auch des saisonalen Asthma bronchiale bekannt. Besondere Bedeutung haben Pollen von Gräsern und Getreiden, gegenüber denen sich das Immunsystem des Menschen in hohem Maße kreuzreaktiv verhält, d. h. in verschiedenen Pollen sind Allergene vorhanden, die eine identische IgE-Antikörpergruppe sensibilisierter Menschen binden. Unter Baumpollen haben in unseren Breiten Frühblüher (Birke, Erle, Hasel, Weide) die größte klinische Relevanz. Einzelne ihrer Allergene kreuzreagieren miteinander. Ausdruck einer Kreuzreaktivität ist auch die Unverträglichkeit von Birkenpollen-Allergikern gegenüber bestimmten Obstsorten (Äpfel). Neben den erwähnten Pollen spielen auch Pollen verschiedener Unkräuter (Wegerich, Beifuß etc.) schon im Kindesalter eine Rolle.

Profiline, eine Familie konservierter Proteine mit Molekulargewichten zwischen 12 und 15 kD, sind in eukaryonten Zellen omnipräsent und stellen bedeutende Allergene in Pollen und pflanzlichen Nahrungsmitteln dar. Die Profilinallergie ist gekennzeichnet durch die Möglichkeit der Sensibilisierung gegen nahezu jedes pflanzliche Lebensmittel bzw. jede Pollenart und ein außerordentlich breit gefächertes Muster der Kreuzreaktivität. Profiline können sehr schwere Typ-I-Reaktionen auslösen. Ein Teil der serologisch oder im Hauttest feststellbaren Profilinsensibilisierungen sind klinisch nicht aktuell. Profiline können als Mediator der Kommunikation zwischen Zellmembran und Zytoskelett angesehen werden.

7.1.2 Tierallergene

Tierschuppen oder Epidermisbestandteile sind potente Allergenträger und führen oft bei längerem und intensivem Kontakt zu Sensibilisierungen. Auch Serum, Speichel (Katze) oder Urin (Ratte, Maus) von Tieren können Allergene enthalten. In der tierischen Milch (Rind) finden sich Allergene, die als Ingestions- und Inhalationsallergene von Bedeutung sind.

Wie wir wissen, genügen geringste Mengen Allergen, um beim Menschen im Bereich der Atemwege allergische Reaktionen zu induzieren. Neben dem direkten Kontakt mit Tieren kann die Exposition gegenüber tierischen Materialien in Kleidungsstücken, Teppichen und Matratzen zu Sensibilisierungen und allergischen Symptomen führen. Zwischen Allergenen einzelner Tierarten (Serumalbumin der Ratte und der Maus) besteht eine partielle Kreuzallergenität. Tierische Allergene sind an relativ kleine Schwebepartikel von 5 bis 10 µm Durchmesser gebunden und sedimentieren daher nur sehr langsam, was für Eliminationsmaßnahmen (siehe Kap. 15) zu berücksichtigen ist. Das Majorallergen der Katze, Fel d 1, ist z. B. ein besonders potentes Allergen, es wird in den Speichel- und Talgdrüsen produziert.

7.1.3 Hausstaub – Hausstaubmilben

Von den hier aufgeführten Allergenquellen ist Hausstaub mit Abstand die heterogenste Mischung von Substanzen, die tierischer und pflanzlicher Herkunft sein können. Eine „Allergie gegenüber Hausstaub" sollte daher unbedingt näher definiert werden (Milbenallergene, Tierallergene?), insbesondere wenn eine Hyposensibilisierung erwogen wird. Eine Hyposensibilisierungsbehandlung mit „Hausstaub" ist heute obsolet.

Seit Mitte der 60er Jahre ist bekannt, daß Hausstaubmilben in der Mehrzahl der Fälle für die Allergenaktivität von Hausstäuben verantwortlich ist, in Mittel- und Nordeuropa sowie den USA vor allem *Dermatophagoides pteronyssinus*, *farinae* und *microceras*. Bis zu 80 % asthmatischer Kinder zeigen eine Sensibilisierung gegen *Dermatophagoides*. Diese Milben sind in Abhängigkeit von der Jahreszeit und somit von Temperatur und Luftfeuchtigkeit in wechselnder Zahl vor allem im Matratzenstaub, aber auch in Teppichen und Polstermöbeln zu finden. Sie ernähren sich von organischen Bestandteilen wie z. B. abgeschilferten menschlichen Hautschuppen. Im Kot der Milben, aber auch in ihrem Körper befinden sich Proteine, die für Sensibilisierungen beim Menschen verantwortlich sind.

In feuchteren Klimazonen (Südamerika, Florida) findet sich die Milbe *Blomia tropicalis* als wichtige Allergenquelle. Des weiteren gibt es nicht nur bei der Landbevölkerung Sensibilisierungen gegen Euroglyphus maynei und Vorratsmilben wie *Acarus siro*, *Lepidoglyphus destructor*, *Glycophagus domesticus*, *Tyrophagus putrescentiae* und *Blomia tjibodas*, deren Allergene partielle Kreuzallergenität aufweisen können. Dies scheint auch für einige Raubmilben zu gelten.

7.1.4 Schimmelpilze

Die Sporen von Schimmelpilzen sind ähnlich wie Pollen in der Lage, allergische Symptome der Atemwege auszulösen. Unter ihnen kommen in Deutschland *Alternaria tenuis* und *Cladosporium herbarium* als Vertreter der extramuralen Schimmelpilze besondere klinische Bedeutung zu. Ihre Sporen erreichen im Sommer Spitzenkonzentrationen. Hingegen stellen *Penicillium notatum*, *Aspergillus fumigatus* und *Mucor racemosus* ganzjährig zu findende Schimmelpilze dar, die wahrscheinlich vorwiegend intramural wachsen. Pilzsporen stellen besonders komplexe Allergenmischungen dar, die bis zu 30 Allergene enthalten können.

7.1.5 Nahrungsmittel

Die für das frühe Kindesalter wichtigsten Nahrungsmittelallergene finden wir in der Kuhmilch und im Hühnerei. Weiterhin bedeutsam sind Nüsse, Fisch und Soja, in Einzelfällen auch andere Nahrungsquellen. Nahrungsmittelallergien finden wir besonders häufig bei Patienten mit atopischer Dermatitis in den ersten vier Lebensjahren (siehe Kapitel 9, 13 und 27).

7.1.6 Andere Allergenquellen

In den letzten Jahren hat die Sensibilisierung gegen Latex zunehmend an Bedeutung gewonnen. Besonders gefährdet sind Personen, die in medizinischen Berufen arbeiten (Handschuhe), aber auch Kinder mit Spina bifida oder angeborenen Fehlbildungen des Harntrakts, d. h. solche, die gehäuft medizinischen Eingriffen ausgesetzt oder mit latexhaltigen Kathetern in Kontakt kommen.

7.2 Molekulare Charakteristika von Allergenen

7.2.1 Biochemische Charakterisierung

Allergene sind Proteine bzw. Glykoproteine mit einem Molekulargewicht im allgemeinen zwischen 5 und 70 kD, es sind allerdings auch Allergene höherer und niedriger Molekulargewichte beschrieben. Die untere Grenze des Molekulargewichtes ist begründet dadurch, daß ein Molekül eine bestimmte strukturelle Komplexität haben muß, um immunogen zu sein. Das obere Limit erklärt sich dadurch, daß sehr große Moleküle die Mukosabarriere nicht überwinden können.

In den vergangenen 15 Jahren sind Allergene isoliert und biochemisch und molekulargenetisch charakterisiert worden. Von vielen Allergenen kennen wir Aminosäuresequenz und Genstruktur, so daß Allergene auch kloniert werden können. Wir kennen z. T. die Epitope, an die humanes IgE bindet, sowie die T-Zell-Epitope, die zur Stimulierung von T-Helferzellen führen.

Die Isolierung und Charakterisierung der verschiedenen Allergene erfolgte auf unterschiedliche Art und Weise. Zuerst versuchte man, die Proteine nach Molekulargewicht mit SDS-Gelelektrophorese oder Gelfiltration bzw. nach isoelektrischem Punkt (Isoelektrische Fokussierung) aus wäßrigen Allergenextrakten aufzutrennen. Eine weitere Methode, um insbesondere die biologische Relevanz der isolierten Proteine abschätzen zu können, ist die gekreuzte Radioimmunelektrophorese, in der im ersten Schritt Proteine zweidimensional in einem elektrischen Feld aufgetrennt werden und dann in einem zweiten Schritt mit Patientenserum mit spezifischen IgE-Antikörpern gegen die Proteinquelle und in einem dritten Schritt mit radioaktiv markiertem Anti-IgE inkubiert werden. Nach etwa 10tägiger Exposition auf einem Röntgenfilm kann man anhand der Schwärzung die für eine Sensibilisierung relevanten Allergene erkennen. Unterschiede in Abhängigkeit vom Patienten gemäß individueller Sensibilisierung kommen vor, so daß man am besten mit einem gepoolten Allergikerserum arbeitet.

Eine weitere Möglichkeit der Allergenidentifikation ist die Herstellung von Antikörperseren nach Immunisierung von Versuchstieren.

Alle potentiellen Allergene besitzen nicht die gleiche allergene Potenz für eine Sensibilisierung, obwohl es klare Hinweise gibt, daß Allergenexposition und Sensibilisierungsgrad miteinander korrelieren. Die Immunantwort von atopischen Patienten auf ein Allergengemisch zeigt eine große Individualität bezüglich Intensität und Spezifität. Jedes Antigen, das IgE bindet, ist ein allergenes Molekül.

Majorallergene nennt man jene Allergene, gegen die mindestens 50 % der Patienten mit Sensibilisierung gegen die Allergenquelle spezifisches IgE gebildet haben. Im Gegensatz dazu stehen die Minorallergene. Die einzelnen Allergene stehen im nativen Protein in einem bestimmten Mengenverhältnis zueinander, was bei der Herstellung von Standard- bzw. Hyposensibilisierungsextrakten berücksichtigt werden muß.

Jedes isolierte Allergen besitzt verschiedene z. T. speziesspezifische Epitope, das heißt Erkennungsstellen

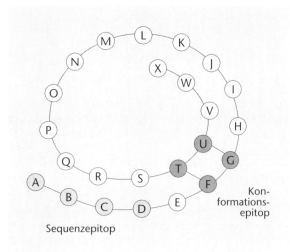

Abb. 7/1: Sequenz- und Konformationsepitope eines Peptids.

für das Immunsystem, in diesem Fall für IgE-Antikörper, aber auch für T-Zellen. Die Epitope können durch die Reihenfolge bestimmter Aminosäuren (Sequenzepitope) aber auch durch die räumliche Faltung der Tertiärstruktur (Konformationsepitope) gebildet werden (Abb. 7/1). Hitzebehandlung, enzymatische Spaltung oder Inkubaktion mit organischen Substanzen ändern die Allergenität eines Proteins. Von seiten der molekularen Charakterisierung ist bisher unklar geblieben, wieso bestimmte Proteine vorzugsweise die Produktion von IgE-Antikörpern hervorrufen und dadurch eine allergische Reaktion provozieren können. Es konnte in größeren Kollektiven eine Assoziation zwischen HLA-D-Loci und beispielsweise Sensibilisierung gegen das Majorallergen von Ambrosie („Ragweed") nachgewiesen werden. Auch scheint die Fähigkeit, große Mengen IgE zu produzieren („High-IgE-responder"), mit einem Gen des Chromosom 12 assoziiert zu sein, zumindest in bestimmten Populationen. Es sei darauf hingewiesen, daß sich gerade in genetischen Studien bei multifaktoriellen Zusammenhängen, wie sie beim atopischen Formenkreis angetroffen werden, populationsabhängig unterschiedliche Ergebnisse hervorbringen lassen.

7.2.2 Majorallergene

In Tabelle 7/1 sind einige isolierte Allergene, zum größten Teil Majorallergene aus der Gruppe der Inhalations-, Nahrungsmittel- und Insektengiftallergene aufgeführt, wobei die von der WHO vorgeschlagene Nomenklatur verwendet wird (King, 1994). Die Allergene sind mit den ersten Buchstaben (die ersten drei des Nomens und der erste des dazugehörigen Adjektivs) des lateinischen Namens abgekürzt und arabisch durchnumeriert.

Viele Majorallergene zeigen bezüglich ihres isoelektrischen Punktes eine gewisse Heterogenität. Die chemi-

Tab. 7/1: Auswahl isolierter Inhalationsallergene mit bekannter Aminosäuresequenz und ihren molekularen Charakteristika (WHO Bulletin, King 1994).

Inhalationsallergene	Molekulargewicht (kD)	Isoelektrischer Punkt	% des gesamten Proteinanteils
Ragweed-Pollen	(Ambrosie)		
Amb a 1 (Antigen E)	38	11,3	8,5
Amb a 2	38	14,8	3
Amb a 3	11	13,1	0,4
Amb a 5	5	–	0,1
Amb a 6	10	–	–
Amb a 7	12	–	–
Lolium-perenne-	**Pollen (Weidegras**	**oder Lolch)**	
Lol p 1	27	15,1	35,6
Lol p 2	11	10,6	–
Lol p 3	11	10,6	–
Lol p 5	31	–	–
Lol p 9	31/35	–	–
Phleum-pratense-	**Pollen (Lieschgras)**		
Phl p 1	27	–	–
Phl p 5 (Ag25)	32	–	–
Birken-Pollen	(Betula verrucosa)		
Bet v 1	29	5,18	–
Bet v 2 (Profilin)	12–15	–	–
Erlen-Pollen	(Alnus glutinosa)		
Aln g 1	17	–	–
Hasel-Pollen	(Corylus avellana)		
Cor a 1	17	–	–
Eichen-Pollen	(Quercus alba)		
Que a 1	17	–	–
Dermatophagoides pteronyssinus	(Hausstaubmilbe)		
Der p 1	25	4,5–7,1	6,4
Der p 2	14	7,6–8,5	–
Der p 3 (Serinprotease)	28/30	–	–
Der p 4 (Amylase)	60	–	–
Der p 5	14	–	–
Der p 6 (Chymotrypsin)	25	–	–
Der p 7	22–28	–	–
Der p 8 (Glutathion-S-Transferase)	26	–	–
Der p 9 (Serinprotease)	24	–	–
Der p 10 (Tropomyosin)	36	–	–
Dermatophagoides farinae	(Hausstaubmilbe)		
Der f 1	25	4,7–7,2	–
Der f 2	14	7,8–8,3	–
Analog wie oben			
Dermatophagoides microceras	(Hausstaubmilbe		
Der m 1	25	–	–
Lepidoglyphus destructor	(Vorratsmilben)		
Lep d 2	14	–	–
Euroglyphus maynei			
Eur m 1 (Cysteinprotease)	25	–	–
Blomia tropicalis			
Blo t 5	14	–	–
Aspergillus fumigatus	(Schimmelpilz)		
Asp f 1	18	–	–
Asp f ?	90	–	–
Asp f ?	55	–	–

Tab. 7/1: Fortsetzung

Inhalationsallergene	Molekulargewicht (kD)	Isoelektrischer Punkt	% des gesamten Proteinanteils
Alternaria alternata	(Schimmelpilz)		
Alt a 1	28	–	–
Blatella germanica	(Küchenschabe)		
Bla g 1	20–25	–	–
Bla g 2	36	–	–
Bla g 4	21	–	–
Bla g 5	22	–	–
Chironimus thummi thummi	(Mücken)		
Chi t 1 (Hämoglobin)	16	–	–
Katze	(Felis domesticus)		
Fel d 1	38	3,5–4,1	–
Rattenurin	(Rattus norvegius)		
Rat n 1	17	4,5	–
Mäuseurin	(Mus musculus)		
Mus m 1	19	–	–
Hund	(Canis domesticus)		
Can d 1	–	–	–
Can d 2	–	–	–

sche Grundlage dafür ist genetischer Polymorphismus, d. h.

- gewisse Aminosäuren können ausgetauscht sein,
- Desaminierung von Asparagin oder Glutamin,
- Unterschiede in der Glykosylierung.

Die meisten Majorallergene sind Glykoproteine. Der Kohlenhydratanteil schwankt im allgemeinen zwischen 2 und 10 bis 15 % (bei Cla h 2 aus *Cladosporium* sogar bis 80 %).

Die Entfernung der Kohlenhydrate (z. B. auch bei in *E. coli* rekombinant hergestellten Allergenen) kann die Immunogenität und Bindung mit bestimmten Antikörpern verändern. Die meisten IgE-bindenden Epitope bleiben jedoch unverändert. Im Gegensatz dazu steht der Effekt von proteindenaturierenden Substanzen. Die Empfindlichkeit der einzelnen allergenen Proteine gegenüber einem physikalischen oder chemischen Agens hängt von den das Molekül stabilisierenden Kräften ab. Besonders Moleküle mit komplexer Quartärstruktur (Amb a 1, Fel d 1) verlieren zum größten Teil ihre Allergenität, wenn sie in Untereinheiten dissoziieren. Dies geschieht z. B. auch nach Proteinauftrennung per SDS-PAGE, welche unter denaturierenden Bedingungen stattfindet. Der Transfer auf Nitrocellulose (Immunoblot) kann das Protein zumindest partiell renaturieren.

Es gibt auch unterschiedliche Empfindlichkeiten gegenüber extremen pH-Werten und erhöhter Temperatur. Der p 1 z. B. erfährt eine irreversible Denaturierung bei einem pH von 3, während Der p 2 und das Katzenallergen Fel d 1 längere Zeit bei einem pH von 2 bis 2,5 bestehen kann. Hitzelabile Antigene wie z. B. Asp f 1 (*Aspergillus fumigatus*) und Der p 1 werden rasch bei 56 °C zerstört, während Feld 1, Der p 2 und Bet v 1 (Birke) bei Temperaturen um 100 °C 15 bis 30 min erhalten bleiben (Lind, 1988).

Ähnliche Unterschiede kann man bezüglich der Empfindlichkeit verschiedener Allergene gegenüber proteolytischen Enzymen beobachten. Graspollen wie Lol p 1 und Amb a 5 werden schnell durch Trypsin und Chymotrypsin abgebaut, während das Graspollenallergen Amb a 1 und das Pferdeantigen Equ c 2 sowie das Hausstaubmilbenantigen Der p 1 relativ trypsinresistente Proteine darstellen.

7.3 Molekularbiologie und Immunantwort am Beispiel von Milbenallergenen

Die Gruppe-1-Allergene der Hausstaubmilbe *Dermatophagoides pteronyssinus* und *D. farinae*, Der p 1 und Der f 1, werden vor allem mit Fäzes ausgeschieden und entsprechen einer Thioprotease des Verdauungssystems. Gruppe-2-Allergene Der p 2 und Der f 2 werden vorwiegend im Körper der Milben gefunden, ihre Funktion ist noch nicht geklärt. Etwa 80 % der milbensensibilisierten Patienten haben IgE-Antikörper gegen diese beiden Allergengruppen. Molekularbiologische Untersuchungen zeigten, daß die Aminosäuresequenz 78 % Homologie zwischen Gruppe-1-Allergenen und 88 % Homologie zwischen Gruppe-2-Allergenen zeigt. Die N-terminale Aminosäuresequenz der Gruppe-3-Allergene (Trypsin) zeigt eine 75%ige Homologie. Daher werden große Mengen kreuzreagierender IgE-Antikörper, die sowohl mit Epitopen auf Der p 1 bzw. Der f 1 reagieren, von aller-

Tab. 7/2: Auswahl isolierter Nahrungsmittelallergene mit bekannter Aminosäuresequenz und ihren molekularen Charakteristika (WHO Bulletin, King 1994).

Nahrungsmittelallergene	Molekulargewicht (kD)	Isoelektrischer Punkt	% des gesamten Proteinanteils
Kabeljau	*(Gadus callarias)*		
Gad c 1 (Allergen M)	12	5,5	–
Kuhmilch			
Kaseine	18–24	3,7–4,5	84
Laktalbumin	15	5,1	5
Laktoglobulin	18	5,3	10
Serumalbumin	68	4,7	1
Hühnerei	*(Gallus domesticus)*		
Gal d 1 (Ovomucoid)	28	3,9	12
Gal d 2 (Ovalbumin)	44	4,6	66
Gal d 3 (Conalbumin)	78	–	–
Gal d 4 (Lysozym)	14	–	–

gischen Patienten gebildet, ähnliche Kreuzreaktivität gilt für IgE-Antikörper gegen Der p 2 bzw. Der f 2, aber auch für Der p 5 und Blo t 5 (von *Blomia tropicalis*), zwischen den Gruppe-5-Allergenen dieser beiden Spezies besteht eine etwa 40%ige Homologie. Interessanterweise zeigen T-Zell-Klone, die mit Gruppe-1- oder Gruppe-2-Allergen reagieren, eine deutliche Speziesspezifität entweder für *D. pteronyssinus* oder *D. farinae*.

Es gibt Hinweise für eine HLA-Restriktion hinsichtlich der T-Zell-Proliferation auf Hausstaubmilbenallergene, z. B. HLA DRw52.

Wird Der p 1 rekombinant in *E. coli* exprimiert, reagieren nur noch etwa 40% der humanen IgE-Antikörper, die das native Der p 1 erkennen, mit dem rekombinanten Molekül. Rekombinantes Der p 2 hingegen behält fast seine komplette Immunreaktivität für monoklonale und humane IgE-Antikörper, woraus geschlossen werden muß, daß die Glykosylierung des Proteins für die Epitope von Der p 1 eine entscheidende Rolle, für die Epitope von Der p 2 eine untergeordnete Rolle spielen (Platts-Mills, 1992).

7.4 Allergenextrakte

7.4.1 Allergenextraktion

Für diagnostische und therapeutische Zwecke werden Allergenextrakte kommerziell produziert. Allergenextrakte werden mit Hilfe wäßriger Lösungen hergestellt. Die für eine Sensibilisierung relevanten Proteine müssen in physiologischer Pufferlösung löslich sein, da dies der physiologische Weg im menschlichen Organismus ist, Proteine durch ionische Kräfte und pH zu extrahieren. Auf diese Weise gewonnene Extrakte enthalten eine Vielzahl von verschiedenen Antigenen bzw. Allergenen. Je nach Allergenquelle kann die Anzahl zwischen etwa 10 und 80 variieren.

Zur Extraktherstellung werden die überwiegend entfetteten Rohstoffe mit einer physiologischen Salzlösung bei 4°C über 12 Stunden extrahiert. In diesem Zeitraum findet eine weitgehend erschöpfende Extraktion statt, ohne daß allergenes Material beispielsweise über enzymatischen Abbau zerstört wird. Nach der Extraktion wird der Rohextrakt zentrifugiert und filtriert. Über eine Dialyse werden die niedermolekularen Substanzen abgetrennt, die eventuell im Hauttest eine falsch positive Reaktion hervorrufen könnten. Zur Überprüfung der Dialyse werden weitere Verfahren wie Hochleistungs-Flüssigkeits-Chromatographie (HPLC), isoelektrische Fokussierung und SDS-Polyacrylamidgelelektrophorese (SDS-PAGE) angewandt, um Auskunft über die Proteinzusammensetzung der Extrakte zu erhalten. Die gekreuzte Radioimmunelektrophorese (CRIE) und das Immunoblotting ermitteln die Allergenzusammensetzung.

7.4.2 Biologische Standardisierung

Hersteller von Allergenextrakten wenden eine Reihe verschiedener Verfahren an, die dazu beitragen, daß Endprodukte verschiedener Hersteller Unterschiede in ihrer Allergenpotenz und Allergenzusammensetzung aufweisen können.

Konzentrationsangaben, die sich auf das Gewicht des Ausgangsmaterials in Relation zum Volumen der Extraktionsflüssigkeit (W/V) beziehen oder Angaben von Protein-Stickstoff-Einheiten (PNU) sind überholt, da ein erheblicher Anteil der Proteinbestandteile eines Extraktes nicht allergenaktiv ist. Man bestimmt die biologische Aktivität eines Extraktes durch In-vitro- und In-vivo-Methoden, um Chargen einer Firma sowie Extrakte verschiedener Firmen vergleichen zu können.

Bei der In-vivo-Bestimmung der biologischen Aktivität eines Extraktes wird eine Verdünnungsreihe einer Allergen-Ausgangslösung bei einem Kollektiv von Patienten mit eindeutiger Sensibilisierung gegenüber in

Tab. 7/3: Auswahl isolierter Insektengiftallergene mit bekannter Aminosäuresequenz und ihren molekularen Charakteristika (WHO Bulletin, King 1994).

Insektengiftallergene	Molekulargewicht (kD)	Isoelektrischer Punkt	% des gesamten Proteinanteils
Honigbiene	(Apis mellifera)	–	–
Api m 1 (Phospholipase A2)	16	–	–
Api m 2 (Hyaluronidase)	44	–	–
Api m 4 (Melitin)	3	–	–
Vespula germanica	(Yellow Jacket)		
Ves g 5	23	–	–
Wespe	(Polistes annularis)		
Pol a 1 (Phospholipase A1)	35	–	–
Pol a 2 (Hyaluronidase)	44	–	–
Pol a 5 (Antigen 5)	23	–	–

ihr enthaltenen Allergenen an der Haut getestet. Die Größe der Quaddelreaktion wird mit der Reaktion einer Histamin-Referenzlösung (1 mg/ml für den Pricktest) verglichen (Björksten, 1984). Diejenige Allergenlösung, die beim sensibilisierten Kollektiv eine mittlere Quaddelreaktion im Pricktest wie die Histaminreferenz auslöst, enthält eine HEP-Einheit/ml (HEP = Histamin eqivalent prick) (sogenannte „Nordic guidelines"). Selbstverständlich muß dabei das Vorhandensein irritierender Substanzen im Extrakt durch vorherige Reinigungsprozeduren und simultane Testung bei einer nichtallergischen Kontrollpopulation ausgeschlossen werden.

Neben der In-vivo-Testung ist es auch möglich, unter Verwendung verschiedener In-vitro-Methoden wie der RAST-Inhibition oder der Bestimmung der Histaminfreisetzung aus gewaschenen Leukozyten aktiv sensibilisierter Patienten die Globalaktivität eines Allergenextraktes zu bestimmen (Maasch, 1984).

Durch die Erstellung internationaler Referenzextrakte, die durch die WHO erhältlich sind, sind den Allergenextraktherstellern heute Richtwerte für die Qualitätskontrolle an die Hand gegeben. Dem internationalen Referenzwert sind willkürlich 100 000 internationale Einheitem (IU) zugeordnet.

7.4.3 Konservierung von Allergenextrakten

Allergenextrakte müssen Substanzen enthalten, die ein bakterielles Wachstum verhindern. Die dazu am meisten verwandte Substanz ist Phenol in einer Konzentration von 0,2 bis 0,5%. Auch Glycerin in einer Konzentration von 50% oder mehr verhindert mikrobielles Wachstum.

Ein weiterer Gesichtspunkt bei der Konservierung ist die Erhaltung der Aktivität eines allergenen Extraktes in verdünnter Form. Insbesondere stärkere Verdünnungen von Extrakten verlieren ihre Aktivität, vermutlich durch Absorption ihrer aktiven Komponenten an die Oberfläche der Gefäße. Diese kann durch Zugabe von humanem Serumalbumin reduziert werden. Die einfachste Methode, einen Extrakt in seiner Aktivität zu stabilisieren, ist, ihn zu trocknen. Gefriergetrocknete Extrakte behalten über mehrere Jahre ihre volle Stabilität. Die allergene Potenz eines Extraktes wird wesentlich beeinflußt durch die Temperatur und die Zeitdauer, über die er gelagert wird.

7.4.4 Allergoide als chemische Modifizierung von Allergenextrakten

Durch chemische Modifizierung der Allergenextrakte mit Glutaraldehyd oder Polyäthylenglykol wird die Allergenität des Extraktes bei erhaltener Immunogenität herabgesetzt. Häufig sind die Allergoide wie auch Allergene in konventionellen Hyposensibilisierungsextrakten an Aluminiumhydroxid gebunden, was als Adjuvans die Immunantwort verstärken soll.

7.4.5 Forderungen an Allergenextrakte für Diagnostik und Therapie

Die Anforderungen für die in Diagnostik (RAST, Hauttest) und Hyposensibilisierung verwendeten Allergenextrakte sind:

- Alle potentiellen Allergene sollten enthalten sein, auch diejenigen Proteine, die IgE-vermittelte Reaktionen bei einer Minderheit von Patienten induzieren (Minorallergene).
- Das Verhältnis der Konzentrationen von Einzelallergenen zueinander muß im Extrakt konstant gehalten werden.
- Standardisierte Extrakte sollten eine von Charge zu Charge sowie von Hersteller zu Hersteller konstante globale Allergenaktivität aufweisen.
- Alle Allergene müssen in nativer, also nicht denaturierter Form vorliegen.
- Irrelevantes Material ohne immunogene Bedeutung, das z. B. unspezifische Reaktionen hervorrufen kann (niedermolekulare Substanzen wie Histamin; Kulturmediumbestandteile), sollte entfernt sein.

Die Möglichkeit, der Heterogenität von Allergikern durch auf deren persönliche Sensibilisierungsmuster individuell zugeschnittene Therapieextrakte Rechnung zu tragen („Tailored extracts"), ist zwar attraktiv, aber zur Zeit noch nicht möglich, da noch nicht alle in einem Allergenextrakt vorliegenden Einzelallergene rein vorliegen (siehe Kap. 17). Zwar können einige Majorallergene, deren Sequenz bekannt ist (siehe Tab. 7/1), wie etwa Bet v 1 (Birke), Der p 1 und Der p 2 (Milbe), rekombinant hergestellt werden, doch unterscheiden sich die in E. coli exprimierten Proteine gegenüber dem Nativprotein in der Glykosilierung.

Derzeit versuchen verschiedene Arbeitsgruppen, die B- und T-Zell-Epitope von Allergenen zu identifizieren und entsprechende Peptide herzustellen (de Vries, 1994). Dies kann auf zwei Wegen erfolgen: zum einen durch Spaltung von Allergenen, so daß nur noch kleine Bruchstücke erhalten bleiben, die diese Epitope enthalten, zum anderen durch die Synthese der in ihrer Sequenz aufgeklärten Epitope.

Versuche mit Vakzinen, die aus Epitopen hergestellt wurden, wie „Cat-vax" aus Fel d 1 beispielsweise, sind aufgrund der unerwartet hohen Rate in Spätreaktionen im Sinne schwererer Nebenwirkungen vorerst abgebrochen worden.

Durch Einsatz von Peptidtherapeutika, die T-Zell-Epitopen entsprechen, wird die spezifische Immuntherapie auf T-Lymphozyten ausgerichtet, wobei die IgE-bedingten Nebenwirkungen weitgehend vermieden werden sollten. Unklar ist allerdings, ob es für alle Allergene repräsentative dominante T-Zell-Epitope gibt. Außerdem bleibt noch die therapeutische Wirksamkeit zu klären, da bisher nur tierexperimentelle Daten vorliegen (Hoyne, 1993).

7.5 Allergennachweis in der Umwelt

7.5.1 Immunologische Testverfahren

Die klassische Methode der Quantifizierung von Inhalationsallergenen war die Pollenfalle. Diese Methode ist nur für Allergene, die an größere Partikel gebunden sind, wie z. B. Pollen und Pilzsporen anwendbar. Tier- und Milbenallergene, die an kleine Eiweißpartikel gebunden sind, sowie der immunologisch relevante Gehalt an Majorallergen kann nur mit speziellen immunologischen Testverfahren erfaßt werden. Hausstaubmilben wurden vor der Etablierung solcher Verfahren mikroskopisch gezählt.

Nachdem in den 80er Jahren viele Majorallergene isoliert sowie biochemisch charakterisiert wurden (El-sayed, 1983), konnten Assays zur Quantifizierung etabliert werden. Dies geschah, um die Allergenbelastung besonders im häuslichen Milieu eines atopischen Patienten abschätzen zu können und eventuell eine Korrelation zwischen Allergenexposition und Sensibilisierungsgrad sowie Erkrankungsschwere zu erstellen. An größeren Kollektiven in fast allen Regionen der zivilisierten Welt sind Untersuchungen erfolgt, um regionale Besonderheiten des Allergenvorkommens zu studieren. Die Quantifizierung von Allergenen ist eine Quantifizierung von Proteinen. Meist werden allergenspezifische Antikörper in den Tests verwandt. Polyklonale, monospezifische oder auch monoklonale Antikörper gegen Majorallergene werden in sogenannten RIAs oder ELISAs (Chapman, 1989) eingesetzt (Abb. 7/2). Bei entsprechender Technik sind diese Assays sehr sensitiv und spezifisch. Die Meßergebnisse werden meist in Gewichtseinheiten angegeben, die auf einen internationalen Referenzstandard (WHO) bezogen werden, so daß Ergebnisse unterschiedlicher Laboratorien vergleichbar sind.

Die biologische Aktivität verschiedener Allergene kann auch mit Hilfe von sogenannten RAST- oder ELISA-Inhibitionstests angegeben werden, in denen humanes IgE als Reagenz verwandt wird.

Zum Nachweis von Inhalationsallergenen wie z. B. Milben- und Tierhaarallergene können Staubproben von Matratzen, Teppichen oder auch Luftproben gesammelt werden. Hierzu werden Staubsauger bzw. Spezialgeräte wie z. B. der „Cascade impactor" eingesetzt, die Luft kontinuierlich ansaugen und die in der Luft befindlichen Teilchen nach Größe über Filter auftrennen. Aufgrund der besonderen Eigenschaften der Milbenallergene, die in der Regel an größere etwa 10 μm große Fäkalpartikel gebunden sind und daher nur sehr kurze Zeit in der Luft schweben und schnell sedimentieren, hat es sich als günstig erwiesen, Matratzenstaub zu sammeln, um eine repräsentative Aussage über die Milbenallergenbelastung des jeweiligen Haushalts zu machen (Platts-Mills, 1992). Tierhaarallergene wie z. B. das Majorallergen der Katze Fel d 1 sind an sehr viel kleinere Partikel gebunden und bleiben sehr lange als Schwebepartikel in der Luft. Daher ist eine Luftprobe zum Allergennachweis ähnlich aussagekräftig wie eine Matratzen- oder Teppichstaubprobe (Luczynska, 1990).

Die Analyse von Allergengehalt im häuslichen Milieu sollte Speziallabors mit entsprechenden Sachkenntnissen vorbehalten sein. Staubsammlung, Lagerung, Extraktion der Proteine sowie Allergenmessung müssen standardisiert und reproduzierbar durchgeführt werden, um die entsprechende Verläßlichkeit der Aussage über Exposition und eventuelle Gefährdung eines atopischen Patienten gewährleisten zu können.

Staubproben sollten gekühlt und trocken lagern, da Allergene durch Autodigestion denaturiert werden können.

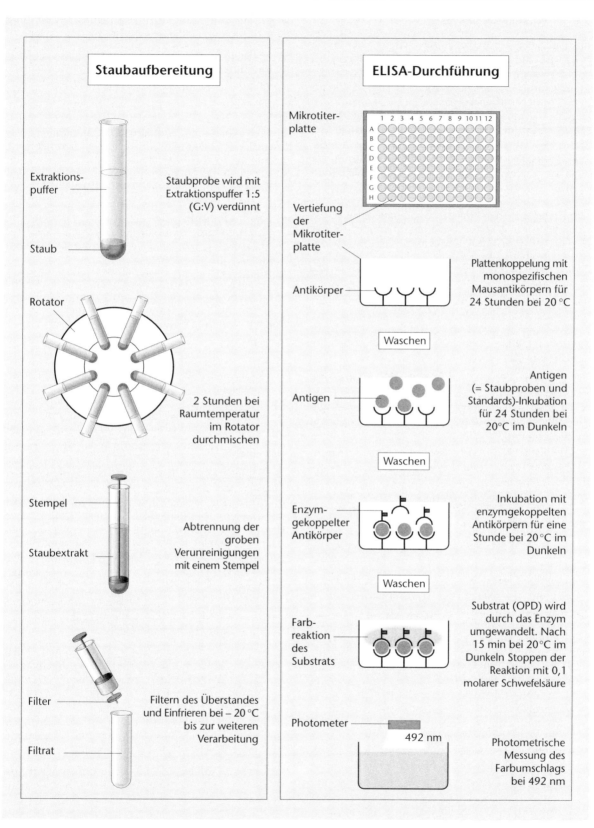

Abb. 7/2: Staubaufbereitung und ELISA-Durchführung.

7.5.2 Guaninbestimmung

Im Falle der Hausstaubmilbenallergen-Quantifizierung wird alternativ zur Allergenmessung die quantitative Messung von Guanin in einigen Laboratorien durchgeführt. Guanin ist ein Stoffwechselprodukt aus dem Proteinstoffwechsel u. a. der Milben und wird wie die Gruppe-1-Allergene mit den Fäzes ausgeschieden. Der quantitative Guaninassay korreliert gut mit den Gruppe-1-Allergenmessungen, jedoch bleibt auch dieser Test nur wenigen Speziallaboratorien vorbehalten. Zur Zeit wird auf dem Markt ein semiquantitativer Guanintest vertrieben, der sehr einfach zu handhaben ist. Mit Hilfe eines Streifentests wird anhand einer Farbreaktion der Guaningehalt aus Feststaubproben in 4 Stufen bestimmt. Dieser Test korreliert befriedigend mit den Messungen der immunologischen Testverfahren, jedoch zeigt er Mängel, da es starke Überlappungen gerade in den beiden unteren Stufen gibt, wenn man die entsprechenden Allergenmessungen vergleicht. Außerdem erfaßt der Guanintest keine akute Reduktion des Milbenallergen-Gehalts z. B. mit einem allergendenaturierenden Spray, wenn nicht auch gleichzeitig die Milbenpopulation vernichtet wird.

Für Studienzwecke eignet sich der Guanintest deshalb nicht, er mag Anwendung in der Praxis finden, wenn man schnell eine orientierende Aussage über die Milbenallergenbelastung im häuslichen Milieu eines Patienten treffen möchte.

7.6 Zusammenfassung

Die Bedeutung der Allergenquantifizierung für die allergologische Praxis läßt sich wie folgt zusammenfassen:

- Charakterisierung des individuellen Patientenmilieus und Abschätzung des Expositionsrisikos.
- Entscheidungshilfe für Eliminationsmaßnahmen (z. B. bei hoher Allergenexposition).
- Entscheidungshilfe für eine evtl. Hyposensibilisierungstherapie z. B. bei Nicht-Durchführbarkeit von erfolgreichen Eliminationsmaßnahmen.

Literatur

Björksten F, Haahteila T, Backman A, Suoniemi I (1984). Assay of the biologic activity of allergen skin test preparations. J Allergy Clin Immunol 73: 324–331

Chapman MD (1989). Monoclonal antibodies as structural probes for mite, cat, and cockroach allergens. In: Advances in the Biosciences Vol. 74, (Pergamon Press) Great Britain

Elsayed S, Apold J (1983). Immunochemical analysis of cod fish allergen M: locations of the immunoglobulin binding sites as demonstrated by the native and synthetic peptides. Allergy 38: 449–459.

Hoyne GF, O'Hehir RE, Wraith DC et al (1993). Inhibition of T-cell and antibody responses to house dust mite allergen by inhalation of the dominant T-cell epitope in naive and sensitized mice. J Exp Med 178: 1783–1788

King TP, Hoffman D, Marsh D, Platts-Mills TAE, Thomas W (1994). Allergen Nomenclature. Int Arch Allergy Immunol 105: 224–233

Lind P, Lowenstein H (1988). Characterization of asthma-associated allergens. In: Baillière's Clinical Immunology and Allergy-Vol.2, No.1

Luczynska CM, Li Y, Chapman MD, Platts-Mills TAE (1990). Airborne concentrations and particle size distribution of allergen derived from domestic cat (Felis domesticus). Am Rev Respir Dis 141: 361–367

Platts-Mills TAE, Tomas WR, Aalberse RC, Vervloet D, Chapman MD (1992). Dust mite allergens and asthma: report of a second international workshop. J Allergy Clin Immunol 89: 1046–1060

Platts-Mills TAE, Chapman MD (1991). Allergen standardization. J Allergy Clin Immunol 87: 621–625

Maasch HJ, Fischer B, Wahl R, Wahn U (1994). Comparison of histamine release assay and RAST inhibition as tools for allergen extract standardization. Int Archs Allergy appl Immun 73: 314–320

de Vries JE, Lamb JR (1994). Immunotherapy with allergen-derived epitopes. ACI News 6: 49–53

8 Hauttestung im Kindesalter

S. Dreborg

8.1	Testlösungen	189	8.2.4	Cut-off-Werte für Hautreaktionen 190
8.1.1	Allergene	189	8.2.5	Was bedeuten unterschiedliche Quaddel-
8.1.2	Kontrollösungen	189		größen? 190
8.2	Durchführung der Hauttestungen	189	8.3	Diagnostische Wertigkeit von Haut-
8.2.1	Intrakutanteste	190		testen 191
8.2.2	Prickteste	190	8.3.1	Latente Allergie 191
8.2.3	Aufzeichnung der Hautreaktionen	190	8.4	Die Zukunft der Hauttestung 191

Der erste Hauttest wurde von Charles Blackley im Jahre 1873 beschrieben. Er hatte ein Stück Haut von seinem Unterschenkel abgeschabt und bedeckte dieses abgeschabte Areal mit einem Brei aus Pollenkörnern und Wasser. Es entwickelte sich ein sehr großes Infiltrat mit Erythem. Die Reaktion blieb mehrere Tage lang bestehen. Blackley beschrieb nichts anderes als einen hochdosierten subkutanen Hauttest mit vorherrschender Spätreaktion. Seit dieser Zeit sind verschiedene Methoden für Hauttestungen entwickelt worden.

8.1 Testlösungen

8.1.1 Allergene

Für Hauttestungen sollten nur biologisch standardisierte Allergenextrakte benutzt werden. Die meisten Hersteller geben Konzentrationen in willkürlichen Maßeinheiten (Gewicht/Volumen, Protein-Stickstoff-Einheiten (PNU)) an, so daß die verschiedenen auf dem Markt angebotenen Allergenlösungen nicht miteinander verglichen werden können. Die Konzentrationen sollten vorzugsweise in biologisch relevanten Einheiten angegeben werden. Auch sollten Informationen zugänglich sein zur Allergenpotenz im Verhältnis zu den internationalen Referenzextrakten und zum Gehalt an Majorallergenen, d. h. dem/n wichtigsten Allergenen im Extrakt. Diese zusätzlichen Informationen sollten auf der Packungsbeilage angegeben werden. Stabilisiert werden sollten die für intradermale Hauttestungen benutzten Hauttestextrakte durch humanes Serum-Albumin oder andere wasserlösliche Stabilisatoren, die für die Pricktestung be-

nutzten Extrakte durch 50% Glyzerin. Pricktest-Extrakte sind monatelang haltbar, wohingegen wäßrige Extrakte ohne Stabilisatoren in vielen Fällen schon innerhalb weniger Wochen eine verminderte Potenz aufweisen. Nur wenige Allergenextrakte sind bis heute standardisiert, und hier handelt es sich meist um Extrakte, die aus Pollen und anderen gewöhnlichen Inhalationsallergenen hergestellt wurden. Die Konzentration, Zusammensetzung und Stabilität anderer Extrakte ist unbekannt, was die Testresultate in hohem Maße beeinflußt. Nahrungsmittelallergene sind nicht standardisiert. Aus diesem Grunde sollten nur frische Nahrungsmittel zur Hauttestung eingesetzt werden (Dreborg und Foucard, 1983).

8.1.2 Kontrollösungen

Eine Negativ-Kontrolle, d.h. die zur Extraktion oder Stabilisation des Extraktes benutzte Lösung, sollte immer zur Anwendung kommen. Eine positive Reaktion mit der negativen Kontrollösung weist auf einen Dermographismus hin. Negative Allergentests können durch Medikamente wie z. B. Antihistaminika bedingt sein. Aus diesem Grunde sollte auch eine Positiv-Kontrolle vorgenommen werden, etwa mit Histamin, 10 mg/ml für die Pricktestung und 0,1 mg/ml für die Intrakutantestung.

8.2 Durchführung der Hauttestungen

Im Prinzip werden zwei verschiedene Methoden angewandt. Die ältere Methode ist der Intrakutantest, der den Nachteil hat, schmerzhaft zu sein, was beson-

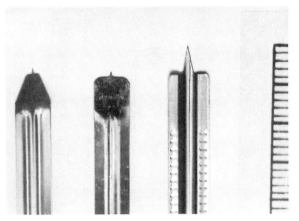

Abb. 8/1: Einmal-Lanzetten zur Pricktestung im Vergleich zu einer Lanzette für die kapilläre Blutentnahme.

ders bei Kindern ungünstig ist, und der mit größerem Risiko behaftet ist als der Pricktest. Er ist jedoch präziser (Dreborg et al., 1987) und ungefähr 30 000mal sensitiver als der Pricktest. Auf der anderen Seite ist der Pricktest einfacher und sicherer durchzuführen, und mit der Einführung von standardisierten hochpotenten Allergenextrakten konnte der Hauptnachteil der Pricktestung, seine geringe Sensitivität, überwunden werden. Aus diesem Grunde stellt diese Methode heutzutage unter Kinderärzten die Methode der Wahl dar. Die Prick-Prick-Methode (Dreborg und Foucard, 1983) schließlich kann zur Austestung von frischem Obst und anderen Nahrungsmitteln eingesetzt werden.

8.2.1 Intrakutanteste

Der Intrakutantest wird mit Hilfe einer mit einer Mantroux-Spritze verbundenen kurzen abgeschrägten Nadel durchgeführt. Es werden dann 0,02 (– 0,05) ml einer verdünnten Allergenlösung in die oberflächlichen Hautschichten injiziert. Die Testlösung sollte eine kleine beständige Blase formen. Die einzelnen Teste sollten mit einem Mindestabstand von 5 cm durchgeführt werden, um jeglichen Einfluß des benachbarten Testes auf das entsprechende Hautgebiet zu vermeiden.

8.2.2 Prickteste

Zur Pricktestung sollte eine genormte Stahllanzette mit einer Spitze von 1 mm und „Schultern" benutzt werden (Abb. 8/1), um traumatische Einstiche zu vermeiden. Ein Tropfen der Testlösung wird auf die Hautoberfläche aufgetragen. Die Spitze der Lanzette wird durch die Testlösung senkrecht auf die Haut gepreßt. Mit der Spitze des Zeigefingers wird dann die Lanzette eine Sekunde lang gegen die Haut gepreßt. Dieses Verfahren wird an allen Teststellen wiederholt (Dreborg, 1987, Bousquet et al., 1991). Zur Erzielung vergleichbarer Resultate ist die angewandte Technik von großer Bedeutung. Wenn die Lanzette zurückgezogen und abgelegt wurde, kann die Testlösung mit einem weichen Stück Zellstoff durch Druck auf die Hautoberfläche entfernt werden.

Die Prick-Prick-Methode mit frischen Nahrungsmitteln

Im Jahre 1983 beschrieben Dreborg und Foucard (1983) die einfache Prick-Prick-Methode, d. h. die Haut-Pricktest-Lanzette wird zuerst in die entsprechende Frucht (oder ein anderes Nahrungsmittel) und dann in die Haut gestochen. Diese Methode garantiert, daß keine Allergene durch Enzyme oder Phenole zerstört werden, und sollte bis zur Verfügbarkeit standardisierter Nahrungsmittelallergene zur Anwendung kommen.

8.2.3 Aufzeichnung der Hautreaktionen

In der Klinikroutine ist es empfehlenswert, die Umrandungen der entstehenden Quaddeln mit einem feinen Kugelschreiber oder Filzschreiber nachzuzeichnen. Diese gezeichnete Linie wird dann mittels Tesafilmstreifen auf ein Reaktionsblatt übertragen. Das Mittel aus dem längsten Quaddeldurchmesser und dem dazu senkrecht verlaufenden wird als Maß für die Hautreaktion genommen.

Für wissenschaftliche Zwecke ist es empfehlenswert, die Fläche der Quaddeln zu berechnen (Pijnenborg et al., 1996).

8.2.4 Cut-off-Werte für Hautreaktionen

Aas und Belin haben 1972 ein Referenzsystem vorgeschlagen, bei dem die Quaddelgröße von Allergentesten mit der durch Histamin entstandenen Quaddelgröße verglichen wird. Dieses System wurde vor der Verfügbarkeit standardisierter Extrakte eingeführt. Heutzutage ist es empfehlenswert, die Quaddelgröße, d. h. also den Quaddeldurchmesser, zur Berechnung der Hautsensitivität heranzuziehen. Es wird empfohlen, einen Quaddeldurchmesser von 3 mm als Grenze für ein positives Resultat anzusehen, vorausgesetzt, die angewandte Technik produziert Histamin (10 mg/ml Histamin HCl)-Quaddeln von 6 mm Durchmesser bei den meisten Personen.

8.2.5 Was bedeuten unterschiedliche Quaddelgrößen?

Die Dosis-Wirkungs-Beziehung, d. h. die Zunahme einer Hautreaktion auf zunehmende Allergenkonzentrationen verläuft als flache Kurve (Dreborg et al., 1987), so daß eine starke Zunahme der Allergenkonzentration nur einer geringen Zunahme der Quaddelreaktion der Haut entspricht. Dieses Phänomen wird in Abb. 10/2 dargestellt. Eine zehnfache Zunahme in der Allergenkonzentration führt zu einer 1,5fachen Zunahme der Quaddeldurchmesser. Beim Einsatz des gleichen Testextraktes bei zwei verschiedenen Gelegenheiten bedeutet eine 1,5fache Vergrößerung des Quaddeldurchmessers, z.B. von 3 mm auf 4,5 mm, eine hundertfach stärkere Hautsensitivität, dem gegenüber bedeutet eine Verkleinerung von 4,5 auf 3 mm nicht, daß die Hautsensitivität auf 67 %, sondern auf 10 % der ursprünglichen Sensitivität zurückgegangen ist.

Es ist wichtig, diese Beziehung zu verstehen, da sie von großer Bedeutung für die tägliche Auswertung der Patientendaten ist. Nur stabile Extrakte von gleicher und dokumentierter Konzentration können sicherstellen, daß der praktizierende Allergologe die richtigen Informationen aus dem einfachen, aber wichtigen Pricktest-Verfahren erhält.

8.3 Diagnostische Wertigkeit von Hauttesten

Die Eigenschaften diagnostischer Tests werden meistens nach der Nomenklatur von Galen und Gambino (1977) angegeben:

- **Die Sensitivität** beschreibt die prozentuale Anzahl von Kindern mit einer klinischen Allergie, die einen positiven Test aufweisen. Eine hohe Sensitivität ist wichtig zur Aufspürung aller Kinder mit klinischen Symptomen.
- **Die Spezifität** gibt die prozentuale Anzahl von Kindern ohne klinische Allergie an, die einen negativen Test aufweisen. Eine hohe Spezifität ist wichtig, um sicherzustellen, daß nur allergische Kinder diagnostiziert werden.
- **Der positive Voraussagewert** liefert die prozentuale Anzahl allergischer Kinder unter denen mit einem positiven Test.
- **Der negative Voraussagewert** liefert die prozentuale Anzahl gesunder Kinder unter denen mit einem negativen Test. Ein hoher negativer Voraussagewert und ein hoher positiver Voraussagewert sind für die Verläßlichkeit des Testes von großer Wichtigkeit, d.h. sie geben eine Aussage über den Nutzen des Testes.

Zur Wertigkeit des Pricktestes gibt es nur sehr wenige diagnostische Untersuchungen, die mit standardisierten Extrakten durchgeführt wurden. Kürzlich berichteten Dreborg et al. (1992), daß hohe Allergenkonzentrationen vonnöten sind, um all jene Patienten zu erfassen, die nach Kontakt mit Hunden klinische Symptome aufweisen. Die höchste in dieser Untersuchung eingetretene Konzentration entspricht ungefähr 1 mg des Majorallergens/ml. Die empfindlichsten Patienten können mit Hilfe des Pricktestes durch nur

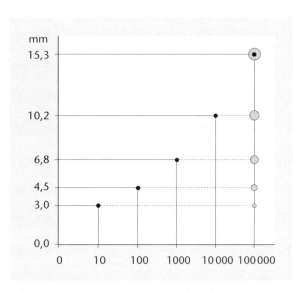

Abb. 8/2: Dosis-Wirkungsbeziehung zwischen den im Hauttest geprüften Allergenextrakt-Verdünnungen und Quaddelgrößen bei einem sensibilisierten Patienten. Die Ringe markieren Quaddelgrößen bei Patienten mit um eine Zehnerpotenz unterschiedlicher Hautsensitivität. Alle Patienten dieser Gruppe wurden mit der gleichen Konzentration des Allergenextraktes getestet.

1 ng/ml Majorallergen ermittelt werden. Da die biologische Aktivität von Allergenextrakten ihrem Majorallergen-Gehalt entspricht (Dreborg, Einarsson, 1992), können diese Resultate auch auf andere Allergene übertragen werden, vorausgesetzt, Allergenhersteller liefern den Ärzten Informationen über den Majorallergen-Gehalt ihrer Produkte.

8.3.1 Latente Allergie

Seit langem ist bekannt, daß nicht alle Patienten mit einem positiven Testresultat klinisch allergisch sind. Viele Kinder mit einem positiven Pricktest, aber ohne klinische Symptome bei Kontakt mit dem fraglichen Allergen, entwickeln innerhalb weniger Jahre nach zunächst latenter eine klinisch manifeste Allergie (Horak, 1985). In ähnlicher Weise werden positive Teste oft bei älteren Leuten gefunden, die ihre Sensitivität verloren haben.

8.4 Die Zukunft der Hauttestung

Bis heute bietet der Pricktest Probleme durch seine geringe Präzision und die unzureichende Dokumentation seiner diagnostischen Wertigkeit. Eine höhere Präzision könnte dadurch erreicht werden, daß auf die Standardlanzette jeweils der gleiche Druck angewandt wird. Vor einigen Jahren wurde eine allergenbeschichtete Lanzette auf den Markt gebracht (Belin et al., 1985). Die Hauttestungen wurden durch den Gebrauch dieser Lanzette sehr vereinfacht. Allerdings wurde sie aus ökonomischen Gründen wieder vom Markt genommen. So bleibt es eine Aufgabe für die Zukunft, die diagnostische Wertigkeit verschiedener Hauttestverfahren mit Allergenextrakten bei unterschiedlichen Patientengruppen noch besser zu standardisieren. Allergenextrakte sind Gemische aus einer Vielzahl von Allergenmolekülen. In vielen Situationen ist es von großer Wichtigkeit, eine Allergie gegen Majorallergene oder andere Komponenten von besonderem Interesse zu diagnostizieren. Bis jedoch Testlösungen dieser Art erhältlich sind, müssen die zur Zeit verfügbaren zeitaufwendigen Labortests (RAST, Immunoblotting) eingesetzt werden, um die IgE-Antwort gegen bestimmte Allergenkomponenten zu untersuchen.

Literatur

Aas K, Belin L (1974). Suggestions for biological quantitative testing and standardization of allergen extracts. Acta Allergol 29: 238–240

Belin L, Dreborg S, Einarsson R, Holgersson M, Halvorsson R, Lund B, Löfkvist T, Moxnes A, Ståhlenheim G, Wihl JÅ, Våla IJ (1985). Phazet – a new type of skin prick test. Calibration and stability. Allergy 40, Suppl 4: 60–63

Demdy P, Bousquet J, Manderscheid JG, Dreborg S, Drivert H, Michel F B (1991). Preciscion of skin prick and puncture tests using nine methods. Allergy clin. Immunol. 88: 758–62

Dreborg S. (1987). The skin prick test. Methodological studies and clinical applications. Linköping University Medical dissertation No. 239, 1–148

Dreborg S, Einarsson R. (1992). The major allergen content of allergenic preparations reflects their biological activity. Allergy 47: 418–23

Dreborg S, Holgersson M, Nilsson G, Zetterström O (1987). Dose response relationship of allergen, histamine, and histamine releasers in skin prick test and the precision of the skin prick test method. Allergy 42: 117–125

Dreborg S, Foucard T (1983). Allergy to apple, carrot and potatoe in children with birch pollen allergy. Allergy 38: 167–171

Galen RS, Gambino SR (1975). Beyond normality. The predictive value and efficiency of medical diagnoses. John Wiley & Sons New York 115–116

Horak F (1985): Manifestation of allergic rhinitis in latent-sensitized patients. A prospective study. Arch Otorhinolaryngol 242: 242–249

Pijnenborg H, Nilsson L, Dreborg S (1996). Estimation of skin prick test relations with a scanning programme. Evaluation of a new programme. Allergy 51: 782–88

9 Allergologische Labordiagnostik

R. Urbanek, U. Wahn

9.1	Serologische Diagnostik 193
9.1.1	Bestimmung von IgE-Antikörpern 193
9.1.2	Methoden zur Bestimmung der Allergenaktivität einzelner Fraktionen oder Antigene ... 195
9.1.3	Serum-IgE-Werte bei Nichtallergikern 196
9.1.4	Serum-IgE-Spiegel bei Allergikern 196
9.1.5	Serum-IgE-Spiegel bei Hauterkrankungen 196
9.1.6	Bedeutung der Gesamt-IgE-Bestimmung im Serum 197
9.1.7	Allergenspezifische IgE-Antikörper 197
9.1.8	Allergenspezifische IgG-Antikörper 198
9.2	Zelluläre Testverfahren 198
9.2.1	Basophilendegranulationstest 198
9.2.2	Histaminfreisetzung aus gewaschenen Leukozyten 198
9.2.3	Klinische Anwendungen der allergeninduzierten Histaminfreisetzung 199
9.2.4	Allergeninduzierte Freisetzung von Leukotrienen 199
9.2.5	Untersuchung der Lymphozytenfunktion 199
9.3	Quantifizierung von Entzündungsmediatoren 201
9.3.1	Histamin, Methylhistamin 201
9.3.2	Tryptase 201
9.3.3	Mediatoren aus Eosinophilen 201

Die allergologische Labordiagnostik umfaßt drei verschiedene Felder: Im Rahmen der serologischen Diagnostik werden spezifische oder unspezifische Antikörper erfaßt, die für die Pathogenese allergischer Reaktionen von Bedeutung sein können. Zelluläre Untersuchungen beschreiben die Funktionen, die für die Sensibilisierung, die Regulation der Antikörperantwort oder die Effektorphase der allergischen Entzündung relevant sind. Weiterhin können Mediatorstoffe unterschiedlicher Zellen, die in vivo freigesetzt wurden, aus verschiedenen biologischen Flüssigkeiten gemessen werden, etwa Lymphokine, pharmakologisch wirksame Mediatoren aus Mastzellen und Eosinophilen oder auch lösliche Fragmente von Rezeptoren.

Bereits 1921 haben Prausnitz und Küstner die passive Übertragbarkeit der Fähigkeit zur urtikariellen Sofortreaktion im Intrakutantest durch Serumantikörper nachgewiesen. Die Entdeckung des Immunglobulins E erfolgte in den 60er Jahren. Von den spezifischen IgE-Antikörpern, die Atopiker nach Allergenexposition produzieren, zirkulieren etwa 50% im Blut, der andere Teil befindet sich an Zellen gebunden im Interstitium und auf Schleimhäuten. Wegen der niedrigen Serumkonzentrationen sind für Immunglobulin E empfindlichere Nachweismethoden als für die übrigen Immunglobuline erforderlich.

9.1 Serologische Diagnostik

9.1.1 Bestimmung von IgE-Antikörpern

Die In-vitro-Untersuchungen sind zu unterteilen in Bestimmungen des Gesamt-IgE und der allergenspezifischen IgE-Antikörper.

Die Übereinstimmung der immunologischen In-vitro-Resultate mit den in-vivo Ergebnissen hängt von der Qualität der angewandten Antigen- bzw. Allergenpräparationen und von den Testbedingungen ab. Werden immunchemisch und biologisch charakterisierte und standardisierte Allergene verwendet, erreicht man in beiden Testsystemen, in vivo und in vitro, gleichwertige Ergebnisse.

Die immunologischen Nachweisverfahren werden je nach Art des angewandten Markers unterteilt: wir unterscheiden zwischen Radioimmunoassay, Enzymimmunoassay und Fluoreszenzimmunoassay (Tab. 9/1). Das Prinzip der immunologischen Reaktion ist bei allen 3 Verfahren identisch.

Sandwichassay

Labortechnisch wendet man 2 unterschiedliche Methoden an, die kompetitive Technik und den sogenannten Sandwichassay:

Kompetitiver Immunoassay: Hier konkurrieren markiertes und nichtmarkiertes zu quantifizierendes An-

Tab. 9/1: Methoden für Antikörperbestimmungen in der Allergologie.

Abkürzung	Name	Merkmale
RIA	Radio-Immuno-Assay	Antigen radioaktiv markiert; Trennung der gebundenen und nicht-gebundenen Fraktionen notwendig
IRMA	Immuno-Radio-Metrischer-Assay	Antikörper radioaktiv markiert; Trennung der gebundenen und nicht-gebundenen Fraktion notwendig; Bindung des Antigen-Antikörperkomplexes an ein Immunadsorbent (Sandwich-Prinzip) (RAST = Radio-Allergo-Sorbent-Test oder PRIST = Papier-Radio-Immuno-Sorbent-Test; entsprechen einem IRMA mit spezifischer Anwendung für IgE-Antikörper-Bestimmung)
EIA	Enzym-Immuno-Assay	Immunoassay, in dem Enzyme als Marker angewandt werden
IEMA	Immuno-Enzym-Metrischer-Assay	Immunoassay, in dem der Antikörper mit einem Enzym markiert wird; vergleichbar mit IRMA
ELISA	Enzyme-linked-Immuno-Sorbent-Assay	Markierung mit einem Enzym; Antigen-Antikörper-Komplexe werden an ein Immunadsorbent (Sandwich-Prinzip) immobilisiert; Trennung der gebundenen Fraktion erforderlich
FIA	Fluoreszenz-Immuno-Assay	Immunoassay, in dem fluoreszierende Stoffe zur Markierung angewandt werden

tigen um die Bindungsstellen an einer definierten Menge Antikörper. Je mehr unmarkiertes Antigen in der Probe vorliegt, desto weniger wird das markierte Antigen gebunden. Nach einem Trennschnitt wird dann die verbleibende Aktivität (Radioaktivität, enzymatische Aktivität, Fluoreszenz) bestimmt (Abb. 9/1).

Sandwichassay: An einen festen Träger – z. B. ein Reaktionsröhrchen, eine Plastikwand der Mikrotiterplatte, ein Sepharosepartikel oder ein Papierscheibchen können als Immunoabsorbent dienen – bindet ein nichtmarkiertes Antigen oder ein nichtmarkierter Antikörper. Nach einem Waschvorgang wird ein markierter Antikörper gegen das gekoppelte Antigen zugegeben. Die gemessene Aktivität (Radioaktivität, Enzymaktivität oder Fluoreszenz) ist um so höher, je mehr Antigen oder Antikörper im ersten Schritt gebunden wurde. Diese Technik setzt allerdings voraus, daß das nachweisende Antigen oder der Antikörper über 2 Antigendeterminanten verfügt (Abb. 9/2). Hierzu gehören auch der Papier-Radioimmunosorbent-Test (PRIST), der Radioallergosorbent-Test (RAST) sowie CAP-System und der Enzyme-linked immunosorbent assay (ELISA). Serum-IgE-Antikörperspiegel werden in IE (Internationale Einheiten)/ml angegeben: 1 IE im WHO-Standard entsprechen 2,4 ng IgE.

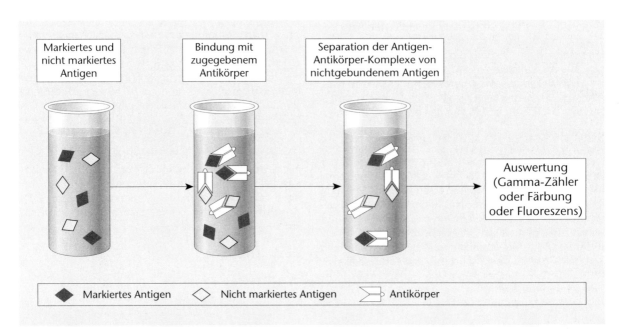

Abb. 9/1: Antigen-Bindung-Test (RIA, EIA, FIA).

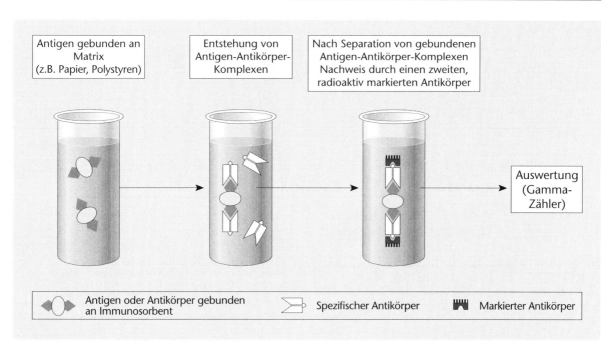

Abb. 9/2: Indirekter (Sandwich)-Immuntest (IRMA/RAST).

Magnetische Partikel als fester Träger

In diesem Verfahren (Magic lite assay) werden supramagnetische Eisenoxidpartikel verwendet. Sie sind mit einer Silanhaut überzogen und mit dem gewünschten Allergen bzw. Antigen gekoppelt.

Die beschichteten Partikel sind leicht suspendierbar und aggregieren nicht. Nach Inkubation dieser allergenbeschichteten Partikel mit einem IgE-haltigen Serum erfolgt eine rasche Separation in einer magnetischen Trenneinheit. Danach erfolgt eine Darstellung der Allergen-(am magnetischen Partikel gekoppelt)-IgE-Komplexe mit einem gegen humanes IgE ausgerichteten Antikörper. Dieser Komplex ist dank eines luminogenen Markers (Acridiniumester) mit Hilfe der Chemilumineszenz nach dem Prinzip eines immunometrischen Tests quantifizierbar. Die Ergebnisse werden in Einheiten oder Klassen angegeben.

Semiquantitative Schnellteste zur IgE-Bestimmung

Nach dem IEMA oder IRMA Prinzip verlaufen auch Schnellverfahren zur Bestimmung des Gesamt- oder spezifischen IgE-Spiegels. Hierbei wird das Anti-IgE oder das Allergen auf einen Teststreifen gekoppelt, dieser in ein Patientenserum eingetaucht und damit mit dem Serum-IgE inkubiert. Nach einem Waschvorgang kann durch eine Visualisierung (z. B. Farbe) die Menge der vorhandenen IgE-Antikörper grob geschätzt werden. Der geringere zeitliche sowie apparative Aufwand wird durch Präzisionsnachteile erkauft.

Die Ergebnisse der semiquantitativen Untersuchung auf spezifisches IgE oder IgG können auch in Klassen, in Prozent der Bindung der Gesamtaktivität, in reziproken Titern oder in arbiträren Einheiten eines Referenzserums ausgedrückt werden. Eine standardisierte und vergleichbare Quantifizierung wird noch angestrebt, da die Zuverlässigkeit und Reproduzierbarkeit der In-vitro-Resultate von der noch nicht immer zufriedenstellenden Qualität (Reinheit, Spezifität u. a.) der unterschiedlichen Antigen- bzw. Allergenpräparationen abhängt. Ein Hauptproblem der semiquantitativen IgE-Bestimmungsmethoden ist die Verfügbarkeit dieser Instrumente für Ärzte ohne fachliche Qualifikation. Aus der Unsicherheit bei der Indikationsstellung und Interpretation der Befunde sind vermeidbare, kostenaufwendige und oft überflüssige Untersuchungen zu befürchten.

9.1.2 Methoden zur Bestimmung der Allergenaktivität einzelner Fraktionen oder Antigene

Im Rahmen der allergologischen Forschung haben sich in den letzten Jahren diejenigen Techniken bewährt, die die Anzahl der Antigene/Allergene und deren Allergenaktivität in einer Präparation (Extrakt) bestimmen können. Zu ihnen zählen vor allem die RAST-Inhibition, die gekreuzte Radioimmuno-Elektrophorese sowie das Immunoblot-Verfahren. Die Verfahren sind vor allem bei der Herstellung und Standardisierung von Allergenextrakten zum Einsatz gekommen. Sie können auch zur Feststellung individueller Sensibilisierungsspektren angewandt werden.

Tab. 9/2: Perzentilen für Gesamt IgE-Werte im Serum von Kindern. (Bevölkerungsbezogene Werte abgeleitet aus der Multizentrischen Allergiestudie (MAS 90)).

	Gesamt Serum IgE (kU/l)				
Alter (Jahre)	1	2	3	5	6
25. Perzentile	2	5	8	14	16
50. Perzentile	5	15	20	34	42
75. Perzentile	13	40	58	85	95
85. Perzentile	26	75	111	150	170
90. Perzentile	40	107	155	212	259
95. Perzentile	78	226	261	372	428

9.1.3 Serum-IgE-Werte bei Nichtallergikern

Die Untersuchung an nichtallergischen Kindern zeigt eindeutig, daß die Gesamt-IgE-Spiegel im Laufe der Kindheit von niedrigen bis kaum meßbaren Werten bei Neugeborenen stetig auf maximale Werte im frühen Schulalter ansteigen (Tab. 9/2). Im späteren Schulalter liegen die Gesamt-IgE-Spiegel von Nichtallergikern wieder niedriger, wobei sich der fallende Trend vom späteren Schulalter bis ins Erwachsenenalter fortsetzt. Der altersabhängige Anstieg der Gesamt-IgE-Spiegel gleicht dem physiologischen Anstieg der Immunglobuline A und G während der ersten Lebensjahre und des IgM während der ersten Lebenswochen; er kann als Ausdruck einer Reaktion auf exogene Antigene aufgefaßt werden. Immundefekte mit gestörter Funktion der B-Zellen oder der B- und T-Zellen gehen mit niedrigen IgE-Werten einher, hierzu gehören die angeborene Agammaglobulinämie, die erworbene Hypogammaglobulinämie und die Ataxia teleangiectatica. Demgegenüber werden bei T-Zell-Immundefekten wie dem Wiskott-Aldrich-Syndrom, beim Hyperimmunglobulin-E-Syndrom (Job-Syndrom), Omen-Syndrom, IgE-Myelom sowie bei akuter Graft-versus-host-Reaktion nach Knochenmarktransplantation erhöhte IgE-Werte gefunden.

Parasitäre Infektionen durch Helminthen können exorbitante IgE-Werte induzieren, nach entsprechender Behandlung fallen die IgE-Spiegel ab. Protozoale Parasitosen wie Amöbiasis, Lambliasis, Malaria und Trypanosomiasis sind dagegen mit normalen IgE-Spiegeln verbunden.

Von erhöhten IgE-Konzentrationen wurde auch bei interstitiellen Nephritiden durch Medikamente, beim nephrotischen Syndrom, bei Leberzirrhose und bei Hepatitis berichtet.

9.1.4 Serum-IgE-Spiegel bei Allergikern

Die höchsten Gesamt-IgE-Spiegel wurden bei polyvalenten Allergikern gemessen, die sowohl unter saisonalen Beschwerden infolge von multiplen Sensibilisierungen gegen Pollen als auch unter perennialen Symptomen aufgrund von Überempfindlichkeit gegen allergisierende Proteine der Hausstaubmilben, der Tierepithelien oder der Schimmelpilzsporen leiden. Erhöhte Gesamt-IgE-Spiegel finden sich auch bei Pollinotikern mit lediglich ausgeprägt saisonalen Beschwerden und zwar kosaisonal und postsaisonal; während des Winters sinkt das Gesamt-IgE wieder ab, so daß präsaisonal – über das ganze Jahr gesehen – die relativ niedrigsten Gesamt-IgE-Spiegel gemessen werden.

Einzelsensibilisierungen führen hingegen zu geringeren Erhöhungen des Gesamt-IgE; das gilt ganz besonders für die Monosensibilisierung gegen Insektengifte, gegen Penizillin und gegen Hausstaubmilben. Bei diesen Patienten werden fast immer altersübliche Gesamt-IgE-Werte gefunden. Man muß daher annehmen, daß der Spiegel des Gesamt-IgE-Pools um so deutlicher ansteigt, je mehr Allergene an der Sensibilisierung beteiligt sind.

9.1.5 Serum-IgE-Spiegel bei Hauterkrankungen

Fragt man sich nach der Bedeutung der Gesamt-IgE-Spiegel für die Diagnose einzelner allergischer Erkrankungen und für die Differentialdiagnose relevanter Krankheitsbilder, so läßt sich feststellen, daß die atopische Dermatitis, insbesondere wenn sie mit weiteren allergischen Symptomen, wie Rhinitis, Konjunktivitis und Asthma bronchiale einhergeht, zu besonders hohen Gesamt-IgE-Spiegeln führt; so haben Neurodermitiker, wenn sie vorwiegend polyvalent gegen Pollen und andere perennial vorkommende Allergene sensibilisiert waren, die höchsten Gesamt-IgE-Spiegel. Kinder und Säuglinge mit den höchsten Gesamt-IgE-Spiegeln weisen auch klinisch einen schweren Krankheitsverlauf auf. Allerdings führt das atopische Ekzem nicht in allen Fällen zu einer Erhöhung des Gesamt-IgE, etwa 20% der Kinder weisen keine erhöhten Gesamt-IgE-Spiegel auf, wobei sich bei diesen Kindern keine oder nur eine geringe assoziierte Sensibilisierung gegen einzelne Allergene (z.B. gegen Hausstaubmilben- oder gegen Eiproteine) nachweisen läßt. Obwohl es einzelne Neurodermitiker mit normalem IgE-Spiegel gibt, muß man eine Beziehung zwischen atopischem Ekzem und der Allergie vom

Soforttyp annehmen; diese Vermutung wird vor allem durch die häufige Kombination mit allergischen Atemwegserkrankungen gestützt.

Die seborrhoische Dermatitis, in ihrer schwersten und ausgedehntesten Form auch Erythrodermia desquamativa Leiner genannt, ging bei keinem der untersuchten Säuglinge mit einer Erhöhung des Gesamt-IgE-Spiegels einher.

Eine weitere auf die allererste Lebenszeit begrenzte Hautveränderung, bei der die Gesamt-IgE-Spiegel untersucht wurden, stellt das Erythema toxicum neonatorum dar, das früher auch Urticaria neonatorum genannt wurde. Das Sekret aus den eröffneten Effloreszenzen enthält reichlich eosinophile Granulozyten; morphologisch kann das Erythema toxicum gelegentlich sogar an eine beginnende Neurodermitis erinnern. Die Serumkonzentration des Immunglobulins E wurde stets im Normbereich für Neugeborene gefunden. Patienten mit bullösem Pemphigoid haben häufig erhöhte IgE-Spiegel, während Kranke mit Pemphigus vulgaris normale Serum IgE-Werte aufwiesen.

9.1.6 Bedeutung der Gesamt-IgE-Bestimmung im Serum

Über die Altersnorm erhöhte Gesamt-IgE-Spiegel können bei unklaren Krankheitsbildern, bei denen man unter anderem auch an eine allergische Genese denkt, diesen Verdacht verstärken. Andererseits muß man wissen, daß normale Gesamt-IgE-Spiegel eine allergische Erkrankung nicht ausschließen.

Zur Abschätzung der atopischen Disposition kann das Gesamt-IgE im Nabelschnurblut bestimmt werden. Immunglobulin E, ist nicht plazentagängig und wird vom Föten bereits ab der 11. Gestationswoche gebildet. Bei 10 % aller Neugeborenen der europäischen Population wird im Nabelschnurblut mehr als 0,9 kU/l IgE gemessen. Die prädiktive Wertigkeit der Nabelschnur-IgE-Bestimmung scheint nach neueren Befunden deutlich niedriger zu liegen als ursprünglich angenommen.

Es ist zu berücksichtigen, daß unter nichtallergischen Erkrankungen vor allem Parasitosen, Immundefekte, bestimmte Nephritiden, Lebererkrankungen und einige Dermatitiden (HBsAg-negative infantile papulovesikulöse Akrodermatitis Giannoti-Crosti, bullöses Pemphigoid) mit erhöhten Gesamt-IgE-Spiegeln einhergehen.

9.1.7 Allergenspezifische IgE-Antikörper

Für die Diagnostik und Differenzierung atopischer Erkrankungen hat die Gesamt-IgE-Bestimmung nur einen sehr beschränkten Wert.

Als Entscheidungshilfe bei der differentialdiagnostischen Abklärung einer allergischen Genese von Beschwerden der Atemwege oder des Gastrointestinaltraktes wurden In-vitro-Suchtests entwickelt (z. B. Phadiatop, Pharmacia/Schweden). Das Verfahren entspricht dem Radioallergosorbent-Test (RAST) mit dem Unterschied, daß nicht ein, sondern mehrere inhalative oder nutritive Allergene an den Träger (Papierscheibe) gebunden sind. Nach Inkubation der Multiallergen-Papierscheibe mit dem Patientenserum bekommt man eine Ja/Nein-Antwort. Auf diese Weise kann eine Sensibilisierung auf ein oder mehrere der getesteten Allergene angenommen oder verneint werden.

Als Maß für die Aussagekraft dieser Untersuchung wird für die inhalativen Allergene eine Sensitivität von 95 % und eine Spezifität von 92 % angegeben. Damit ist der Multiallergen-Suchtest als Screeningverfahren bei Verdacht auf inhalative oder nutritive Sensibilisierung der Gesamt-IgE-Bestimmung überlegen. IgE-Antikörper kommen zwar im Gewebe als zytophile Antikörper vor, sie werden aber auch in verschiedenen Sekreten wie Sputum, Tränen, Speichel und Nasenschleim gefunden. Die größte Bedeutung der In-vitro-Bestimmung der allergenspezifischen IgE-Antikörper liegt im Nachweis des zirkulierenden Anteiles im Serum. Die Menge der zirkulierenden Antikörper ist proportional der Menge der über ihre Fc-Anteile an den Rezeptoren der Mastzellen und Basophilen fixierten IgE-Moleküle. Für den serologischen Nachweis der allergenspezifischen Antikörper werden immunologische Methoden angewandt. Obwohl die IgE-Immunantwort des disponierten Organismus auf inhalative, nutritive und parenterale Allergene auch mit einer Bildung spezifischer IgG-Antikörper einhergeht, kann die IgG/IgE-Interferenz bei der Antikörperbestimmung im Serum – ein Antigen- bzw. Allergenüberschuß im Testeinsatz allerdings vorausgesetzt – allgemein vernachlässigt werden.

Diagnostische Anwendung

Bei Pollinotikern konnte eine direkte Beziehung zwischen der Konzentration der spezifischen IgE-Antikörper und der Stärke der saisonalen Beschwerden nachgewiesen werden. Wird mit einem über die übliche Unterteilung in „Klassen" hinausgehenden Meßverfahren gearbeitet, so kann man – ähnlich wie bei dem titrierten Hauttest (Endpunkttitration) – die spezifische Sensibilisierung quantifizieren.

IgE-Antikörper gegen verschiedene nutritive, inhalative und parenterale Allergene werden bekanntlich auch bei Personen gefunden, die sich in einem Allergenbelastungstest als tolerant erweisen. Ob bei einem sensibilisierten Organismus tatsächlich auch allergiebedingte Symptome auftreten, ist aus der Konzentration spezifischer Serum-IgE-Antikörper allein nicht abzulesen. Somit ergibt sich, daß die klinische Relevanz einer in vitro festgestellten Sensibilisierung nur im Zusammenhang mit den anamnestischen Angaben und ggf. zusätzlichen Untersuchungen beurteilt werden kann.

Ein Vorteil der spezifischen IgE-Bestimmung liegt in der möglichen Anwendung bei nicht kooperativen Patienten, bei antiallergischer Dauermedikation, bei nicht testfähiger Haut und bei Patienten im akuten

Krankheitsstadium; in diesen Situationen eignet sich der spezifische IgE-Nachweis sowohl als Such- als auch als Ergänzungs- und Bestätigungstest.

Bei Patienten mit nicht eindeutigen Angaben zu verursachendem Allergen und einer Mehrfachsensibilisierung ist der Inhibitionstest (z. B. RAST-Inhibition) geeignet, die Spezifität der Antigen-Antikörper-Reaktionen und der Kreuzreaktivitäten zu klären.

9.1.8 Allergenspezifische IgG-Antikörper

Für die allergologische Diagnostik spielt die Bestimmung allergenspezifischer IgG-Antikörper keine große Rolle.

Die verschiedenen kommerziellen Testsysteme zur Bestimmung allergenspezifischer IgG-Antikörper gegen Inhalations- oder Nahrungsmittelallergene sind für die Diagnostik in Klinik und Praxis ohne jeden Wert und sollten nicht verwendet werden.

Im Rahmen der Hyposensibilisierung ist regelmäßig eine IgG-Antwort zu beobachten, die in erster Linie die IgG_1- und IgG_4-Subklasse betrifft. Da auch hyperimmune Imker über hohe Spiegel an spezifischen IgG_4- und IgG_1-Antikörpern gegen Bienengift bzw. Bienengiftkomponenten verfügen, wurde diesen Antikörpern im Insektengiftallergiemodell eine protektive Bedeutung zugeschrieben. Auch wenn heute die Überzeugung vorherrscht, daß ein insektengiftspezifischer IgG-Antikörperspiegel im Serum allein keinen sicheren Rückschluß auf das klinische Anaphylaxierisiko erlaubt, kann im Einzelfall die Verfolgung allergenspezifischer IgG-Spiegel im Serum von Insektengiftallergikern unter der Hyposensibilisierung sinnvoll sein. Demgegenüber hat sich die IgG-Bestimmung auf inhalative Allergene unter der Hyposensibilisierung nur für klinische Studien als sinnvoll erwiesen. Die meisten Untersuchungen haben nicht belegen können, daß der Spiegel allergenspezifischer Serum-IgG-Antikörper mit dem klinischen Erfolg der Therapie eng korreliert.

9.2 Zelluläre Testverfahren

9.2.1 Basophilendegranulationstest

Dieses Verfahren basiert auf der Eigenschaft basophiler Granulozyten, sich nur in intaktem Zustand mit Toluidinblau färben zu lassen und diese Anfärbbarkeit nach der Degranulation zu verlieren. Basophile Leukozyten werden angereichert und mit Allergenen inkubiert. Die Degranulation wird an den gefärbten Zellen mikroskopisch quantifiziert.

Für quantitative und exakt reproduzierbare Untersuchungen zum Sensibilisierungsgrad eines Patienten sowie für differenzierte immunologische Untersuchungen der Mediatorfreisetzung ist diese Untersuchungsmethode zu unpräzise.

9.2.2 Histaminfreisetzung aus gewaschenen Leukozyten

Die Methode ist ein ausgezeichnetes In-vitro-Modell zum Studium der allergischen Sofortreaktion. Da basophile Leukozyten die einzigen Blutzellen sind, die Histamin enthalten, erübrigen sich für das Verfahren Methoden der Anreicherung oder Zellfraktionierung.

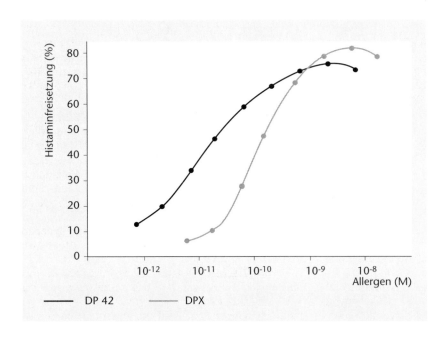

Abb. 9/3: Dosis-Wirkungskurve der Histaminfreisetzung durch zwei gereinigte Allergene von D. pteronyssinus aus gewaschenen Leukozyten sensibilisierter Patienten.

Methodik

Aus frisch entnommenem Blut werden aktiv sensibilisierte Leukozyten von Allergikern über eine Sedimentation in einer EDTA-Dextran-Lösung gewonnen und mehrmals gewaschen, bevor sie mit Allergenen in geeigneten Konzentrationen inkubiert werden. Zur Ermittlung des Gesamthistamingehaltes der Zellen wird einigen Proben 3%ige Perchlorsäure zugegeben. Als Negativkontrollen dienen Proben mit Zellen in Pufferlösung ohne Allergen. Die Histaminfreisetzung erfolgt im 37°C-Wasserbad während einer Inkubationszeit von 40 Minuten.

Passive Sensibilisierung

Der Nachweis einer IgE-vermittelten Histaminfreisetzung kann mit Hilfe der passiven Sensibilisierung von Leukozyten erfolgen. Hierzu werden geeignete Leukozyten eines nicht sensibilisierten Spenders mit dem IgE-Antikörper-haltigen Serum eines Allergikers präinkubiert, bevor den Zellen nach mehrmaligem Waschen in einem zweiten Inkubationsschritt Allergen zugesetzt wird. Erfolgt nunmehr eine gegenüber dem Kontrollansatz signifikante Freisetzung von Histamin, so ist eine durch Antikörper vermittelte Zellaktivierung bewiesen.

Histaminbestimmung

Aus den Zellüberständen kann Histamin flourometrisch, radioimmunologisch oder enzymimmunologisch quantifiziert werden. Mit Hilfe der automatisierten fluorometrischen Histaminbestimmung, wie sie von Siraganian entwickelt wurde, kann ein großes Probenaufkommen relativ einfach bewältigt werden.

9.2.3 Klinische Anwendungen der allergeninduzierten Histaminfreisetzung

Allergologische Diagnostik

Das Verfahren ist immer dann von klinischem Interesse, wenn die Haut als Testorgan ungeeignet ist (atopisches Ekzem), wenn bei hochsensibilisierten Patienten eine Gefährdung durch die In-vivo-Testung nicht ausgeschlossen werden kann oder wenn bei diagnostischer Unsicherheit ein zusätzlicher Parameter herangezogen werden soll. Gegenüber dem Nachweis spezifischer IgE-Antikörper hat die Histaminfreisetzung aus basophilen Leukozyten den Vorteil, den eigentlich relevanten IgE-Antikörper-Anteil für die anaphylaktische Reaktion zu erfassen, zum anderen auch für gelöste Allergene verwendbar zu sein, die primär nicht an eine feste Phase gekoppelt worden sind.

Die Histaminfreisetzung erfolgt in Form einer Dosis-Wirkungs-Kurve in Abhängigkeit von der zugegebenen Allergenkonzentration (Abb. 9/3). Diejenige Konzentration, welche für eine bestimmte prozentuale Histaminfreisetzung erforderlich ist, etwa 30%, kann als Maß für die Zellsensitivität angegeben werden. Unter der Reaktivität basophiler Leukozyten eines Patienten versteht man die durch ein Allergen maximal induzierbare prozentuale Histaminfreisetzung. Für Pollenallergiker fand sich eine gute Korrelation zwischen dem klinischen Sensibilisierungsgrad des Patienten und der Sensitivität basophiler Leukozyten.

Globaltests zur Messung von Allergenpotenzen

In ähnlicher Weise wie der RAST-Inhibitionsassay kann auch die Histaminfreisetzung aus Leukozyten als Globaltest zur Potenzmessung eines Allergenextraktes oder Allergens verwendet werden.

Messung blockierender Antikörper

Die Bestimmung „blockierender Antikörper" im Patientenserum erfolgt über eine Modifikation der Experimente mit gewaschenen Leukozyten. Die Bestimmung blockierender Serumantikörper wird ausgedrückt als „allergenneutralisierende Kapazität des Serums" (Abb. 9/4).

9.2.4 Allergeninduzierte Freisetzung von Leukotrienen

Die Reaktivität von Leukozyten auf ein bestimmtes Antigen oder Allergen kann auch mit Hilfe der Leukotrienproduktion bestimmt werden. Im Dextran sedimentierte Leukozyten werden mit Interleukin-3 und Allergen inkubiert. Die unter der Stimulation produzierte Menge an Sulfidoleukotrienen wird anschließend mit einem Enzymimmunoassay bestimmt. Die Vorinkubation mit IL-3 dient der Sensitivitätssteigerung. Da es sich um eine Neuproduktion von Leukotrienen (LTC-4, LTD-4, LTE-4) handelt, wird mit diesem zellulären Antigenstimulationstest (CAST) die momentane Stimulierbarkeit des Patienten untersucht. Zum Nachweis der Sulfidoleukotriene werden monoklonale Antikörper verwendet. Die Übereinstimmung mit dem Nachweis spezifischer IgE-Antikörper im Serum oder mit dem Sensibilisierungsnachweis im Hauttest beträgt 80 bis 90%.

9.2.5 Untersuchung der Lymphozytenfunktion

In den letzten Jahren wurden verschiedene lymphozytäre Testsysteme entwickelt, die für das Verständnis allergologischer Mechanismen hilfreich sind und im Einzelfall auch diagnostische Wertigkeit gewonnen haben. Lymphozyten aus dem Blut oder aus anderen Kompartimenten (bronchoalveoläre Lavage, Haut, Gastrointestinaltrakt) können entweder als ge-

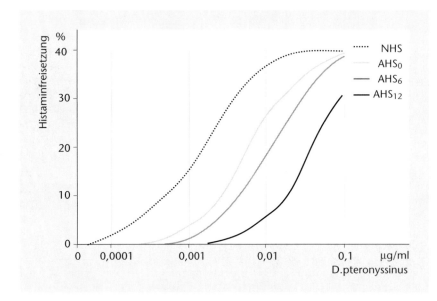

Abb. 9/4: Bestimmung „blockierender Antikörper" mit Hilfe der durch Serum inhibierten Histaminfreisetzung. Seren vor (AHS_0), während (AHS_6) und nach (AHS_{12}) einjähriger Hyposensibilisierung sowie normales Referenzserum (NHS) werden mit der Allergen-Verdünnungsreihe präinkubiert, bevor Leukozyten zugesetzt werden. Die Verschiebung der Dosis-Wirkungskurve nach rechts ist ein Maß für die antigenneutralisierende Kapazität des Serums.

mischte Zellpopulationen oder nach Klonierung auf ihre antigenspezifische Reaktivität untersucht werden.

Lymphozytentransformationstest

Mit diesem Testverfahren wird geprüft, inwieweit kultivierte Lymphozyten, bzw. mononukleäre Zellen aus dem peripheren Blut, durch die Gegenwart von Antigen oder Allergen vermehrt proliferieren. Die Isolierung der Lymphozyten aus heparinisiertem Vollblut erfolgt mittels Dichtegradientenzentrifugation. Die isolierten Zellen werden dann in einem Kulturmedium resuspendiert und mit der entsprechenden Allergenlösung in Mikrotiterplatten kultiviert. Zur Beurteilung der allergeninduzierten Zellproliferation wird die ^{3}H-Thymidin-Einbaurate als „counts per minute" (cpm) oder als Stimulationsindex (SI) angegeben. Der Stimulationsindex ergibt sich aus dem Quotienten ^{3}H-Thymidin-Einbaurate der Zellen mit und ohne Antigen- bzw. Allergenzusatz.

Obwohl erhöhte Proliferationsraten der inkubierten Lymphozyten bei Pollenallergikern und Personen mit Insektengiftallergie gemessen werden, sind auch Lymphozyten von Kontrollpersonen und Nabelschnurblut durch Inkubation mit Allergenen unterschiedlich stark stimulierbar (Broman und Möller, 1988; Szepfalusi et al., 1997). Untersuchungen von Patienten mit Medikamentenallergien und adversen Reaktionen auf Nahrungsmittel zeigen zwar oft erhöhte Stimulierbarkeit ihrer Zellen durch Inkubation mit verdächtigten allergenen Substanzen, jedoch werden vergleichbare Stimulationsindexe auch bei Kontrollpersonen gemessen. Eine Differenzierung zwischen Personen mit einer IgE-vermittelten allergischen Reaktion auf Kuhmilch und Individuen mit Enterocolitis nach Kuhmilchgabe ist ebenfalls nicht möglich, weshalb eine Verwendung des Lymphozytentransformationstests für klinisch-diagnostische Fragestellungen nicht gegeben ist (Hoffman et al., 1997). Der Lymphozytentransformationstest ist in der Lage, eine Reaktivität gegenüber ubiquitären Antigenen oder Allergenen sichtbar zu machen, exakte Aussagen über die Ätiologie der allergischen Reaktionen sind aber nicht zulässig. Ebenfalls läßt dieses Testverfahren keine Aussagen über die Effektorreaktionen zu.

Expression von Aktivierungsmarkern

Kultivierte Lymphozyten, die spezifisch gegen ein Allergen sensibilisiert sind, exprimieren in der Zellkultur in Gegenwart des Allergens Oberflächenmarker, die durchflußzytometrisch bestimmbar sind. Die Wertigkeit dieses Verfahrens für die Allergiediagnostik ist bisher noch nicht eingehend validiert worden.

Interleukinsekretion in vitro

Spezifisch sensibilisierte T-Lymphozyten sind in der Lage, in Gegenwart von Antigen oder Allergen Zytokine zu sezernieren. Bei allergischen Erkrankungen ist vor allem die Rolle von IL-4 bedeutsam, weil dieses Zytokin über die T-Helferzellen die IgE- und IgG$_4$-Produktion stimuliert. IL-4 wird produziert von T-Zellen, basophilen Granulozyten sowie Mastzellen und ist für die Differenzierung der T-Zelle in Th-1- und Th-2-Subpopulationen maßgebend. Th-1-Zellen synthetisieren IL-2, Interferon-γ (IFN-γ) sowie Tumornekrosefaktor-β (TNF-β) und sind vor allem in der zellulären Immunität beteiligt. Demgegenüber ist für die Th-2-Zelle die Produktion von IL-4, IL-5, IL-9, IL-10 und IL-13 charakteristisch. Obwohl schematisch eine Th-2-Antwort auf antigen- bzw. allergenbedingte Stimulation postuliert wird, ist bei der Immunantwort grundsätzlich immer eine Reihe von Zytokinen und Zytokinkombinationen beteiligt. Ferner weisen allergische wie nichtallergische Personen beide T-Zell-Populationen wie auch die Vorläuferzelle TH-0 auf.

Die Bestimmung kann entweder mit einem Immunoassay (EIA, RIA) aus den Zellüberständen oder durch die Bestimmung der Zytokin- bzw. Zytokinrezeptor-Expression des Zellsorters (FACS-Analyse) erfolgen. Obwohl diese Methoden eine breite Verwendung bei der Erforschung allergischer Krankheiten gefunden haben, ist die diagnostische Wertigkeit noch nicht abschließend zu beurteilen (Ryan, 1997).

Nachweis allergenspezifischer B-Lymphozyten

Mit Hilfe des „Elispot-Assay" ist es möglich, allergenspezifische B-Lymphozyten, die in der Lage sind, spezifische Antikörper der IgG-, IgA-, IgM- oder IgE-Klasse zu produzieren, semiquantitativ zu erfassen. Das Verfahren wurde bisher erst in einzelnen Studien zur Verfolgung immunologischer Veränderungen unter der Hyposensibilisierung geprüft.

9.3 Quantifizierung von Entzündungsmediatoren

Zahlreiche Mediatorstoffe verschiedener Zellen, die im Rahmen der allergischen Entzündung in vivo freigesetzt werden, sind heute aus biologischen Flüssigkeiten (Tränen, Speichelflüssigkeit, Nasen- oder Bronchialsekret, Serum, Urin) mit Hilfe radioimmunologischer Techniken quantifizierbar. Mit ihrer Hilfe ist nicht nur das Verständnis über die Pathogenese allergischer Entzündungen an den verschiedenen Organen gewachsen, einzelne von ihnen haben in den letzten Jahren auch echte diagnostische Bedeutung gewonnen.

9.3.1 Histamin, Methylhistamin

Im Verlauf anaphylaktischer Reaktionen wird Histamin aus Mastzellen und Basophilen freigesetzt und ist im Serum sowie in Sekreten nachweisbar. Sein wichtigster Metabolit, Methylhistamin, kann, etwa im Rahmen klinischer Provokationsteste, im Urin nachgewiesen werden. Die diagnostische Wertigkeit ist umstritten.

9.3.2 Tryptase

Tryptase ist ein mastzellspezifischer Mediator; er ist aus dem Serum nachweisbar. Als Parameter für ein Monitoring von Provokationstestungen ist er nicht geeignet, da signifikante Konzentrationserhöhungen im Serum nur bei schweren anaphylaktischen Reaktionen zu beobachten sind.

9.3.3 Mediatoren aus Eosinophilen

Mehrere pharmakologisch aktive Mediatorstoffe aus eosinophilen Granulozyten wurden in den letzten Jahren beschrieben, die heute quantitativ erfaßt werden können. Vor allem das eosinophile kationische Protein (ECP) und das eosinophile Protein X (EPX) wurden als Verlaufsparameter allergischer Erkrankungen sowie als ein Instrument für eine Monitorierung allergologischer Provokationstestungen eingesetzt.

Das eosinophile kationische Protein ist ein glykosyliertes Protein mit einem Molekulargewicht von 16 kD. Es weist eine weitgehende Sequenzhomologie mit dem eosinophilen Protein X auf. ECP ist im Kern der eosinophilen Granula gespeichert und seine Halbwertszeit beträgt in vitro etwa 1 Stunde. Das freigesetzte ECP findet man um die Eosinophile herum abgelagert. Im Bronchialgewebe von Asthmatikern werden ECP-Konzentrationen mit einer zytotoxischen Wirkung gefunden, darüber hinaus erhöht das ECP die Produktion von Trachealschleim.

Die Konzentration von ECP läßt sich im Serum oder bronchialer wie nasaler Spülflüssigkeit mit Hilfe eines Immunoassays (RIA, EIA, FIA) bestimmen. Um auch den während der Blutgerinnung aus den Eosinophilen freigesetzen Anteil zu erfassen, ist eine konstante Gerinnungszeit der Blutproben von 1 Stunde erforderlich.

Auch eosinophile Peroxidase (EPO) wirkt zytotoxisch, ihre Synthese ist ebenfalls spezifisch an eosinophile Granulozyten gebunden. Die Produktion an Sauerstoffradikalen verleiht den Eosinophilen eine starke zytotoxische Aktivität gegen extrazellulär liegende Parasiten, aber auch gegen Bakterien und umliegende körpereigene Zellen. Allerdings werden zytotoxische eosinophile Proteine nicht nur bei Atopikern gefunden. Patienten mit schweren Verläufen von zystischer Fibrose, besonders diejenigen mit assoziierter bronchopulmonaler Aspergillose, weisen gar noch höhere Spiegel an ECP, EPX und EPO auf (Koller et al., 1995). Daher ist die Aktivierung von eosinophilen Granulozyten und die Freisetzung ihrer gewebszerstörenden Moleküle nicht allergie- bzw. atopiespezifisch. Sie läßt sich auch durch eine mehrtägige Steroidtherapie unterdrücken. Ein ECP-Rückgang korreliert bei adäquat behandelten Patienten mit atopischer Dermatitis und/oder Asthma bronchiale mit der Besserung des klinischen Schweregrades und wird vor allem zur Monitorierung genutzt.

Literatur

Broman P, Möller F (1988). Lymphocyte transformation by grass pollen allergens: a study of atopic patients receiving immunotherapy. Allergy 43: 321–331

Hoffman KM, Ho DG, Sampson HA (1997). Evaluation of the usefulness of lymphocyte proliferation assays in the diagnosis of allergy to cow's milk. J Allergy Clin Immunol 99: 360–366

Homburger HA, Katzmann JA (1993). Methods in Laboratory Immunology. Principles Interpretation of Laboratory Tests for Allergy. In: Middleton E et al (eds): Allergy-Principles and Practice. Mosby, 554–572

Koller DY, Herouy Y, Götz M, Urbanek R, Eichler I (1995). Clinical value of monitoring eosinophil activity in asthma. Arch Dis Child 73: 413–417

Ryan JJ (1997). Interleukin-4 and its receptor: Essential mediators of the allergic response. J Allergy Clin Immunol 99: 1–5

Szepfalusi Z, Nentwich I, Gerstmayr M, Jost E, Todoran L, Gratzl R, Herkner K, Urbanek R (1997). Prenatal allergen contact with milk proteins. Clin Exp Allergy 27: 28–35

10 Konjunktivaler Provokationstest

R. Urbanek

10.1 Durchführung des konjunktivalen Provokationstestes 203

10.2 Anwendungsmöglichkeiten für den konjunktivalen Provokationstest 204

Das Auge und sein Anhangsgebilde sind der klinischen und experimentellen Beobachtung allergischer Reaktionen leicht zugänglich. Grundlage der Anwendung von Allergen-Provokationstesten am Auge ist die immunologische Kompetenz dieses vor allem für aerogene Allergene häufigen Zielorgans. In der Substantia propria der Konjunktiva lassen sich Mastzellen nachweisen, und eosinophile Granulozyten migrieren während allergischer Entzündung in die Bindehaut. Ihre Aktivierung verstärkt die Freisetzung von Mediatoren, was zur Hyperämie und Reizung des Auges führt.

Mit dem konjunktivalen Provokationstest steht eine reproduzierbare und schnell anwendbare Methode der Provokation zur Verfügung (Aichane et al., 1993). Der Test ist leicht in der Durchführung. Risiken einer systemischen Reaktion, wie sie z. B. bei der bronchialen Provokation auftreten können, bestehen nicht. Der konjunktivale Provokationstest wird im Sinne einer Endpunkt-Titration mit ansteigenden Konzentrationen des zu untersuchenden Allergens durchgeführt (Abb. 10/1). Eine sichtbare konjunktivale Reizung mit Rötung, Schwellung und Juckreiz sowie Tränenfluß kennzeichnen den positiven Ausfall des konjunktivalen Provokationstestes.

Das Ausmaß der Hautreizung hängt von der Vaskularisierung der Bindehäute ab. Die Verwendung von Thermographie und Imaging-Verfahren wurde daher zur Objektivierung der allergeninduzierten Irritation des Auges herangezogen. Nur das digitale Imaging-Verfahren, basierend auf einer Einrichtung aus Spaltlampe, Videokamera mit Mikrozoom, digitaler Signalverarbeitung, zusammen mit dem entsprechenden Auswertungsprogramm weist die notwendige Sensitivität auf (Horak, 1996). Zum apparativen Aufwand ist noch eine Untersuchungsmitarbeit des Patienten erforderlich.

10.1 Durchführung des konjunktivalen Provokationstestes

Ein Tropfen der Testlösung wird bei leicht rekliniertem Kopf in den unteren Konjunktivalsack getropft. Danach soll der Patient das Auge schließen und leicht hin und her bewegen. Der anfänglich unangenehme Reiz verschwindet spontan binnen 30 bis 60 Sekunden. Um eine unspezifische konjunktivale Reizung ausschließen zu können, wird ein Auge zum Ver-

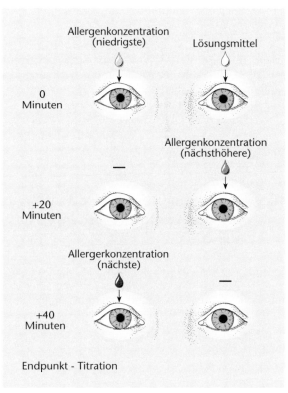

Abb. 10/1: Durchführung des konjunktivalen Provokationstestes.

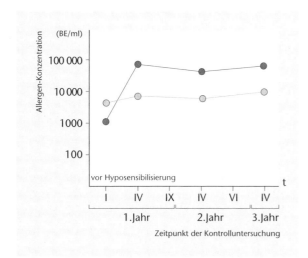

Abb. 10/2: Änderung der Allergentoleranz im konjunktivalen Provokationstest im Verlauf einer unterschiedlich dosierten Hyposensibilisierung (●—● hochdosierte Gruppe, ●—● niedrig dosierte Gruppe).

gleich mit dem Lösungsmittel getropft, während am anderen Auge die gleichzeitig niedrigste Konzentration des Allergens appliziert wird. Tritt keine konjunktivale Reizung auf, wird nach 20 Minuten die nächsthöhere Konzentration des Allergens in das jeweils andere Auge getropft, wobei zunächst wieder auf das mit Lösungsmittel getropfte Auge gewechselt wird. Bei abwechselnder Applikation kann entweder in semilogarithmischen oder in logarithmischen Schritten die Allergenkonzentration auf diese Weise gesteigert werden.

Bei starker Sensibilisierung können gelegentlich auch nasale Reizbeschwerden auftreten. Nach positivem Ausfall des Provokationstestes kann die Reizung der Konjunktiven mit abschwellenden Augen- oder Nasentropfen schnell behandelt werden.

Wird die Histaminantwort der Bindehaut geprüft, so liegt die Schwelle bei einer Konzentration von etwa 100 ng/ml (Abelson and Allansmith, 1979).

10.2 Anwendungsmöglichkeiten für den konjunktivalen Provokationstest

In erster Linie eignet sich die konjunktivale Provokation als diagnostische Methode zur Prüfung einer angenommenen Sensibilisierung. Darüber hinaus kann auch der pharmakologische Effekt einer medikamentösen Behandlung (z. B. Antihistaminika) oder die immunologische Wirksamkeit einer Hyposensibilisierungsbehandlung damit untersucht werden.

Abbildung 10/2 zeigt den Verlauf der konjunktivalen Reaktivität während einer 3jährigen, prospektiven Studie bei zwei Patientengruppen mit Gräserpollenallergie, von denen die eine mit einem niedrig dosierten Allergoid, die andere mit einem höher dosierten gereinigten Gräserpollenextrakt hyposensibilisiert wurde. Bereits 3 Monate nach Beginn der Behandlung läßt sich ein signifikanter Unterschied beider Gruppen im konjunktivalen Provokationstest nachweisen. Die Patientengruppe, bei der saisonal bessere therapeutische Ergebnisse mit niedrigeren Symptom- und Medikamentenscores erreicht wurden, zeigte mit dem konjunktivalen Provokationstest bereits 3 Monate nach Beginn der Behandlung auch einen signifikanten Unterschied der Allergentolerierung. Voraussetzung für den aussagekräftigen Einsatz des konjunktivalen Provokationstestes in Diagnostik und Therapieüberwachung ist die Anwendung von immunochemisch charakterisierten und standardisierten Allergenpräparationen. Da der konjunktivale Provokationstest eine auch bei wiederholten Anwendungen gute Reproduzierbarkeit bzw. Genauigkeit aufweist (Möller et al., 1984), können auch Änderungen der bestehenden Sensibilisierung semiquantitativ erfaßt werden. Wiederholte Untersuchungen haben keinen Einfluß auf die konjunktivale Empfindlichkeit, weshalb sich der Test zur Diagnostik wie auch zur Verlaufskontrolle eignet. Seine nicht an teure Apparaturen gebundene sowie sichere Durchführbarkeit sollte eine größere Berücksichtigung in der allergologischen Diagnostik finden.

Literatur

Abelson MB, Allansmith MR (1979). Histamine and the eye. In: Silverstein AM, O\9Connor GR (eds). Immunology and immunopathology of the eye. New York (Masson): 362–4

Aichane A, Campbell AM, Canal I, Richard MCh, Arnaud B, Michel FB, Bousquet J (1993). Precision of conjunctival provocation tests in right and left eyes. J Allergy Clin Immunol 92: 49–55

Horak F, Berger U, Menapace R, Schuster N (1996). Quantification of conjunctival vascular reaction by digital imaging. J Allergy Clin Immunol 98: 495–500

Möller C, Björksten B, Nisson G, Dreborg S (1984). The precision of the conjunctival provocation test. Allergy 39: 37–41

11 Nasaler Provokationstest

D. Berdel

11.1	Einleitung 205	11.5	Bewertung 208
11.2	Indikationen, Kontraindikationen und Begleittherapie beim NPT 206	11.6	Rhinomanometrie 208
		11.6.1	Aktive Eigenstrommethode (Rhinomanometrie) 208
11.3	Testallergene 206	11.7	Fehlermöglichkeiten beim nasalen Provokationstest 210
11.3.1	Eigenschaften und Lagerung 206	11.7.1	Meßtechnische Fehler 210
11.3.2	Applikation 206	11.7.2	Sympathische Stimulation der Nasenschleimhaut 210
11.4	Ablauf der nasalen Provokation 207		

11.1 Einleitung

Obwohl der nasale Provokationstest (NPT) seit 1873 bekannt ist, ist er international bis heute nicht so gut etabliert wie die bronchiale Allergenprovokation. Zu viele unterschiedliche Methoden wurden eingesetzt, Interpretation und Standardisierung waren daher schwierig. In Deutschland gilt der NPT dagegen mittlerweile als gut standardisiertes und allgemein bekanntes Verfahren.

Mit Hilfe des NPT mit Allergenen kann bei allergischer Rhinitis die Aktualität einer Sensibilisierung überprüft werden. Es gelingt, mit dem NPT die Sofort-, die verzögerte und die Spätreaktion auf ein bestimmtes Allergen in der Nase nachzuweisen. Der NPT kann jedoch auch eingesetzt werden, wenn bei fehlendem Antikörpernachweis im Serum oder in der Haut anamnestische Angaben für eine allergische Genese der Symptome der oberen Atemwege sprechen. So berichteten Huggins und Brostoff bereits 1975 von Patienten mit eindeutig positivem NPT-Ergebnis bei negativem Hauttest und negativem RAST. Darüber hinaus eignet sich der NPT zur Überwachung der medikamentösen und/oder spezifischen Immuntherapie (Phillips et al., 1980; Pelikan, 1982; Davies, 1983; Pelikan, 1987; Pelikan, 1990).

Aber auch bei Symptomen der unteren Atemwege kann der NPT diagnostische Bedeutung haben. Der Ausspruch „die Nase ist *der* Teil der Lunge, der mit dem Finger zu erreichen ist", deutet darauf hin, daß die Atemwege an der Nase beginnen und daß sehr vieles, was die Anatomie und die Funktion betrifft, im Bereich der gesamten Atemwege ähnlich ist. So ist die Struktur der Mukosa im Bereich der oberen und unteren Atemwege – was das Epithel, die submukösen Zilien, die mukösen Drüsen und Nerven anlangt – nahezu identisch; unterschiedlich ist lediglich die Tatsache, daß glatte Muskulatur nur im Bereich der unteren Atemwege nachzuweisen ist.

Gemeinsames und Unterschiedliches wird auch in der Pathophysiologie beider Atemwegsetagen gefunden. So ist die submuköse Entzündungsreaktion sehr ähnlich, dagegen sind Epithelwechsel und Basalmembrandicke unterschiedlich.

Aufgrund der Gemeinsamkeiten sind auch die exogen-allergischen Atemwegserkrankungen überproportional assoziiert. So haben 19 bis 38% der Patienten mit einer exogen-allergischen Rhinitis (AR) gleichzeitig auch ein exogen-allergisches Asthma bronchiale (AB) und bis zu 78% der Patienten mit AB haben ebenso eine allergische Rhinitis (Pedersen und Weeke, 1983; Smith, 1988). Außerdem haben Patienten mit einer allergischen Rhinitis eine höhere Inzidenz an bronchialer Hyperreaktivität als Probanden ohne allergische Rhinitis (Townley et al., 1975; Sotomayor et al., 1994). Darüber hinaus findet sich bei einer allergischen Rhinitis ein bis zu 3fach höheres Risiko, ein AB zu entwickeln, als bei einer nichtrhinitischen Kontrollgruppe (Settipane et al., 1994).

Aufgrund dieser engen Verwandtschaft zwischen oberen und unteren Atemwegen können somit bei gleichzeitiger Krankheitsmanifestation im Bereich beider Etagen positive nasale Provokationstests anstelle von bronchialen Provokationstests als Nachweis einer relevanten Sensibilisierung gewertet werden. Negative Ergebnisse eines nasalen Provokationstestes haben dagegen keine Aussagekraft für die unteren Luftwege. Diese sogenannte Stellvertreterfunktion der nasalen für die bronchiale Provokation hat vor allem wegen des deutlich geringeren Risikos an Bedeutung gewonnen. Ganz ohne Auswirkung auf die unteren Atemwege ist jedoch auch der NPT nicht. So ist bekannt, daß die bronchiale Hyperreaktivität nach nasalen Provokationen ansteigt und daß der NPT darüber hinaus auch eine Bronchokonstriktion auslösen kann. Ursächlich wird hier in erster Linie der „Post nasal mucous drip" mit nachfolgender Entzündungsreaktion in den unteren Atemwegen verantwortlich gemacht. Aber auch reflektorische Mechanismen werden diskutiert (Corren, 1992).

11.2 Indikationen, Kontraindikationen und Begleittherapie beim NPT

Im einzelnen ergeben sich folgende **Indikationen**:

- Sicherung der Diagnose bei fehlender Übereinstimmung zwischen Anamnese und IgE-Antikörpernachweis in Haut oder Serum (beide Richtungen).
- Nachweis einer Sensibilisierung gegenüber Allergenen ohne eindeutigen anamnestischen Bezug, z.B. perenniale Allergene, sowie bei fraglichem Hauttest und unsicherem IgE-Nachweis.
- Negatives oder nicht verwertbares Hauttestergebnis infolge einer Reaktionsanomalie der Haut (falsch positive Befunde bei Urticaria factitia, falsch negative bei Neurodermitis).
- Identifikation pathogener Allergene bei polyvalenter Sensibilisierung vor einer Hyposensibilisierungsbehandlung bei nicht eindeutigem anamnestischem Bezug.
- Nachweis einer relevanten Sensibilisierung im Bereich der unteren Atemwege (Stellvertretertest).

- Therapieüberwachung (nur möglich unter Einsatz einer Allergentitration, d.h. Verwendung von Verdünnungsstufen).

Der NPT ist in folgenden Fällen nicht durchführbar oder **kontraindiziert**:

- Bei akuten Entzündungen der Nase oder Nasennebenhöhle, seien sie infektiös oder allergisch bedingt (d.h. möglichst auch kein NPT bei Pollinotikern während der Pollenflugzeit).
- Bei einer fortgeschrittenen Nasenerkrankung, die eine allergische Reaktion in der Nase nicht mehr erwarten läßt.
- Bei einer akuten allergischen Reaktion vom Soforttyp an anderen Manifestationsorganen.
- Für 3 bis 6 Monate nach einer Operation im Nasenbereich.

Besondere Vorsicht ist geboten beim NPT mit nativen Allergenen sowie mit Allergenen, bei denen aufgrund von Anamnese, Haut- und In-vitro-Tests der begründete Verdacht auf einen hohen Sensibilisierungsgrad besteht.

Bezüglich der Karenzfristen von medikamentöser Begleittherapie vor nasalen Provokationen existieren noch keine detaillierten wissenschaftlichen Untersuchungen. Es liegen lediglich Erfahrungswerte für die in Tabelle 11/1 aufgeführten Pharmaka vor.

11.3 Testallergene

11.3.1 Eigenschaften und Lagerung

Es sollten isotone, gepufferte, möglichst lyophilisierte Testlösungen mit neutralem pH-Wert benutzt werden, die vor Applikation auf Raumtemperatur gebracht werden müssen. Die zugefügten Stabilisatoren sollten selbst keine Schleimhautreaktionen bewirken, es empfiehlt sich deshalb eine Konservierung mit 0,4 %igem Phenol. Die Lagerung sollte bei 2 bis 8 °C erfolgen.

11.3.2 Applikation

Am vorteilhaftesten wird das Allergen am sitzenden Probanden mit Hilfe eines Pumpdosiersprays auf die Nasenschleimhaut an der Seite der besseren Nasenluftpassage durch zweimaliges Herunterdrücken des Sprühkopfes gebracht. Dies entspricht einer Menge von 0,08 bis 0,1 ml. Die Applikation sollte in Richtung auf die untere Nasenmuschel in der postinspiratorischen Pause erfolgen (Abb. 11/1). Danach wird durch die Nase ausgeatmet, wodurch eine Verschleppung des Aerosols in die unteren Atemwege verhindert wird.

Als weitere Allergenapplikationstechnik wird empfohlen, gefriergetrocknetes mikronisiertes Puder, das

Tab. 11/1: Zur Begleittherapie existieren noch keine detaillierten wissenschaftlichen Untersuchungen. Bezüglich der Karenzfristen vor der nasalen Provokation liegen Erfahrungswerte für die folgenden Pharmaka vor.

Pharmakon	Karenzfrist
• DNCG, nasal	3 Tage
• Kortikosteroide, nasal	14 Tage
• α-adrenerge Substanzen, nasal	1 Tag
• Inhalierte Bronchospasmolytika	keine
• Kortikosteroide, oral, > 10 mg Prednisolon	7 Tage
• H$_2$-Blocker: keine Angabe möglich, da stark substanzabhängig	1–42 Tage
• Nichtsteroidale Analgetika	7 Tage
• Zentral wirkende Antihypertensiva (Rau-Wolfia-Alkaloide, Guanethidin, o-Methyl-dopa, Clonidin)	21 Tage

Laktose als Träger enthält, in Kapseln zu verbringen und mittels eines Puderinsufflators zu applizieren. Auf diese Weise gelingt es, 2,5 bis 80 Allergeneinheiten reproduzierbar zu vernebeln, ohne daß eine bronchiale Mitreaktion beschrieben wurde (Andri et al., 1992). Weiter werden zur nasalen Provokation imprägnierte Papierscheibchen eingesetzt (Okuda, 1975) sowie das Allergen mittels einer modifizierten Airbrush-Technik appliziert (Phillips et al., 1980).

Die Allergenapplikation mittels Nasentropfenpipette oder Q-Tip ist obsolet, da bei der ersten Methode eine pharyngeale, laryngeale und bronchiale Mitreaktion häufig ist und bei der zweiten Methode bereits durch die mechanische Reizung durch den Wattebausch eine Reaktion der nasalen Schleimhaut resultieren kann.

Pro Tag dürfen höchsten zwei verschiedene Allergenextrakte getestet werden. Für unterschiedliche Konzentrationen ein und desselben Allergens gilt dies jedoch nicht.

Da aus der Stärke der Hautreaktion nicht unbedingt auf den Sensibilisierungsgrad des Patienten geschlossen werden kann, sollte bei Kindern nach Applikation der Kontrollösung, die auch das Konservierungsmittel in entsprechender Konzentration enthalten muß, mit einer Verdünnung von 1:10 oder 1:100 der Standardlösung des Allergenextraktes für nasale Provokationen begonnen werden. Erst wenn innerhalb von 15 Minuten nach Applikation dieser verdünnten Lösung keine Reaktion zu verzeichnen ist, kann auf die nächsthöhere Allergenkonzentration übergegangen werden. Wird mit einer zu hohen Allergenkonzentration begonnen, kann es bei starker Sensibilisierung zu Uvulaschwellung, Schluckbeschwerden, Halsschmerzen und zu einer Behinderung der Nasenatmung über mehrere Tage kommen.

Bei der zuletzt eingebrachten Konzentration sollte die endgültige Bewertung erst nach 30 bis 45 Minuten erfolgen, da die Reaktion später auftreten kann. Dies gilt besonders für Allergene, die ganzjährig auf die Schleimhaut einwirken.

An der Nasenschleimhaut treten nicht nur Sofortreaktionen, sondern auch verzögerte und Spätreaktionen auf, insbesondere nach Schleimhautkontakt mit Hausstaubmilben- oder Schimmelpilzextrakten. Sie machen sich vornehmlich durch Schleimhautschwellung mit behinderter Nasenatmung bemerkbar. Auf die Möglichkeit einer solchen Reaktion ist jeder Patient aufmerksam zu machen. Die nasalen Provokationen sollten daher möglichst am Vormittag durchgeführt werden. Zwischen zwei Tests an derselben Nasenseite muß nach positiver Reaktion eine 48stündige Pause eingeschaltet werden, da kurz aufeinanderfolgende Testungen zu einer vorübergehenden Änderung der nasalen Reagibilität führen können, mit der Folge falsch positiver Nasenschleimhautreaktionen.

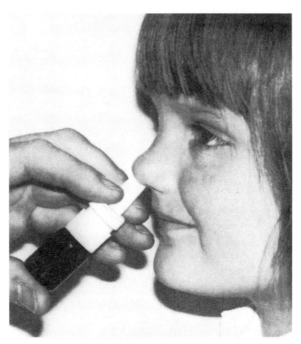

Abb. 11/1: Handhabung des Pump-Dosier-Aerosols bei nasaler Provokation.

11.4 Ablauf der nasalen Provokation

Vor Beginn des Testes sollte sich der Patient 30 Minuten an die Untersuchungsumgebung adaptieren. Danach erfolgt die erste rhinomanometrische Messung zur Bestimmung des Ausgangswertes, wenn möglich sollte auch eine Rhinoskopie durchgeführt werden. Als nächster Schritt wird das Lösungsmittel in die besser belüftete Nasenseite appliziert. Es erfolgt die rhinomanometrische Bestimmung des Leerwertes 15 Minuten nach Applikation und evtl. auch eine Inspektion. Sodann wird die Anfangskonzentration des Allergens eingebracht.

Die nächste rhinomanometrische Messung und Inspektion erfolgt nach 15 Minuten – bei negativem Reaktionsverlauf die letzte Messung nach 30 bis 45 Minuten. Es sollten jeweils rhinomanometrisch beide Nasengänge, auch der nicht allergenbelastete, untersucht werden.

Sollen die verzögerte und die Spätreaktionen miterfaßt werden, muß der Reaktionsverlauf natürlich länger – mindestens über 10 Stunden – verfolgt werden. Dazu ist es nötig, stündlich eine Bewertung einschließlich einer Rhinomanometrie durchzuführen (Ferguson, 1990; Pelikan, 1996). Bei diesem Vorgehen kann dann naturgemäß auch nur ein Allergen pro Tag getestet werden. Diesem Verfahren sind somit aus Gründen der Praktikabilität Grenzen gesetzt, obwohl die Bedeutung der verzögerten und der Spätreaktion an der Nasenschleimhaut genauso wie an der Bronchialschleimhaut einzustufen ist.

Tab. 11/2: Gesamtsymptomscore zur Bewertung der nasalen Provokation.

Klinische Symptome		Punkteskala
an der Nase		
• Nasenlaufen	mäßig	1
	stark	2
• Behinderte	mäßig	1
Nasenatmung	stark	2
• Niesattacke	0–2 x Niesen	0
	3–5 x Niesen	1
	> 5 x Niesen	2
Fernsymptome		
• Augentränen		1
• Konjunktivitis und/oder Chemosis		2
• Gaumenjucken und/oder Ohrenjucken		1
• Urtikaria		2
• Räuspern		1
• Husten		2
• Luftnot		3
Rhinoskopie		
• Muschelödem	mäßig	1
	stark	2
Rhinomanometrie		
• Nasenwegswiderstandsanstieg	≥ 60%	
	oder	
• Volumenflußabnahme	≥ 40%	3

11.5 Bewertung

Zur Beurteilung der nasalen Provokation werden die Symptome Schleimhautschwellung (Obstruktion), Sekretion und Irritation herangezogen. Der Nachweis der Obstruktion erfolgt durch Messung des nasalen Strömungswiderstandes. Die Erfassung der Sekretion ist schwierig, gelingt jedoch mittels Disk-Technik. Die Irritation kann leichter durch Zählen der Niesattacken quantifiziert werden (siehe Tab. 11/2). Zusätzlich sollte, wenn möglich, eine Rhinoskopie erfolgen.

Auch Fernsymptome werden zur Bewertung mit herangezogen (Tab. 11/2). Dieses Vorgehen ist deshalb besonders sinnvoll, weil einerseits die Schleimhaut während des NPT nicht nur an-, sondern auch abschwellen kann, die Beurteilung ausschließlich mittels der Rhinomanometrie also falsch negativ ausfallen würde. Zum anderen können Sekretion und Irritation auch fehlen, so daß ohne Rhinomanometrie wiederum ein falsch negatives Ergebnis resultieren würde. Im allgemeinen lassen sich allein mit Hilfe der klinischen Symptome (Sekretion und Irritation) nur 30 bis 40% der nasalen Sensibilisierungen richtig diagnostizieren (Schlenter, 1990).

Eine NPT ohne Rhinomanometrie ist somit nur in der Vorfelddiagnostik sinnvoll.

11.6 Rhinomanometrie

Es gibt verschiedene Methoden zur Messung der Strömungswiderstände im Bereich der oberen Atemwege, die bis auf die Spirometrie alle auf der Bestimmung des Druck-Fluß-Diagrammes beruhen. Hierbei wird unter Verwendung einer elektrisch-pneumatischen Analogie, dem Ohm-Gesetz (Widerstand = Spannung/Strom) folgend, der Atemwiderstand R aus dem Quotienten der Druckdifferenz (ΔP) zwischen dem distalen Meßpunkt (Nasopharynx) und dem proximalen Meßpunkt (Außenluft) sowie der Atemstromstärke ($\dot{V}$) gebildet.

Daraus ergibt sich $R = \Delta P/\dot{V}$.

Entsprechend dieser Formel kann der Strömungswiderstand im Nasopharyngealbereich mit Hilfe der Eigen- oder Fremdstrommethode gemessen werden. Bei der Eigenstrommethode atmet der Patient spontan, bei der Fremdstrommethode wird der Eigenatmung ein separater Volumenstrom überlagert. Wird der Druckgradient (ΔP) über der Nase abgegriffen, spricht man von anteriorer, wird er vom Mund her gemessen, von der posterioren Meßweise. Dieses gilt sowohl für die Fremd-, als auch für die Eigenstrommethode. Der Patient kann entweder während der Atmung (aktiv) oder in einer Atempause (passiv) untersucht werden.

Das Verfahren der Wahl ist zur Zeit die aktive anteriore Eigenstrommethode (Rhinomanometrie). Andere Verfahren, wie Unterbrechermethode, passive anteriore Rhinomanometrie (PAR), Oszillationsmethode oder Spirometrie sind nur alternativ einzusetzen (Berdel und Buhr, 1989; Gonsior et al., 1990; Shelton et al., 1990).

11.6.1 Aktive Eigenstrommethode (Rhinomanometrie)

Bei der Eigenstrommethode atmet der Proband bei der Untersuchung spontan durch die Nase. Synchron zum jeweiligen Atemstrom ($\dot{V}$) wird der entsprechende Differenzdruck (ΔP) bestimmt, wobei sogenannte Resistance-Schleifen bzw. Atemwiderstandskurven registriert werden. Der Differenzdruck resultiert aus dem Unterschied zwischen dem Druck vor den beiden Nasenlöchern und dem in- und exspiratorischen Druck in Höhe der Choane. Die Atemströmung der Nase wird in l/s registriert. Die Geräte, die nach diesem Verfahren entwickelt wurden, messen diese voneinander abhängigen Werte bei spontaner Nasenatmung und erfassen sie synchron (Abb. 11/2). Die Meßwertabnahme erfolgt in einer Klarsichtmaske, die der Patient mit beiden Händen auf das Gesicht drückt.

Bei der anterioren Meßweise wird der Druckmeßschlauch zunächst in das eine, dann in das andere Nasenloch luftdicht eingepaßt. Die angeschlossene Nasenhaupthöhle wirkt als Verlängerung des Druck-

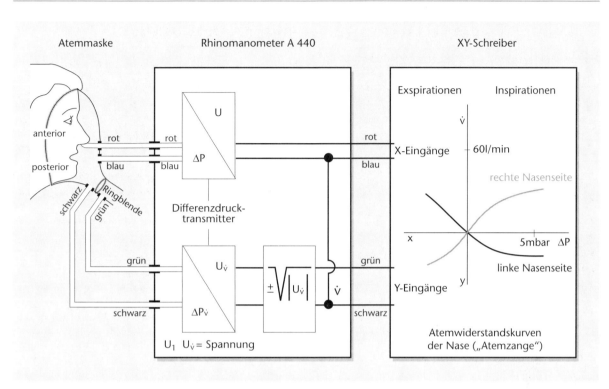

Abb. 11/2: Funktionsschema der Eigenstrommethode am Beispiel des Rhinomanometers A440. Der Differenzdruck ΔP wird aus in- und exspiratorischem Druck (an der einen Nasenseite oder im Mund) abgegriffen und in Relation zum atmosphärischen Druck (Maskeninnendruck) bestimmt und nach elektronischer Transformation über das Rhinomanometer auf der X-Achse eines Schreibers dokumentiert. Der Flow (V) wird über die Druckdifferenz vor und hinter der Ringblende der Gesichtsmaske gemessen und nach anschließender Transformation auf der Y-Achse des Schreibers aufgetragen. Nach beidseitiger Messung resultiert das typische Bild der Atemzange.

schlauches bis zur Choane. Durch spiegelbildliche Darstellung der Atemwiderstandskurven für beide Nasenseiten entsteht eine sogenannte Atemzange (Abb. 11/3b). Bei der posterioren Meßweise wird der Druckschlauch in den Mund genommen, wobei der Nasopharynx als Verlängerung bis zur Choane dient. Auf diese Weise kann der Widerstand beider Nasenseiten zugleich bestimmt werden (Abb. 11/3a). Die Resistance-Schleifen haben in Abhängigkeit von dem in der Nase vorherrschenden Strömungsprofil unterschiedliche Verlaufsformen. Bei niedrigem Nasenwegswiderstand (überwiegend laminare Strömung) verlaufen die Atemwiderstandskurven mehr geradlinig (Abb. 11/3a). Mit zunehmendem Anstieg des Nasenwegswiderstandes (überwiegend turbulente Strömung) werden die Kurven wegen der in diesem Falle quadratischen Abhängigkeit zwischen Differenzdruck und Fluß mehr und mehr parabelförmig (Abb. 11/3b). Grundsätzlich gibt es zwei Auswertungsmöglichkeiten. Entweder wird bei konstantem Flow (1 l/s) der Differenzdruck abgetragen (Abb. 11/3a) oder bei einem willkürlich festgelegtem Differenzdruck (etwa 1,5 mbar bzw. 150 pa) der Volumenstrom abgelesen (Abb. 11/3b).

Grundsätzlich gilt, daß nach Gabe des Lösungsmittels der nasale Strömungswiderstand höchstens um 30 % ansteigen bzw. der Volumenfluß um maximal 20 % abfallen darf. Werden diese Grenzwerte überschritten, so ist die Nasenschleimhaut zu hyperreagibel und die Provokation nicht durchführbar.

Der NPT wird als positiv beurteilt, wenn bei einer Messung nach Gabe des Allergens, verglichen mit dem Wert nach Lösungsmittel, eine Widerstandssteigerung um mehr als 60 % bzw. eine Verringerung des Volumenflusses um mindestens 40 % oder mehr eintritt (Gonsior et al., 1990).

Ein positives Ergebnis der Widerstandsmessung ist – auch bei negativem Symptomscore – ausreichend für ein positives Provokationstestergebnis.

Die Punktzahlen für den klinischen Symptomscore, die Rhinoskopie und die Rhinomanometrie werden addiert. Werden bei einem NPT 3 oder mehr Punkte erreicht, so wird er als positiv beurteilt (Tab. 11/2).

Erfolgt bei einer Provokation mit mehreren Allergenen bei begründetem Allergieverdacht keine Reaktion, so sollte zum Nachweis der normalen Reaktionsfähigkeit der Nasenschleimhaut eine Provokation mit Histamin durchgeführt werden. Die Reaktion wird als positiv beurteilt, wenn 5 bis 10 Minuten nach Gabe von Histamindihydrochlorid in einer wäßrigen, gepufferten Lösung mit einer Konzentration von 2 mg/ml, einem pH-Wert, der mit einer 0,01 molaren

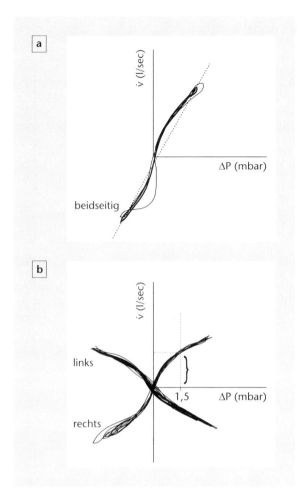

Abb. 11/3: Atemwiderstandskurven der Nase.
a) Registrierung des Gesamtwiderstandes mit Hilfe der posterioren Meßweise (druckabnehmender Schlauch im Mund). ΔP wird bei einem Volumenstrom von 1 l/sec abgegriffen.
b) Registrierung des Nasenwiderstandes des linken und rechten Nasenganges einzeln mit Hilfe der anterioren Meßweise (spiegelbildliche Darstellung mit einer Atemzange). Der Volumenfluß (V̇) wird beim Differenzdruck (ΔP) von 1,5 mbar entsprechend 150 pa abgegriffen.

Phosphatpufferlösung auf 6,6 eingestellt ist, der Nasenwegswiderstand verglichen mit dem Wert nach Lösungsmittelapplikation um mehr als 60 % angestiegen bzw. der Volumenfluß um mindestens 40 % abgefallen ist.

11.7 Fehlermöglichkeiten beim nasalen Provokationstest

11.7.1 Meßtechnische Fehler

Bei der aktiven anterioren Rhinomanometrie (Eigenstrommethode) sind folgende Punkte zu beachten:

Die Verbindung zwischen Druckschlauch und Nase muß fest sein. Der Abschluß des Nasenloches muß luftdicht sein, ohne daß es zur Verformung des Nasenkanals kommt. Die zur Messung verwandte Gesichtsmaske muß einen luftdichten Abschluß mit dem Gesicht ohne Verformung der äußeren Nase gewährleisten, sie sollte also nicht zu klein sein. Außerdem sollte sie aus durchsichtigem Material sein, damit der Verschluß des Mundes während der Messung kontrolliert werden kann.

Der Patient muß möglichst ruhig und gleichmäßig atmen, damit nicht verschiedene Strömungsprofile (laminar, turbulent) die Resistance-Schleifen-Bildung so unterschiedlich ausfallen lassen, daß allein dadurch stark differente Meßergebnisse resultieren.

11.7.2 Sympathische Stimulation der Nasenschleimhaut

Es ist dafür zu sorgen, daß ein reflektorisches Ab- und Anschwellen der Nasenschleimhaut dadurch vermindert wird, daß der Patient sich an den Raum etwa 30 Minuten adaptiert, daß der Raum ruhig ist und sich der Patient vor der Messung nicht körperlich angestrengt hat.

Werden die Richtlinien für einen NPT (Gonsior et al., 1990) befolgt, so wird die allergologische Diagnostik mit seiner Hilfe präziser. Wird bei der Indikation für einen NPT der Grundsatz berücksichtigt, daß bei einer Übereinstimmung von Anamnese und Hauttest bzw. RAST eine Organprovokation nicht notwendig ist, so wird sich auch die Zahl der zeitaufwendigen NPTs in einem realisierbaren Umfang halten.

Literatur

Andri L, Senna GE, Betelli C (1992). Specific nasal provocation test with allergens in powder form proves a reliable and reproducible technique. Allergy 47: 243

Berdel D, Buhr W (1989). Oszillatorische Impedanzmessung des Respirationstraktes im Kindesalter. Pneumologie 43: 329–399. Stuttgart, New York (Georg Thieme Verlag)

Clement PAR, van Dishoek EA, van de Waal RI, Stoop AP, Hoek GT, van Strik R (1978). The nose provocation and the passive anterior rhinometry. Acta Oto-Rhino-Laryng 32: 56–63

Corren J, Adinoff AD, Irvin CG (1992). Bronchial responsiveness is increased following nasal allergen challenge. J Allergy Clin Immunol 89: 611–618

Davies RJ, Blainey AD (1983). Evaluation of treatment of house dust mite allergy in perennial rhinitis. In: Kerr JW, Ganderton MA (eds). Proceedings of the XI th International Congress of Allergology and Clinical Immunology Basingstoke (Macmillan): 291–295.

Ferguson H, Thomas KE (1990). Letter to the editor. Respir Med 84: 419–433

Gonsior E et al. (1990). Richtlinien für die Durchführung von nasalen Provokationstests mit Allergenen bei Erkrankungen der oberen Luftwege. Allergologie 13: 53–55

Huggins KG, Brostoff J (1975). IgE antibodies in allergic patients with negative skin tests. Lancet 2: 146

Okuda M (1975). Response of the human nasal mucous membrane to anti-human Ig E serum. Arch Otorhinolaryngol 211: 25–33

Pedersen PA, Weeke ER (1983). Asthma and allergic rhinitis in the same patients. Allergy 38: 25–29

Pelikan Z (1990). Late nasal response (LNR) – its clinical characteristics, feature and possible mechanism (s). In: Dorsch W (ed). Late-phase allergic reactions, Boca Raton, FL: CRC Press: 111–155

Pelikan Z, Pelikan-Filipek M. (1982). The effects of disodium cromoglycate and beclomethasone dipropionate on the immediate response of the nasal mucosa to allergen challenge. Ann Allergy 4920

Pelikan Z (1987). Rhinitis and secretory otitis media: a possible role of food allergy. In: Brostoff J, Challcombe SJ (ed). Food allergy and intolerance. 1st edn. London (Bailliere Tindall): 467

Pelikan Z (1996). The late nasal response, its clinical and immunologic features, possible mechanisms and pharmacologic modulation. Thesis. Free University in Amsterdam

Phillips MJ, Ollier S, Davies RJ (1980). Use of anterior rhinomanometry in nasal provocation challenges with allergen and evaluation of the effects of ketotifen, clemastine and sodium cromoglycate on these responses. Respiration 39 (suppl): 26–31

Schlenter WW (1990). Die nasale Provokationstestung. Allergologie 13: 42–52

Settipane RJ, Hagy GW, Settipane G (1994). Long-term risk factors for developing asthma and allergic rhinitis: a 23 year follow-up study of college students. Allergy Proc. 15: 21–25

Shelton DM, Pertuze J, Glebson MJ, Thompson J, Denman WT, Goff J, Etser NM, Pride NB (1990). Comparison of oscillation with three other methods for measuring nasal airways resistance. Respiratory Medicine 84: 101–106

Smith JM (1988). Epidemiology and natural history of asthma, allergic rhinitis and atopic dermatitis (eczema). In: Middleton E (ed). Allergy, Principles and Practice, 3rd St. Louis, Mo: CV Mosby Co;

Sotomayor H, Badier M, Vervloet D, Orehek J (1994). Seasonal increase of carbachol airway responsiveness in patients allergic to grass pollen. Reversal by corticosteroids. Am Rev Respir Dis 130: 56–58

Townley R, Ryo U, Kolotin B, Kang B (1975). Bronchial sensitivity to methacholine in current and former asthmatic and allergic rhinitis patients and control subjects. J Allergy Clin Immunol 56: 429–437

12 Lungenfunktionsprüfungen und bronchiale Provokationsverfahren

B. Niggemann

12.1	Spirometrie 212	12.3	Peak-flow-Messung 215
12.2	Ganzkörperplethysmographie 214	12.4	Bronchiale Provokationsverfahren 215

Prüfungen der Lungenfunktion erfolgen in erster Linie mittels Spirometrie (Fluß-Volumen-Kurve), Ganzkörperplethysmographie und Peak-flow-Messung. Während die Spirometrie sowohl in der Praxis als auch in der Klinik durchgeführt werden kann, ist die Ganzkörperplethysmographie nach wie vor eher Domäne von Kliniken oder Schwerpunktpraxen. Der Vorteil der Peak-flow-Messung liegt in der häuslichen Überwachungsmöglichkeit und der Aussagemöglichkeit über längere Zeiträume.

12.1 Spirometrie

Unter **Spirometrie** versteht man die Messung von Volumen- oder Atemstromänderungen. Die wichtigsten

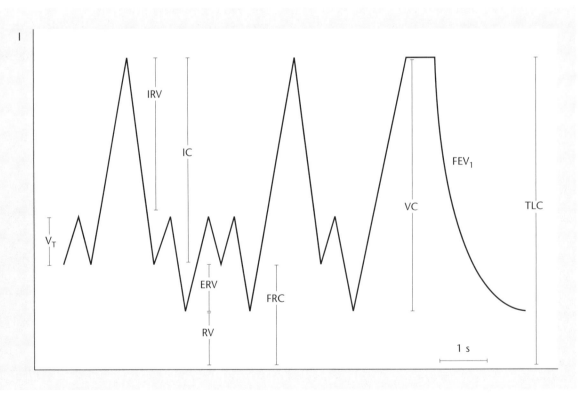

Abb. 12/1: Spirometriekurve.
(V_T = Atemzugvolumen, IRV = inspiratorisches Reservevolumen, ERV = exspiratorische Reservevolumen, IC = inspiratorische Kapazität, FRC = funktionelle Residualkapazität, RV = Residualvolumen, VC = Vitalkapazität, TLC = totale Lungenkapazität, FEV_1 = forciertes exspiratorisches Volumen der ersten Sekunde).

12.1 Spirometrie

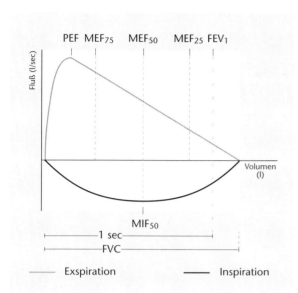

Abb. 12/2: Schematische Darstellung einer Fluß-Volumen-Kurve. (PEF = exspiratorischer Spitzenfluß, MEF = maximaler exspiratorischer Fluß, MIF = maximaler inspiratorischer Fluß)

Anwendungsgebiete der Spirometrie sind die Objektivierung der Auswirkung pulmonaler und extrapulmonaler Erkrankungen zur Diagnostik, zur Verlaufskontrolle, zur Einschätzung des Schweregrades und für epidemiologische Fragestellungen. Die Spirometrie wird in die statische Spirometrie (z. B. VC, Vitalkapazität) und die dynamische Spirometrie (z. B. FEV_1, forciertes exspiratorisches Volumen pro 1 s) unterteilt. Abbildung 12/1 zeigt eine Spirometriekurve mit der Aufgliederung vor allem der statischen Lungenvolumina.

Die **Vitalkapazität** (VC) ist das wichtigste statische Lungenvolumen. Sie stellt das maximal ventilierbare Lungenvolumen dar und wird im optimalen Fall bestimmt, indem nach tiefer Ausatmung ruhig bis zur maximalen Einatmung ventiliert wird. Bei restriktiven Ventilationsstörungen sind einige statische Lungenvolumina verringert – insbesondere die Vitalkapazität.

Trägt man den Atemfluß (l/s) auf der Ordinate gegen das Volumen (l) auf der Abszisse auf, erhält man die **Fluß-Volumen-Kurve** mit den dynamischen Lungenvolumina (Abb. 12/2).

Der Fluß-Volumen-Kurve kann man entnehmen, daß der exspiratorische Spitzenfluß (Peak exspiratory flow = PEF) schon sehr rasch nach Beginn der Exspiration erreicht ist und ein lungengesunder Mensch innerhalb einer Sekunde nahezu seine gesamte (exspiratorische) Vitalkapazität (FVC) ausgeatmet hat. Unterteilt man den exspiratorischen Teil der Fluß-Volumen-Kurve in Quadranten, so erhält man den maximalen Fluß bei 75 % (MEF_{75}), bei 50 % (MEF_{50}) und bei 25 % (MEF_{25}) der Vitalkapazität.

Im Verlauf einer Exspiration wird zunächst Luft aus den großen Atemwegen ausgeatmet, während im folgenden immer mehr Luft aus den kleineren Atemwegen „fließt". Der PEF (und teilweise auch noch der MEF_{75}) spiegeln daher eher die größeren Atemwege

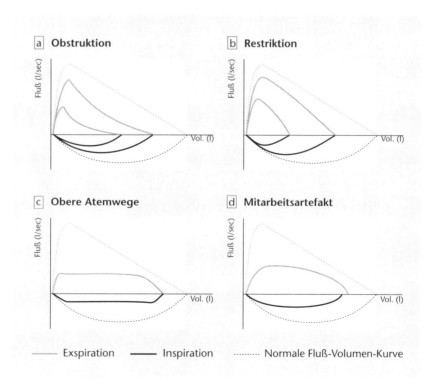

Abb. 12/3: Typische Veränderungen der Fluß-Volumen-Kurve bei obstruktiven Ventilationsstörungen (a), bei restriktiven Ventilationsstörungen (b), bei fixer Stenose der oberen Atemwege (c) und bei Artefakten durch mangelnde Mitarbeit (d).

wider, während die Parameter MEF_{50} und MEF_{25} eher die Funktion der kleinen Atemwege anzeigen.

Bei kleinen Kindern, die in weniger als einer Sekunde ihre gesamte FVC ausgeatmet haben, kann man zur Beurteilung auch das $FEV_{0,5}$ heranziehen, d. h. das forcierte exspiratorische Volumen, das innerhalb der ersten halben Sekunde ausgeatmet wird.

Abbildung 12/3 zeigt typische Veränderungen der Fluß-Volumen-Kurve bei obstruktiven (Abb. 12/3 a) und restriktiven (Abb. 12/3 b) Ventilationsstörungen. Die dünne Linie markiert dabei die „normale" Form, die dickere Linie pathologisch veränderte Kurven. In Abbildung 12/3 c wird eine Kurve bei fixer Stenose der oberen Atemwege demonstriert, in Abbildung 12/3 d häufig beobachtete Mitarbeitsartefakte.

Obstruktive Ventilationsstörungen sind bei Kindern und Jugendlichen mit mindestens 90 % die weitaus am häufigsten beobachteten Veränderungen. Zu den Erkrankungen, die mit einer obstruktiven Ventilationsstörung einhergehen, gehört in vorderster Linie das **Asthma bronchiale**.

Die Fluß-Volumen-Kurve ist bei obstruktiven Ventilationsstörungen (Abb. 12/3 a) in ihrem exspiratorischen Schenkel mehr oder weniger „konkav eingedellt" (Form wie eine „durchhängende Wäscheleine"). Diese Form ergibt sich aus den Reduktion der Flußraten, die die kleinen („peripheren") Atemwege widerspiegeln (MEF_{50} und MEF_{25}). Anhand der Lokalisation des „Flußabbruches" des exspiratorischen Spitzenflusses kann man ebenfalls die Lokalisation der Obstruktion (auch sehr gut im Verlauf) erkennen: je weiter nach zentral hin der Flußabbruch erfolgt, desto weiter fortgeschritten ist die Obstruktion, d. h. der Schweregrad ausgeprägter. Eine chronische obstruktive Ventilationsstörung beginnt häufig in den peripheren kleinen Atemwegen und schreitet dann nach zentral fort.

Restriktive Ventilationsstörungen (Abb. 12/3 b) zeichnen sich durch eine Verringerung der statischen Lungenvolumina aus. Nach wie vor ist die Bestimmung der Vitalkapazität der am besten geeignete Parameter zur Erfassung solcher Störungen. Die Fluß-Volumen-Kurve zeigt bei restriktiven Ventilationsstörungen entweder eine normale, aber verkleinerte Form oder aber wirkt in der Abszisse „gestaucht" (Form wie ein „Zuckerhut"). Bei der Begutachtung der ausgedruckten Prozent-der-Norm-Werte fällt die Gleichmäßigkeit der Werte auf, z. B. daß alle Flußraten gleichsinnig erniedrigt sind (z.B auf 40 % der Norm). Bei Verdacht auf eine restriktive Ventilationsstörung, bei der immer zuerst eine mangelnde Mitarbeit ausgeschlossen werden muß, sollten unbedingt andere ergänzende pneumologisch-diagnostische Verfahren zur Anwendung kommen, wie die Blutgasanalyse vor und nach Belastung, die Atemfrequenzbestimmung und ein Röntgen-Thorax-Bild.

Unter **kombinierten Ventilationsstörungen** versteht man das gleichzeitige Vorliegen sowohl einer obstruktiven als auch restriktiven Ventilationsstörung. Typische klinische Beispiele sind Patienten mit zystischer Fibrose oder Abstoßungsreaktion (z. B. Graft-versus-host-Reaktionen an der Lunge).

Mit Hilfe der Fluß-Volumen-Kurve lassen sich auch Aussagen über Ventilationsstörungen der oberen Atemwege (Abb. 12/3 c) machen. Zu dieser Gruppe von Erkrankungen zählen Trachealstenosen, wie z. B. eine subglottische Stenose nach Langzeitintubation oder Stimmbandlähmungen. Die Kurvenform erinnert an das Bild eines „Tafelberges". Sie kommt dadurch zustande, daß der Atemfluß ab einem gewissen Zeitpunkt (wenn die Stenose funktionell wirksam wird) abgeschnitten wird, einen völlig geraden Verlauf (Plateau) zeigt. Gegen Ende der Exspiration, wenn der Atemfluß geringer und nicht mehr durch die Stenose funktionell begrenzt wird, „schwenkt" die Gerade wieder in den normalen Kurvenverlauf ein.

Eine Reihe von **Störfaktoren** können Artefakte in die Lungenfunktion einbringen und damit die Interpretation erschweren. Zu diesen zählen als wichtigste eine mangelnde Mitarbeit und Hustenartefakte. Eine mangelnde oder auch nur nicht ausreichende Mitarbeit (Abb. 12/3 d) des Kindes kann die Beurteilung einer Lungenfunktion äußerst schwierig gestalten oder sogar unmöglich machen. Eine mangelnde Mitarbeit muß also unbedingt erkannt werden – oder noch besser: verhindert werden. Kurven müßen immer auf sichtbare Artefakte hin überprüft werden – allein die Beurteilung der Zahlenwerte ist nicht ausreichend. Trotz nicht optimaler Mitarbeit ist manchmal die Lungenfunktion beurteilbar: so schließt z. B. ein normaler MEF_{50} (bei normaler Vitalkapazität!) eine signifikante obstruktive oder restriktive Ventilationsstörung weitgehend aus.

Die wichtigste Maßnahme, um eine mangelnde Mitarbeit zu vermeiden, ist das maximale „Anfeuern" des Kindes. Derjenige, der Lungenfunktionen praktisch durchführt, muß also im Ansporn trainiert werden. Ein hilfreicher Trick ist, z. B. dem Kind zu erklären, es müsse alle Kerzen der Geburtstagstorte auf einmal auspusten. Sehr ängstliche Kinder kann man auf dem Schoß der Mutter untersuchen.

12.2 Ganzkörperplethysmographie

Die Ganzkörperplethysmographie kann – in Ergänzung zur Spirometrie – zwei wichtige Zusatzinformationen liefern:

- Den **Atemwegswiderstand (R_{aw})**, wobei es verschiedene Methoden der Berechnung gibt. Der R_{aw} kann als totaler Atemwegswiderstand (R_{tot}) oder als effektiver Widerstand (R_{eff}) angegeben werden. Der R_{tot} ist – als oberer und unterer Umkehrpunkt – ein sensitiver, aber auch unspezifischer Parameter überwiegend zentraler Obstruktion, während der R_{eff} –

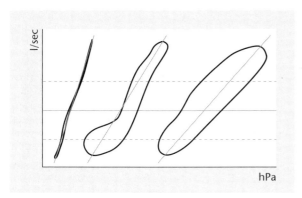

Abb. 12/4: Verschiedene Schweregrade obstruktiver Ventilationsstörungen in der Atemwegsschleife (Druck-Volumen-Diagramm).

gemessen bei maximalem und minimalem Fluß – weniger sensitiv, statt dessen aber spezifischer ist. Im Kindesalter sollte der R_{eff} verwendet werden. Abbildung 12/4 zeigt verschiedene Schweregrade obstruktiver Ventilationsstörungen in der Atemwegsschleife (Druck-Volumen-Diagramm).

- **Statische Lungenvolumina**, d.h. Lungenvolumina, die nicht willkürlich ventiliert werden können. Darunter fallen z.B. das **thorakale Gasvolumen (TGV)** und das **Residualvolumen (RV)**. Mit Hilfe der Ganzkörperplethysmographie können damit Aussagen über eine Überblähung (bzw. bei chronischer, irreversibler Form über ein Emphysem) gemacht werden. Bei Überblähung/Emphysem sind die Parameter RV und TGV erhöht, meist findet sich gleichzeitig in der Spirometrie eine ausgeprägte, vorwiegend periphere obstruktive Ventilationsstörung.

12.3 Peak-flow-Messung

Die Messung des exspiratorischen Spitzenflusses (Peak exspiratory flow = PEF) ist die einfachste Art einer Lungenfunktionsmessung. Der PEF kann zu Hause von den Kindern allein durchgeführt werden. Der PEF ist für sich allein betrachtet wenig aussagekräftig, da er lediglich einen Lungenfunktionsparameter mißt. Dieser ist zudem stark mitarbeitsabhängig und gibt im wesentlichen Auskunft über die zentralen Atemwege. Gerade beim Asthma bronchiale und anderen Erkrankungen mit obstruktiven Ventilationsstörungen peripherer Atemwege sind ergänzende Informationen über die Funktion der kleinen Atemwege aber unerläßlich. Die PEF-Messung kann eine differenzierte Lungenfunktionsprüfung nicht ersetzen, da ein normaler PEF eine asthmatypische, peripher obstruktive Ventilationsstörung keinesfalls ausschließt.

Die PEF-Messung hat ihren größten Stellenwert im Rahmen der Asthmaschulung und als Longitudinalbeobachtung eines Kindes in Form eines PEF-Protokolls, da so die Beurteilung im häuslichen Umfeld und über längere Zeiträume möglich ist.

Ein **PEF-Protokoll** sollte zunächst für einen Zeitraum von mindestens 4 Wochen geführt werden. Jeweils morgens und abends wird der beste von 3 PEF-Werten vor und nach Inhalation in den Dokumentationsbogen eingetragen. Es hat sich bewährt, vor Inhalation als Symbol ein Kreuz, nach Inhalation einen offenen Kreis zu benutzen (Abb. 12/5). Beurteilt werden drei verschiedene Reaktionen des PEF:

1. die Peak-flow-Amplitude vor und nach Inhalation eines Bronchodilatators,
2. die Schwankungen zwischen morgens und abends zur Erfassung des morgendlichen Absinkens des PEF-Wertes („Morning dip") und
3. der Unterschied von Tag zu Tag. Eine große Peak-flow-Schwankung spricht für eine ausgeprägte bronchiale Hyperreagibilität. Die Variabilität des PEF-Wertes läßt sich nach folgender Formel berechnen:

$$\text{PEF-Variabilität (\%)} = \frac{\text{höchster Tageswert} - \text{niedrigster Tageswert}}{\text{höchster Tageswert}} \times 100$$

Mit Hilfe eines Peak-flow-Protokolls kann man anhand einer ausgeprägten Variabilität die Verdachtsdiagnose einer bronchialen Hyperreagibilität äußern und den Therapieerfolg kontrollieren, wenn z.B. unter einer antiinflammatorischen Behandlung mit topischen Kortikoiden die Peak-flow-Variabilität abnimmt.

Ein Peak-flow-Protokoll muß nicht von jedem Kind mit Asthma und zu jedem Zeitpunkt gefordert werden, sondern sollte Phasen der Diagnostik, der medikamentösen Umstellung, der Erfassung von Exazerbationen sowie der Überwachung schwerer Krankheitsveräufe vorbehalten sein.

12.4 Bronchiale Provokationsverfahren

Sinn **unspezifischer Provokationstests** ist es, bei normalen Lungenfunktionsbefunden in Ruhe das Vorliegen einer bronchialen Hyperreagibilität nachzuweisen oder auszuschließen. Sie dienen daher als Hilfen

- bei der Diagnosestellung (z.B. unklarer persistierender Husten),
- bei der Schweregradeinschätzung oder
- bei der Therapiekontrolle (z.B. eines Asthma bronchiale).

Zur unspezifischen Provokationstestung haben sich im wesentlichen drei Verfahren bewährt:

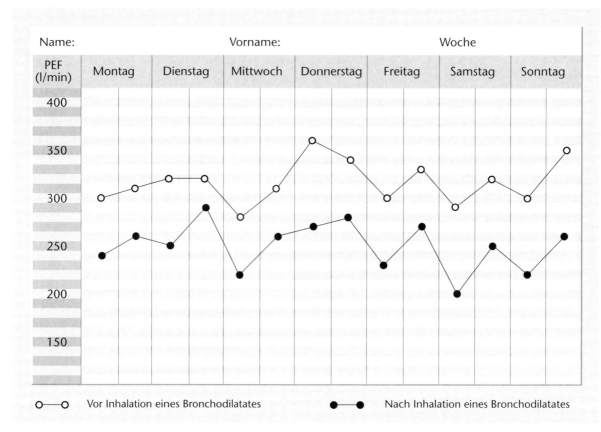

Abb. 12/5: Peak-flow-Protokoll: morgendliche und abendliche Messung des PEF bei einem Patienten mit ausgeprägter bronchialer Hyperreagibilität.

- Tests, bei denen bronchokonstriktiv wirksame Substanzen (z. B. Histamin, Metacholin) inhaliert werden,
- Tests, die auf körperlicher Belastung beruhen und
- Tests, bei denen unter Hyperventilationsbedingungen Kaltluft inhaliert wird.

Unabhängig von der Art der Untersuchung sollten folgende Voraussetzungen erfüllt sein:

- Medikamente sollten wie folgt abgesetzt werden: β_2-Mimetika 12 Stunden, Cromoglycinsäure, Theophyllin und Antihistaminika 48 Stunden, inhalative und systemische Steroide 7 Tage vor der Untersuchung;
- die Kinder sollten mindestens zwei Wochen vor Untersuchung infektfrei sein und
- die Basislungenfunktion sollte einen FEV_1 Wert von > 70 % der Norm ergeben haben.

Inhalative unspezifische Provokationen werden meist mit **Histamin oder Metacholin** durchgeführt. Die Substanz wird in ansteigender Konzentration (titriert) inhaliert, wobei die sogenannte **Reservoir-Methode** (z. B. Pari-Provotest II®) empfehlenswert ist. Durch sie ist gewährleistet, daß mittels einer definierten Konzentration (z. B. 2 mg/ml Histamin) in einem definierten Volumen (z. B. 10 l Aerosol) auch eine definierte Dosis verabreicht wird. Eine übliche Titrationsreihe besteht aus den Konzentrationen 0,125, 0,25, 0,5, 1,0, 2,0, 4,0 und 8,0 mg/ml Histamin. Bei Patienten mit ausgeprägter bronchialer Hyperreagibilität muß evtl. mit niedrigeren Verdünnungsstufen (z. B. mit 0,03 mg/ml Histamin) begonnen werden. Die Lungenfunktionsparameter FVC und FEV_1 werden 3 Minuten nach jeder Konzentration ermittelt. Als Erfolgskriterium gilt die $PC_{20}FEV_1$, d. h. die Histaminkonzentration, bei der der Lungenfunktionsparameter FEV_1 um 20 % unter den Ausgangswert abfällt (Abb. 12/6). Die Sensitivität der unspezifischen Provokationstestung mit Histamin oder Metacholin ist mit etwa 90 % sehr gut.

Weit weniger sensitiv (ca. 50 %), aber sehr spezifisch, ist die **Provokationstestung mittels körperlicher Belastung**. Sie kann per Laufband, Fahrradergometer oder „freiem Laufen" erreicht werden. Letzteres kommt den natürlichen Gegebenheiten der Kinder am nächsten, ist aber sehr schlecht standardisierbar. Unter Abschätzung aller Argumente erscheint ein Laufband (eingestellt auf 10 % Steigung) am geeignetsten zu sein. Wichtig ist eine ausreichende Belastung des Kindes über 6 Minuten Die Belastung wird anhand der Herzfrequenz kontrolliert und sollte je nach Alter zwischen 160 und 180 Schlägen pro Minute liegen. Erfolgskriterium ist ein Abfall des FEV_1 6 Minuten nach Ende der Belastung um 15 % vom Ausgangswert.

Die **Hyperventilation von auf −15 °C gekühlter, trockener Luft** stellt einen geeigneten Reiz zur Bronchokonstriktion dar und ähnelt am ehesten dem Mechanismus der anstrengungsinduzierten Bronchokonstriktion. Die Belastung wird unter isokapnischen Bedingungen durchgeführt, d.h. es wird während der 4 Minuten dauernden Inhalation 5 % CO_2 mit in die Einatemluft eingeleitet, um eine hyperventilationsbedingte respiratorische Alkalose zu verhindern. Erfolgskriterium ist ein Abfall des FEV_1 4 Minuten nach Ende der Inhalation um 15 % vom Ausgangswert.

Unabhängig von der Art des Provokationsstimulus sollte immer – auch bei nicht signifikantem Abfall der Lungenfunktion – ein **Bronchospasmolysetest** angeschlossen werden, da Werte im „Normalbereich" für das individuelle Kind pathologisch sein können.

Die **Indikation zur spezifischen bronchialen Provokation** mit Allergenextrakten ist streng zu stellen. Sie ist bei Pollenallergikern nicht notwendig, da der Nachweis einer Sensibilisierung in Verbindung mit typischen Symptomen in der entsprechenden Blühsaison allein genügend diagnostische Sicherheit gibt. Bei perennialen Beschwerden jedoch (z.B. bei Hausstaubmilbensensibilisierung) und der Frage nach einer Hyposensibilisierung kann in einigen Fällen eine spezifische Provokation angemessen sein. Zuerst sollte in diesem Fall eine nasale Provokation durchgeführt und nur im Zweifelsfall eine inhalative Provokation angeschlossen werden. Spezifische Provokationen mit Schimmelpilzen sind aufgrund der nicht verfügbaren standardisierten Extrakte und fehlender therapeutischer Konsequenzen (abgesehen von Sanierungsmaßnahmen) nicht sinnvoll.

Spezifische inhalative Provokationen mit Allergenextrakten (z.B. Hausstaubmilbenallergen) sollten in keinem Fall ambulant durchgeführt werden, da 8 bis 12 Stunden nach Provokation mit ausgeprägten Spätreaktionen gerechnet werden muß und eine Überwachung bzw. adäquate Reaktion unter ambulanten Bedingungen nicht gewährleistet werden kann.

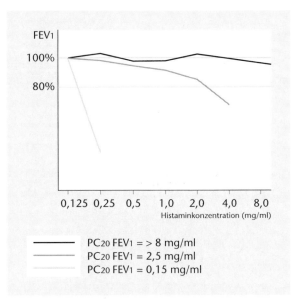

Abb. 12/6: Verschiedene Schweregrade der bronchialen Hyperreagibilität bei inhalativer Provokation.
($PC_{20}FEV_1$ = Histaminkonzentration, bei der der Lungenfunktionsparameter FEV_1 um 20% unter den Ausgangswert abfällt)

Literatur

Lloyd BW, Ali MH (1992). How useful do parents find home peak flow monitoring for children with asthma? Br Med J 305: 1128–1129

Niggemann B (1987). Fünf Peak-flow-Meter im Vergleich. Atemw - Lungenkrkh 13: 421–429

Niggemann B (1992). Lungenfunktionsdiagnostik in der Praxis. Monatsschr Kinderheilkd 140: F45-F57.

Lindemann H, Leupold W, Niggemann B (1997). Lungenfunktionsdiagnostik bei Kindern. Stuttgart (Verlag W. Kohlhammer)

SEPCR Working Group „Bronchial Hyperreactivity". Guidelines for standardization of bronchial challenges with (nonspecific) agents. Bull Europ Physiopath Resp 19: 495–5 141 983

Sly PD, Robertson CF (1990). A Review of Pulmonary Function Testing in Children. J Asthma 27: 137–147

Sterk PJ et al. (1993). Standardized challenge testing with pharmacological, physical and sensitizing stimuli in adults. Eur Respir J 6 (Suppl 16): 53–83

Zach M et al. (1986). Empfehlungen zur Standardisierung der inhalativen Provokation zur Messung der unspezifischen bronchialen Reaktivität. Prax Klin Pneumol 40: 356–364

13 Orale Nahrungsmittelprovokationen

B. Niggemann

13.1 Oligoallergene Basisdiät und Eliminationsdiät 219

13.2 Doppelblinde, plazebokontrollierte orale Nahrungsmittelprovokationen (DBPCFC) 219

Aufgrund der Tatsache, daß es keinen In-vitro-Test gibt, der die klinische Aktualität einer Nahrungsmittelallergie belegen kann, stellen orale Provokationstests den „Goldstandard" der Diagnostik von Nahrungsmittelallergien dar. Idealerweise werden diese als doppelblinde, plazebokontrollierte, orale Nahrungsmittelprovokationen (DBPCFC) durchgeführt. In der Praxis ist es in vielen Fällen möglich, statt dessen schrittweise alle 4 bis 5 Tage ein Nahrungsmittel neu in die Ernährung des Kindes additiv einzuführen.

In Abbildung 13/1 wird ein Flußschema zum Vorgehen bei Verdacht auf Nahrungsmittelallergie vorgestellt.

Der Verdacht auf eine Nahrungsmittelallergie kann sich durch die Anamnese, durch das Führen eines Symptom/Nahrungsmittel-Tagebuchs oder durch den Nachweis von spezifischem IgE gegen Nahrungsmittel ergeben.

13.1 Oligoallergene Basisdiät und Eliminationsdiät

Liegt kein spezifischer Verdacht, sondern eher eine vage Vermutung auf Nahrungsmittel-Unverträglichkeiten vor (z. B. bei atopischer Dermatitis), wird der Patient auf eine **oligoallergene Basisdiät** gesetzt werden. Bei Säuglingen sollte diese aus einer extensiv hydrolysierten Formula bestehen, bei älteren Kindern und Erwachsenen z. B. aus den in der Tabelle 13/1 genannten, seltener allergieauslösenden Nahrungsmitteln. Die einzelnen Bestandteile müssen selbstverständlich jeweils individuell festgelegt werden und sind frei kombinierbar. Dabei kann man sich zwar grob an den Untersuchungen des spezifischen IgE orientieren – in einigen Fällen wird man aber auch Nahrungsmittel, gegen die eine schwache Sensibilisierung besteht, im Regime belassen müssen.

Tritt unter der oligoallergenen Basisdiät keine Besserung des klinischen Bildes (z. B. des Ekzems) auf, erscheint die Wertigkeit einer Nahrungsmittelallergie für die Symptomatik des Patienten sehr fraglich. In diesem Fall sind Provokationstestungen meist nicht erforderlich und diätetische Einschränkungen nicht notwendig. Selten, aber möglich, sind klinisch manifeste Symptome gegen die in der Basisdiät verwendeten Nahrungsmittel. Wird aber eine Besserung der Symptome beobachtet, schließen sich orale Provokationstestungen an.

Besteht ein spezifischer Verdacht gegen ein bestimmtes Nahrungsmittel, kann dieses durch eine (meist mindestens 7tägige) **Eliminationsdiät** (d. h. gezieltes Weglassen eines oder mehrerer Nahrungsmittel, z. B. Milch und Ei) entzogen werden. Diese Eliminationsdiät kann oft schon (nach einer entsprechenden Beratung) zu Hause begonnen werden.

13.2 Doppelblinde, plazebokontrollierte orale Nahrungsmittelprovokationen (DBPCFC)

Im Anschluß werden dann **orale Provokationstests** durchgeführt – in der Regel als DBPCFC. Fallen die oralen Provokationstests positiv aus, wird das entsprechende Nahrungsmittel aus dem Speiseplan gestrichen; bei negativem Ergebnis sind spezifische diätetische Einschränkungen nicht notwendig.

Tab. 13/1: Beispiel einer oligoallergenen Basisdiät.

- Getreide (Reis)
- Fleisch (Lamm, Pute)
- Gemüse (Blumenkohl, Brokkoli, Gurke)
- Obst (Birne, Banane)
- Fett (Sonnenblumenöl, milchfreie Margarine)
- Getränke (Mineralwasser, Tee)
- Salz/Zucker (wenig)

13.2 Doppelblinde, plazebokontrollierte orale Nahrungsmittelprovokationen (DBPCFC)

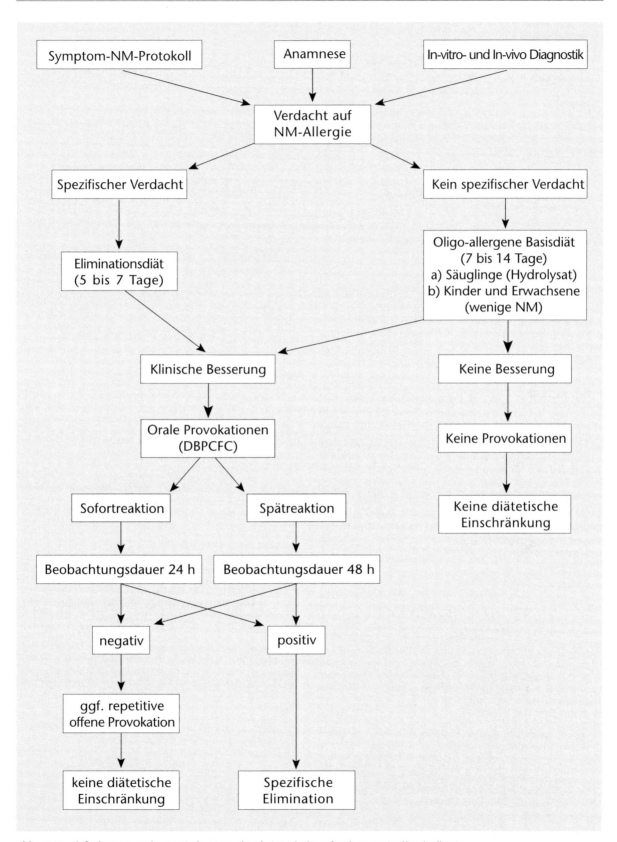

Abb. 13/1: Flußschema zum diagnostischen Vorgehen bei Verdacht auf Nahrungsmittel(NM)-Allergie.

Die Reihenfolge der zu testenden Nahrungsmittel richtet sich nach:

1. ernährungsphysiologischen Notwendigkeiten,
2. allergologischen Befunden und
3. der individuellen Speisekarte des Patienten.

DBPCFC sollten **im symptomarmen Intervall** durchgeführt werden. Falls eine stabile Situation durch Karenz allein nicht möglich ist, z. B. oft bei Vorliegen einer atopischen Dermatitis, muß vor Beginn der Provokationen die Lokaltherapie intensiviert und dann gleichmäßig fortgeführt werden. Falls bereits ein lokales Steroid eingesetzt wird, sollte die Konzentration und die Anwendungsfrequenz auf ein Minimum reduziert werden und dann möglichst beibehalten werden. Es hat sich bewährt, z. B. einmal täglich, ein schwaches topisches Steroid zu verabreichen.

Der wichtigste Punkt, der bei der **praktischen Durchführung** von DBPCFC (v.a. bei atopischer Dermatitis) beachtet werden muß, ist der, daß alle begleitenden Therapien und Umstände so wenig wie irgend möglich verändert werden dürfen. Nur bei einer kontinuierlich stabilen Situation ist die Grundlage für eine Beurteilung der klinischen Reaktionen gegeben.

Die doppelblind und plazebokontrolliert zu testenden Nahrungsmittel sind am geeignetsten in Flüssigkeit (z. B. einer extensiv hydrolysierten Formula oder einer Aminosäurenmischung) zu verabreichen. Für diese Art der Testung kommen naturgemäß Nahrungsmittel in Frage, die entweder flüssig sind (z. B. native Kuhmilch, natives Hühnerei oder Sojamilch) oder als Pulver in Flüssigkeit gelöst werden können (z. B. Weizenprotein oder lyophilisierte Nahrungsmittel). Feste Nahrungsmittel können (z. B. püriert) in Breie untergerührt oder müssen ggf. offen provoziert werden. Eine offene Provokation ist darüberhinaus bei Nahrungsmitteln mit starkem Eigengeschmack oft nicht zu umgehen.

Zumindest bei hochsensibilisierten Patienten sollten die DBPCFC bei liegendem **intravenösen Zugang** durchgeführt werden. In Tabelle 13/2 werden in Stichworten die wichtigsten praktischen Hinweise zur Durchführung von DBPCFC beschrieben.

Da bei hochsensibilisierten Nahrungsmittel-Allergikern auch schwere Symptome bis hin zu tödlichen Reaktionen auftreten, müssen – besonders bei zu befürchtenden Frühreaktionen (Anamnese) – **orale Provokationstests in titrierter Weise** durchgeführt werden. In Tabelle 13/3 wird ein Vorschlag gegeben, der sich am Beispiel Milch orientiert. Bei Provokationen mit z. B. Ei läßt man die höchste Titrationsstufe von 100 ml (entspricht 200 ml Gesamtlösung) weg bzw. ersetzt diese durch Basislösung.

Ein praktisches Problem stellt das **Maskieren („Blinden") der Nahrungsmittel** dar, sowohl was Geschmack und Farbe als auch Konsistenz betrifft. Die Verwendung einer extensiv hydrolysierten Formula

Tab. 13/2: Kurzgefaßte Hinweise zur Durchführung von oralen Provokationen.

1. Verdächtigte Nahrungsmittel für 5 bis 7 Tage (Eliminationsdiät) bzw. 7 bis 14 Tage (oligoallergene Basisdiät) vor Provokation eliminieren und während der Provokation eliminiert lassen.
2. Systemische Medikamente (z. B. Antihistaminika) mindestens 48 Stunden vorher absetzen (Astemizol 2 Wochen).
3. Topische Medikamente (z. B. steroidhaltige Externa) auf ein Minimum reduzieren und dann unverändert beibehalten.
4. Sicherstellen, daß das „Blinden" gewährleistet ist (z. B. durch Diätassistentin).
5. Native (oder gefriergetrocknete) Nahrungsmittel einsetzen.
6. Nahrungsmittel möglichst in flüssigem Medium anbieten.
7. Verhältnis von Plazebo- zu Verum-Episoden (mindestens) 1 : 2.
8. Immer gleiche Volumina von Verum und Plazebo geben
9. Nahrungsmittel sollten möglichst nüchtern verabreicht werden (Im Säuglingsalter nicht immer möglich).
10. Dosis alle 30 Min. steigern (bis zur Höchstdosis oder klinischer Reaktion). Bei Kapseln alle 60 Min. steigern.
11. Die Gesamtdosis sollte ungefähr der durchschnittlichen täglichen Einnahme entsprechen (z. B. 1 Ei, 150 ml Milch).
12. Die Beobachtungsdauer sollte 24 Std. bei erwarteten Frühreaktionen und mindestens 48 Std. bei möglichen Spätreaktionen (also immer bei atopischer Dermatitis) betragen.
13. Definition für eine Spätreaktion: die Zeit zählt von der höchsten Dosis – nicht vom Beginn der Provokation an.
14. Bei atopischer Dermatitis muß ggf. repetitiv über mehrere Tage mit dem gleichen Nahrungsmittel provoziert werden.
15. Provokationen sollten nur von in Notfallmaßnahmen erfahrenen Personen durchgeführt werden. Notfallset muß immer griffbereit und fertig für den Einsatz sein.
16. Sicherstellen, daß die klinische Beurteilung (Monitoring) gleichbleibend gewährleistet ist (z. B. Costa-Score oder SCORAD).

Tab. 13/3: Vorschläge für eine titrierte Provokation.

Basislösung (flüssiges Medium) = z. B. 100 ml Caseinhydrolysat (14,7 %) oder Aminosäurenmischung

Plazebo = 100 % Basislösung

Verum = 1 : 1 Mischung von Basislösung plus Allergen in Basislösung

0,1 ml +	0,1 ml =	0,2 ml	z. B.
0,3 ml +	0,3 ml =	6,0 ml	
1,0 ml +	1,0 ml =	2,0 ml	in Spritze
3,0 ml +	3,0 ml =	6,0 ml	
10,0 ml +	10,0 ml =	20,0 ml	z. B.
30,0 ml +	30,0 ml =	60,0 ml	in Flasche,
100,0 ml +	100,0 ml =	200,0 ml	Becher, Tasse

bietet die Vorteile der vernachlässigbaren Restallergenität und daß durch den bitteren Geschmack viele (aber bei weitem nicht alle) Nahrungsmittel nicht mehr herausgeschmeckt werden können. Ein Nachteil besteht in der verständlicherweise schlechten Akzeptanz bei größeren Kindern. Für dieses Alter steht als Alternative ein milcheiweißfreier Brei auf der Grundlage von Reis und Johannisbrotkernmehl zur Verfügung.

Der **Geschmack des Provokationsgemisches** kann einerseits durch Süßen der Speisen (Birnendicksaft, wenig Zucker) verbessert werden oder durch Hinzufügen eines Geschmacksstoffes erträglich gemacht werden, der gleichzeitig wiederum den Eigengeschmack des getesteten Nahrungsmittels weiter reduziert. Ein Bananengeschmacksstoff hat sich besonders bewährt. Schließlich kann ein Herunterkühlen der Nahrung weiterhin Geschmack abdämpfen. Die **Farbe** der verabreichten Testlösung kann durch Zugabe von Karottensaft (soweit vom allergologischen Standpunkt aus individuell vertretbar) verändert bzw. angeglichen werden. Falls ein farbliches Maskieren nicht möglich ist, muß das Nahrungsmittel verdeckt verabreicht werden (z. B. Spritze mit Alufolie, blickdichte Flasche o. ä). Da unter anderem auch Weizenprotein die Nahrung andickt, kann z. B. Maisstärke oder Reisschleim zum Blinden der Konsistenz eingesetzt werden.

Bei Säuglingen, die gestillt werden, sollte während der oralen Provokationstestungen ein Augenmerk auf die Diät der Mutter gerichtet werden (z. B. milch- und eifrei), da es in seltenen Fällen bei allergenreicher **Ernährung der Mutter** über die Muttermilch zu einem Transfer von Allergenen kommen kann und so Symptome beim Kind auftreten können, die das Provokationsergebnis verfälschen würden.

Das Verhältnis von Plazebo zu Allergen sollte im Idealfall mindestens 1:1 betragen. Aus Gründen der Praktikabilität jedoch (z. B. kürzere Liegedauer, Compliance der Familien) erscheint meist ein Verhältnis von 1:2 gerechtfertigt. Als erster Block kann z. B. die Gabe von Plazebo, Ei und Milch in randomisierter Reihenfolge erfolgen. Bei 48stündiger Beobachtungsdauer wird an Tag 1, 3 und 5 oral provoziert und an Tag 2, 4 und 6 der klinische Zustand beobachtet, während die Basisdiät fortgeführt wird. Wie schon erwähnt, muß bei atopischer Dermatitis gegebenenfalls repetitiv über mehrere Tage mit dem gleichen Nahrungsmittel provoziert werden.

Die **klinische Beurteilung** erfolgt durch einen Arzt, der für mindestens je einen Block nicht wechseln sollte. Bei atopischer Dermatitis kann die Hautverschlechterung anhand eines **Schweregrad-Scores** objektiviert werden. Ein wesentlicher Punkt bei der praktischen Durchführung von oralen Provokationstestungen ist die Dokumentation der Testergebnisse auf einem speziellen Dokumentationsbogen, der die Art des Nahrungsmittels, die verabreichte Menge und jede klinische Reaktion berücksichtigen muß. Der die klinische Reaktion beurteilende Arzt muß sich alle 24 Stunden mit einer eindeutigen Ja- oder Nein-Antwort schriftlich festlegen. Das „Entblinden" des Codes von Allergen- oder Plazeboprovokation erfolgt praktischerweise nach einem Block von 3 Phasen à (24 oder) 48 Stunden. Die Ergebnisse werden nach jedem Block mit dem Patienten bzw. dessen Eltern durchgesprochen und der nächste Provokationsblock festgelegt.

Ein positiver Provokationstest bedeutet zunächst eine Nahrungsmittel-Unverträglichkeit und kann erst in Verbindung mit einer spezifischen Sensibilisierung in Kombination mit der Art der klinischen Symptomatik auf eine Nahrungsmittelallergie schließen lassen. Bei positiver Kuhmilchprovokation mit gastrointestinalen Symptomen muß eine Laktoseintoleranz, bei positiver Weizenprovokation eine Zöliakie ausgeschlossen werden.

Eine positive Plazeboreaktion läßt natürlich Zweifel auch an den Verumprovokationen aufkommen: In diesem Fall müssen die vorherigen Testungen wiederholt und vermehrt Plazeboprovokationen eingeplant werden. Bei Patienten mit einer **belastungsabhängigen allergischen Reaktion** auf Nahrungsmittel muß auf die orale Provokation nach 45 bis 60 Minuten eine altersadäquate körperliche Belastung (z. B. Laufband) folgen.

Selbstverständlich kann die überwiegende Anzahl von Provokationen auch aus der Praxis heraus auf ambulanter Basis durchgeführt werden. Indikationen für eine stationäre Abklärung sind:

- anaphylaktische Reaktionen in Anamnese (wegen der Gefährlichkeit),
- ausgeprägter Schweregrad der atopischen Dermatitis (wegen der Schwierigkeit der Beurteilung) und
- subjektive Symptome (wegen der notwendigen Objektivierung).

Bei **ambulanter Durchführung** (in der Praxis oder bei absehbar nichtrisikoträchtigen Symptomen auch zu Hause) können orale Provokationstestungen nach entsprechender Eliminations- oder oligoallergener Basisdiät als schrittweise Neueinführung von einzelnen Nahrungsmitteln durchgeführt werden. Dies kann z. B. nach der Reihenfolge, die in Tabelle 13/3 angegeben ist, erfolgen. Alle 4 bis 7 Tage wird ein Nahrungsmittel neu eingeführt und dann in der Ernährung beibehalten. Viele Provokationen werden dann nur auf offener Basis und nicht als plazebokontrollierte Testungen durchführbar sein. Falls sich bei ambulanten Testungen Unklarheiten ergeben, ist ein stationärer Aufenthalt zur Durchführung von DBPCFC sinnvoll. Besondere **Vorsicht** ist **nach langer Karenz** (d.h. bei langem Zeitabstand zwischen letzter Gabe des Nahrungsmittels) und Reprovokation geboten.

Aufgrund der bereits beschriebenen Schwierigkeiten,

eine orale Nahrungsmittel-Provokation rein klinisch „objektiv" zu beurteilen, sollten zumindest **bei der atopischen Dermatitis standardisierte Schweregrad-Scores** zur Verlaufsbeurteilung herangezogen werden. Hierbei hat sich im klinischen Alltag der Costa-Score und der SCORAD (siehe Kapitel „atopische Dermatitis") bewährt. Je nach Anamnese, empfiehlt es sich bei Patienten, die möglicherweise mit bronchoobstruktiven Symptomen reagieren, die Provokationstestungen per Peak-flow (oder sogar Lungenfunktionsmessung) zu monitoren.

Selbst mit so anspruchsvollen Verfahren, wie einer gut standardisierten DBPCFC, ist die Frage einer Nahrungsmittelallergie nicht immer vollständig zu klären. Dies liegt an den immer noch unzureichenden Möglichkeiten einer objektiven Beurteilung von Symptomen – besonders bei Spätreaktionen.

Der relativ große Aufwand, der durch die DBPCFC entsteht (u. U. mehrwöchiger stationärer Aufenthalt), ist aber in vielen Fällen eindeutig gerechtfertigt und sogar notwendig, um allergieauslösende Nahrungsmittel zu vermeiden. Wichtig ist aber auch, die Patienten vor ungesicherten oder gar unsinnigen Diäten zu schützen die

- die Kinder sinnlos beeinträchtigen,
- zu erheblichen Mangelzuständen führen können,
- Therapeuten ungerechtfertigt von der Verantwortung entheben und
- sinnvolle Therapiemaßnahmen verhindern.

Es gibt inzwischen zahlreiche Berichte über erhebliche Nebenwirkungen durch einseitige strenge Diäten.

Ärztlich verordnete Diätempfehlungen können nur in Form einer ausführlichen Diätberatung durch eine geschulte Diätassistentin umgesetzt werden. Auch auf soliden Provokationstestungen beruhende Diätempfehlungen sind im Kindesalter jeweils nur für 12 Monate gültig, danach muß die klinische Aktualität anhand einer erneuten Untersuchung des spezifischen IgE sowie einer oralen Provokationstestung neu evaluiert werden.

Literatur

Bahna SL (1994). Blind food challenge testing with wide-open eyes. Ann Allergy 72: 235–238

Bock SA, Sampson HA, Atkins FM, Zeiger RS, Lehrer S, Sachs M, Bush RK, Metcalfe DD (1988). Double-blind, placebo-controlles food challenge (DBPCFC) as an office procedure: A Manual. J Allergy Clin Immunol 82: 986–997

Costa C, Rilliet A, Nicolet M, Saurat JH (1989). Scoring atopic dermatitis: the simpler the better? Acta Dermatol Venereol 69: 41–45

Davidovits M, Levy Y, Avramowitz T, Eisenstein B (1993). Calcium-deficiency rickets in a four-year-old boy with milk allergy. J Pediatr 122: 249–251

European Task Force on Atopic Dematitis (1993). Severity Scoring of Atopic Dermatitis: The SCORAD Index. Dermatology 186: 23–31

Grüttner R (1992). Mangelzustände bei Fehlernährung durch alternative Kost im Säuglings- und Kleinkindesalter. Dt Ärztebl 89: B462-B466

Kanaka C, Schütz B, Zuppinger KA (1992). Risks of alternative nutrition in infancy: a case report of severe iodine and carnitine deficiency. Eur J Pediatr 151: 786–788

Niggemann B, Wahn U, Sampson HA (1994). Proposals for standardization of oral food challenge tests in infants and children. Pediatr Allergy Immunol 5: 11–13

Niggemann B, Beyer K, Pohl C, Wahn U (1996). Diagnostisches Vorgehen beim Verdacht auf Nahrungsmittelallergie im Kindesalter Monatsschr Kinderheilkd 144: 65–73

Sampson HA (1988). Immunologically mediated food allergy: the importance of food challenge procedures. Ann Allergy 60: 262–269

Sampson HA, Albergo R (1984). Comparison of results of skin tests, RAST, and double-blind, placebo-controlled food challenges in children with atopic dermatitis. J Allergy Clin Immunol 74: 26–33

Sampson HA, Mendelson L, Rosen JP (1992). Fatal and near-fatal anaphylactic reactions to food in children and adolescents. N Engl J Med 327: 380–384

14 Atopiefrüherkennung und -prophylaxe

R. L. Bergmann, N.-I. M. Kjellman, U. Wahn

14.1	Früherkennung 225	14.5	Pharmakoprophylaxe 230
14.2	Ernährungsprophylaxe 226	14.6	Präventive Immuntherapie 230
14.3	Expositionsprophylaxe gegen inhalative Allergene 228	14.7	Vorschläge für ein abgestuftes Vorgehen zur Atopieprävention 231
14.4	Präventionsmaßnahmen über adjuvante Faktoren 229	14.7.1	Gesundheitsförderung und Primärprävention ... 231
		14.7.2	Sekundärprävention 231

Die Ätiologie atopischer Erkrankungen ist multifaktoriell. Nicht nur genetische Komponenten sondern auch komplexe exogene Faktoren wirken zusammen, indem sie die Entstehung und Ausprägung der Erkrankung beschleunigen, verstärken, verzögern oder abschwächen (Marsh und Blumenthal, 1990). Die genetische Disposition läßt sich nicht entfernen, dagegen kann über eine Beeinflussung von Umwelt und

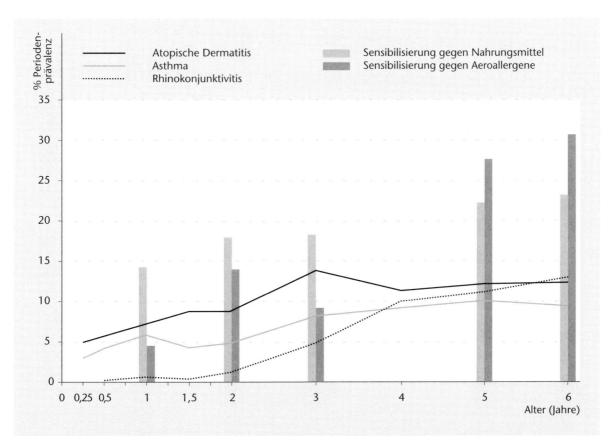

Abb. 14/1: Natürlicher Verlauf von Asthma (bzw. rezidivierender obstruktiver Bronchitis), atopischer Dermatitis und Rhinokonjunktivitis sowie der spezifischen Sensibilisierung gegen Nahrungsmittel- und inhalative Allergene, nach Daten der MAS-90-Studie (Wahn et al., 1997).

Tab. 14/1: Präventionsmöglichkeiten.

	Gesundheitsförderung	Primärprävention	Sekundärprävention	Tertiärprävention
Zielgruppe	Gesamtpopulation	Risikogruppe	Erkrankte	Kranke
Ziel	Vorbeugung, Vermeidung, Verzögerung		Heilung	Rehabilitation

Verhalten eine Modifikation des Erkrankungsbeginns und -verlaufes erreicht werden.

Atopische Erkrankungen kommen in wechselnden Erscheinungsformen vor, die sich sowohl in klinischen Krankheitsbildern manifestieren als auch an immunologischen Markern messen lassen. Spezifische IgE-Antikörper und klinische Manifestationen müssen nicht gleichzeitig vorhanden sein. Sie treten meistens in einer bestimmten Reihenfolge auf und laufen nach einem Muster ab, das als „natürlicher Verlauf der atopischen Erkrankung" oder im englischen Sprachgebrauch vorwiegend als „Atopic march" bezeichnet wird (Abb. 14/1). Diese Gesetzmäßigkeit sowie die genetische Disposition können dazu dienen, die anstehenden atopischen Erkrankungen vorauszusagen, um das Erkrankungsrisiko durch eine geeignete Prophylaxe zu vermindern.

Je nach dem Präventionszeitpunkt unterscheidet man primäre, sekundäre und tertiäre Präventionen. Häufig wird von der Primärprävention die allgemeine Gesundheitsförderung abgetrennt, die sich an die gesamte Bevölkerung richtet (Tab. 14/1). Der Ausdruck

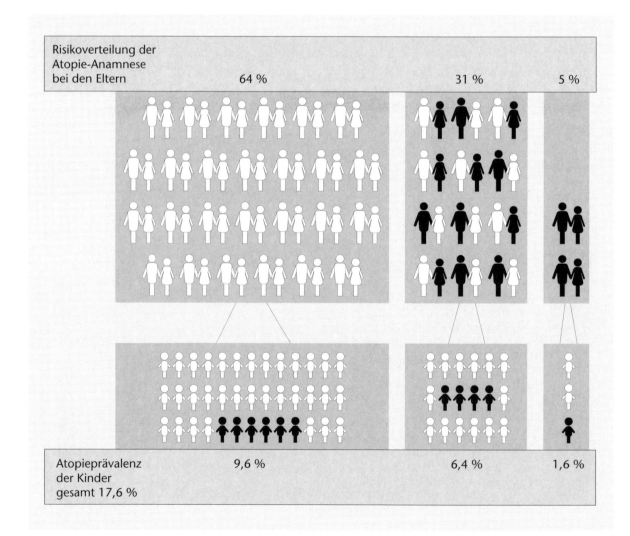

Abb. 14/2: Prozentualer Anteil an Eltern Neugeborener mit Atopieanamnese sowie darauf projizierte Lebensprävalenz von Kindern mit atopischen Manifestationen plus spezifischer Sensibilisierung in den ersten zwei Lebensjahren. Nach Daten der MAS-90-Studie (Bergmann et al., 1997).

Prophylaxe ist nicht genau definiert. Er wird meist im Zusammenhang mit individuellen Vorbeugungsstrategien benützt und deckt den Bereich der Prävention ab.

14.1 Früherkennung

Wenn eine positive Atopieanamnese von Eltern oder Geschwistern oder ein über 0,9 kU/l erhöhter Nabelschnur-IgE-Wert als Risikomarker für eine atopische Erkrankung des Kindes verwendet wird, dann finden wir ein erhebliches Risikopotential unter deutschen Neugeborenen. Nach den Ergebnissen der multizentrischen Geburtskohortenstudie MAS-90 hätten danach nur 58 % der Neugeborenen **kein** erhöhtes Atopierisiko.

Die positive Familienanamnese oder der erhöhte Nabelschnur-IgE-Wert sind zwar **Risikofaktoren** für eine atopische Erkrankung des Kindes, sie sagen diese aber nicht sicher voraus, d. h. sie sind keine guten **Prädiktoren**. Während bereits Ende der 80er Jahre Zweifel daran aufkamen, ob ein erhöhter Nabelschnur-IgE-Wert für eine allgemeines Screening geeignet ist (Übersicht bei Kjellman, 1994), zeigt sich jetzt auch, wie wenig sicher die Familienanamnese eine frühe atopische Erkrankung voraussagt: Die meisten Kinder in der Bevölkerung (nicht im Krankenhaus), bei denen in den ersten beiden Lebensjahren klinische Zeichen einer atopischen Erkrankung und gleichzeitig eine spezifische Sensibilisierung auftreten, kommen aus Familien mit negativer Atopieanamnese (Abb. 14/2).

Gleiche klinische Manifestationen beim Kind und seiner Familie sind enger miteinander assoziiert als unterschiedliche atopische Krankheitsbilder in der gleichen Familie, z. B. ist eine frühe atopische Dermatitis bei Säuglingen, deren Eltern auch daran gelitten hatten, häufiger zu erwarten, als bei Kindern, deren Eltern eine andere Erkrankung aus dem atopischen Formenkreis aber keine atopische Dermatitis hatten (Abb. 14/3). In den ersten beiden Lebensjahren ist eine rezidivierende obstruktive Bronchitis meist virusassoziiert, zwischen 4 und 6 Jahren nimmt unter Kindern mit rezidivierender obstruktiver Bronchitis der Anteil der allergischen Asthmatiker zu (Martinez et al., 1995) und die Asthmaanamnese der Eltern wird ein besserer Prädiktor für das Asthma des Kindes, siehe Abbildung 14/4 (rechte Säulen): 60 % der Kinder mit zwei asthmatischen Eltern haben in diesem Alter auch Asthma. Obwohl prozentual mehr Kinder asthmatischer Eltern an Asthma erkranken, kommen aber zahlenmäßig auch hier (in der risikoangereicherten Kohortenstudie MAS-90) wieder die meisten Kinder mit Asthma aus Familien mit niedrigem Asthmarisiko, siehe Abbildung 14/4 (linke Säulen).

Wie an den Beispielen von atopischer Dermatitis und Asthma gezeigt werden konnte, ist der **positive prä-**

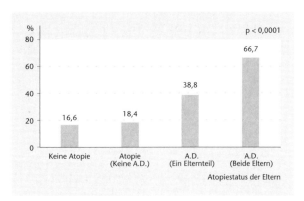

Abb. 14/3: Prozentualer Anteil an Kindern mit atopischer Dermitis in den ersten zwei Lebensjahren je nach Atopie-Anamnese der Eltern. Nach Daten der MAS-90-Studie.

diktive Wert der spezifischen Familienanamnese hoch, obwohl es selten vorkommt, daß beide Eltern an der gleichen Manifestation leiden. Bezogen auf die frühen atopischen Erkrankungen ist damit die **Sensitivität** der atopischen Familienanamnese, auch bei spezifischen Erkrankungen, ebenso wie die des erhöhten Nabelschnur-IgE-Wertes niedrig. Sie eignen sich deshalb ebensowenig als Instrument für ein allgemeines Neugeborenenscreening wie andere Prädiktoren (Odelram, 1995).

Einen erhöhten Nabelschnur-IgE-Wert könnte man bereits als erstes Krankheitssymptom einer Atopie deuten. Wenn im Säuglings- und Kleinkindesalter andere Krankheitssymptome wie eine atopische Dermatitis oder eine spezifische Sensibilisierung gegen Nahrungsmittelallergene auftreten, kann man unter der Annahme eines regelhaften „natürlichen Verlaufes" damit rechnen, daß bei einem Teil der Kinder eine Sensibilisierung gegen inhalative Allergene sowie da-

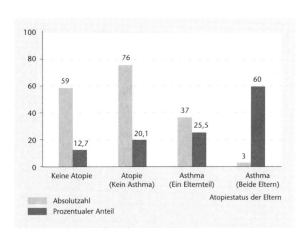

Abb. 14/4: Kinder mit Asthma zwischen 4 und 6 Jahren nach Atopie-Anamnese der Eltern: Rechte Säulen prozentualer Anteil, linke Säulen absolute Zahlen. Nach Daten der MAS-90-Studie (Bergmann et al., 1997).

nach Asthma und atopische Rhinokonjunktivitis folgen werden. Wie hoch ist der Anteil dieser Kinder, d. h. wie hoch ist der **positive prädiktive Wert** dieser Frühsymptome?

Nach den Ergebnissen der Multizentrischen Allergiestudie, MAS-90 (Wahn et al., 1997) waren von den Kindern, die eine atopische Dermatitis in den ersten 3 Monaten hatten, 60 % mit 5 Jahren gegen Aeroallergene sensibilisiert, 28 % hatten eine allergische Atemwegserkrankung. Wenn in der engeren Familie dieser Kinder noch zwei Eltern mit einer atopischen Erkrankung vorkamen, stieg der positive prädiktive Wert für eine Sensibilisierung gegen Aeroallergene auf 77 %, der für eine allergische Atemwegserkrankung auf 50 %.

Die virusassoziierte obstruktive Bronchitis im Säuglingsalter mündet bei einem Teil der Kinder später in ein allergisches Asthma. In einigen prospektiven Studien war der Anteil der Kinder, die als Säuglinge an einer obstruktiven Bronchitis litten und mit 5 Jahren mindestens einmal eine Asthmaepisode hatten, relativ hoch, nämlich über 40 %. In der prospektiven MAS-90-Studie dagegen wurde zwischen dem 4. und 6. Lebensjahr nur bei 29 % der Kinder, die als Säuglinge mindestens zweimal an einer obstruktiven Bronchitis gelitten hatten, Asthma diagnostiziert, bei 71 % trat diese Symptomatik nicht mehr auf, d. h. weder die Sensitivität noch der positive prädiktive Wert der frühen obstruktiven Bronchitis auf das Rezidiv im Vorschulalter war besonders groß. Retrospektive Studien von erwachsenen Asthmapatienten wiederum zeigen, daß die ersten Symptome bei den meisten schon im Säuglings- und Kleinkindesalter auftraten.

Eine spezifische Sensibilisierung gegen Hühnerei bei Kindern im Alter von 12 Monaten, besonders bei höheren Titern im CAP-Test (> 2 kU/l), in Kombination mit einer doppelt positiven Familienamnese hatte in der MAS-90-Studie bei denselben Kindern bereits im Alter von 3 Jahren zu 71 % eine spezifische Sensibilisierung gegen Aeroallergene zur Folge. Wurden spezifische Antikörper gegen Nahrungsmittel sowohl im Alter von einem als auch von 2 Jahren entdeckt, und fand sich eine positive Atopieanamnese in der Familie, dann war vorauszusehen, daß bei 80 % dieser Kinder mit 5 Jahren eine Sensibilisierung gegen inhalative Allergene nachweisbar würde.

Als Konsequenz dieser Ergebnisse sollte man heute kein allgemeines Neugeborenenscreening mehr empfehlen. Vielmehr sollte man im Rahmen einer allgemeinen Gesundheitsförderung dafür sorgen, daß das Erkrankungsniveau in der Bevölkerung gesenkt wird. Der Kinderarzt kann bei Neugeborenen und jungen Säuglingen aus Familien mit Atopieanamnese der Eltern und Geschwister eine individuelle Prophylaxe empfehlen, vor allem dann, wenn die Familie danach fragt und ein Leidensdruck durch atopisch erkrankte Familienmitglieder besteht. Bei Kindern mit familiärem Atopierisiko sollten nach dem Auftreten erster klinischer Zeichen sowie einer spezifischen Sensibilisierung gegen Nahrungsantikörper Maßnahmen zur Sekundärprävention eingeleitet werden.

14.2 Ernährungsprophylaxe

Schwangerschaft

Da die immunologische Reifung im zweiten Schwangerschaftstrimenon beginnt und bei fetalen T-Zellen in diesem Alter bereits eine Immunantwort auf Nahrungs- und Aeroallergene provoziert werden kann, ist eine Expositionsprophylaxe über die Mutter vorstellbar. Die bisher publizierten Ergebnisse zur Ernährungsintervention wurden – mit einer Ausnahme – erst im dritten Schwangerschaftstrimenon begonnen, häufig bei stillenden Müttern postnatal fortgesetzt und lassen keinesfalls die Interpretation zu, daß sich das Allergierisiko des Kindes durch eine Diät der Mutter in der Schwangerschaft vermindern läßt (Zeiger, 1994). Die Ansichten darüber, ob die Intervention schon im zweiten Schwangerschaftstrimenon hätte beginnen sollen oder eine Intervention in der Schwangerschaft sogar ein erhöhtes Risiko bedeuten könnte, sind kontrovers. In einer Phase großer Vulnerabilität und eines erhöhten Nährstoffbedarfes, wie in diesem Lebensabschnitt, sind ungesicherte Interventionsbemühungen jedenfalls nicht zu empfehlen.

Säuglings- und Kleinkindesalter

Die Atopikerkarriere beginnt bei den meisten Kindern mit nahrungsassoziierten klinischen Manifestationen, und die spezifische Sensibilisierung ist zunächst meist gegen Nahrungsmittel, vor allem Hühnerei und Kuhmilch, gerichtet. Deshalb wurden die ersten Untersuchungen zur Expositionsprophylaxe mit Eliminationsdiäten durchgeführt (Übersicht bei Zeiger, 1994). Spätestens seit der Publikation von Gruleé und Sanford 1936, die in einer prospektiven Studie an über 200 000 Säuglingen beobachtet hatten, daß Ekzeme bei kuhmilchernährten Säuglingen 7mal so häufig wie bei gestillten auftraten, gilt Stillen als wirksame Expositionsprophylaxe gegen Ekzeme im Säuglingsalter. Kinder mit familiär erhöhtem Atopierisiko sollten deshalb häufiger und länger gestillt werden als Kinder aus unbelasteten Familien.

1988 konnte Kramer in einer kritischen Analyse der Studien, die in den 50 Jahren nach Gruleé und Sanford erschienen waren, keine finden, die unangefochten bewiesen hätte, daß gestillte Säuglinge seltener an atopischen Erkrankungen leiden. Es ist in den folgenden Jahren ebenfalls keinem Untersucher gelungen, eine randomisierte Zuordnung reifgeborener Säuglinge zu einer gestillten oder künstlich ernährten Untersuchungsgruppe zu erreichen. In England allerdings wurde bei Frühgeborenen aus Atopikerfamilien, die zufallsmäßig einer Ernährung mit Frauenmilch oder einer Frühgeborenennahrung auf Kuhmilchbasis zugeordnet worden waren, seltener ein Ekzem beobachtet. Die Inhaltsstoffe der Muttermilch, ihre immunologischen Eigenschaften und die Immunitätslage des Säuglings unterstützen die Erwartung, daß Stillen vor atopischen Erkrankungen schützt (Schroten, 1994). Stillen gilt deshalb als basale Allergieprophylaxe.

Auch gestillte Säuglinge können potenten Nahrungsallergenen exponiert werden. Dies kann durch orale Aufnahme mit Flaschennahrung, Beikost oder in Muttermilch übergetretene oder inhalierte Nahrungsallergene geschehen. Ob dabei eine atopische Erkrankung in Gang gesetzt wird, hängt von der Disposition des Kindes, seinem Alter, der Allergenmenge sowie der Art und Häufigkeit der Exposition ab.

Die „heimliche" Flasche in den ersten Lebenstagen ist nicht nur hinderlich bei der Etablierung erfolgreichen Stillens, sondern sie ist ein Risiko für atopische Erkrankungen. In einem Stadtbezirk Dänemarks entwickelten 39 von 1749 Säuglingen eine Kuhmilchallergie im ersten Lebensjahr (2,2 %). Darunter befanden sich auch 17 ausschließlich gestillte Säuglinge. Alle Kinder mit Kuhmilchallergie hatten Flaschennahrung auf der Wochenstation erhalten, während sich unter denen ohne frühes Nahrungssupplement kein Kind mit Kuhmilchallergie befand. Auch hierzu gibt es kontroverse Beobachtungen und Ansichten, die allerdings nicht so stichhaltig sind, daß die Empfehlung, in den ersten Lebenstagen Flaschennahrung nur bei besonderen Indikationen zuzulassen, davon beeinflußt werden könnte.

Kuhmilchantigene können bereits 2 bis 6 Stunden nach Genuß entsprechender Nahrungsmittel in Muttermilch nachgewiesen werden. Obwohl die Konzentrationen sehr niedrig sind (1 Tropfen Kuhmilch enthält so viel β-Laktoglobulin wie 200 Liter Frauenmilch), können manche Kinder dadurch sensibilisiert werden. Auch im Serum ausschließlich gestillter Säuglinge können Antikörper gegen Kuhmilch und Hühnerei nachgewiesen werden. Die klinischen Symptome einer Kuhmilchallergie bei gestillten Säuglingen verschwanden häufig, wenn die Mutter selbst keine Milch mehr trank. In den meisten prospektiven Studien, die Eliminationsdiäten von stillenden Müttern meist in Kombination mit weiteren Eliminationsmaßnahmen untersuchten, wurde eine Reduktion und ein verzögertes Auftreten atopischer Erkrankungen bei den Kindern aus Risikogruppen beobachtet (Übersicht bei Zeiger, 1994). Andererseits stellen diese Diäten ein Ernährungsrisiko für Mutter und Kind dar und beeinträchtigen die Lebensqualität der Familien, so daß sie heute nicht zu den gesicherten Prophylaxemaßnahmen zählen (Fälth-Magusson, 1994).

Ausschließliches Stillen ist meist 6, mindestens aber 4 Monate lang risikofrei möglich. Die Einführung von Beikost bedeutet wieder ein nutritives Allergenrisiko. Auch hier ist man auf indirekte Beweisführung angewiesen. In randomisierten prospektiven Studien wurde der späte Beginn der Beikostfütterung zusammen mit weiteren Präventionsmaßnahmen durchgeführt oder war bei Beobachtungsstudien Teil eines besonderen Lebensstils.

Fergusson und Mitarbeiter (1994) dagegen kontrollierten bei der statistischen Auswertung den Einfluß von Kovariablen und fanden in einer Beobachtungsstudie an über 1000 Kindern in Neuseeland, daß ein Ekzem in den ersten 2 Lebensjahren sowie in den ersten 10 Lebensjahren bei den Kindern seltener aufgetreten war, die in den ersten 4 Lebensmonaten keine Beikost erhalten hatten. Auch Kinder, die anfangs nur 1 bis 3 unterschiedliche Beikosttypen erhalten hatten, entwickelten seltener ein Ekzem als solche mit 4 oder mehr unterschiedlichen Beikosttypen (Fergusson, 1994). Eine weitere Empfehlung zur Allergieprophylaxe ist deshalb, die Beikost nicht in den ersten 4 Monaten zu geben und dann Nahrungsmittel nacheinander einzuführen.

Wenn eine Mutter nicht ausreichend stillen kann und in den ersten 4 Monaten eine Flaschennahrung nötig wird, was sollte dann empfohlen werden? Alle Nahrungsproteine haben eine allergenes Potential, auch die aus Soja und Mandeln, besonders aber die aus Kuhmilch. Die Proteine aus Ziegen- und Schafmilch zeigen eine Kreuzreaktion mit Kuhmilchproteinen. Pflanzenproteine sind außerdem oft biologisch nicht hochwertig, es sei denn, sie wurden einem Spezialverfahren unterworfen oder angereichert, wie z. B. Sojaproteinisolat. Seit vielen Jahren werden deshalb Proteinhydrolysate als Grundlage von Säuglingsnahrungen zur Atopieprophylaxe empfohlen. Neuerdings stehen auch therapeutische Diäten auf Aminosäurebasis zur Verfügung.

Obwohl es keine klaren und eindeutigen Definitionen gibt, wird zwischen extensiv hydrolysierten Proteinen, die eine Mischung aus freien Aminosäuren und kurzen Peptidketten enthalten, und partiell hydrolysierten Proteinen mit auch längeren Peptidsequenzen unterschieden. Beide Formen der Hydrolysate haben noch immer eine gewisse Restallergenität, die bei adäquater Testung kuhmilchallergischer Kinder (Pricktest und doppelt blinde orale Provokation) bei extensiven Hydrolysaten deutlich geringer ist als bei partiellen. Die meisten Hydrolysatnahrungen entsprechen außerdem den EG-Richtlinien von 1991 für Säuglingsanfangsnahrungen und Folgenahrungen (Tab. 14/2).

Obwohl eine Reihe prospektiver randomisierter Studien die Wirksamkeit von Flaschennahrungen auf der Basis von extensiv als auch von partiell hydrolysierten Proteinen bei der Prävention atopischer Erkrankungen beschrieben haben, sind nicht alle Zweifel ausgeräumt. In den meisten Studien mit partiellen Hydrolysatnahrungen entsprachen die Atopiekriterien nicht

Tab. 14/2: Einteilung der allergenreduzierten Nahrungen für Säuglinge.

I. Therapeutische Semielementardiäten auf Aminosäurebasis ohne Restallergenität

II. Therapeutische bilanzierte Diäten mit hochgradig hydrolysiertem Eiweiß und sehr geringer Restallergenität

III. Säuglingsnahrungen mit höhergradig hydrolysiertem Eiweiß und deutlich reduzierter Restallergenität,
 a) Typ Säuglingsanfangsnahrungen,
 b) Typ Folgenahrungen.

IV. Säuglingsnahrungen mit mäßiggradig hydrolysiertem Eiweiß und relativ hoher Restallergenität,
 a) Typ Säuglingsanfangsnahrungen,
 b) Typ Folgenahrungen.

allergologischen Standards (Businco et al., 1993), während manche Nahrungen auf der Grundlage von extensiven Hydrolysaten bei jungen Säuglingen transient zu vermindertem Wachstum führten. Nach den bisher gemachten Erfahrungen haben beide Nahrungsformen keine langfristigen negativen Auswirkungen auf die Gesundheit des Kindes. Doch gibt es bisher keine fundierten Studien darüber. Hydrolysatnahrungen sind inzwischen ein fester Bestandteil der Atopieprophylaxe.

Da es bisher keinen brauchbaren und besseren Indikator für das Atopierisiko des Neugeborenen gibt und die Atopieanamnese der Eltern und Geschwister eine geringe Sensitivität hat, erscheint es sinnvoll, allen Säuglingen eine Ernährungsweise zu empfehlen, die nach dem derzeitigen Stand des Wissens auch als Atopieprophylaxe geeignet ist, darüber hinaus gesund ist und keinen zusätzlichen Aufwand bedeutet. Neugeborenen mit einem oder gar mehreren atopischen Familienangehörigen wird man auf Nachfrage strengere Ernährungsempfehlungen geben. Hat das Kind bereits eine Nahrungsmittelallergie, dann müssen die Empfehlungen die Elimination der offensiven Nahrungsbestandteile einschließen. Je nach Ausgangslage werden die Prophylaxeempfehlungen deshalb gestaffelt sein (Tab. 14/3).

14.3 Expositionsprophylaxe gegen inhalative Allergene

Respiratorische Allergien lösen im Atopieverlauf die nahrungsassoziierten Allergien ab (siehe Kap. 15). Der Monat oder die Saison der Geburt beeinflussen mit, ob jemand eine Pollenallergie entwickelt und wie schwer sie verläuft. Da Kleinkinder aber 90 % ihrer Zeit in Innenräumen verbringen, sind sie Innenraumallergenen eher exponiert als Außenluftallergenen. Die Hälfte der Neugeborenen in Deutschland sind Erstgeborene mit vermutlich neuem eigenem Bett, das zwar anfangs nicht milbeninfestiert ist, aber bereits nach einigen Monaten erhebliche Allergenkonzentrationen aufweisen kann. In der multizentrischen Allergiestudie hatten ein- bis dreijährige Kinder zunächst Antikörper gegen Katzenallergene, danach stieg die Prävalenz spezifisch gegen Milben- und schließlich gegen Hundeallergene **sensibilisierter** Kinder an (Wahn et al., 1997). Die Sensibilisierungsrate gegen Milben- und Katzenallergene hing in den ersten 3 Lebensjahren signifikant von den im Alter von 6 und 18 Monaten im elterlichen Haushalt gemessenen Konzentrationen dieser Allergene im Hausstaub ab, wobei eine positive Atopieanamnese der Familie gegenüber unbelasteten Familien das Sensibilisierungsrisiko des Kindes bei gleicher Allergenexposition erhöhte (Wahn et al., 1997).

Bei 11jährigen Kindern in den USA war beobachtet worden, daß das **Asthmarisiko** von der Milbenallergenexposition abhing, die im Alter von einem Jahr bestimmt worden war. Bei 6- bis 8jährigen Schulkindern in Freiburg fand sich ein Zusammenhang zwischen dem Neuauftreten von Asthma während einer dreijährigen Beobachtungsperiode und einer Milbensen-

Tab. 14/3: Ernährungsempfehlungen zur Prävention atopischer Erkrankungen im Säuglingsalter (B. Niggemann, R. Bergmann, U. Wahn, 1997).

Risikogruppe (Familienanamnese)	0-(4) 6 Monate		6–12 Monate		> 12 Monate	
	empfehlen	eliminieren	empfehlen	eliminieren	empfehlen	eliminieren
I ohne erkennbares Risiko	Stillen SMN	Beikost	Stillen SMN	–	Mischkost	–
II Familienanamnese + noch ohne Symptome	Stillen HN◊	Beikost	Stillen SMN	Ei Fisch, Nuß	Mischkost	–
III klinisch manifest	Stillen HNΔ	Beikost	Stillen HNΔ	Provo +	Mischkost	Provo +

SMN Säuglingsmilchnahrung, Anfangsnahrung (Pre oder 1), evtl. nach 4 Monaten Folgemilch (2)
HN Hydrolysatnahrung, und zwar:
◊   vorzugsweise extensiv hydrolysierte Säuglingsanfangsnahrung, bzw. entsprechende bilanzierte Diät
Δ   extensiv hydrolisierte bilanzierte Diät
Provo+ im oralen Provokationstest positive Nahrungsmittel, außerdem Milch, Ei, Fisch, Nuß
       (Zitrusfrüchte und Süßigkeiten bei Hautsymptomen meiden)

sibilisierung zu Beginn der Beobachtungsperiode. In einer milbenfreien Umgebung war bei Schülern Asthma am häufigsten mit einer Sensibilisierung gegen Hund und Katze assoziiert.

Eine Reduktion der Allergenexposition in Bettzeug und Matratzen verminderte die bronchiale Hyperreagibilität von milbensensibilisierten Asthmatikern und die Schwere einer atopischen Dermatitis (siehe Kap. 15). Diese Studien weisen indirekt darauf hin, daß eine Expositionsprophylaxe gegen Innenraumallergene wirksam sein müßte, um eine spezifische Sensibilisierung, Asthma und eine milbenassoziierte atopische Dermatitis zu vermeiden.

Ein direkter Beweis der Wirksamkeit einer Expositionsprophylaxe als alleinige primär präventive Maßnahme wird von einigen laufenden europäischen Studien erwartet und deutet sich bereits an. In der kontrollierten prospektiven „Isle-of-White-Studie" an 120 Säuglingen mit hohem Atopierisiko wurde neben einer diätetischen Prophylaxe auch eine Elimination von Innenraumallergenen durchgeführt (Hide et al., 1996). Bei Kindern im Alter von 12 Monaten betrug die Atopieprävalenz der Präventionsgruppe nur etwa ein Drittel der Pävalenz in der Vergleichsgruppe, nämlich 13 % statt 40 %. Mit 4 Jahren hatte die Präventionsgruppe gegenüber der Kontrolle immer noch eine signifikant niedrigere Sensibilisierungsrate gegen inhalative Allergene. Dagegen verminderte die rein alimentäre Expositionsprophylaxe nur die Prävalenz nahrungsassoziierter Allergien (Zeiger et al., 1994).

Nach diesen Befunden müßte die Expositionsprophylaxe gegen inhalative Allergien zur Primärprävention einer Sensibilisierung sicher im ersten Lebensjahr, wahrscheinlich sogar im Neugeborenenalter beginnen und müßte zur Sekundärprävention nach dem Auftreten einer Sensibilisierung oder erster klinischer Manifestationen und als Tertiärprävention jederzeit bei milbensensibilisierten Allergikern eingesetzt werden.

14.4 Präventionsmaßnahmen über adjuvante Faktoren

Im Tierversuch konnte die Sensibilisierung gegen spezifische Allergene durch das Einwirken unspezifischer Triggerfaktoren gefördert werden. Zu diesen adjuvanten Faktoren gehört Tabakrauch. Passive Tabakrauchexposition, besonders eine schon während der Schwangerschaft rauchende Mutter, ist ein Risikofaktor für eine verminderte Lungenfunktion bei Geburt, Infekte der oberen Luftwege, frühe Sensibilisierung, obstruktive Bronchitis und Asthma (Martinez, 1995). In den USA werden 7,5 % der Fälle von obstruktiver Bronchtis oder Asthma im Kindesalter der passiven Tabakrauch-Exposition angelastet. In Schweden hätten 27 % der stationären Aufnahmen von 4jährigen Kindern mit Asthma vermieden werden können, wenn die Familien nicht geraucht hätten (Rylander, 1993).

Wurde das Rauchen allein während der Schwangerschaft aufgegeben, dann war die gesamte Morbidität im Säuglingsalter geringer. Nicht in der Gegenwart von Kindern zu rauchen, bzw. das Rauchen ganz aufzugeben war immer Teil von komplexen Prophylaxemaßnahmen. Der Beitrag der Expositionsvermeidung von Tabakrauch allein wurde nur bei älteren asthmatischen Kindern evaluiert und verminderte dort die Asthmahäufigkeit und -schwere.

Die obstruktive Bronchitis des Säuglings und Kleinkindes (Early wheezing), an der über 20 % der Säuglinge in England und USA mindestens einmal erkranken, ist infektassoziiert. Das Respiratory-Syncytial-Virus (RS-Virus) spielt dabei ätiologisch eine besondere Rolle, weil es die meisten Fälle von Bronchiolitis im Säuglingsalter verursacht, zu schweren Verlaufsformen führt, die frühe spezifische Sensibilisierung gegen inhalative Allergene begünstigt und langfristige Folgen nach sich zieht. Mindestens 10 Jahre nach einer akuten Bronchiolitis konnte noch eine bronchiale Hyperreagibilität nachgewiesen werden. Obstruktive Lungenerkrankungen kamen sogar im Erwachsenenalter häufiger bei denjenigen vor, die im ersten Lebensjahr an einem Infekt der unteren Luftwege gelitten hatten. Bei Erwachsenen sind Virusinfektionen eine häufige, vielleicht sogar die häufigste Ursache für Asthmaexazerbationen. Virusinfektionen führen ebenso wie IgE-vermittelte Soforttypreaktionen zur akuten und chronischen Entzündung mit nachfolgenden Strukturänderungen und Umbau des Bronchialgewebes.

Eine Expositionsprophylaxe gegen respiratorische Infektionen wird derzeit aber nur bei den Individuen empfohlen, die bereits ein hyperregibles Bronchialsystem oder Asthma haben, d.h. als Sekundär- oder Tertiärprävention. Dazu zählt z.B. die Empfehlung, solche Kinder nicht zu früh in eine Kinderkrippe zu schicken. Als Maßnahme zur Primärprävention reichen die hiermit gemachten Erfahrungen aber nicht aus, zumal neue Beobachtungen und Konzepte darauf hinweisen, daß häufige banale Infekte, bestimmte Infektionen und sogar Impfungen möglicherweise eine allergische Reaktionsweise verhindern. Da gestillte Säuglinge seltener an Infektionen leiden, kann Stillen als Prophylaxemaßnahme sicher uneingeschränkt empfohlen werden.

Die Zunahme der Atopie- und besonders Asthmaprävalenz wird in der westlichen Welt gerne als Folge der zunehmenden Luftverschmutzung gesehen. Epidemiologische Studien zeigen einen zeitlichen und örtlichen Zusammenhang zwischen beiden Ereignissen, der kausale Zusammenhang allerdings ist noch nicht bewiesen und nicht in seiner Komplexität geklärt. Ozon, Schwebeteilchen, Schwefeldioxid und Stickoxide kommen als Auslöser und Verstärker von Asthmaattacken in Frage, sowie als unspezifische Triggerfaktoren für eine Sensibilisierung. Hier können individuelle Präventionsempfehlungen wenig ausrichten. Die Verhältnisprävention ist eine Aufgabe der Gesellschaft.

Kontaktekzeme werden nicht zu den atopischen Krankheiten im engeren Sinn gerechnet und treten meistens im Erwachsenenalter auf, wo sie überwiegend durch Berufsstoffe ausgelöst werden. Diese Spättypreaktionen kommen offensichtlich bei atopischen Erwachsenen häufiger vor als in der Normalbevölkerung, das histologische Bild von atopischem Ekzem und Kontaktekzem ist aber fast identisch. In der Ätiologie von Kontaktekzemen spielen Kosmetika eine bedeutende Rolle. Aber auch unspezifische Hautirritanzien können als Triggerfaktoren sowohl beim Kontakt- als auch beim atopischen Ekzem wirken. Deshalb ist es sinnvoll, wenn als präventive Maßnahme selbst bei der Hautpflege von Säuglingen hautirritierende Substanzen vermieden werden. Säuglinge und Kinder sollten auch gegen kontaktallergisierende Stoffe, z.B. in Pflegemitteln, Waschmitteln, Wäsche und Windeln, nicht exponiert werden. Eine Liste zur Bewertung entsprechender Chemikalien wurde erstellt (Kayser & Schlede, 1995). Aus Beobachtungsstudien kann man schließen, daß auch Nickel- und Latexallergien vermeidbar sein müßten, konkrete Empfehlungen können jedoch derzeit noch nicht abgeleitetet werden; Säuglinge und Kleinkinder sollten allerdings keine Ohrringe tragen.

14.5 Pharmakoprophylaxe

Im letzten Jahrzehnt wurden zunehmend Pharmaka als Dauerprophylaxe eingesetzt, um bei entsprechender allergischer Anamnese das Auftreten von Atemwegssymptomen durch eine kontinuierliche medikamentöse Prophylaxe zu verhindern oder den Krankheitsverlauf zu mildern. Insbesondere der Einsatz von Dinatrium-Cromoglykat und topischen, d.h. lokal angewandten Steroiden wird als effektive Maßnahme angesehen, um rhinitischen oder asthmatischen Symptomen vorzubeugen. Die Wirkung endet jedoch bald nach Absetzen der Medikamente: Die allergischen Symptome und die Hyperreagibilität kehren nach Beendigung vorbeugender Inhalationen innerhalb von zwei Wochen zurück.

Einige Beobachter schlagen den frühen Einsatz topischer Steroide auch bei Kleinkindern mit obstruktiver Bronchitis im Sinne einer Sekundärprävention vor. Derzeit gibt es jedoch keinen sensitiven Marker, der bei Kindern mit dieser Symptomatik zukünftige chronische Asthmatiker von denen unterscheidet, die im weiteren Verlauf symptomfrei bleiben. Deshalb kann die Effektivität dieser Intervention nicht abschließend beurteilt werden.

Da eine früh auftretende atopische Dermatitis prädiktiv für ein nachfolgendes allergisches Asthma ist, kann auch hier eine Sekundärprävention erwogen werden. Nach den positiven Erfahrungen einiger kleiner Studien wurde eine europäische placebokontrollierte Multicenterstudie an über 800 ein- bis zweijährigen Kindern durchgeführt, die aus Familien mit mindestens einem atopischen Mitglied (Eltern oder Geschwister) kamen und an einer atopischen Dermatitis litten, aber noch keine obstruktiven Atemwegssymptome hatten. Es konnte belegt werden, daß die präventive Gabe von Cetirizin das Neuauftreten von Asthma mit inhalativer Sensibilisierung in den nächsten zwei Beobachtungsjahren auf die Hälfte reduzierte (ETAC Study Group, 1998).

14.6 Präventive Immuntherapie

Eine spezifische Immuntherapie bei IgE-vermittelten Atemwegserkrankungen wird in den meisten europäischen Ländern durchgeführt. Dabei wird durch sukzessive subkutane Injektion steigender Allergenmengen ein Zustand klinischer Toleranz erzeugt. Zahlreiche plazebokontrollierte Studien haben die Wirksamkeit dieses Vorgehens bei Insektengiftallergie, saisonaler und ganzjähriger allergischer Rhinitis und allergischem Asthma bewiesen. Es handelt sich dabei um eine Sekundärprävention, die erst nach Auftreten klinischer Symptome durchgeführt wird.

Die Behauptung, eine spezifische Hyposensibilisierung gegen wenige Allergene würde die Antikörperbildung gegen andere Allergene begünstigen und auch klinische Erscheinungen zur Folge haben, ist haltlos. Die Hyposensibilisierungstherapie scheint sogar infolge einer Immunmodulation eher die Ausbreitung von Allergien zu verhindern. Dies wird durch die ersten Ergebnisse der europäischen multizentrischen Studie „Preventive Allergy Treatment" (PAT) bestätigt (Jacobsen et al., 1996).

Auch der sogenannte „Etagenwechsel" im natürlichen Verlauf atopischer Erkrankungen kann offensichtlich nach den ersten Ergebnissen dieser Studie durch die Hyposensibilisierungsbehandlung verhindert werden. Asthma trat bei den wegen Rhinokonjunktivitis behandelten Kindern seltener auf als bei den Kontrollen. Dies bestätigt die Erfahrungen einer kleineren Studie in München, die seltener eine bronchiale Hyperreagibilität bei hyposensibilisierten verglichen mit konventionell behandelten Kindern fand.

14.7 Vorschläge für ein abgestuftes Vorgehen zur Atopieprävention

14.7.1 Gesundheitsförderung und Primärprävention

Bei allen Kindern:

- Ausschließliches Stillen über 6, mindestens aber 4 Monate, Zufütterung in den ersten Lebenstagen nur bei strenger Indikation.
- Beikost erst nach 4 Monaten, jede Beikostkomponente einzeln einführen, Beikost muß wenig allergen sein.
- Wohnräume sollen gut gelüftet sein, keine Staubfänger bei der Innenausstattung.
- Haustiere, besonders Katzen, sollten in Räumen und Wohnungen mit Säuglingen und Kleinkindern nicht angeschafft werden, auch nicht in Kinderkrippen und Schulen.
- In der Schwangerschaft sollte nicht geraucht werden, Säuglinge und Kinder sollten Tabakrauch nicht exponiert werden, in öffentlichen Räumen sollte Rauchverbot bestehen.
- Reinhaltung von Luft, Wasser, Erde, Lebensmitteln als Aufgabe des Gesetzgebers und der Gesellschaft.
- Detaillierte Deklaration von Lebensmitteln und Gebrauchsgegenständen hinsichtlich allergener Komponenten als Aufgabe des Gesetzgebers und der Anbieter.

Bei Kindern aus Familien mit atopischen Erkrankungen zusätzlich zu beachten

- Falls Stillen nicht möglich, Säuglingsanfangsnahrungen auf der Basis von extensiven Proteinhydrolysaten.
- Eine Diät der Mutter in der Stillzeit ist nicht erforderlich. In bestimmten Fällen kann sie erwogen werden, allerdings nur unter diätetischer Überwachung.
- Bei Familien mit Asthma und bei Nachfrage: Innenraum-Expositionsprophylaxe.

14.7.2 Sekundärprävention

Bei Kindern mit Frühsymptomen einer Atopie, z.B. atopischer Dermatitis, (Nahrungsmittel-)Sensibilisierung, zusätzlich zu den oben genannten Maßnahmen

- Innenraum-Expositionsprophylaxe.

Bei Kindern mit etabliertem Asthma bronchiale, allergischer Rhinokonjunktivitis oder Insektengiftallergie zusätzlich zu den oben genannten Maßnahmen:

- Pharmakoprophylaxe,
- Immuntherapie,
- gezielte Innenraum-Expositionsprophylaxe.

Literatur

Bergmann RL, Wahn U, Bergmann KE (1997). The allergy march: from food to pollen. Environmental Toxicology and Pharmacology 4 : 79–83

Bergmann RL, Woodcock A (1998). Whole population or high risk group? Eur Respir J 12 (Suppl 27): 99–129

Bergmann RL, Niggemann B, Bergmann KE, Wahn U (1997). Primäre Ernährungsprävention atopischer Erkrankungen. Monatsschr. Kinderheilkd 145: 533–539

Businco L, Dreborg S, Einarsson R, Giampietro PG, Höst A, Keller KM, Strobel S, Wahn U (1993). Hydrolysed cow's milk formulae. Allergenicity and use in treatment and prevention. An ESPACI position paper. Pediatr Allergy Immunol 4: 101–111

ETAC Study Group (1998). Allergic factors associated with the development of asthma and the influence of cetirizine in a double-blind, randomised, placebo-controlled trial: First results of ETAC. Pediatr Allergy Immunol 9: 116–124

Fälth-Magnusson K, Kjellman NIM (1992). Allergy prevention by maternal elimination diet during late pregnancy - a five year follow up of a randomized study. J Allergy Clin Immunol 89: 703–713

Fergusson DM, Horwood LJ, Shannon FT (1994). Early solid feeding and recurrent childhood eczema: A 10-year longitudinal study. Pediatrics 86: 541–546

Hide DW, Matthews S, Tariq S, Arshad SH (1996). Allergy avoidance in infancy and allergy at 4 years of age. Allergy 51: 89–93

Jacobsen L, Dreborg S, Møller C, Valorvirta E, Wahn U, Niggemann B, Koller D, Urbanek R, Halken S, Høst A, Løwenstein H (1996). Immunotherapy as preventive allergy treatment (PAT). J Allergy Clin Immunol 101: 232

Kayser D, Schlede E (eds) (1995). Chemikalien und Kontaktallergie. Eine bewertende Zusammenstellung. Bundesinstitut für gesundheitlichen Verbraucherschutz und Veterinärmedizin, Berlin

Kjellman NIM (1994). IgE in neonates is not suitable for general allergy risk screening. Pediatric Allergy Immunol 5: 1–4

Marsh DG, Blumenthal MN (1990). Genetic and environmental factors in clinical allergy. University of Minnesota Press, Mineapolis

Martinez FD, Wright AL, Taussig LM, Holberg CJ, Halonen M, Morgan WJ and the Group Health Medical Associates (1995). Asthma and wheezing in the first six years of life. New Engl J Med 332: 133–138

Odelram H, Kjellman NI, Björkstén B (1995). Predictors of atopy in newborn babies. Allergy 50: 585–592

Schroten H (1994). Immonologische Aspekte bei der Ernährung mit Muttermilch. Monatsschr Kinderheilkd 142: 985–992

Wahn U, Lau S, Bergmann R, Kulig M, Forster J, Bergmann K, Bauer CP, Guggenmoos-Holzmann I (1997). Indoor allergen exposure is a risk factor for sensitization during the first three years of life. J Allergy Clin Immunol 99: 763–769

Zeiger RS (1994). Dietary manipulations in infants and their mothers and the natural course of atopic disease. Pediatr Allergy Immunol 6 (Suppl): 33–43

15 Elimination von Innenraumallergenen

S. Lau, U. Wahn

15.1	Bedeutung von Innenraumallergenen für allergische Atemwegserkrankungen 232
15.2	Maßnahmen zur Allergenreduktion in Innenräumen 233
15.2.1	Pollen 233
15.2.2	Elimination von tierischen Allergenen 233
15.2.3	Elimination von Schimmelpilzallergenen 233
15.2.4	Unspezifische Reizstoffe 234
15.2.5	Milbenallergen-Elimination 234
15.2.6	Ratschläge zur Praxis der häuslichen Allergensanierung 236

15.1 Bedeutung von Innenraumallergenen für allergische Atemwegserkrankungen

Für den natürlichen Verlauf allergischer Atemwegserkrankungen bei Kindern spielt die Exposition gegenüber Inhalationsallergenen eine entscheidende Rolle. Insbesondere die perennialen Innenraumallergene der Hausstaubmilbe *Dermatophagoides* und Tierhaare bzw. -epithelien (v. a. Hund und Katze) haben eine große Bedeutung. Etwa 30 bis 40% der kindlichen Asthmatiker in Mittel- und Nordeuropa zeigen eine Sensibilisierung gegen Katzen und etwa 70 bis 80% eine Sensibilisierung gegen Hausstaubmilben. Von besonderer Bedeutung sind die Majorallergene Der p 1 und Der f 1, aber auch Gruppe-2-Allergene der Hausstaubmilbe *Dermatophagoides* sowie das Majorallergen Fel d 1 der Katze (siehe Kap. 7).

Es gibt Hinweise darauf, daß es eine Dosis-Wirkungs-Beziehung zwischen Milbenallergen-Exposition und Sensibilisierung gegen Hausstaubmilbe (spezifisches Serum-IgE, positiver Histamin-Release auf das Majorallergen Der p 1) bei atopischen Kindern gibt. In einer retrospektiven Studie in England konnte eine Korrelation zwischen Milbenallergenexposition im häuslichen Milieu während des ersten Lebensjahres und dem Beginn von asthmatischen Symptomen in einer Gruppe atopisch prädisponierter Kinder gefunden werden: Je höher die Milbenallergen-Belastung, desto eher entwickelten die Kinder asthmatische Symptome.

Eine prospektive Kohortenstudie mit Hochrisikokindern auf der Isle of Wight zeigte, daß jene Kinder, die hypoallergen ernährt wurden und in deren Haushalten Maßnahmen zur Milbenallergenreduktion ergriffen wurden, verglichen zu einer Kontrollgruppe signifikant weniger atopische Krankheitssymptome in den ersten zwei Lebensjahren aufwiesen. Dies galt insbesondere für die atopische Dermatitis (Hide, 1994).

Patienten mit Asthma und allergischer Sensibilisierung gegen Dermatophagoides können in einem milbenfreien Milieu einen dramatischen Rückgang ihrer Symptome erfahren. Oberhalb 1500 m ü. d. Meeresspiegel oder auch in den meisten Krankenhäusern, wo keine Milben (zumindest auf Linoleumboden und sterilisierter Matratze) nachgewiesen werden können, bessert sich die Lungenfunktion (z. B. gemessen an der bronchialen Hyperreagibilität) nach einigen Wochen bzw. Monaten signifikant. In zwei Eliminationsstudien stieg die PC_{20} für Histamin auf das 4,5- bis 8fache nach 5 bis Monaten Milbenallergenkarenz.

Bei Inhalationsallergie und entsprechender klinischer Symptomatik scheint neben der Pharmakotherapie die Allergenelimination das vorrangigste Ziel und von großer gesundheitsökonomischer Relevanz zu sein.

In der Literatur findet man in Querschnittsstudien Angaben von Schwellenwerten um 2 μg Major-Milbenallergen/g Staub, oberhalb derer das Sensibilisierungsrisiko gegen Hausstaubmilbe bei Atopikern drastisch erhöht ist (Lau, 1989; Kühr, 1994). Platts-Mills gibt eine Konzentration von 10 μg Major-Milbenallergen/g Staub an, oberhalb der das Risiko eines akuten Asthmaanfalls eines milbenallergischen Asthmatikers signifikant steigt. Für Katzenallergene gibt es nur vorläufige Schätzungen über eine signifikante Schwellenkonzentration, zumal hier die Messungen im Schwebstaub relevanter scheinen als Allergenmessungen im Reservoirstaub, da Katzenallergene an Partikelgrößen von < 5 μm gebunden sind und daher nur zu einem kleinen Teil sedimentieren. Longitudinaluntersuchungen zeigen ebenfalls eine Dosis-Wirkungs-Beziehung zwischen Innenraumallergenen und spezifischer Sensibilisierung, nur liegen die für eine Sensibilisierung in den ersten drei Lebensjahren relevanten Allergenkonzentrationen unter 500 ng Majorallergen (Milbe bzw. Katze) pro Gramm Teppichstaub (Wahn, 1997). Hiermit werden Kriterien für jede Elimination gesetzt. Es ist zu fordern, daß eine erfolgreiche Allergenreduktion in Innenräumen die Allergenkonzentration unterhalb der vermuteten Risikoschwellen zu senken vermag und mit einer klinischen Verbesserung assoziiert sein muß (Sekundär- bzw. Tertiärprävention). Für Maßnahmen im Sinne einer primären Prävention muß die Allergenelimination noch radikaler sein als bei einer Tertiärprävention bei bereits sensibilisiertem und atopisch erkranktem Individuum, da die Konzentrationen, die eine Sensibilisierung atopisch Prädisponierter bewirken, kleiner zu sein scheinen, als die Allergenmengen, die allergische Symptome hervorrufen.

Bisherige Empfehlungen bezüglich Elimination von Innenraumallergenen, wie z.B. Beseitigung von Staubfängern (Gardinen, Teppiche, Polstermöbel), beruhen mehr oder minder auf Empirie ohne eindeutige wissenschaftliche Belege. Die Erprobung von milbentötenden Chemikalien erfolgte meist in unkontrollierten Studien und zeigte häufig In-vitro-Ergebnisse ohne klinische Daten. Erst in jüngerer Zeit gibt es einige Langzeitstudien, die allergenreduzierende Maßnahmen in plazebokontrollierten Studien untersuchten und die Verbesserung von allergischen Atemwegssymptomen evaluierten.

15.2 Maßnahmen zur Allergenreduktion in Innenräumen

15.2.1 Pollen

Auch wenn Pollenallergene nicht zu den klassischen Innenraumallergenen sondern zu den „Outdoor"-Allergenen gehören, können die Pollenzahlen bis zu 30 % der außerhäuslichen Konzentrationen erreichen. Pollenzahlen über 50/m² führen bei sensibilisierten Patienten in der Regel zu Beschwerden. Es ist deshalb sinnvoll, während der Pollenflugzeit Fenster möglichst lange geschlossen zu halten, auch nachts und in den frühen Morgenstunden, und das Lüften möglichst nur kurz zu Zeiten geringer Luftbewegung durchzuführen. Auch sollten die Haare nach längeren Aufenthalten im Freien gründlich gewaschen werden, um nicht unnötig Pollen in der Wohnung zu verbreiten.

15.2.2 Elimination von tierischen Allergenen

Die Sanierung des häuslichen Milieus gestaltet sich in der Regel nicht einfach, weil sie meist einschneidende Veränderungen erfordert. Bei einer Sensibilisierung gegen Tierhaare ist die Elimination der Allergenquelle, also des Tieres, notwendig, auch wenn dies oft ein schmerzlicher Schritt ist. Jedoch dauert es oft bis zu einem Jahr, bis z.B. Katzenallergenkonzentrationen im häuslichen Milieu nach Entfernung der Katze signifikant abfallen (Wood, 1989). Männliche Tiere produzieren mehr Allergene als weibliche.

Erstaunlicherweise findet man aber auch in Wohnungen und öffentlichen Gebäuden (Kindergärten, Schulen), wo nie eine Katze oder ein Hund gehalten wurde, hohe Konzentrationen an Tierallergen. Da diese Allergene sehr adhäsiv und ständig als Schwebepartikel vorhanden sind, haften sie an Kleidung und werden häufig von Katzen- oder Hundebesitzern in andere Innenräume getragen, wo sie nur schwer zu eliminieren und oft noch jahrelang nachweisbar sind.

Einige Staubsauger erhöhen sogar durch die vermehrte Luftbewegung die Konzentration von Katzenallergen Fel d 1 in der Luft. Staubsauger mit HEPA-Filter oder HEPA-Filter als Luftreinigungsanlage können Fel d 1 in der Raumluft reduzieren, jedoch stehen Studien, die auch klinische Parameter erfassen, noch aus.

Eine amerikanische Studie berichtete, daß in jenen Familien, die sich von ihrer Katze nicht trennen wollen, 1mal wöchentliche Waschungen des Tiers zu einem signifikanten Abfall des in der Luft gemessenen Allergengehalts führen können (de Blay, 1991). Ob das immer praktikabel ist, bleibt dahingestellt.

Bei Tierhaarsensibilisierung ist natürlich darauf zu achten, daß beispielsweise Tierfelle im Säuglings- bzw. Kleinkinderbett vermieden werden, ebenso roßhaarhaltige Matratzen. Das Label „Allergikermatratze" wird aber oft ohne wissenschaftliche Grundlage verwandt und ist somit sehr suggestiv, aber irreführend. Latex- oder Schaumstoffmatratzen weisen mit anderen Matratzen vergleichbare Allergenkonzentrationen (Tierhaar bzw. Milbe) auf. Entscheidend ist immer das Alter der Matratze, das mit dem Allergengehalt korreliert.

15.2.3 Elimination von Schimmelpilzallergenen

Häuser schlechter Bausubstanz, aber auch im Rahmen von Energiesparmaßnahmen extrem gut isolierte Gebäude können zur Erhöhung der Innenraumfeuchtigkeit und zum Schimmelpilzbefall führen. In Skandinavien z.B. wurde nach der Energiekrise der 70er Jahre begonnen, Häuser mit hoher Wärmedämmung und Dreifachverglasung zu bauen. Dies senkte die Luftaustauschrate beträchtlich und führte zur Bildung von Kondenswasser an den Fensterrahmen, wo Pilze wie z.B. *Aureobasidium pullulans* aber auch *Alternaria, Cladosporium, Aspergillus-* und *Penicillium*-Arten ein ideales Milieu vorfanden. Wir finden Schimmelpilze auch in Luftbefeuchtern, Klimaanlagen, Inhalationsgeräten sowie außerhalb des Hauses.

Natürlich sondern diese Pilze auch Allergene ab, die dann eingeatmet werden und zur Sensibilisierung führen können, wobei aber eine Sensibilisierung gegen Pilzsporen verglichen mit Tierhaar- und Milbenallergien vergleichsweise selten zu finden ist.

Schimmelpilzbefall kann verhindert werden durch Senkung der Innenraumluftfeuchtigkeit und ausreichender Luftaustauschrate. Bei lokalisiertem Schimmelpilzbefall werden desinfizierende alkoholische Lösungen von quartärem Ammoniumchlorid empfohlen, jedoch liegen keine kontrollierten Studien vor.

15.2.4 Unspezifische Reizstoffe

Chemische Stoffe wie Formaldehyd, Ozon und Stickstoff- sowie Schwefeldioxid sind Reizstoffe, die zu Atemwegssymptomen führen können. Sie selbst sind keine Allergene, aber z. B. Schwefeldioxid kann im Tiermodell eine inhalative Sensibilisierung gegen Ovalbumin begünstigen. Eine Vermeidung dieser Stoffe ist wünschenswert, z. B. ist die Verwendung von Formaldehyd bei der Holzbehandlung weitgehend überflüssig.

Das Rauchen von Zigaretten und Zigarren durch Eltern stellt einen wichtigen Faktor der Innenraumluftverschmutzung dar. In einer multizentrischen Kohortenstudie zeigte sich, daß etwa 40 % der Kinder zwischen 1 und 4 Jahren mit zumindest einem Raucher zusammenlebten. Das Passivrauchen und speziell auch die intrauterine Nikotinexposition stehen in eindeutigem Zusammenhang mit der Entwicklung von allergischen Atemwegssymptomen im Kindesalter und sollten daher unbedingt vermieden werden.

15.2.5 Milbenallergen-Elimination
Physikalische Maßnahmen

Die Routinesäuberung mit einem Staubsauger kann zwar zu einem gewissen Teil die Menge an oberflächlichem Allergen reduzieren, jedoch nicht die Anzahl der Milben, die an Textilfasern haften. Die Effektivität von Luftfiltern und Staubsaugern mit Mikrofiltern ist noch als kontrovers zu betrachten. Da Milbenallergene zum größten Teil an Partikelgrößen von > 10 µm Durchmesser gebunden sind, sedimentieren sie schnell und die Effektivität von Luftfiltern zeigt sich nur in geringerem Maße bei hoher konstanter Luftbewegung. Der Nutzen eines Ionisators, der die Luft negativ auflädt, hat in Doppelblindstudien nur eine geringe Reduktion des Milbenallergenanteils in der Luft bewirkt und nach 12wöchigem Untersuchungszeit-

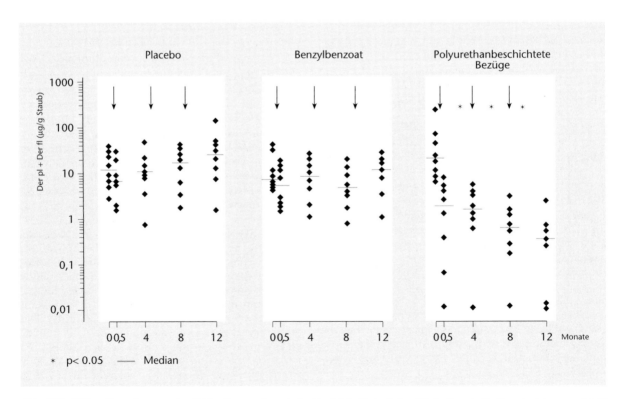

Abb. 15/1: Milbenallergenkonzentration (Majorallergene Der p I plus Der f I) im Verlauf einer Eliminationsstudie über ein Jahr, ausgedrückt als Prozent der Ausgangskonzentration. In zwei Gruppen wurde die Matratze doppelblind mit Benzylbenzoat bzw. Plazebo dreimalig behandelt, in einer Gruppe wurde die Matratze mit einem polyurethanbeschichteten Matratzenüberzug versehen. Staubproben wurden am Tag 0, 15 sowie in den Monaten 4, 8 und 12 gesammelt. Die Milbenallergenreduktion war nur in der PU-Gruppe signifikant ($p < 0{,}05$, Ehnert, 1992).

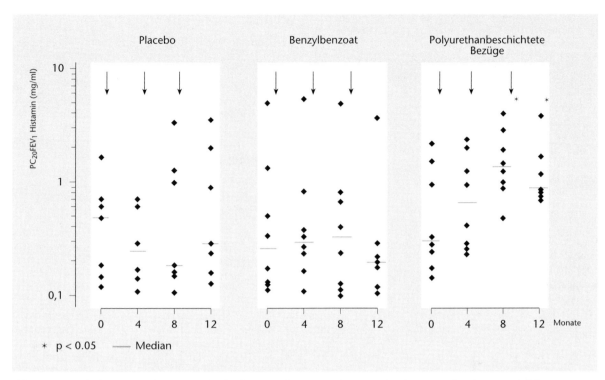

Abb. 15/2: Bronchiale Hyperreagibilität, ausgedrückt als Prozent der Ausgangskonzentration der P_{20} FEV_1 für Histamin, parallel gemessen zur Milbenallergenreduktion, im Verlauf der in Abbildung 15/1 bereits beschriebenen Eliminationsstudie. Der Anstieg der PC_{20} FEV_1 für Histamin bzw. die Abnahme der bronchialen Hyperreagibilität ist nur in der PU-Gruppe zu verzeichnen ($p < 0{,}05$, Ehnert, 1992).

raum keine klinische Besserung bei milbenallergischen Asthmatikern gebracht. Waschen mit Temperaturen über 60 °C tötet Milben z. B. in Stofftieren oder Bettwäsche und sollte 2 wöchentlich durchgeführt werden. Temperaturen über 56 °C denaturieren Gruppe-1-Allergene, Gruppe-2-Allergene benötigen eine über 15 minütige Exposition gegenüber Temperaturen > 100 °C, um komplett denaturiert zu werden. Die Applikation von flüssigem Stickstoff tötet sehr effektiv Milben, jedoch muß die Anwendung durch Spezialunternehmen ausgeführt werden (Platts-Mills, 1991).

Sehr gute Ergebnisse d. h. eine Milbenallergenreduktion von bis zu 98 % auf Matratzen werden durch polyvinyl- bzw. polyurethanbeschichtete Bett- und Matratzenbezüge erzielt (Ehnert, 1992). Die effektive Milbenallergenreduktion unterhalb einer Konzentration von 2 µg/g Matratzenstaub führt nach 4 bis 8 Monaten dann auch zur Reduktion der bronchialen Hyperreagibilität, wie eine Studie an milbensensibilisierten asthmatischen Kindern zeigte (Abb. 15/1 und 15/2). Bei extrem hoher Milbenbesiedlung sollte die Matratze erneuert, der Teppich und andere Staubfänger wie Gardine und Polstermöbel gegebenenfalls entfernt werden. Eine Grundvoraussetzung für Milbenwachstum ist eine relative Luftfeuchtigkeit zwischen 70 bis 80 %. Reduktion der Luftfeuchtigkeit in Innenräumen unter 50 % kann zu einer effektiven Milbenreduktion führen. Dabei ist die Ventilation und der Luftaustausch die wichtigste Maßnahme, sofern die Luftfeuchtigkeit der Außenluft die der Innenluft nicht überschreitet. Von Luftbefeuchtern muß abgeraten werden.

Akarizide und andere Chemikalien

Es gibt viele wirksame Akarizide, die in vitro Milbenkulturen töten. Die Anwendung im Haushalt erfordert hohe Penetrationsraten bei zu sanierenden Geweben, daher zeigen viele Studien deutlich schlechtere Ergebnisse bei der Anwendung auf Teppichen und Matratzen als in vitro. Tabelle 15/1 zeigt eine Zusammenfassung der wichtigsten Chemikalien und ihrer Wirkungsweise. Wenn wir davon ausgehen, daß das Überschreiten einer bestimmten Schwellenkonzentration an Milbenallergen das Risiko einer Sensibilisierung bei einem Atopiker signifikant erhöht, so müssen wir von einer effektiven Milben- und Milbenallergenelimination fordern, daß die Allergenexposition nach Durchführung der entsprechenden Maßnahme weit unterhalb jener Schwelle liegen sollte. Bei hochbelasteten Haushalten (> 2 µg Majorallergen/g Staub) sollte die Reduktion etwa 90 % betragen. Dünnere Textilien wie Wolldecken und kurzflorige Teppiche zeigen bessere Sanierungsergebnisse als dickere Objekte wie z. B. Matratzen und Polstermöbel, da die Durchdringraten umgekehrt proportional zu der zu durchdringenden Tiefe ist. Die Milbenallergenreduktion auf Teppichen und Polstermöbeln nach Anwen-

Tab. 15/1: Auflistung von chemischen Substanzen, die milben- bzw. milbenallergenreduzierend wirken. Die zitierten Studien wurden Mitte der 80er Jahre bis 1994 veröffentlicht.

Chemische Substanz	Name	Wirkmechanismus	Autor
Benzylbenzoat	Acarosan	Akarizid	Bischoff, Lau Huss, Hayden
Pyretroide	Actomite	Insektizid Akarizid	Tafforeau
Pirimiphos methyl	Actellic	Insektizid Akarizid	Mitchell
Natamycin	Tymasil	Fungizid	Saint-Georges-Gridelet
Tannic acid 3%	Allergy Control Solution	Proteindenaturier.	Miller, Green Woodfolk
Flüss. Stickstoff	Milbentod	Colloff d. Kälte	
Benzyltannat	D.M.S.	Akarizid	Green
Coffein	–	Akarizid Proteindenaturier.	Russell

dung von Pirimiphos-Methyl lag in einer amerikanischen Studie zwischen 50 % und 75 %. Das Produkt ist unter anderem wegen seines unangenehmen Geruchs nicht auf dem Markt.

In einer australischen Studie wurde eine Allergenreduktion von über 90 % auf Wolldecken und Teppichen mit einem Präparat erreicht, das ein akarizides Benzylderivat sowie ein proteindenaturierendes Tannat enthält. In-vitro-Untersuchungen ergaben, daß bereits eine Konzentration von 0,1 % Tanninsäure mit ELISA-Systemen interferieren kann und daß es so zu falsch niedrigen Tanninsäure-Werten kommt (Woodfolk, 1994). Somit scheint der milbenallergenreduzierende Effekt der Tanninsäurelösungen überschätzt worden zu sein.

Benzylbenzoat kennen wir als Externum aus der Skabiesbehandlung. Studien, die Benzylbenzoat auf Teppichen und Matratzen in Pulver- bzw. Sprayform erprobten, kamen zu kontroversen Ergebnissen. Insgesamt läßt sich sagen, daß auf Teppichen eine gewisse Allergenreduktion erreicht werden kann, die aber nicht ausreichend ist, um in einem Zeitraum von einem Jahr eine Abnahme der bronchialen Hyperreagibilität bei milbenallergischen asthmatischen Kindern zu erzielen. Dies bestätigte sich auch bei einer 1994 veröffentlichten plazebokontrollierten Studie an 12 erwachsenen Asthmatikern (Huss, 1994). Auf Matratzen zeigte Benzylbenzoat keine überzeugenden Resultate, da offensichtlich die im Handel erhältlichen Präparation keine ausreichende Penetrationsrate aufweist.

Gute milbenreduzierende Ergebnisse wurde mit feingemahlenem Kochsalz auf Teppichen erzielt. Hierbei werden Milben osmotisch dehydriert.

Toxizität

Im Tierexperiment und in klinischen Fallberichten haben sich alle hier vorgestellten Chemikalien als für den Menschen unbedenklich erwiesen. Zur Langzeitbehandlung, die bei einer dauerhaften Milbenreduktion erforderlich wäre, da alle oben vorgestellten Maßnahmen einen zeitlich limitierten Effekt haben, fehlen zuverlässige Daten, die die Unbedenklichkeit speziell hinsichtlich einer Neusensibilisierung bzw. unspezifischen Reizung der Atemwege bescheinigen.

15.2.6 Ratschläge zur Praxis der häuslichen Allergensanierung

Die wichtigsten Innenraumallergene für das Kindesalter sind Milben- und Tierallergene, insbesondere Katzen- und Hundeallergene. Präventivmaßnahmen sollten ihr Augenmerk insbesondere auf die Reduktion dieser Allergenquellen richten. Etwa 25 % aller Kinder werden einmal an einer atopischen Symptomatik erkranken, etwa 40 bis 50 % aller deutschen Haushalte beherbergen Haustiere. Eine wichtige Maßnahme zur Primär-, Sekundär- und Tertiärprävention ist die Abstinenz von felltragenden Haustieren. Dies gilt auch für die Zeit der Schwangerschaft, da wir bis heute nicht eindeutig die Bedeutung der pränatalen Sensibilisierung abschätzen können.

Milbenallergenreduktion scheint zu einem gewissen Grad möglich. Chemische Maßnahmen haben sich insbesondere für Matratzen als uneffektiv erwiesen. Überzeugend, praktikabel und ungefährlich sind waschbare, allergenundurchlässige Polyurethan beschichte Matratzen-, Bett- und Kopfkissenbezüge.

Angesichts der steigenden Asthmaprävalenz und -mortalität sollten wir über bauliche Maßnahmen nachdenken, die eine Milbenbesiedlung reduzieren oder gar verhindern könnten. Die Reduktion der Innenraum-Luftfeuchtigkeit ist sicherlich von besonderer Wichtigkeit, die Luftaustauschrate sollte deshalb hoch sein.

Ferner sollte in Familien mit atopischer Disposition nicht geraucht werden.

Die zu unterschreitenden Innenraumallergenkonzentrationen scheinen im Sinne einer Primärprävention, zumindest was die Sensibilisierung betrifft, noch deutlich niedriger zu liegen als früher angenommen. Ergebnisse von Longitudinalstudien bezüglich Dosis-Wirkungs-Beziehungen zwischen Innenraumllergenexposition und Entstehung allergischer Atemwegserkrankungen stehen noch aus. Auch ist noch unklar, ob eine kürzere Exposition mit hohen Allergenmengen gefährlicher ist als beispielsweise eine längere Exposition mit mittleren Allergenkonzentrationen. Die ersten Lebensjahre stellen wahrscheinlich eine besonders vulnerable Phase dar, deshalb werden zur Zeit Studien zur Primärprävention auf den Weg gebracht, allerdings ohne genaue Kenntnis der relevanten Schwellenkonzentrationen.

Vorerst kann man Familien mit erhöhtem Risiko für atopische Erkrankungen raten, möglichst früh und radikal zu sanieren, ob diese Maßnahmen die Sensibilisierungsraten und Inzidenzen von allergischen Atemwegserkrankungen langfristig senken, bleibt abzuwarten.

Literatur

de Blay F, Chapman MD, Platts-Mills TAE (1991). Airborne Cat Allergen (Fel d I). Am Rev Respir Dis 143: 1334–1339

Ehnert B, Lau-Schadendorf S, Weber A, Buettner P, Wahn U (1992). J Allergy Clin Immunol 90: 135–138

Hide DW, Matthews S, Gant C et al (1994). Effect of allergen avoidance in infancy on allergic manifestations at two years. J Allergy Clin Immunol 93: 842–846

Kaepylae M (1985). Frame fungi on isolated windows. Allergy 40: 558–564

Kühr J, Frischer T, Meinert T, Barth R, Forster J, Schraub S, Urbanek R, Karmaus W (1994). Mite allergen exposure is a risk for the incidence of specific sensitization. J Allergy Clin Immunol 94: 44–52

Lau S, Falkenhorst G, Weber A, Werthmann I, Lind P, Buettner P, Wahn U (1989). High mite allergen exposure increases the rsik of sensitization in atopic children and young adults. J Allergy Clin Immunol 84: 718–725

Platts-Mills TAE, Thomas WR, Alberse RC, Vervloet D, Chapman MD (1992). Dust mite allergen and asthma: report of a second international workshop. J Allergy Clin Immunol 89: 1046–1060

Wahn U, Lau S, Bergmann RL, Kulig M, Forster J, Bergmann K, Bauer C-P, Guggenmoos-Holzmann I (1997). Indoor allergen exposure is a risk factor for sensitization during the first three years of life. J Allergy Clin Immunol (in press)

Wood RA, Chapman MD, Adkinson NF Jr, Eggleston PA (1989). The effect of cat removal on allergen content in household-dust samples. J Allergy Clin Immunol 83: 730–734

Woodfolk JA, Hayden ML, Couture N, Platts-Mills TAE (1994). Chemical treatment of carpets to reduce allergen: comparison of the effects of tannic acid and other treatments on protein derived from dust mites and cats. J Allergy Clin Immunol 96: 325–333

16 Pharmakotherapie allergischer Erkrankungen

K. Paul, D. Reinhardt

16.1	Angriffspunkte der Medikamente 238	16.6.3	Unerwünschte Wirkungen 246
16.2	**Glukokortikoide** 240	16.7	**Theophyllin** 246
16.2.1	Wirkungsmechanismus 241	16.7.1	Wirkungsmechanismus 246
16.2.2	Klinische Anwendung 241	16.7.2	Klinische Anwendung 246
16.2.3	Unerwünschte Wirkungen 242	16.7.3	Unerwünschte Wirkungen 247
16.3	**Dinatriumcromoglycat bzw. Cromone** 242	16.8	**Atropinabkömmlinge** 247
16.3.1	Besonderheiten der klinischen Anwendung 242	16.8.1	Wirkungsmechanismus 247
16.3.2	Unerwünschte Wirkungen 243	16.8.2	Klinische Anwendung 247
16.4	**Nedocromil-Natrium** 243	16.8.3	Unerwünschte Wirkungen 247
16.5	**H_1-Rezeptor-Antagonisten** 243	16.9	**Leukotrienantagonisten** 247
16.5.1	Wirkungsmechanismus 243	16.9.1	Wirkungsmechanismus 248
16.5.2	Klinische Anwendung 243	16.10	**Praktische Hinweise zur Anwendung von Antiallergika** 248
16.5.3	Unerwünschte Wirkungen 244		
16.6	**β_2-Sympathomimetika** 244	16.11	**Inhalationstherapie** 248
16.6.1	Wirkungsmechanismus 244	16.12	**Compliance, Adhärenz und Lebensqualität** 249
16.6.2	Klinische Anwendung 245		

16.1 Angriffspunkte der Medikamente

Pharmakotherapeutische Interventionen können auf den verschiedenen, in Kapitel 3 genannten Stufen der Immunantwort von der Sensibilisierung bis zur Endorganfunktion erfolgen (Abb. 16/1).

Auf der Ebene der Sensibilisierung ist es möglich, durch Stimulation oder Immunsuppression die Art und Menge der gebildeten spezifischen IgE-Antikörper zu beeinflussen. Dieser Effekt wird z.B. durch Antikörper gegen IgE oder IL-4-Antagonisten erzielt. Die zukünftige Forschung wird darauf ausgerichtet sein, immunmodulatorisch zu therapieren und so bereits die Immunantwort auf Antigene steuern zu können. Auch die Hyposensibilisierung beeinflußt primär die Richtung der Immunantwort.

Tab. 16/1: Antiasthmatische Arzneimittelprinzipien und ihre Wirkungen.

Arzneimittel	Bronchodilatatorische Wirkung	Protektion gegenüber		Antiinflammatorische Wirkung
		Allergen	Histamin	
Bronchodilatatoren				
• β-Sympathomimetika	++++	S	+++	
• Theophyllin	++	S, V	+	+
• Anticholinergika	+		n.b.	n.b.
Antiinflammatorisch/ antiallergisch wirksame Substanzen				
• DNCG	S, V, H	++	++	+
• Nedocromil	S, V, H	+++	++	++
• Glukokortikoide	V, H	+++	+	++++

++++ sehr ausgeprägt, +++ ausgeprägt, ++ mäßiggradig, + geringgradig, — kein Effekt.
n.b.: nicht bekannt, S: Sofortreaktion, V: verzögerte Reaktion, H: Hyperreagibilität

II. Allergische Erkrankungen

16.1 Angriffspunkte der Medikamente

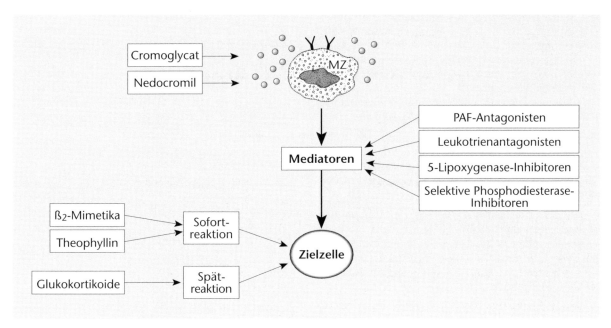

Abb. 16/1: Pharmakologische Therapieansätze allergischer Erkrankungen.

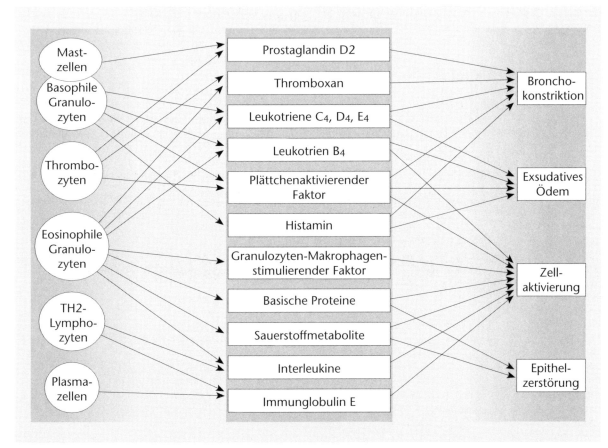

Abb. 16/2: Entzündungszellen, Mediatoren und pathogenetische Effekte beim Asthma bronchiale (nach Griese und Reinhardt, 1996).

Die Mediatorfreisetzung aus Mastzellen, Basophilen und anderen Entzündungszellen sowie deren Zusammensetzung kann durch Medikamente, die die Mastzelle selbst verändern oder die Mediatoren inhibieren, moduliert werden (Abb. 16/2). Auch Substanzen, die den intrazellulären Gehalt von zyklischem AMP in der Mastzelle erhöhen, wie β-Sympathomimetika und Theophyllin, hemmen die Mediatorfreisetzung.

Die allergische Spätreaktion, die durch den Influx von Eosinophilen und anderen Entzündungszellen gekennzeichnet ist, wird am wirkungsvollsten durch Glukokortikoide beeinflußt. Auch Antileukotriene entfalten hier ihre Hauptwirkung.

Glukokortikoide stellen das wirksamste Arzneimittelprinzip gegen die chronische lymphozytäre allergische Inflammation dar. In Abhängigkeit von der Applikationsform und Dosierung wird ihnen aber auch eine protektive Wirkung bei der allergischen Frühreaktion zugeschrieben.

β-Sympathomimetika, Antihistaminika und Theophyllin haben ihren Hauptangriffspunkt im Bereich der Endorgane und beeinflussen die Wechselwirkung der Mediatoren mit den Effektorzellen.

Antiallergika können entweder systemisch oder topisch, z. B. in Salben oder per inhalationem, appliziert werden. Im einzelnen sollen die Arzneimittel in der Reihenfolge der genannten Angriffspunkte dargestellt werden.

16.2 Glukokortikoide

Glukokortikoide werden seit mehr als 30 Jahren in der präventiven und kurativen Therapie allergischer Erkrankungen eingesetzt. Der systemische Einsatz dieser Substanzgruppe in der Langzeitbehandlung allergischer Erkrankungen ist durch die topischen Glukokortikoide weitgehend zurückgedrängt worden.

Die physiologische Sekretion des endogenen Kortisols aus der Nebennierenrinde wird durch das adrenokortikotrope Hormon des Hypophysenvorderlappens, ACTH, gesteuert. Die Sekretion der körpereigenen Glukokortikoide unterliegt einem Tag-Nacht-Rhythmus mit maximalen Werten in den frühen Morgenstunden und tiefsten Werten um Mitternacht.

16.2.1 Wirkungsmechanismus

Glukokortikoide entfalten eine Reihe unterschiedlicher Wirkungen in verschiedenen Systembereichen.

Tab. 16/2: Mögliche Wirkungsmechanismen von Glukokortikoiden beim Asthma bronchiale.

Einfluß auf das adrenerge System
Zunahme der Zahl der adrenergen β-Rezeptoren
Zunahme der Adenylzyklase-Aktivität
Abnahme der Phosphodiesterase-Aktivität
Abnahme der Aktivität des zyklischen GMP
Einfluß auf die Leukozytenaktivität
Veränderte Migrationsfähigkeit
Zerstörung von spezifischen Zelltypen
Beeinflussung der Zytotoxizität
Einfluß auf die Entzündungsmediatoren
Stabilisierung der Lysosomen
Abnahme der Histaminwirkung
Abnahme der Kininwirkung
Abnahme der Arachidonsäuremetabolite

Tab. 16/3: Vergleich der Wirkung verschiedener Glukokortikoide (nach Reinhardt 1996).

Kortikoide	Klinische Äquivalenzdosis (mg)	Relative antiinflammatorische Wirksamkeit	Relative Na-Retention	Plasmahalbwertszeit (min)	Biol. Halbwertszeit (h)	Schwellendosis (mg/m²) für die Suppression der Hypophyse
a) Systemische Glukokortikoide:						
Kortison	25	0,8	0,8	90	8–12	14
Kortisol	20	1	1	90	8–12	12
Prednison	5	3,5	0,6	200 od. >	18–36	9
Prednisolon	5	4	0,6	200 od. >	18–36	9
6-Methylprednisolon	4	5	0	200 od. >	18–36	9
Fluocortolon	5	5	0	200 >	18–36	9
Triamcinolon	4	5	0	200 od. >	18–36	9
Dexamethason	0,8	30	4,0	300 od. >	36–54	0,6
b) Inhalierbare Glukokortikoide						
Budesonid	1					
Beclomethason-Diproprionat	1					
Fluticason	0,5					

Tab. 16/4: Einige Nebenwirkungen der Glukokortikoidtherapie.

Systemisch	Inhalierbar	Extern
• Suppression der Hypophysen-NNR-Achse • Wachstumshemmung • Osteoporose • Fettumverteilung • Arterielle Hypertonie • Diabetogene Stoffwechsellage • Diverse weitere	• Mundsoor • Heiserkeit	• Atrophie der Haut • Pigmentverschiebungen • Teleangiektasien • Striae

Tab. 16/5: Empfohlene Dosen für inhalative Glukokortikoide bei Kindern.

Glukokortikoid	µg/Inhalation	Inhalationen/Tag	mg/d
Beclomethason	50, 250	2 (– 4) **	bis 0,5
Budesonid*	200	2 (– 4) **	bis 0,6
Fluticason*	50, 125	2 (– 4) **	bis 0,3

* Nach Schätzungen
** Je nach verwendeter Dosis

Ein Teil der aufgeklärten, in der Tabelle 16/1 genannten, verschiedenen Wirkungsmodi wird durch eine intrazelluläre Induktion der Proteinsynthese bedingt. Glukokortikoide werden innerhalb der Zelle an ein spezifisches Rezeptorprotein gebunden, wandern dann mit diesem zum Nukleus, wo sie anschließend durch Transkription der DNA über die Bildung einer spezifischen Messenger-Ribonukleinsäure (mRNA) die De-novo-Synthese eines Proteinmoleküls induzieren. Das so entstehende Protein Makrocortin hemmt die Phospholipase A_2 und damit die Arachidonsäurefreisetzung. Aus Arachidonsäure werden im Lipooxygenaseweg die Leukotriene und im Zyklooxygenaseweg die Prostaglandine gebildet. Glukokortikoide erhöhen darüber hinaus nicht nur die Zahl der adrenergen β-Rezeptoren, sondern sie scheinen auch die Effizienz β-adrenerg ausgelöster Wirkungen zu steigern (permissiver Effekt). Sie inhibieren wahrscheinlich auch $NF_{-k}B$ und damit die Zytokinproduktion. In hohen Dosen kommen auch nichtrezeptorabhängige Wirkmechanismen zum Einsatz.

16.2.2 Klinische Anwendung

Gemäß der Plasma- und biologischen Halbwertszeiten werden die Glukokortikoide in kurz wirksame (Kortisol), mäßig langwirksame (Prednison, Prednisolon) und lang wirksame Substanzen (Triamcinolon und Dexamethason) eingeteilt (Tab. 16/3).

Bei anaphylaktischen Reaktionen und im Status asthmaticus werden Glukokortikoide hochdosiert intravenös verabreicht. Eine hohe Initialdosis von 2–3 mg/kg KG wird als Bolusinjektion appliziert und die übrigen Tagesdosen auf drei- bis viermalige Applikationen verteilt. Bei der Anwendung muß beachtet werden, daß die Initialwirkung erst nach einer Stunde und die Maximalwirkung erst nach 6 Stunden eintritt. Glukokortikoide sind somit im Notfall nicht als erstes Medikament zu verabreichen. Beim allergischen Schock sind dies Adrenalin, Antihistaminika, beim Asthma bronchiale β$_2$-Sympathomimetika und Theophyllin (siehe Kapitel 23).

Bei bestimmten Indikationen wird eine suprahohe Dosierung (10–30 mg/kg KG/d) angewendet. Diese sog. Pulstherapie wird aber gerade im Kindesalter gut vertragen. Es sind allerdings potentielle akute Nebenwirkungen (Hypokaliämie, Herzrhythmusstörungen) zu beachten. Die Anwendung erfolgt stationär unter Beachtung besonderer Vorsichtsmaßnahmen. Der Effekt wird nichtrezeptorvermittelten Glukokortikoidwirkungen zugeschrieben.

Eine Langzeittherapie mit systemischen Glukokortikoiden bei chronischen allergischen Erkrankungen ist selten nötig. Wenn der Einsatz jedoch unumgänglich ist, sollte die Dosis in einen Bereich gesenkt werden, bei dem eben gerade noch die kritischen Symptome unterdrückt (Titrierung) und Nebenwirkungen vermieden werden (Tab. 16/4). Ferner sollte eine alternierende Therapie versucht werden, um eine Suppression der Hypophysennebennieren zu umgehen. Diese wird jedoch die allergische Symptomatik selten voll unterdrücken können. Die intramuskuläre Injektion von Kristallsuspensionen ist obsolet.

Lokal werden Glukokortikoide in Form der Dosieraerosole als Pulver oder in Inhalationslösungen und beim Asthma bronchiale angewendet. In einer therapeutischen Dosis können durch die topisch anwendbaren Glukokortikoide bis zu 5–10 mg Prednisolon ersetzt werden. In der üblicherweise durchzuführenden Dosierung (Tab. 16/4) erfolgt auch bei der Langzeittherapie in der Regel keine Suppression der Nebennierenrinde. Keine bzw. nur minimale Nebenwirkungen zu erwarten sind bei einer Tagesdosis von bis zu 600 µg Budesonidäquivalent oder 300 µg Fluticasonäquivalent. Diese Therapie erlaubt es häufig, bei Asthmapatienten eine systemische Glukokortikoidtherapie zu umgehen bzw. einzusparen. Bei topischen Kortikosteroiden, z.B. beim Asthma bronchiale, ist der Wirkungseintritt nicht sofort, sondern erst nach Tagen, das Wirkungsmaximum erst nach Monaten zu erwarten. „Meßbar" wird der Wirkeffekt in einer Abnahme der bronchialen Hyperreagibilität (Abb. 16/3).

Auch bei der Pollinosis oder bei der perennialen Rhinitis können topische Kortikoide zur Anwendung kommen. Glukokortikoidhaltige Externa für die Haut werden unter der Therapie der atopischen Dermatitis

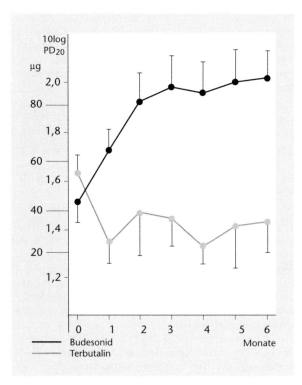

Abb. 16/3: Einfluß einer Langzeittherapie mit Budenosid oder Terbutalin auf die Hyperreagibilität bei Kindern (nach Kerrebijn et al., 1987).

behandelt, das gleiche gilt sinngemäß für die Therapie der allergischen Rhinitis und Konjunktivitis.

16.2.3 Unerwünschte Wirkungen

Die systemische Gabe von Glukokortikoiden bedingt langfristig viele und unangenehme Nebenwirkungen (Tab. 16/4). Ihr Einsatz sollte daher streng indiziert sein. Um die Nebenwirkungen auf ein Minimum zu reduzieren, sollte immer versucht werden, ob die Anwendung eines topischen Kortikosteroids möglich ist. Beide Therapieformen, die topische bzw. die systemische, können ggf. überlappend oder ergänzend eingesetzt werden.

Bei einigen Patienten tritt unter einer inhalativen Therapie Heiserkeit oder eine Soorinfektion (diese ist im Kindesalter extrem selten) auf, die Heiserkeit bzw. tiefe Stimme ist nach Absetzen reversibel. Durch die Verwendung eines Spacer-Systems können vor allem lokale Nebenwirkungen der inhalativen Kortikoide reduziert und die intrabronchiale Deposition verbessert werden.

Die **direkte** Applikation von inhalativen Glukokortikoiden durch ein Dosieraerosol ohne Spacer ist in der Dauertherapie als Kunstfehler anzusehen. Als Alternativen zu Spacern kommen beim Asthma Pulverinhalatoren oder, insbesondere bei Säuglingen oder Kleinkindern, die Inhalationslösung in Betracht.

16.3 Dinatriumcromoglycat bzw. Cromone

Die Einführung des Dinatriumcromoglycat (DNCG) im Jahre 1968 bedeutete für die pädiatrische Asthmatherapie einen großen Fortschritt, da das Prinzip der Prävention und der prophylaktischen Therapie erstmals umfassend angewendet werden konnte. Das Wirkungsprofil des DNCG bezieht die Form der IgE-vermittelten allergischen Reaktion ebenso ein wie das hyperreagible Bronchialsystem und das Anstrengungsasthma. Obwohl DNCG gemeinhin als „Stabilisator" der Mastzellmembran gilt, ist sein molekularer Mechanismus bis heute noch nicht aufgeklärt.

16.3.1 Klinische Anwendung

DNCG liegt zur inhalativen Anwendung beim Asthma bronchiale in Form von Ampullen und Kapseln sowie als Dosieraerosol vor. Darüber hinaus ist es Bestandteil einiger Kombinationspräparate, die zusätzliche β_2-Sympathomimetika enthalten. Die Kombination von DNCG mit einem β-Mimetikum ist ein Kompromiß und nach einer Reihe von Untersuchungen sinnvoll im Rahmen der Dauerprophylaxe des kindlichen Asthma. Die gleiche Kombination wird auch bei der Behandlung des Asthma bronchiale im Inhaliergerät genutzt, wobei der DNCG-Anteil höher ist. Die Inhalation mit dem Druckvernebler betrifft vor allem das Säuglings- bzw. frühe Kleinkindalter. Da der maximale Wirkeffekt erst nach Tagen oder Wochen auftritt, muß die Behandlung mit DNCG als Langzeittherapie geplant werden. DNCG spielt im Kindesalter eine größere Rolle als im Erwachsenenalter. Es wird auch im Bereich der Nase und der Augen angewendet. Die Erfolge sind insbesondere im Bereich der Nase deutlich schwächer als im Bereich der tiefen Atemwege. Die topische Anwendung von DNCG im Magen-Darm-Trakt bei Nahrungsmittelallergien ist umstritten, Erfolge sind anekdotisch. Die Dosierung von DNCG im Dosieraerosol ist im Ausland höher (5 mg/Hub) und die Therapie daher möglicherweise wirkungsvoller (Tab. 16/6).

Tab. 16/6: Dosierung von DNCG in verschiedenen Zubereitungsformen.

Inhalationsampulle	20 mg
Dosieraerosol	1 mg/Hub
Dosieraerosol mit β-Mimetikum	1 mg/Hub

16.3.2 Unerwünschte Wirkungen

Nebenwirkungen treten bei DNCG auch nach monate- bzw. jahrelanger Anwendung kaum auf. In sehr seltenen Fällen wurden Parotitiden, leichter Pruritus, papulöse Dermatitiden, eine Myositis oder Gastroenteritis beschrieben, wobei diese nach Absetzen voll reversibel waren.

16.4 Nedocromil-Natrium

Nedocromil-Natrium ist ein Derivat der Pyranochinolindicarbonsäure. Die Substanz ist in ihrem Wirkungsspektrum dem Dinatriumcromoglycat (DNCG) ähnlich, wenngleich chemisch keine Verwandtschaft besteht. Ein besonderer Anwendungsbereich besteht bei der Hustensymptomatik im Rahmen der bronchialen Hyperreagibilität. Der Geschmack ist etwas bitter. Nedocromil-Natrium steht auch als topisches Medikament zur Behandlung der allergischen Rhinitis zur Verfügung.

Die Indikation für Nedocromil und seine Position im Stufenplan allergischer Krankheiten entspricht im wesentlichen denen des DNCG. Bei asthmatischem Husten („Cough variant asthma") hat es jedoch einen eindeutig besseren Effekt.

16.5 H_1-Rezeptor-Antagonisten

Seit 40 Jahren werden chemisch stabile Stickstoffbasen, die wie das Histamin eine substituierte Seitenkette besitzen, als Antagonisten der Histaminwirkungen bei allergischen Erkrankungen eingesetzt. Diese als „klassisch" bezeichneten Antihistaminika können jedoch nur einen Teil der pharmakologischen Wirkungen des Histamins antagonisieren, so daß die Existenz von inzwischen drei Histaminrezeptortypen postuliert wurde. Aufgrund systemischer Untersuchungen unter Verwendung der verschiedenen Histaminrezeptorantagonisten ließ sich ein spezifisches Verteilungsmuster für Histamin-H_1- und Histamin-H_2-Rezeptoren nachweisen. In der Therapie allergischer Erkrankungen kommen in erster Linie H_1-Antihistaminika zur Anwendung, bei therapieresistenter Urtikaria auch zusätzlich H_2-Antihistaminika.

Wegen der sedierenden Nebenwirkungen der klassischen H_1-Rezeptor-Antagonisten (Tab. 16/7) war man in den letzten Jahren bemüht, durch Synthese neuer Substanzen das Wirkungsprofil selektiver zu gestalten. Dieses Bemühen war zumindest weitgehend erfolgreich mit der Synthese von Terfenadin, Loratadin, Cetirizin und Astemizol. Astemizol hat eine sehr lange Halbwertszeit von mehreren Tagen und ist daher schlecht steuerbar.

16.5.1 Wirkungsmechanismus

Die klassischen H_1-Rezeptor-Antagonisten zeigen gegenüber dem Histamin einen kompetitiven Antagonismus, d. h. diese Substanzen verdrängen Histamin aus seiner Bindung an den H_1-Rezeptor. Pharmakologisch ist ein solcher kompetitiver Antagonismus charakterisiert durch eine Parallelverschiebung der Dosiswirkungskurve von Histamin. Die meisten H_1-Rezeptor-Antagonisten führen jedoch auch zu einer Suppression der Wirkungsmaxima von Histamin. Dieser Effekt beruht auf einer unspezifischen membranstabilisierenden Wirkung, wobei sowohl ein lokalanästhetischer als auch ein kalziumantagonistischer Effekt beteiligt sein dürfte. Bei den neueren Antihistaminika werden zusätzlich antiinflammatorische Wirkungen mit Einfluß auf die asthmatische Spätreaktion durch Reduktion der zellulären Infiltration aufgrund einer verminderten Expression von Adhäsionsmolekülen diskutiert.

16.5.2 Klinische Anwendung

Es gibt eine Fülle von topischen und systemisch anzuwendenden Antihistaminika. H_1-Antihistaminika

Tab. 16/7: Eigenschaften von H_1- Antagonisten (nach Rimmer und Church, 1990).

	Histamin H_1	Muscarin-cholinerg	α-drenerg	5-HT	Dopaminerg	Anti-PAF	Anti-SRS-A	Kalziumblocker	Lokalanästhetisch
Ketotifen	+	+		−		+	+	+	
Terfenadin	+	−	−	+		+	+		
Azelastin	+			+		+	+	+	
Astemizol	+	−	±		−				
Cetirizin	+								
Loratadin	+	+	+	+			+		
Klassische H_1-Antihistaminika	+	+	±	+	+			±	+

Tab. 16/8: Substanzen zur Therapie der allergischen Rhinokonjunktivitis und deren Applikationsmöglichkeiten.

Substanz	Topisch		Systemisch
	Nase	Auge	Oral
Cromone	+	+	–
Antihistaminika	+	+	+
Steroide	+	+	+
Sympathomimetika	+	+	–
Anticholinergika	–	–	–

werden vor allem in der Therapie der allergischen Rhinokonjunktivitis und bei der anaphylaktischen Reaktion verwendet (Tab. 16/8).

Sie führen bei 70 bis 90 % aller Patienten zumindest teilweise zu einer Verbesserung der Symptomatik. Die meisten Antihistaminika sind bei einer akuten allergischen Symptomatik wirksam, bei chronischen oder ganzjährigen Rhinitiden haben sie nur einen geringen Effekt. Bei der Therapie des Juckreizes als Folge einer atopischen Dermatitis oder einer Urtikaria sind die klassischen Antihistaminika sowohl in der topischen als auch in der systemischen Anwendung nur teilweise und unzuverlässig wirksam. Hydroxyzin, das neben seiner antihistaminischen Wirkung auch antiserotoninerge und anticholinerge Wirkungen entfaltet, ist in der Behandlung einer Urtikaria noch am ehesten wirksam, insbesondere bei der physikalisch bedingten Form. Die Bedeutung der H_1-Antihistaminika in der Behandlung des Asthma bronchiale ist minimal.

Aufgrund der geringen zentralnervösen Wirkungen der neueren Antihistaminika werden sie heute hauptsächlich bei der allergischen Rhinitis, Konjunktivitis und allergischen Hauterkrankungen einschließlich des Pruritus eingesetzt. Die klassischen H_1-Antihistaminika finden nur noch bei der Behandlung der atopischen Dermatitis Verwendung, wo der sedierende Effekt kurzfristig auch erwünscht sein kann.

16.5.3 Unerwünschte Wirkungen

Die oralen klassischen H_1-Antihistaminika weisen alle in mehr oder weniger starker Ausprägung eine sedierende Wirkung auf, die wahrscheinlich auf einer Blockade zentralnervöser H_1-Rezeptoren beruht. Andere Antihistaminika mit starker anticholinergischer Wirkung führen zu einer Austrocknung der Mundschleimhaut. In hohen Dosen, besonders bei Kindern können sie eine Tachykardie, Urinretention und Obstipation bedingen.

Die neueren H_1-Antihistaminika wirken gegenüber einer Plazebobehandlung kaum noch sedierend. Zudem gibt es auch gut wirksame lokal anwendbare H_1-Antihistaminika (z. B. Levocabastin).

Ketotifen aus der Gruppe der trizyklischen Benzocycloheptathiopen-Derivate besitzt zusätzlich eine phosphodiesterasehemmende Wirkung. Bei einem Teil der Patienten wirkt es sedierend bzw. appetitsteigernd.

Für Terfenadin und Astemizol sind in seltenen Fällen kardiotoxische Wirkungen beobachtet worden. Die Substanzen können die QT-Zeit verlängern und zu Kammertachykardien vom Typ „Torsade de Pointes" führen. Patienten mit schweren Leberfunktionsstörungen und Patienten mit QT-Verlängerung unterschiedlicher Genese sind besonders gefährdet. Auch die Anwendung bestimmter Makrolidantibiotika und anderer Medikamente, die die Aktivität des Isoenzyms CYP3A4 des Zytochrom-P_{450}-Systems hemmen, erhöhen das Risiko.

16.6 β$_2$-Sympathomimetika

Ein wesentlicher Fortschritt für diese Synthese neuer antiasthmatisch wirksamer β-Sympathomimetika war die von 1967 von Lands et al. gemachte Beobachtung, daß auch die β-Rezeptor-Fraktion nicht einheitlicher Natur ist. Aufgrund des Affinitätsverhaltens zahlreicher Agonisten wurden nach dem Vorschlag von Lands die β-Rezeptoren am Herzen und Ileum mit dem Symbol „β$_1$", die am Bronchialsystem und am Uterus mit dem Symbol „β$_2$" bezeichnet. Substanzen, die eine relativ selektive Affinität zu den Rezeptoren der Bronchialschleimhaut haben, sind die drei klassischen β$_2$-Sympathomimetika Salbutamol, Fenoterol und Terbutalin. In der Zwischenzeit sind eine Reihe weiterer β$_2$-Stimulanzien synthetisiert worden, die sich insbesondere in der Wirkungsdauer von den genannten unterscheiden. Im oberen therapeutischen Bereich der bronchodilatatorischen Wirkung muß immer auch mit unerwünschten kardialen Wirkungen gerechnet werden.

16.6.1 Wirkungsmechanismus

Der Mechanismus, der den β-sympathomimetisch ausgelösten Wirkungen zugrunde liegt, ist in seiner Komplexität weitgehend geklärt. So enthalten die Zellen, die über β-adrenerge Stimuli beeinflußt werden, in der Zellmembran neben den spezifischen β-Rezeptoren auch das Enzym Adenylatzyklase. Durch die Bindung des β-Sympathomimetikums an den Rezeptor wird in diesem eine Konformationsänderung ausgelöst, so daß sich ein Guanindiphosphat (GDP) bildendes Regulationsprotein anlagern kann. Nach Umwandlung von GDP in Guanintriphosphat (GTP) am Regulatorprotein dissoziiert dieses vom Rezeptor und lagert sich an die katalytische Einheit der Adenylatzyklase an. Durch die hierdurch bedingte Aktivierung der Adenylatzyklase erfolgt die Umwand-

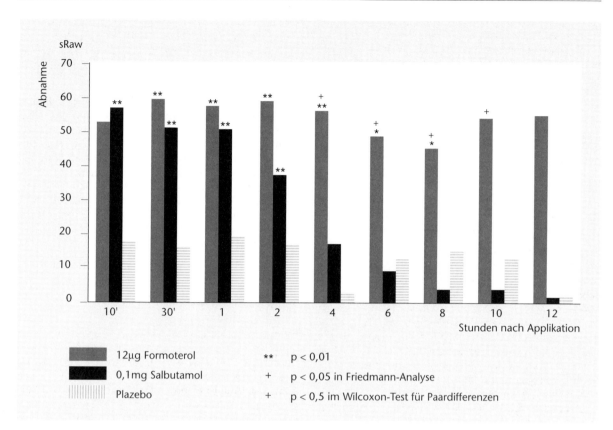

Abb. 16/4: Relative Veränderung des sR_{aw} nach µg Formoterol, 0,1 mg Salbumatol bzw. Placebo; nach von Berg und Berdel.

lung des Adenosintriphosphats (ATP) in das zyklische Adenosin-3'-5'-monophosphat (cAMP), das der eigentliche Überträger der β-adrenergen Wirkungen ist. An der Mastzelle und am Bronchialsystem entzieht cAMP dem Zytoplasma freies Kalzium und akkumuliert es in der Zellmembran bzw. im endoplastischen Retikulum. Durch diesen Vorgang wird eine Hemmung der Mediatorfreisetzung aus der Mastzelle bzw. eine Relaxation der glattmuskulären Bronchialzelle eingeleitet. Unter dem Einfluß einer β-Rezeptor-Stimulation kann es am Zielorgan jedoch auch zu einer Verminderung der Zahl der β-Rezeptoren („Down regulation") kommen. Offenbar wird der Substanzrezeptorkomplex bei einer Sättigungskonzentration der Substanz und exzessiv hohem GTP-Spiegel von dem GTP-bindenden Protein entkoppelt und in das Zellinnere internalisiert, wo es dann einer Endozytose unterliegt. Ein Teil der internalisierten Rezeptoren scheint einem Recycling zu unterliegen, das heißt nach Rückkehr an die Zelloberfläche wieder verfügbar zu sein. Es ist unklar, ob das Phänomen der Down-Regulation mit der Entwicklung einer Tachyphylaxie verbunden ist.

16.6.2 Klinische Anwendung

Die klinische Erfahrung zeigt, daß trotz theoretischer Gegenargumente bei einem Teil der Säuglinge mit obstruktiver Bronchitis die $β_2$-Sympathomimetika einen klinischen Effekt haben. Wir wissen heute, daß die Säuglinge mit obstruktiver Bronchitis eine heterogene

Tab. 16/9: Dosierung bei Anwendung der wichtigsten β-Mimetika (nach Reinhardt 1996).

Substanz	Wirkungseintritt nach Inhalation (min)	Wirkungsdauer (h)	Dosis pro Hub (µg)	Verneblerlösung (mg/ML)	Bronchiale Selektivität
Salbutamol	1–3	4–6	100	5	++
Fenoterol	1–3	4–6	200	5	+
Terbutalin	1–3	4–6	2500	10	+(+)
Formoterol	1–3	8–12	6/12	–	++
Salmeterol	20–30	8–12	25	–	++

Gruppe darstellen und Hyperreagibilität und Allergien durchaus vorhanden sind. Ein Versuch mit der Gabe von β-Sympathomimetika bei Säuglingen ist in jedem Fall gerechtfertigt. In dieser Altersgruppe ist man jedoch manchmal, insbesondere aus pragmatischen Gründen, kurzfristig auf die Gabe von oralen $β_2$-Sympathomimetika angewiesen. Dabei sollte beachtet werden, daß in diesen Fällen der Wirkungseintritt langsamer ist und die Wirkungsmaxima geringer sind als nach Gabe von Inhalaten. Inhalativ tritt die Wirkung von $β_2$-Sympathomimetika sofort, d. h. innerhalb von Minuten ein. Die Wirkdauer der kurz wirkenden Medikamente beträgt 2 bis 6 Stunden, der lang wirkenden bis zu 12 Stunden (Abb. 16/4).

Aufgrund des zusätzlichen α-sympathomimetischen Anteils und der dadurch bedingten schleimhautabschwellenden Wirkung ist die Applikation von Adrenalin als Inhalat (1:10 mit NaCl 0,9% verdünnt) bei einigen Kindern wirksamer als ein reines β-Sympathomimetikum.

β-Mimetika können neben der Anwendung im Dosieraerosol und Inhaliergerät in Pulverform inhaliert werden. Darüber hinaus ist auch die Verwendung von Inhalationshilfen zu empfehlen (Tab. 16/9).

16.6.3 Unerwünschte Wirkungen

Da die $β_2$-Sympathomimetika nur eine begrenzte Selektivität haben, kann es über die Stimulation von $β_1$-Rezeptoren auch zu Nebenwirkungen kommen. Dies bedingt bei einigen Patienten subjektiv das Gefühl der Unruhe und des Herzjagens. Die nicht selten beobachtete tremorogene Wirkung (Muskelzittern) beruht auf Stimulation von $β_2$-Rezeptoren, wobei wahrscheinlich eine Synchronisation der sonst ungeordneten Einzelfaser-Kontraktion der Skelettmuskulatur zugrunde liegt.

Für die β-Sympathomimetika ist immer wieder das Phänomen der Tachyphylaxie und einer dadurch bedingten Gewöhnung beschrieben worden. Dieses Phänomen wird jedoch wahrscheinlich, zumindest im Kindesalter, überbewertet. Es manifestiert sich zu allererst nicht in einer Reduktion der Bronchodilatation, sondern in einer verkürzten Wirkdauer. Es gilt daher grundsätzlich, daß eine Monodauertherapie mit $β_2$-Sympathomimetika weder im Kindes- noch im Erwachsenenalter gestattet ist: die bronchiale Hyperreagibilität erfährt durch Monotherapie auf Dauer keine Besserung und die natürliche Verschlechterung wird nicht aufgehalten. Da langwirkende β-Mimetika noch nicht lange für Kinder zugelassen sind, kann über unerwünschte Wirkungen keine Aussage getroffen werden.

16.7 Theophyllin

Theophyllin wird seit nunmehr über 40 Jahren in der Therapie des Asthma bronchiale angewendet, während es vorher vor allem als Diuretikum eine gewisse Bedeutung hatte. In den 70er Jahren erfuhr es eine erneute Verbreitung, nachdem aufgrund einer weitgehend linearen Beziehung zwischen Serumkonzentration und Wirkung ein „Drug monitoring" möglich war und so die große intra- und interindividuelle Streuung dieser Substanz gesteuert werden kann. Zum anderen wurden Retardpräparate synthetisiert, so daß eine Reduktion der Dosierungsintervalle und eine Verminderung der Serumkonzentrationsschwankungen innerhalb des Dosierungsintervalls ermöglicht wurde.

Topisch anwendbare präventiv wirksame Arzneimittel, wie DNCG und topische Glukokortikoide, haben in den letzten Jahren zu einem rückläufigen Einsatz von Theophyllin geführt.

16.7.1 Wirkungsmechanismus

Theophyllin hemmt das abbauende Enzym des zyklischen AMP, die Phosphodiesterase. Dieser Effekt wird jedoch erst in supratherapeutischen Konzentrationen erreicht, so daß neuerdings dieser Mechanismus, der sowohl die bronchodilatatorische Wirkung als auch die Hemmung der Mediatorfreisetzung aus der Mastzelle erklären könnte, in vivo kaum in Frage kommen kann. Daneben wird eine antagonistische Wirkung gegenüber dem endogenen Adenosin, das über einen purinergen Rezeptor die Mediatorfreisetzung aus der Mastzelle steuern soll, als Wirkungsmechanismus angenommen.

Neben der Hemmung der Freisetzung der Mediatoren aus der Mastzelle und einer direkten bronchospasmolytischen Wirkung sind eine Verbesserung der mukoziliären Clearance, eine positive inotrope Wirkung auf die Atemmuskulatur (vor allem das Zwerchfell), eine Drucksenkung im kleinen Kreislauf sowie eine zentrale Atemstimulation beschrieben. Über eine antiinflammatorische Wirkung in niedrigeren Dosisbereichen wird diskutiert.

16.7.2 Klinische Anwendung

Bei der Therapie mit Theophyllin stößt man auf das Problem einer großen intra- und interindividuellen Variabilität. Dies betrifft insbesondere das Kindesalter. Eine Ursache ist die altersabhängige Pharmakokinetik des Theophyllins, die sich darin äußert, daß die Plasmaclearance im frühen Säuglingsalter relativ gering, im Kleinkindesalter dagegen maximal ist und im Alter von 8 bis 10 Jahren dann linear bis etwa zum

Tab. 16/10: Altersspezifische Kriterien für den Einsatz von Theophyllin (nach Reinhardt 1996).

	Säuglinge ab 3 Mon.	Kleinkinder und Schulkinder	Erwachsene Nichtraucher
Indikation	Obstruktive Bronchitis	Asthma bronchiale	Asthma bronchiale
$t_{1/2}$(h)	4,4 (0,8–8,6)	3,7 (1,4–7,9)	7,03 (5–9)
Dosierungsempfehlung mg/kg KG/d	12–14	16–24	10–14

16. Lebensjahr abfällt. Daraus ergeben sich unterschiedliche Dosierungsrichtlinien (Tab. 16/10).

Im akuten Asthmaanfall sollte initial eine Sättigungsdosis von 6 mg/kg KG innerhalb von 10 bis 20 Minuten verabreicht werden, bevor die Dosierungskriterien für die 24-Stunden-Dauertherapie angewendet werden. Wäßrige Lösungen werden auch oral sofort resorbiert.

Bei Verabreichung eines Retardpräparates sollte die Abenddosis höher gewählt werden als die Morgendosis, z. B. 1/3 morgens, 2/3 abends (Chronotherapie).

16.7.3 Unerwünschte Wirkungen

Wegen der großen intra- und interindividuellen Variabilität der Pharmakokinetik von Theophyllin sollte bei der Therapieeinstellung mit Theophyllin ein „Drug monitoring" durchgeführt werden, um eine individuelle Dosiseinstellung vornehmen zu können. Zu berücksichtigen bleibt jedoch, daß einige Patienten bereits im therapeutischen Bereich Nebenwirkungen zeigen, die sich in erster Linie in Kopfschmerzen, Übelkeit, gastrointestinalen Beschwerden und Einschlafstörungen äußern. Bei Überdosierung können schwerwiegende Komplikationen, wie Krampfanfälle, auftreten. Anzustreben ist eine Plasmakonzentration von 8 bis 13 (Niedrigdosisbereich) bzw. 13 bis 16 mg/l (Hochdosisbereich) 2, 4 oder 6 Stunden nach Gabe der letzten Dosis, je nach Halbwertszeit des Retardpräparates.

16.8 Atropinabkömmlinge

Isomere des Atropins, wie Ipratropiumbromid, verhindern die Bronchokonstriktion, die durch Stimulation muskarinartiger Acetylcholinrezeptoren eintreten kann. Es wird inhalativ angewandt.

16.8.1 Wirkungsmechanismus

Es wird angenommen, daß durch die Stimulation muskarinartiger Azetylcholinrezeptoren eine Guanylatzyklase aktiviert wird, die das Guanintriphosphat in das zyklische Guanin-3'-5'-monophosphat (cGMP) umwandelt. Das cGMP fungiert wahrscheinlich als intrazellulärer Vermittler der cholinergen Wirkungen, indem es über eine Erhöhung des transmembranären Kalziumeinstroms an der glattmuskulären Bronchialzelle eine Tonuserhöhung bedingt. Die anticholinerge Wirkung des Ipratropiumbromid auf die glatte Muskulatur ist schwächer als die der β₂-Sympathomimetika. Die Wirkung tritt langsamer ein, das Wirkungsmaximum ist geringer, die Wirkungsdauer aber länger.

16.8.2 Klinische Anwendung

Wegen des verzögerten Wirkungseintritts sind die Anticholinergika nicht als Monotherapie für die Anfallskupierung geeignet. Die Anwendung hat ihre Berechtigung im schwer zu therapierenden akuten Asthmaanfall. Die Inhalationsfrequenz sollte jedoch nicht so häufig sein wie bei β₂-Sympathomimetika. Bei einigen Säuglingen ist Ipratropiumbromid in der Behandlung einer Atemwegsobstruktion wirksamer als β-Mimetika, wobei ein Teil der Wirkung dem austrocknenden Effekt bei einer behinderten Nasenatmung zugeschrieben wird. Da das Medikament insgesamt weniger gut zu steuern ist als β₂-Sympathomimetika, der zusätzliche Effekt gering ist und eine übersichtliche Medikamentenpalette für die Behandlung des Asthma bronchiale ein entscheidender Faktor ist, ist die Bedeutung von Atropinabkömmlingen im Kindesalter als vernachlässigbar einzustufen.

16.8.3 Unerwünschte Wirkungen

Auch Atropinabkömmlinge können zu einer Tachykardie führen. In therapeutischen Dosen führen sie zu einer Mundtrockenheit und bitterem Geschmack.

16.9 Leukotrienantagonisten

Leukotriene sind biologisch aktive Fettsäuren und stellen das Produkt des oxidativen Arachidonsäuremetabolismus dar. Sie bestehen aus den Cysteinylleukotrienen LTC4, LTD4, LTE4 und aus dem Nichtcysteinylleukotrien LTB4. Seit der Identifizierung im Jahre 1979 gab es Hinweise darauf, daß sie als die wichtigsten bioaktiven Bestandteile der „langsam reagierenden" Substanz der Anaphylaxie mit der Pathogenese der Bronchokonstriktion bei Asthma und der

Rhinorrhö bei Rhinitis in Verbindung stehen. Von den in der Lunge vorliegenden Zellen haben Eosinophile, Basophile, Mastzellen und Alveolarmakrophagen die vollen enzymatischen Voraussetzungen für die Bildung von Cysteinylleukotrienen. Leukotriene haben daher vor allem eine Wirkung bei der verzögerten allergischen Reaktion. Ihrer Hemmung kommt daher eine therapeutische Bedeutung zu.

16.9.1 Wirkungsmechanismus

Die Wirkung von Leukotrienen kann auf zweierlei Weise gehemmt werden: durch Blockade der Leukotrienrezeptoren (Montelukast, Pranlukast, Tomlukast, Zafirkulast) oder durch Beeinflussung der Leukotrienbiosynthese (Zileuton). Die Substanzen können oral oder inhalativ verabreicht werden. Einige Präparate waren 1998 zugelassen, eines für das Kindesalter (Montelukast).

Der genaue Stellenwert der Substanzgruppe in der Asthmatherapie beim Kind ist noch nicht abzuschätzen. Ob sie die Therapie mit topischen Glukokortikoiden ergänzen oder gar ersetzen können, ist unklar. Hervorzuheben ist eine Protektion gegenüber Belastungsasthma. Nebenwirkungen des im Kindesalter zugelassenen Leukotrienantagonisten sind nicht bekannt.

16.10 Praktische Hinweise zur Anwendung von Antiallergika

Insbesondere in der Asthmatherapie haben sich sog. Stufenschemata, welche häufig als Ergebnis von Konsensuskonferenzen sind, durchgesetzt. Diese Stufenschemata bedeuten jedoch nicht, daß man bei jeder allergischen Erkrankung mit der am wenigsten eingreifenden Therapie beginnt. Im Gegenteil, es ist primär sinnvoll, zunächst den Patienten in einer möglichst kurzen Zeitspanne zu einer Beschwerdefreiheit zu verhelfen. Danach kann unter Beachtung aller Kautelen eine Therapiereduktion einsetzen, um das für die Dauertherapie erforderliche therapeutische Niveau zu finden. Dies bedeutet, daß möglichst von der systemischen auf die topische Anwendung übergegangen wird. Der Patient muß mit dem Zeitverlauf des Wirkungseintritts bzw. des Abklingens vertraut sein.

16.11 Inhalationstherapie

Unter Inhalationstherapie versteht man die Behandlung der Atemwege mit einem Aerosol. Entscheidend für die Wirkung des Aerosols in den Atemwegen ist dessen Deposition. Die Deposition hängt entscheidend vom Verneblersystem (z. B. Partikelgröße, Aerosoldichte, Inhalationshilfen), vom Patienten (z. B. Anatomie, Inhalationstechnik) sowie von der Erkrankung (z. B. Ausmaß der Atemwegsobstruktion) ab. Die Inhalationstherapie von Pharmaka zur Behandlung der Atemwegserkrankungen hat gegenüber der systematischen Applikation einige entscheidende Vorteile. Es wird nur das erkrankte Organ behandelt, eine hohe lokale Konzentration ist möglich, der Wirkungseintritt ist schnell, es bestehen nur geringe systemische Nebenwirkungen, und es liegt eine gute Steuerbarkeit vor.

Potentielle Nachteile bestehen in der bei extremer Obstruktion oft ungenügenden Wirkung.

Therapeutische Aerosole lassen sich prinzipiell mit Hilfe von Verneblerinhalation, Dosieraerosol und Pulverinhalation applizieren.

Verneblerinhalationen sind weitgehend von der Kooperation des Patienten unabhängig und können daher auch schon bei kleinen Kindern angewendet werden. Sie sind vor allem bei der Therapie der akuten schweren Atemwegsobstruktion sinnvoll, da die Dosis des Pharmakons kontinuierlich appliziert wird und damit eine bessere Wirkung als bei der Bolusinhalation der anderen Applikationssysteme erzielt wird. Nachteile liegen im Zeitaufwand und der Umständlichkeit des stromabhängigen Systems.

Tab. 16/11: Inhalationstechnik des Dosieraerosols.

- Schutzkappe entfernen
- Dosieraerosol schütteln
- tief ausatmen
- Dosieraerosol senkrecht halten, in den Mund nehmen
- Kopf leicht zurückbeugen
- gleichzeitig Hub auslösen und langsam inhalieren
- so tief wie möglich einatmen
- 10 Sekunden Luft anhalten
- durch die Nase ausatmen

Tab. 16/12: Verfügbare Pulverinhalatoren (nach Reinhardt, 1996).

Inhalationsgerät	Medikament
Inhaletten	Atrovent (Ipratropiumbromid 200 µg) Berotec (Fenoterol 200 µg) Berodual (Ipratropiumbromid 40 µg, Fenoterol 100 µg)
Rotadisk	Sultanol (Salbutamol 200 und 400 µg) Sanasthmyl (Beclometasondipropionat 200 µg) Flutide 250 oder Junior 50 (Fluticason 250/50 µg)
Spinhaler	Intal (Cromoglicinsäure, DNCG 20 mg)
Turbohaler	Aerodur (Terbutalin 500 µg) Pulmicort (Budesonid 200 µg)
Turbohaler	Oxis (Formoterol 12 µg/6 µg)

Inhalationen mit positivem Druck (IPPB) bieten keine Vorteile gegenüber einem normalen Vernebler, bergen aber die Gefahr eines Pneumothorax in sich. Zudem sind die Systeme sehr teuer. Beim Asthma sind sie gefährlich.

Dosieraerosole stellen das am weitesten verbreitete System dar, sind billig und handlich. Eine richtige Inhalationstechnik ist aber für die Deposition und die klinische Wirkung entscheidend und setzt eine erhebliche Kooperation des Kindes voraus. Die Fehlermöglichkeiten bei der Inhalation sind vielfältig. Die Tabelle 16/11 zeigt die empfehlenswerte Inhalationstechnik eines Dosieraerosols.

Bei der Inhalation von topischen Steroiden per Dosieraerosol müssen großvolumige Inhalationshilfen (Spacer) Verwendung finden. Sie erhöhen nicht nur die Deposition des Aerosols in den Atemwegen, sondern verringern vor allem die oropharyngeale Deposition erheblich und vermeiden damit mögliche lokale Nebenwirkungen.

Neben der starken Abhängigkeit von der Kooperation des Kindes besteht ein Nachteil der Dosieraerosole in der Verwendung von Treibgasen. Pulverinhalationen bieten eine Alternative. Dabei ist insbesondere auf einen entsprechenden inspiratorischen Sog, der bei kleinen Kindern oder im Asthmaanfall eingeschränkt sein kann, zu achten. Leider gibt es heute immer noch nicht alle gängigen Substanzen (inkl. der wichtigsten Kombinationen) auf dem Markt (Tab 16/12).

Selbst bei bestmöglicher Technik erreichen maximal 30 % des Aerosols die Atemwege. Insofern sind alle Dosierungsrichtlinien von inhalativen Medikamenten nur Näherungswerte. Die Patientenschulung dient dazu, Patienten mit der Pharmakokinetik vertraut zu machen und ihnen die Steuerung, zu der auch die Dosisfindung gehört, teilweise selbst zu überlassen („Komanagement").

16.12 Compliance, Adhärenz und Lebensqualität

Die Therapie allergischer Erkrankungen stellt immer einen Kompromiß zwischen dem Möglichen und dem für die Patienten Akzeptablen dar. Die Therapiesteuerung allergischer Erkrankungen liegt meistens beim Patienten und in der Familie selbst. Seit den 60er Jahren sind daher z. B. Konzepte zur Selbstschulung der Asthmapatienten verwirklicht worden, ähnliche Anstrengungen werden auch für die Neurodermitis unternommen. Diese bestehen darin, Kindern und Eltern Kenntnisse im Umgang mit der Erkrankung und ihrer Therapie zu vermitteln. Schulungen sollen dabei nicht zum Ziel haben, bestimmte Therapiepläne bedingungslos zu erfüllen (Adhärenz), sondern durch „Krankheitskompetenz" die Eigenverantwortung zu erhöhen. Dabei sind in erster Linie zwei Dinge zu beachten: Die Zahl der Medikamente sollte übersichtlich, ihr Einsatz nachvollziehbar und der Wirkungsmechanismus verständlich sein. Andererseits muß vermittelt werden, daß es kein „Wundermedikament" gibt, sondern daß jeder Patient einer individuellen Therapie bedarf, die in einer Mono- oder Kombinationstherapie, unter Einschluß anderer Maßnahmen wie Allergenkarenz und Hyposensibilisierung, bestehen können.

Literatur

Agertoft L, Pedersen S (1994). Effects of long-term treatment with an inhaled corticosteroid on growth and pulmonary function in asthmatic children. Respir med 88: 373

Barnes PJ, Karin M (1997). Nuclear factor-$_k$B: a pivotal transcription factor in chronic inflammation. N Engl J Med 336: 1066

Barnes JP (1995). Drug therapy: inhaled glucocorticoids for asthma. N Engl J Med 332: 868

Berg A von, Berdel D (1989). Formoterol and salbutamol metered aerosols: comparison of a new and an established $\beta2$-agonist for their bronchodilating efficacy in the treatment of childhood bronchial asthma. Pediatr Pulmonol 7: 89

Essen-Zandvliet EE van, Hughes MD, Waalkens HJ, Duiverman EJ, Pocock SJ, Kerrebijn KF (1992). CNSLD study group. Effects of 22 months of treatment with inhaled corticosteroids and/or beta-2-agonists on lung function, airway responsiveness and symptoms in children with asthma. Am Rev Respir Dis 146: 547

Griese H, Reinhardt D (1996). Leukotrien-Blockade beim Asthma – ein neues antiinflammatorisches Prinzip. Dtsch. med. Wschr. 121: 845–851

Grüber C, Paul K, Lehmann C, Pohl C, Hümmelink R, Wahn U (1996). Gesundheitliche Aufklärung zur Vorsorge und Früherkennung allergischer und asthmakranker Kinder und Jugendlicher. Band 68 der Schriftenreihe des Bundesministeriums für Gesundheit. Baden-Baden (Nomos Verlagsgesellschaft)

Kerrebijn KF, Essen-Zandvliet EEM van, Neijens HJ (1987). Effect of long-term treatment with inhaled corticosteroids and β-agonists on the bronchial responsiveness in children with asthma. J Allergy Clin Immunol 79: 653

Niggemann B (1989). Aerosoltherapie bei obstruktiven Atemwegserkrankungen: Deposition, Applikationsarten, Inhalationstechniken, Inhalationshilfen. Ergebnisse der Inneren Medizin und Kinderheilkunde 59: 169–212

Pedersen S, Hansen OR (1995). Budesonide treatment of moderate and severe asthma in children: a dose-response study. J Allergy Clin Immunol 95: 29

Reinhardt D, Richter O, Schäfers M, Becker B (1982). Klinische Pharmakologie des Theophyllins. Internist 23: 728–735

Reinhardt D (1996). Asthma bronchiale im Kindesalter. Berlin, Heidelberg (Springer-Verlag)

Rimmer SJ, Church MK (1990). The pharmacology of mechanism of action of histamine H_1-antagonists. Clin Exp Allergy 20, Suppl 2: 3–17

Szefler SJ (1991). Glucocorticoid therapy for asthma. Clinical pharmacology. J Allergy Clin Immunol 88: 147

Warner JO, Neijens HJ, Landau LJ et al (1992). Asthma: Follow-up statement from an International Pediatric Asthma Consensus Group. Arch Dis Child 67: 240

17 Hyposensibilisierung

U. Wahn

17.1	Einleitung	250
17.2	Immunologische Grundlagen der Hyposensibilisierung	251
17.3	Einfluß auf die allergeninduzierte Entzündung der Atemwege	253
17.4	Allergenextrakte	253
17.5	Modifizierte Extrakte	253
17.6	Möglichkeiten der Erfolgskontrolle	253
17.6.1	Klinische Parameter	253
17.7	Auswahl der Allergene	255
17.8	Wirksamkeit der Hyposensibilisierung	255
17.8.1	Hyposensibilisierung mit Pollenextrakten	255
17.8.2	Hyposensibilisierung mit Hausstaubmilbenextrakten	255
17.8.3	Hyposensibilisierung mit Tierallergenextrakten	255
17.9	Praktische Durchführung der Therapie	255
17.9.1	Indikationen	256
17.9.2	Dosierung	256
17.9.3	Technik	256
17.9.4	Therapiedauer	256
17.9.5	Risiken und Nebenwirkungen	256
17.10	Orale und sublinguale Hyposensibilisierung	256
17.11	Therapie mit tolerogenen Peptiden von T-Zell-Epitopen	258
17.12	Abschlußbemerkung	258

17.1 Einleitung

Das rapide wachsende Verständnis von den immunologischen Grundlagen der allergischen Sensibilisierung sowie den Mechanismen der allergischen Entzündung hat im vergangenen Jahrzehnt neben der Weiterentwicklung der antiallergischen Pharmakotherapie zu völlig neuen Ideen von den Möglichkeiten der **immunologisch** orientierten Intervention bei allergischen Erkrankungen geführt. Interventionen mit dem Ziel, die Produktion allergenspezifischer IgE-Antikörper zu unterbinden bzw. deren Einfluß auf mediatorhaltige Effektorzellen zu stören, sind im Tierexperiment bereits mit ermutigenden Ergebnissen durchgeführt worden: So hat sich die Verwendung löslicher Interleukin-4-Rezeptoren als ein interessanter therapeutischer Ansatz herausgestellt. Auch die Ergebnisse von Experimenten mit monoklonalen, humanisierten Anti-IgE-Antikörpern oder löslichen IgE-Rezeptoren machen deutlich, daß bereits in naher Zukunft neue Ansätze für eine gezielte Immuntherapie allergischer Erkrankungen zu erwarten sind.

Die Mehrzahl der in der Klinik bis heute etablierten Therapien sind freilich pharmakologisch orientiert (Abb. 17/1). Sie umfassen die Antagonisierung einzelner Mediatorstoffe und die Verhinderung der Mediatorsynthese oder greifen gar an Zielzellen der allergischen Entzündung wie der glatten Bronchialmuskelzelle an. Neben Glukokortikoiden zielt eine immunsuppressive Behandlung mit Cyclosporin A oder FK 506 auf eine antiallergisch wirksame Beeinflussung einzelner T-Zell-Populationen ab.

Die einzige kausale Form der Immuntherapie, die bisher klinische Relevanz gefunden hat, ist die spezifische Hyposensibilisierung, im englischen Sprachraum auch „Immuntherapie" genannt. Im Rahmen dieser Therapie wird sensibilisierten Patienten mit einer durch IgE-Antikörper vermittelten allergischen Erkrankung ein Extrakt allergenen Materials in unterschwelliger, allmählich ansteigender Dosierung mit dem Ziel verabreicht, eine klinische Toleranz gegen die im Extrakt enthaltenen Allergene zu induzieren.

Die Therapie wurde Anfang des 20. Jahrhunderts erstmals empfohlen, zu einem Zeitpunkt, als über die immunologischen Grundlagen der atopischen Erkrankungen noch keine differenzierten Erkenntnisse vorlagen. Die Entwicklung und Modifizierung der Behandlungsmethode erfolgte ausschließlich nach empirischen Kriterien, die Bewertung von Behandlungserfolgen beruhte weitgehend auf subjektiven Eindrücken, anekdotischen Mitteilungen, gelegentlich auch retrospektiven Therapieauswertungen. Erste kontrollierte Studien die prospektiv angelegt worden waren,

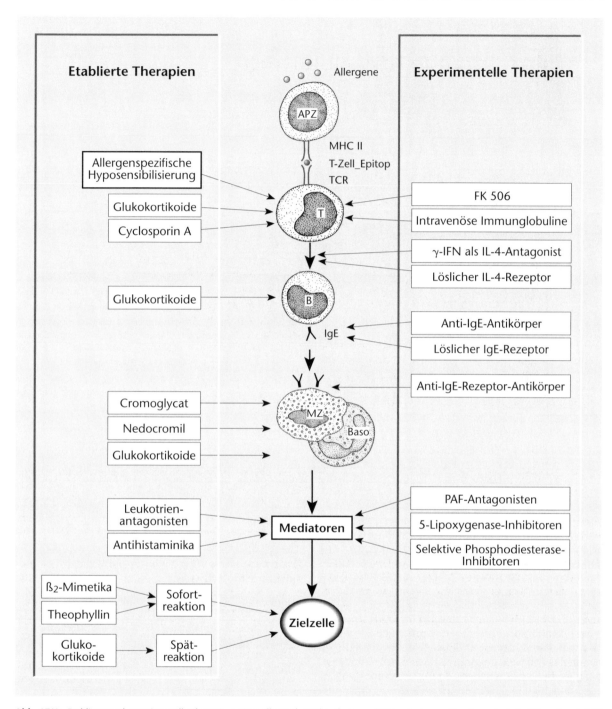

Abb. 17/1: Etablierte und experimentelle Therapieansätze allergischer Erkrankungen. (APZ = Antigen-präsentierende Zelle, T-Lymphozyt, TCR = T-Zell-Rezeptor, MHC II = Haupthistokompatibilitätskomplex, MZ = Mastzellen, PAF = Plättchen-aktivierender Faktor, Baso = Basophiler Leukozyt).

wurden in den 50er Jahren an Pollenallergikern durchgeführt. Bis in die letzten Jahre hinein war die Frage der Wirksamkeit dieser Therapie Gegenstand der Diskussion. Im folgenden soll ausschließlich auf die Problematik der Hyposensibilisierungsbehandlung bei Atemwegsallergien eingegangen werden, da andere Problembereiche gesondert behandelt werden.

17.2 Immunologische Grundlagen der Hyposensibilisierung

Unter der Hyposensibilisierung kommt es zum Auftreten von Faktoren im Serum der Patienten, die die allergeninduzierte Freisetzung von Mediatorstoffen

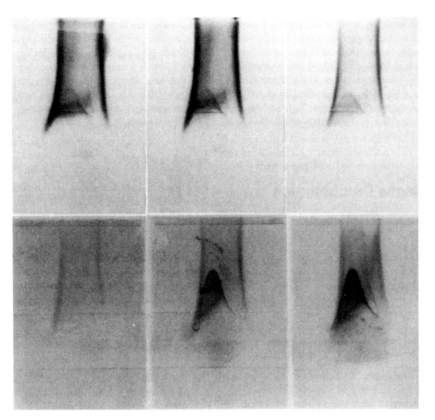

Abb. 17/2: Typische Veränderungen spezifischer IgE (obere Reihe) und IgG-Antikörper (untere Reihe) gegen Allergene aus Birkenpollen im Verlaufe der Hyposensibilisierung, bestimmt mit Hilfe der gekreuzten Radioimmunelektrophorese (CRIE). Links: Befund vor Therapie, Mitte: nach 4monatiger Hyposensibilisierung, Rechts: präsaisonal nach einjähriger Therapie (Abb. Dr. Maasch, Reinbek).

aus basophilen Leukozyten inhibieren. Das Substrat dieser „Antigenneutralisierenden Kapazität" des Serums sind, wie wir heute wissen, Immunglobuline der Klasse IgG, vor allem der Subklasse IgG$_4$, welche zirkulierende Antigene neutralisieren können, ohne selbst mediatorhaltige Zellen zu aktivieren. Zwar besitzen Mastzellen und basophile Granulozyten auch Rezeptoren für IgG$_4$, doch werden diese Antikörper nur mit niedriger Affinität gebunden und spielen beim Menschen für die Auslösung einer anaphylaktischen Reaktion keine Rolle (Djurup u. Østerballe, 1994).

In der Literatur werden diese Antikörper als „blockierende Antikörper" bezeichnet, womit nahegelegt wurde, daß ihnen der eigentliche protektive Effekt im Sinne der Therapie zukommt. Tatsächlich konnte gezeigt werden, daß Seren von Patienten nach Allergeninjektionen den passiven Transfertest (Prausnitz-Küstner-Test) blockieren konnten. Das Ausmaß der IgG$_4$-Antikörperproduktion, die durch die Therapie ausgelöst wird, hängt von der kumulativ verabreichten Allergendosis ab, die Antikörperproduktion erfolgt spezifisch über das applizierte Allergen. Nach Unterbrechung der Behandlung zeigen die Antikörperspiegel abfallende Tendenz. Die Korrelation der im Serum vorhandenen IgG$_4$-Antikörper-Konzentrationen mit dem klinischen Effekt der Therapie ist im größeren Patientenkollektiv nachweisbar, im Einzelfall jedoch schwach (Abb. 17/2).

Im Laufe der letzten Jahre wurden zahlreiche andere immunologische Veränderungen unter der Hyposensibilisierung beschrieben, die in Tabelle 17/1 aufgeführt sind. Der Abfall allergenspezifischer IgE-Antikörper im Serum zeigt keine enge Korrelation mit dem klinischen Behandlungserfolg. Er kann kaum für einen Therapieeffekt verantwortlich gemacht werden. Die lokale Antikörperantwort in den Sekreten der Atemwege unter einer Hyposensibilisierungsbehandlung ist relativ schwach.

Neben humoralen Veränderungen wurden verschiedene zelluläre Funktionen beschrieben, die durch eine Hyposensibilisierung beeinflußt werden. So zeigen basophile Leukozyten unter der Therapie eine verminderte Sensitivität gegenüber den applizierten Allergenen. Aktivierte Eosinophile sind nach Allergenexposition in der Schleimhaut nur noch vermindert nachweisbar.

In-vitro-Untersuchungen zur Interleukinproduktion von T-Lymphozyten deuten auf die der Hyposensibilisierung zugrunde liegenden relevanten Mechanismen: Während vor Beginn der Behandlung allergenspezifische T-Zellen der Haut und der betroffenen Schleimhäute hohe Konzentrationen von Interleukin-4 sezernieren, kommt es nach der Therapie nur noch zu einer deutlich verminderten Sekretion dieses Zytokins, was dafür sprechen könnte, daß eine wirksame Hyposensibilisierung zu einer herunterregulation des durch Th-2-Lymphozyten induzierten Entzündungsprozes-

Tab. 17/1: Immunologische Veränderungen unter Hyposensibilisierung.

- Verminderung der IL4-Synthese allergenspezifischer CD4 positiver T-Zellen (Switch von TH2 zu TH1?).
- Initialer allergenspezifischer IgE-Anstieg im Serum mit nachfolgendem langsamen Abfall.
- Induktion allergenspezifischer IgG-Antikörper im Serum (vor allem IgG_1 und IgG_4).
- Suppression des saisonalen spezifischen IgE-Anstiegs im Serum bei Pollenallergie
- Verminderung von Mediatoren aus eosinophilen Leukozyten in Schleimhautsekreten
- Verminderung der Zellsensitivität basophiler Leukozyten gegenüber Allergenen
- Induktion einer lokalen IgG- und IgA-Antwort im Schleimhautsekret.

ses führen kann und statt dessen „gutartige" T-Zell-Prozesse heraufregulieren, die durch Helferzellen vom Th-1-Typ mit ihrer Produktion von Interferon-γ bewirkt werden. Dieser Prozeß scheint antigenspezifisch zu erfolgen.

17.3 Einfluß auf die allergeninduzierte Entzündung der Atemwege

Bei hyposensibilisierten Patienten mit saisonal auftretendem Pollenasthma konnten deutlich verringerte Konzentrationen von Entzündungsmediatoren (eosinophiles kationisches Protein, chemotaktische Faktoren) im Serum und in der Bronchiallavageflüssigkeit unter natürlicher Allergenbelastung gemessen werden. Diese Daten deuten darauf hin, daß die Hyposensibilisierung die durch den natürlichen Allergenkontakt bedingte Entzündung der Atemwege auch beim Asthma bronchiale vermindert oder hemmt (Rak et al., 1988).

17.4 Allergenextrakte

Genaue Kenntnisse der Zusammensetzung von Allergenextrakten sind für den pädiatrischen Allergologen, der eine Hyposensibilisierung verordnet oder durchführt, entscheidend. Für das Rohmaterial, welches für Therapieextrakte Verwendung findet, gibt es weitgehend befolgte Empfehlungen der International Union of Immunological Societies.

Was die biologische Potenz und Komposition der Extrakte angeht, so ist es wichtig zu wissen, daß Allergenextrakte komplexe Mischungen von 10 bis 15 verschiedenen Allergenmolekülen darstellen, die alle als potentielle Allergene fungieren können. Für Therapieextrakte ist es entscheidend, daß alle potentiellen Allergene im Extrakt vorhanden sind, daß die biologische Globalaktivität von Charge zu Charge konstant ist und daß die allergene Komposition der Einzelproteine – für den Therapeuten transparent und deklariert – von Charge zu Charge konstant gehalten wird. Diese Kriterien werden nicht von allen Anbietern industriell hergestellter Allergenextrakte in gleichem Maße erfüllt. Unterschiedliche Extraktqualitäten sind nicht nur für unterschiedliche Therapieeffekte verantwortlich zu machen, sondern sind vermutlich auch die Erklärung für Unterschiede in der Verträglichkeit einer Hyposensibilisierungsbehandlung.

Bei der Auswahl von Therapieextrakten sollte daher biologisch standardisierten, partiell gereinigten und hinsichtlich ihrer Allergenkomposition gut charakterisierten Extrakten der Vorzug gegeben werden.

17.5 Modifizierte Extrakte

Physikalische Modifikationen wie die Absorption von Aluminiumhydroxid oder Tyrosin resultieren in einem klinisch wünschenswerten Depoteffekt, der oft dazu beiträgt, Nebenwirkungen der Hyposensibilisierung zu vermindern.

Chemische Modifikationen wie die Polymerisierung von Allergenen mittels Polyethylenglykol oder die Behandlung der applizierten Allergenproteine durch Formaldehyd oder Glutaraldehyd können zu einer Veränderung der allergenen Proteine in ihrer räumlichen Struktur („Allergoide") und so zu einer Verminderung ihrer IgE-antikörperbindungsfähigkeit führen. Eine derartige Reduktion der Allergenaktivität ist im Sinne einer besseren Verträglichkeit natürlich erwünscht. Die Veränderung der Epitopstruktur eines Allergoids gegenüber dem nativen Allergen kann freilich – zumindest theoretisch – zu einem Verlust an klinischer Wirksamkeit führen.

17.6 Möglichkeiten der Erfolgskontrolle

Zur Beurteilung der Wirksamkeit von Langzeitbehandlungen bei chronischen oder saisonalen Erkrankungen, deren Symptome in Ausprägung und Spontanverlauf zahlreichen Einflüssen unterliegen, müssen strikte Kriterien gefordert werden: Eine Therapie ist dann und nur dann „wirksam", wenn sie einer Plazebobehandlung an einem vergleichbaren Patientenkollektiv signifikant überlegen ist. Derart kontrollierte Untersuchungen zum Therapieeffekt können nur prospektiv durchgeführt werden.

17.6.1 Klinische Parameter

Für die Erfolgskontrolle einer Hyposensibilisierung haben sich bei saisonal auftretender Symptomatik Tagebücher bewährt, aus denen Symptom- oder Medi-

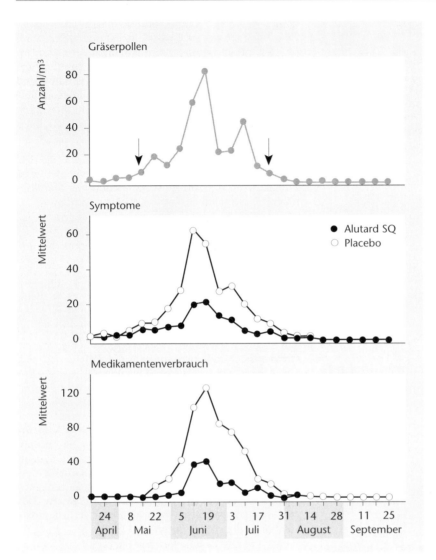

Abb. 17/3: Saisonal auftretende Symptome und Medikamentenverbrauch bei Patienten mit Graspollenallergie während der Gräserblüte. Dargestellt sind die mittleren Symptom-Indizes für eine Gruppe von Patienten nach Hyposensibilisierung im Vergleich zu einer mit Placebo behandelten Patientengruppe (Varney et al., 1991).

kamenten-scores ermittelt werden können, die bei gleichzeitig gemessener Allergenexposition (Pollenzählung) Grundlage für die Evaluation der Wirksamkeit sind (Abb. 17/3).

Eine weitere Möglichkeit der Therapiekontrolle bietet eine vor und nach der Therapie in standardisierter Weise titriert durchgeführte Provokationstestung an den durch die Krankheit betroffenen Organen. Mit ihrer Hilfe können Variationen der Schwellendosis eines Allergenextraktes erfaßt werden, die zur Auslösung bestimmter Symptome (konjunktivale Injektion, Erhöhung des nasalen oder bronchialen Widerstandes) erforderlich ist.

Im Rahmen zahlreicher Untersuchungen konnte aufgezeigt werden, daß die Hyposensibilisierungsbehandlung die Allergenschwellendosierungen, die klinische Symptome an Erfolgsorganen wie Konjunktiva, der Nase und den unteren Atemwegen auslösen, günstig beeinflußt. Bei jugendlichen Asthmatikern konnten nicht nur Einflüsse auf allergeninduzierte Sofortreaktionen, sondern auch die möglicherweise relevanten Spätreaktionen gemessen werden, die nach erfolgreicher Hyposensibilisierung nur noch abgeschwächt registrierbar sind.

Als ein weiterer In-vivo-Parameter zur Dokumentation eines Hyposensibilisierungseffektes hat sich die titrierte Hauttestung erwiesen, mit deren Hilfe die Veränderung der allergenspezifischen Hautreagibilität ermittelt werden kann.

Da bis heute kein In-vitro-Test bekannt ist, dessen Ergebnisse mit dem klinischen Verlauf einer Atemwegsallergie eng korrelieren, sollten in erster Linie die klinischen Parameter für die Beurteilung des Hyposensibilisierungseffektes herangezogen werden.

17.7 Auswahl der Allergene

Ausschließlich jene Allergene bieten sich für eine Hyposensibilisierung an, die aus dem Umfeld des Patienten nicht eliminierbar sind. Dies gilt im allgemeinen für Pollen, mit Einschränkungen auch für Hausstaubmilben und in besonderen Fällen auch für Tiere. Die derzeit auf dem Markt angebotenen Schimmelpilzextrakte genügen den höchsten Qualitätsanforderungen noch nicht, weshalb eine allgemeine Anwendung außerhalb kontrollierter Studien zur Zeit nicht empfohlen wird.

17.8 Wirksamkeit der Hyposensibilisierung

17.8.1 Hyposensibilisierung mit Pollenextrakten

Die meisten bisher vorliegenden Untersuchungen zur klinischen und immunologischen Wirksamkeit der Hyposensibilisierungsbehandlung wurden an Patienten mit Ragweed- oder Graspollen-Allergien durchgeführt. Zahlreiche Studien belegen in ihrer großen Mehrzahl, daß die unter einer Pollenbelastung saisonal auftretende allergische Atemwegssymptomatik nach einer präsaisonal durchgeführten Hyposensibilisierung signifikant schwächer auftritt als bei mit Plazebo behandelten Vergleichskollektiven.

Einige gut dokumentierte Untersuchungen sprechen dafür, daß die bei Allergenexposition auftretende Symptomatik um etwa 70 % reduziert werden kann, wobei gleichzeitig eine Reduktion der symptomatischen medikation erfolgen kann (Abb. 17/3). Es kann somit heute als gesichert angesehen werden, daß die Hyposensibilisierung mit modernen, biologisch standardisierten und gut charakterisierten Allergenextrakten eine wirksame Immuntherapie sowohl der saisonalen allergischen Rhinokonjunktivitis als auch des durch Pollenexposition induzierten saisonalen Asthma bronchiale darstellt (Malling, 1988; Varney et al., 1991, Abramson et al., 1995) Von besonderem Interesse ist die Tatsache, daß nicht nur die nach Allergeninhalation induzierbare asthmatische Sofortreaktion sondern auch die Spätreaktion durch die Hyposensibilisierung mit Pollenextrakten signifikant vermindert werden kann (van Bever et al., 1988).

17.8.2 Hyposensibilisierung mit Hausstaubmilbenextrakten

Die bisher publizierten Studien zur Therapie mit Hausstaubmilbenextrakten wurden in der Regel mit Asthmatikern durchgeführt. Sie unterscheiden sich hinsichtlich der verwendeten Extrakte, der Therapiedauer sowie der untersuchten Verkaufsparameter erheblich. Die überwiegende Anzahl der kontrolliert durchgeführten Studien, insbesondere derjenigen Untersuchungen, in denen standardisierte Extrakte verwendet wurden, zeigen, daß sowohl ein mit Hausstaubmilbenallergie assoziiertes Asthma bronchiale als auch eine allergische Rhinitis durch die spezifische Hyposensibilisierung gebessert werden können (Tab. 17/1, Bousquet et al., 1990; Malling, 1988; Ohman, 1989; Wahn, 1988).

Gerade im Kindesalter ist die Milbensensibilisierung oft mit einem Asthma bronchiale assoziiert. Es bleibt festzuhalten, daß eine Hyposensibilisierungsbehandlung dieser Patienten immer dann nicht indiziert ist, wenn neben der Milbenallergie andere Asthma-Triggerfaktoren (Infekte, Kälte etc.), im Vordergrund stehen. Kinder mit einem medikamentös schwer kontrollierbaren Asthma bronchiale haben auch bei eindeutig nachgewiesener Milbenallergie nur eine geringe Chance, von einer Hyposensibilisierung zu profitieren Selbstverständlich müssen auch bei einer geplanten Hyposensibilisierung alle Möglichkeiten der häuslichen Allergenelimination (siehe Kap. 15) genutzt werden.

17.8.3 Hyposensibilisierung mit Tierallergenextrakten

Eine spezifische Hyposensibilisierung mit einem Tierallergenextrakt ist im Kindesalter selten indiziert. Eine weitestgehende Allergenkarenz ist der langjährigen, aufwendigen und teuren Behandlung in jedem Fall vorzuziehen. In kontrollierten Untersuchungen der letzten Jahre konnte allerdings gezeigt werden, daß bei Katzen- und Hundeallergikern die Hyposensibilisierung dazu beiträgt, daß die Allergenschwellendosis, die im Provokationstest für die Auslösung einer signifikanten Bronchialobstruktion erforderlich ist, erhöht werden kann. Da in Einzelfällen auch nach Entfernung von Haustieren eine signifikante Tierallergenexposition im Umfeld von Kindern vorliegt, kann die Einleitung einer Hyposensibilisierung gerechtfertigt sein.

17.9 Praktische Durchführung der Therapie

Die Injektion von Allergenextrakten unter die Haut sensibilisierter Patienten ist grundsätzlich mit dem Risiko von Nebenwirkungen verbunden. Dieses Risiko läßt sich minimieren, wenn der behandelnde Allergologe über das notwendige Maß an Erfahrung, seine Mitarbeiter über ausreichendes Training, der Patient über Motivation und Information verfügt und der verwendete Extrakt von hoher Qualität ist.

Die Eltern der behandelten Patienten sollten münd-

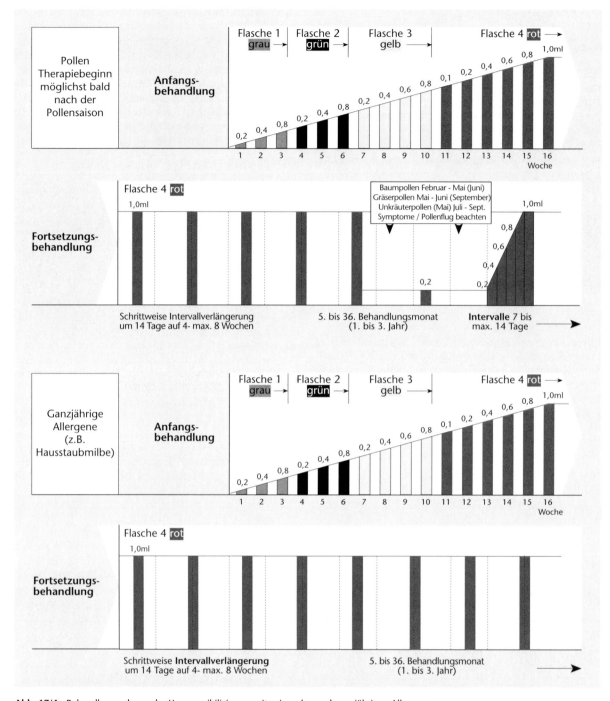

Abb. 17/4: Behandlungsschema der Hyposensibilisierung mit saisonalen und ganzjährigen Allergenen.

lich und schriftlich über das Wesen der Hyposensibilisierung sowie mögliche Nebenwirkungen und Komplikationen informiert werden.

17.9.1 Indikationen

Die Einleitung einer Hyposensibilisierung setzt voraus, daß

- eine IgE-vermittelte allergische Erkrankung vorliegt,
- die Sensibilisierung gegen Allergene von eindeutiger Relevanz für die Symptomatik des Patienten und die Schwere der Erkrankung ist,
- ein adäquater Allergenextrakt von hoher Qualität zur Verfügung steht,
- der mögliche Nutzen der Hyposensibilisierung gegen das relative Risiko der Therapie, gegen den

Aufwand und die Kosten mit allen Beteiligten gründlich abgewogen wurde und
- Kinder als Patienten das 6. Lebensjahr vollendet haben.

Allergische Atemwegserkrankungen können im Kindesalter zwar nicht selten schon im dritten Lebensjahr auftreten, stellen aber keinesfalls automatisch eine Indikation zur Hyposensibilisierung dar. Bei allergisch bedingten Atemwegssymptomen, die über zwei Jahre persistieren und zu einer erheblichen subjektiven Belastung der Patienten führen, ist die Indikation zur Hyposensibilisierung zu erwägen. Ob die Hyposensibilisierung zu einem sehr frühen Zeitpunkt den natürlichen Verlauf der allergischen Erkrankung im Sinne einer Prävention (Verminderung der Asthmainzidenz) günstig beeinflußt, ist derzeit noch unklar. Jüngste Studien haben ergeben, daß eine Hyposensibilisierung mit einem Hausstaubmilbenextrakt bei Kindern unter 6 Jahren die Inzidenz neuer Sensibilisierungen vermindern kann (Des Roches, 1997).

17.9.2 Dosierung

Die Therapie besteht aus einer Initialbehandlung, in der Regel einer wöchentlichen Injektion ansteigender Allergendosen, und der sich daran anschließenden Erhaltungstherapie mit monatlichen Injektionen (Abb. 17/4). Auch bei der Behandlung mit saisonal auftretenden Allergenen (Pollen) hat sich die präsaisonal begonnene, aber ganzjährig fortgesetzte Hyposensibilisierung durchgesetzt.

Idealerweise wird als Erhaltungstherapie die vom Patienten maximal tolerierte Allergendosis injiziert. Gerade bei potenten Allergenextrakten liegt diese unter Umständen deutlich unter der vom Hersteller empfohlenen Erhaltungsdosis.

Von diesem Standard-Therapieregime muß dann abgewichen werden, wenn bei der zuletzt gegebenen Injektion verstärkte lokale oder Allgemeinreaktionen beobachtet wurden, wenn Atemwegsinfektionen oder Asthmaepisoden auftreten oder wenn das vorangegangene Infektionsintervall verlängert war. Auch bei neuen Chargen des Allergenextraktes sollte vorsichtshalber die Dosierung reduziert werden.

17.9.3 Technik

Injektionen sollten ausschließlich durch einen erfahrenen Allergologen gegeben werden, der vor jeder Injektion die zu applizierende Allergenmenge festlegt. Die Injektion erfolgt subkutan mit Hilfe einer 1-ml-Tuberkulinspritze (cave: intravasale Injektion). Es hat sich als praktikabel herausgestellt, das distale Drittel der Außenseite des Oberarmes als Injektionsstelle zu wählen. Nach jeder Injektion sollte der Patient 30 Minuten lang in der Praxis verweilen. Jede Injektion und eventuelle Reaktion wird protokolliert.

17.9.4 Therapiedauer

Die Auswirkungen der Hyposensibilisierung auf den Krankheitsverlauf sollten einmal jährlich evaluiert werden. Ist kein Effekt spürbar, sollten die Indikation zur Therapie sowie die Kriterien zur Verwendung des Therapieextraktes nach 2 Jahren noch einmal überprüft werden. In der Regel kann von einer Therapiedauer von drei Jahren ausgegangen werden.

17.9.5 Risiken und Nebenwirkungen

Das bekannteste und häufigste unerwünschte Risiko der Hyposensibilisierung ist die allergische Allgemeinreaktion nach einer Injektion. Sie tritt auch bei erfahrenen Therapeuten in etwa 0,1 bis 1 % aller Injektionen auf, meist in Form einer milden Urtikaria, einer Rhinokonjunktivitis oder eines Asthma bronchiale. Das Risiko konnte durch die Verwendung von aluminiumabsorbierten Allergenen in Depotextrakten gegenüber früher häufiger verwendeten wäßrigen Allergenextrakten reduziert werden.

Das in der Vergangenheit in der Literatur diskutierte Risiko des Auftretens von Immunkomplexen bzw. Immunkomplexerkrankungen im Zusammenhang mit Hyposensibilisierungstherapien hat sich in prospektiven Studien nicht bestätigen lassen.

Auch für den Verdacht, daß unter der Therapie möglicherweise Neusensibilisierungen gegen einzelne Proteine des Extraktes induziert werden, gegen die ein Patient primär nicht allergisch war, gibt es bis heute keine soliden Belege.

17.10 Orale und sublinguale Hyposensibilisierung

Die Behandlung allergischer Atemwegserkrankungen mit oral applizierten Pollenextrakten wurde erstmals um die Jahrhundertwende in der homöopathischen Literatur empfohlen. In den letzten Jahrzehnten wurde u. a. im deutschsprachigen Raum versucht, einen ähnlichen Therapieeffekt wie mit der subkutanen Hyposensibilisierung auch durch orale Applikation von Allergenextrakten zu erzielen. Gut dokumentierte Kasuistiken haben zeigen können, daß lokale oder systemische allergische Reaktionen nach der Ingestion von Inhalationsallergenen bei sensibilisierten Patienten ausgelöst werden können. Diese Beobachtungen sowie tierexperimentelle Befunde, nach denen die Vorfütterung von Antigenen eine Toleranz bzw. Hyporeaktivität gegenüber einer nachfolgenden systematischen Antigenprovokation erzeugen kann, haben dazu geführt, daß Versuche mit einer oralen Hyposensibilisierung gerade im Kindesalter unternommen wurden. Nicht kontrollierte Untersuchungen ergaben Erfolgsquoten dieser Therapie von 50 bis 70 %.

In den letzten Jahren wurden verschiedene kontrollierte Untersuchungen zur oralen als auch zur sublingualen (Allergentropfen verbleiben für begrenzte Zeit im Mund) Hyposensibilisierung veröffentlicht, die z.T. interessante Resultate geliefert haben: In verschiedenen Studien konnte eine Wirksamkeit gegenüber Plazebo belegt werden, wenngleich die Vorstellungen über mögliche Mechanismen der Therapie bisher nicht klar sind. Daten zu einer Dosis-Wirkungs-Beziehung liegen bisher nicht vor. Durch sehr unterschiedliche Studiendesigns ist bis heute eine Vergleichbarkeit der publizierten Ergebnisse nur schwer möglich (Tab. 17/1).

Kontrollierte Untersuchungen zur oralen/sublingualen Hyposensibilisierung im Vergleich zur subkutanen Therapie ergaben in der Regel eine signifikante Überlegenheit der klassischen subkutanen Hyposensibilisierung. Vor einer breiten klinischen Anwendung der oralen/sublingualen Hyposensibilisierung bei Kindern, etwa im Vorschulalter, sind daher weitere Studien erforderlich.

17.11 Therapie mit tolerogenen Peptiden von T-Zell-Epitopen

Nachdem Untersuchungen im Mausmodell gezeigt haben, daß T-Lymphozyten durch den Kontakt mit bestimmten Peptidstrukturen von Allergenmolekülen, den T-zell-Epitopen, dann ihre Reaktivität verlieren können, wenn nicht gleichzeitig co-stimulatorische Signale, wie sie in vivo vorhanden sind, wirksam werden, wurden auch erste klinische Studien (Fel d 1 der Katze, Phospholipase A aus Insektengift, Amb a 1 aus Ragweed) durchgeführt. Da die T-zell-reaktiven Peptide über sehr geringe oder gar keine IgE-bindungsaktivität verfügen, können sie theoretisch ohne das Risiko anaphylaktischer Reaktionen in relativ hoher Dosis eingesetzt werden. Die bisher veröffentlichten Studien dokumentieren die klinische Aktivität und einen gewissen therapeutischen Nutzen solcher tolerogener Peptide auch bei der Behandlung allergischer Atemwegserkrankungen (Norman, 1996). Vor einer klinischen Anwendung sind jedoch weitere Studien zur optimalen Dosierung sowie zur Risikoabschätzung erforderlich.

17.12 Abschlußbemerkung

Solange eine wirksame und praktikable Methode, die spezifische IgE-Antikörper-Antwort im Menschen zu unterdrücken, nicht in Klinik und Praxis zur Verfügung steht, wird die allergenspezifische Hyposensibilisierung in ihrer klassischen Form ihren Platz in der Therapie allergischer Atemwegserkrankungen behalten. Ihre Erfolgschancen hängen wesentlich von einer kritischen Indikationsstellung bei sorgfältig ausgewählten Patientengruppen, von der Qualität des verwendeten Extraktes und der Auswahl der Allergene sowie der Sorgfalt bei der Durchführung der Therapie, der Wahl der Allergendosis und der Dosierungsintervalle ab.

Literatur

Abramson MJ, Puy RM, Weiner JM (1995). Is allergen immunotherapy effective in asthma? A metaanalysis of randomized controlled trials. Am J Respir Crit Care Med 151: 969–974

Arora N, Gangal SV (1992). Efficacy of liposome entrapped allergen in down regulation of IgE response in mice. Clin Exp Allergy 42: 22–35

Bever van HP, Bosmans J, de Clerk, Stevens WJ (1988). Modification of the late asthmatic reaction by hyposensitization in asthmatic children allergic to house dust mite or grass pollen. Allergy 43: 378

Bousquet J, Lockey RF, Malling HJ (Eds.) (1998). WHO Position paper. Allergen immunotherapy: therapeutic vaccines for allergic diseases. Allergy 53, Suppl 1–42

Des Roches A, Paradis L, Menardo JL, Bouges St, Daurés JP, Bousquet J (1997). Immonutherapy with a standardized Dermatophagoides pteronyssinus extract. VI. Specific immunotherapy prevents the onset of new sensitizations in children. J Allergy Clin Immunol 99: 450–453

Djurup R, Osterballe O (1994). IgG subclass antibody response in grass pollen allergic-patients undergoing specific immunotherapy. Allergy 39: 433

Durham SR, Varney VA, Gaga M, Frew AJ, Jacobson M, Kay AB (1991). Immunotherapy and allergic inflammation. Clin Exp Allergy 21 (Sl): 206–210

Malling HJ (1998). Immunotherapy. Position paper. Allergy 43, Suppl 6: 9

Norman PS, Ohman JL Jr., Long AA et al (1996). Treatment of cat allergy with T-cell reactive peptides. am J Respir Crit care med 154: 1623–28

O'Hehir RE, Lamb JR (1992). Strategies for modulating immunoglobulin E synthesis. Clin and Experimental Allergy, 22: 7–10

Ohman jr. JL (1989). Allergen immunotherapy in asthma. Evidence for efficacy. J Allerg Clin Immunol S4: 133

Rak S, Lövhagen O, Venge P (1988). The effect of immunotherapy on bronchial-hyperresponsiveness and eosinophil cationic protein in pollen allergic patients. J Allergy Clin Immunol 82: 470

Secrist H, Chelen CJ, Wen Y, Marshall JD, Umetsu DT (1993). Allergen immunotherapy decreases in interleukin 4 production in CD4$^+$ T cells from allergic individuals. J Exp med 178: 2123–2130

Varney VA, A1. Gat,a, Frew AJ, Aber VR, Kay AB, Durham SR (1991). Usefulness of immunotherapy in patients with severe summer hay fever uncontrolled by antiallergic drugs. Brit med J 302: 265

Varney VA, Hamid QA, Gaga M et al (1993). Influence of grass pollen immunotherapy on cellular infiltration and cytokine mRNA expression during allergen-induced late-phase cutaneous responses. J Clin Invest 92: 644

Wahn U, Schweter C, Lind P, Löwenstein H (1988). Prospective study on immunologic changes induced by two different Dermatophagoides pteronyssinus extracts prepared from whole mite culture and mite bodies. J Allergy Clin Immunol 82: 360

18 Impfungen bei allergischen Kindern

U. Wahn

18.1	Reaktionen gegenüber Toxoiden 259	18.5	Durchführung von Impfungen bei Allergikern in der Praxis 260
18.2	Reaktionen gegenüber bakteriellen Vakzinen.. 259	18.5.1	BCG-Impfung 260
18.3	Unverträglichkeitsreaktionen gegen Virusimpfstoffe................................ 260	18.5.2	Diphtherie/Tetanus 260
		18.5.3	Pertussis 261
		18.5.4	Polio-Schluckimpfung......................... 261
18.4	Impfungen und der natürliche Atopieverlauf im Kindesalter 260	18.5.5	Masern-Röteln-Mumps-Impfung............ 261
		18.6	Hyposensibilisierungsbehandlung und Impfungen 261

Unverträglichkeitsreaktionen im Zusammenhang mit aktiven Immunisierungen werden sowohl nach der Gabe von Toxoiden, bakteriellen Vakzinen und viralen Impfstoffen beobachtet. Ihre klinische Manifestation reicht von leichtem Fieber und geringfügigen Lokalreaktionen bis hin zu schweren Formen der Arthus-Reaktion, der Serumkrankheit oder auch lebensbedrohlichen anaphylaktischen Reaktionen.

Nicht alle Unverträglichkeitsreaktionen sind immunologisch vermittelt: So können Toxine oder Zusatzstoffe im Impfstoff direkt Fieberreaktionen induzieren. Das in der Vergangenheit gefürchtete Eczema vaccinatum als Folge der Pockenschutzimpfung, welches bei etwa 2 % der Kinder mit atopischer Dermatitis beobachtet wurde, wurde im wesentlichen durch die gestörte Integrität einer ekzematös veränderten Haut begünstigt.

Die humoralen Immunantworten auf Impfantigene sind bei atopischen und nichtatopischen Kindern unterschiedlich stark ausgeprägt. Zwar finden sich bei IgG-Antworten einschließlich der IgG-Subklassen keine signifikanten Differenzen, dafür zeigen atopisch prädisponierte Kinder, insbesondere diejenigen mit hohen Gesamt-Serum-IgE-Spiegeln deutlich höhere IgE-antworten, etwa auf Diphtherie- und Tetanus-Antigen.

Auch die T-zelluläre Immunantwort auf bestimmte Impfantigene läßt **Unterschiede zwischen Atopikern und Nichtatopikern** erkennen: So konnte nachgewiesen werden, daß die reaktivität gegen BCG (Bacille Calmette Guérin), im wesentlichen eine TH-1-Antwort, bei Atopikern deutlich schwächer ausgeprägt ist als bei nichtatopischen Kontrollkollektiven.

18.1 Reaktionen gegenüber Toxoiden

Klinisch relevante allergische Reaktionen auf die heute verwendeten Diphtherie- und Tetanustoxoide sind nach Verwendung weitgehend gereinigter Toxoide deutlich seltener geworden. Im Falle von Tetanustoxoidpräparationen scheint die Frequenz von Nebenreaktionen direkt mit der Anzahl der Impfinjektionen und der Höhe des Antikörpertiters zu korrelieren. Die Häufigkeit einer lebensbedrohlichen Reaktion wird mit 1:1 000 000 angegeben. Reaktionen auf Diphtherietoxoid sind möglicherweise etwas häufiger. Formaldehyd stellt das bekannteste Inaktivierungsmittel für Impfstoffe dar, echte Sensibilisierungen gegen diese Substanz wurden bisher nicht beschrieben.

18.2 Reaktionen gegenüber bakteriellen Vakzinen

Zu den im Rahmen von Impfungen applizierten bakteriellen Antigenen gehören die BCG-, die Pertussis- und die Typhus-Vakzine. Eine speziell erhöhte Reaktionsbereitschaft gegenüber BCG beim Allergiker, der immunologisch kompetent ist, besteht offenbar nicht. Schockähnliche Symptome nach traditionellen Pertussis-Impfungen werden mit einer Frequenz von 1:10 000 angegeben. Über allergische Reaktionen auf azelluläre Vakzine liegen bisher keine Daten vor. Allergische Reaktionen sind von Krämpfen, Hyperpyrexie sowie der Pertussis-Enzephalopathie abzugrenzen.

Die früher bei parenteraler Gabe von Typhus-Vakzine, die aus einer wäßrigen Lösung der Dottersackmembran eines Hühnerembryos gewonnen wird, gelegentlich beobachteten Überempfindlichkeitsreaktionen sind bei oraler Vakzinierung in der Regel zu vermeiden.

18.3 Unverträglichkeitsreaktionen gegen Virusimpfstoffe

Allergische Reaktionen gegen virale Impfstoffe können durch verbliebene Spuren von Proteinen aus Kulturmedien, auf denen Impfviren bezüchtet wurden, Additiva und Fremdantigene, die während der Präparation und Reinigung des Impfstoffes zugesetzt werden, induziert werden.

Die meisten allergischen Reaktionen werden im Zusammenhang mit Impfstoffen, die aus Geflügelembryonen gewonnen wurden, bei Patienten mit einer Sensibilisierung gegen Hühnereiproteine beobachtet. Zu diesen gehören Röteln, Influenza, Mumps, Masern, Gelbfieber, Rabies und FSME (Murphy, 1983).

Im Rahmen der Influenza-Impfung von 76000 US-Soldaten wurden zwei anaphylaktische Schocks registriert (Miller, 1983). Bei Patienten zum Zeitpunkt der Impfung nachgewiesener Hühnerei-Sensibilisierung scheint das Risiko einer Allgemeinreaktion auf Masern-Röteln-Mumps-Impfstoff, welches früher mit 3 bis 5% angegeben wurde, nach neueren Untersuchungen deutlich geringer zu sein (Businco, 1990). Verschiedene Studien der letzten Jahre konnten zeigen, daß Kinder ohne klinisch aktuelle Sensibilisierung gegen Hühnereiweiß keinerlei klinische Reaktionen nach Masern-Röteln-Mumps-Impfung entwickelten, während Patienten mit einer aktuellen Sensibilisierung gegenüber Ovalbumin, dem Hauptallergen in Hühnerei, trotz einer positiven Hauttest-Reaktion mit reduzierten Dosen des Impfstoffes in steigender Konzentration gleichfalls immunisiert werden konnten.

Die Ergebnisse von Hauttestungen mit Hühnereiextrakt korrelieren nur schwach mit dem klinischen Sensibilisierungsgrad gegenüber der Vakzine. Auch sind durch eine orale Provokation mit Hühnerei Patienten mit einem Anaphylaxierisiko nicht sicher zu identifizieren. Ob die Hauttestung mit der Vakzine selbst von höherem prädiktiven Wert ist, konnte bis heute durch prospektiv kontrollierte Studien nicht sicher belegt werden. In der Vergangenheit waren die Zusätze von Penizillin und Streptomycin als Zusatz von Gewebekultur-Impfstoffen nicht selten Anlaß für die Auslösung allergischer Reaktionen bei sensibilisierten Patienten. In letzter Zeit wird weitgehend Neomycin als Zusatz verwendet, wodurch bei parenteraler Applikation offenbar nur sehr selten Überempfindlichkeitsreaktionen verursacht werden. Weiter sind IgE-vermittelte anaphylaktische Reaktionen gegen Gelatine im Impfstoff beschrieben (Kelso, 1993).

18.4 Impfungen und der natürliche Atopieverlauf im Kindesalter

Nachdem tierexperimentell das Pertussisantigen als Adjuvans für IgE-Antworten Verwendung gefunden hat, ergab sich der Verdacht, eine Pertussis-Impfung könne, vor allem bei atopisch prädisponierten Kindern, zu einer Erhöhung der Atopiemanifestation oder einer Aggravierung des klinischen Krankheitsverlaufs beitragen. Prospektive Studien in Schweden und Deutschland haben diesen Verdacht nicht bestätigen können, so daß für eine Einschränkung der Impfindikation bei Atopikern keine Grundlage gegeben ist.

Demgegenüber wurde aus Japan berichtet, daß bei Kindern mit einer stark ausgeprägten Tuberkulinallergie atopische krankheitssymptome seltener zu finden waren und der Langzeitverlauf der Atopiekrankheit bei Tuberkulinreagenten durch eine höhere Zahl von Remissionen charakterisiert sei. Diese Befunde dahingehend zu interpretieren, daß eine durchgemachte Tuberkulose oder eine frühere BCG-Impfung protektive Effekte gegenüber der Entwicklung einer Atopie haben könnte, ist aufgrund der vorliegenden Daten nicht möglich, zeigen doch Patienten mit atopischer Prädisposition als Gruppe schwächer ausgeprägte T-Zell-Antworten auf Mykobakterien und BCG. Die beschriebene Assoziation könnte somit auch als Ausdruck einer fehlenden Atopiedisposition bei Tuberkulin-Starkreagenten zu deuten sein. Weitere Untersuchungen werden also erforderlich sein, um die Hypothese eines protektiven Effektes einer Mykobakterieninfektion oder BCG-Impfung gegenüber atopischen Erkrankungen zu erklären.

18.5 Durchführung von Impfungen bei Allergikern in der Praxis

18.5.1 BCG-Impfung

Die Indikation zur BCG-Impfung wird bei atopisch disponierten Neugeborenen nach den gleichen Kriterien gestellt wie bei Nichtatopikern, d.h. in Mitteleuropa erfolgt die Impfung als Indikationsimpfung für Neugeborene mit erhöhtem Tuberkulose-Erkrankungsrisiko.

18.5.2 Diphtherie/Tetanus

Bis heute liegen keine gesicherten Daten über eine erhöhte Frequenz allergischer Reaktionen auf die kombinierte Diphtherie/Tetanus-Impfung bei atopischen Kindern vor. Es ist davon auszugehen, daß das Impfrisiko demjenigen in der Normalpopulation entspricht.

18.5.3 Pertussis

Die Bedeutung der Pertussis-Impfung für eine frühe Manifestation einer atopischen Erkrankung ist derzeit Gegenstand der Diskussion. Eindeutige Daten im Sinne eines auf den Atopieverlauf ungünstigen Effektes der Pertussis-Impfung liegen bisher nicht vor. Die Indikation zur Pertussis-Impfung (zum Beispiel bei bronchopulmonaler Dysplasie etc.) sollte daher vorerst bei Atopikern und Nichtatopikern in gleicher Weise gestellt werden.

18.5.4 Polio-Schluckimpfung

Während die parenterale Polio-Impfung wegen der Zufuhr möglicher sensibilisierender Fremdproteine insbesondere bei Atopikern nicht empfohlen werden sollte, wird nach gegenwärtigem Kenntnisstand die Polio-Schluckimpfung auch bei Atopikern gut toleriert. Ein erhöhtes Reaktionsrisiko besteht nicht.

18.5.5 Masern-Röteln-Mumps-Impfung

Eine atopische Disposition allein ist keine Kontraindikation für die Masern-Röteln-Mumps-Impfung. Auch bei nachgewiesener Sensibilisierung gegenüber Hühnereiproteinen besteht vermutlich nur ein geringfügig erhöhtes Risiko (ca. 1%) allergischer Reaktionen (Businco, 1990; Greenberg, 1988; Kemp, 1990; Lavi, 1990; Beck, 1991; Fasano, 1992), weshalb eine Hauttestung mit der Vakzine (0,05 ml intrakutan) bis auf weiteres sinnvoll erscheint. Bei negativer Sofortreaktion kann die Impfung durchgeführt werden. Bei nur diskreter Hautreaktion ist eine fraktionierte Immunisierung, beginnend etwa mit 0,05 ml, verabreicht im Abstand von 20 Minuten, möglich. In diesem Fall sollte jedoch die Impfung nur bei Verfügbarkeit aller Notfallmaßnahmen zur Bekämpfung anaphylaktischer Nebenreaktionen erfolgen.

Ein entsprechendes Vorgehen gilt für andere Impfstoffe, die Spuren von Hühnereiproteinen enthalten können. Eine Alternative stellt die Verwendung von gentechnologisch hergestellten HDC-Impfstoffen (MMR-Berna®) dar, die frei von Hühnereiweiß sind.

18.6 Hyposensibilisierungsbehandlung und Impfungen

Kontrollierte Studien über mögliche Risiken, die aus einer simultanen Verabreichung aktiver Immunisierungen und einer Hyposensibilisierungs-Injektion resultieren können, liegen bisher nicht vor. Es erscheint praktikabel, zwei Wochen vor und nach einer Impfung Hyposensibilisierungs-Injektionen zu verabreichen.

Literatur

Beck SA, Williams LW, Shirell MA, Burks AW (1991). Egg hypersensitivity and measles-mumps-rubella vaccine administration. Pediatrics 88: 913–917

Businco L, Grandolfo M, Bruno G (1990). Safety of measles immunization in egg-allergic children. Pediatr Allergy Immunol 2: 195–198

Dannemann A, van Ree R, Kulig M, Bergmann RL, Bauer P, Forster J, Guggenmoos-Holzmann I, Aalberse RC, Wahn U (1996). Specific IgE and IgG4 immune responses to tetanus and diphtheria toxoid in atopic and nonatopic children during the first two years of life. Internat Archives Allergy Immunol 111: 262–267

Fasano MB, Wood RA, Cooke SK, Sampson HA (1992). Egg hypersensitivity and adverse reactions to measles, mumps and rubella vaccine. J pediatr 120: 878–881

Greenberg MA, Birx DL (1988). Safe administration of mumps-measles-rubella vaccine in egg allergic children. J pediatrics 1988, 113: 504–506

Kelso JM, Jones RT, Yunginger JW (1993). Anaphylaxis to measles, mumps, and rubella vaccine mediated by IgE to gelatin. J Allergy clin Immunol 91: 867–72

Kemp A, Van Asperen P, Muhki A (1990). Measles Immunoziation in children with Clinical Reactions to Egg Proteines. Am J Dis Child 144: 33–35

Lavi S, Zimmerman B, Koren G, Gold R (1990). Administration of Measles, Mumps and Rubeola virus vaccine (life) to egg allergic children. JAMA 263: 269–271

Miller JR, Orgel HA, Meltzer EO (1983). The safety of egg-containing vaccines for egg-allergic patients. J Allergy Clin Immunol 71: 568–573

Murphy KR, Strunk RC (1983). Safe administration of influenza vaccine in asthmatic children hypersensitive to egg proteines. J Pediatrics 106: 931–933

Shirakawa T, Enomota T, Shimazu S, Hopkin JM (1997). The inverse association between tuberculin responses and atopic disorder. Science 775: 77–79

19 Diäten in der Vorbeugung und Behandlung allergischer Erkrankungen

C. Binder, U. Wahn

19.1 Diagnostische Eliminationsdiäten 262
19.2 Gezielte therapeutische Langzeitdiäten .. 264
19.3 Präventive Diäten 264

Bei einer großen Anzahl kindlicher Allergiker bestehen eindeutige Zusammenhänge zwischen Nahrungsbestandteilen und der Ausprägung ihrer allergischen Symptome. Noch größer ist die Zahl derjenigen Kinder, deren Angehörige oder betreuende Ärzte der Überzeugung sind, daß eine Umstellung der Ernährung das Schicksal der chronischen Erkrankung zum Guten wenden könne, wenngleich weder die diagnostischen Standarduntersuchungen einen Hinweis auf eine Sensibilisierung ergeben, noch die Anamnese eindeutig für eine klinisch relevante Allergie spricht.

Kaum ein anderes Feld der klinischen Allergologie ist so sehr durch Kontroversen geprägt wie der Bereich der Ernährung im Zusammenhang mit allergischen Erkrankungen. Vielfältige Vorurteile, irrationale Erwartungen, Weltanschauungen und vielfältige kommerzielle Interessen bestimmen die Auseinandersetzung. Eine überaus komplexe klinische Problematik steht bis heute einer relativ kleinen Zahl wissenschaftlich akzeptabler Untersuchungen gegenüber.

Aufgrund der vorliegenden Daten gibt es bis heute drei gut begründete Indikationen für eine diätetische Intervention im Zusammenhang mit allergischen Erkrankungen:

- die kurzfristige diagnostische Eliminationsdiät,
- die gezielte therapeutische Eliminationsdiät,
- die präventive Diät des Neugeborenen und jungen Säuglings.

19.1 Diagnostische Eliminationsdiäten

Während allergische Sofortreaktionen an der Haut, dem Gastrointestinaltrakt oder den Atemwegen oft allein durch anamnestische Hinweise, gelegentlich auch durch den Nachweis spezifischer IgE-Antikörper, unter Umständen auch durch gezielte Provokationstestung gut erfaßbar sind, ist die Beantwortung der Frage, inwieweit Nahrungsmittelantigene an der Pathogenese chronisch entzündlicher Erkrankungen des Magen-Darm-Traktes oder der Haut, beispielsweise beim atopischen Ekzem, beteiligt sind, ungleich schwieriger.

Der natürliche Krankheitsverlauf eines Kindes mit atopischem Ekzem unterliegt zahlreichen Einflüssen, die zu einer Exazerbation oder Abschwächung des Niveaus der Entzündung der Haut beitragen, so daß die Rolle der Ernährungsfaktoren häufig schwer zu beurteilen ist. Hinzu kommt, daß befriedigende Testinstrumente bis heute nicht zur Verfügung stehen.

Eine ungezielte diagnostische Elimination, die die wichtigsten Quellen von Nahrungsmittelallergenen umfaßt, ist gerade bei den schweren Formen des atopischen Ekzems in den ersten Lebensjahren oft die einzige Methode, die pathogenetische Rolle von Nahrungsmittelallergenen zu beweisen oder zu widerlegen. Sie sollte unter stabilen äußeren Bedingungen, gegebenenfalls stationär über 7 Tage durchgeführt werden. Während dieser Zeit sollte die Art und Intensität einer Behandlung der ekzematischen Haut mit Externa möglichst konstant gehalten werden.

Im Säuglingsalter wird die Eliminationsdiät (oligoallergene Basisdiät) im allgemeinen mit einer Hydrolysatnahrung mit geringer residualer Allergenaktivität (z. B. Kaseinhydrolysat) oder einer Aminosäuremischung (Elementardiät) durchgeführt. Sinnvoll ist auch die Verwendung von Proteinhydrolysaten, die aus anderen Eiweißquellen als Kuhmilchprotein hergestellt werden, z. B. Schweinekollagen/Soja. Bei Kindern jenseits des Säuglingsalters kann eine Eliminationsdiät beispielsweise auf der Grundlage von Reis, einer Obstsorte, vier bis fünf Gemüsen, einer

Tab. 19/1: Lebensmittelauswahl bei Hühnerei-Eiweißallergie.

Lebensmittel	Geeignet	Strikt zu meiden
Milch und Milchprodukte	alle Sorten Trinkmilch, H-Milch, Kondensmilch, Buttermilch, Joghurt, Sahne Quark, Schmand, Kefir	einige Flammeris, Pudding, Fertigdesserts, Cremes, Aufläufe
Käse	alle Sorten	
Fleisch und Fleischwaren	alle Sorten, Rind-, Schwein, Kalb, Lamm	alle Sorten paniert, Hackbraten, Hamburger Bouletten, Cordon bleu, Terrinen, Pasteten
Wurstwaren	alle Sorten	Wurst mit Eieinlage
Innereien	alle Sorten	
Geflügel	alle Sorten	
Geflügelerzeugnisse	alle Sorten	Chicken-Nuggets, paniertes Geflügel
Wild	alle Sorten	
Fisch	alle Sorten	panierter Fisch, einige Fischstäbchen!
Fischerzeugnisse		Erzeugnisse in Eisahnesoßen, Mayonnaisen
Schalen und Krustentiere	alle Sorten	Erzeugnisse in Mayonnaisen und Dressings
Eier	*Eiersatz* (auf Sojabasis) von Sibylle-Diät® oder Hammermühle® „Statt Ei" (Kartoffel- u. Maisstärke) von SHS®	alle Sorten, Hühnerei, Entenei, Wachtelei, Eierspeisen, Eierstich, Spiegeleier, Rührei, Soleier, Eierkuchen, Omelett, Crepes, Eipulver, Volleipulver, *Eiersatz* (auf Eiklarbasis) Becel dotterfrei®
Fette	alle Sorten Butter und Margarine, Öle	Margarine mit Ei-Lecithin
Getreide und Getreideerzeugnisse	alle Sorten Weizen, Roggen, Gerste, Hafer, Mais, Popcorn, Reis, Puffreis, Reisnudeln, eifreie ital. Hartweizengrießnudeln, Vollkornnudeln ohne Ei, Dinkelnudeln ohne Ei	diverse Eierteigwaren, z. B. Lasagne, Ravioli, Cannelloni
Brot und Backwaren	einige Zwiebacksorten, evtl. Semmeln oder Brot eifreie Gebäcke und Kuchen	Zwieback mit Eipulver, Kekse, Kuchen, Biskuits, Fertigbackmischungen, Torten, Waffeln, Schnitten
Kartoffeln	alle Sorten	Aufläufe, Kroketten, Puffer, Klöße
Gemüse und Salat	alle Sorten frisch, tiefgekühlt und Konserve	Aufläufe, legierte Gemüsesoßen, Fertiggerichte mit Eizusatz
Hülsenfrüchte	alle Sorten	
Obst	alle Sorten frisch, tiefgekühlt und Konserve	Obstaufläufe
Nüsse und Samen	alle Sorten (bei Verträglichkeit)	
Getränke	Tee, alle Sorten, Mineralwasser, Fruchtsäfte, Milch, Kakao	Mixgetränke mit Ei, Likör, Rotwein (Burgunder, Bordeaux), Ovomaltine-Getränkepulver
Süßungsmittel und Süßwaren	Fruchtwassereis, Fruchtgelees, Konfitüre, Honig, Gummibärchen	Zuckerwatte, Schokoladenerzeugnisse, Pralinen, Schokoriegel mit Waffeleinlage, Schaumzuckerwaren z. B. „Mohrenköpfe", Baiser, Müsliriegel, Milchspeiseeis
Gewürze und Kräuter	alle Sorten	Würzsoßen, Suppeneinlagen, Gewürzzubereitungen, Mayonnaisen, Dressings, Remouladen, Fertiggerichte, Tütensuppen, Hollandaise, Cocktailsoßen
Sonstiges		Sahnesteif, Meerrettichsahne

Wichtig: Bei allen Fertigprodukten bitte unbedingt die Zutatenliste beachten!
Hinweis: Wenn Sie auf der Verpackung eines Lebensmittels bei der Nährstoffzusammensetzung (Analyse) die Zeile Gramm (g) Eiweiß lesen, muß es sich nicht unbedingt um den Nährstoff Eiweiß aus dem Hühnerei handeln.

Fleischsorte, Mineralwasser, Tee und Hydrolysatnahrung durchgeführt werden. Wichtig ist eine überschaubar kleine Zahl definierter Nahrungsmittelkomponenten, die nach eingehender Ernährungsanamnese bisher zu keiner Symptomverschlechterung geführt haben, sowie eine gut kontrollierte, möglichst stabile Umgebungssituation.
Sollten nach sieben Tagen keine eindeutigen Verän-

derungen des Entzündungsniveaus der Haut bei einem Kind mit atopischem Ekzem zu registrieren sein, ist eine nennenswerte pathogenetische Rolle von Nahrungsmittelbestandteilen für den Krankheitsverlauf sehr unwahrscheinlich.

Provokationsteste (siehe Kap. 17) erübrigen sich in diesem Fall. Über längere Zeit von Müttern geführte Symptomtagebücher können eine Hilfe darstellen. Bei klinischer Befundbesserung unter Elimination schließt sich eine stufenweise Wiedereinführung der Einzelkomponenten unter sorgfältiger klinischer Beobachtung an.

Aufgrund der besseren Objektivierung der Verläufe wird bei Kindern mit atopischem Ekzem heute die doppelblind und plazebokontrollierte Nahrungsmittelprovokation bevorzugt.

19.2 Gezielte therapeutische Langzeitdiäten

Jede Art längerfristiger diätetischer Einschränkung ist beim Erwachsenen und beim sich entwickelnden kindlichen Organismus begleitet vom Risiko spezieller Mangelzustände, körperlicher Nebenwirkungen und besonderer psychischer Belastungen. Aus diesem Grund sind therapeutische Diäten nur bei eindeutig nachgewiesener klinischer Relevanz einer Sensibilisierung gegen Nahrungsmittelbestandteile indiziert. Ungerichtete „Neurodermitis-Diäten" entspringen unwissenschaftlichen Ideologien. Ihr therapeutischer Wert ist bis heute durch keinerlei kontrollierte Studie wissenschaftlich abgesichert.

Nach verschiedenen Untersuchungen bedürfen im Kindesalter etwa 30 bis 40 % der Patienten mit atopischem Ekzem vorübergehend oder längerfristig einer diätetischen Karenz.

Dabei sind es vor allem Allergene aus Grundnahrungsmitteln (Ei, Milch, Weizen, Kartoffeln, Soja, Fisch, Nüsse etc.), die in einzelnen Fällen klinische Aktualität besitzen. Es ist die Aufgabe einer engen Kooperation zwischen dem pädiatrischen Allergologen und der Diätassistentin, diese Patienten zu führen und diätetisch so zu betreuen, daß Mangelzustände unter einer ernährungsphysiologisch optimal zusammengesetzten Allergiekost vermieden werden und ein normales Gedeihen der Kinder gewährleistet ist, ohne daß die Lebensqualität nennenswert eingeschränkt wird.

Bei einer Kuhmilchallergie im Säuglingsalter bieten sich stark hydrolysierte hypoallergene Formelnahrungen (Tab. 19/4) ebenso wie Aminosäuremischungen (bilanzierte Elementardiäten, Tab. 19/3) als Alternative an. Als geeignete alternative Proteinquelle kommen evtl. auch Säuglingsnahrungen auf Sojabasis in Frage. Die früher beschriebene Kreuzreaktivität von 30 % zwischen Kuhmilch- und Sojaallergikern scheint zu hoch eingeschätzt worden zu sein.

Eine Diät bei klinisch eindeutig aktueller Nahrungsmittelallergie sollte zunächst für ein bis zwei Jahre festgelegt werden. Longitudinaluntersuchungen zum natürlichen Krankheitsverlauf haben belegen können, daß die Mehrzahl der ursprünglich diätpflichtigen Kinder nach zwei bis vier Jahren klinisch tolerant geworden sind und sich im Laufe der Zeit weitgehend normal ernähren lassen.

Die Tabellen 19/1 und 19/2 geben eine Übersicht über zu meidende und erlaubte Speisen bei Hühnerei- und Kuhmilchallergie. Zu pseudoallergenfreien Diäten siehe Kapitel 30.

19.3 Präventive Diäten

Die Kontroverse über die präventive Bedeutung des Stillens hinsichtlich atopischer Krankheitsmanifestationen scheint beigelegt (siehe Kap. 14). Konsequentes Stillen über vier bis sechs Monate unter Vermeidung jeglicher Zufütterung von Kuhmilch und anderen Nahrungsmitteln (Beikost) in den ersten Lebensstunden oder Tagen trägt bei atopisch prädisponierten Säuglingen im Gegensatz zur nichtprädisponierten Normalpopulation dazu bei, daß in den ersten drei Lebensjahren weniger klinische Zeichen der Atopie (vor allem atopisches Ekzem und Nahrungsmittelallergie) manifest werden, als bei Kindern, die mit Kuhmilch ernährt werden. Die Rolle der „heimlichen Flasche in der Nacht", die auf Entbindungsstationen immer noch gelegentlich verabreicht wird, ist inzwischen gut belegt. Intermittierendes Zufüttern von Kuhmilch kann den präventiven Wert des Stillens weitgehend zunichte machen.

Für die praktische Beratung zur Durchführung von diätmaßnahmen zur Prävention ist es wichtig, auf die Dauer von 4 bis 6 Monaten hinzuweisen. Kürzere Diäten sind weniger effektiv, bis heute liegt keine Untersuchung vor, die nachweist, daß länger durchgeführte Diäten einen zusätzlichen Effekt versprechen.

Nachdem verschiedene Proteinhydrolysate zur Verfügung standen (Tab. 19/4), wurde in den letzten Jahren geprüft, inwieweit ihnen eine ähnliche präventive Rolle zukommen könnte, wie der ausschließlichen Fütterung von Muttermilch.

Erste Studien sprechen für eine Verminderung der frühen Atopiemanifestationen in den ersten zwei Lebensjahren bei denjenigen Hochrisiko-Säuglingen, die mit hydrolysierten Kasein- oder Molkeprodukten ernährt wurden. Eine vergleichende Bewertung zum Präventionseffekt stark und schwach hydrolysierter hypoallergener Formulanahrungen liegt bis heute nicht vor. Auch fehlen noch abschließende Daten über die Dauer eines etwaigen Präventionseffektes.

Tab. 19/2: Lebensmittelauswahl bei Kuhmilch-Eiweißallergie.

Lebensmittel	Geeignet	Strikt zu meiden
Milch und Milchprodukte	evtl. Ziegenmilch, Schafsmilch cave: Kreuzallergien!	Milch in jeder Form als Trinkmilch, H-Milch, Kondensmilch, Milchpulver, Molke, Buttermilch, Sahne, Crème fraîche, Joghurt, Dickmilch, Kefir, Sauerrahm, Flammeri, Pudding, Milchkakao, Milchmixgetränke, Säuglingsmilchnahrung auf Kuhmilchbasis
Milchersatz *auf Sojabasis*	Sojamilch, Sojamilch + Ca (Kakao, Vanille), Sojajoghurt, Sojadessert, Tofu, vegetarische Pasteten (Tartex®), Säuglingsmilchnahrung auf Sojabasis (Pro Sobee®, Humana SL®, Sojagen Plus®, Milupa SOM®, Multival Plus®, Lactopriv®)	
Milchersatz *Hydrolysatnahrung:*	Nutramigen®, Pregestemil®, Alfare®, Pregomin®, Pepti Junior®, Neocate®	
Käse	evtl. Schafskäse, Ziegenkäse cave: Kreuzallergien!	alle handelsüblichen Kuhmilchkäsesorten, Quark
Fleisch und Fleischwaren	alle Sorten in milchfreier Zubereitung, Fleisch in Aspik, Corned beef	alle mit Milchanteilen hergestellten Erzeugnisse, alle mit „Milcheiweiß" hergestellten Erzeugnisse
Wurstwaren	Rohwurst wie Salami, Cervelatwurst, Rindersaftschinken, Schinken Bratenaufschnitt, Wurstsorten von Becel®	Brühwurst wie Fleischwurst, Wiener, Bratwurst, Mortadella, Bierschinken, Lyoner, Jagdwurst, Kochwurst wie Leberwurst, Blutwurst, Pasteten
Innereien	alle Sorten	
Geflügel	alle Sorten	alle mit Milchanteilen hergestellten Erzeugnisse
Geflügelerzeugnisse	Putenbrust, Geflügelsalami, Puten-Corned-beef	Geflügelaufschnitt, Geflügelpastete (evtl. mit „Milcheiweiß" hergestellt)
Wild	alle Sorten	
Fisch und Fischerzeugnisse	alle Sorten	Erzeugnisse in Tunken oder Soßen (Milcheiweiß)
Schalen und Krustentiere	alle Sorten	Erzeugnisse in Soßen, mit Dressing
Eier	alle Sorten, alle Garungsarten	Eiergerichte mit Milch oder Sahnesoßen,
Fette	Margarinesorten ohne Milch wie: Becel-Diät-Margarine®, Rau Diät-Margarine®, Vitazell/Vitaquell Diät-Margarine®, Die gute Eden®	Butter (süß, sauer, mildgesäuert), Butterfett (Buttaris®), Halbfettbutter, Margarine mit Joghurtkulturen, Milcheiweiß oder Molke
Getreide und Getreideerzeugnisse	alle Sorten, Mais, Hafer, Reis, Weizen, Roggen, Gerste, Cornflakes, Popcorn, Puffreis, Corn Pops, Crispies	Fertigmüsli mit Milchpulver, Schokopops, Schokomüsli, milchhaltige Fertigbreie
Brot und Backwaren	Brötchen, einige Weißbrotsorten, Mischbrot, Vollkornbrot, Vollkornbrötchen, einige Sorten Knäckebrot, einige Fladenbrote, einige Zwiebacksorten, milchfreie Gebäcke und Kuchen	Milchbrötchen (Splitter-, Mohn-, Sesam-, Rosinen-)Baguette, einige Weißbrotsorten, einige Zwiebacksorten, einige Knäckebrotsorten, handelsübliche Gebäcke und Kuchen, Torten, Waffeln, Löffelbiskuit, Butterkekse
Kartoffeln	alle Sorten	Kartoffelbrei mit Milch, Butter oder Sahne, Kartoffelgratin, Kroketten, Knödel
Gemüse und Salat	alle Sorten frisch, tiefgekühlt und Konserve	mit Butterschwitzen
Hülsenfrüchte	alle Sorten	
Obst	alle Sorten frisch, tiefgekühlt und Konserve	
Nüsse und Samen	alle Sorten	
Getränke	Tee, alle Sorten, Mineralwasser, Fruchtsäfte Wasserkakao, Kakaogetränke ohne Milchanteil	Milch, Kakao, mit Milch zubereitete Fertiggetränke

Tab. 19/2: Lebensmittelauswahl bei Kuhmilch-Eiweißallergie. (Fortsetzung)

Lebensmittel	Geeignet	Strikt zu meiden
Süßungsmittel und Süßwaren	Fruchtwassereis, Fruchtgelee, Konfitüre, Honig, Fruchtbonbons	Milchspeiseeis, Schokolade, Nougat, Schokoladenaufstrich, Bonbons, Konfekt, Schokoriegel, alle Erzeugnisse mit Schokoladenanteilen
Gewürze und Kräuter	alle Sorten, Essig	Würzsoßen, Ketchup, Gewürzzubereitungen, Mayonnaise, Remoulade, Dressing
Sonstiges		Fertiggerichte, Pizza, Tütensuppen und Soßen, Medikamente mit Lactose oder Milchpulver o. ä.

Nachdem gezeigt werden konnte, daß die Inzidenz der atopischen Dermatitis in Familien, in denen früh Beikost mit sehr diversifiziertem Allergenangebot gefüttert wird, erhöht ist, erscheint es sinnvoll, Beikost relativ spät (d. h. nach dem 4. bis 6. Monat) einzuführen und die Zahl der Beikostkomponenten zunächst niedrig zu halten. Auf die Fütterung von Hühnerei im ersten Lebensjahr kann bei atopisch prädisponierten Kindern gänzlich verzichtet werden.

Unter der Vorstellung, daß beim konsequent gestillten Säugling Nahrungsmittelallergene aus der mütterlichen Nahrung in Spuren in der Muttermilch erscheinen und sensibilisierend wirken können, wurden in den letzten Jahren Untersuchungen zur Rolle der mütterlichen Diät in der Stillperiode durchgeführt. Die Ergebnisse sprechen dafür, daß eine Diät der Mutter während der Stillperiode in Familien mit erhöhtem Atopierisiko nur von sehr geringer präventiver Bedeutung ist. Es ergibt sich daher die Frage, ob der erhebliche Aufwand in diesen Fällen (professionelle Ernährungsberatung, Kalziumsupplementierung) sinnvoll und gerechtfertigt ist.

Intrauterine Sensibilisierungen gegen Nahrungsmittel kommen praktisch nicht vor. Studien zur Rolle einer mütterlichen Diät während der Schwangerschaft für die Allergieprävention haben bisher keine eindeutigen Hinweise auf eine Protektion durch Diät erbringen können, weshalb Diäten der Mutter während der Schwangerschaft nicht empfohlen werden sollten.

Literatur

Businco L, Dreborg S, Einarsson R, Gianpietro P, Høst A, Keller K, Strobel S, Wahn U (1993). Hypoallergenic formulae: Comparison, allergenicity and use for treatment and prevention. Ped Allergy Immunol 4: 101–111,

Herrmann ME, Dannemann A, Grüters A, Radisch B, Dudenhausen JW, Bergmann R, Coumbos A, Weitzel HK, Wahn U (1996). Prospective study on the atopy preventive effect of maternal avoidance of milk and eggs during pregnancy and lactation. Eur j Pediatr 155: 770–774;

Oldæus G, Anjou K, Björkstén B, Moran JR, Kjellman N-I M (1997). Extensively and partially hydrolysed infant formulas for allergy prophylaxis. Arch Dis child 77: 4–10

Fergusson DM, Horwood LJ, Shannon FT (1994). Early solid feeding and recurrent childhood eczema: a ten-year longitudinal study. Pediatrics 86: 541–546

Tab. 19/3: Bilanzierte Elementardiäten für Säuglinge.

Produktname	Firma	Zusammensetzung
Neocate	SHS	• L-Aminosäuren, Fett, Kohlenhydrate, Vitamine, Mineralstoffe, Spurenelemente • Frei von: Galactose, Lactose, Saccharose, Gluthen
Nutri Junior	Pfrimmer Nutricia	• Freie Aminosäuren, Fette, Kohlenhydrate, Mineralstoffe, Vitamine, Spurenelemente, Tannin, Carnitin • Frei von: Lactose, Galaktose, Saccharose, Gluten

Tab. 19/4: Hypoallergene Formelnahrungen.

Protein	extensiv hydrolysiert	partiell hydrolysiert
1. Molke	Alfaré® (Nestlé) Hipp HA® (Hipp) Pepti Junior® (Pfrimmer Nutricia)	Beba HA® 1 + 2 (Nestlé) Aletemil HA® 1 + 2 (Nestlé) Humana HA® 1 + 2 (Humana) Milumil HA® 1 + 2 (Milupa)
2. Kasein	Nutramigen® (Mead Johnson) Pregestimil® (Mead Johnson)	
3. Molke/Kasein		Aptamil HA® 1 + 2 (Milupa)
4. Soja/Schweinekollagen	Pregomin® (Milupa)	

Hinweis: Bei den Formelnahrungen für die 1. Lebenswoche gibt es stark hydrolysierte Nahrungen (Humana Erstnahrung® von Humana und Aptamil Primergen® von Milupa) sowie die schwach hydrolysierte Nahrung Aponti Erstnahrung® von Aponti).

20 Unkonventionelle Verfahren in der Allergologie

C. Grüber, B. Niggemann

20.1	Akupunktur 267	20.4	Ionisatoren 270
20.2	Bioresonanz 268	20.5	Traditionelle chinesische Heilpflanzen.... 271
20.3	Homöopathie 269	20.6	Schlußbemerkung 272

Allergische Erkrankungen sind häufig, die Beschwerden sind lästig und können die Lebensqualität erheblich beeinträchtigen. Eine rasche Heilung durch therapeutische Intervention ist oft nicht möglich. Natürliche altersbedingte, umgebungsbedingte und saisonale Schwankungen der Symptome erschweren darüberhinaus die Beurteilung von Erfolg und Mißerfolg jeder Behandlung. So ist es nicht verwunderlich, daß eine Reihe von Patienten leidensreiche Odysseen durch verschiedene Behandlungsmethoden hinter sich haben.

In einer zunehmend durch Technik bestimmten Umwelt und mit einem Gefühl der Entfremdung von der Umwelt haben viele Patienten den Wunsch nach einer Behandlung mit natürlichen Heilverfahren. Gleichzeitig gibt es eine große Zahl von Ärzten, die die Zusatzbezeichnung „Naturheilverfahren" anstreben. Die zunehmende Popularität von Naturheilverfahren wird begleitet von einer Flut von Etiketten, die Nähe von Diagnose- und Therapieverfahren zur Natur signalisieren. Eine verbindliche Definition dieser Begriffe gibt es nicht. Verfahren neben der Schulmedizin können unterteilt werden in klassische Naturheilverfahren (z. B. Hydro- oder Heliotherapie) und unkonventionelle Verfahren (z. B. Bioresonanz).

Exemplarisch werden fünf unkonventionelle Verfahren in ihrer Bedeutung für allergische Erkrankungen im Kindesalter dargestellt: Akupunktur, Bioresonanz, Homöopathie, Ionisatoren und traditionelle chinesische Heilpflanzen.

20.1 Akupunktur

Die Akupunktur wurde in der altchinesischen Medizin seit Jahrtausenden praktiziert und 1822 in China als ein Hindernis für fortschrittliche Medizin aus der universitären Medizin verbannt. Unter Mao wurde Akupunktur als preiswertes Therapieverfahren wieder propagiert und erfreut sich seit den siebziger Jahren großer Popularität auch in der westlichen Welt. Akupunktur wird von über 20 000 Therapeuten in Deutschland angewandt. Akupunktur beruht auf der Vorstellung, daß in 14 paarigen Bahnen (Meridianen) Lebensenergie („Qi") fließt. Jedem Meridian ist ein Organfunktionskreis (z. B. Atmung mit Lunge und Riechorgan) zugeordnet. Auf den Bahnen liegen Akupunkturpunkte, durch deren Reizung mit dünnen flexiblen Stahlnadeln in den Organen gestaute Lebensenergie normalisiert werden kann und so das Gesundheit repräsentierende Gleichgewicht von „Yin" und „Yang" wieder hergestellt werden kann. Zahl und Lage der Akupunkturpunkte sind nicht einheitlich definiert. Der Wirkmechanismus ist ungeklärt. Die Ausbildung in Akupunktur ist in Deutschland gesetzlich nicht geregelt und uneinheitlich, sie wird auch für Nichtmediziner angeboten. Die Diagnosestellung erfolgt in der westlichen Welt in der Regel nicht gemäß der traditionellen chinesischen Krankheitslehre, sondern schulmedizinisch. Entgegen der Meinung, Akupunktur sei ungefährlich, ist bei Nadelakupunktur mit Risiken wie Infektionsgefahr, Blutungen, Nadelabbruch, Organverletzungen zu rechnen. In den letzten Jahren ist wegen der geringeren Schmerzbelastung vor allem bei Kindern als Variante die Anwendung von Softlasern zunehmend verbreitet.

Neben der Schmerztherapie ist Akupunktur wiederholt in der Therapie obstruktiver Atemwegserkrankungen evaluiert worden. In einem 1991 erschienenen Review wurden 13 kontrollierte Studien hinsichtlich der therapeutischen Wertigkeit von **Nadelakupunktur** bei Asthma bronchiale unter Berücksichtigung vorabdefinierter Qualitätsmerkmale untersucht (u. a. Gruppengröße, Randomisierung, Verblindung, Angaben zur Begleitmedikation, Lungenfunktion). Unter den qualitativ hochwertigen Studien sind alle fünf negativen Studien sowie drei von acht positiven

Studien. In einer Studie davon wurde nach drei Wochen Nadelung an Akupunktur- (Therapiegruppe) bzw. an Nichtakupunkturpunkten (Kontrollgruppe) eine Verbesserung der Gehstrecke im 6-Minutes-Walk beobachtet; die Therapiegruppe schnitt hier signifikant besser als die Kontrollgruppe ab. (Jobst et al., 1986) Eine weitere Studie zeigt nach Verumakupunktur einen geringeren FEV_1-Abfall (forcierte exspiratorische Einsekundenkapazität) in der Metacholinprovokation als nach Plazeboakupunktur, allerdings wird der therapeutische Effekt eines β_2-Mimetikums nicht erreicht (Tashkin et al., 1977). In der dritten positiven Studie ist der FEV_1-Abfall nach Exercise in der Akupunkturgruppe geringer als in der Plazebogruppe, ohne daß gegen ein β_2-Mimetikum getestet wurde (Fung et al., 1986).

Zur **Laserakupunktur** liegen drei Studien vor. In einer unkontrollierten Studie mit 10 Kindern, die an belastungsinduzierter Asthma bronchiale litten, wurde ein bis zu zwei Wochen anhaltender günstiger Effekt von Laserakupunktur auf R_{aw} (Atemwegswiderstand) und FEV_1 in der Metacholinprovokation beschrieben. (Wagner, 1988) In einer weiteren kleinen, methodisch aber gut durchgeführten doppelblinden Crossover-Studie mit einem Laserakupunktur- und einem Plazebo-Laserakupunktur-Arm fühlten sich je 5 Patienten nach Plazebo- bzw. Verumtherapie besser, und 5 Patienten spürten keine Verbesserung. Keine signifikanten Verbesserungen wurden zwischen Plazebo- und Verumtherapie bzw. zwischen Therapie und Kontrollphasen hinsichtlich Peak-flows, FEV_1, MEF_{50} (maximaler Exspirationsfluß bei 50% der Vitalkapazität), Verbrauch von β_2-Agonisten sowie Symptomscores festgestellt (Tandon et al., 1991). In einer weiteren Studie mit Kindern, die an EIA litten, wurde der FEV_1 im Exercise von vier Behandlungsgruppen dargestellt. Die Kurven von Kindern, die nicht bzw. mit abgeschaltetem oder mit eingeschaltetem Laser behandelt wurden, unterschieden sich nicht signifikant. Gegenüber einem deutlichen FEV_1-Abfall unter Belastung in diesen 3 Gruppen war der FEV_1-Verlauf von mit β_2-Mimetikum behandelten Kindern signifikant höher und stabil (Morton et al., 1993).

Immunologische Effekte wurden bei 38 Patienten mit leichtem bis mittelschwerem Asthma in einer einfachblinden kontrollierten Studie untersucht. Nach vier Wochen Nadelakupunktur an theoriegemäß relevanten bzw. irrelevanten Akupunkturpunkten wurden in der Verumgruppe gegenüber der Plazebogruppe neben gesprächsweise erhobener besserer subjektiver Befindlichkeit ein signifikanter Anstieg von $CD3^+$-Zellen, ein signifikanter Abfall von IL-10 und eine bessere Lymphozytenstimulierbarkeit gefunden. Die Autoren interpretieren die Ergebnisse dahingehend, daß eine Umverteilung von T-Zellen aus der Lunge ins periphere Blut erfolgt und daß es durch den Abfall von IL-10 zu einer vermehrten TH-1-Proliferation kommt (Joos et al., 1997). Kritisch ist neben der Verwendung von Zytokinwerten in einem sehr niedrigen Meßbereich anzumerken, daß auch IL-2 als TH-1-Zytokin abfällt, während der Abfall von IL-4 und Eosinophilen nicht signifikant ist. IL-10 fällt hochsignifikant ausgerechnet in einer aus Plazebo- und Verumgruppe gebildeten Non-Responder-Gruppe ab. Belege für eine Umverteilung fehlen wie auch objektive klinische Parameter (Lungenfunktion) sowie Angaben zur konventionellen Therapie während der Akupunkturbehandlung.

Zusammengefaßt beschreiben die vorliegenden Studien zum Asthma bronchiale bestenfalls eine kontroverse Situation. Alle kontrollierten Studien mit Lasertherapie sowie die überwiegende Zahl der als qualitativ gut eingestuften Studien mit Nadelakupunktur sind negativ. Tendenziell weniger kontrollierte Studien zeigen einen allenfalls milden bronchodilatatorischen bzw. protektiven Effekt. In keiner Studie, in der ein β_2-Mimetikum alternativ eingesetzt wurde, konnte die Gleichwertigkeit von Akupunktur demonstriert werden. Bei „Therapieerfolgen" wird ein hohes Maß an Plazeboeffekt in Rechnung zu stellen sein, zumal bei der Nadelakupunktur der Schmerz als klassischer Plazeboverstärker hinzukommt.

20.2 Bioresonanz

Das Konzept der Bioresonanztherapie geht auf den Arzt Franz Morell zurück. Danach bauen die Zellen jedes Organsystems in einem ihnen jeweils eigenen Rhythmus elektromagnetische Spannungen auf, und jeder Mensch hat ein individuelles Spektrum organspezifischer Frequenzen. Krankheiten werden als Störung der Frequenzmuster begriffen. Diese Störungen sollen apparativ (z.B. BIOCOM-Gerät) an der Körperoberfläche identifiziert werden können, alternativ auch in Seren. Ein „Separator" trennt „pathologische" von „gesunden" Schwingungen. Mit dem diagnostischen Apparat wird gleichzeitig die Therapie durchgeführt. Die Rückgabe „harmonisierter" Schwingungen an den Körper soll die pathologischen Schwingungen neutralisieren (Abb. 20/1).

In bezug auf allergische Erkrankungen wird behauptet, daß Allergene über ihr spezifisches Schwingungsmuster ein biophysikalisches „Allergiengramm" bewirken, das wiederum bei erneutem Allergenkontakt auf der „Substanzebene" IgE-vermittelte allergische Reaktionen auslösen kann. Das Allergiengramm sei abrufbar, manipulierbar und löschbar.

Aufbau und Funktion des BIOCOM-Geräts gleichen einem Fourier-Frequenzanalysator. Das Gerät nimmt keine elektromagnetischen Wellen auf, die ohnehin den menschlichen Körper nicht verlassen. Bei den gemessenen Schwingungen handelt es sich um vom Gerät erzeugtes Rauschen, aus dem willkürlich durch einen Bandfilter harmonische Schwingungen herausgefiltert werden. Bei den disharmonischen Schwingungen handelt es sich um noch nicht aufgelöste harmo-

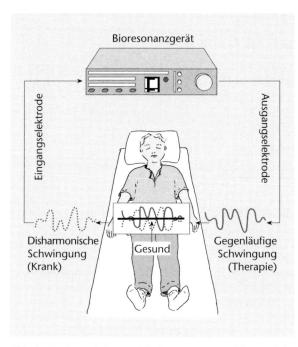

Abb. 20/1: Theoretisches Modell der Bioresonanz: Disharmonische „pathologische" Schwingung werden vom Körper über die Eingangselektrode abgeleitet und dem Bioresonanzgerät zugeführt. Das Gerät gibt über die Ausgangselektrode exakt gegenläufige Schwingungen ab, die die pathologischen Schwingungen im Körper aufheben sollen.

nische Einzelschwingungen. Abgegeben werden von dem Gerät elektromagnetische Wellen, die schwache Wechselstromreize auf der Haut erzeugen können. Die an den Körper gegebenen Frequenzen liegen um den Faktor 10^{10} niedriger als die behaupteten Schwingungen der Körperzellen (Cap, 1995).

Zur **diagnostischen** Wertigkeit liegen zwei Arbeiten vor. Bei 110 positiven Tests im Bioresonanzverfahren wurde doppelblind nur viermal eine Übereinstimmung mit dem Bioresonanzergebnis im Duplikatserum gefunden. In einer zweiten Serie wurden 46 Tests mit Seren von sechs Patienten mit V.a. allergische Rhinitis durchgeführt. Allergene wurden jeweils mit Pricktest, größtenteils auch doppelblind per Bioresonanz (hier wieder Doppelbestimmung im Serumduplikat) und RAST bestimmt. In 20 von 73 Tests (4 von 6 positiven Bioresonanztests) zeigte sich eine Übereinstimmung zwischen Bioresonanz- und Prick- oder RAST-Ergebnis. Davon waren 5 von 11 (0 von 6) Doppelbestimmungen im Bioresonanzverfahren übereinstimmend (Wandtke et al., 1993). Mit dem gleichen Gerät wurden bei 42 Pollinose-Patienten die Reaktion auf 9 inhalative Allergene über Ableitung von der Körperoberfläche (Bioresonanz) bzw. spezifisches IgE im CAP-System untersucht. Bei nur 10 von 41 Patienten wurden im CAP-System nachgewiesene Sensibilisierungen im Bioresonanzverfahren bestätigt, von diesen 10 Patienten wurden in 5 Fällen weitere Allergien, die nicht als Sensibilisierung im CAP-System ge-

funden wurden, per Bioresonanzverfahren diagnostiziert (Kofler et al., 1996).

Zur **therapeutischen** Wertigkeit liegen ebenfalls zwei Studien vor. In einer kontrollierten, doppelblind angelegten Therapiestudie mit 32 an atopischer Dermatitis erkrankten Kindern, die über 4 bis 6 Wochen zusätzlich zu konventioneller Therapie mit Bioresonanz bzw. Plazebo-Bioresonanz therapiert wurden, wurde am Ende der Behandlungsdauer kein signifikanter Unterschied hinsichtlich Costa-Score, IgE und zellulären Markern allergischer Reaktion gefunden. Auch in der Nachbeobachtungszeit von einem Jahr wurden keine signifikanten klinischen Unterschiede gefunden (Schöni et al., 1997). In der bereits zitierten Studie von Kofler et al. (1996) gaben nach „Löschung" der durch Bioresonanz diagnostizierten Allergien 22 von 42 Patienten eine subjektive Verbesserung ihrer Beschwerden an, 9 keine Veränderung und 11 eine Verschlechterung. Im Vergleich von Verum- (42 Patienten) und Plazebogruppe (9 Patienten) ergaben sich keine signifikanten Unterschiede hinsichtlich subjektiver Einschätzung des Therapieerfolgs, nasaler Provokation, Beschwerdetage und Medikamentenverbrauch.

Zusammengefaßt zeigen die vorliegenden kontrollierten Studien, daß die Bioresonanz diagnostisch keine reproduzierbaren Ergebnisse liefert und therapeutisch nicht wirksam ist. Das Konzept der Bioresonanz, eingesetzte Geräte und spektakuläre Einzelfallberichte halten wissenschaftlicher Überprüfung nicht stand.

20.3 Homöopathie

Der Begründer der Homöopathie ist Samuel Hahnemann (1755–1843). Die Homöopathie fußt auf drei Säulen:

- Simile-Prinzip,
- Dosierung und „Potenzierung",
- Diagnose und Indikation zur Anwendung von Arzneistoffen in der Homöopathie.

Hahnemann postulierte, daß ein wirksames Arzneimittel beim Gesunden künstlich ähnliche Symptome wie die Erkrankung selbst bewirkt (similia similibus curentur).

Homöopathische Medikamente sollen ihre eigentliche Kraft erst nach Verdünnungen in Alkohol oder Milchzucker, zumeist in Zehnerpotenzen, gewinnen (Potenzierung). D1 bezeichnet die Verdünnung der Arzneistoffe um den Faktor 10^{-1}, D2 oder C1 die Verdünnung um den Faktor 10^{-2}, C2 die Verdünnung um den Faktor 10^{-4}. Zum Teil werden extrem verdünnte Arzneistoffe (D30 und höher) eingesetzt, so daß rechnerisch kaum noch ein Molekül der Ausgangssubstanz in dem Medikament zu erwarten ist. Bei der Verdünnung erfolgt eine von Hahnemann festgelegte Zahl von Schlägen gegen das Gefäß in Richtung Erdmittelpunkt, um die Arzneistoffe zu „aktivieren". In der homöopathischen Therapie werden neben stark verdünnten Substanzen auch unverdünnte Substanzen wie Atropin, Quecksilber oder Arsen als „toxische" Dosen gegeben. Pflanzliche Homöopathika bergen die Gefahr allergischer Reaktionen in sich. Insofern ist Homöopathie nicht prinzipiell risikofrei.

Die individuell geeignete Medikation wird auf der Basis der Symptome des Patienten nach dem Simile-Prinzip bestimmt. Neben den Symptomen spielen auch Merkmale wie körperliche Konstitution und Persönlichkeit des Patienten eine Rolle. So werden zwei Patienten mit der gleichen schulmedizinischen Diagnose in der Regel verschiedene homöopathische Mittel bekommen; umgekehrt können zwei Patienten mit gleicher „Grundkonstitution" das gleiche homöopathische Mittel zur Behandlung unterschiedlicher schulmedizinischer Diagnosen erhalten. Daneben werden häufig „Komplexmittel", fixe Kombinationen einzelner Homöopathika für schulmedizinische Indikationen (z.B. Heuschnupfenmittel Luffa comp.), verabreicht.

Der Wirkmechanismus der Homöopathie ist ungesichert. Aufsehen erregte eine 1988 publizierte Studie, in der IgE-tragende Basophile bei Verdünnungen von Anti-IgE bis zu 10^{-120} und Schütteln noch Histamin ausschütten (Davenas et al., 1988). Kontrolluntersuchungen konnten diese Ergebnisse nicht bestätigen (Hirst et al. 1993).

Bei 144 **Heuschnupfen**-Patienten wurde der kurzfristige Effekt (4 Wochen) einer Graspollen-Verdünnung von 10^{-60} gegen Plazebo in einer randomisierten doppelblinden Studie getestet. Die Verumgruppe zeigte leicht, aber signifikant günstigere Symptomentwicklung nach Einschätzung der Patienten und Ärzte sowie niedrigeren Verbrauch an Antihistaminikum als Escape-Medikation (Reilly et al., 1986). Eine weitere randomisierte, doppelblinde Studie untersuchte den kurzfristigen Effekt von Galphimia glauca D6 (mit Schütteln), Galphimia glauca 10^{-6} (ohne Schütteln) und Plazebo (Lösungsmittel) bei 164 Patienten mit Heuschnupfen. Zwar wurde eine Tendenz im patientenseitig angegebenen klinischen Verlauf 2 und 4 Wochen nach Therapiebeginn zugunsten der homöopathischen Zubereitung gefunden, Signifikanz wurde jedoch nicht erreicht. (Wiesenhauer und Gaus, 1985). In einer weiteren, ähnlich aufgebauten Studie mit Galphimia glauca C2 bei 234 Patienten mit anamnestischem Heuschnupfen gaben Patienten in der Verumgruppe signifikant häufiger als in der Plazebogruppe eine Verbesserung ihrer Symptome nach 2 bzw. 4 Wochen an (Wiesenhauer et al., 1990).

Zur klinischen Effektivität bei allergischem **Asthma bronchiale** liegt eine doppelblinde Studie vor, bei der 28 Patienten mit homöopathischer Zubereitung ihres Hauptallergens bzw. Plazebo behandelt wurden. Etwa 1 bis 8 Wochen nach Therapiebeginn schnitt die Verumgruppe hinsichtlich patientenseitig berichteter Symptome günstiger ab als die Plazebogruppe; signifikante Unterschiede in der Lungenfunktion wurden nicht gefunden (Reilly et al. 1994).

Zusammenfassend müssen sowohl Wirkmechanismus als auch therapeutische Wirkung der Homöopathie bei allergischen Erkrankungen als ungesichert gelten. Hinweise auf positive Effekte drücken sich in allenfalls moderaten Unterschieden globaler subjektiver Beschwerdeniveaus aus. In keinem Fall wurde die Wirksamkeit homöopathischer Behandlung im Vergleich zu konventioneller Behandlung untersucht.

20.4 Ionisatoren

Positiv geladene Ionen verlangsamen die Zilienschlagfrequenz der Atemwege, erhöhen die Viskosität von Schleim und können in einem verstärkten Tonus der Bronchialmuskulatur resultieren. Negative Ionen antagonisieren diese Wirkung. Negativ geladene Partikel in der Luft können auf positiv geladenen Oberflächen sedimentieren (z.B. in Luftfilteranlagen oder auf Bildschirmen). Dies führte zu der Hypothese, daß die Inhalation von negativen Ionen bzw. die Entfernung irritativer Teilchen durch negative Ladung Asthmaanfälle abmildern könnte.

In einer kontrollierten Studie mit 11 Kindern wurde ein wenig ausgeprägter, aber signifikanter therapeutischer Effekt bei belastungsinduziertem Asthma beobachtet (FEV_1-Abfall 21% mit ionisierter Atemluft, 29% mit Raumluft), wogegen ein signifikanter Effekt auf die Reizschwelle in der Histaminprovokation nicht festgestellt werden konnte (Ben-Dov et al., 1983). In einer Langzeitstudie, in der sieben asthmatische Patienten über acht Wochen nächtlich mit negativen Ionen behandelt wurden, wurde gegenüber einer vorgeschalteten 4wöchigen Phase, in der keine Ionen durch das eingeschaltete Gerät zugeführt wurden, bei 4 von 7 Patienten ein signifikant höherer Peak-flow am Morgen, bei 3 von 7 Patienten auch am Abend gemessen. Die tatsächlichen Differenzen gegenüber der Plazebophase sind jedoch z.T. gering und bei dem Patienten, bei dem einzelne Peak-flow-Werte im Verlauf dargestellt sind, tritt die Verbesserung des Peak-flows knapp vor Beginn der aktiven Ionisationsphase ein (Jones et al., 1975).

Bei 10 mittelschwer bis schwer asthmatischen Kindern mit Hausstaubmilbenallergie und nächtlichem Pfeifen, die in einem randomisierten Crossover-Design über jeweils 4 Wochen mit nächtlicher Ionenzufuhr bzw. Plazebo behandelt wurden, wurde kein Effekt hinsichtlich des Peak-flows und des Medikamentenverbrauchs festgestellt (Mitchell und Elliott, 1980). In einer kontrollierten Crossover-Studie mit 20 Erwachsenen mit stabilem Asthma bronchiale wurde während der 8wöchigen Verumphase zwar ein deutlicher Anstieg der Ionen in der Luft gemessen, ein Effekt auf Peak-flow, klinische Symptome oder Medikamentenverbrauch konnte aber nicht festgestellt werden (Nogrady und Furnass, 1983). In einer weiteren Crossover-Studie mit zwei 8wöchigen Armen und 20 Kindern mit milbenassoziiertem Asthma konnte zwar eine signifikante Abnahme von Milbenallergen in der Raumluft nachgewiesen werden, Peak-flow, Symptome oder Medikamentenverbrauch wurden jedoch nicht beeinflußt (Warner et al., 1993).

Das Konzept, durch negativ geladene Ionen auf die Bronchien irritativ wirkende Partikel zu sedimentieren, ist für Innenräume zwar nachvollziehbar und scheint in Grenzen technisch möglich zu sein. Darüber hinaus wurden in einem Teil der vorliegenden Studien positive klinische Effekte gemessen. Einschränkend ist jedoch zu bemerken:

- Positive Effekte wurden nur in Innenräumen gemessen. In Außenräumen mit tragbaren Ionisatoren ist wegen Eigenbewegung und Luftzug eine ausreichende Wirkung unwahrscheinlich und nicht belegt.
- Effekte wurden vor allem dann festgestellt, wenn die Ionen in wenigen Zentimetern Entfernung vom Patienten freigesetzt wurden. Dies schränkt den Nutzen für den Alltag ein.
- In den meisten kontrollierten Studien wurde kein positiver Effekt gefunden. Wenn eine signifikante Verbesserung gemessen wurde, war sie in der Regel marginal.
- In einigen Studien gibt es Hinweise auf irritative Effekte durch die Ionen (Nogrady und Furnass, 1983; Warner et al., 1993).

Folglich kann eine routinemäßige Anwendung von Ionisatoren nicht empfohlen werden.

20.5 Traditionelle chinesische Heilpflanzen

Eine Fülle chinesischer Heilpflanzen wird bei Asthma angewandt, von denen nur ein Teil in seinen einzelnen Komponenten charakterisiert ist. Oft werden Kombinationen von Heilpflanzen verwandt. Unabhängig von der chinesischen Heilkunde, wo Therapie mit Pflanzen in das Yin-Yang-Konzept (s.o. Akupunktur) eingebunden ist und häufig von anderen Elementen chinesischer Heilkunst begleitet wird, ist in der westlichen Welt der Einsatz chinesischer Heilpflanzen in der Art eines konventionellen Medikaments beliebt.

Ende der achtziger Jahre gab es spektakuläre anekdotische Berichte von Heilungserfolgen bei atopischer Dermatitis durch einen chinesischen Tee (später standardisiert als Zemaphyte®). In dem Tee ist eine Mischung von zehn verschiedenen Pflanzen enthalten. Der Wirkstoff ist unbekannt. **In vitro** wurde auf Monozyten Gesunder eine dosisabhängige Inhibition der IL-4-induzierten Ausprägung von CD23 durch Verum gegenüber Plazebo festgestellt (Latchmann et al., 1995). Bei 18 Patienten mit atopischer Dermatitis wurde acht Wochen nach Therapiebeginn mit Zemaphyte® neben einer Besserung von Ekzemscores ebenfalls eine signifikante Verringerung der IL-4-induzierten CD23-Ausprägung auf Monozyten **in vitro** sowie eine signifikante Abnahme von sIL-2R und sVCAM gefunden, Gesamt-IgE im Serum und CD23 auf den peripheren Monozyten blieben jedoch unverändert (Latchmann et al., 1996). Kürzlich wurde nach zweimonatiger Therapie bei 10 Patienten mit atopischer Dermatitis neben einer klinischen Verbesserung eine signifikante Reduktion der Ausprägung von CD23 in Hautbiopsaten entzündeter Areale beschrieben (Xu et al., 1997).

In einer Studie wurden 40 Kinder mit schwerem Ekzem eingeschlossen, die nach einer 4wöchigen Vorphase über 8 Wochen in randomiserter Reihenfolge nacheinander mit Plazebo und Verum behandelt wurden. Signifikante Verbesserungen in Ausdehnung und Stärke des Ekzems wurden in der aktiven Behandlungsphase festgestellt, während sich die Ekzemscores in Auswasch- und Plazebophase den Ausgangswerten näherten. Auf IgE und Eosinophile wurde kein Einfluß festgestellt (Sheehan und Atherton, 1992). 37 Kinder aus dieser Studie, die die Therapie mit Verum fortsetzten, wurden ein Jahr nachuntersucht. 18 Patienten hatten ausgeprägtere, 5 Patienten geringer ausgeprägte Besserungen ihres Symptomscores. 14 Patienten brachen die Therapie ab, davon 10 wegen unter Therapie unverändertem Hautzustand (Sheehan und Atherton, 1994).

Eine weitere Mischung von zehn verschiedenen chinesischen Heilpflanzen (Saiboku-To) wird in der Therapie von Asthma bronchiale eingesetzt. Magnolol, ein 11β-Hydroxysteroid-Dehydrogenase-Hemmer, scheint eine der wirksamen Komponenten zu sein. In einer pharmakokinetischen Studie wurde eine Gruppe von 9 asthmatischen Patienten nach dem klinischen Verlauf in Responder (3 Patienten) und Non-Responder (6 Patienten) nach einem nicht näher beschriebenen Score getrennt. Responder zeigten einen signifikanten Abfall des Asthmascores (Homma, 1993). Neben immunologischen Effekten sind wiederholt Lungenerkrankungen durch Saiboku-To berichtet worden.

Es scheint, als ob einige Zubereitungen aus der chinesischen Pflanzenheilkunde therapeutische Effekte bewirken können. Effekte sind insbesondere bei der atopischen Dermatitis wegen des häufig undulierenden Symptomverlaufs schwer zu messen. Zum Schutz der Patienten wird es darauf ankommen,

- die Inhaltsstoffe verwendeter Zubereitungen zu kennen,
- wirksame von unwirksamen bzw. potentiell gefährlichen Komponenten zu trennen,
- die standardisierte Zusammensetzung der Zubereitungen zu kontrollieren.

Bis dies gewährleistet ist, sind Patienten auf mögliche direkte Gefahren pflanzlicher Zubereitungen zu informieren.

20.6 Schlußbemerkung

Unkonventionelle Verfahren bergen Chancen und Risiken in sich. **Risiken** sind:

- Die Eignung einiger unkonventioneller Diagnoseverfahren ist ungesichert, in anderen Fällen als unzureichend belegt. Damit ist eine erhöhte Chance für Fehldiagnosen und nachfolgend therapeutisch nicht erfolgreiche Behandlung gegeben.
- Die Wirksamkeit vieler unkonventioneller Verfahren ist nicht belegt. Damit besteht die Gefahr, daß der Patient unter der Annahme, ausreichende Therapie zu erhalten, z. B. bei schwergradigem Asthma bronchiale in lebensbedrohliche Situationen kommt. Es wird die Chance, wirksame Therapie zu erhalten, vergeben.
- Unkonventionelle Verfahren sind nicht per se ungefährlich. In einigen Fällen sind aufgetretene Nebenwirkungen dokumentiert, systematische Untersuchungen werden von den Apologeten dieser Verfahren häufig nicht vorgelegt. Es muß mit einer hohen Dunkelziffer von Nebenwirkungen gerechnet werden, zumal ein Teil der Therapien außerhalb der konventionellen Einrichtungen stattfindet und sich deren Kontrollmechanismen entzieht.
- Unkonventionelle Verfahren sind nicht unbedingt preiswerter als konventionelle Verfahren. Häufig müssen erhebliche Kosten von den Patienten getragen werden, wenn die Kassen nicht dafür aufkommen.

Demgegenüber stehen auch **Chancen**:

- Die Patienten berichten, bei Vertretern unkonventioneller Verfahren mehr Gesprächsbereitschaft und persönliche Zuwendung zu finden als im konventionellen Bereich. Hier könnte die Schulmedizin lernen und Defizite ausgleichen.
- Naturheilverfahren beinhalten für viele Patienten, daß sie eine stärkere Eigenverantwortung für ihre Gesundheit und Krankheit übernehmen können. Wenn Therapie in der Regel Hilfe zur Selbsthilfe für den nach Autonomie strebenden Patienten sein soll, können unkonventionelle Verfahren, die wirksam und nicht schädlich sind, den Health Locus of Control zugunsten einer aktiveren Krankheitsbewältigung verschieben.
- Von auf den ersten Blick unseriösen Angeboten abgesehen, können in unkonventionellen Verfahren potentiell hilfreiche, bislang ungenutzte Ressourcen für die Entwicklung von sinnvollen Therapieangeboten stecken. Prüfung der Wirksamkeit, Isolierung der wirksamen Komponenten und Qualitätssicherung in der Anwendung sind Voraussetzungen für eine sichere Anwendung am Patienten.

Unkonventionelle Verfahren werden für Patienten mit allergischen Krankheiten attraktiv bleiben und von Heilpraktikern und Ärzten weiter angeboten werden. Solange mit erheblichen Risiken bei unkonventionellen Verfahren gerechnet werden muß, kommt der Aufklärung von Patienten hinsichtlich der für sie auf konventioneller und unkonventioneller Seite bestehenden Leistungen und Grenzen besondere Bedeutung zu. Diese Aufklärung zu erreichen, ohne den Dialog mit den Patienten zu verlieren, wird mitbestimmen, in welchem Ausmaß unkonventionelle Verfahren weiter von Patienten in Anspruch genommen werden.

Literatur

Ben-Dov I, Amirar I, Shochina M, Auritai I, Bar-Yshai E, Godfrey S (1983). Effect of negative ionisation of inspired air on the response of asthmatic children to exercise and inhaled histamine. Thorax 38: 584–588

Cap F (1995). Bemerkungen eines Physikers zur Bioresonanz. Allergologie 18: 235–237

Davenas E, Beauvais F, Amara J, Oberbaum M, Robinzon B, Miadonna A, Tedeschi A, Pomeranz B, Fortner P, Belon P, Sainte-Laudy J, Poitevin B, Benveniste J (1988). Human basophil degranulation triggered by very dilute antiserum against IgE. Nature 333: 816–818

Fung KP, Chow OKW, So SY (1986). Attenuation of exercise-induced asthma by acupuncture. Lancet ii: 1419–1422

Hirst SJ, Hayes NA, Burridge J, Pearce FL, Foreman JC (1993). Human basophil degranulation is not triggered by very dilute antiserum against human IgE. Nature 366: 525–527

Jobst K, McPherson K, Brown V, Fletcher HJ, Mole P, Chen JH, Arrowsmith J, Efthimiou J, Maciocia G, Shifrin K (1986). Controlled trial of acupuncture for disabling breathlessness. Lancet ii: 1416–1419

Joos S, Schott C, Zou H, Daniel V, Martin E (1997). Akupunktur – Immunologische Effekte bei der Behandlung des allergischen Asthma bronchiale. Allergologie 20: 63–68

Kofler H, Ulmer H, Mechter E, Falk M, Fritsch PO (1996). Bioresonanz bei Pollinose: Eine vergleichende Untersuchung zur diagnostischen und therapeutischen Wertigkeit. Allergologie 19: 114–122

Latchmann Y, Bungy GA, Atherton DJ, Rustin MHA, Brostoff J (1995). Efficacy of traditional Chinese herbal therapy *in vitro*. A model system for atopic eczema: inhibition of CD23 expression on blood monocytes. Br J Dermatol 132: 592–598

Latchmann Y, Banerjee P, Poulter LW, Rustin M, Brostoff J (1996). Association of immunological changes with clinical efficacy in atopic eczema patients treated with traditional Chinese herbal therapy (Zemaphyte®). Int Arch Allergy Immunol 109: 243–249

Mitchell EA, Elliott RB (1980). Controlled trial of an electrostatic precipitator in childhood asthma. Lancet ii: 559–561

Morton AR, Fazio SM, Miller D (1993). Efficacy of laser-acupuncture in the prevention of exercise-induced asthma. Ann Allergy 70: 295–298

Nogrady SG, Furnass SB (1983). Ionisers in the management of bronchial asthma. Thorax 38: 919–922

Reilly DT, Taylor MA, McSharry C, Aitchinson T (1986). Is homeopathy a placebo response? Controlled trial of homeopathic potency, with pollen in hayfever as model. Lancet ii: 881–885

Reilly D, Taylor MA, Beattie NGM, Campbell JH, McSharry C, Aitchison TC, Carter R, Stevenson RD (1994). Is evidence for homeopathy reproducible? Lancet 344: 1601–1606

Schöni MH, Nikolaizik WH, Schöni-Affolter F (1997). Efficacy trial of bioresonance in children with atopic dermatitis. Int Arch Allergy Immunol 112: 238–246

Sheehan MP, Atherton DJ (1992). A controlled trial of traditional Chinese medical plants in widespread non-exsudative atopic eczema. Br J Dermatol 126: 179–184

Sheehan MP, Atherton DJ (1994). One year follow-up of children with atopic eczema treated with Chinese medical herbs for atopic eczema. Brit J Dermatol 130: 488–493

Tandon MK, Soh PFT, Wood AT (1991). Acupuncture for bronchial asthma? A double-blind cross-over study. Med J Aust 154: 409–412

Tashkin DP, Bresler DE, Kroening RJ, Kerschner H, Katz RL (1977). Coulson A, et al. Comparison of real and simulated acupuncture and isoproterenol in metacholine-induced asthma. Ann Allergy 39: 379–387

Wagner U (1988). Messung der unspezifischen Luftwegshyperreaktivität vor und nach Akupunktur. Prax Klin Pneumol 42: 469–472

Wandtke F, Stanek KW, Götz M, Jarisch R (1993). Bioresonanz - Allergietest versus Pricktest und Rast. Allergologie 16: 144–145

Warner JA, Marchant JL, Warner JO (1993). Double blind trial of ionizers in children with asthma sensitive to house dust mite. Thorax 48: 330–333

Wiesenhauer M, Gaus W (1985). Double-blind trial comparing the effectiveness of the homeopathic preparation Galphimia potentisation D6, Galphimia dilution 10^{-6} and placebo on pollinosis. Arzneim-Forsch/Drug Res 35: 1745–1747

Wiesenhauer M, Gaus W, Häussler S (1990). Behandlung der Pollinosis mit Galphimia glauca. Allergologie 13: 359–363

Xu XJ, Banerjee P, Rustin MHA, Poulter LW (1997). Modulation by Chinese herbal therapy of immune mechanisms in the skin of patients with atopic eczema. Brit J Dermatol 136: 54–59

21 Okuläre Allergien

Se. Bonini, St. Bonini, C. Armaleo

21.1	Die verschiedenen Formen der allergischen Konjunktivitis 274		21.3.1	Rhinokonjunktivitis pollinosa 275	
21.2	Ätiopathogenese 274		21.3.2	Konjunktivitis vernalis 275	
21.3	Klinik 275		21.3.3	Die atopische Konjunktivitis 276
			21.4	**Diagnostik und Therapie** **276**

Immunologisch vermittelte Erkrankungen können unterschiedliche Regionen des Auges betreffen (Tab. 25/1). In den meisten Fällen unterscheiden sich Pathogenese, Diagnostik und Therapie der Manifestationen am Auge nicht von denen der Symptome an anderen Organen. An dieser Stelle sollen lediglich die IgE-vermittelten Überempfindlichkeitsreaktionen des vorderen Bulbusabschnittes, insbesondere die Formen der allergischen Konjunktivitis, wie sie in der Praxis des Allergologen vorkommen, besprochen werden.

21.1 Die verschiedenen Formen der allergischen Konjunktivitis

Unter dem Terminus „allergische Konjunktivitis" verstehen wir eine Gruppe von Krankheitserscheinungen, denen die pathogenetischen Mechanismen einer Überempfindlichkeitsreaktion vom Soforttyp gemeinsam ist. Sie gliedern sich in

1. Konjunktivitis pollinosa
2. Konjunktivitis vernalis
3. Atopische Konjunktivitis

In den letzten Jahren wurde auch die Möglichkeit eines IgE-vermittelten Mechanismus bei der Konjunktivitis von Kontaktlinsen-Trägern diskutiert.

21.2 Ätiopathogenese

Die Rolle von IgE-vermittelten Entzündungsmechanismen bei der allergischen Konjunktivitis ist durch zahlreiche Befunde bestätigt, insbesondere durch die Rolle der familiären Atopiedisposition, durch das gleichzeitige Auftreten anderer allergischer Symptome sowie die erhöhten IgE-Werte in Serum und

Tab. 21/1: Immunologische Erkrankungen im Augenbereich.

Ort der Entzündung	
Augenlider	Atopisches Ekzem, Kontaktdermatitis, Urtikaria, Angioödem, Blepharitis
Konjunktiva	Allergische Konjunktivis, Konjunktivis vernalis, atopische Konjunktivitis, giganto-folliculäre Konjunktivitis, bläschenförmige Konjunktivitis, Reaktionen auf Medikamente, Pemphigoid (Pemphigus, Stevens-Johnson-Syndrom, Lyell-Syndrom)
Hornhaut	Atopisches Ekzem, Kontaktdermatitis, Konjunktivitis vernalis, bläschenförmige Konjunktivitis, Immunkomplexerkrankungen, Autoimmunerkrankungen, Keratitis rosacea, virale Keratitis, immunologische Abstoßung nach Hornhauttransplantation
Sklera	Rheumatoide Arthritis, SLE, Sklerodermie, Bindegewebsentzündungen, Wegnersche Granulomatose, Sarkoidose
Episklera	Bindegewebsentzündungen
Uvea	Autoimmunerkrankungen des Bindegewebes, Behçet Syndrom, Vogt-Koganagy-Harada-Syndrom, sympathische Ophthalmie
Linse	Phakoanaphylaktische Uveitis
Netzhaut	Vaskulitis und Immunkomplexerkrankungen, CMV-Infektion

Tränenflüssigkeit, schließlich auch durch den Nachweis spezifischer IgE-Antikörper, positiver Hautteste und die Effizienz einer antiallergischen Therapie. Allerdings treffen diese Umstände nicht immer zu, und auch die Behandlung durch eine spezielle Hyposensibilisierung ist nicht immer erfolgreich. Man neigt daher heute zu der Überzeugung, daß die Pathogenese der allergischen Konjunktivitis heterogener ist als bisher angenommen wurde, und daß neben den skizzierten Mechanismen auch die allergische Spätreaktion sowie eine unspezifische Überempfindlichkeit der Konjunktiva mit von Bedeutung sind.

Allergische Spätreaktionen können mit Hilfe des konjunktivalen Provokationstestes mit dem spezifischen Allergen demonstriert werden. Die wichtigsten, für die Frühreaktion nach Provokation charakteristischen Symptome wie Tränenfluß und Juckreiz treten bei der Spätreaktion meist nicht auf.

Anders als bei denjenigen Organen, bei denen die Spätreaktion durch Funktionsteste erkennbar wird (Bronchien und Nase), erweisen sich die entzündlichen Erscheinungen der Spätphase an der Konjunktiva als eine direkte Fortsetzung der Frühreaktion, erreichen ihren Höhepunkt in vier bis zehn Stunden und sind noch nach 24 Stunden nachweisbar. Neben der klinischen ist histologisch eine lokale Infiltration von Entzündungszellen in der Konjunktiva und in der Tränenflüssigkeit nachweisbar. Während bei der Frühreaktion eine Zunahme der atypischen Epithelzellen und neutrophilen Granulozyten (20 min nach Beginn der Provokation) erkennbar ist, sind nach Stunden eosinophile Granulozyten gegenüber anderen inflammatorischen Zellen (Neutrophile, Lymphozyten) in der Überzahl.

Im Rahmen der klinischen und histologischen Veränderungen durch den spezifischen konjunktivalen Provokationstest treten Mediatoren der allergischen Reaktion in der Tränenflüssigkeit auf, beispielsweise Histamin, C3a des Arg, C4a des Arg, LTB4 und LTC4. Die Eosinophilen der Spätreaktion, vermutlich auch andere sekundär aktivierte Zellen, können präformierte Mediatoren freisetzen, deren Konzentration in der Tränenflüssigkeit proportional zur Zahl der Eosinophilen erhöht ist.

An der Bronchial- und Nasenschleimhaut konnte durch zahlreiche Untersuchungen eine unspezifisch erhöhte Reaktivität demonstriert werden. In ähnlicher Weise konnte bei Patienten mit Konjunktivitis vernalis eine erhöhte Reaktivität auf den konjunktivalen Provokationstest mit Histamin festgestellt werden. Diese Reaktivität ist nicht durch eine spezifische Sensibilisierung bedingt. Vielmehr scheint die unspezifisch erhöhte Reagibilität des Auges ein wichtiger Faktor derjenigen Formen der allergischen Konjunktivitis zu sein, bei denen eine spezifische Sensibilisierung nicht festzustellen ist. Ein gutes Beispiel dafür ist die Konjunktivitis vernalis (spezifische Hauttestung häufig negativ) oder die Konjunktivitis bei Trägern von Kontaktlinsen. Für die unspezifisch erhöhte Reagibilität des Auges scheint ein chronischer Entzündungszustand infolge der Einwirkung von Bakterien, Viren, Allergenen und/oder chemisch/physikalischer Substanzen eine wichtige Rolle zu spielen.

21.3 Klinik

21.3.1 Rhinokonjunktivitis pollinosa

(s. Kapitel 26)

21.3.2 Konjunktivitis vernalis

Die Erkrankung (Tab. 21/1) äußert sich in einer bilateralen chronischen Entzündung der Konjunktiva, die in Schüben im Frühjahr auftritt. Sie kommt besonders häufig in warmen und feuchten Klimaregionen vor und findet sich dort mit einer Inzidenz von 0,1 bis 1% aller Augenkrankheiten. Sie befällt vornehmlich Kinder und Jugendliche (80–97% aller Fälle sind unter 15 Jahre alt) mit einer Geschlechtsverteilung männlich : weiblich von 3 : 1.

Eine familiäre Prädisposition für Atopien findet sich überzufällig häufig. Andererseits kann die Konjunktivitis vernalis auch isoliert ohne familiäre Disposition, positive Hautteste oder nachweisbare spezifische IgE-Antikörper im Serum vorkommen. In 22% der Fälle fanden wir eine assoziierte Sensibilisierung gegen Nahrungsmittelallergien. Histologisch können zwei Erscheinungsformen der Konjunktivitis vernalis unterschieden werden: die Konjunktivitis des Augenlids und die des Limbus, Mischformen sind jedoch nicht selten. Die Entzündung erstreckt sich zunächst auf das Epithel und die Submukosa, wobei eine Infiltration von Lymphozyten, Plasmazellen, neutrophilen, basophilen und eosinophilen Granulozyten nachweisbar ist. Im Verlauf der Erkrankung kommt es zu einer Neusynthese von Kollagen mit einer Vaskularisierung der Submukosa. Diese Veränderungen führen zur Entstehung von konjunktivalen Papillen, vor allem in der oberen Tarsalbindehaut (Konjunktivitis des Augenlids) und in der Konjunktivakante (Konjunktivitis des Limbus). Diese Papillen können ein beachtliches Ausmaß erreichen, so daß sie das Bild einer Pflasterstein-Konjunktivitis bieten und oft das Augenlid entstellen oder die Cornea komprimieren (Farbtafel I, FA 1). Elektronenmikroskopisch ist eine erhöhte Zahl von Mastzellen nachweisbar. Das Auftreten von Basophilen und Eosinophilen kann als Indiz für den allergischen Charakter der Entzündung gewertet werden. Die Untersuchung der Tränenflüssigkeit zeigt eine Vermehrung von Zellen und Immunglobulinen sowie eine Erhöhung des gesamten, gelegentlich auch spezifischen IgE. In einzelnen Untersuchungen ließen sich erhöhte Histaminmengen nachweisen.

Die klinische Manifestation der Konjunktivitis vernalis ist unterschiedlich. Zwar treten Symptome verstärkt im Frühjahr auf, können jedoch auch außerhalb der Saison vorkommen und variieren mitunter während eines Tages. Anhaltender Juckreiz der Konjunktiva als Hauptsymptom ist Anlaß zu wiederholtem Augenreiben. Die Photophobie mit oder ohne Tränenfluß kann so intensiv sein, daß ein dauernder Lichtschutz geboten ist, der sogar die klinische Untersuchung erschweren kann. Die morgendliche weißlich-gelbe, gallertige Sekretion findet sich in der Regel. Schmerzen sind selten. Eine meist bilaterale Ptosis des Augenlids ist eine häufige Erscheinung.

Beim Umschlagen des oberen Augenlids lassen sich auf der Höhe des oberen Tarsus die für das Krankheitsbild typischen Papillen beobachten, die von einer entzündeten Mukosa unterschiedlicher Färbung – rot (Vasodilatation), blaß (konjunktivales Ödem) oder weißlich (Atrophie) – bedeckt sind. Bei schwereren Formen sind sie vom weißlich-gelben zähflüssigen Sekret aus Mukus und Zelldetritus (Maxwell-Lyon-Symptom) überzogen.

Komplikationen, die die Kornea in Mitleidenschaft ziehen, sind leider häufig und gefährlich: im oberen Teil der Kornea tritt eine oberflächlich punktierte Keratitis auf. Zuweilen kommen ovale, aseptische und schmerzfreie Ulzera vor, die wochenlang bestehen und therapieresistent sind. Wenn oberflächlich gelagert, bilden sie sich in der Regel komplikationslos zurück. In schweren Fällen können sie jedoch opake Plaques auf der Ballman-Membran hinterlassen, wodurch, wenn der zentrale Teil der Hornhaut betroffen ist, die Sehfähigkeit beeinträchtigt werden kann. Das „Lodato-Syndrom" ist Assoziation eines sekundären Keratokonus mit einer Konjunktivitis vernalis.

Die Therapie der Konjunktivitis vernalis erfordert oft den Einsatz von Kortikosteroiden. In weniger schweren Fällen kann eine Therapie mit DNCG in Kombination mit Antihistaminika und Vasokonstriktoren versucht werden. Die spezifische Hyposensibilisierung hat sich bei dieser Erkrankung nicht bewährt.

21.3.3 Die atopische Konjunktivitis

Diese Variante ist assoziiert mit dem atopischen Ekzem in seinen verschiedenen Erscheinungsformen. Sie tritt in den ersten drei Lebensjahren auf und bildet sich nach einigen Jahren spontan zurück. Etwa 25% aller Patienten mit atopischem Ekzem entwickeln gleichzeitig Augenbeschwerden. Die Symptome sind meist bilateral, die Veränderungen an Lidern und Wimpernkanten zeigen eindeutig ekzematösen Charakter. Die Wimpernkante wird häufig von Superinfektionen durch Staphylococcus aureus mitbetroffen. Ein permanenter Tränenfluß führt zu einer Mazeration der Haut in der lateralen oder medialen Falte. Zuweilen wird eine papilläre Hypertrophie im Bereich des oberen Tarsus beobachtet. Der Limbus weist gallertige, selten papillenähnliche Infiltrate auf. Häufig besteht eine oberflächliche punktförmige Keratitis mit Neovaskularisation. In den schwersten Fällen kann auch eine irreversible Hornhauttrübung auftreten. Eine häufige Komplikation ist der Keratokonus. Die frühen Veränderungen der Linse erscheinen als Vakuolen (insbesondere bei Jugendlichen), die sich mehr oder weniger schnell zu einer Katarakt entwickeln, insbesondere dann, wenn nicht frühzeitig mit Kortikosteroiden behandelt wird. Eine weitere schwere Komplikation ist die Netzhautablösung. Abgesehen von den beschriebenen Komplikationen ist die Langzeitprognose der atopischen Konjunktivitis gut, wenngleich diese Form therapeutisch Probleme bereitet und zu den stärksten Beeinträchtigungen des Patienten führt.

Die Therapie der Wahl umfaßt zuallererst den Einsatz von Kortikosteroiden, die insbesondere beim Auftreten einer Keratitis indiziert sind, gelegentlich auch DNCG oder Nedocromil. Die lokale Therapie mit steroidhaltigen Salben ist als Vorbeugung gegenüber einer Blepharitis anzusehen. Bei einer Lidinfektion durch Staphylococcus aureus empfiehlt sich der systemische und lokale Einsatz von Antibiotika. Eine spezifische Hyposensibilisierung hat keinen Effekt.

21.4 Diagnostik und Therapie

Zusätzlich zur allergologischen Routinediagnostik sind bei allergischen Konjunktivitiden zytologische Untersuchungen den Konjunktiva sinnvoll. Sie ermöglichen eine Unterscheidung in die allergische und nicht-allergische Form, den Ausschluß einer infektiösen Pathogenese sowie die Bewertung des Therapieerfolges.

Die Untersuchung kann durch eine konjunktivale Biopsie, durch „scraping" (Schabung der Konjunktiva) oder durch Entnahme von Tränenflüssigkeit durchgeführt werden. Das letztere Verfahren ist angesichts der Einfachheit und schnellen Anwendbarkeit ohne Traumatisierung des Patienten die Methode der Wahl und liefert zuverlässige Resultate. Die diagnostische Bedeutung von spezifischen und unspezifischen Provokationstesten kann Aufschluß über die Pathogenese geben.

Therapeutisch haben sich unter den Antihistaminika die H1-Blocker mit nur gering sedierender Wirkung (Fexofenadin, Loratadin, Levocabastin, Mizolastin, Lodoxamid und Cetirizin) bewährt. Kortikosteroide als hochpotente antiinflammatorische Substanzen können bei systematischem und lokalem Einsatz zu schweren Nebenwirkungen auf das Auge (Katarakt, Glaukom) führen, was ihre Indikation einschränkt. 1%iges Prednisolon-Azetat sowie Dexamethason in alkoholischer Lösung haben sich als wirksam erwiesen und werden am besten toleriert. Bei Fluormetholon treten gegenüber Betametason bei gleicher Effizienz weniger Nebenwirkungen auf. Dinatriumcromoglykat allein oder kombiniert mit Kortikosteroiden kann bei allergischer Konjunktivitis zu einem guten Therapieerfolg führen.

Unter den nichtsteroidalen Antiphlogistika ist vor allem Acetylsalicylsäure zu erwähnen, dessen systemische wie auch topische Verwendung (bei Kollyrium) sich im Rahmen der Konjunktivitis vernalis-Therapie besonders bewährt hat.

Literatur

Allansmith MR, Ross RN (1988): Ocular Allergy. Clin. Allergy 18, 1–13

Bonini Se, Bonini St (1997). Heterogeneity of allergic inflammatory disease of the external eye. In: Oehling AK et al (eds). Progress in Allergy and Clinical Immunology 4. Hogrefe & Huber, Seattle: 372–377

Bonini Se, Bonini St, Lamtnase A et al. (1995). Vernal Keratoconjunctivitis: a model of 59 cytokine cluster disease. In Arch Allergy Immunol 107: 95–98

Faure JP, Bloch-Michel R, Le Hoang P, Vadot E (1988): Immunopathologie de l'œil. Société Française d'Ophtalmologie et Masson, Paris

Friedlander MH Ocular Allergy. J. Allergy Clin. Immunol. 76, 645–657 (1985).

Sears ML Ed. Pharmacology of the eye. Springer Verlag, Berlin (1984).

22 Allergische Rhinitis

C. Bachert, V. Wahn

22.1	Pathophysiologie	278	22.4	Diagnostik	280
22.2	Epidemiologie, natürlicher Verlauf der Erkrankung	279	22.5	Differentialdiagnose	281
22.3	Symptomatik	280	22.6	Therapie	281

22.1 Pathophysiologie

Anders als im unteren Respirationstrakt wird die respiratorische Schleimhaut (Nasenbereich) von knöchernen Strukturen getragen und umgeben. Der Schwellungszustand der Schleimhaut unterliegt dabei einer nervalen Regulation, die über den Füllungszustand der Gefäßstrukturen eine wechselseitige An- und Abschwellung steuert (Nasenzyklus). Der **Nasenzyklus** ist bei etwa 80 % aller Menschen nachweisbar, hat eine Dauer von 2 bis 8 Stunden und ist durch Erkrankungen der Nasenschleimhaut oft langfristig gestört. Der Nasenzyklus ist wesentlich an den Funktionen der Nase, der Befeuchtung, Erwärmung, Reinigung und der Formung des Atemwegswiderstandes beteiligt. Die Nasenatmung vermindert den Flüssigkeitsverlust über die Ausatmungsluft und filtert aus der Einatmungsluft Teile über 10 µm Größe weitgehend heraus; Teilchen mit einer Größe von weniger als 2 µm passieren die Nase ungefiltert.

Die Nase verfügt über unspezifische **Abwehrmechanismen**, wie die muköziliäre Clearance und verschiedene Enzyme, sowie über spezifische humorale (vor allem das sekretorische IgA) und zelluläre Abwehrmechanismen (Mygind, 1996). In der Nasenschleimhaut sind antigenverarbeitende Zellen wie Makrophagen und dendritische Langerhans-Zellen ebenso zu finden wie B- und T-Lymphozyten. Bei der allergischen Rhinitis ist die Zahl der CD4-positiven T-Helfer-Zellen des Subtyps TH 2 erhöht, die eine allergische Reaktion fördernde Zytokine synthetisieren (siehe Kap. 2). Ebenso sind Schleimhautmastzellen, die an ihrer Oberfläche das allergenspezifische IgE tragen, in ihrer Anzahl nachhaltig erhöht, während eosinophile Granulozyten nur wenige Tage nach einer Allergenstimulation vermehrt zu finden sind. Nach heutigen Vorstellungen nehmen die dendritischen Zellen das Allergen auf und transportieren es zu nachgeschalteten lymphatischen Organen (Waldeyer-Rachenring und Halslymphknoten), in denen allergenspezifische IgE-Antikörper gebildet und sekundär in die Nasenschleimhaut transportiert werden.

Nach Sensibilisierung und erneutem Allergenkontakt unterscheiden wir grob eine **Sofort-** und eine **Spätphase**, wobei die Sofortphase durch die rasche Freisetzung von Histamin, Prostaglandinen und Leukotrienen sowie weiterer Mastzellmediatoren gekennzeichnet ist. Gleichzeitig werden innerhalb von 1 bis 2 Stunden proinflammatorische Zytokine freigesetzt, die neben den Endothelzellen auch die TH-2-Lymphozyten aktivieren (Abb. 22/1). Unter deren Kontrolle läßt sich etwa 3 bis 4 Stunden der Beginn der Spätphase an der Einwanderung von eosinophilen Granulozyten, dem Nachweis eosinophiler Mediatoren im Nasensekret und der Freisetzung atopieassoziierter Zytokine festmachen. Diese Zytokine sind in der Lage, die durch die proinflammatorischen Zytokine induzierte Endothelaktivierung im Sinne einer selektiven Migration der atopieassoziierten Zellen zusammen mit Chemokinen zu steuern. Erste Untersuchungen der Muster an Mediatoren weisen die saisonale allergische Rhinitis als „andauernde Spätphasenreaktion" mit mäßiggradigen Histaminwerten, aber stark erhöhten aus Eosinophilen stammenden Mediatoren aus.

Der **Niesreiz** entsteht durch Reizung sensorischer Nervenfasern im Epithel, vornehmlich durch Histamin, aber auch durch Bradykinin und evtl. Neuropeptide. Reflektorische Mechanismen unterstützen die allergische Entzündungsreaktion und führen zur Mitreaktion nicht nur der kontralateralen Nasenseite, sondern wahrscheinlich auch der Nasennebenhöhlen und möglicherweise der Konjunktiven.

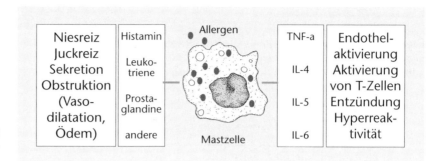

Abb. 22/1: Schematische Darstellung des Pathomechanismus der allergischen Rhinitis

Die gesteigerte **Nasensekretion** beruht zum einen auf der reflektorischen parasympathischen Stimulation, zum anderen auf einer direkten Aktivierung submuköser Drüsen und Becherzellen. Der Obstruktion der Nase liegt vornehmlich die Dilatation und Füllung der venösen Sinusoide zugrunde und erst in geringerem Maße eine Plasmaexsudation.

Die allergische Entzündung führt nicht nur zu den typischen Symptomen wie Juckreiz, Niesen, gesteigerte Sekretion und Obstruktion, sondern daneben auch zu einer **Hyperreaktivität** gegen spezifische und unspezifische Stimuli. Der Nasenzyklus, die muköziliäre Clearance sowie der Geruchssinn werden gestört. Infolge der Entzündungsreaktion können die Kinder weiterhin allgemein antriebsarm und müde werden sowie in ihren sportlichen, schulischen und sozialen Aktivitäten bzw. ihrer Lebensqualität eingeschränkt werden.

22.2 Epidemiologie, natürlicher Verlauf der Erkrankung

Nach mehreren Untersuchungen, die neben Fragebögen auch objektive Testverfahren eingesetzt haben, beträgt die **Prävalenz** der allergischen Rhinitis bei Vorschulkindern etwa 7 %, bei älteren Kindern bis zu 19 %. Damit stellt die allergische Rhinokonjunktivitis die häufigste klinische Manifestation einer atopischen Erkrankung dar, gefolgt von der atopischen Dermatitis, dem allergischen Asthma und der Nahrungsmittelallergie. Die Neuerkrankungsrate ist zwischen dem 6. und 15. Lebensjahr am höchsten, etwa 75 % der Kinder entwickeln allergische Rhinitissymptome vor dem 25. Lebensjahr. Erkrankungen aus dem atopischen Formenkreis treten selten isoliert auf, als vielmehr in bestimmten Entwicklungsphasen kombiniert mit anderen Krankheitsbildern, persistieren dann über verschiedene Zeiträume und zeigen zum Teil die Tendenz zur Remission (siehe dazu Kap. 5). **Kombinationen atopischer Erkrankungen** sind häufig. Die atopische Dermatitis wird in etwa 40 % von einer saisonalen Rhinitis, in weiteren 25 % jeweils von einer perennialen Rhinitis oder einem Asthma bronchiale gefolgt. Während die Nahrungsmittelallergie und das atopische Ekzem in der Regel abheilen, treten im Schulalter allergische Nasen- und Augensymptome auf und nehmen dann an Schwere bei Ausweitung des Allergenspektrums zu. Spezifische Antikörper gegen inhalative Allergene sind dabei häufig bereits vor der klinischen Manifestation nachweisbar. Aufgrund dieses natürlichen Krankheitsverlaufes ist der vielzitierte Etagenwechsel von der Rhinitis zum Asthma in der Regel eher als eine Multiorganmanifestation des atopischen Formenkreises zu werten.

Die allergische Rhinitis wird häufig assoziiert mit **weiteren Organerkrankungen** der Atemwege, so z. B. dem Mittelohrerguß, der chronischen Sinusitis oder einem Asthma (Bachert, 1996). Prospektive Untersuchungen haben gezeigt, daß die nasalen Symptome den Asthmasymptomen in der Regel vorausgehen oder zumindest im gleichen Jahr auftreten und daß etwa 40 % der Rhinitispatienten über einen Zeitraum von 10 Jahren Asthmasymptome entwickeln. Etwa ein Drittel der Patienten mit einer Rhinitis leiden dann auch unter Asthma, während umgekehrt Asthmatiker zu über 60 % auch an Symptomen einer Rhinitis erkrankt sind. Über direkte oder indirekte Mechanismen wurden auch Auswirkungen auf das Mittelohr, besonders in Form des chronischen Mittelohrergusses, postuliert. In der Regel manifestiert sich dieser jedoch vor der allergischen Rhinitis und bessert sich spontan mit dem Älterwerden der Kinder, so daß ein solcher Zusammenhang nur in Ausnahmefällen von Relevanz sein dürfte. Hierunter fallen auch Nahrungsmittelallergene, die sich nur selten ausschließlich in einer Manifestation der oberen Atemwege äußern.

Die allergische Rhinitis kann aber offenbar durch Störungen der ziliären Clearance, Obstruktion der Nasenluftpassage und Störung der lokalen Immunität zu einer chronischen Sinusitis prädisponieren. Hierfür scheint eine mehrjährige Erkrankungszeit Voraussetzung zu sein. Der vereinzelte Nachweis von IgE-positiven Zellen und Eosinophilenmediatoren in der Nasennebenhöhlenschleimhaut gibt darüber hinaus Hinweise auf eine tatsächliche allergische Miterkrankung der Kiefernhöhle und des Siebbeinzellsystems.

22.3 Symptomatik

Die häufigsten inhalativen Allergene sind Gräserpollen, Hausstaubmilben-Proteine, Pollen von Birke und anderen frühblühenden Bäumen, Katzen- und Hundeepithel, gefolgt von Alternaria. Während die saisonale allergische Rhinitis zeitlich mit dem Pollenflug zusammenfallende Symptome der Nase und Augen verursacht, wobei **Juckreiz**, **Niesen** und die **Sekretion** im Vordergrund stehen, führen perenniale Allergene zu einer oft durch die **nasale Obstruktion** beherrschten Symptomatik. Häufig wird das Krankheitsbild der perennialen allergischen Rhinitis auch als „vermehrte Infektanfälligkeit" verkannt. Allergische Reaktionen gegen Tierepithelien können eine Zwischenstellung einnehmen. Die Kinder sind häufig an ihrer Mundatmung zu erkennen (DD), während die horizontale Falte auf dem Nasenrücken (Allergic salute) und die geschwollenen Unterlider (Allergic shine) unsichere Zeichen darstellen (Mygind, 1996). Die vorherrschende Mundatmung bei gestörter Nasenatmung kann zu Schlafstörungen bis hin zur Schlafapnoe, aber auch zu Gesichtsschädeldeformitäten und einer Malokklusion führen. Der Einfluß der allergischen Rhinitis auf die Leistungsfähigkeit und Lebensqualität der Kinder wurde bereits erwähnt.

22.4 Diagnostik

Die allergologische Anamnese im Kindesalter unterscheidet sich nicht wesentlich von der des Erwachsenenalters, wobei naturgemäß bei Kleinkindern und jüngeren Schulkindern die Eltern herangezogen werden müssen. Da sich mit der Anzahl von Verwandten ersten Grades, die als Atopiker zu bezeichnen sind, die Wahrscheinlichkeit der Atopiemanifestation erhöht, sollte immer eine sorgfältige Familienanamnese erfragt werden. Fragen nach weiteren allergischen Manifestationen sowie nach zeitlichen und örtlichen Zusammenhängen schließen sich an (siehe Kap. 6).

Bei der **anterioren Rhinoskopie** läßt sich häufig das typische Bild der blaß-blauen unteren Muschel neben einer Hypersekretion verifizieren, wobei dies nicht als pathognomonisches Zeichen gewertet werden darf. Die Nasenendoskopie mit starren, speziell im Kindesalter 2,8 mm breiten Endoskopen, hat die Rhinoskopie bei der Diagnostik und vor allem bei der Differentialdiagnose (siehe dort) weitgehend abgelöst.

Während bei älteren Schulkindern die auch im Erwachsenenalter gültige **Stufendiagnostik** mit Anamnese, Hauttests, In-vitro-Testverfahren und Provokationstestungen Anwendung findet, wird diese Diagnostik bei sehr ängstlichen Kleinkindern gelegentlich auf 2 Stufen (Anamnese, In-vitro-Testverfahren) reduziert. Für die In-vitro-Diagnostik eignen sich insbesondere Suchtests mit Multiallergenscheiben mit den wichtigsten Inhalationsallergenen aus dem häuslichen Milieu und der Außenluft, ggf. ergänzt durch Nahrungsmittelallergene. Etwa ab dem 5. Lebensjahr sind fast immer Pricktestungen einsetzbar, wobei in der Regel mit 15 Testungen die klinisch relevanten Fragen zu beantworten sind. Haut- und In-vitro-Testungen können jedoch Sensibilisierungen bereits vor der klinischen Manifestation einer Rhinitis nachweisen (vgl. Kap. 8 und 9).

Provokationstestungen an der Nase und den Konjunktiven sind erst bei Schulkindern indiziert, um über die Sensibilisierung hinaus die klinische Aktualität der Reaktion nachzuweisen. Diese Tests sollten nur durchgeführt werden, wenn von deren Ergebnis die weitere Diagnostik und/oder Therapieempfehlungen abhängig gemacht werden und die erforderliche Kooperation der Patienten vorhanden ist. Die Notwendigkeit des Nachweises der klinischen Relevanz wird sich vornehmlich bei perennialen Allergenen ergeben, um die Indikation zu einer Hyposensibilisierung zu prüfen, Sanierungsmaßnahmen zu empfehlen oder das Kind bzw. die Eltern von der Notwendigkeit einer Karenz gegenüber Tieren zu überzeugen. Es sei nochmals darauf hingewiesen, daß Sensibilisierungen – gerade bei perennialen Allergenen und Schimmelpilzallergenen – häufig nicht mit einer klinisch relevanten Erkrankung gleichzusetzen sind. Bei saisonalen Allergenen ist eine Provokationstestung in der Regel aufgrund der Übereinstimmung der Symptomatik mit den Pollenflugdaten verzichtbar.

Provokationstestungen an der Nase sind kontraindiziert bei akuten allergischen und infektiösen Entzündungen und nur mit besonderer Vorsicht durchzuführen bei Verdacht auf einen hohen Sensibilisierungsgrad. Allergenextrakte sollten ausreichend standardisiert sein (siehe Kap. 17). Technische Schwierigkeiten können sich bei dem Vorliegen einer Choanalatresie, von Nasenpolypen oder einer Septumperforation ergeben, weshalb vor einer Provokationstestung eine endoskopische Untersuchung der Nase durchgeführt werden sollte.

Für die Durchführung der nasalen Provokation wurden entsprechende Richtlinien veröffentlicht, die nach dem jeweiligen Kenntnisstand aktualisiert werden (Gonsior, 1990). Während der Niesreiz durch einfaches Zählen objektiviert werden kann, wird die Sekretion in der Regel nur semiquantitativ (Taschentuchmethode, Symptomscores) erfaßt, wobei mittels der Disc-Technik (Wiegen einer kleinen Filterpapierscheibe vor und nach Einlage in die Nase) das Sekretionsgewicht pro Minute objektiviert werden kann. Für die Objektivierung der Veränderungen des Atemwegswiderstandes hat sich die Rhinomanometrie bewährt, wobei die Messung heute durch die computerassistierte Rhinomanometrie vereinfacht und präzisiert wird. Zu den technischen Details der Durchführung und Auswertung der Provokationstestungen siehe Kapitel 11. Alternativ kann der konjunktivale Provokationstest eingesetzt werden (siehe Kap. 10), dessen Ergebnisevaluation allerdings weniger standardisiert ist.

Für besondere Fragestellungen kann die **Exfoliativzytologie** der Nasenschleimhaut einen weiteren diagnostischen Schritt darstellen, wobei verschiedene Techniken (Schnäuzen, Bürstung, Lavage, Watteträger) zur Verfügung stehen (Heppt, 1995). Die gewonnen Zellen können durch eine einfache konventionelle Färbung oder durch vorgefertigte Objektträger sichtbar gemacht und quantifiziert werden. Die verschiedenen Techniken liefern jedoch sehr unterschiedliche Zellresultate, so daß der Untersucher mit der gewählten Technik vertraut sein muß. Insbesondere bakterielle Infektionen können von allergischen Erkrankungen durch den Nachweis eosinophiler Granulozyten oder IgE-positiver Zellen bei normaler Zellzahl an Neutrophilen differenziert werden. Die Messung von Mediatoren, z. B. des Eosinophilenkationischen Proteins ECP hat sich bislang in der klinischen Routine nicht durchgesetzt.

22.5 Differentialdiagnose

Da die Symptome der allergischen Rhinitis nicht pathognomonisch sind, sondern allgemeine Merkmale für eine Entzündungsreaktion der Schleimhaut darstellen, können auch andere Formen der Hyperreaktivität vorliegen (Die Konsensusgruppe, 1997). Insbesondere virale und chronische bakterielle Rhinitiden können identische Symptome auslösen oder in eine postinfektiöse Hyperreaktivität münden, deren differentialdiagnostische Abgrenzung, vor allem im Vorschulkindalter, schwierig ist. Anatomische Veränderungen wie Septumdeviationen, eine Choanalatresie (auch einseitig) oder Veränderungen der mittleren Muschel sowie Fremdkörper sollten endoskopisch ausgeschlossen werden. Ebenso ist an eine Verlegung des Nasenrachenraumes, z. B. durch eine adenoide Hyperplasie, zu denken. Selten ist eine Hyperreaktivität im Kindesalter durch endokrine Störungen oder ein Mißbrauch von abschwellenden Nasentropfen bedingt. Das Krankheitsbild der „nichtallergischen Rhinitis mit Eosinophilie (NARES)" ist als eigenständige Erkrankung nicht gut definiert und kann ggf. nur durch die Zytologie nachgewiesen werden. Eine Aspirinsensitivität ist im Kindesalter selten anzutreffen.

Wird die Rhinitis durch eine Sinusitis kompliziert, treten Druckgefühle und Kopfschmerzen zur Symptomatik hinzu. Nasenpolypen sind im Kindesalter in der Regel Ausdruck einer Mukoviszidose oder eines Zilien-Dyskinesiesyndroms. Im Schulalter können selten auch beidseitige eosinophile Nasenpolypen auftreten, die nach epidemiologischen Studien nicht als allergische Erkrankungen zu werten sind. Als gesicherte allergische Nasennebenhöhlenerkrankung ist dagegen die allergische Nasennebenhöhlenmykose zu werten, die in der Regel einseitig auftritt, vornehmlich bei jüngeren atopischen Patienten zu finden ist und mit einer IgE- und IgG-Antikörperbildung verbunden ist. Unter den verursachenden Pilzen sind vor allem Aspergillusarten häufig. Teilweise sind im Computertomogramm schattengebende Konkremente zu finden, die betroffene Nasennebenhöhle weist eine Polypenbildung und ein gummiartiges Sekret auf. Diese nichtinvasive Form einer Mykose erfordert eine chirurgische Therapie. Zur Diagnostik und Therapie der differentialdiagnostisch genannten Erkrankungen sollte in aller Regel ein HNO-Arzt hinzugezogen werden.

22.6 Therapie

Die Therapie der allergischen Rhinitis stützt sich im wesentlichen auf die therapeutischen Säulen Karenz, Pharmakotherapie und Hyposensibilisierung (Naclerio, 1991), weiteres hierzu siehe Kapitel 15 bis 17. Die Indikation für flankierende chirurgische Maßnahmen (Reduktion der Nasenmuscheln, Septumoperation, funktionelle Nasennebenhöhlenoperation) ergibt sich im Kindesalter nur selten.

Vor allem **präventive Maßnahmen** sind in Familien mit erhöhtem Atopierisiko anzuraten, wie etwa eine gute Raumbelüftung, niedrige Luftfeuchtigkeit, die Vermeidung von Teppichböden im Schlafzimmer, die Vermeidung jeglicher Haustierhaltung, die Vermeidung von passiver Tabakrauchexposition und die Anwendung von Encasings (siehe hierzu Kap. 14). Während die Karenzmaßnahmen bei saisonalen Allergenen naturgemäß eingeschränkt sind (Beachtung der Pollenflugdaten, Benutzung von Filtern im Auto, Tragen einer Sonnenbrille, Haarewaschen vor dem Zubettgehen), haben Sanierungsmaßnahmen bei Hausstaubmilbenallergien deutliche Besserungen der Symptomatik gebracht. Insbesondere der Verzicht auf Teppichböden und nicht waschbare Kuscheltiere sowie die Einführung von Matratzenumhüllungen und synthetischem Bettmaterial können den Allergengehalt vornehmlich im Schlafbereich des Kindes reduzieren. Auf Haustierhaltung sollte generell verzichtet werden, wobei vornehmlich Katzenallergene leider immer noch in hohem Maße in Schulgebäuden oder Kindergärten anzutreffen sind.

Die **Pharmakotherapie** der allergischen Rhinokonjunktivitis beim Kind unterscheidet sich nicht prinzipiell von der des Erwachsenen, wobei die jeweiligen Altersbeschränkungen der Arzneimittel zu beachten sind (Tab. 22/1, Heppt, 1998). Die Empfehlungen zur Pharmakotherapie im Kindesalter sind uneinheitlich und oft mehr von übertriebener Angst vor Nebenwirkungen als von Überlegungen zum Verhältnis von Nutzen und Risiko geprägt. Auch eine nicht konsequent behandelte chronische Entzündungsreaktion der Schleimhäute bedeutet eine erhöhte Morbidität für den Patienten!

Tab. 22/1: Handelsnamen und Dosierungen gebräuchlicher Antiallergika (allergische Rhinokonjunktivitis).

Handelsname	Generikum	Dosierung	Appl.form	Mind.alter	Bemerkungen
A) Mastzellstabilisatoren					
Lomupren	Cromoglicin	4 x 1	Nasenspray	–	topisch, AT
Irtan	Nedocromil	4 x 1	Nasenspray	12 J	topisch, AT
B) Antihistaminika					
Fenistil	Dimetinden	1 mg	Drg, Trpf, Sirup	3 J	1. Generation
Lisino	Loratadin	5–10 mg	Saft, Brtbl, Tbl	2/6 J	
Zyrtec	Cetirizin	5–10 mg	Saft, Trpf, Tbl	2 J	
Allergodil u. a.	Azelastin	2 x 2	Nasenspray	6 J	topisch, AT
Livocab	Levocabastin	2 x 2	Nasenspray	–	topisch, AT
C) Glukokortikosteroide					
Beconase Aquos. u. a.	Beclometason	2 x 2	Nasenspray	6 J	topisch
Lenen	Fluocortinbutyl	2–4 x 1	Nasenspray	6 J	topisch
Syntaris	Flunisolid	3 x 1, 2 x 2	Nasenspray	5 J	topisch
Pulmicort Topin. u. a.	Budesonid	1 x 2, 2 x 1	Nasenspray	–	topisch
Flutide Nasal	Fluticason	1 x 1, 1 x 2	Nasenspray	4/12 J	topisch

Die wegen der Nebenwirkungsarmut empfohlene Therapie mit DNCG oder Nedocromil stößt vor allem auf Complianceprobleme und hat sich an der Nase als nicht sehr wirkungsvoll gezeigt, während Nedocromil-Augentropfen bei nur 2 × tgl. Anwendung gute therapeutische Effekte bei saisonalen Beschwerden zeigen.

Nichtsedierende Antihistaminika der 2. Generation können vornehmlich bei Schulkindern in altersentsprechenden Applikationsformen bei saisonalen Beschwerden oder intermittierend auftretenden perennialen Beschwerden eingesetzt werden. Hier sollte der Niesreiz und die Sekretion sowie eine begleitende Konjunktivitis im Vordergrund der Symptomatik stehen. Neben den oralen stehen auch topische Antihistaminika zur Verfügung, die wirksamer und schneller als DNCG (Dinatrium-Cromoglykat) und vergleichbar verträglich sind. Insbesondere bei Terfenadin und Astemizol ist darauf zu achten, daß die empfohlenen Dosierungen streng eingehalten werden und eine gleichzeitige Therapie mit Arzneimitteln, die die Verstoffwechslung der Antihistaminika reduzieren, vermieden wird (z. B. Erythromycin, Ketoconazol u. a.). Die von Terfenadin bekannt gewordenen kardialen Nebenwirkungen legen den Übergang auf andere Substanzen wie Cetirizin, Loratidin u. a. nahe (Passalacqua, 1996). Demnächst werden weitere Antihistaminika, z. B. Mizolastin, Ebastin und Fexofenadin zur Verfügung stehen.

Im Vordergrund vornehmlich bei der Behandlung der perennialen Rhinitis sollten topische Glukokortikosteroide stehen, um eine konsequente antiinflammatorische Langzeittherapie durchzuführen (Abb. 22/2). Diese Arzneimittel erfordern eine konsequente Anwendung, sind aber nach wenigen Tagen auf alle Sym-

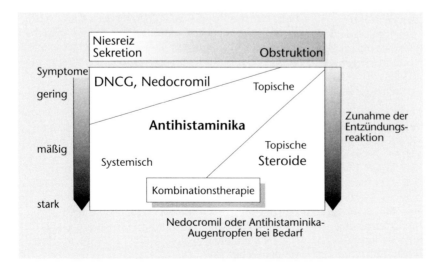

Abb. 22/2: Schema zur Auswahl des geeigneten Antiallergikums.

ptome der allergischen Sofort- und Spätphasenreaktion einschließlich der Obstruktion wirksam. Glukokortikosteroide sind die potentesten Antiallergika zur topischen Therapie der allergischen Rhinitis; der orale Einsatz ist dagegen nur in begründeten Einzelfällen vertretbar, eine Depotinjektion überhaupt nicht zu begründen. Bei guter therapeutischer Breite sind auch bei Langzeitanwendungen topischer Kortikosteroide kaum lokale und keine systemischen Nebenwirkungen wie etwa die Suppression der Nebennierenrindentätigkeit oder Störungen des Knochenwachstums zu erwarten. Die empfohlenen Dosierungen sollten aber nicht längerfristig überschritten werden, moderne Kortikosteroide mit 1maliger Applikation pro Tag und geringer systemischer Verfügbarkeit wie Fluticason, Budesonid u.a. sind vorzuziehen. Als Neuentwicklungen sind Triamcinolon und Mometason für die Nase zu nennen. Die Inspektion der Nasenschleimhaut ist in der Langzeitanwendung in 3monatigen Abständen notwendig, ggf. sollte eine weiche Nasensalbe zur Vermeidung von Austrocknung und Nasenbluten gegeben werden. Die antiinflammatorische Behandlung der Nase vermag auch die bronchiale Hyperreaktivität, teilweise auch die Asthmasymptomatik, zu verbessern. Besteht neben der Rhinitis ein steroidpflichtiges Asthma, so ist auf die Addition der Steroiddosierungen hinsichtlich möglicher systemischer Nebenwirkungen zu achten.

Abschwellende Nasentropfen sind nur in niedriger Dosierung und nicht länger als 14 Tage anzuwenden, um bei der geringen therapeutischen Breite im Kindesalter kardiovaskulären und zentralen Nebenwirkungen sowie der Entstehung einer Rhinitis medicamentosa vorzubeugen.

Bei der Indikationsstellung einer klassischen spezifischen **Hyposensibilisierung** sind die aktuellen Empfehlungen der Fachgesellschaften zu beachten. Nur in begründeten Fällen ist nach dem 6. Lebensjahr eine spezifische Hyposensibilisierung indiziert, wobei eine mindestens 2jährige Symptomatik vorauszusetzen ist und die Möglichkeiten der Allergenelimination ausgeschöpft sein sollten. Die Indikation kann sich bei Pollenallergenen, bei Hausstaubmilbenallergenen sowie in besonderen Fällen bei Allergien gegen Haustiere ergeben, wenn diese nicht konsequent zu vermeiden sind (Katze). Prospektive Untersuchungen sollen derzeit nachweisen, ob eine frühzeitige Hyposensibilisierung die Manifestation einer Organausbreitung, z.B. zum Asthma, verhindern kann. Eine möglichst frühzeitige Hyposensibilisierung hat zwar bessere Erfolgsaussichten, wird aber durch die erschwerte Therapie möglicher systemischer Reaktionen im Kindesalter und der geringeren Wirkung von Bronchodilatatoren begrenzt. Eine spezielle Ausbildung für die Behandlung von Allgemeinreaktionen im Kindesalter ist zu fordern. Die orale oder sublinguale Hyposensibilisierung haben ihren Wirkungsnachweis bislang nicht eindeutig erbringen können, so daß nach der derzeitigen Lage der Studien diese Behandlung im Kindesalter nicht generell zu empfehlen ist.

Literatur

Bachert C (1996). Klinik der Umwelterkrankungen von Nase und Nasennebenhöhlen – Wissenschaft und Praxis. Eur Arch Oto-Rhino-Laryngology, Suppl. I: 73–155

Die Konsensusgruppe (1997). Die nasale Hyperreaktivität – Die allergische Rhinitis und ihre Differentialdiagnosen. Konsensusbericht zur Pathophysiologie, Klassifikation, Diagnose und Therapie. Allergologie 20: 39–52

Gonsior E, Bachert C, Berdel D, Enzmann H, Fuchs E, Hofmann D, Keller H, Nitz U, Rudolph R, Rüdiger W, Schlenter WW (1990). Richtlinien für die Durchführung von nasalen Provokationstests mit Allergenen bei Erkrankungen der oberen Luftwege. Allergologie 13: 53–55

Heppt W (1995). Zytologie der Nasenschleimhaut. Heidelberg (Springer)

Heppt W, Bachert C (1998). Praktische Allergologie, Schwerpunkt HNO-Heilkunde. Stuttgart (Thieme)

Mygind N, Dahl R, Pedersen S, Thestrup-Pedersen K (1996). Essential allergy. Oxford (Blackwell Science)

Naclerio RM (1991). Allergic rhinitis. NEJM 325: 860–870

Passalacqua G, Bousquet J, Bachert C, Church M, Bindslev-Jensen C, Nagy L, Szemere P, Davies RJ, Durham SR, Horak F, Kontou-Fili K, Malling HJ, van Cauwenberge P, Canonica GW (1996). The clinical safety of H1-receptor antagonists. An EAACI position paper. Allergy 51: 666–675

23 Asthma bronchiale

A. Schuster, D. Reinhardt

23.1	Definition und Einteilung	284
23.2	Epidemiologie	285
23.3	Pathogenetisch wichtige Faktoren	285
23.3.1	Atemwegsinfekte und obstruktive Bronchitiden	285
23.3.2	Allergie / Atopie	286
23.3.3	Genetische Aspekte	287
23.3.4	Umwelt und Ernährung	287
23.4	Pathophysiologie	288
23.4.1	Asthma als chronisch-entzündliche Erkrankung	288
23.4.2	Bronchiale Hyperreagibilität	289
23.4.3	Anstrengungsasthma	291
23.5	Klinisches Bild	291
23.5.1	Akuter Asthmaanfall	291
23.5.2	Erscheinungsformen des chronischen Asthmas	292
23.6	Diagnostik	293
23.6.1	Anamnese	293
23.6.2	Körperliche Untersuchung	293
23.6.3	Röntgenuntersuchung	294
23.6.4	Allergietests	294
23.6.5	Lungenfunktionsuntersuchung	294
23.6.6	Differentialdiagnose	295
23.7	Therapie	295
23.7.1	Zusammenarbeit mit Kind und Eltern	295
23.7.2	Berücksichtigung der Umweltsituation	296
23.7.3	Hyposensibilisierung (spezifische Immuntherapie)	297
23.7.4	Langzeit-Pharmakotherapie	297
23.7.5	Akutversorgung – Therapie des akuten Asthmaanfalls	300
23.7.6	Spezifische Probleme und ergänzende Therapieverfahren	302
23.8	Prognose	303

Das Asthma bronchiale ist die **häufigste chronische Erkrankung des Kindesalters**. Bezüglich des klinischen Bildes, der Pathogenese, der Prognose, aber auch der Ansprechbarkeit gegenüber den verschiedenen medikamentösen Prinzipien und deren Dosierungen unterscheidet es sich von dem des Erwachsenen. Dabei kann gelten, daß die Unterschiede um so größer sind, je jünger das Kind ist.

23.1 Definition und Einteilung

Im Mai 1997 veröffentlichte das amerikanische National Heart, Lung, and Blood Institute seine von einer Expertenkommission, zu der erfreulicherweise auch eine Reihe von Pädiatern gehörte, erarbeiteten Richtlinien zur Diagnose und Behandlung von Asthma. Hier findet sich die derzeit umfassendste Definition des Asthma bronchiale: *Asthma ist eine chronisch-entzündliche Erkrankung der Atemwege, bei der zahlreiche Zellen und Zellelemente eine Rolle spielen, insbesondere Mastzellen, Eosinophile, Lymphozyten, Neutrophile und Epithelzellen. Bei entsprechend reaktionsbereiten Menschen führt diese Entzündung zu rezidivierenden Episoden mit Giemen, Atemnot, Engegefühl in der Brust und Husten, insbesondere nachts und in den frühen Morgenstunden. Diese Episoden sind üblicherweise von einer ausgedehnten, aber variablen Atemwegsobstruktion begleitet, die oft reversibel ist, entweder spontan oder als Folge einer Behandlung. Die Entzündung bewirkt außerdem eine begleitende Erhöhung einer bestehenden bronchialen Hyperreagibilität gegenüber einer Reihe verschiedener Stimuli*. Etwas weniger detailliert, jedoch prägnanter könnte man das Asthma bronchiale definieren als *eine vorwiegend anfallsweise auftretende, in seltenen Fällen auch konstante Atemwegsobstruktion, die meist auf einer chronischen Entzündung und in deren Gefolge auf einer Überempfindlichkeit des Bronchialsystems gegenüber physikalischen, chemischen, pharmakologischen und/oder immunologischen Reizen beruht*.

Ähnlich wie die Definition des Asthma bronchiale bietet auch die Einteilung Schwierigkeiten, da sie nach pathogenetischen, aber auch nach klinischen Gesichtspunkten möglich ist. Berücksichtigt man die pathogenetischen Gesichtspunkte, so ist auch heute noch die Einteilung in extrinsisches und intrinsisches Asthma am gebräuchlichsten. Obwohl im Kindesalter die extrinisisch-atopische Genese des Asthmas am häufigsten ist, kommt es auf dem Boden der Atopie und der durch sie bedingten Hyperreagibilität auch immer zu Bronchokonstriktionen, die durch nichtatopische Faktoren ausgelöst werden können. Trotz einer primären Atopie besteht bei Kindern somit nahezu immer eine Asthmamischform. Nach klinischen Prinzipien ist eine Einteilung in leichtes, mittelschweres und schweres Asthma sinnvoll. Von der internationalen Expertenkommission, die 1992 ihren internationalen Konsensusbericht über pädiatrisches Asthma veröffentlichte, werden folgende Kriterien zur klinischen Einteilung vorgeschlagen: Bei **leichtem Asthma** liegen nur leichtgradige Beschwerden vor, die den Schlaf und altersgemäße Lebensgewohnheiten nicht beeinträchtigen, oder aber es kommt rezidivierend, jedoch nicht häufiger als einmal pro Monat, zu Episoden mit Husten und Giemen. All diese Symptome sollten nach Anwendung von Bronchodilatatoren reversibel sein, und die Anwendung von Bronchodilatatoren sollte nicht häufiger als zwei- oder dreimal wöchentlich notwendig sein. **Mittelschweres Asthma** ist gekennzeichnet entweder durch das Auftreten mäßiggrader Asthmaanfälle, jedoch nicht häufiger als einmal wöchentlich, oder chronischere Symptome, die jedoch Wachstum oder Entwicklung noch nicht zu beeinflussen vermögen; hier ist eine antiinflammatorische Dauertherapie, zunächst mit Dinatrium-Cromoglykat (DNCG), indiziert. Kinder mit **schwerem Asthma**, die an den meisten Tagen bzw. Nächten Atemwegsbeschwerden haben oder ernste mit Steroiden behandlungsbedürftige Asthmaanfälle durchmachen, sprechen in der Regel nicht auf DNCG an, sondern benötigen eine Dauertherapie mit inhalativen Glukokortikoiden.

23.2 Epidemiologie

Aufgrund regionaler, ethnischer und soziökologischer Gegebenheiten sowie aufgrund der Schwierigkeit der Krankheitsdefinition und der häufig uncharakteristischen Symptomatik, insbesondere in den ersten Lebensjahren, schwanken die Angaben über die Häufigkeit des Asthma bronchiale erheblich. Eine relativ aktuelle Untersuchung aus Deutschland gibt eine Lebenszeitprävalenz für Asthma bronchiale von 7,3 % für Leipziger und 9,3 % für Münchener Kinder zwischen 9 und 11 Jahren an; wurden dabei die durchgemachten obstruktiven Bronchitiden mit in die Analyse einbezogen, so kam man auf Lebenszeitprävalenzraten von 20 % für Leipzig und 17 % für München. Es bestehen zahlreiche Hinweise darauf, daß das Asthma bronchiale in den letzten 20 Jahren in seiner Häufigkeit zugenommen hat. Die aufgrund verschiedener Studien geschätzte Mortalität an Asthma bronchiale beträgt etwa 1 %; in Deutschland muß jährlich mit etwa 15 Asthma-Todesfällen bei Kindern und Jugendlichen zwischen 0 und 15 Jahren gerechnet werden.

23.3 Pathogenetisch wichtige Faktoren

Die beim Asthma bronchiale vorliegende obstruktive Symptomatik kann durch zahlreiche verschiedene Stimuli ausgelöst werden. Die klinische Bedeutung solcher Stimuli ist altersabhängig: Während im Säuglings- und Kleinkindalter eine Atemwegsobstruktion meistens durch einen viralen Infekt ausgelöst wird, ist bei Kindern im Vorschul- und Schulalter eine IgE-vermittelte Allergie Hauptauslöser von rezidivierenden Atemwegsobstruktionen (Tab. 23/1). Die wichtigsten disponierenden Faktoren werden im folgenden einzeln besprochen werden. Selbstverständlich ist bei chronisch-obstruktiver Atemwegssymptomatik und chronischem Husten neben dem Asthma aber auch noch eine ganze Palette an Differentialdiagnosen zu erwägen (Tab. 23/2).

23.3.1 Atemwegsinfekte und obstruktive Bronchitiden

Im Verlauf von bronchialen Infekten kann es bei Kindern jeder Altersstufe zu asthmatischer Symptomatik kommen. Insbesondere Säuglinge neigen jedoch zur Entwicklung von obstruktiven Bronchitiden. Im Säuglingsalter sind die Atemwege kurz und eng. Wenn man bedenkt, daß sich der Atemwegswiderstand umgekehrt proportional zur 4. Potenz des Radius der Atemwege verhält ($R_{aw} \sim 1/r^4$), wird verständlich, daß sich eine Verkleinerung des Bronchiallumens, etwa durch einen Bronchialmuskelspasmus, ein Schleimhautödem oder eine Verstopfung der Bronchiallichtung durch Schleim, in der frühen Kindheit wesentlich stärker auswirkt als bei Erwachsenen. Im Säuglingsalter sind es vor allen Dingen Infekte der Atemwege, insbesondere virale Infekte mit Parainfluenza-, Adeno-, Rhino- und Respiratory-Syncytial-Viren, die eine Atemwegsobstruktion bedingen. Die klinische Symptomatik wird neben Husten vor allem durch ein charakteristisches exspiratorisches Giemen und Brummen beherrscht, weswegen die obstruktive Säuglingsbronchitis im angelsächsischen Raum auch mit dem Begriff „Wheezy bronchitis" belegt wird.

Die Frage, ob sich aus einer obstruktiven Bronchitis im Säuglings- und Kleinkindalter auf die Entwicklung eines Asthma bronchiale schließen läßt, ist Gegenstand zahlreicher Untersuchungen und Diskussionen. Eine aktuelle prospektive Untersuchung aus den USA, in die ursprünglich über 1200 Neugeborene eingegangen waren, zeigte, daß nur 13,7 % der Kinder, die im Säuglingsalter im Rahmen von Atemwegsinfekten obstruktive Bronchitiden durchgemacht hatten, auch im Alter von 6 Jahren noch obstruktive Atemsymptome hatten. Somit gilt die von Tabachnik und Levison 1981 gemachte Feststellung „Not all that wheezes is asthma; however, almost all

Tab. 23/1: Altersabhängigkeit der Stimuli, die eine Bronchokonstriktion auslösen können.

Stimuli	Säuglingsalter	Kleinkindalter	Schulalter	Erwachsene
Infektion (viral)	++++	+++	+(+)	+++
Nahrungsmittelallergene	+	+	(+)	(+)
Inhallationsallergene ganzjährig	+	+++	+++	++
Inhallationsallergene saisonal		++	+++	++
Irritanzien (Ozon, Tabakrauch)	+	++	++	++
Anstrengung	+	++	+++	++
Aspirin	?	?	(+)	+
Psyche	?	?	(+)	(+)

that wheezes is asthma" sicherlich für das Schulkind, nicht aber für den Säugling, denn die meisten Säuglinge und Kleinkinder, die obstruktive Bronchitiden durchmachen, weisen kein erhöhtes Risiko auf, später an einem chronischen Asthma bronchiale zu leiden. Dennoch zeigt natürlich der Zahlenvergleich mit der Gesamtprävalenz des Asthma bronchiale, die auf etwa 8 % der Gesamtpopulation geschätzt wird, daß eine Atemwegsobstruktion im frühen Kindesalter durchaus in einigen Fällen zur Entwicklung eines Asthma bronchiale disponieren kann. Als ungünstige Faktoren, die für die Prognose bedeutsam sind, ob sich aus einer obstruktiven Säuglingsbronchitis ein Asthma bronchiale entwickelt, sind ausgeprägte Symptome, eine erhebliche bronchiale Hyperreagibilität, eine Atopie bei Verwandten ersten Grades und das Vorhandensein von einer oder mehreren anderen atopischen Manifestationen beim Patienten selbst identifiziert worden. Dagegen sind fehlende Hinweise auf eine Atopie beim Patienten bzw. seiner Familie und eine minimierte Allergenexposition im frühen Säuglingsalter als günstige Faktoren identifiziert worden. Demgegenüber spielen Geschlecht, früher Krankheitsbeginn, Glukokortikoidbedürftigkeit und familiäre bzw. soziale Gegebenheiten weder für die Entstehung eines Asthma aus einer Säuglingsbronchitis noch für die spätere Prognose des Asthmas eine Rolle.

Welche Rolle Virusinfektionen, die zu einer obstruktiven Säuglingsbronchitis führen können, bei der Entstehung des Asthma bronchiale spielen, ist derzeit Gegenstand lebhafter Diskussionen. Einerseits kann eine Virusinfektion zu einer Epithelschädigung führen, die eine bronchiale Hyperreagibilität auslösen bzw. verstärken kann. Es gibt ferner Hinweise dafür, daß endogene Mediatoren der Allergie auch bei Virusinfektionen eine Rolle spielen. Andere Befunde deuten daraufhin, daß eine atopische Veranlagung zu einer Bereitschaft für Atemwegsinfekte mit „asthmogenen" Viren disponiert. Für eine inverse Beziehung zwischen rezidivierenden viralen Atemwegsinfekten und einer Asthma- bzw. Allergieentwicklung scheinen diverse epidemiologische Daten zu sprechen. So erwies sich beispielsweise in der durch Umweltschadstoffe belasteten Stadt Leipzig die Prävalenz an Bronchitiden als deutlich höher, die an Asthma jedoch als niedriger im Vergleich zu der mit besserer Luft ausgestatteten Stadt München. Es wird nun hypothetisch diskutiert, ob die Kinder in Leipzig, die in der Regel schon früh Kindertagesstätten besuchten und zahlreiche Atemwegsinfekte durchmachten, durch einen immunologischen Mechanismus, sprich eine Prävalenz einer TH-1-Reaktionsbereitschaft gegenüber einer TH-2-Reaktion als Folge rezidivierender Infekte, vor der Entwicklung eines Asthma bronchiale geschützt wurden. Da unterschiedliche Lebensgewohnheiten (z. B. Ernährung etc.) eine Confounder-Rolle spielen können, werden interessante weitere Aufschlüsse über diese Frage von der Folgestudie, in der ein Vergleich der Prävalenzraten zwischen Leipzig und München mehrere Jahre nach der „Wende" unter veränderten Lebensgewohnheiten der Menschen im Osten möglich sein wird, erwartet.

23.3.2 Allergie / Atopie

Bei Kindern im Vorschul- und Schulalter ist meistens eine **IgE-vermittelte Allergie Hauptauslöser von rezidivierenden Atemwegsobstruktionen** (Tab. 23/1). Innerhalb des Spektrums von verschiedenen Inhalations- und Nahrungsmittelallergenen kommt in den meisten Fällen einer Pollenallergie oder einer Hausstaubmilbenallergie die Hauptbedeutung zu. Auch IgE-vermittelte Nahrungsmittelallergien als Ursache eines Asthma bronchiale scheinen im Kindesalter eine größere Rolle zu spielen als bei Erwachsenen. Was die Ursache für eine Verschiebung vom allergischen zum nichtallergischen Asthma nach der Pubertät sein könnte, ist bisher nicht geklärt; möglicherweise spielen hormonale Faktoren eine Rolle. Anderer-

Tab. 23/2: Differentialdiagnose der chronischen Atemwegsobstruktion und des chronischen Hustens im Kindesalter.

Säuglingsalter	Vorschulalter	Schulalter

1. Infektionen
  – vor allem viral
2. Mißbildungen
  – Tracheobronchomalazie
  – Stenosen
  – Tracheoösophageale Fistel
  – kongenitales, lobäres Emphysem
  – Gefäßmißbildungen
  – Herzvitien (Links-Rechts-Shunt)
3. Mukoviszidose
4. Allergie
5. Gastroösophagealer Reflux
6. Bronchopulmonale Dysplasie
7. IgA-Mangel
8. Passives Rauchen
	1. Infektionen
	  – viral
	  – Mykoplasmen
	  – Sinubronchiales Syndrom
	2. Allergie (Asthma bronchiale)
	3. Fremdkörper
	4. Mukoviszidose
	5. Immotiles Ziliensyndrom
	6. Gastroösophagealer Reflux
	7. Passives Rauchen
		1. Allergie (Asthma bronchiale)
		2. Infektionen
		  – Mykoplasmen
		  – Sinubronchiales Syndrom
		3. Irritative Reize
		4. (Passives) Rauchen
		5. Gastroösophagealer Reflux
		6. Psychogen

seits besteht durchaus die Möglichkeit, daß auf dem Wege einer natürlichen Hyposensibilisierung über den ständigen Allergenkontakt eine Besserung auf immunologischer Basis eintritt. Auch die Frage, was die Ursache für die unterschiedliche Organmanifestation (Asthma bronchiale, Rhinitis) bei einem gleichen IgE-Sensibilisierungsgrad ist, ist unklar. Denkbar ist jedoch, daß neben einem allergischen Sensibilisierungsgrad auch andere lokal wirksame Faktoren, wie z.B. ein transitorischer Mangel an sekretorischem IgA im Schleimhautsystem der Nase und/oder der Bronchien oder ein Virusinfekt hinzukommen müssen, um die allergische Symptomatik an dem entsprechenden Endorgan in Gang zu setzen. IgE-vermittelte Reaktionen treten nicht nur als Soforttyp-Reaktionen unmittelbar nach dem Antigenkontakt auf und entsprechen damit in ihrem Verlauf dem der kutanen Testreaktion, sondern sie haben häufig auch eine allergische Spätphase, die sich etwa 6 bis 8 Stunden nach Allergenkontakt manifestiert. Die duale IgE-vermittelte Reaktion mit einem sofortigen und einem verzögerten Reaktionsanteil findet sich bei den unterschiedlichen Allergenen in verschiedener Ausprägung, so wird sie z.B. nach Milbenexposition häufiger beobachtet als nach Graspollenexposition.

23.3.3 Genetische Aspekte

Mit Hilfe von Zwillings- und Familienstudien versucht man seit langem, Aufschlüsse über den Vererbungsmodus von Asthma bronchiale zu gewinnen. Familienstudien weisen deutlich auf die Existenz genetischer Einflüsse von atopischen Erkrankungen hin. Auf der wissenschaftlichen Suche nach dem verantwortlichen Genort konzentrieren sich zur Zeit großangelegte Familienstudien auf chromosomale Regionen, die Kandidatengene enthalten, welche durch ihren Einfluß auf den IgE-Stoffwechsel für den Atopiestatus eines Probanden von Bedeutung sein könnten: z.B. HLA-System (6p21.3), IgE-Rezeptor (11q13) und Interleukine (5q31). In einer schwedischen Untersuchung von 7000 Zwillingspaaren betrug die Konkordanzrate, die die Übereinstimmung eines Merkmals zwischen zwei Individuen anzeigt, für Asthma bronchiale bei eineiigen Zwillingen 19,0% und bei zweieiigen Zwillingen 4,8%. Da die Konkordanzraten nicht bei 100% liegen, müssen neben den naheliegenden genetischen auch umweltbedingte Einflüsse eine erhebliche Rolle spielen.

23.3.4 Umwelt und Ernährung

Auch wenn das Asthma des Kindes in den meisten Fällen eine multifaktorielle Ursache hat, so sind inhalative Allergien doch in der Regel als pathogenetischer Schlüssel für die bronchiale Hyperreagibilität anzusehen, auf deren Boden dann andere Faktoren wirksam werden können. Dementsprechend können Umweltfaktoren in der Umgebung des Kindes auch die Entstehung eines Asthma bronchiale begünstigen. So konnte beispielsweise in einer Untersuchung gezeigt werden, daß die im Jahre 1979 im häuslichen Bereich von 59 Kindern ermittelte Hausstaubmilbendichte mit der Allergisierungsrate und der Häufigkeit der Asthmasymptomatik bei diesen Kindern im Jahre 1983 in direktem Zusammenhang stand. Auf einem Workshop unter der Schirmherrschaft der WHO wurde vor einigen Jahren ein Schwellenwert von 10 µg des Hausstaubmilben-Majorallergens pro Gramm Staub als Risikofaktor für die Entwicklung eines Asthma bronchiale bestimmt.

Daß auch andere Umweltfaktoren einen Einfluß auf das Asthma haben, ist zumindest für den Tabakrauch gut belegt: In verschiedenen Studien konnten enge Korrelationen zwischen Exposition mit Tabakrauch und Asthmainzidenz, bronchialer Hyperreagibilität und Allergisierungsgrad nachgewiesen werden.

Der Einfluß der Ernährung auf das Asthma bronchiale ist derzeit noch weniger klar umrissen. Von der Befolgung der Empfehlungen der Maßnahmen für allergiegefährdete Säuglinge (vier- bis sechsmonatiges ausschließliches Stillen, späte Beikosteinführung, u.a.) erhofft man sich, zumindest frühen allergischen Sensibilisierungen mit der Entwicklung eines Asthma bronchiale bei jungen Kindern vorbeugen zu können. Für ältere Kinder und Jugendliche wird bezüglich der Ernährung diskutiert, ob ein hoher Konsum an Omega-3-Fettsäuren, die im Fischöl enthalten sind, einen günstigen Einfluß auf chronisch-entzündliche Erkrankungen wie das Asthma bronchiale hat: In Populationsstudien konnte beispielsweise gezeigt werden, daß Kinder, die mehr als einmal wöchentlich Fisch essen und damit mehr Omega-3-Fettsäuren als andere Kinder zu sich nehmen, mit einer 30 bis 70 % geringeren Wahrscheinlichkeit ein Asthma bronchiale entwickeln. Eine Reihe weiterer epidemiologischer Untersuchungen scheinen diesen protektiven Effekt des Fischöls zu belegen, eine diätetische Behandlung mit Omega-3-Fettsäuren bei manifestem Asthma ist allerdings leider nicht aussichtsreich.

23.4 Pathophysiologie

Die Leitsymptome des Asthma bronchiale sind ein exspiratorisches Giemen und Brummen, eine exspiratorische Dyspnoe und/oder Husten. Die Symptome werden bedingt durch eine Einengung des Bronchialsystems, an der in unterschiedlichem Ausmaß ein Spasmus der Bronchialmuskulatur, eine ödematöse Schwellung der Schleimhaut und eine Schleimdyskrinie, d.h. die vermehrte Produktion eines viskösen Schleims, beteiligt sind. Die Wertigkeit der einzelnen das Bronchiallumen einengenden Faktoren ist individuell verschieden und hängt sowohl von den auslösenden Stimuli als auch vom Alter des Patienten ab. Generell können an einer Obstruktion der Atemwege zahlreiche Mediatoren der Allergie oder der Entzündung beteiligt sein, ihre Bedeutung bei den einzelnen Asthmaformen ist zum Teil jedoch noch Gegenstand wissenschaftlicher Untersuchungen. Der Pathomechanismus, der der Einengung des Bronchialsystems zugrunde liegt, ist komplex und meist bedingt durch eine multifaktorielle Reaktionskette. An deren Ende führt eine Zunahme freien intrazellulären Kalziums über einen transmembranären Kalziumeinstrom oder eine Freisetzung aus den Speicherpools (endoplasmatisches Retikulum, Zellmembran) zu einer Kontraktion der Bronchialmuskelzelle. Eine Dilatation der Bronchialmuskulatur, wie sie zum Beispiel über eine Erhöhung des zyklischen AMP eingeleitet wird, wird durch einen Entzug freien Kalziums aus dem Zytoplasma bedingt.

23.4.1 Asthma als chronisch-entzündliche Erkrankung

Bei Kindern, die im Status asthmaticus verstorben waren, konnte aus morphologischen Untersuchungen das typische Veränderungsspektrum von muköser Verstopfung der Atemwege, Becherzellhypoplasie, subepithelialer Kollagenablagerung, Zerstörung des Atemwegsepithels sowie Hypertrophie der glatten Muskulatur nachgewiesen werden. Die Atemwegswände waren durch entzündliche Zellen infiltriert. Zur Klärung der Frage, ob eine Atemwegsentzündung auch bei klinisch unauffälligem Asthma nachweisbar ist, wurden in einer wissenschaftlichen Untersuchung endobronchiale Biopsien und bronchoalveoläre Lavagen durchgeführt. Für die Pädiatrie liegen zu diesem Thema bis dato nur sehr beschränkte Informationen vor, während bei Erwachsenen für praktisch alle Asthmaschweregrade ein entzündliches Korrelat gefunden werden konnte. Die Untersuchung von Lungenbiopsien zweier Kinder mit Asthma in Remission zeigte, daß sich auch bei ihnen pathologische Veränderungen fanden, die denen der im Status asthmaticus verstorbenen Kinder entsprachen. Eine andere Untersuchung zeigte, daß das Ausmaß der Atemwegshyperreagibilität bei 6- bis 16jährigen mit stabilem Asthma sehr eng mit der Erhöhung von Eosinophilen und Makrophagen in der bronchoalveolären Lavage korreliert.

Als maßgebliche Effektorzellen für die Entstehung und Aufrechterhaltung der chronisch-entzündlichen Manifestation in den Bronchien werden Lymphozyten, Mastzellen, vor allem aber Eosinophile und gelegentlich auch neutrophile Granulozyten betrachtet. Diese Zellen haben diverse Interaktionen und setzen eine Reihe von Mediatoren frei, die ihrerseits auf verschiedene Zellsysteme einwirken und so zur typischen Asthma-Pathophysiologie führen (Abb. 23/1). Die Evaluierung, in welchem Ausmaß diese Zellen aktiviert und am pathophysiologischen Geschehen beteiligt sind, ist seit einiger Zeit durch die Bestimmung von zellspezifischen Mediatoren möglich. Hierbei hat sich besonders die Untersuchung von ECP (Eosinophil cationic protein) und/oder EPX (Eosinophil-Protein X) als Indikatoren für die Aktivität eosinophiler Granulozyten und somit für das Ausmaß ihrer pathophysiologischen Beteiligung beim Asthma bronchiale als interessant erwiesen. Zwischen ECP-Konzentrationen im Serum und dem klinischen Schweregrad von Asthma bronchiale bestehen Zusammenhänge. So können ECP-Spiegel auch einen prädiktiven Wert für die Entstehung der Spätreaktionen bei Bronchialprovokationen haben, womit gezeigt ist, daß diese Reaktion von der Aktivierung der eosinophilen Granulozyten abhängig ist. In einer Untersuchung normalisierte die Verhinderung der Spätreaktion durch Prämedikation mit inhalativen Glukokortikoiden auch die eosinophile Aktivität (den ECP-

Spiegel), ohne dabei die Anzahl der Bluteosinophilen zu beeinflussen.

Die Infiltration mit Eosinophilen ist für asthmatische Atemwege charakteristisch und erlaubt eine Differenzierung von anderen entzündlichen Erkrankungen der Atemwege. Während Eosinophile ursprünglich als Abwehrzellen betrachtet wurden, da sie Histamin und Leukotriene inaktivieren können, werden sie gegenwärtig mehr als schädigende Zellen angesehen, da die Freisetzung ihrer Zellmediatoren mit der Entwicklung der bronchialen Hyperreagibilität verknüpft ist. Die Rekrutierung der Eosinophilen beinhaltet zunächst die Adhäsion von eosinophilen Zellen am Gefäßendothel in der Atemwegszirkulation, dann ihre Migration in die Submukosa und ihre nachfolgende Aktivierung. Diese Prozesse werden durch Adhäsionsmoleküle (ICAM-1) und Faktoren wie den plättchenaktivierenden Faktor (PAF) sowie durch verschiedene Zytokine wie GM-CSF, IL-3 und IL-5 gesteuert. Diese Zytokine sind für das Überleben der Eosinophilen in den Atemwegen vor. Bedeutung.

Neben der Beteiligung von Eosinophilen dürfte vor allem die Rolle der T-Zellen, insbesondere vom TH-2-Typ, für die Entstehung des chronischen Asthmas von besonderer Bedeutung sein, da diese Zellen Allergene erkennen und eine Reihe von Mediatoren direkt oder indirekt freisetzen können. Diese sind mit den Krankheitssymptomen direkt verknüpft. Details dazu finden sich im Kapitel über Grundlagen der Allergie.

Die asthmatische Entzündungsreaktion läßt sich in 3 Phasen einteilen:

1. Im Rahmen der **Sofortreaktion** werden nach Allergenkontakt oder unspezifischen Stimuli vor allem aus Mastzellen, wahrscheinlich jedoch auch aus Makrophagen und Thrombozyten, präformierte und neugebildete Mediatoren freigesetzt; diese sind direkt bronchospasmogen, direkt schleimhautödembildend und chemotaktisch für weitere entzündliche Zellen wie neutrophile und eosinophile Granulozyten, monozytäre Zellen einschließlich Lymphozyten und Thrombozyten.
2. Die bronchiale **Spätreaktion**, die 24 bis 48 Stunden anhalten kann, ist dadurch bedingt, daß die Mediatoren aus den im Rahmen der Sofortreaktion rekrutierten Zellen die bronchialen Entzündungsvorgänge verlängern und verstärken.
3. Bei chronischem Asthma folgt die Phase der **chronischen Entzündungsreaktion**: Bei Persistenz des Entzündungsreizes kommt es zur chronischen Zellinfiltration und damit zu den typischen bronchialen Veränderungen wie Mukushypersekretion, Muskelhyperplasie, Basalmembranverdickung, Epitheldestruktion, evtl. auch Emphysembildung, und damit zu einer progredienten bronchialen Hyperreagibilität.

Die sich stetig ausweitenden Kenntnisse über den entzündlichen Charakter von Asthma bronchiale (Me-

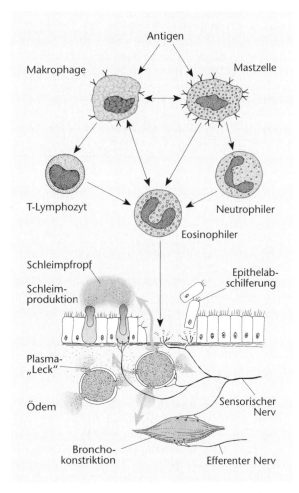

Abb. 23/1: Mechanismen des chronischen Entzündungsprozesses beim Asthma bronchiale (nach D. Reinhardt: Asthma bronchiale im Kindesalter, Springer, 1996).

chanismen der chronischen Entzündung, Rolle der Zytokine, Sensibilisierungsprozesse der Atemwege gegenüber Allergenen) ermöglichen ein besseres Verständnis der Pathophysiologie und werden den Weg für spezifische und wirksamere Therapien in der Zukunft eröffnen. Das verbesserte Verständnis von Asthma als chronisch-entzündliche Erkrankung hat bereits derzeit schon dazu geführt, daß antiinflammatorische Substanzen wie DNCG (Dinatrium-Cromoglykat) und topische Steroide die primäre Säule der Asthmatherapie darstellen.

23.4.2 Bronchiale Hyperreagibilität

Charakteristisch für das Asthma bronchiale ist eine Hyperreagibilität des Bronchialsystems variablen Ausmaßes als Folge der chronischen Entzündung. Diese besteht in einer gesteigerten bronchialen Ansprechbarkeit und Reaktionsbereitschaft auf eine Rei-

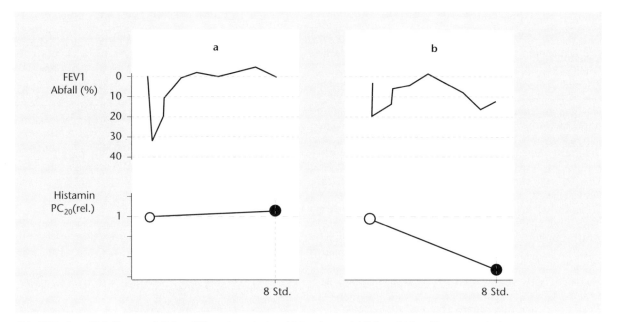

Abb. 23/2: Bronchiale Hyperreagibilität auf Histamin vor (○) und 8 Stunden nach (●) bronchialer Allergenprovokation.
a) Patienten, die nur eine allergische Sofortreaktion hatten.
b) Patienten, die eine IgE-vermittelte Sofort- und verzögerte Reaktion entwickelten.
Angegeben ist das Verhältnis der Dosis, die einen 20%igen Abfall des 1-Sekunden-Kapazität (PC_{20}) vor und nach der Provokation verursachte (Ordinate). Es wird deutlich, daß sich bei allergischer Sofortreaktion (a) das Verhältnis der PC_{20}-Dosis nicht veränderte, während im Falle einer verzögerten Reaktion (b) vor Allergenprovokation eine deutlich höhere PC_{20}-Dosis als nach Allergenprovokation notwendig war. Eine bronchiale Hyperreagibilität ist somit hauptsächlich an die verzögerte allergische Reaktion gebunden (nach Cockcroft, 1987).

he von exogenen und endogenen Stimuli. Zu diesen gehören die bei Allergien und Infektionen freigesetzten Mediatoren sowie eine Reihe von Irritanzien (Ozon, Tabakrauch, hypertone Salzlösungen), Temperatureinflüsse, wie sie insbesondere bei Kälteexposition und bei Witterungsumschwüngen wirksam werden, ferner körperliche Ausdauerbelastungen und psychische wie hormonelle Faktoren. Die ebenfalls gesteigerte Reaktivität auf Histamin und Azetylcholinabkömmlinge macht man sich diagnostisch bei den unspezifischen bronchialen Provokationstests zunutze. Eine solche Hyperreagibilität, die sich klinisch in einem Bronchospasmus, einem Schleimhautödem und einer Schleimdyskrinie äußern kann, kommt bei allen Asthmaformen vor. So bewirken sowohl Allergien als auch Infekte, wenn sie stark genug und lange genug einwirken, eine bronchiale Hyperreagibilität. Die verzögerte Phase der dualen IgE-vermittelten Reaktion ist pathophysiologisch dabei ein stärkerer Stimulus für die Auslösung einer protrahierten bronchialen Hyperreagibilität als die allergische Sofortreaktion (Abb. 23/2).

Die entscheidende Rolle, die die Hyperreagibilität für das Asthma bronchiale spielt, wird deutlich aus Untersuchungen, in denen bei Patienten mit einer allergischen Katzenhaarsensibilisierung die inhalative Applikation des wäßrigen Katzenhaar-Allergenextrakts nur dann eine Bronchokonstriktion auslöste, wenn ein Grenzbereich des spezifischen IgE im Serum überschritten war und wenn gleichzeitig eine bronchiale Hyperreagibilität bestand. Bei normaler Reagibilität des Bronchialsystems konnte die inhalative Provokation mit Katzenhaarextrakt dagegen keine Bronchokonstriktion auslösen, selbst dann, wenn das spezifische IgE im Serum erhöht war. Als Index für die Reaktivität des Bronchialsystems dient bei solchen Untersuchungen die Festlegung der sogenannten PC_{20}, d.h. der Dosis von Pharmaka wie Histamin, die einen 20%igen Abfall der 1-Sekunden-Kapazität verursacht. In die gleiche Richtung wie obengenannte Studie weisen auch Befunde, die zeigen konnten, daß bei Pollenallergikern Asthmaanfälle nicht unmittelbar an die Pollensaison gebunden sind. Auf dem Boden eines durch die Pollenallergie induzierten hyperreagiblen Bronchialsystems sind bei diesen Patienten oftmals Infekte Auslöser der Bronchialobstruktion.

Neben der Reizung der sogenannten **Irritant receptors**, sensibler Nervenendigungen, durch die Mediatoren der allergischen oder infektiös bedingten Entzündung wird auch eine Dysregulation des autonomen Nervensystems mit einer Reduktion β-adrenerger und einem konsekutiven Überwiegen α-adrenerger Einflüsse (autonome Imbalanz) als Ursache der bronchialen Hyperreagibilität angeschuldigt. Zum gegenwärtigen Zeitpunkt lassen sich beide Theorien in einer multifaktoriellen Hypothese für die Entstehung der bronchialen Hyperreagibilität zusammenfassen:

1. Über direkt wirkende Mediatoren (Histamin, Leukotriene, Prostaglandine) kommt es zu einer vermehrten Durchlässigkeit des Atemwegsepithels und des Gefäßendothels. Hierdurch werden ein rascheres Eindringen des Antigens, die Freisetzung weiterer chemotaktischer Faktoren aus den submukös gelegenen Mastzellen und die Rekrutierung von Entzündungszellen verursacht. Die resultierende Atemwegsobstruktion durch Muskelkontraktion und Ödem könnte bereits zur Empfindlichkeitssteigerung führen: a) durch geometrische Faktoren und b) durch reflektorische Vorgänge (Axonreflex, schnell und langsam adaptierte zentral umgeschaltete Reflexe).
2. Über indirekt wirkende chemotaktische Mediatoren kommt es zu weiterer Anreicherung von neutrophilen und eosinophilen Granulozyten, Monozyten, Lymphozyten sowie Thrombozyten in der Mukosa. Die durch die Entzündung bedingten feingeweblichen Veränderungen am Epithel können ihrerseits im Sinne eines **Circulus vitiosus** die Hyperreagibilität der Atemwege verstärken, indem diese tiefgreifende Entzündung zur Stimulation von weiteren nervösen Strukturen führt, die dann evtl. sogar die Entzündung selbst unterhalten (Imbalanz durch Neurosekretion) oder aber durch lokale und vagale Reflexe den Tonus und die Empfindlichkeit der Atemwege erhöhen.

23.4.3 Anstrengungsasthma

Genau wie sich bei Kindern mit einem Asthma bronchiale im symptomfreien Intervall der Nachweis einer Hyperreagibilität auf Histamin- und Metacholininhalationen führen läßt, so entwickeln viele asthmatische Kinder auch nach einer adäquaten körperlichen Ausdauerbelastung eine Bronchokonstriktion. Dabei ist Laufen zu ebener Erde mit einer Dauer von 6 bis 7 Minuten der stärkste Stimulus für die Auslösung des Anstrengungsasthmas (**Exercise-induced asthma, EIA**). Für den diagnostischen Nachweis eines Anstrengungsasthmas ist es ideal, wenn die körperliche Belastung unter standardisierten Bedingungen stattfindet. Während einer Laufbelastung kommt es zunächst zu einer leichten Dilatation des Bronchialsystems. Erst nach Beendigung der körperlichen Belastung setzt mit einer Verzögerung von 1 bis 2 Minuten eine Bronchokonstriktion ein, die in der Regel nach 5 bis 10 Minuten ihr Maximum gefunden hat und dann wieder eine spontane Rückläufigkeit entwickelt. Die Angaben zur Inzidenz des Anstrengungsasthmas bei Kindern schwanken stark; zwischen 40 und 90 % aller Kinder mit einem Asthma bronchiale weisen wohl auch im syptomfreien Intervall eine belastungsbedingte Bronchokonstriktion auf. Jedenfalls ist die körperliche Belastung einer der häufigsten Stimuli, die einen akuten Asthmaanfall auslösen.

Als Ursache für das Anstrengungsasthma wird eine Abkühlung der Bronchialmukosa aufgrund eines Wasser- und Wärmeentzugs durch die Hyperventilation bei Einatmung trockener kalter Luft mit daraus resultierender epithelialer Osmolaritätsverschiebung vermutet. Darüber hinaus werden vagovagale Reflexe, eine pathologische Mediatorausschüttung oder ein Schleimhautödem als Folge einer lokalen Hyperämie als mögliche Ursachen vermutet.

Das Anstrengungsasthma kommt bei Kindern häufiger zur Beobachtung als bei Erwachsenen, was wahrscheinlich dadurch bedingt ist, daß eine submaximale Belastung, die eine Bronchokonstriktion bedingt, häufiger von den physisch mobileren Kindern erbracht wird.

23.5 Klinisches Bild

23.5.1 Akuter Asthmaanfall

Das führende Symptom des Asthmaanfalls ist die zunehmende Atemnot; in der Regel besteht gleichzeitig ein unproduktiver Husten. Es kommt zur Tachypnoe, der Patient setzt seine Atemhilfsmuskulatur ein, und es können inspiratorische Einziehungen zu beobachten sein. Die Dyspnoe führt bei den betroffenen Kindern und nicht zuletzt auch bei ihren Eltern zu Angst und Unruhe. Der typische Asthmaanfall ist leicht zu diagnostizieren, wenn der Patient eine exspiratorische Dyspnoe mit deutlich verlängertem Exspirium und exspiratorischem Giemen und Brummen bietet. Das Atemgeräusch ist abgeschwächt, in bedrohlichen Fällen sogar aufgehoben (Silent chest). Der Thorax ist gebläht, der Klopfschall über den Lungen ist hypersonor.

Nicht zuletzt, da die Therapie sich immer nach dem Schweregrad des Asthmaanfalls richtet, ist die Bewertung der Schwere der Exazerbation eine wichtige Erstmaßnahme (Tab. 23/3). Wie der Tabelle 23/3 zu entnehmen ist, gehen in die Bewertung sowohl generelle klinische Kriterien als auch einfache Funktionsuntersuchungen, wie zum Beispiel eine Peak-flow-Messung zur Quantifizierung des verminderten exspiratorischen Atemflusses oder auch eine Pulsoximetrie zur transkutanen Bestimmung der Sauerstoffsättigung, ein.

Jeder Asthmaanfall kann unter bestimmten Bedingungen in einen **Status asthmaticus** übergehen, der in jedem Lebensalter auftreten kann. Zur Abgrenzung des Status asthmaticus vom Asthmaanfall werden Dauer und Heftigkeit der Symptomatik sowie eine Nichtansprechbarkeit gegenüber β-sympathomimetischen Prinzipien herangezogen. Dabei ist definitionsgemäß ein Asthmaanfall, der länger als 1 bis 2 Tage dauert, mit einem Anstieg des pCO_2 über 60 mmHg einhergeht und durch die Applikation von β-Sympathomimetika nicht beeinflußbar ist, als Status asthmaticus

Tab. 23/3: Schweregrade des Asthmaanfalls (leicht modifiziert nach dem „International Consensus Report on Diagnosis and Management of Asthma" 1992).

	leicht	mittelschwer	schwer	drohender Atemstillstand
Atemnot	beim Gehen; Liegen möglich	beim Sprechen; bei Säuglingen: Trinkschwäche; sitzende Haltung bevorzugt	in Ruhe; bei Säuglingen: Unfähigkeit zu trinken; vorwärtsgebeugt bevorzugt	
Bewußtseinslage	gelegentlich agitiert	in der Regel agitiert	in der Regel agitiert	schläfrig oder verwirrt
Atemfrequenz	erhöht	erhöht	erhöht	
	Normale Atemfrequenz bei Kindern: <2 Monate normale Frequenz < 60/min 2–12 Monate normale Frequenz < 50/min 1–5 Jahre normale Frequenz < 40/min 6–8 Jahre normale Frequenz < 30/min			
Giemen	mäßig, häufig nur endexspiratorisch	laut	in der Regel laut	kein Giemen („stumme Obstruktion")
Herzfrequenz	normal	erhöht	erhöht	Bradykardie
	Normale Herzfrequenz bei Kindern: 2–12 Monate normale Frequenz < 160/min 1–2 Jahre normale Frequenz < 120/min 6–8 Jahre normale Frequenz < 110/min			
Peak flow [in % des Solls] nach Inhalation eines β_2-Sympathomimetikums	> 70–80%	ca. 50–70%	< 50% [oder Wirkungsdauer < 2 h]	
SaO_2 (bei Luftatmung)	> 95%	91–95%	< 90%	
paO_2 (bei Luftatmung)	normal (Test unnötig)	> 60 mmHg	< 60 mmHg gelegentlich Zyanose	
$paCO_2$ (bei Luftatmung)	< 45 mmHg (Test unnötig)	< 45 mmHg	> 45 mmHg mögliche Ateminsuffizienz	

zu bezeichnen. Seine Ursachen liegen in einer Kausalkette verschiedener Faktoren begründet, die schließlich einen Circulus vitiosus bedingen. Durch die bronchiale Obstruktion wird zunächst ein Anstieg der dynamischen Compliance hervorgerufen. Dies verursacht einen Abfall des pO_2, der zu einer Hyperventilation mit einem vermehrten Abatmen von CO_2 und daher zu einem Anstieg des pH-Wertes führt, so daß eine respiratorische Alkalose resultiert. Mit Zunahme der Obstruktion kann schließlich der weitere Abfall des pO_2 nicht mehr respiratorisch kompensiert werden, so daß pCO_2 und pH durchaus normal sein können. Durch die bei schweren, langanhaltenden exspiratorischen Atemnotzuständen bedingte vermehrte Atemarbeit entsteht schließlich eine metabolische Azidose, die einen Spasmus der glatten Muskulatur der kleinen Bronchien und Pulmonalgefäße bedingt, wodurch wiederum die Hypoxämie gesteigert wird. Schließlich kann bei ansteigendem pCO_2 und niedrigem pH auch eine respiratorische Azidose resultieren, die sich zu der metabolischen addiert.

23.5.2 Erscheinungsformen des chronischen Asthmas

Die unschwer als Asthma diagnostizierbare akute Symptomatik mit exspiratorischer Dyspnoe und exspiratorischem Giemen und Brummen stellt eigentlich nur die Spitze eines Eisberges dar; häufig ist es gerade eine uncharakteristische Hustensymptomatik mit Hustenattacken nach körperlicher Belastung oder in den Nachtstunden, die auf ein Asthma bronchiale hindeutet. Im Prinzip können **vier klinische Erscheinungsformen** des Asthma bronchiale unterschieden werden (Abb. 23/3):

1. Einige Patienten zeigen nur gelegentlich kurze, aber heftig auftretende Asthmaanfälle oder -episoden, etwa nach starker körperlicher Belastung oder nach Allergenkontakt, sind jedoch zwischen diesen Anfällen völlig symptomfrei.
2. Eine Reihe weiterer Patienten zeigt genau wie die erste Gruppe immer wieder einsetzende Asthmaanfälle, ist jedoch in der Zeit zwischen den Asth-

maanfällen nie ganz symptomfrei und zeigt eine funktionelle Beeinträchtigung.
3. Ein weiterer Teil zeigt nie Asthmaanfälle, der asthmatische Eisberg versteckt sich sozusagen unter der Oberfläche. Diese Kinder sind vermindert leistungsfähig und in ihrer Lungenfuktion beeinträchtigt. Häufig imponieren sie nur durch einen kontinuierlichen Husten, so daß gezielte Lungenfunktionsuntersuchungen die Aufdeckung der Diagnose eines Asthma bronchiale ergeben müssen.
4. Etwa 15 % der Asthmakinder zeigen eine chronische Symptomatik mit kontinuierlichem Giemen und Brummen ohne symptomfreie Intervalle.

23.6 Diagnostik

23.6.1 Anamnese

Asthma kann oft allein auf der Grundlage der Anamnese diagnostiziert werden. Dies ist einfach beim vollen klinischen Erscheiungsbild mit chronisch oder rezidivierend auftretendem exspiratorischen Giemen, Husten und Luftnot. In vielen Fällen liegen jedoch nur einzelne dieser Symptome vor. Giemen entsteht durch Turbulenzen in den großen Atemwegen und kann bei denjenigen Kindern fehlen, die hauptsächlich eine Obstruktion der kleinen Atemwege haben (okkultes Asthma). Auch isoliert auftretender Husten kann die einzig klinisch faßbare Manifestation des Asthmas sein (Cough variant asthma). Hier tritt der Husten insbesondere nach körperlicher Belastung oder während der Nacht auf. In Fällen mit einer eher uncharakteristischen Symptomatik weisen häufig eine Atopie in der Familie und/oder eine atopische Manifestation an einem anderen Organ beim Kind selbst auf die Diagnose eines Asthma bronchiale hin. Der entscheidende Beitrag der Anamnese besteht darin, die Entwicklung aller Symptome während der Krankheitsgeschichte, die typischerweise einer akuten Symptomatik vorausgehenden oder diese verschlechternden Faktoren, die Beeinflussung der Symptomatik durch etwaige Behandlungen und die Auswirkungen auf das alltägliche Leben der Familie zu charakterisieren. Die Erstanamnese ist äußerst aufwendig; sie beinhaltet ausdrückliche Fragen nach bereits bekannten atopischen Erkrankungen beim Kind selbst und seiner Familie, Auslöse- oder Exazerbationsfaktoren (Allergenexposition, Exposition zu inhalativen Reizen wie Tabakrauch, Kälte, Virusinfekte, psychische Belastungen, körperliche Anstrengung, Nahrungsmittel usw.), nach der genauen Beschreibung des Symptommusters (ganzjährig, saisonal, Tag-/Nachtschwankungen, Dauer der Episoden), Lebensmilieu (Bett, Tiere, Pflanzen, Rauchen usw.), bereits verabreichten Medikamenten und der psychosozialen Situation des Kindes. Diese aufwendige Erstanamnese schafft nicht nur einen Überblick über die

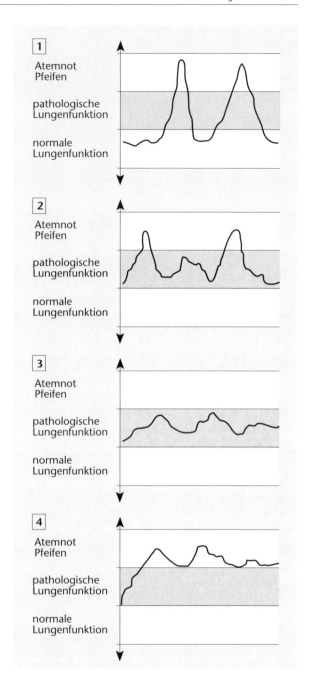

Abb. 23/3: 4 verschiedene klinische Erscheinungsformen des Asthma bronchiale im Kindesalter (nach D. Reinhardt: Asthma bronchiale im Kindesalter, Springer, 1996).

chronische Erkrankung, sondern stellt auch den Auftakt zu einer langfristigen Eltern-Kind-Arzt-Beziehung dar.

23.6.2 Körperliche Untersuchung

Bei jedem Kind, das eine pulmonale Symptomatik bietet, sollten neben dem knöchernen Thorax und der

Lunge auch der Nasen-Rachen-Raum und die Ohren untersucht werden. Dabei sollte man daran denken, daß eine Sinusitis maxillaris, Adenoide und rezidivierende Otitiden immer auch mit einer allergischen Ursache in Zusammenhang stehen können und nicht selten der Circulus vitiosus über die Kette Allergie – Entzündung – hyperreagibles Bronchialsystem – Bronchokonstriktion ausgelöst wird. Zuweilen bieten die Kinder schon beim Betreten des Untersuchungszimmers den typischen „allergischen Salut": Die Kinder, die oftmals gleichzeitig eine allergische Rhinokonjunktivitis haben, reiben sich die Augen und die Nase aufgrund der Hypersekretion und des eventuell vorhandenen Juckreizes. Über dem Nasenrücken sieht man manchmal eine charakteristische Querfurche. Kinder mit Nahrungsmittelallergien zeigen oft Schatten unter den Augen, was im angelsächsischen Bereich mit dem Begriff Allergic shiners belegt wird. Um ein Ekzem oder sonstige allergische Hautmanifestationen nicht zu übersehen, sollte man es nicht bei der Untersuchung von Thorax und HNO-Bereich bewenden lassen, sondern den gesamten Körper miteinbeziehen. Selbstverständlich müssen die Farbe der Lippen und des Nagelbetts sowie die Form der Nägel ebenso wie die Form des knöchernen Thorax (Hühner- oder Trichterbrust, Rundrücken) mit in die Inspektion einbezogen werden. Dies gilt auch für die Untersuchung des Herzens, da eine Tachykardie zum einen bei Atemnot obligatorisch ist, zum anderen aber auch auf eine Überdosierung der häufig verwendeten Sympathomimetika und Theophyllinpräparate hinweisen könnte.

Asthmatiker haben eine verzögerte Wachstumsgeschwindigkeit, die zurückgeführt wird auf eine chronische Hypoxämie und/oder – was aber wohl eher der Vergangenheit angehört – einen unkontrollierten Gebrauch von Glukokortikoiden. Bei guter therapeutischer Einstellung des Asthmas erfolgt Aufholwachstum. Bestimmung von Größe und Gewicht sollten aus den genannten Gründen zur Routineuntersuchung gehören.

23.6.3 Röntgenuntersuchung

Röntgenuntersuchungen haben nur einen **geringen Stellenwert in der Diagnostik des Asthma bronchiale**. In den meisten unbehandelten Fällen findet sich bei einer Thoraxübersichtsaufnahme eine Überblähung, ggf. mit einer vermehrten perihilären Streifenzeichnung. Es muß jedoch berücksichtigt werden, daß als Folge der Atemwegsobstruktion, insbesondere im Säuglings- und Kleinkindalter, Atelektasen und Pneumonien entstehen können. Im Status asthmaticus sollte man, auch um eine bei zugrundeliegender pulmonaler Infektion notwendige Antibiotikatherapie nicht zu verzögern, mit der Anfertigung von Herzfernaufnahmen großzügiger sein.

Tab. 23/4: Einteilungskriterien für Schweregrade der obstruktiven Ventilationsstörung beim Asthma bronchiale.

Parameter	leicht	mäßig	schwer
FEV 1 [l]	85–90%	70–85%	<70%
FEV 1 [% VK]	65–80%	50–65%	<50%
VK	70–80%	50–70%	<50%
FEF 75, 50, 25	60–80%	40–60%	<40%
RV	135–150%	150–250%	>250%
RV/TLK	0,3–0,45	0,45–0,6	>0,6
ITGV	100–140%	140–170%	>170%

23.6.4 Allergietests

Zur Austestung einer Allergie vom Typ I werden im Kindesalter in erster Linie der Pricktest und der RAST angewendet. Die wichtigsten auszutestenden Allergene sind für das Kindesalter Gräser- bzw. Getreidepollen, Frühblüherpollen, *Dermatophagoides pteronyssinus/farinae*, Tierallergene, Kuhmilcheiweiß und Hühnereiweiß. Bieten diese Tests keine eindeutigen Ergebnisse und ergibt sich zwischen ihnen und der Anamnese eine Diskrepanz, so müssen gezielt andere Untersuchungsmethoden, insbesondere Provokationstests eingesetzt werden.

23.6.5 Lungenfunktionsuntersuchung

Wegen der Notwendigkeit zur kooperativen Mitarbeit sind Lungenfunktionstests in der Regel erst bei Kindern im Alter von mehr als 6 Jahren, selten auch bei 4- und 5jährigen, möglich. Lungenfunktionsuntersuchungen bieten objektivierbare Meßdaten und sind daher sowohl in der Diagnostik als auch in der Therapiekontrolle asthmatischer Kinder hilfreich. Die Ruhelungenfunktion, die die Ermittlung exspiratorischer Meßgrößen und die Ganzkörperplethysmographie einschließen sollte, erlaubt die Quantifizierung der exspiratorischen Atembehinderung. Außerdem gestattet sie die Erfassung gewisser Risikofaktoren, die die Prognose des kindlichen Asthmas beeinflussen; diese Risikofaktoren bestehen in erster Linie in einer chronischen Überblähung der Lunge. Tabelle 23/4 gibt typische Lungenfunktionsparameterkonstellationen wieder, die die Einteilung in leichte, mäßiggradige oder schwere obstruktive Ventilationsstörung beim Asthma bronchiale ermöglichen.

Wird in der Ruhelungenfunktion eine Obstruktion diagnostiziert, so läßt sich mit Hilfe des Bronchospasmolysetests, d.h. nach Inhalation eines β_2-Sympathomimetikums, die Reversibilität der Obstruktion dokumentieren. Die meisten deutschen Autoren verlangen einen Anstieg der 1-Sekunden-Kapazität um 20% als Kriterium für einen positiven Bronchospasmolysetest, andernorts wird jedoch teilweise – zugunsten der Sensitivität und zuungunsten der Spezifität – auch schon ein Anstieg der 1-Sekunden-Kapazität um 10 % als signifikant angesehen.

Häufig, wenn die Kinder im symptomfreien Intervall dem Allergologen oder Pneumologen vorgestellt werden, ist bei der Ruhelungenfunktion kein pathologischer Befund zu erheben. Dann sollte bei entsprechender Anamnese mittels eines Provokationstests versucht werden, eine obstruktive Lungenfunktionsveränderung als Nachweis einer asthmatischen Reaktionsbereitschaft hervorzurufen. Beispielsweise kann man eine inhalative Kälteprovokation oder aber eine Laufbelastung, die womöglich den geschilderten Beschwerden des Kindes am nächsten kommt, möglichst unter standardisierten Bedingungen, durchführen. Am exaktesten sind inhalative pharmakologische Provokationstests, beispielsweise mit Histamin oder Metacholin, geeignet, um eine bronchiale Hyperreagibilität nachzuweisen. Einzelheiten zu diesen Verfahren sind in Kapitel 12 beschrieben.

23.6.6 Differentialdiagnose

Nicht immer bedeutet eine Atemwegsobstruktion, die mit Pfeifen, Brummen und einem verlängerten Exspirium einhergeht, daß ein Asthma bronchiale vorliegt (siehe auch Tab. 23/2). Dies gilt sicherlich besonders für den Säugling und das Kleinkind. Bei rezidivierenden Atemwegsaffektionen muß insbesondere an eine Laryngotracheomalazie, Gefäßmißbildungen, eine tracheoösophageale Fistel, eine Mukoviszidose, eine Fremdkörperaspiration, einen IgA- oder IgG-Subklassen-Mangel gedacht werden. Ein Pseudo-Krupp und eine akute Epiglottitis verlaufen in ihrer Symptomatik anders und zeigen einen inspiratorischen Stridor. Es sollte jedoch daran gedacht werden, daß ein rezidivierender Pseudo-Krupp auch allergische Ursachen haben kann und einem Asthma bronchiale vorausgehen kann. Ein Hyperventilationssyndrom kommt in erster Linie bei Jugendlichen vor, gelegentlich wird es als ein Asthma bronchiale verkannt, oder es kommt mit diesem vergesellschaftet vor. Die Patienten wirken ängstlich, zeigen eine ausgeprägte Tachydyspnoe, ohne daß ein pathologischer exspiratorischer Auskultationsbefund oder pathologische Lungenfunktionsdaten vorhanden sind. Nachts bestehen keine Beschwerden. Gelegentlich werden auch Patienten zur Klärung eines Anstrengungsasthmas vorgestellt, die nach körperlicher Belastung über Thoraxschmerzen klagen. Wenn unter Einschluß von Lungenfunktionsdaten ein Anstrengungsasthma ausgeschlossen worden ist, sollte daran gedacht werden, daß ein Mitralklappenprolaps ähnliche Beschwerden verursachen kann. Diese Patienten sollten dann kardiologisch untersucht werden.

Eine Auflistung sinnvoller diagnostischer Maßnahmen bei obstruktiven Atemwegserkrankungen ist in Tabelle 23/5 wiedergegeben.

23.7 Therapie

Die Asthmabehandlung hat folgende **Therapieziele**:

- Beschwerdefreiheit und parallel dazu Verbesserung der Lebensqualität.
- Keine Beschränkungen der körperlichen Aktivität zu Hause, beim Sport, in Schule und Freizeit, kein Fehlen in der Schule.

Die Beschwerdefreiheit soll sowohl Tag als auch Nacht umfassen, und es wird eine Normalisierung der Lungenfunktion ohne Hinweis auf eine weiterbestehende bronchiale Labilität angestrebt. Der Erfolg diesbezüglich kann am einfachsten durch regelmäßige häusliche Peak-flow-Messungen erfaßt werden, deren Variation 15 % nicht überschreiten sollte.

Die Asthmabehandlung ist eine primär präventive Therapie mit Langzeitcharakter. Therapieerfolge zeichnen sich durch einen geringen Verbrauch an (zusätzlich) erforderlichen β_2-bronchodilatatorischen Agonisten aus, die bestenfalls jeden 2. oder 3. Tag notwendig sein sollten. Krankheitsrückfälle mit akuter Symptomatik sollten nicht mehr vorkommen.

Die **Möglichkeiten zur Verwirklichung** der Ziele liegen in altersmäßig teilweise unterschiedlichen Therapiestrategien, die in den folgenden Abschnitten beschrieben werden.

23.7.1 Zusammenarbeit mit Kind und Eltern

Die Einbeziehung von Kind und Eltern durch Information und Motivation ist zur Akzeptanz der Behandlung in Zusammenarbeit mit dem Arzt wichtig. Dies setzt eine lebendige, gut stimulierte Bereitschaft zur Übernahme eines Teils der Behandlung und zur Erstellung einer Partnerschaft mit Arzt und paramedizinischem Personal voraus. Die Behandlungsabläufe von einem Tag auf den anderen sollen im Bereich der Entscheidung von Patient und Familie bleiben. Um dieses Ziel zu erreichen, sind patienten- und familienorientierte **Schulungsprogramme** unter Einbeziehung von Physio- und/oder Ergotherapeuten, spezialisiertem Pflegepersonal und Psychologen sinnvoll. Weitestgehendes Verständnis für die Grundlagen von Asthma, seine Behandlung, sowie die Möglichkeit, auf Probleme zu reagieren, sind erforderlich. Kurzzeitige Hospitalisierungen können bei schwerem Asthma zur Vertiefung der Instruktion der Kinder und Miteinbeziehung der Familien hilfreich sein.

Nur durch einen **Teameinsatz** haben derartige Programme Hoffnung auf sehr gute Erfolge. In diesem Sinne müssen Patienten über Monitormöglichkeiten wie Peak-flow-Meter, Inhalierhilfen, Unterschiede zwischen den einzelnen Pharmaka etc. informiert sein. Dieser zum Teil komplexe und zeitaufwendige, aber auf lange Sicht erfolgreiche Behandlungsplan wird durch schriftliche Informationen, regelmäßiges

Tab. 23/5: Diagnostische Maßnahmen bei obstruktiven Atemwegserkrankungen.

Untersuchungsmethodik	Zweck
1. Lungenfunktionsdiagnostik Ganzkörperplethysmographie/Spirometrie vor und nach Bronchospasmolyse	Feststellung des Obstruktionsgrades sowie der Reversibilität, Differentialdiagnose zwischen restriktiver und obstruktiver Ventilationsstörung
Provokationstest (Histamin, Metacholin, Kälte- u. Laufbelastung)	Nachweis einer bronchialen Hyperreagibilität
2. Allergiediagnostik Haut-Pricktest RAST ggf. spezifische Provokation	Nachweis einer allergischen Sensibilisierung
3. Röntgendiagnostik Herzfernaufnahme ap u. seitl., evtl. mit Breischluck	Nachweis von Infiltrationen, Atelektasen, Mißbildungen, Überblähungen (Fremdkörperaspiration); Herzbeurteilung
Nasennebenhöhlen	Sinubronchiales Syndrom
Spezielle Tracheaaufnahme	Einengung der Trachea
Ösophagogramm (Gastrografin)	Ösophagotracheale Fistel
Tomographie	Tumorausschluß
4. Szintigraphische Verfahren Lungenszintigraphie (Perfusion und Ventilation)	Fehlbildung (Lungenaplasie bis -hypoplasie, Bronchiektasen), unklare Lungenbefunde
Gastroösophageale Szintigraphie	Ösophagotracheale Fistel
5. Laboruntersuchungen α_1-Antitrypsin Virusserologie Immunglobuline und IgG-Subklassen im Serum Schweißtest	Mukoviszidose
6. Bronchoskopie-Bronchographie	Mißbildungen, Fremdkörperaspiration, Biopsie (Lavage bei Atelektase)
7. Herzkatheteruntersuchungen	Gefäßmißbildungen

Medikamenten- und Lungenfunktionsmonitoring sowie Kenntnis selbständig durchzuführender Therapiemaßnahmen wesentlich unterstützt. Inzwischen gibt es eine Reihe von strukturierten Programmen zur Schulung asthmakranker Kinder und Jugendlicher im Sinne einer präventiven Rehabilitation. Deren wissenschaftliche Evaluationen ergaben zum einen bezüglich psychosozialer Faktoren eine deutliche Verbesserung, was als Beitrag zu einer Optimierung der Krankheitsbewältigung und Steigerung der Lebensqualität zu werten ist. Zum anderen erwiesen sich jedoch auch somatische bzw. kostenrelevante Daten (Notfallvorstellungen, Krankenhausaufenthalte, Schulfehltage, Belastbarkeit beim Sport usw.) als signifikant positiv durch die Schulungen beeinflußbar. Für die Patienten hat sich auch die Führung von Beschwerdekalendern, einschließlich Peak-flow-Aufzeichnungen weltweit bewährt. Für Notfälle sind Patientenkarten mit einem Maßnahmenkatalog, der auch von Laien umgesetzt werden kann, sowie entsprechenden ärztlichen Anlaufstellen (Spitalambulanz, versorgender Arzt) sinnvoll.

Selbsthilfegruppen können eine unterstützende Rolle spielen. Auch die Erfassung psychosozialer morbiditätsbezogener Faktoren kann gegebenenfalls zur erfolgreichen Asthmatherapie beitragen.

23.7.2 Berücksichtigung der Umweltsituation

An der Rolle der Allergie in der Pathogenese des Asthmas und in der Provokation von Symptomen bestehen keine Zweifel. Auslösende Allergene sollten daher identifiziert, Eltern und Kinder darüber informiert und Vermeidungsmaßnahmen entwickelt werden. Dies gilt besonders für die Verminderung der Belastung durch **Hausstaubmilben** sowie **Haustiere**. Die Reduktion der häuslichen Hausstaubmilbenbelastung, wobei insbesondere die Verwendung sogenannter Matratzen-Encasings zu nennen ist, hat bei entsprechend sensibilisierten Patienten oft bereits eine deutlich verbesserte klinische Situation zur Folge. Die oftmals empfehlenswerte Umgestaltung von Innenräumen kann jedoch zeit- und kostenaufwendig sein. Haustiere sind, wenn irgend möglich, aus Wohnungen zu entfernen (siehe auch Kap. 15).

Gegenüber saisonalen Allergenen wie Pollen können mit fraglichem Erfolg Luftfilter eingesetzt werden, was allerdings die Notwendigkeit des Aufenthaltes in Innenräumen nach sich ziehen und damit die normale Aktivität des Kindes sehr beschränken würde. Schimmelpilze spielen im Kindesalter eine relativ geringe Rolle für die Allergisierung der Atemwege, können jedoch bei starkem Schimmelbefall und hoher Luftfeuchtigkeit von Bedeutung sein. Die optimale relative Luftfeuchtigkeit für Asthmatiker beträgt 40 bis 50 %.

Eine Belastung durch Tabakrauch in Innenräumen muß ganz energisch beendet werden. Insbesondere bei Kleinstkindern ist diese Maßnahme zur Verringerung unspezifisch irritativer Reize außerordentlich wirkungsvoll, so daß die Frequenz klinischer Symptome deutlich gemildert werden kann. Man kann annehmen, daß die bloße Vermeidung von passiver Tabakrauchinhalation eine Beschwerdeminderung um rund 30 % nach sich zieht.

Ozon ist imstande, eine transiente Steigerung der bronchialen Empfindlichkeit asthmatischer Kinder auszulösen. Erhöhte Ozonbelastung (und parallel dazu in der Regel hohe Pollenkonzentrationen) sind vor allem in stabilen Hochdruckperioden zu erwarten. Verhaltensmaßnahmen für Kinder beschränken sich auf die Empfehlung einer Expositionsprophylaxe. Die WHO-Richtlinie für Ozon gibt einen 1-Stunden-Richtwert von 150 bis 200 µg/m^3 und einen 8-Stunden-Richtwert von 100 bis 120 µg/m^3 an.

23.7.3 Hyposensibilisierung (spezifische Immuntherapie)

Die Rolle der spezifischen Immuntherapie in der Langzeitbehandlung von Asthma bronchiale wird kontrovers diskutiert. In kontrollierten Studien konnte die Überlegenheit dieser Behandlungsform im Vergleich zu Plazebo dokumentiert werden. Im Vergleich zur gut eingesetzten Pharmakotherapie bleiben Langzeitergebnisse noch abzuwarten. Klare Indikationen für die spezifische Immuntherapie im Gesamtrepertoire der zur Verfügung stehenden Maßnahmen ergeben sich jedoch bei Vorliegen nicht vermeidbarer ubiquitär vorkommender und asthmaauslösender Allergene (z. B. Pollenasthma, Hausstaubmilbenasthma) bei entsprechend langer (> als 4 Wochen) und intensiver Symptomatik (Kap. 17).

23.7.4 Langzeit-Pharmakotherapie

Die Pharmakotherapie des Asthma bronchiale orientiert sich am Lebensalter, vor allem aber an der Beschwerdefrequenz und -intensität. Der im Jahr 1998 veröffentlichte internationale „Consensus-Report" beinhaltet Asthma-Therapierichtlinien, die halfen, zu einer Vereinheitlichung der Behandlungsstrategien für Kinder beizutragen (Abb. 23/4). Grundsätzlich stehen als antiinflammatorische Substanzen Dinatrium-Cromoglykat (DNCG) und Glukokortikoide (vorzugsweise inhalativ) zur Verfügung. Die wichtigsten Bronchodilatatoren sind die β$_2$-Sympathomimetika, die ebenfalls vorzugsweise inhalativ verabreicht werden.

Kinder mit asthmatischen Beschwerden bzw. Husten und Giemen innerhalb des 1. Lebensjahres müssen, sofern keine Gedeihstörung eintritt, kein atopischer Hintergrund vorhanden ist und die Beschwerden nur gelegentlich auftreten, noch nicht unmittelbar einer Langzeittherapie zugeführt werden.

Bei mehr als 3mal pro Woche auftretendem, leichterem episodischen Asthma sollte in jedem Alter rasch auf eine antiinflammatorische **Dauerprophylaxe** mit inhaliertem **DNCG** übergegangen werden. Die regelmäßige Anwendung 3- oder 4mal täglich über mindestens 6 Wochen ist vor der Annahme einer Wirkungslosigkeit und dem Umsteigen auf andere therapeutische Maßnahmen sinnvoll. Nach mehr als 20jähriger Verwendung ist DNCG als ausgesprochen sichere Substanz in der Behandlung des kindlichen Asthmas anzusehen, da nennenswerte Nebenwirkungen nicht bekannt geworden sind.

Läßt sich mit DNCG keine Kontrolle erreichen und sind Bronchodilatatoren mehr als 3mal pro Woche erforderlich, ist eine Umstellung auf **inhalative (topische) Glukokortikoide** angezeigt. Die kombinierte Verwendung von DNCG und inhalativem Steroid ist üblicherweise nicht erforderlich.

Inhalierte Steroide sind bereits in niederen Dosen wirksam, d. h. Budesonid oder Beclomethason unter 600 µg/d. In Deutschland steht nun auch das Fluticason zur Verfügung, das etwa bei der Hälfte der µg-Dosierung die gleiche klinische Wirksamkeit aufweist wie Budesonid/Beclomethason. Bei gleicher klinischer Wirkung sind die Nebenwirkungen von Fluticason und Budesonid wohl vergleichbar, während das Beclomethason geringfügig schlechter abschneidet. Die im folgenden verwendeten µg-Angaben beziehen sich auf die „alten" inhalativen Steroide Budesonid und Beclomethason. Die inhalativen Glukokortikoide führen in der Regel, auch bei Säuglingen und Kleinkindern mit chronischem Asthma, zu einer ausgezeichneten Kontrolle. Höhere Dosen können zur Beeinflussung der hypothalamisch-hypophysären Nebennierenrinden-Achse führen. Wenn auch genaue auf das Körpergewicht bezogene Dosis-Wirkungs-Beziehungen fehlen, so ist doch bekannt, daß Steroide ab 800 µg/d zu erhöhtem Vorkommen von Nebenwirkungen führen, insbesondere zur Wachstumsretardierung. Üblicherweise läßt sich bei Kindern bereits mit 2mal 100 bis 2mal 200 µg/d eine gute Stabilisierung des Asthmas ohne Nebenwirkungen erreichen. Bei gut kontrolliertem Asthma soll im Verlauf immer eine Verringerung der Steroiddosis auf die geringste individuell benötigte Menge versucht werden. Durch Vorsatz sogenannter Spacer (birnenförmige Reservoire zwischen 150 und 750 ml Inhalt) gelingt eine Verbesserung der intrapulmonalen Deposition; die Benutzung von Glukokortikoid-Sprays ohne vorgeschalteten Spacer sollte heute obsolet sein. Praktisch sind jedoch auch Feinpulverinhalatoren (siehe unten).

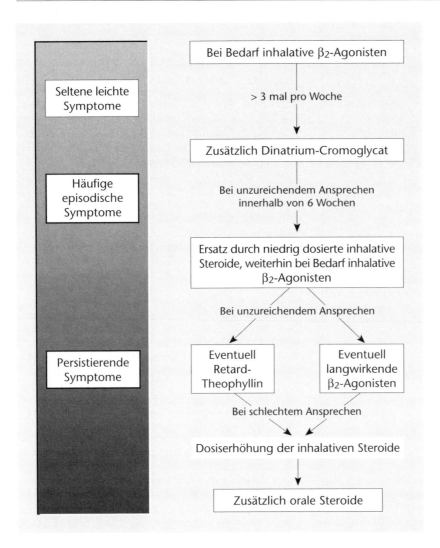

Abb. 23/4: Langzeit-Asthmatherapie: Algorithmus für eine Stufenbehandlung (Warner et al., 1998).

Die regelmäßige Anwendung von β_2-Sympathomimetika wird in letzter Zeit sehr kritisch gesehen, da nach großangelegten epidemiologischen Untersuchungen ein Zusammenhang zwischen erhöhter Asthmamortalität und erhöhtem Verbrauch an β_2-Sympathomimetika, insbesondere Fenoterol, postuliert worden ist. Aus diesem Grund wird gegenwärtig versucht, die regelmäßige Anwendung von β_2-Sympathomimetika zu vermeiden und diese stattdessen nur bei Bedarf inhalieren zu lassen. Die ausgezeichnete Symptomkontrolle bei alleiniger regelmäßiger Anwendung inhalierter β-Mimetika kann nämlich zu einer Maskierung zugrundeliegender entzündlicher Prozesse führen. Aus einem falschen Gefühl der Sicherheit kann sich somit tatsächlich eine Untertherapie ergeben. Ob dieser Mechanismus auch generell für kindliches Asthma zutrifft, ist offen, aber wahrscheinlich.

Die β-Sympathomimetika sind wegen ihrer ausgezeichneten bronchodilatatorischen Wirkung mit den eben erwähnten Einschränkungen weiterhin feste Bestandteile der Asthmatherapie. Vorsicht ist jedoch geboten bei längerfristiger regelmäßiger Anwendung, da die bronchiale Hyperreagibilität durch β_2-Sympathomimetika therapeutisch nicht beeinflußt wird bzw. sogar zunimmt! Damit kann dann eine verringerte Asthmakontrolle verbunden sein. Die gegenwärtige Zurückhaltung in der regelmäßigen Langzeitanwendung sollte als Vorsichtsmaßnahme bis zur endgültigen Klärung der Frage der Sicherheit angesehen werden. In der Behandlung des akuten Anfalls sind die β_2-Sympathomimetika allerdings nach wie vor Therapeutika der ersten Wahl (siehe unten).

Läßt sich mit niedrigdosierten inhalativen Steroiden keine optimale Kontrolle erzielen, ist die zusätzliche Anwendung **langwirksamer β_2-Sympathomimetika** zu überlegen. Hier ist insbesondere an **Salmeterol**, dem vielfach sogar eine entzündungshemmende Wirkung zugesprochen wird, oder an **Formoterol** zu denken. Salmeterol hat im Vergleich zu Salbutamol einen etwas verzögerten Wirkungsbeginn, was sich aus dem schwierigen „Andocken" des langen, flexiblen Moleküls an den Rezeptor erklärt. Die Protektion gegen eine Bronchokonstriktion beträgt bis zu 12 Stunden und ist damit etwa dreimal so lang wie bei Salbutamol. Formoterol hat bei gleicher Wirkdauer den Vorteil eines rascheren Wirkungseintritts. Unerwünschte Nebenwirkungen der langwirksamen β_2-Sympathomimetika wie Tachykardie und Tremor sind die gleichen wie bei Salbutamol.

Im Gegensatz zur häufigen Anwendung von Xanthinen (**Theophyllinpräparate**) noch vor einigen Jahren hat sich in letzter Zeit eine beträchtliche Zurückhaltung gegenüber Theophyllin entwickelt. Insbesondere bei Schulkindern wurden, zum Teil auch bereits innerhalb des therapeutischen Serumwirkspiegels von 10 bis 20 µg/ml, Schlafstörungen, erhöhte Irritabilität, Konzentrationsverlust und damit verbunden nachlassende Schulleistungen, Kopfschmerz, Übelkeit, Erbrechen und Bauchschmerz beobachtet. Bei genauem Therapiemonitoring wurde allerdings in anderen Untersuchungen eine Beeinträchtigung kognitiver Funktionen nicht nachgewiesen. Der Übergang zur potentiell toxischen Theophyllin-Serum-Konzentration kann jedoch relativ abrupt sein, so daß auch Krämpfe auftreten können. Theophyllin soll heute ausschließlich als Retardprodukt mit sehr genauem Serumwirkspiegel-Monitoring in der Einstellphase verwendet werden.

Führen die genannten Maßnahmen nicht zum therapeutischen Langzeiterfolg, so wird man die Dosis an inhalativen Glukokortikoiden erhöhen müssen. Kommt es selbst nach Gabe inhalativer Steroide in erhöhter Dosis auch in Kombination mit langzeitwirksamen β_2-Mimetika nicht zur sicheren Kontrolle des kindlichen Asthmas, so ist auf die niedrigst mögliche, vorzugsweise an alternierenden Tagen gegebene, orale **Kortikosteroidbehandlung** auszuweichen. Hier sind sowohl ein einschleichender (langsame Dosissteigerung) als auch ein initial voll dosierter, später reduzierender Ansatz möglich. Bei sorgfältiger ärztlicher Kontrolle kann die Therapie mit oralen Glukokortikoiden gut gesteuert, eine gute Asthmakontrolle erreicht sowie unkontrollierbares Asthma mit der Gefahr eines tödlichen Ausgangs oder schwerster Exazerbation kontrolliert werden.

Der Algorithmus (Abb. 23/4) ist als Hilfe für den Therapieansatz zu verstehen und orientiert sich am gesamten Spektrum der Ausprägung von mildem bis zu schwerem Asthma. Insgesamt ist in der Evolution der Therapie kindlichen Asthmas ein Wandel in Richtung der protektiven antiinflammatorischen Therapie eingetreten.

Grundsätzlich wird zunächst DNCG und bei Erfolglosigkeit ein inhalatives Steroid empfohlen. Die Sorgen über unerwünschte Wirkungen von β_2-Mimetika (Verschlechterung der Lungenfunktion bei regelmäßiger Langzeitanwendung und damit Erhöhung von Morbidität/Mortalität) und der inhalativen Steroide (Wirkung auf Knochenstoffwechsel und Wachstum bei höherer Dosierung) bleiben derzeit noch nicht generell beantwortbar.

In den Algorithmus des Consensus-Statements von 1998 sind zwei neuere Therapeutika noch nicht eingegangen, die hier Erwähnung finden sollten. **Nedocromil** hat in etwa das Wirkungsspektrum von DNCG, scheint aber insbesondere beim asthmatischen Husten (Cough variant asthma) eine besondere Wirksamkeit zu haben. In Deutschland wurde 1998 ein **Leukotrienantagonisten** zugelassen. Immerhin finden Leukotrienantagonisten in den amerikanischen „Guidelines" von 1997 als alternative antiinflammatorische Substanzen für Kinder ab 12 Jahren relativ früh im Stufentherapieschema Erwähnung (Kap. 16).

Schwerste Verlaufsformen mit hoher oraler Kortikosteroidtherapie sollten für eine **immunsuppressive Behandlung** evaluiert werden. Allerdings kann erst nach Monaten mit einer deutlichen Verbesserung, insbesondere der Lungenfunktion, gerechnet werden. Aufgrund der Nebenwirkungen ist eine genaue Überwachung unbedingt erforderlich. Erfahrungen liegen für Methotrexat und Cyclosporin vor, wodurch eine deutliche Verminderung der benötigen Steroiddosis erzielt werden konnte. Für den Einsatz dieser oder anderer Immunsuppressiva liegen insbesondere bei Kindern derzeit noch sehr beschränkte Erfahrungen vor.

Eine Reduktion der antiasthmatischen Therapie kann generell nach Erzielen von Beschwerdefreiheit nach mehrmonatiger Therapie überlegt werden, wobei insbesondere der stabil bleibenden Lungenfunktion besonderes Augenmerk zu widmen ist. Eine gänzliche Heilung ist durch die Pharmakotherapie allerdings nicht zu erwarten; nach vollständigem Absetzen der antiinflammatorischen Behandlung kommt es in der Regel wieder zu einem Beschwerdebild wie vor Therapiebeginn.

Inhalationssysteme: In Abhängigkeit vom Alter des Kindes sind verschiedene Applikationsmethoden für die inhalativen Therapeutika angezeigt (Tab. 23/6). Bei kleinen, nicht kooperativen Kindern kommt die Verwendung von **elektrischen Kompressorverneblern** mit entsprechenden Inhalationslösungen in Frage (z. B. Pari-Turbo-Boy®). Bis zum 2. Lebensjahr wird dabei eine Maske angesetzt, ab dem 3. Lebensjahr ein Mundstück verwendet. Mit Kompressor-Inhalationsgeräten kann eine durchgehende Vernebelung aufrechterhalten werden, wobei die technische Spezifikation des Gerätes genau bekannt sein muß und insbesondere das therapeutische Aerosol überwiegend in einer Größe von 3 bis 5 µm vorliegen soll. Besondere Qualitätsanforderungen sind an die Stabilität der Düsencharakteristika zu stellen. Der Gebrauch solcher Inhalationsgeräte sollte auf die Altersgruppe 1- bis 2jähriger Kinder beschränkt bleiben. Auch eine kleine Gruppe älterer Patienten mit schwe-

Tab. 23/6: Inhalationssysteme.

	< 4 Jahre	4–6 Jahre	≥ 7 Jahre
Dosieraerosol allein	–	–	ja (jedoch niemals bei inhalativen Steroiden)
Dosieraerosol + 750 ml Spacer (z. B. Volumatic®, Nebulator®)	–	ja	ja
Dosieraerosol + 150 ml Spacer (z. B. Aerochamber®) mit Maske	ja	–	–
Trockenpulverinhalator (z. B. Turbohaler®, Diskus®, Spinhaler®)	–	evtl.	ja
Inhalationsgerät (z. B. Pari-Junior-Boy®)	ja	–	–

rem Asthma gibt an, im schweren Asthmaanfall subjektiv durch Inhalationen mittels Inhaliergeräten die beste Linderung zu verspüren. Ansonsten aber sollten ältere Patienten, insbesondere für ihre Dauertherapie, an den Gebrauch einfacher zu handhabender und zum Teil effizienterer Inhalationssysteme herangeführt werden.

Als gängiges Inhalationssystem kann man heutzutage **Dosieraerosole in Verbindung mit Spacern** empfehlen. Schon sehr junge Kinder können aus diesen birnenförmigen Reservoiren entsprechend ihrem eigenen Atemmuster ein Medikamentenaerosol inhalieren. Besonders vorteilhaft ist, daß durch die Anwendung von Spacern die endobronchiale Deposition bronchodilatatorischer Substanzen verbessert und die Deposition im Magen eindeutig verringert wird.

Trockenpulver-Inhalatoren sind sehr praktisch, bedürfen jedoch eines ausreichenden inspiratorischen Atemflusses und kommen in der Regel erst für Kinder ab dem 6. Lebensjahr in Frage. Für die Dauertherapie, zum Beispiel mit inhalativen Steroiden, sind die Trockenpulver-Inhalatoren sehr zu empfehlen; im akuten Asthmaanfall mag es insbesondere jungen Kindern jedoch schwer fallen, das bronchodilatatorische β_2-Sympathomimetikum aus einem solchen Inhalationssystem effizient anzuwenden.

Patientenalter, Atemzugvolumen und Atemmuster sind entscheidende Faktoren für die tatsächlich erfolgende Medikamentendeposition. Bei jeder Form der Inhalationstherapie ist die Inhaliertechnik vorab sorgfältig zu erklären und regelmäßig zu überprüfen!

23.7.5 Akutversorgung – Therapie des akuten Asthmaanfalls

Akute Asthmaanfälle können sich bei Allergenbelastung oder im Rahmen von Atemwegsinfektionen relativ abrupt einstellen. Für den Behandlungserfolg ist es wichtig, die Therapie möglichst frühzeitig zu beginnen. Wie weit die häusliche Behandlung vor der Krankenhauseinweisung gehen soll, hängt sowohl vom Arzt als auch von der Erfahrung des Patienten und seiner Eltern ab. Im Idealfall sollte die Familie im Besitz eines schriftlich ausgearbeiteten Plans sein, aus dem hervorgeht, welche Maßnahmen in welcher Situation im Verlauf zu ergreifen sind. Die initiale Behandlung umfaßt folgende Maßnahmen: Die wirksamsten Bronchodilatatoren sind β_2-**Sympathomimetika**. Die Gabe solcher Medikamente (angesichts der erprobten Sicherheit in der Anwendung vorzugsweise Salbutamol) ist bei leichten bis mittelschweren Anfällen die beste Maßnahme, die Atemwegsobstruktion zu beheben. Dabei liegt die international empfohlene Dosierung auch für Kinder (2–4 Hub des Dosieraerosols alle 20 Minuten in der ersten Stunde) deutlich höher als es der landläufigen Praxis entspricht. Die Wirkung inhalativer β_2-Sympathomimetika setzt innerhalb von 5 Minuten ein und läßt sich durch wiederholte Anwendung steigern. Bei leichter klinischer Symptomatik und gutem Therapieerfolg von Bronchodilatatoren, d. h. wenn der Peak flow auf über 80 % des Solls ansteigt und das Ansprechen auf die Inhalation mindestens 3 bis 4 Stunden anhält, kann die Behandlung allein mit diesen inhalativen β_2-Sympathomimetika fortgesetzt werden. Wenn dagegen nach einer Stunde kein eindeutiges Ansprechen auf die Therapie mit inhalativen Bronchodilatatoren zu verzeichnen ist, sollte ohne zu zögern auf den nächsten therapeutischen Schritt, nämlich die **systemische** Verabreichung von **Kortikosteroiden** übergegangen werden. In vielen Fällen reicht bei Kindern eine einzige orale Dosis von 1 bis 2 mg Prednisolon/kg KG aus. Gerade bei Säuglingen und Kleinkindern, bei denen die ödematös-entzündlichen Veränderungen der Bronchialschleimhaut pathophysiologisch eine große Rolle spielen, sollte keinesfalls mit dem Einsatz von Kortikosteroiden gezögert werden, falls die initiale Bronchodilatatortherapie erfolglos ist, auch wenn es manchmal schwierig sein mag, die verbreitete „Kortikophobie" der Eltern zu überwinden. Während bei gutem Ansprechen auf die Kortikosteroidbehandlung für Erwachsene eine Fortführung der Behandlung über mehrere Tage unter Reduktion der Tagesdosis empfohlen wird, sind bei Kindern in ambulanter Betreuung dagegen in der

Regel maximal 3 Tage einer Kortikosteroidtherapie (1–2 mg/kg KG/d) erforderlich, so daß sich ein Ausschleichen erübrigt.

Eine **stationäre Behandlung** empfiehlt sich wenn

- innerhalb von 2 bis 6 Stunden nach Beginn der Kortikosteroidtherapie keine Verbesserung eingetreten ist,
- inhalative β_2-Sympathomimetika über mehr als 24 bis 48 Stunden alle 3 bis 4 Stunden erforderlich sind,
- anamnestisch ein schwerer Asthmaanfall in der Vergangenheit oder andere Risikofaktoren (frühere Intubation wegen Asthma, psychosoziale Probleme, laufende systemische Steroidmedikation) vorliegen,
- eine weitere Verschlechterung verspürt wird, oder
- der Asthmaanfall ohnehin schon schwergradig ist (Tab. 23/3).

Im Krankenhaus sollte man sich dann orientierend anhand der Pulsoximetrie, der Peak-flow-Messung und der klinischen Erscheinungsform ein Bild vom Schweregrad des Asthmaanfalls machen (Tab. 23/3). Dann werden die folgenden Therapiemaßnahmen zur Anwendung kommen: Die Verabreichung von angefeuchtetem **Sauerstoff**, zum Beispiel über Nasensonde oder Maske, dient der Aufrechterhaltung der Sauerstoffsättigung bei mindestens 95%. Die hochdosierte Inhalationstherapie mit β_2-**Sympathomimetika** wird im Krankenhaus fortgeführt; auch kontinuierliche Vernebelung von β_2-Sympathomimetika unter Überwachung der Herzfrequenz ist möglich. Bei Säuglingen hat sich die Inhalation von razemischem Epinephrin, welches ein kombinierter α- und β-Rezeptor-Agonist ist, der Inhalation von Salbutamol therapeutisch überlegen gezeigt, vielleicht weil gerade in dieser Altersgruppe das Mukosaödem eine ausgesprochen wichtige Rolle in der Pathophysiologie der Atemwegsobstruktion spielt. Wenn die inhalative Therapie erfolglos bleibt, können die β_2-Sympathomimetika intramuskulär, subkutan oder intravenös verabreicht werden. Bewährt hat sich bei Kindern beispielsweise die intravenöse Dauerinfusion von Salbutamol unter Herzfrequenz- und Blutdruckkontrolle nach folgendem Dosierungsschema: Loading dose 1 µg/kg KG/min über 10 Minuten intravenös, dann 0,2 µg/kg KG/min intravenös über Bypass als Erhaltungstherapie; Dosissteigerung um 0,1 µg/kg KG/min (Maximum 4–5 µg/kg KG/min) alle 15 Minuten bis zum Erfolg oder bis zum Herzfrequenzanstieg auf über 180 bis 200 Schläge pro Minute. **Ipratropiumbromid**, ein Anticholinergikum, ist eine weitere bronchodilatatorische Substanz neben den β_2-Sympathomimetika. Die bronchospasmolytische Wirkung der Kombination von einem β_2-Sympathomimetikum und Ipratropiumbromid (z.B. Atrovent®) kann bei Kindern über die Wirkung der Einzelsubstanzen hinausgehen. Allerdings ergab eine große Metaanalyse verschiedener Studien über die Wirkung von Ipratropiumbromid im Asthmaanfall, daß sich unter Ipratropiumbromid auch eine Verschlechterung einstellen kann, so daß diese Substanz nicht unkritisch in jedem Fall gegeben werden sollte. Der Stellenwert von **Theophyllin** in der Behandlung asthmatischer Exazerbationen bleibt kontrovers. Theophyllin vermag in der Regel nach ausreichend hochdosierter Gabe von β_2-Sympathomimetika keine zusätzliche Bronchodilatation zu erreichen. Man hat sich in einer internationalen Expertenrunde darauf geeinigt, intravenöse Theophyllingaben für die ersten 4 Stunden der Notfallbehandlung nicht zu empfehlen, sie danach jedoch Patienten im schweren Asthmaanfall nicht vorzuenthalten. Üblich ist die parenterale Dauerinfusion von Theophyllin nach folgendem Schema: Nach einer Loading dose von 5 bis 6 mg/kg KG wird eine Dauererhaltungsdosis von 0,6 bis 1 mg/kg KG/h verabreicht; wenn die Patienten bereits mit oralem Theophyllin behandelt worden sind, dürfen zunächst jedoch nur geringere intravenöse Dosen verabreicht werden. Die Gabe systemischer **Kortikosteroide** beschleunigt die Besserung der klinischen Symptomatik, und mittelschwere bis schwere Asthmaanfälle sollten auf jeden Fall mit Kortikosteroiden behandelt werden. Die intravenöse Verabreichung hat normalerweise gegenüber der oralen keine dokumentierten Vorteile. Dosierungsempfehlungen für Kinder sind mannigfaltig und uneinheitlich; bei schwerer akuter Asthmasymptomatik wurden von einer internationalen Expertengruppe für Kinder 6 stündlich 1 bis 2 mg/kg KG Prednisolon empfohlen.

Sedierungen sind wegen der Gefahr der Atemdepression abzulehnen und in der Regel auch klinisch überflüssig. Für die Beurteilung der Entwicklung der akuten Symptomatik ist der Verlauf der Sauerstoffsättigung bzw. des Sauerstoffpartialdrucks von größerer Bedeutung als die Kohlendioxidpartialdrücke. Dies deshalb, da durch eine effektive Bronchodilatation und Sekretmobilisation bei ungestörter oder verbesserter muskulärer Effektivität die Abatmung auch deutlich erhöhter CO_2-Werte problemlos erfolgen sollte. Ergibt sich trotz massiver Therapie ein deutlicher Trend zur Verschlechterung der Oxygenierung, so muß die mechanische Beatmung vorbereitet werden. Die früher verwendete Entscheidungshilfe für die künstliche Ventilation in Form eines Überschreitens eines pCO_2 von 65 mmHg ist nicht mehr aufrechtzuerhalten; angesichts der schwierigen Beatmungssituation beim Asthmatiker hat sich heute das Konzept der permissiven Hyperkapnie durchgesetzt, nur eine ausreichende Oxygenierung muß gewährleistet sein. Aggressivität und Effektivität der initial gesetzten Maßnahmen bestimmen weitgehend Verlauf und Dauer des Status asthmaticus. Nach erfolgreicher Behandlung ist eine Reevaluierung der bisherigen Therapie angebracht.

23.7.6 Spezifische Probleme und ergänzende Therapieverfahren

Säuglinge und Kleinstkinder

In diesem Lebensabschnitt sind zur Bronchodilatation höhere Dosen der β_2-Sympathomimetika nötig. Der Zusatz von Ipratropiumbromid als Monosubstanz oder im Kombinationspräparat kann Erfolg bringen. Eine Reihe von Klinikern berichtet von einem relativ hohen Stellenwert für Theophyllin-Retard-Präparate für diesen Altersabschnitt. Sinnvoll erscheint bei akuter Atemwegsobstruktion auch die Dauervernebelung von razemischem Epinephrin bzw. Adrenalin unter Herzfrequenzkontrolle (siehe 23.7.5). Mit dem Einsatz von Glukokortikoiden sollte besonders bei jungen Kindern nicht gezögert werden. Zusammenfassend gibt es eine Vielzahl therapeutischer Empfehlungen, was jedoch schon anzeigen mag, daß das optimale Therapiekonzept für Säuglinge und Kleinstkinder noch nicht gefunden worden ist und daß der natürliche Verlauf der obstruktiven Bronchitiden in diesem Lebensalter oftmals schwer zu beeinflussen ist.

Anstrengungsasthma (Exercise-induced asthma, EIA)

Therapie der Wahl ist die Inhalation von 2 Hüben eines selektiven β_2-Sympathomimetikums per Dosieraerosol etwa 5 Minuten vor Belastungsbeginn. Auch die Prämedikation mit einer fixen Kombination aus DNCG und Reproterol hat sich als wirksam, nebenwirkungsarm und gut praktikabel erwiesen.
Eine Limitierung der körperlichen Aktivität ist für asthmatische Kinder nicht angezeigt, ein Ausschluß vom Schulturnen bei gut therapierten Kindern kontraindiziert, da sonst rasch die Gefahr des Außenseitertums bzw. die Entstehung von Minderwertigkeitsgefühlen bei den Patienten induziert werden kann. Eine optimale Therapie sollte die volle körperliche Leistungsfähigkeit gewährleisten. Die Teilnahme an speziellen Turn- bzw. Gymnastikprogrammen für Asthmatiker kann sinnvoll sein. Schwimmen im warmen Wasser dürfte besonders günstig sein, intermittierender Sport ist der Dauerbelastung vorzuziehen.

Nächtliches Asthma

Für dieses Problem gibt es zwei Therapieansätze: Entweder sollte der Patient relativ kurz vor dem Zubettgehen ein Retard-Theophyllin-Präparat (10 mg/kg KG) einnehmen, oder es kann als – derzeit vielleicht etwas modernere – Alternative abendlich ein langwirksames β_2-Sympathomimetikum (Formoterol oder Salmeterol) inhaliert werden.

Therapieresistentes Asthma

Hier ist die Überprüfung bereits durchgeführter Maßnahmen (richtige Inhalationstechnik?, richtige Dosierung?, richtiger Therapiezeitpunkt?) angezeigt. Differentialdiagnosen sind auszuschließen, die Patientencompliance ist zu überprüfen. Für Theophyllin kann der Serum-Theophyllin-Spiegel als Hinweis auf potentielle Non-Compliance gelten. Nach verschiedenen Schätzungen sind maximal 5 % aller Asthmatiker therapieresistent im engeren Sinne des Wortes anzusehen, d. h. mit oben erwähnten Empfehlungen nicht einzustellen.

Das entscheidende Moment für den Erfolg einer Therapie dürfte in der primär auf eine Langzeittherapie orientierten Versorgung liegen. Patienten mit Non-Compliance müssen zusammen mit ihren Eltern erneut beurteilt werden und eine Vertiefung der Arzt-Patienten-Beziehung angestrebt werden. Die Therapieführung bedarf einer regelmäßigen Supervision seitens des Arztes.

Psychotherapie

Asthma wird noch immer gelegentlich als psychosomatische Erkrankung interpretiert. Eine psychologisch-psychotherapeutische Intervention ist allerdings **nur** angezeigt, wenn

- emotionale Faktoren für den Krankheitsverlauf einen hohen Stellenwert einnehmen dürften,
- das Asthmakind emotionale oder Verhaltensprobleme auch ohne offenkundigen Zusammenhang mit Asthma zeigt,
- Hinweise auf eine Psychopathologie der Familie vorliegen,
- die konservative Therapie ausgeschöpft, aber nicht erfolgreich ist (Pharmakotherapie, Umweltsanierung etc.).

Die ganz überwiegende Mehrzahl der „Asthmapsychologie" löst sich bei Behebung akuter und chronischer Atemwegsobstruktionen bzw. einem erfolgreichen Asthmamanagement von selbst. Die emotionelle Präzipitation von Anfällen, die Tendenz zur Leugnung von Asthmaproblemen, Depressionen, fehlende familiäre Unterstützung etc. können die Behandlung erschweren, durch die Klärung der Interaktion zwischen Emotion und Asthma gelingt es jedoch, verschiedene Therapieansätze parallel nebeneinander und sich ergänzend durchzuführen. Jeder Therapeut sollte unaufdringlich versuchen, persönliches Umfeld des Patienten und Persönlichkeitsstrukturen zu erfassen.

Komplementäre Maßnahmen

Komplementäre Maßnahmen wie Akupunktur, Homöopathie, Hypnose etc. sind hinsichtlich ihres wissenschaftlich gesicherten Stellenwertes äußerst unzureichend definiert. Sie sind dann energisch zu unterbinden, wenn eine erhöhte Gefährdung durch eine verminderte Compliance gegenüber sicher antiinflammatorisch-bronchodilatatorisch wirksamen Maßnahmen entsteht.

Sporttherapie

Für die meisten Asthmatiker ist Schwimmen die ideale körperliche Belastung und sollte empfohlen werden. Im Bereich des Sports sind intermittierende Aktivitäten mit Belastung durch kurze Dauer (etwa 3 bis 5 Minuten) eher der Langzeitbelastung vorzuziehen. Zu Beginn jeder körperlichen Belastung sollte eine Aufwärmperiode stehen. In zahlreichen Untersuchungen konnte die gute Trainierbarkeit von Asthmatikern nachgewiesen werden, wobei Muskelkraft, maximale aerobe Leistungsfähigkeit und allgemeine Leistungsfähigkeit gesteigert werden konnten. Außer für Patienten mit schwerstem Asthma ist daher ein körperliches Konditionierungsprogramm sinnvoll. Die Zusammenarbeit zwischen Arzt, Physiotherapeuten und speziell ausgebildeten Sporttherapeuten ist sinnvoll. Nicht zuletzt stellt die sportliche Leistungsfähigkeit einen ganz entscheidenden Beitrag zum Angstabbau und zur Stärkung des Selbstwertgefühls und der sozialen Integration dar. Als zusätzliche unterstützende Maßnahme ist die Umstellung auf eine weitgehend nasale Atmung auch bei körperlicher Belastung anzustreben.

Klimatherapie

Eine heilklimatische Behandlung im allergenarmen Milieu (z. B. Meeresaufenthalt, Höhenklima in den Alpen) kann in **Einzelfällen** gerechtfertigt sein, wenngleich überzeugende Studien über den Effekt von Kuren bis heute fehlen.

23.8 Prognose

Die Faktoren, die die Prognose des Asthma bronchiale bestimmen können, sind vielfältig und in ihrer Wertigkeit nur sehr schwer einschätzbar. So ist der Einfluß des Geschlechts, einer frühen Diagnose, einer frühen und ausreichenden Therapie, einer Glukokortikoidabhängigkeit, des familiären und sozialen Umfeldes sowie der Zahl und des Ausmaßes allergischer Sensibilisierungen auf den Verlauf der Krankheit unklar.

Zahlreiche Studien haben die Prognose des Asthmas vom Schulalter (7–15 Jahre) zum Erwachsenenalter beobachtet. Die Zusammenstellung dieser Untersuchungen unterschiedlicher Autoren aus verschiedenen Ländern zeigt, daß bei einem beträchtlichen Teil der Kinder (29–57%) im Laufe von 10 bis 20 Jahren die Asthmasymptomatik durchaus verschwinden kann; allerdings bleibt bei einem Großteil der Kinder (30–80%!) die Symptomatik bestehen. In einer aktuellen deutschen Untersuchung wurde der Verlauf der Erkrankung bei Kindern mit Kleinkindesasthma untersucht, und es fand sich, daß im Schulalter nur 27% der Kinder frei von obstruktiven Symptomen waren. Insgesamt ist es wohl so, daß Kinder mit ausgeprägten, kontinuierlichen Asthmasymptomen während der Kindheit und Vorhandensein anderer atopischer Manifestationen an Atemwegstrakt oder Haut eine geringere Spontanheilungstendenz zeigen. Auch ein Vergleich der Kinder mit einem allergischen Asthma und der mit einem nichtallergischen Asthma scheint zu belegen, daß allergische Kinder eine geringere Chance haben, aus ihrem Asthma „herauszuwachsen". Da bei Kindern die sekundären Veränderungen an der Lunge noch geringer sind als im Erwachsenenalter, wird angenommen, daß präventive therapeutische Maßnahmen eine größere Wirkung haben können. Auch die Tatsache, daß Kinder auf eine Hyposensibilisierung wesentlich besser ansprechen als Erwachsene, belegt die Tatsache, daß bei Ausschöpfung aller diagnostischen und therapeutischen Maßnahmen das kindliche Asthma eine relativ gute Prognose hat. Dies darf jedoch nicht darüber hinwegtäuschen, daß asthmatische Probleme bei einem Teil der Patienten durchaus fortbestehen, und eine konsequente Fortführung der antiinflammatorischen Therapie ist für diese Patientensubgruppe unabdingbar.

Literatur

Bousquet J, Hejjaoui A, Michel FB (1990). Specific immunotherapy in asthma. J Allergy Clin Immunol 86: 292–305

Cockcroft DW (1992). Beta-agonists, airway hyperresponsiveness, and asthma. J Allergy Clin Immunol 90: 739–741

Isles AF, Robertson CF (1993). Treatment of asthma in children and adolescents: the need for a different approach. Med J Australia 158: 761–763

Martinez FD, Wright AL, Taussig L, Holberg CJ, Halonen M, Morgan WJ, Bean J, Bianchi H, Curtiss J, Ey J, Sanguineti A, Smith B, Vondrak T, West N, McLellan M (1995). Asthma and wheezing in the first six years of life. N Engl J Med 332: 133–138

National Institutes of Health (National Heart, Lung, and Blood Institute) (1997). Guidelines for the diagnosis and management of asthma. NIH Publication Nr. 97–4051 A.

Niggemann B, Wahn U (1991). Die Therapie des Status asthmaticus im Kindesalter. Monatsschr Kinderheilkd 139: 323–329

Osmond MH (1995). Efficacy of ipratropium bromide in acute childhood asthma: A meta-analysis. Acad Emerg Med 2: 651–656

Reinhardt D (1996). Asthma bronchiale im Kindesalter. 2. Aufl. Berlin, Heidelberg (Springer)

Schuster A (1994). Akuter Asthmaanfall beim Kind. Notfallmedizin 20: 471–478

von Mutius E, Fritzsch C, Weiland K, Röll G, Magnussen H (1992). Prevalence of asthma and allergic disorders among children in united Germany: a descriptive comparison. BMJ 305: 1395–1399

Warner JO, Naspitz CK, Cropp GJA (1998). Third international pediatric consensus statement on the management of childhood asthma. Pediatr Pulmonol 25: 1–17

Wolthers OD, Pedersen S (1992). Controlled study of linear growth in asthmatic children during treatment with inhaled glucocorticosteroids. Pediatrics 89: 839–842

24 Allergische Alveolitis und allergische bronchopulmonale Aspergillose

K. Paul, H. Lindemann

24.1	Exogen-allergische Alveolitis............... 304	24.2	Allergische bronchopulmonale	
4.1.1	Allergenquellen 304		Aspergillose 307	
24.1.2	Anamnese 305	24.2.1	Pathophysiologie 308	
24.1.3	Klinik... 305	24.2.2	Klinik... 308	
24.1.4	Diagnostik... 305	24.2.3	Diagnostik... 309	
24.1.5	Differentialdiagnose 307	24.2.4	Therapie 309	
24.1.6	Therapie und Prophylaxe 307			

24.1 Exogen-allergische Alveolitis

Die exogen-allergische Alveolitis stellt eine diffuse parenchymatöse Entzündung mit alveolären, interstitiellen und peribronchiolären Anteilen dar. Auslöser sind inhalierte organische Partikel, anorganische Stoffe oder systemisch aufgenommene Substanzen. Im Vordergrund steht eine zelluläre Immunreaktion mit Bildung von IgG-Antikörpern unter Beteiligung des Komplementsystems. Nach derzeitigen Vorstellungen über die zugrundeliegenden Immunmechanismen führen die immunologischen Folgen vorrangig zur Aktivierung von Lymphozyten (TH-1-Zellen), die über Zytokine wie IL-2 und Interferon-γ eine IgG-Produktion induzieren. In geringerem Ausmaß werden z. T. auch TH-2-Zellen stimuliert, die via IL-4 und IL-5 eine IgE-Synthese in Gang setzen.

24.1.1 Allergenquellen

Bei Kindern und Jugendlichen sind Vogelproteine und Schimmelpilze die häufigsten Allergene (Lindemann, 1982). Mit bisher wenig oder noch nicht bekannten Auslösern, auch durch neue Medikamente und chemische Substanzen, muß jedoch gerechnet werden (Tab. 24/1).

Tab. 24/1: Beispiele der exogen-allergischen Alveolitis.

Allergen	Krankheitsbezeichnung
Tierische Antigene	
• Vogelproteine aus Exkrementen, Federn, Eiweißstoffe von Tauben, Hühnern und Wellensittichen u. ä.	Vogelhalterlunge
• Kornkäfer-Protein (Sitophilus granarius)	Müllerlunge
Bakterien und Schimmelpilze	
• Micropolyspora faeni, Thermoactinomyces vulgaris, Penicillium brevicompactum u. a. aus feuchtem Heu, Strohballen etc.	Farmerlunge
• Thermoactinomyces vulgaris, Aspergillus fumigatus aus Luftbefeuchtern, Klimaanlagen und Blumentopferde	Befeuchterfieber, allergische pulmonale Aspergillose Holz-, Malzarbeiterlunge, Käsewascherlunge, Waschmittellunge
Pflanzliche Allergene	
• Austernseitlingssporen	Pilzzüchterlunge
Medikamente	
• Nitrofurantoin als Harnwegstherapeutikum	Nitrofurantoin-Fieber
Anorganische Substanzen	
• Isocyanat u. a.	Isocyanat-Alveolitis

Tab. 24/2: Diagnostik bei exogener-allergischer Alveolitis.

Kriterien	akuter Verlauf	chronischer Verlauf
Klinik	Husten, Fieberschub, Tachypnoe, Dyspnoe, Zyanose	Grippezeichen Gewichtsabnahme, Husten, Belastungsdyspnoe, Ruhedyspnoe, Trommelschlegelfinger
Auskultation	endinspir. Feinblasige RG's („velco rales")	Giemen, „Fibrosequietschen"
Röntgen	feingranuläre, feinretikuläre, z. T. milchglasartige Veränderungen	Fibrosierungszeichen
HR-CT	zentrilubuläre schwer abgrenzbare Knötchen	Übergang in Fibrose
Allg. blutchemische Befunde	passagere Leukozytose (ohne Eosinophilie)	unauffälliges Blutbild
Gammaglobuline	IgG im Serum meist erhöht	IgG erhöht
Spezielle Laboruntersuchungen	Hauttest (Dualreaktion); Antikörpernachweis durch Doppeldiffusion, Immunfluoreszenz, RIA, ELISA	idem (u.U. fehlender Antikörpernachweis)
BAL	Lymphozytose Nachweis sensibilisierter T-Lymphozyten deutliches Überwiegen der Suppressor-/zytotoxischen Zellen gegenüber den Helferzellen	Lymphozytose Nachweis sensibilisierter T-Lymphozyten deutliches Überwiegen der Suppressor-/zytotoxischen Zellen gegenüber den Helferzellen
ACE im Serum	im Sollwertbereich	subakut erhöht; bei Lungenfibrose im Sollbereich
Lungenfunktion	Restriktion, periphere Obstruktion, Diffusionsstörung	Restriktion, Obstruktion, Diffusionsstörung

24.1.2 Anamnese

Man unterscheidet einen akuten und einen chronischen Verlauf. Da auch beim akuten Verlauf die Symptome erst 4 bis 8 Stunden nach dem Allergenkontakt auftreten, wird der Zusammenhang zwischen Allergenexposition und Beschwerden vom Patienten selbst häufig nicht erkannt.

24.1.3 Klinik

Der akute Krankheitsverlauf ähnelt einer Pneumonie. Typischerweise treten Fieber, Dyspnoe, Myalgien und Husten 2 bis 3 Stunden nach der Exposition gegenüber dem Antigen auf. Die Patienten weisen Tachypnoe, gelegentlich eine Zyanose auf. Auskultatorisch finden sich im typischen Fall beidseitige basale feinstblasige Rasselgeräusche (Crepitatio). Hypoxie, vor allem unter Belastung, ist oft vorhanden. Die Symptome haben ihren Gipfel zwischen 6 und 24 Stunden nach dem Beginn der ersten Beschwerden und klingen ohne besondere Behandlung innerhalb von 1 bis 3 Tagen ab, lediglich Fieber verschwindet früher. Bei chronischem Verlauf überwiegen unspezifische Befunde. Wichtigster Hinweis ist eine zunehmende Belastungsdyspnoe.

24.1.4 Diagnostik

Für die Diagnosestellung der exogen-allergischen Alveolitis werden folgende Kriterien herangezogen (siehe auch Tab. 24/2):

- typische Symptome (s. o.),
- Nachweis einer Exposition gegenüber einem entsprechenden Antigen aufgrund der Anamnese und durch Antikörper im Serum,
- radiologische oder High-Resolution-CT-Veränderungen.

Im Zweifelsfall können folgende Untersuchungen zur Klärung der Situation beitragen:

- Restriktion in der Lungenfunktion,
- BAL-Lymphozytose, erhöhter Anteil von NK-Zellen und niedrige CD_3/CD_4-Ratio,
- histologische Veränderungen (Biopsie),
- verminderte Diffusionskapazität,
- arterielle Hypoxie, entweder in Ruhe oder bei Belastung.

Röntgen

Meist sind interstitielle Veränderungen mit retikulärer Zeichnung und zarter milchglasartiger Eintrübung, insbesondere in den Unterfeldern, zu erkennen (Abb. 24/1). Der Befund kann aber auch unauffällig sein. Im Computertomogramm ist ebenfalls häufig eine milchglasartige Trübung vorhanden, das High-resolution-CT zeigt zentrilobuläre, peribronchioläre, schwer abgrenzbare Knötchen als typisches Merkmal.

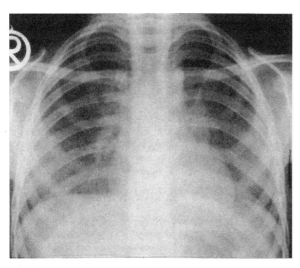

Abb. 24/1: Röntgen-Thorax eines 6jährigen Jungen mit „Taubenzüchterlunge". Es sind diskrete interstitielle Veränderungen mit retikulärer Zeichnung und zarter milchglasartiger Eintrübung besonders in den Unterfeldern zu erkennen.

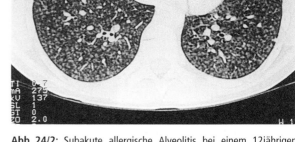

Abb. 24/2: Subakute allergische Alveolitis bei einem 12jährigen (CT).

Im Computertomogramm ist die Unterscheidung zwischen exogen-allergischer Alveolitis und anderen interstitiellen Lungenerkrankungen, z. B. der desquamativen interstitiellen Pneumonie, im Zweifelsfall nicht sicher zu treffen.

Lungenfunktion

Charakteristisch ist eine restriktive Ventilations- und eine Diffusionsstörung. Letztere ist am eindrucksvollsten durch das Absinken des pO_2 während und nach körperlicher Belastung nachzuweisen. Wesentlich ist es, alle verfügbaren Untersuchungsmöglichkeiten zur Objektivierung der Funktionsstörung zu nutzen und auf diese Weise den Parameter zu finden, der zum Monitoring der Karenz bzw. Therapie am sinnvollsten eingesetzt werden kann. Dazu kann vor allem in der initialen Behandlungsphase die Einschränkung der Lungenvolumina (Vitalkapazität) dienen. Im weiteren Verlauf sind die Diffusionskapazität und die Blutgasanalyse unter Belastung besser geeignet.

Immunologische Diagnostik

Der intrakutan durchgeführte Hauttest kann positiv im Sinne einer sog. Dualreaktion sein. Serologische Methoden sind die Doppeldiffusionstechnik nach Ouchterlony oder Agglutinationsverfahren, ferner der direkte Immunfluoreszenztest und der Radioimmunoassay bzw. ELISA. In Speziallaboratorien kann die Diagnose durch den Nachweis sensibilisierter T-Lymphozyten, die mit allergenhaltigem Material inkubiert werden, gesichert werden. Der Antikörpernachweis in Form von Präzipitinen gelingt durchaus nicht immer. Andererseits finden sich auch in der Normalbevölkerung Präzipitine. Der inhalative Provokationstest ist zuverlässig, aber bei der exogen-allergischen Alveolitis wegen der zeitlich verzögerten Reaktion nicht ungefährlich.

Die diagnostische bronchoalveoläre Lavage (BAL) zeigt eine starke Erhöhung der Lymphozyten (meist mehr als 50 % in der Differentialzytologie) mit deutlichem Überwiegen der Suppressor- und zytotoxischen Zellen gegenüber den Helferzellen an. Häufig ist der Anteil von NK-Zellen (CD 56) erhöht. Eine niedrige CD4/CD8-Ratio ist im Kindesalter normal, eine CD4/CD8-Ratio von über 4 bei der exogen-allergischen Alveolitis ist ungewöhnlich. Die BAL sollte daher bei einer diagnostisch unklaren Situation eingesetzt werden. Das Angiotensin-converting-enzyme (ACE) ist nicht selten erhöht (allerdings unspezifisch) und daher vor allem für Verlaufsbeobachtungen geeignet.

Bioptische Verfahren

Bei progredientem Krankheitsgeschehen ist eine sorgfältige Gewebeanalyse, die neben der Lichtmikrosko-

Tab. 24/3: Differentialdiagnose der allergischen Alveolitis.

- Infektiöse interstitielle Pneumonien, z. B. durch Viren, Mykoplasmen, Chlamydien, Rickettsien, Pilze, Pneumocystis carinii, Legionellen.
- Toxische Schädigung des Lungenparenchyms, z. B. durch Strahlen oder Medikamente.
- Andere interstitielle Lungenerkrankungen (idiopathische Lungenhämosiderose, desquamative interstitielle Pneumonie, Mikrolithiasis, Alveolarproteinose, fibrosierende Alveolitis).
- Beteiligung des Lungenparenchyms bei verschiedenen Grunderkrankungen (Sarkoidose, systemischer Lupus erythematodes, Dermatomyositis, Hodgkin-Krankheit, Langerhans-Histiozytose)

Tab. 24/4: Therapie der allergischen Alveolitis.

- Allergenkarenz (stationäre Aufnahme), Sanierungsmaßnahmen, Vorbereitung späterer Expositionsprophylaxe.
- Prednison systemisch, initial 2 mg/kg KG, allmähliche Reduktion auf 0,5 mg/kg KG bis zur Stabilisierung der Spirometrie, danach Reduktion auf 0,2 mg/kg KG. Therapiedauer insgesamt mindestens 3 Monate.
- Nötigenfalls O_2-Applikation.
- Alternativ Prednisolon-Pulstherapie (10–30 mg/kg KG an 3 Tagen).
- Bei fortschreitendem Fibrosierungsprozeß mit respiratorischer Insuffizienz ggf. Lungentransplantation.

Tab. 24/5: Diagnostische Kriterien bei ABPA.

- Asthma und Eosinophilie
- Lungenfunktion: reversible Obstruktion und Restriktion, Diffusionsstörung
- pulmonale Infiltrationen oder Atelektasen in der Röntgen-Übersichtsaufnahme
- proximale Bronchiektasen in der Bronchographie und Computertomographie
- Erhöhung des Serum-IgE (Gesamt-IgE)
- präzipitierende Antikörper gegen Aspergillus
- spezifische IgE- und IgG-Antikörper gegen Aspergillus

pie spezielle Untersuchungsverfahren wie Elektronenmikroskopie, Immunfluoreszenz und biochemische Verfahren zur Kollagentypisierung umfaßt, sinnvoll. Die Lungenbiopsie dient im Zweifelsfall dem Ausschluß anderer Erkrankungen.

Der Biopsie sollte ein CT vorausgehen, damit die Gewebeprobe an repräsentativer Stelle erfolgen kann. Sie kann „offen" oder als transbronchiale Biopsie durchgeführt werden. Typisch, aber nicht pathognomonisch, für die exogen-allergische Alveolitis sind nichtverkäsende Granulome.

24.1.5 Differentialdiagnose

Hier sind alle interstitiellen Lungenerkrankungen, von der Alveolarproteinose bis zur desquamativen interstitiellen Pneumonie zu nennen (Tab. 24/3). Gegenüber der Sarkoidose sind der Röntgenverlauf und das Ergebnis der bronchoalveolären Lavage differentialdiagnostisch hilfreich. Vom klinischen Verlauf ist für die exogen-allergische Alveolitis typisch, daß sowohl die Röntgenmorphe als auch der Lungenfunktionsbefund stark wechseln kann. Dafür sind der Therapieerfolg einerseits (Karenzmaßnahmen) und erneute Allergenexposition (mit Krankheitsrezidiv) andererseits verantwortlich.

24.1.6 Therapie und Prophylaxe

Die Unterbrechung der Allergenexposition ist unerläßlich. Zur Unterbrechung eines floriden entzündlichen Schubes ist die systemische Kortikosteroidapplikation das Mittel der Wahl. Die Dauer der Therapie hängt vom Krankheitsverlauf ab (Tab. 24/4).

Im Rahmen der Expositionsprophylaxe müssen alle denkbaren Allergenquellen in Betracht gezogen werden, beispielsweise bei der Beteiligung von Schimmelpilzen und thermophilen Bakterien: feuchte Wände, feuchtes Holz, Sägemehl, Wassertümpel, Topfpflanzen, Tierfutter, Bettfedern, Käse- und Wurstsorten mit Schimmelpilzauflagerungen. Ferner sind auch Kreuzreaktionen in Rechnung zu stellen, deshalb ist bei einer Taubenzüchterlunge auch der Kontakt mit Ziervögeln, Enten, Gänsen und Hühnern zu meiden. Bei progredientem Krankheitsgeschehen ist die Prednisondosis zu erhöhen oder eine Pulstherapie einzuleiten. Die Prognose ist bei ausbleibender Besserung als ernst einzuschätzen. Die Lungentransplantation stellt lediglich bei der terminalen respiratorischen Insuffizienz als ultima ratio eine therapeutische Option dar. Die Immunsuppression ist jedoch in der Regel höher als bei der exogen-allergischen Alveolitis.

24.2 Allergische bronchopulmonale Aspergillose
(K. Paul)

Der Begriff Aspergillose bezieht sich auf eine Reihe von Krankheiten, die Pilze des Genus Aspergillus, meist der Spezies fumigatus, involvieren. Diese Entitäten reichen von der allergischen Typ-I-Antwort ohne Nachweis des Pilzwachstums bis hin zur invasiven Infektion mit Destruktion von Lungenparenchym. Die Kolonisation der Atemwege, die in Abhängigkeit von bestimmten zugrunde liegenden pathologischen Prozessen (wie der Zystischen Fibrose) vorhanden sein kann, ohne daß weitere Krankheitszeichen vorliegen, wird nicht als Aspergillose bezeichnet.

Das Vollbild der allergischen bronchopulmonalen Aspergillose ist im Kindesalter selten. Dazu kommt, daß Ihre Definition in den letzten Jahren Wandlungen unterworfen war. Vor 20 Jahren wurde eine allergische bronchopulmonale Aspergillose unabhängig von Lungenfunktionsparametern definiert. Auch ein normales Röntgen-Thorax-Übersichtsbild wurde als kompatibel mit der Erkrankung angesehen. Später wurden von Rosenberg et al. (1977) Asthma, pulmonale Infiltrate und Eosinophilie als die primären Symptome angegeben. Diese Autoren zeigten auch, daß ein Aufflammen der Krankheitsaktivität mit radiologischen Veränderungen (pulmonalen Infiltraten) sowie einer Erhöhung des Gesamt-IgE verbunden war. Gegenwärtig wird die allergische bronchopulmonale Aspergillose bei Kindern als Syndrom mit den in Tabelle 24/5 aufgelisteten Kriterien beschrieben.

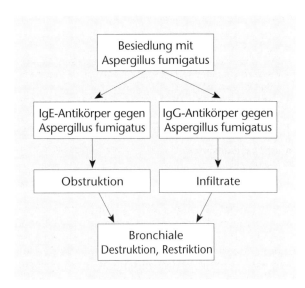

Abb. 24/3: Pathophysiologie der bronchupulomnalen Aspergillose.

24.2.1 Pathophysiologie

Aspergillus ist weltweit in der natürlichen Umgebung vorhanden. Er bevorzugt ein feuchtes Milieu, wie Blumentopferde, Heu, feuchtes Stroh, Kompost, Speisen, Tierfutter, Vogelkot, Klimaanlagen, Wundverbände, Lösungen. Es gibt etwa 300 Aspergillusarten (unter anderem A. flavus, A. nidulans, A. niveus, A. terreus, A. clavatus und A. oryzae), für menschenpathogene Prozesse ist aber fast immer A. fumigatus verantwortlich. Die Sporengröße beträgt 2 bis 3 µm. Gewöhnlich werden die Sporen inhaliert und initiieren den Krankheitsprozeß. Aspergillen können sich endobronchial vermehren. Die Entwicklung der Lungeninfektion oder der Lungenkrankheit hängt von der Interaktion zwischen Virulenzfaktoren des Pilzes, Status der körpereigenen Abwehr (inkl. Atopieneigung) und Typ der Exposition ab (Abb. 24/3).

In der Regel infiziert Aspergillus nur geschwächte oder immunsupprimierte Patienten, insbesondere mit Phagozytosedefekten. Klassischerweise werden Endemien bei Krankenhausumbauten bei onkologischen oder transplantierten Patienten beobachtet. Es konnte auch gezeigt werden, daß verschiedene Stämme von Aspergillus fumigatus eine unterschiedliche Invasivität besitzen. Im Tierversuch waren Aspergillusstämme aus der Umgebung weniger invasiv als solche, die von Patienten isoliert wurden.

Verschiedene Peptide des Hauptallergens AsI induzierten im Mausversuch entweder ein TH-1- oder ein TH-2-Profil (Kurup et al., 1996). Wahrscheinlich sind eine Reihe von Epitopen unterschiedlicher Aktivität in einzelnen Molekülen vorhanden und in die Pathogenese der allergischen bronchopulmonalen Aspergillose durch eine differentielle Zytokinsekretion involviert. In einem Mausmodell der allergischen bronchopulmonalen Aspergillose konnte gezeigt werden, daß die Produktion von GM-CSF, IL-4 und IL-5 durch T-Lymphozyten einen wesentlichen pathogenetischen Faktor der pulmonalen Eosinophilie und des erhöhten Serum-IgE darstellt, was die Bedeutung der TH-2-Zellen in der Pathogenese der allergischen bronchopulmonalen Aspergillose unterstreicht (Chu et al., 1996). Auch Lymphozytentransformationstests wurden gewöhnlich positiv bei Patienten mit allergischer bronchopulmonaler Aspergillose gefunden; serielle Untersuchungen wiesen aber keinen Zusammenhang mit der Aktivität der Erkrankung auf. Die Konzentration von solublem Interleukin-2-Rezeptor (IL-2 Ra) ist bei der allergischen bronchopulmonalen Aspergillose in der bronchoalveolären Lavage erhöht, was ebenfalls auf eine Beteiligung der T-Zellen hinweist.

Es wurde schon früh nachgewiesen, daß die Erhöhung von IgE-Antikörpern bei der allergischen bronchopulmonalen Aspergillose nicht allein auf die Erhöhung der spezifischen IgE-Antikörper gegen Aspergillus zurückzuführen war. Deshalb wird vermutet, daß Aspergillus Substanzen produziert, die die T-Suppressorlymphozyten inhibieren. So sezernieren T-Zellen von Patienten mit allergischer bronchopulmonaler Aspergillose, die mit Aspergillusantigenen stimuliert werden, Zytokine, die eine IgE-Synthese durch B-Zellen induzieren (Knutsen et al., 1990).

Auch präzipitierende Antikörper sind bei Patienten mit allergischer bronchopulmonaler Aspergillose erhöht, ihre Präsenz oder Absenz reflektiert aber nicht die Aktivität der Erkrankung.

Eine Sonderrolle spielt die Besiedelung der Atemwege und die Sensibilisierung gegenüber Aspergillus fumigatus und die allergische bronchopulmonale Aspergillose bei Patienten mit zystischer Fibrose (Maguire et al., 1988). Offensichtlich besitzt der Pilz eine Prädilektion für vorgeschädigte Atemwege (z. B. infolge der abnormalen Ionenzusammensetzung der Sekrete von CF-Atemwegszellen).

Ein klinischer Phänotyp, der der Lungenkrankheit bei zystischer Fibrose ähnelt, kann bei einigen Individuen mit allergischer bronchopulmonaler Aspergillose auch familiär auftreten. Genanalysen des CFTR-Gens bei Patienten mit allergischer bronchopulmonaler Aspergillose zeigen überzufällig häufig Abnormalitäten. Möglicherweise spielt CFTR eine ätiologische Rolle bei einer Untergruppe von Patienten mit allergischer bronchopulmonaler Aspergillose (Miller et al., 1996).

24.2.2 Klinik

Asthma, bröckeliges, braunes Sputum und ein damit verbundener schwerer Krankheitszustand mit Fieber, Husten, Thoraxschmerzen, gelegentlich Hämoptoe, Pleuritis und Pneumothorax sind die typischen Zeichen einer allergischen bronchopulmonalen Aspergillose, Mucoid-Impaction und Bronchialausgüsse sind charakteristische Komplikationen. Der Krankheitsverlauf kann chronisch schleichend oder akut exazerbierend sein.

Die Inzidenz der allergischen bronchopulmonalen Aspergillose und bronchialen Hyperreagibilität mit Sensibilisierung gegen Aspergillus wird bei heranwachsenden und erwachsenen Patienten mit zystischer Fibrose auf bis zu 10 % geschätzt (Becker et al., 1996). Es wird vermutet, daß subklinische Formen der allergischen bronchopulmonalen Aspergillose dem voll ausgeprägten Krankheitsbild vorausgehen. Bei der mykologischen Untersuchung des Sputums von CF-Patienten wird in Langzeitkulturen Aspergillus fumigatus mit einer Häufigkeit von bis zu 30 % gefunden. In Langzeituntersuchungen über eine Sechsjahresperiode unter Patienten mit zystischer Fibrose bestand eine beträchtliche Variabilität im Verlauf der Immunparameter bzgl. der allergischen bronchopulmonalen Aspergillose (Knutsen et al., 1990). Während einige Patienten positive Hauttests, Serumpräzipitine, IgE-Antikörper und IgG-Antikörper entwickelten, wurden diese Immunparameter bei anderen Patienten negativ.

Im allgemeinen ist die Prognose der allergischen bronchopulmonalen Aspergillose als gut einzuschätzen. Bei Verschleppung der Diagnose oder unzureichender Therapieintensität ist ein irreversibler Lungenfunktionsverlust durch die Entwicklung fibrotischer Veränderungen, Emphysembildung und peribronchiektatische Schrumpfungsvorgänge zu erwarten.

24.2.3 Diagnostik

Als klassische radiologische Befunde gelten Infiltrationen, massive homogene Konsolidierung, Parallellinien, Ringschatten und perihiläre Infiltrate, die eine Adenopathie vortäuschen können, sowie Flüssigkeitsspiegel. Die Verwendung des Spiral-CT hat die Bronchographie in der Erkennung von Bronchiektasen abgelöst (Neeld et al., 1990).

Für die Routine sind Gesamt-IgE und Serum-Präzipitine am wichtigsten. Präzipitierende Serumantikörper können durch die Geldiffusionstechnik bestimmt werden. Gesamt-IgE, spezifisches IgG und IgG-Indizes werden durch einen ELISA gemessen.

IgG- und IgE-Antikörper gegen Aspergillus wurden auch bei Patienten gefunden, die eine Sensibilisierung gegenüber Aspergillus fumigatus aufweisen, aber keine allergische bronchopulmonale Aspergillose (ABPA) haben. Es wird vermutet, daß ein Teil dieser Patienten eine subklinische allergische bronchopulmonale Aspergillose durchmacht bzw. daß sich später eine allergische bronchopulmonale Aspergillose entwickelt (Hutcheson et al., 1996).

Tab. 24/6: Therapie bei ABPA.

- Allergenkarenz (u. U. stationäre Aufnahme), Sanierungsmaßnahmen
- Kortikosteroide systemisch, initial in der Regel 2 mg/kg KG
- Reduktion auf 0,5 mg/kg KG bei Stabilisierung; danach auf etwa 0,2 mg/kg KG
- Therapiedauer insgesamt mindestens 3 Monate (Lungenfunktionskontrolle!)
- Ggf. inhalative Kortikosteroide zusätzlich oder überlappend
- Bronchospasmolyse
- Itraconazol

Vielversprechend scheint die Bestimmung von Antikörpern gegen rekombinantes Aspergillus-fumigatus-Allergen I/A (rAspf I/A) zu sein. Insbesondere die kombinierte Bestimmung von IgE, IgG_4 und IgG_1-Antikörpern scheint Patienten mit einer allergischen bronchopulmonalen Aspergillose mit hoher Sensitivität zu identifizieren.

In der bronchoalveolären Lavage ist neben der Zahl der Eosinophilen auch die Zahl der Neutrophilen und Lymphozyten erhöht.

Die Hauttestreagenzien von verschiedenen Anbietern unterscheiden sich weitgehend in ihrer Sensibilität und Spezifität.

24.2.4 Therapie

Die medikamentöse Behandlung basiert im wesentlichen auf der Gabe von systemischen Steroiden. In der Regel bilden sich Lungeninfiltrate und Schleimpfröpfe sowie Aspergillusbesiedlungen zurück. Eine systemische Kortikosteroidtherapie bewirkt eine Beseitigung der bronchialen Obstruktion, eine Besserung des radiologischen Befundes und eine Rückbildung der Gesamt-IgE-Erhöhung, ist aber nicht in der Lage, einen Rückfall zu verhindern. In den letzten 10 Jahren hat die Verwendung von Itraconazol auch in die Behandlung der allergischen bronchopulmonalen Aspergillose Eingang gefunden (Denning et al., 1991). Mukoidimpaktion und Bronchialausgüsse bedürfen u. U. der endoskopischen Intervention.

Die Therapiedauer und -intensität wird anhand der Klinik, Lungenfunktion und des Gesamt-IgEs gesteuert.

Literatur

Becker JW, Burke W, McDonald G, Greenberger PA, Henderson WR, Aitken ML (1996). Prevalence of allergic bronchopulmonary aspergillosis and atopy in adult patients with cystic fibrosis. Chest 109: 1536–40

Chauhan B, Knutsen AP, Hutcheson PS, Slavin RG, Bellone CJ (1996). T cell subsets, epitope mapping, and HLA-restriction in patients with allergic bronchopulmonary aspergillosis. J Clin Invest 97: 2324–31

Chu HW, Wang JM, Boutet M, Boulet LP, Laviolette M (1996). Immunohistochemical detection of GM-CSF, IL-4 and IL-5 in a murine model of allergic bronchopulmonary aspergillosis. Clin Exp Allergy 26: 461–8

Denis M (1995). Proinflammatory cytokines in hypersensitivity pneumonitis. Am J Respir Crit Care Med 151: 164–169

Denning DW, Van-Wye JE, Lewiston NJ, Stevens DA. (1991). Adjunctive therapy of allergic bronchopulmonary aspergillosis with itraconazole. Chest 100: 813–9

Hutcheson PS, Knutsen AP, Rejent AJ, Slavin RG (1996). A 12-year longitudinal study of Aspergillus sensitivity in patients with cystic fibrosis. Chest 110: 363–6

Knutsen AP, Mueller KR, Hutcheson PS, Slavin RG (1990). T- and B-cell dysregulation of IgE synthesis in cystic fibrosis patients with allergic bronchopulmonary aspergillosis. Clin Immunol Immunopathol 55: 129–38

Knutsen AP, Hutcheson PS, Mueller KR, Slavin RG (1990 b). Serum immonuglobulins E and G anti-Aspergillus fumigatus antibody in patients with cystic fibrosis who have allergic bronchopulmonary aspergillosis. J Lab Clin Med 116: 724–7

Kurup VP, Hari V, Murali PS, Resnick A, Krishnan M, Fink JN (1996). Aspergillus fumigatus peptides differentially express TH1 and Th2 cytokines. Peptides 17: 183–90

Lindemann H, Keller F, Velcovsky H-G (1982). Exogene allergische Alveolitis im Kindesalter. Ergebn Inn Med Kinderheilkd 50: 1–30

Maguire S, Moriarty P, Tempany E, Fitzgerald M (1988). Unusual clustering of allergic bronchopulmonary aspergillosis in children with cystic fibrosis. Pediatrics 82: 835

Miller PW, Hamosh A, Macek M Jr, Greenberger PA, MacLean J, Walden SM, Slavin RG, Cutting GR. (1996). Cystic fibrosis transmembrane conductance regulator (CFTR) gene mutations in allergic bronchopulmonary aspergillosis. Am J Hum Genet 59: 45–51

Neeld DA, Goodman LR, Gurney JW, Greenberger PA, Fink JN (1990). Computarized tomography in the evaluation of allergic bronchopulmonary aspergillosis. Am Rev Respir Dis 142: 1200–5

Remy-Jardin M, Remy J, Wallaert B et al (1993). Subacute and chronic bird breeder hypersensitivity pneumonitis: sequential evaluation with CT and correlation with lung function tests and bronchoalveolar lavage. Radiology 189: 111–118

Rosenberg M, Patterson R, Mintzer R, Cooper BJ, Roberts M, Harris KE (1977). Clinical and immunologic criteria for the diagnosis of allergic bronchopulmonary aspergillosis. Ann Intern Med 86: 405–14

Schuyler M (1997). The diagnosis of hypersensitivity pneumonitis. Chest 111: 534–36

Vogelmeier C, Mazur G, Pethran A, Beinert T, Buhl R, Becker WM (1995). Immunpathogenese der exogen-allergischen Alveolitis. Immun Infekt 23: 86–91

Yee WFH, Castile RG, Cooper A, Roberts M, Patterson R (1990). Diagnosing bird fancier's disease in children. Pedatrics 85: 848–852

25 Urtikaria

U. Wahn

25.1	**Pathophysiologie**	311	25.2.5	Hereditäre Erkrankungen	314
25.2	**Ätiologie**	311	25.2.6	Urtikaria pigmentosa	315
25.2.1	Immunologisch vermittelte Reaktionen	312	25.2.7	Chronisch-idiopathische Urtikaria	316
25.2.2	Infektionen	313	25.3	**Diagnostik**	316
25.2.3	Exazerbierende nichtimmunologische Faktoren	313	25.4	**Therapie**	316
25.2.4	Physikalische Auslöser	313			

Urtikaria („Nesselsucht") und Angioödem (Quincke-Ödem) sind unterschiedliche Manifestationsformen derselben Erkrankung und werden daher gemeinsam abgehandelt. Urtikarielle Symptome deuten auf Läsionen der oberflächlichen Dermis hin, während das Angioödem durch Beteiligung unterer Dermisschichten und der Subkutis entsteht. Es ist anzunehmen, daß etwa 20 % der Bevölkerung irgendwann im Leben urtikarielle Symptome entwickeln (Champion et al., 1985). Dabei scheinen Atopiker häufiger betroffen zu sein. Während die **akute** Urtikaria (Dauer einzelner Schübe meist nicht länger als einige Tage) in jedem Lebensalter auftritt und am häufigsten das Kindesalter betrifft, findet sich die **chronische** Urtikaria (in der Literatur nicht einheitlich definiert, Dauer mindestens 6 Wochen) bevorzugt im jungen Erwachsenenalter. Eine chronische Urtikaria scheint sich nicht aus einer wiederholt aufgetretenen akuten Urtikaria zu entwickeln, was die Vermutung nahelegt, daß es sich um eine mit einer primären Disposition verbundenen Erkrankung handelt und nicht um ein bestimmtes Stadium einer progredienten Krankheit.

25.1 Pathophysiologie

Eine zentrale Rolle bei der Entstehung urtikarieller Veränderungen spielt Histamin, ein Mediator, der aus Mastzellen (oder basophilen Leukozyten des Blutes) auf unterschiedliche Stimuli hin freigesetzt wird (Abb. 25/1). Dabei ist die IgE-vermittelte Freisetzung im Verlaufe einer anaphylaktischen Reaktion zwar am besten verstanden und untersucht worden, in der Klinik jedoch nur für eine Minderheit der Patienten von Bedeutung.

Ebenso wie über einen Allergen-IgE-Kontakt kann die Histaminfreisetzung durch Spaltprodukte der Komplementaktivierung (die Anaphylatoxine C3a und C5a) induziert werden. Auch ein direkter Einfluß bestimmter Drogen sowie physikalischer Faktoren kann zur Freisetzung von Mediatorsubstanzen aus Mastzellen und Basophilen führen. Es ist wahrscheinlich, daß neben Histamin andere Mastzellmediatoren wie Prostaglandine und Leukotriene für die Krankheitssymptome einer Urtikaria verantwortlich sind. Es gibt experimentelle Befunde, die die Vermutung nahelegen, daß die spontane Freisetzungsfähigkeit (Releasability) von Mastzellen und Basophilen, die in keiner Weise stimuliert worden sind, bei bestimmten Untergruppen von Urtikariapatienten erhöht ist.

Die Wirkung der Mediatorsubstanz Histamin erfolgt an der Haut nicht nur über H_1-, sondern auch über H_2-Rezeptoren.

25.2 Ätiologie

In der Regel ermöglicht das klinische Bild der urtikariellen Hautveränderungen keine ätiologischen Rückschlüsse. Lediglich bei der Urticaria pigmentosa, bei der kutane Mastzelltumoren als Pigmentflecken imponieren, oder bei der cholinergischen Urtikaria, die charakteristischerweise mit kleinen Quaddeln von wenigen Millimetern Durchmesser auftritt, ist eine Einordnung hinsichtlich der Ätiologie oft leicht möglich. Bei allen weiteren Urtikariaformen ist eine Einteilung nach auslösenden Mechanismen (Tab. 25/1) schwierig und immer willkürlich.

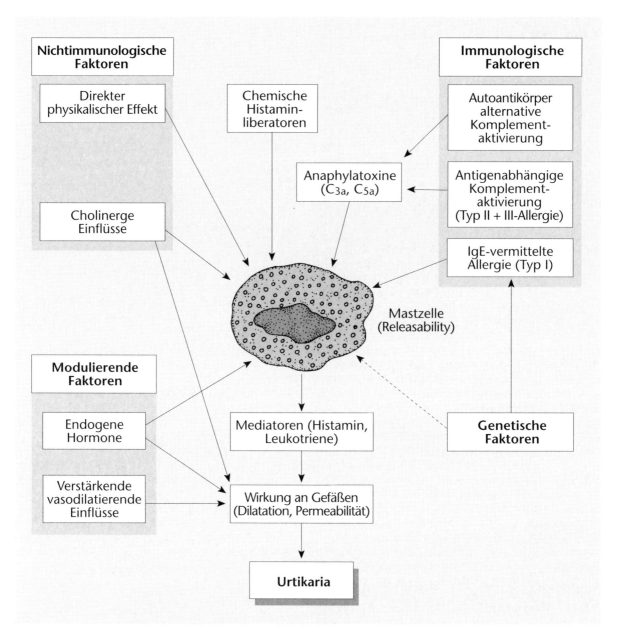

Abb. 25/1: Mechanismen zur Induktion der Mediatorfreisetzung aus Mastzellen.

25.2.1 Immunologisch vermittelte Reaktionen

Unter den immunologisch ausgelösten Urtikariaformen dominieren jene, die Folge einer IgE-vermittelten Sofortreaktion sind (Farbabb. FA 2 auf Farbtafel I). Als Auslöser kommen Inhalationsallergene von Pollen und Tierepithelien sowie alimentäre Allergene in Betracht. Letztere führen nicht selten zu einer auffallenden Schwellung der Lippen mit pharyngealem Juckreiz, was oft ein wertvoller differentialdiagnostischer Hinweis sein kann. Unter denjenigen Nahrungsmitteln, die im Kindesalter häufig zu Sensibilisierungen führen, sind vor allem Kuhmilch, Ei, Nüsse, Fisch, Hülsenfrüchte und Obst zu nennen. Bei der durch Insektengifte ausgelösten Reaktion tritt die Symptomatik häufig neben anderen Erscheinungen der Anaphylaxie wie Asthma, Blutdruckabfall, Kollaps usw. auf.

Von den Medikamenten, die zu IgE-vermittelten Reaktionen Anlaß geben, ist Penizillin die am besten untersuchte Substanz (siehe Kap. 39).

Im Rahmen von Reaktionen, die mit einer Aktivierung des Komplementsystems einhergehen, können über die Entstehung der Anaphylatoxine C3a und C5a Mediatoren aus Mastzellen freigesetzt und somit urtikarielle Erscheinungen der Haut induziert wer-

Tab. 25/1: Mögliche Ursachen der Urtikaria im Kindesalter.

I. Immunologisch vermittelte Reaktionen

a) IgE-vermittelt
 1. Nahrungsmittel
 2. Medikamente (z. B. Penizillin)
 3. Inhalationsallergene
 4. Insektengifte

b) Über Aktivierung des Komplementsystems
 1. Transfusionsreaktionen
 2. Reaktion auf Röntgenkontrastmittel (?)

c) Im Rahmen von Systemerkrankungen
 1. Kutane Vaskulitis
 2. Serumkrankheit

II. Infektionen

1. Bakterien (?)
2. Parasiten (IgE-vermittelt?)
3. Viren: Hepatitis B (Typ-III-vermittelt), infektiöse Mononukleose, andere (?)
4. Pilze (?)

III. Exazerbierende nichtimmunologische Faktoren

1. Acetylsalicylsäure
2. Tartrazin (Azofarbstoffe)
3. Benzoesäure
4. Alkohol

IV. Physikalische Auslöser
(einige Formen immunologisch vermittelt)

1. Dermographismus (Urticaria factitia)
2. Termisch induzierte Urtikaria
 a) Lokalisierte Hitzeurtikaria
 b) Generalisierte oder cholinergische Urtikaria
 c) Kälteurtikaria
4. Lichturtikaria
5. Druckinduzierte Urtikaria
6. Aquagene Urtikaria
7. Lokale Hitzeurtikaria
8. Vibratorisches Angioödem

V. Hereditäre Erkrankungen

1. Hereditäres angioneurotisches Ödem (HANE)
2. Komplementfaktor-I-Mangel
3. Familiäre Kälteurtikaria

VI. Urticaria pigmentosa (Mastozytose)

VII. Chronische idiopathische Urtikaria

den. Beispiele dafür sind die Urtikaria nach Bluttransfusion sowie die Urtikaria nach Gabe von Röntgenkontrastmitteln, wenngleich bei letzterer Form auch eine direkte, nichtimmunologisch bedingte Freisetzung von Histamin durch Kontrastmittel angenommen wird.

Bei einer Reihe von Krankheitsbildern wird die Urtikaria über eine Komplementaktivierung bzw. ein Immunkomplexgeschehen ausgelöst. So kann die Serumkrankheit, die als Typ-III-Reaktion über Antigen-Antikörper-Komplexe induziert wird, von einer Urtikaria begleitet sein. Auch wurden Patienten beschrieben, die klinisch durch Urtikaria auffielen und bei denen die Hautbiopsie dann eine leukozytoklastische Vaskulitis ergab, die mit einer Hypokomplementämie assoziiert war. An die Möglichkeit einer symptomatischen Urtikaria im Rahmen einer Autoimmunerkrankung wie SLE muß gedacht werden.

25.2.2 Infektionen

In der Vergangenheit wurden häufig unentdeckte Infektionen als Auslöser einer chronischen Urtikaria diskutiert. Insbesondere wurden Assoziationen mit „fokalen" Infektionen wie Sinusitis, Zahnwurzelprozeß, Tonsillitis oder bei Erwachsenen, Cholecystitis beschrieben. Vermutlich sind viele dieser Assoziationen koinzidentell. Aufwendige radiologische Untersuchungen zum Nachweis „okkulter" Infektionen sind nicht gerechtfertigt.

Gut dokumentiert ist eine Assoziation der akuten Urtikaria mit viralen Infektionen (Epstein-Barr-Virus, Hepatitis, Coxsackie) sowie parasitären Infektionen (Askaris, Echinokokkus, Toxocara etc.). Auch gibt es Hinweise auf eine Entstehung einer akuten Urtikaria im Rahmen einer Staphylokokken- oder Streptokokkeninfektion.

25.2.3 Exazerbierende nichtimmunologische Faktoren

Eine Acetylsalicylsäure-Intoleranz kann im Einzelfall Ursache einer chronischen Urtikaria sein, wenngleich diese in erster Linie Patienten im Adoleszenten- oder Erwachsenenalter betrifft. Die Unverträglichkeit beruht nicht auf einer antikörpervermittelten Sensibilisierung, sondern auf einem pharmakologischen Effekt. Betroffene Patienten zeichnen sich durch eine besondere Sensitivität gegenüber Zyklooxygenase-inhibierenden Drogen aus, sie reagieren mit einer verstärkten Produktion von Lipoxygenaseprodukten. Es ist von praktischer Bedeutung zu wissen, daß ein beträchtlicher Teil der Patienten mit Acetylsalicylsäure-Intoleranz auch gegen Azofarbstoffe in der Nahrung (Tartrazin) oder Konservierungsstoffe (Benzoesäure) gleiche Symptome entwickelt. Durch die orale Gabe unterschwelliger, allmählich ansteigender Dosen von Acetylsalicylsäure kann bei Patienten mit einer Unverträglichkeit ein Zustand der Toleranz induziert werden. Der dafür verantwortliche immunologische Mechanismus ist bisher nicht geklärt.

25.2.4 Physikalische Auslöser

Unterschiedliche physikalische Faktoren sind in der Lage, an der Haut urtikarielle Effloreszenzen auszulösen. Sie sind vor allem bei Patienten mit chronischen Krankheitsverläufen differentialdiagnostisch zu bedenken (Tab. 25/1).

Dermographismus (Urticaria factitia)

Unter dieser Diagnose wird eine in sich nicht homogene Gruppe verschiedener Erkrankungen zusammengafaßt, die sich dadurch auszeichnet, daß eine mit Juckreiz einhergehende Quaddel-Rötungsreaktion durch Bestreichen oder Kratzen der Haut ausgelöst werden kann. Bei den betroffenen Patienten unterscheiden sich die Latenzzeiten, die Dauer der Symptomatik sowie die Ausprägung von Juckreizsymptomen erheblich. In einem Teil der Fälle konnte aufgezeigt werden, daß die Reaktionsfähigkeit passiv übertragbar ist, so daß ein IgE-abhängiger Mechanismus unterstellt werden muß (Farbabb. FA 3 auf Farbtafel I).

Thermisch induzierte Urtikaria

Lokalisierte Hitzeurtikaria: Die lokalisierte Form der Hitzeurtikaria entwickelt sich ausschließlich an Orten der Hitzeapplikation. Sie kann als Sofortreaktion oder als verzögerte Urtikaria auftreten. Die pathophysiologischen Grundlagen sind nicht befriedigend verstanden. Einige Untersuchungen legen die Vermutung nahe, daß anomalien im Komplementsystem eine pathogenetische Rolle spielen.

Generalisierte oder cholinergische Urtikaria: Dieses Krankheitsbild tritt vor allem bei Adoleszenten auf und ist durch kleine stecknadelkopfgroße Quaddeln von nur wenigen Millimetern Durchmesser charakterisiert. Die Quaddeln entwickeln sich auf einem Erythem, welches vor allem Brust, Rücken und Extremitäten betrifft, in einzelnen Fällen werden systemische Symptome (Kopfschmerzen, Schwindel, Bauchschmerzen, Luftnot) zusätzlich beobachtet. Der natürliche Krankheitsverlauf ist dadurch charakterisiert, daß die Symptomatik im Adoleszentenalter im Mittel über 6 Jahre persistiert. Als Auslöser sind neben sportlichen Aktivitäten heißes Duschen, Schwitzen und Angst von Bedeutung. Die Symptomatik führt zu einer erheblichen Beeinträchtigung der Lebensqualität und oft zu schweren psychischen Belastungen der betroffenen Patienten. Pathogenetisch wird eine „Überempfindlichkeit" gegenüber cholinergen Mediatoren vermutet. Das Auftreten der Symptomatik wird von erhöhten Plasma-Histaminspiegeln begleitet.

Die typischen Effloreszenzen können durch einen Belastungstest (Laufbandbelastung über 6 Min.) in einem warmen Raum reproduziert werden, in besonderen Fällen auch durch intrakutane Injektion von 0,05 ml einer 0,02%igen Metacholinlösung.

Kälteurtikaria: Die Patientengruppe, die nach Kälteexposition urtikarielle Symptome entwickeln (durch 10 minütiges Auflegen eines Eiswürfels auf der Volarseite des Unterarmes reproduzierbar), ist nicht homogen. Ein Teil der Patienten zeichnet sich durch die Gegenwart von Kryoproteinen wie Kälteagglutininen, Kryoglobinen und Kryofibrinogen sowie Donath-Landsteiner-Antikörpern aus. Die isolierten Proteine scheinen die Kälteempfindlichkeit übertragen und bei In-vitro-Inkubationen mit normalem Plasma die Komplementkaskade aktivieren zu können. Somit wäre die Entwicklung von Quaddeln über eine kälteabhängige Anaphylatoxinfreisetzung zu deuten.

Eine weitere Patientengruppe zeichnet sich durch das Fehlen von abnormen Plasmaproteinen wie Kryoglobulinen in der Zirkulation aus. Bei ihnen wurde dafür ein IgE-abhängiger Mechanismus durch passive Transferuntersuchungen belegt: Wenn Patientenserum intradermal einem normalen Empfänger injiziert wird, so wird der Eiswürfeltest an der Injektionsstelle 48 Stunden später positiv. Selbstverständlich sind solche Passiv-Transferuntersuchungen in der Klinik heute obsolet!

Lichturtikaria

Die Entwicklung von Quaddeln Minuten nach einer Exposition gegenüber Sonnenlicht ist charakteristisch für die Urticaria solaris, von der heute verschiedene, teilweise mit dem Serum passiv übertragbare Unterformen abgegrenzt werden. Sie umfassen Patienten mit einer Reaktionsbereitschaft auf UVA-, UVB-Strahlen oder sichtbares Licht. Die Differenzierungen der Einzelformen erfolgt durch eine Bestrahlung der Haut mit Licht unterschiedlicher Wellenlänge.

Druckinduzierte Urtikaria

Das Krankheitsbild unterscheidet sich von den meisten anderen Urtikariaformen dadurch, daß die Symptome typischerweise erst 4 bis 6 Stunden nach einem Druckreiz auf die Haut auftreten. Es gibt Hinweise darauf, daß bei diesem gut charakterisierten Krankheitsbild Nahrungsmittelallergene als Kofaktoren auslösende Bedeutung für die Symptomatik haben.

Bei der „aquagenen Urtikaria" sowie der teilweise familiär auftretenden lokalen Hitzeurtikaria und dem vibratorischen Angioödem handelt es sich um im Kindesalter sehr seltene Formen der physikalischen Urtikaria.

25.2.5 Hereditäre Erkrankungen

Autosomal dominant vererbt wird das hereditäre angioneurotische Ödem, welches sich durch intermittierende Schwellungen der Haut und Schleimhäute, die z.B. in Zusammenhang mit Traumata auftreten und charakteristischerweise nicht jucken, manifestiert. Eine Urtikaria tritt dabei in der Regel nicht auf. Häufigste Todesursache dieser Patienten ist ein Larynxödem. Obwohl die genetisch vermittelte Anomalie von Geburt an präsent ist, beginnen Attacken nur in etwa 50% im Kindesalter. Die individuelle Attacke verläuft in der Regel über 48 bis 72 Stunden.

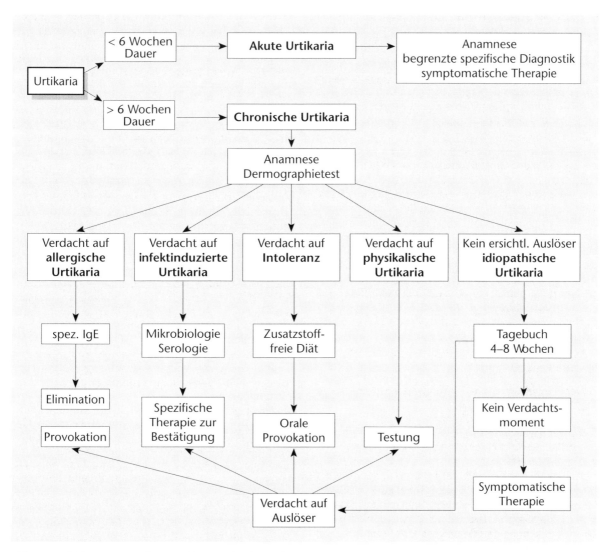

Abb. 25/2: Flußdiagramm zum diagnostischen Vorgehen bei Urtikaria.

25.2.6 Urtikaria pigmentosa

Zum klinischen Spektrum der Mastozytose, welches auch das solitäre Mastozytom, die systemische Verlaufsform und die diffuse kutane Mastozytose umfaßt, gehört die Urtikaria pigmentosa, die zu über 90 % in den ersten 6 Lebensmonaten manifest wird (Farbabb. FA 4 auf Farbtafel I). Die Patienten fallen durch gelblich-braune Pigmentierungen auf, wobei sich im Bereich dieser Areale bei mechanischer Irritation (Druck, Reibung) rezidivierend Quaddeln bilden (Farbabb. FA 5 auf Farbtafel I). Diese disseminierte kutane Form der Mastozytose, wie sie bei Kindern unter 10 Jahren beobachtet wird, verläuft in der Regel benigne und mündet nach einigen Jahren in eine Spontanremission.
Tritt die Urtikaria pigmentosa jenseits des 10. Lebensjahres auf, so ist das Risiko eines systemischen Befalles höher. Hier können Mastzell-Akkumulationen in

Tab. 25/2: Aspekte, die anamnestisch erfragt werden sollten.

1. Frequenz und Dauer der Urtikaria
2. Abhängigkeit von der Tageszeit
3. Form, Größe und Verteilung der Quaddeln
4. Assoziierte Angioödeme
5. Assoziierte subjektive Empfindungen
6. Familienanamnese bzgl. Urtikaria, Atopie
7. Frühere oder zur Zeit bestehende Allergien, Infektionen, Systemerkrankungen
8. Auslösung durch physikalische Reize
9. Arzneimitteleinnahme (einschl. Injektionen, Impfungen und „Hausmittel")
10. Nahrungsmittelunverträglichkeiten
11. Freizeitbeschäftigung
12. Bezug zu Wochenenden, Ferien, Auslandsreisen
13. Reaktionen auf Insektenstiche
14. Ansprechen auf bisherige therapeutische Maßnahmen

Knochen, Leber, Milz, Lymphknoten sowie anderen parenchymatösen Organen gefunden werden. Alle Kinder mit einer Erstmanifestation der Symptomatik jenseits des 10. Lebensjahres bedürfen daher einer intensiven klinischen Untersuchung (Leber, Milz, Lymphknoten) und diagnostischen Abklärung (ggf. Knochenmarkpunktion). Insgesamt ist die Langzeitprognose bei einer Spätmanifestation ungünstiger.

25.2.7 Chronisch-idiopathische Urtikaria

Die Gruppe der Patienten mit chronischer Urtikaria, die einem definierten Krankheitsbild zuzuordnen ist, ist noch immer klein und liegt, je nach Patientengut, zwischen 5 und 30%. Die Mehrzahl jener Patienten, bei der die Ätiologie unklar bleibt, ist nicht atopisch und keiner der oben beschriebenen Gruppen zuzuordnen. Sie zeigt histologisch ein nicht nekrotisierendes, perivaskuläres mononukleäres Zellinfiltrat mit einer Akkumulation von Mastzellen. Kürzlich konnte nachgewiesen werden, daß die Mehrzahl dieser Patienten im Serum Autoantikörper gegen die α-Kette des hochaffinen IgE-Rezeptors (Fc$_\varepsilon$ PI$_\alpha$) aufweist, der eine Mediatorfreisetzung vermitteln kann. Dies bedeutet, daß ein großer Teil der chronisch-idiopathischen Urtikariaformen als Autoimmunerkrankung einzuordnen ist (Tong, 1997).

25.3 Diagnostik

Für das diagnostische Vorgehen in der Praxis ist zu bedenken, daß die im Kindesalter häufigere akute Form der Urtikaria, sofern sie nicht mit einem Quincke-Ödem oder Atemwegssymptomen einhergeht, eine gutartige, vorübergehende Erkrankung ist. Allein die Anamnese und die klinische Untersuchung ermöglichen oft die Erkennung der auslösenden Anlässe, so daß aufwendige Untersuchungen meistens unterbleiben können.
Bei chronischen oder häufig rezidivierenden Formen kommt einer genauen Anamnese, ergänzt durch ein Symptom-Tagebuch der Kinder mit Diätprotokoll, besondere Bedeutung zu. Ein Vorschlag zum diagnostischen Vorgehen bei chronischer Urtikaria ist in Tabelle 25/2 und Abbildung 25/2 aufgeführt. Lediglich bei besonderen Indikationen sind aufwendige allergologische Untersuchungsverfahren, eine Testung auf Kälteantikörper, differenzierte immunologische Teste oder gar eine Hautbiopsie indiziert.

25.4 Therapie

Bei schwerer **akuter Urtikaria** wird in der Regel ein H$_1$-Antihistaminikum, nötigenfalls in Kombination mit einem Kortikosteroid verabreicht. Treten jenseits der Hautsymptome Zeichen einer Anaphylaxie auf, so ist die Gabe eines Adrenalinpräparates indiziert (siehe auch Kap. 31, S. 346).

Eine gezielte Therapie der **chronischen Urtikaria** wird nur möglich sein, wenn eine differenzierte Zuordnung der Krankheitssymptomatik nach pathogenetischen Gesichtspunkten gelungen ist. In den vielen Fällen einer chronisch-idiopathischen Urtikaria sollte der Patient zunächst auf ein geeignetes Tages-Antihistaminikum (z. B. Cetirizin, Loratadin) eingestellt werden, bei unzureichender Wirkung gegebenenfalls in Kombination mit einem β$_2$-Mimetikum. Bei nicht befriedigendem Therapieeffekt kann zusätzlich, jedoch nicht ausschließlich, ein H$_2$-Antihistaminikum gegeben werden. Kortikosteroide sind effektiv, jedoch nach unseren Erfahrungen im Kindesalter nur selten erforderlich. Eine Ausnahme stellt hierbei die verzögerte Druckurtikaria dar, die meist steroidbedürftig ist.
Bei allergisch bedingten Formen kommt der Allergenkarenz entscheidende Bedeutung zu, ebenso bei Intoleranzreaktionen auf Medikamente oder Konservierungsstoffe.
Die Therapie der Wahl bei cholinerger Urtikaria besteht in der Gabe von hochdosierten H$_1$-Blockern, Danazol oder Hydroxicin-Hydrochlorid, nötigenfalls in Kombination.
Bei Urtikaria solaris sollte eine starke Sonnenexposition gemieden werden, zudem empfiehlt sich die Verwendung von Schutzcremes mit hohem Sonnenschutzfaktor. Eine Lichtbestrahlung mit aufsteigender Dosierung unter kontrollierten Bedingungen kann in Einzelfällen zur Toleranzentwicklung führen.
Für die Kälteurtikaria wird neben dem Einsatz von H$_1$-Blockern auch die Behandlung mit Danazol befürwortet. Zusätzlich kann versucht werden, eine Kältetoleranz mit täglicher Kaltwasserexposition (Absteigen der Temperaturen) unter Antihistaminikagabe zu induzieren.

Literatur

Champion RH, Roberts SOB, Carpenter RG, Roger JH (1969). Urticaria and angioedema. A review of 544 patients. Brit J Derm 81: 5 S8

Champion RH, Greaves MW, Kobza Black A, Pye RJ (Eds.) (1985). The Urticarias. Livingstone, New York (Churchill)

Czarnetzki B.m Grabbe J (1993). Urtikaria – Klinik, Diagnostik, Therapie. Berlin, Heidelberg, New York, Tokyo

Kontou-Fili K, Borici-Mazi R, Kapp A, Matjevic LJ, Mitchel B (1997). Physical urticaria: classification and diagnostic guidelines. A. EAACI position paper. Allergy 52: 504–513

Tong Li J, Balakrishan G, Kochan J, Kinét JP, Kaplan AP (1997). Assessment of autoimmunity in patients with chronic urticaria. J Allergy Clin Immunol 99: 461–465

26 Photoallergien

J. Grabbe

26.1	Pathologische Lichtreaktionen der Haut.. 317	26.3	Photoallergien	317
26.2	Allgemeine Diagnostik	317	26.4	Polymorphe Lichtdermatose	319

26.1 Pathologische Lichtreaktionen der Haut

Die auf die Erdoberfläche treffende elektromagnetische Strahlung der Sonne umfaßt u. a. als ultraviolettes und sichtbares Licht Wellenlängen von etwa 290 bis 760 nm, die in verschiedene Bereiche unterteilt werden (Tab. 26/1). Diese Strahlung kann allein oder als zusätzlicher Provokationsfaktor verschiedene Hauterkrankungen auslösen. Darunter finden sich lichtabhängige Dermatosen, an deren Pathogenese das Immunsystem essentiell beteiligt ist (Tab. 26/2). Photoallergien im engeren Sinne können dabei von idiopathischen Photodermatosen und typischen Immunerkrankungen, deren Hauterscheinungen lichtprovozierbar sind, unterschieden werden (siehe dazu die entspr. Kapitel).

26.2 Allgemeine Diagnostik

Nicht immer ist für den Patienten selbst oder die Eltern ein Zusammenhang zwischen Lichtexposition und den Hautveränderungen erkennbar; z.B. ist gerade die Glas durchdringende UVA-Strahlung häufig der Auslöser einer Photodermatose und kann so auch ohne Aufenthalt im Freien zu Hauterscheinungen führen. Einen augenfälligen Hinweis für den Untersucher ergibt meist das Verteilungsmuster der Effloreszenzen: Bevorzugt betroffen sind Stirn, Nasenrücken, Jochbeinregion, Ohrläppchen, Nacken, Kragenausschnitt, Streckseiten von Armen und Beinen sowie die Handrücken. Oft bleiben dagegen Dreiecke hinter den Ohren und unterhalb der Nase sowie die Submentalregion frei.

Zur diagnostischen Einordnung einer Photodermatose sind folgende Punkte besonders wichtig: familiäre Belastung, Alter bei Erstmanifestation, jahreszeitliche Schwankungen, zeitlicher Abstand zwischen Exposition und Beschwerden sowie deren Verlauf, systemische oder lokale Therapie und der Gebrauch von Lichtschutz- und Hautpflegemitteln.

26.3 Photoallergien

Photoallergische Reaktionen können bei gleichzeitigem Einwirken von Licht und einer Reihe verschiedener Substanzen auftreten, die die Haut entweder di-

Tab. 26/1: Elektromagnetische Strahlung der Sonne (Ausschnitt).

Bereich	Wellenlänge (nm)	Eindringtiefe in die Haut
Ultraviolett B	290–320	obere Dermis
Ultraviolett A	320–400	tiefe Dermis
sichtbar	400–760	Subkutis

Tab. 26/2: Lichtabhängige Immunerkrankungen der Haut im Kindesalter.

Photoallergien	idiopathische Photodermatosen	photoaggravierte Dermatosen
Photokontaktallergien hämatogene Photoallergien	polymorphe Lichtdermatose (Hydroa vacciniformia, aktinische Prurigo, Dermatitis vernalis aurium) Lichturtikaria	Lupus erythematodes atopisches Ekzem (bis 20 %) Dermatomyositis Erythema multiforme

Tab. 26/3: Häufige Auslöser phototoxischer und/oder photoallergischer Reaktionen

Pflanzeninhaltstoffe	Medikamente	Kosmetika, Körperpflegemittel
• Furocumarine (Psoralene) in: Herkulesstaude, Engelswurz, Sellerie, Liebstöckel, Petersilie, Pastinak, Bergamotte, Limette, Zitrone, Feigenbaum, Diptam u. a. • Hypericin in: Johanniskraut	• nichtsteroidale Antiphlogistika: Tiaprofensäure, Piroxicam u. a. • Psychopharmaka: Phenothiazine, trizyklische Antidepressiva • Chemotherapeutika: Dacarbazin, Fluorouracil u. a. • Antidiabetika: Sulfonylharnstoffe • Diuretika: Thiazide • Antibiotika: Sulfonamide, Tetrazykline	• Duftstoffe: Eichenmoos, Ambrette Moschus, 6-Methylcumarin u. a. • Lichtfilter: Dibenzoylmethane, Benzophenone, Campherderivate, Zimtsäureester (Paraaminobenzoesäureester) • antimikrobielle Zusätze: Bithionol

rekt (durch Kontakt von außen) und indirekt (hämatogen nach systemischer Applikation) erreichen (Tab. 26/3). Vermutlich absorbieren diese niedermolekularen Substanzen dort Strahlung im ultravioletten (meist UVA) oder sichtbaren Lichtbereich, wandeln sich zu stabilen oder instabilen Photoprodukten um und werden durch Bindung an ein epidermales Protein zum Vollantigen, d. h. weder das Licht noch der Photosensibilisator allein rufen eine Hauterkrankung hervor. Die nachfolgende allergische Reaktion bei einer sensibilisierten Person entspricht in Pathogenese und Klinik einer Kontaktdermatitis anderer Genese (siehe Kap. 28). Die wichtigste Rolle als **Photoallergene** spielen heute Lichtfiltersubstanzen und Duftstoffe (Tab. 26/3) (Hölzle et al., 1990). Eine trotz Allergenkarenz weiterbestehende erhöhte Lichtempfindlichkeit („persistierende Lichtreaktion"), die gelegentlich bei Erwachsenen beobachtet wird, tritt im Kindesalter nicht auf.

Eine wichtige klinische Differentialdiagnose ist die sog. **aerogene Kontaktdermatitis**, ein Ekzem, das ebenfalls unbedeckte Hautareale betrifft, zusätzlich aber auch an Stellen zu finden ist, die bei Lichtdermatosen sonst ausgespart bleiben. Die Allergene sind oft pflanzlicher Herkunft (Sesquiterpenlactone) und finden sich in kleinen volatilen Partikeln (Trichome) vieler Arten der weit verbreiteten Korbblütler (Compositae, Asteraceae).

Photoallergische Erkrankungen treten nur bei entsprechend Sensibilisierten auf und kommen damit insgesamt eher selten vor. Dagegen sind **phototoxische Erkrankungen** theoretisch bei allen Exponierten auslösbar, damit ungleich häufiger und durch ein größeres Substanzspektrum verursacht, am häufigsten durch Arzneimittel und Pflanzen (Phytophotodermatitis). Unter den Pflanzenprodukten stellen die Furocumarine die wichtigste Gruppe dar (Tab. 26/3). Meist kommt es unabsichtlich zu einem Hautkontakt mit dem Pflanzensaft; anschließende Sonnenexposition führt dann zum typischen Bild der oft streifigen **„Wiesengräserdermatitis"** (Farbabb. FA 6 Farbtafel I). Daneben können auch zahlreiche eingenommene Medikamente Ursache phototoxischer Reaktionen sein (Harber, 1993). Im typischen Falle tritt eine akute, sonnenbrandähnliche, scharf begrenzte Rötung, manchmal mit ausgeprägter, bizzarer Blasenbildung auf, die häufig unter Hyperpigmentierung abheilt. Möglich ist auch allein eine umschriebene bräunliche Verfärbung der Haut, früher oft als sog. **Berloque-Dermatitis** (Verfälschung von frz. breloque = Uhrenkette) das einzige klinische Symptom einer phototoxischen Reaktion, die meist durch das in Eau de Cologne enthaltene Bergamottöl hervorgerufen wurde. Es kommen aber auch andere ätherische Öle in Kosmetika und Körperpflegemitteln in Frage (White, 1995). Die klinische Unterscheidung zwischen einer photoallergischen und phototoxischen Reaktion kann aber schwierig sein, zumal viele Auslösersubstanzen sowohl phototoxische als auch photoallergische Eigenschaften haben.

Die **Diagnostik** einer photoallergischen Dermatitis geschieht durch eine belichtete Epikutantestung: Eine Testreihe der verdächtigen Photoallergene wird in doppelter Ausführung auf beide Rückenseiten des Patienten geklebt, und 24 Stunden später wird nach Entfernen der Fixierungspflaster eine Seite mit einer UVA-Dosis unterhalb der vorher ermittelten Erythemschwelle bestrahlt. Die Ablesung erfolgt analog der konventionellen Epikutantestung mit Vergleich der belichteten und der unbelichteten Testseite (Rünger et al., 1994; White, 1995a).

Die **Therapie** einer photoallergischen Dermatitis sollte in geeignetem Lichtschutz, d. h. unter Einschluß des UVA-Bereichs, bestehen und erfolgt ansonsten analog der eines allergischen Kontaktekzems. Wenn aber eine erhöhte Lichtempfindlichkeit, beispielsweise bei einer der in Tabelle 26/2 genannten Erkrankungen, weiterbesteht, sollte an eine sekundär entstandene Photoallergie gegen Lichtfilter in Sonnenschutzmitteln gedacht werden. (Die früher häufig verantwortlichen Paraaminobenzoesäureester sind freilich weitgehend vom deutschen Markt verschwunden.) In diesem Falle muß auf andere Filtersubstanzen oder Zubereitungen mit physikalischen Lichtschutzmitteln wie Titan- oder Zinkoxid zurückgegriffen werden. Eine wertvolle Hilfe bei der Beratung der Patienten bietet die sogenannte „Göttinger Liste" (Schauder et al., 1996), die einen Überblick über das Vorkommen der einzelnen Lichtfilter in den verschiedenen Sonnenschutzmitteln, aber auch in Körperpflegemitteln und Kosmetika gibt.

26.4 Polymorphe Lichtdermatose

Hinter diesem Begriff verbirgt sich ein breites Spektrum klinischer Erscheinungsformen und teilweise nicht einheitlich definierter Krankheitsbilder. Die Erkrankung kann sich schon vor dem zweiten Lebensjahr manifestieren und stellt die **häufigste Photodermatose des Kindesalters** dar (Hawk und Norris, 1993).

Einige Stunden bis Tage nach Sonnenexposition kommt es zu meist papulösen, papulovesikulösen oder erythematös-urtikariellen Hautveränderungen, die in den folgenden 5 bis 10 Tagen abheilen. Individuell und in Abhängigkeit von der Körperregion sind auch ekzematöse, bullöse, insektenstichartige oder Erythema-multiforme-ähnliche Reaktionen möglich und wiederholen sich beim einzelnen Patienten typischerweise in der gleichen Form. Nach einem Intensitätsgipfel im Frühling und Sommer mit rezidivierenden Attacken nehmen die Symptome oft im weiteren Jahresverlauf ab, persistierende Beschwerden sind jedoch nicht selten (Bergner et al., 1993). Die kindliche Form der polymorphen Lichtdermatose zeigt mit zunehmendem Alter eine allmähliche Besserungstendenz.

Die Daten über das auslösende Lichtspektrum sind widersprüchlich, vermutlich besteht eine individuell unterschiedliche Empfindlichkeit gegenüber den einzelnen Wellenlängenbereichen. Die Bestimmung der minimalen Erythemdosis von UVB-Licht ergibt üblicherweise Normalwerte; erst eine Photoprovokation mit wiederholten hohen Dosen von UVA- und/oder UVB-Strahlen kann bei einem Großteil der Betroffenen entsprechende Hauterscheinungen hervorrufen. Ätiologie und Pathogenese der Erkrankung sind unbekannt. Die histologische Ähnlichkeit der Läsionen mit denen einer allergischen Kontaktdermatitis suggeriert eine immunologische Reaktion gegen ein Allergen, das als Produkt der photochemischen Veränderung eines körpereigenen Moleküls entsteht.

Die beiden folgenden Erkrankungen werden zwar wegen mancher Ähnlichkeit bisweilen zur polymorphen Lichtdermatose gezählt, weisen aber einige abweichende Charakteristika auf (Esterly, 1988):

Aktinische Prurigo: Charakteristischerweise sind auch bedeckte Körperareale von juckenden, zur Lichenifikation neigenden Papeln und Plaques betroffen. Die Effloreszenzen persistieren länger, oft bis in den Winter, und die Erkrankung verläuft chronischer.

Hydroa vacciniformia: Typischerweise heilen hier die Papulovesikel und serösen Bläschen unter sichtbarer Narbenbildung ab. Die Erkrankung bessert sich ebenfalls meist zum Erwachsenenalter, kann aber einen kosmetisch sehr störenden Zustand hinterlassen.

Auch die **Dermatitis vernalis aurium** tritt hauptsächlich im Kindesalter auf: Meist an den Rändern der Ohrmuschel kommt es unter der ersten intensiven Sonnenexposition im Frühling zu entzündlichen Schwellungen, die an Frostbeulen erinnern. Auch hier sind Ätiologie und Pathogenese noch unklar.

Insgesamt lassen sich die Erscheinungen bei leichter Ausprägung der polymorphen Lichtdermatose mit ausreichendem physikalischem und chemischem Lichtschutz, der auch den UVA- und UVB-Bereich erfaßt, gut kontrollieren. Betacaroten ist bei den genannten Erkrankungen jedoch nicht von Nutzen. (Bei konsequentem Lichtschutz im Kindesalter sollten mögliche Störungen im Vitamin-D-Stoffwechsel bedacht und ggf. eine Prophylaxe eingeleitet werden.) Im Erkrankungsfall sind extern Kortikosteroide hilfreich.

Reichen diese Maßnahmen jedoch nicht aus, kann eine präsaisonale UVB-Bestrahlung oder Photochemotherapie mit Psoralen (PUVA) als „Hardening" erwogen werden. Besonders letztere wird man wegen ihrer potentiellen Langzeitnebenwirkung (u. a. frühzeitige Hautalterung, Kanzerogenese) im Kindesalter aber nur mit größter Zurückhaltung einsetzen. Antimalariamittel und Thalidomid sind in nicht beherrschbaren Fällen eingesetzt worden, alle diese Therapieformen erfordern aber im Kindesalter wegen ihrer möglichen Nebenwirkungen eine sorgfältige Indikationsstellung.

Literatur

Bergner Th, Przybilla B, Heppeler M (1993). Polymorphe Lichtdermatose. Hautarzt 44: 215–220

Esterly NB (ed) (1988). Photodermatosis in infants and children. Pediatric Dermatol 5: 189–200

Harber LC (1993). Abnormal responses to ultraviolet radiation: drug induced phototoxicity. In: Fitzpatrick TB, Eisen AZ, Wolff K, Freedberg IM, Austen F (eds). Dermatology in general medicine. New York (McGraw-Hill) 1677–1689

Hawk JLM, Norris PG (1993). Abnormal responses to ultraviolet radiation: idiopathic. In: Fitzpatrick TB, Eisen AZ, Wolff K, Freedberg IM, Austen F (eds). Dermatology in general medicine. New York (McGraw-Hill) 1661–1677

Hölzle E, Neumann N, Hausen B, Przybilla B, Schauder S, Hönigsmann H, Bircher A, Plewig G (1991). Photopatch testing: the 5-year experience of the German, Austrian, and Swiss photopatch test group. J Am Acad Dermatol 25: 59–68

Rünger TM, Lehmann P, Neumann NJ, Matthies C, Schauder S, Ortel B, Münzberger C, Hölzle E (1994). Empfehlung einer Photopatch-Test Standardreihe durch die deutschsprachige Arbeitsgruppe „Photopatch-Test". Hautarzt 46: 240–243

Schauder S, Schrader A, Ippen H (1996). Göttinger Liste 1996 – Sonnenschutzkosmetik in Deuschland. 4. Aufl. Berlin, Wien (Blackwell)

White IR (1995). Phototoxic and photoallergic reactions. In: Rycroft RJG, Menné T, Frosch PJ (eds). Textbook of contact dermatitis. Berlin, Heidelberg, New York (Springer) 75–88

White IR (1995a). Photopatch testing. In: Rycroft RJG, Mené T, Frosch PJ (eds). Textbook of contact dermatitis. Berlin, Heidelberg, New York (Springer) 293–305

27 Das atopische Ekzem

B. M. Henz, J. Grabbe

27.1	Pathogenese	320	27.3	Diagnose	325
27.2	Klinik	322	27.4	Therapie	325
27.2.1	Die Ekzemreaktion	322	27.4.1	Vermeiden auslösender Allergene	325
27.2.2	Allgemeine klinische Aspekte	323	27.4.2	Milieuveränderungen	326
27.2.3	Krankeitsverlauf	323	27.4.3	Medikamentöse Behandlung	326
27.2.4	Komplikationen	325			

Das atopische Ekzem ist eine der verschiedenen Manifestationsformen des Atopiesyndroms. Es tritt meist schon im Kleinkindalter als chronisch rezidivierende, stark juckende Hauterkrankung unbekannter Ursache auf, deren Ausprägung durch genetische Faktoren und Umwelteinflüsse bestimmt wird. Eine Vererbung der Erkrankung ist aufgrund von Zwillingsstudien schon seit vielen Jahren belegt, wobei die Konkordanz bei monozygoten Zwillingen 77 % und bei dizygoten Zwillingen 15 % beträgt. Andererseits konnte bisher noch keine eindeutige Kosegregation mit Genloci für CD20, die β-Kette des IgE-Rezeptors FcεRI, Interleukin 4 oder die α-Kette des T-Zell-Rezeptors gefunden werden, deren Verbindung mit der Atopieerkrankung postuliert wird; das gleiche gilt für eine mögliche Assoziation mit verschiedenen MHC-Allelen (Coleman et al., 1997). Ein Grund für diese Schwierigkeiten mag in der heterogenen Ausprägung klinischer Merkmale des atopischen Ekzems liegen (Tab. 27/1). Außerdem wird beispielsweise die Unterscheidung einer Intrinsic- und einer Extrinsicform der Erkrankung diskutiert. Letztere zeigt eine eindeutige Beeinflussung des Verlaufs durch verschiedene Umwelteinflüsse, die unter anderem die Exposition gegenüber Nahrungsmittel- und Umweltallergenen umfassen. Das atopische Ekzem, häufig noch „Neurodermitis" genannt, ist in den letzten Jahren nicht nur wegen der erheblich belastenden Symptomatik vermehrt in das Interesse der Öffentlichkeit gerückt, sondern auch aufgrund der seit dem zweiten Weltkrieg weltweit eindeutig steigenden und zur Zeit bis 20 % betragenden Prävalenz der Erkrankung im Kindesalter (Schultz, 1993). Insbesondere Kinder von Eltern, die beide an atopischem Ekzem leiden, zeigen zu etwa 80 % ebenfalls die Erkrankung, während die Prävalenz bei nur einem befallenen Elternteil 56 % beträgt (Rothe und Grant-Kels, 1996). Bei elterlicher Belastung mit anderen Erkrankungen des Atopiesyndroms wie allergischer Rhinitis beträgt das Ekzemrisiko dagegen unter 50 %. Die Art der Vererbung ist bislang unklar; in den meisten Fällen wird ein multifaktorieller Erbgang vermutet.

27.1 Pathogenese

Die Pathomechanismen des atopischen Ekzems umfassen primär **Veränderungen des Immunsystems**. **Neurovegetative Störungen** und **Defekte im Metabolismus bestimmter Lipide** werden aber ebenfalls beobachtet.

Die zahlreichen immunologischen Veränderungen des atopischen Ekzems sind in Tabelle 27/2 dargestellt und lassen sich vereinfacht auf einen Nenner bringen: eine teilweise defekte zelluläre Immunantwort und eine überschießend starke Immunantwort vom Soforttyp sind charakteristisch. Diese beiden scheinbar widersprüchlichen Aktivitäten des Immunsystems könnten durch zwei Typen unterschiedlich wirksamer T-Helfer-Lymphozyten (Th-1 und Th-2) erklärt werden (Abb. 27/1). Th-1-Zellen vermitteln die klassische zelluläre, verzögerte Immunantwort, produzieren unter anderem Interleukin 2, Tumornekrosefaktor-α sowie Interferon-γ und wirken nega-

Tab. 27/1: Heterogenität assoziierter Merkmale beim atopischen Ekzem.

- normale IgE Serumspiegel (20 %)
- keine weiteren Anzeichen des Atopiesyndroms (30 %)
- keine Familienanamnese des Atopiesyndroms (30 %)
- gleichzeitig bestehende Ichthyosis vulgaris (~ 5 %)

Tab. 27/2: Immunologische Befunde beim atopischen Ekzem
(Die Mehrzahl dieser Veränderungen ist im einzelnen nicht krankheitsspezifisch).

Typ-I-Reaktionen	Typ-IV-Reaktionen
↑ TH-2-Lymphozytenfunktion	↓ TH-1-Lymphozytenfunktion
↑ spontane polyklonale IgE-Produktion	↓ DNCB-Kontaktsensibilisierung
↑ Hautreaktionen auf Typ-I-Allergene	↓ In-vitro-Lymphozytentransformation
↑ zirkulierende anti-IgE-Antikörper	↓ natürliche Killerzellen
↑ hochaffine IgE-Rezeptoren auf Monozyten und Langerhans-Zellen	↓ Monozytenchemotaxis und -phagozytose
↑ Histaminfreisetzung	↑ Kontaktsensibilisierung gegen Metalle
↑ Produktion von HRF durch mononukleäre Zellen	
↑ Interleukin-4-Serumspiegel	
↑ ECP-Serumspiegel	
↑ Interleukin-2-Serumspiegel	

HRF = Histamin Releasing Factor, ECP = Eosinophil Cationic Protein

tiv regulierend auf die Th-2-Zellen. Letztere setzen bevorzugt die Interleukine 4, 5, 10 und 13 frei. Interleukin 4 und 13 stimulieren die IgE-Synthese, während Interleukin 5 Entwicklung und Funktion der Eosinophilen beeinflußt und Interleukin 10 wiederum Th-1-Zellen inhibiert (Böhm und Bauer, 1997).

Ebenfalls von besonderem pathogenetischem Interesse ist die Beobachtung, daß auch epidermale Langerhans-Zellen den hochaffinen IgE-Rezeptor FcεRI exprimieren und beim atopischen Ekzem auch vermehrt IgE an ihrer Oberfläche tragen. Damit könnten Langerhans-Zellen bei Hautkontakt mit typischen Inhalationsallergenen auch eine ekzematöse Entzündungsreaktion auslösen. Dies entspricht der klinischen Erfahrung bei einer Reihe von Patienten und läßt sich auch im sogenannten Atopie-Patchtest u. a. mit Milben-, Katzen- oder Gräserpollenallergenen zeigen (Cooper, 1994). In solchen Patchtestreaktionen hat man in der akuten Entzündungsphase tatsächlich allergenspezifische TH-2-Lymphozyten nachgewie-

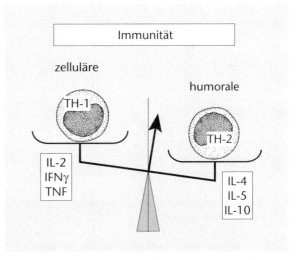

Abb. 27/1: Immunologische Imbalance bei Atopie durch Überwiegen des TH-2-Lymphozytensubtyps und vermehrte Aktivität von Zytokinen, die bevorzugt oder ausschließlich von TH-2-Zellen produziert werden. (IL = Interleukin, IFN = Interferon, TNF = Tumor-Nekrose-Faktor).

sen, während später oder auch in chronisch läsionaler Haut besonders TH-1-Zytokine gefunden werden, was darauf hindeutet, daß beide Zelltypen in bestimmten Phasen des Ekzems eine pathophysiologische Rolle spielen.

Neben zahlreichen Laborveränderungen (Tab. 27/2) gibt es mehrere klinische Anhaltspunkte für Veränderungen des Immunsystems beim atopischen Ekzem:

- Ein vergleichbares Krankheitsbild ist mit mehreren primären Immundefekten assoziiert (Tab. 27/3), wobei allerdings die klassischen diagnostischen Kriterien nach Hanifin und Rajka (1980) nur bei wenigen erfüllt werden.
- Die Erkrankung wird durch Knochenmarkstransplantation vom befallenen Spender auf den gesun-

Tab. 27/3: Primäre Immundefekterkrankungen mit assoziierten, dem atopischen Ekzem gleichenden Hautveränderungen
(* = Veränderungen entsprechen den diagnostischen Kriterien eines atopischen Ekzems nach Hanifin und Rajka, 1980).

- Wiskott-Aldrich-Syndrom*
- Selektiver IgA-Mangel*
- Hyper-IgE-Syndrom*
- selektiver IgM-Mangel
- X-gekoppelte Agammaglobulinämie
- Ataxia teleangiectatica
- X-gekoppelter Immundefekt mit Hyper-IgM
- Severe combined immunodeficiency
- Primäre Neutropenien
- Shwachman-Syndrom
- Progressiv-septische Granulomatose
- Biotinabhängiger multipler Carboxylasemangel

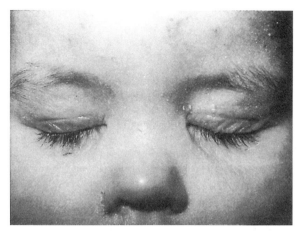

Abb. 27/2: Chronisches Ekzem der Augenlider mit verstärkter Hautfältelung (Lichenifikation) und Ausdünnung der lateralen Augenbrauen (Hertoghe-Zeichen) bei einem Kind mit atopischem Ekzem.

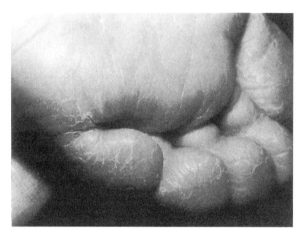

Abb. 27/3: Schuppung und Raghadenbildung an der Fußsohle bei atopischem Ekzem (Atopic winterfeet).

den Empfänger übertragen. Andererseits tritt eine Besserung der Krankheit im Falle der Übertragung vom gesunden Spender auf einen kranken Empfänger auf, wie z. B. beim Wiskott-Aldrich-Syndrom.
- Das Ekzem spricht auf Immunmodulatoren wie Cyclosporin A an.
- Die Patienten sind anfälliger für verschiedene bakterielle und virale Hautinfektionen sowie gegenüber bestimmten Hautpilzen (siehe 27.2: Klinik).
- Sowohl die immunologischen Veränderungen wie auch die Ausprägung des atopischen Ekzems bessern sich in der Regel bis zur Pubertät, was möglicherweise der Reifung eines genetisch bedingten Defektes in der Immunregulation entspricht.

Über viele Jahre wurden neurovegetative Störungen als grundlegender Defekt beim atopischen Ekzem angenommen, aber bis heute nie bewiesen. Die Theorie postuliert bei Atopikern eine veränderte Reaktivität des cAMP-Systems auf β-adrenerge Reize. Dies soll klinische Beobachtungen wie den weißen Dermographismus und die paradoxe Schweißreaktion auf intrakutan injizierte Cholinergika erklären. Die in der Literatur beschriebenen erhöhten Phosphodiesterasewerte des Serums bzw. die erniedrigten cAMP-Spiegel würden in der Tat die gesteigerte Produktion von IgE, Interleukin 1 sowie Histaminliberatoren (Tab. 27/2) und damit die veränderte Histaminfreisetzung und Lymphozytenfunktion erklären. Die klinischen Beobachtungen und experimentellen Resultate haben sich aber inzwischen als nicht krankheitsspezifisch bzw. sekundär erwiesen. Wahrscheinlich ist auch die Vermehrung von Nervenfasern bis in die Epidermis eher ein Epiphänomen. Sorgfältige Studien der letzten Jahre haben auch keine grundlegenden bzw. nur reaktive psychische Veränderungen bei den Patienten oder ihren Eltern aufweisen können (Gieler et al., 1990).

Seit kurzem werden auch die schon in den dreißiger Jahren beobachteten Lipidveränderungen wie z. B. ein Δ6-Desaturasemangel, der die Produktion von Metaboliten der Linol- und der γ-Linolensäure betrifft, wieder als wichtige pathogenetische Faktoren diskutiert. Sie könnten die defekte epidermale Lipidbarriere, die daraus resultierende trockene, empfindliche Haut und die Entzündungsreaktion durch bevorzugte Produktion von proinflammatorischen Lipidmediatoren erklären. Diese Aspekte könnten interessante neue Therapieansätze bieten.

27.2 Klinik

27.2.1 Die Ekzemreaktion

Die grundlegende klinische Manifestationsform der Krankheit ist die Ekzemreaktion der Haut, eine Entzündung der Epidermis wie auch der Dermis, die sich je nach Dauer und Intensität unterschiedlich darstellt. Zu Beginn kommt es zu einer Rötung der Haut, der eine Schwellung (Ödem) und sogar – je nach Stärke der Reaktion – Bläschen- oder Blasenbildung folgen können. Bei weiter zunehmender Intensität entstehen nässende Erosionen, die sich durch Absonderung von Gewebsflüssigkeit und Leukozyten oder wegen möglicher Superinfektionen mit serösen oder eitrigen Krusten bedecken können.

Bei längerem Fortbestehen des auslösenden Reizes geht das akute in ein subakutes oder chronisches Ekzem über. Die Haut ist trocken, weist eine feine oder grobe Schuppung auf, und aufgrund der persistierenden Entzündungsvorgänge entsteht eine Vergröberung des Hautreliefs, eine Lichenifikation (Abb. 27/2). Durch die mechanischen Schäden nach Kratzen sowie die Trockenheit und mangelnde Geschmeidigkeit der Haut kommt es auch zur Bildung von streifenförmigen Exkoriationen, unregelmäßigen Erosionen (Eczéma craquelé) und tiefen Hautrissen (Rhagaden) (Abb. 27/3).

Tab. 27/4: Diagnostische Kriterien beim atopischen Ekzem (modifiziert nach Hanifin und Rajka, 1980)*.

Hauptkriterien:
1. Juckreiz und Exkoriationen
2. Ekzem mit typischer Morphologie und Verteilung
3. chronischer und/oder rezidivierender Verlauf
4. persönliche oder Familienanamnese für Atopieerkrankungen

Nebenkriterien:

a) **Objektive klinische Symptome**
1. Ichthyosis vulgaris, Keratosis pilaris, Vertiefung der Handlinien
2. Hand- und Fußekzeme (Dyshidrosis, „Atopic winterfeet")
3. Mamillen- und Lippenekzeme (Abb. 27/6), Pityriasis alba, Faltenbildung seitlich am Hals
4. follikuläre Betonung des Ekzems
5. Milchschorf im Säuglingsalter

b) **Subjektive klinische Symptome**
1. Juckreiz beim Schwitzen
2. Unverträglichkeit von Wolle und Detergentien

c) **Immunologische Abweichungen, Typ I**
1. erhöhte IgE-Serumspiegel (polyklonal)
2. Hautreaktionen bei Prick- und Intrakutantestungen
3. Nahrungsmittelallergien und -unverträglichkeiten

d) **Immunologische Abweichungen, Typ IV**
1. Neigung zu Hautinfektionen (bes. *S. aureus* und Herpes-simplex-Virus)
2. verminderte Sensibilisierbarkeit auf potente Kontaktallergene wie DNCB

e) **Funktionelle Anomalien**
1. zentrale Gesichtsblässe oder Gesichtserytheme
2. Schweißausbrüche
3. weißer Dermographismus
4. Verschlimmerung durch emotionelle und äußerliche Einflüsse
5. fehlende oder abgeschwächte Rachen- und Kornealreflexe

f) **Anomalien des Auges und seiner Umgebung**
1. rezidivierende Konjunktivitis
2. infraorbitale doppelte Lidfalte (Dennie-Morgan-Falte)
3. Keratokonus
4. anteriore und/oder posteriore subkapsuläre Katarakte
5. periorbitale Pigmentierung

* Bei Erfüllung von 3 Haupt- und 3 Nebenkriterien gilt die Diagnose als gesichert.

Das histologische Korrelat des klinischen Bildes ist während der akuten Stadien ein epidermales, interzelluläres Ödem (= Spongiose), das sich bei Intensivierung zu Vesikeln und Blasen oder zur Ablösung ganzer Epidermisschichten (Erosionen) fortbilden kann. In der Dermis bestehen Gefäßerweiterungen, Ödeme und perivaskuläre Entzündungsinfiltrate. Neutrophile Granulozyten in Epidermis und Dermis zu Beginn eines akuten Ekzems werden rasch durch mononukleäre Infiltratzellen ersetzt.

Bei subakuten und chronischen Ekzemen tritt das Ödem in den Hintergrund. Statt dessen fällt eine Verdickung der Epidermis durch eine ausgeprägte Hyperparakeratose und Akanthose auf, die in lichenifizierten Arealen gelegentlich die Differenzierung von einer Psoriasis schwierig machen kann.

27.2.2 Allgemeine klinische Aspekte

Wegen der heterogenen Natur der Krankheit teilt man die klinischen Manifestationen des atopischen Ekzems nach Hanifin und Rajka (1980) in obligate Hauptmerkmale und variabel anzutreffende Nebenmerkmale ein (Tab. 27/4). Die Krankheit präsentiert sich auch oft unterschiedlich mit zunehmendem Alter des Patienten. Sie verläuft meist schubhaft mit nächtlichen Juckreizkrisen und zwanghaften Kratzanfällen, von deren Intensität Kratzspuren und die blankgescheuerten Glanznägel Zeugnis ablegen. Neben Extremvarianten (Erythrodermie) bestehen auch Minimalformen, z. B. Fingerkuppen- oder Fußekzeme (Atopic winter feet, Abb. 27/3) und periorale Leckekzeme (Abb. 27/6). Bakterielle Superinfektionen sind im Kindesalter häufig.

27.2.3 Krankheitsverlauf

Im allgemeinen verläuft die Krankheit nach folgendem Muster: Die Ekzeme beginnen meist im Säuglings- und Kleinkindalter (0–2 Jahre), so daß eine Abgrenzung zu dem ebenfalls früh auftretenden sebor-

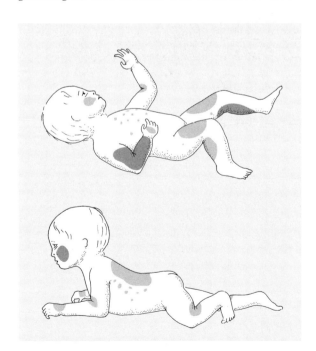

Abb. 27/4: Typisches Verteilungsmuster bei atopischem Ekzem im Säuglings- (Betonung der Wangen und Extremitätenstreckseiten) und Kindesalter (Bevorzugung der Beugen). Beachte die Aussparung der Windelregion.

Tab. 27/5: Aggravierende Faktoren beim atopischen Ekzem.

- Starkes Schwitzen (psychischer und körperlicher Streß, Hitze, Fieber, Okklusion durch Salben oder Kleidungsstücke)
- Orale oder kutane Allergenexposition (eiweißreiche Nahrung mit Eiern, Kuhmilch im Säuglingsalter, später Pollen-, Milben- oder Haustierkontakt)
- Kontakt mit Detergentien
- Feuchtes, allergenreiches Klima
- Wintermonate
- Kratzende Kleidungsstücke aus Wolle oder Synthetikstoffen
- Starke Gewürze, Zitrusfrüchte, Alkohol, Nahrungsmittelzusätze wie Farb- und Konservierungsstoffe
- Superinfektionen

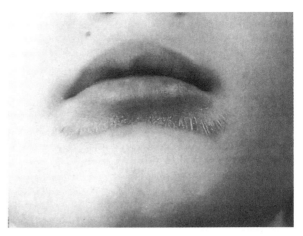

Abb. 27/6: Leckekzem der Unterlippe als Nebenkriterium des atopischen Ekzems.

rhoischen **Säuglingsekzem** manchmal Probleme bereiten kann (siehe 27.3). Prädilektionsstellen der oft akut nässenden, verkrusteten Herde sind die konvexen Gesichts- und Körperbereiche, d.h. Stirn, Kinn, Wangen und Rumpf (Abb. 27/4). Wegen der Krusten am behaarten Kopf und im Gesicht spricht man im Volksmund auch vom Milchschorf (Farbabb. FA 7 auf Farbtafel II). Die Ekzeme an Rumpf und Extremitäten sind häufig nummulär (münzartig umschrieben). Im Gegensatz zur irritativen Dermatitis der Windelregion bleibt dieser Bereich oft auffällig frei.

Im **Kindesalter** verlagert sich die Verteilung der Ekzeme auf die konkaven Körperregionen mit Betonung der Körperfalten bzw. der Extremitätenbeugen; daneben sind oft auch noch die Handrücken befallen. Das Ekzem ist von seiner Morphe her eher subakut oder chronisch und von Kratzspuren durchsetzt (Farbabb. FA 8 auf Farbtafel II). Bei akuten Schüben pfropfen sich frische Ekzeme auf die chronisch entzündete Haut auf. Im Erwachsenenalter sind die Ekzeme eher lichenifiziert. Nummuläre oder prurigoartige Formen mit juckenden, indurierten Knötchen können dominieren.

Viele Faktoren können das Krankheitsbild zu jeder Lebenszeit verschlimmern oder neue Schübe hervorrufen (Tab. 27/5; Morren et al., 1994).

Das atopische Ekzem kann gleichzeitig mit Nahrungsmittelallergien, dem Asthma bronchiale und später mit der Rhinokonjunktivitis bestehen. Es gibt jedoch für alle diese Manifestationsformen des Atopiesyndroms typische Altersgipfel (Abb. 27/5).

Die **Prognose** und die Schwere des Krankheitsbildes werden durch eine Reihe von Faktoren bestimmt. Patienten mit mehreren atopischen Familienmitgliedern, mit assoziiertem Asthma bronchiale oder Rhinokonjunktivitis, mit spätem Beginn der Ekzeme und mit trockener Haut neigen zu einem ungünstigeren Krankheitsverlauf. Die Mehrzahl der Patienten zeigt auch im Erwachsenenalter – obgleich meist in milderer Form – Ekzemschübe, z.B. an Händen und Augenlidern oder bei berufsbedingter Hautbelastung.

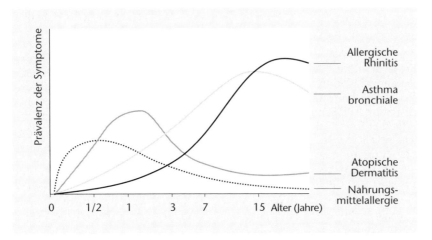

Abb. 27/5: Häufigkeit der Manifestationsformen des Atopiesyndroms in verschiedenen Lebensaltern.

27.2.4 Komplikationen

Eine Besiedlung der befallenen Haut mit *Staphylococcus aureus* ist häufig (93 %), korreliert mit der Schwere des Ekzems und führt oft auch zu einer Verschlechterung der gesamten Hauterscheinungen (Farbabb. FA 10 auf Farbtafel II). Dabei spielen bakterielle Superantigene von *S. aureus* über eine unspezifische Aktivierung von T-Lymphozyten eine wichtige Rolle. Die Patienten sind auch anfällig für Infektionen mit Herpes-simplex-Viren mit Ausbreitung der Herde über die Ekzemhaut (Eczema herpeticatum, siehe Farbabb. FA 9 Farbtafel II) und schwerer Allgemeinerkrankung (u. a. Fieber, Viruspneumonie oder -enzephalitis). Papillomviren (Warzen) und Viren der Pockengruppe (Mollusca contagiosa) sowie der saprophytäre Hefepilz *Pityrosporon orbiculare* pfropfen sich ebenfalls bevorzugt auf Ekzemhaut auf.

27.3 Diagnose

Für die Diagnosestellung sollten **3 der Haupt- und 3 der Nebenkriterien** (Tab. 27/4) nach Hanifin und Rajka (1980) erfüllt sein. Neben diesem System finden auch andere Diagnoserichtlinien Verwendung (Rothe und Grant-Kels, 1996). Differentialdiagnostisch ist im Säuglingsalter an ein seborrhoisches Ekzem zu denken. Ein bevorzugter Befall der großen Beugen, eine negative Familienanamnese, das Fehlen des typischen schubartigen Verlaufs und die spontane Abheilung des seborrhoischen Ekzems innerhalb des ersten Lebensjahres bieten sich als hilfreiche Unterscheidungsmerkmale an. Krankheiten wie die Ataxia teleangiectatica, die Langerhans-Zell-Histiozytose, das Wiskott-Aldrich-Syndrom, das Netherton-Syndrom, die Acrodermatitis enteropathica, die Phenylketonurie und die Skabies müssen aufgrund der jeweiligen anderen krankheitsspezifischen Merkmale ausgeschlossen werden.

27.4 Therapie

Da bisher keine kausale Therapie des atopischen Ekzems zur Verfügung steht, unterscheidet sich die Lokalbehandlung prinzipiell nicht von der anderer Ekzemtypen, d. h. nässende, akute Ekzeme werden mit feuchten Umschlägen und wasserhaltigen Cremes behandelt, während bei subakuten und chronischen Ekzemen fetthaltige Grundlagen zur Anwendung kommen.

Für die **feuchten Umschläge** reicht Leitungswasser, dem gerbstoffhaltige Präparate wie Tannolact® zugesetzt werden können. Die Umschläge sollten nicht länger als 15 Minuten auf der Haut bleiben, um Mazeration und Superinfektionen zu vermeiden. Bäder sollten nur mäßig warm sein, und langes Baden ist zu vermeiden, um der Haut nicht unnötig Fett zu entziehen. Als **Badezusätze** können bei trockener Haut Öle in Form emulgierter Zusätze oder als sog. Spreitungsbäder verwendet werden. Nach dem Bad sollte sonst auf jeden Fall mit rückfettenden Cremes oder Salben behandelt werden, weil die natürlichen Lipide der Haut beim Baden verlorengehen und verschiedene Externa nach dem Bad besonders gut penetrieren. Dabei bieten sich wasserbindende Substanzen wie Harnstoff oder Milchsäure als Salbenzusatz an.

Jeder Ekzempatient verträgt topische Präparate unterschiedlich gut, und zwar je nach Krankheitsstadium und persönlichen Vorlieben. Dem muß der behandelnde Arzt Rechnung tragen. Allgemein gut toleriert werden linolensäurehaltige Cremes, auch Nivea®-Präparate sowie unterschiedliche sog. Basiscremes und -salben, die von den Herstellern kortikoidhaltiger Externa zur Intervalltherapie angeboten werden. Wichtig sowohl für die Prävention wie auch für die Behandlung der chronisch befallenen Haut ist der häufige Gebrauch pflegender, rückfettender Externa.

Zusätzlich zu den pflegenden Maßnahmen sollten die folgenden **krankheitsspezifischen Aspekte** besonders berücksichtigt werden.

27.4.1 Vermeiden auslösender Allergene

Obgleich die vielfachen Sensibilisierungen auf diverse Allergene oft keine eindeutige klinische Bedeutung haben, gibt es klare Hinweise, daß einzelne Allergene eine auslösende oder aggravierende Funktion haben können und vermieden werden sollten. Im Säuglingsalter sind **Nahrungsmittelallergien** am wichtigsten, besonders gegen Eiweiße in Kuhmilch, Hühnerei, Weizenmehl und Soja, später auch Nüssen und Fisch. Im jugendlichen Alter ist dagegen am ehesten der Kontakt mit Inhalationsallergenen (Pollen, Hausstaubmilben und Tierhaaren) krankheitsauslösend, und Nahrungsmittelallergien werden seltener (≤ 10 %). Möglicherweise kann bei Patienten mit allergischer Reaktion im Atopie-Patchtest (siehe 27.1: Pathogenese) z. B. eine **Milbensanierung** im Schlafbereich das Ekzem positiv beeinflussen. Der Genuß von säurehaltigen Nahrungsmitteln (Zitrusfrüchten, Gemüsen) und Säften, die zusätzlich auch **Histaminliberatoren** enthalten können, führt oft zu Verschlimmerung des Ekzems. Die klinische Bedeutung von Nahrungsmittelallergenen und Nahrungsmittelzusatzstoffen muß jedoch bei jedem Patienten individuell immer erst durch eine **Auslaßdiät** und **orale Provokationsteste** (vgl. Kapitel 13) bewiesen werden, um eine einseitige und unzureichende Ernährung durch pauschale Diätempfehlungen zu vermeiden. Es gibt zudem Patienten, bei denen die genannten Allergene offensichtlich keinen Einfluß auf die Provokation der Erkrankung und ihren Verlauf haben (Halbert et al., 1995).

Tab. 27/6: Die wichtigsten lokalen Nebenwirkungen einer topischen Langzeittherapie mit potenten Kortikoiden.

- Hautatrophie, Striae
- Purpura nach Minimaltrauma
- Teleangiektasien
- Periorale Dermatitis
- Hypertrichose
- Hyper- oder Hypopigmentierung
- Kaschierung von Infektionen
- Kontaktsensibilisierung

27.4.2 Milieuveränderungen

Ein ausgeglichenes, warmes, aber nicht heißes Klima bekommt Ekzempatienten gut. Sowohl im häuslichen wie auch im beruflichen Milieu sollten Allergene auf ein Minimum reduziert werden (siehe Kap. 15). Ferien in allergenarmen Regionen und unter besonderen klimatischen Bedingungen (Hochgebirge, Nordseeinseln) sind oft hilfreich.

27.4.3 Medikamentöse Behandlung

Seit die Nebenwirkungen langfristig angewandter **topischer Kortikosteroide** bekannt sind (Tab. 27/6), tendiert man eher zum kurzfristigen (3–5 Tage), intermittierenden Gebrauch dieser Substanzen und verwendet sie nur während akuter Exazerbationen (Dorner et al., 1992). Die Wahl des topischen Kortikosteroids richtet sich nach der Intensität und Lokalisation des Ekzems. Die empfindliche Gesichts- und Genitalhaut sollte nur mit schwachen Steroiden (Hydrocortison ½ – 1%) behandelt werden, für den übrigen Körper können dagegen auch potentere, z.B. fluorierte Präparate verwendet werden (Tab. 27/7). Bei mangelndem Ansprechen oder einer Verschlechterung des Ekzems ist an eine Kontaktallergie gegen einen Bestandteil der Grundlage, aber auch das Kortikosteroid selbst zu denken. Zwischendurch und während der kortikosteroidfreien Intervalle sollten die Patienten zum Gebrauch von fettenden Pflegepräparaten angehalten werden. Bei sehr schweren Schüben ist auch eine kurzfristige systemische Kortikosteroidbehandlung vertretbar.

Im Vergleich zu den Kortikosteroiden sind andere antientzündliche Therapeutika deutlich weniger wirksam. Bufexamac wird zwar wegen der angenehmen Formulierung gern angewendet, hat aber klinisch keine durchgreifende Wirkung und verursacht nicht selten Kontaktallergien. Dermatologen und Pädiater benutzen weiterhin **Teerpräparate** (5–10% Liquor carbonis detergens oder 2–5% Steinkohlenteer) und **Schieferöle** wie Ichthyol (2–5%) in verschiedenen Grundlagen (Gele, Pasten oder Salben). Diese Substanzen wirken mäßig antientzündlich und antipruri-

Tab. 27/7: Auswahl von Kortikosteroiden für den topischen Gebrauch.

Wirkung	Substanz Präparat(-beispiel)	Zubereitung (% Konz.)
sehr stark	Clobetasolpropionat Dermoxin®	Creme, Salbe (0,05)
	Difluocortolonvalerat Temetex®	Fettsalbe (0,3)
stark	Amcinonid Amciderm®	Lotio, Creme, Salbe, Fettsalbe (0,1)
	Betamethasondipropionat Diprosone®	Creme, Salbe, Lösung (0,064)
	Betamethasonvalerat Betnesol-V®	Lotio (0,1), Creme, Salbe (0,1; 0,05)
	Desonid Sterax®	Creme (0,1)
	Desoximethason Topisolon®	Lotio, Salbe, Fettsalbe (0,25)
	Difluocortolonvalerat Nerisona®	Creme, Salbe, Fettsalbe (0,1)
	Fluocinolonacetonid Jellin®	Gel, Lotio, Creme, Salbe (0,025)
	Fluocinonid Topsym®	Creme, Salbe, Lösung (0,05)
	Fluocortolon Ultralan®	Milch, Creme, Salbe, Fettsalbe, Fettspray (0,25)
	Halcinonid Halog®	Salbe, Fettsalbe (0,1)
	Mometasonfuroat Ecural®	Creme, Fettcreme, Lösung (0,1)
mäßig stark	Fludroxycortid Sermaka®	Folie (1 µg/cm²)
	Fluprednidenacetat Decoderm®	Paste, Creme (0,1), Salbe (0,05)
	Hydrocortisonaceponat Retef®	Creme, Salbe, Fettsalbe (0,1)
	Hydrocortisonbutyrat Alfason®	Creme, CreSa, Salbe (0,1)
	Methylprednisolonaceponat Advantan®	Creme, Salbe (0,1)
	Prednicarbat Dermatop®	Creme, Salbe, Fettsalbe, Lösung (0,25)
	Triamcinolonacetonid Volon A®	Lotio, Creme, Salbe (0,1), Spray (0,05)
schwach	Dexamethason Anemul mono®	Creme (0,03), Salbe (0,05)
	Fluocortinbutyl Vaspid®	Creme, Salbe, Fettsalbe (0,075)
	Hydrocortison Ficortril®	Salbe (0,5; 1,0; 2,5), Lotio (0,5), Spray (2,0)
	Prednisolon Linola-H (Fett) N®	Creme (0,04)

ginös und bieten eine gute Alternative bei chronisch ekzematöser oder kortikosteroidgeschädigter Haut. Sie stören teilweise wegen ihrer unangenehmen Farben und Gerüche, sind jedoch aufgrund mehr als hundertjähriger Erfahrung ohne Langzeitnebenwirkungen und werden nicht selten von Patienten, die Kortikosteroide ablehnen, akzeptiert.

Eine **Phototherapie** (UVA, UVB) kann zwar wegen ihrer antientzündlichen und immunsuppressiven Wirkung nützlich sein, führt jedoch durch die Wärmebildung gelegentlich zu Exazerbationen und ist wegen der potentiellen karzinogenen Wirkung nicht unbedenklich. Daher sollte sie im Kindesalter nur mit größter Zurückhaltung angewandt werden.

Antiseptika, Antibiotika, Virustatika oder Antimykotika sollten je nach Indikation zur Behandlung von Superinfektionen lokal in Cremes oder Salben oder systemisch eingesetzt werden. **Immunsuppressiva** wie Cyclosporin A haben aufgrund der potentiellen Nebenwirkungen nur bei sehr schweren Ekzemen eine Indikation, sind allerdings auch in niedriger Dosierung (2,5–5 mg/kg) hochwirksam. Interferone haben dagegen nur eine mäßige oder inkonstante Besserung der Ekzeme ohne bleibende Beeinflussung des Juckreizes erbracht.

Seit einiger Zeit wird auch die hochdosierte Einnahme von γ-**Linolensäure** aus Nachtkerzen- oder Borretschsamenöl (z. B. Epogam® oder Quintesal®) empfohlen. Diese Behandlung sollte theoretisch statt der Produktion entzündungsfördernder Mediatoren der Arachidonsäurekaskade wie Leukotrien B_4 und C_4 die Produktion von „antiinflammatorischen" Metaboliten wie Prostaglandin E_1 fördern. Die klinische Wirkung ist nach neueren Studien nicht eindeutig belegt. Retinoide können das atopische Ekzem aufgrund der Verdünnung der Epidermis und der Hemmung der Talgproduktion verschlechtern. Sie sind jedoch hochwirksam bei der Reduktion der IgE-Synthese (Worm et al., 1998).

Der quälende Juckreiz des atopischen Ekzems spricht nur in eingeschränktem Maß auf **Antihistaminika** an, auch wenn sedierende Antihistaminika unterstützend während akuter Schübe, z. B. zur Verbesserung der Nachtruhe, eingesetzt werden.

In den letzten Jahren wurden Curricula zur Schulung von Eltern neurodermitiskranker Kinder sowie jugendlicher Patienten entwickelt, die ein Co-Management der chronischen Krankheit erleichtern und zur Krankheitsbewältigung beitragen sollen. Sie werden derzeit noch erprobt.

Insgesamt erfordert die Therapie der Patienten mit atopischem Ekzem vom Arzt viel Geduld und Verständnis, ein gutes Einfühlungsvermögen und eine geschickte Führung der gesamten Familie, um sowohl beim Vermeiden der Auslöser und aggravierenden Faktoren als auch bei der individuellen Anpassung der Lokaltherapie an die Phasen des Ekzems und den Hauttyp eine Hilfe zu bieten.

Bei Jugendlichen ist auch eine **Berufsberatung** wesentlich, damit hautbelastende Tätigkeiten (Friseur-, Pflege-, Reinigungsberufe u. a.) oder Arbeiten mit besonderer Allergenexposition soweit wie möglich gemieden werden.

Literatur

Böhm I, Bauer R (1997). Th1-Zellen, Th2-Zellen und atopische Dermatitis. Hautarzt 48: 223–227

Coleman R, Trembath RC, Harper JI (1997). Genetic studies on atopy and atopic dermatitis. Br J Dermatol 136: 1–5

Cooper KV (1994). Atopic dermatitis: recent trends in pathophysiology and therapy. J Invest Dermatol 102: 128–137

Dorner W, Baylock KW, Hanifin JM, Holder WR, Jensen GT (1992). Guidelines of the care for atopic dermatitis. J Am Acad Dermatol 26: 485–488

Halbert AR, Weston WL, Morelli JG (1995). Atopic dermatitis: is it an allergic disease? J Am Acad Dermatol 33: 1008–1018

Hanifin JM, Rajka G (1980). Diagnostic features of atopic dermatitis. Acta Derm Venereol (Stockh.) Suppl 72: 44–47

Leung DYM (1995). Atopic dermatitis: the skin as a window into the pathogenesis of chronic allergic diseases. J Allergy Clin Immunol 96: 302–318

Morren MA, Przybilla B, Bamelis M, Heykants B, Reynaers A, Degreef H (1994). Atopic dermatitis: triggering factors. J Am Acad Dermatol 31: 467–473

Rothe MJ, Grant-Kels JM (1996). Atopic dermatitis: an update. J Am Acad Dermatol 35: 1–13

Schultz LS (1993). The epidemiology of atopic dermatitis. Monogr Allergy 31: 9–28

Worm M, Kran JM, Manz RA, Henz BM (1998). Retinoic acid inhibits CD 40 + IL-4 mediated IgE-production. Blood 92: 1713–1720

28 Kontaktallergien

J. Grabbe

28.1	Immunologie	328	28.4	Testung	330
28.2	Epidemiologie	329	28.5	Therapie	330
28.3	Klinik	329	28.6	Prognose	330

28.1 Immunologie

Die häufigste Manifestationsform einer Kontaktallergie ist in den ersten Lebensjahren die **Kontakturtikaria**, beispielsweise als periorale Rötung und Schwellung bei Nahrungsmittelallergien im Rahmen der Atopie. Später herrschen jedoch ekzematöse Hautveränderungen vor, wobei für das gesamte Spektrum kindlicher Ekzemerkrankungen Kontaktallergien jedoch nicht die häufigste relevante Ursache darstellen. Erst im Erwachsenenalter gewinnen sie insgesamt eine größere Bedeutung, was einerseits mit einer schwächeren Sensibilisierbarkeit gegenüber typischen Kontaktallergenen in den ersten Lebensjahren erklärt wird (Kwangsukstith und Maibach, 1995). Insbesondere dürfte aber der seltenere Kontakt mit einem auch kleineren Spektrum potentieller Auslöser Ursache dafür sein.

Diese Altersabhängigkeit zeigt sich beispielsweise bei der **Nickelallergie** (Farbabb. FA 12 Farbtafel II), von der durch das Tragen von Modeschmuck bevorzugt Mädchen betroffen sind und die ungefähr ab dem 14. Lebensjahr deutlich häufiger als bei jüngeren Kindern zu finden ist. Insgesamt wird der Anteil von Kontaktallergien an den kindlichen Ekzemerkrankungen auf ein Fünftel geschätzt (s. u.), wobei berücksichtigt werden muß, daß auch bestehende Ekzeme anderer Genese durch aufgepfropfte Kontaktallergien kompliziert werden können (siehe Kap. 27.4.4).

Ein allergisches Kontaktekzem (Kontaktdermatitis) stellt eine Überempfindlichkeitsreaktion vom verzögerten Typ dar, die pathophysiologisch in einigen Punkten jedoch von einer klassischen Tuberkulinreaktion abweicht: Die Sensibilisierung nimmt ihren Ausgang nicht in der Dermis, sondern in der Epidermis; Lipidlöslichkeit und niedriges Molekulargewicht (< 500 Dalton) erleichtern die Penetration der meist inkompletten Allergene (Haptene) durch das Stratum corneum in die Epidermis, wo sie durch Bindung an Proteine zum Vollantigen werden. Die Epidermis beherbergt eine Population von dendritischen, konstitutiv MHC-Klasse-II-Antigen exprimierenden Zellen, sogenannte Langerhans-Zellen, die in der Lage sind, eine primäre Immunantwort in einem naiven Organismus hervorzurufen. Die Aufnahme des Antigens durch diese Zellen führt zu deren Aktivierung, u. a. der Freisetzung von Interleukin-1β und anderen Zytokinen. Zugleich wandern die Langerhans-Zellen aus der Epidermis aus und gelangen über afferente Lymphbahnen des Koriums in die parakortikale Zone des drainierenden Lymphknotens. Dort präsentieren sie an ihrer Oberfläche einen Komplex aus MHC-Klasse-II-Molekül und Antigen gegenüber T-Lymphozyten, von denen einige über ihren „passenden" Antigenrezeptor an diesen Molekülkomplex binden können. Unter dem Einfluß co-stimulatorischer Membranproteine und Zytokine der Langerhans-Zellen kommt es zu einer klonalen Expansion dieser T-Lymphozyten und Differenzierung in sogenannten Memory-Zellen. Charakteristisch für diese Zellen ist ihre Kapazität zur Synthese u. a. von Interleukin-2 und Interferon-γ und die Expression des CLA (Cutaneous Lymphocyte Antigen). Damit können diese Lymphozyten nach Auswanderung aus dem Lymphknoten an E-Selektin-Moleküle auf Endothelzellen postkapillärer Venolen der Haut binden, was ihr bevorzugtes „Homing" in die Haut erklärt. Im allgemeinen benötigt diese Sensibilisierung **(Induktionsphase)** 8 bis 21 Tage und verläuft klinisch inapparent.

Erst der Zweitkontakt mit dem Antigen führt zu einer sichtbaren Antwort **(Auslösephase)**: Nach Präsentation des Antigens, in diesem Falle u. a. durch dendritische Zellen in der Dermis, wandeln sich antigenspezifische Memory-Zellen in Effektorzellen um, die über verschiedene Zytokine den Einstrom weiterer Leukozyten, insbesondere mononukleärer Zellen, in die Haut auslösen. Dies führt zur Ausbildung von perivaskulären Entzündungsinfiltraten im Korium, vorwiegend aus CD4-positiven Helfer-/Inducer-Lymphozyten, die auch in die Epidermis einwandern. Dabei kommt es zur Ausbildung eines interzellulären Ödems (histologisch: Spongiose der Epidermis) bis hin zum Auftreten intraepidermaler Bläschen, die auch das klinische Bild eines akuten Ekzems prägen können (Frosch et al., 1996)

28.2 Epidemiologie

Die verfügbaren Daten über die Häufigkeit von allergischen Kontaktekzemen im Kindesalter sind beschränkt und nicht einheitlich. Dies erklärt sich hauptsächlich aus der verschiedenartigen Zusammensetzung der untersuchten Patientengruppen. Daneben sind regionale Unterschiede wie das Vorkommen hochallergener Pflanzen (Gifteufeu in Nordamerika), Unterschiede in Lebensgewohnheiten wie Kleidung (Turnschuhe, Modeschmuck) oder auch ärztlicher Therapie (Impfungen, Wundbehandlung) von Bedeutung.

Insgesamt bleibt festzuhalten, daß atopische oder nichtallergische, irritative Ekzeme bis zum 14. Lebensjahr häufiger als das allergische Kontaktekzem sind, das in Nordamerika und Europa ungefähr 20 % aller Dermatitisfälle ausmacht (Weston et al., 1986). Neben Angaben über Kontaktallergien bei Kindern, die wegen manifester Ekzemerkrankung untersucht wurden, finden sich in der Literatur auch Studien zur Häufigkeit von Sensibilisierungen in unselektierten Kollektiven, meist bei Kindern im Schulalter. Dabei zeigten zwischen 13 und 23 % mindestens eine allergische Reaktion (u. a. Weston et al., 1986). Die häufigsten Allergene waren Nickel, Kobalt, Kaliumdichromat, Neomycin, Thiomersal und Bestandteile von medizinischen oder pflegenden Externa. Anzumerken bleibt, daß der Kontakt mit diesen Substanzen anamnestisch nicht notwendigerweise zu Hautveränderungen führte (sog. subklinische Sensibilisierungen). Es wurde wiederholt die Frage untersucht, ob Patienten mit atopischen Ekzemen vermehrt zu Kontaktallergien neigen. Aus pathogenetischer Sicht (siehe Kap. 27.1) wären sowohl fördernde (gestörte Barrierefunktion) als auch negative (Imbalance zwischen TH-1- und TH-2-Immunantwort) Einflüsse denkbar. Die zahlreichen klinischen Untersuchungen zu diesem Thema ergaben bislang jedoch keine generell gültige Antwort, da sie sich hinsichtlich der untersuchten Personengruppen, der Definition von Atopie und der getesteten Allergene zu sehr unterscheiden.

28.3 Klinik

Ätiopathogenetisch und klinisch muß die allergische von der irritativen Kontaktdermatitis unterschieden werden: Letztere tritt prinzipiell bei allen Betroffenen nach Kontakt mit chemischen oder physikalischen Noxen auf; ihr Schweregrad ist dabei abhängig von der individuellen Konstitution (Kinder, insbesondere Atopiker haben eine irritablere Haut; Patil und Maibach, 1994) und der Stärke der angreifende Noxe. Typischerweise bleibt das Ekzem streng auf das Einwirkareal beschränkt und heilt nach Weglassen des schädlichen Agens meist rasch und unkompliziert ab. Eine häufig vorkommende Form im Kindesalter ist die irritative Windeldermatis, die als Resultat multipler Faktoren (Okklusion, Reibung, Mazeration und chemische Noxen aus Fäzes und Urin) entsteht.

Eine allergische Kontaktdermatitis tritt dagegen nur bei entsprechend Sensibilisierten auf; ihre Ausprägung korreliert nicht eindeutig mit der Menge des Allergens; sie reicht oft über die eigentliche Kontaktfläche hinaus und zieht in schweren Fällen größere Körperpartien, manchmal sogar die gesamte Haut in Mitleidenschaft („Streuung"). Der Verlauf ist eher chronisch oder zu Rezidiven neigend, solange das Allergen nicht identifiziert wird oder Karenz schwer einzuhalten ist.

Prinzipiell kann eine allergische Kontaktdermatitis unter allen Erscheinungsformen eines Ekzems auftreten: Rötung, Papeln, Bläschen, Erosionen, Nässen, seröse Krusten und schließlich Abschuppung (Farbabb. FA 11, Farbtafel II) beherrschen bei akuten Verläufen das Bild; chronische Formen mit Lichenifikation der Haut sind dagegen im Kindesalter eher selten anzutreffen.

Die **Diagnose** einer allergischen Kontaktdermatitis ergibt sich im allgemeinen aus der Anamnese und der Ekzemlokalisation; beide lassen Rückschlüsse auf das verursachende Allergen zu (Tab. 28/1). Besonders bei isolierten Ekzemen des Gesichts, der Hände und Füße oder bei einer für das atopische Ekzem untypischen Lokalisation sollte an ein kontaktallergisches Geschehen gedacht werden, ebenso bei auffälliger Therapieresistenz anderer Ekzeme: Neben Salbengrundlagen und Hilfsstoffen können beispielsweise auch Kortikosteroide selbst als Kontaktallergene wirken.

Wie im Erwachsenenalter liegen auch bei Kindern Sensibilisierungen gegen Metalle, insbesondere Nickel, Kobalt und Dichromat, sowie Duftstoffe an der Spitze der Häufigkeit (Brasch und Geier, 1997). Dabei ist auf die große Bedeutung hinzuweisen, die das frühzeitige Stechen von Ohrlöchern und Tragen von nickelhaltigem Schmuck für die Entwicklung einer entsprechenden Allergie hat (Dotterud und Falk, 1994). In Deutschland und Österreich finden sich insbesondere bei Schulkindern häufig Allergien gegen das quecksilberhaltige Antiseptikum Thiomersal, die wohl auf die Verwendung entsprechend konservierter Impfstoffe zurückzuführen sind. Eine bekannte Sensibilisierung führt aber bei richtiger Impftechnik nur selten zu allergischen Reaktionen, auch wenn dieses Konservierungsmittel im Impfstoff enthalten ist (van 't Veen und van Joost, 1994). Eine positive Testreaktion auf Thiomersal impliziert nicht notwendigerweise eine Allergie gegen Quecksilber und kann daher z. B. nicht als Hinweis auf eine Amalgamunverträglichkeit gewertet werden (Möller, 1994).

Tab. 28/1: Lokalisation allergischer Kontaktekzeme und ihre häufigsten Ursachen.

Lokalisation	Auslöser (Beispiele)	Allergene (Beispiele)
Gesicht	externe Therapeutika, Augentropfen, Kontaktlinsen-flüssigkeit	Antibiotika
		Konservierungsstoffe
	Kosmetika	Emulgatoren
		Duftstoffe Wollwachsalkohole Cetylstearylalkohol
Ohrläppchen, Hals, Handgelenke	(Mode-)Schmuck	Nickel, Kobalt
Nabelregion	Jeansknopf	Nickel, Kobalt
Brust	Salben	ätherische Öle
Hände	Spielzeug, Bastelmaterial, Farben	Acrylate Benzoylperoxid Farbstoffe Konservierungsstoffe
	externe Therapeutika	s. o.
Füße	Schuhe	Gummichemikalien Farbstoffe Klebstoffe Gerbstoffe (Chromate)
	Socken	Textilfarben

28.4 Testung

Bislang stellt die **Epikutantestung** die einzig praktikable und brauchbare Testmethode zur Feststellung einer Kontaktsensibilisierung dar. Die Modalitäten und die Ablesung entsprechen den Gepflogenheiten bei der Testung Erwachsener. Wegen der erhöhten Irritabilität kindlicher Haut ist es dabei besonders wichtig, allergische von irritativen Reaktionen abzugrenzen, die beispielsweise bei Metallsalzen, Formaldehyd und Duftstoffen vorkommen und sich als follikuläre Papeln oder Pusteln äußern können. Nach Untersuchungen an größeren Kollektiven (u. a. Weston et al., 1986) wird die Epikutantestung mit den allgemein gebräuchlichen Testkonzentrationen aber auch für Kinder als sicher und aussagekräftig angesehen.

Für die **Beratung des Patienten** bzw. der Eltern ist es nach Durchführung der Testung unbedingt nötig, die positiven Reaktionen hinsichtlich ihrer Bedeutung für die Dermatitis einzuschätzen; viele Sensibilisierungen gewinnen auch bei Kontakt mit dem Allergen durchaus nicht immer Krankheitswert in Form eines Ekzems. Anderseits kann die Rate relevanter Reaktionen bei gezielter Indikation bis 90 Prozent betragen.

28.5 Therapie

Die Behandlung einer allergischen Kontaktdermatitis orientiert sich an der klinischen Symptomatik nach den allgemeinen Richtlinien der Ekzemtherapie (vgl. Kap. 27.4). Nur in den seltenen Fällen einer generalisierten Reaktion wird die kurzfristige systemische Anwendung von Kortikosteroiden, ausgehend von 1 bis 2 mg Prednisolonäquivalent/kg KG notwendig sein. Da eine spezifische Hyposensibilisierungsbehandlung bis heute nicht etabliert werden konnte, ist Allergenkarenz bislang die einzige kausale Therapie. Dazu ist eine genaue Aufklärung über das Vorkommen des Allergens und die sorgfältige Aufdeckung von Allergenquellen von Bedeutung.

28.6 Prognose

Die meisten Langzeitstudien über den Verlauf von Kontaktallergien weisen auf eine eher schlechte Prognose hin (Hogan et al., 1990): Sensibilisierungen persistieren oft länger als 10 Jahre und führen damit bei Reexposition mit dem Allergen zu erneuten Ekzemschüben. Untersuchungen, ob sich Kontaktallergien bei Kindern abweichend von denen Erwachsener verhalten, liegen noch nicht vor. Gerade deswegen kommt einer Beratung von Jugendlichen mit Kontaktallergien bei der Berufsfindung eine große Bedeutung bei, damit prophylaktisch der Zunahme von Berufsdermatosen begegnet werden kann.

Literatur

Brasch U, Geier J (1997). Patch test results in schoolchildren. Contact Dermatitis 37:286–293

Dotterud LK, Falk ES (1994). Metal allergy in north Norwegian schoolchildren and its relationship with ear peacing and atopy. Contact Dermatitis 31: 308–313

Frosch PJ, Rustemeyer Th, Schnuch A (1996). Kontaktdermatitis. Hautarzt 47: 874–882 und 945–961

Hogan DJ, Dannaker CJ, Maibach HI (1990). The prognosis of contact dermatitis. J Am Acad Dermatol 23: 300–307

Kwangsukstith C, Maibach HI (1995). Effect of age and sex on the induction and elicitation of allergic contact dermatitis. Contact Dermatitis 33: 289–298

Möller H (1994). All these positive tests to thimerosal. Contact Dermatitis 31: 209–213

Patil S, Maibach HI (1994). Effect of age and sex on the elicitation of irritant contact dermatitis. Contact Dermatitis 30: 257–264

Rycroft RJG, Menné T, Frosch PJ (eds) (1995). Textbook of contact dermatitis. 2. Aufl. Springer, Berlin, Heidelberg, New York, (Springer)

van 't Veen AJ, van Joost Th (1994). Sensitization to thimerosal (merthiolate) is still present today. Contact Dermatitis 31: 293–298

Weston WL, Weston JA, Kinoshita J, Kloepfer S, Carreon L, Toth S, Bullard D, Harper K, Martinez S (1986). Prevalence of positive epicutaneous tests among infants, children and adolescents. Pediatrics 78: 1070–1074

29 Allergien gegen Nahrungsmittel

B. Niggemann, U. Wahn

29.1	Definitionen ... 331	29.5	Diagnostik ... 333
29.2	Pathophysiologie ... 332	29.6	Ungesicherte diagnostische Verfahren ... 335
29.3	Symptomatik ... 332	29.7	Prognose ... 335
29.4	Nahrungsmittelallergie bei atopischer Dermatitis ... 333	29.8	Therapie ... 335

„What's food to one man may be fierce poison to others"

LUCRETIUS (96–55 vor Christus)

29.1 Definitionen

Krankheitszeichen bei Genuß von Nahrungsmitteln können sowohl nichtimmunologische (Nahrungsmittelintoleranzen) als auch immunologische (Nahrungsmittelallergien) Erkrankungen zugrunde liegen (Abb. 29/1). Die **Nahrungsmittelintoleranzen** umfassen dabei einen Sammeltopf verschiedener Krankheitsbilder mit unterschiedlicher Ätiologie:

- Durch in Nahrungsmitteln direkt vorhandene oder aus Bakterien freigesetzte Toxine können meist akute Krankheitsbilder entstehen.
- Angeborene Enzymdefekte, die bereits bei Erstkontakt ohne vorherige Sensibilisierung Nebenwirkungen bewirken, werden auch unter dem Namen Nahrungsmittel-Idiosynkrasie zusammengefaßt. Zu

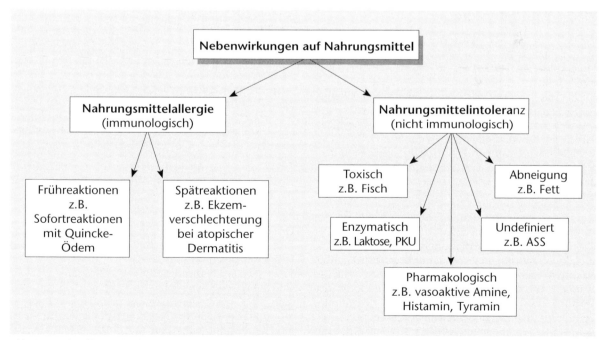

Abb. 29/1: Klassifikation der durch Nahrungsmittel hervorgerufenen Krankheitssymptome.

diesen zählt z. B. die Laktoseintoleranz oder die Phenylketonurie.
- In Nahrungsmitteln entweder vermehrt vorkommende oder unspezifisch (nicht IgE-vermittelt) freigesetzte vasoaktive Amine, wie z. B. Histamin oder Tyramin können den IgE-vermittelten Frühreaktionen sehr ähnliche Symptome hervorrufen.
- Die im Rahmen der Acetylsalicylsäure-Überempfindlichkeit entstehenden Symptome sind bisher nicht klassifizierbar.
- Schließlich müssen Abneigungen gegen Nahrungsmittel abgegrenzt werden.

Die Nahrungsmittelallergien sind entweder:

1. typische (IgE-vermittelte) allergische Frühreaktionen (z. B. klassische Kuhmilchallergie mit Quincke-Ödem), die eine Sensibilisierung voraussetzen, oder
2. allergische Spätreaktionen (z. B. Ekzemverschlechterung bei atopischer Dermatitis), bei denen der immunologische Mechanismus nicht vollständig bekannt ist.

Die **Definition der IgE-vermittelten Nahrungsmittelallergie** umfaßt:

- eine Auslösung ist bereits durch kleine Mengen möglich (gilt v. a. für Frühreaktionen),
- die Reaktion ist klinisch überzeugend und reproduzierbar,
- es erfolgt eine immunologische, spezifische Antwort und
- die immunologische Antwort unterscheidet sich von der einer gesunden Person, die das Nahrungsmittel verträgt.

29.2 Pathophysiologie

Die Möglichkeiten einer Sensibilisierung gegen Nahrungsmittel können sehr früh im Leben eines Kindes beginnen:

- pränatal gegen mütterliche Nahrungsmittelallergene (diaplazentar),
- per „versteckter Flasche" in den ersten Lebenstagen (z. B. im Kinderzimmer der Frauenklinik),
- während des Stillens (über die Muttermilch) und
- oral, wenn Nahrungsmittel direkt vom Kind aufgenommen werden.

Die Sensibilisierung erfolgt wahrscheinlich über die Resorption von unverdauten Makromolekülen. Bei Kindern mit Kuhmilchallergie wurde eine erhöhte Resorptionsrate nachgewiesen. Schon einzelne Makromoleküle können über verschiedene (noch unbekannte Wege) über M-Zellen in den Peyer-Plaques Kontakt mit dem immunkompetenten Gewebe des Darmes (GALT) Kontakt aufnehmen. B-Lymphozyten produzieren dann die Immunglobuline, T-Zellen reagieren mit der Entwicklung zellvermittelter Immunität. Es ist unklar, wann der Weg einer möglicher-

Tab. 29/1: Durch Nahrungsmittelallergien hervorgerufene Symptome.

Haut	Gastrointestinal
– Urtikaria, Exanthem	– Übelkeit, Erbrechen
– Quincke-Ödem	– Durchfall
– Ekzemverschlechterung	– Obstipation, Meteorismus
– Pruritus	– Leibschmerzen
– Flush	– Gewichtsverlust, Dystrophie

Respiratorisch	Diverse
– Bronchiale Obstruktion	– Kopfschmerzen (Migräne)
– Rhinokonjunktivitis	– Müdigkeit, Abgeschlagenheit
– Larynxödem, Stridor	– Fieber
– Husten	– Unruhe, Irritabilität
	– Anaphylaktische Reaktionen

weise länger dauernden, niedrig dosierten Exposition zur Ausbildung eines TH-2-Zytokin-Musters und damit der Produktion von IgE und wann (über höhere Dosen?) zur TH-1-vermittelten Toleranz führt.

29.3 Symptomatik

Nahrungsmittelallergien können in ihrem Schweregrad äußerst variabel verlaufen: Von lokalen Symptomen über milde Allgemeinreaktionen bis hin zum anaphylaktischen Schock mit zum Teil tödlichem Ausgang.
Die klinischen Symptome (Tab. 29/1) einer Nahrungsmittelallergie äußern sich in erster Linie an der Haut, seltener am Gastrointestinaltrakt oder anderen Organen. Eine bronchiale Obstruktion wird nur bei ungefähr 2,5 % der Patienten beobachtet.

Als **IgE-vermittelte Frühreaktionen** treten Symptome durch Nahrungsmittelallergien gewöhnlich innerhalb von Minuten bis zu 2 Stunden auf. Reaktionen, die mehr als 2 Stunden nach Verabreichung der höchsten Allergendosis auftreten werden als Spätreaktionen bezeichnet. Es können jedoch auch noch 24 bis 48 Stunden nach entsprechender Exposition Nahrungsmittelreaktionen beobachtet werden. Bei der atopischen Dermatitis treten am häufigsten kombinierte Früh- und Spätreaktionen oder isolierte Frühreaktionen auf; isolierte Spätreaktionen sind generell sehr selten.

Über die **Prävalenz** einer Nahrungsmittelallergie im Kindesalter liegen nur wenige Angaben vor: Zahlen zwischen 2 % und 6 % erscheinen realistisch.

Die Liste derjenigen Nahrungsmittel, die am häufigsten Nahrungsmittelallergien auslösen, wird vom Hühnerei angeführt (Tab. 29/2).
Von diesen Nahrungsmittelallergien abzugrenzen sind allergische Symptome bei Patienten, die im Rahmen ihres saisonalen Asthmas oder Heuschnupfens als pollenassoziierte Nahrungsmittelallergien z. B. zwischen Baumpollen und Kern- oder Steinobst auftreten: Diese Kreuzreaktionen sind als **orales All-**

Tab. 29/2: Liste der häufigsten Nahrungsmittel, die im Kindesalter allergische Symptome auslösen.

(1.) Hühnerei	(4.) Nüsse
(2.) Kuhmilch	(5.) Fisch
(3.) Soja	(6.) Weizen

ergiesyndrom sehr häufig Begleiterscheinungen und gehen selten mit den o. g. Symptomen von Nahrungsmittelallergikern (isoliert oder bei atopischer Dermatitis) einher.

Mögliche **Einflußvariablen** einer Nahrungsmittelallergie sind: Kombination von mehreren Nahrungsmitteln, Einfluß von Inhalationsallergenen (saisonale Einflüsse), Körperliche Belastung (Exercise induced anaphylaxis), Hormonelle Einflüsse, gastrointestinale Erkrankungen, interkurrente Infekte, psychische Faktoren.

29.4 Nahrungsmittelallergie bei atopischer Dermatitis

Die Häufigkeit einer klinisch manifesten Nahrungmittelallergie bei Kindern mit atopischer Dermatitis (auf dem Boden von doppelblind, plazebokontrolliert durchgeführten oralen Provokationen) wird in der Literatur mit etwa 33 % angegeben.

Die Schwierigkeiten, bei atopischer Dermatitis die klinische Aktualität einer Nahrungsmittelallergie zu verifizieren, liegen in den möglichen Spätreaktionen. Während frühe klinische Reaktionen meist leicht dem verdächtigten Nahrungsmittel zuzuordnen sind und selbstverständlich auch bei der atopischen Dermatitis auftreten, ist die Frage viel schwieriger zu beantworten, ob eine Spätreaktion kausal dem Nahrungsmittel zuzuordnen ist (z. B. wenn ein Kind sich 24 oder 36 Stunden nach Genuß eines bestimmten Nahrungsmittels vermehrt kratzt oder ein stärkeres Ekzem aufweist). Das lange Zeitintervall zwischen Applikation des Nahrungsmittels und der klinischen Antwort bei Spätreaktionen sowie der variable Verlauf der atopischen Dermatitis selbst machen es oft sehr schwierig, einen Kausalzusammenhang herzustellen. Zuverlässige objektive Parameter fehlen meist, um orale Provokationen als sicher positiv zu identifizieren.

Die **Bestimmung des spezifischen IgE** im Serum hilft hier nur begrenzt weiter, da zwar nur wenig Kinder, die in oralen Provokationstestungen positiv reagieren, kein spezifisches IgE aufweisen, auf der anderen Seite aber viele Kinder mit atopischer Dermatitis spezifisches IgE gegen eine Reihe von Nahrungsmittel produzieren, die sie in oralen Provokationstestungen offensichtlich gut vertragen. Bei typischen allergischen Frühreaktionen (z. B. Urtikaria oder Quincke-Ödem) korreliert der Nachweis von spezifischem IgE gegen Hühnerei und Kuhmilch mit dem Schweregrad recht gut, während dies bei der atopischen Dermatitis nicht der Fall ist.

Bei der Nahrungsmittelallergie im Rahmen der atopischen Dermatitis sind daher verschiedene **pathophysiologische Konzepte** denkbar (Abb. 29/1): Typische Frühreaktionen sind durch eine IgE-vermittelte allergische Sensibilisierung pathophysiologisch und klinisch hinreichend erklärt. Während man in früheren Jahren glaubte, daß Symptome, die mehr als 1 Stunde nach oraler Provokation auftreten, selten mit dem Nachweis von spezifischem IgE verbunden sind, muß heute davon ausgegangen werden, daß auch IgE-vermittelte Spätreaktionen nach Genuß von Nahrungsmitteln vorkommen. Der Pathomechanismus der Spätreaktion ist nach wie vor nicht klar. Bei IgE-vermittelten Spätreaktionen scheint eine Mediatorausschüttung infolge der Einwanderung von Entzündungszellen in das Zielorgan verzögerte Reaktionen hervorzurufen, z. B. auch eine Ekzem-verschlechterung. Der Pathomechanismus für die nicht IgE-vermittelten Spätreaktionen ist gänzlich ungeklärt.

Die bei einer atopischen Dermatitis auf eine Nahrungsmittelallergie hinweisenden Kriterien sind in Tabelle 29/3 angeführt.

29.5 Diagnostik

Bei der Diagnostik der Nahrungsmittelallergie gibt es keinen einzelnen, beweisenden Laborparameter. Ein **stufenweises Vorgehen** unter Berücksichtigung individueller Faktoren ist sinnvoll. Die Nahrungsmittelallergie-Diagnostik unterscheidet sich prinzipiell nicht wesentlich von der Diagnostik anderer allergischer Erkrankungen (Tab. 29/4).

Die **Anamese** stellt nach wie vor den ersten und wichtigsten Mosaikstein der Diagnostik bei Verdacht auf eine Nahrungsmittelallergie dar. Mit Hilfe der Anamnese kann man bereits versuchen, Verbindungen zwischen klinischen Symptomen und der Aufnahme bestimmter Nahrungsmittel herzustellen sowie IgE-vermittelte Reaktionen von Intoleranzen zu unterscheiden. Wenn z. B. Eltern berichten, daß bei ihrem Kind zweimal nach Genuß von Kuhmilch innerhalb von Minuten eine Schwellung der Lippen oder eine generalisierte Urtikaria auftritt, ist dies selbstverständlich ein wichtiger Hinweis und kann manche diagno-

Tab. 29/3: Kriterien, die bei atopischer Dermatitis auf eine Nahrungsmittelallergie hinweisen.

(1.) Vorhandensein von Typ-I-Symptomen
(2.) Spezifisches IgE gegen Nahrungsmittel nachweisbar
(3.) Orales Allergiesyndrom
(4.) Kontinuierliche Symptome
(5.) Dystrophie
(6.) Konservative Therapie ohne wesentlichen Erfolg

Tab. 29/4: Diagnostische Möglichkeiten bei Verdacht auf Nahrungsmittelallergie.

(1.) Anamnese

(2.) Symptom-Nahrungsmittel-Tagebuch

(3.) In-vitro-Untersuchungen
- Gesamt-IgE
- Spezifisches IgE
- Allergeninduzierte Histaminfreisetzung aus Leukozyten
- Allergeninduzierte Lymphozytenproliferation

(4.) In-vivo-Untersuchungen
- Hauttests (Prick)

(5.) Provokationstests
- Orale Provokationen (DBPCFC)

stische Maßnahme überflüssig machen. Wenn die Eltern eines Kindes mit atopischer Dermatitis jedoch nur einen vagen Verdacht auf eine Nahrungsmittel-Unverträglichkeit haben, sind weitere Untersuchungen und ggf. Provokationstests unumgänglich.

Genaue, z. B. über einen Zeitraum von 2 Wochen, geführte **Symptom-Nahrungsmittel-Tagebücher** geben einen Überblick über die verabreichten Nahrungsmittel sowie über die Lebensumstände des Kindes und erlauben so gelegentlich bereits eine Zuordnung von Symptomen zu bestimmten Nahrungsmitteln. Eine Schwierigkeit stellen dabei versteckte und zum Teil nicht deklarationspflichtige Stoffe als potentielle Nahrungsmittelallergene in kommerziell gefertigter Nahrung dar.

Die **In-vitro-Diagnostik** betrifft in erster Linie den Nachweis des Gesamt-IgE und des spezifischen IgE im Serum. Die Bedeutung des Gesamt-IgE ist selbstverständlich äußerst gering, der Gesamt-IgE-Spiegel markiert allenfalls eine gewisse Disposition zur Atopie und ist ausschließlich in Kombination mit der Bestimmung des spezifischen IgE gegen einzelne Nahrungsmittel sinnvoll. Aber auch der Nachweis von spezifischem IgE besagt lediglich eine Sensibilisierung und ist keinesfalls mit dem Beweis einer klinischen Aktualität gleichzusetzen. Die Vorteile der Bestimmung des spezifischen IgE gegenüber Hauttesten liegen in der Gefahrlosigkeit der Untersuchung, in der Unbeeinflußbarkeit von momentanen allergischen Symptomen und in der Unbeeinflußbarkeit durch eine antiallergische Therapie.

Die Auswahl der untersuchten spezifischen IgE-Antikörper kann in der Regel auf einige wichtige Nahrungsmittel beschränkt werden, z.B. Hühnerei, Kuhmilch, Soja und Weizen. Im Fall einer oligoallergenen Basisdiät werden auch die dort eingesetzten wichtigsten Nahrungsmittel (z.B. Reis) mitgetestet. Darüberhinaus sollten je nach Anamnese einzelne weitere Nahrungsmittel untersucht werden, z.B. Kartoffel, Nüsse, Fisch. Falls kein spezieller Verdacht vorliegt, wird ein „Screening" mit den eben genannten Nahrungsmitteln durchgeführt. Auch wenn keine respiratorische Allergie bekannt ist, lohnt es sich einen qualitativen Suchtest auf Inhalationsallergene zu unternehmen, der bei positivem Ergebnis ausdifferenziert wird.

Die **allergeninduzierte Histaminfreisetzung** aus basophilen Leukozyten (siehe Kap. 1) kann zur Beantwortung wissenschaftlicher Fragestellungen beitragen, ist jedoch für die tägliche klinische Routine aufgrund des hohen technischen und Kostenaufwandes, der Notwendigkeit der schnellen und koordinierten Verarbeitung, der Beeinflußbarkeit durch Medikamente sowie der fehlenden Vorteile gegenüber anderen Verfahren im Hinblick auf die Spezifität weniger geeignet.

Hauttests mit verschiedenen Nahrungsmitteln werden meist als Pricktests durchgeführt. Hauttests sollten – soweit möglich – immer mit dem nativen Nahrungsmittel, und nicht mit kommerziellen Allergenextrakten, durchgeführt werden. Dieses Verfahren läßt sich nicht nur mit flüssigen Nahrungsmitteln (z.B. Milch, Ei, Sojamilch) und fast allen Obstsorten (z.B. Erdbeeren, Kiwi) sowie einigen Gemüsen (z.B. Tomate usw.) verwirklichen, sondern als sogenannter Prick-Prick-Test auch bei festen Nahrungsmitteln, wie z.B. Nüssen. Dabei wird die Pricklanzette erst in das entsprechende Nahrungsmittel gestochert („geprickt") und dann in die Haut des Patienten. Es wird genügend Allergen übertragen, um bei sensibilisierten Kindern eine Hautreaktion zu provozieren. Im Falle des Weizens kann man mit Weizenprotein eine Aufschwemmung machen und von dieser dann einen Tropfen auftragen.

Hauttests mit Nahrungsmitteln können prinzipiell in jedem Alter durchgeführt werden. So ist es z.B. bei Säuglingen mit Kuhmilchallergie sinnvoll, verschiedene Hydrolysatformula direkt auf der Haut zu testen, bevor sie oral verabreicht werden. Es hat sich als praktisch erwiesen von den trinkfertigen Hydrolysatlösungen jeweils ein Aliquot von 1 ml bei –20 °C einzufrieren und dann vor Gebrauch aufzutauen. Ein Hauttest ist dann als positiv zu bewerten, wenn die Allergenquaddel im Verhältnis zur Histaminquaddel einen gemittelten Durchmesser (d. h. horizontal + vertikal ÷ 2) von mindestens 60 % erreicht (Hautindex ; > 0,6). Bei Histaminquaddeln von < 3 mm sollte der Hauttest nicht ausgewertet werden.

Bei der Interpretation von Hauttesten sollte beachtet werden, daß Nahrungsmittel (z.B. Nüsse) bei einigen Patienten in gekochter oder gebackener Form vertragen werden, während dies für die rohe Zubereitungsart nicht gilt. Die Auswahl der Zubereitung nativer Nahrungsmittel zur Pricktestung sollte daher individuelle Faktoren berücksichtigen: bei bestimmten Patienten wird man sehr vorsichtig erst mit einer weniger allergenen Zubereitung beginnen, bei anderen Patienten möchte man wissen, inwieweit eine Reaktion provozierbar ist. Ähnliches gilt natürlich auch für die Art der Zubereitung der zu provozierenden Nahrungsmittel (z.B. roh versus gekocht).

Der „Gold-Standard" der Nahrungsmittelallergie-Diagnostik ist die **doppelblind, plazebokontrolliert durchgeführte orale Nahrungsmittelprovokation (DBPCFC)**. An der DBPCFC müssen sich alle anderen Methoden messen lassen. Nur mit diesem Testverfahren kann, unabhängig von subjektiven Faktoren, die klinische Aktualität von beschriebenen Sensibilisierungen oder vermeintlich beobachteten Symptomen gesichert werden. Patienten mit klar zuzuordnenden anaphylaktischen Reaktionen auf Nahrungsmittel werden keiner Provokationstestung unterzogen. DBPCFC können in jedem Alter unternommen werden, also auch bereits im Säuglingsalter. **Näheres siehe im Kapitel 13.**

Generell verfolgen Nahrungsmittelprovokationen zwei Ziele: einerseits sollen verursachende Allergene entdeckt und in der Folgezeit gemieden werden, andererseits soll bewiesen werden, daß Nahrungsmittel für die Symptome keine Rolle spielen, um somit unsinnige Einschränkungen zu verhindern.

In der täglichen Praxis ist das zweite Ziel zahlenmäßig ebenso häufig vertreten und als Indikation zur DBPCFC genauso wichtig wie das erste. Ein „negatives" Ergebnis einer Provokationstestung kann für die zukünftige Ernährungssituation ebenso wichtig sein wie ein positives, da z.B. eine unnötig durchgeführte kuhmilchfreie Diät dem Kind einen wertvollen Baustein der Ernährung vorenthalten würde.

Differentialdiagnosen der Nahrungsmittelallergie umfassen unter anderem eine ungewöhnliche Ernährung, Eßstörungen, allergische eosinophile Gastroenteritis, Zöliakie, Laktoseintoleranz, zystische Fibrose (CF), Immundefekte, gastroösophagealer Reflux und das Syndrom „Multiple chemical sensitivity".

29.6 Ungesicherte diagnostische Verfahren

Von den folgenden Verfahren ist abzuraten, da ihre diagnostische Wertigkeit entweder nicht belegt ist oder ihre Nutzlosigkeit inzwischen avaluiert wurde:

Spezifische IgG-Antikörper im Serum gegen Nahrungsmittel zeigen keine Übereinstimmung mit oralen Provokationstestungen. Ein großer Anteil der Bevölkerung weist spezifisches IgG z.B. gegen Kuhmilch auf – ohne jede krankmachende Bedeutung. Darüber hinaus wurden keine erhöhten IgG-Antikörper bei durch orale Provokationen gesicherter Kuhmilchunverträglichkeit gefunden. Die Bestimmung von spezifischem IgG gegen Nahrungsmittel ist daher ohne diagnostischen Wert.

Der **zytotoxologische Lebensmitteltest** ist ein Bluttest, bei dem per Veränderung der Morphologie von Leukozyten nach Antigenzugabe (ca. 180 verschiedene Lebensmittelallergene pro Ansatz) auf eine Nahrungsmittelallergie geschlossen wird. Der Test ist zeitaufwendig, von der subjektiven Interpretation des Untersuchers abhängig und erbringt widersprüchliche Ergebnisse, wenn man die gleiche Blutprobe zweimal untersucht.

Die **Haaranalyse** konnte in einer Vergleichsstudie mit der Untersuchung von spezifischem IgE bei 9 Patienten mit einer nachgewiesenen Fischallergie diese nicht diagnostizieren; andererseits wurden aber diverse andere klinisch offensichtlich nicht relevante Allergien „gefunden".

Die **Bioresonanz-Methode** versucht einerseits nicht vertragene Nahrungsmittel per Schwingungsanalyse zu erkennen, andererseits durch „Spiegelbildschwingungen" das „Allergieengramm" des Nahrungsmittelallergikers „auszulöschen". Zu diesem Verfahren liegen keine wissenschaftlichen Untersuchungen vor, die den Nutzen im Hinblick auf eine Nahrungsmittelallergie belegen könnten – wohl aber einige Studien mit negativem Resultat.

29.7 Prognose

Die Prognose der infantil manifest gewordenen Nahrungsmittelallergie (z.B. gegen Milch und Ei) ist generell gut: die meisten Kinder werden innerhalb weniger Jahre klinisch tolerant, z.B. etwa 80% der Kinder mit Soforttyp-Symptomen einer Kuhmilchallergie bis zum Schulalter. Bei den später erworbenen Allergien (z.B. gegen Nüsse, Fisch, usw.) liegen keine guten Daten vor. Ein besonderes Allergen stellt die Erdnuß dar: es gibt Anhaltspunkte dafür, daß eine Erdnußallergie lebenslang bestehen bleibt.

29.8 Therapie

Therapiemöglichkeiten bei Nahrungsmittelallergien umfassen **Eliminationsdiäten**, **Pharmakotherapie und Hyposensibilisierung**. Diätempfehlungen für Eliminationsdiäten müssen auf geeigneten oralen Provokationstestungen beruhen und sind im Kindesalter jeweils nur für 12 (–24) Monate gültig, danach muß die klinische Aktualität neu evaluiert werden. Ärztlich verordnete Diätempfehlungen können nur in Form einer ausführlichen Diätberatung durch eine geschulte Diätassistentin umgesetzt werden. Eine Pharmakotherapie (z.B. die Gabe von Antihistaminika) ist nur als kurzfristige symptomatische Therapie zu betrachten. Die orale Applikation von Cromoglicinsäure konnte in kontrollierten Studien als prophylaktische Dauertherapie nicht überzeugen. Eine orale Hyposensibilisierungsbehandlung (für die Daten einer Wirksamkeit vorliegen) ist aus zwei Gründen aus unserer Sicht nicht notwendig: Erstens sind inzwischen genügend gute stark hydrolysierte Formula (bis hin zur Aminosäuerenlösung) auf dem Markt und zweitens ist die Prognose – zumindest der häufigen Kuhmilchallergie – so gut, daß der Aufwand einer oralen Immuntherapie nicht gerechtfertigt ist.

Literatur

Bishop JM, Hill DJ, Hosking CS (1990). Natural history of cow milk allergy: Clinical outcome. J Pediatr 116: 862–867

Bock SA, Atkins FM (1990). Patterns of food hypersensitivy during sixteen years of double-blind, placebo-controlled food challenges. J Pediatr 117: 561–567

Burks AW, Mallory SB, Williams LW, Shirrell MA (1988). Atopic dermatitis: clinical relevance of food hypersensitivity reactions. J Pediatr 113: 447–451

Burks AW, Williams LW, Casteel HB, Fiedorek SC, Connaughton CA (1990). Antibody response to milk proteins in patients with milk-protein intolerance documented by challenge. J Allergy Clin Immunol 85: 921–927

Canadian Paediatric Society (1994). Fatal anaphylactic reactions to food in children. Can Med Assoc 150: 337–339

Høst A, Halken S (1990). A prospective study of cow's milk allergy in Danish infants during the first 3 years of life. Allergy 45: 587–596

Lieberman P, Crawford L, Bjelland J, Connell B, Rice M (1975). Controlled Study on the Cytotoxic Food Test. J Am Med Assoc 231: 728–730

Mattes RD (1991). Learned Food Aversions: A Family Study. Physiol Behavior 50: 499–504

Niggemann B, Ehnert B, Wahn U (1991). Diagnostik der Nahrungsmittelallergie im Kindesalter – was ist gesichert? Allergologie 14: 208–213

Niggemann B, Wahn U, Sampson HA (1994) Proposals for standardization of oral food challenge tests in infants and children. Pediatr Allergy Immunol 5:11–13

Onorato J, Merland N, Terral C, Michel FB, Bousquet J (1986). Placebo-controlled double-blind food challenge in asthma. J Allergy Clin Immunol 78: 1139–1146

Räsänen L, Lehto M, Reunala T (1992). Diagnostic value of skin and laboratory tests in cow\9s milk allergy/intolerance. Clin Exp Allergy 22: 385–390

Sampson HA (1988). Immunologically mediated food allergy: the importance of food challenge procedures. Ann Allergy 60: 262–269

Sampson HA (1988). IgE-mediated food intolerance. J Allergy Clin Immunol 81: 495–504

Sampson HA, Mendelson L, Rosen JP (1992). Fatal and near-fatal anaphylactic reactions to food in children and adolescents. N Engl J Med 327: 380–384

Sethi TJ, Lessof MH, Kemeny DM, LambournE, Tobin S, Bradley A (1987) How reliable are commercial allergy tests? Lancet i:92–94

Stiening H, Szczepanski R, Mühlendahl v. KE, Kalveram C (1990). Neurodermitis und Nahrungsmittelallergie. Klinische Relevanz von Testverfahren. Monatsschr Kinderheilkd 138: 803–807

Tainio VM, Savilahti E (1990). Value of immunologic tests in cow milk allergy. Allergy 45: 189–196

30 Pseudoallergische Reaktionen durch Nahrungsmittel

T. Zuberbier

30.1	Einleitung ... 337	30.5.2	Atopisches Ekzem ... 340
30.2	Auslöser pseudoallergischer Reaktionen in Lebensmitteln ... 337	30.5.3	Andere Hautsymptome ... 340
30.3	Epidemiologie ... 338	30.6	Bronchiale Reaktionen auf Pseudoallergene in Lebensmitteln ... 340
30.4	Klinik ... 338	30.7	Diagnose ... 340
30.5	Kutane pseudoallergische Reaktionen auf Lebensmittel ... 339	30.7.1	Pseudoallergenarme Diät ... 340
		30.7.2	Provokation ... 341
30.5.1	Urtikaria ... 339	30.8	Therapie ... 342

30.1 Einleitung

Der Begriff pseudoallergische Reaktion (PAR) wird als Sammelbegriff für alle **nichtimmunologisch** vermittelten **Überempfindlichkeitsreaktionen** auf bestimmte Stoffe verwendet. PAR können grundsätzlich alle vier Typen der allergischen Reaktion nach Coombs und Gell imitieren, am häufigsten sind jedoch Krankheitsbilder, die klinisch einer allergischen Reaktion vom Soforttyp ähneln, jedoch nicht IgE-vermittelt sind. Für diese Form der Pseudoallergie werden auch die Begriffe Intoleranzreaktion, Idiosynkrasie und anaphylaktoide Reaktion verwendet. Aufgrund der nichtimmunologischen Art der Reaktion kann diese beim ersten Kontakt mit dem Auslöser ohne Sensibilisierungszeit auftreten. Die meisten Intoleranzreaktionen werden jedoch von Stoffen ausgelöst, die über Jahre hinweg vertragen wurden. In Tabelle 30/1 sind die grundlegenden Charakteristika der Intoleranzreaktion zusammengefaßt.

Pseudoallergische Reaktionen müssen gegen echte allergische Reaktionen, Nebenwirkungen (z.B. Übelkeit nach Antibiotikaeinnahme) und unspezifische Beschwerden abgegrenzt werden, sowie von Vergiftungserscheinungen nach Genuß von Lebensmitteln, die mit Histamin kontaminiert waren.

Während die Bedeutung pseudoallergischer Reaktionen auf Medikamente wie Analgetika (insbesondere ASS), Lokalanästhetika und Röntgenkontrastmittel gut dokumentiert ist (Anderson, 1996), sind sowohl Prävalenz als auch Auslöser nahrungmittelinduzierter, pseudoallergischer Reaktionen bisher wenig untersucht.

30.2 Auslöser pseudoallergischer Reaktionen in Lebensmitteln

Während früher vor allem **Lebensmittelzusatzstoffe** wie Antioxidanzien, Farb- und Konservierungsstoffe, aber auch natürlich vorkommende Lebensmittelinhaltsstoffe wie Salizylate, Benzoesäureester und vasoaktive Substanzen als Auslöser verdächtigt wurden, zeigen jüngste eigene Forschungsergebnisse, daß insbesondere **natürliche Inhaltsstoffe** in Obst und Gemüse von Bedeutung sind. Die wichtigsten, bisher identifizierten bzw. angeschuldigten Pseudoallergene sind in Tabelle 30/2 zusammengestellt. Es handelt sich um eine Liste von Stoffen sehr heterogener chemischer Strukturen. Die Möglichkeit, über eine chemische Verwandtschaft auf kreuzreagierende Stoffe zu schließen, ist – im Gegensatz zu den Typ-I-Sensibilisierungen – nicht gegeben. Es sollte allerdings bedacht werden, daß nicht jede Reaktion auf Zusatzstoffe pseudoallergischer Natur ist. In einzelnen Fällen kann es auch zu Typ-I-allergischen Reaktionen z.B. auf Farbstoffe wie Cochenille/Karmin kommen.

Tab. 30/1: Charakteristika der Intoleranzreaktion.

- Klinik der allergischen Reaktion vom Soforttyp
- Nicht IgE-vermittelt
- Dosisabhängig
- Symptome schon beim ersten Kontakt mit dem Auslöser möglich
- Reaktionen auch auf chemisch nicht verwandte Stoffe

Tab. 30/2: Bisher identifizierte Auslöser pseudoallergischer Reaktionen.

Stoffgruppe	Name	E-Nummer
Farbstoffe Azofarbstoffe	Gelborange S	E110
	Azorubin	E122
	Amaranth	E123
	Ponceau 4 R (Cochenillerot A)	E124
	Brillantschwarz BN	E151
	Tartrazin	E102
andere synthetische Farbstoffe	Chinolingelb	E104
	Erythrosin	E127
	Patentblau	E131
	Indigokarmin	E132
Naturfarbstoffe	Eisen-III-oxid, rot echtes Cochenille/	E172
	Karmin	E120
Konservierungsstoffe	Sorbinsäure	E200
	Natriumbenzoat	E211
	p-Hydroxybenzoesäure, -ester	E214–219
	Natriummetabisulfit	E223
	Natriumnitrat	E251
Antioxidanzien	Butylhydroxyanisol (BHA)	E320
	Butylhydroxytoluol (BHT)	E321
	Propylgallate	E310
	Tokopherol	E306–309
Geschmacksverstärker	Natriumglutamat	E621
Natürlich vorkommende Stoffe	Salizylsäure Biogene Amine p-Hydroxybenzoesäureester	

30.3 Epidemiologie

Die Inzidenz pseudoallergischer Reaktionen auf Lebensmittel ist bisher nur unzureichend untersucht, so daß sich weder Zahlen für die Allgemeinbevölkerung noch für die Inzidenz im Kindesalter angeben lassen. Weiterhin werden epidemiologische Untersuchungen dadurch erschwert, daß Intoleranzreaktionen auf Lebensmittel sich zum Teil nur durch Exazerbation der Symptome einer präexistenten Grundkrankheit äußern. Insgesamt ist die Inzidenz pseudoallergischer Reaktionen erhöht bei Patienten mit chronisch-rezidivierender Urtikaria, Asthma und Patienten, die an der sogenannten Aspirin-Triade (Intrinsic-Asthma, Polyposis nasi und ASS-Intoleranz) leiden. Patienten mit chronischer Rhinitis haben dagegen kein erhöhtes Risiko für Intoleranzreaktionen gegenüber der Normalbevölkerung. Für eine gleichzeitig erhöhte Inzidenz atopischer Erkrankungen in der Eigen- oder Familienanamnese gibt es keine Hinweise.

30.4 Klinik

Unterteilt man Intoleranzreaktionen nach der **Organmanifestation**, ergibt sich folgendes Bild:

Die eine Gruppe von Patienten reagiert primär mit Bronchokonstriktion. Besteht ein Asthma, kommt es zu einer Verschlechterung. Bei 10 % dieser Patienten treten zusätzlich Urtikaria und/oder Angioödeme auf.

Die zweite Gruppe von Patienten reagiert primär mit kutanen Symptomen. Im Vordergrund stehen dabei Urtikaria und Angioödeme. Die Reaktion kann sich sowohl als akute Urtikaria, unter Umständen mit Luftnot, als auch durch Verschlechterung einer bestehenden chronisch-rezidivierenden oder physikalischen Urtikaria äußern.

Weitere Organmanifestationen betreffen den Gastrointestinaltrakt und den Nasen-Rachen-Raum. Systemische Begleitsymptome sind möglich aber selten.

Die schwerwiegendste Reaktion ist der anaphylaktoide Schock, der ebenso lebensbedrohlich ist, wie der IgE-vermittelte anaphylaktische Schock.

Die Symptome einer Intoleranzreaktion treten gewöhnlich eine halbe bis drei Stunden nach Zufuhr des auslösenden Agens auf. Die Spannweite reicht jedoch von Minuten bis zu 24 Stunden Latenzzeit. Kutane Reaktionen haben eine größere Latenzzeit als die systemischen Symptome.

Die meisten Symptome verschwinden nach ein bis zwei Tagen. Eine Urtikaria, insbesondere nach Einnahme von Acetylsalicylsäure, kann jedoch für 1 bis 2 Wochen persistieren.

Nach Ablauf der Reaktion tritt eine Refraktärperiode auf. Sie ist individuell verschieden und hält bis zu 72 Stunden an. Während dieser Refraktärzeit werden außer der auslösenden Substanz auch andere Stoffe toleriert, die der Patient ansonsten nicht verträgt. Dies erklärt die Beobachtung, daß Stoffe, die mit der täglichen Nahrung regelmäßig in kleinen Mengen aufgenommen werden, häufig nur zu leichten Reaktionen führen, aber nach der Karenz über einige Zeit besonders heftige Reaktionen auslösen können. Werden die auslösenden Stoffe jedoch für einen Zeitraum von einem halben bis zu 1 Jahr gemieden, besteht die Möglichkeit, daß die Intoleranzreaktion nicht wieder auftritt.

Insgesamt haben Intoleranzreaktionen eine deutliche Tendenz zur Spontanheilung. Die Anzahl der Patienten mit nachgewiesener Intoleranzreaktion auf ASS (im Provokationstest), die nach einem Jahr auf erneute Exposition nicht mehr reagieren, beträgt etwa 30 bis 50 %. Ähnliche Beobachtungen konnten wir bei Patienten mit nahrungsmittelpseudoallergischer, chronisch kontinuierlicher Urtikaria nach 6monatiger Karenzdiät machen.

30.5 Kutane pseudoallergische Reaktionen auf Lebensmittel

Chronische Urtikaria und/oder Quincke-Ödem sind die häufigste Manifestation einer pseudoallergischen Reaktion an der Haut. Für andere Hauterkrankungen gibt es nur wenige Berichte und die pseudoallergische Genese ist oft nicht gesichert. Beschrieben sind die Exazerbation eines atopischen Ekzems, Kontakturtikaria, Exazerbation eines fixen Exanthems urtikarielle Vaskulitis und Vasculitis allergica. Während bei Patienten mit chronischer Urtikaria zahlreiche Studien über den Einfluß von Pseudoallergen in der Ernährung durchgeführt worden sind, existieren zu anderen Hauterkrankungen bisher keine abgeschlossenen Studien.

30.5.1 Urtikaria

Während pseudoallergische Reaktionen auf Nahrungsmittel für die akute Urtikaria und die physikalischen Urtikariaformen praktisch keine Rolle spielen, haben sie eine hohe Bedeutung für die chronische Urtikaria. Es gibt eine Reihe von Studien bei Patienten mit chronischer Urtikaria, wobei sich ein Vergleich aufgrund der unterschiedlichen Einschlußkriterien und Studienbedingungen, insbesondere der verwendeten **Diäten**, schwierig gestaltet. Nur drei Studien wurden doppelblind, plazebokontrolliert mit einer Folgeuntersuchung nach einigen Monaten durchgeführt (Supramaniam und Warner, 1986; Zuberbier et al., 1995). Zusammenfassend zeigen die Studien, daß insbesondere bei der Untergruppe von Urtikariapatienten mit chronisch kontinuierlicher Urtikaria, bei denen es täglich spontan zu Urticae kommt, pseudoallergische Reaktionen auf Nahrungsmittel eine hohe Bedeutung haben. In allen Studien profitierten Patienten, die auf die Diät ansprachen, langfristig von der Diät.

In einer eigenen prospektiven Studie sprachen 73% von 63 erwachsenen Patienten mit chronisch kontinuierlicher Urtikaria auf eine sehr strikte pseudoallergenarme Diät (Tab. 30/3) an. 38 von 39 Patienten, die von der Diät profitiert hatten, wiesen nach sechs Monaten keine bzw. nur wenige Symptome bei weiterem Einhalten einer Aufbaudiät auf (Zuberbier et al., 1995).

Doppelblinde Expositionstestungen zeigten, daß **künstliche** Nahrungsmitteladditiva nur zu einem geringen Teil für diese Reaktionen verantwortlich waren (18%). Ein Großteil dagegen war durch **natürliche** Inhaltsstoffe in Lebensmitteln wie Obst und Gemüse ausgelöst. Neueste Untersuchungen zeigen, daß insbesondere natürlich vorkommende Aromastoffe eine hohe pathogenetische Bedeutung haben.

Tab. 30/3: Pseudoallergenarme Diät.

	Erlaubt	Verboten
Grundnahrungsmittel	Brot, Brötchen ohne Konservierungsmittel, Grieß, Hirse, Kartoffeln, Reis, Hartweizennudeln (ohne Ei), Reiswaffeln (nur aus Reis und Salz!)	alle übrigen Nahrungsmittel (z. B. Nudelprodukte, Eiernudeln, Kuchen, Pommes frites)
Fette	Butter, Pflanzenöle (Kaltpressung)	alle übrigen Fette (Margarine, Mayonnaise etc.)
Milchprodukte	Frischmilch, frische Sahne, Quark, Naturjoghurt, Frischkäse (ungewürzt), wenig junger Gouda	alle übrigen Milchprodukte
tierische Nahrungsmittel	frisches Fleisch, frisches Gehacktes (ungewürzt)	alle verarbeiteten tierischen Nahrungsmittel, Eier, Fisch, Schalentiere
Gemüse	alle Gemüsesorten, außer den verbotenen, z. B. Salat (gut waschen!), Möhren, Zucchini, Rosenkohl, Weißkohl, Chinakohl, Broccoli, Spargel	Artischocken, Erbsen, Pilze, Rhabarber, Spinat, Tomaten und Tomatenprodukte, Oliven, Paprika
Obst	keins	alle Obstsorten und Obstprodukte (auch getrocknetes Obst wie Rosinen)
Gewürze	Salz, Schnittlauch, Zucker, Zwiebeln	alle übrigen Gewürze, Knoblauch, Kräuter
Süßigkeiten	keine	alle Süßigkeiten, auch Kaugummi und Süßstoff
Getränke	Milch, Mineralwasser, Kaffee, schwarzer Tee	alle übrigen Getränke, auch Kräutertees und Alkoholika
Brotbeläge	Honig und die in den vorhergehenden Spalten genannten Produkte	alle nicht genannten Brotbeläge;

Generell verboten: Alle Nahrungsmittel, die Konservierungsstoffe, Farbstoffe und Antioxidanzien enthalten. Verdacht besteht bei allen industriell verarbeiteten Lebensmitteln.

Während in der Praxis ein gutes Ansprechen auf die pseudoallergenarme Diät sowohl bei Kindern als auch Erwachsenen beobachtet wird, ist zur Zeit noch unklar, ob bei Kindern möglicherweise künstliche Additiva eine größere Rolle als bei Erwachsenen spielen. Sicher ist jedoch, daß eine alleinige Provokationstestung mit Additiva zum Ausschluß einer Nahrungsmittelpseudoallergie ungeeignet ist.

30.5.2 Atopisches Ekzem

Im Unterschied zur Urtikaria liegt die Schwierigkeit bei Studien zum atopischen Ekzem in der multifaktoriellen Genese und den zeitlich oft verzögerten Reaktionen auf Provokationen, die von bereits bestehenden Hautveränderungen mit fluktuierendem Verlauf unterschieden werden müssen. So ist die Rolle von Ernährungsfaktoren häufig schwer zu beurteilen. Entsprechend wenig Angaben finden sich in der Literatur. Eigene Untersuchungen bestätigen den Wert einer pseudoallergenarmen Diät bei einigen Patienten mit atopischer Dermatitis.

30.5.3 Andere Hautsymptome

Es bestehen verschiedene Einzelfallberichte, die Reaktionen auf Nahrungsmittel bzw. Nahrungsmittelzusatzstoffe in Form von Kontakturtikaria, Exazerbation eines fixen Exanthems, urtikarielle Vaskulitis und Vasculitis allergica dokumentieren (Übersicht in Zuberbier und Henz, 1996). Allerdings bleibt offen, ob es sich bei den Berichten um allergische oder pseudoallergische Reaktionsmechanismen handelt.

Als Auslöser werden Konservierungsstoffe wie Sorbin- und Benzoesäure, Farbstoffe wie Tartrazin, Gelborange S und Cochenillerot A (Ponceau 4 R) und Bitterstoffe wie Chinin genannt. In einem Test auf Auslöser nichtallergischer Kontakturtikaria führten Histamin, Zimtaldehyd und Sorbinsäure zu reproduzierbaren Symptomen.

30.6 Bronchiale Reaktionen auf Pseudoallergene in Lebensmitteln

Ähnlich wie bei den kutanen Reaktionen ist sowohl die Auslösung eines Asthma als auch die Aggravation präexistenter Beschwerden durch Pseudoallergene in Lebensmitteln beschrieben. Die **Auslöser** sind grundsätzlich die gleichen, in den vorgenannten Abschnitten genannten, künstlichen und natürlichen Lebensmittelinhaltsstoffe. Obwohl keine zusammenhängenden epidemiologischen Daten für die Bedeutung einzelner Pseudoallergene vorliegen, scheint besonders **Sulfit** in Lebensmitteln eine hohe Bedeutung zu haben. In einer Studie an 203 erwachsenen Asthmatikern reagierten 3,9 % auf eine doppelblinde Provokation mit Sulfit, wobei die Wahrscheinlichkeit einer positiven Reaktion mit dem Schweregrad des präexistenten Asthma korrelierte.

Im Falle von bronchialen Reaktionen muß neben der Ingestion berücksichtigt werden, daß möglicherweise in der Luft über Getränken enthaltene, inhalierte Moleküle ebenfalls als Auslöser in Frage kommen. Nachgewiesen ist dies für **Metabisulfit**, das früher als Konservierungsstoff in Erfrischungsgetränken verwendet wurde. In wäßriger Lösung, vor allem in Gegenwart von Zitronensäure, wie z. B. in Fruchtsäften, entsteht das Irritans SO_2. Über einem Glas Orangensaft kann die Luft mehr als 1 ppm SO_2 enthalten und damit bronchiale Reaktionen auslösen. Eine Reaktion auf bestimmte Erfrischungsgetränke geben 11 % der Asthmatiker an.

Verläßliche Daten für die Bedeutung nahrungsmittelpseudoallergischer Reaktionen bei Kindern fehlen. In kleineren Studien an 29 bis 56 Kindern zeigten sich positive Provokationen auf Sulfit in 36 bis 66 % der Testungen (Taylor et al., 1991). Die Relevanz ist jedoch fraglich, da eine anschließende sulfitarme Diät nicht zur Besserung der Beschwerden führte.

30.7 Diagnose

An erster Stelle steht die Anamnese. Anders als bei pseudoallergischen Reaktionen auf Medikamente, die meist heftig und akut verlaufen, lassen sich Auslöser bei pseudoallergischen Reaktionen auf Nahrungsmittel schwieriger eruieren. Grund hierfür sind zum einen die Vielzahl potentieller Auslöser in der täglichen Ernährung und zum anderen die oft chronischen Verläufe mit täglich vorhandener Symptomatik. Es ist deshalb oft hilfreich, zunächst ein ausführliches Beschwerde- und Ernährungsprotokoll über ein bis zwei Wochen führen zu lassen. Da auch eine Kombination verschiedener Auslöser verantwortlich sein kann, sollte die Tagebuchführung möglichst genau sein.

Leider stehen für die weitere Diagnose pseudoallergischer Reaktionen bis heute keine Haut- und In-vitro-Testmethoden, wie sie zur Diagnostik von Typ-I-Allergien herangezogen werden, zur Verfügung.

Zur Sicherung der Diagnose muß daher bei entsprechendem Verdacht eine pseudoallergenarme Diät mit anschließender Provokation durchgeführt werden.

30.7.1 Pseudoallergenarme Diät

Die pseudoallergenarme Diät stützt sich auf die **Meidung** bisher bekannter Auslöser, die z. T. auch empirisch ermittelt sind. Die Diät (Tab. 30/3) muß während der diagnostischen Phase in ihrer sehr strikten Form eingehalten werden. Später jedoch wird sie bei

Ansprechen erweitert (s. Tab. 30/4). Grundlage ist zum einen die Vermeidung aller industriell verarbeiteten Lebensmittel, denen Zusatzstoffe wie Farb- und Konservierungsstoffe sowie Antioxidanzien zugesetzt sein könnten, zum anderen der Verzicht auf natürliche Lebensmittel, die bekanntermaßen oder möglicherweise Pseudoallergene enthalten. Bekannt als Auslöser sind Nahrungsmittel mit hohem Gehalt biogener Amine z. B. Käse, Fisch und Wein und Salizylat- und p-Hydroxybenzoesäureester-haltiges Obst, Gemüse und Gewürze. Weiterhin werden mögliche Histaminliberatoren wie Erdbeeren, fermentierte Käse, Krustentiere, Mollusken, Nüsse und Schellfisch ebenso gemieden wie Lebensmittel, bei denen die Verträglichkeit unbekannt ist. Bier und Wein sowie andere Alkoholika sind zum einen wegen ihres Gehalts an Sulfiten und biogenen Aminen, zum anderen wegen des Ethanols selbst verboten. Dieser kann in seltenen Fällen urtikarielle und anaphylaktoide Reaktionen auslösen. Die oben bereits als neu entdeckte Pseudoallergene genannten natürlichen Aromastoffe, z. B. in Tomaten, werden soweit bekannt ebenfalls gemieden. Bis zur engültigen Aufklärung der Einzelkomponenten, kann dies jedoch nicht mit Sicherheit gesagt werden. Ein vollständiges Meiden aller natürlich vorkommenden Pseudoallergene ist während einer längeren Diät nicht erzielbar und aufgrund der Dosisabhängigkeit pseudoallergischer Reaktionen nicht notwendig. Um diesem Umstand jedoch Rechnung zu tragen, wird der Begriff „pseudoallergenarm" verwendet.

Besteht eine Typ-I-allergische Komponente bei dem Patienten, werden zusätzlich die entsprechenden Allergene und Lebensmittel mit möglicher **Kreuzreaktivität** aus dem Diätkatalog entfernt. In der angegebenen, strengen Form dient die Diät jedoch nur der Diagnostik. Bei klinischem Ansprechen erfolgt – wie bereits erwähnt – eine weiter unten erläuterte, schrittweise Erweiterung des Speiseplans.

Zum Ausschluß einer Nahrungsmittelpseudoallergie muß die Diät mindestens **drei Wochen** streng eingehalten werden, es sei denn, eine Besserung tritt früher ein. In einer prospektiven Studie an Patienten mit chronischer Urtikaria wurde in etwa 70 % der Patienten innerhalb der ersten 10 bis 14 Tagen ein Ansprechen auf die Diät beobachtet, bei den restlichen Personen nach bis zu maximal 20 Tage (Zuberbier. 1995). Diese, bei der IgE-vermittelten Reaktion nicht beobachtete, hohe Latenz zwischen Karenz und Sistieren der Symptomatik weist auf die Unterschiede im Pathomechanismus hin. Möglicherweise bestehen jedoch auch unbekannte Metaboliten von Pseudoallergenen mit sehr langer Halbwertszeit.

Während der Diät sollte unbedingt ein ausführliches **Nahrungsprotokoll** geführt werden. Erfahrungsgemäß sind ambulant unbeabsichtigte Diätfehler zu Beginn häufig. Der Erfolg hängt wesentlich vom Verständnis der Patienten ab und läßt sich durch eine qualifizierte Diätberatung entscheidend verbessern.

Die Compliance des Patienten läßt sich zusätzlich dadurch steigern, daß ihm Rezeptvorschläge für Gerichte aus den erlaubten Lebensmitteln ausgehändigt werden (Ehlers, 1996).

Wenn nach drei bis vier Wochen weder Symptomfreiheit noch eine deutliche Besserung des Hautzustandes erreicht werden, können Nahrungsmittel als pseudoallergische Auslöser der Hautsymptome ausgeschlossen werden. Wird der Patient während der pseudoallergenarmen Kost hingegen erscheinungsfrei, oder bessert sich die Symptomatik, muß die Relevanz der Diät durch Provokationstestungen oder zeitweilige Wiedereinführung von pseudoallergenhaltiger Normalkost gesichert werden.

30.7.2 Provokation

Eine alleinige Provokation ohne vorhergehende Eliminationsdiät sollte nur in Einzelfällen bei Beschwerdefreiheit durchgeführt werden. In der Regel werden die Testungen unter Fortführung der Diät durchgeführt. Zur Sicherung der Relevanz von Pseudoallergenen als auslösender oder aggravierender Faktor empfiehlt sich zunächst eine pseudoallergenreiche Provokationsdiät über zwei Tage, da dosisabhängigen Reaktionen Rechnung getragen werden muß. Alleinige Testungen, z. B. einzelner Additiva oder Lebensmittel sind aufgrund der Gefahr falsch negativer Ergebnisse nicht zu empfehlen. Dies liegt in erster Linie an der möglichen Existenz noch unbekannter Auslöser zum anderen müssen jedoch verschiedene Gründe für falsch negative Ergebnisse der Provokationstestungen beachtet werden:

- Die Reaktion wird nur unter bestimmten Umständen ausgelöst, z. B. durch ein konservierungsstoffreiches Essen in Verbindung mit Alkohol.
- Die exponierte Dosis ist zu gering: Insbesondere bei glcichzeitiger Aufnahme verschiedener Intoleranz auslösender Stoffe können sich diese in ihrer Wirkung summieren oder potenzieren. Provoziert man die Stoffe einzeln, liegen sie unterhalb der Schwellendosis.
- Der Gehalt natürlich vorkommender Lebensmittelinhaltsstoffe, wie z. B. Aromastoffe, Salizylat und p-Hydroxybenzoesäure, unterliegt starken Schwankungen.
- Der Patient hat kurz zuvor reagiert und befindet sich zur Zeit der Testung in der Refraktärperiode. In diesem Fall sollte die Exposition nach einigen Tagen wiederholt werden.
- Die beschriebene Bereitschaft zur Intoleranzreaktion hat sich im Laufe der Zeit verloren.

Weiterhin können falsch negative Ergebnisse durch die Einnahme interferierender Medikamente entstehen. Für die Ausschwemmzeiten gelten dieselben Richtwerte wie bei der Testung von Typ-I-Allergien (siehe Seite 218).

Tab. 30/4: Aufbaudiät.

Milchprodukte	Buttermilch weitere junge Schnittkäse	
Tierische Lebensmittel	Fleisch	Bratenaufschnitt Roast beef Putenfleisch
	Fisch	Seelachs Forelle Scholle Dorsch
	Eier	
Obst	Banane Birne Wassermelone	
Diverses	frische Kräuter Kräutertees Birnensaft Gemüsesäfte (erlaubte Sorten) Zuckerrübensirup als Brotbelag	

Diese Aufbaudiät kann begonnen werden, nachdem mit der strengen, pseudoallergenarmen Diät Symptomfreiheit erzielt worden ist. Es sollte jedoch nur alle drei Tage eines der Lebensmittel aus der Aufbaudiät eingeführt werden. Nähere Anleitungen siehe Text.

Ein weiteres Problem jeder Testung ist der Ausschluß falsch positiver Reaktionen, insbesondere, wenn es sich um nicht objektivierbare Symptome handelt. Ideal ist es, die Exposition der Stoffe in neutraler Kapselform und unter Plazebokontrolle durchzuführen. Grundsätzlich sollte nur ein Stoff bzw. eine Stoffgruppe pro Tag exponiert werden. Kommt es zu einer Reaktion, müssen die Testungen wegen der beschriebenen Refraktärzeit für einen Tag, in Einzelfällen sogar für 2 bis 3 Tage, ausgesetzt oder aber mit Plazebo fortgeführt werden. Deshalb sollte die Substanz, die anamnestisch am höchsten im Verdacht steht, zum Schluß oder vor dem Wochenende getestet werden.

30.8 Therapie

Pseudoallegenarme Kost

Eine pseudoallergenarme Kost stellt die Basistherapie bei Patienten dar, die von der Diät profitieren.

Nach Einsatz der strikten diagnostischen Diät geht es langfristig darum, schrittweise unter Beibehaltung der Symptomfreiheit verschiedene Nahrungsmittel zu ergänzen (Tab. 30/4). Dieser Kostaufbau ist sowohl aus ernährungsmedizinischer als auch aus psychologischer Sicht sehr wichtig, da Patienten, die Unverträglichkeitsreaktionen auf Nahrungsmittel vermuten, ohnehin dazu neigen, sich Mangeldiäten zu unterwerfen. Die Erweiterung der Diät unter enger Betreuung verhindert einerseits eine auf lange Sicht mögliche Mangelernährung und gibt dem Patienten andererseits Mut, bislang „verbotene" Nahrungsmittel zu testen.

Erweiterung der pseudoallergenarmen Kost

Anfangs werden Lebensmittel eingeführt, die erfahrungsgemäß selten eine pseudoallergische Reaktion provozieren (Tab. 30/4): Die Milchprodukte werden um Buttermilch und weitere junge Schnittkäse, die tierischen Nahrungsmittel um Bratenaufschnitt, Roastbeef, Seelachs, Forelle, Scholle und Eier und das Obst um Banane, Birne und Wassermelone erweitert. Außerdem können frische Kräuter und Kräutertees, Birnensaft und Gemüsesäfte aus erlaubten Sorten sowie Zuckerrübensirup als Brotbelag mit in den Diätkatalog aufgenommen werden. Die Reihenfolge der Einführung kann variabel gestaltet werden. Aufgrund der Latenz sollte jedoch nur alle drei Tage ein neues Lebensmittel eingeführt werden. Bei Reaktionen sollten die Dosisabhängigkeit und mögliche Summationseffekte mitbedacht werden. Eine gute Protokollführung ist daher unerläßlich. Es ist jedoch ratsam, nach einiger Zeit das verdächtige Lebensmittel erneut zu testen, um die vorangegangene Reaktion zu bestätigen. Diese Wiederholungsprovokation erfolgt im Idealfall verdeckt, so daß der Einfluß der Psyche des Patienten ausgeschaltet wird.

Zu einem späteren Zeitpunkt, wenn die Diät einen akzeptablen Umfang erreicht hat, können auch „kritische" Nahrungsmittel von dem Patienten getestet werden, da eine Spontanheilung im Gegensatz zur Typ-I-Allergie jederzeit möglich ist und unter Pseudoallergenkarenz bei der chronischen Urtikaria in etwa 50 % nach 6 bis 12 Monaten eintritt.

Dieser zeitaufwendige Kostaufbau hat den Vorteil, daß der Patient aktiv an der Therapie beteiligt wird. Er kann seine Symptomfreiheit weitgehend bewahren, solange er sich an die Diät hält. Diese Verantwortung wirkt in vielen Fällen sehr motivierend, gerade wenn der Leidensdruck vor Beginn der Diät hoch war.

Obwohl das primäre **Therapieziel** das Auffinden und Meiden des auslösenden Agens ist, kann dies nicht immer erreicht werden, zumal eine Diät in einigen Fällen vom Patienten abgelehnt wird. Prinzipiell gelten für die dann notwendige ergänzende oder alleinige medikamentöse Therapie die gleichen Richtlinien wie für Typ-I-allergische Erkrankungen. Versuchsweise kann in allen Fällen ein Antihistaminikum eingesetzt werden.

Literatur

Anderson JA (1992). Allergic Reactions to drugs and biological agents. JAMA 268: 2845–2857

Ehlers I (1996). Rezeptvorschläge (Anhang F). In: Henz BM, Zuberbier T, Grabbe J (Hrsg). Urtikaria. Berlin (Springer Verlag)

Supramaniam G, Warner JO (1986). Artificial food additive intolerance in patients with angio-oedema and urticaria. Lancet II: 907–909

Taylor SL, Bush RK, Nordlee JA (1991). Sulfites. In: Metcalfe DD, Sampson HA, Simon RA (eds). Food Allergy. Adverse Reactions to Foods and Food Additives. Boston, Oxford, London, Edingburgh, Melbourne, Paris, Berlin, Vienna (Blackwell Scientific Publications): 239–260

Zuberbier T, Chantraine-Hess S, Hartmann K, Czarnetzki BM (1995). Pseudoallergen-free diet in the treatment of chronic urticaria – a prospective study. Acta Derm Venereol (Stockh.) 75: 484–487

Zuberbier T, Henz BM (1996). Diagnostik der Urtikaria. In Henz BM, Zuberbier T, Grabbe J (Hrsg) Urtikaria. Berlin (Springer Verlag)

31 Anaphylaxie

C. P. Bauer, V. Wahn

31.1	Ursachen, Häufigkeiten	344	31.4	Therapie	346
31.2	Pathogenese	345	31.5	Vorbeugung	347
31.3	Klinik	345			

1902 wurden von Portier und Richet Experimente mit dem Ziel durchgeführt, bei Hunden Immunität gegen das Toxin der Seeanemone zu erzeugen. Unerwartet kam es bei mit dem Toxin vorbehandelten Tieren unter Verwendung von sonst weit im subletalen Bereich liegenden Toxindosen zu in wenigen Minuten tödlichen Schockreaktionen. So wurde der Begriff „Anaphylaxie" geprägt („Ana", griech. = rückwärts; „Phylaxis", griech. = Schutz). Richet erhielt 1913 für seine grundlegenden Arbeiten den Nobelpreis. Später konnte gezeigt werden, daß die beobachtete Reaktion im Sinne einer Typ-I-Allergie nach Coombs und Gell durch IgE vermittelt war.

Heute müssen wir die **Definition** etwas erweitern: Wir verstehen heute unter Anaphylaxie (Bochner und Lichtenstein, 1991) eine immunologisch vermittelte generalisierte Sofortreaktion nach parenteraler, oraler, epikutaner oder inhalativer Zufuhr eines Antigens in einem zuvor sensibilisierten Individuum.

31.1 Ursachen, Häufigkeiten

Auslöser für eine Anaphylaxie sind u.a. **Antibiotika (insbes. Penizilline), Röntgenkontrastmittel, Insektengifte und Nahrungsmittel** (Tab. 31/1). Bei den Nahrungsmitteln müssen auch mögliche **Kontaminationen** bedacht werden. So konnte eine Arbeitsgruppe vor kurzem die Milbenkontamination z.B. im Mehl als Ursache von Anaphylaxie ermitteln. Zunehmend gewinnen auch **Latexallergien** an Bedeutung (siehe Kap. 28). Auch nach epikutaner oder inhalativer **Allergenapplikation** werden anaphylaktische Reaktionen beschrieben. So können bei Provokationstesten (inhalative Allergenprovokation, orale Nahrungsmittel- und Arzneimittelprovokation, Insektenstichprovokation), die zur Allergiediagnostik durchgeführt werden, anaphylaktische Reaktionen vorkommen. Solche Reaktionen können auch im Rahmen einer Hyposensibilisierung auftreten.

Relativ neu ist die Beobachtung, daß auch bei Plättchentransfusionen, bei denen **Leukozytenfilter** verwendet werden, Anaphylaxien auftreten können (Sano, 1996), ohne daß diese auf Ethylenoxid zurückzuführen sind.

Dibs und Baker (1997) untersuchten die **Ursachen für Anaphylaxie** bei insgesamt 50 Kindern. Häufigste Ursache war Latex mit 27%, gefolgt von Nahrungsmitteln (25%), Medikamenten (16%) und Giften (15%).

Eine niederländische Statistik erfaßt **Häufigkeiten von anaphylaktischen Medikamentenreaktionen** (van der Klauw, 1996). Dabei wurden in 20 Jahren 936 Reaktionen erfaßt, in absteigender Häufigkeit verursacht durch Glafenin, Propyphenazon-haltige Medikamente, Diclofenac, Dextran, Ibuprofen, Floctafenin, Allergenextrakte, Cotrimoxazol, Trimethoprim allein, u.a.

In bestimmten Fällen müssen zwei Faktoren zusammentreffen, damit es zur Anaphylaxie kommt, so bei der **anstrengungsinduzierten Anaphylaxie**. Zwar kann bereits körperliche Anstrengung allein urtikarielle Symptome bis hin zur Anaphylaxie verursachen, gelegentlich tritt diese aber nur bei gleichzeitigem Genuß bestimmter Nahrungsmittel auf: Hühnerei, Sellerie, Tomaten, Shrimps, Schalentiere, Tintenfisch, Früchte, Haselnüsse, Kastanien, Gliadin, Reis, Pizza, Käsesandwich u.a. Das Krankheitsbild betrifft vorwiegend Erwachsene, ist aber auch in der pädiatrischen Literatur erwähnt (Übersicht bei Tilles, 1995 und Caffarelli, 1996).

Wird keine Ursache gefunden, sprechen wir **von „idiopathischer" Anaphylaxie**.

Tab. 31/1: Ursachen der Anaphylaxie (modifiziert nach Bochner und Lichtenstein, 1991).

Mechanismus	Auslöser	Beispiel
IgE-vermittelte Reaktion gegen Eiweiß	Gifte Aeroallergene Nahrungsmittel Naturstoffe heterologes Serum Humaneiweiße andere	Insektengifte Pollen, Epithelien Milch, Hühnereiweiß, Nüsse, Fisch u. a. Latex Antithymozytenglobulin Insulin Protamin
IgE-vermittelte Reaktion gegen Eiweiß-Hapten-Konjugate	Antibiotika Desinfektionsmittel	Penizilline Ethylenoxid
IgE-vermittelte Reaktion mit Komplementaktivierung	Fremdeiweiß Humaneiweiß andere	l-Asparaginase Immunglobulin A Dextrane
Direkte Mediatorenfreisetzung aus Mastzellen (pseudoallergische Reaktion)	hypertone Lösungen Medikamente	Rö.-Kontrastmittel Opiate, Vancomycin
Unbekannt	Nichtsteroidale Antirheumatika Anästhetika Konservierungsstoffe Steroide Anstrengung Anstrengung + Nahrungsmittel idiopathisch	Aspirin Lidocain Benzoesäure Hydrokortison – – –

31.2 Pathogenese

Histamin ist der am besten bekannte Mediator der anaphylaktischen Reaktion. Er wird nach Allergenkontakt aus den perivaskulären, peribronchialen und zirkulierenden basophilen Zellen freigesetzt und wirkt auf die beiden Histaminrezeptoren H_1 und H_2. Diese kommen vorwiegend am Gefäßsystem, dem Tracheobronchialsystem, dem Myokard, der Magen-Darm-Schleimhaut und an den Mastzellen vor. Die Frühsymptome der Anaphylaxie (Hautreaktion, Kreislaufreaktion) sind auf die Histaminwirkung zurückzuführen. Die neben dem Histamin ausgeschütteten präformierten und neu synthetisierten Mediatoren unterstützen die Entzündungsreaktion (siehe Kap. 2).

Eine weitere Rolle kann bei der Ausbildung der anaphylaktischen Reaktion das **Komplementsystem** spielen: Reagieren spezifische IgG-Antikörper mit einem Antigen, können bei der nachfolgenden Komplementaktivierung Anaphylatoxine (insbesondere C5a) gebildet werden, die nach einer Reaktion mit spezifischen Rezeptoren auf Mastzellen eine Degranulation bewirken. Für den Fall der Reaktion auf Röntgenkontrastmittel sind auch antikörperunabhängige Mechanismen der Komplementaktivierung beschrieben worden. So muß neben der durch bekannte immunologische Reaktionen ausgelösten Degranulation basophiler Zellen auch die direkte Mediatorfreisetzung aus Mastzellen und Basophilen angenommen werden (z. B. Aspirin, Lidocain etc.).

31.3 Klinik

Klinisch kann sich die Anaphylaxie unterschiedlich manifestieren und einen wechselnden Schweregrad zeigen. Im klassischen Fall ist ein stadienartiger Ablauf zu erkennen: Erste subjektive Anzeichen einer beginnenden anaphylaktischen Reaktion sind Juckreiz, Hitzegefühl, Bauchschmerzen, Schwindelgefühl etc. Klinisch faßbare Symptome treten vorwiegend an der Haut (Urtikaria, Flush), am Respirationstrakt (Bronchospasmus, Glottisödem), am Gastrointestinaltrakt (Erbrechen, Durchfall) und am Herz-Kreislauf-System (Tachykardie, Zirkulationsstörung, Blutdruckabfall) auf. Die Maximalvariante der anaphylaktischen Reaktion ist der anaphylaktische Schock. Er ist die häufigste Form des sog. distributiven Schocks. Beim Ablauf des Schocks werden in der Regel drei Phasen unterschieden.

1. Schockphase: Aufgrund der mediatorenbedingten Störung des Gefäßwandtonus kommt es in der ersten Phase des Schocks zu einer Störung der Makrozirkulation. Diese Störung bedingt eine sympathoadrenerge Gegenregulation über eine α-Rezeptoren-Stimulation, die auf eine vermehrte Katecholaminausschüttung zurückzuführen ist. Diese wiederum führt zu einer Steigerung der Herzfrequenz sowie einer Engstellung der Arteriolen und Venolen, die zu einer erhöhten Bereitstellung des Blutes für die Zirkulation aus dem venösen Gebiet führt. Damit bleibt der Blutdruck zunächst stabil! Die Perfusion von Haut, Muskulatur und Abdominalorganen wird jedoch zunehmend vermindert. Klinisch fallen die Patienten in diesem Stadium durch Blässe, kalte Hauttemperatur und Tachykardie auf. Ein erster Hinweis auf einen sich ausbildenden Schock ist vor allem die zunehmende **Differenz zwischen Haut- und Rektaltemperatur**. **Der Blutdruck ist normal** und deshalb als Früherkennungsparameter im Kindesalter nicht geeignet. Die erste Phase des Schocks kann noch spontan überwunden werden. Bleibt diese Phase länger bestehen, kommt es zur Ausbildung einer Laktatazidose. Diese wiederum kann zu einer Gefäßwandschädigung mit Erhöhung der Gefäßpermeabilität führen und den Plasmaaustritt begünstigen. Es erfolgt der Übergang in die zweite Phase des Schocks.

2. Schockphase: In dieser Phase des Schocks (Dekompensationsphase) kommen Mikrozirkulationsstörungen dazu. Flüssigkeitsaustritt (z. B. beg. Lungenödem) und intravasale Gerinnung sind die Folge. Weitere Folgen sind Fortschreiten des Volumenmangels, Laktatazidose und Verbrauchskoagulopathie. Klinisch zeigen die Patienten neben den oben genannten Symptomen der ersten Phase **jetzt zusätzlich Blutdruckabfall, Tachypnoe und Dyspnoe**, unter Umständen Herzrhythmusstörung, zunehmende Bewußtseinseintrübung bis Bewußtlosigkeit sowie eingeschränkte Urinproduktion (Oligurie). Die zweite Schockphase ist therapeutisch noch zugänglich. Wird nicht interveniert, droht die 3. Phase (irreversibler Schock).

3. Schockphase: Hier kommt es in verschiedenen Organen zu ausgeprägten Veränderungen. Die arteriovenösen Kurzschlüsse nehmen zu und Plasma tritt in die Alveolen über mit Ausbildung einer Schocklunge (ARDS). Zusätzlich kann es zu Mikrothrombosierungen sowohl im Bereich der Lunge als auch der Niere kommen (irreversible Anurie). Für den zeitlichen Ablauf einer anaphylaktischen Reaktion gilt die Faustregel: Je kürzer der Abstand zwischen Antigenapplikationen und ersten Symptomen, desto schwerer die Anaphylaxie.

Möglicherweise liegt klinisch nicht immer der klassische stadienartige Ablauf der Anaphylaxie vor. So werden anaphylaktische Reaktionen auf Nahrungsmittel ursächlich mit einigen Fällen von **plötzlichem Kindstod (SIDS)** in Verbindung gebracht, da man in solchen Fällen erhöhte postmortale Spiegel von Serumtryptase (aus Mastzellen) gefunden hat.

31.4 Therapie

Für die Praxis hat es sich bewährt, die **Therapie dem Schweregrad des Schocks anzupassen**. Tabelle 31/2 liefert Hinweise für die Schweregradeinteilung. In allen Fällen muß die Zufuhr möglicher Allergene beendet oder die Auswirkung bereits verabreichter Allergene verringert werden (z. B. Abbinden des Oberarms nach s. c. Injektion im Rahmen der Hyposensibilisierung, evtl. s. c. Umspritzung mit Adrenalin, s. u.).

Jeder Allergologe muß zur **Primärversorgung des Patienten** mit anaphylaktischem Schock in der Lage sein, die weitere Behandlung obliegt dann einem Intensivmediziner.

Bei **Reaktionen vom Schweregrad I** (Tab. 31/2) genügt oft ein i. v. Zugang mit Volumenzufuhr (NaCl 0,9 %ig oder Ringerlösung) und die Gabe eines Antihistaminikums (z. B. Dimetindenmaleat 0,1 mg/kg KG). Bei protrahiertem Verlauf sollte ein Glukokortikoid verabreicht werden (z. B. Methylprednisolon 2–10 mg/kg KG), evtl. auch Adrenalin s. c. (dazu Suprarenin 1:1000 mit physiol. NaCl 1:10 verdünnen, verdünntes Suprarenin vorsichtig in einer Dosis von 0,1 ml/kg KG s. c. injizieren). *Cave: Diese s. c. Dosis ist 10mal höher als die i. v. Dosis!*

Das wichtigste Medikament bei der **Therapie der systemischen Anaphylaxie ab Schweregrad II ist Adrenalin**, welches im Standardfall immer parenteral zu verabreichen ist (dazu Suprarenin 1:1000 mit physiol. NaCl 1:10 verdünnen, verdünntes Suprarenin vorsichtig in einer Dosis von 0,1 ml/10 kg KG i. v. injizieren, max. 0,5 ml). Dieses Vorgehen entspricht auch einer Empfehlung der American Academy of Allergy and Immunology (AAAI, 1995).

Die Verabreichung auf inhalativem Wege (Medihaler epi, nur über internationale Apotheke erhältlich) stellt eine Notlösung dar. Bei schwerer Anaphylaxie in der Anamnese ist deshalb bei Kindern und Jugendlichen in Einzelfällen ein s. c. Adrenalinpräparat, z. B. Anaphylaxie-Besteck (Smith-Kline-Beecham) oder Fastjekt (Pharmacia) besser geeignet. Bei beiden Präparaten wird eine Dosis von 0,1 ml pro 10 kg KG unverdünnt s. c. gegeben. Die Höchstdosis liegt zwischen 0,3 und 0,5 ml. Bei Verordnung eines solchen subkutanen Notfallpräparates müssen Eltern und

Tab. 31/2: Schweregradskala zur Klassifizierung anaphylaktischer Reaktionen, modifiziert nach Ring und Meßmer (1977).

Schweregrad	Reaktionen an			
	Haut	Gastrointestinaltrakt	Respirationstrakt	Herz-Kreislauf
I	Juckreiz, Urtikaria, Flush, Zentralisation (kalte, feuchte Extremitäten)			
II	dto. (nicht obligat)	Nausea	Dyspnoe	Tachykardie
III	dto. (nicht obligat)	Erbrechen, Defäkation	Bronchospasmus	Schock
IV	dto. (nicht obligat)	Erbrechen, Defäkation	Atemstillstand	Kreislaufstillstand

Aufsichtspersonen und u. U. die Kinder selbst speziell trainiert werden.

Antihistaminika (z. B. Dimetindenmaleat 0,1 mg/kg KG) und **Glukokortikoide** (z. B. Methylprednisolon 2–10 mg/kg KG) können zusätzlich verabreicht werden, bilden aber niemals einen Ersatz für Adrenalin. Antihistaminika wirken in erster Linie gegen Urtikaria und Angioödem, Steroide gegen protrahierte Symptome der Anaphylaxie.

Diese Maßnahmen der Erstversorgung werden so früh wie möglich durch übliche **intensivmedizinische Maßnahmen** ergänzt, sobald diese eingesetzt werden können und vonnöten sind (Sicherung der Vitalfunktionen, O_2-Zufuhr, Schocklagerung, Volumenzufuhr, bei schwerer Azidose Pufferung, ggf. Reanimationsmaßnahmen).

31.5 Vorbeugung

Jedes Kind, bei dem einmal eine Anaphylaxie diagnostiziert wurde, bedarf einer intensiven allergologischen Abklärung, um das auslösende Agens zu identifizieren. In vielen Fällen wird danach eine **Karenz** möglich sein.

Das Risiko einer Anaphylaxie muß bei der Beratung anaphylaxiegefährdeter Patienten (z. B. Arzneimittelallergie, Insektengiftallergie) berücksichtigt werden und stellt bei der Zusammenstellung der „**Notfallapotheke**" ein Problem dar. Für den gefährdeten Patienten wird deshalb eine solche „Notfallapotheke" immer nur eine Kompromißlösung darstellen und ihn nicht immer sicher vor Komplikationen schützen können. Die intellektuellen Fähigkeiten des Patienten müssen bei den Empfehlungen mitberücksichtigt werden. Minimalvariante ist die Verordnung von Adrenalin zur s. c. Injektion, begleitet durch ein geeignetes Trainingsprogramm (z. B. Vickers, 1997).

In verschiedenen Fällen, in denen Karenzmaßnahmen nicht möglich sind, kann das Anaphylaxierisiko durch die **spezifische Hyposensibilisierung** vermindert werden.

Bei diagnostisch nicht zu klärenden anaphylaktischen Reaktionen bei Narkosen und nach Arzneimittelgaben kann auch bei Ausweichpräparaten sicherheitshalber eine **Prämedikation**, eine Kombination aus H_1- und H_2-Antagonisten (z. B. Cimetidin u. Dimetindenmaleat) und Prednison (Moscicki, 1990) erforderlich sein. Im Falle der idiopathischen Anaphylaxie hat sich bei langanhaltenden Symptomen die Dauertherapie mit Antihistaminika +/− β-Sympathomimetika +/− Glukokortikoiden (oral) bewährt (Wiggins et al., 1988; Wong et al., 1990).

Die Autoren haben sich bei ihren Empfehlungen bewußt im Rahmen der aktuellen Zulassung für die Notfallsets bewegt. Aktuelle Daten (Simons et al., JACI 1998, 101:33) stimulieren jedoch erneut die Diskussion um die optimale Art der Injektion von Adrenalin. Aus pharmakokinetischer Sicht spricht einiges für eine intramuskuläre anstelle der subkutanen Anwendung.

Literatur

AAAI Board of Directors (1994). Position statement: The use of epinephrine in the treatment of anaphylaxis. J Allergy Clin Immunol 94, 666–668

Bochner BS, Lichtenstein LM (1991). Anaphylaxis. New Engl J Med 324: 1785–1790

Caffarelli C, Terzi V, Perrone F, Cavagni G (1996). Food related, exercise-induced anaphylaxis. Arch Dis Child 75: 141–144

Dibs SD, Baker MD (1997). Anaphylaxis in children: A 5-year experience. Pediatrics 99: E7

Moscicki RA, Sockin SM, Corsello BF et al (1990). Anaphylaxis during induction of general anesthesia: Subsequent evaluation and management. J Allergy Clin Immunol 86, 325–332

Sano H, Koga Y, Hamasaki K, Furuyama H, Itami N (1996). Anaphylaxis associated with whithe-cell reduction filters. Lancet 347: 1053

Tilles S, Schocket A, Milgrom H (1995). Exercise-induced anaphylaxis related to specific foods. J Pediatr 127: 587–589

Van der Klauw MM, Wilson JHP, Stricker BHCh (1996). Drug-associated anaphylaxis: 20 years of reporting in the Netherlands (1974–1994) and review of the literature. Clin Exp Allergy 26: 1355–1363

Vickers DW, Maynard L, Ewan PW (1997). Management of children with potential anaphylactic reactions in the community: a training package and proposal for good practice. Clin Exp Allergy 27: 898–903

Wiggins CA, Dykewicz MS, Patterson R (1988). Idiopathic anaphylaxis: Classification, evaluation, and treatment of 123 patients. J Allergy Clin Immunol 82: 849–855.

Wong S, Dykewicz MS, Patterson R (1990). Idiopathic anaphylaxis. A clinical summary of 175 patients. Arch Intern Med 150: 1323–1328

32 Allergische Reaktionen auf Insektenstiche

P. J. Hauk, R. Urbanek

32.1	Insektengifte 349		32.6	Therapie 351
32.2	Pathogenese 349		32.6.1	Notfallbehandlung 351
32.3	Häufigkeit 349		32.6.2	Hyposensibilisierungsbehandlung 352
32.4	Klinische Erscheinungsformen 349		32.7	Natürlicher Verlauf 352
32.5	Diagnostik 350		32.8	Reaktionen auf blutsaugende Insekten .. 352

Allergische Reaktionen auf Insektenstiche werden in jedem Lebensalter beobachtet. Im europäischen Bereich sind Bienen und Wespen für die Mehrzahl der Insektenstiche verantwortlich, aber auch an Hummel- und Hornissenstiche ist zu denken. Bienen hinterlassen nach einem Stich den Stachel mit anhängender Giftblase in der Haut, der sich mit muskelartigen Kontraktionen weiter einbohrt und das Gift injiziert. Dies ist neben dem Aussehen das wichtigste Unterscheidungsmerkmal zu Wespenstichen. Nach einem Bienenstich ist häufig auch im Zentrum der lokalen Schwellung eine Rötung zu erkennen, die durch die hämolytische Wirkung des Giftbestandteiles Mellitin bedingt ist. Wespen belassen nach einem Stich den Stachel nicht in der Haut und können deshalb mehrfach stechen.

Reaktionen auf Insektenstiche werden in toxische und allergische Reaktionen unterschieden. **Toxische Reaktionen** sind weniger häufig und treten nach einer Vielzahl erlittener Stiche durch kumulative Toxinwirkung auf. Es kommt zu Hämolyse, neurotoxischen Symptomen und Organversagen. Für ein Kind sind 100 bis 200 Stiche tödlich, für einen Erwachsenen mehrere hundert bis 1000. Bei vorliegender Sensibilisierung gegen Insektengifte oder deren Komponenten treten **allergische Stichreaktionen** auf, die sich in ei-

Tab. 32/1: Allergene der wichtigsten Insektengifte.

Komponente	Bienengift Mol. Gewicht	Giftanteil (%)	Wespengift Mol. Gewicht	Giftanteil (%)
Enzyme				
Phospholipase A_2	19 000 (++++)	12	–	–
Phospholipase A/B	–	–	35 000 (+++)	6–14
Saure Phosphatase	49 000 (++)	1	? (+)	?
Alk. Phosphatase	–	–	? (+)	?
Protease	–	–	? (++)	?
Hyaluronidase	45 000 (+++) – 50 000	2	45 000 (+++)	1–3
Peptide				
Mellitin	2820 (+)	50	–	–
Hämolysin	–	–	6000 (+)	
Andere				
Allergen C	105 000 (+)	1	–	–
Antigen 5	–	–	25 000 (+++)	5–10
Vmac 1	–	–	97 000 (+)	
Vmac 2	–	–	39 000 (+)	

Mol. Gewicht = Molekulargewicht   (+, ++, +++, ++++) = Allergenität
% = Prozent des Trockengewichtes

ner verstärkten lokalen Symptomatik oder in einer allergischen Allgemeinreaktion zeigen. Mit der Zahl der Stiche oder mit der Verweildauer des Stachels steigen das Gefühl des Schmerzes und die Stärke der Reaktion an. Eine rasche Stachelentfernung durch Auskratzen von der Seite, ohne den Giftsack auszudrücken, ist daher vorteilhaft.

32.1 Insektengifte

Die meisten Insektengifte enthalten als Hauptbestandteile biogene Amine, basische Peptide und Enzyme. Diese Substanzen bewirken die Ausbreitung des Giftes an der Stichstelle durch Membrantoxizität und Erhöhung der Kapillarpermeabilität. Die wichtigsten Peptide des Bienengiftes mit toxischer Wirkung sind Mellitin, Apamin und Mastzell-degranulierendes Peptid. Tabelle 32/1 zeigt die allergenen Komponenten des Bienen- und Wespengiftes. Honigbienen und Hummeln, Wespen und Hornissen gehören gleichen Familien der Hautflügler (Hymenoptera) an und haben daher eine ähnliche Zusammensetzung ihrer Gifte. Deshalb kann es klinisch und labordiagnostisch zu Kreuzreaktionen zwischen den entsprechenden Insektengiften kommen.

Die durchschnittliche Giftmenge, die pro Bienenstich injiziert wird, schwankt zwischen 50 und 100 µg. Es wurden jedoch auch Giftmengen von bis zu 300 µg beschrieben. Da Wespen mehrfach stechen können, ist die Variabilität der applizierten Giftmenge je Stich noch ausgeprägter.

32.2 Pathogenese

Bei Insektengiftallergien handelt es sich um Typ-I-Allergien des Soforttypes. Nach erstem Kontakt mit dem Insektengift kommt es zur Bildung spezifischer IgE-Antikörper, die auf Mastzellen und basophilen Granulozyten gebunden werden. Der zweite Allergenkontakt führt zur Vernetzung der zellständigen IgE-Moleküle, zur Zelldegranulation und Freisetzung von Mediatoren, die die allergische Reaktion einleiten. Histamin, Leukotrienen und Prostaglandinen kommt dabei die größte Bedeutung zu.

32.3 Häufigkeit

Eine Sensibilisierung gegen Insektengifte im Hauttest oder im Serum (Radio-allergo-sorbent-Test, RAST) läßt sich bei bis zu 18 % einer unselektionierten Erwachsenenpopulation und vergleichsweise bei bis zu 15 % der Kinder nachweisen. Doppelsensibilisierungen, wie zum Beispiel gegen Bienen- und Wespengift, liegen bei bis zu 20 % der Insektengiftallergiker vor, wobei nur 1 % klinisch relevant sind. Bis zu 20 % der Erwachsenen leiden unter verstärkten Lokalreaktionen, bis zu 5 % der Gesamtbevölkerung unter allergischen Allgemeinreaktionen nach Bienen- und Wespenstichen. Bei 1 bis 5 % der Kinder treten allergische Stichreaktionen unterschiedlichen Schweregrades auf. Insektengiftallergien kommen bei Atopikern und Nichtatopikern in gleicher Häufigkeit vor. Eine protektive Rolle bestimmter HLA-DR- und HLA-DQ-Antigene wurde für Bienengiftallergiker berichtet (Lympany et al., 1990). Wesentlich bedeutender als die erbliche Disposition ist bei Insektengiftallergien die Häufigkeit der Stichexposition, was anhand von Untersuchungen an Imkerfamilien nachgewiesen wurde. Fast 40 % der Insektengiftallergiker stammen aus Imkerfamilien, womit gezeigt wurde, daß verstärkte Exposition und Sensibilisierungsmöglichkeit tatsächlich mit einer erhöhten Erkrankungsfrequenz einhergehen. Obwohl fatale Reaktionen nach Insektenstichen auftreten können, ist die Mortalität insgesamt außerordentlich gering. Sie schwankt von Land zu Land zwischen 0,09 und 0,45 Todesfällen pro Million Einwohner und Jahr, wobei hauptsächlich ältere Menschen mit vorbestehenden kardiovaskulären Erkrankungen betroffen sind.

32.4 Klinische Erscheinungsformen

Eine normale Reaktion auf einen Insektenstich ist mit Schmerz verbunden und beinhaltet eine Rötung und Schwellung an der Stichstelle, die im Verlauf eines Tages abklingen.

Verstärkte Lokalreaktionen nach Insektenstichen sind durch eine ausgedehntere örtliche Schwellung mit einem Durchmesser von > 10 cm und deren Anhalten über mindestens 24 Stunden charakterisiert. Im Kindesalter ist sie zudem durch das Miteinschließen der beiden der Stichstelle benachbarten Gelenke definiert. Stiche im Gesichts- und Halsbereich bewirken durch schnellere und ausgedehntere Ödementwicklung oft eine entstellende Schwellung, die auf Patient und Eltern sehr beunruhigend wirken kann.

Allergische Allgemeinreaktionen auf Insektenstiche können von leichten Symptomen bis hin zu lebensbedrohlichen Erscheinungsbildern mit schwerster Atemnot, Bewußtseinsverlust und Kollaps reichen. Sie entwickeln sich innerhalb von Minuten bis zu einer Stunde nach einem Stich. Das Auftreten von palmarem, plantarem und im Bereich der Ohren lokalisiertem Juckreiz kurz nach einem Insektenstich sollte Aufmerksamkeit erregen, da er erfahrungsgemäß ein erster Hinweis auf eine sich entwickelnde und ernst zu nehmende allergische Allgemeinreaktion sein kann. Hautsymptome zeigen sich als generalisierte Rötung, Juckreiz, Urtikaria und Angioödem (siehe Farbabb. FA 13 und 14, Farbtafel III). In 20 bis 25 % der allergischen Reaktionen auf Hymenopterastiche kommt es zu gastrointestinalen Symptomen mit

Tab. 32/2: Klassifikation der Stichreaktionen.

- **0 = Normale Lokalreaktion** (Schmerz, Rötung, lokale Schwellung)
- **I = Verstärkte Lokalreaktion** (Schwellung einschließlich der beiden der Stichstelle benachbarten Gelenke über ≥ 24 Stunden)
- **II = Milde Allgemeinreaktion** (Urtikaria, Angioödem, generalisierter Pruritus, Nausea)
- **III = Schwere Allgemeinreaktion** (Bronchialobstruktion, Dyspnoe, Bewußtlosigkeit, Kollaps, Schock)

Nausea, Erbrechen und Diarrhö. Heiserkeit, Entwicklung eines Glottisödems, Bronchialobstruktion mit Giemen und Husten bis hin zu schwerster Atemnot beschreiben die respiratorischen Symptome, die in 20 bis 25 % der allergischen Reaktionen auftreten. Schwerste allergische Allgemeinreaktionen schließen Blutdruckabfall, Kollaps und Bewußtseinsverlust mit ein. Kardiovaskuläre Symptome treten jedoch nur in 5 bis 10 % der Fälle auf.

Allergische Allgemeinreaktionen werden in verschiedene Schweregrade unterteilt, wobei bei Erwachsenen meist die klinische Unterteilung in Schweregrad I bis IV nach Mueller benutzt wird (Mueller et al., 1966). Für den pädiatrischen Bereich ist eine Unterscheidung in 3 klinische Schweregrade sinnvoll, da anhand derer bei eindeutiger Stichanamnese vielfach bereits die Therapieentscheidung getroffen werden kann (Tab. 32/2).

Neben den typischen Symptomen der allergischen Soforttypreaktion kann es jedoch Stunden oder mehrere Tage nach einem Stich auch zu untypischen Erscheinungsbildern kommen. Vaskulitis, nephrotisches Syndrom, Enzephalitis und Serumkrankheit wurden bei Erwachsenen beschrieben. Bei Kindern sind diese ungewöhnlichen, verzögerten Reaktionen jedoch außerordentlich selten.

32.5 Diagnostik

Wichtigster Bestandteil der Diagnostik bei Insektengiftallergien ist eine Anamnese, um die Art des stechenden Insektes und den zeitlichen Ablauf der aufgetretenen Symptome herauszufinden.

Wird von einem steckengebliebenen Stachel nach einem Insektenstich berichtet, deutet dies mit hoher Wahrscheinlichkeit auf einen Bienenstich hin. Anschließend wird auf eine Sensibilisierung gegen Insektengifte hin getestet. Bei Kindern sollte ein titrierter Prick-**Hauttest** mit 0,01 bis 100 µg/ml gereinigten Insektengiftes zum Nachweis einer spezifischen Sensibilisierung durchgeführt werden. Auf einen intradermalen Hauttest kann wegen der größeren Schmerzhaftigkeit verzichtet werden. Ein Quaddeldurchmesser von ≥ 3 mm 20 Minuten nach Testung mit 100 µg/ml Bienen- oder Wespengift ist als stark positiv, ein Durchmesser von < 3 mm als positiv anzusehen. Die höchste Sensitivität im Hauttest wird 1 bis 3 Monate nach dem Indexstich erreicht und fällt dann kontinuierlich ab, falls keine Reexposition erfolgt. Die Bestimmung der spezifischen **IgE-Antikörper** gegen Insektengifte ist weniger sensitiv als die Hauttestung. Sie wird vor allem bei Kindern im Alter von weniger als 4 Jahren, Patienten mit Hauterkrankungen wie atopischer Dermatitis oder weiteren Konditionen, die die Aussagefähigkeit des Hauttestes herabsetzen, als zuverlässige Methode zum Nachweis einer Sensibilisierung eingesetzt. Obwohl Hauttest und Bestimmung der spezifischen IgE-Antikörper meist einen sicheren Nachweis einer Sensibilisierung gegen Insektengifte erbringen, erlauben sie keine prognostische Aussage über den weiteren Verlauf einer Insektengiftallergie (Reisman et al., 1994). Deshalb ist es sinnvoll, Anamnesedaten, Hauttestergebnis und Höhe der spezifischen IgE-Antikörper in einem Risikoscore zusammenzufassen (Tab. 32/3). Dieser Score hilft, die Patienten zu identifizieren, die möglicherweise eine lebensbedrohliche Reaktion entwickeln könnten. Leider überschätzt der Score die Anzahl der Patienten, die einer Hyposensibilisierungsbehandlung zugeführt werden müssen. Patienten mit anamnestisch verstärkten Lokalreaktionen werden in diesem Score nicht berücksichtigt, da ihr Risiko für eine zukünftige allergische Allgemeinreaktion nur 5 bis 8 % beträgt und deshalb keine Indikation zur Hyposensibilisierungsbehandlung besteht.

Bei unklarer Anamnese über das stechende Insekt wird bei Doppelsensibilisierung davon ausgegangen, daß die im Test höhergradige Sensibilisierung auf das verantwortliche Insekt hinweist. Auch bei eindeutiger Identifikation des stechenden Insektes ist eine Dop-

Tab. 32/3: Scoresystem zur Abschätzung des Risikos für zukünftige lebensbedrohliche Allgemeinreaktionen.

	Reaktion	Score *	Reaktion	Score *
Systemische Reaktion in Anamnese	schwach	1	lebensbedrohlich	2
Hauttest (Pricktest) (100 µg/ml)	Quaddel < 3 mm	1	Quaddel ≥ 3 mm	2
Spezifisches IgE (RAST-Klasse)	niedrig (1–2)	1	hoch ≥ 3	2

* Ein Score von > 5 Punkten klassifiziert ein erhöhtes Risiko für lebensbedrohliche Reaktionen und empfiehlt die Hyposensibilisierungsbehandlung.

Tab. 32/4: Indikation zur Insektenstich-Provokation.

Stichreaktion	spez. Sensibilisierung (Haut-Pricktest/IgE)	Hyposensibilisierung	Provokationsstich
normal	positiv oder negativ	nein	nein
verstärkt lokal	positiv oder negativ	nein	nein
systemisch	negativ	nein	ja
systemisch (leicht)	positiv	nein/ja*	auf Wunsch*
systemisch (lebensbedrohlich)	positiv	ja	nein

* auf Wunsch des Patienten, v.a. bei hoher Expositionsgefahr

pelsensibilisierung im Hauttest oder RAST (Radio-allergo-sorbent-Test) möglich. In beiden Fällen ist das Testergebnis durch eine immunologische Kreuzreaktivität zwischen Bienen- und Wespengift bedingt. Der RAST-Inhibitionstest kann in diesen Fällen zusätzliche Informationen bringen. Aufgrund weiterer Kreuzreaktivitäten der Insektengifte werden Patienten nach Hummelstichen unter Verwendung von gereinigtem Bienengift und nach Hornissenstichen mit gereinigtem Wespengift diagnostiziert.

Therapeutisch wird bei einer Doppelsensibilisierung empirisch vorgegangen. Bei vorliegender Hyposensibilisierungsindikation wird bei eindeutig identifiziertem Insekt mit dem entsprechenden Insektengift behandelt. Ist das Insekt unbekannt, wird gewöhnlich mit dem im Test stärker positiven Insektengift hyposensibilisiert. Bei unidentifiziertem Insekt und gleich starker Doppelsensibilisierung muß gegebenenfalls mit beiden Insektengiften therapiert werden.

In manchen Fällen unklarer Anamnese und diskrepanter Sensibilisierungsbefunde kann jedoch nur ein diagnostischer **Provokationsstich** die klinische Reaktionsbereitschaft überprüfen (Heinig et al., 1988). Dies ist der Fall, wenn nach einer schweren Allgemeinreaktion keine eindeutige Sensibilisierung gegen ein Insektengift nachgewiesen wurde und Unklarheit über das stechende Insekt besteht. Auch bei leichten bis mittelschweren Allgemeinreaktionen kann bei nicht eindeutiger Beurteilbarkeit der Schwere der abgelaufenen Reaktion mit einem diagnostischen Stich weiter abgeklärt werden (Tab. 32/4). Stichprovokationen sollten jedoch nur in einem besonderen Zentrum unter intensivmedizinischen Bedingungen und mit speziell darauf trainiertem Personal durchgeführt werden. Die optimale prognostische Aussage über zukünftige Stichreaktionen erhält man, wenn 2 Stiche im Abstand von 4 Wochen durchgeführt werden. Vier Wochen nach dem ersten Stich hat der Körper mit der Bildung spezifischer IgE-Antikörper reagiert, und die allergische Reaktionsbereitschaft sollte am größten vorhanden sein. Sequentielle Stichprovokationen entdecken mit einem negativen Vorhersagewert von 97,4 % für spätere lebensbedrohliche Reaktionen die Patienten, die keine Hyposensibilisierung brauchen. So konnten in einer ausgedehnten Studie vier Fünftel der üblicherweise nach dem Risikoscore beurteilten Patienten vor einer unnötigen Hyposensibilisierung bewahrt werden (Hauk et al., 1995).

Die allergeninduzierte **Histaminfreisetzung aus basophilen Granulozyten** in vitro ist ein zusätzlicher Test zum Sensibilisierungsnachweis. Spezifische **IgG-Antikörper** spielen hauptsächlich im Rahmen der Hyposensibilisierungsbehandlung eine Rolle. Der Anstieg der IgG_4-Antikörper kann als Indikator einer Immunitätsentwicklung hilfreich sein. Bestimmung von Histamin oder Mastzell-Tryptase im Plasma nach allergischen Stichreaktionen haben sich als prognostische Parameter nicht durchgesetzt.

32.6 Therapie

32.6.1 Notfallbehandlung

Die akute Notfallbehandlung von allergischen Allgemeinreaktionen nach Insektenstichen unterscheidet sich nicht von der anderer Anaphylaxien (Müller et al., 1991). Tabelle 32/5 informiert über die Notfallbe-

Tab. 32/5: Medikamentöse Therapie im Kindesalter nach allergischen Reaktionen auf Insektenstiche.

Klinische Reaktion	Medikament	Dosierung
Verstärkte Lokalreaktion	Kortikosteroide	2 mg/kg KG Prednisonäquivalent oral
Urtikaria, Juckreiz	Antihistaminikum	Loratadin (10 mg) Ceterizin (5–10 mg)
Angioödem	Adrenalin	0,01 mg/kg KG sc (Dilution 1:1000)
Bronchospasmus	Adrenalin	0,01 mg/kg KG sc (Dilution 1:1000) *oder* Adrenergika 5–10 Sprühstöße inhalieren
Hypotension, Schock	Adrenalin	0,01 mg/kg KG intravenös (Dilution 1:10000)
	Kolloidale Flüssigkeit	5–10 ml/kg KG i.v.
	Sauerstoff	bei Sättigung (SO_2) < 80%

handlung mit Dosierungsangaben. Alleinige kutane Symptome wie Juckreiz, Urtikaria, Rhinitis und Konjunktivitis werden ausreichend mit einem Antihistaminikum gelindert, eine zusätzliche Gabe von Adrenergika beschleunigt den Beschwerderückgang. Darüber hinausgehende Symptome erfordern den Einsatz von Adrenalin, was beim Auftreten eines Angioödems und Zeichen von Heiserkeit und Bronchialobstruktion subkutan verabreicht wird. Bei respiratorischen Symptomen können Adrenalin oder β_2-Adrenergika auch repetitiv inhaliert werden, bis sich die Symptome bessern. Dies soll unter Pulskontrolle geschehen, der nicht über 200 Schläge pro Minute ansteigen sollte. Starker Blutdruckabfall, Kreislaufkollaps und Schock erfordern die intravenöse Gabe von Adrenalin und kolloidalen Infusionslösungen. Sauerstoff soll über eine Maske zugeführt werden, wenn die Sauerstoffsättigung des Patienten abfällt. Steroide, die oft in der Akutphase einer anaphylaktischen Stichreaktion in der Dosierung von 2 bis 5 mg/kg KG Prednisonäquivalent oral oder intravenös verabreicht werden, haben einen mehrere Stunden verzögerten Wirkungseintritt. Sie sollten deshalb an letzter Stelle während der Initialtherapie gegeben werden. Verstärkte Lokalreaktionen sprechen dagegen am besten auf eine kurzfristige systemische Steroidtherapie mit 2 mg/kg KG Prednisonäquivalent an. In der Regel reichen 1 bis 2 orale Steroidgaben im Abstand von 12 Stunden aus. Die Ausstattung einer Notfallapotheke besteht aus einer Adrenalinspritze (Anakit, Fastject) und einem Antihistaminikum (Cetirizin, Loratadin) und soll auf die Reaktionsweise des Allergikers abgestimmt sein. Daher wird man Patienten mit anamnestischer Atemnot auch inhalative Adrenergika (Fenoterol oder Salbutamol) für die Notfallapotheke verschreiben.

32.6.2 Hyposensibilisierungsbehandlung

Die Hyposensibilisierung mit Insektengiften ist eine kausale Behandlung der Insektengiftallergie. Sie weist eine Effizienz von 98 % auf. Frühere Ganzkörperextrakte wurden durch gereinigte Giftextrakte ersetzt. Die lyophilisierten Insektengifte werden vor der Verabreichung aufgelöst und zeichnen sich durch eine hohe Allergenpotenz aus. Daher kann es bei Einleitung der Hyposensibilisierung zu allergischen Nebenreaktionen kommen. Nach Erreichen der Erhaltungsdosis von 100 μg, entsprechend etwa 1 bis 2 Insektenstichen, gehen die Nebenreaktionen zurück und die Injektionsintervalle werden von zuerst wöchentlich auf monatlich ausgedehnt.

Als Alternative zu der konventionellen Therapie mit wöchentlichen Injektionsintervallen steht die Schnellhyposensibilisierung mit mehreren Injektionen am Tag zur Wahl. Die Erfolgsraten sind die selben; der Vorteil ist, daß die Erhaltungsdosis und damit auch der Schutz vor Insektenstichen anstatt nach 2 bis 3 Monaten bereits nach 1 Woche erreicht werden. Danach werden die Injektionsintervalle auf wöchentlich und später monatlich ausgedehnt (Bousquet et al., 1987). Die Behandlungsdauer wird bei der Mehrzahl der Patienten auf 3 bis 5 Jahre veranschlagt. Als Kriterien zur Beendigung der Hyposensibilisierung werden gefordert: unkomplizierte Behandlung, Abnahme bzw. Verschwinden der sensibilisierenden IgE-Antikörper und gegebenenfalls eine normale Reaktion auf eine Insektenstichexposition (Urbanek et al., 1985).

Während der Dosissteigerung, bei Giftmengen von 10 bis 50 μg/Injektion, treten bei 10 bis 40 % der Patienten Nebenwirkungen auf. Sie verlaufen entweder als verstärkte Lokalreaktionen bei etwa 40 %, oder als die von Patienten nach einem Insektenstich bereits erlebten systemischen Symptome in 10 bis 20 % der Fälle. Die Behandlung von Nebenreaktionen ist die gleiche wie bei den stichinduzierten Beschwerden. Bei schweren systemischen Reaktionen sind Adrenalin parenteral oder inhalativ und gegebenenfalls Antihistaminika indiziert. Eine präventive Gabe von Antihistaminika vor Hyposensibilisierungsinjektionen kann das Auftreten von Nebenwirkungen verhindern oder abschwächen.

Verstärkte Lokalreaktionen werden mit lokalen Antiphlogistika, mit Gabe von Kortikoiden oder systemischen Antihistaminika behandelt. Eine Langzeitnebenwirkung der Allergen-Immuntherapie im Sinne einer Immunkomplexerkrankung wurde bei Kindern nicht beobachtet.

32.7 Natürlicher Verlauf

In einigen Studien wurden Kinder und Erwachsene untersucht, bei denen die Sensibilisierung im Hauttest vorhanden war und deren Anamnese nicht lebensgefährliche Reaktionen auf Stiche ergab (Schuberth et al., 1983). Obwohl nur ein Teil der später zufällig erfolgten Stiche bei unbehandelten Patienten allergische Reaktionen auslöste, hatte die Immunotherapie bei hyposensibilisierten Patienten eine signifikante Reduktion der Reaktionsstärke zur Folge. Wenn man bedenkt, daß bei der Mehrzahl der insektengiftallergischen Reaktionen auf Stiche zuvor geringfügige allergische Symptome auftraten, so ist eine abwartende Haltung zur Hyposensibilisierungstherapie nur bei den Insektengift-Allergikern gerechtfertigt, bei denen die verfügbaren Untersuchungen keine schwere systemische Reaktion vorausahnen lassen.

32.8 Reaktionen auf blutsaugende Insekten

Blutsaugende Insekten, vor allem Moskitos, orientieren sich nach Geruch, Körperwärme, Feuchte, Bewegung und Farben. Obwohl Erwachsene und Männer öfter gestochen werden, sind es vor allem Vorschulkinder und jüngere Frauen, die wegen starker lokaler Reaktionen auf Stiche von Mücken, Fliegen und Bremsen, vorstellig werden. Stiche dieser Insekten führen zu juckenden Lokalreaktionen. Bei hartnäckigem Kratzen kommt es zur Bildung von Pusteln und Knoten, welche sowohl primär als auch sekundär infiziert werden können. Auch systemische Reaktionen wie Fieber und Unwohlsein werden gelegentlich nach Dipterastichen berichtet. Es werden allergische Reaktionen auf Speichelproteine angenommen. Die therapeutischen Maßnahmen bestehen in Desinfektion und Linderung von Juckreiz und Irritationen (Amoniaklösung, Alkoholumschläge, Antihistaminika). Zur Vorbeugung der Stiche gibt es zahlreiche insektenabstoßende Mittel („Repellents"), die auf die Haut aufgetragen werden. Die bekanntesten Substanzen sind Dimethylphtalat oder Diäthyltoluamid. Ihre Wirkung ist zeitlich auf etwa 6 Stunden begrenzt. Ihr Effekt ist auf die Insektenarten beschränkt, die den Menschen zur Blutmahlzeit aufsuchen, wie z.B. Mücken oder Bremsen, während sie gegen Bienen und Wespen, die nur zur Verteidigung stechen, meist keinen Schutz bieten. Elektroverdunster mit Insektizidplättchen (Pyrethrine) finden hauptsächlich für den nächtlichen Schutz gegen Insektenstiche eine Anwendung. Die orale Gabe hoher Dosen von Vitamin B_1 (Thiamin 150–600 mg/d) führt nur bei einem Teil, etwa 70 % der Probanden, zu einer insektenabstoßenden Wirkung. Ein unangenehmer Nebeneffekt ist eine auch für Mitmenschen feststellbare Ausdünstung.

Literatur

Bousquet J, Müller UR, Dreborg S, Jarisch R, Malling HJ, Mosbech H, Urbanek R, Youlten L (1987). Immunotherapy with hymenoptera venoms. Allergy 42: 401–413

Hauk P, Friedl K, Kaufmehl K, Urbanek R, Forster J (1995). Subsequent insect stings in children with hymenoptera hypersensitivity. J Pediatr 126: 185–190

Heinig JH, Engel T, Weeke FR (1988). Allergy to venom from bee or wasp: the relation between clinical and immunological reactions to insect stings. Clin Allergy 18: 71–78

Lympany P, Kemeny DM, Welsh KI, Lee TH (1990). An HLA-associated nonresponsiveness to melittin: A component of bee venom. J Allergy Clin Immunol 86: 160–70.

Mueller HL (1966). Diagnosis and treatment of insect sensitivity. J Asthma Res 3: 331–333.

Müller U, Mosbech H, Blaauw P, Dreborg S, Malling HJ, Przybilla B, Urbanek R, Pastorello E, Blanca M, Bousquet J, Jarisch R, Youlten L (1991). Emergency treatment of allergic reactions to hymenoptera stings. Clin Exp Allergy 21: 281–288.

Reisman RE (1994). Insect stings. New Engl J Med 331: 523–527.

Schuberth KC, Lichtenstein LM, Kagey-Sobotka AK, Szklo M, Kwiterovich KA, Valentine MD (1983). An epidemiologic study of insect allergy in children. II. Effect of accidental stings in allergic children. J Pediatr 102: 361–365.

Urbanek R, Forster J, Kuhn W, Ziupa J (1985). Discontinuation of bee venom immunotherapy in children and adolescents. J Pediatr 107: 367–371.

33 Allergische und pseudoallergische Arzneireaktionen

B. Przybilla, J. Ring

33.1	Disponierende Faktoren	354	33.5.1 Anamnese	358
33.2	Pathomechanismus	354	33.5.2 Hauttests	358
33.3	Ätiologie	356	33.5.3 In-vitro-Tests	358
33.4	Klinisches Erscheinungsbild	357	33.5.4 Expositionstest	359
33.5	Diagnose	358	33.6 Therapie	359

Unverträglichkeitsreaktionen auf Arzneistoffe stellen ein kaum zu überschätzendes medizinisches Problem dar: Viele Klinikaufnahmen erfolgen wegen Arzneimittelnebenwirkungen, die Inzidenz unerwünschter Reaktionen je Medikament soll bei hospitalisierten Patienten 2 bis 5% betragen, wobei Hautreaktionen in 1 bis 3% auftreten (Bork, 1985). Für allergische Arzneireaktionen mit tödlichem Ausgang wurde eine Häufigkeit von 1:10000 angegeben. In diesen Zahlen sind bei ambulanten Patienten oder durch externe Arzneitherapie auftretende unerwünschte Reaktionen kaum enthalten, da hier eine einigermaßen zuverlässige Erfassung nicht möglich ist.

33.1 Disponierende Faktoren

Das Risiko von Unverträglichkeitsreaktionen auf systemische Arzneigabe nimmt mit der Anzahl der verabreichten Medikamente und dem Patientenalter zu, Nebenwirkungen sind häufiger bei Frauen und bei herabgesetzter Nierenfunktion (Hoigné et al., 1995). Weitere zur Entwicklung von Arzneireaktionen disponierende Faktoren sind genetisch determinierte Besonderheiten des Metabolismus, wie Azetyltransferase-Mangel oder eine verminderte Arzneimittel-o-Desalkylierung, oder Besonderheiten der behandelten Krankheit (z. B. Ampicillinexanthem bei Patienten mit infektiöser Mononukleose). Bei der toxischen epidermalen Nekrolyse (Lyell-Syndrom) wurde ein Zusammenhang zwischen auslösendem Arzneistoff und HLA-Phänotyp gefunden (Roujeau et al., 1987). Die häufige Annahme, daß eine atopische Veranlagung zu Arzneimittelüberempfindlichkeitsreaktionen disponiert, ist bisher nicht eindeutig zu belegen. Überempfindlichkeitsreaktionen auf Externa sind vermehrt dann zu erwarten, wenn diese auf bereits entzündlich veränderter Haut zur Anwendung kommen. Insgesamt scheinen bei Kindern Unverträglichkeitsreaktionen auf Medikamente seltener zu sein als bei Erwachsenen.

33.2 Pathomechanismus

Führt der innere oder äußere Kontakt mit einer Substanz zum Auftreten von Krankheitserscheinungen, so kann dies allgemein als **Unverträglichkeit** bezeichnet werden. Einer solchen Reaktion können unterschiedliche Pathomechanismen zugrunde liegen. Pharmakologische Wirkungen, seien sie grundsätzlich erwünscht oder aber unerwünscht, zeigen sich obligat dosisabhängig bei jedem Exponierten. Auf die pharmakologische Wirkung zu beziehende Unverträglichkeitsreaktionen im Sinne einer **Intoxikation** kommen bei Behandlung mit manchen Pharmaka im üblichen Dosierungsbereich vor, vermehrt sind sie bei akzidenteller Überdosierung oder gestörter Metabolisierung bzw. Ausscheidung zu erwarten. Davon abzugrenzen ist die individuelle **Überempfindlichkeit** gegenüber Arzneistoffen, die nur bei besonders disponierten Personen auftritt. Hier lassen sich drei Formen unterscheiden:

- **Intoleranz:** Typische Symptome der pharmakologischen Wirkung entwickeln sich bereits bei niedrigen Dosen, die üblicherweise toleriert werden; eine immunologische (allergische) Reaktion ist nicht nachweisbar.
- **Idiosynkrasie:** Die Symptome unterscheiden sich von der pharmakologischen Substanzwirkung, ein immunologischer (allergischer) Reaktionsmechanismus ist aber nicht nachweisbar.
- **Allergie:** Die Überempfindlichkeit beruht auf einer immunologischen Reaktion.

II. Allergische Erkrankungen

Tab. 33/1: Nomenklatur von Unverträglichkeitsreaktionen (nach Przybilla und Ring, 1987).

Nichtimmunologisch:	
Intoxikation	Reaktion auf die pharmakologische Wirkung
Intoleranz	Überempfindlichkeit gegenüber der pharmakologischen Wirkung
Idiosynkrasie	Überempfindlichkeit ohne Bezug zur pharmakologischen Wirkung
Immunologisch	
Allergie	Überempfindlichkeit durch spezifische Sensibilisierung

Die eigentlichen Pathomechanismen von Intoleranz oder Idiosynkrasie gegenüber bestimmten Substanzen sind zumeist unbekannt. Die angeführten Begriffe, die in Tabelle 33/1 zusammenfassend dargestellt sind, werden keineswegs einheitlich benutzt. Dies behindert die Verständigung über Arzneireaktionen und kann zu Mißverständnissen in Wissenschaft und Klinik führen.

Zur Induktion einer allergischen Reaktion muß der Arzneistoff in immunogener Form vorliegen, niedermolekulare Substanzen müssen als Hapten zunächst an ein höhermolekulares Trägermolekül („Carrier") gebunden werden; Peptide und Proteine können demgegenüber unmittelbar zur Sensibilisierung führen. Dabei spielt der Zufuhrweg eine nicht unwesentliche Rolle: Das Risiko einer Sensibilisierung nimmt von der oralen über die intravenöse, intramuskuläre und subkutane zur äußerlichen Anwendung hin zu. Arzneistoffe können alle Typen allergischer Reaktionen nach der Klassifikation von Coombs und Gell auslösen. Beispiele sind in Tabelle 33/2 angeführt.

Als **„Pseudoallergie"** werden nicht immunologisch ausgelöste Unverträglichkeitsreaktionen bezeichnet, die mit den typischen Symptomen allergischer Reaktionen auftreten. Hierbei können die Krankheitserscheinungen aller Typen einer allergischen Reaktion imitiert werden (siehe Tab. 33/3). Die theoretisch eindeutige Unterscheidung von allergischen und pseudoallergischen Reaktionen ist aber nicht selten schwierig oder überhaupt unmöglich, wenn es um eine individuelle Erkrankung geht. Die endgültige Diagnose einer Allergie verlangt den sicheren Nachweis eines immunologischen Mechanismus für die jeweilige Reaktion. Ist dieser Nachweis nicht zu führen und aufgrund aller Umstände unwahrscheinlich, so kann von einer Pseudoallergie gesprochen werden. Der Begriff ist jedoch entbehrlich bei Reaktionen mit bekannten nichtimmunologischen Mechanismen, wie z. B. beim Glukose-6-Phosphatdehydrogenase-Mangel oder bei der toxischen Kontaktdermatitis. Der Begriff der Pseudoallergie ist am ehesten berechtigt zur Beschreibung bestimmter anaphylaktoider Reaktionen. Wir verstehen hierunter die klinischen Symptome einer Anaphylaxie, ohne daß zunächst eine Aussage über den Pathomechanismus gemacht wird; manche verwenden „anaphylaktoid" als Synonym für „pseudoallergisch", was die unmittelbar am Patienten nicht zu erbringende Klärung des Pathomechanismus bei Verwendung des Begriffes zur Voraussetzung hätte. Bei anaphylaktoiden Reaktionen auf bestimmte Auslöser ist allerdings bekannt, daß eine allergische Pathogenese nicht wahrscheinlich ist, ohne daß die nichtimmunologischen Mechanismen hinreichend geklärt sind. So sind z. B. als mögliche Ursachen anaphylaktoider Reaktionen auf Acetylsalicylsäure eine durch die Zyklooxygenasehemmung bedingte Reduktion von protektiven Prostaglandinen bzw. Vermehrung von Lipoxygenasestoffwechselprodukten, eine Aktivierung des Komplementsystems, eine Interaktion mit dem Gerinnungs- oder dem Kallikrein-Kinin-System, eine direkte Freisetzung von Mediatoren aus Mastzellen oder basophilen Granulozyten sowie eine gesteigerte Thrombozytenempfindlichkeit in Betracht zu ziehen; daneben sind Immunreaktionen auf die Substanz, deren Metaboliten oder Verunreinigungen nicht völlig ausgeschlossen (Ring, 1988). Auch für

Tab. 33/2: Arzneimittelallergie: Beispiele für verschiedene Mechanismen (nach Ring, 1988).

Typ (Mechanismus)	Symptome	Beispiele
I (IgE)	Anaphylaxie	Penizillin, Allergenextrakte
II (zytotoxisch)	Agranulozytose hämolytische Anämie Thrombopenie	Metamizol Penizillin, Cephalosporin Carbamazepin, Rauwolfia-Alkaloide
III (Immunkomplex)	Anaphylaxie Serumkrankheit Vaskulitis Alveolitis	Fremdserum, Dextran Fremdserum, Penizillin Allopurinol, Phenylbutazon Hypophysenextrakt, Nitrofurantoin
IV (zellulär)	Ekzem (auch hämatogen!) Photoallergisches Ekzem Phototoxische Dermatitis (fixes Exanthem) (generalisierte Exantheme) (Lyell-Syndrom)	Antibiotika, Desinfizienzien halogenierte Salizylanilide Nalidixinsäure Barbiturate, Chinin Penizillin, Gold Barbiturate, β-Blocker Sulfonamide, Pyrazolon

Tab. 33/3: Mechanismen verschiedener Typen von Allergie und Pseudoallergie (aus Ring 1988).

Klinik	Allergie	Pseudoallergie (Beispiele)
Anaphylaktoide Reaktion	IgE IgG	direkte Mediatorfreisetzung direkte Komplementaktivierung neuropsychogene Reflexe embolisch-toxische Reaktion
Zytotoxische Reaktion	IgG, IgM	Glukose-6-Phosphatdehydrogenase-Mangel
Serumkrankheit, Vaskulitis	IgG, IgM	Schwartzmann-Sanarelli-Phänomen aggregatinduzierte Reaktion? Jarisch-Herxheimer-Reaktion Embolia cutis
Ekzem, Exantheme	T-Lymphozyten	phototoxische Dermatitis B-Zell-Stimulation (Ampicillin)
Granulome	T-Lymphozyten + Makrophagen	Fremdkörpergranulom
Organbefall bzw. Autoallergie	ANA (Arzneimittel-LE)	Cholestase Lichen ruber (Gold) psoriasiforme Exantheme (β-Blocker)

zytotoxische Reaktionen kann eine Unterscheidung von Allergie und Pseudoallergie manchmal mit einiger Wahrscheinlichkeit getroffen werden.

Besonders problematisch ist die pathogenetische Zuordnung von Reaktionen, die durch systemische Arzneistoffzufuhr ausgelöst werden und nicht mit einer anaphylaktoiden oder zytotoxischen Symptomatik einhergehen. Zwar können in manchen Fällen klinisches oder histologisches Bild sowie Testergebnisse darauf hindeuten, daß eine allergische Reaktion ursächlich ist. Umgekehrt schließt das Fehlen von solchen Hinweisen eine immunologisch vermittelte Überempfindlichkeit nicht aus. Eindeutige Aussagen zum Pathomechanismus derartiger Reaktionen sind oft nicht möglich.

33.3 Ätiologie

Ein relativ hohes Risiko für das Auftreten einer Arzneireaktion besteht vor allem bei Anwendung von fremdeiweißhaltigen Zubereitungen, Antibiotika, in-

Tab. 33/4: Zusatzstoffe in Pharmaka als Auslöser anaphylaktoider Reaktionen (Beispiele).

Zusatzstoffe	Mögliches Vorkommen
Depotvermittler	Penizillinpräparate
Mizellbildner	Cremophor EL
Sulfite	Injektionslösungen, Sprays
Parabene	Injektionslösungen (z. B. Lokalanästhetika)
Eiweiß-Stabilisatoren	Humanalbumin (Caprylat)
Benzylalkohol	Injektionslösungen (z. B. steriles H_2O oder NaCl)
Farbstoffe	Dragees, Tabletten
Azetat	Dialysevorrichtung

halierten Mukolytika, Analgetika, Diagnostika, Muskelrelaxanzien und Plasmaersatzmitteln (Arndt und Jick, 1976; Bigby et al., 1986; Ring, 1988). Wenn auch die Nebenwirkungsrate für andere Pharmaka niedriger anzusetzen ist, so kann doch grundsätzlich jede Arzneizubereitung zu einer Unverträglichkeitsreaktion führen. Stets ist daran zu denken, daß nicht nur Wirkstoffe, sondern auch Hilfs- oder Zusatzstoffe bzw. Verunreinigungen Ursache von Unverträglichkeiten sein können; beispielhaft sind in Tabelle 33/4 mögliche Auslöser anaphylaktoider Reaktionen wiedergegeben. Zum Schaden des Patienten besteht in der Bundesrepublik Deutschland keine Verpflichtung zur eindeutigen Deklaration aller Inhaltsstoffe in Arzneimitteln.

Allgemeinreaktionen werden im allgemeinen durch systemische Substanzzufuhr ausgelöst, können aber auch bei örtlicher Anwendung von Arzneizubereitungen auftreten. Meist liegt solchen Reaktionen ein allergischer Mechanismus zugrunde: Anaphylaktische Reaktionen wurden z. B. nach Hauttestung mit Penizillin oder nach Anwendung von bacitracin- bzw. benzocainhaltigen Salben beobachtet, generalisierte Ekzeme können durch kontaktallergische Reaktionen auf Externa, die in einem eng umschriebenen Bereich der Haut aufgebracht wurden, bedingt sein („Streureaktion"). Auch kann eine systemische Zufuhr von typischen, üblicherweise bei äußerlichem Kontakt zu Dermatitis oder Ekzem führenden Kontaktallergenen (z. B. Nickel, Neomycin, Gentamicin) ein hämatogenes Kontaktekzem, d. h. eine generalisierte Hautreaktion, auslösen.

Sehr häufig geworden ist in den letzten Jahren die sich oft bei medizinischen Eingriffen manifestierende und im weiteren Sinne den Arzneireaktionen zuzurechnende Soforttypallergie gegenüber Naturlatex: Durch Kontakt des Patienten mit Naturgummi (z. B. Handschuhe, Beatmungsmasken, Tuben) kommt es zu anaphylaktischen Symptomen bis hin zu lebensbedrohlichen Schockreaktionen; diese werden nicht nur durch unmittelbaren Haut- oder Schleimhautkontakt, sondern beispielsweise auch aerogen durch mit Naturlatexallergenen beladene Handschuhpuderpartikel ausgelöst.

33.4 Klinisches Erscheinungsbild

Das klinische Spektrum von Arzneireaktionen ist außerordentlich groß, es gibt kaum eine Krankheitserscheinung, die nicht auch einmal medikamentös ausgelöst sein könnte. In sehr vielen Fällen stehen bei Arzneireaktionen Hautveränderungen im Vordergrund; ohne Hautbeteiligung können z. B. Arzneifieber, hepatische, renale, neurologische oder pulmonale Reaktionen sowie die korpuskulären Elemente des Blutes betreffende zytotoxische Reaktionen ablaufen (Jäger und Merk, 1996). Sehr unterschiedlich ist auch der Krankheitswert, neben wenig beeinträchtigenden Reaktionen, z. B. geringgradigem Juckreiz oder flüchtigen Exanthemen, stehen lebensbedrohliche Krankheitsbilder wie z. B. anaphylaktoide Reaktionen, Agranulozytose oder die in 30 bis 50 % der Fälle tödlich verlaufende, medikamentös ausgelöste toxische epidermale Nekrolyse (Lyell-Syndrom).

Die durch Arzneistoffe ausgelösten Hautveränderungen sind morphologisch außerordentlich vielfältig, in einer Übersicht (Bork, 1985) werden allein 48 Typen von Arzneinebenwirkungen an der Haut aufgeführt, wobei die Hautanhangsgebilde oder die Mundschleimhaut betreffende Reaktionen noch nicht berücksichtigt sind. Neben den Hauterscheinungen bei anaphylaktoiden Reaktionen sind vor allem Arzneiexantheme häufig; einige wichtige, durch Arzneistoffe ausgelöste Krankheitsbilder sind in Tabelle 33/5 aufgeführt. Besonders bei Kindern ergeben sich nicht selten Schwierigkeiten bei der Abgrenzung arzneibedingter von infektiösen Exanthemen. Besonders hinzuweisen ist hier auf die vitale Bedeutung einer differentialdiagnostischen Abgrenzung der medikamentösen toxischen epidermalen Nekrolyse vom besonders bei Kindern auftretenden staphylogenen Lyell-Syndrom. Auch wenn Hautveränderungen häufig augenfällig im Vordergrund stehen, darf nicht übersehen werden, daß die Krankheitsmanifestation an inneren Organen, wie z. B. bei anaphylaktoider Reaktion, Vasculitis allergica oder Lyell-Syndrom, von verlaufsbestimmender Bedeutung sein kann.

Besonders sei hingewiesen auf photoallergische oder phototoxische Arzneireaktionen, wie sie sich z. B. bei Behandlung mit Tetracyclinen, Sulfonamiden, Sulfonylharnstoffen, Thiaziden, Neuroleptika, Chinolonen (Gyrasehemmern) oder nichtsteroidalen Antirheumatika und zusätzlicher Exposition gegenüber Sonnenstrahlung oder künstlichen Strahlenquellen entwickeln können. Meist treten dabei Dermatitis („verstärkter Sonnenbrand") oder Ekzeme auf, aber

Tab. 33/5: Arzneireaktionen an der Haut: wichtige klinische Krankheitsbilder.

- Urtikaria, Angioödem (Teilsymptom anaphylaktoider Reaktionen, auch bei Serumkrankheit)
- Arzneiexanthem (makulös, makulourtikariell, makulopapulös, erythematovesikulös, erythematobullös, multiform, exfoliierende Erythrodermie)
- Dermatitis, Ekzem (auch photoinduziert)
- Vasculitis allergica
- Erythema nodosum oder nodöse Erytheme
- Erythema exsudativum multiforme
- Toxisch-epidermale Nekrolyse (medikamentöses Lyell-Syndrom)
- Fixes Arzneiexanthem
- Thrombozytopenische Purpura
- Nekrosen unter Antikoagulanzientherapie
- Embolia cutis medicamentosa
- Purpura pigmentosa progressiva
- Juckreiz oder Parästhesien

auch z. B. Pigmentstörungen, urtikarielle Sofortreaktionen, Onycholyse, Purpura oder Lichen-ruber-artige Veränderungen sind möglich.

Allergische Kontaktdermatitiden durch äußerlich angewandte Arzneizubereitungen werden nicht selten fehlgedeutet: Kommt es z. B. bei topischer Behandlung eines Herpes simplex oder einer Otitis externa zu einer allergischen Kontaktdermatitis durch das angewandte Externum, so wird häufig unter der Annahme einer Verschlimmerung des ursprünglichen Krankheitsbildes die örtliche Therapie intensiviert. Dies kann in einem Circulus vitiosus zu einer dramatischen Verschlechterung des Gesamtbildes führen.

Eine medikamentöse Behandlung kann auch klinisch typische Dermatosen provozieren oder zu Arzneireaktionen führen, die nicht unterscheidbare Phänokopien klassischer Hauterkrankungen darstellen. Als Beispiele genannt seien die Provokation einer Acne vulgaris durch Glukokortikoide oder Sexualhormone, einer Psoriasis vulgaris durch Antimalariamittel, Lithium oder β-Rezeptoren-Blocker, eines Lupus erythematodes durch Hydralazin, Phenothiazinderivate oder Sexualhormone oder von Lichen-ruber-artigen Veränderungen durch Goldsalze, β-Rezeptoren-Blocker oder Sulfonamide.

Der Versuch, eine spezielle Reaktionsform einem bestimmten Arzneistoff zuzuordnen, ist im allgemeinen wenig erfolgversprechend, da es nur einzelne Medikamente mit hinreichend charakteristischen Nebenwirkungen gibt. In der Praxis wird man aber bei einzelnen Patienten nicht umhin kommen, unter Berücksichtigung von Wahrscheinlichkeiten für das weitere therapeutische Vorgehen bedeutsame Zuordnungen treffen zu müssen. Sehr hilfreich sind dabei das Werk von Zürcher und Krebs (1992), das einen Überblick über Hautnebenwirkungen systemisch angewandter Arzneistoffe gibt, und die fortlaufend aktualisierte Reihe „Side effects of drugs" (Aronson und Boxtel, 1995; Dukes, 1992).

33.5 Diagnose

Anamnese, klinischer Befund sowie gegebenenfalls histologischer Befund und Laborwerte sind die bei aktuellem Bestehen einer Arzneireaktion unmittelbar verfügbaren diagnostischen Parameter. Es ist hiermit im allgemeinen möglich, eine Arzneireaktion mit ausreichender, zu therapeutischen Konsequenzen (s. u.) führender Wahrscheinlichkeit zu diagnostizieren, ohne den (oder die) Auslöser bereits im einzelnen identifiziert zu haben. Damit ist die Diagnostik allerdings keinesfalls abgeschlossen, es gilt vielmehr: Jede Arzneimittelunverträglichkeits-Reaktion muß ausreichend geklärt werden! Ziel ist es, die für eine Arzneireaktion verantwortliche Substanz sowie nach Möglichkeit den zugrundeliegenden Pathomechanismus zu identifizieren und so gezielte Maßnahmen zur Verhinderung erneuter Reaktionen zu ermöglichen. Die Unterlassung ausreichender Diagnostik kann schwerwiegende Folgen für den Patienten haben.

Bei Überempfindlichkeitsreaktionen, d. h. bei nicht auf die pharmakologische Wirkung einer Arzneizubereitung zu beziehenden Ereignissen, ist eine profunde allergologische Diagnostik erforderlich. Diese stützt sich, wie stets in der Allergologie, auf Anamnese, Hauttests, In-vitro-Tests und gegebenenfalls Provokationstests. Der günstigste Zeitpunkt für Testungen liegt zwei Wochen bis drei Monate nach der Reaktion, sowohl bei früherer als auch bei späterer Testung ist möglicherweise eher mit falsch negativen Resultaten zu rechnen. Empfehlungen zum diagnostischen Vorgehen wurden publiziert (Arbeitsgruppe „Arzneimittel-Unverträglichkeiten", 1991), im folgenden wird auf einige wesentliche Aspekte hingewiesen.

33.5.1 Anamnese

Sämtliche im zeitlichen Zusammenhang mit der Reaktion angewandten Arzneizubereitungen müssen exakt erfaßt werden (Handelsname, Zubereitungsform, Charge, Dosierung, Therapiedauer); die Asservierung dieser Arzneimittel für spätere Untersuchungen ist anzustreben. Die Arzneireaktion sollte hinsichtlich des zeitlichen Ablaufs, der Krankheitserscheinungen sowie der gegebenenfalls erfolgten Therapie möglichst genau dokumentiert sein. Wesentlich sind weiter die Kenntnis der behandelten Erkrankung und die genauen zeitlichen und örtlichen Umstände der Reaktion, um Symptome, die nicht durch Arzneimittel bedingt sind, differentialdiagnostisch abgrenzen zu können. Bei Hautreaktionen ist ein fachdermatologisch erhobener Befund hilfreich, weiter ist, sofern es sich nicht um Veränderungen im Rahmen einer anaphylaktoiden Reaktion handelt, eine Probebiopsie mit histologischer und gegebenenfalls immunfluoreszenzoptischer Untersuchung angezeigt.

33.5.2 Hauttests

Nach Abklingen der floriden Erscheinungen der Arzneireaktion können dermale und/oder epikutane Hauttests versucht werden. Diagnostisch weiterführende örtliche Testreaktionen sind dabei nur bei allergischem Pathomechanismus zu erwarten, treten aber auch hier nur in einem Teil der Fälle auf. Die Testverfahren (Reibtest, Pricktest, Intradermaltest, offener oder geschlossener Epikutantest) sind in Abhängigkeit vom klinischen Erscheinungsbild zu wählen. Das Testmaterial muß im allgemeinen selbst aufbereitet werden, lediglich für dermale Tests mit Penizillinen und epikutane Tests mit auch als Kontaktallergene bedeutsamen Substanzen sind standardisierte Zubereitungen verfügbar. Reaktionen auf nicht standardisierte Zubereitungen machen eine Überprüfung der Ergebnisse durch eine ausreichende Anzahl von Kontrolltests an geeigneten Probanden erforderlich. Bei allen Tests mit nicht standardisiertem Testmaterial ist dem Risiko der Sensibilisierung durch den Testvorgang selbst Aufmerksamkeit zu schenken; dies gilt ganz besonders für Tests an Kontrollpersonen. Werden Hauttestreaktionen auf Arzneizubereitungen gefunden, so ist eine Austestung der einzelnen Inhaltsstoffe (Wirk-, Hilfsstoffe) erforderlich. Die Interpretation der Reaktionsausfälle von Hauttests, seien sie nun positiv oder negativ, muß außerordentlich kritisch erfolgen. Zur sicheren Diagnosestellung werden zumeist weitere diagnostische Maßnahmen erforderlich sein. Bei der Durchführung von Hauttests ist auch zu bedenken, daß jeder Kontakt mit dem Auslöser einer Überempfindlichkeitsreaktion systemische und dann manchmal auch lebensbedrohliche Reaktionen auslösen kann – eine örtliche Reaktion an der Hautteststelle muß dabei nicht unbedingt auftreten! In diesem Sinne sind Hauttests auch als (Vor-)Stufe eines Provokationstests aufzufassen.

33.5.3 In-vitro-Tests

Standardisierte In-vitro-Verfahren zur Diagnostik von Überempfindlichkeitsreaktionen auf Arzneimittel fehlen weitgehend. Lediglich für einige wenige Arzneimittel besteht die Möglichkeit des Nachweises spezifischer IgE-Antikörper im Serum mittels RAST oder hieraus weiterentwickelter Methoden. Alle anderen In-vitro-Tests können zwar in Einzelfällen diagnostisch verwertbare Resultate erbringen, sind jedoch bisher eher als Instrumente der wissenschaftlichen Forschung denn als klinische Routinemethoden anzusehen. Bei allergischen Reaktionen vom Soforttyp können periphere Leukozyten des Patienten mit einem vermuteten Auslöser inkubiert und die dadurch induzierte Freisetzung von Histamin (Basophilen-Histamin-Freisetzungstest) bzw. von Sulfidoleukotrienen („Cellular antigen stimulation test", CAST) gemessen werden. Auch zytotoxische, gegen korpuskuläre Elemente des Blutes gerichtete Reaktionen können in vitro untersucht werden. Der Lymphozytentransformationstest, mit dem die Proliferation peripherer Blutzellen bei Exposition gegenüber einem Allergen erfaßt wird, gilt manchmal als besonders aussagestarke In-vitro-Methode zur Klärung allergischer Arzneireaktionen. Er ist jedoch technisch aufwendig und mit methodischen Schwierigkeiten belastet.

Auch bei In-vitro-Tests ist es erforderlich, positive Reaktionen durch eine ausreichende Anzahl geeigneter Kontrollen abzusichern, und zwar durch Untersuchungen nicht nur mit Blut von Probanden, die dem jeweiligen Arzneistoff nicht exponiert waren, sondern auch von Individuen, die den verdächtigen Stoff reaktionslos vertragen haben. Insgesamt sind die mit den üblichen In-vitro-Verfahren zu erzielenden Ergebnisse überwiegend wenig befriedigend, bessere Resultate werden möglicherweise durch Kopplung der Substanzen an Trägermoleküle oder durch die Verwendung von Substanzmetaboliten im Testansatz zu erzielen sein. Der sichere Nachweis oder gar Ausschluß einer Arzneimittel-Überempfindlichkeit durch In-vitro-Tests ist bisher nicht möglich.

33.5.4 Expositionstest

Der Expositionstest (Provokationstest) ist die aussagestärkste diagnostische Methode. Es wird dem Patienten die verdächtige Substanz in ansteigender Dosierung mit geeigneten, von der klinischen Reaktionsform abhängigen, zeitlichen Intervallen zugeführt und die eventuelle Entwicklung von Symptomen beobachtet; bei Klarheit über die Reaktion wird unverzüglich therapiert. Bei pseudoallergischen Reaktionen ist der Expositionstest bislang das einzig mögliche, über die Anamneseerhebung hinausreichende diagnostische Verfahren. Der Provokationstest verlangt grundsätzlich, die Testsubstanzen in der Form zu applizieren, in der sie zur Überempfindlichkeitsreaktion geführt haben. Provokationstests mit parenteraler Substanzapplikation werden allerdings, außer bei Tests zur Identifizierung von Ausweichpräparaten (z. B. Lokalanästhetika), eher selten vorgenommen. Zur Klärung von Reaktionen auf systemisch applizierte Arzneizubereitungen ist zumeist ein oraler Expositionstest möglich (Przybilla und Rueff, 1997). In der Diagnostik des Acetylsalicylsäure-Asthmas werden von manchen auch inhalative Provokationstests vorgenommen. Der orale Provokationstest ist bei anaphylaktoiden Reaktionen unter Einhaltung entsprechender Sicherheitsvorkehrungen (intravenöser Zugang, Notfallbereitschaft, ausreichende Nachbeobachtungszeit) bei Beachtung der Kontraindikationen im allgemeinen problemlos möglich. Bei Überempfindlichkeitsreaktionen, die den Typen II, III oder IV nach Coombs und Gell entsprechen, ist eine besonders strenge Indikationsstellung nötig, da derartige Reaktionen nicht immer durch sofortige Therapie zufriedenstellend zu beeinflussen sind. Der Provokationstest ist kontraindiziert bei allen nicht sicher medikamentös beherrschbaren Überempfindlichkeitsreaktionen (z. B. Status asthmaticus, Agranulozytose, Lyell-Syndrom), ferner bei Schwangerschaft oder Erkrankungen bzw. medikamentöser Behandlung des Patienten, die ein erhöhtes Risiko auch bei leichteren Reaktionen darstellen (z. B. schwere kardiovaskuläre Erkrankungen oder Einnahme von β-Rezeptoren-Blockern bei zu erwartender anaphylaktoider Reaktion). Bei Kindern ist die Indikation zum Provokationstest auch vom Entwicklungsstand abhängig zu machen; besonders in jüngerem Alter wird ein solcher Test nicht immer möglich sein.

Das Fehlen einer Reaktion auf einen vermuteten Auslöser, der mit hoher Wahrscheinlichkeit zu Symptomen hätte führen müssen, ist auch bei Provokationstests nicht selten. Solche „falsch" negativen Reaktionen sind im Hinblick auf den individuellen Patienten sorgfältig zu interpretieren. Sie zeigen auch die Schwierigkeit, die Verträglichkeit von Ausweichpräparaten ohne zeitnahe Reaktion des Patienten auf den eigentlichen Auslöser sicher festzustellen.

Die Diagnostik, die zur Aufdeckung des für eine Arzneireaktion ursächlichen Auslösers führen soll, ist für Arzt und Patient mit einem erheblichen Aufwand verbunden. Da bei manchen Hauttests und bei Provokationstests das Risiko lebensbedrohlicher Zwischenfälle besteht, ist eine Aufnahme des Patienten in die Klinik aus diesem Grunde sowie zur objektiven Symptomerfassung meist unumgänglich. Die abschließende Wertung aller Befunde hat vielfältige Gesichtspunkte zu berücksichtigen. Eine effektive allergologische Abklärung von Arzneireaktionen wird daher im allgemeinen nur in entsprechend spezialisierten klinischen Einrichtungen möglich sein. Soweit erforderlich, ist die Identifizierung der auslösenden Substanz durch eine Austestung verträglicher Ausweichpräparate zu ergänzen. Dabei ist besonders auf mögliche pharmakologische oder immunologische „Kreuzreaktionen" zwischen Arzneiinhaltsstoffen zu achten.

33.6 Therapie

Die zumeist einzige mögliche kausale Behandlungsmaßnahme bei Arzneireaktionen ist die Meidung derjenigen Substanzen, die nicht vertragen werden. Vor deren Identifizierung sind daher alle verdächtigten Arzneizubereitungen unter Berücksichtigung sämtlicher Inhaltsstoffe (Wirk- und Hilfsstoffe) wegzulassen. Eine Fortführung der medikamentösen Therapie trotz einer Überempfindlichkeitsreaktion kann bei vitaler Indikation unter kritischem Abwägen von Nutzen und Risiko überlegt werden, wobei stets an die Möglichkeit des Fortschreitens zunächst leicht erscheinender Reaktionen zu schweren Verlaufsformen zu denken ist. Bei bekannter Überempfindlichkeit und wichtiger Indikation zur Anwendung eines Medikamentes kann eine Toleranzinduktion durch Zufuhr des Pharmakons in einer Art „Hyposensibilisierung" versucht werden. Ob dieses nicht immer erfolgreiche und manchmal zu schweren Reaktionen führende Vorgehen in Erwägung zu ziehen ist, hängt nicht zuletzt von der Art der Überempfindlichkeitsreaktion ab. Eine solche Toleranzinduktion ist wohl am erfolgreichsten bei manchen Überempfindlichkeitsreaktionen vom Soforttyp, so bei anaphylaktischen Reaktionen auf Penizilline oder bei acetylsalicylsäureinduziertem Asthma.

Im akuten Stadium einer Arzneireaktion hat sich, neben dem Absetzen vermuteter Auslöser, bei oral eingenommenen Arzneistoffen die Beschleunigung der Elimination durch Gabe eines Laxans bewährt. Bei schwereren Erkrankungen kann, sofern dies im Hinblick auf die Pharmakokinetik des Arzneistoffes oder den zugrundeliegenden Pathomechanismus sinnvoll ist, eine Hämodialyse bzw. Plasmapherese in Betracht gezogen werden. Im übrigen ist eine symptomatische Therapie, die sich nach dem jeweils vorliegenden Krankheitsbild richtet, erforderlich: Beispielsweise werden anaphylaktoide Reaktionen entsprechend der jeweiligen Symptomatik nach den Regeln der Notfallmedizin behandelt; die Therapie des medikamentösen Lyell-Syndroms entspricht weitgehend derjenigen einer akuten Verbrühung und erfordert profunde Kenntnisse des Krankheitsbildes, eine intensive klinische und laborchemische Überwachung und einen erheblichen pflegerischen Einsatz. Bei schwer verlaufenden Arzneireaktionen ist häufig eine systemische Glukokortikosteroid-Behandlung angezeigt. Die äußerliche Behandlung von Hautveränderungen erfolgt phasengerecht entsprechend dem jeweils vorliegenden klinischen Bild nach den Regeln der Dermatotherapie.

Literatur

Arbeitsgruppe „Arzneimittel-Unverträglichkeiten" der Deutschen Gesellschaft für Allergie und Immunitätsforschung (1991). Empfehlungen für die Aufklärung von Überempfindlichkeitsreaktionen auf Arzneimittel. Allergologie 14: 58–60

Arndt KA, Jick H (1976). Rates of cutaneous reactions to drugs. A report from the Boston collaborative drug surveillance program. JAMA 235: 918–923

Aronson JK, von Boxtel CJ (1995) Side effects of drugs annual 18. A worldwide yearly survey of new data and trends. Amsterdam, Lausanne, New York (Elsevier)

Bigby M, Jick S, Jick H, Arndt K (1986). Drug-induced cutaneous reactions. A report from the Boston collaborative drug surveillance program on 15 438 consecutive inpatients, 1975 to 1982. JAMA 256: 3358–3363

Bork K (1985). Kutane Arzneimittelnebenwirkungen. Unerwünschte Wirkungen systemisch verabreichter Medikamente an Haut und hautnahen Schleimhäuten bei Erwachsenen und Kindern. Stuttgart, New York (Schattauer)

Dukes MNG (1992). Meyler's side effects of drugs. An enzyclopedia of adverse reactions and interactions. Amsterdam, New York, Oxford (Elsevier)

Hoigné R, Hunziker T, Künzi UP, Braunschweig S, Zehnder D, Müller U, Neftel KA, Hess T, Galeazzi RL (1995). Risikofaktoren und epidemiologische Aspekte unerwünschter Arzneimittelwirkungen unter besonderer Berücksichtigung der allergischen und pseudo-allergischen Reaktionen. Allergologie 18: 320–326

Jäger L, Merk HF (1996). Arzneimittelallergie. Jena (Fischer)

Müller U, Hoigné R (1985) Risikofaktoren bei Arzneimittelnebenwirkungen. Allergologie 8: 330–334

Przybilla B, Ring J (1987). Pseudo-allergische Arzneimittelreaktionen: Pathophysiologie und Diagnostik. Zschr Hautkr 62: 430–443

Przybilla B, Ruëff F (1997). Oraler Provokationstest. In: Sterry W, Korting HC (Hrsg). Diagnostische Verfahren in der Dermatologie. Berlin (Blackwell): 123–131

Ring J (1988). Angewandte Allergologie. München (MMV Medizin)

Roujeau JC, Huynh TN, Bracg C, Guillaume JC, Revuz J, Touraine R (1987). Genetic susceptibility to toxic epidermal necrolysis. Arch Dermatol 123: 1171–1173

Zürcher K, Krebs A (1992). Cutaneous drug reactions. An integral synopsis of today's systemic drugs. Basel (Karger)

34 Latexallergie

C. Bode, B. Niggemann

34.1	Allergene.............................. 361	34.5	Epidemiologie und Risikofaktoren 362
34.2	Allergische Kreuzreaktionen................ 361	34.6	Diagnose............................. 363
34.3	Allergenquellen 362	34.6.1	Anamnese............................ 363
34.4	Klinik................................ 362	34.6.2	Prick-Test............................ 363
34.4.1	Sofortreaktionen 362	34.6.3	In-vitro-Diagnostik 363
34.4.2	Spätreaktionen........................ 362	34.6.4	Provokationstests, Expositionstests........ 363
		34.7	Therapie und Prävention 363

Bereits Christopher Kolumbus berichtete nach seiner zweiten Reise 1496 über die Nutzung von Kautschuk durch indianische Stämme am Amazonas. „Caa-o-chu", das „weinende Holz" wurde von den Tupi-Indianern durch Anritzen bestimmter Bäume gewonnen und zur Isolierung von Booten verwendet. Durch die Erfindung der Vulkanisation durch Goodyear und die beginnende Automobilisierung Ende des 19. Jahrhunderts entstand eine gewaltige Nachfrage nach Naturkautschuk u. a. zur Herstellung von Autoreifen. Auch in Krankenhäusern fanden aus Kautschuk gefertigte OP-Handschuhe seit 1894 zunehmend Verwendung. Das bis zum Ende des 19. Jahrhunderts bestehende Kautschukmonopol Brasiliens führte zur wirtschaftlichen Blüte der Amazonasregion, bis es Engländern gelang, illegal geschmuggelte Kautschuksamen in leichter zugänglichem Plantagenbau in Ostasien zu kultivieren. Heute stammen über 90 % der jährlichen Kautschuk-Weltproduktion von mehreren Millionen Tonnen aus Malaysia. Zwar bezeichnet der Begriff Latex nur die Milch bestimmter Pflanzen, aus denen Kautschuk gewonnen wird, jedoch hat sich in der medizinischen Terminologie Latex als Oberbegriff durchgesetzt.

1927 beschrieb die Frankfurter Ärztin Grete Stern erstmalig eine „Überempfindlichkeit gegen Kautschuk als Ursache von Urtikaria und Quincke-Ödem". Aus den folgenden 50 Jahren liegen uns nur wenige Berichte über Kontaktekzeme bei Beschäftigten der latexverarbeitenden Industrie vor. Seit etwa 1980 wird jedoch eine sprunghafte Zunahme allergischer Reaktionen gegenüber Latex beobachtet. Zwischen 1988 und 1992 registrierte die amerikanische Food and Drug Administration (FDA) 1100 latexassoziierte allergische Reaktionen sowie 15 Todesfälle infolge Latexkontakt. Diese Entwicklung geht einher mit der zunehmenden weltweiten Verbreitung latexhaltiger Produkte, insbesondere im medizinischen Bereich. Darüber hinaus scheinen veränderte Produktionsbedingungen, wie z. B. ein geringerer Ammoniakzusatz oder kürzere Auswaschzeiten zu einem erhöhten Allergengehalt latexhaltiger Produkte geführt zu haben.

34.1 Allergene

Naturlatex wird aus den Kautschukpflanzen der Gattung *Hevea brasiliensis* gewonnen. Es enthält zahlreiche wasserlösliche Latexproteine unterschiedlicher Molekulargewichte, welche am Aufbau der cis-1,4-Polyisoprenketten der Festsubstanz beteiligt sind. Es wird derzeit noch kontrovers diskutiert, welche dieser Proteine als Hauptallergene anzusehen sind. Für zahlreiche Proteine, wie z. B. den **Rubber elongation factor** (Czuppon et al., 1993) mit einem Molekulargewicht von 14,6 kD sowie **Prohevein** (MG = 20 kD) konnten in Sera latexallergischer Patienten hohe Konzentrationen inhibierender Antikörper nachgewiesen werden. Vieles spricht dafür, daß es sich um eine größere Anzahl verantwortlicher Hauptallergene handelt.

34.2 Allergische Kreuzreaktionen

Mittels RAST-Inhibitionstestung und Immunoblotting-Untersuchungen konnten Kreuzreaktionen zwischen Latex und zahlreichen botanisch nicht verwandten Früchten und Pflanzen nachgewiesen werden. Ätiologisch wird eine Homologie bestimmter Speicherproteine (Patatine) dieser Pflanzen und dem 46 kD-Latexprotein diskutiert. Nach derzeitigem Stand der sich ständig erweiternden Liste sind Kreuzreaktionen beschrieben für Ananas, Avocado, Banane, Eßkastanie, Feige, Ficus benjamini, Kiwi, Mango, Maracuja, Melone, Papaya, Sellerie, sowie fraglich Kartoffel und Tomate. Bei etwa 50 % der Latexallergiker lassen sich Sensibilisierungen gegenüber den oben genannten Früchten und Pflanzen nachweisen, wobei ein beträchtlicher Anteil der Patienten polysensibilisiert ist.

34.3 Allergenquellen

Im medizinischen Bereich ist Latex ubiquitär verbreitet. Neben seiner Verwendung zur Herstellung von z. B. Handschuhen, Beatmungsbeuteln, Blutdruckmanschetten oder Urinbeuteln findet es sich in zahlreichen Produkten, deren Latexgehalt weder erkennbar ist, noch aufgrund der fehlenden Deklarationspflicht seitens der Hersteller angegeben wird. So können z. B. latexhaltige Klebstoffe an Pflastern oder latexhaltige Spritzenstempel bzw. Verschlußkappen von Infusionsflaschen zur unerkannten Exposition mit Latex führen. Bei ätiologisch unklaren allergischen Reaktionen sollte daher stets eine mögliche Latexexposition ausgeschlossen werden. Eine Exposition kann als dermaler Kontakt (z. B. durch Handschuhe), Schleimhautkontakt (z. B. bei urologischen, proktologischen, gynäkologischen oder zahnärztlichen Maßnahmen), inhalativer Kontakt (durch aerogen zirkulierende latexhaltige Partikel wie z. B. Handschuhpuder), sowie als parenteraler Kontakt (z. B. durch Infusionssysteme oder intraoperativen Latexkontakt) erfolgen.

Auch im Haushalt- und Freizeitbereich findet eine regelmäßige Exposition gegenüber Latex statt. Als Beispiele seien Schnuller, Radiergummi, Autoreifen und Kondome genannt. Wie im medizinischen Bereich gibt es auch hier viele Produkte mit „versteckem" Latexgehalt wie z. B. Recycling-Toilettenpapier oder Kleidung. Da eine vollständige Aufzählung latexhaltiger Produkte den Rahmen dieses Kapitels übersteigen würde, sei auf entsprechende Fachliteratur (z. B. Latex-Transparenzliste) im Literaturverzeichnis verwiesen.

34.4 Klinik

34.4.1 Sofortreaktionen

Latexhaltige Produkte können sowohl Sofortreaktionen vom Typ I als auch Spätreaktionen vom Typ IV auslösen, wobei ein Trend zur Zunahme von Sofortreaktionen verzeichnet wird. Hierbei reicht das klinische Spektrum von lokal begrenzten urtikariellen Hautrötungen über Mitbeteiligung der Schleimhäute bis hin zur anaphylaktischen Schockreaktion und wird maßgeblich durch den Expositionsweg bestimmt. Während nach dermalem Kontakt eher **urtikarielle Effloreszenzen** und bei inhalativem Kontakt häufig **Obstruktionen der Atemwege** beobachtet werden, geht **allergischen Schockreaktionen** häufig ein inhalativer oder parenteraler Latexkontakt 5 bis 30 Minuten voraus. Bei hochgradig sensibilisierten Personen kann jedoch ein dermaler Kontakt bereits ausreichend sein, um eine systemische Reaktion auszulösen.

34.4.2 Spätreaktionen

Reaktionen vom Typ IV manifestieren sich in der Regel als T-Zell-vermittelte Kontaktdermatitis mit Erythem, Papeln, Vesikeln, Juckreiz und Nässen etwa 24 bis 48 Stunden nach Exposition, wie z. B. Gebrauch von Latexhandschuhen. Ursächlich für die allergische Spätreaktion sind die bei der Herstellung von Latexprodukten verwendeten Zusatzstoffe wie z. B. Thiurame, Thiocarbamate und Benzothiazole, so daß es sich um keine Latexallergie im engeren Sinne handelt.

34.5 Epidemiologie und Risikofaktoren

Die Prävalenz der Latexallergie in der Gesamtbevölkerung wird auf unter 1 % geschätzt. In verschiedenen Risikopopulationen werden jedoch deutlich höhere Prävalenzen beobachtet. So ließen sich in zahlreichen Untersuchungen bei Patienten mit **Spina bifida** Sensibilisierungshäufigkeiten von mehr als 50 % nachweisen. Da auch bei Patienten mit **ventilversorgtem Hydrozephalus** anderer Genese (z. B. Hirnblutung) eine Sensibilisierungsrate von über 50 % (Bode et al., 1996) beobachtet wurde, wird ein Zusammenhang mit der operativen Implantation von Shuntsystemen diskutiert. Für Patienten mit operativ korrigierten **gastrointestinalen Fehlbildungen** wie Ösophagus- oder Analatresie wurde eine Sensibilisierungshäufigkeit von 31 % (Bode et al., 1996) nachgewiesen. Zahlreiche Fallberichte lassen ein erhöhtes Risiko der Latexsensibilisierung bei Patienten mit **urogenitalen Fehlbildungen** vermuten. Hier mag allerdings auch eine häufige Anwendung latexhaltiger Blasenkatheter ätiologisch relevant sein.

Atopische Patienten waren in mehreren Untersuchungen zu 9 bis 25 % latexsensibilisiert, wobei **additive sowie synergistische Effekte zwischen Atopie und weiteren Risikofaktoren** beobachtet wurden (Bode et al., 1996; Moneret-Vautrin et al., 1993; Liebke et al., 1996). Wie mehrfach nachgewiesen, steigt das Risiko einer Latexsensibilisierung mit der Anzahl der Operation an, so daß mehrfach operierte Patienten eine weitere Risikogruppe darstellen (Bode et al., 1996; Michael et al., 1996). Auch Personen mit häufiger beruflicher Latexexposition, wie z. B. im medizinischen Bereich Beschäftigte, stellen eine Risikogruppe dar, die Prävalenz der Latexsensibilisierung beträgt hier je nach Zielgruppe und Häufigkeit des Kontaktes zwischen 3 und 18 % der Untersuchten. Da sich viele der oben genannten Risikogruppen aus der pädiatrisch betreuten Population rekrutieren, sind insbesondere Kinderärzte in der Diagnostik und Prävention der Latexallergie gefordert.

34.6 Diagnose

34.6.1 Anamnese

Eine sorgfältige Erhebung der Anamnese steht am Anfang der Diagnostik der Latexallergie. Relevante Grunderkrankungen, wie Spina bifida, ventilversorgter Hydrozephalus, Atopie, gastrointestinale oder urogenitale Fehlbildungen sind in der Regel leicht zu eruieren. Im Falle früherer operativer Eingriffe ist besonders nach intra- oder postoperativen Komplikationen zu fragen, da diese nicht selten Ausdruck einer latexinduzierten allergischen Sofortreaktion sind. Auch im häuslichen Bereich können allergische Reaktionen auf latexhaltige Produkte aufgetreten sein, so ist insbesondere nach urtikariellen Effloreszenzen beim Aufblasen von Luftballons zu fragen. Allerdings weisen diese Fragen eine geringe Sensitivität ($\leq$ 50 %) auf, so daß eine negative Aussage mit Vorbehalt zu interpretieren ist. Hinter sogenannten „Pflasterallergien" kann sich gelegentlich auch eine Allergie gegen das in Klebeflächen enthaltene Latex verbergen. Da Latexallergiker häufig Sensibilisierungen gegenüber zahlreichen Nahrungsmittelallergenen aufweisen, sollten allergische Reaktionen bei Genuß von z. B. Ananas, Avocado, Banane, Eßkastanie, Kiwi, Maracuja, Papaya, Pfirsich oder Sellerie erfragt werden.

34.6.2 Prick-Test

Durch einen Prick-Test wird bei anamnestischen oder klinischem Verdacht eine Sensibilisierung gegenüber Latex überprüft. Bisher fanden hier verschiedene hoch- und niedrigammoniakalische Latexmilchen oder wäßrige Handschuhextrakte Verwendung. Je nach verwendeter Methode und Autor wird eine Sensitivität von etwa 75 bis 100 % beschrieben. Die Spezifität liegt mit etwa 50 bis 80 % deutlich niedriger, da nicht jeder sensibilisierte Patient klinisch relevante Symptome zeigt. Bedauerlicherweise steht nach wie vor keine gut standardisierte Allergenzubereitung zur Verfügung. Das Gefahrenpotential der Latex-Prick-Testung wird kontrovers diskutiert. Da in wenigen Fällen systemische Reaktionen beschrieben wurden, sollte aus forensischen Gründen die Durchführung der Untersuchung durch geschultes Personal in Notfallbereitschaft erfolgen.

34.6.3 In-vitro-Diagnostik

Für den In-vitro-Nachweis latexspezifischer IgE-Antikörper stehen mittlerweile mehrere kommerziell erhältliche Testsysteme mit einer Sensitivität von ca. 90 bis 100 % zur Verfügung (z. B. Pharmacia, Allergopharma, ALK). Die Spezifität liegt bei diesen Verfahren aus den o. g. Gründen nur bei rund 50 %. Da zwischen den Ergebnissen der In-vitro- und Prick-Testverfahren keine vollständige Übereinstimmung beobachtet wird, sollten bei manifestem klinischem oder anamnestischem Verdacht beide Testverfahren zur Anwendung kommen, um mögliche falsch-negative Ergebnisse auszuschließen.

34.6.4 Provokationstests, Expositionstests

Weitere diagnostische Verfahren stellen Provokationstestungen wie z. B. Handschuhtragetest oder nasale bzw. bronchiale Provokation dar. In der Regel wird jedoch durch die vorher durchgeführten In-vivo- und In-vitro-Methoden eine verläßliche Aussage möglich sein, so daß Provokationstestungen eher bei wissenschaftlichen Fragestellungen Anwendung finden. Darüber hinaus sind arbeitsplatzbezogene Luftmessungen zur Bestimmung der Belastung durch aerogen zirkulierende Latexpartikel möglich. Sie finden insbesondere bei arbeitsmedizinischen Fragestellungen Anwendung und spielen in der pädiatrischen Routinediagnostik keine Rolle.

34.7 Therapie und Prävention

Bei nachgewiesener Latexallergie besteht eine zwingende Indikation zur **Allergenkarenz**. Diese kann sich aufgrund der ubiquitären Verbreitung von Latex sowie der noch fehlenden Deklarationspflicht als schwer umsetzbar erweisen. Eine kausale Therapie der Latexallergie wie z. B. eine Immuntherapie steht derzeit nicht zur Verfügung. Auch antiallergische Substanzen wie Antihistaminika oder Steroide haben sich als ineffektiv in der Verhinderung perioperativer Reaktionen bei latexsensibilisierten Patienten erwiesen. Als prognostisch nachteilig erweist sich darüber hinaus eine noch unzureichende Kenntnis über latexvermittelte Sofortreaktionen, so daß Patienten mit intraoperativer Schocksymptomatik nicht selten im Rahmen der Notfallmaßnahmen mit weiteren latexhaltigen medizinischen Gegenständen, wie etwa mit

Tab. 34/1: Patienten mit erhöhtem Risiko einer Latexallergie bzw. Latexsensibilisierung.

Risikogruppen

- Patienten mit Spina bifida
- Patienten mit ventilversorgtem Hydrozephalus
- Patienten mit operativ korrigierten Mißbildungen des Gastrointestinal- und/oder Urogenitaltraktes
- Mehrfach operierte Patienten
- Patienten mit atopischer Erkrankung
- Patienten mit nachgewiesener Sensibilisierung gegenüber mit Latex kreuzreagierenden Allergenen (Pflanzen und Früchte, siehe 34.2)
- Beschäftigte im Gesundheitswesen
- Beschäftigte in der latexverarbeitenden Industrie

Beatmungsbeutel oder Tuben, konfrontiert werden. Für die Notfalltherapie sollte daher innerhalb jeder Klinik ein **latexfreies Notfallset** zur Verfügung stehen.

Für Patienten der in Tabelle 34/1 aufgeführten Risikogruppen sind besondere Ansprüche an die medizinische Versorgung zu stellen. Aufgrund der beträchtlichen Sensibilisierungshäufigkeit ist präoperativ ein Screening zum Ausschluß einer Latexsensibilisierung für diese Patienten zu fordern. Bei nachgewiesener Sensibilisierung müssen **operative Eingriffe in latexfreier Umgebung** erfolgen. Hierzu sollten innerhalb jeder Klinik, welche o.g. Risikogruppen betreut, interdisziplinär Vorgehensweisen erarbeitet werden. Auch im Rahmen der stationären und ambulanten Versorgung ist eine latexfreie Versorgung zu fordern (z.B. kein Gebrauch von puderhaltigen Latexhandschuhen im gleichen Raum). Latexallergische Patienten, insbesonders jene mit anamnestisch bekannten allergischen Sofortreaktionen, sind entsprechend den Empfehlungen der interdisziplinären Arbeitsgruppe (Baur et al., 1996) mit einem **Allergiepaß** mit entsprechendem Eintrag oder mit einem Notfallarmband zu versorgen. Des weiteren ist eine gleichzeitige Sensibilisierung gegenüber Nahrungsmitteln auszuschließen.

Aufgrund des erhöhten Risikos der Sensibilisierung ist zur primären Prävention eine latexfreie medizinische Betreuung auch für Patienten der o.g. Risikogruppen zu fordern, bei denen keine Sensibilisierung nachgewiesen wurde oder keine diesbezügliche Diagnostik erfolgt ist. Da Risikofaktoren wie Spina bifida und andere Mißbildungen meist schon perinatal bekannt werden, sollte hier die Prävention frühzeitig, das heißt ab der ersten Operation begonnen werden.

Latexhaltige Handschuhe als häufigste Allergenquelle im medizinischen Bereich sollten durch **latexfreie Handschuhe** oder zumindest durch puderfreie Handschuhe ersetzt werden, da diese eine signifikant geringere Latexposition bedeuten. Eine international verbindliche Obergrenze des Allergengehaltes von 10 µg pro Gramm Naturlatex wird derzeit diskutiert. Der Ausdruck „hypoallergene" Handschuhe ist nicht relevant bezüglich des Latexgehaltes und eher irreführend. Langfristig ist zu hoffen, daß eine Kennzeichnungspflicht die derzeitige Problematik vereinfacht.

Literatur

Baur X, Allmers H, Raulff-Heimsoth M, Cremer R, Fuchs T, Heese A, Niggemann B, Przybilla B, Rueff F, Schürer N (1996). Naturlatex-Allergie – Empfehlungen der interdisziplinären Arbeitsgruppe. Allergologie 19 (5): 248–251

Bode C, Füllers U, Röseler S, Wawer A, Bachert C, Wahn V (1996). Risk factors for latex hypersensitivity in children. Pediatr Allergy Immunol 7: 157–163

Bode C, Wahn V (1996). Early surgery of the intestinal tract in infants – a possible risk factor for subsequent latex allergy? Eur J Pediatr 155: 422

Michael T, Niggemann B, Moers A, Seidel U, Wahn U, Scheffner D (1996). Risk factors for latex allergy in patients with spina bifida. Clin Exp Allergy 26: 934–939

Moneret-Vautrin DA, Beaudouin E, Widmer S, Mouton C, Kanny G, Prestat F, Kohler C, Feldmann L (1993). Prospective study of risk factors in natural rubber latex hypersensitivity. J Allergy Clin Immunol 92: 668–677

Liebke C, Niggemann B, Wahn U (1996). Sensitivity and allergy to latex in atopic and non-atopic children. Pediatr Allergy Immunol 7: 103–107

Niggemann B, Michael T, v. Moers A, Seidel U, Wahl R, Jacobsen L, Scheffner D, Wahn U (1996). Comparison of three immunoassays for diagnosing sensitization to latex in children with spina bifida. Pediatr Allergy Immunol 7: 164–166

Schürer NY, Fillies B, Goerz G (1995). Die Latex-Transparenzliste. 1. Aufl. Dahlhausen, Köln

Slater JE (1994). Latex allergy. J Allergy Clin Immunol 94: 139–149

III. Störungen der Immunabwehr

Allgemein

Diagnostik
- 35 Diagnostisches Vorgehen bei Verdacht auf Abwehrschwäche ... 367
- 36 Labormethoden zur Immundefektdiagnostik ... 377
- 37 Pränatale und Genträger-Diagnostik genetisch bedingter Immundefekte ... 387

Therapie
- 38 Immunglobulintherapie ... 401
- 39 Knochenmarktransplantation bei angeborenen Immundefekten ... 410
- 40 Impfungen bei primären und sekundären Immundefekten ... 418
- 41 Unspezifische Immunstimulation ... 426

Speziell

Krankheitsbilder
- 42 Störungen der humoralen Immunität (B-Zellen) ... 430
- 43 Störungen der zellulären Immunfunktion ... 444
- 44 Schwere kombinierte Immundefekte ... 482
- 45 Granulozyten- und Makrophagendefekte ... 490
- 46 Kongenitale Neutropenien ... 499
- 47 Milzverlust und Immundefekt ... 507
- 48 Hereditäre Komplementdefekte ... 513
- 49 Störungen der lokalen Immunität der Schleimhäute ... 519
- 50 HIV-Infektion und AIDS ... 526
- 51 Virusindizierte Immundysfunktion (außer HIV) ... 542

35 Diagnostisches Vorgehen bei Verdacht auf Abwehrschwäche

V. Wahn, R. Seger

35.1	Familienanamnese	367
35.2	Ungewöhnliche Infektionen	367
35.3	Ausschluß lokaler und anatomischer Störungen	368
35.4	Weitere verdächtige Symptome	369
35.5	Auffällige Laborbefunde aus der Klinikroutine	370
35.6	Erregerspektren	370
35.7	Screening-Programm bei Verdacht auf Immundefekt	370
35.7.1	B-Zell-System	370
35.7.2	T-Zell-System	372
35.7.3	Phagozytensystem	373
35.7.4	Weitere Komponenten des Immunsystems	375
35.8	Asplenieabklärung	375
35.9	Immundefektabklärung bei Hämophagozytose-Syndromen	375
35.10	Vorgehen bei Verdacht auf HIV-Infektion	375
35.11	Konsequenzen einer frühen Diagnostik	375
35.12	Pränataldiagnostik	376

Bei welchen Kindern muß eine Störung der Infektabwehr vermutet bzw. ausgeschlossen werden? Welche Hinweise sind dem Kinderarzt bei der Entscheidung behilflich, ob er die zum Teil aufwendigen Laboruntersuchungen des Immunsystems durchführen oder unterlassen soll?

Wir gehen bei der Beantwortung dieser Fragen einerseits von klinischen Hinweisen aus, die auf einen Immundefekt hindeuten können, andererseits von auffälligen Laborbefunden, die oft bereits im Rahmen der klinischen Routine erhoben werden. Bevor ein Immundefekt zunächst mit Screening-Untersuchungen labormäßig abgeklärt wird, sind zwei Fragen zu beantworten:

- Handelt es sich um eine physiologische oder pathologische Infektanfälligkeit (Tab. 35/1)?
- Welches der verschiedenen Abwehrsysteme ist betroffen (Abb. 35/1)?

Tab. 35/1: Infektanfälligkeit: klinische Beurteilung.

Anamnese/Untersuchung	physiologisch	pathologisch
1. Allgemeiner Eindruck	gesund	chronisch-krank
2. Familiäre Häufigkeit/Konsanguinität	–	+
3. Infekte – Unerwartete Erreger – Komplizierter Verlauf – Folgeschäden – Schutz vor Reinfekt	 – – – +	 + + + –
4. Impfinfekte	–	+
5. Hypoplasie lymphat. Organe	–	+
6. Verzögerung von Wachstum und Entwicklung	–	+

35.1 Familienanamnese

Wurde in einer Familie ein primärer (genetischer) Immundefekt nachgewiesen, sollte diese Erbkrankheit bei weiteren Kindern der Familie frühzeitig ausgeschlossen werden. Dabei muß der jeweilige Erbgang (autosomal oder X-chromosomal, rezessiv, dominant oder kodominant, somatisches oder Gonadenmosaik) berücksichtigt werden.

35.2 Ungewöhnliche Infektionen

Tabelle 35/2 gibt eine Übersicht über Infektionen, bei denen eine Immundefektdiagnostik indiziert ist. Bei gewissen Infektionen lassen sich bereits aus dem klinischen Bild (z. B. **generalisierte BCGitis** nach Impfung) Schlußfolgerungen auf die betroffenen Abwehrsysteme ziehen. Tabelle 35/3 enthält eine Übersicht über Infektionen, die hingegen nicht verdächtig sind auf angeborene Abwehrschwächen.

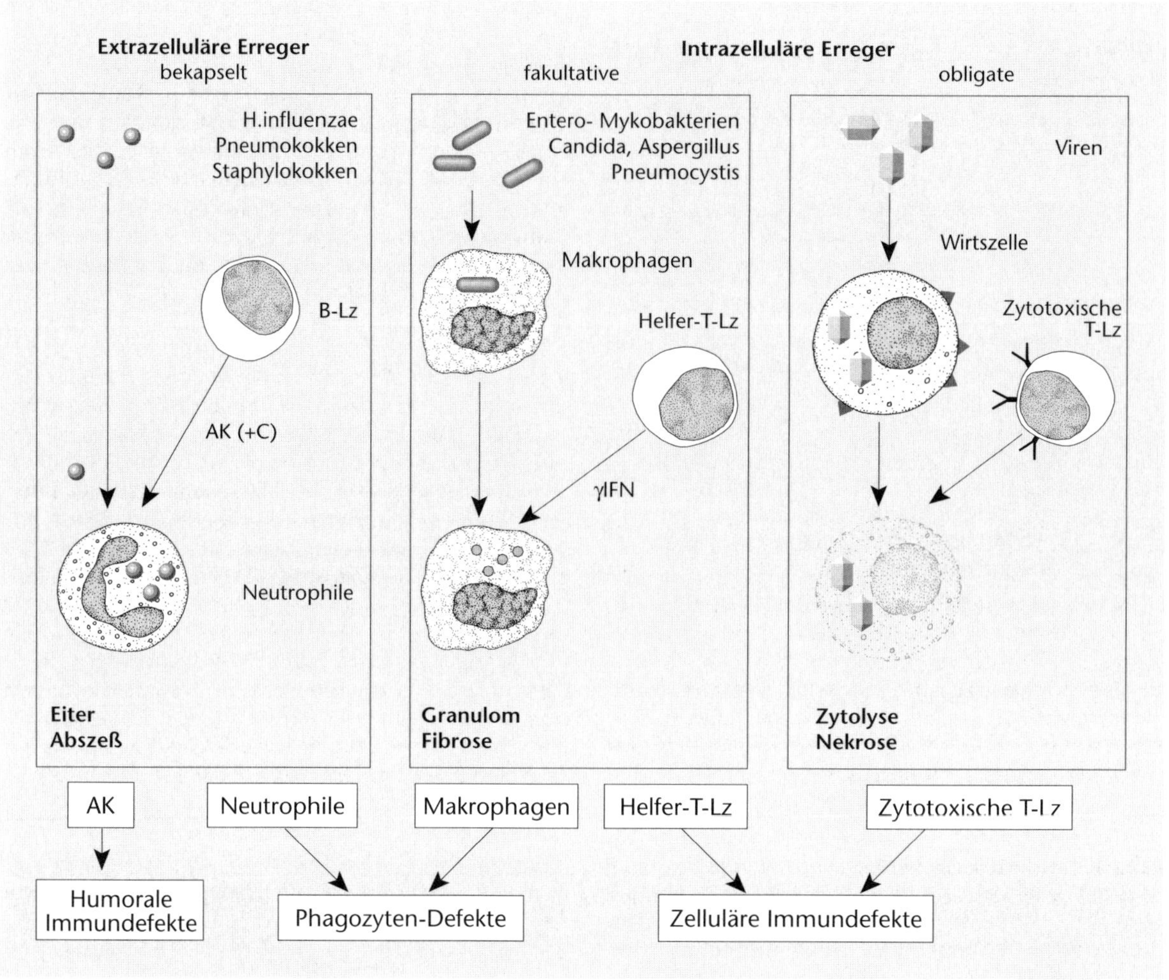

Abb. 35/1: Erregerabwehr und mögliche Defekte. An der Abwehr bekapselter Bakterien beteiligen sich Antikörper (AK), Komplement (C) und Granulozyten. Bestimmte intrazelluläre Erreger werden von Makrophagen bekämpft, welche durch γ-Interferon aus T-Zellen aktiviert werden. Wirtszellen, die an ihrer Oberfläche Virusantigene exprimieren, können von zytotoxischen T-Zellen abgetötet werden.

Tab. 35/2: Infektionen, bei denen eine immunologische Abklärung indiziert ist (B = B-Zellen, T = T-Zellen, CID = kombinierte B/T-Zellstörung, G = Granulozyten, C = Komplement, AIDS = HIV-Infektion + AIDS).

ID-verdächtige Infektion	betroffene Abwehrsysteme
Polytope Infektionen	
Ungewöhnlich häufige Infektionen	
Ungewöhnlich schwere Infektionen	
Ungewöhnlich therapieresistente Infektionen (Otitis, Sinusitis, Pneumonie, Sepsis, Meningitis)	alle
Rezidivierende Infektionen mit demselben Erreger	
Pneumocystis-carini-Pneumonie	B, T, CID, AIDS
Andere „opportunistische" Infekte	G, C, T, CID, AIDS
„Kalte" Staphylokokkenabszesse	Hyper-IgE-Syndrom
Generalisierte BCGitis nach Impfung	T, CID, AIDS
Poliomyelitis nach Lebendimpfung	B, CID

Tab. 35/3: Infektionen, bei denen eine Abklärung eines ID nicht indiziert ist.

- Häufige grippale Infekte ohne Beeinträchtigung im Intervall
- Chronischer Husten bei gut gedeihendem Kind
- Monotope Infekte

35.3 Ausschluß lokaler und anatomischer Störungen

Die Anamnese des betroffenen Kindes sollte daraufhin überprüft werden, ob die Infektionen monotop oder polytop gewesen sind. Monotope rezidivierende Infektionen sind oft auf lokale Störungen zurückzuführen (Tab. 35/4). Lokale Ursachen rezidivierender Infekte sollten immer ausgeschlossen sein, bevor die systemische Immunität evaluiert wird.

Tab. 35/4: Lokale Ursachen rezidivierender Infekte.

Infektion	mögliche Ursachen
Hautinfektionen	Ekzem, Verbrennungen
Rezidiv. respiratorische Infektionen	gestörte muköziliare Clearance (Asthma bronchiale, bronchopulmonale Dysplasie) Mukoviszidose defekte Zilienfunktion (Zilien-Dyskenesie-Syndrom) Ösophagotracheale Fistel Bronchiale Fehlbildung Fremdkörperaspiration Mangel an sekretorischem IgA
Rezidiv. Otitis media	Adenoide, allergische Rhinitis
Rezidiv. Meningitis	Neuroporus, Liquorfistel
Rezidiv. Harnwegsinfekte	Reflux, Fehlbildung

35.4 Weitere verdächtige Symptome

Bestimmte Symptomkonstellationen weisen allgemein auf einen Immundefekt hin, andere bereits auf spezifische Störungen (Tab. 35/5). Sie können hier nur stichwortartig zusammengefaßt werden. Chronische Dermatitiden kommen bei verschiedenen Immundefekten vor. So kann eine persistierende **chronische mukokutane Candidiasis** auf einen isolierten T-Zell-Defekt hinweisen, kann aber auch Ausdruck einer kombinierten Störung oder Ausdruck eines erworbenen zellulären Immundefekts im Sinne einer symptomatischen HIV-Infektion sein. **Hauterscheinungen wie bei Lupus erythematodes** kommen bei verschiedenen Komplementdefekten vor, aber auch bei Konduktorinnen einer septischen Granulomatose. In den letzten Jahren wurde ein Immundefekt (Adhäsionsproteinmangel) bekannt, bei dem als frühe klinische Auffälligkeit fast regelmäßig ein **verzögerter Abfall der Nabelschnur** zu beobachten ist. Findet man klinisch **hypoplastische Tonsillen und Lymphknoten** trotz entsprechender Provokation durch Infekte, ist an eine Störung im B-Zell-System oder an einen schweren kombinierten Immundefekt zu denken. **Fehlt der Thymusschatten** im Röntgenbild des Thorax (seitl. Aufnahme), so ist dies ein wichtiger Befund, der auf einen Defekt im T-Zell-System oder aber einen kombinierten Immundefekt hinweist. Bei einigen Immundefekten kommt es zu einem ungeklärten **lymphoproliferativen Syndrom**, das nicht immer eindeutige Malignitätskriterien aufweist. Beim Good-Syndrom liegt eine Kombination eines Thymoms mit einer Hypogammaglobulinämie vor. **Arthritiden**, die an eine juvenile chronische Arthritis erinnern, finden sich in bis zu einem Drittel der Fälle mit Antikörpermangelsyndrom. **Autoimmunerkrankungen** können vorkommen, wobei Klinik und serologische Befunde

Tab. 35/5: Klinische Befunde, bei denen eine immunologische Abklärung indiziert ist.

ID-verdächtige Befunde	betroffene Abwehrsysteme
Positive Familienanamnese	alle
Typische Fazies	T (di George Syndrom)
Gedeihstörung	alle
Zwergwuchs	CID (ID mit kurzgliedrigem Zwergwuchs)
Chronische Dermatitis	T, CID, G, C, AIDS
Chronisch mukokutane Candidiasis (evtl. mit Nagelmykose)	T, CID, AIDS
Kalte Abszesse mit wenig Eiter	Hyper-IgE-Sy.
Verzögerter Abfall der Nabelschnur (später als 3 Lebenswochen)	G (Adhäsionsproteinmangel)
Hauterscheinungen wie bei SLE	G, C
Thrombozytopenie	AIDS
Ekzem + Thrombozytopenie	CID (Wiskott-Aldrich-Syndrom)
Ataxie + Teleangiektasien	CID (Louis Bar-Syndrom)
Hereditäres angioneurotisches Ödem	C
Okulokutaner Albinismus + Riesengranula in Phagozyten	G (Chediak-Higashi-Syndrom)
Knorpel-Haar-Hypoplasie	CID
Hypoplastische Tonsillen und Lymphknoten trotz rezidivierender Infekte	B, T, CID
Lymphadenopathie, Lymphom	CID, G, AIDS
Fehlender Thymusschatten im Rö-Bild	T, CID
Thymusdysplasie + Rippenauftreibungen	CID (ADA-Mangel)
Thymom	B (Good-Syndrom)
Rezidiv. Parotisschwellung	AIDS
Bronchiektasen	B, T
Pneumatozelen	Hyper-IgE-Sy.
Vitium cordis + Hypoparathyreoidismus	T (di George Syndrom)
Hepatosplenomegalie	alle
Chronische wäßrige Diarrhö	alle
Granulomatöse Entzündungen	G
Arthritis (nicht eitrig)	B, AIDS
Autoimmunendokrinopathie	T
Autoimmunerkrankungen mit atypischer Serologie	B, C

Tab. 35/6: Routine-Laborbefunde, bei denen eine immunologische Abklärung indiziert ist.

ID-verdächtige Laborbefunde	Betroffene Abwehrsysteme
Niedrige BSG bei schwerer bakterieller Infektion	B
Leukopenie	B, T, CID, G, AIDS
Lymphopenie	T, CID; AIDS
Eosinophilie	CID, Hyper-IgE-Syndrom
Fehlende HLA-Antigene	CID
Einzelne oder alle Immunglobuline erniedrigt	B, T, CID
Alle Immunglobuline erhöht	AIDS
Fehlende Isohämagglutinine	B, T, CID

zum Teil ungewöhnlich sind. Schließlich werden **Autoimmunendokrinopathien** beobachtet, die sich z.B. im Rahmen einer chronisch mukokutanen Candidiasis entwickeln.

35.5 Auffällige Laborbefunde aus der Klinikroutine

Tabelle 35/6 gibt eine Übersicht über Laborbefunde, die an einen Immundefekt denken lassen sollten. Da die Immunglobuline zur Neutralisation der negativen Erythrozytenladung und damit zu einer Beschleunigung der Blutsenkungsgeschwindigkeit beitragen, kann bei Fehlen dieser Immunglobuline trotz schwerer Infektionen und CRP-Anstieg (C-reaktives Protein) eine **niedrige BSG** auffallen. Auch die anderen in Tabelle 35/6 aufgeführten Laborbefunde sollten Anlaß geben, Abklärungen im Hinblick auf einen Immundefekt vorzunehmen.

35.6 Erregerspektren

Nicht nur bestimmte Symptomkonstellationen lassen sich bestimmten Immundefekten zuordnen, sondern auch bestimmte Infektionserreger und die durch sie hervorgerufenen Entzündungsreaktionen. Tabelle 35/7 zeigt, daß in Abhängigkeit von der jeweiligen Abwehrschwäche bestimmte Keime bevorzugt Infektionen verursachen. Der direkte (nicht der serologische!) Erregernachweis ist insbesondere dann wichtig, wenn die Patienten nicht in der Lage sind, selbst

Tab. 35/7: Mikrobiologische Befunde bei Kindern mit ID-Verdacht.

Dominierend Infektionen mit	betroffene Abwehrsysteme
Bakterien	B, G, C, T, CID, AIDS
Viren	T, CID, AIDS, (B)
Pilzen	T, CID, AIDS, G
Parasiten/Protozoen	T, CID, AIDS

Antikörper zu bilden. In gleichem Sinne ist die Tuberkulinprobe zum Nachweis der Tuberkulose ungeeignet, wenn beim betroffenen Patienten keine T-Zell-Funktion vorhanden ist.

Anhand der identifizierten Infektionserreger läßt sich oft eine gezieltere Auswahl der durchzuführenden immunologischen Tests treffen. Allerdings sollte ein solches Screening-Programm bei Verdacht auf Immundefekt immer vollständig durchgeführt oder aber auf jegliche Diagnostik verzichtet werden. Die Diagnose eines Immundefekts basiert schließlich auf dem Nachweis einer definierten Störung in einem System sowie auf dem Nachweis der Intaktheit der übrigen Systeme.

35.7 Screening-Programm bei Verdacht auf Immundefekt

35.7.1 B-Zell-System

Kinder mit mangelhafter Bildung von Antikörpern fallen in erster Linie durch rezidivierende bakterielle Infektionen im HNO- und Atemwegsbereich auf. Andere Infekte treten im Vergleich dazu in den Hintergrund. Bei der X-chromosomalen Agammaglobulinämie vergehen mindestens 3 bis 6 Monate bis zum Auftreten einer Infektneigung, bedingt durch den diaplazentaren Transfer mütterlicher Antikörper.

Tabelle 35/8 gibt eine Übersicht über Basisuntersuchungen des B-Zell-Systems. Bei der **Bestimmung der Immunglobuline** ist es sinnvoll, auch das IgE mit einzubeziehen, insbesondere natürlich bei klinischen Hinweisen auf ein Hyper-IgE-Syndrom. Bei der Interpretation der Ergebnisse sollten Kinderärzte andere Kollegen immer darauf aufmerksam machen, daß altersabhängige Normalwerte beachtet werden. International anerkannte Definitionen wie z.B. die des IgA-Mangels (IgA < 5 mg/dl) müssen berücksichtigt werden. Hohe Immunglobulinwerte können Ausdruck einer chronischen Entzündung, aber auch Ausdruck einer polyklonalen Stimulation der B-Zellen mit begleitendem Immundefekt sein, wie er sich etwa bei einer chronischen EBV-Infektion (Epstein-Barr-Virus) oder der HIV-Infektion findet.

Bei globaler Erniedrigung der Immunglobuline im Serum muß gefragt werden, ob überhaupt **B-Zellen** vor-

Tab. 35/8: Basisdiagnostik bei Verdacht auf B-Zell-Defekt.

- IgG, IgA, IgM, IgE im Serum
- IgG-Subklassen 1–4
- AB Isohämagglutinine
- Spezifische Antikörper (ggf. nach Impfung) gegen:
  – Tetanus, Diphtherie, Masern, Polio (Proteinantigene)
  – Pneumokokken (Impfung nicht < 2. LJ), Hämophilus influenzae (Polysaccharidantigene)

handen sind. Im Normalfall lassen sich reife B-Zellen (Marker CD19 oder CD20) im peripheren Blut nachweisen. Im Gegensatz dazu fehlen sie bei der X-chromosomalen Agammaglobulinämie oder einzelnen Varianten des schweren kombinierten Immundefekts (SCID) und können bei Patienten mit Common variable immunodeficiency (CVID) vermindert sein.

Ein **IgG-Subklassenmangel** kann allenfalls Hinweise auf ein möglicherweise gestörtes humorales Immunsystem geben. Vor einer Entscheidung für eine evtl. Therapie muß die Relevanz dieses Mangels weiter abgeklärt werden. Dies hat mehrere Gründe: Zunächst ist die Interpretation der Normalwerte um so strittiger, je kleiner die Kinder sind. Daher kann man während der ersten 2 Lebensjahre in der Regel auf eine Subklassenuntersuchung verzichten. Auch Werte, die vom 2. bis 4. Lebensjahr gemessen werden, bedürfen weitergehender Interpretation, da wegen der physiologisch vorhandenen großen Variabilität eine Persistenz des Subklassenmangels nicht sicher diagnostiziert werden kann. Hinzu kommt, daß normale Werte für die Subklassen nicht besagen, daß die humorale Immunität intakt ist. So sind in der Literatur Defekte bei der Bildung spezifischer Antikörper in Gegenwart normaler IgG-Subklassen-Konzentrationen beschrieben. Umgekehrt können in anderen Fällen trotz subnormaler IgG-Subklassen-Konzentrationen ausreichend spezifische Antikörper gebildet werden. Bleibt als Fazit, daß eine alleinige Untersuchung der IgG-Subklassen ohne die Untersuchung spezifischer Antikörper für die Abklärung bei Verdacht auf Antikörpermangel nicht ausreicht.

Beim **selektiven IgA-Mangel** (IgA < 5 mg/dl) fehlt in der Regel auch das Sekret-IgA, was durch Untersuchung von Speichel oder Tränenflüssigkeit belegt werden kann. Der alleinige Mangel der Sekretkomponente von IgA, also das Fehlen von Sekret-IgA bei normalem Serum-IgA, ist eine absolute Rarität. Die Bestimmung des sekretorischen IgA ist daher in aller Regel bei normalem Serum-IgA überflüssig.

Welche spezifischen Antikörper können untersucht werden? Die Fähigkeit zur Bildung von **IgM-Antikörpern** kann in der Regel mit Hilfe der Isohämagglutinintiter überprüft werden (Ausnahme: Blutgruppe AB). Bei der Messung von **IgG-Antikörpern** kann man meist die Impfantworten nach dokumentierten Impfungen verwenden. Sind Kinder allerdings gegen HIB mit einem Konjugatimpfstoff geimpft, kann die **Polysaccharidantikörperbildung** nur mit Hilfe der Pneumokokkenantikörper verifiziert werden. Antikörper gegen Polysaccharidantigene sind physiologischerweise erst bei Kindern, die älter als 2 Jahre sind, zu erwarten. Diagnostische Impfungen zur Überprüfung der humoralen Immunität sollten in unklaren Situationen nur mit Totimpfstoffen durchgeführt werden (Polysaccharidimpfstoffe nicht bei Kindern unter 2 Jahren). Impferfolge können serologisch in mehreren pädiatrisch-immunologischen Labors gemessen werden. Der Schick-Test zur Überprüfung der humoralen Diphtherieimmunität ist obsolet.

Weitere Untersuchungen (Tab. 35/9) sollten erst dann durchgeführt werden, wenn die Screening-Untersuchungen Auffälligkeiten erkennen lassen. Sie lassen dann ein besseres Verständnis des Defektes zu. Der **Mangel an κ-Ketten** kann in seltenen Fällen mit einem humoralen ID einhergehen. Ähnlich selten dürfte der **Mangel einer Subklasse von IgA** sein, und die klinische Bedeutung dieses Defekts ist unklar. Wichtiger kann es sein, beim Patienten mit selektivem IgA-Mangel, bei dem aus irgendwelchen Gründen eine Gabe von Blut (z. B. Operation) oder Immunglobulinen (z. B. beim assoziierten relevanten IgG-Subklassenmangel) ansteht, eine Untersuchung auf **Autoantikörper gegen IgA** (Isotyp IgG, IgE) durchzuführen, um anaphylaktische Transfusionsreaktionen, die in der Literatur vereinzelt beschrieben wurden, zu vermeiden. Da diese Reaktionen außerordentlich selten sind, kann eine obligatorische Voruntersuchung aller Patienten vor Transfusionen nicht verlangt werden.

Insbesondere beim CVID wurde versucht, ein einheitliches Lymphozytenmarkerprofil zu finden. Dies ist bis heute nicht gelungen, so daß an der Phänotypisierung der T-Zellen wohl mehr akademisches Interesse besteht. Anders ist es, wenn bei einem Jungen bei den Immunglobulinen die Konstellation IgM stark erhöht, IgG und IgA erniedrigt, vorliegt. Hier sollte ein **Hyper-IgM-Syndrom** ausgeschlossen werden. Dazu ist die Untersuchung des CD-40-Liganden (gp 39) auf aktivierten T-Zellen von zentraler Bedeutung.

Weitere funktionelle Tests für die B-Zell-Funktion sind geeignet, die Pathogenese des Immundefekts

Tab. 35/9: Weiterführende Diagnostik bei B-Zell-Defekt.

- **Sekretorisches IgA** (Speichel)
- **IgA-Subklassen**
- **Autoantikörper gegen IgA**
- **Leichtketten** (κ, λ)
- **B-Zell-Zahl (CD19, CD20)**
- **Weitere Oberflächenmarker**
  - Suppressor-Inducer-Zellen (CD4+/CD45 RA+)
  - Helfer-Inducer-Zellen (CD4+/CD29+)
  - CD40-Ligand (= gp39) auf aktivierten T-Zellen (Hyper-IgM-Sy.)
- **Weitere funktionelle Tests**
  - LTT mit B-Zell-Mitogenen
  - Immunglobulinsynthese in vitro
  - T-Zell-Funktionen (Common variable ID)
  - Suppressorzellfunktionen
    PWM-induzierte Immunglobulinsynthese
    ConA-induzierte Suppression autologer Lymphozyten
  - Zytokinproduktion (IL-2, IL-4, IL-6, IFN-γ)
- **Biochemische Studien**
  - Blut: Wachstumshormon, Transkobalamin II
  - Urin: Orotsäure

besser zu verstehen, die praktischen Konsequenzen daraus sind bisher jedoch gering geblieben. Als klinische Konsequenz dieser Laboruntersuchungen wurde die Therapie mit Cimetidin bei Patienten mit exzessiver Suppressorzellfunktion oder der Einsatz von PEG-yliertem Interleukin 2 bei einzelnen Patienten mit CVID versucht, was die Immunglobulinsubstitution aber nicht ersetzen konnte.

B-Zell-Defekte wurden auch in Verbindung mit Wachstumshormonmangel, Transkobalamin-II-Mangel oder Orotazidurie beschrieben, was bei klinischem Verdacht durch geeignete biochemische Tests abgeklärt werden kann.

Molekularbiologische Analysen können die genetische Grundlage solcher Defekte charakterisieren: z. B. Mutationen im btk-Gen bei Agammaglobulinämie Typ Bruton, Schwerkettengendeletionen auf Chromosom 14q32 bei Fehlen eines Isotyps und dessen Subklassen, Mutationen des CD40-Liganden beim Hyper-IgM-Syndrom (eigentlich ein T-Zell-Defekt).

35.7.2 T-Zell-System

Kinder mit T-Zell- oder kombinierten Immundefekten erkranken in der Regel früher als solche mit humoralen Defekten. Ausgeprägter Soor, rezidivierende Pneumonien, chronische Durchfälle, Gedeihstörung, BCGitis oder Gvh-Reaktion sind neben schweren Infektionen mit „banalen" Erregern charakteristisch. Bereits bei Verdacht auf einen T-Zell-Defekt sind Allgemeinmaßnahmen, auch vor einer endgültigen Abklärung wichtig: Pflege in keimarmer Umgebung, keine Lebendimpfungen, nur von Zytomegalievirus freie und mit 30 Gy bestrahlte Blutprodukte geben!

Eine **Lymphopenie** mit Werten unter 1000/µl kann, muß aber nicht bestehen und gibt dann einen wichtigen Hinweis auf die Erniedrigung von T-Zellen (ca. 80% der zirkulierenden Lymphozyten sind T-Zellen).

Tab. 35/10: Basisdiagnostik bei Verdacht auf T-Zell-Defekt.

- **Blutbild und Differentialblutbild (absolute Lymphopenie?)**
- **Hauttest mit Recall-Antigenen (Multitest Merieux)**
- **Oberflächenmarker**
  - T-Zellen + NK-Zellen (CD2)
  - reife T-Zellen (CD3)
  - wichtigste Subpopulationen (CD4, CD8)
  - HLA-Antigen-Expression
    Klasse I: Alle Zellen
    Klasse II: B-Zellen, Monozyten
  - Adhäsionsmoleküle (CD11a, CD18)
- **Lymphozytentransformationstest**
  - Mitogene: PHA, anti-CD3, ConA, PWM, Superantigene
  - Antigene: Fremdantigene: Tetanus, Kandidin, Tuberkulin (PPD)
    Alloantigene: Gemischte Lymphozytenkultur (MLC)

Der **Multitest Merieux** (Tab. 35/10) kann bei größeren Kindern als orientierende Screening-Untersuchung eingesetzt werden, hat aber seine Tücken: Ein negativer Test kann Ausdruck mangelnder Antigenexposition sein, ein positiver Test kann in Einzelfällen auch bei Kindern mit Immundefekten vorhanden sein. Besteht klinisch eine Indikation zur T-Zell-Analytik, ist der Multitest allein unzureichend! Ein Expertenkomitee der WHO lehnt ihn als Instrument der Diagnostik vollständig ab. Der DNCB(Dinitrochlorbenzol)-Test und auch der Intrakutantest mit PHA (Phytohämagglutinin) werden heutzutage ebenfalls allgemein abgelehnt.

Normale T-Zellen tragen bestimmte Oberflächenstrukturen. CD3 charakterisiert reife T-Zellen, CD4 die Subpopulation mit überwiegenden Helferzellfunktionen, CD8 die Subpopulation mit überwiegenden zytotoxischen Funktionen (nicht NK/K-Funktion). Erniedrigung oder Fehlen von CD3-positiven Lymphozyten sind immer verdächtig auf das Vorliegen eines zellulären Immundefekts und bedürfen einer raschen weiteren Abklärung. Ist CD3 im Verhältnis zu CD2 stark erniedrigt, so kann dies unter anderem Folge des Fehlens von Untereinheiten dieses Moleküls sein (**CD3γ oder CD3ε**). Beim CD4 muß in anderen Regionen der Welt der **OKT4-Epitopmangel** berücksichtigt werden, bei dem die tatsächlich vorhandene, meist normale Zahl von Helferzellen über OKT4A-Antikörper identifiziert werden kann, dies im klaren Unterschied zur idiopathischen CD4-Lymphopenie, bei der CD4-Zellen tatsächlich fehlen. Fehlt CD8 bei normalem CD4-Wert, kann dies bereits ein erster Hinweis auf einen Defekt mit gestörter Signaltransduktion sein, z. B. den **ZAP-70-Kinasemangel** (s. a. u.). HLA-Klasse-I-Antigene sollten auf allen Zellen exprimiert sein. Sie sind Voraussetzung für die Funktion zytotoxischer T-Zellen. HLA-Klasse-II-Antigene sind auf einigen Zelltypen konstitutiv exprimiert (B-Zellen, Monozyten), auf T-Zellen erscheinen sie erst nach deren Aktivierung. Klasse-II-Antigene sind erforderlich für die Funktion der T-Helferzellen. Kostimulatorische Signale bei der Aktivierung von T-Helferzellen werden von weit mehr als den Adhäsionsmolekülen **CD11a und CD18** übertragen. Diese beiden können aber beim Leukozytenadhäsionsdefekt 1 (LAD1) fehlen, während Defekte anderer Adhäsionsproteine bisher nicht bekannt sind. Ausnahme: **CD43-Instabilität** beim Wiskott-Aldrich-Syndrom (s. a. u.), das ebenfalls Adhäsionseigenschaften hat.

Wird ein T-Zell-Defekt vermutet, kann auf einen **Lymphozytentransformationstest mit Mitogenen und Antigenen** nicht verzichtet werden. Stimulation mit Mitogenen wie PHA hat den Vorzug, daß die T-Zellen keinen Antigenkontakt gehabt haben müssen, um zur Proliferation angeregt zu werden. Der Test ist auch bei Frühgeborenen aussagekräftig. Stimulation mit Antigenen kommt der Vorteil zu, daß hier die eigentliche spezifische Leistung des Immunsystems ge-

Tab. 35/11: Weiterführende Diagnostik bei T-Zell-Defekt.

- Weitere Oberflächenmarker (CD7, T-Zell-Rezeptoren α/β und γ/δ, [CD43], Aktivierungsmarker, insbes. CD25 und MHC II)
- LTT und Kalzium-Mobilisierung mit z. B. PMA, Ionophor, IL-2
- Bei Störung der Signaltransduktion: CD3γ, CD3ε, ZAP-70-Kinase etc.
- Zytokinproduktion (IL-2, IL-3, IL-4, IL-5, IFN-γ)
- Expression der IL-2R γ-Kette (X-chromosomal erbl. SCID)
- Chromosomenbrüchigkeit (Louis-Bar-Syndrom, Bloom-Syndrom etc.)
- α1-Fetoprotein (Louis-Bar-Syndrom)
- Biochemische Untersuchungen
  Enzyme: Adenosindesaminase, Nukleosidphosphorylase
  Organische Säuren: Orotsäure, Propionsäure, β-OH-Propionsäure
- Plättchenvolumen (WAS)

messen wird. Der Nachteil ist, daß man bei negativem Ausfall des Tests nicht weiß, ob das Immunsystem nicht reagieren kann, oder ob wegen mangelhaftem Antigenkontakt kein „Priming" stattgefunden hat. Weitere In-vitro-Verfahren zur Stimulation des T-Zell-Rezeptors sind möglich, z. B. mit **Superantigenen** wie bestimmten Enterotoxinen oder mit bestrahlten (30 Gy) **allogenen Zellen** (= gemischte Lymphozytenkultur, MLC).

Sind all diese Tests normal, erübrigt sich in der Regel eine weitere Abklärung eines möglichen T-Zell-Defekts. Sind sie abnorm, müssen Detailanalysen gemacht werden (Tab. 35/11). Das Fehlen von **CD7** konnte bei einem Kind in Verbindung mit einem kombinierten Immundefekt gebracht werden, die Familiarität ist allerdings nicht belegt. Bei Knaben mit Wiskott-Aldrich-Syndrom, die meist durch ein Ekzem in Verbindung mit ausgeprägter Thrombopenie auffallen, ist das Oberflächenantigen CD43-instabil. Die normale Aktivierung von T-Zellen kann an der Expression z. B. von **CD25** (IL-2-Rezeptor-α) oder **HLA-Klasse-II-Molekülen** abgelesen werden. In den letzten Jahren sind mehrere Defekte beschrieben worden, die die **Signaltransduktion über den T-Zell-Rezeptor oder den IL-2-Rezeptor** betreffen. Bei geeigneter Stimulation kann dann intrazellulär kein Kalzium freigesetzt werden, woraufsich die Analyse einzelner Transduktionselemente anschließen sollte. Fehlt die Stimulierbarkeit der T-Zellen mittels IL-2, muß die Intaktheit des IL-2-Rezeptors überprüft werden.

Verschiedene Zytokine haben überragende Bedeutung bei der Regulation immunologischer Abläufe. Defekte konnten assoziiert werden sowohl mit dem Fehlen der Interleukin-2-Bildung, wie auch mit der fehlenden Synthese multipler Zytokine infolge mangelhafter Aktivierung der Transkription. Beide Defekte sind ausgeschlossen, wenn zumindest **IL-2** und **IFN-γ** gebildet werden.

Chromosomale Instabilitätssyndrome wie das Louis-Bar- oder Bloom-Syndrom werden meist klinisch diagnostiziert. Immunologische Untersuchungen können zur Ergänzung herangezogen werden.
Bei eingeschränkter oder fehlender T-Zell-Funktion können auch biochemische Defekte die Ursache sein, so etwa der **Adenosindesaminasemangel** oder der **Purinnukleosidphosphorylasemangel.** Daneben wurden T-Zell-Defekte mit Orotazidurie, multiplem Carboxylasemangel und Biotinidasemangel assoziiert.
Bei vorliegender Thrombopenie kann die Messung des Plättchenvolumens entscheidende Hinweise auf das Vorliegen eines **Wiskott-Aldrich-Syndroms** liefern. Die Plättchen sind hier zu klein.
Kann nach den oben genannten Untersuchungen eine Diagnose gestellt werden, schließt sich eine **molekulargenetische Diagnostik** an. Diese ist möglich z. B. bei der γ-Kette des IL-2-Rezeptors (X-chromosomaler SCID), Jak-3 (einige autosomal rezessive SCID), Rag-1 und Rag-2 (B⁻-SCID), CD3γ, CD3ε und ZAP-70 (SCID mit defekter Signaltransduktion über den T-Zell-Rezeptor), TAP-2 (führt zum MHC-Klasse-I-Mangel), RX5 oder CIITA (führt zum MHC-Klasse-II-Mangel) u.a.m. Diese molekularbiologischen Analysen dienen nicht nur dem verbesserten Verständnis des Genotyp/Phänotyp-Verhältnisses, sondern sind auch entscheidende Voraussetzung für spätere gentherapeutische Ansätze, wie sie beim Adenosindesaminasemangel bereits realisiert sind.

35.7.3 Phagozytensystem

Bei Kindern mit rezidivierenden Infektionen durch Bakterien und Pilze muß an Störungen der Phagozyten gedacht werden. Einfache Untersuchungen können bereits in der Praxis gemacht werden (Tab. 35/12). Bei Fällen von Neutropenie ist für das weitere Vorgehen wichtig, ob diese chronisch oder zyklisch besteht. Dazu ist unerläßlich, die **absolute Zahl der Granulozyten über mehrere Wochen** zu dokumentieren. Auch ist zum Verständnis des Krankheitsbildes wesentlich, ob bei sicher bakteriellem Infekt (mit ho-

Tab. 35/12: Basisdiagnostik bei Verdacht auf Phagozytendefekt.

- Absolute Neutrophilenzahl 2 × wöchentlich über 6 Wochen
- Ausstrich (gestörte Kernsegmentierung?, Riesengranula?)
- Bei Neutropenie Suche nach Auto-(Allo-)antikörpern
- Ohne Auto-(Allo-)antikörper: Knochenmarkspunktion
- Quantitative O₂-Produktion mit löslichem und partikulärem Stimulus, zumindest aber NBT-Test
- Adhäsionsproteine (CD11a, CD18, Sialyl-Lewis X = CD 15s)

hem C-reaktivem Protein) die Granulozyten ansteigen. Ein fehlender Anstieg wäre besonders gravierend. Bei chronischen Neutropenien muß nach **Allo- oder Autoantikörpern** gesucht werden. Sind diese nicht nachweisbar, muß eine **Knochenmarkspunktion** durchgeführt werden.

Bei normalen oder erhöhten Zahlen von Neutrophilen im peripheren Blut kann dennoch ihre Funktion gestört sein. Am häufigsten betroffen ist die Fähigkeit, reaktiven, mikrobiziden Sauerstoff zu produzieren. Leider ist in Deutschland die Verfügbarkeit zuverlässiger Phagozytenfunktionstests unzureichend. **NBT-Tests (Nitroblautetraziciumtest)** und **Chemilumineszenz** sind allenfalls zur Vorfelddiagnostik geeignet, da sowohl falsch positive wie falsch negative Befunde möglich sind.

Wichtig für die Beurteilung der Granulozytenfunktion ist die Quantifizierung von **Adhäsionsproteinen (CD11a, CD18, SLex)** sowie der Nachweis einer intakten O_2^--Produktion mit einem löslichen und einem partikulären Stimulus. In den Händen erfahrener Spezialisten kann auch mit Hilfe der Durchflußzytometrie eine zuverlässige Bestimmung des O_2^--Metabolismus (H_2O_2-Bildung) erfolgen. Erste Daten weisen darauf hin, daß auch polymorphe Varianten einzelner Fc-Rezeptoren (CD64, CD32, CD16) mit einer Beeinträchtigung der Phagozytose einhergehen können. Die genaue klinische Bedeutung dieser Polymorphismen ist allerdings noch nicht geklärt.

Die Phagozytose kann nicht nur durch Defekte der Phagozyten, sondern auch durch Defekte der Opsonine (Tab. 35/14) verursacht sein. Hier spielen zum einen **Komplementfaktoren** eine wesentliche Rolle, zum andern das **mannosebindende Protein** (MBP). Letzteres ist beteiligt an der Aktivierung des 3. Komplement(Lektin)-Aktivierungsweges. Homozygote Defekte von MBP scheinen zu gehäuften bakteriellen Infekten, früh einsetzenden Durchfällen und Otitis media im ersten Lebensjahr zu disponieren.

Sind alle Untersuchungen normal, ist ein Phagozytendefekt weitgehend auszuschließen. Im anderen Fall erfolgt eine weitergehende Differenzierung (Tab. 35/13).

Bei Neutropenien spielt eine wichtige Rolle, ob Granulozyten bei Bedarf aus dem Knochenmark mobilisiert werden können. Dies kann mit Hilfe von G-CSF (Granulozyten-Kolonie-stimulierender Faktor) überprüft werden. Die Messung des marginalen Granulozytenpools mit Hilfe von Adrenalin wird heute praktisch nicht mehr durchgeführt. Neutropenien können isoliert, aber auch im Rahmen übergeordneter Krankheitsbilder auftreten wie etwa der Glykogenose Ib, dem Transkobalamin-II-Mangel oder dem Shwachman-Syndrom.

Sind die Neutrophilenzahlen normal oder erhöht, kann zum einen ein gestörter O_2-Metabolismus vorliegen oder aber ein **Killing-Defekt** aus anderer Ursache (z.B. beim Mangel spezifischer Granula). Eine **gestörte Chemotaxis** kann Folge einer gestörten Aktinpolymerisation sein, die mit abnormer Konzentration von 2 Proteinen einhergeht, die die Polymerisation regulieren. Die gestörte Chemotaxis gehört aber auch zum Hyper-IgE-Syndrom, dem LAD1, dem Chediak-Higashi-Syndrom und dem Mangel spezifischer Granula.

Verschiedene Störungen der spezifischen Granula sind bekannt: Etwa beim Chediak-Higashi-Syndrom sind Defensine normal vorhanden, während **Kathepsin G** und **Elastase** weitgehend fehlen. Umgekehrt ist es beim Defekt der spezifischen Granula, bei dem die Defensine so wie Lactoferrin, Kollagenase und Vitamin-B_{12}-bindendes Protein weitgehend fehlen, während Kathepsin G und Elastase normal sind.

Insbesondere bei der progressiv-septischen Granulomatose, aber auch beim Adhäsionsproteinmangel (LAD1) liegen inzwischen ausführliche **molekularbiologische Untersuchungen** vor, welche die molekular unterschiedlichen Defekte exakt charakterisieren. Damit sind auch hier entscheidende Voraussetzungen für die somatische Gentherapie geschaffen, mit der in

---

Tab. 35/13: Weiterführende Diagnostik bei Phagozytendefekt.

- **Bei Neutropenie**
  - Granulozytenmobilisierung: G-CSF-Test
  - Andere Untersuchungen: Ausschluß von
    - Glykogenose Ib
    - Shwachman-Syndrom
    - Transkobalamin-II-Mangel

- **Neutrophilenzahl normal oder erhöht**
  - Chemotaxis-Test
  - Aktinpolymerisation
  - Killing-Test
  - Defensine, Kathepsin G aus spezifischen Granula
  - Bei verminderter oder fehlender O_2-Produktion nach maximaler Stimulation: Analyse des CGD-Typs (gp91 phox, p22, p47, p67 phox)
  - Myeloperoxidase-Färbung

Tab. 35/14: Weitere Tests zur Abklärung eines möglichen Immundefekts.

- **Monozyten**
  - Phagozytische Funktion
  - Sekretorische Funktion (z.B. IL-1, TNFα)
  - Antigenpräsentierende Funktion
  - Rezeptor für IFN-γ

- **NK-Zellen**
  - Zytotoxizität gegenüber K562-Zellen
  - CD56+/CD3- oder CD16+/CD3-, CD16+/CD57-
  - CD16-II-Epitope, Genanalyse

- **Opsonisierung**
  - Mannosebindendes Protein

- **Komplement**
  - Screening: CH50, AP50, C4, C1-Inhibitor bei Angioödem
  - Einzelkomponenten, regulatorische Proteine

den nächsten Jahren zu rechnen ist. Auch Komplementdefekte und Defekte des MBP können weitgehend molekularbiologisch analysiert werden.

35.7.4 Weitere Komponenten des Immunsystems

Bei chronischen Infektionen mit Candida und Protozoen oder disseminierter BCGitis bei normaler T-Zell-Funktion muß auch an **Defekte der Monozyten/Makrophagen** (s. S. 490) gedacht werden. Testverfahren für deren phagozytische, sekretorische und antigenpräsentierende Funktion sind an einigen Stellen in Deutschland verfügbar. Besondere Aufmerksamkeit verdienen Infektionen mit atypischen Mykobakterien. Ursächlich kommen dafür Defekte im Rezeptor für γ-Interferon, eine verminderte TNFα-Produktion oder eine abnorme Regulation von IL-12 in Frage.

Ähnlich verhält es sich mit **Defekten der natürlichen Killerzellen (NK)**. NK-Zell-Defekte gehören obligat zum Chediak-Higashi-Syndrom oder zum Adhäsionsproteinmangel (LAD1 und LAD2), sind aber auch als selektive Defekte beschrieben in Verbindung mit einem Mangel der $CD16^+/CD57^-$-Population. Einzelne NK-Zell-Defekte können in vitro durch Zytokine (IL-2, IFN-γ) korrigiert werden. Betroffene Patienten fallen in erster Linie durch chronische Virusinfekte auf. Vor kurzem wurden verschiedene Berichte veröffentlicht über Kinder mit rezidivierenden Infektionen mit verschiedenen Herpesviren, bei denen Mutationen im Fc-Rezeptor IIIA (CD16 II) nachgewiesen werden konnten.

Leitsymptome von **Komplementdefekten** sind rezidivierende bakterielle Infektionen, insbesondere mit Neisseria meningitidis, Autoimmunerkrankungen und Angioödembeschwerden (s. S. 413). Die wichtigsten Globaltests sind das CH50 und das AP50, die die hämolytische Gesamtaktivität der beiden Aktivierungswege überprüfen. Die alleinige Bestimmung von C 3 und C 4 ist zum Ausschluß eines Komplementdefektes ungeeignet. Sie ergänzt die Globaltests. In Fällen von konstant niedrigem C 4 bei normalem C 3 besteht Verdacht auf **C 4 B-Mangel**, der zu geeigneten Polymorphismus-Untersuchungen Anlaß geben sollte. Bei Verdacht auf hereditäres Angioödem sollte bereits im ersten diagnostischen Anlauf der C 1-Inhibitor (Antigen und Funktion) untersucht werden.

35.8 Asplenieabklärung

Bei rezidivierenden oder foudroyanten Septikämien mit bekapselten Bakterien ist auch eine kongenitale Asplenie auszuschließen, welche häufig mit Herzvitien und/oder Situs inversus (Ivemark-Syndrom) kombiniert ist. **Howell-Jolly-Körperchen** in den Erythrozyten wecken den Verdacht, **Ultraschalluntersuchung** und **Milzszintigraphie** sind beweisend.

35.9 Immundefektabklärung bei Hämophagozytose-Syndromen

Hämophagozytose-Syndrome entstehen durch vererbte oder erworbene Überaktivität des Makrophagensystems. Neben massiver Zytokinfreisetzung imponieren spezifisch zelluläre Immundefekte und Störungen der NK-Zell-Funktion. Differentialdiagnostisch sind von der familiären erythrophagozytären Lymphohistiozytose (Morbus Farquhar) abzugrenzen Hämophagozytosen bei virusassoziierten hämophagozytischen Syndromen (VZV, C MV, EBV, HHV6), bei schweren parasitären Infektionen (viszerale Leishmaniose), bei Chediak-Higashi- und Griscelli-Syndrom oder systemischen rheumatischen Erkrankungen (Still-Syndrom). Neben Knochenmarksuntersuchungen, in denen Erythro- und Nukleophagozytose nachgewiesen werden, ist eine Lumbalpunktion indiziert (Pleozytose? Hämophagozytose?), ein komplettes Blutbild (Panzytopenie?), ein Gerinnungsstatus (isoliert erniedrigtes Fibrinogen?) und Lipide im Nüchternserum (erhöhte Triglyzeride?).

35.10 Vorgehen bei Verdacht auf HIV-Infektion

Bei Verdacht auf oder Nachweis eines humoralen oder zellulären Immundefektes muß heute immer an die Möglichkeit einer HIV-Infektion gedacht werden. Neben einer gezielten Familienanamnese (HIV-infizierte Mutter?) können auch beim Kind eine HIV-Serologie sowie Virusdirektnachweise (s. S. 425) indiziert sein.

35.11 Konsequenzen einer frühen Diagnostik

Nur eine präzise Diagnostik ermöglicht eine optimale Therapie! Wird das hier dargestellte Screeningprogramm, gegebenenfalls auch die im Text erläuterten Detailuntersuchungen, zum Ausschluß eines Immundefekts konsequent eingesetzt, sollte es gelingen, abwehrgeschwächte Kinder frühzeitig zu erkennen und einer spezifischen Behandlung zuzuführen. Die Zahl der Erkrankungen, die kausal und erfolgreich behandelt werden können, hat sich in den letzten Jahren deutlich erhöht. Aber auch bei den Kindern, bei denen keine Kausaltherapie möglich ist, ermöglicht eine maßgeschneiderte symptomatische Behandlung oft eine weitgehend normale Entwicklung bis in das Erwachsenenalter hinein. Diese palliativen Behandlungsmöglichkeiten verhindern infektbedingte Schäden an vitalen Organen und müssen so lange konsequent praktiziert werden, bis sie durch bessere Therapiemöglichkeiten ersetzt werden. Schließlich ermöglicht die frühzeitige Diagnose eines schweren lebensbedrohlichen Immundefekts oft die Entdeckung weiterer Überträger in der Familie und deren genetische Beratung.

35.12 Pränataldiagnostik

Grundsätzlich stehen zur Pränataldiagnostik heute funktionelle Tests sowie molekulargenetische Untersuchungen zur Verfügung. Da auf diesem Gebiet in den letzten Jahren große Fortschritte erzielt worden sind, ist diesem Thema ein eigenes Kapitel gewidmet worden (siehe Seite 387).

36 Labormethoden zur Immundefektdiagnostik

R. Seger, V. Wahn

36.1	Funktionsteste der B-Lymphozyten 377	36.4	Funktionsteste des Komplementsystems 383	
36.1.1	Messung von Immunglobulin-Konzentrationen . 377			
36.1.2	Messung von Impfantikörpern 378	36.5	Funktionsteste der neutrophilen Granulozyten 383	
36.2	Funktionsteste der T-Lymphozyten 379			
36.2.1	Messung von Lymphozyten-Subpopulationen ... 379	36.5.1	Nachweis von Oberflächenmolekülen in der Durchflußzytometrie 384	
36.2.2	Messung der Lymphozytenstimulierbarkeit 380			
36.2.3	Messung der Apoptose 382	36.5.2	Migrationsteste 384	
36.3	Funktionsteste der NK-Zellen 382	36.5.3	Mikrobizidie 384	

Eine rationelle Diagnostik von Immundefekten wird auch im Hinblick auf verbesserte Therapiemöglichkeiten immer bedeutsamer. Diese setzt eine sinnvolle Testauswahl, eine Vereinfachung und Standardisierung der Labormethoden sowie eine korrekte Befundinterpretation voraus. Anliegen dieses Beitrags ist es, ausgehend von einer langjährigen klinischen und labordiagnostischen Beschäftigung mit Immundefekten, die Prinzipien der Teste und die Schwierigkeiten bei der Resultate-Interpretation kritisch darzustellen. Es sollen dabei nur einfach durchzuführende Labortechniken besprochen werden, die heute für die Diagnose von Immundefekten essentiell sind (Coligan et al., 1997). Die klinischen Indikationen zur Labordiagnostik sind im vorangegangenen Kapitel zusammengefaßt.

Die Labortests können in zwei große Gruppen zusammengefaßt werden. **Humorale Faktoren**, wie Immunglobuline, Antikörper und Komplementkomponenten können wie andere Serumproteine präzise gemessen werden. Altersabhängige Normalwerte sind gut etabliert, internationale Reagenzienstandards stehen zur Verfügung, und die klinische Interpretation der Resultate ist meist eindeutig. Im Gegensatz dazu sind Teste **zellulärer Komponenten**, wie Lymphozyten, NK-Zellen und neutrophiler Granulozyten, schwieriger in Durchführung und Interpretation. Standardpräparate stehen nicht zur Verfügung, die Methoden variieren stark von Labor zu Labor, eine Befundinterpretation ist nur in enger Zusammenarbeit von Klinikern und Immunologen möglich.

36.1 Funktionsteste der B-Lymphozyten

Immunglobulin- und Antikörperbestimmungen werden aus Serumproben durchgeführt, die als Nativblut entnommen und ohne besondere Vorsichtsmaßnahmen transportiert werden können.

36.1.1 Messung von Immunglobulin-Konzentrationen

IgG-, -gA- und -gM-Spiegel werden heute meist in einem Nephelometer gemessen (Abb. 36/1). Die Bestimmung ist automatisiert und rasch, Resultate können bereits 1 bis 2 Stunden nach Blutentnahme vorliegen. Die kleinen, nichtpräzipitierenden Aggregate, welche sich nach Zugabe monospezifischer Anti-IgG-, -A- und -M-Antikörper bilden, lenken Laserlicht ab, dessen Vorwärtsstreuung gemessen wird. Die Aggregate können durch Zugabe von Polyethylenglykol vergrößert werden. Heute wird meist die Bildungsrate der Ag/AK-Komplexe gemessen (= kinetische Messung), welche der IgG-, -A- und -M-Konzentration proportional ist. Zur Kalibrierung werden interne Eichpräparate eingesetzt, die gegen Internationale WHO-Standards geeicht sind.

Die Patienten-IgG-, -gA- und -gM-Spiegel dürfen nur mit altersabhängigen Normalwerten verglichen werden, die inzwischen auch als Perzentilenkurven vorliegen (Abb. 36/2; Leibundgut, 1986).

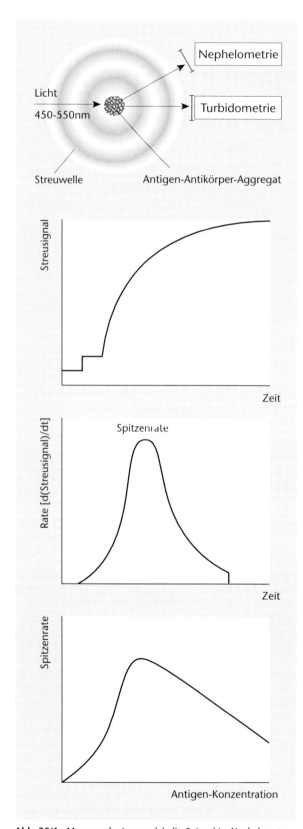

Abb. 36/1: Messung der Immunglobulin-Spiegel im Nephelometer.

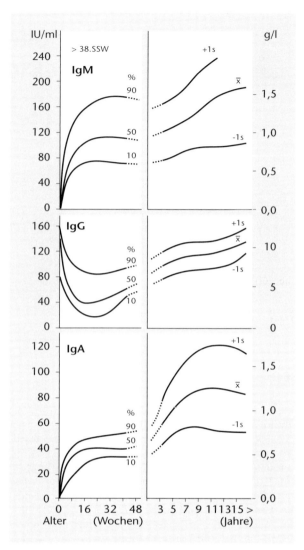

Abb. 36/2: Immunglobuline-Normalwerte.

36.1.2 Messung von Impfantikörpern

Die Messung von **IgG-Antikörpern gegen Proteine** (z. B. Tetanustoxoid) **und gegen Polysaccharide** (z. B. Pneumokokken-Kapselpolysaccharid) ist der wichtigste **Funktionstest** des B-Lymphozytensystems. Die Antigene werden hierzu an den Plastikboden einer Mikrotiterplatte absorbiert und dann mit Patientenserum inkubiert. Nichtgebundene Patientenantikörper werden weggewaschen und ein enzymmarkiertes Anti-IgG zugegeben. Es resultiert ein gefärbtes, lösliches Reaktionsprodukt, das gemessen wird (ELISA = Enzyme-linked immunosorbent assay, Abb. 36/3; Zielen et al., 1996). Sind keine Antikörper nachweisbar, kann die Messung vier Wochen nach Testimpfung (z. B. mit Tetanustoxoid für Protein-AK oder Pneumovax® für Polysaccharid-AK) wiederholt werden, um zwischen fehlender Antigenexposition und echtem Antikörpermangel zu unterscheiden.

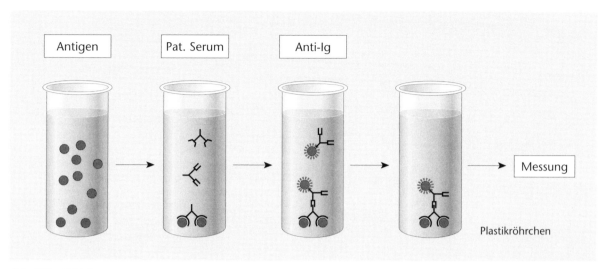

Abb. 36/3: ELISA-Test.

36.2 Funktionsteste der T-Lymphozyten

36.2.1 Messung von Lymphozyten-Subpopulationen

Die Messung von Lymphozyten-Subpopulationen ist heute dank monoklonaler Antikörper und einer automatisierten Durchflußzytometrie technisch einfach und aus Vollblut möglich. Die Antikörper erkennen CD-Antigene, die auf der Oberfläche einzelner Zellinien in gewissen Differenzierungsstadien (CD = Cluster of differentiation) exprimiert werden (Tab. 36/1; Barclay et al., 1997), ohne allerdings für diese Zellinie spezifisch sein zu müssen.

Mit einem fluoreszenzaktivierten Zellscanner (z. B. FACScan®) können an einer großen Zellzahl (mehrere 1000 Zellen/min) Zellgröße, Granula sowie Fluoreszenzintensität in mindestens 3 Wellenlängen-Bereichen ermittelt werden. Hierzu wird die Zellsuspension im „Gänsemarsch" durch einen Analysepunkt der Meßküvette geschickt, in den ein Laserlichtstrahl einfällt. Werden die Zellen vorgängig mit fluoreszierenden Antikörpern markiert, wird das Licht nicht nur gestreut, sondern auch Fluoreszenz emittiert. Je nach Emissionsspektrum der verwendeten Fluoreszenzfarbstoffe, können mindestens drei Fluorochrome getrennt gemessen werden. Durch Messung der Lichtstreuung (Vorwärtsstreulicht als Maß für die Zellgröße, Rechtwinkelstreulicht als Maß für die Granula) lassen sich verschiedene Zellpopulationen abgrenzen (Abb. 36/4 oben). Bei der weiteren Analyse konzentriert man sich durch Setzen von „Fenstern" („Gating") auf solche Zellen, die in ihren Streulichteigenschaften einer bestimmten Zellart zugeordnet sind (z. B. auf Lymphozyten).

Bei der Einfarben-Immunfluoreszenz werden Zellen verglichen, die mit einem spezifischen Antikörper markiert und solche, die mit einem nichtreaktiven Kontrollantikörper inkubiert wurden. Ungefärbte, nichtreaktive Zellen zeigen einen hohen Gipfel von Autofluoreszenz nahe der Y-Achse (bedingt durch endogene Flavinnukleotide). Antikörpermarkierte, reaktive Zellen hingegen weisen einen davon deutlich abgesetzten Gipfel spezifischer Fluoreszenz auf (Abb. 36/4 Mitte). Bei Zweifarbenfluoreszenzanalysen wird eine Vierquadrantendarstellung gewählt, bei der die Intensität des einen, z. B. grünen, Fluorochroms gegen die des anderen, z. B. roten, aufgetragen wird (Abb. 36/4 unten). Die Prozentzahlen der Zellen, die mit einem oder beiden Antikörpern reagieren, werden vom Computer ausgerechnet.

Das Resultat einer Messung von Zellpopulationen sollte möglichst in absoluten Zellzahlen/µl ausgedrückt werden (auf der Basis der separat gemessenen Gesamtleukozytenzahl). Zur Interpretation dürfen nur altersabhängige Normalwerte herangezogen wer-

Tab. 36/1: Analyse von Zellmarkern (Auswahl für Screeningteste).

CD3	reife T-Zellen
CD3/HLA-DR	aktivierte T-Zellen
CD3/CD4	Helfer-T-Zellen
CD3/CD8	zytotoxische T-Zellen
CD19 oder CD20	B-Zellen
CD3-/CD16/56 +	NK-Zellen
CD14	Monozyten
MHC Klasse I	alle Leukozyten
MHC Klasse II	Monozyten, B-Zellen, akt. T-Zellen
CD15S (Sialyl-Lewis X)	Neutrophile, Monozyten
CD 18	alle Leukozyten
CD119 (IFNγRI)	alle Leukozyten

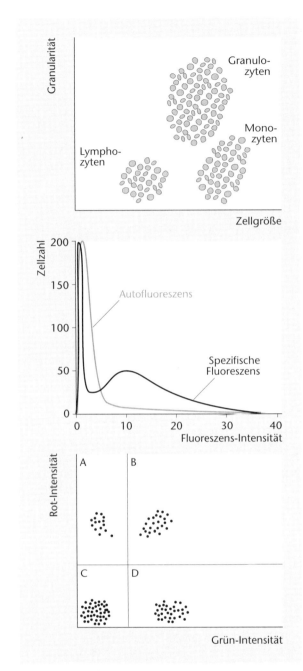

Abb. 36/4: Durchflußzytometrie.

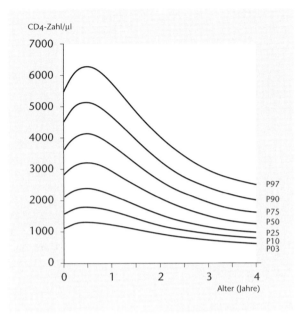

Abb. 36/5: CD4-Zellzahl.

den. So steigt z. B. die absolute CD4-Zell-Zahl zwischen Geburt und 6 Monaten an, fällt dann bis zum Alter von 24 Monaten rasch und bis zum Alter von 6 bis 7 Jahren langsam ab, ohne daß eine Pathologie vorliegt (Abb. 36/5; The European Collaborative Study, 1992).

Neben quantitativen Veränderungen oder dem Fehlen einzelner Zellpopulationen fallen bei der Phänotypanalyse in der Durchflußzytometrie auch Defekte der MHC-Klasse-I- bzw. -II-Expression, der Expression von Adhäsionsmolekülen (z. B. Sialyl-LewisX = CD15 S; CD18) oder der Expression von Zytokinrezeptoren (z. B. IFNγRI = CD119) auf. Außerdem wird die Durchflußzytometrie zunehmend für die Messung zellulärer Funktionen (z. B. von Apoptose, Zytotoxizität und H_2O_2-Produktion) eingesetzt (siehe weiter unten).

36.2.2 Messung der Lymphozytenstimulierbarkeit

Die Präsenz einer Lymphozytenpopulation sagt noch nichts über ihre Funktionsfähigkeit aus. Erst die Lymphozytenstimulierbarkeit prüft die Fähigkeit des T(und B)-Lymphozytensystems, nach Antigenerkennung zu proliferieren. Diese **Funktionsuntersuchung** ist zwar technisch aufwendig, aber bei klinischem Verdacht auf einen zellulären Immundefekt unerläßlich. Als Stimuli werden sowohl Substanzen verwendet, die ohne vorherigen Antigenkontakt große Zahlen von Lymphozyten stimulieren können (**Mitogene** wie Phytohämagglutinin (PHA) und Anti-CD3, ferner **Superantigene** wie Staphylokokken-Enterotoxin B) als auch **Antigene**, die eine vorangegangene Exposition des Wirtes voraussetzen.

Lymphozyten werden hierzu über einen Ficoll-Dichtegradienten isoliert und in Mikrotiterplatten bei 37 °C in Gegenwart von Serum und einem Stimulus kultiviert. Auf dem Höhepunkt der DNA-Synthese wird ^{3}H-Thymidin zur Markierung neu synthetisierter DNA zugegeben und die Kultur 6 Stunden später abgebrochen. Die in die DNA inkorporierte Thymidinmenge wird in einem Flüssigkeitsszintillations-Spektrophotometer gemessen und als „counts per minute (cpm)" ausgedrückt. Der Quotient von stimulierten zu unstimulierten Kulturen wird als Stimulations-

III. Störungen der Immunabwehr

36.2 Funktionsteste der T-Lymphozyten 381

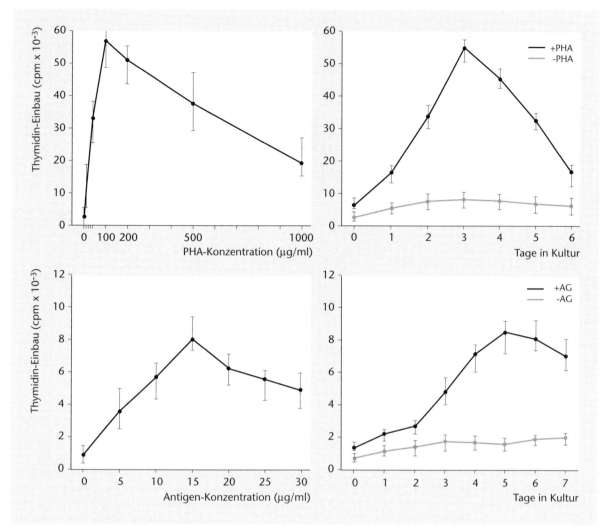

Abb. 36/6: Lymphozyten-Stimulationsteste.

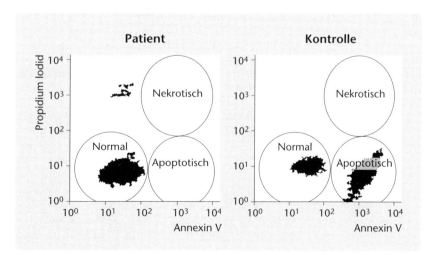

Abb. 36/7: Durchflußzytometrie apoptotischer Zellen.

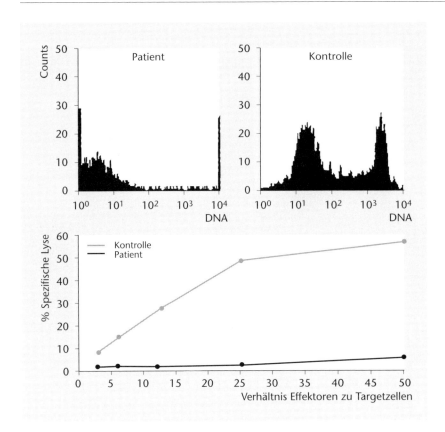

Abb. 36/8: NK-Zellzytotoxizität.

index bezeichnet. Im Überstand der stimulierten Kulturen können außerdem freigesetzte Zytokine wie IL-2, IL-4 und IFN-γ mittels ELISA gemessen werden. Aus Abbildung 36/6 geht hervor, daß Dosis-Wirkungs-Kurven (links) und Zeit-Wirkungs-Kurven (rechts) für Mitogene und Antigene unterschiedlich sind und vom Untersuchungslabor anhand eines Normalkollektivs ermittelt werden müssen. Mitogenstimulierte Kulturen erreichen die maximale DNA-Synthese nach etwa 3 Tagen, antigenstimulierte Kulturen nach etwa 5 Tagen.

Die Lymphozytenstimulation in vitro ist weniger störanfällig als eine **Hauttestung in vivo** mit den gleichen Antigenen (z. B. mit dem Multitest Mérieux®). Da zudem Antigenteste im ersten Lebensjahr wegen oft noch fehlender Exposition wenig aussagekräftig sind, sollten bei klinischem Verdacht auf einen kongenitalen Immundefekt anstelle von Hauttesten sofort In-vitro-Teste der T-Zell-Zahl- und -Funktion (Mitogenstimulierbarkeit) durchgeführt werden.

36.2.3 Messung der Apoptose

Bei einem klinischen Bild mit Lymphoproliferation und Autoimmunphänomenen muß heute eine Störung der **Fas/Fas-Ligand-vermittelten Apoptose** aktivierter T-Lymphozyten ausgeschlossen werden. Dies ist inzwischen mit einem durchflußzytometrischen Test einfach möglich.

Zunächst werden mononukleäre Zellen 3 Tage lang mit Phytohämagglutinin aktiviert und die Expression von Fas und Fas-Ligand mittels monoklonaler Antikörper gemessen. Falls die T-Lymphozyten diese Oberflächenmoleküle exprimieren, kann durch Zugabe von Anti-Fas(CD95)-Antikörpern eine Apoptose induziert werden. Bei der Apoptose wird Phosphatidylserin in die äußere Zellmembran eingebaut und kann durch fluoresceingekoppeltes Annexin V nachgewiesen werden (Abb. 36/7). Apoptotische Zellen haben ferner zu Beginn noch eine intakte Zellmembran und lassen sich deshalb mit einem rotfluoreszenten DNA-Farbstoff wie Propidiumiodid nicht anfärben, im Gegensatz zu nekrotischen Zellen.

36.3 Funktionsteste der NK-Zellen

Die Natürlichen Killer(NK)-Zellen gehören zum unspezifischen Abwehrsystem und bewirken die Lyse virusinfizierter und transformierter Zielzellen. NK-Zellen lassen sich mit Hilfe der Durchflußzytometrie als CD3-negative, CD16/CD56-positive Zellpopulation darstellen. Die Fähigkeit zur **Zytotoxizität** kann inzwischen ebenfalls durchflußzytometrisch geprüft werden. Als Effektorzellen werden aus peripherem Blut gereinigte mononukleäre Zellen eingesetzt, als Targetzellen kommerziell erhältliche Erythroleukämiezellen (K562), die mit einem grünfluoreszenten

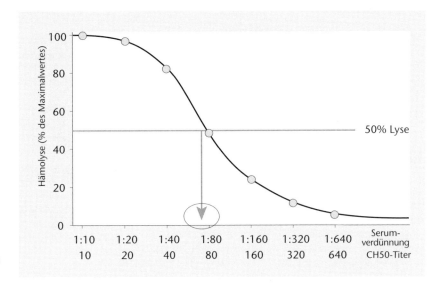

Abb. 36/9: Bestimmung der lytischen Komplementaktivität.

Membranfarbstoff (DiOC 18) markiert wurden. Nach 2stündiger Exposition bei 37 °C wird ein rotfluoreszenter DNA-Marker zugegeben, der diejenigen Zielzellen anfärbt, deren Membran durch die Aktivität der NK-Zellen geschädigt wurde (Abb. 36/8; Lötzerich und Hirt, 1997).

36.4 Funktionsteste des Komplementsystems

Bei klinischem Verdacht auf einen angeborenen Komplement(C)-Defekt können alle Komponenten des klassischen und alternativen Aktivierungswegs und der lytischen Endstrecke mit zwei Globaltesten gemessen werden (Lint, 1982). Da C-Faktoren temperaturlabil sind, muß das frische Testserum innerhalb von 2 Stunden nach Blutentnahme ins Labor gelangen oder tiefgefroren und auf CO_2-Eis transportiert werden.

Zur Bestimmung der lytischen Komplementaktivität werden Erythrozyten als Indikatorzellen verwendet; die Menge des freigesetzten Hämoglobins (CH50; AP50) oder der Hofdurchmesser der in Agarose eingebetteten und hämolysierten Erythrozyten (CH100; AP100) ist ein Maß der Gesamt-Komplementaktivität. Für die **CH50/CH100-Bestimmung** (CH = Complement hemolytic) werden Schaferythrozyten mit Antikörpern beladen, welche den klassischen Weg des C-Systems aktivieren und eine Hämolyse auslösen. Bei Verwendung von Kaninchenerythrozyten ohne Antikörperbeladung und in Gegenwart eines Ca-Chelators kann die lytische Potenz des alternativen Weges (**AP50/AP100**; AP = Alternative pathway) selektiv bestimmt werden. Platten für die „Hämolyse im Gel" sind kommerziell erhältlich. Pathologische Werte in diesem Screeningverfahren bedürfen der Bestätigung mittels üblicher Referenzmethoden (= CH50 und AP50). Das Prinzip der Standardmethoden ist in Abbildung 36/9 am Beispiel der CH50-Titration dargestellt. Bei Neugeborenen betragen die CH50- und AP50-Werte nur etwa 50 % der Erwachsenennorm.

Bei Ausbleiben einer lytischen Reaktion in den Globaltesten müssen Funktionsteste der involvierten Einzelkomponenten in einem Speziallabor durchgeführt werden.

36.5 Funktionsteste der neutrophilen Granulozyten

Wie bei allen zellulären Testen müssen Blutentnahme und Probentransport mit der Untersuchungsstelle sorgfältig vorbesprochen werden. Während einige Teste aus antikoaguliertem Vollblut möglich sind (EDTA-Blut für die Durchflußzytometrie), setzen andere Teste eine Isolation der Zellen aus Zitratblut voraus (Heparin beeinträchtigt die O_2-Radikalbildung). Die Blutentnahme sollte idealerweise am Ort des Labors erfolgen. Andernfalls muß die Probe zusammen mit Blut einer gesunden Kontrollperson bei Raumtemperatur transportiert und innerhalb weniger Stunden im Labor eintreffen (wegen der begrenzten Lebensdauer der Neutrophilen). Die Abtrennung der Neutrophilen von den mononukleären Zellen erfolgt über einen Ficoll-Gradienten und von den Erythrozyten durch schonende Hämolyse mit Ammoniumchlorid. Wie bei allen zellulären Testen, variieren die Normalwerte je nach Methodik und müssen vom Untersuchungslabor vorgängig ermittelt worden sein (Douglas und Quie, 1981; Metcalf et al., 1986). Patiententeste können nur dann als pathologisch bezeichnet werden, wenn die gleichzeitig mitgeführte Tageskontrolle Normalwerte ergibt. Bei einem angeborenen Defekt müssen patho-

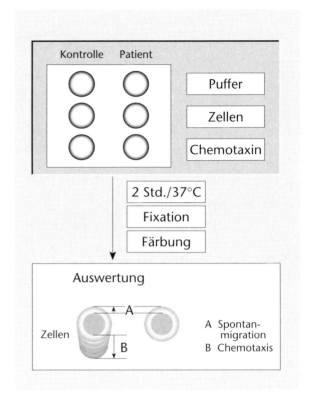

Abb. 36/10: Polarisationstest.

logische Resultate auch im infektfreien Intervall jederzeit reproduzierbar sein.

36.5.1 Nachweis von Oberflächenmolekülen in der Durchflußzytometrie

Der Nachweis von **Adhäsionsproteinen** (Sialyl-LewisX = CD15 S; CD18) sowie von **Zytokinrezeptoren** (Interferon-γ-Rezeptor Typ I = CD119) ist heute mit kommerziell erhältlichen monoklonalen Antikörpern aus wenigen ml Vollblut möglich.

36.5.2 Migrationsteste

Polarisationstest

Neutrophile, die mit einem chemotaktischen Stimulus (z. B. C5a, f-MLP) in Suspension inkubiert werden, verwandeln sich von abgerundeten zu polarisierten Zellen (Shape change). Die Ausbildung von Pseudopodien zeigt an, daß sich die Zellen in einem chemotaktischen Gradienten orientieren können. Abbildung 36/10 zeigt den Ablauf des technisch einfachen Screeningtestes für Chemotaxisstörungen (Haston und Shields, 1985).

Chemotaxis unter Agarose

Mit diesem aufwendigeren Test können **Spontanmigration und Chemotaxis** quantitativ gemessen und fast alle Motilitätsstörungen bestätigt werden. Die Neutrophilen werden in ein „Startloch" eingebracht, wandern in den kapillären Spalt zwischen Objektträger und **Agarose** aus und bewegen sich gezielt auf eine Chemotaxinquelle zu, die in ein zweites Loch eingefüllt wurde (Abb. 36/11). Die Neutrophi-

Abb. 36/11: Chemotaxis unter Agarose.

len müssen sich dabei nicht deformieren. Eine sehr seltene Störung der Membrandeformierbarkeit läßt sich deshalb nur durch Teste erfassen, die die Zellmigration durch enge Filterporen mißt. Solche Teste (**Boyden-Kammer**) sind aber noch aufwendiger und Forschungslaboren vorbehalten.

36.5.3 Mikrobizidie

H_2O_2-Produktion in der Durchflußzytometrie

Bei diesem einfachen Test zum Nachweis der H_2O_2-Produktion (Emmendörffer et al., 1990) werden die Granulozyten vor Stimulation mit dem lipophilen **Dihydrorhodamin (DHR)** vorinkubiert. DHR wird durch Esterasen gespalten und im Zytosol eingefangen. Nach Zugabe eines Stimulus (z. B. Phorbolmyristatacetat, PMA) entsteht H_2O_2 und oxidiert das modifizierte DHR im Zytosol zum fluoreszierenden Dichlorofluorescein, welches in der Durchflußzytometrie leicht meßbar ist (Abb. 36/12 rechts). Der Test erfaßt auch die beiden H_2O_2-positiven und -negativen Granulozyten-Subpopulationen heterozygoter Mütter von X-CGD-Patienten (Abb. 36/12 rechts). Er ersetzt zunehmend den traditionellen zytochemischen **Nitroblautetrazolium(NBT)-Test**, welcher nur qualitativ ist und partielle Defekte verpassen kann.

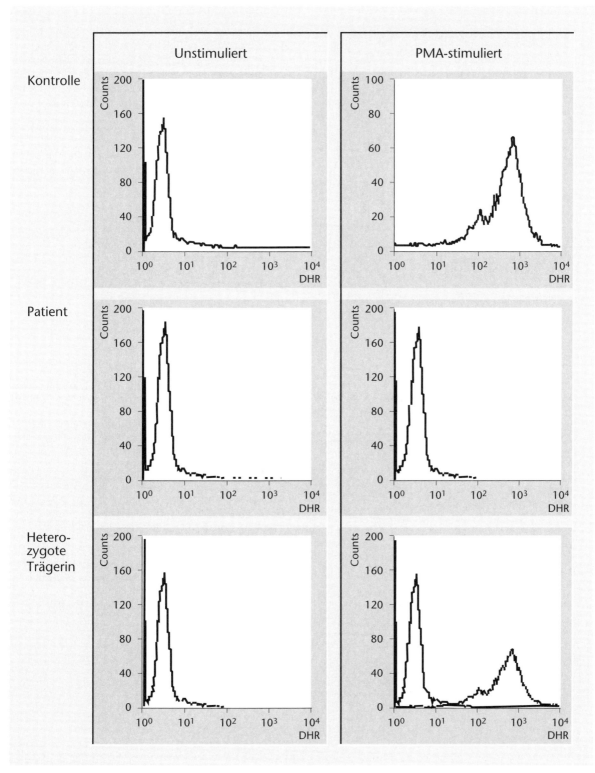

Abb. 36/12: Messung der H_2O_2-Produktion von Granulozyten im DHR-Assay.

Bakterienabtötungstest

Dieser Test ist technisch anspruchsvoll und biologisch störanfällig, so daß er Speziallaboratorien vorbehalten bleiben muß. Er kann jedoch sehr nützlich sein, um Störungen oxidativer und nichtoxidativer Abtötungsmechanismen funktionell zu erfassen. Das Testprinzip ist aus Abbildung 36/13 ersichtlich.

Literatur

Barclay A, Brown M, Law S, McKnight A, Tomlinson M, van der Merwe P (1997). The Leucocyte Antigen Facts Book (Academic Press)

Coligan J, Kruisbeek A, Margulies D, Shevach E, Strober W (1997). Current Protocols in Immunology. Vol 1–3 John Wiley (wird laufend aufdatiert)

Douglas S, Quie P (1981). Investigation of phagocytes in disease. Churchill Livingstone, Edinburgh

Emmendörffer A, Hecht M, Lohmann-Matthes ML, Roesler J (1990). A fast and easy method to determine the production of reactive oxygen intermediates by human and murine phagocytes using dihydrorhodamine 123. J Imm Methods 131: 269.

Haston W, Shields J (1985). Neutrophil leukocyte chemotaxis: a simplified assay for measuring polarising responses to chemotactic factors. J Imm Methods 81: 229.

Leibundgut K (1986). Normalwerte der Immunglobuline IgG, IgA und IgM im Kindesalter. Med Diss Zürich

Lint T (1982). Laboratory detection of complement activation and complement deficiencies. Am J Med Technol 48: 743.

Lötzerich H, Hirt W (1997). Durchflußzytometrische nicht radioaktive Methode zur Bestimmung der zytotoxischen Aktivität von natürlichen Killerzellen: Vergleich mit dem klassischen ^{51}Cr-Release-Assay. J Lab Med 21: 13.

Metcalf J, Gallin J, Nauseef W, Root R (1986). Laboratory Manual of neutrophil function. Raven Press

The European Collaborative Study (1992). Age-related standards for T lymphocyte subsets based on uninfected children born to human immunodeficiency virus -1 infected women. Pediatr Infect Dis J 11: 1018.

Zielen S, Bröker M, Struad N, Schwenen L, Schön P, Gottwahl G, Hofmann D (1996). Simple determination of polysaccharide specific antibodies by means of chemically modified ELISA plates. J Imm Methods 193: 1.

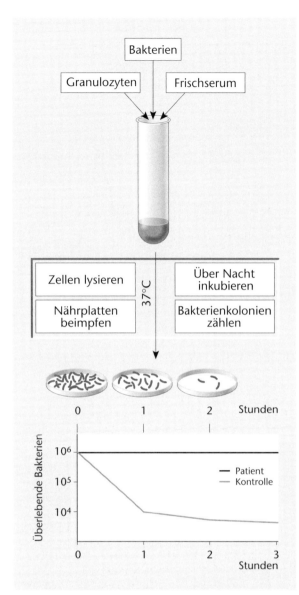

Abb. 36/13: Bakterienabtötungstest.

37 Pränatale und Genträger-Diagnose genetisch bedingter Immundefekte

M. Hergersberg

37.1	Einleitung ... 387	37.2.2	Zytogenetische Methoden ... 391
37.2	Materialgewinnung und diagnostische Techniken ... 390	37.2.3	Molekularbiologische Methoden ... 393
37.2.1	Techniken der pränatalen Zell- und Gewebeentnahme ... 390	37.3	Genetische Diagnostik erbter Krankheiten mit Immundefizienz ... 397

37.1 Einleitung

In diesem Kapitel soll ein Überblick über die Methoden der genetischen Analyse gegeben werden. Im Anschluß wird die Anwendung der genetischen Methoden bei einer Anzahl von isolierten und assoziierten angeborenen Immundefekten diskutiert. Dieser spezielle Teil ist relativ kurz gehalten. Die Durchführung einer genetischen Untersuchung ist sehr stark von den bei einem/er ProbandIn und der Familie zur Verfügung stehenden und zusätzlich erhältlichen genetischen Informationen abhängig, so daß es fast nicht möglich ist, für eine vererbte Erkrankung ein diagnostisches Procedere anzugeben, welches bei jeder Familie in gleicher Weise durchgeführt werden kann.

Der prinzipielle Ablauf einer genetischen Familienabklärung ist am Beispiel einer X-chromosomal vererbten Erkrankung in Abbildung 37/1 dargestellt. Dieses Flußdiagramm illustriert erstens die zentrale Funktion der genetischen Beratung und zweitens die Bedeutung einer genetischen Familienabklärung vor Eintreten einer Schwangerschaft, die durch den erforderlichen Aufwand für die vorbereitenden Untersuchungen (oberer Teil des Diagramms) bedingt ist. Im Extremfall kann es aus zeitlichen Gründen unmöglich sein, bei einer Familie die gewünschte pränatale Diagnose durchzuführen, insbesondere wenn die Familienabklärung erst bei relativ weit fortgeschrittener Schwangerschaft begonnen wurde. Bei monogen erblichen Krankheiten ist jedoch häufig eine postnatale und pränatale Identifikation der MutationsträgerInnen möglich, was im Rahmen einer genetischen Beratung einen wichtigen Beitrag zur Familienplanung der betroffenen Familien leisten kann.

Über 50 monogene erbliche Erkrankungen sind beschrieben worden, bei denen primär die Funktion des Immunsystems beeinträchtigt ist. Die meisten beteiligten Gene sind heute bekannt und im Prinzip einer Mutationsanalyse zugänglich (eine Auswahl ist in Tabelle 37/1 erwähnt). Dazu treten angeborene Syndrome und Gesundheitsstörungen auf, bei denen eine Funktionsstörung des Immunsystems einen wichtigen Befund darstellt. Die häufigsten Immunkrankheiten beruhen jedoch auf einem Zusammenspiel genetischer und exogener Faktoren, wobei bei diesen multifaktoriellen Erkrankungen die genetische Komponente zur Zeit nur in Ansätzen definiert ist (zum Beispiel atopische Allergie, rheumatoide Arthritis, multiple Sklerose). Diese häufigen multifaktoriellen Erkrankungen sowie viele weitere Syndrome von vererbten Immundefekten (z. B. Ig-Gen- Umlagerung, TCR-Gen- Umlagerung, Komplementdefekte) sind in diesem Kapitel nicht behandelt, sei es weil ihr Vererbungsmodus nicht ausreichend bekannt ist, sei es weil sie einer befriedigenden oder erfolgreichen Behandlung zugänglich sind.

Wenn eine Familie eine pränatale Diagnose wünscht, sollte die Familienabklärung und Mutationsidentifikation im Idealfall vor Eintreten einer Schwangerschaft abgeschlossen sein, um eine möglichst schnelle Durchführung der pränatalen Diagnose zu gewährleisten. GenträgerInnen-Diagnosen werden in der Regel nur bei volljährigen Personen durchgeführt, solange es sich nicht um eine differentialdiagnostische Untersuchung handelt. Damit soll sichergestellt werden, daß die Entscheidung zur genetischen Abklärung selbständig getroffen wurde. Für eine solche Abklärung sollte ferner das schriftliche Einverständnis der untersuchten Person vorliegen. Zu einer korrekten genetischen Beratung gehört nicht zuletzt auch die Darlegung alternativer Möglichkeiten zur Vermeidung der Geburt eines schwer (immun-)geschädigten Kindes: Verzicht auf (weitere) Kinder, Adoption, heterologe Insemination bzw. Eispende.

Vorbereitende Untersuchungen:

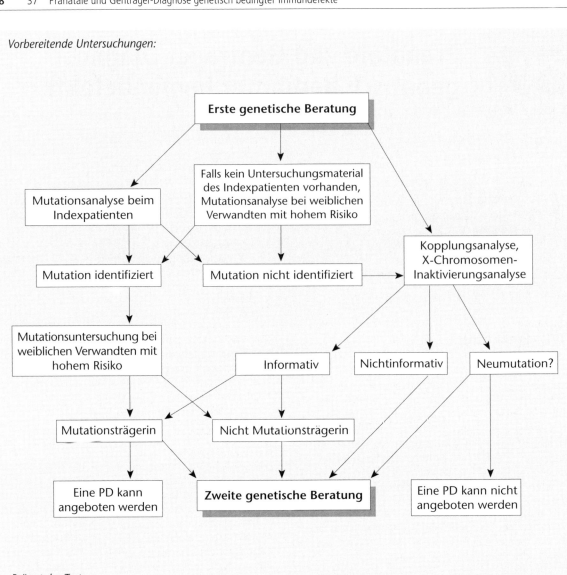

Pränataler Test:

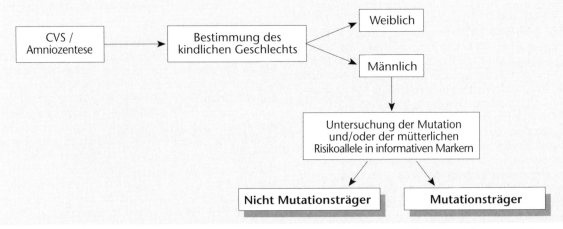

Abb. 37/1: Flußdiagramm zur genetischen Beratung. Vorbereitung und Durchführung einer pränatalen Diagnose bei einem X-chromosomal vererbten Immunleiden. Eine Familienabklärung eines autosomal rezessiv vererbten Syndroms wird beide Eltern einschließen. Die Untersuchung bei einem autosomal dominant vererbten Syndrom wird sich auf den ebenfalls erkrankten Elternteil konzentrieren. Die Genauigkeit des Untersuchungsergebnisses hängt von den Gegebenheiten ab, insbesondere kann bei einer Kopplungsanalyse prinzipiell kein absolutes Ergebnis erhalten werden. Weitere Erklärungen finden sich im Text.

37.1 Einleitung

Tab. 37/1: Genetisch bedingte Immundefekte mit bekannter Genlokalisation, für die eine pränatale und Genträgerdiagnostik durch Mutationsanalyse und/oder Kopplungsanalyse möglich ist (nicht vollständig, insbesondere fehlt die Gruppe der Antikörpermangel-Syndrome, siehe Kapitel 42, und die Komplementdefekte, siehe Kapitel 48).

Krankheit	Chromosomale Lokalisation	Genprodukt (Funktion)	Isolierung des Gens
A: schwere kombinierte Immundefekte (SCID)			
SCID mit RAG1-RAG2-Mangel	11p13	Immunoglobulin- und T-Zell-Rezeptor-Gen-Umlagerung	1996
X-SCID	Xq13	γ-Kette des IL-2 Rezeptor-Komplexes	1993
SCID mit JAK-3-Mangel	19p13.1	Proteinkinase in T-Lymphozyten	1995
SCID mit ADA-Mangel	20q12	Adenosindeaminase	1983
B: Kombinierte Immundefekte (CID)			
APECED (Juvenile familiäre Endokrinopathie)	21q22.3	Transkriptionsfaktor?	1997
Ataxia teleangiectasia	11q23	DNA-Reparatur	1995
Bloom-Syndrom	15q26.1	DNA-Reparatur	1995
CD3γ-Mangel	11q23	Komponente des T-Zell-Rezeptor-Komplexes	1992
CD3ε-Mangel	11q23	Komponente des T-Zell-Rezeptor-Komplexes	1993
DiGeorge-Syndrom	22q11	unbekannt	mehrere Kandidatengene isoliert
	10p	unbekannt	–
Griscelli-Syndrom	15q21	Myosin-Va	1997
HLA-Klasse II- Mangel			
Komplementationsgruppe A	16p13.1–2	Transkriptionsfaktor CIITA	1993
Komplementationsgruppe B	?	Transkriptionsfaktor ?	–
Komplementationsgruppe C	1q21	Transkriptionsfaktor RFX5	1995
Komplementationsgruppe D	13q	Transkriptionsfaktor RFXAP	1997
Lymphoproliferatives Syndrom	Xq25	unbekannt	–
Nijmegen-Syndrom	8q21	DNA-Reparatur	1998
PNP-Mangel	14q11	Nucleosid-Phosphorylase	1984
Wiskott-Aldrich-Syndrom	Xp11	Wiskott-Aldrich-Syndrom Protein = WASP	1994
ZAP-70-Mangel	2q12	Proteinkinase in T-Lymphozyten	1994
C: Antikörpermangel			
X-chromosomale Agammaglobulinämie	Xq21	Bruton Tyrosinkinase (= btk)	1993
Hyper-IgM Syndrom	Xq26–27	Ligand des CD40 Rezeptors	1993
Agammaglobulinämie	14q32.3	Immunoglobulin M Gen	1996
D: Komplementdefekte			
Properdin-Defizienz	Xp13	Properdin (Komplement-Faktor)	1984
E: Phagozytendefekte			
Leukozyten Adhäsionsdefekt 1 (LAD)	21q22.3	Leukozyten-Adhäsionsprotein β-2 Integrin	1988
Chediak-Higashi-Syndrom	1q4.3	Komponente des vesikulären Transportkomplexes	1996
X-chromosomale CGD	Xp21	Cytochrom b-Untereinheit der Phagozyten-Oxidase (= gp91 phox)	1986
CGD	16q24	Cytochrom a-Untereinheit der Phagozyten-Oxidase (= p22 phox)	1990
	7q11.23	Zytosolischer Faktor 1 der Phagozyten-Oxidase (= p47 phox)	1989
	1q25	Zytosolischer Faktor 2 der Phagozyten-Oxidase (= p67 phox)	1989

37.2 Materialgewinnung und diagnostische Techniken

Das Erbmaterial kann zytogenetisch auf der Ebene der Chromosomen und molekularbiologisch auf der Ebene der DNA untersucht werden. Für die postnatale genetische Diagnostik werden kernhaltige Zellen des Blutes verwendet, wobei für eine zytogenetische Chromosomenuntersuchung Heparinblut, für die molekularbiologische Untersuchung jedoch EDTA-Blut benötigt wird, ein relativ trivial erscheinender Hinweis, der jedoch Zeitverluste vermeiden hilft: aus Heparinblut gereinigte DNA enthält oft noch Heparin, welches viele in der Molekularbiologie verwendete Enzyme inaktiviert. In EDTA-Blut sterben die Lymphozyten ab, die sich allein in der Kultur zu Wachstum und Zellteilung anregen lassen, so daß keine zytogenetische Analyse durchgeführt werden kann.

37.2.1 Techniken der pränatalen Zell- und Gewebeentnahme

Für die pränatale genetische Untersuchung kommen vor allem durch Chorionzotten-Biopsie, Amniozentese (Fruchtwasserpunktion) oder Chordozentese (Nabelschnurpunktion) gewonnene fetale Zellen in Frage. Die Entnahme fetalen Zell- und Gewebematerials für zytogenetische, biochemische oder molekularbiologische Untersuchungen ist ein invasiver frauenärztlicher Eingriff, der stets einer sorgfältigen Indikation bedarf und mit dem Paar vorher in allen Aspekten, einschließlich Punktionsrisiko und Fehlerquellen, besprochen werden muß. Maßgeblich für den zu wählenden Zeitpunkt und die im individuellen Fall zur Anwendung kommende Technik sind die folgenden Gesichtspunkte: Der Eingriff sollte für die bestehende Schwangerschaft mit einem möglichst geringen Risiko verbunden sein; er sollte so früh wie verantwortbar vorgenommen werden, um im Hinblick auf einen möglichen Schwangerschaftsabbruch ein möglichst frühzeitiges Untersuchungsergebnis zu erhalten; die gewählte Technik sollte für die Art der nötigen Laboruntersuchungen die optimale sein. Mit einem Teil der fetalen Zellen wird in der Regel eine Chromosomenuntersuchung durchgeführt. Diese ist bei geschlechtsgebundenen Erbleiden obligat, da bei einem weiblichen Feten keine Notwendigkeit für eine weitergehende vorgeburtliche Analyse besteht, weil Frauen bei einer X-chromosomal vererbten Erkrankung Überträgerinnen einer Mutation sind, aber fast nie selbst erkranken. Eine pränatale Diagnose würde in diesem Fall einer Genträgerinnen-Identifikation entsprechen, die erst bei Volljährigen mit deren Einverständnis durchgeführt werden sollte, wie oben erwähnt. Auch bei autosomal vererbten Krankheiten ist eine zytogenetische Abklärung nach Absprache mit den Eltern empfehlenswert, damit nicht ein Immun-

defekt ausgeschlossen, aber später zum Beispiel ein Kind mit Down-Syndrom geboren wird.

Chorionzottenbiopsie

Bei dieser auch im deutschen Sprachraum mit CVS (Chorionic villus sampling) abgekürzten Technik werden Zotten des embryonalen Chorion entnommen, das bis etwa zur zehnten Schwangerschaftswoche (SSW; vom Zeitpunkt des Beginns der letzten Menstruationsblutung gerechnet) die Frucht umgibt, zu einem späteren Zeitpunkt wird Gewebe der Plazenta punktiert. Die CVS ist die Methode der Wahl für molekulargenetische Untersuchungen, da aus Chorionzotten schnell eine für molekulargenetische Untersuchungen ausreichende DNA-Menge gewonnen werden kann. Die Entnahme erfolgt bis zur 12. SSW entweder durch die Vagina oder transabdominal, nach der 12. SSW ausschließlich transabdominal. Vor der Einführung der Polymerasekettenreaktion (s. u.) wurde für die molekulargenetische Untersuchung im allgemeinen wesentlich mehr Zottenmaterial benötigt als für Chromosomenuntersuchungen. Die weiter unten diskutierte hohe Sensitivität ersterer Methode macht es jedoch erforderlich, daß die Reinheit der aus den Zotten gewonnenen DNA in mehreren Kontrollen nachgewiesen wird. Insbesondere Kontamination durch mütterliches Gewebe muß sicher ausgeschlossen werden. Daher ist meist immer noch eine Menge von 20 bis 50 mg Zottenmaterial zur Durchführung einer molekularbiologischen pränatalen Diagnose erforderlich. Daher sollte, wegen des höheren Punktionsrisikos bei Entnahme einer relativ großen Menge an Zotten, die Biopsie frühestens um die 10., besser 11.–12. SSW vorgenommen werden. Das Punktionsrisiko beinhaltet weitgehend einen Schwangerschaftsabbruch. Für geübte Gynäkologen geht man von einem Risiko von etwa 2 Prozent aus. Die Zotten werden sorgfältig von eventuell anhaftendem mütterlichem Gewebe sowie Blut gereinigt, und ein Teil des Punktionsmaterials wird für die zytogenetische Untersuchung reserviert. Aus dem größeren Teil wird DNA für die molekulargenetische Analyse extrahiert, wobei die DNA-Reinigung meist in mehreren getrennten Präparationen durchgeführt wird, um die Gefahr einer Kontamination durch mütterliches Gewebe weiter zu reduzieren. Ein weiteres Problem, daß sich bei der zytogenetischen Analyse von CVS-Material stellt, sind chromosomale Aberrationen, die nur in einem Teil der Chorionzellen gefunden werden, in denen sie in sehr frühen Stadien der Embryonalentwicklung entstanden sind (sogenannte Mosaike). Das bedeutet, daß das Ergebnis der zytogenetischen Untersuchung von Chorionzellen nicht in allen Fällen auf das fetale Gewebe übertragbar ist.

Amniozentese

Die Entnahme fetaler Zellen aus dem Fruchtwasser wurde mehr als ein Jahrzehnt vor der Chorionbiopsie etabliert und daher auch zuerst für die pränatale Diagnostik genutzt. Für die molekularbiologische Diagnostik ist sie im allgemeinen wegen des hohen Zeitbedarfs wenig geeignet, obwohl sie mit einem geringeren Abortrisiko von durchschnittlich etwa 0,5 % verbunden ist. Die Punktion erfolgt nicht vor der 15. SSW. Für den Karyotyp muß mit einer Kulturdauer von 2 Wochen gerechnet werden, mindestens die gleiche Zeitspanne muß zur Gewinnung von genügend Material für die DNA-Extraktion veranschlagt werden. Das Resultat wird daher zu einem unbefriedigend späten Zeitpunkt der Schwangerschaft erhalten, ein Abbruch der Schwangerschaft in diesem Stadium ist vor allem für die Mutter oft sehr belastend. Somit kommt eine Amniozentese für die molekulargenetische pränatale Diagnostik nur in Ausnahmefällen in Betracht. Für zytogenetische Analysen, die nach wie vor den überwiegenden Anteil der durchgeführten pränatalen Diagnosen darstellen, werden jedoch häufiger Amniozentesen durchgeführt als Chorionzottenbiopsien. Zum einen ist die Amniozentese vielen GynäkologInnen vertrauter und wird wegen des geringeren Punktionsrisikos bevorzugt. Zum anderen werden bei der Analyse fetaler Amnionzellen erheblich weniger Mosaiken gefunden als bei der Chorionzottenbiopsie, da sich isolierte Chromosomenaberrationen, wie erwähnt, gerade in Chorionzellen häufig finden.

Fetale Blutentnahme

Diese wird durch retrograde Punktion der Nabelschnur (Chordozentese) unter Ultraschallkontrolle durchgeführt. Mit dem so gewonnenen kindlichen Blut können pränatal Funktionstests durchgeführt werden, wie zum Beispiel der Nitroblautetrazolium (NBT)-Test (siehe Kapitel 35). Da die Diagnose auch hier erst zu einem relativ späten Zeitpunkt gestellt werden kann, wird sie zur Diagnostik von hämatologischen und immunologischen Erbleiden nur noch selten herangezogen. Sie ist die Methode der Wahl zur Überprüfung fraglicher oder unklarer zytogenetischer Resultate aus Chorionzotten- oder Fruchtwasserzellen oder zur raschen Diagnostik von fetalen Chromosomenaberrationen zu einem relativ späten Zeitpunkt der Schwangerschaft. Die Chordozentese gelingt ab der 18. SSW; optimaler Zeitpunkt ist die 20. Woche, bei angeborenen Phagozytendefekten die 22. Woche (wegen der physiologischen Neutropenie). In seltenen Fällen werden fetale Gewebsentnahmen durchgeführt, jedoch zur Zeit nicht für die pränatale Diagnostik von Immundefekten.

Methoden in der Entwicklung: Fetale Zellen aus mütterlichem Blut und Präimplantationsdiagnostik

Schon viele Jahre ist bekannt, daß **fetale Zellen im mütterlichen Blut** vorkommen, und zwar sowohl Synzytiotrophoblasten aus den Chorionzotten, weiße Blutkörperchen wie auch Erythroblasten. Da mit kernhaltigen Zellen Informationen über die fetalen Gene und Chromosomen gewonnen werden können, eröffnet sich durch Reinigung und Charakterisierung der fetalen Zellen aus dem mütterlichen Blut die Möglichkeit, das Erbmaterial eines ungeborenen Kindes zu untersuchen, ohne es durch einen invasiven Eingriff zu gefährden. Bei einem Verhältnis von einer fetalen Zelle auf eine bis hundert Millionen mütterlicher Zellen wurde bisher nur eine Anreicherung und nie eine ausschließliche Reinigung fetaler Zellen erzielt. Ende 1996 wurde eine Reinigung von fetalen Erythroblasten erstmals beschrieben (Cheung et al., 1996). Aus 16 ml mütterlichen Blutes wurden so zwischen 7 und 22 einzelne fetale Erythroblasten gereinigt (aus etwa 60 bis 80 Millionen mütterlicher kernhaltiger Zellen). Mit diesen Zellen konnten durch PCR-Technologien verschiedene Genmutationen (Sichelzellenanämie und β-Thalassämie) bestimmt werden. Eine PCR-Analyse mit der DNA aus wenigen Zellen beginnt mit einigen Billionstel Gramm an DNA, und die Anforderungen an die experimentelle Qualität steigern sich dadurch weiter. Ob diese neue Methode im diagnostischen Alltag anwendbar ist, muß noch bewiesen werden.

Unter **Präimplantationsdiagnostik (PID)** wird die Bestimmung von Mutationen an Zellen verstanden, die dem Embryo vor der Implantation in die Gebärmutter entnommen werden. Dies ist nur nach einer In-vitro-Befruchtung möglich, und auch dann nur solange, wie die verbleibenden embryonalen Zellen sich ohne Störung weiterentwickeln können. Das ist bis zur dritten embryonalen Zellteilung der Fall. Da für die Analyse nur 1 bis 2 embryonale Zellen entnommen werden können, liegt das technische Hauptproblem hier, wie bei der PD mit fetalen Zellen aus dem mütterlichen Blut, in der Vermeidung von Verunreinigungen während der molekularbiologischen Analyse mittels PCR. Nach Angaben der Gruppe von Alan Handyside, die diese Technologie in London entwickelte, sind nach bisher weltweit 328 Embryotransfers, denen eine PID vorausging, 40 gesunde Kinder geboren worden. Dabei wurde die PID sowohl für die Diagnose von Aneuploidien mittels FISH (Fluoreszenz-In-Situ-Hybridisierung) eingesetzt als auch für die Mutationsbestimmung bei monogenen Erbkrankheiten wie zystische Fibrose und β-Thalassämie. Ebenso wie bei der Diagnostik mit fetalen Zellen aus mütterlichem Blut muß die Anwendbarkeit dieser neuen Methode im diagnostischen Alltag noch bewiesen werden (Handyside und Delhandy, 1997).

37.2.2 Zytogenetische Methoden

Außer molekulargenetischen Methoden werden sowohl bei der pränatalen wie auch der postnatalen genetischen Diagnostik angeborener Immundefekte zytogenetische Methoden verwendet. Für die Analyse von Metaphase-Chromosomen wird die schon klassische Bänderungstechnik verwendet, die vor allem der

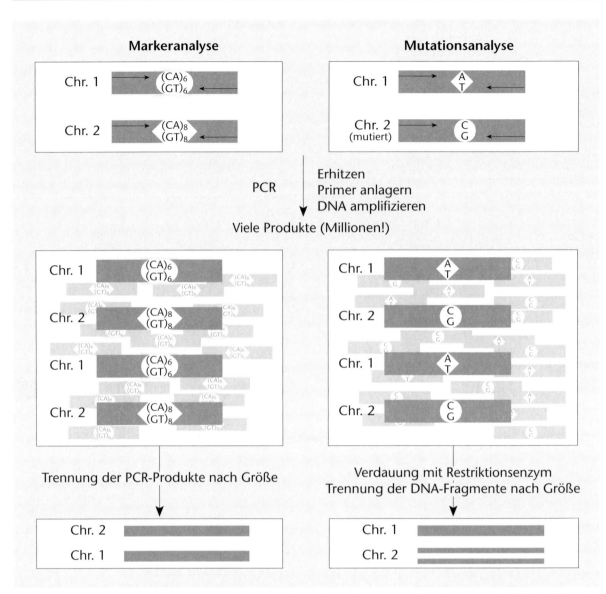

Abb. 37/2: Anwendung der Polymerase-Ketten-Reaktion (PCR) in der Analyse polymorpher Dinukleotid-Repeat-Marker (linker Teil des Schemas) und in der Mutationsanalyse (rechter Teil des Schemas). Die DNA ist in einer vereinfachten doppelsträngigen Schreibweise dargestellt, wobei die Basenpaare nur angedeutet sind, um die polymorphen CA-Repeats (links) beziehungsweise eine Mutation im unteren Allel (rechts; C-G statt A-T) zu illustrieren. Durch die Mutation entsteht eine Schnittstelle für ein Restriktionsenzym im PCR-Produkt. Die PCR-Produkte, die letzten Endes gelektrophoretisch nachgewiesen werden, sind angedeutet durch die Balken, deren jeder mehrere Millionen Kopien des Amplifikationsproduktes enthält. Weitere Erklärungen finden sich im Text.

Karyotypisierung bei einer pränatalen Diagnose sowie der postnatalen Erkennung von Chromosomenaberrationen dient (Translokationen, Deletionen, Duplikationen, Inversionen, usw.). Für die Identifikation sehr viel kleinerer Chromosomenaberrationen werden zunehmend Techniken der Fluoreszenz-in-situ-Hybridisierung (FISH) eingesetzt. Diese basiert auf der Anlagerung (der sogenannten Hybridisierung) von fluoreszierend markierten DNA-Sequenzen an komplementäre Sequenzen in den untersuchten Chromosomen (das Prinzip der Hybridisierung von Nukleinsäuren ist weiter unten erläutert). Verluste oder Umlagerungen von Chromosomenfragmenten bis herunter zu einer Größe von 2000 Basenpaaren können durch eine FISH-Analyse erkannt werden. Zusätzlich bieten FISH-Analysen unter anderem die Möglichkeit, die Chromosomen in nichtmitotischen Zellen zu untersuchen, da die fluoreszierenden Proben ebenso mit der DNA des Interphase-Chromatins hybridisieren können. Dadurch kann die Durchführung der PD sehr beschleunigt werden. Eine wesentliche Rolle spielen FISH-Methoden zum Beispiel bei der Diagnostik des DiGeorge-Syndroms (s. u.).

37.2.3 Molekularbiologische Methoden

Die grundlegende molekularbiologische Methode in der Diagnostik sowie auch für große Bereiche der humangenetischen Forschung ist die **Polymerasekettenreaktion** (Polymerase chain reaction; PCR). Auch sie beruht, wie so viele andere molekularbiologische Prozesse und Techniken, auf der Anlagerung (Hybridisierung) komplementärer Nukleinsäure-Sequenzen, die ja auch die Grundlage der DNA-Doppelhelix, der Übersetzung von DNA in RNA sowie der Proteinbiosynthese bildet (Abb. 37/2). Eine Region des Genoms wird durch zwei kurze, sequenzspezifische Oligonukleotide (sogenannte Primer) erkannt, die an einander gegenüberliegenden Sequenzen durch Basenerkennung hybridisieren können, wenn die DNA vorher durch Erhitzen (in der Regel auf 94 bis 96 °C) in Einzelstränge getrennt wurde (Denaturierung). Durch Absenken der Temperatur auf Werte zwischen 45 und 75 °C erhalten die Primer Gelegenheit, an die komplementären DNA-Sequenzen zu assoziieren. Eine hitzestabile DNA-Polymerase kann bei Anwesenheit von ausreichend einzelnen Basen die Oligonukleotid-Primer entsprechend der mit ihnen assoziierten DNA verlängern und die durch die Primer definierten Sequenzen verdoppeln. Die entstehende DNA wird nach Strangtrennung durch Hitze wieder an die Primer hybridisieren, und diese werden wieder verlängert. Dadurch kommt es mit zunehmender Zahl der Denaturierungszyklen zu einer exponentiellen Vervielfachung des durch die Oligonukleotide definierten Sequenzabschnittes. Mit einigen Nanogramm genomischer DNA, was dem DNA-Gehalt von mehreren tausend Zellen entspricht, lassen sich in wenigen Stunden mehrere Mikrogramm jedes bekannten und gewünschten Genes oder Genabschnittes gewinnen. Allerdings gibt es Einschränkungen beim Abstand der Primer voneinander, sie sollten nicht mehr als 2000 Basenpaare, bei einigen Spezialanwendungen 10 000 Basenpaare auseinander liegen. PCR ist seit mehreren Jahren die vorherrschende Technik für die Analyse von Genen und Genmutationen, jedoch haben auch ältere Methoden, wie der Southern-Blot, bei einigen Spezialanwendungen noch eine wichtige Funktion.

Eine weitere Gruppe grundlegender molekularbiologischer Techniken sind die unterschiedlichen **Gelelektrophorese-Methoden**, die die Auftrennung von DNA-Fragmenten entsprechend ihrer Größe ermöglichen. Alle Gelelektrophorese-Techniken beruhen darauf, daß die negativ geladenen DNA-Fragmente (z. B. PCR-Produkte oder DNA-Fragmente, die durch Spaltung von DNA durch spezifische DNA-schneidende Enzyme, sogenannte **Restriktionsenzyme,** entstehen) in einem elektrischen Feld zur Anode treiben. In einer Umgebung, die diesem Transportprozeß einen Widerstand entgegensetzt (meist lange, dünne Polymere unterschiedlicher chemischer Natur in einer Pufferlösung, sogenannte Gele), werden lange DNA-Fragmente langsamer transportiert als kurze, woraus eine Sortierung der DNA-Stücke nach der Größe resultiert (Abb. 37/2, 37/3). Die getrennten DNA-Fragmente können entweder direkt angefärbt werden, oder indirekt durch Hybridisierung mit einer spezifischen DNA-Sequenz nach Übertragung auf eine Membran (**Southern-Blot**). Elektrophoretische Trennmethoden sind jedoch auch die Grundlage der DNA-Sequenzbestimmung und der Analyse polymorpher Marker.

Direkte Mutationsuntersuchung

Mutationen des Erbmaterials unterscheiden sich vor allem in der Größe des DNA-Abschnittes, den sie umfassen. Zur Aufdeckung unterschiedlicher Formen von Mutationen müssen verschiedene Techniken der Mutationsidentifikation eingesetzt werden. In den letzten Jahren sind zahlreiche Spezialmethoden der Mutationsdetektion beschrieben worden, die nicht im einzelnen erläutert werden sollen. Während für große Chromosomenumlagerungen zytogenetische Methoden verwendet werden, werden kleine Mutationen, die ein oder wenige Basenpaare betreffen, mit molekularbiologischen Methoden identifiziert und untersucht. Mutationen, die nur ein einziges Basenpaar verändern, werden Punktmutationen genannt. Eine Punktmutation kann aus der Deletion oder Insertion einer Base bestehen, was eine Veränderung des Dreierkodes in einem Gen zur Folge hat und meist nach einer Anzahl von kodierenden Tripletts zu einer Unterbrechung der Proteinbiosynthese führt, da aus dem geänderten Lese-Raster ein Stopkodon resultiert (ein Stopkodon ist ein Basentriplett, daß den Abbruch der Proteinbiosynthese bewirkt). Eine Punktmutation kann aber auch aus einem Austausch von Basen bestehen, und die biologische Wirkung einer Austauschmutation kann sehr unterschiedlich sein. Im Extremfall kann der Austausch neutral sein und nicht zu einer Veränderung des Genproduktes führen. Eine neutrale Mutation wird **Polymorphismus** genannt und kann mit einer pathogenen Mutation im gleichen oder in einem benachbarten Gen zusammen vererbt werden und als polymorpher Marker sehr nützlich sein (siehe folgender Abschnitt). Eine pathogene Basenaustauschmutation beeinflußt die Expression des Genprodukts entweder durch Einfügen einer falschen Aminosäure, durch Veränderung eines kodierenden Tripletts in ein Stopkodon, oder durch Veränderung der Genregulation, vor allem durch Störungen bei der Entfernung nichtkodierender Sequenzen aus der Boten-RNA.

Deletionen und Insertionen müssen nicht auf ein einziges Basenpaar beschränkt sein, sondern können auch mehrere Basenpaare, größere Bereiche eines Gens, oder ein oder mehrere Gene umfassen. Seltener sind größere Insertionen. Manchmal sind spezielle Mutationen (Deletionen oder Duplikationen größerer DNA-Sequenzen) charakteristisch für eine bestimmte chromosomale Region. Solche „regionenspezifischen Mutationen", wie sie zum Beispiel bei bestimmten Formen der Charcot-Marie-Tooth-Erkrankung oder

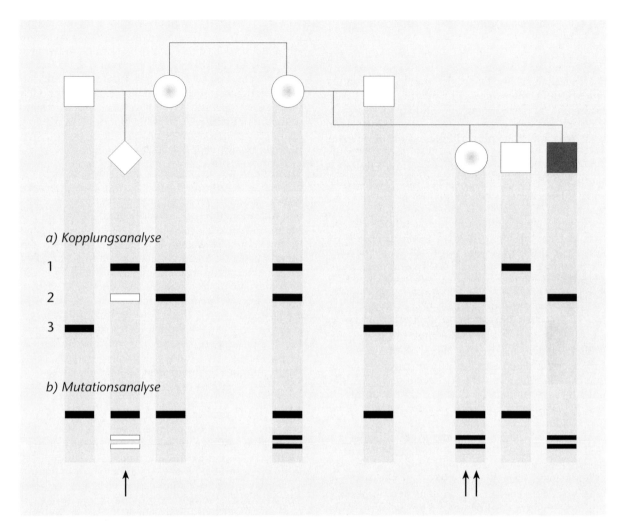

Abb. 37/3: Illustration zur Durchführung einer indirekten Kopplungsanalyse (a) und einer direkten Mutationsanalyse (b) eines X-chromosomalen Erleidens. Dabei ist auf der linken Seite des Stammbaums schematisch die Durchführung einer pränatalem Diagnose dargestellt (Pfeil), wobei sowohl eine Kopplungsanalyse mit einem Mikrosatelliten (a) wie auch eine Mutationsanalyse durch Restriktionsverdau eines PCR-Fragmentes (b) durchgeführt wurde. Alle dargestellten Resultate zeigen, daß der Fet nicht das Allel geerbt hat, welches beim Indexpatienten gefunden wird. Ebenfalls illustriert wird das Problem einer Kontamination fetalen Gewebes mit mütterlichen Zellen. Auf der rechten Seite des Stammbaums wird eine Überträgerinnendiagnose dargestellt (Doppelpfeil). Hier wird gefunden, daß die Probandin Trägerin der Mutation ist. Die drei verschiedenen Allele des polymorphen Mikrosatelliten sind mit 1 bis 3 bezeichnet. Die PCR-Produkte sind wie in Abbildung 37/2 angedeutet durch die Balken, wobei die offenen Balken eine weniger große DNA-Menge illustrieren, die durch Amplifikation des zweiten Allels aus der mütterlichen DNA entsteht. Weitere Erklärungen finden sich im Text.

der spinalen Muskelatrophie bekannt sind, sind bei erblichen Immunerkrankungen bisher nicht bekannt. Eine bestimmte Punktmutation kann in einem Gen ebenfalls so häufig sein, daß die Diagnose sich auf die Untersuchung dieser Mutation beschränken kann. Auch dies ist bei Genen, die in Immunerkrankungen mutiert sind, bisher nicht beschrieben worden.

Von praktischer Bedeutung ist es, ob eine Genmutation in der DNA eines anderen Familienmitgliedes bereits identifiziert wurde. Dann kann sich die TrägerInnen-Diagnostik natürlich auf Ausschluß beziehungsweise Verifizierung dieser Mutation beschränken, während bei einer Familie mit einer bisher nicht identifizierten Mutation das gesamte Gen nach der Mutation abgesucht werden muß. Bei autosomal rezessiven Erkrankungen müssen dabei sogar zwei Mutationen gefunden werden. Die meisten Mutations-Detektions-Methoden nutzen PCR-amplifizierte DNA-Sequenzen, in denen Abweichungen zur Wildtyp-Sequenz nachgewiesen werden. Der endgültige Beweis für das Vorliegen einer Punktmutation oder einer nur wenige Basenpaare umfassenden Genmutation wird durch eine Bestimmung der veränderten DNA-Sequenz erbracht. Für die Bestimmung der DNA-Sequenz sind unter anderem wieder gelelektrophoretische Methoden wichtig die die Auftrennung von DNA-Fragmenten mit einem Längenunterschied von einem Basenpaar ermöglichen. Häufig wird durch eine Mutation die charakteristische Erkennungssequenz eines Restriktionsenzyms entweder zerstört oder neu geschaffen. Nach der PCR-Amplifikation der zu untersuchenden Sequenz kann mit einem Verdau des PCR-Produktes mit dem entsprechenden Restriktionsenzym und anschließender Gelelektrophorese das Vorliegen oder Nichtvorliegen der Mutation gezeigt werden (Abb. 37/2). Nur zum Nachweis großer Deletionen wird zusätzlich noch manchmal die Southern-Blot-Methode eingesetzt.

Nach wie vor ist die Bestimmung einer unbekannten Punktmutation sehr arbeitsaufwendig, wobei die zur Analyse erforderliche Zeit proportional zur Größe des zu untersuchenden Gens ist (je größer das Gen, umso mehr PCR- und Sequenzreaktionen müssen zu seiner Untersuchung durchgeführt werden). Dadurch erklärt sich, warum trotz der ständig zunehmenden Zahl bekannter und im Prinzip analysierbarer Krankheitsgene zur Zeit nicht bei jeder von einer Erbkrankheit betroffenen Familie die ursächliche Mutation identifiziert werden kann, und die im folgenden Abschnitt erläuterte Kopplungsanalyse nach wie vor die zweite tragende Säule einer genetischen Familienabklärung darstellt.

Indirekte DNA-Diagnostik mit gekoppelten Markern (Kopplungsuntersuchung)

Bei der indirekten DNA-Diagnostik wird der die Krankheit verursachende Gendefekt lediglich indirekt, anhand von eng gekoppelten polymorphen Markern nachgewiesen. Ein **genetischer Marker** ist eine eindeutig definierbare Stelle des Genoms, zum Beispiel ein Gen, ein Polymorphismus, oder eine bekannte DNA-Sequenz, wobei diese Begriffe sich überlappen, da auch ein Gen oder ein Polymorphismus durch eine Sequenz dargestellt werden kann. **Polymorphe Marker** oder DNA-Polymorphismen sind Variationen in der DNA-Sequenz, die meist, aber nicht immer, ohne Einfluß auf den Phänotyp sind. Die verschiedenen möglichen Zustände eines genetischen Markers werden Allele genannt und können unterschiedliche Sequenzen eines Polymorphismus oder verschiedene Mutationen eines Krankheitsgens sein. Ein Marker kann in zwei Allelen oder in vielen Allelen vertreten sein (biallelisch bzw. multiallelisch), und die Allele können sich voneinander durch eine einzige Base oder durch komplexere Veränderungen unterscheiden. Die zur Zeit am häufigsten zur indirekten DNA-Diagnostik eingesetzte Gruppe von Polymorphismen sind die sogenannten **Mikrosatelliten**, kurze DNA-Sequenzen mit Wiederholungen desselben DNA-Sequenzmotivs, wobei die wiederholten DNA-Sequenzen Dinukleotide (z. B. Cytosin-Adenosin, CA), Trinukleotide (z. B. CAG), oder Tetranukleotide sein können (es gibt zahlreiche Variationen). Umgeben sind diese repetitiven DNA-Sequenzen von singulären DNA-Sequenzen, die die Entwicklung spezifischer PCR-Primer erlauben. Verschiedene Allele dieser Marker entstehen durch unterschiedlich viele Wiederholungen des einfachen Sequenzmotivs, z. B. 6 CA-Dinukleotide auf einem Chrosomom und 8 CA-Dinukleotide auf dem anderen Chromosom, also ein Größenunterschied von vier Basenpaaren. Mikrosatelliten werden durch PCR analysiert, wobei unterschiedliche Sequenzwiederholungen zu unterschiedlich großen PCR-Produkten führen, die durch Gelelektrophorese aufgetrennt werden können (Abb. 37/2). Von Bedeutung ist ferner die Zahl verschiedener Allele eines Markers und die Häufigkeitsverteilung (die Frequenz) der verschiedenen Allele in der Bevölkerung. Je gleichmäßiger die Frequenz verschiedener Allele ist, um so größer ist die Chance, das in einer Person ein Marker mit zwei verschiedenen Allelen vorkommt, daß er **informativ** ist, was bedeutet, daß die beiden Chromosomen unterschieden und ihre Vererbung in den Kindern der Person verfolgt werden kann (Abb. 37/3).

Im allgemeinen werden zwei Marker, die auf unterschiedlichen Chromosomen liegen, unabhängig voneinander vererbt, d. h. sie werden unabhängig voneinander auf die Tochterzellen verteilt. Zwischen Markern auf demselben Chromosom, die nicht zu weit auseinander liegen, besteht dagegen eine genetische Kopplung: sie werden auf einem gemeinsamen Chromosomenstück an die Tochterzellen weitergegeben. Je kürzer der Abstand, desto stärker die Kopplung bzw. die Wahrscheinlichkeit für gemeinsame Vererbung der Allele nebeneinanderliegender Marker. Umgekehrt erhöht sich mit größerem Abstand die Wahrscheinlichkeit, daß die beiden Marker durch ein Rekombinationsereignis (= Stückaustausch zwischen zwei homologen Chromosomen als Folge eines Crossing-overs in der Meiose) voneinander getrennt werden. Bei nahe zusammenliegenden Markern (= enger genetischer Kopplung) kann beim Auftreten eines Allels des einen Markers mit einer gewissen Verläßlichkeit, deren Grad vom Abstand zwischen den Markern abhängt, auf die gleichzeitige Anwesenheit des anderen Merkmals auf demselben Chromosom geschlossen werden. Bei der Genträgerdiagnostik ist der eine Marker das interessierende Gen mit den beiden möglichen Allelen „Wildtyp" und „mutiert". Gelingt es, in einer Familie mit einer bestimmten Erbkrankheit festzustellen, welches Allel des gekoppelten Polymorphismus zusammen mit dem mutierten Gen und damit der Krankheit in der Familie vererbt wird, läßt sich durch Analyse des Markerallels voraussagen, ob eine Risikoperson bzw. ein Fet das normale oder das mutierte Gen geerbt hat. Wie gesagt, hängt die Sicherheit der Voraussage direkt vom Abstand zwischen Polymorphismus und Krankheitsgen ab. Die Maßeinheit für den genetischen Abstand zwischen zwei genetischen Markern ist ein centiMorgan (cM). 1 cM entspricht einem beobachteten Rekombinationsereignis in 100 untersuchten Meiosen, und damit einer Voraussagesicherheit von 99 %, bzw. einem restlichen Risiko von 1 %, daß es zwischen mutiertem

Gen und dem Marker doch zu einer Rekombination gekommen ist. Im menschlichen Genom entspricht ein cM etwa 1 Million Basenpaaren, dieser Wert ist aber in verschiedenen Teilen des Genoms sehr unterschiedlich. Seit der Beschreibung der Mikrosatelliten im Jahr 1989 sind jedoch im menschlichen Genom weit über 10 000 hochpolymorpher Mikrosatelliten identifiziert und lokalisiert worden. Insbesondere in der Nähe von Krankheitsgenen sind die genetischen Distanzen zwischen polymorphen Markern und Genen sehr genau bekannt, und fast immer stehen in einem Abstand von wenigen cM um ein Krankheitsgen herum eine Anzahl polymorpher Marker zur Verfügung. Dadurch besteht die Möglichkeit, die Kopplungsanalyse mit mehreren informativen Polymorphismen abzusichern. Gekoppelte Marker können natürlich auch innerhalb des mutierten Gens liegen, ohne einen Einfluß auf den Phänotyp zu haben (zum Beispiel innerhalb eines Introns). In diesem Fall ist die Gefahr einer Rekombination zwischen dem Polymorphismus und der Mutation extrem klein und damit eine Fehlinterpretation praktisch ausgeschlossen.

Bei einer pränatalen Diagnose sind informative polymorphe Mikrosatelliten zusätzlich wichtig als Kontrolle auf Kontamination mit mütterlichen Zellen, was ebenfalls schematisch in Abbildung 37/3 dargestellt ist. Da das Kind nur ein Allel von der Mutter geerbt haben kann, ist der Nachweis eines zusätzlichen mütterlichen Allels ein Hinweis auf mütterliche Zellen im Biopsiematerial, aus dem die analysierte DNA isoliert wurde. Im Extremfall kann eine mütterliche Kontamination die Interpretation der molekularbiologischen Resultate so stark erschweren, daß eine zweite Punktion unumgänglich ist.

Der wesentliche Vorteil der indirekten Genotypdiagnostik liegt darin, daß im Prinzip die Vererbung jedes mutierten Gens ohne direkte Kenntnis der Genstruktur und/oder der Genmutation analysiert werden kann, sofern man über geeignete gekoppelte polymorphe Marker verfügt. Allerdings ist die Aussagekraft der Kopplungsanalyse stark abhängig von der Anzahl der Probanden, deren DNA untersucht werden kann, sowie der Stellung der Probanden im Familienstammbaum. In der Regel ist eine aussagekräftige Diagnose davon abhängig, daß DNA eines/r IndexpatientIn untersucht werden kann. Falls alle IndexpatientInnen in der Familie bereits verstorben sind, was gerade bei schweren Immundefekten mit früher Mortalität nicht selten der Fall ist, ist bei geeigneter Familienstruktur trotz unbekannter Genmutation eine Ausschlußdiagnose möglich: Wenn bei einer X-chromosomal vererbten Immunkrankheit ein Bruder eines verstorbenen Patienten mituntersucht wird, kann davon ausgegangen werden, daß das X-Chromosom des gesunden Bruders das nichtmutierte Allel der Mutter trägt. Das zweite mütterliche X-Chromosom muß also dasjenige sein, welches das mutierte Gen trägt. Allerdings läßt sich diese Argumentation nicht auf autosomal vererbte Krankheiten anwenden. Ein weiterer Nachteil der Kopplungsanalyse liegt darin, daß sie nicht auf unbekannte Neumutationen, vor allem auf dem X-Chromosom, und ebenfalls nicht auf klinisch homogene, genetisch jedoch heterogene Erkrankungen anwendbar ist. Im Fall einer **Neumutation** eines X-chromosomalen Gens kann ohne Kenntnis der Mutation nicht entschieden werden, ob die Mutation erst in der Keimbahn der Mutter aufgetreten ist (dann wäre das Wiederholungsrisiko sehr gering), oder ob das Mutationsereignis bei einem der Eltern der Mutter stattgefunden hat (dann beträgt das Wiederholungsrisiko bei jedem männlichen Kind 50 %). Offensichtlich ist diese Situation nur lösbar bei Kenntnis der Mutation beim Indexpatienten, weil dann der TrägerInnenstatus der Mutter molekularbiologisch bestimmt werden kann. Ebenfalls erschwert beziehungsweise verunmöglicht wird die Kopplungsanalyse durch eine **genetische Heterogenität**, die keine eindeutige klinische und/oder biochemische Differentialdiagnose erlaubt. X-chromosomale Genmutationen können nicht immer durch die Familienanamnese von autosomal rezessiven Genmutationen unterschieden werden. Eine Differentialdiagnose mit molekularbiologischen Methoden ist in dieser Situation enorm aufwendig, weil im Prinzip alle in Frage kommenden Gene nach Punktmutationen untersucht werden müßten.

Nachweis der fehlerhaften Expression eines Genprodukts

Wenn der funktionelle Primärdefekt einer Krankheit bekannt ist (unabhängig von der Kenntnis des zugehörigen Gens), kann in vielen Fällen das normale Genprodukt, also ein Protein, oder dessen biologische Aktivität quantitativ bestimmt werden. Wie im vorigen Abschnitt erläutert, ist eine biochemische oder immunologische Charakterisierung eines fehlenden Genproduktes häufig eine effizientere Strategie, das in einer betroffenen Familie mutierte Gen zu identifizieren, als die molekularbiologische Analyse. Die Quantifizierung dieser Analysen ist von Bedeutung für die Identifikation von heterozygoten MutationsträgerInnen, da diese nur 50 % des Genproduktes haben. Bei rezessiv vererbten Enzymmutationen kann die Unterscheidung zwischen einfacher bzw. zweifacher Gendosis anhand der Enzymaktivität oder der nachweisbaren Menge eines Antigens wegen der natürlichen Schwankungsbreite der Genaktivität erhebliche methodische Probleme aufwerfen. Für die Differentialdiagnose heterogener Erbkrankheiten wird daher meist Gewebe eines Indexpatienten benötigt. Beispiele für nachweisbare Enzymdefekte sind der Adenosindeaminase(ADA)-Mangel oder der Purinnukleosidphosphorylase(PNP)-Mangel. Bei der septischen Granulomatose erlaubt die Messung der Superoxidproduktion durch den Nitroblautetrazolium(-NBT)-Test eine Diagnose, und aufgrund des ungewöhnlichen X-Chromosomen-Inaktivierungsmusters auch eine differentialdiagnostische Differenzierung zwischen autosomal und X-chromosomal vererbten Formen der Krankheit (siehe Kapitel 36; siehe folgenden Abschnitt). Darüber hinaus wird dadurch die biochemische Identifizierung asymptomatischer Mutationsträgerinnen möglich. Eine weitere meßbare Fehlfunktion ist die oft erhöhte Chromosomenbrüchigkeit (spontan oder induziert) in Lymphozyten bei Ataxia telangiectasia und Bloom-Syndrom. Mit der Kenntnis eines Gens ist auch die Herstellung monoklonaler Antikörper möglich, die das Genprodukt spezifisch erkennen. Die Anwesenheit bzw. das Fehlen von Proteinen der Zelloberfläche können durch monoklonale Antikörper und Immunfluoreszenzfärbung an Lymphozyten nachgewiesen werden, wie etwa beim HLA-Klasse-II-Mangel oder beim Leukozyten-Adhäsionsmangel. Der HLA-Klasse-II-Mangel ist jedoch in sich wiederum heterogen (siehe folgenden Abschnitt). Für die pränatale Diagnose sind immunologische Methoden im Prinzip nutzbar, wobei das Genprodukt in fetalem Blut nachgewiesen wird. Vorbedingung für diese Analyse ist der nicht leicht zu erbringende Nachweis, daß das Genprodukt im fetalen Blut in dieser Entwicklungsstufe vorliegt.

Genträgerinnen-Identifizierung anhand des Inaktivierungsmusters der X-Chromosomen

Das wichtigste Kriterium für das Vorliegen einer X-chromosomalen Genmutation ist die Familienanamnese: die Betroffenen sollten alle männlich sein. Gerade autosomal rezessiv vererbte Erkrankungen treten jedoch meist scheinbar sporadisch auf, so daß ein gewisser Prozentsatz von erkrankten Knaben von Mutationen in autosomalen Genen betroffen ist, da weder klinisch noch anamnestisch zwischen X-chromosomalen und autosomalen Mutationen unterschieden werden kann.

Wie bereits angesprochen, können X-chromosomale Mutationen bei Mutationsträgerinnen auf Zellebene zu einem Mosaik führen, welches auf der zufälligen Inaktivierung eines der beiden weiblichen X-Chromosomen beruht. Bei X-chromosomalen Mutationen, die die Entwicklung bestimmter Zellinien verhindern, kann aus der Analyse der Aktivität der beiden mütterlichen X-Chromosomen auf eine nichtzufällige Inaktivierung eines X-Chromosoms geschlossen werden, und daraus das Vorliegen einer X-chromosomalen Mutation abgeleitet werden. In einem sehr frühen Stadium der Embryonalentwicklung wird in jeder weiblichen Zelle eines der beiden X-Chromosomen inaktiviert, so daß in weiblichen Zellen die Produkte X-chromosomaler Gene in gleicher Menge vorliegen wie in männlichen Zellen. Die Inaktivierung trifft in jeder Zelle zufällig das väterliche oder mütterliche X-Chromosom. Dieses inaktive X-Chromosom wird unverändert an die jeweiligen Tochterzellen weitergegeben, so daß der weibliche Organismus bezüglich der Inaktivierung der X-Chromosomen aus zwei etwa gleich großen Zellpopulationen besteht. Ist eine X-chromosomale Genmutation für die Entwicklung einer bestimmten differenzierten Zelle letal, so werden diejenigen Zellen absterben, die das X-Chromosom mit dem nichtmutierten Gen inaktivieren. Die Zellen, in denen das zweite X-Chromosom mit dem mutierten Gen inaktiv ist, werden hingegen überleben, da das für die Zellen lebensnotwendige X-chromosomal kodierte Genprodukt bei ihnen vorliegt. Wenn hingegen das fragliche Gen für das Überleben einer Zellinie nicht essentiell ist, werden zwei Zellpopulationen entstehen, wobei das normale Genprodukt in allen Zellen nachgewiesen werden kann, die das X-Chromosom mit dem nichtmutierten Gen in der aktiven Form tragen. Dies ist die biologische Grundlage der biochemischen Differentialdiagnose der X-chromosomal vererbten chronischen Granulomatose: Beim NBT-Test einer Mutationsträgerin wird sich etwa die Hälfte der Lymphozyten anfärben (d. h. eine Oxidaseaktivität ist nachweisbar, somit ist eine Inaktivierung des X-Chromosoms mit dem mutierten Gen gegeben), die andere Hälfte der Lymphozyten wird oxidasenegativ sein (d. h. keine Oxidaseaktivität ist nachweisbar, somit Inaktivierung des X-Chromosoms mit dem nichtmutierten Gen).

Ein Absterben unterschiedlicher kernhaltiger Blutzellen wird bei Wiskott-Aldrich-Syndrom (WAS; in allen kernhaltigen Blutzellen), X-chromosomal vererbtem SCID (X-SCID; T-Lymphozyten) sowie X-chromosomal vererbter Agammaglobulinämie (XLA; B-Lymphozyten) gefunden. Bei WAS ist daher eine Analyse des X-Chromosomen-Inaktivierungsmusters mit der DNA aus dem gesamten Blut möglich, bei X-SCID und XLA müssen zunächst die entsprechenden Lymphozyten isoliert werden. Zur Analyse des Inaktivierungsmusters bedient man sich wiederum polymorpher DNA-Marker, anhand deren sich die beiden X-Chromosomen unterscheiden lassen. Zusätzlich besteht in Unterschieden in der DNA-Methylierung noch ein weiteres Unterscheidungsmerkmal zwischen aktiven und inaktiven X-Chromosomen, welches zur Identifizierung einer nichtzufälligen X-Chromosomen-Inaktivierung genutzt werden kann. Diese Methoden zur Identifizierung von Mutationsträgerinnen sind durch die Klonierung der meisten X-chromosomalen Loci und die dadurch ermöglichte direkte Mutationsanalyse in den Hintergrund getreten. Sie können jedoch in manchen Familien nach wie vor von Bedeutung für die Differentialdiagnose und die Überträgerinnen-Identifizierung sein.

37.3 Genetische Diagnostik ererbter Krankheiten mit Immundefizienz

Wie mehrfach erwähnt, wird mit zunehmender Kenntnis der molekularen Grundlagen ererbter Immunerkrankungen deutlich, daß eine erhebliche Anzahl von Erkrankungen auf Mutationen unterschiedlicher Gene zurückgeht, daß also phänotypisch identische Erbkrankheiten genetisch heterogen sind. Im folgenden soll die Anwendung der in den vorhergehenden Abschnitten erläuterten Prinzipien und Methoden auf einige vererbte Krankheiten des Immunsystems kurz dargelegt werden. Erst wenn durch eine der oben erwähnten Methoden, vor allem Mutationsanalyse und immunologische Proteinbestimmung, das in einer Familie mutierte Gen sicher bestimmt ist, ist eine MutationsträgerInnen-Diagnostik und eine pränatale Diagnose möglich. Die Mutationsuntersuchung wird häufig erschwert durch die Vielzahl von Mutationen in einem Gen, wobei bei keinem der Gene, die in diesem Kapitel erwähnt sind, eine Mutation besonders häufig auftritt. Es gibt zwar Sequenzen, die besonders oft mutiert sind (sogenannte Mutation-Hot-spots), und diese werden bei einer Mutationsuntersuchung als erste analysiert. Jedoch befinden sich zum Beispiel nur 32% der **Wiskott-Aldrich-Syndrom**-Mutationen im X-chromosomalen *WASP*-Gen an den insgesamt 10 Hot spots, so daß die Mutationen relativ gleichmäßig über das gesamte Gen verteilt sind. Daher kann eine Kopplungsuntersuchung oft die einzige molekularbiologische Analyse sein, die einer Familie angeboten werden kann, nachdem das mutierte Gen eindeutig bestimmt worden ist, ohne das die Mutation bekannt ist. Details über die Struktur der Gene sowie über die in derselben Region des Genoms liegenden Polymorphismen finden sich in zwei großen Datenbanken über das menschliche Genom, dem OMIM (Online Mendelian Inheritance in Man), und dem National Center for Biotechnology Information (NCBI, siehe Literatur).

Über die Häufigkeit von erblichen Erkrankungen gibt es in der Regel unterschiedliche Aussagen, und insbesondere bei heterogenen Krankheiten ist es beim derzeitigen Kenntnisstand schwierig, die Anteile der verschiedenen Gene anzugeben. Jedoch sind die X-chromosomal vererbten Formen von Erkrankungen wegen des besonderen Vererbungsmodus in der Regel häufiger als die autosomal rezessiv vererbten. So wird zum Beispiel geschätzt, daß 50 bis 60% der SCID-Erkrankungen auf Mutationen des X-chromosomalen SCID-Locus zurückgehen, der für die γ-Untereinheit des IL-2-Rezeptors kodiert. Andererseits zeigt die Tatsache, daß diese Erkrankung von Mutationen in mindestens acht verschiedenen Genen verursacht werden kann (je nach Definition des Krankheitsbildes), das Ausmaß der diagnostischen Problematik. Die autosomal rezessiv vererbten Formen des **kombinierten Immundefektes (CID)** sind genetisch äußerst heterogen. Zur Zeit sind 4 Gene bekannt, deren Mutation zu SCID (schwerer kombinierter Immundefekt) führen kann, sowie mindestens 12 Gene, deren Mutation zu CID führt (Tab. 37/1; siehe auch Kapitel 43 und 44). Dazu gehören sowohl die verschiedenen Formen des HLA-Klasse-II-Mangels, wie auch Mutationen in verschiedenen Komponenten der lymphozytären Signal-Transduktionskette (*ZAP-70, CD3γ, CD3ε*). Das Verhältnis von männlichen zu weiblichen Patienten beträgt etwa 3:1, was die Tatsache widerspiegelt, daß mindestens die Hälfte der SCID-Patienten Mutationen des X-chromosomalen Gens für die γ-Untereinheit des IL-2-Rezeptors (*IL2RG*) geerbt hat. Insgesamt kodieren mindestens drei der Gene, die bei SCID mutiert sind, für Proteinkinasen, die eine Funktion in der Signalweiterleitung von der Lymphozyten-Zellmembran in den Zellkern haben (*JAK-3, ZAP-70, IL2RG*). Höchstwahrscheinlich gibt es noch zusätzliche Gene, die in SCID-PatientInnen mutiert sind, da in einem natürlichen Tiermodell, der scid-Maus, ein weiteres Proteinkinase-Gen mutiert ist. Außerdem gibt es bei den Immundefekten, die durch einen Mangel der HLA-Klasse-II-Oberflächenantigene verursacht sind, noch mindestens drei Gruppen von Patienten, deren Erkrankung von Mutationen in mindestens drei weiteren noch unbekannten Genen verursacht zu sein scheint. Bei X-SCID sind bis Ende 1996 in den acht Exons des *IL2RG*-Gens 95 verschiedene Mutationen in 135 nicht miteinander verwandten Patienten beobachtet worden. Eine davon wurde in 8 verschiedenen Patienten gefunden, fast alle anderen nur einmal. Diese Angaben werden in einer Datenbank über Mutationen des *IL2RG*-Gens gesammelt, die über das Internet erreichbar ist (siehe Literatur).

Schon seit einigen Jahren ist die Heterogenität der **chronischen Granulomatose (CGD)** bekannt, wobei etwa 30% aller CGD-PatientInnen von einer autosomal rezessiv vererbten Form der Krankheit betroffen sind (Tab. 37/1). In einer weiteren Studie wurde geschätzt, daß etwa 30% aller PatientInnen von p47 phox-Mangel betroffen sind, weitere 5% von p67 phox-Mangel. Diese Zahlenschätzungen sind mit Sicherheit nicht für alle Populationen gleichermaßen gültig. Ähnlich wie bei SCID ergibt sich jedoch eine Schätzung von 50 bis 70% der Erkrankungen, die durch Mutationen des X-chromosomalen Gens verursacht sind. Auch für Mutationen des X-chromosomalen *CYBB*-Locus (13 Exons; kodiert für p91 phox) gibt es eine elektronisch erreichbare Datenbank, in der Ende 1996 die 192 verschiedenen Mutationen angegeben waren, die in 261 nichtverwandten Patienten gefunden wurden (siehe Literatur).

Hinweise auf die Heterogenität von **Agammaglobulinämie** ergaben sich aus der Tatsache, daß etwa 5 bis 10% der PatientInnen mit früh beginnender Hypogammaglobulinämie weiblich sind. Ein gleicher Prozentsatz der männlichen Patienten sollte von einer autosomal rezessiv vererbten Form der Krankheit betroffen sein, so daß insgesamt etwa 80 bis 90% aller Agammaglobulinämie-Erkrankungen auf Mutationen des X-chromosomalen Gens zurückgehen. Ende 1996 wurden in mehreren Familien mit nicht-X-chromosomaler Agammaglobulinämie Mutationen im Gen für die schwere Untereinheit von Immunoglobulin M identifiziert. In einer Datenbank wurden 1996 in dem X-chromosomalen Gen, das Bruton-Agammaglobulinämie-Tyrosinkinase (*Btk*) kodiert und aus 19

Exons besteht, bei 282 nichtverwandten Patienten 175 verschiedene Mutationen beschrieben (siehe Literatur). Das **Hyper-IgM-Syndrom** ist vermutlich ebenfalls genetisch heterogen, wobei bisher nur der X-chromosomale Locus identifiziert ist, welcher für ein Protein kodiert, welches den CD40-Rezeptor bindet. In den 5 Exons dieses *CD40 L*-Gens (CD40-Ligand) wurden bis Ende 1996 75 verschiedene Mutationen in 86 nichtverwandten Familien beschrieben (siehe Literatur). Die einzige X-chromosomal vererbte Krankheit des Immunsystems, für die das mutierte Gen noch unbekannt ist, ist das **X-chromosomale lymphoproliferative Syndrom**, **XLP**, für dessen Abklärung somit vorläufig nur die indirekte Kopplungsanalyse zur Verfügung steht.

Die Gene für zahlreiche autosomal vererbte Immundefekte wurden ebenfalls in den letzten Jahren gefunden, und somit die Voraussetzungen für die Durchführung einer pränatalen Diagnose verbessert. Ende 1996 wurde das Gen für das **Chediak-Higashi-Syndrom** identifiziert, nachdem das homologe Gen für eine entsprechende Mutation bei der Maus isoliert worden war. Aufgrund der Sequenz des ungewöhnlich großen Proteins (fast 4000 Aminosäuren) wird angenommen, daß es eine Funktion beim selektiven vesikulären Proteintransport hat, was das Auftreten der vergrößerten Einschlußkörper und Organellen in verschiedenen Zelltypen bei Patienten mit dieser Erkrankung erklären würde. Bisher sind in diesem Gen nur wenige Mutationen bestimmt worden.

Mutationen in vielen verschiedenen Genen sind die Ursache von Syndromen, die mit Chromosomenbrüchen verbunden sind, und außer zu Immundefekten häufig auch zu Tumoranfälligkeit und neurologischen Symptomen führen. Das ebenfalls ungewöhnlich große Gen für **Ataxia teleangiectasia (Louis-Bar-Syndrom)** wurde 1995 identifiziert, und erhielt den Namen ATM-Gen (Ataxia Telangiectasia mutated). Seitdem sind in den 66 Exons dieses Gens, welche sich über mehr als 150 000 Basenpaare erstrecken und für eine mehr als 13 000 Basenpaare große mRNA kodieren, fast 100 verschiedene Mutationen identifiziert worden. Diese sind ebenfalls in einer elektronisch erreichbaren Datenbank zusammengefaßt. Die Identifizierung eines einzigen Genes als Ursache der Ataxia Telangiectasia stellte eine Überraschung dar, da aufgrund zellbiologischer Untersuchungen angenommen worden war, daß Mutationen in mehreren verschiedenen Genen diese Erkrankung verursachen. Dennoch ist auch diese Erbkrankheit heterogen, da das klinisch und biologisch ähnliche **Nijmegen-Syndrom** durch Mutationen in einem Gen verursacht wird, welches 1997 auf dem langen Arm des Chromosoms 8 lokalisiert und 1998 kloniert wurde. Hingegen zeigt die Sequenz des Genes eines anderen Chromosomenbruch-Syndroms, des **Bloom-Syndroms**, daß es sich um eine DNA-Helikase handeln muß, die vermutlich eine Rolle im DNA-Metabolismus spielt.

Mehrere verschiedenen Syndrome, vor allem das **Di-George-Syndrom**, sind durch Deletionen in dem Chromosomenabschnitt 22q11 verursacht. Auch hier stellt sich wieder das Problem der Heterogenität, da Deletionen auf dem kurzen Arm des Chromosoms 10 zu einem ähnlichen Krankheitsbild führen. Eine pränatale Diagnose ist in beiden Fällen durch Identifizierung der Deletion mittels FISH möglich. Zytogenetische Methoden erlauben auch die pränatale Identifikation beim **Down-Syndrom**, der häufigsten angeborenen Krankheit mit Immundefizienz.

Literatur, Datenbanken im Internet

Für zahlreiche Gene sind so viele verschiedene Mutationen beschrieben worden, daß spezialisierte Arbeitsgruppen im Internet locusspezifische Datenbanken eingerichtet haben, auf die die neuesten Ergebnisse der Mutationssuche direkt von der Arbeitsgruppe eingegeben werden. Spezialisiert auf Gene, deren Mutation zu Immundefekten führen kann, sind folgende Datenbanken:

http://www.vmmc.org/vmrc/atm.htm – Mutationen im ATM-Gen, dessen Mutation die Ursache von **Ataxia Teleangiectasia** ist.

http://www.helsinki.fi/science/signal/b.html – Mutationen bei X-chromosomaler **Agammaglobulinämie**, Bruton-Krankheit.

http://expasy.hcuge.ch/www/waspbase.html – Mutationen bei **Wiskott-Aldrich-Syndrom**.

http://expasy.hcuge.ch/www/cd40lbase.html – Mutationen im Gen, das den CD40-Liganden kodiert, bei **X-chromosomalem HyperIgM-Syndrom.**

http://www.nhgri.nih.gov/DIR/LGT/SCID/IL2RGbase.html – Mutationen im Gen, das die γ-Untereinheit des IL-2-Rezeptors kodiert, bei **X-chromosomalem schwerem kombinierten Immundefekt (X-SCID)**.

http://www.helsinki.fi/science/signal/databases/x-cgdbase.html – Mutationen bei **X-chromosomaler chronischer Granulomatose**.

http://www.cnt.ki.se/esidregistry/intro.html – die Web-site der **Europäischen Gesellschaft für Immundefizienzen (ESID)**, die Verbindungen zu den meisten der bereits genannten genspezifischen Web-sites ermöglicht.

In den beiden folgenden Datenbanken finden sich sehr aktuelle Informationen zu vererbten Krankheitssyndromen:

http://www3.ncbi.nlm.nih.gov/Omim/ – erlaubt den Zugang zu **OMIM (Online Mendelian Inheritance in Man)**, der Internetversion des Buches „Mendelian Inheritance in Man". Es gibt die Möglichkeit, diese Datenbank nach unterschiedlichen Kriterien (Krankheitsname, Symptome, OMIM-Nummer, genetische Karte, usw.) abzusuchen.

http://www.ncbi.nlm.nih.gov/ – das National Center for Biotechnology Information, NCBI, bietet molekularbiologische Informationen zu praktisch allen bekannten Genen. Insbesondere ist es hier möglich, Informationen über die Lokalisation und Sequenz von polymorphen Markern zu erhalten, was meist auch Sequenz und Reaktionsbedingungen für PCR-Primer einschließt.

http://www.uwcm.ac.uk/uwcm/mg/oth_mut.html – eine Web-site (**Human Gene Mutation Database**), die die Internet-Adressen der meisten etablierten locusspezifischen Web-sites zusammenfaßt. Diese Information ist äußerst wichtig, da fast jeden Monat eine neue Datenbank mit genspezifischer Information auf diese Weise öffentlich zugänglich wird.

In der Zeitschrift „Medizinische Genetik" der Gesellschaft für Humangenetik und des Berufsverbandes für Medizinische Genetik erscheint regelmäßig eine Liste, die über das Angebot molekulargenetischer Diagnostik in Deutschland und einigen Nachbarländern informiert (zuletzt 1998, 9, Nr. 3). Die diagnostischen Angebote in dieser Liste stammen von Laboratorien, die am „Qualitätsvergleich Molekulargenetik" des Bundesverbandes Medizinische Genetik partizipieren.

„Klassische" Literatur

Adler G, Burg G, Kunze J, Pongratz D, Schinzel A, Spranger J (Hrsg.) (1996). Die klinischen Syndrome. München, Wien, Baltimore (Urban & Schwarzenberg)

Becker R, Fuhrmann W, Holzgreve W, Sperling K (1995). Pränatale Diagnostik und Therapie. Stuttgart (Wissenschaftliche Buchgesellschaft)

Cheung M, Goldberg JD, Kan YW (1996). Prenatal diagnosis of sickle cell anaemia and thalassemia by analysis of fetal cells in maternal blood. Nature Genetics 14: 264–268.

Fischer A, Cavazzana-Calvo M, De Saint-Basile G, DeVillartay JP, Di Santo JP, Hivroz C, Rieux-Lacaut F, Le Deist F (1997). Naturally occurring primary deficiencies of the immune system. Annu Rev Immunol 15: 93–124

Handyside AH, Delhandy JDA (1997). Preimplantation genetic diagnosis: strategies and surprises. Trends in Genetics 13: 270–275.

McCusick VA (1998). Mendelian inheritance in man. Baltimore, London (The John Hopkins University Press)

Rosen F, Cooper MD, Wedgewood RJP (1995). The primary immunodeficiencies. New Engl J Med 333: 431–440.

Scriver CR, Beaudet AL, Sly WS, Valle D (Hrsg.) (1995). The metabolic and molecular basis of inherited disease. New York (McGraw-Hill)

Smith CIE, Notarangelo LD (1997). Molecular basis of X-linked immunodeficiencies. Adv Genet 35: 57–115

Witkowski R, Prokop O, Ullrich E (1995). Lexikon der Syndrome und Fehlbildungen. Berlin, Heidelberg, New York (Springer Verlag)

38 Immunglobulintherapie

M. M. Eibl, H. M. Wolf

38.1	Charakteristik der Immunglobulinpräparate 401
38.2	Prävention und Therapie von Infektionen 402
38.2.1	Wirkungsmechanismen 402
38.2.2	Indikationen für Immunglobulin bei intramuskulärer Anwendung (IMIG) 402
38.2.3	Substitutionstherapie mit intravenösem Immunglobulin (IVIG) – Antiinfektiöse Wirkung durch Antikörperzufuhr 403
38.3	Immunmodulation 405
38.3.1	Immunglobulintherapie bei Erkrankungen mit immunmediierter Pathogenese 405
38.3.2	Mögliche Wirkungsmechanismen 406
38.4	Nebenwirkungen 407
38.4.1	Nebenreaktionen bei oder nach der Immunglobulintherapie 407
38.4.2	Nebenwirkungen der Hochdosis-IVIG-Therapie . 407
38.4.3	Sicherheit der Immunglobulinpräparate hinsichtlich Übertragung von Infektionen 408

38.1 Charakteristik der Immunglobulinpräparate

Humane Immunglobulinpräparate werden aus dem Plasma gesunder Spender gewonnen und enthalten den Großteil der im Blut zirkulierenden Antikörper. Der Spendenpool, aus welchem **Standard-Immunglobulinpräparate** hergestellt werden, besteht üblicherweise aus mehr als 10 000 Plasmaspenden und gewährleistet daher ein breites Spektrum von spezifischen Antikörpern gegen eine Vielzahl von Krankheitserregern. **Hyperimmunglobulinpräparate** hingegen werden aus einem wesentlich kleineren Pool von Spendern gewonnen, deren Auswahl aufgrund ihres hohen Antikörpertiters gegen ein bestimmtes Antigen erfolgt, wobei ein besonders hoher Antikörpertiter durch Selektion und/oder auch durch vorherige Impfungen der Spender erzielt werden kann.

Es stehen **Immunglobulinpräparate für intramuskuläre (IMIG)** oder **für intravenöse (IVIG) Anwendung** zur Verfügung. Die IMIG-Produkte der verschiedenen Hersteller werden meist mittels Cohn-Fraktionierung hergestellt und sind in ihren Eigenschaften weitgehend vergleichbar. Immunglobulinpräparate für die intramuskuläre Anwendung enthalten im Gegensatz zum Serum in einer 16 %igen Lösung vorwiegend IgG, geringere Mengen von IgA und Spuren von IgM, und somit 10- bis 20fach höhere Antikörpertiter als die Einzelspenden. Die Fc-mediierten Funktionen sind zum überwiegenden Teil intakt. Die Anwendung von IMIG ist seit Jahrzehnten weitverbreitet und hat sich als sicher erwiesen. Nur in extrem seltenen Fällen, insbesondere bei Agammaglobulinämikern, wurden anaphylaktoide Nebenreaktionen beobachtet. Unter der Voraussetzung, daß verläßliches Ausgangsmaterial verwendet wird und adäquate Erfahrung im Hinblick auf die Fraktionierungstechnologie besteht, wurden IMIG-Produkte auch in bezug auf die Übertragung von viralen Infektionen als sicher eingestuft. Heute werden IMIG-Präparate noch einem zusätzlichen Virusinaktivierungsschritt unterzogen. Die Nachteile von IMIG sind oft schmerzhafte lokale Reaktionen im Bereich der Einstichstelle, die langsame Resorption der Antikörper aus dem Gewebe, der Abbau von IgG-Molekülen durch proteolytische Enzyme im Gewebe und die beschränkte Menge, die durch eine intramuskuläre Injektion verabreicht werden kann. IMIG ist daher für die Substitutionstherapie immundefizienter Patienten sowie für die Behandlung von Autoimmunerkrankungen nicht geeignet, da hierbei die Verabreichung großer Mengen von Immunglobulin nötig ist.

Über die **subkutane Anwendung konservierungsmittelfreier IMIG-Präparationen**, die derzeit in kontrollierten Studien überprüft wird, liegt anekdotische Erfahrung vor. Diese Anwendungsform würde die Zufuhr der für die Immunglobulinsubstitutionstherapie erforderlichen größeren Mengen Antikörper ermöglichen. Aufgrund der bisherigen Erfahrungen wurden die Nebenreaktionen als tolerabel eingestuft. Die subkutane Applikation wäre insbesondere für Patienten von Vorteil, die weit entfernt von einem ärztlichen Zentrum wohnen bzw. für Patienten, bei denen der venöse Zugang Probleme bereitet. Die Entscheidung über eine Verbreitung dieser Anwendungsart kann jedoch erst nach Vorliegen der Ergebnisse weiterer, teilweise bereits laufender kontrollierter Studien gefällt werden.

Es bedurfte vieler Jahre immunchemischer Forschung, bis in den siebziger Jahren **Immunglobulin-Präparationen zur intravenösen Anwendung** zur Verfügung standen. Die Halbwertszeit von intaktem IgG beträgt nach i.v. Gabe 15 bis 22 Tage und kann bei immundefizienten Personen bis auf 40 Tage verlängert sein. Die durch den Fc-Teil des IgG-Moleküls mediierten Sekundärfunktionen sind bei intaktem IgG erhalten. Fc-mediierte Funktionen beinhalten die Aktivierung von Komplement sowie die Interaktion mit zellmembranständigen Rezeptoren für den IgG-Fc-Teil und sind für die biologische Halbwertszeit sowie für den Durchgang durch die Plazenta erforderlich. Die Interaktion mit phagozytierenden Zellen ist für die Fc-mediierte Phagozytose, die Entstehung reaktiver Sauerstoffradikale und für die intrazelluläre Abtötung von Mikroorganismen verantwortlich; Fcγ-Rezeptoren auf zytotoxischen Lymphozyten (T-Zellen, NK-Zellen) sind an der antikörpermediierten Zytotoxizität beteiligt. Fc-mediierte Funktionen sind deshalb für die Wirksamkeit einer Immunglobulintherapie von besonderer Bedeutung. Bei Produkten mit abgespaltenem Fc-Stück (pepsingespaltene 5 S-IgG-Präparate) liegt die Halbwertszeit unter 24 Stunden, und die Fc-mediierten Funktionen fehlen. Aus diesem Grund haben bereits vor über 15 Jahren Experten einer WHO-Kommission die Empfehlung veröffentlicht, für die intravenöse Therapie mit Immunglobulin G nur IVIG-Präparate mit möglichst intaktem, unverändertem IgG (sogenannte 7 S-IgG-Präparate) zu verwenden. Zur Vermeidung von Überempfindlichkeitsreaktionen nach Gabe von IVIG sollten die IVIG-Präparate frei von IgG-Aggregaten und komplementaktivierender Aktivität sein.

38.2 Prävention und Therapie von Infektionen

38.2.1 Wirkungsmechanismen

Für die antiinfektiösen Funktionen von Immunglobulinen sind die spezifischen Antikörperaktivitäten von entscheidender Bedeutung. Durch Bindung des Fab-Teils des Antikörpermoleküls an **bakterielle Antigene** werden bakterielle Toxine neutralisiert, und das Anhaften der Bakterien an Epithelzellen der Schleimhäute wird verhindert. Diese protektiven, antigenspezifischen, Fab-mediierten Funktionen werden durch isotypspezifische, Fc-mediierte sekundäre Funktionen ergänzt und verstärkt, wie z.B. durch die Interaktion mit zellständigen Fc-Rezeptoren oder durch die IgG-Fc-mediierte Aktivierung des Komplementsystems, die zur Opsonisation und Lyse von Bakterien führt.

Im Falle **viraler Infektionen** können virusneutralisierende Antikörper die Anlagerung, das Eindringen oder die intrazelluläre Replikation von Viren verhindern. Antikörper können auch zur Aggregation von Virionen führen, den Zerfall viraler Partikel beschleunigen oder antikörpervermittelte zelluläre Zytotoxizität (ADCC) mediieren und auf diese Weise zur Ausschaltung virusinfizierter Zellen beitragen. Ferner können sie, ähnlich der antibakteriellen Abwehr, opsonisierend wirken und Phagozytose induzieren oder die komplementabhängige Lyse viraler Partikel mediieren.

38.2.2 Indikationen für Immunglobulin bei intramuskulärer Anwendung (IMIG)

Das ursprüngliche Anwendungsgebiet von IMIG – Standard-IMIG oder IMIG mit einem besonders hohen Antikörpertiter gegen ein spezielles Antigen bzw. einen speziellen Erreger (Hyperimmunglobulin) – war und ist die Prophylaxe von durch virale Erreger hervorgerufenen Infektionskrankheiten, wie z.B. Hepatitis-A-Prophylaxe bei Fernreisenden (alternativ dazu die aktive Hepatitis-A-Impfung) oder Prophylaxe der Varizellen sowie der FSME, Masern, Röteln, Poliomyelitis. Durch wirksame Impfung ist die allgemeine Bedeutung der Antikörperprophylaxe deutlich in den Hintergrund gerückt, bleibt aber für exponierte Ungeimpfte bzw. für Personen mit eingeschränkter Antikörperbildungsfähigkeit (z.B. Personen mit primärem oder sekundärem Immunmangel) oder mit Erkrankungen, die mit Immunglobulinverlust einhergehen, weiterhin von Bedeutung.

Immunglobulin- bzw. Hyperimmunglobulinprodukte sind in der Prophylaxe und Therapie folgender Erkrankungen indiziert:

- **Hepatitis A:** Bei Nichtgeimpften nach engem Kontakt mit Erkrankten. Empfohlen wird auch die aktiv-passive Simultanimpfung.
- **Hepatitis B:** Bei Neugeborenen HBs-Antigen-positiver Mütter wird die Simultanimpfung möglichst umgehend post partum empfohlen. Bei Nichtgeimpften und bei geimpften Non-Respondern sollte bei perkutaner oder Schleimhautexposition innerhalb 48 Stunden nach Exposition möglichst eine Simultanimpfung erfolgen. Bei HB_S-Antigen-positiven Empfängern wird Hyperimmunglobulin bei der Lebertransplantation empfohlen.
- **Masern:** Bei Kindern im 1. Lebensjahr und bei Personen mit primärer oder sekundärer Immundefizienz, die keine Immunglobulinsubstitutionstherapie erhalten und die Kontakt mit akut Erkrankten hatten, möglichst früh (innerhalb von 6 Tagen).
- **Varizellen:** Bei Schwangeren ohne VZ-Antikörper nach Exposition insbesondere in der 13. bis 20. Woche. Bei Neugeborenen bei Kontakt mit akut Er-

krankten oder bei Erkrankung der Mutter 96 Stunden vor bis 48 Stunden nach der Geburt. Bei exponierten Personen mit bekannter Immundefizienz, die keine Immunglobulin-Substitutionstherapie erhalten, möglichst früh (innerhalb von 96 Stunden).
- **FSME:** Bei Erwachsenen (über 14 Jahre) ist FSME-Hyperimmunglobulin bei Ungeimpften möglichst früh bis maximal 96 Stunden nach Zeckenbiß in bekannten FSME-Endemiegebieten indiziert. Bei Kindern ist die aktuelle Empfehlung der jeweiligen Gesundheitsbehörden zu berücksichtigen.
- **Tetanus:** Tetanus-Hyperimmunglobulin wird im Verletzungsfall bei nicht geimpften Personen in der Tetanusprophylaxe zusammen mit der Tetanus-Aktivimpfung verwendet.

38.2.3 Substitutionstherapie mit intravenösem Immunglobulin (IVIG) – Antiinfektiöse Wirkung durch Antikörperzufuhr

Primäre Immundefizienz

Bei Patienten mit primärer Antikörperdefizienz oder kombiniertem zellulärem und humoralem Immundefekt (WHO, 1995) ist eine IVIG-Substitutionstherapie eindeutig indiziert. Einer Substitutionstherapie mit IVIG sollte eine gründliche immunologische Untersuchung vorausgehen. Bei Patienten mit schwerer Antikörperdefizienz (z. B. IgG im Serum unter 2,5 g/l und/oder fehlender Impfantikörperbildung) ist eine IVIG-Substitutionstherapie indiziert, auch wenn die Patienten symptomfrei sind. Eine Ausnahme bilden Kinder im ersten Lebensjahr mit schwerer physiologischer Antikörperdefizienz, bei denen die Serum-Immunglobulinwerte vorübergehend unter 2,5 g/l absinken können, die aber trotzdem in der Lage sind, Antikörper zu bilden, oder Kinder mit passagerem Antikörpermangelsyndrom, bei denen nach eingehender immunologischer Untersuchung die Indikationsstellung zur IVIG-Substitutionstherapie auch vom klinischen Bild abhängt. Bei Vorliegen von pathologischer Infektanfälligkeit und/oder obstruktiver Lungenerkrankung besteht eine Indikation zur IVIG-Substitutionstherapie auch bei weniger schwer ausgeprägter Antikörperdefizienz (erniedrigtes Serum-IgG, IgG-Subklassendefizienz, Antikörperbildungsstörung, z. B. gegen Polysaccharidantigene). Zielsetzung der Immunglobulintherapie bei diesen Patienten ist es, eine Organschädigung (z. B. Hörschäden durch rezidivierende Otitis media) und die bei diesen Patienten gefürchtete chronische Lungenerkrankung (z. T. mit Bronchiektasien) zu verhindern (Abb. 38/1).

Bei Patienten mit primärem Immundefekt ist die erforderliche Dosierung der IVIG-Substitutionstherapie oft individuell anzupassen. Sie wird auch vom Zustand des Patienten, dem Ausmaß der pathologischen Infektanfälligkeit und bereits vorliegenden Infektionen, wie chronischen Sinusitiden und chronischen Bronchitiden, abhängen. Hier können nur allgemeine

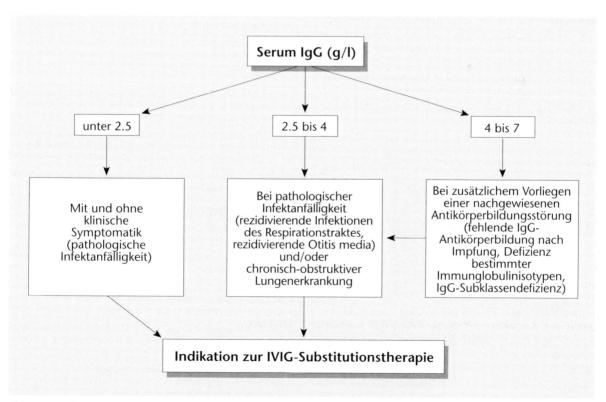

Abb. 38/1: Indikationsstellung zur IVIG-Substitutionstherapie bei Patienten mit Antikörperdefizienz.

Richtlinien gegeben werden. Durch die IVIG-Substitution soll der vor der jeweiligen Infusion untersuchte Serum-IgG-Spiegel der Patienten bis in den unteren Normalbereich (d. h., IgG über 5 g/l) angehoben werden. Die erforderliche monatliche Gabe von IVIG kann sich zwischen 200 und 800 mg IgG pro kg Körpergewicht bewegen und beträgt in den meisten Fällen etwa 400 mg/kg KG alle 3 bis 4 Wochen. Besteht bereits zu Beginn der Substitutionstherapie eine chronisch obstruktive Lungenerkrankung, kann es bei einer Dosierung von 500 bis 700 mg/kg KG alle 2 bis 4 Wochen eventuell zu einer Besserung der Lungenfunktion kommen. Am Beginn der IVIG-Substitutionstherapie ist eine langsame Infusionsrate und die Verteilung der IVIG-Gabe auf mehrere Tage zu empfehlen, vor allem bei Patienten mit Agammaglobulinämie oder ausgeprägter Hypogammaglobulinämie, besonders wenn diese Patienten bei Beginn der Substitutionstherapie aktuelle bakterielle Infektionen aufweisen, da bei diesen Patienten das Risiko von anaphylaktoiden Nebenreaktionen erhöht ist.

Sekundäre Immundefizienz

Eine erworbene Antikörperbildungsstörung kann in der Folge einer Vielzahl von Erkrankungen, aber auch in der Folge von schwerem Trauma oder Operationen beobachtet werden. Erworbene Antikörperbildungsstörungen können z. B. im Rahmen viraler Infektionen, insbesondere auch durch HIV, in der Folge maligner Erkrankungen sowie auch bei Immunsuppressionstherapie auftreten und können durch erniedrigte Serumimmunglobulinspiegel oder durch den Nachweis der fehlenden Antikörperbildung nach Impfung oder auf Infektion mit nachgewiesenen Pathogenen diagnostiziert werden. Bei Patienten mit erhöhtem Plasmaprotein- und damit auch IgG-Verlust (z. B. bei Patienten mit nephrotischem Syndrom, intestinaler Lymphangiektasie, schweren Verbrennungen), erhöhtem IgG-Verbrauch (z. B. bei schweren bakteriellen Infektionen), vermindertem Proteinangebot (z. B. Eiweißmangelernährung) oder bei vermindertem diaplazentarem Transport von mütterlichem IgG bei Frühgeborenen besteht eine an sich normale Fähigkeit zur Bildung von IgG-Antikörpern. Trotzdem sind diese Patientenkollektive bei erniedrigten Serum-IgG-Spiegeln prinzipiell als erhöht infektanfällig zu betrachten. Eine vorübergehende Substitutionstherapie sollte jedoch nur bei Vorliegen einer speziellen Infektionsgefährdung, dann aber mit einer der Grunderkrankung entsprechenden Dosierung (z. B. unter Berücksichtigung der verkürzten Halbwertszeit) vorgenommen werden.

Für einige Kollektive mit sekundärer Immundefizienz liegen bereits Ergebnisse kontrollierter Studien vor, die die Effizienz einer IVIG-Substitution zeigen. So ergab eine große multizentrische plazebokontrollierte Studie bei Patienten mit **chronischer lymphatischer Leukämie** und sekundärer Antikörperdefizienz und/oder pathologischer Infektanfälligkeit die effektive Prävention bakterieller Infektionen durch eine IVIG-Substitutionsbehandlung (400 mg IVIG pro kg Körpergewicht alle 3 Wochen). Die Patienten mit IVIG-Behandlung hatten während der Dauer der Studie signifikant weniger bakterielle Infektionen, und auch der Zeitraum bis zum Auftreten der ersten schweren bakteriellen Infektion war in der Therapiegruppe signifikant länger als in der Plazebogruppe. In der Häufigkeit nichtbakterieller Infektionen bestand kein Unterschied zwischen IVIG- und Plazebogruppe. Schwere Nebenreaktionen nach IVIG-Therapie wurden nicht beobachtet, und leichte Nebenreaktionen kamen nur sehr selten vor (mit einer Häufigkeit von 1,86 % der gesamten Infusionen), und dann sowohl in der IVIG- als auch in der Plazebogruppe (Cooperative Group for the Study of Immunoglobulin in Chronic Lymphocytic Leukemia, 1988).

Da bei der **akuten lymphoblastischen Leukämie** im Kindesalter die Gabe von IVIG bereits vor langer Zeit in das therapeutische Regime aufgenommen wurde, stützt man sich hier nicht auf große kontrollierte Studien. Kleinere kontrollierte Studien erhärten die langjährige klinische Erfahrung. Diese Erfahrung wird auch durch theoretische Erkenntnisse gefestigt.

Die Effizienz einer IVIG-Substitutionstherapie (400 mg IVIG/kg Körpergewicht alle 4 Wochen) bei **Kindern mit klinisch-symptomatischer HIV-Infektion** und CD4-positiven T-Helferzellen über 200/µl konnte in einer plazebokontrollierten randomisierten klinischen Studie gezeigt werden. Diese Therapie führt bei HIV-infizierten Kindern zu einer Abnahme der Häufigkeit sowohl schwerer als auch leichter bakterieller Infektionen (National Institute of Child Health and Human Development Intravenous Immunglobulin Study Group, 1991).

Ein weiteres Patientenkollektiv mit sekundärer Immundefizienz, in dem die Wirksamkeit einer IVIG-Substitution erwiesen ist, sind **Empfänger von Knochenmarktransplantaten**. IVIG-Substitution verringert in diesem Kollektiv die Häufigkeit von CMV-induzierter interstitieller Pneumonie, systemischer und lokaler Infektion sowie der akuten Graft-versus-host-Erkrankung (Sullivan, 1990).

Die **RSV-Infektion** ist die wichtigste Ursache für bronchopulmonale Erkrankungen mit beachtlicher Morbidität und Mortalität im Säuglingsalter. Frühgeborene, Kinder mit bronchopulmonaler Dysplasie und Säuglinge mit angeborenem Herzfehler sind besonders gefährdet und müssen oft hospitalisiert werden. In einer großen randomisierten, multizentrischen Studie wurde eine RSV-Hyperimmunglobulinpräparation gegen Plazebo (1 % Albumin) getestet. Insgesamt wurden 510 Kinder mit hohem RSV-Risiko in die Studie aufgenommen. Bei den mit dem Hyperimmunglobulin behandelten Patienten konnten die Spitalsaufenthalte um 41 % signifikant reduziert werden. Das RSV-Hyperimmunglobulin wurde aus hochtitrigen, selektionierten Plasmaspenden hergestellt und in einer Dosierung von 750 mg/kg KG verabreicht (The PREVENT Study Group, 1997).

In kontrollierten Studien wurde auch gezeigt, daß eine IVIG-Therapie eine effektive Prophylaxe bakterieller Infektionen bzw. der **neonatalen Sepsis bei Frühgeborenen** mit einem Geburtsgewicht unter 1750 g bzw. 2000 g darstellt, wobei diese Ergebnisse jedoch in anderen Studien nicht bestätigt wurden. Trotzdem kommt eine kürzlich veröffentlichte Metaanalyse über die Effektivität von IVIG-Therapien bei Neugeborenen zu dem Schluß, daß der Einsatz von IVIG zusätzlich zu herkömmlichen Therapiemöglichkeiten einen geringen, aber signifikanten positiven Effekt in der Verhinderung einer Neugeborenen-Sepsis bei Frühgeborenen darstellt. Außerdem zeigt sich in dieser Metaanalyse ein deutlich positiver Effekt einer therapeutischen Gabe von IVIG auf die Mortalität von Neugeborenen mit Sepsis (Jenson, 1997).

Eine multizentrische Studie untersuchte den Wert der IVIG-Therapie bei Patienten einer **chirurgischen Intensivstation nach großen Operationen** und kam zu dem Schluß, daß Substitution mit einer Standard-IVIG-Präparation (400 mg IgG/kg KG pro Woche) zu einer signifikanten Abnahme der Häufigkeit von Infektionen generell und von Pneumonien im besonderen (vor allem von Pneumonien durch gramnegative Erreger) führt. Interessanterweise zeigt diese Studie, daß ein i.v. Hyperimmunglobulinpräparat mit besonders hohem Titer gegen Lipopolysaccharid (Endotoxin) gramnegativer Bakterien keinen Einfluß auf die Häufigkeit von Infektionen hatte, was die Autoren auf das limitierte Spektrum der Antikörperspezifitäten in der Hyperimmunglobulinpräparation zurückführten. Da diese experimentelle Präparation aus dem Plasma eines kleineren Spenderpools hergestellt worden war, enthielt sie möglicherweise die protektiven Antikörper in ungenügender Menge (The Intravenous Immunoglobulin Study Group, 1992).

38.3 Immunmodulation

38.3.1 Immunglobulintherapie bei Erkrankungen mit immunmediierter Pathogenese

Seit langem ist es bekannt und anerkannte klinische Praxis, daß die postpartale Verabreichung von Rhesus-D-Hyperimmunglobulin die Rhesus-Sensibilisierung Rhesus-negativer Mütter verhindert. Eine Reihe von Berichten aus den letzten 10 bis 15 Jahren dokumentiert den Einsatz von humanem Immunglobulin bei Autoimmun-, Immunkomplex- und alloimmunmediierten Erkrankungen. Kontrollierte Studien der letzten Jahre beschreiben die Modulation von Autoimmunerkrankungen durch hochdosierte IVIG-Therapie. Bei Kindern mit **akuter idiopathischer thrombozytopenischer Purpura (ITP)** führt eine hochdosierte IVIG-Behandlung (400 mg IgG/kg KG/d an 2 bis 5 aufeinanderfolgenden Tagen oder 1 g/kg KG/d an 1 bis 2 Tagen) zu einem raschen Anstieg der Thrombozytenzahlen. Mehrere randomisierte klinische Studien verglichen die Gabe von hochdosiertem IVIG mit Kortikosteroidtherapie in der Behandlung von Kindern mit akuter ITP, und die Ergebnisse zeigten, daß die Verabreichung von IVIG den schnellsten Anstieg der Thrombozytenzahlen zu bewirken und die wenigsten Nebenwirkungen aufzuweisen scheint (Imbach, 1997). Allgemein werden für eine hochdosierte IVIG-Therapie bei Patienten mit ITP folgende Indikationen empfohlen: bei Vorliegen von potentiell lebensbedrohlichen Blutungen oder zur Therapie einer potentiell bedrohlichen Thrombozytopenie, als Alternative zu Kortikosteroiden, bei dem Versuch, eine Splenektomie zu vermeiden, sowie zur Erhöhung der Plättchenzahlen z. B. vor chirurgischen Eingriffen oder vor einer Entbindung.

Neben dem erfolgreichen Einsatz von hochdosiertem IVIG bei einer Autoimmunzytopenie wie der ITP gibt es zunehmend Ergebnisse kontrollierter klinischer Studien, die eine therapeutische Wirkung von hochdosiertem IVIG bei immunologisch mediierten neuromuskulären Erkrankungen zeigen. Das **Guillain-Barré-Syndrom** und seine chronische Variante, die **chronisch rezidivierende idiopathische Polyneuritis (CRIP)**, sind entzündliche Erkrankungen der peripheren Nerven mit vorwiegend demyelinisierenden Läsionen, bei deren Entstehung Autoimmunreaktionen eine wichtige Rolle spielen. Bei beiden Krankheitsbildern wurden pathogenetisch wichtige Autoantikörper gegen Myelin beschrieben. In einer kontrollierten holländischen Studie mit 150 Patienten mit Guillain-Barré-Syndrom wurde eine Hochdosis-IVIG-Therapie mit Plasmapherese verglichen, der derzeit akzeptierten Standardtherapie. Die Ergebnisse zeigten, daß die Behandlung mit IVIG mindestens so effektiv und vielleicht sogar wirksamer war als Plasmapherese, wobei eine IVIG-Therapie mit signifikant weniger Nebenwirkungen verbunden ist (Van der Meche, 1992). Eine neue multizentrische randomisierte Studie verglich Plasmapherese mit hochdosiertem IVIG bei 383 erwachsenen Patienten mit Guillain-Barré-Syndrom (400 mg/kg KG/d über 5 Tage) und bestätigt, daß IVIG und Plasmapherese therapeutisch gleichwertige Alternativen darstellen und daß bei der Behandlung mit IVIG weniger Nebenwirkungen auftreten (no authors listed 1997). Weiterhin konnte in einer kleinen randomisierten Studie die therapeutische Wirksamkeit von IVIG (1 g/kg KG/d an 2 aufeinanderfolgenden Tagen) bei Kindern mit Guillain-Barré-Syndrom gezeigt werden (Gurses, 1995).

Eine signifikante Verbesserung der neurologischen Funktion und Symptomatik durch eine Therapie mit hochdosiertem IVIG (400 mg/kg KG/d an 5 aufeinanderfolgenden Tagen) konnte in kleinen plazebokontrollierten randomisierten Studien bei Patienten mit CRIP gezeigt werden (Hahn, 1996; Van Doorn, 1990).

Nichtkontrollierte Studien und anekdotische Berichte weisen ebenfalls auf eine vergleichbare therapeutische Wirkung von IVIG und Plasmapherese bei Kindern mit CRIP hin, wobei im Gegensatz zu IVIG die Plasmapheresetherapie mit deutlichen Nebenwirkungen verbunden war.

Neben dem Einsatz von IVIG bei Autoimmunerkrankungen gibt es verstärkt Hinweise auf eine Wirkung von IVIG bei systemisch-entzündlichen Erkrankungen. Eine große plazebokontrollierte Studie bei Patienten mit **Kawasaki-Syndrom** ergab, daß in der akuten Phase der Erkrankung (innerhalb der ersten 10 Tage) eine Behandlung mit hochdosiertem IVIG plus Aspirin, verglichen mit reiner Aspirintherapie, nicht nur eine deutliche entzündungshemmende Wirkung hat, sondern auch das Auftreten von Aneurysmen der Koronararterien (eine gefürchtete Komplikation der Erkrankung bei etwa 20 % der Patienten) signifikant vermindert (Newburger, 1986). Eine weitere große Studie zeigte, daß die Gabe der gesamten Menge IVIG in einer Infusion (2000 mg IVIG/kg KG innerhalb von 10 Stunden) effektiver ist als 400 mg IVIG/kg KG an 4 aufeinanderfolgenden Tagen. Hochdosiertes IVIG (2 g/kg KG in einer einzigen Infusion) zusammen mit Aspirin ist seither bei Kawasaki-Syndrom die Therapie der Wahl (Newburger, 1991).

Zu den Erkrankungen, für die ein aktueller Konsensusreport die hochdosierte IVIG-Behandlung als mögliche Therapieoption nennt, zählen z. B. verschiedene Formen der immunmediierten hämatologischen Zytopenien oder die schwere Parvovirus-B19-assoziierte aplastische Anämie, therapieresistente Formen der kindlichen Epilepsie, schwere akute Schübe von Myasthenia gravis, Dermatomyositis und Polymyositis sowie die autoimmune endokrine Orbitopathie (Ratko, 1995). Außerdem zeigten rezente, randomisierte klinische Studien einen therapeutischen Effekt von IVIG bei Patienten mit Multipler Sklerose (Fazekas, 1997; Achiron 1998).

Bei diesen schweren Erkrankungen mit immunmediierter Pathogenese haben kleine kontrollierte randomisierte Studien, nicht randomisierte kontrollierte Studien, unkontrollierte Kohortstudien oder anekdotische Berichte gezeigt, daß die Therapie mit hochdosiertem IVIG zu einer Verbesserung der klinischen Symptomatik führen kann. Herkömmliche Therapieformen stellen dabei häufig keine befriedigende Alternative dar, weil es entweder gar keine wirksame Therapie gibt oder die konventionelle Therapie mit beträchtlichen Nebenwirkungen verbunden ist (z. B. Plasmapherese, hochdosierte Kortikosteroidtherapie).

38.3.2 Mögliche Wirkungsmechanismen

Eine modulierende Wirkung von IVIG bei immunmediierten und entzündlichen Erkrankungen kann auf unterschiedliche Mechanismen zurückzuführen sein.

Neben Antikörperaktivitäten im IVIG, die eine Neutralisation noch unbekannter krankheitsauslösender Antigene bewirken könnten, sind sehr wahrscheinlich Fc-mediierte Funktionen an der immunmodulierenden Wirkung von hochdosiertem IVIG beteiligt. IgG-Monomere, -Dimere und -Polymere können mit Fc-Rezeptoren auf der Oberfläche von Zellen des Immunsystems (Monozyten/Makrophagen, Granulozyten, T- und B-Zellen) interagieren. Eine Blockade und/oder **Niederregulierung von Fc-Rezeptoren** auf mononukleären Phagozyten des retikuloendothelialen Systems ist wahrscheinlich für die positive Wirkung von hochdosiertem IVIG bei der idiopathischen thrombozytopenischen Purpura verantwortlich (Imbach, 1997; Clarkson, 1986). IVIG-Präparate enthalten gar keine oder nur sehr geringe Mengen von IgG-Aggregaten (Polymeren), IVIG aus einem großen Plasmaspenderpool enthält jedoch bis zu 10 bis 20 % IgG-Dimere, die sich aufgrund von Idiotypen-Antiidiotypen-Reaktionen bilden (Roux, 1990), wobei der Anteil der IgG-Dimere direkt proportional zur Größe des Plasmaspenderpools ist (Tankersley, 1988). Die Interaktion von FcR auf humanen Monozyten mit IgG-Monomeren hat die Internalisation von FcR zur Folge, wobei jedoch freie Fc-Rezeptoren wieder an die Zelloberfläche transportiert werden und es zu keiner Abnahme der Fc-Bindungsfunktion kommt. Die Bindung von IgG-Dimeren, -Polymeren oder Immunkomplexen an die Fc-Rezeptoren hingegen führt nach Rezeptorinternalisation zu einer langfristigen FcR-Niedermodulierung (Mannhalter, 1990). Hochdosierte IVIG-Therapie kann solcherart entweder durch direkte Blockade der Fc-Rezeptoren oder mittels Bildung von Immunkomplexen aus verabreichten IgG-Antikörpern und im Patienten zirkulierendem freiem Antigen eine komplexe regulatorische Wirkung auf die Fc-Rezeptor-mediierte Clearance von IgG-beladenen Partikeln zur Folge haben (Kimberley, 1984; Salmon, 1987).

Als weiterer potentiell immunmodulierender Mechanismus konnte gezeigt werden, daß hochdosiertes IVIG in die Aktivierung der Komplementkaskade eingreifen kann, indem es (Fc-abhängig) **aktivierte Komplementkomponenten** (z. B. aktiviertes C3 oder C4) **bindet**. Im tierexperimentellen System (Forssman Schock im Meerschweinchen) konnte eine komplementmediierte Gewebeschädigung dadurch verhindert werden, daß durch IVIG die Bindung der aktivierten Komplementkomponenten C3 und C4 an antikörperbeladene Zielzellen verhindert wurde (Basta, 1989). Ein ähnlicher Mechanismus könnte z. B. für die positive Wirkung von IVIG bei einer autoantikörpermediierten Autoimmunerkrankung wie der Dermatomyositis von Bedeutung sein (Basta, 1994).

Eine immunmodulierende Wirkung von IVIG könnte auch mit den in der IVIG-Präparation enthaltenen **antiidiotypischen Antikörpern** zusammenhängen. Diese antiidiotypischen Antikörper sind gegen die antigenbindende Region z. B. von Autoantikörpern oder von Antigenrezeptoren autoreaktiver Zellen gerichtet. Sie könnten regulatorisch in das idiotypische Netzwerk eingreifen und dadurch die Produktion von Autoantikörpern oder deren pathogenetische Aktivität hemmen (Rossi, 1989). In IVIG-Präparaten sind – bedingt durch die große Spenderanzahl – auch andere potentiell regulatorisch aktive Antikörperspezifitäten vorhanden, wie z. B. Antikörper gegen Blutgruppendeterminanten oder rheumafaktorartige, isotypenspezifische Antikörper. Weiterhin wurden Antikörperaktivitäten gegen Moleküle auf der Zellmembran von T- und B-Zellen beschrieben (z. B. gegen CD5), die die Funktion von T- und B-Zellen modulieren könnten. Überdies konnte in einigen Arbeiten gezeigt werden, daß kommerziell erhältliche IVIG-Präparate immunologisch aktive Proteine enthalten können, wie z. B. lösliche MHC-Klasse-I- und -II- oder CD4- und CD8-Moleküle, die Zell-Zell-Interaktionen im Rahmen von entzündlichen oder antigenspezifischen Immunreaktionen beeinflussen könnten (zitiert in Wolf, 1996).

Ein möglicher entzündungshemmender Mechanismus von hochdosiertem IVIG ist die Regulation der Aktivität von Zytokinen der Entzündungsreaktion wie TNF-α oder IL-1β. Es konnte gezeigt werden, daß IVIG die LPS-induzierte Freisetzung von TNF-α in menschlichen Monozyten hemmt, wobei in diesem System jedoch keine Wirkung auf die Induktion von TNF-α durch gramnegative Bakterien beobachtet werden konnte (Wolf, 1996). Autoantikörper gegen IL-1β wurden in IVIG-Präparaten beschrieben und könnten die Aktivität dieses proinflammatorischen Zytokins beeinflussen (Svenson, 1993). Eine **Neutralisation der Zytokinaktivität** wird auch durch Bindung des natürlich vorkommenden IL-1-Rezeptor-Antagonisten (IL-1ra) an den IL-1-Rezeptor erreicht. Dieses regulatorische Molekül wird von aktivierten Monozyten produziert und zeigte in einer Reihe von Tiermodellen entzündlicher Erkrankungen eine entzündungshemmende Wirkung. Die FcR-mediierte Induktion der IL-1ra-Produktion durch IgG-Aggregate und IgG-haltige Immunkomplexe ist schon seit längerem bekannt; neuere Arbeiten zeigen, daß auch monomeres IgG, wie es in IVIG-Präparaten enthalten ist, die IL-1ra-Produktion stimuliert, was ebenfalls zur entzündungshemmenden Wirkung einer IVIG-Therapie beitragen könnte (Wolf, 1996; Arend, 1994; Ruiz de Souza, 1995). Die entzündungshemmende Wirkung der Induktion von regulatorischen Molekülen wie IL-1ra wird ergänzt durch in den IVIG-Präparaten enthaltene spezifische **Antikörper gegen bakterielle Superantigene** (z. B. Staphylokokken-Enterotoxine, Toxic-Shock-Syndrom-Toxin-1), die die superantigeninduzierte T-Zell-Aktivierung und die Freisetzung von proinflammatorischen Zytokinen durch Monozyten (z. B. TNF α) hemmen (Takei, 1993).

Einzelne Arbeiten berichten auch darüber, daß Mediatoren, die in Zusammenhang mit der T-Zell-Aktivierung von Bedeutung sind, durch IVIG inhibiert werden könnten (IL-2, IFN, etc.), wodurch es auch zu einer Modulierung der Immunantwort kommen kann (Andersson, 1994).

38.4 Nebenwirkungen

38.4.1 Nebenreaktionen bei oder nach der Immunglobulintherapie

Schwere Nebenreaktionen bei oder unmittelbar nach IVIG-Infusion sind sehr selten. Leichte, vorübergehende Nebenreaktionen wie Kopfschmerzen, Schüttelfrost, Hitzegefühl, Kreuzschmerzen, Schwindel, Übelkeit etc. können vorkommen, wobei die Häufigkeit in der Literatur unterschiedlich angegeben wird und zwischen < 1 % und 15 % der Infusionen beträgt. Diese leichten Nebenwirkungen konnten in kontrollierten Studien gelegentlich auch bei plazebobehandelten Patienten gesehen werden und verschwinden üblicherweise mit einer Verringerung der Infusionsgeschwindigkeit. Massivere Nebenerscheinungen wie z. B. Atemnot, Blutdruckabfall etc. können den Abbruch der Infusion und je nach Bedarf die Therapie mit Antihistaminika, Kortison, oder – im Fall des Fortschreitens der anaphylaktoiden Symptomatik – die Gabe von Adrenalin notwendig machen.

Die Bildung von Immunkomplexen mit mikrobiellen Antigenen im Patienten mit anschließender Komplementaktivierung und/oder Aktivierung Fc-Rezeptor-positiver Zellen könnte für **anaphylaktoide Nebenreaktionen** verantwortlich sein, die besonders am Beginn der IVIG-Substitutionstherapie, bei Vorliegen einer akuten Infektion, oder bei Patienten mit Agammaglobulinämie, d. h. mit extrem niederen oder fehlenden Serumimmunglobulinen, zu beobachten sind. Die Ursache der Nebenreaktionen während und unmittelbar nach IVIG-Infusion ist nicht vollständig geklärt, in der überwiegenden Mehrzahl handelt es sich aber zweifelsfrei um anaphylaktoide Reaktionen. In seltenen Fällen wurden in Zusammenhang mit Nebenreaktionen auf IVIG-Infusion **Antikörper gegen IgA vom IgE-Isotyp** beschrieben (Buckley, 1991); in diesen seltenen Fällen kann die Verwendung von besonders IgA-armen IVIG-Präparaten (z. B. Gammagard, Baxter Healthcare Corporation) überlegt werden. Sehr selten führen echte **Allergien gegen Material des Infusionssystems** zu infusionsbedingten Nebenreaktionen, die dann auch bei Plazeboinfusionen beobachtet werden können.

38.4.2 Nebenwirkungen der Hochdosis-IVIG-Therapie

Passive Übertragung von Blutgruppenantikörpern durch Immunglobulinlots mit relativ hohen Titern an Isohämagglutininen (anti-A) oder anti-Rhesus-D-Antikörpern hat in einzelnen Patienten mit Hochdosis-IVIG-Therapie (z. B. bei ITP oder Kawasaki) zu einer akuten, **Coombs-Test-positiven hämolytischen Anämie** geführt.

Vereinzelte Fälle von – manchmal auch tödlichen – Nebenreaktionen durch Thromboembolien sind in Zusammenhang mit Hochdosis-IVIG, z. B. bei Patienten mit ITP, Polyneuritis oder SLE, berichtet worden; eine **Zunahme der Plasma- und/oder Blutviskosität** durch hohe Dosen von IVIG bei bereits bestehender Thromboseneigung könnte dabei eine Rolle spielen.

Fälle von akuter **aseptischer Meningitis** mit Kopfschmerzen, Erbrechen und Nackensteifigkeit sind z. B. bei Patienten mit ITP oder CRIP beschrieben worden, wobei die Symptomatik zwischen 1 und 7 Tage nach Hochdosis-IVIG-Infusion auftrat. Der Mechanismus, der zu dieser Nebenreaktion führt, ist noch nicht bekannt. Besonders prädisponiert für diese Nebenreaktion scheinen Patienten mit Migräneanamnese.

Eine **Verschlechterung der Nierenfunktion** (Anstieg von Serumkreatinin) nach Hochdosis-IVIG-Infusion wurde bei Patienten mit grenzwertiger oder pathologischer Nierenfunktion, z. B. mit nephrotischem Syndrom oder Glomerulonephritis, beobachtet. Bei älteren Patienten, aber auch bei Patienten mit Systemerkrankungen, soll an diese mögliche Komplikation gedacht werden. Es wird empfohlen, bei Patienten, bei denen sich die Nierenfunktion in den letzten 2 Wochen akut oder deutlich verschlechtert hat, von einer Hochdosis-IVIG-Therapie Abstand zu nehmen (Misbach, 1993).

38.4.3 Sicherheit der Immunglobulinpräparate hinsichtlich Übertragung von Infektionen

Sorgfältige Auswahl und regelmäßige Testung des Spenderkollektivs und die Einführung von Herstellungsschritten zur Elimination und Inaktivierung viraler Erreger verringern bei den handelsüblichen IVIG-Präparationen der letzten Generation das Risiko der Übertragung viraler Infektionen wie Hepatitis B und C sowie HIV I und II. In Großbritannien, den USA und Schweden wurden in den letzten Jahren bei Patienten mit IVIG-Therapie vereinzelte „Cluster" von Non-A-, Non-B-Hepatitis beobachtet, wobei jedoch die Übertragung der viralen Infektionen mit einzelnen kontaminierten Plasmalots bzw. mit der Verwendung experimenteller Herstellungsverfahren assoziiert war (Widell, 1997).

Literatur

Andersson U, Björk L, Skansén-Saphir U, Andersson J (1994). Pooled human IgG modulates cytokine production in lymphocytes and monocytes. Immunol Rev 139: 21–42.

Achiron A, Gabbay U, Gilad R, Hassin.Baer S, Barak Y, Gornish M, Elizur A, Goldhammer Y, Sarova-Pinhas I (1998). Intravenous immunoglobulin treatment in multiple sclerosis. Effect on relapses. Neurology 50 (2): 398–402.

Arend WP, Leung DYM (1994). IgG induction of IL-1 receptor antagonist production by human monocytes. Immunol Rev 139: 71–8.

Basta M, Kirshbom P, Frank MM, Fries LF (1989). Mechanism of therapeutic effect of high-dose intravenous immunoglobulin. Attenuation of acute, complement-dependent immune damage in a guinea pig model. J Clin Invest 84: 1974–81.

Basta M, Dalakas MC (1994). High-dose intravenous immunoglobulin exerts its beneficial effect in patients with dermatomyositis by blocking endomysial deposition of activated complement fragments. J Clin Invest 94: 1729–35.

Buckley RH, Schiff RI (1991). The use of intravenous immune globulin in immunodeficiency diseases. N Engl J Med 325: 110–117.

Clarkson SB, Bussel JB, Kimberley RP, Valinsky JE, Nachman RL, Unkeless JC. Treatment of refractory immune thrombocytopenic purpura with anti-Fcgamma receptor antibody. N Engl J Med (1986). 314: 1236–1239.

Cooperative Group for the Study of Immunoglobulin in Chronic Lymphocytic Leukemia (1988). Intravenous immunoglobulin for the prevention of infection in chronic lymphocytic leukemia. N Engl J Med 319: 902–907.

Fazekas F, Deisenhammer F, Strasser-Fuchs S, Nahler G, Mamoli B (1997). Randomised placebo-controlled trial of monthly intravenous immunoglobulin therapy in relapsing-remitting multiple sclerosis. Austrian Immunoglobulin in Multiple Sclerosis Study Group. Lancet 349 (9052): 589–593.

Gurses N, Uysal S, Cetinkaya F, Islek I, Kalayci AG (1995). Intravenous immunoglobulin treatment in children with Guillain-Barré-syndrome. Scand J Infect Dis 27: 241–243.

Hahn AF, Bolton CF, Zochodne D, Feasby TE (1996). Intravenous immunoglobulin treatment in chronic inflammatory demyelinating polyneuropathy. A double-blind, placebo-controlled, cross-over study. Brain 119: 1067–1077.

Imbach PA, Kühne T, Holländer G (1997). Immunologic aspects in the pathogenesis and treatment of immune thrombocytopenic purpura in children. Curr Opin Pediatr 9: 35–40.

Jenson HB, Pollock BH (1997). Meta-analyses of the effectiveness of intravenous immune globulin for prevention and treatment of neonatal sepsis. Pediatrics 99 (2). http://www.pediatrics.org/cgi/content/full/99/2/e2.

Kimberly RP, Salmon JE, Bussel JB, Crow MK, Hilgartner MW (1984). Modulation of mononuclear phagocyte function by intravenous gamma-globulin. J Immunol 132: 745–50.

Mannhalter JW, Wolf HM, Göttlicher J, Ahmad R, Eibl MM (1990). Modulation of Fcgamma receptors in the membrane of human monocytes: effect on monocytes functions. Acta Paediatr Hung 30: 143–54. 1995;273: 1865–1870.

Misbach SA, Chapel HM (1993). Adverse effects of intravenous immunoglobulin. Drug Safety 9(4): 254–262.

National Institute of Child Health and Human Development Intravenous Immunoglobulin Study Group (1991). Intravenous immune globulin for the prevention of bacterial infections in children with symptomatic human immunodeficiency virus infection. N Engl J Med 325: 73–80.

Newburger JW, Takahashi M, Beiser AS et al. (1991). A single infusion of gamma globulin as compared with four infusions in the treatment of acute Kawasaki syndrome. N Engl J Med 324: 1633–1639.

Newburger JW, Takahashi M, Burns JC, Beiser AS, Chung KJ, Duffy CE, Glode MP, Mason WH, Reddy V, Sanders SP et al. (1986). The treatment of Kawasaki syndrome with intravenous gamma globulin. N Engl J Med 315 (6):341–347.

Ratko TA, Burnett DA, Foulke GE, Matuszewski KA, Sacher RA (1995), Recommendations for off-label use of intravenously administered immunoglobulin preparations. University Hospital Consortium Expert Panel for Off-Label Use of Polyvalent Intravenously Administered Immunoglobulin Preparations. JAMA 273: 1865–1870.

Rossi F, Dietrich G, Kazatchkine MD (1989). Anti-idiotypes against autoantibodies in normal immunoglobulins: evidence for network regulation of human autoimmune responses. Immunol Rev 110: 135–49.

Roux KH, Tankersley DL (1990). A view of the human idiotypic repertoire, Electron microscopic and immunologic analysis of spontaneous idiotype-anti-idiotype dimers in pooled human IgG. J Immunol 144: 1387–1395.

Ruiz de Souza V, Carreno MP, Kaveri SV, Ledur H, Cavaillon JM, Kazatchkine MD, Haeffner-Cavaillon N (1995). Selective induction of interleukin-1 receptor antagonist and interleukin-8 in human monocytes by normal polyspecific IgG (intravenous immunoglobulin). Eur J Immunol 25: 1267–1273.

Salmon JE, Kapur S, Kimberly RP (1987). Gammaglobulin for intravenous use induces an Fc gamma receptor-specific decrement in phagocytosis by blood monocytes. Clin Immunol Immunopathol 43: 23–33.

Sullivan KM, Kopecky KJ, Jocom J, Fisher L, Buckner CD, Meyers JD, Counts GW, Bowden RA, Peterson FB, Witherspoon RP et al. (1990). Immunomodulatory and antimicrobial efficacy of intravenous immunoglobulin in bone marrow transplantation. N Engl J Med 323: 750–712.

Svenson M, Hanson MB, Bendzenk (1993). Binding of cytokines to pharmaceutically prepared human immunoglobulin. J Clin Invest 92: 2533–2539.

Takei S, Arora YK, Walker SM (1993). Intravenous immunoglobulin contains specific antibodies inhibitory to activation of T cells by staphylococcal toxin superantigens. J Clin Invest 91: 602–7.

Tankersley DL, Preston MS, Finlayson JS (1988). Immunoglobulin G dimer: an idiotype-antiidiotype complex. Mol Immunol 25: 41–8.

The Intravenous Immunoglobulin Collaborative Study Group (1992). Prophylactic intravenous administration of standard immune globulin as compared with core-lipopolysaccharide immune globulin in patients at high risk of postsurgical infection. N Engl J Med Jul 23; 327 (4): 234–40.

The PREVENT Study Group. (1997). Reduction of respiratory syncytial virus hospitalization among premature infants and infants with bronchopulmonary dysplasia using respiratory syncytial virus immune globulin prophylaxis. Pediatrics 99: 93–99.

Van der Meche, FGA, Schmitz PIM, and the Dutch Guillain-Barré Study Group (1992). A randomized trial comparing intravenous immune globulin and plasma exchange in Guillain-Barré syndrome. N Engl J Med 326: 1123–9.

Van Doorn PA, Brand A, Strengers PFW, Meulstee J, Vermeulen M (1990). High-dose intravenous immunoglobulin treatment in chronic inflammatory demyelinating polyneuropathy: a double-blind, placebo-controlled, crossover study. Neurology 40: 209–212.

WHO (1995). Primary Immunodeficiency Diseases. Report of a WHO Scientific Group. Clin Exp Immunol 99 Suppl 1: 2–24.

Widell A, Zhang Y-Y, Andersson-Gäre B, Hammarström L (1997). At least three hepatitis C virus strains implicated in Swedish and Danish patients with intravenous immunoglobulin-associated hepatitis C. Transfusion 37: 313–320.

Wolf HM, Eibl MM (1996). Immunomodulatory effect of immunoglobulins. Clin Exp Rheumatology 14 (Suppl 15): 17–25.

No authors listed (1997). Randomized trial of plasma exchange, intravenous immunoglobulin, and combined treatments in Guillain-Barré-syndrome. Plasma Exchange/Sandoglobulin Guillain-Barré-Syndrome Trial Group. Lancet 349: 225–230.

39 Knochenmarktransplantation bei angeborenen Immundefekten

W. Friedrich

39.1	Einleitung 410	39.6	Praktische Durchführung der Transplantation 412
39.2	Grundsätzliche Aspekte 410	39.7	Anwendung und Ergebnisse der KMT 414
39.3	Spenderauswahl und HLA-Typisierung 410	39.7.1	Transplantationen bei kombinierten Immundefekterkrankungen 414
39.4	Konditionierende Vorbehandlung 412	39.8	Zukünftige Entwicklung 417
39.5	Graft-versus-host-Reaktion 412		

39.1 Einleitung

Die Knochenmarktransplantation (KMT) nimmt bei der Behandlung angeborener Immundefekterkrankungen einen herausragenden Stellenwert ein. Sie stellt eine Möglichkeit zur vollständigen und dauerhaften Überwindung dieser Erkrankungen dar. Bei Fehlen eines HLA-identischen Spenders kann die Behandlung inzwischen auch von HLA-nichtidentischen Spendern, z. B. einem Elternteil durchgeführt werden. Neben Knochenmark als Quelle für hämatopoetische Stammzellen werden in zunehmenden Maße zirkulierende Blutstammzellen zur Transplantation eingesetzt. Besonders wegen der meistens notwendigen, intensiven konditionierenden Vorbehandlung handelt es sich allerdings um ein eingreifendes und nicht risikofreies Therapieverfahren, so daß die Indikation auf prognostisch ungünstige Erkrankungen beschränkt bleiben muß.

In diesem Kapitel werden neben einigen Grundlagen vor allem die Ergebnisse der Transplantation bei kombinierten Immundefekterkrankungen dargestellt.

39.2 Grundsätzliche Aspekte

Die Transplantation von hämatopoetischen Stammzellen ermöglicht es, das gesamte blutbildende System eines Individuums dauerhaft durch Zellen eines Spenders zu ersetzen. Sie bietet sich daher zur Überwindung der unterschiedlichsten pathologischen Zustände dieses Systems an. Der Anwendung dieses therapeutischen Prinzips stehen allerdings eine Reihe von Hindernissen im Weg. So ist die Überwindung einer doppelten immunologischen Barriere notwendig.

Neben der Transplantatabstoßung besteht die Möglichkeit einer in umgekehrter Richtung verlaufenden, vom Transplantat ausgehenden sog. Graft-versus-host(Gvh)-Reaktion, die sich klinisch als Gvh-Krankheit (GvhD) manifestiert. Weiterhin muß gesichert sein, daß eine Ansiedlung und Ausreifung transplantierter Zellen, also ein stabiles Anwachsen (engraftment) erfolgen kann. In der Regel ist hierzu eine einschneidende Vorbehandlung des Patienten notwendig. Ziel dieser konditionierenden Vorbehandlung ist die weitestgehende Unterdrückung zellulärer Immunfunktionen und damit der Fähigkeit des Patienten zur Transplantatabstoßung sowie die Zerstörung der eigenen Blutbildung. Potentielle toxische Nebenwirkungen und vor allem Infektionen als Folge dieser iatrogen erzeugten, extremen Abwehrschwäche sind entscheidende Risikofaktoren einer KMT.

39.3 Spenderauswahl und HLA-Typisierung

Voraussetzung für die Durchführbarkeit einer KMT war bisher die Verfügbarkeit eines HLA-identischen Knochenmarkspenders. Dies gilt inzwischen nicht mehr. Bei der HLA(Human leukocyte antigen)-Typisierung werden individual-spezifische, zelluläre Oberflächenmerkmale bestimmt, die auf allen Zellen des Organismus exprimiert sind und im Rahmen der KMT Zielstrukturen für Abstoßung und GvhD darstellen (Yunis et al., 1984). Die HLA-Merkmale werden durch Gene des sog. Haupthistokompatibilitätskomplexes (MHC-Komplex) auf Chromosom 6 kodiert. Man unterscheidet Antigene der MHC-Klasse I (HLA A, B, C) und MHC-Klasse II (HLA DR, DQ, DP) (Tab. 39/1). Da sie kodominant exprimiert wer-

Tab. 39/1: HLA-Spezifitäten.

HLA-Klasse-I-Antigene			HLA-Klasse-II-Antigene			
A	**B**	**C**	**D**	**DR**	**DQ**	**DP**
A1	B5	Cw1	Dw1	DR1	DQw1	DPw1
A2	B7	Cw2	Dw2	DR2	DQw2	DPw2
A3	BB8	Cw3	Dw3	DR3	DQw3	DPw3
A9	B12	Cw4	Dw4	DR4	DQw4	DPw4
A10	B13	Cw5	Dw5	DR5	DQw5(w1)	DPw5
A11	B14	Cw6	Dw6	DRw6	DQw6(w1)	Dpw6
Aw19	B14	Cw7	Dw7	DR7	DQw7/w3)	
A23(9)	B15	Cw8	Dw8	DRw8	DQw8(w3)	
A24(9)	B16	Cw9(w3)	Dw9	DR9	DQw9(w3)	
A25(10)	B17	Cw10(w3)	DW10	DRw10		
A26(10)	B18	Cw11	DW11(w7)	DRw11(5)		
A28	B21		Dw12	DRw12(5)		
A29(w19)	Bw22		Dw13	DRw13(w6)		
A30(w19)	B27		Dw14	DRw14(w6)		
A31(w19)	B35		Dw15	DRw15(2)		
A32(w19)	B37		Dw16	Drw16(2)		
Aw33(w19)	B38(16)		Dw17(w7)	DRW17(3)		
Aw34(10)	B39(16)		Dw18(w6)	DRW18(3)		
Aw36	B40		Dw19(w6)			
Aw43	Bw41		Dw20	DRw52		
A66(10)	Bw42		Dw21			
Aw68(28)	B44(12)		Dw22	DRw53		
Aw69(28)	B45(12)		Dw23			
Aw74(w19)	Bw46		Dw24			
	Bw47		Dw25			
	Bw48		Dw26			
	Bw49(21)					
	Bw50(21)					
	B51(5)					
	Bw52(2)					
	Bw53					
	Bw54(w22)					
	Bw55(w22)					
	Bw56(w22)					
	Bw57(17)					
	Bw58(17)					
	Bw59					
	Bw60(40)					
	Bw61(40)					
	Bw62(15)					
	Bw62(15)					
	Bw63(15)					
	Bw64(14)					
	Bw65(14)					
	Bw67					
	Bw70					
	Bw71(w70)					
	Bw72(w70)					
	Bw73					
	Bw75(15)					
	Bw76(15)					
	Bw77(15)					

den, sind Geschwister mit einer Wahrscheinlichkeit von 25 Prozent HLA identisch, während Eltern HLA-haploidentisch sind. Die Identifizierung von Fremdspendern, die HLA-kompatibel sind, stellt wegen des außerordentlich großen Polymorphismus der MHC-Gene eine Herausforderung dar, wird jedoch zunehmend möglich, nachdem weltweit große Datenbanken freiwilliger Knochenmarkspender etabliert sind.

Die Suche ist allerdings zeitaufwendig und kann mehrere Monate dauern.
Es ist von Bedeutung, daß neben MHC-Determinanten weitere, individuelle Gewebsmerkmale existieren, in denen sich Spender und Empfänger unterscheiden können, so daß trotz einer HLA-Identität auch bei Geschwistertransplantationen Komplikationen einer GvhD sowie eine Abstoßung auftreten können.

39.4 Konditionierende Vorbehandlung

Als Konditionierung bezeichnet man die Behandlung des Patienten vor KMT mit zytotoxisch wirksamen Medikamenten bzw. mit Strahlentherapie. Sie ist erforderlich, um eine Abstoßung transplantierter Zellen zu verhindern und ihre permanente Ansiedlung zu ermöglichen. Intensität und Modalität dieser Vorbehandlung unterscheiden sich bei angeborenen Immundefekten z. T. erheblich von der bei anderen Erkrankungen. Bei Patienten mit schweren kombinierten Immundefekten kann wegen der bereits deutlich eingeschränkten Fähigkeit zur Transplantatabstoßung auf eine Vorbehandlung u. U. vollständig verzichtet werden. Bei erhöhtem Risiko zur Transplantatabstoßung dagegen, z. B. bei Verwendung HLA-nichtidentischer Spender, kommt der immunsuppressiven Wirksamkeit der Konditionierung eine entscheidende Bedeutung zu. Bei hämatologischen Erkrankungen, denen funktionelle Störungen zugrunde liegen, z. B. bei granulozytären Funktionsdefekten, ist die myeloablative Komponente der Behandlung ganz wesentlich, da hier die radikale Zerstörung des Knochenmarks gesichert sein muß, um eine Regeneration eigener Zellen und damit das Wiederauftreten der Erkrankung zu verhindern. Als überwiegend myelosuppressive Substanz hat sich Busulfan (Myleran) bewährt, das meistens in Kombination mit Cyclophosphamid (Endoxan) als immunsuppressives Medikament eingesetzt wird. Neben der Behandlung vor KMT kann zur weiteren Abstoßungsprophylaxe u. U. auch eine Behandlung nach Transplantation erforderlich sein, z. B. mit Antiserum oder monoklonalen Antikörpern gegen Zellen, die an der Abstoßungsreaktion beteiligt sind.

39.5 Graft-versus-host-Reaktion

Die Graft-versus-host-Krankheit (GvhD) wird durch Spender-T-Lymphozyten, die im Transplantat enthalten sind, ausgelöst. Hierbei stehen entzündliche Veränderungen als Audruck einer Aktivierung immunologischer Effektormechanismen im Vordergrund der klinischen Symptomatik (Ferrara et al., 1991). Außer nach KMT wird eine GvhD auch bei Patienten mit kongenitalen T-Zell-Defekten als Folge eines transplazentaren Übertritts maternaler Lymphozyten oder einer postnatalen Transfusion mit unbestrahltem Blut beobachtet. Die **akute GvhD** manifestiert sich durch ein generalisiertes, makulopapulöses, masernähnliches Exanthem (siehe Farbabb. FA 15 Farbtafel III), das bei Fortschreiten in ein diffuses Erythem mit Blasenbildung übergeht, sowie durch Zeichen der Leberentzündung und durch intestinale Funktionsstörungen (Tab. 39/2). Bei ungenügender Zurückbildung dieser Symptomatik, selten auch de novo, entwickelt sich eine **chronische GvhD**. Ähnlich wie die akute kann sich auch die chronische GvhD vollständig zurückbilden. In ihrer ausgeprägten Form hat sie zahlreiche Merkmale kollagen-vaskulärer Erkrankungen mit ekzematösen und sklerodermieähnlichen Hautveränderungen sowie Pigmentstörungen, Gelenkontrakturen, Xerostomie und Xerophtalmie, obliterierende Bronchiolitis, biliäre Leberzirrhose, Malabsorption und Gedeihstörung.

Die Inzidenz schwerer Verlaufsformen der GvhD ist bei Kindern deutlich niedriger als bei Erwachsenen. Zur **Behandlung** bzw. **Verhütung** werden immunsuppressiv wirksame Medikamente eingesetzt, vor allem Steroide, Cyclosporin A, Methotrexat und Anti-Lymphozyten-Serum sowie inzwischen auch monoklonale, gegen T-Zellen und ihre Mediatoren gerichtete Antikörper.

Als ein überaus wirksames Verfahren zur Verhütung einer GvhD hat sich die Entfernung der T-Zellen aus den Transplantaten erwiesen. Dieser Ansatz stellt eine entscheidende Voraussetzung zur sicheren Verhütung dieser Komplikation bei Verwendung HLA-nichtidentischer Spender dar. Es besteht dann allerdings ein deutlich erhöhtes Risiko zur Transplantatabstoßung, so daß zusätzliche Maßnahmen zur Verhütung dieser Komplikation notwendig sind. Eine wirksame Reinigung des Transplantates von T-Zellen kann durch verschiedene Methoden erfolgen, z. B. durch Komplement bindende, gegen T-Zellen gerichtete Antikörper oder durch physikalische Trennmethoden, nachdem die T-Zellen mit Erythrozyten beladen werden.

39.6 Praktische Durchführung der Transplantation

Knochenmark wird durch multiple Aspirationen aus dem Bereich des Beckenkammes gewonnen. Für den gesunden Spender besteht außer dem Risiko der Narkose keine Gefahr. Das entnommene Knochenmark stellt nur einen geringen Teil der gesamten Markreserve dar und wird innerhalb einiger Monate nachgebildet. Die Traumatisierung durch den Eingriff ist minimal.

Tab. 39/2: Symptomatik der Graft-versus-host-Erkrankung (GvhD).

	Akute GvhD	Chronische GvhD
Haut	morbilliformes Exanthem, bullöse Erythrodermie	umschrieben/generalisiert: sklerodermieforme Veränderungen mit Hyperkeratose, Alopezie, Dyspigmentierung
Leber	akute Entzündungszeichen, Ikterus und Enzymerhöhung	chronische, cholestatische Hepatopathie
Magen-Darm	Diarrhö (wäßrig-blutig) Schmerzen, Subileus	chronische Mukositis (Mund, Ösophagus), Sicca-Syndrom, Malabsorption

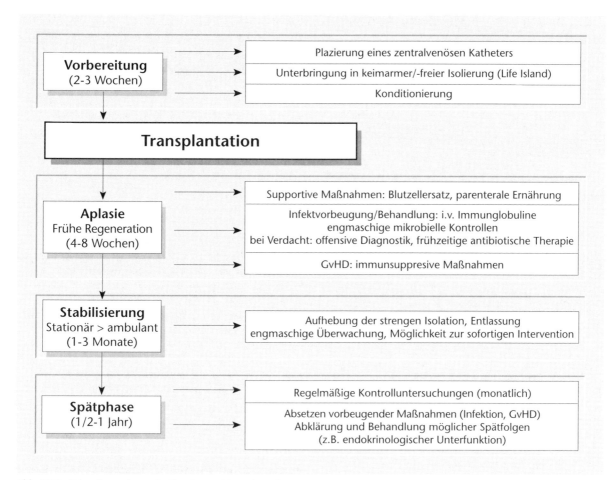

Abb. 39/1: Behandlungsphasen der Knochenmarktransplantation.

Das heparinisierte Knochenmark wird nach Filtration zur Entfernung von Knochenbröckel intravenös infundiert. Die Zellen gelangen über die Blutbahn in die Knochenmarksräume des Empfängers.

Als eine Alternative zu Knochenmark werden zunehmend sogenannte **periphere Blutstammzellen** zur Transplantation eingesetzt. Hierbei erfolgt eine Vorbehandlung des Spenders über mehrere Tage mit „Granulocyte-colony stimulating factor" (G-CSF). Diese Behandlung führt im Rahmen der Stimulation der Granulopoese ebenfalls zur vorübergehenden Ausschwemmung hämatopoetischer Vorläuferzellen ins Blut, die durch Apherese in vergleichsweise hoher Zahl gewonnen werden können. Es hat sich gezeigt, daß diese mobilisierten peripheren Blutstammzellen im Vergleich zu Knochenmarkstammzellen ein höheres Potential zur raschen Rekonstitution hämatopoetischer Funktionen besitzen und daß ein niedrigeres Abstoßungsrisiko besteht.

Zeichen der **Ansiedlung und Ausreifung** transplantierter **hämatopoetischer Spenderzellen** werden in der Regel nach 2 bis 3 Wochen beobachtet, indem es zum Wiederanstieg der Blutzellen und einer abnehmenden Transfusionsabhängigkeit kommt. Morphologisch zeigt das Knochenmark zu diesem Zeitpunkt eine beginnende Zellularität, die sich innerhalb der nächsten Monate normalisiert. Der Beweis, daß es sich um Zellen des Spenders handelt, kann z.B. mit Hilfe der Blutgruppenbestimmung, durch Bestimmung zytogenetischer Marker oder durch DNA-Analysen (DNA finger printing) erfolgen. Bei HLA-Differenz zwischen Spender und Empfänger bietet sich die erneute HLA-Typisierung des Patienten an. Im Vergleich zu hämatopoetischen Funktionen ist die **Rekonstitution immunologischer Funktionen** meist deutlich verzögert, besonders wenn über längere Zeit prophylaktische bzw. therapeutische Maßnahmen zur Beherrschung einer GvhD erforderlich sind, bzw. wenn zur Verhütung der GvhD T-Zell-gereinigtes Knochenmark verwendet wurde.

Komplikationen, die bei der KMT neben möglichen Problemen einer GvhD im Vordergrund stehen, sind vor allem **toxische Nebenwirkungen der Konditionierung** sowie Infektionen als Folge der extremen Abwehrschwäche. So treten vorübergehend so gut wie immer schmerzhafte Schleimhautläsionen im Bereich der Mundhöhle und des Pharynx auf, sowie Übelkeit, Erbrechen und eine ausgeprägte Anorexie. Der Pa-

Tab. 39/3: Durch Knochenmarktransplantation behandelbare kongenitale Immundefekte.

Kombinierte Immundefekte:

B⁺-SCID
B⁻-SCID
SCID mit ADA-Mangel
SCID mit PNP-Mangel
Retikuläre Dysgenesie
MHC-Klasse-II-Defekt
Funktionelle T-Zell-Defekte

Andere Immundefekte:

Wiskott-Aldrich-Syndrom
Di-George-Syndrom
Purtilo-Syndrom (EBV-induziertes lymphoproliferatives Syndrom)
Hyper-IgM-Syndrom

Störungen der Phyagozyten:

Kongenitale Agranulozytose
Septische Granulomatose
Leukozytenadhäsionsdefekt (LAD)
Chediak-Higashi-Syndrom
Morbus Farquhar (Familiäre erythrophagozytäre Lymphohistiozytose, FEL)

tient muß u. a. parenteral ernährt werden. Die Zerstörung des Immunsystems führt zu einer **extremen Abwehrschwäche**, die durch die funktionelle Beeinträchtigung vor allem der Schleimhäute als natürliche Barriere gegenüber Keimen erheblich verstärkt wird. Eine Reihe besonderer Vorsichtsmaßnahmen wird standardmäßig getroffen. Die Isolation der Patienten in keimarmer oder -freier Umgebung (sog. Life island), vorbeugende antimikrobielle Behandlungen durch Magen-Darm-Dekontamination, besonders gegen Pilze, eine prophylaktische IgG-Substitution und besonders eine frühzeitige, äußerst intensive Diagnostik und Behandlung bei jedem Verdacht auf Infektionen charakterisiert die ungewöhnlich aufwendige Pflege dieser Patienten. Eine schematische Übersicht der verschiedenen Behandlungsphasen einer Transplantation ist in Abbildung 39/1 dargestellt.

39.7 Anwendung und Ergebnisse der KMT

Eine Übersicht immunologischer Krankheitsbilder, bei denen die KMT Anwendung findet, zeigt Tabelle 39/3. Die Erkrankungen lassen sich in 3 Gruppen einteilen: kombinierte Immundefekterkrankungen, Immundefekterkrankungen mit assoziierten, nicht immunologischen Störungen sowie Defekterkrankungen des phagozytären Systems. Transplantationen werden bisher nicht bei Immundefekten mit überwiegenden B-Zell-Störungen eingesetzt. Im folgenden werden exemplarisch Erfahrungen und Ergebnisse der KMT bei den häufigsten Erkrankungen dargestellt.

39.7.1 Transplantationen bei kombinierten Immundefekterkrankungen

HLA-identische KMT

Kombinierte Immundefekterkrankungen stellen die weitaus größte Zielgruppe für die Anwendung der KMT bei angeborenen Störungen des lymphohämopoetischen Systems dar (Fischer et al., 1990; O'Reilly et al., 1989; Friedrich, 1996). Bei diesen prognostisch extrem ungünstigen Erkrankungen, die überwiegend dem Formenkreis des schweren kombinierten Immumdefektsyndroms (SCID) angehören, stellt die KMT in aller Regel die einzige therapeutische Möglichkeit dar. Die ersten erfolgreichen Behandlungen liegen bereits dreißig Jahre zurück, und eine Reihe von transplantierten Patienten haben inzwischen das Erwachsenenalter erreicht.

Wie erwähnt, kann die **Transplantation bei SCID**, die überwiegend auf eine Rekonstitution des lymphatischen Systems zielt, ohne Konditionierung erfolgen. Der Verlauf einer HLA-identischen KMT ist in Abbildung 39/2 demonstriert. Hier kann meist bereits innerhalb weniger Wochen ein deutlicher Anstieg der T-Zellen im Blut bei gleichzeitigem Nachweis positiver T-Zellfunktionen sowie ein Anstieg der Immunglobulinspiegel im Serum beobachtet werden. In den folgenden Wochen tritt in der Regel eine vollständige Normalisierung zellulärer und humoraler Immunfunktionen ein. Charakteristisch ist, daß Komplika-

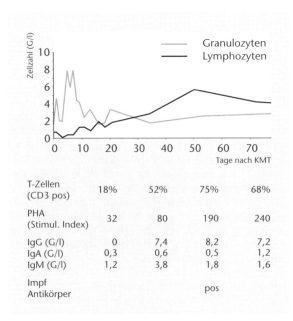

Abb. 39/2: Verlauf einer HLA identischen Knochenmarktransplantation bei einem 3 Monate alten Säugling mit schwerem kombiniertem Immundefekt (SCID). Spender war eine 3jährige, gesunde Schwester. Die Behandlung führte innerhalb weniger Wochen zur Normalisierung immunologischer Funktionen.

tionen der GvhD bei SCID nach identischer KMT meist wenig ausgeprägt sind und chronische Manifestationen so gut wie nie auftreten. Nicht überraschend ist, daß nach KMT ohne vorausgehende Konditionierung die Blutbildung meist empfängerabhängig bleibt, also z. B. kein Wechsel der Blutgruppe stattfindet. Dagegen ergaben differenzierte Untersuchungen der Lymphozyten nach erfolgreicher zellulärer und humoraler Immunrekonstitution unerwartete Befunde. Es ließ sich zeigen, daß die Ausreifung von Lymphozyten spenderlichen Ursprungs oft auf T-Zellen begrenzt ist, also eine Ausreifung spenderabhängiger B-Zellen trotz Rekonstitution normaler B-Zell-Funktionen ausbleibt. Demnach kann die humorale Immunrekonstitution auch Folge einer funktionellen Erholung eigener B-Zellen sein. Selten kann allerdings auch eine deutliche Schwäche des B-Zell-Systems fortbestehen, vor allem bei Patienten, deren Immundefekt durch das vollständige Fehlen eigener B-Zellen charakterisiert war (sog. B⁻-SCID). In diesen Fällen ist neben der fortgesetzten Immunglobulinsubstitution u. U. der Versuch einer erneuten Transplantation indiziert.

Die erfolgreiche Anwendung der KMT ohne vorausgehende Konditionierung, d. h. ohne Zertörung der eigenen lympho-hämopoetischen Stammzellen bei SCID-Patienten, wirft die interessante Frage auf, welche **Zellpopulation** im Transplantat für die **immunologische Rekonstitution** dieser Patienten verantwortlich ist. Es ist bisher keineswegs gesichert, daß hier ein dauerhaftes „engraftment" auf Ebene pluripotenter Stammzellen stattfindet. Vielmehr scheint es so, daß die Rekonstitution von frühen lymphatischen Vorläuferzellen ausgeht, sowie ebenfalls durch Expansion reifer, postthymischer T-Zellen, die als Folge der Kontamination des Transplantates durch Lymphozyten übertragen werden und die wahrscheinlich für die frühe Erholung immunologischer Funktionen verantwortlich sind. In diesem Zusammenhang sind einzelne Berichte von Interesse, bei denen eine Erholung immunologischer Funktionen bei SCID nach Übertragung peripherer Blutlymphozyten HLA-identischer Spender beobachtet wurde. Ebenfalls dürften Beobachtungen bei einzelnen Patienten mit Di-George-Syndrom, bei denen nach HLA-identischer KMT deutliche Verbesserungen zellulärer Immunfunktionen erreicht werden konnten, am ehesten als Folge der Expansion reifer T-Zellen im Transplantat zu verstehen sein.

HLA-nichtidentische KMT

Da histokompatible Spender bei SCID-Patienten nur ausnahmsweise verfügbar sind, ist es verständlich, daß bereits frühzeitig Transplantationsversuche mit alternativen, d. h. HLA-nichtidentischen Spendern unternommen wurden. Ein entscheidender Fortschritt war die Möglichkeit, Komplikationen der GvhD wirksam durch Entfernung der T-Zellen aus dem Transplantat zu verhüten. Diese Technik wurde

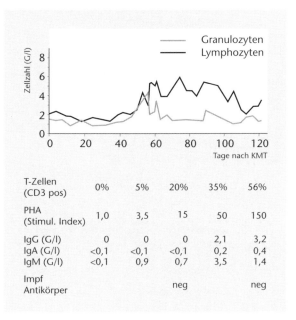

Abb. 39/3: Verlauf einer HLA-nichtidentischen Knochenmarktransplantation bei einem 10 Monate alten Säugling mit SCID. Spender war der HLA-haplo-identische Vater. Das Transplantat wurde von T-Zellen gereinigt. Die immunologische Rekonstruktion erfolgte verzögert über einen Zeitraum von mehreren Monaten, humorale Immunfunktionen waren auch 6 Monate nach Transplantation noch unvollständig.

erstmals 1982 mit Erfolg bei Patienten mit SCID eingesetzt (Reisner et al., 1983). Es konnte gezeigt werden, daß die Transplantation von gereinigtem Knochenmark eines Elternteils, also eines HLA-haploidentischen Spender, zur stabilen Immunrekonstitution ohne Komplikationen einer GvhD führte. Die große Bedeutung dieser Entwicklung bestand darin, daß es hiermit möglich wurde, eine Behandlung bei jedem diagnostizierten Patienten mit SCID mit Aussicht auf Erfolg durchzuführen.

Der Verlauf einer Immunrekonstitution nach HLA-nichtidentischer Transplantation mit Knochenmark des Vaters, die bei einem inzwischen fünfzehnjährigen Kind im Alter von 10 Monaten erfolgte, ist in Abbildung 39/3 dargestellt. T-Zellen des Kindes, die ausschließlich väterlichen Ursprungs sind, zeigten ab dem 6. Monat nach Transplantation ein normales proliferatives Verhalten in Gegenwart von Mitogenen, allogenen Zellen und mikrobiellen Antigenen. Diese väterlichen T-Zellen waren jedoch nicht durch Lymphozyten des Patienten stimulierbar. Dieser wichtige Befund zeigt, daß die väterlichen, im Patienten ausgereiften T-Zellen tolerant gegenüber den von der Mutter abstammenden, differenten HLA-Antigenen des Kindes sind.

Die inzwischen relativ großen Erfahrungen der HLA-nichtidentischen Transplantation bei SCID haben gezeigt, daß die Verhütung von Komplikationen der

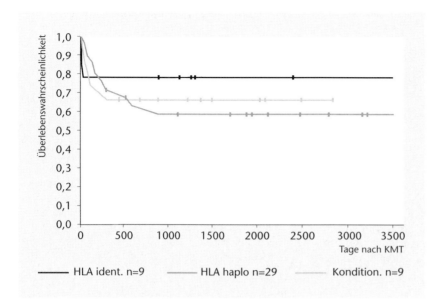

Abb. 39/4: Überlebenswahrscheinlichkeit nach Knochenmarktransplantation bei SCID. Konditionierung mit Busulfan und Cyclophosphamid (Ergebnisse der Universitätsklinik Ulm 1982–1991).

GvhD durch Entfernung der T-Zellen in hohem Maß gewährleistet ist. Es haben sich jedoch auch eine Reihe von Besonderheiten im Vergleich zur HLA-identischen KMT ergeben. So ist die Entwicklung wirksamer T-Zell-Funktionen deutlich verzögert und erstreckt sich in der Regel über einen Zeitraum von mehreren Monaten. Bedeutsamer ist, daß die Erholung immunologischer Funktionen oft unvollständig bleibt, vor allem entwickelt die Mehrzahl der Patienten keine ausreichende humorale Immunität. Bei einem nicht unerheblichen Teil der Patienten versagt die Behandlung sogar vollständig, d. h. es finden sich keine Hinweise für eine immunologische Erholung.

Erklärungen für die uneinheitlichen Ergebnisse nach HLA-nichtidentischer KMT sind am ehesten darin zu suchen, daß bei SCID residuale Abwehrfunktionen vorhanden sein können, z. B. durch natürliche Killer-Zellen oder durch T-Zellen maternalen Ursprungs, so daß trotz der schweren T-zellulären Immunschwäche eine Resistenz gegenüber transplantierten, HLA-differenten Zellen besteht. Allerdings fehlt eine befriedigende Erklärung für die ungenügende oder fehlende funktionelle Erholung der B-Zellen bei B$^+$-SCID, ein Befund, der im Gegensatz zur Beobachtung nach HLA-identischer Transplantation steht.

Eine Möglichkeit, die Voraussetzungen zur vollständigen Immunrekonstitution zu verbessern, stellt die Anwendung einer konditionierenden Vorbehandlung durch Chemotherapie dar. Allerdings müssen hierbei Risiken und mögliche Komplikationen der Konditionierung in Kauf genommen werden. Bei Patienten in primär kritischem klinischem Zustand kann die Anwendung einer Konditionierung kontraindiziert sein.

Aufgrund eigener Erfahrungen bei einer vergleichsweise großen Gruppe von Patienten mit SCID sowie den Erfahrungen anderer Zentren ist es inzwischen möglich, bei der Mehrzahl der Patienten nach HLA-nichtidentischer KMT ein krankheitsfreies Überleben zu erzielen (Abb. 39/4). Retrospektive Analysen der Behandlungsergebnisse in den verschiedenen europäischen Transplantationszentren bei Patienten mit SCID ergaben u. a., daß eine möglichst frühzeitige Durchführung der KMT sowie die Anwendung gnotobiotischer Maßnahmen, d. h. eine strenge Isolierung der Patienten während der Behandlung, zur weiteren Infektvorbeugung wichtige prognostische Faktoren darstellen.

Transplantationen bei Wiskott-Aldrich-Syndrom

Das Wiskott-Aldrich-Syndrom (WAS) stellt eine hervorragende Indikation für die Anwendung der KMT dar. Bei dieser X-chromosomal vererbten Erkrankung, die neben einer progredienten Immundefizienz durch Thrombozytopenie, ein meist ausgeprägtes Ekzem sowie ein signifikantes Risiko zur frühen Entwicklung maligner lymphoproliferativer Syndrome charakterisiert ist, kann durch die Behandlung eine vollständige Überwindung aller Krankheitszeichen erreicht werden (Parkman et al., 1978; Kapoor et al., 1981). Die ersten Behandlungsversuche waren besonders instruktiv, um zusätzliche Mechanismen der lymphohämopoetischen Rekonstitution nach KMT aufzuzeigen. Die Verwendung einer überwiegend immunsuppressiv wirksamen Konditionierung führte zwar zur Normalisierung der Immunfunktionen, jedoch bestand die Thrombozytopenie fort. Interessant ist, daß das Ekzem dieser Patienten ebenfalls verschwand, eine Beobachtung, welche seine immunologische Pathogenese belegt. Erneute Transplantationen dieser Patienten unter Verwendung einer intensivierten, gleichzeitig myeloablativ wirksamen Konditionierung führten zur vollständigen Überwindung der Erkrankung mit Normalisierung der Thrombozyten. Zur

Konditionierung bei Patienten mit WAS hat sich inzwischen eine kombinierte Behandlung mit Busulfan und Cylcophosphamid bewährt. Bei diesem Vorgehen ist bei der überwiegenden Mehrzahl der Patienten die Behandlung erfolgreich. eigene Erfahrungen bestätigen dies. Es ist interessant, daß auch hier, ähnlich wie bei Patienten mit SCID, nach HLA-identischer KMT nur selten ausgeprägte Komplikationen einer GvhD beobachtet werden. Bei HLA-nichtidentischen Transplantationen hat sich gezeigt, daß die übliche Konditionierung unzureichend ist, um Transplantatabstoßungen mit ausreichender Sicherheit zu verhüten. Zur Beherrschung dieser Schwierigkeit ist im Vergleich zur HLA-identischen Transplantation eine intensivere Konditionierung erforderlich.

Häufig stellt sich die Frage nach dem günstigsten Zeitpunkt einer KMT bei WAS. In jedem Fall sollte bereits bei Diagnosestellung eine HLA-Typisierung erfolgen, der sich gegebenenfalls eine Fremdspendersuche anschließen sollte. Da bei Patienten mit WAS immer die Gefahr akuter, lebensbedrohlicher Komplikationen durch Blutungen und Infektionen besteht, sollte bei Verfügbarkeit eines kompatiblen Familien- oder Fremdspenders die möglichst frühzeitige Durchführung einer Transplantation angestrebt werden, während die Indikationsstellung zur nichtidentischen Transplantation selektiv erfolgen muß.

KMT-Indikation bei Phagozytendefekten

Primäre Störungen des phagozytären Abwehrsystems können entweder die Ausreifung und damit die Zahl der Granulozyten betreffen, oder ihre Funktionen, also die Fähigkeit zur Migration, Phagozytose und intrazellulären Abtötung mikrobieller Keime. Die Möglichkeit einer vollständigen Überwindung dieser Störungen durch KMT ist offensichtlich. Allerdings ist die Zahl bisher durchgeführter Transplantationen, z. B. bei Patienten mit septischer Granulomatose oder kongenitaler Neutropenie, begrenzt. Diese Zurückhaltung bei der Indikationsstellung zur Transplantation spiegelt die erheblichen Fortschritte der konventionellen Therapie dieser Erkrankung wider. Bei der Mehrzahl betroffener Patienten besteht bei konsequentem Einsatz jetzt verfügbarer, infektvorbeugender Maßnahmen eine deutlich verbesserte Prognose, so daß ein komplikationsarmes Überleben über Jahre möglich ist. Die Entscheidung zur Transplantation ist daher nicht einfach, sollte aber bei Vorhandensein eines HLA-identen Spenders diskutiert werden.

Anders stellt sich die Situation bei denjenigen Erkrankungen dar, bei denen konservative Maßnahmen versagen, wie z. B. bei der schweren Form des Leukozyten-Adhäsiondefektes (LAD). Sofern es gelingt, den häufig kritischen Zustand dieser Patienten zu stabilisieren, wozu u. U. Transfusionen von Granulozytenkonzentraten zur Infektüberwindung erforderlich sind, muß hier der Versuch einer Behandlung durch Transplantation sofort erfolgen.

39.8 Zukünftige Entwicklungen

Die Behandlung angeborener Immundefekte durch Stammzelltransplantation ist inzwischen ein etabliertes Behandlungsverfahren. Die Prognose betroffener Kinder hat sich entsprechend grundsätzlich geändert. Allerdings sind weitere Entwicklungen erforderlich, um Nebenwirkungen und Risiken dieser Behandlung und damit die Ergebnisse zu verbessern. Dies betrifft zum einen die konditionierende Vorbehandlung, deren Toxizität erheblich sein kann. Es sollten Wege gefunden werden, um die jetzt notwendige Intensität dieser Behandlung zu vermindern. Die Ausbildung einer spezifischen Immuntoleranz zwischen Spender und Empfänger und damit die Verhütung von Abstoßung und GvhD ist z. B. durch Einsatz immunmodulierender, gegen T-Zellen gerichteter Antikörper denkbar. Zum anderen stellt die langsame immunologische Erholung nach Transplantation einen erheblichen Risikofaktor dar, besonders wenn der Patient zum Zeitpunkt der Transplantation an einer Infektion leidet. Möglichkeiten, diese Erholung zu beschleunigen, sind derzeit begrenzt, jedoch ist es denkbar, daß der Einsatz zunehmend verfügbarer Wachstums- und Reifungsstimulierender Faktoren hier eine Verbesserung bringen wird.

Literatur

Ferrara JLM, Deeg HJ (1991). Graft versus Host Disease. N Engl J. Med 324: 667–673

Fischer A, Landais P, Friedrich W, Morgan G, Gerritsen B, Fasth A, Porta F, Criscelli G, Goldmann SF, Levinsky R, Vossen J (1990). European experience of bone marrow transplantation for severe combined immunodeficiency. Lancet ii: 850–854

Friedrich W (1996). Bone Marrow Transplantation in immunodeficiency diseases. Annals of Medicine 8: 115–122

Kapoor N, Kirkpatrick D, Blaese RM, Oleske J, Hilgartner MH, Chaganti RSK, Good RA, O'Reilly RJ (1981). Reconstitution of normal megakaryocytosis and immunological functions in Wiskott Aldrich Syndrome by marrow transplantation following myeloablation and immunosuppression with busulfan and cyclophosphamide. Blood 57: 692–696

O'Reilly RJ, Brochstein J, Dinsmore R, Kirkpatrick D (1984). Marrow transplantation for congenital disorders. Semin Hematol 21: 188–213

O'Reilly RJ, Friedrich W, Small NT (1994). Transplantation approaches for severe combined immunodeficiency disease, Wiskott-Aldrich Syndrome, and other lethal, congenic, combined immunodeficiency disorders. In: Forman SJ, Blume KG, Thomas ED (ed) Bone Marrow Transplantation. Boston (Blackwell Scientific Publications) 849–873

Parkman R, Rappeport JM, Geha R, Cassadi R, Levey R, Nathan DG, Belli J, Rosen F (1978). Complete correction of the Wiskott Aldrich Syndrome by allogeneic bone marrow transplantation. N Engl J Med 298: 291–427

Reisner Y, Kapoor N, Kirkpatrick D, Pollack MS, Cunningham-Rundles S, Dupont B, Hodes MZ, Good RA, O'Reilly RJ (1983). Transplantation for severe combined immunodeficiency with HLA-A, B, DR incompatible parental marrow cells fractionated by soybean agglutinin and sheep red cells. Blood 61: 341–348

Yunis EJ, Dupont B (1989). The HLA system in: Paul WE (ed) Fundamental Immunology. New York (Raven Press)

40 Impfungen bei primären und sekundären Immundefekten

B. H. Belohradsky, J. G. Liese

40.1	Gefährdung und Komplikationen bei primären und sekundären Immundefekten 418
40.2	Probleme der aktiven Impfungen bei primären und sekundären Immundefekten 418
40.2.1	Komplikationen bei primären Immundefekten 420
40.2.2	Komplikationen bei sekundären Immundefekten 421
40.3	Aufgaben für die Zukunft 423

40.1 Gefährdung und Komplikationen bei primären und sekundären Immundefekten

Hinsichtlich Morbidität und Mortalität ist der immundefekte Patient am stärksten durch **Infektionen** bedroht. Dabei ist es unwesentlich, ob ein angeborener oder erworbener Immundefekt zugrunde liegt, es ergeben sich daraus nur graduelle Unterschiede. Wird ein angeborener Immundefekt lange genug, d. h. über Jahre, ohne kausale Therapie überlebt, so können als weitere immunologisch bedingte Komplikationen **maligne Tumoren** oder **Autoimmunprozesse** hinzukommen.

Lebensgefährliche Komplikationen drohen auch durch **iatrogene Maßnahmen,** so durch die **Graft-versus-host-Reaktion,** hervorgerufen durch die Transfusion unbestrahlter Blutprodukte oder in der Folge einer Knochenmarktransplantation, wobei lebende Spender-T-Lymphozyten auf T-Zelldefekte oder kombiniert T-B-Zelldefekte Patienten übertragen werden.

Oder die Gefährdung erfolgt durch Lebendimpfstoffe (Tab. 40/1), d. h. attenuierte, aber vermehrungsfähige Impfbakterien oder -viren, die zu lebensbedrohlichen Impfinfektionen führen können (Belohradsky und Nißl, 1992; Plotkin und Mortimer, 1994; Quast, 1990; Quast et al., 1997).

Tab. 40/1: Zusammenstellung der wichtigsten Impfstoffe.

I. Totimpfstoffe*	II. Lebendimpfstoffe**
Cholera	BCG
Diphtherie	Gelbfieber
Diphtherie-Tetanus	Masern
Diphtherie-Pertussis-Tetanus	Mumps
Frühsommer-Meningoenzephalitis	Masern-Mumps
Haemophilus influenzae Typ b	Masern-Mumps-Röteln
Haemophilus-influenzae-Typ-b-Diphtherie-Pertussis-Tetanus	Pocken
Hepatitis A	Poliomyelitis oral (nach Sabin)
Hepatitis B	Röteln
Hepatitis-A-Hepatitis-B	Typhus oral
Influenza	Varizellen
Meningokokken	
Pertussis	
Pneumokokken	
Poliomyelitis parenteral (nach Salk)	
Tetanus	
Tollwut	
Typhus-Paratyphus parenteral	

* nicht vermehrungsfähige Impfstoffe mit abgetöteten Erregern, Spaltprodukten bzw. Einzelantigenen oder Toxoiden, gentechnisch hergestellte Impfstoffe.
** vermehrungsfähige Impfstoffe mit attenuierten oder apathogenen Erregern.

40.2 Probleme der aktiven Impfungen bei primären und sekundären Immundefekten

Auf die häufigsten Nebenwirkungen (Tab. 40/2) und Kontraindikationen (Tab. 40/3) beim routinemäßigen Einsatz der Lebend- und Totimpfstoffe bei Abwehrgesunden wird in den offiziellen Impfrichtlinien (STIKO, 1997) und in den Fachinformationen durch die Impfstoff-Hersteller hingewiesen.

Dagegen sind die Probleme der Infektionsprophylaxe durch aktive Impfungen bei angeborenen und erwor-

Tab. 40/2: Nebenwirkungen der wichtigsten Impfstoffe (nach U. Quast, 1990; Quast et al., 1997).

Häufigkeit	Nebenwirkung	Impfung gegen
I. Lebendimpfstoffe: meist Symptome der Wildinfektion		
gelegentlich (ca. 1 : 10)	Fieber, Malaise, Kopfschmerzen	alle
	Exanthem	Masern, Röteln, Varizellen
	Durchfälle	Polio
	lokales Impfulkus	Tuberkulose
	lokale Lymphadenitis	Tuberkulose
selten (ca. 1 : 100)	Parotitis	Mumps
	generalisierte Lymphknotenschwellung	Masern, Mumps und vor allem Röteln
	Gelenkbeschwerden	Röteln
	Fieberkrämpfe	Masern
	abszedierende Lymphadenitis	Tuberkulose
sehr selten (ca. 1:10 000)	Osteomyelitis	Tuberkulose
	Granulomatose, Sepsis (sog. BCGitis)	Tuberkulose, bei Kindern mit primärem Immundefekt
äußerst selten (ca. 1 : > 1 Mio.)	Lähmungen	Poliomyelitis
	Enzephalitis	Masern, Mumps
	Neuropathien	Gelbfieber
II. Totimpfstoffe: meist immunologisch/allergische Reaktionen		
gelegentlich (ca. 1 : 10)	Lokalreaktionen	alle
	Malaise, Fieber, Kopfschmerzen	alle
selten (ca. 1 : > 1 Mio.)	Gelenkbeschwerden	Hepatitis B
	Aktivierung von ruhenden und chronischen Prozessen	Cholera
	Krampfanfälle	Pertussis
sehr selten (ca. 1 : > 100 000)	Kollaps	Pertussis
	Enzephalopathie (?)	Pertussis
	Neuropathien, Polyneuritiden	wahrscheinlich alle

benen Immundefekten sehr komplex und mit Ausnahme der bekannten Nebenwirkungen und Kontraindikationen bis heute weitgehend ungelöst (Belohradsky und Nißl, 1992; Quast et al., 1997). Hauptgründe für die z.Zt. eher pauschalen Angaben sind die relative Seltenheit der immunologischen Erkrankungen, die Vielfalt ihrer Ausprägungen (partielle oder komplette, selektive oder kombinierte T-Zell-, B-Zell-, Granulozyten-, Komplement- und Zytokindefekte) und die sehr unterschiedlichen Reaktionsweisen auf die verschiedenen Impfstoffe und ihre Einzelbestandteile. Diese Situation wird für die erworbenen

Tab. 40/3: Kontraindikationen für Tot- und Lebendimpfstoffe (nach U. Quast, 1990; Quast et al., 1997).

Kontraindikation	Impfstoff
I. Totimpfstoffe	
Akute Erkrankung, Inkubation, Rekonvaleszenz	alle Routineimpfungen kontraindiziert (Ausnahme: Tetanus und Tollwut nach Exposition)
Immundefekte, immunsuppressive Therapie, Malignom	keine Kontraindikationen: aber Titerkontrolle auf Impferfolg und Antikörperpersistenz
Neurologische Erkrankungen, zerebrale Anfallsleiden	Pertussis!
Anaphylaxie gegen Ovalbumin	Influenza, FSME
Anaphylaxie gegen Antibiotika, die im Impfstoff enthalten sind	Tollwut (Ausnahme: nach Exposition)
Allergie gegen Phenol, Formaldehyd	Hepatitis B (Risikoabwägung!), Influenza: Pneumokokken, Cholera
II. Lebendimpfstoffe	
Akute Erkrankung, Inkubation, Rekonvaleszenz	alle Impfstoffe kontraindiziert
Immundefekte, immunsuppressive Therapie, Malignome	alle Impfstoffe kontraindiziert: Ausnahme: Varizellen-Impfung bei Leukämie
Schwangerschaft	BCG: Masern, Mumps, Röteln, Gelbfieber
Neurologische Erkrankungen, zerebrales Anfallsleiden	Polio oral: evtl. Vorimpfung mit Polio parenteral
Anaphylaxie gegen Ovalbumin	Masern, Mumps, einige Rötelnimpfstoffe, Gelbfieber
Anaphylaxie gegen Antibiotika, die im Impfstoff enthalten sind	Masern, Mumps, Röteln, Gelbfieber, Varizellen, Polio oral
Allergie gegen Phenol, Formaldehyd (Konservierungsstoffe)	Lebendimpfstoffe enthalten keine Konservierungsmittel!

Immundefekte noch dadurch kompliziert, daß sich der Patient in verschiedenen Behandlungsphasen der Erkrankung mit mehr oder weniger stark ausgeprägter Immunsuppression befindet und zudem individuell auf die gleiche Immunsuppression mit unterschiedlicher Immundepression antworten kann (Belohradsky und Nißl, 1992; Committee on Infectious Diseases, 1997).

40.2.1 Komplikationen bei primären Immundefekten

Durch Totimpfstoffe

Für keine Form der primären Immundefekte ist eine erhöhte Nebenwirkungsrate im Vergleich zu immunologisch gesunden Impflingen beschrieben.

Bei vorwiegenden oder reinen B-Zell-Defekten verläuft eine Impfung mit Totimpfstoffen, je nach Ausprägung des humoralen Antikörperbildungsdefektes, meist ohne zuverlässige protektive und/oder ohne andauernde Impfreaktion.

Da die Totimpfstoffe gefahrlos sind, können sie andererseits als **diagnostische Hilfsmittel** eingesetzt werden; so werden z. B. Tetanus- oder Diphtherietoxoide zur Prüfung der Antikörperbildungskapazität (Primär- und Sekundärantwort; IgM- und IgG-Antikörperbildung) verwendet.

Eine Ausnahme unter den sonst problemlosen Totimpfstoffen scheint nach Einzelbeobachtungen die parenteral applizierbare Typhus-Paratyphus-Vakzine (TAB) zu machen; bei IgM-defizienten Patienten sind Reaktionen beschrieben, die als Endotoxinschock gedeutet werden und in dieser Form bei immunologisch Gesunden nicht beobachtet worden sind.

Bei reinen T-Zell-Defekten muß wegen des Einflusses von Helfer- und Suppressorzellen auf die B-Zell-abhängige Antikörperbildung mit einer gestörten Impfantikörperbildung gerechnet werden. So wurde eine gestörte Antikörpersynthese bei Patienten mit Di-George-Syndrom beschrieben (Belohradsky, 1985).

Bei den angeborenen Komplement- und Granulozytendefekten sind keine gestörten Antikörperantworten auf Totimpfstoffe bekannt; im Gegenteil finden sich bei der septischen Granulomatose, wahrscheinlich als Ausdruck der kompensatorischen Abwehrleistung des intakten B-Zell-Systems, bei anhaltender antigener Stimulation, extrem hohe antibakterielle natürliche und erworbene Antikörpertiter (Beyer et al., 1982; Esterly et al., 1971).

Da spezifische Nebenwirkungen mit den übrigen Totimpfstoffen nicht zu erwarten sind, wird bei **partiellen B-Zell-Defekten** von einigen Autoren, in der Hoffnung auf einen partiellen Schutz, mit Totimpfstoffen geimpft. Erfolge wurden z. B. bei isolierten Defekten polysaccharid-antikörperproduzierender B-Zellen mit Polysaccharid-Proteinkonjugat-Impfstoffen erzielt. In diesen Sonderfällen ist die wiederholte Kontrolle des Impferfolges durch Antikörpertiterbestimmungen erforderlich, kann aber durch eine therapeutische Immunglobulinsubstitution in der Deutung erschwert sein. Abweichend von den üblichen Zeitintervallen für Boosterungen kann bei diesen Patienten ein häufigeres Boostern in kürzeren Abständen erforderlich sein (z. B. Pneumokokken-Polysaccharid-Vakzine). Angaben für ein schematisches Vorgehen liegen für die einzelnen Totimpfstoffe nicht vor. Trotz dieser individuellen Impfentscheidungen sollte auf eine indizierte regelmäßige Immunglobulinsubstitution nicht verzichtet werden.

Bei Patienten mit **B-Zell-Defekten,** vor allem bei der X-chromosomal vererbten infantilen Agammaglobulinämie vom Typ Bruton, führt die regelmäßige hochdosierte Immunglobulinsubstitution zu einem erfahrungsgemäß sehr zuverlässigen Schutz vor den Infektionen, gegen die in den Immunglobulinpräparaten protektive Antikörper enthalten sind (daher muß das verwendete Präparat Angaben zu diesen Antikörpertitern enthalten), so z. B. gegen Masern, Mumps, Varizellen, wahrscheinlich auch gegen Röteln, Diphtherie und Tetanus, wohl aber nicht gegen Poliomyelitis und Echoviren (weil keine lokale darmassoziierte Immunität übertragen werden kann) und die wichtigsten bakteriellen Erreger wie Pneumokokken, Haemophilus influenzae u. a. (weil keine bronchusassoziierte Immunität übertragen wird), an denen diese Patienten auch weiterhin erkranken (Liese et al., 1992).

Durch Lebendimpfstoffe

Bei immundefekten Patienten kann die Virusreplikation nach einer Lebendimpfung verstärkt sein und zu einer schweren, oft tödlich endenden **Impfinfektion** führen.

Diese Impfinfektionen sind mit allen bakteriellen und viralen Lebendimpfstoffen möglich. Interessanterweise sind bei den primären Immundefekten solche Zwischenfälle nur mit den Lebendimpfstoffen beschrieben, die schon im ersten Lebensjahr zur Anwendung kommen, nämlich BCG, Polio oral, früher Pocken und ganz vereinzelt Masern-Lebendimpfstoffe. Dagegen sind schwer verlaufende Impfinfektionen mit Röteln und Mumps bisher nicht bekannt, obwohl es sich ebenfalls um vermehrungsfähige attenuierte Lebendimpfstoffe handelt. Dieses Phänomen kann teilweise dadurch erklärt werden, daß die zugrundeliegenden Immundefekte (T-Zell- oder kombinierte B-T-Zell-Defekte) so schwer sind, daß entweder schon die erste Lebendimpfung vor Diagnosestellung zum Tode führt, oder daß die Grundkrankheit durch andere Komplikationen so früh tödlich endet, daß Lebendimpfungen gar nicht erst zum Einsatz kommen.

Disseminierte BCG-Sepsen (BCGitis) sind in einer erheblichen Zahl primärer Immundefekte beschrieben (ACiP, 1996; Bauer, 1990; Beyer, 1982; Esterly et al., 1971; Heyne, 1976; Urban et al., 1980). 49 Kinder werden in einer weltweiten Übersicht aufgeführt, in der alle lokalen und systematischen BCG-Komplikationen erfaßt sind (Lotte et al., 1984; Maeda et al., 1970), die Dunkelziffer muß beträchtlich höher sein. Für verschiedene Länder wurde eine Häufigkeit von 0,2–1,2 BCGitiden pro 1 Million BCG-Geimpfter geschätzt. Da es jedoch schwere primäre Immundefekte gibt, die eine BCG-Impfung ohne Komplikation überstehen (falsche Impftechnik?), lassen diese Zahlen keinen Rückschluß auf die relative Häufigkeit primärer Immundefekte zu. Zudem dürften Fehldiagnosen (z.B. Histiozytose X) die Statistik zusätzlich verfälschen.

Generalisierte BCGitiden weisen eine fast 100 %ige Mortalität auf, trotz Behandlungsversuchen mit Tuberkulostatika. Transferfaktoren, Thymushormonen u.a. Nur die erfolgreiche Knochenmarktransplantation kann das Infektionsgeschehen beherrschen (Bauer et al., 1990; Minegishi et al., 1985). **BCG-Osteomyelitiden** werden meist bei Kindern ohne Immundefekt beobachtet (Lotte et al., 1984a; Lotte et al., 1984b). Liegen Abwehrdefekte zugrunde, so sind Granulozytendefekte (septische Granulomatose), Makrophagendefekte (Interferon-γ-Rezeptor-Mangel), reine T-Zell-Defekte (DiGeorge-Sequenz) und schwere kombinierte Immundefekte die häufigsten Grundkrankheiten (Genin et al., 1977; Lin et al., 1985; Minegishi et al., 1985; Passwell et al., 1976; Radszkiewicz et al., 1975).

Eine tödlich endende oder chronisch progressiv verlaufende, zu Lähmungen führende Impfinfektion ist nach oraler **Polioimpfung** wiederholt beschrieben worden (ACiP, 1997; Davis et al., 1977; Grist, 1983; Mellor, 1981; Riker et al., 1971; Sakano et al., 1980; Wright et al., 1977). Zwischen 1969 und 1981 waren in den USA 14 Impflinge mit einem Immundefekt durch die Polioimpfung erkrankt, 6 von ihnen verstarben (Moore et al., 1982). Zu den zugrundeliegenden Immundefekten zählten schwere kombinierte Immundefekte und vor allem auch Patienten mit der X-chromosomalen Agammaglobulinämie. Es wird vermutet, daß bei Agammaglobulinämie-Patienten Impfstämme im Darm zur vollen Virulenz zurückmutieren können, weil keine lokalen sekretorischen Antikörper gebildet werden.

Die Impfkomplikationen einer generalisierten progressiven **Vakzinia** ist unseres Wissens ausschließlich bei primären Immundefekten beobachtet worden (Allibone et al., 1964; Feery, 1977; Fulginiti et al., 1984; Keane et al., 1983; Maeda et al., 1970; Virelizier et al., 1978). Unter 938 beobachteten Nebenwirkungen bei über 5 Millionen Impflingen in Australien wurden zwei tödliche Fälle von Vaccinia generalisata beschrieben (Feery, 1977); die Gesamtmortalitätsrate für die Pockenimpfung betrug 1,5 pro 1 Million Geimpfter. Vakzinia-Hyperimmunglobulin ist in einer Reihe von komplizierten Impfreaktionen, darunter auch generalisierte und progressive Verläufe, erfolgreich eingesetzt worden, ebenso wie Virustatika (Marboran®) und die Transfusion immunkompetenter Lymphozyten (Timar et al., 1978). Schwere kombinierte Immundefekte waren die am häufigsten zugrundeliegenden Immundefekte.

Tödlich verlaufende **Masern-Impfkomplikationen** sind uns nur für zwei primäre Immundefektpatienten bekannt (Mawhinney et al., 1971; Mihatsch et al., 1972). Dabei war es bei einem schweren kombinierten Immundefekt zu einer Masernpneumonie und bei einer sogenannten Dysgammaglobulinämie zu einer generalisierten Maserninfektion mit Enzephalitis gekommen. Aus den oben genannten Gründen scheint aber eine Masern-Impfkomplikation eine extrem seltene Todesursache primärer Immundefekte zu sein.

40.2.2 Komplikationen bei sekundären Immundefekten

Obwohl die Zahl aller erworbenen Immundefekte um ein Vielfaches größer ist als die der primären Immundefekte, gehören Mitteilungen über bedrohliche Impfkomplikationen zu den Seltenheiten. Der Hauptgrund dürfte darin liegen, daß es sich meist um Patienten handelt, die sich nicht mehr in dem Alter befinden, in dem die meisten Lebendimpfungen durchgeführt werden, nämlich im ersten und zweiten Lebensjahr. Leukämien, Lymphome, generalisierte maligne Erkrankungen, Therapie mit Steroiden, alkylierenden Agenzien, Antimetaboliten oder Bestrahlung zählen zu den wichtigsten Ursachen für erworbene Immundefekte. Viele andere Grundkrankheiten gehen mit erworbenen Immundefekten einher, benigne lymphoproliferative Erkrankungen, renales und enterales Eiweißverlustsyndrom, Chylothorax, Autoimmunerkrankungen, akute und chronische Infektionskrankheiten, Diabetes mellitus und andere Stoffwechselkrankheiten u.v.a. (siehe Übersicht und Literatur bei: Belohradsky und Nißl, 1992; Sandberg et al., 1996).

Durch Totimpfstoffe

Systematisch auftretende bedrohliche Nebenwirkungen sind mit Totimpfstoffen bei Patienten mit erworbenen Immundefekten nicht bekannt. Studien über die Impfantwort und den Impfschutz fehlen weitgehend für die wichtigsten Totimpfstoffe und die häufigsten sekundären Immundefekte. Andererseits rückt die Infektionsgefährdung immundefekter Patienten zunehmend in den Vordergrund, wenn man die insgesamt verbesserten Überlebenschancen in vielen medizinischen Bereichen bedenkt (Onkologie, Hämatologie, Transplantationsmedizin u.a.). Bisher werden Impfempfehlungen unter der Kategorie „Immundefekt", „Immunsuppression" oder „gestörte Immunität", ohne genauere Differenzierung der Krankheitsbilder oder der immunologischen Befunde ausgesprochen. Pauschale Impfempfehlungen wie auch Angaben zu Impf-Kontraindikationen können bei einer so heterogenen Patientengruppe wie den sekundären Immundefekten im Einzelfall nicht gemacht werden.

Erste Untersuchungen mit einer inaktivierten **Mumpsvakzine** sowie Polysaccharid-Impfstoffen gegen **Meningokokken der Gruppe A und C** und einer polyvalenten **Pneumokokkenvakzine** an 41 Kindern mit Leukämie ergaben einerseits die zu erwartenden verminderten Impfantworten, andererseits aber auch unerwartet gute Antikörperanstiege bis in den Bereich des vermutbaren Impfschutzes. Dabei waren die einzelnen Impfantworten unvorhersehbar, d. h. die Antikörperbildung korrelierte nicht mit dem Alter oder Geschlecht der Patienten, der Dauer der Chemotherapie oder dem präxakzinalen Antikörpertiter (Rautonen et al., 1986).

Diese Angaben weisen auf die dringende Notwendigkeit kontrollierter Studien bei infektionsgefährdeten Patienten mit sekundären Immundefekten, um für die wichtigsten Totimpfstoffe ein sinnvolles praktisches Vorgehen herauszufinden. Dabei wird eine große Zahl variabler Faktoren zu berücksichtigen sein: Alter, Geschlecht, Ausprägung der Grundkrankheit, Behandlungsform und -zeitpunkt (Induktion oder Remission einer malignen Erkrankung), aktuelle immunologische Reaktionsfähigkeit der T- und B-Zell-Systeme, präexistente Impf- oder Erkrankungsantikörper, Persistenz des Impfschutzes, Einfluß von Einzel- oder Kombinationsimpfstoffen u. v. a.

Insbesondere im Zusammenhang mit infektionsimmunologischen Überlegungen zu HIV-Infektion und AIDS war die Vermutung geäußert worden, daß aktive Impfungen zu einer Verschlechterung der Immunabwehr bei erworbenen Immundefekten führen könnten; für diese Hypothese haben sich bisher keine unwidersprochenen Hinweise ergeben.

Durch Lebendimpfstoffe

In Analogie zu primären Immundefekten wird bei Patienten mit sekundären Immundefekten von Lebendimpfungen abgeraten (mit Ausnahme der Varizellenimpfung, siehe unten).

Impfkomplikationen sind in Einzelfällen berichtet worden; die Nebenwirkungsrate ist niedriger als bei den selteneren primären Immundefekten (Campbell, 1988; Committee on Infectious Diseases, 1997). Gründe liegen im höheren Erkrankungsalter, das meist schon außerhalb der wichtigsten Lebendimpfperiode des ersten und zweiten Lebensjahres liegt, ferner in dem meist viel stärker ausgeprägten Immundefekt bei den angeborenen Formen.

Hauptursache der Impfkomplikationen sind die krankheits- oder therapiebedingten T-Zell-Defekte der Patienten. Ferner sind Granulozyten- und Monozytendysfunktionen für viele maligne hämatologisch-onkologische Erkrankungen in den verschiedensten Therapiephasen beschrieben. So kann eine BCG-Sepsis sowohl durch einen T-Zell- als auch durch einen Makrophagendefekt hervorgerufen werden. Obwohl der **BCG-Impfstoff** zur „immunstimulierenden" Behandlung maligner Erkrankungen eingesetzt wurde (Aranha, 1976), sind generalisierte BCG-Infektionen häufiger bei primären Immundefekten beobachtet worden, sowie in einem Fall von AIDS (siehe unten).

Mit einer **Masern-Lebendimpfung** wurden so schwere Nebenwirkungen, vor allem Pneumonien, beobachtet, daß die Autoren die Anwendung bei malignen Erkrankungen für kontraindiziert ansahen (Mitus et al., 1962). Die ebenfalls bei sekundären Immundefekten vorkommenden B-Zell-Defekte könnten theoretisch Ursache für eine Impfinfektion nach **oraler Polioimpfung** werden; in einer Übersicht postvakzinaler Poliomyelitiden werden aber ausschließlich primäre Immundefekte genannt (Moore et al., 1982).

Der protektive Effekt einer **Influenza-Lebendimpfung** bei Kindern mit verschiedenen malignen Erkrankungen konnte nur im therapiefreien Intervall nachgewiesen werden (Gross et al., 1978).

Tödlich verlaufende generalisierte **Vakzinia** sind bei primären Immundefekten wiederholt, bei sekundären Immundefekten unseres Wissens nicht beschrieben worden.

Komplikationen nach Impfung mit den Lebendimpfstoffen gegen **Röteln** und **Mumps** sind uns für sekundäre Immundefekte nicht bekannt.

Obwohl nach dem Gesagten Lebendimpfungen bei primären und sekundären Immundefekten kontraindiziert sind, macht die Lebendimpfung gegen **Varizellen** eine beachtenswerte Ausnahme (ACiP, 1996). Nach dem derzeitigen Kenntnisstand wird die Impfung bei Kindern mit malignen Erkrankungen empfohlen, die seit 9 Monaten in Remission sind, bei denen während 1 Woche vor und 1 Woche nach der Impfung die Chemotherapie abgesetzt wurde und die über mindestens 700 Lymphozyten/μl Blut verfügen. Trotz dieser Vorsichtsmaßnahmen treten bei 30–50 % der Impflinge Hauterscheinungen auf, z. T. auch als virushaltige Vesikel, von denen eine Infektion auf Kontaktpersonen übertragen werden kann. Ein Herpes zoster mit dem Impfstamm (OKA) kann bei den Impflingen auftreten, wenn auch seltener als nach einer Wildvirusinfektion. Der Impfschutz wird bei leukämischen Kindern auf ca. 80 % geschätzt, schwere Varizellen werden in 100 % der Fälle verhindert. Für die beste Serokonversionsrate wird empfohlen, 3 und 12 Monate nach der ersten Impfung wieder zu impfen, da sonst ein schneller Abfall der Impfantikörper erfolgt. Für die Infektionsprophylaxe wäre die Impfung der seronegativen Umgebungspersonen des betroffenen Kindes wahrscheinlich die bessere Lösung, vor allem bei Familienmitgliedern und medizinischem Personal (André et al., 1985; ACiP, 1996).

Impfempfehlungen für Frühgeborene

In Ermangelung offizieller Richtlinien über die Routineimpfung von Frühgeborenen, werden im folgenden die Empfehlungen des „Committee on Infectious Diseases" der „American Academy of Pediatrics" zitiert (Committee on Infectious Diseases, 1997). Grundlagen sind vereinzelte Impfstudien mit verschiedenen Impfstoffen bei Frühgeborenen (Bernbaum et al., 1984; Bernbaum et al., 1985; Dancis et al., 1953; Lingman et al., 1986; Pullan et al., 1989; Roper et al., 1988; Smolen et al., 1983). Frühgeborene sollten zum chronologischen Alter geimpft werden wie Reifgeborene, auch wenn es sich um sehr unreife Kinder gehandelt hat. Frühgeborene mit intraventrikulären Blutungen oder anderen neurologischen Komplikationen sollten ebenfalls geimpft werden, wenn sie zum Impftermin klinisch stabil sind. Die Impfdosen sollten nicht reduziert werden. Befindet sich das Kind zum Impftermin noch in der Klinik, so sollten DPT und die konjugierte HiB-Impfung gegeben werden. Im Krankenhaus sollte gegen Polio mit der parenteralen Vakzine geimpft werden. Um eine Virusübertragung auf Station zu verhüten, sollten stationäre Kinder ebenso wie das Medizinalpersonal nicht mit der oralen Lebendvakzine geimpft werden. Nach der Entlassung kann mit der oralen Vakzine weitergeimpft werden. Wenn das Kind am Entlassungstag geimpft werden soll, so können DPT, HiB und orale Polio gleichzeitig gegeben werden.

Frühgeborene von HBsAg-positiven Müttern werden passiv mit Hepatitis-B-Hyperimmunglobulin sofort nach der Geburt behandelt. Die aktive Impfung sollte innerhalb des ersten Lebensmonats sobald als möglich durchgeführt werden. Frühgeborene mit bronchopulmonaler Dysplasie sollten mit 6 Monaten gegen Influenza geimpft werden. Um diese Kinder schon vor diesem Zeitpunkt zu schützen, sollten die Familienangehörigen und das medizinische Personal geimpft werden.

Impfempfehlungen für HIV-infizierte und AIDS-erkrankte Kinder

Wegen der weiterhin aktuellen Bedeutung des Immundefektes AIDS, dessen verursachendes Virus im pädiatrischen Bereich zunehmend von infizierten Müttern vertikal auf deren Neugeborene übertragen wird, sollen detaillierte Impfempfehlungen in Anlehnung an offizielle Angaben gegeben werden (Tab. 40/4).

1. Kinder mit einer symptomatischen HIV-Infektion.
Generell sollten keine Lebendimpfungen verabreicht werden (orale Poliovakzine, BCG). Eine Ausnahme macht die Masern-Mumps-Röteln-Impfung, die nach einigen Jahren der praktischen Erfahrung empfohlen wird. Die Routineimpfungen (DTP, HiB) sollten zeitgerecht verabreicht werden, zusätzlich eine inaktivierte parenterale Poliovakzine. Ab dem 2. Lebensjahr wird die Pneumokokkenimpfung und jährlich die Influenzaimpfung empfohlen.

Da Kinder mit symptomatischer HIV-Infektion auf Impfungen schlecht mit Antikörperbildung reagieren können, wird bei einer Exposition z. B. mit Masern, die zusätzliche Gabe eines Immunglobulins empfohlen.

2. Kinder mit asymptomatischer HIV-Infektion.
Diese Kinder können nach dem üblichen Impfschema geimpft werden; mit der Ausnahme, daß anstelle der oralen Poliovakzine eine inaktivierte parenterale Vakzine verwendet werden soll. Diese Maßnahme soll zum Schutz von Haushaltkontaktpersonen dienen, die als AIDS-Erkrankte an einer Impf-Poliomyelitis über die Aufnahme des Impfvirus erkranken könnten.

Wegen des hohen Risikos, an invasiven Pneumokokkeninfektionen zu erkranken, sollen Kinder über 2 Jahren geimpft werden. Die gleiche Empfehlung gilt für die Influenzaimpfung ab dem 6. Lebensmonat. In Gegenden mit einer hohen Tuberkulosedurchseuchung empfiehlt die WHO die BCG-Impfung. Für die Bundesrepublik besteht eine solche Empfehlung derzeit nicht.

Tab. 40/4: Impfempfehlungen für HIV-infizierte Kinder (Committee on Infectious Diseases, 1997; Stiko, 1997).

Impfstoff	Asymptomatische HIV-Infektion	Symptomatische HIV-Infektion
DPT	ja	ja
orale Polio	nein	nein
parenterale Polio	ja	ja
MMR	ja	ja
HiB	ja	ja
Pneumokokken	ja	ja
Influenza	ja	ja
BCG	nein	nein

40.3 Aufgaben für die Zukunft

1. Stärker als bisher sollten alle Nebenwirkungen durch die Anwendung von Tot- oder Lebendimpfstoffen analysiert und veröffentlicht werden.
2. Bedrohliche Komplikationen sowie Todesfälle sollten sorgfältig infektionsimmunologisch und gegebenenfalls durch Obduktion untersucht werden.
3. Für eine Reihe von erworbenen Immundefekten müssen Impfempfehlungen erarbeitet werden (z. B. Frühgeborene, maligne Erkrankungen, immunsuppressiv Behandelte, Knochenmarktransplantierte u. a.).
4. Die Entwicklung verbesserter und neuer Impfstoffe geht weiter, nämlich von Impfstoffen gegen Viren, Bakterien, Bakterienbestandteile und Parasiten. Impfnutzen und -nebenwirkungen müssen intensiv analysiert werden, sowohl bei Gesunden als auch bei pri-

mären und sekundären Immundefektpatienten, damit auch hier Impfempfehlungen oder Kontraindikationen ausgesprochen werden können.

Literatur

ACIP (1996). Prevention of varicella. MMWR 45, RR11, 1–36

ACIP (1996). The role of BCG vaccine in the prevention and control of tuberculosis in the United States. MMWR, 45, 1–18

ACIP (1997). Paralytic poliomyelitis – Unites States, 1980–1994. MMWR, 46, 79–83

Alibone EC, Goldie DW, Marmion BP (1964). Pneumocystis carinii pneumonia and progressive vaccinia in siblings. Arch Dis Childh 39: 26–34

André F, Heath RB, Malpas JS (eds) (1985). Active immunization against varicella, Postgrad Med J 61, Suppl 4: 3–168

Annonymous (1990). Routine immunisation of preterm infants. Lancet 335: 23–24

Aranha GV, McKhann CF (1976). Disseminated BCG infections and BCG toxicity. In: Lamourgux G (ed). BCG in cancer chemotherapy, New York (Grune and Straton): 141–149

Bauer K, Vogt S, Stöckl T, Schmid I, Stachel D, Permanetter W, Belohradsky BH (1990). Generalisierte BCG-Infektion bei schwerem kombiniertem Immundefekt: Erfolgreiche Therapie nur durch Knochenmarktransplantation. Monatsschr Kinderheilk 138: 556 (Abstr.)

Belohradsky BH (1985). Thymusaplasie und -hypoplasie mit Hypoparathyreoidismus, Herz- und Gefäßmißbildungen (DiGeorge-Syndrom). Ergebn Inn Med Kinderheilk 54: 35–105

Belohradsky BH, Nißl L (1992). Impfungen bei sekundären Immundefekten. Indikationen, Impferfolge und Komplikationen. Ergebn Inn Med Kinderheilk 60: 241–331

Beyer P, Talon P, Undreiner F, Simeoni U (1982). BeCeGite et granulomatose septique. A propos d'une nouvelle observation. Pediatrie 37: 53–58

Bernbaum J, Anolik R, Polin RA, Douglas SD (1984). Development of the premature infant's host defence system and its relationship to routine immunizations. Clin Perinatol 11: 73–84

Bernbaum JC, Daft A, Anolik R (1985). Response of preterm infants to diphtheria-tetanus/pertussis immunizations. J Pediatr 107: 184–188

Campbell AGM (1988). Immunisation for the immunsuppressed child. Arch Dis Child 63: 113–114

Commitee on Infectious Diseases, American Academy of Pediatrics(1997). Report of the Commitee on Infectious Diseases Part 1, Active and passive immunization. 24 th ed. American Academy of Pediatrics, Elk Grove Village, Ill

Dancis J, Osborn JJ, Kunz HW (1953). Studies of the immunology of the newborn infant. IV. Antibody formation in the premature infant. Pediatrics 12: 151–157

Davis LE, Bodian D, Price D, Butler IJ, Vikkers JH (1977). Chronic progressive poliomyelitis secondary to vaccination of an immunodeficient child. New Engl J Med 297: 241–245

Esterly JR, Sturner WQ, Esterly NB, Windhorst DB (1971). Disseminated BCG in twin boys with presumed chronic granulomatous disease of childhood. Pediatrics 48: 141–144

Feery BJ (1977). Adverse reactions after smallpox vaccination. Med J Aust 2: 180–183

Fulginiti VA, Feingold M (1984). Progressive vaccinia in an infant with severe combined immunodeficiency. Am J Dis Chil 138: 322–323

Genin C, Touraine JL, Berger F, Bryon PA, Valancogne A, Philippe N, Monnet P (1977). B. C. Gite generaliseé dans un deficit immunitaire mixte grave. Arch Franç Ped 34: 639–648

Grist NN (1983). Poliomyelitis vaccine precautions. Brit Med J 2: 1823–1824

Gross PA, Lee H, Wolff JA, Hall CB, Minnefore AB, Lazikki ME (1978). Influenza immunization in immunosuppressed children J Pediatr 92: 30–35

Heyne K (1976). Generalisatio BCG familiaris semibenigna, Osteomyelitis salmonellosa und Pseudotuberculosis intestinalis – Folgen eines familiären Makrophagendefektes? Europ J Pediat 121: 179–189

Insel RH, Anderson PW (1986). Response to oligosaccharide-protein conjugate vaccine against Hemophilus influenzae b in two patients with igG_2 deficiency unresponsive to capsular polysaccharide vaccine. New Engl J Med 315: 499–503

Keane JT, James K, Blankenship ML, Pearson RW (1983). Progressive vaccinia associated with combined variable immunodeficiency. Arch Dermatol 119: 404–408

Kline MW, Shearer WT (1996). Active and passive immunization in the prevention of infectious diseases. In: Stiehm RE, Sounders WB (eds). Immunologic Disorders in Infants and Children. 4th ed., Philadelphia: 916–955

Liese JG, Wintergerst U, Tympner KD, Belohradsky BH (1992). High- vs low-dose immunoglobulin therapy in the long-term treatment of X-linked agammaglobulinemia. AJDC 146: 335–339

Lin CY, Hsu HC, Hsieh HC (1985). Treatment of progressive bacillus Calmette-Guérin infection in an immunodeficient infant with a specific bovine thymic extract (thymostimulin). Ped Inf Dis 4: 402–405

Lingman S, Miller C, Pateman J (1986). Immunisation of preterm infants. Br Med J 292: 1183–1185

Lotte A, Wasz-Höckert O, Poisson N, Dumitrescu N, Verron M, Couvet E (1984). A bibliography of the complications of BCG vaccination. Adv Tuberc Res 21: 194–245

Lotte A, Wasz-Höckert O, Poisson N, Dumitrescu N, Verron M, Couvet E (1984). BCG complications. Estimates of the risk among vaccinated subjects and statistical analysisi of their main characteristics. Adv Tuberc Res 21: 107–193

Maeda R, Ihara N, Kanazawa K, Kono S (1970). An autopsy case of progressive vaccinia associated with normal immunoglobulin levels. Acta Path Jap 20: 513–529

Mawhinney H, Allen IV, Beare JM, Bridges JM, Neill DW, Hobbs JR (1971). Dysgammaglobulinaemia complicated by disseminated measles. Brit med J 2: 380–381

Mellor DH (1981). Virus infections of the central nervous system in children with primary immune deficiency disorders. Dev Med Child Neurol 23: 807–810

Mihatsch MJ, Ohnhacker H, Just M, Nars PW (1972). Lethal measles giant cell pneumonia after live measles vaccination in a case of thymic alymphoplasia Gitlin. Helv paediat Acta 27: 143–146

Minegishi M, Tsuchiya S, Imaizumi M, Yamaguchi Y, Goto Y, Tamura M, Konno T, Tada K (1985). Successful transplantation of soy bean agglutininfractionated, histoincompatible, maternal marrow in a patient with severe combined immunodeficiency and BCG infection. Eur J Pädiatr 143: 291–294

Mitus A, Holloway A, Evans AE, Enders JF (1962). Attenuated measles vaccine in children with acute leukemia. Am J Dis Child 103: 413–418

Moore M, Katona P, Kaplan JE, Schonberger LB, Hatch MH (1982). Poliomyelitis in the United States 1969–1981. J Infect Dis 146: 558–563

Passwell J, Katz D, Frank Y, Spirer Z, Cohen BE, Ziprkowski M (1976). Fatal disseminated BCG infection. An investigation of the immunodeficiency. Am J Dis Child 130: 433–436

Plotkin SA, Mortimer EA (eds) (1994). Vaccines. 2nd ed. Philadelphia, London, Toronto, Montreal, Sydney, Tokyo (W. B. Saunders)

Pullan CR, Hull D (1989). Routine immunisation of preterm infants. Arch Dis Child 64: 1438–1441

Quast U (1990). 100 und mehr knifflige Impffragen. 3. Auflage. Stuttgart (Hippokrates-Verlag)

Quast U, Thilo W, Fescharek R (1997). Impfreaktionen. 2. Auflage. Bewertung und Differentialdiagnose. Stuttgart (Hippokrates-Verlag)

Radszkiewicz T, Eibl M, Jarisch R, Lachmann D (1975). Inkompletter, kombinierter, familiärer Immundefekt mit generalisierter Impftuberkulose durch Bacille Calmette Guérin. Virchows Arch A Path Anat and Histol 366: 341–351

Rautonen J, Siimes MA, Lundström U, Pettay O, Lanning M, Salmi TT, Penttinen K, Käyhty H, Leinonen M, Mäkelä PH (1986). Vaccination of children during treatment for leukemia. Acta Paediatr Scand 75: 579–585

Riker JB, Brandt CD, Chandra R, Arrobio JO, Nakano JH (1971). Vaccine associated poliomyelitis in a child with thymic abnormality. Pediatrics 48: 923–929

Roper J, Day S (1988). Uptake of immunisations in low birthweight infants. Arch Dis Child 63: 518–521

Sakano T, Kittaka E, Tanaka Y, Yamaoka H, Kobayashi Y, Usui T (1980). Vaccine-associated poliomyelitis in an infant with agammaglobulinem. Acta Paediatr Scand 69: 549–551

Sandberg ET, Kline MW, Shearer, WT (1996). The secondary immunodeficiencies. In: Stiehm RE (ed). Immunologic Disorders in Infants and Children. 4th ed. Philadelphia (W. B. Saunders): 553–601

Smolen P, Bland R, Heiligenstein E, Lawless MR, Dillard R, Abramson J (1983). Antibody response to oral polio vaccine in premature infants. J Pediatr 103: 917–919

STIKO (1997). Impfempfehlungen der Ständigen Impfkommission. Stand März 1997. Epidemiol Bull RK I 15: 97–107

Timar L, Budai J, Nyerges G, Szigeti R, Hollos I, Sonkoly I (1978). Progressive vaccinia: Immunological aspects and transfer factor therapy. Infections 6: 149–153

Urban C, Becker H, Mutz I, Fritsch G (1980). BCG-Impfkomplikation bei septischer Granulomatose. Klin Pädiat 192: 13–18

Virelizier JL, Hamet M, Ballet JJ, Griscelli C (1978). Impaired defense against vaccinia in a child with T-lymphocyte deficiency associated with inosine phosphorylase defect. J Pediatr 92: 358–362

Wright PF, Hatch MH, Kasselberg AG, Lowry SP, Wadlington WB, Karzon DT (1977). Vaccine-associated poliomyelitis in a child with sexlinked agammaglobulinemia. J Pediatr 91: 408–412

41 Unspezifische Immunstimulation

V. Wahn

41.1	Einleitung 426	41.4	Unspezifische Immunstimulation: Ziele und klinische Realität 427
41.2	Vorgehen bei Infektanfälligkeit 426	41.5	Mikrobiologische Bedenken 428
41.3	Substanzen 426	41.6	Praktische Konsequenzen 429

41.1 Einleitung

Die Auseinandersetzung eines Kindes mit seiner Umwelt schließt auch die Auseinandersetzung mit Infektionserregern ein. Infektionen „trainieren" unser Immunsystem und hinterlassen in vielen Fällen bleibende Immunität. Die Mechanismen, die schließlich zur Immunität führen, sind fein abgestimmt und bedürfen im Normalfall keiner therapeutischen Intervention. Ein längeres Gespräch mit den Eltern kann dazu beitragen, daß diese für die „physiologische Infektanfälligkeit" Verständnis aufbringen.

Oft wird bei Eltern mit dem Begriff „Infekt" ein rezidivierender oder dauerhafter Husten assoziiert. Hier ist es wichtig, die Infektion zu spezifizieren und differentialdiagnostisch wichtige Erkrankungen wie ein Asthma bronchiale, Zigarettenrauchexposition etc. in die Überlegungen mit einzubeziehen.

Neben der „physiologischen Infektanfälligkeit" gibt es sicher auch eine klar definierte „pathologische Infektanfälligkeit", wenn eindeutig opportunistische Infekte auftreten. Dies wird in Kap. 35 und 36 näher erläutert, und den Kindern mit angeborenen Störungen ihrer Abwehr sind große Teile dieses Buches gewidmet.

Das in der kinderärztlichen Praxis quantitativ durchaus relevante Problem stellen solche Kinder dar, die auffällig viele Infekte haben, aber primär nicht der Gruppe von Kindern zuzuordnen sind, bei denen man einen Immundefekt a priori vermuten müßte (s. dazu Kap. 35 und 36). Diese Kinder sind fast immer immunologisch gesund, sie verursachen aber z. T. erhebliche soziale Probleme, insbesondere wenn beide Eltern berufstätig sind. Die Tage, die den Eltern gesetzlich zur Pflege der Kinder zustehen, sind schnell verbraucht, und so kommt der Kinderarzt unter Zugzwang, etwas gegen die lästigen Infekte zu tun. Die Pharmaindustrie bietet in dieser Situation eine Reihe von Produkten an, die das (eigentlich gesunde) Immunsystem stimulieren sollen, damit aus einem „Immunastheniker" ein „Immunathlet" wird.

41.2 Vorgehen bei Infektanfälligkeit

Kinder mit angeborenen, oft molekular definierbaren Immundefekten können von einer wie auch immer gearteten unspezifischen Immunstimulation nicht profitieren. Es erscheint also unumgänglich, entsprechend dem Spektrum der nachgewiesenen Infektionen und deren Erregern eine orientierende Immundiagnostik zu betreiben (Abb. 41/1). Das praktische Vorgehen ist in Kap. 35 und 36 beschrieben.

Nur bei wenigen Kindern wird es dann gelingen, einen solchen primären Immundefekt gemäß der aktuellen WHO-Klassifikation nachzuweisen und damit den Grundstein für eine gezielte und spezifische Therapie zu legen. Bei der Mehrzahl der Kinder stellt sich das Immunsystem als intakt heraus, und nur diese Kinder sind potentielle Kandidaten für eine Immunstimulation.

41.3 Substanzen

Aus Tierversuchen kennen wir eine große Zahl von Substanzen, die Immunantworten modifizieren oder stimulieren können. Es erscheint nicht sinnvoll, all diese hier zu nennen. Vielmehr möchte ich mich darauf beschränken, in Tabelle 41/1 diejenigen zu nennen, die im deutschsprachigen Raum zur Therapie zugelassen sind. Substanzen, die nur in Tierexperimenten verwendet wurden und auch Substanzen, die bei der Krebsbehandlung adjuvant eingesetzt werden (BCG, andere Bakterien- oder Pilzextrakte, Thymushormone, Muramyldipeptid, Levamisol, Interferon-

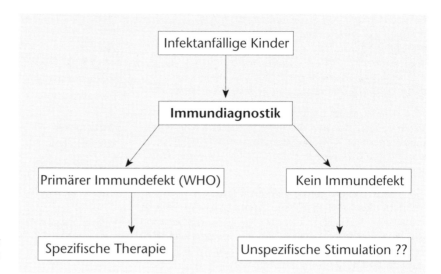

Abb. 41/1: Infektanfällige Kinder. Wer kommt für die Immunstimulation in Frage?

induktoren etc.) können im Rahmen dieses Beitrages nicht diskutiert werden.
Wachstumsfaktoren, Interferone und Zytokine sind hochpotente biologische Produkte, die nur für klar definierte klinische Situationen zugelassen sind. Sie dürfen in keinem Fall zur unspezifischen Immunstimulation verwendet werden! Dasselbe gilt für das Dimepranol-4-acetamidobenzoat (Isoprinosine), welches nur bei bestimmten Virusinfektionen (Herpesviren) verwendet werden darf. So werden in der pädiatrischen Praxis derzeit nur mikrobielle und pflanzliche Produkte verwendet, wobei in Deutschland erhebliche Umsätze zu verbuchen sind (z. B. 1994: 89 Mio. DM). Nur auf diese Substanzen wird im folgenden genauer eingegangen.

41.4 Unspezifische Immunstimulation: Ziele und klinische Realität

Mit der unspezifischen Immunstimulation sollen folgende Ziele erreicht werden:

1. Steigerung meßbarer Abwehrfunktionen;
2. Einfluß auf Infektionen betreffend Häufigkeit, Dauer und Schweregrad.

Zu 1.: Eine Reihe von Beobachtungen werden von der Industrie vermarktet, die vorwiegend bei Tierversuchen, in geringerem Umfang auch im Rahmen klinischer Untersuchungen gemacht wurden. So findet man in einer Werbebroschüre über ein Echinacea-Präparat:

- *Opsonisierung von Viren, Bakterien und Tumorzellen*
- *Steigerung der Phagozyteleistung von Makrophagen und Granulozyten*
- *Erhöhte Freisetzung von Sauerstoffradikalen aus Makrophagen*
- *Verstärkte Freisetzung von Zytokinen, z. B. TNF, IL-1, IL-6*
- *Stimulation von T-Helferzellen*
- *Antivirale Aktivität durch „interferonähnliche" Wirkung*

Über die Wirkungen inhalativer Immunstimulation mit einem Bakterienlysat heißt es an anderer Stelle:

Tab. 41/1: Im Handel befindliche Präparate zur spezifischen und unspezifischen Immunstimulation bei Infektneigung (bei einzelnen Produkten unter Berücksichtigung der Verordnungen im Jahre 1994). Bezüglich weiterer nicht zugelassener Substanzen sei auf die Arbeit von Hadden (1993) verwiesen.

- **Thymushormone**
  Thymostimulin (Peptidextrakt; TP-1, Thym-Uvocal u. v. a. m.)
  Thymopentin TP-5 (Timunox 100)

- **Interferone**
  Interferon-α (Intron A, Glucoferon, Roferon)
  Interferon-β (Fiblaferon, Betaferon)
  Interferon-γ (Imukin)

- **Hämatopoetische Wachstumsfaktoren**
  G-CSF (Neupogen, Granocyte)
  GM-CSF (Leukomax)

- **Zytokine**
  Interleukin 2 (Proleukin)

- **Mikrobielle Produkte**
  Bakterienlysate (z. B. Symbioflor 1, Broncho-Vaxom, IRS 19)
  Ribosomenpräparationen (Biomunyl, Ribomunyl)
  Formoltoxoid von Corynebakterium sp. (Arthrokehlan „U")
  BCG-Keime (BCG-S-medac, OncoTICE)

- **Chemisch definierte Substanzen**
  Dimepranol-4-acetamidobenzoat (Isoprinosine, delimmun)

- **Pflanzliche Immunstimulanzien**
  Echinacea (z. B. Esberitox N, Contramutan N, Echinacin, Echinacea, Lymphozil)

- *Stimulierung von Alveolarmakrophagen*
- *Anstieg von Lysozym*
- *Induktion von Interferon (welches?)*
- *Zunahme IgA-bildender Plasmazellen*
- *Anhebung niedriger (Sekret-)IgA-Spiegel*
- *Entzündungshemmung im Bereich der Atemwege*

Derartige experimentelle Ergebnisse sind kaum zu bestreiten. Nur: Was soll der niedergelassene Kinderarzt damit anfangen? Was helfen stimulierte Alveolarmakrophagen, was TNF und Interleukine, was die anderen Effekte?

Zu 2.: Ein „Mehr" einer immunologischen Leistung ist nicht gleichbedeutend mit einem „Besser" für den Patienten. Dazu einige Überlegungen. Aktive Impfungen etwa werden mit dem primären Ziel durchgeführt, einen Infektionsschutz zu erreichen. Was würde es in diesem Zusammenhang nützen, wenn man den Titer von Tetanusantikörpern durch unspezifische Immunstimulation von 1 auf 10 IE/ml anhebt, wo doch bereits ab einem Titer von > 0,1 IE/ml ein Schutz anzunehmen ist? Kann man weniger Tetanus bekommen als keinen?

In diesem Sinne noch einige Bemerkungen zu Qualität und Quantität der oben beschriebenen immunologischen Effekte unter Immunstimulation:

Sekret-IgA: Was uns schützt, ist antigenspezifisches IgA (welches aber in keiner Studie gemessen wurde). Patienten mit selektivem IgA-Mangel (Serum IgA < 5 mg/dl, Fehlen von Sekret-IgA) sind aber meist nicht infektanfällig. Was also bedeutet ein Anstieg von Sekret-IgA biologisch?

Helferzellen: Die unter Immunstimulanzien gemessenen Veränderungen sind quantitativ so gering, daß sie als klinisch irrelevant eingestuft werden müssen. Von Kindern mit AIDS wissen wir, daß sich nur erhebliche Veränderungen von Helferzellen auch klinisch auswirken.

Mitogene Eigenschaften: Mitogene bewirken eine polyklonale Stimulation und Expansion von Lymphozyten. Dies ist ein reiner Laboreffekt ohne jegliche Bedeutung in vivo. Möglicherweise sind mitogene Effekte in vivo sogar schädlich, da sie unselektiv nicht nur infektprotektive Lymphozyten, sondern auch autoreaktive Klone aktivieren können.

Phagozyten: Von Trägerinnen von CGD-Mutationen (progressive septische Granulomatose), mit meist 50 % O_2-Produktion im Vergleich zur Norm, wissen wir, daß sie in der Regel keine Infektanfälligkeit aufweisen. Was also sollen geringe Erhöhungen der O_2-Produktion bewirken?

Diese Überlegungen sollen zeigen, daß die Veränderung immunologischer Meßparameter nicht gleichbedeutend ist mit verbessertem klinischem Schutz.

Wenn nun schon aus den gemessenen Laborwerten keine Schlüsse zu ziehen sind, dann vielleicht aus klinischen Studien? Leider weisen die bisher vorgelegten Studien zum großen Teil erhebliche Mängel im Design auf. Dies hat zur Folge, daß kaum eine Studie

Tab. 41/2: Immunsuppressive Mechanismen durch Infektionserreger (modifiziert nach Arala-Chavez, 1992).

Erreger	Mechanismus der Immunsuppression
Mykobakterien	Antigenüberschuß
Toxoplasmose	Überaktivierte Monozyten/Makrophagen
Leishmanien	"
Schistosomen	"
Staphylokokken (Enterotoxin)	T-Zell-Mitogen
Gramnegative Bakterien	Polyklonale B-Zell-Stimulation
Versch. Streptokokken	B-Zell-Mitogen
Staphylokokken	"
Mykobakterien	"
Verschiedene Viren	"
Masernvirus	Downregulation der IL-12-Produktion
Mykoplasma arthritidis	B-Zell-Mitogen
Candida albicans	"
Trypanosoma cruzi	"
Leishmania	"
Schistosoma mansoni	"

in einem hochkarätigen Journal publiziert worden ist (Impact-Faktor gemäß Institute for Scientific Information (Stand: 1995) im Median = „0").

41.5 Mikrobiologische Bedenken

In einem Editorial (Arala-Chavez, 1992) wird darauf hingewiesen, daß **mehr** nicht auch **besser** ist. So können klassische „Helferfaktoren" wie IL-1 und IL-2 in hohen Konzentrationen Suppressor-T-Zellen induzieren. Weiter können zu hohe Antigendosierungen und/oder verlängerter Antigenkontakt mit dem Immunsystem immunsuppressive Wirkungen erzeugen. Überaktivierte und/oder zu viele Monozyten können immunsuppressive Wirkungen entfalten.

Experimentelle Infektionen bei Tieren können eine Suppression des Immunsystems nach sich ziehen. Dabei wird eine kausale Beziehung zur immunologischen Überstimulation gesehen. Tabelle 41/2 gibt ein paar Hinweise auf die Beziehung zwischen einer Infektion und assoziierten immunologischen Funktionen. Dies mag als Hinweis darauf gelten, daß präzise Dosis-Wirkungs-Beziehungen untersucht werden müssen, bevor der Einfluß mikrobieller Antigene auf das Immunsystem klar abgeschätzt werden kann.

41.6 Praktische Konsequenzen

Generelle „Indikationen" i. S. zur Heilung notwendiger Behandlungsmaßnahmen sind für Immunstimulanzien nicht vorhanden. Allenfalls familiäre und soziale Konflikte mögen im Einzelfall den Einsatz von Immunstimulanzien rechtfertigen. Vertretbar ist ein Behandlungsversuch bei solchen Kindern, die nach Einschätzung des behandelnden Kinderarztes eine auffällige Neigung zu respiratorischen Infekten haben, und bei denen ein primärer Immundefekt ausgeschlossen wurde. Man muß sich aber bewußt sein, daß derzeit keine einzige wirklich überzeugende Doppelblindstudie den Effekt der Immunstimulanzien belegt. Tabelle 41/3 faßt Überlegungen zusammen, die bei der Bewertung von entsprechenden Publikationen herangezogen werden können.

Wenn also Immunstimulanzien, was sicher medizinisch absolut korrekt wäre, nicht ganz vermieden werden können, so kommen am ehesten Bakterienlysate oder Ribosomenpräparate infrage. Bei den Herstellern dieser Produkte ist am ehesten das Bemühen erkennbar, die klinische Wirkung ihrer Produkte zu dokumentieren. Ungeachtet dessen bleibt der Bedarf für bessere und überzeugendere klinische Studien auch bei diesen Produkten weiter bestehen.

Das Wichtigste aber gibt es kostenlos: Den Hinweis an die Eltern betroffener Kinder, daß die physiologische Infektanfälligkeit etwas normales ist, bestimmte Altersgruppen bevorzugt betrifft, zur Erzeugung aktiver und anhaltender Immunität beiträgt und im Zuge der Entwicklung der Kinder verschwindet.

Tab. 41/3: Einige Anforderungen an gute plazebokontrollierte Doppelblindstudien über die Wirkung von Immunstimulanzien.

- Klar definierte Kriterien für Probandenselektion.
- Klar definierte Studienkriterien (bei Infekten: viral/bakteriell, Definition „schwerer" Infekt...).
- Wichtige Befunde sind nicht „zufällig", sondern prospektiv dokumentiert.
- Keine historischen Kontrollgruppen.
- Transparentes Randomisierungsschema.
- Genaue Beschreibung der Plazeboherstellung.
- Studienarzt und evaluierender Arzt sind nicht identisch (Studien doppelblind).
- Keine Statistik bei zu kleinen Zahlen.
- Genehmigung durch Ethikkommission.
- Publikation der Ergebnisse unabhängig vom Ergebnis muß vor Studienbeginn zugesichert sein.

Literatur

Arala-Chavez MP (1992). Is prophylactic immunostimulation of the host against pathogenic microbial antigens an adequate strategy of immunoprotection? Scand J Immunol 35: 495–500

Hadden JW (1993). Immunostimulants. TiBS 14: 169–174

42 Störungen der humoralen Immunität (B-Zellen)

R. P. Lauener und H. D. Ochs

42.1	Einleitung	430
42.2	**X-chromosomal vererbte Agammaglobulinämie (X-linked agammaglobulinemia, XLA)**	**431**
42.2.1	Definition	431
42.2.2	Molekulare und genetische Grundlagen der XLA	431
42.2.3	Klinik	431
42.2.4	X-chromosomal vererbte Agammaglobulinämie mit Wachstumshormon-Defizienz	432
42.2.5	Diagnostische Erwägungen	432
42.2.6	Laborbefunde	434
42.2.7	Therapie und Prognose	434
42.3	**Autosomal rezessive Agammaglobulinämie**	**435**
42.3.1	Definition	435
42.3.2	Ätiologie und Pathogenese	435
42.3.3	Klinik	435
42.3.4	Therapie und Prognose	435
42.4	**Immunglobulinmangel mit erhöhtem IgM (Hyper-IgM-Syndrom)**	**435**
42.4.1	Definition	435
42.4.2	Molekulare und genetische Grundlagen des X-chromosomal vererbten Hyper-IgM-Syndroms (XHIM)	436
42.4.3	Klinik	436
42.4.4	Laborbefunde	436
42.4.5	Behandlung und Prognose	437
42.5	**Common variable immundeficiency (CVID)**	**437**
42.5.1	Definition	437
42.5.2	Zelluläre, molekulare und genetische Grundlagen	438
42.5.3	Klinische Manifestation	438
42.5.4	Diagnostische Überlegungen	438
42.5.5	Laborbefunde	439
42.5.6	Therapie und Prognose	439
42.6	**Antikörpermangel bei normalen oder erhöhten Immunglobulinspiegeln**	**439**
42.6.1	Definition und Ätiologie	439
42.6.2	Klinik	439
42.6.3	Diagnose	439
42.6.4	Therapie und Prognose	440
42.7	**Selektiver Mangel bestimmter Immunglobulinisotypen- und Immunglobulinsubklassen-Mängel**	**440**
42.7.1	IgA-Mangel	440
42.7.2	IgM-Mangel	440
42.7.3	IgG-Subklassen-Mangel	440
42.8	**Deletionen der konstanten Region von Genen der schweren Immunglobulinkette (Immunglobulin heavy chain constant region genes)**	**441**
42.9	**Defekte der κ- und λ-Ketten**	**441**
42.10	**Transiente Hypogammaglobulinämie des Säuglings**	**441**
42.10.1	Definition und Analyse	441
42.10.2	Klinik	442
42.10.3	Laboruntersuchungen und Therapie	442
42.11	**Sekundäre Antikörpermangelzustände**	**442**

42.1 Einleitung

Aufgabe des B-zellulären Immunsystems ist die Produktion von antigenspezifischen Antikörpern. Dabei sind B-Zellen auf die Hilfe anderer Zellen, insbesondere der T-Zellen, angewiesen. Ein Antikörpermangel kann deshalb isoliert oder als Teil eines kombinierten B- und T-Zellen betreffenden Immundefektes auftreten. In diesem Kapitel beschreiben wir Immundefekte, bei denen der Antikörpermangel ausschließliche oder überwiegende Ursache der klinischen Befunde ist. Krankheiten, bei denen der Antikörpermangel nur Teil eines kombinierten Immundefektes ist, sind in Kapitel 42 beschrieben.

B-Zellen durchlaufen einen sorgfältig gesteuerten Reifungsprozeß (vgl. auch Kapitel 1). Zunächst entwickeln sich die Lymphozyten – unabhängig von Antigen und T-Zellen – aus pluripotenten hämatopoetischen Zellen zu Vorläufer-B-Zellen, welche noch keine für B-Zellen spezifischen Marker aufweisen. Dann kommt es zum Rearrangement der schweren und leichten Immunglobulinketten. Für die Entwicklung zu Prä-B-Zellen und B-Zellen ist die B-Zell-spezifische Tyrosinkinase (Btk) erforderlich. Schließlich wird IgM, welches als Antigenrezeptor dient, auf der Oberfläche der B-Zelle exprimiert. In der zweiten Phase der B-Zell-Entwicklung, die Antigen- und T-Zell-abhängig ist, kommt es zur klonalen Expansion der Zellen, zum Wechsel des Immunglobulinisotyps (Isotyp-Switching) und zum Erwerb eines immunologischen Gedächtnisses.

Unabhängig von der Ätiologie ist die typische klinische Manifestation eines Antikörpermangels eine Häufung von Infekten durch bekapselte Bakterien (z. B. Haemophilus influenzae Typ B und Pneumokokken), insbesondere der oberen und unteren Luftwege. Unbehandelt führt dies zu irreversiblen Organschädigungen wie Bronchiektasen. Infekte mit Erregern wie Giardia lamblia, Mykoplasmen und Enteroviren kommen ebenfalls vor. Humorale Immundefekte manifestieren sich in aller Regel erst im Alter von 4 bis 12 Monaten; vorher ist das Kind durch transplazentar übergetretene mütterliche IgG geschützt. Therapeutisch müssen Infekte frühzeitig adäquat mit Antibiotika behandelt werden und gegebenenfalls die ungenügenden eigenen Antikörper regelmäßig durch intravenös verabreichte Immunglobuline (IVIG) substituiert werden.

42.2 X-chromosomal vererbte Agammaglobulinämie (X-linked agammaglobulinemia, XLA)

42.2.1 Definition

Die X-chromosomal vererbte Agammaglobulinämie (XLA) ist durch einen ausgeprägten B-Zell-Mangel charakterisiert und durch eine sich daraus ergebende Hypo- oder Agammaglobulinämie, welche rezidivierende bakterielle Infekte verursacht (Ochs und Smith, 1996). Der Mangel an B-Lymphozyten kommt durch einen Reifungsstop der B-Lymphozyten zustande, verursacht durch Mutationen einer B-Zell-spezifischen Tyrosinkinase (Btk). Die Klonierung des Gens der Btk und die Aufklärung der Organisation des Genoms erlauben die Stellung der Diagnose XLA nunmehr auch bei klinisch atypischem Verlauf durch Mutationsanalyse.

42.2.2 Molekulare und genetische Grundlagen der XLA

Das Gen für die XLA konnte auf dem langen Arm des X-Chromosoms im Bereich Xq21.3–22 lokalisiert und anschließend durch Positional Cloning sequenziert werden. Es ist in 19 Exone gegliedert und erstreckt sich über 37,5 kb (Vetrie et al., 1993). Btk ist ein Mitglied der Familie der Tyrosinkinasen, die mit src verwandt sind.

In einer Zusammenstellung der Btk-Mutationen von 282 Patienten fand man 175 verschiedene Mutationen (Vihinen et al., 1996). Die Mutationen waren über das ganze Gen verteilt mit einer Häufung in den C-terminalen SH2- und SH1-Domänen. Über ein Drittel aller Mutationen betraf Missense-Mutationen, in der Häufigkeit gefolgt von Deletionen und Insertionen, Mutationen der Splice sites und Nonsense-Mutationen.

Die wichtigste Folge einer defekten Btk ist eine Verzögerung oder eine vollständige Unterbrechung der Ausreifung der Pro-B- zu Prä-B- und B-Lymphozyten. XLA-Patienten können zwar in ihrem Knochenmark eine beschränkte Zahl von Prä-B-Zellen bilden, verfügen aber kaum über B-Lymphozyten im peripheren Blut oder in den lymphatischen Organen; die wenigen vorhandenen B-Lymphozyten sind zudem in einem relativ frühen Reifestadium stehengeblieben. XLA-Patienten haben demzufolge keine antikörperproduzierenden Plasmazellen.

42.2.3 Klinik

Da IgG aktiv über die Plazenta transportiert wird, haben betroffene Neugeborene bei Geburt noch normale IgG-Serumspiegel und kaum je Symptome. Als Folge des Abbaus der mütterlichen Immunglobuline kommt es beim Säugling zum Abfall des Serum-IgG-Spiegels. Erst jetzt manifestiert sich das Unvermögen der XLA-Patienten, eigene Immunglobuline zu produzieren. Es kommt zur Hypogammaglobulinämie und zur vermehrten Infektneigung. Bei den meisten Patienten mit XLA setzen im Alter von 4 bis 12 Monaten rezidivierende Infekte ein (Lederman und Winkelstein, 1985; Hermaszewski und Webster, 1993). Symptomfreiheit während der ersten 12 Lebensmonate schließt aber eine XLA keineswegs aus: In einer Serie von 96 Patienten aus den USA und aus Kanada (Lederman und Winkelstein, 1985) traten bei 20 % der Patienten die ersten Symptome erst nach dem ersten Geburtstag ein, bei 10 % nach 18 Lebensmonaten. Von einer Gruppe von 44 XLA-Patienten aus Großbritannien (Hermaszewski und Webster, 1993) blieben 40 % im ersten Lebensjahr asymptomatisch, und bei 21 % traten die ersten Symptome gar erst im Alter von 3 bis 5 Jahren auf.

Bakterielle Infekte: Eine Neigung zu bakteriellen Infekten ist die häufigste klinische Manifestation der XLA. Die vorherrschenden Erreger sind eiterbildende bekapselte Bakterien, wie Staphylococcus pneumoniae, Haemophilus influenzae, Staphylococcus aureus, Pseudomonas species. Mycoplasma species können Pneumonien und Arthritis, aber auch andere langdauernde Infekte verursachen und sind oft schwierig zu diagnostizieren und zu eliminieren.

Die Infekte betreffen meist die Atemwege und verursachen Otitis, Sinusitis, Bronchitis und Pneumonie. Zahlreiche betroffene Knaben haben eine Vorgeschichte von Diarrhö, manchmal assoziiert mit Malabsorption. Giardia-lamblia-Infekte und durch Campylobacter oder Salmonellen verursachte Diarrhöen kommen gelegentlich vor. Systemische Infektionen wie bakterielle Sepsis, Meningitis, Osteomyelitis und septische Arthritis werden häufig vor Stellung der Diagnose einer XLA beobachtet. Infektionen des Urogenitaltraktes mit Mykoplasmen und Chlamydien wurden mit Epididymitis und Prostatitis assoziiert und können Urethrastrikturen verursachen. Hautinfektionen wie Zellulitis, Furunkel und Impetigo kommen bei etwa 30 % der XLA-Patienten vor.

Infekte mit Enteroviren: Patienten mit einem humoralen Immundefekt wie XLA verfügen meist über eine intakte Abwehr gegen Viren. Ausnahme von dieser Regel ist die ungewöhnliche Anfälligkeit gegenüber Enteroviren wie Echo-, Coxsackie- und Polioviren (McKinney et al., 1987). Diese Viren befallen primär den Gastrointestinaltrakt, können dann hämatogen streuen und sekundär bei einzelnen Patienten das Zentralnervensystem befallen. Antikörper spielen eine wichtige Rolle bei der Neutralisation dieser Viren während der hämatogenen Streuung; den XLA-Patienten fehlt dieser wichtige Abwehrmechanismus. Jedes Jahr entwickeln einige Patienten mit XLA eine paralytische Poliomyelitis nach Impfung mit der Polio-Lebendimpfung (Lederman und Winkelstein, 1985; Hermaszewski und Webster, 1993). Möglicherweise ist das Risiko, an einer paralytischen Impfpoliomyelitis zu erkranken, erhöht, wenn XLA-Patienten erst verzögert mit Polio-Lebendimpfung in Kontakt kommen (also zu einem Zeitpunkt, an dem die schützenden mütterlichen Antikörper bereits verschwunden sind). Vor Einführung der Substitutionstherapie mit intravenösen Immunglobulinen entwickelte ein bedeutender Anteil von Patienten mit XLA chronische disseminierte Infektionen mit Echo-Viren und, etwas weniger häufig, mit Coxsackie-Viren. Der Befall von Hirn, Subkutis, Muskulatur, Herz und Leber führt zu einem Syndrom mit chronischer Meningoenzephalitis, Dermatomyositis und/oder Hepatitis. Unbehandelt kommt es zu einem protrahierten Verlauf, der sich über Jahre erstrecken kann und in den meisten Fällen lethal ist. Rezidive der Symptome wurden beobachtet. Eine frühe Isolation und Identifikation des Virus durch Kultur oder PCR ist von vitaler Bedeutung für die frühzeitige Behandlung mit hochdosierten intravenösen Immunglobulinen; idealerweise sollten IVIG-Präparate mit hohem Titer gegen das identifizierte Virus verwendet werden.

Arthritis: Patienten mit XLA leiden häufig unter Gelenkbeschwerden. Eiterbildende Bakterien können eine septische Arthritis verursachen; die meisten Episoden sind allerdings nicht eindeutig septischer Natur. Typischerweise betrifft die Arthritis die großen Gelenke mit Einschränkung der Beweglichkeit, während Schmerzen oft weniger im Vordergrund stehen. Meist finden sich keine Anhaltspunkte für eine Gelenkszerstörung, und serologische Untersuchungen bleiben erwartungsgemäß (Patienten mit XLA können keine Antikörper bilden) negativ. Die Besserung der Arthritisbeschwerden nach Beginn einer Substitutionstherapie mit intravenösen Immunglobulinen oder nach Erhöhung der Dosis könnte ein Hinweis auf eine mögliche infektiöse Ätiologie darstellen.

Malignome: Im Vergleich mit anderen Immundefizienzen besteht für XLA-Patienten nur ein beschränktes Risiko, an einem Malignom zu erkranken. Eine Studie aus den Niederlanden berichtete allerdings von drei Fällen von kolorektalen Karzinomen in einem Kollektiv von 52 jungen erwachsenen XLA-Patienten (van der Meer, 1993); dies würde einer gegenüber der Normalbevölkerung 30fach erhöhten Prävalenz entsprechen. In anderen großen Patientenpopulationen wurde dies aber nicht beobachtet.

42.2.4 X-chromosomal vererbte Agammaglobulinämie mit Wachstumshormon-Defizienz

In einzelnen Familien wurde eine Assoziation zwischen X-chromosomal vererbter Agammaglobulinämie und Wachstumshormon-Defizienz beobachtet. Kürzlich konnte die von Fleisher und Kollegen ursprünglich beschriebene Familie (Fleisher et al., 1980) molekular untersucht werden. Man fand dabei eine normale Btk; möglicherweise ist die X-chromosomal vererbte Agammaglobulinämie mit Wachstumshormon-Defizienz eine andere Krankheit als Brutons X-chromosomal vererbte Agammaglobulinämie.

42.2.5 Diagnostische Erwägungen

Als direkte Folge der XLA finden sich bei der körperlichen Untersuchung Auffälligkeiten wie fehlende Tonsillen und Adenoide sowie verkleinerte Lymphknoten. Weitere pathologische Befunde kommen als Folge der rezidivierenden Infekte zustande. Rezidivierende Infekte der Luftwege stellen die häufigsten Beschwerden von nichtbehandelten XLA-Patienten dar; sie können zu chronischer Otitis media und Perforation des Trommelfelles führen sowie zu Mastoiditis, chronischer Sinusitis, Bronchitis und Bronchiektasen. Eine chronische Arthritis unklarer Ätiologie ist ebenfalls ein häufiges Problem. Nach Poliovirusexposition kann ein Bild mit Lähmungen auftreten, das der klassischen Poliomyelitis gleicht. Chronische Infekte mit Echoviren oder Coxsackie-Viren führen zu Symptomen der Meningoenzephalitis und/oder der Dermatomyositis. Bei Patienten, bei denen die XLA diagnostiziert und behandelt werden konnte bevor es zu persistierenden Organschädigungen gekommen

Tab. 42/1: Wichtigste Antikörpermangel-Krankheiten

Krankheit	Manifestationsalter	Immunglobulin-Serum-Spiegel	Zirkulierende B-Zellen	T-Zell-Funktion	Pathogenese	Vererbung	Assoziierte Befunde
X-chromosomal vererbte Agammaglobulinämie, XLA (MIM-Nr. [1] 300 300)	6–18 Mo.	alle Isotypen niedrig	sehr niedrige Zahl	normal	Mutation des Gens der B-Zell-spezifischen Tyrosinkinase *(BTK)* [2]	X-chromosomal	Infekte mit Enteroviren, Arthritis
Autosomal rezessive Agammaglobulinämie	≥ 3 Mo.	alle Isotypen niedrig	fehlend	normal	Mutation des Gens der schweren Immunglobulinkette μ *(IGHM)* [2]	autosomal rezessiv	Infekte mit Enteroviren
X-chromosomal vererbtes Hyper-IgM-Syndrom (MIM-Nr. 308 230)	1 Mo. bis 2 J.	erniedrigtes IgG, -A, -E; normales oder erhöhtes IgM	zahlenmäßig normal (aber meist nur IgM und IgD exprimierende Zellen)	selektive T-Zell-Dysfunktion	Mutation des CD40 L-Gens *(CD40 L)* [2]	X-chromosomal	Neutropenie; Infekte mit Kryptosporidien, Pneumocystis carinii; erhöhtes Malignomrisiko (Gallenwege und Pankreas)
nicht X-chromosomal vererbtes Hyper-IgM-Syndrom	Säuglingsalter oder älter	IgM normal oder erhöht, andere Isotypen niedrig	nur IgM-exprimierende Zellen vorhanden	normal	unbekannt	einige Fälle autosomal rezessiv, andere unbekannt	Neutropenie
Common variable immunodeficiency, CVID (MIM-Nr. 240 500)	spätes Kindesalter, junge oder ältere Erwachsene	variabel ausgeprägte Hypogammaglobulinämie	normal oder mäßig erniedrigte Zahl	teils normal, teils abnormal	unbekannt, heterogen	verschieden	Autoimmunerkrankungen; „Granulome" (u.a. der Lunge); noduläre lymphoide Hyperplasie im Dünndarm; Lymphom
Antikörpermangel bei normalen oder erhöhten Immunglobulinen	in jedem Alter	IgG-Subklassen ev. erniedrigt	zahlenmäßig normal	normal	unbekannt	meistens sporadisch	Bronchiektasen
Selektiver Mangel eines Immunglobulin-Isotyps	Säuglingsalter	IgA-Mangel (MIM-Nr. 137 100)	normal oder erniedrigte Zahl von IgG/IgA⁺-Zellen	normal	Defekt der terminalen B-Zell-Differenzierung	verschieden	kann zu CVID fortschreiten; manchmal mit IgG-Subklassenmangel assoziiert
		IgM-Mangel	zahlenmäßig normal	normal	unbekannt	unbekannt	
IgG-Subklassen-Mangel	Kindesalter	erniedrigte Spiegel einer oder mehrerer IgG-Subklassen	zahlenmäßig normal	normal	Defekt der B-Zell-Differenzierung	unbekannt	manchmal mit IgA-Mangel assoziiert
Transiente Hypogammaglobulinämie des Säuglingsalters	Kleinkindesalter	erniedrigte Ig-Spiegel	zahlenmäßig normal	normal	verzögerte Reifung der Helfer-T-Zellen	unbekannt	

[1] MIM: Mendelian inheritance in man, Dr. Victor A. McKusick, [2] Gensymbol

ist, bleiben die Auffälligkeiten bei der physikalischen Untersuchung in der Regel auf die Hypoplasie der lymphatischen Organe beschränkt; Wachstum und Entwicklung sind dann altersgerecht.

42.2.6 Laborbefunde

Die charakteristischen Laborbefunde bei XLA sind in Tabelle 42/1 zusammengefaßt. Der hervorstechende Befund ist die Verminderung der Serumspiegel aller drei wichtigen Immunglobulinklassen. Nach dem Verschwinden der mütterlichen Antikörper und vor Beginn der Substitutionstherapie mit intravenösen Immunglobulinen sind die Serumspiegel für IgG im allgemeinen unter 1 g/l. In einer Untergruppe von Patienten mit XLA mit gewissen Ähnlichkeiten zur „Common variable immunodeficiency" können auch IgG-Spiegel in der Höhe von 4–5 g/l gefunden werden. Die Serumspiegel von IgA und IgM sind niedrig oder unter der Nachweisschwelle. Dem schweren B-Zell-Defekt entsprechend machen XLA-Patienten keine Antikörper nach Immunisation mit Antigen. Weitere charakteristische Laborbefunde sind die deutlich reduzierte Zahl von B-Lymphozyten im peripheren Blut und das Fehlen von B-Lymphozyten und Plasmazellen in Lymphknoten und Darmschleimhaut. Bei Verdacht auf XLA kann die Bestimmung der Zahl der B-Lymphozyten im Nabelschnurblut der erste diagnostische Hinweis sein. Definitiv gesichert wird die Diagnose durch Nachweis einer Mutation im Btk-Gen.

Überträgerinnen können durch den Nachweis einer nichtzufälligen Inaktivierung des X-Chromosoms identifiziert werden oder durch direkten Nachweis einer Mutation des Btk-Gens. Eine pränatale Diagnose ist durch Mutationsanalyse möglich, falls der in der Familie vorliegende genetische Defekt bekannt ist. Zur Gewinnung fetaler genomischer DNS kann ab der 10. Schwangerschaftswoche eine Chorionzottenbiopsie oder ab der 16. Schwangerschaftswoche eine Amniozentese durchgeführt werden. Nabelschnurblut zur Bestimmung der B-Zell-Zahl kann ab der 18. Schwangerschaftswoche gewonnen werden.

42.2.7 Therapie und Prognose

Frühzeitiger Beginn einer Substitutionstherapie mit intravenösen Immunglobulinen (IVIG) ist die wirksamste Methode, chronischen Infektionen vorzubeugen. Nach Einführung zusätzlicher Schritte zur Virusinaktivierung bei der Produktion gelten die intravenösen Immunglobulinpräparate heute als virussicher. Dank guter Verträglichkeit können intravenöse Immunglobuline in Dosen verabreicht werden, mit welchen physiologische Serumspiegel von IgG erreicht und erhalten werden. Patienten, welche hohe IVIG-Dosen erhielten (> 400 mg/kg KG/3 Wochen) mußten signifikant weniger häufig hospitalisiert werden und erlitten weniger Infekte als Patienten, welche niedrigere Dosen von Immunglobulin intravenös erhielten (< 200 mg/kg KG/3 Wochen) oder welche Immunglobuline intramuskulär verabreicht bekamen (Liese et al., 1992).

Die häufige subkutane Verabreichung von Immunglobulin im Bereich der Abdominalwand stellt eine wirksame Alternative zur intravenösen Behandlung dar. Die Infusionen können zum Beispiel mit Hilfe einer 23er Butterfly-Kanüle und einer automatischen Pumpe (Gradulf et al., 1995) verabreicht werden. Sie können schnell (30–40 ml/Std.) oder langsam erfolgen und werden im allgemeinen gut ertragen. Sowohl die unmodifizierte Cohn-Fraktion II (16,5 % IgG) wie auch IVIG-Präparate können subkutan verabreicht werden.

Ein zentrales Anliegen bei der Betreuung von Patienten mit XLA ist, durch Echoviren verursachte Myositiden/Meningoenzephalitiden zu verhindern. Die Häufigkeit disseminierter Infekte mit Enteroviren ist seit der Einführung der Substitutionstherapie mit intravenösen Immunglobulinen dramatisch zurückgegangen. Aber auch heute noch kann es zu solchen Infekten kommen, zum Beispiel bei Patienten, bei denen die Diagnose einer XLA erst nach einer schwer verlaufenden enteroviralen Infektion gestellt wird; Enterovirusinfektionen können ebenfalls bei adäquat mit intravenösen Immunglobulinen substituierten Patienten auftreten. Ist eine Infektion mit Enteroviren bereits erfolgt, können hochdosierte Immunglobuline intravenös oder direkt intrathekal verabreicht hilfreich sein.

Oft müssen bakterielle Infekte mit Antibiotika behandelt werden, insbesondere bei Patienten die bereits unter chronischen Veränderungen der Sinus oder der Lungen leiden. Jeder Versuch, diese Patienten gegen die üblichen Kinderkrankheiten zu impfen, ist zum Scheitern verurteilt. Lebendimpfungen, wie zum Beispiel die Polio-Lebendimpfung, sind zudem kontraindiziert.

Bevor Antibiotika und Immunglobuline zur Substitutionstherapie erhältlich waren, haben Patienten mit XLA selten das frühe Kindesalter überlebt. Durch frühe Stellung der Diagnose, prophylaktische Gabe von Immunglobulin G und prompten Einsatz von Antibiotika wurde die Prognose dieser Patienten dramatisch verbessert. Chronische Lungenkrankheiten wie Bronchiektasen, aber auch chronische Otitis media, Mastoiditis und Gehörverlust können zu Langzeitproblemen werden. Chronische disseminierte Infekte mit Enteroviren, Impfpoliomyelitis, Amyloidose und möglicherweise eine Häufung von Kolonkarzinomen sind weitere Komplikationen.

42.3 Autosomal rezessive Agammaglobulinämie

42.3.1 Definition

In den vergangenen Jahren wurde eine kleine Anzahl männlicher Patienten beschrieben, die unter einem XLA-ähnlichen Krankheitsbild bei normaler Btk litten; auch wurden weibliche Patienten mit Agammaglobulinämie und fehlenden B-Zellen beobachtet, die schon in frühem Alter unter rezidivierenden Infekten litten (Conley und Sweinburg, 1992). Bei der erneuten Untersuchung solcher Familien fand man Mutationen im Gen der schweren Immunglobulinkette μ (Igγ heavy chain gene) auf Chromoson 14q32. Diese Mutationen verhindern die normale Entwicklung der B-Zellen der betroffenen Patienten, und als direkte Folge entsteht eine Agammaglobulinämie.

42.3.2 Ätiologie und Pathogenese

Ungefähr 10 Prozent der Patienten mit Agammaglobulinämie und fehlenden B-Zellen sind weiblich und zeigen einen autosomal rezessiven Erbgang. Man geht davon aus, daß ein vergleichbarer Prozentsatz der männlichen Patienten ebenfalls unter einer autosomal rezessiv vererbten Krankheit leidet. Kürzlich fand man bei vier Familien Mutationen des Gens für die schwere Immunglobulinkette μ (μ heavy chain) auf Chromosom 14. Bei einer Familie war eine homozygote Deletion von 75 bis 100 Kilobasen aufgetreten. Bei einer zweiten Familie fand sich eine homozygote Substitution eines Basenpaares im Bereich eines alternativen Splice sites des Gens der schweren Immunglobulin-Kette μ. Diese Mutation ließ erwarten, daß die membrangebundene Form der μ-Kette nicht produziert werden kann und bei der sezernierten Form eine Aminosäure substituiert ist. Bei der dritten Familie war auf einem Chromosom ein Cystein ersetzt, welches bei einer Disulfidbrücke, die die Ketten verbindet, beteiligt ist (intrachain disulfide bond); das andere Chromosom dieser Familie hatte eine ausgedehnte Deletion, welche den Immunglobulin-locus enthielt (Yel et al., 1996). Bei der Untersuchung von Knochenmark eines dieser Patienten zeigte sich, daß Mutationen im Gen der schweren Immunglobulinkette μ mit einer Instabilität des IgM-Moleküls assoziiert sind. Das früheste Stadium der B-Zell-Differenzierung stellen Pro-B-Zellen dar. Diese Zellen exprimieren sowohl CD34 wie auch CD19. Pro-B-Zellen reifen zu Prä-B-Zellen, die CD19-positiv, aber CD34-negativ sind. Bei diesem Patienten fand man normale Pro-B-Zellen, aber keine prä-B-Zellen (Yel et al., 1996). Man interpretiert diese Ergebnisse dahingehend, daß bei den betroffenen Patienten das Fehlen der normalen Expression der μ-Kette der Immunglobuline zu einem kompletten Block in der Ausreifung der B-Zellen geführt hat.

42.3.3 Klinik

Patienten mit Mutationen auf dem Gen der schweren Immunglobulinkette μ entwickeln ähnliche Symptome wie XLA-Patienten, aber oft bereits zu einem früheren Zeitpunkt. Bereits in frühestem Alter können lebensbedrohliche Infektionen auftreten. Drei dieser Patienten haben eine chronische enterovirale Enzephalitis, wie sie bei XLA-Patienten auftritt, entwickelt (Tiller und Buckley, 1978; Saxon et al., 1980; Conley und Sweinburg, 1992; Yel et al., 1996).

42.3.4 Therapie und Prognose

Die Behandlung von Patienten mit autosomal rezessiver Agammaglobulinämie entspricht der Behandlung der XLA-Patienten. Die Substitutionstherapie mit intravenösen Immunglobulinen und die frühzeitige antibiotische Behandlung von Infekten ist nützlich, möglicherweise aber weniger wirkungsvoll als bei Patienten mit XLA. Patienten mit Mutationen der schweren Immunglobulinkette μ scheinen noch gefährdeter durch enterovirale Infekte zu sein als XLA-Patienten; sie sollten keinesfalls mit Polio-Lebendimpfstoff geimpft werden, noch in Kontakt mit Personen kommen, die mit diesem Impfstoff frisch geimpft wurden.

42.4 Immunglobulinmangel mit erhöhtem IgM (Hyper-IgM-Syndrom)

42.4.1 Definition

Das Hyper-IgM-Syndrom ist charakterisiert durch rezidivierende Infekte bei tiefen Serumspiegeln von IgG, IgA und IgE, aber normalen oder erhöhten IgM-Spiegeln (Notarangelo et al., 1992). Dieses Syndrom tritt meist bei männlichen Patienten auf und ist meist X-chromosomal vererbt. Da aber auch Mädchen und Frauen mit Immunglobulinmangel bei erhöhtem IgM beobachtet wurden, scheinen verschiedene genetische Formen der Krankheit vorzukommen und neben dem X-chromosomalen auch autosomal rezessive und autosomal dominante Vererbungsmuster zu existieren. Sekundär erhöhte IgM-Spiegel wurden ebenfalls beschrieben, beispielsweise nach einer kongenitalen Rötelninfektion oder nach Gebrauch antiepileptischer Medikamente. Der molekulare Defekt, welcher der X-chromosomal vererbten Form des Hyper-IgM-Syndroms zugrunde liegt, wurde kürzlich identifiziert: es handelt sich um Mutationen des CD40-Liganden (CD40L).

42.4.2 Molekulare und genetische Grundlagen des X-chromosomal vererbten Hyper-IgM-Syndroms (XHIM)

Das auffälligste Merkmal des Hyper-IgM-Syndroms ist die gestörte humorale Immunität. Die Ursache hierfür liegt nicht in den B-Zellen, sondern in den T-Zellen, die den B-Zellen nicht genügend Hilfe zukommen lassen. Hierauf weisen verschiedene Beobachtungen aus Klinik und Labor: zum Beispiel leiden Patienten mit Hyper-IgM-Syndrom gehäuft unter Infekten mit Pneumocystis carinii und unter Autoimmunerkrankungen. Solche Erscheinungen werden eher mit einem T-Zell-Defekt als mit einem B-Zell-Defekt in Verbindung gebracht. Auch die Unfähigkeit der B-Zellen dieser Patienten, von der Produktion von IgM auf die Produktion anderer Isotypen umzustellen, ließ vermuten, daß die T-Zellen dieser Patienten den B-Zellen nicht das zum Isotyp-Switch notwendige Signal vermitteln konnten. 1993 konnte dann gezeigt werden, daß bei XHIM-Patienten das Gen für den CD40-Liganden (gp39) mutiert war (Aruffo et al., 1993). CD40L wird nach Aktivierung durch T-Zellen exprimiert, während CD40 konstitutiv von antigenpräsentierenden Zellen, inklusive B-Zellen, exprimiert wird.

CD40 spielt bei der Proliferation und Differenzierung von B-Lymphozyten eine wichtige Rolle. Die Interaktion von CD40 mit seinem Liganden, CD40L, führt zur Bildung von Gedächtnis-B-Zellen und zum Wechsel von der Produktion von IgM zur Produktion anderer Immunglobulin-Isotypen (Isotyp-Switch; Lane et al., 1992). Mit monoklonalen anti-CD40L-Antikörpern, aber auch mit einem löslichen Fusionsprotein des physiologischen Rezeptors für CD40L (CD40-Ig) konnte gezeigt werden, daß aktivierte CD4-positive T-Zellen aus dem peripheren Blut gesunder Individuen CD40L exprimieren. Aktivierte T-Zellen der meisten XHIM-Patienten werden weder durch monoklonale Anti-CD40L-Antikörper noch durch CD40-Ig erkannt. Dieser Befund weist darauf hin, daß XHIM-Patienten einen Defekt in der Expression von intaktem CD40L haben. Diesem Defekt liegt ein weites Spektrum von Mutationen im CD40L-Gen zugrunde. Punktmutationen im extrazellulären Bereich, die zur Substitution einer Aminosäure führen (Missense mutations), können Störungen bei der Bildung von Trimeren, bei der Proteinstabilität oder bei der Bindung von CD40L an CD40 verursachen. Nonsense-Mutationen, Deletionen und Insertionen, aber auch Mutationen der Splice sites wurden beschrieben (Notarangelo et al., 1996). Mutationen in intrazellulären und transmembranären Bereich sind selten. Die T-Zellen von weiblichen Patienten mit Hyper-IgM-Syndrom wie auch die T-Zellen von männlichen Patienten aus Familien mit der autosomal rezessiven Form der Krankheit exprimieren CD40L mit normaler Funktion. Die Bedeutung der Interaktion von CD40 und CD40L für die Differenzierung der B-Zellen und für den Isotyp-Switch konnte auch durch Experimente mit CD40-Knock-out-Mäusen gezeigt werden. Diese Mäuse konnten nach Impfung mit T-Zell-abhängigen Antigenen wohl IgM produzieren, aber weder IgG, noch IgA, noch IgE. Auch die Bildung der Keimzentren in den Lymphknoten dieser Mäuse war defekt – analog zur Situation bei den XHIM-Patienten.

42.4.3 Klinik

Obwohl das Hyper-IgM-Syndrom genetisch gesehen nicht eine singuläre Entität ist, zeichnen sich diese Patienten durch gemeinsame, charakteristische klinische Symptome und Laborbefunde aus (Notarangelo et al., 1992). Allen Patienten mit Immundefekt und primär erhöhtem IgM ist die vermehrte Infektanfälligkeit, vor allem für respiratorische Infekte, Mittelohrentzündungen und Pneumonien, gemeinsam. Kürzlich wurde eine Zusammenstellung der klinischen Auffälligkeiten bei einer großen Gruppe von Patienten mit Mutationen des Gens für CD40L publiziert (Levy et al., 1997). Die Mehrheit der Infekte bei XHIM-Patienten sind bakteriellen Ursprungs; die Krankheit kann sich aber im Säuglingsalter auch als Pneumocystis-carinii-Pneumonie manifestieren. In einer Untergruppe der Patienten können gastrointestinale Beschwerden und Malabsorption zum Problem werden, so daß eine parenterale Ernährung erforderlich wird. Bei einzelnen Patienten wurde Giardia lamblia isoliert; Kryptosporidien-Infektionen wurden als Ursache von protrahierten wäßrigen Diarrhöen identifiziert und stehen möglicherweise im Zusammenhang mit dem Auftreten einer sklerosierenden Cholangitis. Gelegentlich findet man multiple Verrucae vulgares, sowie Haut- und Weichteilinfektionen. Infekte der peritonsillären und peritrachealen Weichteile können lebensbedrohlich werden. Häufig findet man bei XHIM-Patienten eine lymphoide Hyperplasie mit Vergrößerung von Tonsillen, Lymphknoten, Milz und Leber. Eine Thrombozytopenie, hämolytische Anämie oder ein Hypothyreoidismus können entstehen und mit dem Nachweis von Autoantikörpern einhergehen. Bei mehr als der Hälfte der XHIM-Patienten kann eine intermittierende oder auch persistierende Neutropenie auftreten. Einzelne Familien wurden beschrieben, bei denen verschiedene männliche Angehörige an XHIM erkrankt sind; bei einigen dieser Familienangehörigen war eine Neutropenie vorhanden, bei anderen nicht. Im Knochenmark findet man einen Reifungsstopp auf Stufe Myelozyt/Promyelozyt.

42.4.4 Laborbefunde

Die Zahl der B-Zellen im peripheren Blut ist bei XHIM-Patienten meist normal. Typischerweise exprimieren diese B-Zellen aber nur IgM oder IgD auf der

Zelloberfläche. Entsprechend sind die Serumspiegel für IgG, IgA und IgE tief oder nicht nachweisbar. Im Gegensatz hierzu findet man normale oder sogar erhöhte Serumspiegel für IgM. Dieses IgM ist polyklonal; als leichte Ketten kommen sowohl κ- als auch λ-Ketten vor. Die Lymphozyten des peripheren Blutes proliferieren in vitro nur nach Stimulation mit Mitogenen, nicht aber nach Stimulation mit Antigenen.

Antigenspezifische Antikörper können zwar gebildet werden, aber nur solche der Klasse IgM. Impft man Patienten mit Hyper-IgM-Syndrom mit einem T-Zellabhängigen Antigen, beispielsweise mit dem Bakteriophagen ΦX, bilden sie eine knapp normale primäre und eine deutlich erniedrigte sekundäre Antikörperantwort, die nach einer Booster-Impfung nur aus IgM-Antikörpern besteht und nicht verstärkt wird. Bei der X-chromosomal vererbten Form des Hyper-IgM-Syndroms ist dieser quantitative und qualitative Defekt der Antikörperantwort eine direkte Folge der Unfähigkeit der aktivierten T-Zellen, einen funktionellen CD40-Liganden zu exprimieren. Nach In-vitro-Stimulation isolierter B-Zellen von Hyper-IgM-Patienten mit Anti-CD40-Antikörpern oder mit löslichem CD40L und nach Zugabe von Interleukin-4 können diese ebenso wie normale B-Zellen IgG_4 und IgE produzieren.

Bei ungefähr 50% der Patienten tritt eine Neutropenie auf, bei ca. 25% eine Anämie. Diese kann durch Autoantikörper bedingt sein oder durch eine chronische Infektion mit Parvovirus B19. Bei XHIM-Patienten können auch andere Autoimmunerkrankungen auftreten wie Thrombozytopenie und Nephritis. Obwohl es regelmäßig zu einer lymphoiden Hyperplasie kommt, fehlen in den Lymphknoten Keimzentren, und Lymphfollikel findet man nur selten.

Die Diagnose eines X-chromosomal vererbten Hyper-IgM-Syndromes kann durch den Nachweis der fehlenden Expression von CD40L durch CD4-positive T-Zellen nach Aktivierung mit PHA/PMA (oder Ionomycin/PMA) gesichert werden; zur Erkennung des membrangebundenen CD40-Liganden dienen entweder monoklonale Antikörper, die den extrazellulären Teil von CD40L erkennen, oder ein lösliches CD40-Ig-Konstrukt; die Expression von CD40L kann dann mittels Durchflußzytometrie bestimmt werden. Bei einer kleinen Untergruppe von Patienten mit XHIM-Syndrom führt die Mutation zur Produktion eines CD40-Liganden, der ein Trimer bilden kann und CD40 bindet, jedoch quantitativ vermindert ist. Bei diesen Patienten kann die Diagnose erst durch Sequenzierung des CD40L-Genes gesichert werden. Die Identifikation der CD40L-Mutationen erlaubt auch, Trägerinnen zu identifizieren, und ermöglicht zudem eine pränatale Diagnose.

42.4.5 Behandlung und Prognose

Das komplexe klinische Bild der XHIM erfordert einen komplexen therapeutischen Ansatz. Der wichtigste therapeutische Schritt, um Häufigkeit und Schwere der Infektionen zu verringern, ist die prophylaktische Gabe von intravenösen Immunglobulinen in einer Dosis von 300–500 mg/kg KG alle 4 Wochen. Durch diese Maßnahme kann es auch zu einer Reduktion der Serumspiegel von IgM auf normale Werte kommen, und bei einigen Patienten mit Neutropenie normalisiert sich die Neutrophilenzahl. Andere Patienten mit Neutropenie benötigen G-CSF. Säuglinge mit XHIM-Syndrom sind durch Pneumocystis-carinii-Pneumonien (PCP) sehr gefährdet und sollten eine Prophylaxe mit Trimethoprim-Sulfamethoxazol erhalten. PCP wurde bis zum 4. Lebensjahr beobachtet; die PCP-Prophylaxe sollte deshalb über einige Jahre beibehalten und nur langsam abgebaut werden. Bei Patienten mit lymphoider Hyperplasie und Arthritis oder anderen autoimmunen Erkrankungen, die nicht auf die Substitution mit intravenösen Immunglobulinen ansprechen, können Steroide zu einer Besserung führen. Bei einigen Patienten stellt die Malabsorption ein gewichtiges Problem dar, welches eine parenterale Ernährung erfordert. Infekte mit Kryptosporidien können zu sklerosierender Cholangitis und zu biliärer Zirrhosis führen. Kürzlich wurde eine Häufung von Malignomen der Gallengänge beobachtet (Hayward et al., 1997). Diese Komplikationen des XHIM-Syndromes können früh zum Tode führen; die Knochenmarktransplantation wurde deshalb als therapeutische Option vorgeschlagen, vor allem bei jungen Patienten, die über einen HLA-identischen Knochenmarkspender verfügen. Bei sklerosierender Cholangitis muß vorgängig eine, allerdings riskante, Lebertransplantation in Betracht gezogen werden.

42.5 Common variable immunodeficiency (CVID)

42.5.1 Definition

Unter den Begriffen Common variable immunodeficiency (CVID) oder variables Immundefektsyndrom wird eine Gruppe bislang noch nicht genau differenzierter Immundefekte mit unbekannten molekularen und genetischen Grundlagen zusammengefaßt. Den Patienten mit diesem Krankheitsbild ist eine Hypogammaglobulinämie und eine defekte Antikörperbildung gemeinsam, ohne daß aber eines der anderen, genauer charakterisierten humoralen Immundefektsyndrome vorliegen würde. Die Diagnose einer CVID ist also immer eine Ausschlußdiagnose. Früher waren auch Bezeichnungen wie „Late-onset hypogammaglobulinemia", „Adult-onset hypogammaglobulinemia" oder „Acquired immunodeficiency" gebräuchlich; insbesondere der letzte Begriff sollte für die CVID nicht mehr verwendet werden. Das Syndrom manifestiert sich meistens in der zweiten oder dritten Lebensdekade. Die CVID gehört zu den häufigsten primären Immundefekten; die Inzidenz wird auf 1:10000 bis 1:50000 geschätzt (WHO Report, 1997). Es wurde vorgeschlagen, das Syndrom aufgrund klinischer Befunde und/oder aufgrund von Laboruntersuchungen in verschiedene Gruppen einzuteilen; bis heute haben sich solche Konzepte noch nicht allgemein durchgesetzt.

42.5.2 Zelluläre, molekulare und genetische Grundlagen

Die molekularen Defekte, die der CVID zugrunde liegen, konnten noch nicht aufgeklärt werden. Bei der CVID findet man zwar Vorläufer-B-Lymphozyten, die auf ihrer Oberfläche Immunglobuline der verschiedenen Isotypen exprimieren; hingegen ist die Zahl der B-Zellen und Plasma-Zellen, die die verschiedenen IgG- und IgA-Isotypen sezernieren können, oft deutlich reduziert. Die Defekte können also als Störungen der B-Zell-Differenzierung beschrieben werden und ließen sich als Folge eines intrinsischen B-Zell-Defektes erklären oder als Folge einer ungenügenden T-Zell-Hilfe. Studien, die B-Zellen von CVID-Patienten nach geeigneter Stimulation zur Differenzierung und Sekretion von Immunglobulinen brachten, unterstützen eher die zweite Hypothese. Die Art der T-Zell-Defekte bleibt aber unklar; zumindest bei einer Untergruppe von CVID-Patienten scheint die Expression des CD40-Liganden quantitativ gestört zu sein (Farrington et al., 1994).

Bei der CVID wurden sowohl autosomal rezessive, autosomal dominante wie auch X-chromosomale Erbgänge beschrieben; sporadische Fälle sind am häufigsten. Die Beobachtung, daß einzelne Angehörige bestimmter Familien an CVID erkranken, während andere Angehörige derselben Familie an IgA-Defizienz leiden, hat zur Hypothese geführt, daß diese Krankheiten eine gemeinsame genetische Grundlage hätten. Assoziationen von CVID und IgA-Mangel mit bestimmten MHC-Allelen, einerseits auf dem DQ-Locus, andererseits im MHC-Klasse-III-Komplex (im Bereich der Gene für C2, C4 und Bf) wurden beobachtet (siehe auch Kapitel 49, IgA-Mangel).

42.5.3 Klinische Manifestation

Klinisch präsentiert sich das Krankheitsbild der CVID in erster Linie mit rezidivierenden bakteriellen Infekten vor allem der oberen und unteren Luftwege. Bleibt die Krankheit lange Zeit unerkannt und unbehandelt kann es zu Bronchiektasen kommen. Bei Patienten mit CVID wurde auch über Infekte mit Keimen wie P. carinii, Mykobakterien oder Pilzen berichtet, mit denen man sonst eher bei T-Zell-Defekten zu rechnen hat. Ähnlich wie bei der XLA machen einige Patienten schwer verlaufende Infekte mit Enteroviren durch; es kann zu Meningoenzephalitis und manchmal zu einem dermatomyositisähnlichen Syndrom kommen. Giardia lamblia und Campylobacter jejuni sind häufige Ursachen gastrointestinaler Infekte.

Neben den rezidivierenden Infektionen als Ausdruck der Immundefizienz leiden Patienten mit CVID auch unter den Folgen eines unkontrolliert überaktiven Immunsystems: Autoimmunerkrankungen wie hämolytische Anämie, Autoimmunneutropenie und -Thrombopenie sowie chronisch entzündliche Darmerkrankungen treten gehäuft auf; auch Lymphoproliferationen werden beobachtet. Klinisch findet man bei bis zu einem Drittel der Patienten eine Splenomegalie und/oder vergrößerte Lymphknoten, histologisch eine reaktive follikuläre Hyperplasie, gelegentlich an Sarkoidose erinnernde Granulome und im Gastrointestinaltrakt eine charakteristische noduläre lymphoide Hyperplasie. Die Darmmanifestationen können zu Malabsorption führen und Gedeihstörungen respektive Gewichtsverlust nach sich ziehen; differentialdiagnostisch dürfen gastrointestinale Infekte nicht außer acht gelassen werden. Daneben findet man bei Patienten mit CVID eine erhöhte Inzidenz von Lymphomen.

42.5.4 Diagnostische Überlegungen

Eine CVID ist charakterisiert durch Hypogammaglobulinämie und fehlende Bildung von Antikörpern nach Stimulation mit spezifischen Antigenen (WHO Report, 1997). Das Alter bei Erstmanifestation kann ein diagnostischer Hinweis sein: die ersten Symptome einer CVID manifestieren sich meistens im 2. oder 3. Lebensjahrzehnt, während andere primäre Immundefekte viel früher zu Symptomen führen. Bei der klinischen Untersuchung können eine Splenomegalie und/oder eine generalisierte Lymphadenopathie auf eine CVID hinweisen.

Letztlich bleibt die CVID aber eine Ausschlußdiagnose. Bei Patienten mit erhöhten oder hochnormalen IgM-Spiegeln wird man auch nach einem Hyper-IgM-Syndrom suchen. Bei männlichen Patienten, insbesondere wenn sie eine niedrige B-Zell-Zahl aufweisen, muß eine Variante der X-chromosomal vererbten Agammaglobulinämie durch Analyse der B-Zell-Tyrosinkinase (Btk) ausgeschlossen werden. Wenn kein X-chromosomal gebundener Erbgang vorliegt, muß eine autosomal rezessive Agammaglobulinämie (Mutation der Immunglobulin-μ-Kette) gesucht werden. Bei gestörter Antikörperbildung in Gegenwart normaler oder gar erhöhter Immunglobulinspiegel ist auch eine HIV-Infektion in Betracht zu ziehen.

42.5.5 Laborbefunde

Wichtigstes Kriterium zur Diagnose einer CVID ist das fehlende Vermögen der Patienten, nach Antigenexposition spezifische Antikörper zu bilden. Die Antikörperbildung kann geprüft werden, indem man die Antikörperkonzentrationen des Patienten gegen die üblichen Impfantigene mißt, falls der Patient bereits geimpft wurde. Bei tiefen Antikörperkonzentrationen wiederholt man die Bestimmung nach einer Booster-Impfung mit einem Totimpfstoff (zum Beispiel Tetanus- oder Diphtherietoxoid). Im Allgemeinen findet man bei CVID-Patienten erniedrigte Serumspiegel für IgG und IgA, gelegentlich, aber nicht immer, auch für IgM. Tiefe B-Zell-Zahlen können ebenfalls beobachtet werden. Eine Erhöhung von Entzündungsparametern ist am ehesten eine Infektfolge. Bei ungefähr 60 % der Patienten findet sich eine verminderte Proliferation der T-Zellen nach Stimulation über den T-Zell-Rezeptor, einhergehend mit einer verminderten Produktion von IL-2 und reduzierter Expression von CD40 L. Etwa 20 bis 30 % der CVID-Patienten haben im Blut verminderte CD4- und erhöhte CD8-Zell-Zahlen, was zu einem erniedrigten CD4/CD8-Verhältnis führt. Hingegen teilen sich die T-Zellen nach Stimulation mit PMA und Ionomycin – also mit Stimuli, die direkt im Zellinneren angreifen – normal; diese Befunde passen zu möglichen Defekten in der Signalübertragung.

42.5.6 Therapie und Prognose

Der humorale Immundefekt soll bei CVID-Patienten durch eine Substitutionstherapie mit IVIG korrigiert werden, ergänzt durch eine adäquate antimikrobielle Therapie bei Infekten. Die Prognose hängt von der Früherkennung und -behandlung der Krankheit ab, bevor rezidivierende Infekte zu irreversiblen Organschädigungen wie Bronchiektasen geführt haben. Die autoimmunen und lymphoproliferativen Erkrankungen, die bei CVID-Patienten gehäuft auftreten, können eine immunsuppressive Behandlung, z. B. mit Steroiden, unumgänglich machen. Vor Beginn einer solchen Therapie, die die Infektabwehr weiter schwächt, muß zunächst eine möglicherweise zugrunde liegende Infektion verläßlich ausgeschlossen werden. Die Prognose ist durch chronische Lungenkrankheiten und durch das Auftreten von Lymphomen getrübt (Sneller et al., 1993; Hermaszewski und Webster, 1993; Cunningham-Rundles, 1987, 1989).

42.6 Antikörpermangel bei normalen oder erhöhten Immunglobulinspiegeln

42.6.1 Definition und Ätiologie

Ein Antikörpermangel bei normalen oder erhöhten Spiegeln von Immunglobulinen liegt vor, wenn der Patient unter einer erhöhten Infektanfälligkeit leidet und eine defekte Bildung von Antikörpern gegen einige oder alle Antigene, denen der Patient ausgesetzt war, nachgewiesen wurde. Die zelluläre Abwehr scheint intakt zu sein. Die Pathogenese dieser Krankheit ist unklar. Bei einigen Patienten wurde eine genetische Ursache vorgeschlagen, möglicherweise im Zusammenhang mit bestimmten Varianten von „Immune-response"-Genen oder Immunglobulin-Allotypen. Auch Umweltfaktoren können die Immunantwort beeinflussen. Beispielsweise kann eine hohe Dosis eines Antigens in einem frühen Stadium der Krankheit, besonders im Säuglingsalter, spezifische Toleranz erzeugen und zu einer mangelhaften Bildung spezifischer Antikörper führen; dies ist zum Beispiel bei der konnatalen Hepatitis-B-Infektion der Fall. Bei einer eingehenderen immunologischen Abklärung dieser Patienten findet man manchmal IgG-Subklassen-Defekte. Das Fortschreiten der Krankheit zu einer Hypogammaglobulinämie wurde beobachtet.

42.6.2 Klinik

Patienten mit einem Antikörpermangel bei normalen Immunglobulinspiegeln präsentieren sich mit einem Infektionsspektrum, wie es bei CVID beobachtet werden kann. Rezidivierende Mittelohrentzündungen, Sinusitiden und Pneumonien sind häufig (Saxon et al., 1980), rezidivierende Septikämien mit Pneumokokken wurden beschrieben. Verschiedene klinische Studien untersuchten die Bildung spezifischer Antikörper bei Patienten, die unter rezidivierenden Infekten der Luftwege litten, aber normale Serumspiegel der Immunglobuline und IgG-Subklassen aufwiesen. Bei 10–20 % dieser Patienten fanden sich nach Impfung mit Polysacchariden (Pneumokokken- und/oder Haemophilus-influenzae-B-Polysaccharide) keine Impfantikörper; möglicherweise ist diese Art eines Immundefektes häufiger als bisher angenommen.

42.6.3 Diagnose

Definitionsgemäß ist Patienten mit diesem vermutlich heterogenen Immundefekt eine Unfähigkeit, Antikörper gegen spezifische Antigene zu bilden, gemeinsam. Die Patienten können dabei gegen bestimmte Antigene reagieren, gegen andere hingegen nicht. Bei der Abklärung eines Patienten mit normalen Immunglobulinspiegeln muß man dies im Auge behalten und den Patienten sowohl mit Proteinantigenen (zum Beispiel mit Diphtherie- und Tetanustoxoid) wie auch mit Polysaccharidantigenen (zum Beispiel mit Pneumokokken-Polysacchariden) impfen. Die Diagnose darf nur gestellt werden, wenn alle Immunparameter, einschließlich IgG, IgM und der Zahl zirkulierender B- und T-Lymphozyten, normal sind und die zelluläre Abwehr intakt ist.

42.6.4 Therapie und Prognose

Die Behandlung entspricht der Behandlung anderer Patienten, die an einem B-Zell-Defekt leiden. Eine regelmäßige Substitution mit IVIG reduziert bei den meisten Patienten Häufigkeit und Schwere der Infektionen. Regelmäßige Kontrollen von Klinik und Immunstatus sind notwendig, um eine Ausweitung der Immundefizienz rechtzeitig zu erkennen. Die Prognose ist im allgemeinen gut.

42.7 Selektiver Mangel bestimmter Immunglobulinisotypen- und Immunglobulinsubklassen-Mängel

42.7.1 IgA-Mangel

Siehe Kapitel 49.

42.7.2 IgM-Mangel

Einige Autoren beschrieben einzelne Patienten mit rezidivierenden bakteriellen Infekten, bei denen sich als einzige immunologische Auffälligkeit ein tiefer Serumspiegel von IgM ($<0{,}2\,\text{g/l}$) fand; IgG- und IgA-Spiegel waren normal (Guill et al., 1989). Assoziationen mit atopischen Erkrankungen und mit systemischem Lupus erythematodes wurden erwähnt. Niedrige IgM-Spiegel werden ebenfalls beim Bloom-Syndrom gefunden. Der selektive Mangel von IgM ist ein seltenes und schlecht verstandenes Krankheitsbild. Es bleibt unklar, wie die B-Zellen dieser Patienten ihre Immunglobulingene rekombinieren und zu IgG-sezernierenden Plasmazellen ausreifen, ohne IgM sezernieren zu können. Die T-Zell-Funktion und die Zahl der B-Zellen, die membrangebundenes IgM aufweisen, scheinen normal zu sein. Die Mehrzahl der Patienten produziert normale Antikörpertiter nach Immunisierung (Guill et al., 1989). Die Behandlung besteht in erster Linie in der frühzeitigen und aggressiven Behandlung von Infekten. IVIG ist nur in seltenen Fällen indiziert.

42.7.3 IgG-Subklassen-Mangel

Definition

Ein Subklassenmangel liegt vor, wenn der Serumspiegel für das Gesamt-IgG normal oder tiefnormal ist, während der Spiegel für eine oder mehrere IgG-Subklassen deutlich erniedrigt ist. Wie bei allen Immunglobulin-Serumspiegeln ist zu beachten, daß die Normwerte mit dem Alter variieren. Die große Streuung der Normwerte erschwert die Interpretation eines erniedrigtem Serumspiegels einer IgG-Subklasse zusätzlich. Da IgG_1 mit ca. 60 % Anteil am Gesamt-IgG die mengenmäßig wichtigste Subklasse darstellt, geht ein relevanter Mangel an IgG_1 mit einem niedrigen Gesamt-IgG einher. Es kann dann nicht mehr von einem Subklassenmangel gesprochen werden; vielmehr wird man bei entsprechender Klinik eine CVID als Diagnose in Betracht ziehen müssen.

Die klinische Interpretation eines erniedrigten Serumspiegels einer IgG-Subklasse kann schwierig sein. Bei zahlreichen Patienten mit rezidivierenden Infekten wurden IgG-Subklassen-Mängel dokumentiert (Ochs und Wedgewood, 1987). Andererseits führen niedrige Serumspiegel von IgG-Subklassen nicht obligat bei allen betroffenen Individuen zu klinischen Auffälligkeiten. Die zellulären, molekularen und genetischen Grundlagen des IgG-Subklassen-Mangels sind noch unklar. In wenigen Fällen lag dem Fehlen einer IgG-Subklasse eine Gendeletion zugrunde (siehe Kapitel 7.0). Gerade diese Patienten waren aber erstaunlicherweise kaum infektanfällig. Zur Erklärung der Pathogenese der nicht durch eine Gendeletion bedingten IgG-Subklassen-Mängel wird auf den etwas diffusen Begriff einer „Regulationsstörung" zurückgegriffen. Es scheint plausibel, daß, ähnlich wie beim IgA-Mangel, nicht die tiefen IgG-Subklassen-Spiegel per se zur Infektanfälligkeit führen, sondern daß diese Ausdruck einer zugrundeliegenden Immunpathologie (z. B. eines Antikörpermangels) sein können.

Laborbefunde und diagnostische Überlegungen

Ein IgG-Subklassen-Mangel kann isoliert vorliegen oder mehrere Subklassen betreffen. Assoziationen mit einem IgA-Mangel kommen vor. Die Normwerte für die Serumspiegel der IgG-Subklassen zeigen eine breite Steuung. Besonders bei Säuglingen mit physiologischerweise tiefen IgG_2- und IgG_4-Serumspiegeln hilft der Befund eines tiefen Serumspiegels einer IgG-Subklasse für sich allein diagnostisch nicht viel weiter. Bei der Abklärung eines Patienten mit rezidivierenden Infekten sollen neben der Bestimmung der Serumspiegel der Immunglobulinklassen und -subklassen auch die Impfantikörper bestimmt werden. Ein Defekt in der Bildung spezifischer Antikörper bei einem Patienten mit einem Subklassenmangel erhärtet den Verdacht, daß die Beschwerden des Patienten auf einem Immundefekt beruhen und nicht andere Ursachen haben. Findet man ungenügende Antikörperantworten gegen ein oder mehrere Proteinantigene, muß man die Diagnose einer CVID oder eines Antikörpermangels bei normalen Immunglobulinspiegeln in Betracht ziehen.

Klinik und Therapie

Meist führt das Bild von rezidivierenden Infekten der oberen und unteren Luftwege zu einer immunologischen Abklärung, die dann einen IgG-Subklassen-Mangel ergibt. Ein Mangel an IgG_2 ist mit einer Häufung von Infekten mit bekapselten Bakterien assoziiert worden. IgG_3-Mängel wurden mit rezidivierenden viralen Infekten, vor allem der oberen Luftwege, in Verbindung gebracht, IgG_4-Mängel ebenfalls mit rezidivierenden Luftwegsinfekten. Daneben findet man erniedrigte IgG-Subklassen-Spiegel auch in Assoziation mit verschiedenen Autoimmunerkrankungen.

Beim klinischen Bild relevanter rezidivierender Infekte, die nur bedingt auf antibiotische Therapie ansprechen, in Kombination mit einem IgG-Subklassen-Mangel sowie einem Antikörpermangel ist eine zeitlich limitierte Substitution mit IVIG-Präparaten gerechtfertigt, um die Entstehung von Organschäden wie beispielsweise Bronchiektasen zu verhindern. Bis heute ist nicht belegt, daß eine Therapie mit IVIG das Auftreten oder den Verlauf assoziierter Autoimmunerkrankungen beeinflussen würde. Kinder mit IgG-Subklassen-Mängeln sollten langzeitig kontrolliert werden, da sich die Immunglobulinspiegel spontan normalisieren können.

42.8 Deletionen der konstanten Region von Genen der schweren Immunglobulinkette (Immunoglobulin heavy chain constant region genes)

Mutationen oder Deletionen der konstanten Region des Gens der schweren Immunglobulinkette μ verursachen die autosomal rezessive Agammaglobulinämie und werden im Kapitel 42.3 abgehandelt. Es kann aber auch zu homozygoten Deletionen eines Gens oder mehrerer Gene der konstanten Regionen der schweren Immunglobulinkette von anderen Isotypen kommen. Erstaunlicherweise wurden solche Deletionen nicht bei Patienten mit Symptomen eines Antikörpermangels beobachtet, sondern bei durchaus gesunden Individuen. Eine Reihe von Haplotypen mit Multigendeletionen sowie mit Deletion eines Gens oder mehrerer Gene von Immunglobulinklassen oder -subklassen wurde beschrieben (Lefranc et al., 1991). Bei einigen Individuen fehlten alle Gene für IgG_1, IgA_1, IgG_2 und IgG_4, bei anderen die Gene für IgG_2, IgG_4, IgE und IgA_2 vollständig. Aber auch die selektive Deletion nur eines Gens einer bestimmten Immunglobulinsubklasse wurde beschrieben, so für IgG_1, IgG_2 oder IgA_1. Insgesamt waren 15 von 16 untersuchten Individuen mit solchen Deletionen klinisch unauffällig. Nur ein Patient mit einer selektiven Deletion des Gens für IgG_1 litt an Asthma. Andererseits fand sich bei keinem einzigen von 33 untersuchten CVID-Patienten eine homozygote Deletion einer oder mehrerer schwerer Immunglobulinketten (Olsson et al., 1991). Symptomatische Patienten mit Immunglobulinsubklassen-Defekten haben ebenfalls keine Gendeletionen (Lefranc et al., 1991). Ein möglicher Grund dafür, daß Deletionen der konstanten Region des IgG-Gens klinisch stumm sind, ist, daß durchaus spezifische Antikörper gegen Protein- und Polysaccharidantikörper produziert werden können, nämlich Antikörper derjenigen Isotypen oder Subklassen, die nicht von der Deletion betroffen sind.

42.9 Defekte der κ- und λ-Ketten

Während der normalen Entwicklung der B-Zellen assoziiert sich eine leichte Kette vom κ-Typ, deren Gene auf Chromosom 2 liegen, mit der schweren Immunglobulinkette, die aus der Rekombination der entsprechenden Gene auf Chromosom 14 hervorgeht. Gelingt die Verbindung zwischen der rekombinierten schweren Kette und der leichten Kette κ nicht, verbindet sich die schwere Kette mit der leichten Kette λ; deren Gene liegen auf Chromosom 22. Die Synthese der κ-Kette wird dann gestoppt. 1976 beschrieben Zegers und Mitarbeiter einen Patienten, der an zystischer Fibrose und an IgA-Mangel litt; der Patient fiel durch ein komplettes Fehlen von Immunglobulinen vom κ-Typ auf, litt aber nicht an erhöhter Infektanfälligkeit. Immunglobuline vom κ-Typ konnten im Serum dieses Patienten nicht nachgewiesen werden, B-Lymphozyten aus dem peripheren Blut wie auch aus dem Knochenmark exprimierten nur Immunglobuline vom λ-Typ. Antikörperantworten auf verschiedene Antigene waren adäquat, die Halbwertszeit von injiziertem Immunglobulin vom κ-Typ war normal. In der konstanten Genregion der κ-Kette (Cκ) fand man zwei verschiedene Punktmutationen, je eine in jedem Allel; diese führten zu einer Aminosäurensubstitution in jeder leichten Kette vom κ-Typ und zu instabilen Proteinen (Stavnezer-Nordgren et al., 1985).

42.10 Transiente Hypogammaglobulinämie des Säuglings

42.10.1 Definition und Ätiologie

Die transiente Hypogammaglobulinämie des Säuglingsalters ist eine selbstlimitierende Störung der Immunglobulinsynthese, die durch verminderte Serumkonzentrationen einer oder mehrerer Immunglobulinklassen charakterisiert ist. Im Gegensatz zu Patienten mit anderen primären Immundefekten kommt es zu einer spontanen Normalisierung der Immunglobulinspiegel. Die betroffenen Patienten können zudem in normalem oder fast normalem Ausmaß antigenspezifische Antikörper produzieren. Die Mechanismen, die dieser transienten Hypogammaglobulinämie zugrunde liegen, sind unbekannt. Möglicherweise handelt es sich um eine besonders ausgeprägte Form der physiologischerweise vorliegenden immunologischen Naivität des Immunsystems des Neugeborenen.

42.10.2 Klinik

Die Diagnose wird meistens in Betracht gezogen bei Säuglingen, die unter gehäuften Mittelohrentzündungen, Sinusitiden und Bronchitiden leiden und sich vielleicht auch einmal mit einer mukokutanen Kandidiasis präsentieren. Letztere ist häufig mit einer langdauernden antibiotischen Therapie assoziiert. Meistens bessert sich der Zustand dieser Kinder mit zunehmendem Alter; die bakteriellen Infekte sprechen gut auf Antibiotika an. Zu Langzeitkomplikationen kommt es nur selten.

42.10.3 Laboruntersuchungen und Therapie

Die Hypogammaglobulinämie persistiert bei diesen Kindern über den physiologischen Nadir im Alter von vier bis sechs Monaten hinaus. Definitionsgemäß spricht man von Hypogammaglobulinämie, wenn IgG und, in den meisten Fällen, IgA und IgM mehr als zwei Standardabweichungen unter den altersentsprechenden Normalwerten liegen. Die Immunglobulinserumspiegel steigen mit der Zeit an und erreichen im Alter von 3 bis 5 Jahren Normalwerte. Die Zahl der B- und T-Zellen ist normal, ebenso die Funktion der T-Zellen. Im Gegensatz zu Patienten mit kongenitalen Immundefekten antworten diese Patienten adäquat auf Impfungen und benötigen keine Substitutionstherapie mit IVIG. Antibiotika sind nur bei nachgewiesenen bakteriellen Infekten indiziert. Verschlechtert sich der Zustand eines Patienten, ist eine sorgfältige Reevaluation der Diagnose nötig, um andere, schwerwiegendere primäre Immundefekte auszuschließen (Tiller und Buckley, 1978).

42.11 Sekundäre Antikörpermangelzustände

Jeder Prozeß, der mit der normalen Aktivierung und Proliferation der B-Zellen, der Entstehung von Gedächtnis-B-Zellen und der Produktion der Immunglobulinisotypen und -subklassen interferiert, führt zu einem Antikörpermangel. Die häufigste Ursache einer „sekundären" Fehlfunktion der B-Zellen ist das Fehlen adäquater T-Zell-Hilfe. Beispielsweise führt der genetisch bedingte Defekt der Expression von CD40 L durch aktivierte T-Zellen (die Ursache des X-chromosomal vererbten Hyper-IgM-Syndroms, Abschnitt 42.4) zu einer schweren Störung der Antikörperproduktion und des Isotypenwechsels bei den betroffenen Patienten. Ein Antikörpermangel tritt auch bei schweren kombinierten Immundefekten als Folge eines Defektes der IL-2 Rγ-Kette, von Jak3 oder von ZAP-70 auf; ebenso finden sich bei kombinierten Immundefekten wie dem Wiskott-Aldrich-Syndrom und der Ataxia teleangiectasia humorale Immundefekte (vergleiche Kapitel 43). Stoffwechseldefekte, welche den Metabolismus der Lymphozyten direkt betreffen, stellen eine weitere Ursache von humoralen Immundefekten dar. Beispiele hierfür sind das Fehlen der Adenosindeaminase (ADA) und der Purinnukleosidphosphorylase (PNP); bei beiden Krankheiten kommt es zu einer Störung des Purinstoffwechsels mit einer Akkumulation toxischer Metabolite. Ein weiteres Beispiel für eine Stoffwechselstörung, die zu einem humoralen Immundefekt führt, ist der Transkobalamin-II-Mangel. Es ist entscheidend, die Diagnose des primären, zugrundeliegenden Defektes frühzeitig zu stellen und diesen adäquat zu behandeln. Oft ist eine Substitutionstherapie mit IVIG indiziert, z.B. bei XHIM, WAS und SCID.

Literatur

Aruffo A, Farrington M, Hollenbaugh D, Li X, Milatovich A, Nonoyama S, Bajorath J, Grosmaire L, Stenkamp R, Neubauer M, Roberts RL, Noelle RJ, Ledbetter JA, Francke U, Ochs HD (1993). The CD40 ligand, gp39, is defective in activated T cells from patients with X-linked hyper-IgM syndrome. Cell 72: 291–300

Conley ME, Sweinburg SK (1992). Females with a disorder phenotypically identical to X-linked agammaglobulinemia. J Clin Immunol 12: 139–143

Cunningham-Rundles C, Siegal FP, Cunningham-Rundles S. Lieberman P (1987). Incidence of cancer in 98 patients with common varied immunodeficiency. J Clin Immunol 7: 294–9

Cunningham-Rundles C (1989). Clinical and immunologic analyses of 103 patients with common variable immunodeficiency. J Clin Immunol 9: 22–33

Farrington M, Grosmaire LS, Nonoyama S, Fischer SH, Hollenbaugh D, Ledbetter JA, Noelle RJ, Aruffo A, Ochs HD (1994). CD40 ligand expression is defective in a subset of patients with common variable immunodeficiency. Proc Natl Acad Sci 91: 1099–1103

Fleisher TA, White RM, Broder S, Nissley SP, Blaese RM, Mulvihill JJ, Olive G, Waldmann TA (1980). X-linked hypogammaglobulinemia and isolated growth hormone deficiency. N Engl J Med 302: 1429–1434

Gardulf A, Andersen V, Bjorkander J, Ericson D, Froland SS, Gustafson R, Hammarstrom L, Jacobsen MB, Jonsson E, Moller G, Nyström T, Sieberg B, Smith CIE (1995). Subcutaneous immunoglobulin replacement in patients with primary antibody deficiencies: safety and costs. Lancet 345: 365–369

Guill MF, Brown DA, Ochs HD, Pyun KH, Moffitt JE (1989). IgM deficiency: clinical spectrum and immunologic assessment. Ann Allergy 62: 547–552

Hayward AR, Levy J, Facchetti F, Notarangelo L, Ochs HD, Etzioni A, Bonnefoy JY, Cosyns M, Weinberg A (1997). Cholangiopathy and tumors of the pancreas, liver, and biliary tree in boys with X-linked immunodeficiency with hyper-IgM. J Immunol 158: 977–983

Hermaszewski RA, Webster ADB (1993). Primary hypogammaglobulinaemia: A survey of clinical manifestations and complications. Q J Med 86 31–42

Islam KB, Baskin B, Nilsson L, Hammarstrom L, Sideras P, Smith CI (1994). Molecular analysis of IgA deficiency. Evidence for impaired switching to IgA. J Immunol 152: 1442–1452

Koskinen S (1996). Long-term follow up of health in blood donors with primary selective IgA deficiency. J Clin Immunol 16: 165–170

Lane P, Traunecker A, Hubele S, Inui S, Lanzavecchia A, Gray D (1992). Activated human T cells express a ligand for the human B cell-associated antigen CD40 which participates in T cell-dependent activation of B lymphocytes. Eur J Immunol 22: 2573–2578

Lederman HM, Winkelstein JA (1985). X-linked agammaglobulinemia: An analysis of 96 patients. Medicine 64: 145–156

Lefranc M-P, Hammarström L, Smith CIE, Lefranc G (1991). Gene deletions in the human Ig heavy chain constant region locus: Molecular and immunological analysis. Immunodef Rev 2: 265–281

Levy J, Espanol-Boren T, Thomas C, Fischer A, Tovo P, Bordigoni P, Resnick I, Fasth A, Baer M, Gomez L, Sanders EAM, Tabone MD, Plantaz D, Etzioni A, Monafo V, Abinun M, Hammarström L, Abrabamsen T, Jones A, Finn A, Klemola T, DeVries E, Sanal O, Peitsch MC, Notarangelo LD (1997). Clinical spectrum of X-linked hyper-IgM syndrome. J Pediatr 131: 47–54

Liese JG, Wintergerst U, Tympner KD, Belohradsky BH (1992). High- vs low-dose immunoglobulin therapy in the long-term treatment of X-linked agammaglobulinemia. Am J Dis Child 146: 335–339

McKinney RE, Jr., Katz SL, Wilfert CM (1987). Chronic enteroviral meningoencephalitis in agammaglobulinemic patients. Rev Infect Dis 9: 334–356

Notarangelo LD, Duse M, Ugazio AG (1992). Immunodeficiency with hyper-IgM (HIM). Immunodef Rev 3: 101–122

Notarangelo LD et al (1996). CD40 Lbase: A database of CD40 L gene mutations causing X-linked hyper-IgM syndrome. Immunol Today 17: 511–516

Ochs HD, Smith CIE (1996). X-linked agammaglobulinemia: A clinical and molecular analysis. Med 75: 287–299

Olsson PG, Hofker MH, Walter MA, Smith S, Hammarström LH, Smith CIE, Cox DW (1991). IgH chain variable and C region genes in common variable immunodeficiency. Characterization of two new deletion haplotypes. J Immunol 147: 2540–2546

Report of a WHO scientific group (1997). Primary Immunodeficiency diseases. Clin Exp Immunol 109 Suppl 1: 1–28

Saxon A, Kobayashi RH, Stevens RH, Singer AD, Stiehm ER, Siegel SC (1980). In vitro analysis of humoral immunity in antibody deficieny with normal immunoglobulins. Clin Immunol Immunopathol 17: 235–244

Sneller MC, Strober W, Eisenstein E, Jaffe JS, Cunningham-Rundles C (1993). NIH conference. New insights into common variable immunodeficiency. Ann Intern Med 118(9): 720–30

Stavnezer-Nordgren J, Kekish O, Zegers BJM (1985). Molecular defects in a human immunoglobulin chain deficiency. Science 230: 458–461

Tiller TLJ, Buckley RH (1978). Transient hypogammaglobulinemia of infancy. Review of the literature, clinical and immunological features of 11 new cases and long-term follow-up. J Pediatr 92: 347–353

van der Meer JWM, Weening RS, Schellekens PTA, Van Munster IP, Nagengast FM (1993). Colorectal cancer in patients with X-linked agammaglobulinemia. Lancet 341: 1439–1440

Vetrie D, Vorechovsky I, Sideras P, Holland J, Davies A, Flinter F, Hammarström L, Kinnon C, Levinsky R, Bobrow M, Smith CIE, Bentley DR (1993). The gene involved in X-linked agammaglobulinaemia is a member of the src family of protein-tyrosine kinases. Nature 361: 226–233

Vihinen M, Brooimans RA, Kwan S-P, Lehväslaiho H, Litman GW, Ochs HD, Resnick I, Schwaber JH, Vorechovsky I, Smith CIE (1996). BTKbase: XLA-mutation registry. Immunol Today 17: 502–506

Yel L, Minegishi Y, Coustan-Smith E, Buckley RH, Trübel H, Pachman LM, R. KG, Campana D, Rohrer J, Conley ME (1996). Mutations in the µ heavy-chain gene in patients with agammaglobulinemia. N Engl J Med 335: 1486–1493

Zegers BJM, Maertzdorf WJ, van Loghem E, Mul NAJ, Stoop JW, van der Laag J, Vossen JJ, Ballieux RE (1976). Kappa-chain deficiency. An immunoglobulin disorder. N Engl J Med 294: 1026–1030

43 Störungen der zellulären Immunfunktion

F. Zepp, H. Schulte-Wissermann

43.1	Einleitung	444
43.2	**Klinik zellulärer Immundefekte**	**445**
43.3	**Spezifische T-zelluläre Immundefekte**	**445**
43.3.1	DiGeorge-Sequenz	445
43.3.2	Ataxia teleangiectasia	456
43.3.3	Nijmegen-Chromosomeninstabilitäts-Syndrom	458
43.3.4	ICF-Syndrom	459
43.3.5	Wiskott-Aldrich-Syndrom	460
43.3.6	Immundefekt mit dysproportioniertem Minderwuchs	462
43.3.7	Chronische mukokutane Kandidiasis	463
43.4	**Hyper-IgE-Syndrom**	**464**
43.5	**Störungen der T-Zell-Aktivierung**	**466**
43.5.1	T-Zell-Antigen-Rezeptor/CD3-Defekt	466
43.5.2	Rezeptor-Signalübertragungsdefekt	467
43.5.3	Defekt des transmembranösen Kalziumfluxes	467
43.5.4	Interleukin-2-/Interleukin-2-Rezeptor-Synthesedefekt	468
43.5.5	IL-1-Rezeptor-/IL-2-Synthesedefekt	468
43.5.6	Transkriptionsdefekt von Lymphokingenen	469
43.5.7	Bindungsdefekt des NF-AT/AP1-Komplexes	469
43.5.8	Idiopathische CD4-Lymphopenie	470
43.5.9	ZAP-70 Defekt (CD8-Mangel)	471
43.6	**T-Zell-Defekte mit gestörter Proliferation**	**471**
43.6.1	Lymphoproliferatives Syndrom	471
43.6.2	Apoptosedefekt bei Fas-Defizienz	472
43.7	**T-Zell-Defekte bei Stoffwechselstörungen**	**473**
43.7.1	Mangel an biotinabhängigen Carboxylasen	473
43.7.2	Orotazidurie: Mangel an Orotsäurephosphoribosyltransferase (OPRT)- und/oder Orotidin-5′-phosphodecarboxylase (ODC)	474
43.7.3	Weitere Stoffwechselerkrankungen mit T-zellulärem Immundefekt	474
43.8	**Seltene Erkrankungen mit partiellen T-Zell-Defekten**	**475**
43.8.1	Immundefekt und Chromosomeninstabilität	475
43.8.2	Immundefekt und Wachstumsretardierung	476
43.8.3	Immundefekte und dermatologische Krankheitsbilder	478
43.8.4	Chromosomale Defekte	479

43.1 Einleitung

Das T-zelluläre Immunsystem umfaßt verschiedene Zell-Subpopulationen mit einem breiten Spektrum unterschiedlicher Funktionen: T-Helferzellen und T-Suppressorzellen übernehmen immunregulatorische Aufgaben, während T-Effektorzellen für die Elimination fremdantigenpräsentierender Zellen verantwortlich sind. Das komplexe Zusammenspiel der verschiedenen T-Zell-Subpopulationen ist allerdings nicht nur für den Ablauf der spezifischen zellulären Immunantwort, sondern für die Gesamtheit aller spezifischen und unspezifischen Abwehrreaktionen von entscheidender Bedeutung (siehe Kapitel 3). Isolierte T-Zell-Defekte sind selten. In der Regel wird der Ausfall eines Teilaspektes oder des gesamten T-Zell-Systems zu einer Beeinträchtigung anderer Abwehrmechanismen führen. Dabei sind in besonderem Maße die B-Lymphozyten betroffen, deren Funktion weitgehend auf die Unterstützung durch T-Helfer-Zellen angewiesen ist. Die Grenzen zwischen primär zellulären Immundefekten und sogenannten schweren kombinierten, d. h. das B- und T-Zell-System betreffenden Defekten sind daher fließend. Während frühere WHO-Klassifizierungen lediglich zwischen primär humoralen Defekten, primären Defekten der zellulären Immunität einschließlich kombinierten Defekten und Immundefizienzen mit zusätzlichen Symptomen unterschieden, ist diese Einteilung in der letzten WHO-Mitteilung in wesentlichen Aspekten aufgehoben worden (Rosen et al., 1997). Der Fortschritt der medizinischen Immunologie, der Molekularbiologie und der Molekulargenetik hat wesentlich zu einem besseren und differenzierteren Verständnis der Pathogenese von Immundefekterkrankungen beigetragen. Primäre T-Zell-Defekte sind Folge genetisch bedingter Störungen der T-Zell-Reifung und -Funktion. Unterschiedliche Mutationen innerhalb eines Gens können zu differentem, ähnlichem oder gar identischem klinischem Phänotyp führen. Die exakte Zuordnung eines Immundefektes ist oft nur unter Einbeziehung molekulargenetischer Untersuchungstechniken möglich.

Dies hat bedeutende therapeutische Konsequenzen. Mit dem zunehmenden Verständnis der molekularen Pathogenese einer Immundefekterkrankung wachsen die Möglichkeiten einer Gentherapie.

Defekte der zellvermittelten Immunität werden durch Störungen der Reifung, Differenzierung und Aktivierung hämatopoetischer Stammzellen oder durch eine Beeinträchtigung intrathymischer Entwicklungsschritte ausgelöst. T-Zell-Defekte können sich auch erst postthymisch realisieren, z.B. durch das Unvermögen, einen funktionsfähigen T-Zell-Antigenrezeptor zu exprimieren, Zytokine oder Zytokinrezeptoren zu generieren oder notwendige Regulatormoleküle, Kostimulatoren oder Signalübertragungsmechanismen zur Verfügung zu stellen. In diesem Kapitel werden die verschiedenen Formen der heute bekannten zellulären Immundefekte in systematisch sinnvolle Gruppen zusammengefaßt. Aus didaktischen Gründen werden die schweren kombinierten Immundefekte (SCID) gemeinsam mit dem Purinnukleosid-Phosphorylase-Defekt, welcher primär das T-Zell-System betrifft und dem Adenosindeaminase-Defekt in einem getrennten Kapitel beschrieben. Tabelle 43/1 faßt die charakteristischen Befunde der Immundefekte zusammen, welche vorwiegend die zelluläre Immunität betreffen.

43.2 Klinik zellulärer Immundefekte

Im Gegensatz zu Kindern mit humoralen Immundefekten erkranken Kinder mit primären Defekten der zellulären Immunität bereits in den ersten Lebensmonaten. Vereinzelt fallen sie schon im Verlauf der ersten Lebenstage durch die Entwicklung eines morbilliformen Exanthems oder einer ekzematoiden Dermatitis auf. Hierbei handelt es sich um das klinische Korrelat einer durch mütterliche, diaplazentar übertragene Lymphozyten induzierten, abortiven Graft-versus-host-Reaktion (GvHR). Die maternalen Lymphozyten können mangels der Fähigkeit des immundefekten Kindes, histoinkompatible Zellen zu erkennen, nicht eliminiert werden. Während die durch mütterliche Lymphozyten induzierte GvHR meist einen unkomplizierten Verlauf nimmt, führt die Transfusion unbestrahlter Blutprodukte häufig zu einem letal verlaufenden Krankheitsbild. Dies erklärt sich dadurch, daß es sich bei den mütterlichen Lymphozyten um oligoklonale Populationen handelt, die nur begrenzte Reaktivität gegenüber dem immundefizienten Empfänger aufweisen. Ihre klinische Bedeutung liegt vor allem darin, daß sie histoinkompatible Knochenmarktransplantate (z.B. vom Vater) abstoßen können.

Störungen der zellulären Immunität prädisponieren zu Infektionen durch Viren, Pilze, Parasiten und Bakterien mit der Fähigkeit zur intrazellulären Vermehrung. Nach der Neugeborenenperiode stellen persistierende Soorinfektionen des Oropharynx, des Larynx, des Ösophagus und der Haut die häufigsten Erstsymptome der Erkrankung dar. Systemische Candidainfektionen als Sepsis oder mit granulomatösem Organbefall werden dagegen selten beobachtet. Im weiteren Verlauf können schwerste virale Infektionen im Vordergrund der Symptomatik stehen. Insbesondere Varizellen-, Herpes- und CMV-Infektionen sind äußerst gefährlich und führen bei manifestem T-Zell-Defekt fast durchweg zum Tode. Das Masernvirus ist für die Entstehung einer in der Regel fatal verlaufenden Hecht-Pneumonie (Riesenzell-Pneumonie) verantwortlich.

Infolge der rezidivierenden Infektionen leiden fast alle Patienten schon im frühen Säuglingsalter an einer therapieresistenten Diarrhö. Gedeihstörungen stellen dementsprechend eines der markantesten Symptome zellulärer Immundefekte dar. Interstitielle Pneumonien infolge von Infektionen mit *Pneumocystis carinii* oder seltener durch Viren bzw. Mykoplasmen sind für eine große Zahl von Todesfällen verantwortlich. Aber auch andere Protozoen wie Kryptosporidien (Enterokolitis) und *Toxoplasma gondii* (Enzephalitis) können Probleme bereiten. Unter den bakteriellen Erregern stehen Keime mit intrazellulärem Wachstum, wie z.B. Mykobakterien oder Listerien, an erster Stelle.

BCG-Impfungen (Farbabb. FA 21 Farbtafel IV), wie auch die heute nicht mehr durchgeführte Pockenimpfung, nehmen unbehandelt fast immer einen letalen Verlauf. Impfungen mit attenuierten Lebendviren (Polio, Masern, Mumps, Röteln) sind mit dem Risiko einer progressiven Enzephalitis belastet.

Neben dem charakteristischen Infektionsmuster bestehen bei Patienten mit zellulären Immundefekten häufig spezifische klinische Befunde, die für die Diagnose des Defektes wegweisend sein können (siehe Kapitel „Diagnostik").

Seltener können sich primäre T-Zell-Defekte auch im späteren Kindes- und Erwachsenenalter erstmals manifestieren, insbesondere dann, wenn es sich um isolierte Störungen bestimmter T-zellulärer Teilfunktionen handelt. Neben der erhöhten Infektanfälligkeit sind diese Formen der T-Zell-Defekte durch allergische und autoimmunologische Phänomene und eine erhöhte Inzidenz von Malignomen charakterisiert.

43.3 Spezifische T-zelluläre Immundefekte

43.3.1 DiGeorge-Sequenz

Definition. Das klassische Beispiel eines isolierten T-Zell-Defekts ist die DiGeorge-Sequenz (Synonym: kongenitale Thymushypo- oder -aplasie). Dieses Krankheitsbild beruht auf einem Entwicklungsfeld-

Tab. 43/1: Wichtige Immundefekte.

Immundefekt	B-Zell-Zahl	Serum-Ig	T-Zell-Zahl	T-Zell-Funktion	Pathogenese	Vererbung	Assoziierte Befunde
DiGeorge Sequenz (MIM-Nr. 188 400)	normal oder leicht erhöht	normal bis erniedrigt; erhöhte Ig-E-Konzentration möglich	$\alpha\beta$-TCR$^+$-T-Zellen erniedrigt oder fehlend $\gamma\delta$-TCR$^+$-T-Zellen u. U. erhöht	Störung aller T-zellulären Funktionen inkomplette Form mit variabler T-Zell-Funktionsstörung ist möglich	Entwicklungsfeld-Defekt: gestörte oder fehlende Entwicklung von Thymus, Nebenschilddrüse und Vitium cordis. Möglicherweise Mutation von Homeobox-Genen	in 90 % strukturelle Aberration an Chr. 22 (CATCH 22) daneben Chr. 20 und Chr. 10	Faziale Dysmorphien, LKG-Spalte, Hypoparathyreoidismus, Tetanie, Vitium cordis, mentale Retardierung (inkonstant), Gastrointestinale Fehlbildungen
Ataxia teleangiectasia (MIM-Nr. 208 900)	normal	IgM erhöht IgA fehlend, IgE, -G erniedrigt, Gesamt-Ig erniedrigt	$\alpha\beta$-TCR$^+$-T-Zellen erniedrigt $\gamma\delta$-TCR$^+$-T-Zellen erhöht	Progrediente Störung der T-Zell-Funktion, T-Helfer-Defekt CD4/CD8-Ratio niedrig	DNA-Reparationsdefekt, Defekte Rekombination von Genen der Ig-Gen-Superfamilie. Erhöhte Chromosomenbruchrate infolge gestörter Zellzykluskontrolle	AR ATM-Gen auf Chr. 11q 22–23	Zerebelläre Ataxie, Teleangiektasien, ovarielle Dysgenesie (Hypoplasie), Autoendokrinopathien (D. mellitus), α_1-Fetoprotein und CEA erhöht, lymphoretikuläre Malignome
Nijmegen-Chromosomen-Instabilitäts-Syndrom (MIM-Nr. 251 260)	normal oder erniedrigt	IgA, -E, -G erniedrigt, IgM normal, fehlende spezifische AK nach Impfung	erniedrigt	Störung der T-Zell-Funktion	DNA-Reparationsdefekt wie bei der AT, bevorzugt Störungen an den Chromosomen 7 und 14, Nachweis einer erhöhten Chromosomenbruchrate	AR Chr. 8q21	Minderwuchs Mikrozephalie, faziale Dysmorphien, Vitiligo, Café-au-lait-Flecken, mentale Retardierung (variabel), Fehlbildungen der Harnwege, lymphoretikuläre Malignome
ICF-Syndrom (Zentromeres Chromosomen-Instabilitäts Syndrom) (MIM-Nr. 242 860)	Normal oder leicht erhöht	IgA, -G, -M erniedrigt, Isohämagglutinine fehlen	erniedrigt	Störung der T-Zell-Funktion, insbesondere fehlende Aktivierbarkeit durch spezifische Antigene	DNA-Reparationsdefekt erhöhte Chromosomenbruchrate im Bereich der Zentromer-Heterochromatinregion der Chromosomen 1, (2), 9 und 16	AR	Faziale Dysmorphien, Makrozephalus, Hydrozephalus, Hepatosplenomegalie, Minderwuchs, Gedeihstörung, mentale Retardierung (variabel), Chorioretinitis

Tab. 43/1: Wichtige Immundefekte. (Fortsetzung)

Immundefekt	B-Zell-Zahl	Serum-Ig	T-Zell-Zahl	T-Zell-Funktion	Pathogenese	Vererbung	Assoziierte Befunde
Wiskott-Aldrich-Syndrom (MIM-Nr. 301 000)	normal	IgM erniedrigt, fehlende Polysaccharid-Antwort, IgE, -A erhöht	zunehmend erniedrigt	Progrediente Einschränkung von T-zellulären Funktionen	Defekt des WAS-Proteins, welches in die Kontrolle der Struktur des Zytoskeletts und die Signalverarbeitung eingebunden ist	XR WASP-Gen auf Chr. Xp11.3	Thrombozytopenie (kleine, defekte Thrombozyten), hämolytische Anämie-Monozyten-(Fc-Rezeptor)-Defekt, Ekzem, Autoendokrinopathien, lymphoretikuläre Malignome
Dysproportionierter Minderwuchs (MIM-Nr. 233 500) (MIM-Nr. 233 610)					unbekannt Embryo-/Fetopathie	zum Teil AR	Metaphysäre oder spondyloepiphysäre Dysplasie (short limb dwarfism), Knorpel-Haar-Dysplasie, Radiologie: Metaphysäre Sklerosen und zystische Veränderungen, Neutropenie, Chemotaxis-Defekt
Typ 1	erniedrigt	erniedrigt	erniedrigt	Funktion eingeschränkt			
Typ 2	normal	normal	erniedrigt	Funktion eingeschränkt			
Typ 3	erniedrigt	erniedrigt	normal	normal			
Chronische mucocutane Candidiasis (MIM-Nr. 114 580 MIM-Nr. 212 050 MIM-Nr. 240 300) mit Endokrinopathie	normal	normal bis erniedrigt, z. T. IgA-Defekt, hohe Anti-Candida-Titer	normal CD4/CD29$^+$ erniedrigt, CD4/CD45 RA$^+$ erhöht	Fehlende T-zelluläre Immunantwort gegenüber Candida-Antigen, Fehlen von T-Zell-vermittelter Suppression	Störung der Immunregulation	AD, AR	20 % assoziierte Endokrinopathien, Diabetes mellitus, Hypothyreose, Hypoparathyreoidismus, Morbus Addison, Alopezie, Blepharitis, Keratokonjunktivitis, Makrophagen-Funktionsstörung
Hyper IgE-Syndrom	normal	IgG normal IgE (+ IgD) erhöht Polysaccharide-spezifische Antwort gestört	normal, Anteil CD45 RO$^+$-Zellen erniedrigt	T-Zell-Proliferation vermindert, IFNγ-Produktion vermindert	Regulation der T-Zell-Funktion gestört mit verminderter T-Helfer-1- und erhöhter T-Helfer-2-Aktivität	AD, AR	Ekzem, rezidiv. bakterielle Hautinfektionen, vergröberte Gesichtszüge, Eosinophilie im Blutbild, Staphylokokken und Candida spez. IgE

Tab. 43/1: Wichtige Immundefekte. (Fortsetzung)

Immundefekt	B-Zell-Zahl	Serum-Ig	T-Zell-Zahl	T-Zell-Funktion	Pathogenese	Vererbung	Assoziierte Befunde
T-Zell-Rezeptor/CD3-Defekt (MIM-Nr. 186 780) (MIM-Nr. 186 830-CD3E MIM-Nr. 186 740-CD3G MIM-Nr. 186780-CD3Z)	normal	Ig-Gesamt-Konzentration normal, spezifische AK vermindert	normal	Einschränkung aller T-Zell-Funktionen, Verminderung αβ-TCR⁺-T-Zellen-Verminderung CD45 RA⁺-T-Zellen	Transkriptions- bzw. Translationsdefekt der ζ-, ε- oder γ-Kette des CD3-Moleküls	unbekannt AR, AD? XR? 11q23 1q22–23	autoimmunhämolytische Anämie, chronische Diarrhö
Rezeptorsignalübertragungs-Defekt (MIM-Nr. 186 690)	normal	Ig-Gesamt-Konzentration normal, Produktion spezifischer AK vermindert	normal	Einschränkung aller T-Zell-Funktionen, Aktivierung über CD3, CD2, CD43 gestört. Fehlende Expression von CD25 sowie der IL-2 Produktion nach T-Zell-Aktivierung	Störung der Koppelung von membrangebundenen Rezeptoren an signalübertragende Proteine	unbekannt	Autoimmunhämolytische Anämie, Hodgkin-Lymphom
Defekt des transmembranösen Kalzium-Flusses	normal	normal	normal	Einschränkung aller T-Zell-Funktionen	Störung der Öffnung von Calciumkanälen der Zellmembran	unbekannt	Intraktable Diarrhö
IL-2- / IL-2-Rezeptor-Defekt	normal	normal	erniedrigt	Funktion eingeschränkt, insbesondere T-zelluläre Effektor-Funktionen, CD4⁺-T-Zellen vermindert	Transkriptionsdefekt für IL-2 und IL-2-Rezeptor	unbekannt AR?	Ekzem
IL-1-Rezeptor-/ IL-2-Synthese-Defekt (MIM-Nr. 243 110)	normal	normal	normal	Funktion eingeschränkt, durch rekombinantes IL-2 rekonstituierbar	T-Zell-Reifungsdefekt, vermindertes Ansprechen auf IL-1	XR? AR?	Gedeihstörung
Transkriptionsdefekt von Lymphokingenen	normal	sekundäre Hypogammaglobulinämie IgA, -G, -M vermindert	normal	vollständiger Ausfall der T-Zell-Funktion	Transkriptionsdefekt für IL-2, IL-3, IL-4, IL-5 und γ-Interferon, defekte Bindung von NF-AT an „Enhancer"-Region	unbekannt	Gedeihstörung Infektionen mit opportunistischen Erregern
Bindungsdefekt des NF-AT/AP1-Komplexes	normal	erhöht, spezifische AK fehlen	normal	Funktion gestört, fehlende Produktion von IL-2, IL-4, IFNγ, TNFα	Ausfall der NF-AT - DNA-Interaktion	unbekannt	Gedeihstörung, intermittierende Fieberschübe
Idiopathische CD4-Lymphopenie (MIM-Nr. 186 940)	normal	normal	CD4⁺-Zellen erniedrigt	normale Funktion der zirkulierenden T-Zellen	unbekannt, z. T. beschleunigte Apoptose	unbekannt	Autoimmunphänomene, Vaskulitis

Tab. 43/1: Wichtige Immundefekte. (Fortsetzung)

Immundefekt	B-Zell-Zahl	Serum-Ig	T-Zell-Zahl	T-Zell-Funktion	Pathogenese	Vererbung	Assoziierte Befunde
ZAP-70-Defekt (CD8-Mangel) (MIM-Nr. 176 967)	normal bis erhöht	normal, spezifische AK eingeschränkt	CD8⁺-Zellen fehlen	Funktionsstörung aller T-Zell-Subpopulationen, besonders schwerwiegend CD8⁺-Zellen, T-Zell-Proliferation nur über PMA/Ionophor stimulierbar	Störung der Tyrosinkinase ZAP-70 T-Zell-Reifungsstörung	AR Chr. 2q12	Gedeihstörung
Lymphoproliferatives Syndrom (Purtilo-Syndrom) (MIM-Nr. 308 240)	progredient erniedrigt nach EBV-Infektion	progredient erniedrigt nach EBV-Infektion	progredient erniedrigt nach EBV-Infektion	progredient gestört nach EBV-Infektion, CD4/CD8 erniedrigt	selektiver Ausfall der T-Zell-Antwort gegenüber EBV, unkontrollierte alloreaktive T-Zell-Antwort, ausgelöst durch EBV-transformierte B-Zellen	XR, (AR) XLP-Gen auf Chr. Xq24-q25;	schwere EBV-Infektion, aplastische Anämie, lymphoproliferative Erkrankung, foudroyante Lebernekrose, NK-Zell-Defekt
Fas-Defizienz (Apoptose-Defekt) (MIM-Nr. 134 637)	normal bis erhöht	normal bis unspezifisch erhöht	erhöht	gestört, CD4/CD8 doppelt negative T-Zellen	defekte Expression von CD95 (Fas), Zellzyklusstörung		Hepatosplenomegalie, Lymphadenopathie, autoimmune Thrombozytopenie
Biotin-abhängiger Carboxylase-Defekt (MIM-Nr. 253 270 early onset, MIM-Nr. 253 260 late onset)	normal	normal bis erniedrigt, z.T. IgA-Defekt	normal bis erniedrigt	Gestörte T-Zell-Funktion, fehlende T-Helfer-1-Antwort gegenüber Candida-Antigen	Störung der Synthese von Prostaglandin-Vorstufen infolge verminderter Aktivität von Carboxylasen, Biotinidase-Mangel	möglicherw. AR (neonatale und juvenile Form)	Kandidiasis, seborrh. Dermatitis, Alopezie, muskuläre Hypotonie, metabolische Azidose, zerebelläre Ataxie (inkonstant), Krampfanfälle (inkonstant), gestörte Makrophagen-Funktion
Orotazidurie Orot-Phosphoribosyl-Transferase (OPRT) (MIM-Nr. 258 900) und Orotidin-5-Phospho-Decarboxylase (ODC)-Mangel (MIM-Nr. 258 920)	normal	normal	erniedrigt	progrediente Störung der T-Zell-Funktion	T-Zell-Defekt durch toxische Metabolite infolge Enzymdefekt (Akkumulation von Pyrimidin-Nukleosid Vorstufen)	AR	Wachstumsstörung, Gedeihstörung, Malabsorption, megaloblastäre Anämie, mentale Retardierung

Tab. 43/1: Wichtige Immundefekte. (Fortsetzung)

Immundefekt	B-Zell-Zahl	Serum-Ig	T-Zell-Zahl	T-Zell-Funktion	Pathogenese	Vererbung	Assoziierte Befunde
Zinkmangel (Acrodermatitis enteropathica) (MIM-Nr. 201 100)	normal	normal bis erniedrigt	normal bis erniedrigt	gestörte Funktion von T-Helfer-1-Zellen (IL-2, IFNγ-Produktion vermindert) NK-Zell-Störung	Mangel an Zink-bindendem Protein im Dünndarm	AR	Ekzematöse Hautveränderungen, Alopezie Kandidiasis, Blepharitis, Konjunktivitis, Diarrhöen, Malabsorption, Chemotaxis-Defekt
Zellweger-Syndrom (MIM-Nr. 214 100)	normal	normal	normal bis erniedrigt	gestört	peroxysomale Stoffwechselstörung, Katalase-Defekt, diagnostisch: Mangel an Dihydroxyaceton-Phosphat-Azetyltransferase und Plasmalogen	AR	zerebrale Fehlbildungen, schwere mentale Retardierung, Hepatomegalie, Cholestase, Leberzirrhose, Hämosiderose, Nierenzysten, faziale Dysmorphien, muskuläre Hypotonie, Erhöhung von ungesättigten Fettsäuren, Eisen und Kupfer im Serum
Bloom-Syndrom (MIM-Nr. 210 900)	normal, Differenzierung gestört	IgA, -G, -M erniedrigt; Normalisierung der IgA- und IgG-Werte mit steigendem Alter	erniedrigt, CD4/CD8 normal	gestört	DNA-Reparationsdefekt infolge einer Funktionsstörung der DNA-Ligase Typ I (keine Mutation bekannt); Nachweis einer erhöhten Chromosomenbruchrate	AR	intrauterine Wachstumsverzögerung, proportionierter Kleinwuchs, Photosensibilität: Gesichtserythem und Teleangiektasien, Café-au-lait-Flecken, männlicher Hypogonadismus, erhöhtes Malignomrisiko, NK-Zell-Defekt
Immundefizienz bei DNA-Ligase-I-Mutation	normal	IgA-Mangel-Hypogammaglobulinämie	normal	gestört	Mutationen am DNA-Ligase-I-Gen	AR	Wachstumsverzögerung, Bloom-Habitus

Tab. 43/1: Wichtige Immundefekte.

Immundefekt	B-Zell-Zahl	Serum-Ig	T-Zell-Zahl	T-Zell-Funktion	Pathogenese	Vererbung	Assoziierte Befunde
Fanconi-Anämie (MIM-Nr. 227650)	erniedrigt	erniedrigt	erniedrigt	normal bis gestört	möglicherweise DNA-Reparationsdefekt, DNA-Ligase Typ I vermindert (keine Mutation bekannt); Erythrozyten Superoxid-Dismutase vermindert; Nachweis einer erhöhten Chromosomenbruchrate	AR	Panmyelopathie, Pigmentanomalien der Haut, Kleinwuchs, Mikrozephalie, Skelettanomalien: I. Strahl, Vitium cordis, Nierenfehlbildungen, lymphoproliferative Erkrankungen
Seckel-Syndrom (MIM-Nr. 210600)	normal bis erniedrigt	z. T. Hypogammaglobulinämie	normal bis erniedrigt	variable Funktionsstörung	unbekannt	AR	Minderwuchs, kraniofaziale Dysmorphie, mentale Retardierung, Endokrinopathien, hypoplastische Anämie
Schimke immunoossäre Dysplasie MIM-Nr. 242900	normal	normal z. T. Hypogammaglobulinämie	normal bis erniedrigt	Funktion eingeschränkt, CD4/CD8-doppelt positive T-Zellen, γδ-TCR⁺ erhöht	unbekannt	AR	dysproportionierter Minderwuchs, faziale Dysmorphie, Hautpigmentierung, progrediente Nephropathie
Dubowitz-Syndrom (MIM-Nr. 223370)	normal bis erniedrigt	z. T. Hypogammaglobulinämie, z. T. IgA-Defekt	normal bis erniedrigt	Funktion eingeschränkt, CD4-Lymphopenie	unbekannt	AR	Minderwuchs, faziale Dysmorphie, Mikrozephalie, mentale Retardierung, erhöhtes Malignomrisiko
Kyphomele Dysplasie (MIM-Nr. 211350)	normal	normal	normal bis erniedrigt	Funktion eingeschränkt	unbekannt	AR	primordialer Minderwuchs, faziale Dysmorphien
Mulibrey Syndrom (MIM-Nr. 253250)	erniedrigt	Hypogammaglobulinämie	normal	variable Funktionsstörung	unbekannt	AR	primordialer Minderwuchs, Muskelschwäche, Hepatomegalie, Pigmentstörungen, Wachstumshormonmangel
Progerie Hutchinson-Gilford-Syndrom (MIM-Nr. 176670)		Hypogammaglobulinämie	erniedrigt CD4-Lymphopenie	variable Funktionsstörung	unbekannt		Minderwuchs, faziale Dysmorphie (Vogelgesicht), Atherosklerose

Tab. 43/1: Wichtige Immundefekte.

Immundefekt	B-Zell-Zahl	Serum-Ig	T-Zell-Zahl	T-Zell-Funktion	Pathogenese	Vererbung	Assoziierte Befunde
Schwartz-Jampel-Syndrom (MIM-Nr. 255800)	normal bis erniedrigt	normal bis erniedrigt, z.T. IgA-Mangel	normal	Funktion eingeschränkt	unbekannt	AR	Minderwuchs, Skelettanomalie, Osteodysplasie, faziale Dysmorphie, okulare Fehlbildungen, generalisierte Myotonie
Griscelli-Syndrom (MIM-Nr. 214450)	normal	Hypogammaglobulinämie	erniedrigt	gestörte Zytotoxizität, NK-Zell-Defekt	Mutation des Myosin-Va-Gen, Protein ist an intrazellulärem Proteintransport beteiligt	AR Chr. 15q21	partieller Albinismus, Panzytopenie, lymphohistiozytäre Organinfiltrate, Makrophagen-Aktivierung
Netherton-Syndrom (MIM-Nr. 256500)	normal	Ig E erhöht	normal	gestörte T-Helfer-Zell-Funktion	unbekannt		kongenitale Erythrodermie, Bambushaar, Minderwuchs, Eosinophilie
Anhidrotische ektodermale Dysplasie (MIM-Nr. 305100)	erniedrigt	normal	erniedrigt	Zytokin-Produktionsdefekt (IL-2 und IFNγ)	unbekannt	AR	atrophe Hautbeschaffenheit, Hypodontie, Anhidrose
Papillon-Lefèvre-Syndrom (MIM-Nr. 245000)	normal bis erniedrigt	normal	normal bis erniedrigt	variable Funktionsstörung	unbekannt	AR	Palmoplantarkeratosen, Parodontitis, Hyperhidrose
Aktivierungsdefekt und Alopezie (MIM-Nr. 601705)	normal	?	normal	Funktion eingeschränkt, Aktivierungsdefekt	unbekannt	AR?	Alopezie, Nageldystrophie
Trisomie 21	normal bis erhöht	IgG normal bis erhöht, IgA und M erniedrigt	normal bis erniedrigt	zunehmend eingeschränkt	intrathymischer T-Zell-Reifungsdefekt; möglicherweise fehlende Thymushormone		Charakterist. Stigmata des Down-Syndroms, Vitium cordis, Monozytendefekte, erhöhte NK-Zell-Aktivität, antithyreoidale Antikörper, erhöhtes Malignomrisiko (Leukämien)

43.3 Spezifische T-zelluläre Immundefekte

Tab. 43/1: Wichtige Immundefekte.

Immundefekt	B-Zell-Zahl	Serum-Ig	T-Zell-Zahl	T-Zell-Funktion	Pathogenese	Vererbung	Assoziierte Befunde
Trisomie 18	normal	normal	normal bis erniedrigt	leicht bis mittelgradig gestört	unbekannt		Mikrozephalie, Minderwuchs, faziale Dysmorphien, LKG-Spalte, Mikroophthalmie, Katarakt, Vitium cordis, Nierenfehlbildungen, Malrotation, Omphalozele, Radiushypo/-aplasie, charakteristische Fingerstellung
Partielle Trisomie 8q	normal	normal	normal bis erniedrigt	normal bis gestört	unbekannt		meist Mosaik-Trisomie, faziale Dysmorphie, Vitium cordis, Nierenfehlbildungen, Minderwuchs, psychomentale Retardierung

AR: Autosomal rezessiv; AD: Autosomal dominant; XR: X-chromosomal
TCR: T-Zell-Rezeptor; Ig: Immunglobulin; EBV: Epstein-Barr-Virus; CEA: Karzinoembryonales Antigen; LKG-Spalte: Lippen-Kiefer-Gaumen-Spalte;
ATM-Gen: Ataxia teleangiectatica-mutated Gen; WASP: Wiskott-Aldrich-Syndrom-Protein; Fc-Rezeptor: Rezeptor für das kristallisierbare Fragment von IgG; TNF-α: Tumornekrosefaktor α; MIM-Nr.: Mendelian-Inheritance-of-Man-Nr. nach McKusick

defekt. Als **Entwicklungsfeld** wird eine umschriebene Region des Embryos bzw. ein bestimmtes Gewebe bezeichnet, das sich unter dem Einfluß einer gemeinsamen Determinante (z. B. eines Genproduktes) entwickelt. Die Störung eines solchen Entwicklungsfeldes kann sich dementsprechend auch an mehreren Organen manifestieren. Die Kardinalsymptome der DiGeorge-Sequenz sind:

- Zelluläre Immundefizienz infolge Thymushypo- oder -aplasie
- Hypoparathyreoidismus infolge Parathyreoideahypo- oder -aplasie
- Kongenitale Herz- und/oder Gefäßmißbildungen (Ausflußtrakt der großen Gefäße)
- Typische Gesichtsdysmorphie mit tiefsitzenden dysplastischen Ohren, Hypertelorismus, Mikrogenie, Gaumenspalte, kurzem Lippenphiltrum, Fischmund und antimongoloider Augenfalte.

Die DiGeorge-Sequenz kann sowohl mit komplettem als auch mit partiellem T-Zell-Defekt einhergehen. Dies hängt davon ab, ob ein aplastisches oder hypoplastisches Thymusorgan vorliegt. Aufgrund des Vorkommens von ektopem Thymusgewebe ist der sichere Nachweis einer Aplasie gewöhnlich außerordentlich schwierig. Alternativ wird die Terminologie gelegentlich auch zur Unterscheidung einer kompletten Sequenz mit Ausbildung aller Kardinalsymptome von partiellen, d. h. weniger schwerwiegenden Kombinationsdefekten eingesetzt. Aus immunologischer Sicht ist allerdings eine klare Differenzierung im Hinblick auf die immunologische Störung vorzuziehen.

Die Erkrankung ist nicht so selten; in der Literatur finden sich mehr als 250 Fälle einer kompletten DiGeorge-Sequenz (Belohradsky, 1985) beschrieben. Die Zahl der Patienten mit partiellem T-Zell-Defekt, meist bei Malformationen des kardialen Ausflußtraktes, liegt noch weit höher. Es besteht eine geringe Knabenwendigkeit im Verhältnis von 1,2 : 1.

Pathogenese. Der Sequenz liegt eine fehlerhafte Morphogenese, bevorzugt der 3. und 4. entodermalen Schlundtaschen, sowie der korrespondierenden ektodermalen Kiemenbögen, aus denen sich Thymus und Nebenschilddrüse entwickeln, zugrunde. Daneben können auch die 1., 2. und 5. Schlundtasche sowie alle Kiemenbögen mitbetroffen sein (Thomas, 1987). Die Lippen, Tonsillen und Ohren entwickeln sich aus der 1. und 2. Schlundtasche, die Pulmonalarterie und der ultimobronchiale Körper, der später in die Schilddrüse einbezogen wird, aus der 5. Schlundtasche. Dies erklärt die variabel ausgeprägten Kombinationsdefekte der Sequenz.

Die DiGeorge-Sequenz wird zu den Neurocristopathien gerechnet. Eine Störung der Migration und Interaktion von Zellpopulationen der zephalen Neuralleiste, die eine morphogenetisch reaktive Einheit des Embryos darstellen, mit epithelialen Elementen der Schlundtaschen wird für die Entwicklung der Sequenz verantwortlich gemacht. Aufgrund der unzureichenden Interaktion mit Zellen der Schlundtaschen und Kiemenbögen ist die in der 4. bis 5. Embryonalwoche beginnende Entwicklung und anschließende Kaudalwanderung des Thymus und der Nebenschilddrüsen gehemmt. Die fehlerhafte Differenzierung von Philtrum, Ohrhöckern, Herzscheidewänden und embryonalen Aortenbögen steht mit diesen Vorgängen sowohl zeitlich als auch topographisch in engem Zusammenhang.

Die Vermutung, daß der DiGeorge-Sequenz ein Entwicklungsfelddefekt zugrunde liegt, wird durch tierexperimentelle Untersuchungen, die auf der Ausschaltung („Gene-knock-out"- oder „Gene-targeting"-Experimente) von Homeobox-Genen beruhen, gestützt. Homeobox- oder Hox-Gene sind für die Steuerung komplexer Entwicklungsvorgänge während der Embryogenese verantwortlich. Bisher sind vier Gruppen von Hox-Genen beschrieben worden. Durch Disruption des Hox-1.5-Gens konnten im Mausmodell schwere Entwicklungsstörungen der 3. und 4. Schlundtasche sowie der korrespondierenden Kiemenbögen induziert werden. Die für die Genmutationen homozygoten Tiere weisen neben morphologischen Veränderungen der Gesichts- und Halsregionen eine Thymus- und Parathyreoidea-Aplasie, eine gestörte Schilddrüsenentwicklung sowie kardiale und gastrointestinale Fehlbildungen auf. Die Ähnlichkeit der experimentell erzeugten Veränderungen mit dem klinischen Bild der DiGeorge-Sequenz lassen vergleichbare Genmutationen beim Menschen vermuten. Das Homolog zum murinen Hox-1.5-Gen liegt beim Menschen allerdings auf Chromosom 7. Patienten mit DiGeorge-Sequenz weisen an diesem Chromosom in der Regel keine Anomalien auf, die charakteristischen phänotypischen Veränderungen deuten jedoch darauf hin, daß in der Tat strukturelle Veränderungen eines oder mehrerer entwicklungsfeldkontrollierender Gene für die Sequenz verantwortlich sein könnten. Die DiGeorge-Sequenz könnte daher die Folge einer durch exogene Einflüsse ausgelösten Mutation im Bereich von entwicklungsfeldsteuernden Genen darstellen.

Die Ätiologie der DiGeorge-Sequenz ist nicht eindeutig geklärt. Eine Vielzahl von Faktoren kann offensichtlich zur Auslösung des polytopen Entwicklungsfelddefektes beitragen. So werden mütterlicher Diabetes, Alkoholabusus und Isoretinoidexposition vor der 12. Gestationswoche (Retinoidembryopathie) als Ursachen oder begünstigende Faktoren diskutiert. Vereinzelte Fälle eines familiären Vorkommens deuten auf die Möglichkeit autosomal-rezessiver, autosomal dominanter und X-chromosomaler Vererbungsmodi hin. Die meisten Fälle der DiGeorge-Anomalie treten jedoch sporadisch auf.

Strukturelle Chromosomenaberrationen im Sinne einer partiellen Trisomie 20 oder einer partiellen Monosomie 22 sind beschrieben (Carey, 1992). Die molekulargenetische Analyse eines großen Patientenkollektivs ergab, daß bei über 90% der betroffenen Kinder eine Mikrodeletion in der Region 22q11.2 vorliegt (Levy-Mozziconacci, 1994). Die DiGeorge-Sequenz wird daher zu einer Gruppe von Krankheitsbildern gerechnet, die unter dem Akronym „CATCH22" zusammengefaßt wird. CATCH22 steht für **C**ardiac, **A**bnormal facies, **T**hymic hypoplasia, **C**left palate, **H**ypocalcemia, **22**nd Chromosome. Das velokardiofaziale (Shprintzen-) Syndrom, das konotrunkale Gesichtsanomalie-Syndrom, das Cayler-Syndrom und einige Patienten mit BBB/G-Syndrom (Opitz-Syndrom) sind klinisch ähnliche Krankheitsbilder ohne Störungen der Thymusentwicklung. Sie sind ebenfalls durch 22q11-Monosomie charakterisiert. Alle durch eine Deletion am Chromosom 22q11.2 bedingten Krankheitsbilder weisen eine hohe phänotypische Variabilität auf. Vermutlich stellt der Defekt eines einzigen Gens oder eine Gruppe eng verbundener Gene die gemeinsame Ursache der unter CATCH22 zusammengefaßten Syndrome dar. Mittlerweile wurde der kleinste Abschnitt der Deletion, die zur DiGeorge-Sequenz führt, identifiziert. Die für die DiGeorge-Sequenz relevante minimal kritische Region (MDGCR: Minimal DiGeorge critical region) auf Chromosom 22q11.2 umfaßt 250 Kilobasenpaare. In dieser Region kodiert ein dem murinen Catenin (p120 CAS) homologes Protein, dem eine Rolle bei Protein-Protein-Interaktionen zugeschrieben wird (Holmes, 1997, Gong, 1996). Deletionen am Chromosom 22q11 können heute bei Verdacht auf eine DiGeorge-Anomalie mittels „Fluoreszenz-in-situ-Hybridisierung" (FISH-Technik) schnell und zuverlässig nachgewiesen werden (siehe Kapitel „Pränatale Diagnostik"). Es besteht keine Korrelation zwischen dem klinischen Schweregrad der Malformation und der Ausdehnung der genetischen Deletion. Auch das Geschlecht des Elternteils, das die Deletion vererbt, ist nicht von Bedeutung für den Schweregrad der klinischen Manifestation. Über DiGeorge-ähnliche klinische Manifestationen wurde mittlerweile auch bei Deletionen am Chromosom 10 p13 berichtet (Lipson, 1996).

Klinik. Über 80% der betroffenen Kinder erkranken innerhalb des ersten Lebensmonats. Die klinische Symptomatik ist in den ersten Lebenstagen durch die charakteristische Fazies, besonders aber durch tetanische Krampfanfälle sowie kardiale und pulmonale Komplikationen geprägt. An kardialen Fehlbildungen finden sich in abnehmender Häufigkeit ein rechter Aortenbogen, Aortenatresien, Ventrikelseptumdefekte, abnorm verlaufende Arteria subclavia, Truncus arteriosus communis, Ductus Botalli apertus und Fallot-Tetralogie. Begleitfehlbildungen im Bereich des Urogenitaltraktes, der Lungen, des Gastrointestinaltraktes und des Zerebrums werden seltener gesehen. Wird die Neugeborenenperiode überlebt, treten zunehmend rezidivierende, zum Teil lebensbedrohliche Infekte viraler, mykotischer und auch bakterieller Genese in den Vordergrund. Soorinfektionen des Gastrointestinaltraktes, therapieresistente Diarrhöen, Gedeihstörungen und Pneumonien durch *Pneumocystis carinii* sind weitere charakteristische Krankheitssymptome. Neuere Arbeiten berichten über das gehäufte Auftreten von psychomotorischen Entwicklungsverzögerungen. Es ist allerdings nicht belegt, ob diese ein primäres Symptom der Erkrankung oder aber eine sekundär aufgetretene Komplikation darstellen (Leana-Cox, 1996).

Diagnose. Bei Vorliegen einer Unterfunktion der Nebenschilddrüsen mit niedrigen Kalziumspiegeln, erhöhten Phosphatwerten und verminderter bzw. fehlender Parathormonsekretion muß bereits in der Neugeborenenperiode an das Vorliegen einer DiGeorge-Sequenz gedacht werden. Die Diagnose wird durch das gleichzeitige Auftreten der typischen Gesichtsdysmorphie und einer Herz- bzw. Gefäßmißbildung sehr wahrscheinlich. Radiologisch fällt in der Thoraxübersichtsaufnahme häufig das Fehlen des Thymusschattens im vorderen Mediastinum auf. Dieser Verdacht kann durch eine sonographische Untersuchung des Mediastinums zusätzlich erhärtet werden.

Immunologische Untersuchungen ergeben eine verminderte Zahl reifer T-Zellen im peripheren Blut. Eine absolute Lymphopenie ist jedoch nicht obligat, sondern vom Ausmaß der vorliegenden Thymushypoplasie abhängig. Im peripheren Blut werden häufig unreife (CD1-, CD38-positive) T-Vorläuferzellen nachgewiesen. Durch Kultivierung dieser Zellen in Gegenwart von Thymushormonen oder Thymusepithelzellen ist ein Fortschreiten der T-Zell-Differenzierung zumindest experimentell induzierbar. Der Anteil γδ-T-Zell-Rezeptoren-tragender T-Lymphozyten im peripheren Blut kann erhöht sein. Hauttests mit Antigenen, die Reaktionen vom verzögerten Typ auslösen, fallen negativ aus. Diese Teste sind allerdings wegen des jungen Alters der Patienten nur begrenzt verwertbar. Die Proliferation peripherer Lymphozyten nach Stimulation mit Mitogenen (PHA, ConA, PWM), Anti-CD3-Antikörpern, Superantigenen, spezifischem Antigen oder allogenen Zellen ist vermindert oder nicht nachweisbar. Ebenso ist die Produktion von Lymphokinen durch T-Zellen eingeschränkt. Thymushormonspiegel im Serum sind subnormal oder fehlen. Bei inkompletter DiGeorge-Sequenz mit Vorliegen einer Thymushypoplasie sind die Störungen der T-Zell-Funktion variabel ausgeprägt. Mit zunehmendem Alter entwickeln diese Patienten eine langsam zunehmende Regeneration der Nebenschilddrüsen-Funktion und der zellvermittelten Immunität.

Die humorale Immunität ist in der Regel nur gering beeinträchtigt. Die B-Zell-Zahl im peripheren Blut ist normal oder erhöht, die Immunglobulinspiegel im Serum liegen im Normbereich. Der gelegentliche Nachweis erhöhter IgE-Spiegel steht in Zusammenhang mit der T-Zell-Dysregulation. Nur bei kompletter Thymusaplasie läßt sich eine Einschränkung der humoralen Immunität mit verminderten Immunglobulinspiegeln und Ausfall der spezifischen Antikörperproduktion nachweisen. In diesen Fällen besteht das Bild eines schweren kombinierten Immundefektes.

Alle anderen Abwehrsysteme, wie die Granulozyten oder das Komplementsystem, sind bei der DiGeorge-Sequenz unbeeinträchtigt. Ebenso ist die Aktivität der natürlichen Killerzellen (NK-Zellen) normal.

Eine pränatale Diagnostik mittels FISH-Technik ist möglich, wenn bei einem Patienten chromosomale Aberrationen gefunden werden, die auch bei einem der Eltern nachweisbar sind. Von besonderem Interesse sind dabei Träger einer das Chromosom 22 betreffenden Translokation (siehe Kapitel „Pränatale Diagnostik" Seite 16).

Differentialdiagnose. Die DiGeorge-Sequenz muß von anderen schweren kongenitalen Herzfehlern mit Entwicklung einer transitorischen Hypokalzämie nach kongestivem Herzversagen abgegrenzt werden. Die Hypokalzämie bei der DiGeorge-Sequenz ist gewöhnlich lang andauernd. Der kongenitale Hypoparathyreoidismus sowie die transitorische Hypokalzämie des Neugeborenen sind normalerweise nicht mit Herzfehlern kombiniert. Der Parathormonspiegel eignet sich nicht zur Differenzierung. Patienten mit Alkoholembryopathie können ähnliche Gesichtsdysmorphien, Herz- und Nierenfehlbildungen sowie rezidivierende Infektionen infolge verminderter T-Zell-Funktion aufweisen (Ammann, 1982). Ein der DiGeorge-Sequenz ähnliches Erscheinungsbild (faziale Dysmorphien, kardiale und gastrointestinale Fehlbildungen und Immundefekt) besteht unter Umständen auch bei der Trisomie 18 sowie der partiellen Trisomie 8q (siehe S. 479). Die übrigen unter CATCH22 zusammengefaßten Syndrome weisen keine gestörten T-Zell-Funktionen auf.

Therapie. Die frühzeitige Transplantation fetalen Thymusgewebes kann zu einer Rekonstitution der T-Zell-Funktion führen. Gewöhnlich wird ein 10 bis 14 Wochen alter fetaler Thymus in eine Muskeltasche des Oberschenkels oder in die Peritonealhöhle transplantiert. Älterer Thymus birgt das Risiko einer GvH-Reaktion. Auch die Übertragung von kultiviertem, lymphozytenfreiem Thymusepithel ist möglich (Davis, 1997). Zuverlässiger scheinen die Ergebnisse der Therapie durch Knochenmarktransplantation zu sein. Für die Transplantationserfolge ist wahrscheinlich die Übertragung immunkompetenter postthymischer Lymphozyten von Bedeutung. Grundsätzlich erscheinen die immunologischen Therapien nur gerechtfertigt, wenn eine operative Korrektur des Herzfehlers möglich ist und eine partielle HLA-Identität von Spender und Empfänger vorliegt.

Die Behandlung von tetanischen Krampfanfällen bei Hypokalzämie erfordert die intravenöse Applikation von Kalziumpräparaten. Zur Dauertherapie der Nebenschilddrüsenunterfunktion sind regelmäßige Gaben von Vitamin D notwendig. Wegen des Risikos einer schweren GvH-Erkrankung muß bei der operativen Korrektur des Herzfehlers ausschließlich bestrahltes (25 Gy) Blut verwendet werden.

Prognose. Ohne ursächliche Therapie ist die Lebenserwartung der Kinder gering. Die Überlebenschancen während der Neugeborenenperiode hängen vom frühzeitigen Erkennen der tetanischen Krampfanfälle, überwiegend aber vom Schweregrad der Herz- und Gefäßmißbildungen ab. Mit fortschreitendem Säuglingsalter nimmt das Risiko tödlich verlaufender Infektionen zu. Etwa 80% der Kinder mit kompletter DiGeorge-Sequenz sterben im ersten Lebensjahr. Überleben die Kinder die ersten sechs Lebensmonate, wird bei Vorliegen eines hypoplastischen Thymus mit Restfunktion häufig eine langsame immunologische Spontanheilung beobachtet.

43.3.2 Ataxia teleangiectasia

Definition. Das auch als Louis-Bar-Syndrom bezeichnete autosomal rezessive Erbleiden ist durch eine progrediente zerebelläre Ataxie, okulokutane Teleangiektasien, rekurrierende bronchopulmonale Infektionen und Defekte sowohl der humoralen als auch der zellulären Immunität charakterisiert. Zusätzlich bestehen in variabler Ausprägung hepatische und endokrinologische Abnormalitäten, eine erhöhte spontane Chromosomenbruchrate sowie eine gesteigerte Empfindlichkeit gegenüber ionisierenden Strahlen und ein signifikant erhöhtes Malignomrisiko. Die Häufigkeit der Erkrankung beträgt etwa 24 pro 100 000 Lebendgeborene. Knaben und Mädchen sind gleichermaßen betroffen (Swift, 1990).

Pathogenese. Bei der Ataxia teleangiectasia handelt es sich um eine wahrscheinlich durch einen singulären Gendefekt ausgelöste Multisystemerkrankung. Savitsky und Mitarbeiter (Savitsky, 1995) konnten durch positionale Klonierung auf Chromosom 11q22–23 ein Gen identifizieren, das bei AT-Patienten mutiert ist (ATM-Gen: A-T-mutated). Das ATM-Gen umfaßt 150 kb genomischer DNA. Es kodiert ein 13 kb großes mRNA-Segment für das Homolog einer Phosphatidylinositol-3-Kinase. Die katalytische Einheit des Enzyms ist in die Signalübertragungskette von der Zellmembran zum Zellkern eingebunden und spielt bei der meiotischen Rekombination und der Zellzykluskontrolle eine Rolle. Durch den Nachweis des ATM-Gens und der damit verbundenen Funktionsausfälle können erstmals die klinischen Manifestationen der Erkrankung, die so unterschiedliche Systeme wie das Zentralnervensystems, das Immunsystem, die erhöhte Strahlensensitivität und das Entartungsrisiko aller Körperzellen betreffen, befriedigend erklärt werden. Die erhöhte Radiosensitivität ist ein führendes Charakteristikum der Ataxia teleangiectasia. Patientenzellen weisen eine erhöhte Inzidenz spontaner Chromosomenbrüche und eine gesteigerte Empfindlichkeit gegenüber ionisierender Strahlung auf. Die Erkrankung scheint diesbezüglich heterogen zu sein. Durch Fusion von Fibroblasten verschiedener Patienten kann eine Korrektur der erhöhten Strahlensensitivität erreicht werden; bislang sind fünf Komplementationsgruppen definiert worden.

Die erhöhte Empfindlichkeit der AT-Zellen bei DNA-Schädigung ist durch eine ungenügende Kontrolle des Zellzyklus bedingt. Um Reparationsvorgänge einzuleiten, wird normalerweise der Zellzyklus nach DNA-Schädigung verzögert oder eingestellt. Bei AT-Zellen ist diese nach Bestrahlung übliche Verzögerung des Zellzyklus an G1/S- oder G2/M-Kontrollpunkten defekt. Die unkontrollierte DNA-Synthese und Akkumulation geschädigter DNA resultieren im Tod der Zellen in der G2/M-Phase. Für die Zellzykluskontrolle ist neben dem ATM-Genprodukt vor allem das Tumorsuppressor-Genprodukt p53 von Bedeutung, welches über den Zyklinkinase Inhibitor WAF1/CIP1 (p21), den ZyklinE-cdk2-Komplex und das Retinoblastomprotein operiert. p53 ist an dem Signalübertragungsweg beteiligt, der nach DNA-Schädigung zum G1-Arrest bzw. zur Apoptose führt. Für eine regelrechte p53 vermittelte G1-Arretierung ist das funktionsfähige ATM-Produkt erforderlich.

Interessanterweise treten bei der Ataxia teleangiectasia Chromosomenbrüche und -translokationen nicht in zufälliger Lokalisation, sondern 40fach häufiger als erwartet an den Chromosomen 7 und 14 auf. Bei den betroffenen Regionen handelt es sich um Gene, die für die Entwicklung des Immunsystems von Bedeutung sind. So finden sich gehäuft Veränderungen in den Regionen 14q11.2 (α-Kette des T-Zell-Antigenrezeptors, TCR), 7q35 (β-Kette des TCR), 7q15 (γ-Kette des TCR) und 14q32 (schwere Immunglobulinketten). Die Gene gehören alle der sogenannten Immunglobulingen-Superfamilie an.

Für den Immundefekt der Ataxia teleangiectasia, der T- und auch B-Zellen betrifft, können daher durchaus Reifungs- und Differenzierungsstörungen verantwortlich sein. So weisen Patienten mit Ataxia teleangiectasia einen erhöhten Anteil inkompetenter γδ-TCR-tragender T-Lymphozyten im peripheren Blut auf und zeigen gehäuft das Vorliegen von IgA-, IgG- und IgE-Defekten. Sowohl die Umschaltung von γδ- auf αβ-TCR-Expression wie auch von IgM- auf IgA-, -G- oder -E-Produktion erfordern die Deletion und anschließende korrekte Ligation größerer Gensegmente. Die Störung dieser Regulationsvorgänge ist allgemein und könnte auch für die hohe Inzidenz lymphoretikulärer Malignome und die erhöhte Rate von Chromosomenbrüchen in nichtlymphatischen Zellen nach Bestrahlung oder Chemotherapie verantwortlich sein. Funktionelle immunologische Störungen, wie z.B. die mangelnde Proliferation nach Bindung von Mitogenen, erklären sich durch die ATM-bedingte defekte Signalübertragung zwischen Zytoplasma und Zellkern. Die Neuropathologie des Krankheitsbildes, die primär durch eine progressive kortikale zerebelläre Degeneration bedingt ist, könnte ebenfalls durch eine ungenügende Antwort neuronaler Zellen auf externe Stimuli ausgelöst werden. Der Verlust von Purkinje- und der granulären Zellen im Zerebellum weist auf eine erhöhte Sensitivität gegenüber endogenen Schädigungen oder aber auf eine pathologische Reaktion gegenüber Wachstumsfaktoren und anderen Differenzierungsstimuli hin. Die Tatsache, daß thymische und neuronale Zellelemente eine Vielzahl ähnlicher Wachstumsfaktoren und Entwicklungssignale nutzen, stützt die These eines ATM-assoziierten Defektes der Signalübertragung als gemeinsame Ursache der Störungen. Das ATM-Genprodukt scheint einerseits die Funktion eines Sensors für DNA-Schädigung im Zellkern zu erfüllen. Andererseits ist das ATM-Protein im Zytoplasma für die Signaltransduktion von der Membran zum Nukleus mitverantwortlich.

Klinik. Die zerebelläre Ataxie manifestiert sich meist im zweiten Lebensjahr. Sie wird allerdings zu diesem Zeitpunkt noch häufig als motorische Ungeschicklichkeit („Clownsgang") verkannt. Mit fortschreitendem Alter wird die Ataxie zunehmend deutlicher. Weitere zentralnervöse Störungen wie Choreoathetose und extrapyramidale Symptome sowie geistige Retardierung können hinzutreten. Etwa ab dem dritten bis fünften Lebensjahr entwickeln sich Teleangiektasien, zunächst an den Konjunktiven, später an den Ohren, im Schulter-Hals-Bereich (Farbabb. FA 16 und 17 auf Farbtafel III) und an den Beugeseiten der Arme. Lichtexponierte Hautregionen sind bevorzugt betroffen. Andere Veränderungen des Integuments betreffen die frühzeitige Depigmentierung der Haare, Vitiligo, Café-au-lait-Flecken und sklerodermieähnliche Hautveränderungen. Die Patienten haben häufig einen progeroiden Habitus.

Endokrinologische Störungen können alle Drüsen betreffen. Bei über 50% der Patienten besteht eine gestörte Glukosetoleranz, ein klinisch manifester, insulinresistenter Diabetes mellitus tritt in 5% der Fälle auf. Die Pubertät ist gelegentlich verzögert, besonders bei weiblichen Patienten ist die Entwicklung der sekundären Geschlechtsmerkmale infolge hypoplastischer Ovarien unzureichend. Seltener wird auch bei Knaben ein Hypogonadismus beobachtet. Erhöhte FSH-Sekretion und verminderte 17-Ketosteroid-Ausscheidung wurden berichtet. Störungen der Leberfunktion (in 40–50%) sind durch frühzeitige Organverfettung und periportale Rundzellinfiltrate bedingt.

Infolge des humoralen und zellulären Immundefektes leiden die Patienten häufig schon im Kleinkindesalter an schweren bronchopulmonalen Infektionen. Das Erregerspektrum schließt Bakterien und Viren gleichermaßen ein. Nicht selten entwickeln sich bronchiektatische Lungenveränderungen.

In allen Altersgruppen besteht ein erhöhtes Risiko für die Entwicklung von Leukämien, Lymphomen und/oder Karzinomen. Heterozygote Anlageträger sind in der Regel klinisch gesund. Allerdings sind die Sensitivität gegenüber ionisierender Strahlung und damit auch das Malignomrisiko deutlich höher als in der Normalbevölkerung. Heterozygote Frauen entwickeln signifikant häufiger Mammakarzinome.

Diagnose. Immunologische Untersuchungen zeigen in Abhängigkeit vom Alter unterschiedliche Grade von T- und B-Zell-Defekten. Bei voll ausgeprägtem Krankheitsbild ist die Gesamtzahl der T-Zellen im peripheren Blut vermindert. Hiervon sind insbesondere $\alpha\beta$-TCR-tragende T-Zellen betroffen, der Anteil $\gamma\delta$-positiver Zellen ist dagegen erhöht. Daneben finden sich 70fach häufiger als bei gesunden Personen atypische Hybrid-T-Zell-Antigenrezeptoren, die sich aus Anteilen der variablen TCR-γ- und den Joining-Sequenzen der TCR-β-Kette zusammensetzen. In über 50% läßt sich eine deutliche Störung der T-Helferzellen nachweisen (fehlende Hautreaktionen vom verzögerten Typ, verminderte Lymphozytenproliferation nach Stimulation mit Mitogen oder spezifischem Antigen, gestörte Lymphokinproduktion). Das CD4/CD8 Verhältnis ist erniedrigt. Insbesondere die Population der CD4/CD45 RA-positiven (naiven) T-Helferzellen ist vermindert. Charakteristisch ist ferner eine verminderte Aktivität zytotoxischer T-Zellen gegenüber viralen Antigenen. Dies beruht offenbar auf einer gestörten Erkennung der durch die Histokompatibilitätsantigene der Klasse I präsentierten viralen Peptide. Die Funktion der natürlichen Killerzellen und der T-Suppressorzellen ist in der Regel normal. Die Thymusbiopsie ergibt fast immer dysplastisches Thymusgewebe mit embryonalen Strukturelementen.

Während die Serum-IgM-Spiegel meist erhöht sind, ist die Produktion der übrigen Antikörperklassen eingeschränkt. Dabei fällt insbesondere die Unfähigkeit auf, spezifische Antikörper gegenüber Polysaccharidantigen bekapselter Bakterien zu bilden. Auch die virusspezifische Antikörperantwort ist eingeschränkt. In 70% der Fälle besteht ein selektiver IgA-Defekt, etwa bei 80% der Patienten werden zusätzlich verminderte IgE-Spiegel dokumentiert. Nicht selten werden Autoantikörper gegen IgA-Moleküle beobachtet. Etwa 50% der Patienten zeigen pathologisch niedrige Serumwerte von IgG_2 und IgG_4; diese sind wahrscheinlich sowohl auf die gestörte Rekombination der Immunglobulingene als auch auf eine reduzierte T-Helferzell-Funktion zurückzuführen. Kinder mit einem kombinierten IgG_2- und IgA-Mangel haben ein besonders hohes Infektionsrisiko. Bei bis zu 80% der Patienten finden sich im Serum atypische monomere IgM-Moleküle.

Autoantikörper gegen Hirn- und Thymusgewebe lassen sich signifikant gehäuft nachweisen. Nicht selten entwickeln sich autoimmune hämolytische Anämien und Thrombozytopenien. Erhöhte Serumkonzentrationen des α_1-Fetoprotein und des karzinoembryonalen Antigen sind für das Syndrom relativ spezifisch.

Endokrinologische Untersuchungen ergeben in zahlreichen Fällen eine verminderte 17-Ketosteroid-Ausscheidung und eine erhöhte FSH-Sekretion im Serum. Wie oben erwähnt, entwickelt etwa die Hälfte der Patienten eine pathologische Glukosetoleranz, 5 % der Kinder haben einen insulinresistenten Diabetes mellitus. Häufig fallen Leberfunktionsteste pathologisch aus, EEG- und EKG-Untersuchungen ergeben auffällige Befunde.

Durch die Identifikation des ATM-Gens können jetzt molekulargenetische Methoden in der Diagnostik eingesetzt werden. Dies ist insbesondere für die pränatale Diagnostik, die früher ausschließlich auf den Nachweis einer erhöhten Radiosensitivität und Chromosomenbruchrate in Amnionzellen beschränkt war, von Bedeutung (siehe Kapitel „Pränatale Diagnostik"). Auch die Identifizierung asymptomatischer heterozygoter Anlageträger, die bislang ebenfalls nur durch die zytogenetische Untersuchung der chromosomalen Radiosensitivität möglich war, wird durch den Nachweis des ATM-Gens erleichtert.

Therapie. Bisher steht keine erfolgreiche, kurative Therapie zur Verfügung. Die Durchführung einer Knochenmarktransplantation ist nur im Hinblick auf den Immundefekt erfolgversprechend. Die Risiken der knochenmarkablativen Konditionierung der Patienten im Zusammenhang mit der gestörten DNA-Reparation sind hoch, so daß diese Therapie nicht generell empfohlen wird. Zudem kann das Fortschreiten der neurologischen Symptome durch die Knochenmarktransplantation nicht aufgehalten werden. Nach Identifikation des Gendefektes scheint eine Gentherapie prinzipiell möglich, müßte aber zahlreiche (lymphopoietische und epitheliale) Körperzellen umfassen. Experimentell konnte inzwischen durch Übertragung eines normalen Chromosom 11 in AT-Zellen die Radiosensitivität korrigiert werden (Kodama, 1992).

Im Vordergrund steht die supportive Therapie. Bakterielle Infektionen müssen intensiv antibiotisch behandelt werden, eine antiinfektiöse Dauerprophylaxe (z. B. mit Co-trimoxazol) kann die Infektionsfrequenz vermindern. Bei Hypogammaglobulinämie ist eine Immunglobulinsubstitution (0,4 g/kg KG alle 3–4 Wochen) angezeigt. Wegen des erhöhten Komplikationsrisikos durch Anti-IgA-Antikörper bei einem IgA-Defekt müssen IgA-arme Immunglobulinpräparate verwendet werden.

Impfungen mit Lebendviren sind kontraindiziert. Es sollten nur bestrahlte (25 Gy) Blutprodukte von CMV-freien Spendern transfundiert werden.

Differentialdiagnose. Manifestiert sich die Ataxia teleangiectasia zunächst als isolierter Immundefekt, ist ihre Abgrenzung von anderen zellulären Immundefizienzen mit gestörter Immunglobulinsynthese schwierig. Häufig kann die Diagnose klinisch erst nach Entwicklung ataktischer Störungen oder der Teleangiektasien endgültig gestellt werden. Der Nachweis eines selektiven IgA-Defektes sowie eine pathologische Erhöhung von α_1-Fetoprotein und karzinoembryonalem Antigen erleichtern jedoch schon frühzeitig die Differenzierung.

Bei dem pathogenetisch verwandten Nijmegen-Chromosomeninstabilitäts-Syndrom (siehe unten) fehlen die Ataxie und die Teleangiektasien. Die Patienten sind durch zusätzliche Symptome wie Mikrozephalie, Minderwuchs und mentale Retardierung charakterisiert. Auch der Immundefekt ist in der Regel schwerwiegender. Das AT$_{Fresno}$-Syndrom stellt bezüglich Immundefekt und erhöhten α-Fetoprotein-Spiegeln ein Mischbild zwischen der typischen Ataxia teleangiectasia und dem Nijmegen-Syndrom dar.

Prognose. Die Lebenserwartung ist bei zunehmender neurologischer und immunologischer Beeinträchtigung beschränkt. Die schwer behinderten Patienten können das Erwachsenenalter erreichen. Am häufigsten führen pulmonale Infektionen, Bronchiektasen und Malignome zum Tode.

43.3.3 Nijmegen-Chromosomeninstabilitäts-Syndrom

Definition. Die von Weemaes (1981) erstmals beschriebene, autosomal rezessiv vererbte Erkrankung ist durch das gemeinsame Auftreten von Minderwuchs, Mikrozephalie, mentaler Retardierung, Café-au-lait-Flecken und rezidivierenden Infektionen infolge Störungen der B- und T-zellulären Immunfunktionen gekennzeichnet.

Pathogenese. Zusammen mit der Ataxia teleangiectasia und dem Bloom-Syndrom wird das Nijmegen-Chromosomeninstabilitäts-Syndrom der Gruppe der DNA-Reparationsdefekte zugeordnet. In Komplementationsstudien konnte nachgewiesen werden, daß das Nijmegen-Chromosomeninstabilitäts-Syndrom in zwei Komplementierungsgruppen eingeteilt werden kann und sich genetisch von der Ataxia teleangiectasia unterscheidet. Der Gendefekt liegt möglicherweise auf dem Chromosom 8q21 zwischen den Markern D8S271 und D8S270 (Saar, 1997). Auch hier besteht eine gestörte Zellzykluskontrolle mit unzureichender Überwachung von DNA-Schädigungen an Zykluskontrollpunkten. Die Funktion des ATM-Genproduktes ist bei Patienten mit Nijmegen-Chromosomeninstabilitäts-Syndrom jedoch nicht beeinträchtigt.

Es besteht eine erhöhte Inzidenz spontaner Chromosomenbrüche, die wie bei der Ataxia teleangiectasia bevorzugt die Chromosomen 7 und 14 betreffen (siehe Seite 456). Dementsprechend werden auch beim Nijmegen-Syndrom gehäuft Veränderungen an Genen der Immunglobulinen-Superfamilie nachgewiesen. Die resultierenden immunologischen Störungen entsprechen den Befunden von Patienten mit Ataxia teleangiectasia.

Infolge der defekten DNA-Reparation weisen Patientenzellen eine gesteigerte Sensitivität gegenüber ionisierender Strahlung auf. Diese Störung ist auch für die erhöhte Malignomrate mit der Entwicklung von vorwiegend lymphoretikulären Tumoren verantwortlich. Diese wird insbesondere bei Patienten mit schwerwiegenderen immunologischen Defekten beobachtet. Die gesteigerte Radiosensitivität wird auch für die pränatale Diagnostik an Chorionzottenbiopsien eingesetzt (siehe Kapitel 37).

Klinik/Diagnose. Neben den vorangehend schon genannten Symptomen Mikrozephalie, Minderwuchs und Café-au-lait-Flecken fallen die Patienten klinisch durch faziale Dysmorphien (Mikro-/Retro- oder Agnathie, große Nase, Hypotelorismus, tiefsitzende Ohren), Klinodaktylie des 5. Fingers, Vitiligo, exzessive Sommersprossenbildung und Fehlbildungen des Harntraktes (Hydronephrose, Reflux) auf. Die mentale Entwicklung ist in unterschiedlichem Ausmaß beeinträchtigt.

In Abhängigkeit vom Schweregrad der vorliegenden Immundefekte treten schon im Kleinkindesalter rezidivierende Infektionen, vor allem im Bereich des Respirationstraktes, der Haut und der Nägel (Paronychien) auf. Wie bei der Ataxia teleangiectasia besteht ein erhöhtes Risiko für die Entwicklung lymphoretikulärer und epithelialer Tumoren. Die α-Fetoprotein-Spiegel sind normal.

Die Störungen des Immunsystems betreffen sowohl B- als auch T-zelluläre Funktionen. Bei der Mehrzahl der bisher beschriebenen Patienten besteht eine Lymphopenie mit bevorzugter Verminderung der zirkulierenden T-Lymphozyten. Analog zu den Befunden bei der Ataxia teleangiectasia sind die Funktion der T-Helferzellen (verminderte Proliferation nach Aktivierung, gestörte Lymphokinproduktion) und die zytotoxischen Effektorfunktionen eingeschränkt. Die Serumspiegel von IgA, IgG und IgE sind vermindert, die IgM-Spiegel liegen dagegen im Normbereich. Die Patienten bilden nach Immunisierung in der Regel keine spezifischen Antikörper. Bezüglich des Auftretens von Autoantikörpern liegen für das Nijmegen-Syndrom bisher keine Daten vor.

Therapie/Prognose. Eine spezifische Therapie der Erkrankung ist nicht möglich. Die immunologischen Störungen können theoretisch durch eine Knochenmarktransplantation korrigiert werden. Wegen des erhöhten Konditionierungsrisikos im Zusammenhang mit der defekten DNA-Reparation ist die Knochenmarktransplantation als Therapie nicht empfohlen. Zudem ist eine Verbesserung der übrigen klinischen Symptome durch die Knochenmarktransplantation nicht zu erwarten. Bei Vorliegen einer Hypogammaglobulinämie ist die Immunglobulinsubstitution (0,4 g/kg KG), bei zusätzlichem IgA-Defekt mit einem IgA-armen Präparat, indiziert. Die Frequenz bakterieller Infektionen kann durch eine antiinfektiöse Dauerprophylaxe (z. B. mit Co-trimoxazol) vermindert werden.

Die Prognose ist vor allem durch das hohe Malignomrisiko eingeschränkt.

Differentialdiagnose. Nach der Identifizierung des ATM-Genes kann das Nijmegen-Chromosomeninstabilitäts-Syndrom genetisch eindeutig von der Ataxia teleangiectasia differenziert werden. Die Abgrenzung wird klinisch durch das Fehlen der Ataxie und Teleangiektasien, den normalen α-Fetoprotein-Spiegel und den Nachweis der oben beschriebenen Dysmorphien und körperlichen und mentalen Entwicklungsstörungen erleichtert.

43.3.4 ICF-Syndrom

Definition. Das Akronym „ICF" beschreibt die drei Hauptsymptome des autosomal rezessiv vererbten Krankheitsbildes: **I**mmundefekte variabler Ausprägung, **z**entromere Heterochromatininstabilität und **f**aziale Dysmorphien (Kieback, 1992).

Pathogenese. Im Unterschied zu anderen Chromosomeninstabilitäts-Syndromen (siehe Ataxia teleangiectasia, Nijmegen-Syndrom, Bloom-Syndrom und Fanconi-Anämie) besteht beim ICF-Syndrom eine vermehrte Brüchigkeit der Zentromer-Heterochromatinregionen, bevorzugt der Chromosomen 1, 9, 16 und seltener auch des Chromosoms 2. Die Veränderungen reichen von leichter Despiralisierung der Zentromerregion bis zur kompletten Trennung von p- und q-Armen der Chromosomen. Die auffälligsten chromosomalen Anomalien sind vielarmige Konfigurationen, die durch Duplikation und/oder Deletion von p- und q-Armen entstehen. Auf DNA-Ebene findet sich eine Hypomethylierung der Satellitenregionen (Schuffenhauer, 1995). Der für die Erkrankung verantwortliche Gendefekt ist nicht bekannt. Es wird vermutet, daß während der DNA-Replikation „Cross-link"-Ereignisse oder Austauschvorgänge stattfinden, die die regelrechte Segregation von Chromatidsegmenten verhindern. Durch Zellfusionsexperimente von normalen mit Patientenzellen konnten die charakteristischen Chromosomenabnormalitäten verringert werden. Dies deutet darauf hin, daß dem Krankheitsbild möglicherweise der Funktionsverlust eines „Trans-acting"-Faktors zugrunde liegt. Alternativ werden partielle Endoreplikationen oder Infektionen mit Viren, die sich spezifisch in die Zentromerregionen integrieren können, wie z. B. mit Herpes simplex Typ 2 oder Hepatitis-B-Virus, als Ursache der chromosomalen Veränderungen diskutiert. Eine infektiöse Genese erscheint allerdings aufgrund des familiären Auftretens der Erkrankung weniger wahrscheinlich.

Der Zusammenhang der chromosomalen Anomalien mit den immunologischen Funktionsstörungen ist nicht geklärt. Die betroffenen Chromosomen 1, 9 und 16 kodieren keine bekannten, für das T-zelluläre Immunsystem relevanten Gene. Möglicherweise führt die Expression der chromosomalen Anomalien in sich teilenden Lymphozyten zu einer Störung des Proliferationsverhaltens immunkompetenter Zellen.

Klinik/Diagnose. Neben den fazialen Dysmorphien (Hypertelorismus, Epikanthusfalten, eingesunkene Nasenwurzel, tiefsitzende Ohren, Makroglossie und Mikro-, Retro- oder totale Agnathie) fallen die Patienten durch einen postnatalen Minderwuchs, Hepatosplenomegalie, makrozephale Kopfkonfiguration und die Entwicklung eines Hydrozephalus internus und/oder externus auf. Die mentale Entwicklung, insbesondere die Sprachentwicklung, ist bei der Mehrzahl der betroffenen Kinder deutlich beeinträchtigt.

Schon in den ersten Lebensmonaten besteht eine erhöhte Infektanfälligkeit. Diese manifestiert sich durch Ernährungsschwierigkeiten bei schweren, therapieresistenten Diarrhöen und rezidivierende Infektionen des Respirationstraktes. Überzufällig häufig wird bei den Patienten eine Chorioretinitis beobachtet.

Die Mehrzahl der Patienten weist eine Lymphopenie mit Verminderung der T-Zellen und einer leicht erhöhten Zahl zirkulierender B-Lymphozyten auf. In einigen Fällen wird zudem eine Anämie infolge einer eingeschränkten Erythropoese beobachtet. Sonographisch oder radiologisch kann eine deutliche Verkleinerung des Thymusorgans nachgewiesen werden. Hauttests fallen negativ aus. Die Proliferation von T-Lymphozyten nach Stimulation mit Mitogenen (PHA, ConA) ist vermindert. Eine spezifische Stimulation durch Antigene oder allogenetische Zellen ist nicht möglich. Immer besteht eine Hypogammaglobulinämie mit Verminderung aller Immunglobulinklassen; Isohämagglutinine fehlen. Nur in Ausnahmefällen wurde die Bildung spezifischer Antikörper in sehr geringen Titern nach Vakzination beschrieben.

Zytogenetisch können die vorangehend beschriebenen chromosomalen Anomalien in kultivierten, mitogenstimulierten Lymphozyten nachgewiesen werden. Fibroblastenkulturen sind dagegen in der Regel unauffällig.

Therapie. Ein wesentliches Problem stellt die orale Ernährung der Patienten dar. In der Mehrzahl der Fälle ist eine langfristige parenterale Ernährung erforderlich. Durch regelmäßige Substitution mit Immunglobulinen (0,5 g/kg KG alle 2–3 Wochen) kann eine deutliche Verringerung der Frequenz schwerwiegender Infektionen erreicht werden. Bei schwerem T-Zell-Defekt kann eine Knochenmarktransplantation erwogen werden (Seger, pers. Mitteilung).

Prognose. Es sind sowohl Knaben als auch Mädchen betroffen. Die Prognose ist schwierig zu beurteilen, da die bisher beschriebenen neun Patienten noch Kinder sind. Der älteste Patient verstarb mit 12 Jahren, zwei weitere Kinder im Säuglingsalter infolge schwerer respiratorischer Infektionen. Ein erhöhtes Risiko für die Entwicklung von Malignomen, wie bei anderen Chromosomeninstabilitäts-Syndromen, wurde beim ICF-Syndrom bisher nicht beschrieben.

Differentialdiagnose. Durch den Nachweis der charakteristischen chromosomalen Veränderungen an den Chromosomen 1, 9 und 16 kann die Erkrankung gut von anderen Chromosomeninstabilitäts-Syndromen und Immundefekten mit fazialen Dysmorphien abgegrenzt werden.

43.3.5 Wiskott-Aldrich-Syndrom

Definition. Das X-chromosomal rezessiv vererbte Syndrom ist durch die Trias Thrombozytopenie mit Thrombopathie und kleinen Thrombozyten, chronisches Ekzem und rezidivierende opportunistische Infektionen infolge eines meist kombinierten Immundefektes charakterisiert.

Bei etwa der Hälfte der Patienten kann eine positive Familienanamnese erhoben werden. Die übrigen Fälle treten sporadisch auf. Es erkranken nur Knaben. Die Inzidenz beträgt etwa 1 Patient auf 250 000 Lebendgeborene.

Pathogenese. Die Größe der Thrombozyten und der T-Lymphozyten ist bei Patienten mit Wiskott-Aldrich-Syndrom deutlich vermindert. Auf der Membran beider Zellpopulationen ist ein Glykoprotein von 115 000 Dalton (Gp 115), das aufgrund des hohen Gehaltes an Sialinsäure Sialophorin genannt wird, vermindert exprimiert. Das Molekül ist identisch mit dem CD43-Molekül, welches auf T-Zellen, Phagozyten, einer B-Zell-Subpopulation, NK-Zellen und Thrombozyten exprimiert wird und in einen alternativen Aktivierungsweg von T-Lymphozyten eingebunden ist. Ein wichtiger Ligand von CD43 ist das interzelluläre Adhäsionsmolekül-1 (ICAM-1 oder CD54). Da CD43 auf Chromosom 16 p11.2 kodiert ist, das Wiskott-Aldrich-Gen aber auf Chromosom Xp11.22–11.3 lokalisiert wurde, kann die gestörte CD43-Expression nicht den primären Defekt der Erkrankung darstellen.

Die erst 1994 gelungene Klonierung des defekten Gens (Derryl, 1994) markierte einen Durchbruch im Verständnis der Erkrankung. Das Gen WASP (Wiskott-Aldrich-Syndrom-Protein) wird bei Patienten nicht exprimiert. In der Regel liegen Punktmutationen oder Einzelbasenverluste vor. Das Ausmaß der Genmutation korreliert nicht mit dem Schweregrad des klinischen Erscheinungsbildes. WASP kodiert ein prolinreiches Protein von 561 Aminosäuren, das ein Effektormolekül für eine GTPase der rho-Familie (CDC42 Hs) darstellt. Das Genprodukt bindet ausschließlich an einen GTP-CDC42 Hs-Komplex (Kolluri, 1996). Die GTPasen der rho-Familie sind in die Kontrolle des Aktinzytoskeletts eingebunden. WASP bindet in der Nähe von polymerisiertem Aktin; durch Überexpression des Proteins kann eine ektopische Aktinpolymerisation induziert werden. Zudem kann WASP an SH3-Domänen von zytoplasmatischen Tyrosinkinasen binden. Die rezeptorvermittelte Signalübertragung setzt die Bildung multimerer Komplexe von signalübermittelnden Proteinen voraus. Eine Gruppe konservierter Proteindomänen, wie SH2-, SH3- und PH-Domänen vermitteln innerhalb dieser Komplexe Protein-Protein-Interaktionen. Die von WASP bevorzugt gebundenen SH3-Domänen gehören zu Tyrosinkinasen wie z. B. Btk (Bruton-Tyrosinkinase, das Gen der Agammaglobulinämie Bruton, siehe S. 398), ltk und Tec und sind in die Signalübertragungskette von Lymphozyten eingebunden (Cory, 1996). Die Befunde sprechen für eine zusätzliche Funktion von WASP im Rahmen der lymphozytären Signalverarbeitung. So sind für die Signalübermittlung von B-Lymphozyten die intakte Zytoskelettstruktur, für die CD3-vermittelte T-Zell-Aktivierung die Aktinpolymerisierung wichtige Voraussetzungen. Auch das Unvermögen der Patienten, spezifische Antikörper gegen Polysaccharidantigene zu bilden, ist möglicherweise durch ein Störung der B-Zell-Differenzierung bedingt.

Für die Differenzierung von Thrombozyten aus Megakaryozyten ist WASP ebenfalls von Bedeutung. Das Protein kontrolliert die Polymerisation von Aktinfilamenten, welche Voraussetzung für die Bildung von Mikrovesikeln ist. Die Störung des Zytoskeletts resultiert in der Entwicklung zu kleiner Zellelemente, die wiederum einem vermehrten Umsatz in der Milz unterliegen.

Klinik. Eine ausgeprägte Thrombozytopenie kann schon bei Geburt bestehen. Sie führt häufig bereits in der Neugeborenenperiode zum Auftreten petechialer Blutungen. Im weiteren Verlauf überwiegen gastrointestinale und auch intrakranielle Blutungen. Infekte treten meist nach dem sechsten Lebensmonat auf. Sie sind vor allem durch Pneumokokken, Meningokokken, *Hämophilus influenzae* oder *Pneumocystis carinii* verursacht. Typisch sind Otitis media, Pneumonien, Septikämien und Meningitiden. Im späteren Lebensalter treten virale Infektionen, wie disseminierte Herpesinfektionen hinzu. Varizelleninfektionen verlaufen oft schwer. Das Ekzem, das in seiner Morphe und Lokalisation einer atopischen Dermatitis entspricht, entwickelt sich in den ersten Lebensmonaten (Farbabb. FA 18 Farbtafel III). Autoimmunphänomene wie eine chronische Arthritis, Vaskulitiden oder eine Coombs-positive hämolytische Anämie sowie Neutro- und Thrombopenien sind nicht selten. Die erhöhte Inzidenz lymphoretikulärer Malignome ist möglicherweise Folge der gestörten Immunregulation.

Diagnose. Die Bestimmung der Thrombozytenzahl ergibt regelmäßig Werte zwischen 5000 und 100 000/nl. Ihre Größe ist auf die Hälfte reduziert, ebenso ist ihre Aggregationsfähigkeit vermindert. Gelegentlich wird eine Eosinophilie nachgewiesen.

Die Störung der humoralen Immunität manifestiert sich im Verlauf des ersten Lebensjahres. Die B-Zell-Zahl im peripheren Blut liegt im Normbereich. Während die IgG-Serumspiegel keine pathologische Veränderung zeigen, ergeben sich für IgA und IgE häufig erhöhte Werte. Paraproteine, meist der IgG-Klasse, werden mit und ohne Assoziation zu Malignomen beobachtet. Obwohl IgM-exprimierende B-Lymphozyten vorhanden sind, ist der IgM-Spiegel immer erniedrigt. Trotz der erhöhten Immunglobulinproduktion ist die Bildung spezifischer Antikörper eingeschränkt. Besonders auffällig ist das Unvermögen, IgM-Antikörper nach Stimulation mit Polysaccharidantigenen zu bilden. Das Fehlen der Isohämagglutinine im Serum liefert daher einen wesentlichen diagnostischen Hinweis. Paraproteine oder monoklonale IgG-Banden können ebenfalls, wenn auch selten, vorkommen.

Die T-Zell-Immunität ist anfänglich normal. Erst im Verlauf mehrerer Jahre nehmen Zahl und Funktion der T-Lymphozyten zunehmend ab. Schwere Lymphopenien werden erst nach dem sechsten Lebensjahr gesehen. Die histologische Untersuchung von Lymphknoten und Milz zeigt dann auch eine Zellverarmung der T-Zell-abhängigen Regionen. Hautreaktionen vom verzögerten Typ sind nur schwach auslösbar oder fehlen vollständig. Die Abstoßung allogener Transplantate ist verzögert. Während in vitro die T-Zell-Proliferation nach Mitogenstimulation kaum vermindert ist, besteht eine stark eingeschränkte spezifische Immunantwort gegenüber Antigenen, wie z. B. Tetanustoxoid, und in der gemischten Lymphozytenkultur. Die Funktion der zytotoxischen T-Zellen ist mit Fortschreiten der Erkrankung zunehmend gestört. Das CD8-Molekül ist ein Heterodimer, das entweder aus einer α- und einer ß-Kette oder aus zwei α-Ketten besteht. Während die Mehrzahl der reifen T-Zellen normalerweise das α/β-Dimer exprimieren, tragen die Lymphozyten von Patienten mit Wiskott-Aldrich-Syndrom bevorzugt das α/α-CD8-Heterodimer. Inwieweit diese Veränderung zu der Funktionseinschränkung der zytotoxischen T-Zellen beiträgt, ist nicht geklärt. Darüber hinaus exprimieren zirkulierende T-Zellen verstärkt Aktivierungsmoleküle wie 4 F2, CD49 d, CD49 e, CD53, CD45 RO, während in lymphatischen Organen wie der Milz eine Anreicherung von naiven T-Lymphozyten (CD45 RA-positiv) vorliegt. Offensichtlich sind auch Monozyten verändert, in etwa 50 % der Fälle fehlt diesen Zellen der Fc-Rezeptor (Rezeptor für das kristallisierbare Fragment von IgG). Elektronenmikroskopisch weisen T-Lymphozyten von Patienten mit Wiskott-Aldrich-Syndrom eine signifikante Verminderung der Mikrovilli auf der Zellmembran auf (Molina, 1992).

Durch die Identifikation des WASP-Gens auf dem kurzen Arm von Chromosom Xp11.22–11.3 bietet sich die Möglichkeit der molekulargenetischen Diagnose. X-Chromosom-Inaktivierungsstudien dokumentieren, daß heterozygote Merkmalsträgerinnen eine nicht zufällige Inaktivierung des mutationtragenden X-Chromosoms in allen hämatopoetischen Zellen aufweisen. Dies belegt, daß das Gen für alle hämatopoetischen Zellen von Bedeutung ist und daß die Selektion sehr früh in der Hämatopoese stattfinden muß. Das unbalancierte X-Chromosom-Inaktivierungsmuster kann neben dem Nachweis des Gendefektes auch in der Diagnostik von Überträgerinnen eingesetzt werden (siehe Kapitel 37).

Differentialdiagnose. Die idiopathische thrombozytopenische Purpura (ITP) kann durch die Bestimmung der Thrombozytengröße gut abgegrenzt werden. Darüber hinaus leiden Patienten mit ITP gewöhnlich nicht unter Störungen der Immunglobulinsynthese. Der Symptomenkomplex von Thrombozytopenie, reduzierter Plättchengröße und -funktion, erhöhter IgE-Spiegel, fehlende Isohämagglutinine, Glykoproteindefekt, Ekzem und positive Familienanamnese sollte eine frühe Diagnose des Syndroms ermöglichen.

Therapie. Die Therapie muß sich an den führenden Symptomen orientieren: Infektionen sollten intensiv antimikrobiell behandelt werden. Die zusätzliche intravenöse Gabe von Immunglobulinen ist von Nutzen.

Durch eine kuhmilch- und hühnereifreie Diät läßt sich das Ekzem oft zufriedenstellend kontrollieren. Systemische Kortikosteroide sollten zur Behandlung des Ekzems bzw. einer Autoimmunthrombozytopenie zurückhaltend angewendet werden, da sie eine zusätzliche Immunsuppression zur Folge haben. Die Splenektomie führt zwar zu einer Normalisierung der Thrombozytenzahl (im Säuglingsalter oft nur transitorisch), beinhaltet aber auch das Risiko schwerster, oft letal verlaufender Infektionen durch Pneumokokken oder Hämophilus. Die Indikation ist daher mit Vorsicht zu stellen und sollte nur bei mit Steroiden voll austherapierten, nicht mehr suffizient substituierbaren Autoimmunthrombozytopenien erwogen werden. Eine anschließende antibiotische Dauerprophylaxe mit Penizillin (100 000 IE/kg KG/d in 3 ED) und Cotrimoxazol (6 mg/kg KG/d Trimethoprim in 2 ED) ist notwendig (bezüglich antibiotischer Prophylaxe und Impfungen siehe Kapitel „Milz", S. 511).

Die besten therapeutischen Ergebnisse lassen sich durch eine Knochenmarktransplantation erzielen. Die Erfolgsquote HLA-identischer Transplantationen beträgt weltweit ca. 90%. Auch HLA-haploidentische Transplantationen können durchgeführt werden, allerdings mit nur ca. 50% Erfolgschance. Nach der Transplantation kommt es zur Normalisierung der T- und B-Zell-Funktion, zum Abklingen des Exanthems und zum Ansteigen der Thrombozytenzahlen. Eine Gen-Ersatztherapie erscheint in Zukunft ebenfalls möglich.

Prognose. Während früher die Lebenserwartung bei etwa 6 Jahren lag, hat sich die Prognose heute infolge aggressiver antibiotischer Therapie und des frühen Einsatzes der Knochenmarktransplantation deutlich verbessert. Todesfälle sind in etwa 60% auf Infektionen, in 30% auf akute Blutungen und in 5% auf Malignome zurückzuführen. Alle Patienten haben ein etwa 100fach erhöhtes Risiko für die Entwicklung lymphoretikulärer Malignome, häufig mit ZNS-Beteiligung. Bis zu 20% entwickeln mit zunehmendem Alter Malignome. Myeloische Leukämien treten beim Wiskott-Aldrich-Syndrom signifikant häufiger auf als bei anderen Immundefekten.

43.3.6 Immundefekt mit dysproportioniertem Minderwuchs

Definition/Pathogenese. Drei verschiedene Immundefizienzen sind bei der autosomal rezessiv vererbten Erkrankung beschrieben. Typ I entspricht einem schweren kombinierten Immundefekt (Saulsberry, 1975), Typ II einem isolierten T-Zell-Defekt (Lux, 1970) und Typ III einem B-Zell-Defekt (Gatti, 1969). Alle Patienten fallen durch einen dysproportionierten Minderwuchs (Short-limbed-dwarfism) bei metaphysärer oder spondyloepiphysärer Dysplasie auf. Die Erkrankung wird bevorzugt bei den „Amish people" und in Finnland angetroffen. Der Pathomechanismus des gleichzeitigen Vorkommens von meso- sowie ektodermalen Entwicklungsstörungen und einer Immundefizienz ist bislang nicht bekannt. Eine Linkage-Analyse bei 14 finnischen Familien lokalisierte das betroffene Gen auf dem Chromosom 9.

Klinik/Diagnose. Die Klinik variiert in Abhängigkeit von der Ausprägung des Immundefektes. Patienten mit einem kombinierten Immundefekt leiden unter schwersten viralen, bakteriellen, mykotischen und parasitären Infektionen. Sie versterben in der Mehrzahl innerhalb des ersten Lebensjahres. Kinder mit Typ II oder Typ III sind dagegen überraschend gut lebensfähig. Die Symptome des Typ II entsprechen grundsätzlich denen anderer primärer T-Zell-Defekte, zusätzlich erkranken die Patienten jedoch übermäßig häufig an schweren bronchopulmonalen Infektionen bakterieller Genese. Bei diesem Typ, der auch durch das Vorliegen einer Knorpel-Haar-Dysplasie charakterisiert ist (siehe unten), wurden eine verminderte Produktion von Interleukin-2 und Interferon γ sowie eine reduzierte Expression des IL-2-Rezeptors nach Mitogenstimulation beobachtet. Die verminderte Aktivierbarkeit und die ungenügende Proliferation der T-Zellen konnten weder durch exogenes IL-2 noch durch Phorbolestermyristat gesteigert werden. In den stimulierten Zellen war die mRNA für c-myc, IL-2 Rα und IL-2 sowie IFN-γ deutlich vermindert. Weitere hämatologische Auffälligkeiten sind eine makrozytäre Anämie, eine kongenitale hypoplastische Anämie und eine Neutropenie. Schwere klinische Komplikationen sind das Auftreten einer Varizelleninfektion oder nicht beherrschbare Infektionen nach Impfung mit Lebendviren.

Die Klinik und das Erregerspektrum von Typ III sind dem humoraler Immundefekte vergleichbar. Klinisch bestehen bei diesem Typ Ähnlichkeiten mit dem sogenannten Omenn-Syndrom, das den kombinierten Immundefekten zugerechnet wird.

Alle drei Patientengruppen besitzen im Vergleich zum Stamm recht kurze Extremitäten. Im Gegensatz zur Achondroplasie ist der Kopf in der Regel normal groß. Schon in der Säuglingsperiode können die Patienten durch überschüssige Hautfalten im Nacken und im Bereich der Gelenke auffallen. Kinder mit Typ II haben charakteristischerweise spärlichen, dünnen Haarwuchs. Der Haardurchmesser ist vermindert, mikroskopisch fällt eine gestörte Pigmentierung des Haarschaftes auf. Der Typ II wird daher auch als Knorpel-Haar-Dysplasie bezeichnet. Radiologisch werden an den langen Röhrenknochen im Bereich der Metaphysen irreguläre und unscharf begrenzte Sklerosen sowie zystische Veränderungen gesehen.

Die Ergebnisse der immunologischen Abklärung differieren in Abhängigkeit vom vorliegenden Syndromtyp: Typ I geht mit einem kompletten Ausfall der T- und B-Zell-Funktion einher, Typ III entspricht einer Agammaglobulinämie. Typ II mit isoliertem T-Zell-Defekt ist durch negative Hautreaktionen vom verzögerten Typ sowie fehlende Reaktion der T-Zellen nach Stimulation mit Mitogenen und Antigenen charakterisiert. Die Zahl der peripheren T-Zellen kann normal oder auch vermindert sein.

Malignome, bevorzugt des hämatologischen Systems, werden bei bis zu 6% der Patienten beobachtet. Daneben wird das gelegentliche Auftreten einer gastrointestinalen Beteiligung, z.B. in Form einer intestinalen Malabsorption, und der Hirschsprung-Krankheit berichtet.

Therapie/Prognose. Das therapeutische Vorgehen orientiert sich am vorliegenden Immundefekt. Beim Typ III genügt die Substitution von Immunglobulinen. Bei Typ I und gelegentlich auch bei Typ II kann der Immundefekt durch eine Knochenmarktransplantation erfolgreich therapiert werden (Berthet, 1996). Die Transplantation hat keinen Einfluß auf den Minderwuchs. Die Prognose von Patienten mit isoliertem T-Zell-Defekt (Typ II) ist eher günstig. Die Patienten können bis zu 50 Jahre alt werden.

43.3.7 Chronische mukokutane Kandidiasis

Definition. Bei der Erkrankung handelt es sich um ein heterogenes Krankheitsbild, das durch die Kombination von chronischen Pilzinfektionen der Haut, Nägel und Schleimhäute, Defekten der zellulären Immunität und multiplen Endokrinopathien autoimmunologischer Genese charakterisiert ist (Übersicht bei Asherson, 1980).

Pathogenese. Eine eindeutige Pathogenese der heterogenen Erkrankung ist nicht gesichert. Wahrscheinlich liegen verschiedenartige Ursachen vor, die zu ähnlichen klinischen Symptomen führen. Für manche Fälle wird ein autosomal rezessiver Erbgang angenommen.

Die für die Krankheit verantwortlichen immunologischen Defekte betreffen vor allem immunregulatorische Funktionen der T-Lymphozyten und die Lymphokinproduktion. Darüber hinaus sind aber auch Störungen der humoralen Immunität und der Makrophagen beschrieben worden. Hieraus resultiert eine funktionelle Insuffizienz der Lymphozyten-Makrophagen-Achse mit vermehrter Anfälligkeit gegenüber Pilzinfektionen, wobei Infektionen mit C. albicans überwiegen.

Einem Teil der Fälle liegt möglicherweise auch ein Enzymdefekt zugrunde (siehe Carboxylasedefekt). Alternativ wird eine Blockade der zellulären Immunfunktionen durch hohe Konzentrationen zirkulierender Immunkomplexe mit Candidaantigen diskutiert (Jorizzo, 1982). Gewöhnlich lassen sich bei den Patienten sehr hohe Antikörpertiter gegen Candidaantigen nachweisen. Bei einem Teil der Patienten wird kurz vor der Manifestation der immunologischen Erkrankung eine akute oder chronische Virushepatitis beobachtet.

Die begleitenden endokrinologischen Ausfälle gehen mit hohen Autoantikörpertitern gegen das betroffene Drüsengewebe einher. Hierfür ist wahrscheinlich eine gestörte oder mangelhafte Kontrolle der Antikörperproduktion durch T-Helfer- oder T-Suppressor-Zellen verantwortlich.

Klinik. Die Erkrankung kann sich initial als mukokutane Candidiasis oder als Endokrinopathie entwickeln. Oft manifestieren sich die verschiedenen Komponenten der Erkrankung erst im Abstand von mehreren Jahren. Das klinische Erscheinungsbild erweist sich daher als außerordentlich variabel.

Candidainfektionen sind gewöhnlich erstmals innerhalb der ersten beiden Lebensjahre zu beobachten und betreffen vor allem die Haut (Farbabb. FA 19 und 20 auf Farbtafel IV), Schleimhäute und Nägel. In schweren Fällen kommt es zur Ausbildung granulomatöser Entzündungsherde. Das Risiko einer systemischen Candidainfektion ist dagegen überraschend gering. Infektionen durch andere Pilze sind selten. Da der Immundefekt selektiv die Reaktivität gegenüber Candida betrifft, besteht in der Regel kein erhöhtes Risiko für virale oder bakterielle Infektionen. Patienten mit gleichzeitigem IgG-Subklassendefekt leiden unter häufigen bakteriellen Infektionen und haben ein erhöhtes Risiko für die Entwicklung von Bronchiektasien (Brägger, 1989).

Endokrinopathien entwickeln etwa 20% der Patienten. Die am häufigsten zu beobachtende endokrinologische Störung ist ein Hypoparathyreoidismus. Die resultierende Hypokalzämie führt zu tetanischen Krampfanfällen. Erste Hinweise auf eine ebenfalls nicht seltene Addison-Krankheit ergeben sich durch eine auffällige Hyperpigmentation von Haut und Schleimhäuten. Hypothyreose, Diabetes mellitus oder Ausfall der ACTH-Produktion sind weitere mit der Erkrankung einhergehende Endokrinopathien. Die Ovarialfunktion ist selten betroffen. Auch Störungen der Hämatopoese wie perniziöse Anämie oder Eisenmangelanämie treten in einem Teil der Fälle auf. Sehr selten entwickelt sich eine Lungenfibrose, eine chronische Keratokonjunktivitis oder eine Blepharitis. Relativ häufig kommt es zum Auftreten einer Alopezie.

Diagnose. Es besteht eine selektive Anergie der verzögerten Hautreaktion gegenüber Candidaantigen. Die Gesamtlymphozytenzahl im peripheren Blut kann normal oder leicht vermindert sein. Bei Überprüfung der T-Zell-Funktionen ergibt sich in der Regel eine normale Reaktivität gegenüber Mitogenen, allogenen Zellen oder spezifischen Antigenen. Eindeutig dagegen ist der Ausfall der T-Zell-Antwort nach Stimulation mit Candidaantigen: Hier besteht offensichtlich eine spezifische Einschränkung der TH-1-Antwort gegenüber Candida. Patientenzellen sind nicht in der Lage, nach Stimulation mit Candidaantigen IL-2 und IFN-γ zu produzieren. Im Gegensatz dazu werden vermehrt Interleukin-6 und typische TH-2-Zytokine sezerniert (Lilic, 1996). Die spezifische Zellproliferation oder/und die Produktion von weiteren Lymphokinen (z. B. MIF) ist pathologisch erniedrigt. Eine gestörte Funktion der T-Suppressor-Zellen wird nur bei einem Teil der Patienten nachgewiesen. Im Vergleich zu Gesunden ist die Zahl der zirkulierenden CD4/CD29-positiven Zellen (Helfer-Inducer-Zellen) vermindert, während der Anteil CD4/CD45 RA-positiver T-Zellen erhöht ist. Es ist möglich, daß die verminderte Präsenz von Helfer-Inducer-T-Zellen für die unzureichende Th-1-Antwort und fehlende Entwicklung einer candidaspezifischen Gedächtnisantwort mitverantwortlich ist. Das humorale Immunsystem ist in der Regel intakt. Die Immunglobulinspiegel liegen im Normbereich, die Produktion spezifischer Antikörper ist nicht beeinträchtigt. Sehr häufig finden sich bei manifester Candidiasis exzessiv hohe Antikörpertiter gegen Candidaantigen. Bei Kindern wurde allerdings auch eine verzögerte spezifische IgG_2-Produktion gegenüber Candidaantigen oder Pneumokokkenpolysacchariden berichtet. Selten wird zusätzlich ein selektiver IgA-Defekt oder/und ein IgG_2-IgG_4-Mangel beobachtet. Störungen der Makrophagenfunktion (Chemotaxis, Phagozytose) und des Komplementsystems sind in einigen Fällen beschrieben worden.

Die endokrinologischen Störungen machen weitere Untersuchungen erforderlich. Hierzu gehören die Bestimmung der Serumelektrolyt- und Hormonspiegel sowie hormonelle Funktionsteste. Da sich die Endokrinopathien im Verlauf von Jahren entwickeln, sollten die Patienten diesbezüglich in mittelfristigen Abständen regelmäßig überprüft werden. Bei klinischer Manifestation einer Endokrinopathie lassen sich in der Regel immer entsprechende organspezifische Autoantikörper im Serum nachweisen.

Differentialdiagnose. Grundsätzlich können Kinder, die durch eine chronische Kandidiasis auffallen, an einer Reihe verschiedener immunologischer Störungen leiden. Entscheidend für die Diagnose einer chronischen mukokutanen Kandidiasis ist der Nachweis eines selektiven Defektes der T-Zell-Reaktivität gegenüber Candida. Beim primären Hypoparathyreoidismus, der häufig mit einer Kandidiasis einhergeht, ist der selektive T-Zell-Defekt nicht nachweisbar. Patienten mit DiGeorge-Sequenz, die ebenfalls an einem Hypoparathyreoidismus leiden, sind durch die übrigen charakteristischen Symptome und die Manifestation des Hypoparathyreoidismus in der Neugeborenenperiode leicht abzugrenzen.

Differentialdiagnostische Probleme bestehen dagegen eher gegenüber dem Krankheitsbild der autoimmunen Polyendokrinopathien. Beide Krankheitsbilder weisen bezüglich Anamnese, Klinik und Laborbefunde Parallelen auf. Es ist nicht ausgeschlossen, daß beiden Erkrankungen ähnliche immunologische Störungen zugrunde liegen. Allerdings ist die chronische Kandidiasis kein obligates Symptom der autoimmunen Polyendokrinopathie.

Therapie. Die endokrinologischen Störungen machen eine Substitutionstherapie erforderlich. Bislang existieren keine therapeutischen Möglichkeiten, der progredienten Entwicklung endokrinologischer Ausfälle entgegenzuwirken. Die chronischen Pilzinfektionen können mit andauernder Gabe von Antimykotika (z. B. Itrakonazol) wirksam behandelt werden (Kirkpatrick, 1988). Bei IgG-Subklassen-Defekten mit schwerwiegender Klinik kann eine Immunglobulin-Substitutionstherapie durchgeführt werden.

Prognose. Die Prognose der Erkrankung ist insgesamt deutlich besser als die anderer primärer T-Zell-Defekte. Die rezidivierenden, z. T. entstellenden Candidainfektionen sind keine akute Bedrohung, sondern vielmehr ein psychisches Problem für die kleinen Patienten und ihre Eltern. Todesfälle sind vor allem auf die endokrinen Ausfälle zurückzuführen. Haupttodesursache ist eine akute Addison-Krise.

43.4 Hyper-IgE-Syndrom

Definition. Das Hyper-IgE-Syndrom, auch Buckley- oder Hiob-Syndrom genannt, ist eine seltene Immundefekterkrankung, die durch ekzematoide Dermatitis, abszedierende Staphylokokkeninfektionen der Haut und Luftwege, Eosinophilie sowie extrem hohe Serum-IgE-Spiegel charakterisiert ist (Geha, 1989). Es besteht eine verstärkte Tendenz, persistierende Pneumatozelen nach Staphylokokkenpneumonien zu entwickeln. Beide Geschlechter sind betroffen, familiäre Häufung ist selten. Ein autosomal rezessiver Erbgang wird diskutiert.

Pathogenese. Die Pathogenese des Hyper-IgE-Syndroms ist nicht endgültig geklärt. Durch die Entdeckung der unterschiedlichen Funktionen von T-Helfer-Subpopulationen (siehe Kapitel 1) konnte ein wesentlicher Fortschritt im Verständnis des Krankheitsbildes erzielt werden. Wahrscheinlich handelt es sich um eine primäre Störung der Funktion von Th-1-Zellen. Bei einem Teil der Patienten wurde eine deutlich verminderte In-vivo- und In-vitro-Produktion von Interferon γ nachgewiesen. Auch scheint die Vorläuferfrequenz von Zellen mit einem Th-1-Zytokinmuster bei einigen Patienten vermindert. Im Gegensatz dazu ist die Produktion von IL-4, das für die Kontrolle der IgE-Produktion entscheidend ist, nicht verändert. Wegen der sehr kurzen Halbwertszeit dieses Zytokines konnten keine erhöhten IL-4-Spiegel bei den Patienten nachgewiesen werden. Allerdings sind B-Zellen von Patienten mit Hyper-IgE-Syndrom in vitro relativ refraktär gegenüber Stimulation mit IL-4. Der Befund legt die Vermutung nahe, daß die Zellen in vivo schon exzessive durch IL-4 vorstimuliert sind. Eine verminderte Aktivität von Th-1-Zellen bei gleichzeitigem Überwiegen der Th-2-Aktivität hat die erhöhte IgE-Bildung und Eosinophilie zur Folge.

Klinik. Häufig schon in den ersten Lebenswochen entwickeln die Kinder das Bild einer chronischen Dermatitis mit z.T. abszedierender Staphylokokkeninfektion. Die „ekzematoide" Dermatitis ist papulös, juckend und infiziert. Sie ähnelt nur auf den ersten Blick einer atopischen Dermatitis, denn es sind vorwiegend Gesicht und Extensorseiten betroffen, und die Infektionen liegen tief subkutan. Eine mukokutane Kandidiasis von Mund, Haut und Nägeln kann hinzukommen, respiratorische Allergien fehlen dagegen.

Mit zunehmendem Alter stellen sich neben Infektionen der Haut eitrige Luftwegsinfekte ein: Alle Patienten leiden unter Furunkulose, Otitis media, Sinusitis, Pneumonie, letztere oft mit Pneumatozelenbildung. Systemische Infektionen, Beteiligung der Gelenke und Organabszesse kommen vor, sind aber insgesamt selten. An Infektionserregern werden neben koagulasepositivem *Staphylococcus aureus* andere bekapselte Bakterien wie z.B. *Haemophilus influenzae* oder Pneumokokken isoliert. Das Vollbild des Hyper-IgE-Syndroms wird durch weitere assoziierte Symptome geprägt. Erstaunlich sind die geringen lokalen und systemischen Entzündungszeichen. Die Abszesse sind „kalt", der CRP-Anstieg ist gering. Eine Konjunktivitis kann mit massiver Hypertrophie der Oberlidkonjunktiven einhergehen und zu Hornhautulzera führen. Pathogenetisch wird hier ein Einfluß von aus Eosinophilen freigesetztem Major-basic-Protein vermutet.

Als typisch werden vergröberte Gesichtszüge beschrieben. Sie umfassen eine Verbreiterung des Nasenrückens und eine Dysproportion des Gesichtsschädels sowie der Mund- und Wangenpartien. Möglicherweise infolge der exzessiven Sekretion von Entzündungsmediatoren (z.B. Prostaglandinen), die die Bindegewebsproduktion und die Knochenmineralisation beeinflussen, kommt es zu den charakteristischen Gesichtszügen. Bei älteren Kindern fällt zunehmend eine Osteoporose auf, die pathologische Frakturen bedingen kann. Auch hierfür werden die erhöhte Freisetzung proinflammatorischer Mediatoren sowie eine verstärkte Knochenresorption durch aktivierte Monozyten verantwortlich gemacht. Weitere seltene Komplikationen sind Kraniosynostose sowie Wachstumsretardierung.

Diagnose. Im Blutbild und im Sputum fällt regelmäßig eine massive Eosinophilie auf (bis zu 50%), auch der Abszeßinhalt ist auffallend reich an Eosinophilen. Die Total-IgE-Spiegel sind oft schon von den ersten Lebenswochen an massiv erhöht und erreichen im Kleinkindesalter Werte > 2500 U/ml, z.T. bis > 50000 U/ml. Daneben werden bei der Mehrzahl der Patienten erhöhte IgD-Konzentrationen nachgewiesen. Die übrigen Immunglobulinklassen sind normal oder leicht erniedrigt. Einzelne Patienten haben einen IgG$_2$-Subklassen-Mangel. Eine wichtige Differenzierungsmöglichkeit zur atopischen Dermatitis ist die Spezifität der IgE-Antikörper. Nur beim Hyper-IgE-Syndrom finden sich hohe IgE-Antikörper-Spiegel gegen S. aureus und C. albicans. Die meisten Patienten weisen eine deutlich eingeschränkte Fähigkeit auf, spezifische IgG-Antikörper gegen Proteine und Polysaccharide zu bilden (z.B. auch gegen die Teichonsäure, das immunodominante Oberflächenpolysaccharid von S. aureus). Selbst nach Impfung mit Polysaccharidimpfstoffen kommt es nicht zur Antikörperproduktion.

Die zelluläre Immunität ist durch eine gestörte Proliferationsantwort gegenüber polyklonalen Stimulatoren wie auch spezifischen Antigenen (z.B. Tetanustoxoid und Candidin) charakterisiert. Hautteste fallen immer negativ aus. Die T-Zellen von Patienten sind nicht in der Lage, in einer gemischten Lymphozytenkultur gegenüber Stimulatorzellen anderer Familienmitglieder zu reagieren. Der Anteil zirkulierender CD45 RO-exprimierender T-Zellen ist vermindert. In vitro fällt eine Einschränkung der Th-1-Funktion mit verminderter Interferon-γ-Produktion auf. Im Gegensatz zu früheren Vermutungen ist die Funktion von Phagozyten nicht wesentlich beeinträchtigt. Nur bei wenigen Patienten wurde ein transitorischer Chemotaxisdefekt bei klinischer Exazerbation (infolge freigesetzten Histamins?) dokumentiert.

Therapie. Die Behandlung besteht in adäquater chirurgischer Versorgung der Abszesse sowie einer gegen Staphylokokken wirksamen Antibiotika-Dauerprophylaxe (z. B. mit Flucloxacillin oder Co-trimoxazol). Bei Fortbestehen der Infektanfälligkeit ist eine Korrektur der verminderten IgG-Antikörper-Spiegel durch i. v. IgG-Dauersubstitution sinnvoll. Pneumatozelen können sekundär durch Aspergillen infiziert werden und sind bei Persistenz über 6 Monate zu resezieren. Alle anderen Behandlungsversuche, insbesondere der Einsatz von Immunstimulanzien wie Transferfaktor oder Levamisol, sind gescheitert. Auch durch Antihistaminika kann keine Verbesserung der Klinik erzielt werden. Aufgrund pathogenetischer Überlegungen durchgeführte Therapieversuche mit γ-Interferon (0,05–0,1 mg/m² KO) führten zwar zu einem leichten Absinken der IgE-Spiegel, nicht aber zu einer Stabilisierung der klinischen Probleme. Vor kurzem wurde über eine erfolgreiche Behandlung mit Cyclosporin A berichtet.

Prognose. Die Prognose hat sich heute infolge aggressiver antibiotischer Therapie deutlich verbessert, so daß die Patienten jetzt erwachsen werden. Langzeitkomplikationen sind das Auftreten von Bronchiektasien sowie von Lymphomen (Einzelfallbeschreibungen).

43.5 Störungen der T-Zell-Aktivierung

Die Aktivierung von T-Lymphozyten erfolgt über ein durch den T-Zell-Antigenrezeptor(TCR)-CD3-Komplex vermitteltes Signal. Dieser Signalübertragungsweg ist nicht nur Voraussetzung für die Einleitung spezifischer T-Zell-Funktionen, sondern auch für Teilabschnitte der Ausreifung und Differenzierung von T-Zellen im Thymusorgan entscheidend. Störungen der Expression und Assoziation eines funktionsfähigen TCR-CD3-Komplexes oder Defekte nachgeordneter Reaktionsschritte, wie z. B. der Phosphorylierung von CD3-Ketten durch Proteintyrosinkinasen bis hin zur Expression von Zytokin- und Rezeptorgenen, führen daher nicht nur zu T-Zell-Funktionsausfällen, sondern können die gesamte Entwicklung des T-Zell-Systems nachhaltig beeinflussen.

Die komplexe Kaskade der intrazellulären Signalübermittlung kann durch genetische Defekte an verschiedenen Stellen gestört werden. Klinisch fallen die Patienten durch schwere Infektionen bevorzugt des Respirations- und Verdauungstraktes auf. Daneben imponieren schwerste, generalisierte Virusinfektionen und autoimmunologische Symptome. Auf molekularer Ebene können diese Immundefekte durch eine Vielzahl von Mutationen verursacht werden. Mit dem wachsenden Verständnis über die Signalkaskade der T-Zell-Aktivierung ist zu erwarten, daß die nachfolgend beschriebenen Immundefekte zukünftig besser charakterisiert und zuverlässig eingeordnet werden können.

43.5.1 T-Zell-Antigen-Rezeptor/CD3-Defekt

Definition. Diese T-Zell-Defekte sind durch die gestörte Expression eines funktionsfähigen T-Zell-Antigenrezeptor (TCR)-CD3-Komplexes infolge der verminderten Produktion von CD3-Ketten charakterisiert. Bisher sind Defekte der γ-, der ϵ- und der ζ-CD3-Kette berichtet worden.

Pathogenese. Bei dem von Alarcon (1990) beschriebenen Defekt liegt eine verminderte Produktion und mangelhafte Assoziation der CD3-ζ-Kette mit den übrigen Elementen des Komplexes vor. Während intrazellulär unreife TCR-CD3-Komplexe (CD3-$\gamma\delta\epsilon$) nachweisbar sind, sind Reifung und Transfer funktionsfähiger Rezeptoren auf die Zelloberfläche gestört. Im peripheren Blut finden sich lediglich 2 bis 12% reife T-Zellen, die den TCR-CD3-Komplex in extrem niedriger Dichte tragen. Die übrigen T-Zellen tragen zwar CD2 und CD4 oder CD8, infolge des TCR-Mangels sind sie aber nicht zu spezifischen immunologischen Funktionen fähig. Da der Defekt bei zwei Brüdern beobachtet wurde, zwei weitere Geschwister (Bruder und Schwester) aber gesund waren, wird ein autosomal rezessiver Erbgang vermutet.

In einer weiteren Familie wurde die fehlende Expression des TCR-CD3-Komplexes auf einen Translationsdefekt der ϵ-Kette des CD3-Moleküls zurückgeführt (Le Deist, 1991). Eine zusätzliche Störung der Translation der CD3-γ- und CD3-δ-Kette wurde vermutet. Während mittels Northern-blot-Analyse eine mRNA für alle drei Ketten nachweisbar war, fehlten die entsprechenden Proteine sowohl im Zytoplasma als auch auf der Zellmembran. Nur auf wenigen Lymphozyten konnte eine drastisch verminderte (< 10%) Expression des TCR-CD3-Komplexes beobachtet werden. Bei einem der drei betroffenen Knaben wurden zwei unabhängige Punktmutationen des die CD3-ϵ-Kette kodierenden Gens als Ursache der gestörten Translation ermittelt (Soudais, 1993). Da eine Mutation von der Mutter, die andere jedoch vom Vater vererbt worden war, ist der Erbgang der Erkrankung bislang unklar.

Eine weitere Untersuchung berichtet von einer Familie, in der Mutationen der CD3γ-Kette beobachtet wurden (Arnaiz-Villena, 1992). Auch bei dieser Erkrankung wurden die Mutationen sowohl von mütterlicher als auch von väterlicher Seite vererbt. Bei zwei Kindern dieser Familie konnte eine partiell gestörte Expression des TCR/CD3-Komplexes nachgewiesen werden. Allen TCR-tragenden Zellen fehlte die CD3γ-Kette, der Anteil TCR-tragender T-Zellen war auf unter 50% vermindert. Interessanterweise führte die Abwesenheit der CD3γ-Kette nicht zu einer vollständigen Störung der Expression des TCR/CD3-Komplexes, wie bei den anderen TCR-Defekten beschrieben. Im Gegensatz zum CD3ϵ-Ketten-Defekt, der eine normale Verteilung von CD4- und CD8-tragenden T-Zell-Subpopulationen besitzt, wurde bei beiden Patienten mit CD3γ-Kettendefekt eine signifikant verminderte Zahl von CD8-positiven T-Lymphozyten beobachtet. Möglicherweise ist für die Antigenerkennung von zytotoxischen T-Zellen die Interaktion des CD8-Moleküls mit der γ-Kette von Bedeutung. Insgesamt erinnern die immunologischen Befunde an den T-Zell-Defekt bei gestörter ZAP-70-Expression (siehe Seite 47). Die Expression des αβ-TCR ist deutlich reduziert, γδ-TCR-tragende Zellen scheinen dagegen nur gering betroffen. Zudem finden sich bei diesem Defekt im peripheren Blut ausschließlich CD45 RO-exprimierende T-Zellen (Gedächtnis-T-Zellen oder aktivierte T-Zellen), dagegen keine naiven CD45 RA-positiven Zellen. Dies ist möglicherweise durch eine ungenügende Regeneration des T-Zell-Systems bedingt.

Klinik/Diagnostik/Therapie. Klinisch manifestiert sich der Defekt im ersten Lebensjahr durch Gedeihstörung, chronische Diarrhö und rekurrierende bronchopulmonale Infektionen. Die schwere Malabsorptionssymptomatik geht mit dem Verlust der normalen Darmschleimhaut einher. Assoziierte Autoimmunphänomene beinhalten den Nachweis von Autoantikörpern (gegen Mitochondrien, glatte Muskulatur, Darmepithel) und die Entwicklung einer autoimmunen hämolytischen Anämie. Pyogene Infektionen, chronische Candidiasis oder ein Ekzem gehören nicht zu den typischen Symptomen. Impfungen mit attenuierten Lebendviren (Masern, Mumps, Röteln und Polio) werden zunächst komplikationslos toleriert, führen allerdings im weiteren Verlauf zu persistierenden Infektionen.

Die periphere T-Zell-Zahl liegt im Normbereich. Die Expression des TCR-CD3-Komplexes ist stark reduziert. Während bei CD3ζ- und CD3ε-Defekten die übrigen T-Zell-Marker normal sind, liegt beim CD3γ-Defekt eine präferentielle Verminderung der CD8-tragenden T-Zellen vor. Die T-Zell-Aktivierung über den TCR mittels Mitogenen, spezifischen Antigenen (Tetanustoxoid) oder allogenen Zellen ist defekt. Im Gegensatz dazu können die Zellen über alternative Mechanismen (anti-CD2, Phorbolestermyristat in Kombination mit einem Mitogen wie z. B. PHA) zur Proliferation stimuliert werden. Die Thymusstruktur ist rudimentär und lymphozytenarm, Hassall-Korpuskel fehlen. Die humorale Immunität ist kaum beeinträchtigt. Die B-Zell-Zahl und die Serumimmunglobulinspiegel sind normal. Spezifische Antikörper sind in niedrigen Titern nachweisbar.

Bezüglich der Expression des Immundefektes scheint eine (genetische) Heterogenität zu bestehen. Während ein Patient im Alter von 3 Jahren unter dem Bild eines schweren Immundefektes verstarb, war der Bruder klinisch gesund und wies lediglich die morphologischen und funktionellen T-Zell-Veränderungen auf. Wenn bisher auch noch nicht klinisch erprobt, sollte der Defekt durch Knochenmarktransplantation korrigierbar sein.

43.5.2 Rezeptor-Signalübertragungsdefekt

Definition. Die Erkrankung ist gekennzeichnet durch schwere rekurrierende Infektionen, eine gestörte oder fehlende zelluläre und humorale Immunfunktion bei quantitativ und phänotypisch normalen T-Lymphozyten (Chatila, 1989).

Pathogenese. Der Immundefekt beruht auf einer defekten Kopplung membranständiger Rezeptoren an Signalübertragungsproteine. Es wurde eine Entkopplung der Phospholipase Cγ1-Aktivierung vom CD3-Komplex postuliert. T-Zellen des Patienten können weder über den TCR-CD3-Komplex noch über alternative Wege (CD2, CD43) aktiviert werden. Im Gegensatz dazu führen Substanzen, die den ersten Abschnitt der Signalübertragung umgehen, wie z.B. Phorbolestermyristat, das Kalziumionophor Ionomycin oder Aluminiumfluorid, zur regelrechten Aktivierung und Proliferation der T-Zellen. Obwohl auch andere Zellen grundsätzlich diesen Signalübertragungsweg benutzen, ist der Defekt ausschließlich auf T-Lymphozyten beschränkt. Die Ursache der Störung ist nicht bekannt. Interessanterweise wurde die Mutter des bisher beschriebenen Patienten in der Schwangerschaft (wegen eines Nierentransplantates) mit Azathioprin und Prednison behandelt.

Klinik/Diagnose/Therapie. Der von Chatila beschriebene Patient erkrankte im ersten Lebensjahr an schweren rezidivierenden Infektionen des Respirationstraktes. Weitere Symptome waren autoimmunhämolytische Anämie und erhöhtes Malignomrisiko (Hodgkin-Lymphom). Der betroffene Patient ist mittlerweile 10 Jahre alt. Grundsätzlich sollte die Erkrankung durch Knochenmarktransplantation heilbar sein.

Die Lymphozytenzahl im peripheren Blut war normal, T-Lymphozyten wiesen phänotypisch keine Auffälligkeiten auf. Die Proliferationsantwort der T-Zellen nach Stimulation mit Mitogenen, spezifischem Antigen (Tetanus, Diphtherie, Candida) oder monoklonalen Antikörpern (anti-CD3, -CD2, -CD43) blieb aus, weder Interleukin-2 noch der Interleukin-2-Rezeptor wurden synthetisiert. Die B-Zell-Zahl und die Ig-Serumspiegel lagen im Normbereich. Allerdings war die Produktion spezifischer Antikörper, wahrscheinlich infolge der gestörten TH-Funktion, defekt. Die Funktion von NK-Zellen und Monozyten war normal.

43.5.3 Defekt des transmembranösen Kalziumfluxes

Definition. Der T-zelluläre Funktionsdefekt mit einer Störung der Signalübertragung ist durch einen fehlenden transmembranösen Einstrom extrazellulären Kalziums bei intakter Freisetzung von Kalzium aus intrazellulären Speichern (LeDeist, 1995) charakterisiert.

Pathogenese. Die Aktivierung des T-Zell-Antigenrezeptors führt normalerweise über die Signaltransduktionskaskade zur transitorischen Freisetzung von Kalziumionen aus intrazellulären Speichern und zur Öffnung transmembranöser Kalziumkanäle (s. Kapitel 1). Bei dem hier beschriebenen Defekt sind die initialen Abschnitte der T-Zell-Aktivierung normal. So können mit Anti-CD3-Antikörpern die Proteintyrosinphosphorylierung, die $p56^{lck}$ und $p59^{fyn}$-Aktivierung und ein gesteigerter Phosphoinositolumsatz ausgelöst werden. Auch die Entleerung intrazellulärer Kalziumspeicher nach Stimulation mit anti-CD3-Antikörpern oder Thapsigargin ist nicht wesentlich beeinträchtigt. Im Gegensatz dazu bleibt der durch die Entleerung endogener Speicher normalerweise verstärkte Kalziumeinstrom über eröffnete transmembranöse Kanäle aus. Die Ursache des gestörten Kalziumeinstroms ist bisher nicht bekannt. Obwohl der Defekt auch in anderen hämatopoetischen Zellen und Fibroblasten des Patienten nachgewiesen wurde, war deren Funktion nicht beeinträchtigt.

Klinik/Diagnose/Therapie. Bei dem von LeDeist beschriebenen Patienten handelt es sich um einen 3 Monate alten Knaben, der klinisch durch eine nicht behandelbare Diarrhö und eine schwere CMV-Pneumonie auffiel. Der Hauttest für Tetanustoxoid nach Impfung fiel negativ aus. Ein Bruder des Kindes war im Alter von 8 Monaten an einer persistierenden CMV-Infektion und Toxoplasmoseenzephalitis verstorben.

Trotz normaler Gesamtzahl der Lymphozyten des peripheren Blutes und unauffälligem Phänotyp (regelrechte Verteilung von αβ- und γδ-TCR-tragenden T-Zellen, normale Expression von CD45 RA- und CD45 RO/CD29) war es nicht möglich, durch Mitogene (PHA), anti-CD3- oder anti-CD2-Antikörper, eine suffiziente T-Zell-Proliferation auszulösen. Zugabe von exogenem rekombinantem IL-2 rekonstituierte die Funktion der T-Zellen, was für eine normale Expression des IL-2-Rezeptors nach Aktivierung spricht. Durch Verwendung von Phorbolmyristatacetat (PMA) war es nicht möglich, die T-Zellen unter Umgehung des T-Zell-Rezeptors zu stimulieren. Lediglich die Kombination von PMA und Kalzium-Ionophor führte in hohen Dosen zu einer wechselnd ausgeprägten T-Zell-Antwort. Die Bereitstellung von aktiviertem NF-AT und damit die Produktion von IL-2 waren deutlich vermindert. Weitere Transkriptionsfaktoren wie NF-κB und AP-1 waren dagegen nicht betroffen.

Obwohl die Störung des Kalziumfluxes auch in anderen hämatopoetischen Zellen vorliegt, waren die Funktionen von B-Lymphozyten, Thrombozyten und neutrophilen Granulozyten nicht eingeschränkt. Serum-IgA- und -IgM-Werte waren leicht erhöht, der Serum-IgG-Wert lag im Altersnormbereich. Auffällig war allerdings eine Einschränkung der Heterogenität von Antikörperspezifitäten. Bei nachgewiesener CMV-Infektion wurden Antikörper gegen CMV-Antigene dokumentiert.

Der Immundefekt konnte nach der Behandlung der persistierenden CMV-Infektion mit Gancyclovir erfolgreich durch haploidentische Knochenmarktransplantation korrigiert werden.

43.5.4 Interleukin-2-/Interleukin-2-Rezeptor-Synthesedefekt

Definition. Bei der Erkrankung handelt es sich um einen kombinierten Immundefekt mit primärer Einschränkung der zellulären Immunität infolge einer selektiven Störung der Interleukin-2(IL-2)-Synthese und der Expression des Interleukin-2-Rezeptors (Doi, 1988; Weinberg, 1990; Sorensen, 1994).

Pathogenese/Klinik/Diagnose. Nach Stimulation der T-Lymphozyten bleibt die Produktion von IL-2 sowie die Expression des IL-2-Rezeptors aus. Andere Lymphokine, wie Interleukin-6 oder γ-Interferon, werden dagegen in normaler Menge gebildet. Hierdurch und durch das Unvermögen, den Defekt über alternative Aktivierungswege zu umgehen, unterscheidet sich das Krankheitsbild vom Signalübertragungsdefekt (siehe Seite 467). Da Patientenzellen über normale Gene für IL-2 und den IL-2-Rezeptor verfügen, in der Northern-blot-Analyse jedoch keine Expression der Gene auf RNA-Ebene nachgewiesen werden kann, wird eine selektive Störung der Transkription dieser Gene vermutet. Die Ursache ist nicht bekannt. Da die Erkrankung bisher bei mehreren Mitgliedern einer Familie nachgewiesen wurde (zwei Brüder und deren Vater), ist ein autosomal rezessiver Erbgang möglich.

Klinisch manifestiert sich die Erkrankung mit dem Bild eines kombinierten Immundefektes durch rezidivierende Infektionen und die Entwicklung eines Ekzems. Im peripheren Blut besteht eine Lymphopenie, wobei insbesondere der Anteil der CD4-positiven T-Helferzellen vermindert ist. In-vitro-Funktionsteste der T-zellulären Immunfunktion und Hauttests fallen pathologisch aus. Das B-Zell-System ist primär nicht gestört, kann aber im weiteren Verlauf zunehmend mitbetroffen sein.

Therapie. Außer der Möglichkeit einer Knochenmarktransplantation existiert bisher keine spezifische Therapie für den Transkriptionsdefekt.

43.5.5 IL-1-Rezeptor-/IL-2-Synthesedefekt

Definition. Zu den charakteristischen Symptomen der Erkrankung zählen schwere rezidivierende Infektionen und Gedeihstörung in Zusammenhang mit einem zellulären Immundefekt (Chu, 1984).

Pathogenese/Klinik/Diagnose/Therapie. Die wesentliche Störung des Immunsystems besteht in der fehlenden Interleukin-2-Synthese nach Aktivierung der T-Zellen.

Klinisch manifestiert sich die Erkrankung durch rezidivierende virale und bakterielle Infektionen. Die Patienten leiden zudem unter Gedeihstörungen. Möglicherweise liegt eine X-chromosomale Vererbung vor, da drei Brüder des betroffenen Knaben mit ähnlicher klinischer Symptomatik verstorben sind.

Die Zahl von B- und T-Zellen sowie die Verteilung der T-Zell-Subpopulationen im peripheren Blut sind unauffällig. Im Gegensatz dazu ist die Proliferation von T-Zellen nach Stimulation mit Mitogenen oder spezifischen Antigenen infolge der fehlenden Synthese von Interleukin-2 defekt. Hauttests fallen negativ aus. Die humorale Immunität ist nicht beeinträchtigt.

Grundsätzlich bestehen Ähnlichkeiten zum Signalübertragungsdefekt (s. S. 467). Allerdings kann die gestörte T-Zell-Proliferation durch Zugabe von exogenem Interleukin-2 rekonstituiert werden. Dies setzt die regelrechte Expression des Interleukin-2-Rezeptors und ein funktionsfähiges Signalübertragungssystem voraus. Es wird vermutet, daß ein vermindertes Ansprechen der T-Zellen auf Interleukin-1, ein Monozytenlymphokin, das T-Zellen als Startsignal für die Aktivierung benötigen, die eigentliche Ursache des Defektes darstellt. Die reduzierte Interleukin-1-Absorption durch stimulierte Patientenzellen weist auf einen primären Interleukin-1-Rezeptor-Defekt hin. Die Interleukin-1-Synthese durch Monozyten ist normal.

Der Immundefekt sollte durch Knochenmarktransplantation permanent korrigierbar sein. Diese ist der ebenfalls möglichen regelmäßigen Substitution mit rekombinantem Interleukin-2 (Pahwa, 1989) vorzuziehen.

43.5.6 Transkriptionsdefekt von Lymphokingenen

Definition. Das Krankheitsbild ist durch einen kombinierten Immundefekt infolge der verminderten Produktion mehrerer Lymphokine (IL-2, IL-3, IL-4, IL-5 und γ-Interferon) charakterisiert (Geha, 1989; Chatila, 1990; Castigli, 1993).

Pathogenese. Trotz einer normalen Zahl zirkulierender T-Lymphozyten und phänotypisch unauffälliger T-Zell-Subpopulationen besteht ein kombinierter Immundefekt mit komplettem Ausfall der T-zellulären Immunfunktionen und Entwicklung einer sekundären Hypogammaglobulinämie. Nach Stimulation mittels anti-CD3-Antikörper oder anti-CD2 bleibt die proliferative Antwort von T-Zellen, ungeachtet der normalen Expression des IL-2-Rezeptors, aus. Lediglich polyklonale Stimulatoren wie das Mitogen PHA induzieren eine geringe Proliferation. In der Northern-blot-Analyse fällt eine stark verminderte Expression der mRNA für IL-2, IL-3, IL-4, IL-5 und γ-Interferon auf. Dadurch unterscheidet sich der Immundefekt eindeutig von den vorangehend beschriebenen Krankheitsbildern mit bevorzugter Störung der IL-2-Produktion. Andere Zytokine wie GM-CSF, TNF oder IL-6 werden in normaler Menge gebildet. Die verminderten mRNA-Spiegel sind durch eine gestörte Induktion der Transkription von Lymphokingenen bedingt. Untersuchungen, die auf der Transfektion eines Reportergens basieren (Castigli, 1993), stützen die These, daß für die fehlende Transkription der Lymphokingene eine defekte Bindung des Transkriptionskomplexes NF-AT an die „Enhancer"-Regionen der entsprechenden Lymphokingene verantwortlich ist. Die Ursache dieses Defektes ist bisher nicht bekannt. In vitro kann die defekte Immunantwort durch Substitution mit rekombinantem IL-2 rekonstituiert werden.

Klinik/Diagnose. Die von Geha et al. beschriebene vierjährige Patientin fiel im Alter von zwei Monaten durch Gedeihstörung, kompliziert verlaufende Varizelleninfektion und rezidivierende Infektionen durch opportunistische Keime (*Pneumocystis carinii*) auf. Neben den T-zellulären Funktionsausfällen bestand eine ausgeprägte Hypogammaglobulinämie. Hauttests fielen auch in fortgeschrittenem Alter immer negativ aus. Die verminderte Lymphokinproduktion wird in vitro nach Stimulation mit Mitogenen (PHA, ConA) oder mit PMA und Kalziumionophor entweder direkt durch quantitative Bestimmung der Lymphokine im Kulturüberstand oder mittels Northern-blot-Analyse nachgewiesen.

Therapie/Prognose. Die zweimalig durchgeführte Transplantation mit haploidentischem Knochenmark war bei der Patientin nicht erfolgreich. Dagegen konnte durch Einleitung einer intravenösen Substitutionstherapie mit IL-2 (Pahwa, 1989), trotz des Ausfalls mehrerer Lymphokine, eine Normalisierung der T-Zell-Funktion sowie eine gesteigerte γ-Interferon-Produktion und eine deutliche Besserung der Infektanfälligkeit erreicht werden.

43.5.7 Bindungsdefekt des NF-AT/AP1-Komplexes

Definition. Die Erkrankung ist durch einen kombinierten Immundefekt mit verminderter Produktion mehrerer Lymphokine (IL-2, IL-4, γ-Interferon und Tumornekrosefaktor α) infolge eines vollständigen Ausfalls der NF-AT/DNA-Bindung charakterisiert (Feske, 1996).

Pathogenese. Die Expression von Zytokingenen wird durch eine Gruppe von transaktivierenden Faktoren kontrolliert, die mit spezifischen Cis-Regulatorelementen in der Promotor/Enhancer-Region des Gens interagieren. Zur Aktivierung und Expression des IL-2-Gens ist die synergistische Bindung der Transkriptionsfaktoren NF-AT, NF-κB, AP-1 und Oct erforderlich. NF-AT liegt in inaktiver Form im Zytoplasma vor und wird durch Dephosphorylierung über Calcineurin in den Kern an die DNA verlagert. Bisher sind vier NF-AT Proteine beschrieben. NF-ATp, NF-ATc, NF-AT3 und NF-ATx/NF-AT4 unterscheiden sich bezüglich ihres Verteilungsmusters innerhalb bestimmter Zellpopulationen. NF-ATp ist in ruhenden T-Zellen nachweisbar, während NF-ATc in aktivierten Zellen neu synthetisiert wird.

Der Defekt der Transkription und Produktion von IL-2, IFN-γ, IL-4 und TNF-α wird durch eine gestörte Signalübertragung bedingt. Die IFN-γ und TNF-α Produktion kann nicht durch die Zugabe von IL-2 verbessert werden. Dies spricht gegen einen isolierten IL-2-Produktionsdefekt. Ebenso ist eine Störung der frühen Aktivierungskaskade unwahrscheinlich, da der Defekt nicht durch PMA und Ionophor überwunden werden kann. Während PMA über Aktivierung der Proteinkinase C eine normale Transkription von CD69 und CD25 induziert, bleiben das Proliferationsvermögen und die Zytokinproduktion unbeeinflußt. Bindungsanalysen mit DNA-Extrakten der Patienten dokumentieren eine fehlende Bindung von NF-AT an die Zytokingen-Promotorregion. Die Bindung anderer Transkriptionsfaktoren wie AP-1, NF-κB und Oct ist nicht beeinträchtigt. Die genaue Ursache der defekten Bindung des Transkriptionsfaktors ist nicht geklärt. In Frage kommen strukturelle Veränderungen des Faktors, eine verminderte mRNA-Transkription, eine insuffiziente Translokation in den Zellkern oder ein Mangel an Calcineurinaktivität.

Der Defekt unterscheidet sich von dem durch Castigli beschriebenen Krankheitsbild (siehe 43.5.6) durch den kompletten Defekt der NF-AT-Bindung mit vollständigem Ausfall der Zytokintranskription und -synthese einschließlich des Lymphokins TNF-α.

Klinik/Diagnose/Therapie. Bei den beiden betroffenen Knaben handelt es sich um Kinder konsanguiner Eltern. Das erste Kind fiel durch die Entwicklung einer systemischen Mykobakteriose nach BCG-Impfung, rezidivierende Fieberepisoden, persistierende Rotavirusinfektion und Gedeihstörung im ersten Lebenshalbjahr auf. Der zweite Knabe entwickelte schon in der zweiten Lebenswoche eine persistierende Stomatitis aphthosa, intermittierende Fieberschübe und ebenfalls eine Gedeihstörung.

Die Zahl der Lymphozyten des peripheren Blutes ist normal. Die Lymphozyten-Phänotypanalyse zeigt bei beiden Knaben eine normale Verteilung von T- und B-Lymphozyten. Innerhalb der T-Zell-Population fällt ein erhöhter Anteil an CD29-CD4-positiven T-Helferzellen auf. Die Proliferation von T-Zellen nach Stimulation (PHA, ConA, anti-CD3, anti-CD3 und anti-CD28) bleibt aus. Auch durch PMA und Ionophor wird lediglich die Expression von Aktivierungsmolekülen (CD25, CD69), nicht aber eine Proliferation ausgelöst. Spezifische T-Zell-Reaktionen wie z. B. gegenüber Tetanustoxoid fehlen. In Kultur kann die fehlende Produktion von IL-2, IL-4, IFN-γ und TNF-α nachgewiesen werden. Während das Proliferationsvermögen der T-Zellen durch Zugabe von IL-2 rekonstituiert werden kann, bleibt diese Maßnahme ohne Effekt auf die IFN-γ- und TNF-α-Synthese.

Obwohl alle Immunglobulinklassen erhöhte Serumkonzentrationen aufweisen, konnte bisher keine spezifische Antikörperproduktion nachgewiesen werden.

Der Immundefekt kann durch Knochenmarktransplantation erfolgreich korrigiert werden. Der erste betroffene Knabe verstarb vor Einleitung einer spezifischen Therapie im Rahmen einer Sepsis im Alter von 11 Monaten. Bei dem zweiten Knaben wurde durch Substitution mit rekombinantem IL-2 zunächst eine Verbesserung der T-Zell-Funktion und der klinischen Symptome erreicht. Im Alter von 16 Wochen wurde der Defekt durch haploidentische Knochenmarktransplantation erfolgreich therapiert.

43.5.8 Idiopathische CD4-Lymphopenie

Definition. Die Erkrankung ist durch einen ausgeprägten Mangel an CD4 positiven T-Helfer-Lymphozyten ohne Nachweis einer HIV-Infektion gekennzeichnet.

Pathogenese. Die Pathogenese und Ätiologie des Immundefektes sind nicht bekannt. Definitionsgemäß sind CD4-Lymphopenien im Zusammenhang mit Infektionen durch HIV-1, HIV-2, HTLV I und HTLV II wie auch anderen bekannten Ursachen (Neoplasie, immunsuppressive Therapie) ausgeschlossen. Bei einer Gruppe von acht Patienten wurde eine beschleunigte CD95-(Fas)vermittelte Apoptose der CD4-Zellen dokumentiert (Laurence, 1996).

Klinik/Diagnose/Therapie. Klinisch stehen Infektionen durch opportunistische Erreger im Vordergrund der Symptomatik. Selten werden autoimmunologische Phänomene wie z. B. die Entwicklung systemischer Vaskulitiden beobachtet. Bezüglich der Infektanfälligkeit zeigt das Krankheitsbild keine wesentliche Progression, Fälle von Spontanremissionen wurden berichtet.

Der Nachweis der CD4-Lymphopenie orientiert sich an den Kriterien des Center for Disease Control analog den HIV-Diagnose-Richtlinien. Eine Reduktion der CD4-T-Zell-Zahl unter die 95%-Perzentile der Altersnorm ohne Nachweis einer adäquaten Ursache erlaubt die Zuordnung zu diesem Krankheitsbild. Zusätzliche Störungen der T-Zell-Funktion oder der humoralen Immunität wurden nicht berichtet. Einige der Patienten waren außer dem Nachweis der CD4-Lymphopenie klinisch unauffällig.

Der Immundefekt ist selten (2:100 000), die Mehrzahl

der Patienten sind Erwachsene, der jüngste bekannte Patient war 10 Jahre alt. Etwa zwei Drittel der Betroffenen gehören dem männlichen Geschlecht an. Obwohl eine HIV-Infektion als Ursache ausgeschlossen ist, werden in amerikanischen Studien bei 40 % der Patienten Risikofaktoren für AIDS beobachet.

Therapeutisch steht eine suffiziente antibiotische Therapie der opportunistischen Infektion im Vordergrund, eine generelle antiinfektiöse Prophylaxe wird bisher nicht empfohlen.

43.5.9 ZAP-70 Defekt (CD8-Mangel)

Definition. Der autosomal rezessiv vererbte schwere T-Zell-Defekt ist durch einen Mangel an reifen CD8-positiven T-Lymphozyten infolge einer gestörten Expression oder Funktion der Protein-Tyrosinkinase ZAP-70 (Gelfand, 1995) charakterisiert.

Pathogenese. Die Protein-Tyrosinkinase (PTK) ZAP-70 ist ein wichtiger Bestandteil der Signalübertragungskaskade nach Aktivierung der T-Zelle über den TCR-CD3-Komplex. Die fehlende Funktion von ZAP-70 führt nicht nur zu Funktionsstörungen von reifen T-Zellen des peripheren Blutes, sondern hat entscheidende Auswirkungen auf die Ausreifung von T-Lymphozyten im Thymusorgan. Die Differenzierung von CD4-CD8-doppelt-positiven zu CD8-einfach-positiven Zellen und die anschließende Migration der Thymozyten in das Thymusmark bleiben aus. Auch die Differenzierung von CD4-positiven T-Helfer-Lymphozyten ist beeinträchtigt. Obwohl diese T-Zell-Subpopulation im peripheren Blut in normaler Zahl und mit regelrecht ausgebildetem TCR-Repertoire vorliegt, ist ihre Funktion eingeschränkt (siehe Klinik/Diagnose). Für die unterschiedliche Ausprägung der Entwicklungsstörung von CD4- und CD8-T-Zellen ist möglicherweise eine kompensatorische Restfunktion der PTK-Syk in Thymozyten verantwortlich. Die PTK-Syk scheint für die intrathymischen Differenzierungsschritte von CD4-Zellen auszureichen, während die Funktion von ZAP-70 für die Entwicklung von CD8-Zellen unabdinglich ist. Die Befunde sprechen für eine Einbindung von ZAP-70 in den Prozeß der positiven Selektion.

Im Vergleich zu Thymozyten ist die Aktivität der PTK-Syk in reifen CD4-positiven T-Lymphozyten des peripheren Blutes nicht ausreichend, um das Fehlen von ZAP-70 zu kompensieren. Die Entwicklung von NK-Zellen ist nicht beeinträchtigt. Durch molekulare Untersuchungen wurde der ZAP-70-Gendefekt auf Chromosom 2 q12 lokalisiert.

Klinik/Diagnose/Therapie. Die Erkrankung manifestiert sich mit den typischen Symptomen eines kombinierten Immundefektes wie multiple, therapieresistente Infekte, chronische Diarrhö und Gedeihstörung schon im frühen Säuglingsalter.

Im peripheren Blut fällt das Fehlen der CD8-tragenden zytotoxischen T-Zellen auf; die Zahl der CD4-positiven T-Helferzellen und der NK-Zellen ist normal. Häufig wird eine relative Vermehrung von B-Lymphozyten beobachtet. Die CD4-positiven Lymphozyten sind phänotypisch unauffällig und exprimieren einen normalen αβ-T-Zell-Antigenrezeptor. Die T-Zellen können weder durch Mitogene noch durch anti-CD3-Antikörper oder spezifische Antigene stimuliert und zur Proliferation oder Interleukin-2-Produktion gebracht werden. Lediglich bei Umgehung der initialen intrazellulären Signalübertragungsschritte mittels PMA und Ionophor ist in vitro eine T-Zell-Aktivierung und -Proliferation auslösbar. Die Serumimmunglobulinspiegel der Patienten liegen im Altersnormbereich. Über die Fähigkeit, spezifische Antikörper in ausreichender Qualität und Quantität zu bilden, liegen bisher keine zuverlässigen Berichte vor. Allerdings sollte die B-Zell-Funktion infolge der fehlenden Unterstützung durch T-Helferzellen ebenfalls eingeschränkt sein.

Die Diagnose des ZAP-70-Defektes kann aufgrund der Familienanamnese, der typischen Symptomatik eines kombinierten Immundefektes, dem charakteristischen peripheren T-Zell-Phänotyp und der T-Zell-Funktionsausfälle gestellt werden. Auch eine pränatale Diagnose ist möglich.

Die Knochenmarktransplantation stellt zur Zeit die einzig verfügbare erfolgreiche Therapie dar.

43.6 T-Zell-Defekte mit gestörter Proliferation

43.6.1 Lymphoproliferatives Syndrom

Definition. Bei dem seltenen, X-chromosomal vererbten, lymphoproliferativen Syndrom (Synonym: Purtilo-Syndrom) besteht ein selektiver Ausfall der Immunantwort gegenüber Epstein-Barr-Virus (EBV). Nach EBV-Infektion manifestiert sich die Erkrankung als schwer oder fatal verlaufende Mononukleose mit progredientem zellulärem Immundefekt (Sullivan, 1989; Seemayer, 1995).

Pathogenese. Die Ursache der Störung ist nicht genau bekannt. Es wird vermutet, daß eine defekte T-Zell-Reaktion gegenüber EBV-transformierten B-Lymphoblasten für die Immunpathologie des Syndroms verantwortlich ist. Alternativ wird eine erhöhte Resistenz von EBV-transformierten B-Zellen gegenüber zytotoxischen T-Zellen diskutiert. Während vor der Virusinfektion nur bei 10 % der Patienten diskrete immunologische Auffälligkeiten bestehen (siehe Diagnose), weisen T-Lymphozyten von erkrankten Patienten eine Störung der γ-Interferon-Produktion nach Aktivierung mit Epstein-Barr-Virus auf.

In der Frühphase der Erkrankung kommt es zunächst zu einer Infiltration lymphatischer Organe durch Lymphoblasten und Plasmazellen. Die EBV-infizierten B-Zellen können durch aktivierte T-Lymphozyten nicht eliminiert werden. Statt dessen führt die T-Zell-Aktivierung zu einer schweren Destruktion des lymphatischen Gewebes, insbesondere des Thymusorgans. Histologisch gleicht der Thymus in dieser Phase dem Bild einer schweren GvH-Reaktion. Die Zerstörung des Thymus hat eine Zellverarmung der T-Zell-abhängigen Regionen in peripheren lymphatischen Organen zur Folge. Ein ähnlicher Mechanismus wird für die Schädigung des Knochenmarks und der Leber verantwortlich gemacht.

Mittels molekulargenetischer Untersuchungen wurde der Gendefekt (XLP-Gen) in der Region Xq24–25 lokalisiert.

Klinik/Diagnose. Bisher wurden 272 Knaben in 80 Familien mit der Erkrankung identifiziert. Etwa 60 % der Patienten versterben an der primären EBV-Infektion. Akute Todesfälle sind in der Mehrzahl auf eine foudroyant verlaufende Lebernekrose zurückzuführen. Es erkranken nur Knaben. Überlebende entwickeln eine chronisch persistierende EBV-Infektion. Das Auftreten einer Knochenmarkaplasie mit dem zytologischen Bild einer lymphohistiozytären Hämophagozytose führt in der Regel innerhalb von 4 Wochen zum Tode. Die Entwicklung einer Hypogammaglobulinämie (25 %), maligner B-Zell-Lymphome (25 %) oder einer globalen zellulären Immundefizienz, welche die T-, B- und NK-Zellen betrifft, gehören zu den weiteren Kennzeichen der Erkrankung.

Im peripheren Blut imponiert eine Lymphozytose mit atypischen Lymphozyten. Das CD4/CD8-Verhältnis ist zugunsten der CD8-Zellen verschoben. Die Funktion der zytotoxischen T-Zellen, insbesondere gegenüber EBV-infizierten Zellen, und die NK-Zell-Funktion sind gestört. Nur initial besteht eine polyklonale Immunglobulinvermehrung im Serum, im weiteren Verlauf entwickelt sich eine Hypogammaglobulinämie. Infolge der gestörten Produktion spezifischer Antikörper gegen Virusantigene (EBNA) ist der serologische Nachweis der EBV-Infektion schwierig. Lediglich in der Frühphase werden IgM-Antikörper gegen Virus-capsid-Antigen (VCA) dokumentiert, IgG-Antikörper dieser Spezifität sind dagegen selten. Die Familienanamnese ergibt regelmäßig die Angabe von schweren oder tödlichen EBV-Infektionen bei männlichen Verwandten der Mutter. Konduktorinnen weisen zudem häufig erhöhte, persistierende EBV-spezifische Antikörpertiter auf.

Die Identifikation von Risikopatienten ist schwierig, da vor Ausbruch der Erkrankung keine eindeutigen immunologischen Störungen bestehen. Eine Möglichkeit besteht im sogenannten Bakteriophagentest: Einige Patienten der Risikogruppe sind nicht in der Lage, nach Stimulation mit dem Bakteriophagen (U X 174) von IgM- auf IgG-Antikörper-Produktion umzuschalten. Durch Lokalisation des genetischen Defektes in der Region Xq26–27 sollte es in Zukunft möglich sein, Konduktorinnen und präsymptomatische (EBV-seronegative) Knaben mittels gekoppelter Marker zu diagnostizieren (s. Kap. 37, S. 387).

Therapie/Prognose/Differentialdiagnose. Bislang existiert keine befriedigende Therapie für erkrankte Knaben. Die Prognose ist durchweg schlecht, keiner der Patienten hat bisher das 40. Lebensjahr erreicht. Die EBV-Infektion kann durch Gabe von Aciclovir nicht kontrolliert werden. Als erfolgreichste symptomatische Maßnahme hat sich die prophylaktische Gabe von Immunglobulinpräparaten bei Anlageträgern sofort nach deren Identifikation erwiesen.

Bei sieben Patienten wurden HLA-identisches Knochenmark bzw. Nabelschnurblut-Stammzellen transplantiert. Bei allen Patienten kam es zum Engraftment. Vier der Knaben entwickelten nach der Transplantation ein normales Immunsystem und konnten die EBV-Infektion terminieren. Drei Patienten verstarben im Rahmen von Transplantationskomplikationen. Damit scheint die Transplantation von hämatopoetischen Stammzellen die bislang einzig verfügbare Therapie des X-chromosomalen, lymphoproliferativen Syndroms (Gross, 1996) zu sein.

Obwohl die Erkrankung aufgrund des Vererbungsmodus nur bei Knaben auftritt, sind zwischenzeitlich identische Verläufe auch bei weiblichen Patienten beschrieben worden. Differentialdiagnostisch müssen lymphohistiozytäre Erkrankungen, die mit ähnlicher klinischer Symptomatik einhergehen, wie z.B. die familiäre Lymphohistiozytose (Farquhar-Krankheit), abgegrenzt werden.

43.6.2 Apoptosedefekt bei Fas-Defizienz

Definition. Bei der immunologischen Störung handelt es sich um eine unkontrollierte Aktivierung und Proliferation von Lymphozyten und Makrophagen mit gestörter Immunfunktion und Autoimmunphänomenen infolge einer defekten Expression des Fas-Moleküls (CD95 oder APO-1; Le Deist, 1996).

Pathogenese. Das Rezeptormolekül Fas (CD95) gehört zur Tumornekrosefaktor-Rezeptorfamilie und wird auf aktivierten T- und B-Lymphozyten exprimiert. Das Molekül ist in die Regulation des Zellzyklus sowie der Zellproliferation eingebunden. Die Interaktion von Fas mit dem Fas-Liganden (FasL) leitet den Zelltod durch Apoptose ein. Bei gestörter oder fehlender Expression des Fas-Moleküls kann der Lebenszyklus von T-Lymphozyten nicht kontrolliert werden. Es entwickelt sich eine massive, nichtmaligne Lymphoproliferation, die mit dem Auftreten von Autoimmunphänomenen vergesellschaftet ist. Typischerweise werden bei Patienten mit Fas-Defekt CD3-positive, CD4/CD8-doppelt-negative T-Lymphozyten im peripheren Blut nachgewiesen. In Analogie zu dem Fas-defekten Tiermodell der lpr-Maus wird vermutet, daß der Verlust der CD4- und CD8-Expression auf den Versuch, die ungebremste Zellaktivierung zu begrenzen, zurückzuführen ist. Der Defekt beruht auf Mutationen im Fas-Gen. Drei Hauptgruppen des Krankheitsbildes können differenziert werden: Lymphoproliferation bei vollständigem Fehlen der Fas-Expression, entsprechend einer Nullmutation (homozygote Fas-Defizienz), heterozygote Fas-Mutationen und Lymphoproliferation ohne nachweisbaren Fas-Defekt.

Klinik/Diagnose/Therapie. Das Vorliegen einer homozygoten Fas-Defizienz wurde bisher bei einem Kind konsanguiner Eltern nachgewiesen. Schon bei Geburt bestand eine massive ungehemmte Lymphoproliferation mit lymphozytären Infiltraten in Milz, Leber und Lymphknoten. Die Lymphoproliferation betraf sowohl T-Lymphozyten [CD4(–), CD8(–), CD45 RA(+), HLADR(+), CD57(+)] als auch B-Lymphozyten. Die massive unkontrollierte Proliferation schränkte die normalen Immunfunktionen ein und ging mit Autoimmunphänomenen einher. Das Kind litt zusätzlich unter einer autoimmunen Thrombozytopenie. Durch immunsuppressive Therapie konnte ein schneller Anstieg der Zahl zirkulierender Lymphozyten im peripheren Blut blockiert werden. Der homozygote Fas-Defekt konnte erfolgreich durch allogene Knochenmarktransplantation korrigiert werden.

Patienten mit heterozygoter Fas-Mutation fallen ebenfalls schon im Säuglings- und frühen Kleinkindalter durch eine benigne Lymphoproliferation und ausgedehnte Lymphadenopathie auf. Auch hier sind neben einer generalisierten Lymphknotenvergrößerung Leber und Milz betroffen. Im lymphatischen Gewebe und im peripheren Blut werden T-Lymphozyten mit hoher mitotischer Aktivität nachgewiesen. Typischerweise betrifft die ungehemmte Proliferation CD4-CD8-doppelt-negative/CD3-positive T-Zellen, deren Nachweis charakteristisch für das Krankheitsbild ist. Autoimmunphänomene manifestieren sich durch die Entwicklung von Neutropenien, hämolytischen Anämien und rekurrierenden Thrombozytopenien; bei einem Patienten wurde eine Glomerulonephritis diagnostiziert. Bei den bisher untersuchten sieben Kindern (aus sechs nichtverwandten Familien) wurden verschiedene Mutationen des Fas-Genes gefunden. Obwohl die Mutationen von den Eltern vererbt wurden, bestanden bei fünf Elternteilen trotz Nachweis der Mutation keine Lymphoproliferation oder Autoimmunphänomene. Die Beobachtung spricht dafür, daß neben Fas weitere Gene in die Regulation des „programmierten Zelltodes" eingebunden sind, die aber offensichtlich bei Patienten den Fas-Defekt nicht ausreichend kompensieren können. Auch bei heterozygoter Fas-Mutation wird durch immunsuppressive Therapie die pathologische Proliferation eingedämmt und das Auftreten von Autoimmunphänomenen kontrolliert. Mit Reduktion der pathologischen Zell-Populationen wird regelmäßig eine Regeneration normaler T-Zellen gefördert.

Sowohl Kinder als auch Erwachsene mit vermehrter Lymphoproliferation und Autoimmunphänomenen trotz normaler Fas-Expression und -Funktion sind beschrieben worden. Die Ursache dieser Krankheitsbilder ist noch nicht geklärt. Als Ursache werden Defekte der Fas-Liganden wie auch Störungen Fas/FasL-unabhängiger Kontrollmechanismen des Zellzyklus vermutet.

43.7 T-Zell-Defekte bei Stoffwechselstörungen

43.7.1 Mangel an biotinabhängigen Carboxylasen

Definition. Unter dem Begriff wird eine Gruppe seltener Immundefekterkrankungen zusammengefaßt, die auf Störungen im Stoffwechsel verzweigtkettiger Aminosäuren zurückzuführen sind und mit einer Anhäufung von organischen Säuren einhergehen. In Abhängigkeit vom Manifestationsalter wird eine neonatale von einer juvenilen Form unterschieden (Baumgartner, 1984; Fischer, 1982).

Pathogenese. Ursache der Erkrankung ist eine verminderte Aktivität der vom Coenzym Biotin abhängigen Carboxylasen (Cowan, 1979): Methylcrotonyl-CoA-, Acetyl-CoA-, Pyruvat- und Proponyl-CoA-Carboxylase. Wahrscheinlich liegt ein autosomal-rezessiver Erbgang vor. Zumindest in einigen Familien wurde bei Verwandten von Patienten eine Reduktion der Biotinidaseaktivität auf etwa 50% der Norm nachgewiesen.

Während für die neonatale Form wahrscheinlich eine fehlende Holocarboxylase-Synthetase-Aktivität verantwortlich ist, wird bei der juvenilen Form ein Defekt der Biotinidase, welche Biotin aus Biocytin regeneriert, vermutet. Eine Verminderung der enteralen Resorption sowie eine pathologisch erhöhte renale Ausscheidung von Biotin sind ebenfalls beobachtet worden.

Die Störungen der Immunfunktionen sind möglicherweise durch eine Einschränkung der Prostaglandinsynthese (insbesondere von PGE_2) in Monozyten bedingt. Das für die Bildung der Prostaglandinvorstufen essentielle Malonyl-CoA steht aufgrund der verminderten Acetyl-CoA-Carboxylase-Reaktion nur in ungenügender Menge zur Verfügung. Prostaglandine wiederum stellen wichtige Mediatoren für immunregulatorische Funktionen dar.

Klinik. Klinisch manifestiert sich die Erkrankung durch eine chronische mukokutane Kandidiasis, Ataxie, muskuläre Hypotonie, Krampfanfälle, Keratokonjunktivitis und Alopezie. Laborchemisch imponieren eine intermittierende Laktatazidose sowie eine erhöhte Ausscheidung von β-Methylcrotonylglycerin, Methylzitrat, 3-β-Hydroxyisovalerat und β-Hydroxypropionat im Urin. Eine mehr oder weniger beeinträchtigte T-Zell-Funktion ist immer nachweisbar. Besteht gleichzeitig ein B-Zell-Defekt, kann sich das klinische Bild eines kombinierten Immundefektes entwickeln.

Diagnose. Das gleichzeitige Auftreten von Alopezie und Krampfanfällen sollte immer an diese Erkrankung denken lassen. Die Stoffwechselstörung kann durch die Urinanalyse der Metabolite sowie durch Bestimmung der Holocarboxylase- und der Biotinidaseaktivitäten im Serum gesichert werden.

Immunologische Störungen betreffen vor allem das T-Zell-System (negative Hautteste, fehlende Reaktion gegenüber Candidaantigen, fehlende Suppressoraktivität). Die T-Zell-Antwort gegenüber Mitogenen und anderen spezifischen Antigenen sowie die zytotoxische Funktion sind in der Regel nicht gestört. Die T-Zell-Zahl im peripheren Blut ist normal oder leicht vermindert. Bei einigen Patienten wurden ein selektiver IgA-Defekt und eine fehlende Produktion spezifischer Antikörper gegenüber kapseltragenden Bakterien beobachtet. Infolge der verminderten Prostaglandinsynthese sind vor allem immunregulatorische Funktionen der Makrophagen gestört.

Mittels Amniozentese kann eine pränatale Diagnostik des Enzymdefektes in Fibroblasten durchgeführt werden.

Therapie. Obwohl nicht für alle Formen des Krankheitsbildes in der Literatur berichtet, erscheint ein Therapieversuch mit Biotin auch bei neonatalen Formen gerechtfertigt. Die Gabe von Biotin (10 mg/kg KG/d) führt zu einer Reduktion der im Urin nachweisbaren Metabolite sowie zur Besserung der Alopezie, Ataxie und chronischen Kandidiasis. Die Biotin-Substitutionstherapie muß lebenslang beibehalten werden. Bei bereits pränatal gesicherter Diagnose kann durch Biotineinnahme der Schwangeren die intrauterinen Entwicklung des Feten normalisiert werden.

43.7.2 Orotazidurie: Mangel an Orotsäure-phosphoribosyl-transferase (OPRT)- und/oder Orotidin-5'-phospho-decarboxylase (ODC)

Definition. Die autosomal rezessiv vererbten Störungen des Pyrimidinstoffwechsels sind durch Wachstums- und Entwicklungsverzögerung, psychomotorische Retardierung und eine T-zelluläre Funktionsstörung variabler Ausprägung charakterisiert (Suttle, 1989).

Pathogenese. Der Aktivitätsverlust der Enzyme OPRT und/oder ODC führt zu einer Synthesestörung von Uridin-5-Monophosphat und anderer Pyrimidinnukleotide. Daraus resultiert eine Akkumulation von Pyrimidinnukleosid-Vorstufen (Orotsäure und Orotidin-5-monophosphat). Die toxischen Metabolite scheinen, ähnlich wie beim PNP-Defekt, selektiv das T-Zell-System zu schädigen.

Klinik/Diagnose. Häufig manifestiert sich die Erkrankung durch eine megaloblastäre Anämie. Zu den weiteren Symptomen zählen schwere Entwicklungsverzögerung, psychomotorische Retardierung, erhöhte Orotsäureausscheidung im Urin und Malabsorptionssymptomatik. Die Patienten leiden an einem T-Zell-Defekt unterschiedlicher Ausprägung. Diese Variabilität wird auf Restaktivitäten der beiden Enzyme zurückgeführt. Es besteht eine erhöhte Infektanfälligkeit gegenüber viralen und bakteriellen Erregern. Der Schweregrad des Immundefektes zeigt mit zunehmendem Alter eine deutliche Progredienz. Die T-Zell-Zahl im peripheren Blut ist vermindert, funktionelle Teste wie Hautteste oder die mitogen- und antigeninduzierte Lymphozytenproliferation fallen in der Regel pathologisch aus. Die Funktion der zytotoxischen T-Lymphozyten ist eingeschränkt. Das humorale Immunsystem ist normalerweise nicht betroffen. Allerdings wurde eine verminderte Immunglobulinsynthese von B-Lymphozyten nach In-vitro-Stimulation mit Pokeweed-Mitogen beschrieben.

Der spezifische Enzymdefekt kann durch Aktivitätsmessung in Erythrozyten sowie durch Bestimmung der erhöhten Ausscheidung von Orotsäure und Orotidin-5-Phosphat im Urin nachgewiesen werden. Heterozygote Anlageträger, die klinisch gesund sind, weisen etwa die Hälfte der Enzymaktivität auf. Eine pränatale Diagnose ist durch die Untersuchung der Enzymaktivitäten in Amnionzellen möglich.

Therapie. Durch Gabe von Uridin (100–200 mg/kg KG/d per os) kann eine Besserung der neurologischen Symptome und auch der immunologischen Störungen erreicht werden. Entscheidend ist der frühzeitige Therapiebeginn, um irreversible Schädigungen des ZNS und Immunsystems zu vermeiden.

Prognose. Bei früh einsetzender Therapie ist die Prognose der Patienten nicht schlecht. Verläufe bis ins frühe Erwachsenenalter sind beschrieben. Auf die Lebensqualität nehmen vor allem die neurologischen Ausfälle Einfluß.

43.7.3 Weitere Stoffwechselerkrankungen mit T-zellulärem Immundefekt

Zinkmangel

Der autosomal rezessiv vererbte **Zinkmangel (Acrodermatitis enteropathica)** manifestiert sich meist im ersten Lebensjahr. Die Patienten entwickeln zunächst perioral und an den Akren, später auch am Stamm ekzematöse und vesikobullöse Hautveränderungen. Zu den weiteren Symptomen zählen Konjunktivitis, Blepharitis, Alopezie, Nagelatrophie und eine schwere Diarrhö mit Malabsorption.

Für die gestörte Resorption des Spurenelementes Zink wird das Fehlen eines zinkbindenden Transportproteins im Dünndarm verantwortlich gemacht.

Immunologisch haben die Patienten sowohl Funktionsstörungen der T-Zellen als auch einen Chemotaxisdefekt der neutrophilen Granulozyten (Chandra, 1980). Die Einschränkung der T-Zell-Funktion betrifft bevorzugt die Th-1-Population (verminderte Produktion von IL-2 und IFN-γ). Ebenso ist die NK-Zell-Aktivität eingeschränkt. Klinisch besteht eine erhöhte Infektanfälligkeit gegenüber bakteriellen, viralen und parasitären Erregern. 70 % der Patienten leiden unter einer chronischen mukokutanen Kandidiasis.

Die Diagnose wird durch die Bestimmung des Serumzinkspiegels und der alkalischen Phosphatase, einem zinkabhängigen Enzym, gestellt. Als charakteristisch wird das Auftreten pleomorpher, zum Teil konfluierender Granula in den Paneth-Körnerzellen des Dünndarms angesehen. Elektronenmikroskopisch weisen die Granula degenerative Strukturveränderungen auf. Die Prognose der Erkrankung ist sehr gut. Trotz des zugrundeliegenden Resorptionsdefektes führt orale Zinksubstitution (1–2 mg/kg KG/d in Abhängigkeit vom Zinkserumspiegel und der Aktivität der alkalischen Phosphatase) zur Besserung aller klinischen Symptome. Wahrscheinlich liegt in der Mehrzahl der Fälle nur eine partielle Resorptionsstörung vor, die durch eine hochdosierte Substitution kompensiert werden kann. Grundsätzlich kann auch ein nutritiver Zinkmangel zur gleichen Symptomatik führen.

Zellweger-Syndrom

Das sehr seltene, autosomal rezessiv vererbte **Zellweger-Syndrom (zerebrohepatorenales Syndrom)** ist durch neurologische Auffälligkeiten infolge zerebraler Fehlbildungen, Hepatomegalie, Cholestase, Leberzirrhose, Hämosiderose, Nierenzysten und erhöhte Infektanfälligkeit charakterisiert. Immunologisch findet sich eine T-zelluläre Funktionsstörung. Für die Pathogenese des Krankheitsbildes scheint primär ein metabolischer Defekt (fehlende Peroxysomen in Leber und Nierenzellen, Katalasedefekt, gestörte mitochondriale Oxydation) verantwortlich zu sein. Zusätzlich besteht ein Mangel an Phosphatidylethanolaminplasmalogen, ein Hauptphospholipid der Zellmembran, der auf eine verminderte Aktivität der Dihydroxyacetonphosphat-acetyltransferase zurückgeführt wird. Sowohl die Störungen des Energiestoffwechsels als auch die strukturellen Veränderungen der Zellmembran infolge des Plasmalogenmangels könnten zu der Entwicklung des Immundefektes beitragen. Die exakten pathogenetischen Zusammenhänge, die zur Entwicklung der immunologischen Störungen führen, sind allerdings nicht zuverlässig geklärt. Die Diagnose des Zellweger-Syndroms kann durch den laborchemischen Nachweis einer Erhöhung von gesättigten und einfach ungesättigten, langkettigen Fettsäuren (C_{24}–C_{30}) sowie erhöhter Eisen- und Kupferspiegel im Serum zusätzlich gestützt werden. Die Kinder versterben meist im ersten Lebensjahr (Hong, 1981).

43.8 Seltene Erkrankungen mit partiellen T-Zell-Defekten

Bei einer Vielzahl seltener Erkrankungen werden Teilausfälle der zellulären Immunität beobachtet. Dabei handelt es sich um komplexe Syndrome aufgrund von Stoffwechselstörungen oder chromosomaler Aberrationen. Ohne Anspruch auf Vollständigkeit sind solche Erkrankungen in Tabelle 43/1 aufgeführt.

43.8.1 Immundefekt und Chromosomeninstabilität

Bloom-Syndrom

Kinder mit Bloom-Syndrom (Weemaes, 1991) fallen durch Wachstumsretardierung, Gesichtserythem und Teleangiektasien an lichtexponierten Hautregionen auf. Häufig bestehen auch Café-au-lait Flecken. Männliche Patienten haben einen Hypogonadismus und sind infertil. Der begleitende Immundefekt weist eine große Variabilität auf, die von einer isolierten Hypogammaglobulinämie bis zum Ausfall der T-Zell-Funktion und der konsekutiven Entwicklung eines kombinierten Immundefektes reicht. Die Zahl peripherer CD3-tragender T-Zellen ist vermindert, das Verhältnis von CD4-positiven T-Helferzellen zu CD8-positiven zytotoxischen T-Zellen in der Regel normal. Funktionell besteht eine verminderte proliferative Antwort der T-Zellen gegenüber Mitogenen und allogenen Stimulatorzellen. Die Hypogammaglobulinämie betrifft alle Immunglobulinklassen; allerdings wird mit zunehmendem Alter eine Normalisierung der IgA- und IgG-Spiegel beobachtet. Die IgM-Spiegel sind dagegen immer erniedrigt. Die verminderte Immunglobulinproduktion wird auf eine gestörte B-Zell-Differenzierung und den Ausfall der T-Zell-vermittelten Helferfunktion zurückgeführt. Bei einem Teil der Patienten wird zusätzlich ein NK-Zell-Defekt nachgewiesen. Infolge der immunologischen Störungen leiden die Patienten an Gedeihstörungen und schweren Infektionen viraler und mykotischer Genese.

Pathogenetisch wird ein defekter DNA-Reparationsmechanismus infolge einer gestörten Funktion der DNA-Ligase Typ I angenommen. Eine Mutation des DNA-Ligase-Typ-I-Genes liegt allerdings nicht vor. Bei Patientenzellen kann in Kultur eine erhöhte Chromosomenbrüchigkeit nachgewiesen werden. Im

Unterschied zur Ataxia teleangiectasia und zum Nijmegen-Syndrom ist die Rate mitotischer „Crossing over events" gesteigert. Eine spezifische Therapie besteht nicht. Bei Vorliegen einer Hypogammaglobulinämie mit entsprechender Klinik sollte eine Substitutionstherapie durchgeführt werden.

Die Prognose ist relativ günstig, die Mehrzahl der bisher beschriebenen Patienten hat das Erwachsenenalter erreicht. Im Gegensatz zu anderen Erkrankungen mit erhöhter Chromosomeninstabilität weisen Patienten mit Bloom-Syndrom mit zunehmendem Alter keine progrediente Verschlechterung, sondern eine zunehmende Besserung der immunologischen Störungen auf. Für die Prognose bedeutend ist allerdings das signifikant erhöhte Risiko für die Entwicklung maligner Tumoren.

Differentialdiagnostisch muß das Bloom-Syndrom von der Immundefizienz bei Mutation des DNA-Ligase-I-Genes abgegrenzt werden. Die von Webster et al. (1992) beschriebene Patientin manifestierte die Erkrankung mit deutlicher Wachstumsretardierung, Bloom-ähnlichem Habitus, humoraler und zellulärer Immundefizienz (IgA-Mangel, Hypogammaglobulinämie, verminderte T-Zell-Proliferation bei normalem T-Zell-Phänotyp) und rezidivierenden, bevorzugt bakteriellen Infektionen. Es wurden zwei charakteristische Mutationen des DNA-Ligase-I-Genes nachgewiesen. Wie bei den übrigen Krankheitsbildern mit DNA-Reparationsstörung besteht ein erhöhtes Malignomrisiko. Die Patientin verstarb im Alter von 19 Jahren an einem Lymphom.

Fanconi-Anämie

Bei der Fanconi-Anämie (Byrom, 1984) handelt es sich um eine autosomal rezessive Erkrankung, die durch Defekte der Knochenentwicklung, Panmyelopathie, geistige Retardierung, erhöhte Chromosomenbruchrate und einen Immundefekt charakterisiert ist. Das Krankheitsbild wird den Chromosomeninstabilitäts-Syndromen zugeordnet. Zu den klinischen Symptomen zählen im einzelnen Minderwuchs, eine Hypo- oder Aplasie des radialen Strahls, vermehrte Pigmentierung der Haut (u.a. Café-au-lait-Flecken), Mikrozephalus und geistige Retardierung, hyperchrome makrozytäre Anämie, Leukozyto- und Thrombozytopenie sowie Fehlbildungen an Herz und Nieren. Der Immundefekt in Form einer Hypogammaglobulinämie und variablen T-zellulären Funktionsstörungen manifestiert sich zwischen dem 5. und 10. Lebensjahr durch erhöhte Infektanfälligkeit. Die Ursache der Erkrankung ist weitgehend unbekannt. Ein DNA-Reparationsdefekt, möglicherweise eine Störung der DNA-Ligase Typ I, wird vermutet. Wie beim Bloom-Syndrom liegt auch hier keine Mutation des DNA-Ligase-Genes vor. Patientenzellen weisen eine erhöhte spontane Chromosomenbruchrate auf, für die auch eine verminderte Aktivität der erythrozytären Superoxiddismutase verantwortlich gemacht wird. Wie bei anderen Erkrankungen mit DNA-Reparationsdefekten besteht eine gesteigerte Sensitivität gegenüber Chemotherapeutika und ionisierender Strahlung (siehe Ataxia teleangiectasia, Nijmegen-Chromosomeninstabilitäts-Syndrom und Bloom-Syndrom). Homozygote und Heterozygote sind durch ein signifikant erhöhtes Malignomrisiko belastet.

Pränatal kann die Diagnose durch den Nachweis der verminderten Reparatur diepoxybutaninduzierter Chromosomenbrüche in kultivierten Amnion- oder Chorionzottenzellen gestellt werden. Daneben besteht die Möglichkeit, durchflußzytometrische Zellzyklusanalysen durchzuführen.

Die schlechte Prognose wird vor allem durch die progressive Panmyelopathie bestimmt. Therapeutisch ist die HLA-identische Knochenmarktransplantation in etwa 40% der Fälle erfolgreich, jedoch infolge der gesteigerten Zytostatika- und Strahlensensibilität mit einem erhöhten Nebenwirkungsrisiko belastet.

Seckel-Syndrom

Das Seckel-Syndrom zählt zu einer heterogenen Gruppe autosomal rezessiv erblicher Zwergwuchsformen. Charakteristische Symptome des Krankheitsbildes sind ein primordialer Zwergwuchs, kraniofaziale Dysmorphie mit Mikrozephalie, fliehende Stirn, große Augen, antimongoloide Lidachse, dysplastische Ohrmuscheln, große Nase und fliehendes Kinn („Vogelgesicht"). Die geistige Entwicklung der Patienten ist retardiert, endokrinologische Auffälligkeiten betreffen das Vorliegen eines Kryptorchismus, einer Klitorishypertrophie und die Entwicklung eines Hirsutismus. Bei einem Teil der Patienten bestehen eine hypoplastische Anämie, Panzytopenie und verminderte Serumimmunglobulinspiegel. Einschränkungen der zellulären Immunfunktion wurden im Zusammenhang mit einer verminderten Lymphozytenzahl beobachtet. Detaillierte immunologische Untersuchungen liegen noch nicht vor.

43.8.2 Immundefekt und Wachstumsretardierung

Immunoossäre Dysplasie Schimke

Die immunoossäre Dysplasie Schimke (Spranger, 1991) ist ein pleiotropes, autosomal rezessiv vererbtes Leiden, das das Skelett, die Haut, die Nieren und das Immunsystem betrifft. Typische Symptome sind ein schon bei Geburt manifester dysproportionierter Minderwuchs mit kurzem Rumpf und faziale Dysmorphien (breiter Nasenrücken, rundlich verdickte Nasenspitze). An der Haut fallen linsengroße Pigmentflecken auf, das Haar der Patienten ist sehr fein. Im weiteren Verlauf entwickeln die Kinder meist innerhalb der ersten Lebensdekade eine progrediente, therapieresistente Nephropathie mit Proteinurie und Nierenversagen. Immunologisch wird ein variabler

T-Zell-Defekt mit Nachweis CD4/CD8-doppelt-positiver T-Zellen, erhöhtem Anteil γδ-TCR-tragender T-Zellen und eingeschränkten T-Zell-Funktionen beobachtet. Zahl und Phänotyp zirkulierender B-Lymphozyten sind unauffällig, ebenso die In-vitro-Immunglobulinproduktion. Eine gelegentlich beobachtete Hypogammaglobulinämie kann daher auch Folge der Proteinurie sein. Der Immundefekt bedingt eine erhöhte Infektanfälligkeit, ist jedoch für die Gesamtprognose der betroffenen Kinder von nachgeordneter Bedeutung. Infolge des progredienten Nierenversagens werden die Patienten häufig transplantationspflichtig. Die Prognose ist insgesamt schlecht und wird durch zusätzliche zerebrale Ausfälle infolge thromboembolischer Prozesse beeinträchtigt.

Dubowitz-Syndrom

Das Dubowitz-Syndrom ist definiert als unscharf umrissenes, autosomal rezessiv vererbtes Fehlbildungs- und Retardierungssyndrom. Zu den charakteristischen Symptomen zählen Kleinwuchs, Gesichtsdysmorphie mit kleiner, fliehender Stirn, hypoplastischen Supraorbitalbögen, engen Lidspalten, Hypertelorismus, prominente Nasenwurzel, kleines Kinn sowie tiefsitzende, dysplastische Ohren und Mikrozephalie. Bei der Mehrzahl der betroffenen Kinder fällt eine stark erhöhte Infektanfälligkeit auf. Überzufällig häufig entwickeln die Patienten Malignome der Hämatopoese. Die Pathogenese der Erkrankung ist nicht bekannt. Seit der Erstbeschreibung des Syndroms 1965 durch V. Dubowitz sind über 43 Fälle berichtet worden, wobei bei bisher 11 Patienten immunologische Untersuchungen durchgeführt wurden. 7 Patienten zeigten einen Immunglobulinmangel. Bei 4 Kindern wurden ein IgG-, IgM- und IgA-Mangel, bei weiteren 2 Kindern ein IgA- und IgM-Mangel und einmal ein selektiver IgA-Defekt diagnostiziert. Quantitative Untersuchungen der B- und T-Lymphozyten liegen für 2 Patienten vor. Hier wurden grenzwertig erniedrigte Zahlen von T- und B-Zell-Populationen beschrieben. Funktionelle Analysen wurden bisher nicht durchgeführt.

Kyphomele Dysplasie

Die kyphomele Dysplasie ist eine autosomal rezessiv vererbte Skeletterkrankung mit schon bei Geburt manifestem, kurzgliedrigem Kleinwuchs und verdickten, auffällig stark verkrümmten Femura. In variabler Ausprägung finden sich faziale Dysmorphien mit flachem Mittelgesicht und kleinem Kinn. Bei einem Teil der betroffenen Kinder wurde ein kombinierter Immundefekt (eingeschränkte T-Zell-Proliferation) berichtet. Detaillierte Analysen wurden bisher nicht durchgeführt.

Mulibrey-Syndrom

Beim Mulibrey-Syndrom handelt es sich um ein autosomal rezessives Leiden mit primordialem Minderwuchs. Der Name Mulibrey leitet sich von den Organen ab, die ursprünglich als hauptsächlich betroffen galten: **mu**scle (Muskelschwäche), **li**ver (Hepatomegalie), **br**ain, **ey**e (Pigmentstörung der Retina mit gelblichen Pigmentflecken). Neben dem Kleinwuchs imponieren eine Gesichtsdysmorphie mit dreieckigem Gesicht, prominenter Stirn, Dolichozephalus, eine ungleichmäßige Pigmentierung der Retina, muskuläre Hypotonie und konstriktive Perikarditis mit sekundärer Entwicklung einer Hepatomegalie. Bei den Patienten wurden variable immunologische Störungen beobachtet, die in besonderem Maße die humorale Immunität mit verminderter B-Zell-Zahl und reduzierten IgM- und IgG-Serumkonzentrationen betreffen. Zudem besteht ein Wachstumshormonmangel, der durch Substitutionstherapie korrigiert werden kann.

Progerie, Hutchinson-Gilford-Syndrom

Die Progerie Hutchinson-Gilford fällt durch einen postnatalen Minderwuchs und gleichzeitig zunehmende Vergreisung mit Haarausfall, Verlust des subkutanen Fettgewebes, Ausbildung eines „Vogelgesichts" mit schnabelartiger Nase und fliehendem Kinn auf. Zusätzlich leiden die Patienten unter Zahnungsanomalien, Beugekontrakturen der großen Gelenke, Nageldystrophie, Muskelhypoplasie und Insulinresistenz. Immunologisch werden verminderte Immunglobulinspiegel und eine reduzierte CD4-positive T-Zell-Population gefunden. Ob die Reduktion der T-Zellen auf eine beschleunigte Alterung der Zellen zurückzuführen ist, ist nicht bekannt. Die Lebenserwartung ist reduziert. Infolge einer frühzeitigen Atherosklerose versterben die Patienten an Herzinfarkt oder Zerebralinsult in der Regel innerhalb der ersten 3 Lebensdekaden.

Schwartz-Jampel-Syndrom (Myotonia chondrodystrophica)

Das sehr seltene Schwartz-Jampel-Syndrom manifestiert sich im 1. Lebensjahr und ist langsam progredient. Zu den Symptomen zählen eine typische Gesichtsdysmorphie (Blepharophimose, kurzes Philtrum, schmaler, spitzer Mund, Mikrogenie, spärliche Mimik), Kleinwuchs mit verzögerter Knochenreifung, Skelettanomalien (Femurepiphysendysplasie, Wirbelabplattung, Kyphoskoliose) und Myotonie, die zu einer progredienten Muskelschwäche und zu sekundären Kontrakturen führt. Neben einem häufig vorliegenden IgA-Mangel lassen sich bei diesen Patienten in variabler Ausprägung komplexe Störungen der zellulären und humoralen Immunität nachweisen (Mollica, 1979). Die Ursache der immunologischen Störungen ist nicht bekannt.

43.8.3 Immundefekte und dermatologische Krankheitsbilder

Partieller Albinismus und Immundefekt (Griscelli-Syndrom)

Das **Griscelli-Syndrom** stellt eine seltene autosomal rezessive Erkrankung dar, die durch das gemeinsame Auftreten eines partiellen Albinismus, rezidivierender Infektionen infolge eines zellulären Immundefekts mit Störungen der zytotoxischen T-Zellen und der NK-Zell-Funktion sowie einer sekundären Hypogammaglobulinämie charakterisiert ist. Die Patienten entwickeln häufig schon im frühen Kindesalter eine Panzytopenie durch überschießende Makrophagenaktivierung (akzelerierte Phase) mit lymphohistiozytärer Infiltration multipler Organe (Pastural, 1997).

Die Pigmentierungsstörung manifestiert sich in einer generell verringerten Hautpigmentierung, silbergrauen Haaren mit Pigmentklumpen-Akkumulation im Haarschaft und einem partiellen Albinismus retinae. In den Melanozyten reichern sich reife Melanosomen an, die nicht gerecht in die angrenzenden Keratinozyten übertragen werden können. An immunologischen Störungen werden regelmäßig eine fehlende Hautreaktion vom verzögerten Typ, eine reduzierte T-Zell-vermittelte Zytotoxizität und ein NK-Zell-Funktionsdefekt nachgewiesen.

Der Zusammenhang von Immundefekt und Pigmentierungsstörung ist nicht geklärt. Eine ähnliche immunologische Störung wurde in der „dilute lethal mouse", die allerdings zusätzlich noch schwerwiegende neurologische Störungen aufweist, beschrieben. Der „Dilute"-Locus kodiert für Myosin-Va, ein Mitglied der Myosinfamilie. In Analogie zu diesem Tiermodell wurde kürzlich gezeigt, daß der Griscelli-locus auf dem Chromosom 15q21 lokalisiert und mit dem Myosin-Va-Gen (MYO5a) identisch ist. Möglicherweise spielt das durch den Griscelli-Locus kodierte Protein Myosin-Va eine Rolle bei intrazellulären Proteintransportmechanismen. Das Griscelli-Syndrom scheint das humane Homolog der Dilute-Mutation im Maussystem darzustellen.

Differentialdiagnostisch muß das Griscelli-Syndrom vom Chediak-Higashi-Syndrom abgegrenzt werden. Beide Krankheitsbilder sind durch den okulokutanen Albinismus, einen Immundefekt und das Auftreten der akzelerierten Phase mit unkontrollierter Makrophagenaktivierung gekennzeichnet. Im Gegensatz zum Chediak-Higashi-Syndrom findet sich beim Griscelli-Syndrom keine Riesengranulation in Leukozyten und Melanozyten.

Therapeutisch kann die akzelerierte Phase durch Immunsuppression (Antilymphozyten-Globulin, Steroide und Cyclosporin A) vorübergehend beherrscht werden. Eine kurative Therapie ist nur durch Knochenmarktransplantation möglich. Die Diagnose kann durch kombinierte Haar- und Hautbiopsie in der 20. Schwangerschaftswoche und seit kurzem durch direkte Genanalyse in der 12. Woche gestellt werden.

Netherton-Syndrom

Das **Netherton-Syndrom** ist ein ebenfalls seltenes dermatologisches Krankheitsbild mit ichthyosiformer, kongenitaler Erythrodermie in Kombination mit Trichorrhexis invaginata (Bambushaar) und Atopie.

Schon bei Geburt besteht ein ichthyosiformes migratorisches Erythem an Rumpf und Extremitäten mit bogiger Begrenzung und randbetonter groblamellärer Schuppung. Zu den weiteren Symptomen zählen brüchige Haarbeschaffenheit und Lichenifikation in den Gelenkbeugen. Die Patienten entwickeln einen Minderwuchs. Im peripheren Blut werden regelmäßig eine Eosinophilie und erhöhte IgE-Werte nachgewiesen. Gelegentlich liegt eine erhöhte Aminosäurenausscheidung im Urin vor. Die Fehlregulation der IgE-Produktion deutet auf eine gestörte Kontrolle durch T-Helfer-Lymphozyten hin. Bisher wurden allerdings noch keine ausführlichen immunologischen Befunde dokumentiert.

Anhidrotische ektodermale Dysplasie

Die **anhidrotische ektodermale Dysplasie** ist ein rezessiv vererbtes Krankheitsbild mit den Hauptsymptomen atrophische, pigmentarme Haut, Hypodontie, spärliche Behaarung und Gesichtsdysmorphie. Aufgrund von fehlenden bzw. unterentwickelten Schweiß-, Talg- und Speicheldrüsen leiden die Patienten an einer gestörten Regulation der Körpertemperatur. Die Patienten neigen zu rezidivierenden Infektionen und Septikämien. Die Pathogenese der Erkrankung ist unbekannt.

Neben dem wiederholten Nachweis einer Lymphopenie wurde bei einem Patienten ein Zytokinproduktionsdefekt beschrieben. Eine Substitutionstherapie mit Interferon γ besserte die Infektanfälligkeit.

Papillon-Lefèvre-Syndrom

Die **Keratodermia palmoplantaris diffusa Papillon-Lefèvre** stellt eine autosomal rezessiv vererbte Erkrankung dar. Zu den Kardinalsymptomen gehören das Auftreten von Palmoplantarkeratosen und die Entwicklung einer schweren Parodontitis. Die Erkrankung manifestiert sich in den ersten Lebensjahren; Keratosen können schon bei Geburt bestehen. Typischerweise findet sich eine symmetrische, diffuse erythematosquamöse Palmoplantarkeratose mit scharfer Begrenzung. Im weiteren Verlauf greift die Keratose auf Hand- und Fußrücken sowie Ferse und Knöchel über. Daneben bestehen palmoplantare Hyperhidrose und Nagelveränderungen. Nach dem normalen Milchzahndurchbruch entwickelt sich sehr schnell eine rasch progrediente Parodontitis mit Zahnlockerung und vorzeitigem Zahnausfall. Die

Symptomatik wiederholt sich nach Durchbruch des permanenten Gebisses. Die Patienten leiden unter gehäuften bakteriellen Infektionen, wobei Störungen der Phagozyten und T-Lymphozyten (Lymphopenie) beschrieben wurden. In den paradontalen Taschen werden gehäuft Infektionen mit Actinobacillus actinomycetemcomitans nachgewiesen. Assoziiert ist die Entwicklung von malignen Melanomen.

Durch systemische Retinoidtherapie kann ein Abheilen der Keratosen erreicht werden.

Aktivierungsdefekt und Alopezie

Das Auftreten eines T-zellulären Immundefekts in Assoziation mit einer kongenitalen Alopezie und Nageldystrophie (Pignata, 1996) wurde bei zwei Schwestern beobachtet. Die ektodermale Störung wird wahrscheinlich autosomal-rezessiv vererbt. Störungen der T-Zell-Funktion umfassen eine verminderte Aktivierbarkeit mit fehlender Expression von Aktivierungsmarkern und ungenügender Zellproliferation nach Stimulation mit polyklonalen und spezifischen Stimuli.

43.8.4 Chromosomale Defekte

Mehrere **numerische Chromosomenaberrationen** gehen mit Störungen der zellulären Immunität einher. Als wichtigstes Krankheitsbild ist hier die **Trisomie 21 (Down-Syndrom**; Güttler, 1979) zu nennen. Neben den bekannten charakteristischen Dysmorphiezeichen, einer geistigen Retardierung, dem Auftreten von kardialen und gastrointestinalen Fehlbildungen leiden die Patienten an variablen Störungen der humoralen und zellulären Immunität.

Immunologisch kann eine Störung der T-Zell-Maturation dokumentiert werden. Als Ursache wird ein Mangel an Thymusfaktoren, die die intrathymische Ausreifung kontrollieren, angenommen. Der Thymus dieser Patienten ist abnorm klein und lymphozytenarm. Darüber hinaus weisen Monozyten, infolge einer erhöhten Sensitivität gegenüber hemmenden Einflüssen von γ-Interferon, eine gestörte Differenzierung zu Makrophagen auf. Der Immundefekt manifestiert sich meist schon im Kleinkindalter durch erhöhte Infektanfälligkeit. Die T-Zell-Zahl im peripheren Blut ist erniedrigt, Proliferationsteste fallen pathologisch aus. Der Anteil der B-Zellen ist dagegen normal oder erhöht. Die Serumspiegel für IgA und IgM sind subnormal, während die IgG-Spiegel leicht erhöht sein können. Zusätzlich wird häufig ein Chemotaxisdefekt mononukleärer Zellen nachgewiesen. Die NK-Zell-Aktivität ist erhöht. Möglicherweise infolge der immunologischen Störungen besteht für Patienten mit Trisomie 21 ein 15fach erhöhtes Leukämierisiko sowie eine erhöhte Inzidenz für das Auftreten antithyroidaler Antikörper.

Auch bei Patienten mit **Trisomie 18** (Lewis, 1964; Leiber: Edwards, 1960) und **partieller Trisomie 8q** (Townes, 1978) wurde eine erhöhte Infektanfälligkeit infolge einer zellulären Immundefizienz beobachtet. Klinisch erinnern beide Krankheitsbilder an die DiGeorge-Sequenz. Zu den charakteristischen Symptomen zählen faziale Dysmorphien (Mikrozephalus, Hypertelorismus, dysplastische Ohren, prominente Nasenwurzel, Lippen-Kiefer-Gaumen-Spalte, Mikro-/Retrogenie), kardiale Fehlbildungen (Septumdefekte, Fallot-Tetralogie), gastrointestinale (Ösophagusatresie, Malrotation, Omphalozele) und urogenitale Fehlbildungen (Hufeisenniere, Kryptorchismus). Patienten mit Trisomie 18 weisen zudem bei Geburt eine typische Fingerhaltung mit fixierter Flexion aller Finger und Überkreuzung des V. über den IV. und des II. über den III. Finger auf. Die Ausprägung der immunologischen Störungen ist variabel und betrifft vor allem das T-zelluläre Immunsystem. Mittels Chromosomenanalyse ist die differentialdiagnostische Abgrenzung gegenüber der DiGeorge-Sequenz problemlos möglich. Die partielle Trisomie 8q liegt meist als Mosaik vor. Infolge der Beeinträchtigung multipler Organsysteme ist die Lebenserwartung von Patienten mit Trisomie 18 bzw. partieller Trisomie 8q gering, nur wenige Kinder erreichen das 10. Lebensjahr. Die Infektanfälligkeit von Patienten mit chromosomalen Aberrationen wird symptomatisch therapiert, eine Knochenmarktransplantation ist nicht indiziert.

Literatur

Alarcon B, Terhorst C, Arnaiz-Vilena A, Perez Aciga P, Regueira JR (1990). Congenital T-cell-receptor deficiency in man. Immunodef Rev 2(1): 1–16

Ammann AJ, Wara DW, Cowan MJ, Barrett DJ, Stiehm R (1982). The DiGeorge Syndrome and the Fetal Alcohol Syndrome. Am J Dis Child 136: 906–908

Arnaiz-Villena A, Timon M, Corell A, Perez-Aciego P, Martin-Villa JM, Regueiro JR 1992. Brief report: Primary immunodeficiency caused by mutations in the gene encoding the CD3γ subunit of the T lymphocyte receptor. New Engl J Med 327: 529–533

Asherson GL, Webster ADB 1980. Diagnosis and treatment of immunodeficiency diseases. Oxford (Blackwell Scientific)

Baumgartner R, Sourmala T, Wick H, Bonjour JP (1984). Biotin-responsive multiple carboxylase deficiency (MCD). Deficient biotinidase activity associated with renal loss of biotin. J Inher Metab Dis 7: 123–125

Belohradsky BH (1985). Thymusaplasie und -hypoplasie mit Hypoparathyreoidismus, Herz- und Gefäßmißbildungen (DiGeorge Syndrome). In: Ergebnisse der Inneren Medizin und Kinderheilkunde. 54: 35–105

Berthet F, Siegrist CA, Ozsahin H, Tuchschmid P, Eich G, Superti-Furga A, Seger RA (1996). Bone marrow transplantation in cartilage-hair hypoplasia: correction of the immunodeficiency but not of the chondrodysplasia. Eur J Pediatr 155: 286–290

Brägger C, Seger RA Aeppli R, Hallè F, Hitzig WH (1989). IgG2/IgG4 subclass deficiency in a patient with chronic mucocutaneous candidiasis and bronchiectases. Eur J Pediatr 149: 168–169

Byrom NA, Hobbs JR (1984). Thymic factor therapy. New York (Raven Press)

Carey AH, Kelley D, Halford S, Wadey R, Wilson D, Goodship D, Burn J, Paul T, Sharkey A, Dumanski J (1992). Molecular genetic study of the frequency of monosomy 22q11 in DiGeorge syndrome. Am J Hum Genet 51: 964–970

Castigli E, Pahwa R, Good RA, Geha RS, Chatila TA (1993). Molecular basis of a multiple lymphokin deficiency in a patient with severe combined immunodeficiency. Proc Natl Acad Sci USA, 90: 4728–4732

Chandra RK (1980). Acrodermatitis enteropathica: Zinc levels and cell-mediated immunity. Pediatrics 66: 789–792

Chatila T, Wong R, Young M, Miller R, Terhorst C, Geha RS (1989). An immunodeficiency characterized by defective signal transduction in T lymphocytes. N Engl J Med 320: 696–702

Chatila T, Castigli E, Pahwa R, Pahwa S, Chirmule N, Oyaizu N, Good RA, Geha R. Primary combined immunodeficiency resulting from defective transcription of multiple T cell lymphokine genes. Proc Natl Acad Sci USA, 87: 1033–1037

Chu ET, Rosenwasser LJ, Dinarello CA, Rosen FS (1984). Immunodeficiency with defective T-cell response to Interleukin 1. Proc Natl Acad Sci. USA 81: 4945–4949

Cory GO, MacCarthy-Morrogh L, Banin S, Gout I, Brikkell PM, Levinsky RJ, Kinnon C, Lovering RC (1996). Evidence that the Wiskott-Aldrich syndrome protein may be involved in lymphoid cell signalling pathways. J Immunol 157: 3791–3795

Cowan MJ, Wara DW, Packman S (1979). Multiple biotin-dependent carboxylase deficiencies associated with defects in T- and B-cell immunity. Lancet 1: 115–118

Davis CM, McLaughlin TM, Watson TJ, Buckley RH, Schiff SE, Hale LP, Haynes BF, Markert ML (1997). Normalization of the peripheral blood T cell receptor V beta repertoire after cultured postnatal human thymic transplantation in DiGeorge syndrome. J Clin Immunol 17: 167–75

Derryl JMJ, Ochs HD, Francke U 1994. Isolation of a novel gene mutated in Wiskott-Aldrich syndrome. Cell 78: 635–664

Doi S, Saiki O, Tanaka T, Ha-Kawa K, Igarashi T, Fujita T, Taniguchi T, Kishimoto S (1988). Cellular and genetic analyis of IL-2 production and IL-2 receptor expression in a patient with familiar T-cell-dominant immunodeficiency. Clin Immunol Immunpathol 46: 24–36

Feske S Muller JM, Graf D, Kroczek RA, Drager R, Niemeyer C, Baeuerle PA, Peter HH, Schlesier M (1996). Severe combined immunodeficiency due to defective binding of the nuclear factor of activated T cells in T lymphocytes of two male siblings. Eur J Immunol 26: 2119–2126

Fischer A, Munnich A, Sandubray JM, Mamas S, Coudè FX, Charpentier C, Dray F, Frèzal J, Griscelli C (1982). Biotin-responsive immunoregulatory dysfunction in multiple carboxylase deficiency. J Clin Immunol 2: 35–38

Fischer A (1991). Two forms of functional T-cell deficiencies: Mild XL SCID and low expression of the CD3-TCR complex due to defective CD3-ε gene transcription. International Workshop on Primary Immunodeficiency Diseases. September 1–3, Hokkaido, Japan

Gatti RA, Platt N, Pomerance HH, Hong R, Langer LO, Kay HEM, Good RA (1969). Hereditary lymphopenic agammaglobulinaemia associated with a distinct form of short limbed dwarfism and ectodermal dysplasia. J Pediat 75: 675–684

Geha RS, Castigli E, Chatila T (1991). Novel immune deficiencies: Defective transcription of lymphokin genes. Clin Immunol Immunopathol 61: S16-S20

Geha R, Leung D (1989). Hyperimmunoglobulin E Syndrome. Immunodef Rev 1: 155–172

Gelfand EW, Weinberg K, Mazer BD, Kadlecek TA, Weiss A (1995). Absence of ZAP-70 prevents signalling through the antigen receptor on peripheral blood T cells but not on thymocytes. J Exp Med 182: 1057–1066

Gross TG, Filipovich AH, Conley ME, Pracher E, Schmiegelow K, Verdirame JD, Vowels M, Williams LL, Seemayer TA (1996). Cure of X-linked lymphoproliferative disease (XLP) with allogeneic hematopoietic stem cell transplantation (HSCT): report from the XLP registry. Bone Marrow Transplant, 17: 741–744

Gong W, Emanuel BS, Collins J, Kim DH, Wang Z, Chen F, Zhang G, Roe B, Budarf ML (1996). Transcription map of the DiGeorge and velo-cardio-facial syndrome minimal critical region on 22q11. Hum Mol Genet 5(6): 789–800

Holmes SE, Riazi MA, Gong W, McDermid HE, Sellinger BT, Hua A, Chen F, Wang Z, Zhang G, Roe B, Gonzalez I, McDonald-McGinn DM, Zackai E, Emanuel BS, Budarf ML (1997). Disruption of the clathrin heavy chain-like gene (CLTCL) associated with features of DGS/VCFS: a balanced (21; 22)(p12; q11) translocation. Hum Mol Genet 6(3): 357–67

Hong R, Horowitz SD, Borzy MF, Gilbert EF, Arya S, McLead, Peterson RD (1981). The cerebrohepatorenal syndrome of Zellweger. Similarity to and differentiation from the DiGeorge Syndrome. Thymus 3: 97–104

Jorizzo JL (1982). Chronic mucocutaneous candidiasis – an update. Arch Dermatol 118: 963–965

Kieback P, Wendisch H, Lorenz P, Hinkel K (1992). ICF-Syndrom. Monatsschr Kinderheilkd 140: 91–94

Kirkpatrick Ch (1988). Chronic mucocutaneous candidiasis. Antibiotic and immunologic therapy. Ann NY Acad Sci **544**: 471–492

Kodoma S, Komatsu K, Okumura Y, Oshimura M (1992). Suppression of x-ray induced chromosome aberrations in ataxia teleangiectasia cells by intraduction of a normal human chromosome 11. Mutat Res 293: 31–37

Kolluri R, Tolias KF, Carpenter CL, Rosen FS, Kirchhausen T (1996). Direct interaction of the Wiskott-Aldrich syndrome protein with the GTPase Cdc42. Proc Natl Acad Sci 93: 5615–5618

Laurence J, Mitra D, Steiner M, Lynch DH, Siegnal FP, Staiano-Coico L (1996). Apoptotic depletion of CD4+T cells in idiopathic CD4+lymphocytopenia. J Clin Invest 97: 672–680

Le Deist F, Thoenes G, Corado J, Lisowska-Grospierre B, Fischer A (1991). Immunodeficiency with low expression of the T cell receptor/CD3 complex. Effect on T-cell activation. Eur J Immunol 21:1541–1547

Leana-Cox J, Pangkanon S, Eanet KR, Curtin MS, Wulfsberg EA (1996). Familiar DiGeorge/velocardiofacial syndrome with deletions of chromosome area 22q11.2: report of five families with a review of the literature. Am J Med Genet (United States) 65: 309–316

Le Deist F Hivroz C, Partiseti M, Thomas C, Buc HA, Oleastro M, Belohradsky B, Choquet D, Fischer A (1995). A primary T-cell immunodeficiency associated with defective transmembrane calcium influx. Blood 85: 1053–1062

Le Deist F, Emile JF, Rieux-Laucat F, Benkerrou M, Roberts I, Brousse N, Fischer A (1996). Clinical, immunological,

and pathological consequences of Fas-deficient conditions. Lancet 348: 719–723
Lewis AJ (1964). The pathology of 18 trisomy. J Pediat 65: 92–101
Levy-Mozziconacci A, Wernert F, Scambler P (1994). Clinical and molecular study of DiGeorge sequence. Eur J Pediatr 153: 813–820
Lilic D, Cant AJ, Abinun M, Calvert JE, Spickett GP (1996). Chronic mucocutaneous candidiasis I? Altered antigen-stimulated IL-2, IL-4, IL-6 and interferon-gamma (IFN-gamma) production. Clin Exp Immunol 105: 205–212
Lipson A, Fagan K, Colley A, Colley P, Sholler G, Issacs D, Oates RK (1996). Velo-cardio-facial and partial DiGeorge phenotype in a child with interstitial deletion at 10 p13-implications for cytogenetics and molecular biology. Am J Med Genet 65: 304–8.
Lux SE, Johnston RB, August CS, Say B, Penchaszadeh VB, Rosen FS, McKusick VA (1970). Chronic neutropenia and abnormal cellular immunity in cartilage hair hypoplasia. N Engl J Med 282: 231–236
Macchi P, Villa A, Gillani S, Sacco MG, Frattini A, Porta F, Ugazio AG, Johnston JA, Candotti F, O'Shea JJ, Vezzoni P, Notarangelo LD (1995). Mutations of Jak-3 gene in patients with autosomal severe combined immune deficiency (SCID). Nature 377: 65–68
Mollica F, Messina A, Stivala F, Pavone L (1979). Immunodeficiency in Schwartz-Jampel-Syndrome. Acta Pediatr Scand 68: 133–135
Molina IJ, Kenney DM, Rosen FS, Remold-O'Donnell E (1992). T cell lines characterize events in the pathogenesis of the Wiskott Aldrich Syndrome. J Exp Med 176: 867–874
Pahwa R, Chatila T, Pahwa S, Paradise C, Day NK, Geha R, Schwartz SA, Slade H, Oyaizu N, Good RA (1989). Recombinant interleukin 2 therapy in severe combined immunodeficiency disease. Proc Natl Acad Sci. USA 86: 5069–5073
Pastural E, Barrat FJ, Dufourcq-Lagelouse R, Certain S, Sanal O, Jabado N, Seger R, Griscelli C, Fischer A, de Saint Basil G (1997). Griscelli disease maps to chromosome 15 q21 and is associated with mutations in the Myosin-Va-gene. Nature Genetics 16: 289–292
Pignata C, Fiore M, Guzzetta V, Castalda A, Sebastio G, Porta F, Guarino A (1996). Congenital alopecia and nail dystrophy associated with severe functional T-cell immunodeficiency in two sibs. Am J Med Genet 65: 167–170
Rosen FS, Kenney DM, Remold-O'Donnell E (1989). The Wiskott-Aldrich Syndrome and CD43. In: Melchers F (Hrsg). Progress in Immunology VII. Berlin, Heidelberg, New York, London, Paris, Tokyo, Hong Kong (Springer Verlag) 535–538
Rosen FS, Wedgwood RJ, Eible M, Fischer A, Auiti F, Notarangelo L, Kishimoto T, Resnick I, Hammarstrom L, Seger R, Chapel H, Thompson RA, Cooper MD, Geha RS, Good RA, Waldmann TH (1997). Primary immunodeficiency diseases. Report of a WHO Scientific Group. Clin Exp Immunol 109, S. 1: 1–28
Saar K, Chrzanowska KH, Stumm M, Jung M, Nurnberg G, Wienker TF, Seemanova E, Wegner RD, Reis A, Sperling K (1997). The gene for the ataxia-teleangiectasia variant, Nijmegen breakage syndrome, maps to a 1-cM interval on chromosome 8 q21. Am J Hum Genet 60: 605–610

Savitsky K, Sfez S, Tagle DA, Ziv Y, Sartiel A, Collins FS, Shiloh Y, Rotman G (1995). The complete sequence of the coding region of the ATM gene reveals similarity to cell cycle regulators in different species. Hum Mol Genet 4: 2025–32
Saulsberry FT, Winkelstein JA, Davis LE, Hsu SH, D'Souza BJ, Gutcher GR, Butler IJ (1975). Combined immunodeficiency and vaccine related poliomyelitis in a child with cartilage-hair hypoplasia. J Pediat 86: 868–875
Schuffenhauer S, Bartsch O, Stumm M, Buchholz T, Petropoulou T, Kraft S, Belohradsky B, Hinkel GK, Meitinger T, Wegner RD (1995). DNA, FISH and complementation studies in ICF syndrome: DNA hypomethylation of repetitive and single copy loci and evidence for a trans acting factor. Hum Genet 96: 562–571
Seemayer TA, Gross TG, Egeler RM, Pirruccello SJ, Davis JR, Kelly CM, Okano M, Lanyi A, Sumegi J (1995). X-linked lymphoproliferative disease: twenty-five years after the discovery. Pediatr Res 38: 471–478
Sorensen RU, Boehm KD, Kaplan D, Berger M (1994). Cryptococcal osteomyelitis and cellular immunodeficiency associated with interleukin-2 deficiency. J Pediatr 121: 873–879
Soudais C, De Villartay JP, Le Deist F, Griscelli C, Fischer A, Lisowska-Grospierre B (1993). Independent mutations of the human CD3ε gene resulting in a T cell receptor/CD3 complex immunodeficiency. Nature Genet 3: 77–81
Spranger J, Hinkel GK, Stöss H, Thoenes W, Wargowski D, Zepp F (1991). Schimke Immuno-Osseous Dysplasia. A newly recognised multisystem disease. JPediatrics 119: 64–72
Sullivan JL, Woda BA (1989). X-linked lymphoproliferative syndrome. Immunodef Rev 1(4): 325–347
Suttle DP, Becroft DMO, Webster DR (1989). Hereditary orotic aciduria and other disorders of pyrimidin metabolism. In: Scriver CR, Beaudet AL, Sly WS, Valle D (Hrsg). The metabolic basis of inherited disease. McGraw-Hill Information Services Company 1095–1126
Swift M (1990). Genetic aspects of ataxia teleangiectasia. Immunodef Reviews 2(1): 67–81
Thomas RA, Landing BH, Wells TR (1987). Embryologic and other developmental considerations of thirty-eight possible variants of the DiGeorge anomaly. Am J Med Genet Suppl 3: 43–66
Townes PL, White MR (1978). Inherited partial trisomy 8 q (22-qter). Am J Dis Child 132: 498–501
Webster ADB, Barnes DE, Arlett CF, Lehmann AR, Lindahl T (1992). Growth retardation and immunodeficiency in a patient with mutations in the DNA ligase I gene. Lancet 339: 1508–1509
Weemaes CMR, Bakkeren JAJM, Haraldsson A, Smeets DFCM (1991). Immunological studies in Bloom's syndrome. A follow-up report. Ann Genet 34(3–4): 201–205
Weemaes CMR, Hustinex TWJ, Scheres JMJC, van Munster PJJ, Bakkeren JAJM, Maalman RDFM (1981). New chromosome instability disorder: The Nijmegen breakage syndrome. Acta Paediatr Scand 70: 557–562
Weinberg K, Parkman R (1990). Severe combined immunodeficiency due to a specific defect in the production of interleukin-2. N Engl J Med 322: 1718–1723

44 Schwere kombinierte Immundefekte

W. Friedrich

44.1	Einleitung 482	44.3	Klinische Merkmale 484
44.2	Klassifikation, Pathogenese und	44.4	Laborbefunde 487
	Häufigkeit 482	44.5	Therapie 488

44.1 Einleitung

Als kombinierte Immundefekte (Combined immunodeficiency disorders, CID) faßt man eine Gruppe angeborener, überwiegend genetisch bedingter Erkrankungen zusammen, die durch ausgeprägte Störungen sowohl T-zellabhängiger als auch B-zellabhängiger Immunfunktionen charakterisiert sind. Eine Abgrenzung zu den sog. primären T-Zell-Defekten wird dabei nicht vorgenommen, da auch diese immer klinisch als kombinierte Immundefekte in Erscheinung treten. Als spezielle Gruppe werden die sogenannten schweren kombinierten Immundefekte (Severe combined immunodeficiency, SCID) abgegrenzt, bei denen Immunfunktionen praktisch vollständig fehlen (Rosen et al., 1995). Da klinische Manifestationen und zahlreiche diagnostische Befunde bei diesen pathogenetisch uneinheitlichen Erkrankungen sehr ähnlich sind, spricht man auch von einem (schweren) kombinierten Immundefektsyndrom. Herausragendes Krankheitszeichen ist immer eine ausgeprägte, sich meist sehr frühzeitig manifestierende Infektneigung. Ohne den Versuch einer Immunrekonstitution ist die Prognose betroffener Kinder infaust, so daß eine Behandlung so früh als möglich angestrebt werden muß.

In diesem Kapitel werden neben einer Übersicht über einzelne Krankheiten gemeinsame klinische und diagnostische Merkmale sowie die differentialdiagnostische Abklärung dieser Erkrankung dargestellt. Einzelheiten der Behandlung durch Knochenmarktransplantation werden in Kapitel 39 ausgeführt.

44.2 Klassifikation, Pathogenese und Häufigkeit kombinierter Immundefekte

Die Einteilung und Abgrenzung kombinierter Immundefekte beruht zunächst überwiegend auf klinischen Befunden sowie immunologischen, krankheitsspezifischen Auffälligkeiten, die sich unter anderem aus morphologischen, funktionellen und phänotypischen Untersuchungen des lymphatischen Systems ergeben. Tabelle 44/1 zeigt eine Übersicht der Erkrankungen, wobei hervorzuheben ist, daß nicht bei allen Patienten eine eindeutige Zuordnung möglich ist. Die Möglichkeit, die zugrunde liegenden Defekte auf molekularer Ebene zu definieren, erlaubt zunehmend eine Klassifikation nach pathogenetischen Gesichtspunkten (Fischer, 1993; Shyh-Dar et al., 1996).

Bei der Mehrzahl der Erkrankungen führt der zugrunde liegende Defekt zu einer deutlich eingeschränkten oder fehlenden Ausreifung lymphatischer Vorläuferzellen, vor allem der T-Zellen. Herausragendes klinisch-pathologisches Krankheitsmerkmal ist daher eine meist ausgeprägte Hypoplasie bzw. Dysplasie des gesamten lymphatischen Systems (Hitzig et al., 1958). So sind lymphatische Organe zwar angelegt, jedoch bestehen als Folge der fehlenden bzw. spärlichen Besiedlung durch lymphatische Zellen in hohem Maße auffällige und charakteristische strukturelle Veränderungen.

Bei den SCID-Erkrankungen lassen sich entsprechend dem Fehlen bzw. der Nachweisbarkeit zirkulierender B-Zellen B^-- und B^+-Varianten abgrenzen. Bei B^+-SCID besteht allerdings ebenfalls ein ausgeprägter Antikörpermangel, bzw. eine Agammaglobulinämie, da die B-Zellen defekt sind. Bei dieser B^+-Variante, welche die häufigste Form des SCID darstellt, findet sich bei nachweisbarer Familiärität meistens ein X-chromosomaler Erbgang, d.h. es erkranken nur

Tab. 44/1: Kombinierte Immundefekterkrankungen.

Variante	Charakteristische Laborbefunde	Defekt- und Chromosomallokalisation	
Differenzierungsdefekte (SCID)	bei SCID: T-Zellen fehlend oder deutlich erniedrigt (cave: fremde z. B. mütterl. T-Zellen); Ausnahme: Omenn-Syndrom (SCID mit Eosinophilie)		
B⁻	B-Zellen fehlend	RAG-1	11 p13
		RAG-2	11 p13
		andere Rekombinasemoleküle	
B⁺	B-Zellen vorhanden, jedoch ohne Funktion	ILR γc	X q 1
Retikuläre Dysgenesie	zusätzlich: Agranulozytose	?	
Adenosindeaminase-(ADA)/Purinnucleosidphosphorylase-(PNP) Mangel	ausgeprägter oder progressiv zunehmender Funktionsverlust des lymphatischen Systems (Intoxikation durch Metabolite)	ADA	20 q13.4
		PNP	14 q13.1
Funktionsdefekte	T-Zell-Zahl meist normal		
		Komplementationsgruppe:	
MHC Klasse II Expressionsdefekt	fehlende Expression von HLA Klasse II; T- und B-Zell-Funktionen variabel	A CIITA;	6 p21.3
		B ?	
		C p75 (RFX5)	
CD3/TCR-Anomalien	abnorme Expression von CD3	CD3 ε	11 q23
		CD3 γ	11 q12
Signaltransduktionsstörung	fehlende oder eingeschränkte Aktivierung der T-Zellen	JAK 3	19 p13.1
		ZAP 70	2 q12

männliche Säuglinge. Molekulargenetisch ist die Erkrankung inzwischen aufgeklärt, es bestehen Defekte im Bereich des Gens, das für die sogenannte „Common γ-chain" kodiert, eine zahlreichen Interleukinrezeptoren gemeinsame Kette (ILR γc), die auf allen lymphatischen Zellen exprimiert wird. In seltenen Familien kann ein B+-SCID auch autosomal rezessiv vererbt sein. Bei B⁻-Varianten des SCID, die autosomal rezessiv vererbt werden, wurden Störungen der für die Rekombinationsvorgänge in Lymphozyten verantwortlichen Gene (RAG 1/2) beschrieben, ein Defekt, der auch bei der sogenannten SCID-Maus besteht.

Die extremste Form einer angeborenen Abwehrstörung ist die **retikuläre Dysgenesie**, bei der neben einem SCID eine kongenitale Agranulozytose besteht (de Vaal et al., 1959). Herausragendes diagnostisches Merkmal ist eine bereits bei Geburt bestehende Agranulozytose und extreme Leukopenie mit Werten unter 1000/μl. Die Agranulozytose ist die Folge einer Reifungsstörung der Granulozyten, die übrigen hämatopoetischen Zellreihen, einschließlich der Monozyten, reifen dagegen meistens regelrecht aus. Der Pathomechanismus, der dieser Erkrankung zugrunde liegt, ist noch nicht geklärt.

Bei etwa 20 % der Patienten mit SCID bzw. CID ist der Immundefekt mit Störungen des Purinstoffwechsel assoziiert, und zwar am häufigsten mit einem Mangel des Enzyms Adenosindeaminase (ADA), und sehr viel seltener mit einem Mangel der Purin-Nukleosid-Phosphorylase (PNP) (Hirschhorn, 1983). Als Folge des Enzymmangels kommt es zu einem extra- und intrazellulären Anstau toxischer Stoffwechselmetabolite, vor allem von Deoxyadenosin und Deoxy-ATP bei ADA-Mangel und von Deoxy-GTP bei PNP-Mangel. Lymphatische Zellen, die physiologischerweise über besonders hohe Aktivitäten dieser Enzyme verfügen, werden bevorzugt geschädigt, die Zellproliferation wird gehemmt. Die Ausprägung der Immundefizienz bei **ADA-Mangel** ist variabel. Während bei der Mehrzahl bereits bei Geburt das Vollbild des SCID besteht, beobachtet man gelegentlich Patienten, bei denen zunächst residuelle Immunfunktionen erhalten sind, jedoch dann innerhalb von Jahren eine progrediente Verschlechterung eintritt. Die Variabilität der Immundefizienz korreliert mit dem Schweregrad der enzymatischen Störung, die wiederum Ausdruck der Heterogenität dieser molekulargenetisch inzwischen gut charakterisierten Erkrankungen ist. Bei Patienten mit **PNP-Mangel** sind humorale Immunfunktionen in der Regel erhalten. Die Erkrankung, die häufig auch mit psychomotorischen Auffälligkeiten sowie mit autoimmunologischen Störungen wie hämolytischer Anämie einhergeht, führt im Alter von 4 bis 6 Jahren als Folge vor allem viraler Infekte durch Viren der Herpesgruppe zum Tode.

Eine Reihe kombinierter Immundefekte sind Folge funktioneller Defekte reifer, postthymischer T-Zellen (Fischer, 1992). Bei diesen Erkrankungen, die in Kapitel 43 näher beschrieben werden, ist die Zahl der T-

und der B-Zellen im Blut meist normal, und residuelle Immunfunktionen sind vorhanden, so daß die entsprechenden Krankheitsbilder weniger ausgeprägt als bei SCID sein können. Die humorale Immundefizienz ist in der Regel sekundär, d. h. Folge der fehlenden Regulation durch T-Zellen. Beschrieben sind unter anderem Störungen der Signalrezeption der T-Zellen als Folge eines strukturellen Defekts des T-Zell-Rezeptors sowie Störungen der T-Zell-Aktivierung bei gestörter intrazytoplasmatischer Signalübertragung. Bei wenigen Patienten wird ein Defekt der Synthese von Interleukin 2 beschrieben. Eine inzwischen gut charakterisierte Form des CID ist der MHC-Klasse-II-Expressionsdefekt, eine Erkrankung, die überwiegend bei aus dem Mittelmeerraum stammenden Patienten beobachtet wird. Charakteristisch ist eine fehlende Expression von HLA-Klasse-II-Determinanten auf der Oberfläche der B-Lymphozyten und Monozyten. Die Störung ist eine Folge von Regulationsstörungen der Transkription der HLA Klasse II kodierenden Gene.

Verläßliche Zahlen über die Häufigkeit kombinierter Immundefekte sind schwierig zu ermitteln. Eine retrospektiv über einen Zeitraum von 10 Jahren durchgeführte Studie in der Schweiz ergab eine Inzidenz kombinierter Immundefekte von 4 pro 100 000 Neugeborene (Ryser et al., 1988). Aufgrund der hohen Frühmortalität und den Schwierigkeiten, die bei der frühen Diagnosestellung dieser Erkrankungen bestehen, muß sicher mit einer relativ hohen Dunkelziffer gerechnet werden.

44.3 Klinische Merkmale

Infektkomplikationen

Eine frühzeitige, extreme Neigung zur Entwicklung ungewöhnlicher Infektionskomplikationen ist das bei weitem auffälligste Krankheitsmerkmal kombinierter Immundefekterkrankungen. Ein fast pathognomonisches Krankheitszeichen bei SCID stellt darüber hinaus die Entwicklung klinischer Zeichen der Graft-versus-host-Erkrankung dar, (siehe Farbabb. FA 22, 23 Farbtafel IV), eine Komplikation, die nach einer Bluttransfusion oder häufiger als Folge eines intrauterinen, transplazentaren Übertritts mütterlicher Zellen auftritt und Ausdruck der immunologischen Unfähigkeit zur Abstoßung ist.

Bei Geburt und während der ersten Lebenswochen bestehen in der Regel keine Krankheitssymptome. Das Vorkommen von Frühgeburtlichkeit, intrauteriner Gedeihstörung, angeborenen Mißbildungen oder perinatalen Komplikationen ist nicht erhöht. Die Mehrzahl der Patienten entwickelt ab dem 2. bis 3. Lebensmonat Symptome, nur selten, z. B. bei über längere Zeit gestillten Säuglingen, besteht ein längeres krankheitsfreies Intervall. Das Spektrum möglicher Infektionen bzw. Infekterreger ist praktisch unbe-

Tab. 44/2: Charakteristische Krankheitszeichen bei SCID.

Fast immer vorhanden:
- zunehmende, nicht beherrschbare Gedeihstörung bei chronischer Enteritis (z. B. durch Rotavirus);
- therapieresistente mukokutane Kandidiasis (Soor);
- chronisch persistierende Symptome im Bereich der Atemwege
  - anhaltender trockener Reizhusten,
  - fortbestehende Zeichen der Obstruktion,
  - zunehmende Tachydyspnoe/Zyanose;
- akute Pneumonie (z. B. durch Pneumocystis carinii);

Häufig vorhanden:
- lokale und systemisch bakterielle Infekte;
- ekzematöse Hautveränderungen, Pruritus, Alopezie.

grenzt. Die Entwicklung opportunistischer Infektionen steht jedoch im Vordergrund und einige Infektsymptome treten mit großer Regelmäßigkeit auf, so daß oft ein fast stereotypes Krankheitsbild resultiert (Tab. 44/2). Diese ist vor allem geprägt durch eine zunehmende Gedeihstörung als Folge rezidivierender bzw. chronischer intestinaler Infektionen, durch Infektsymptome im Bereich der Atemwege mit Zeichen der zunehmenden respiratorischen Insuffizienz sowie durch hartnäckigen, ausgedehnten Soor (Farbabb. FA 26 Farbtafel V), besonders im Bereich des Oropharynx.

Eine sehr häufige, akut lebensbedrohliche Komplikation ist eine durch Pneumocystis carinii ausgelöste akute Pneumonie, wobei die Möglichkeit einer wirksamen Prophylaxe bzw. Behandlung dieser Komplikation ein wichtiger Grund für die inzwischen deutlich niedrigere Rate früher Todesfälle ist.

Bakterielle Infektionen imponieren vor allem als rezidivierende eitrige Mittelohrentzündungen, die nicht selten zur Mastoiditis führen, eitrige Rhinitis und Konjunktivitis, lokalisierte Hautabszesse sowie bakterielle Sepsis, Meningitis, Arthritis und Lobärpneumonie.

BCG-Impftuberkulose (Bacille Calmette-Guérin)

Bei kombinierten Immundefekten können Impfungen mit Lebendimpfstoffen zu schwerwiegenden Nebenwirkungen führen. Sie sind daher streng kontraindiziert. Die Entwicklung einer generalisierten BCG-Impftuberkulose bei routinemäßiger BCG-Impfung im Neugeborenenalter stellt eine oft verhängnisvolle Komplikation dar. Neben infiltrativen, häufig ulzerativen Veränderungen im Bereich der Impfstelle Farbabb. FA 27 Farbtafel V) und der regionalen Lymphknoten beobachtet man im fortgeschrittenen Stadium der Infektion vor allem multiple papulöse und pustulöse Hauteffloreszenzen als Ausdruck der systemischen Streuung der Mykobakterien (Abb. 44/1). Häufig ist das Skelettsystem in Form lokalisierter, osteolytischer Herde betroffen sowie Leber, Milz, Lymphknoten und Lungen. Differentialdiagnostisch kann u. a. der Verdacht auf eine Histiozytosis X aufkom-

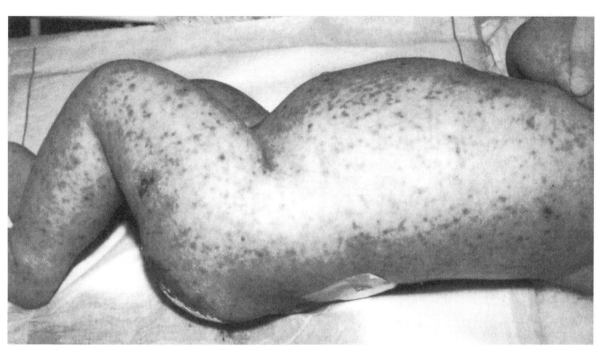

Abb. 44/1: Generalisierte BCG-Impftuberkulose bei einem 7 Monate alten Säugling mit SCID. Im Bereich der BCG-Impfstelle besteht ein trokkenes, wenig entzündliches Impfulkus; über das gesamte Integument verstreut makulo-papulöse, infiltrative Herde als Ausdruck der Dissemation der Mykobakterien.

men, vor allem da ausgedehnte Infiltrationen betroffener Organe durch Histiozyten bestehen. Entscheidend für die Erkennung der BCG-Histiozytose ist die Anfertigung einer Ziehl-Neelsen-Färbung, bei der intrazellulär gelegene säurefeste Mykobakterien sichtbar sind. Die tuberkulostatische Behandlung führt lediglich zur Verzögerung des weiteren Fortschreitens, nicht jedoch zur Überwindung der Infektion. Dies ist nur im Rahmen einer gleichzeitigen immunologischen Rekonstitution nach Knochenmarktransplantation möglich.

Befunde bei der klinischen Untersuchung

Aus der Familienanamnese können sich direkte Hinweise auf eine vererbte (genetische) Erkrankung ergeben, wobei negative Befunde keine Aussagekraft haben. Immer sollte gezielt eine mögliche elterliche Verwandtschaft als Prädisposition für genetisch bedingte Erkrankungen erfragt werden. Bei der körperlichen Untersuchung können neben ungewöhnlichen, infektbedingten Krankheitszeichen weitere charakteristische Befunde erhoben werden. Besondere Aufmerksamkeit sollte der Beurteilung des lymphatischen Systems gelten. Das vollständige Fehlen tastbarer zervikaler Lymphknoten trotz rezidivierender Infekte der Luftwege kann als ein untrügliches Zeichen dieser Erkrankungen gewertet werden. Allerdings kann man gelegentlich auch vergrößerte Lymphknoten finden, wobei der Lymphadenopathie dann eine pathologische Zellproliferation zugrunde liegt. Auch die klinische Beurteilung der Tonsillen, die bei Patienten mit SCID nicht sichtbar sind, kann sehr aufschlußreich sein. Die große diagnostische Bedeutung der röntgenologischen und sonographischen Beurteilung des Thymus, der sich bei SCID nicht darstellen läßt, sei besonders betont (Abb. 44/2, siehe auch Farbabb. FA 25 Farbtafel V). Bei Patienten mit ADA-Defekt können gelegentlich Verdickungen im Bereich der kostochondralen Übergänge wie bei rachitischem „Rosenkranz" beobachtet werden. Sehr selten ist ein kombinierter Immundefekt mit Zwergwuchs oder mit Chondrodysplasie assoziiert.

Komplikationen durch maternofetale Transfusion

Nicht selten zeigen SCID-Patienten Auffälligkeiten im Bereich der Haut. Neben unspezifischen Exanthemen, die manchmal nur transitorisch auftreten, können unterschiedlich stark ausgeprägte Befunde einer generalisierten Dermatitis mit nässenden, desquamativen oder chronisch-entzündlichen, ekzematösen Veränderungen bestehen (Abb. 44/3). Sie sind meist begleitet von einer auffallenden Bluteosinophilie, die Kinder leiden unter einem ausgeprägten Pruritus und entwickeln häufig eine Alopezie. Diese Veränderungen sind sehr häufig Ausdruck einer durch mütterliche Lymphozyten ausgelösten Graft-versus-host-Reaktion (GvhR) als Folge einer transplazentaren maternofetalen Transfusion (Kadowaki et al., 1965). Die Inzidenz dieses Befundes, d.h. im Blut nachweisbarer zirkulierender T-Zellen mütterlichen Ursprungs, ist nach eigenen Untersuchungen überraschend hoch. Bei sorgfältiger Untersuchung kann man sie bei etwa

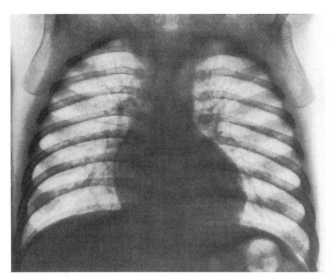
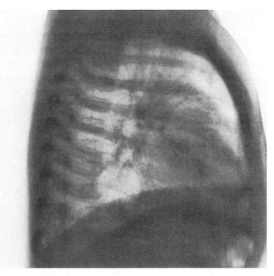

Abb. 44/2: Röntgen-Thorax bei SCID. Schmales Mediastinalband sowie leerer Retrosternalraum als Zeichen der Thymushypoplasie.

der Hälfte der Patienten mit SCID in unterschiedlicher, meist niedriger Zahl finden. Ausprägung und Schweregrad der beobachteten klinischen Zeichen einer GvhD der Haut sind allerdings außerordentlich variabel und fehlen nicht selten auch ganz. Bei der histologischen Untersuchung findet man in unterschiedlich starker Ausprägung mononukleäre Zellinfiltrate im Bereich von Dermis und Epidermis, wobei die sonstigen typischen Zeichen der GvhD oft wenig ausgeprägt sind und daher pathologisch-anatomisch die Diagnose einer GvhR erschwert ist, bzw. bei Unkenntnis klinischer Krankheitszeichen auch verfehlt werden kann. Auch sind andere Manifestationsorgane der GvhR, wie Leber und Intestinaltrakt, nur ausnahmsweise betroffen.

Omenn-Syndrom

In diesem Zusammenhang sei auf eine Krankheitsmanifestation des SCID hingewiesen, das erstmalig von Omenn beschrieben wurde (Omenn, 1965). Dieses Omenn-Syndrom, auch als „familiäre Retikuloendotheliose" oder „SCID mit Eosinophilie" bezeichnet, ist klinisch und histologisch identisch mit dem Bild einer ausgeprägten, durch mütterliche T-Zellen induzierten GvhR der Haut. Ähnlich wie hier sind im Blut reife, oft aktivierte T-Zellen nachweisbar, außerdem besteht immer eine deutliche, manchmal exzessive Eosinophilie. Man findet jedoch keine Hinweise für eine maternofetale Transfusion, die T-Zellen stammen vom Patienten. Beim Omenn-Syndrom bestehen daher Krankheitszeichen, die denen einer chronischen GvhD entsprechen, jedoch Ausdruck einer durch eigene T-Zellen vermittelten, autoaggressiven Reaktion sind. Wir haben diese Erkrankung in zwei Familien beobachtet, bei denen jeweils ein betroffenes Kind das Bild eines Omenn-Syndroms, ein anderes dagegen das klassische Bild eines SCID ohne nachweisbare T-Zellen bot. Warum es im Einzelfall zur Ausreifung von T-Lymphozyten mit allerdings hochgradig gestörter Funktion bzw. eingeschränkter Spezifität kam, blieb unklar.

Abb. 44/3: Chronische ekzematöse Hautveränderungen bei SCID mit Graft-versus-Host-Reaktion nach materno-fetaler Transfusion. Die Hauterscheinungen gingen mit erheblichem Pruritus einher.

GvhD nach Bluttransfusion

Ganz anders ist die Symptomatik, die sich bei SCID nach Transfusion von unbestrahlten Blutprodukten entwickelt und die der einer fulminant verlaufenden, hyperakuten Graft-versus-Host-Erkrankung nach Knochenmarktransplantation entspricht (Hathaway et al., 1965). In der Regel innerhalb von 2 bis 3 Wochen entwickeln die Patienten eine floride, schwere Dermatitis, sowie Zeichen einer akuten Leberentzündung (Farbabb. FA 24 Farbtafel IV) und einer Enteropathie mit profusem, meist blutigem Durchfall und Ileussymptomatik. Als Ausdruck der Reaktion auf Fremdlymphozyten gegen hämatopoetische Zellen entsteht außerdem innerhalb kurzer Zeit eine irreversible Panzytopenie. Der Krankheitsprozeß ist in dieser Phase durch therapeutische Maßnahmen kaum zu beeinflussen. Die routinemäßige Bestrahlung aller Blutprodukte mit 2500 rad bei der Transfusion von Kleinkindern mit Infektsymptomatik und der Möglichkeit eines zugrundeliegenden zellulären Immundefektes stellt daher eine zwingende Maßnahme zur Verhütung dieser fatalen und leider nicht seltenen Komplikation dar.

44.4 Laborbefunde

Laborbefunde zeigen Auffälligkeiten, welche die meist hochgradige Störung des lymphatischen Systems bei diesen Erkrankungen widerspiegeln. Eine Übersicht häufiger und charakteristischer Laborbefunde ist in Tabelle 44/3 dargestellt. Eine deutliche Lymphozytopenie mit Werten unter 1000/µl kann ein herausragender Befund sein und weist auf eine T-Zell-Lymphopenie/Alymphozytose hin. Die Lymphopenie besteht z. B. bei SCID-Formen, bei denen B-Lymphozyten gebildet werden, meistens nicht. Nicht selten besteht eine auffällige Eosinophilie sowie eine Thrombozytose. Erniedrigte bzw. fehlende T-Zellen im Blut, deutlich von der Norm abweichende, meist fehlende proliferative Antworten der Lymphozyten nach Stimulation in Zellkulturen sowie extrem erniedrigte Serum-Immunglobulinspiegel sind klassische Befunde bei SCID. Es sei jedoch betont, daß bei einem nicht unerheblichen Teil der Patienten deutlich abweichende Befunde erhoben werden und daß z. B. der Nachweis von T-Zellen sowie positiver proliferativer T-Zellfunktionen in vitro diese Erkrankungen keineswegs ausschließt. Auf das relativ häufige Vorkommen maternaler T-Zellen, die das Vorhandensein eigener T-Zellen vortäuschen können, wurde bereits hingewiesen. Von zentraler Bedeutung bei der Abklärung eines vermuteten kombinierten Immundefektes sind Untersuchungen, welche die Fähigkeit zur Ausbildung einer spezifischen Immunantwort prüfen. Eine negative Hautreaktion vom verzögerten Typ bei der Intracutantestung mit Antigen ist in höchstem Maße aussagekräftig, um den Verdacht auf eine Störung der T-zellulären Immunität zu lenken, bzw. zu bestätigen, wobei allerdings eine vorausgehende Antigenexposition gesichert sein muß. Testungen mit Candidin bei chonischer Candidiasis, mit Tuberkulin bei BCG-geimpftem Kind bzw. bei BCG-Infektion sowie mit Diphtherie/Tetanus-Toxoid nach entsprechenden Impfungen bieten sich an. Die gleiche hohe Aussagekraft hat die Bestimmung einer spezifischen Antikörperantwort z. B. nach zuletzt genannter Impfung. Die hohe Wertigkeit dieser einfachen, funktionellen Untersuchungen im Vorfeld einer detaillierten Abklärung kann nicht genügend betont werden. Die genauere Charakterisierung der komplexen immunologischen Störungen, die wegen der therapeutischen Konsequenzen zügig erfolgen muß, erfordert ein gut

Tab. 44/3: Laborbefunde bei kombinierten Immundefekten.

Blutbild	Lymphozytopenie (nicht obligat), häufig Eosinophilie, Thrombozytose; Agranulozytose bei retikulärer Dysgenesie.
Röntgen-Thorax	fehlender Thymus (Mediastinum schmal, Retrosternalraum leer).
Immunglobuline im Serum	IgG niedrig/abfallend, IgA/IgM meist fehlend; selten normale Werte.
Lymphozyten-Oberflächenmarker	T-Zellen meist niedrig/fehlend; falls vorhanden, oft abnorme Verteilung der T-Zell-Subpopulationen (CD4, CD8); B-Zellen variabel, auch erhöht; evtl. fehlende HLA-DR-Expression.
Hauttestung	Anergie, nur verwertbar bei gesicherter Antigenexposition, z. B. bei geimpften Patienten (Diph., Tetanus) oder bei Infektionen (Candidiasis, BCG-Impftuberkulose).
Lymphozytenproliferation (in vitro)	Stimulation mit Mitogen/T-Zell-Antikörper meist deutlich erniedrigt oder fehlend, mit Antigenen immer negativ.
Antikörper-Antwort	Isoagglutinine niedrig/fehlend (bei Gesunden erst ab 6. Lebensmonat Anstieg!); Impfantwort meist fehlend (cave: mütterliche Antikörper, IgG-Substitution).
HLA-Typisierung	Nachweis mütterlicher bzw. fremder Lymphozyten.
ADA/PNP-Aktivität (Erythrozyten)	Fehlende Enzymaktivität beweisend (nach Transfusion falsche positive Werte!).
Histologie	Lymphknoten: Lymphozytendepletion, keine Lymphfollikel; Darmschleimhaut; kein lymphatisches Gewebe; Haut: Zeichen einer GvHD; Knochenmark: fehlende Plasmazellen.

koordiniertes Vorgehen und vor allem die Verfügbarkeit eines Immunologielabors mit einschlägigen Erfahrungen.

44.5 Therapie

Eine wirksame Überwindung primärer kombinierter Immundefekte ist prinzipiell nur durch Rekonstitution eines funktionstüchtigen T-Zell-Systems möglich. Alle übrigen Behandlungsmaßnahmen, die im wesentlichen der Infektvorbeugung und Bekämpfung dienen, sind im günstigsten Fall geeignet, eine Verzögerung weiterer Komplikationen bzw. eine vorübergehende Stabilisierung zu erreichen.

Symptomatische Maßnahmen

Sie betreffen alle Maßnahmen zur Verhütung und konsequenten Bekämpfung von Infektionen (Tab. 44/4). So sollte frühzeitig, d. h. bereits bei Verdacht auf einen kombinierten Immundefekt, eine tägliche Prophylaxe gegen Pneumocystis carinii mit Cotrimoxazol sowie gegen Pilzinfekte mit peroraler Gabe z. B. von Nystatin und Amphotericin (siehe auch Farbabb. FA 26 Farbtafel V) begonnen werden. Das Kind sollte durch Anwendung strikter hygienischer Maßnahmen (Einzelzimmer mit Umkehrisolation, Handschuh- und Kittelpflege) vor Infektionen im Krankenhaus geschützt werden. Bei positiver Familienanamnese ist die Entbindung des Kindes in einem Zentrum angeraten, in dem eine sofortige immunologische Abklärung erfolgen kann. Eine sterile, d. h. operative Entbindung ist nicht erforderlich. Eine Sectio ist jedoch indiziert, wenn kritische Keime im Bereich des Geburtskanals, wie Herpes genitalis, Zytomegalievirus oder Chlamydien nachweisbar sind.

Tab. 44/4: Präventive und therapeutische Maßnahmen bei kombinierten Immundefekten.

- Cotrimoxazol zur Vorbeugung der Pneumocystis-carinii-Pneumonie.
- Nystatin/Amphotericin zur Pilzprophylaxe.
- Strenge hygienische Vorsichtsmaßnahmen:
  – Einzelpflege in Umkehrisolation
  – Händedesinfektion, Handschuhe, Kittel
  – begrenzter Personenkontakt.
- Frühzeitig hochdosierte intravenöse Immunglobulintherapie (0,4 g/kg KG).
- Bei Infektverdacht: unverzügliche diagnostische Abklärung (bakteriologische Kulturen, Viruskulturen, u. U. bronchoalveoläre Lavage, invasive Eingriffe zur Gewinnung von Gewebe wie Lymphknoten- und Hautbiopsien).
- Intravenöse, breite antibiotische Behandlung bereits bei Verdacht auf Infektion.
- Keine Lebendimpfungen; bei BCG geimpften Patienten tuberkulostatische Behandlung (auch bei Fehlen klinischer Zeichen einer BCGitis).
- Blutprodukte vor Transfusion immer bestrahlen (2500 rad).
- Kontaktaufnahme mit Transplantationszentrum.

Jeder Infektverdacht bei einem Kind mit bekannter zellulärer Immunschwäche muß sehr ernst genommen und sofort abgeklärt werden. Immer sollte mit Nachdruck der Versuch eines direkten und kulturellen Erregernachweises erfolgen, wobei auch vor frühzeitigen, invasiveren diagnostischen Eingriffen, z. B. einer broncheoalveolären Lavage, keinesfalls zurückgeschreckt werden darf. Eine breite, intravenöse antibiotische Behandlung sollte sofort, d. h. ohne die Ergebnisse mikrobiologischer Untersuchungen abzuwarten, begonnen werden, um mögliche Komplikationen vorzubeugen. Bei akuter Pneumonie muß wegen der hohen Wahrscheinlichkeit einer Infektion durch Pneumocystis carinii frühzeitig eine hochdosierte, intravenöse Behandlung mit Cotrimoxazol (Dosierung: 20 mg/kg KG bezogen auf den Trimethoprim-Anteil) erwogen werden. Bei BCG-geimpften Patienten sollte eine Kombinationstherapie mit INH und Rifampicin eingeleitet werden, auch wenn klinische Zeichen einer systemischen Infektion fehlen, da immer von einer frühzeitigen, systemischen Streuung ausgegangen werden muß.

Bei chronischer Enteritis und Dystrophie ist meist eine parenterale Ernährung notwendig. Hierzu hat sich die Implantation eines zentralvenösen Katheters bewährt, wodurch auch die Gewinnung von Blutproben für diagnostische Untersuchungen deutlich erleichtert wird. Bluttransfusionen sollten nach Möglichkeit nur von CMV seronegativen Blutspendern erfolgen, wobei die Verwendung von gefilterten, leukozytenarmen Erythrozytenkonzentraten zusätzliche Sicherheit, z.B auch gegen die Übertragung von EBV, bietet. Von größter Bedeutung ist die Bestrahlung aller Blutprodukte, auch von Plasma. Bei einer Strahlendosis von 2500 rad ist eine sichere Inaktivierung der Lymphozyten gewährleistet. Alle Lebendimpfungen sind streng kontraindiziert. Die Indikation zur intravenösen Substitution von Immunglobulinen sollte großzügig gestellt werden. Es ist zu berücksichtigen, daß ein Mangel an funktionellen Antikörpern auch bei nachweisbaren Immunglobulinen im Serum bestehen kann.

Kausale therapeutische Maßnahmen

Ziel ist die Überwindung des Immundefektes, d. h. die Rekonstitution des Immunsystems. Im Mittelpunkt steht die Durchführung einer Knochenmarktransplantation (KMT). Einzelheiten dieser Therapie werden in Kapitel 39 dargestellt. Durch diese Behandlung kann inzwischen, vor allem bei frühzeitiger und rechtzeitiger Durchführung, bei der Mehrzahl der Patienten ein krankheitsfreies Überleben erzielt werden. Diese Fortschritte beruhen vor allem auf der Möglichkeit, die Transplantation auch von HLA nicht identen Knochenmarksspendern, also z. B. einem Elternteil, erfolgreich durchzuführen, während dies früher nur bei Verfügbarkeit eines HLA identischen Geschwisters der Fall war. Die Behandlung durch KMT ist daher jetzt grundsätzlich bei jedem Patienten möglich, wobei die Ergebnisse u. a. entscheidend vom klinischen Zustand des Kindes bestimmt werden, so daß die Behandlung so bald als möglich erfolgen sollte. Da die Prognose bei zellulärer bzw. kombinierter Immundefizienz ohne den Versuch einer Immunrekonstitution, auch bei zunächst klinisch weniger stark ausgeprägter Symptomatik, immer infaust ist, muß der Behandlung durch KMT höchste Priorität eingeräumt werden.

Eine therapeutische Alternative besteht nur bei SCID mit ADA-Mangel. Hier besteht die Möglichkeit einer Behandlung durch Substitution des fehlenden Enzyms. Durch regelmäßige intramuskuläre Substitution von bovinem ADA, das kovalent an Polyethylen-Glykol gebunden ist und dadurch verlangsamt abgebaut wird, wurden bei einer Reihe von Patienten anhaltende, deutliche Verbesserungen der Immunfunktionen beobachtet, so daß diese Patienten infektfrei überleben können. Erwähnt seien auch gentherapeutische Behandlungsansätze des ADA-Defektes, die sich derzeit in einem frühen Stadium der klinischen Erprobung befinden.

Literatur

Fischer A (1993). Primary T-cell Immunodeficiencies. Current Opinion in Immunology. 5: 569–578

Hathaway WE, Githens JH, Backburn WR, Fulginiti V, Kempe CH (1965). Aplastic anemia, histiocytosis and erythrodermia in immunologically deficient children. Probable human runt disease. N Engl J Med 273: 953–959

Hirschhorn R (1983). Genetic deficiencies of adenosine deaminase and purine nucleoside phosphorylase: overview, genetic heterogeneity and therapy. Birth Defects 19: 73–81

Hitzig WH, Biro Z, Bosch H, Huser HJ (1958). Agammaglobulinämie und Alymphozytose mit Schwund des lymphatischen Gewebes. Helv Paediat Acta 13: 551–585

Kadowski JI, Zuelzer WE, Brough AJ (1965). XX/XY lymphoid chimerism in congenital immunological deficiency syndrome with thymic alymphoplasia. Lancet 2: 1152–1155

Omenn GS (1965). Familial reticuloendoheliosis with eosinophilia. N Engl J Med 273: 427–432

Rosen FS, Cooper MD, Wedgewood RJP (1995). The primary immunodeficiencies. N Eng J Med 333: 431–440

Ryser O, Morell A, Hitzig WH (1988). Primary immunodeficiencies in Switzerland: First report of the national registry in adults and children. J Clin Immunol 8: 479–485

Shyh-Dar S, Hill HR (1996). Recent advances in the genetics of primary immunodeficiency syndromes. J Pediatr 129: 8–24

de Vaal OM, Seynhaeve V (1959). Reticular Dysgenesis. Lancet 2: 1123–1125

45 Granulozyten- und Makrophagendefekte

R. A. Seger

45.1	Kombinierte Phagozyten-Funktionsdefekte 490	45.2	Isolierte Monozyten/Makrophagen-Funktionsdefekte 495
45.1.1	Störungen der Motilität 490	45.2.1	Störungen der Antigenpräsentation 496
45.1.2	Störungen der Mikrobenabtötung 494	45.2.2	Störungen der Phagozytose und Sekretion 497

45.1 Kombinierte Phagozyten-Funktionsdefekte

Genetische Störungen der neutrophilen Granulozyten sind meist Defekte hämopoetischer Stammzellen und als solche häufig mit Störungen der Monozyten und Makrophagen gekoppelt. Krankheiten können Bildung und Ausreifung der Phagozyten im Knochenmark betreffen (kongenitale Granulozytopenien, siehe Kapitel 46) bzw. physiologische Funktionen der Zellen stören (kongenitale Phagozytenfunktionsdefekte), in letzterem Falle sind Motilität (Chemotaxis sowie Ingestion) und/oder Mikrobenabtötung betroffen. Die Ätiologien sind oft noch unbekannt, doch sind einzelne Störungen bis zur biochemischen und molekularen Ebene erforscht. In einigen Fällen (Myeloperoxydase-, Glutathionsynthetase-, Glutathionperoxydase- sowie Glutathionreduktase-Mangel) sind die nachgewiesenen biochemischen Defizienzen, zumindest was die Infektabwehr anbelangt, klinisch bedeutungslos.

Klinisch relevanten Granulozytopenien und Phagozytenfunktionsdefekten gemeinsam sind **rezidivierende Infektionen**, die schon bald nach der Geburt auftreten: *Stomatitis, Gingivitis, Periodontitis, Dermatitis, Lymphadenitis, Leberabszeß, Osteomyelitis* sowie *Otitis media, Sinusitis* und *Pneumonie*. Granulozytopenien und Störungen der Motilität sind durch Ulzera und Nekrosen charakterisiert. Störungen der Mikrobenabtötung imponieren durch Abszeßbildung. Die **entzündlichen Zeichen** sind oft nur **schwach** ausgeprägt, da die Phagozyten entweder verspätet im infizierten Gewebe eintreffen, oder ungenügend toxische Sauerstoffradikale bilden. **Staphylococcus aureus** ist zwar der am häufigsten isolierte Erreger, aber viele andere Mikroorganismen kommen ebenfalls vor, besonders **grampositive und gram**negative Bakterien sowie Pilze inkl. Aspergillen. Virusinfektionen sind nicht häufiger und verlaufen nicht schwerer als bei immungesunden Kindern.

45.1.1 Störungen der Motilität (Chemotaxis und Ingestion)

Leukozytenadhäsionsdefekt (LAD) Typ 1

Definition

Die autosomal-rezessiv vererbte Erkrankung ist charakterisiert durch verzögerten Nabelschnurabfall, sowie nekrotisierende Bakterien- und Pilzinfektionen bei massiver Leukozytose. Die Infektanfälligkeit beruht auf einer defekten Adhäsionsfähigkeit aller Leukozyten, speziell der Phagozyten.

Ätiologie/Pathogenese

Die molekulare Basis der Erkrankung liegt in einem Synthesedefekt einer 95-KD-β-Kette (CD18), mit deren Hilfe drei Adhäsionsproteine in der Leukozytenmembran verankert sind: LFA_1: das Lymphozytenfunktionsantigen 1 (CD11a); CR3: der Komplementrezeptor Typ 3 (CD11b) und ein Adhäsionsprotein mit noch wenig bekannter Funktion, CR4: der Komplementrezeptor Typ 4 (CD11c). CD18 wird auf dem langen Arm von Chromosom 21 kodiert (21q22.3).

Der Defekt betrifft sowohl die *Phagozyten* als auch die *zytotoxischen T-Lymphozyten* und *NK-Zellen*. Die Phagozyten können nicht an Endothelzellen adhärieren und die Zirkulation verlassen, außerdem phagozytieren sie wegen des CR3-Mangels schlecht und bilden während der Ingestion von Bakterien und Pilze nur ungenügend Sauerstoffradikale. Die zytotoxischen T-Lymphozyten und NK-Zellen können nur ungenügend an Zielzellen haften und diese des-

45.1 Kombinierte Phagozytenfunktions-Defekte

Tab. 45/1: Kombinierte Phagozyten-Funktionsdefekte.

Phagozytendefekt	Gestörte Phagozyten-funktion	Pathogenese	Vererbung (Chromosomen-lokalisation)	Assoziierte Befunde
Leukozyten-Adhäsionsdefekte				
Leukozyten-Adhäsionsdefekt (LAD) Typ 1 (MIM Nr. 116920)	Adhäsion Diapedese Chemotaxis Phagozytose	CD 18 Synthesedefekt	A/R (21q22.3)	verzögerter Nabelschnur-Abfall, neutrophile Leukozytose, ↓ Zytotoxizität von T-Lc und NK-Zellen
Leukozyten-Adhäsionsdefekt (LAD) Typ 2 (MIMNr. 246490)	Rollen Chemotaxis	Defekt eines Fucose-Donator?	A/R	Mikrozephalie, Entwicklungsrückstand, Kleinwuchs, Bombay (hh) Blutgruppe, neutrophile Leukozytose
Aktin Dysfunktion	Pseudopodien Chemotaxis Phagozytose	defekte Aktinpolymerisation	A/R	abnorme Kern-Segmentierung
Mangel spezifischer Granula (MIM Nr. 245480)	Degranulation Chemotaxis	↓ spezif. Granula	unbekannt	
Chediak-Higashi-Syndrom (MIM Nr. 214500)	Chemotaxis	↑ Granula-Fusion	A/R (1q43)	Okulokutaner Albinismus, Neutropenie, ↓ Zytotoxizität von NK-Zellen, Makrophagenaktivierung
IgG$_2$ Rezeptor (CD32)-Defekt (MIM Nr. 146790)	Phagozytose	Defekte Bindung IgG$_2$ opsonisierter Partikel	A/R (1q21–23)	
Septische Granulomatosen (CGD) (MIM Nr. 306400 233690 233700 233710)	O$_2$-abhängige Mikrobizidie	– gp91 phox-Mangel – p22 phox-Mangel – p47 phox-Mangel – p67 phox-Mangel	X/R (xp21.1) A/R (16q24) A/R (7q11.23) A/R (1q25)	Fistelbildung, Stenosen infolge Granulomen. Bei Überträgerinnen: Discoider Lupus erythematodes
Interferon γ Rezeptor Defekt (MIM Nr. 107470)	Mikrobizidie	gestörte Makrophagen-Aktivierung	A/R (6q21–23)	Diss. Mykobakterien-Infekte

AR: Autosomal rezessiv, XR: X-chromosomal rezessiv
T-Lc: T-Lymphozyten, MIM-Nr.: Mendelian Inheritance of Man Nr. nach McKusick

halb auch nicht abtöten. Dennoch scheint meist keine erhöhte Empfänglichkeit gegenüber Virusinfektionen zu bestehen.

Klinik

Die Patienten fallen zunächst durch Omphalitis und **verzögerten Nabelschnurabfall** (nach mehr als 3 Wochen) auf (Farbabb. FA 28 auf Farbtafel V). Sie erkranken bald darauf an Infektionen mit bakteriellen Erregern bzw. Pilzen. Charakteristisch sind **nekrotisierende bzw. ulzerierende Entzündungen trotz massiver Leukozytose** (bis 100 G/l). Kutane Herde heilen häufig mit dystrophischen Narben ab. Viele Kinder entwickeln eine Hepatosplenomegalie und eine Gedeihstörung.

Neuerdings sind partielle Defekte bei älteren Kindern und Erwachsenen bekannt geworden, bei denen rezidivierende Haut- und Schleimhautulzera (Pyoderma gangraenosum und Stomatitis ulcerosa) im Vordergrund stehen, sowie chronische Gingivitis und Periodontitis, bis zum Ausfall der Zähne. Aber auch diese Patienten sind nicht vor lebensbedrohlichen Infektionen gefeit.

Diagnose

Die Diagnose ist aus dem klinischen Bild, den Phagozytenfunktionstesten und der *direkten Untersuchung* der *Adhäsionsproteine* mittels monoklonaler Antikörper eindeutig zu stellen. Wegleitend sind die Befunde eines verzögerten Nabelschnurabfalls, nekrotisierender Entzündungen trotz Leukozytose, einer gestörten Granulozytenchemotaxis bei variablem Ausfall des Nitroblautetrazolium(NBT)-Testes (negativ mit partikulären, positiv mit solublen Stimuli) sowie das Fehlen von LFA$_1$, CR3 und CR4 auf allen Leukozyten in der Durchflußzytometrie. Eine pränatale Diagnose mittels fötaler Blutentnahme und Durchflußzytometrie ist ab der 20. Schwangerschaftswoche möglich.

Therapie

Die einzig erfolgreiche Therapie besteht in einer *Knochenmarktransplantation*. Sie sollte bei kompletten, aber auch inkompletten Defekten mit schwerer Infektanfälligkeit baldmöglichst nach Diagnosestellung durchgeführt werden. Sie wurde erfolgreich mit HLA-identischem, sowie auch HLA-semiidentischem Spendermark realisiert. HLA-semiidentisches Mark kann bei den kompletten Defekten nicht abgestoßen werden, da zytotoxische T-Lymphozyten infolge des LFA_1-Mangels nur ungenügend an fremden Zielzellen haften. Bei den inkompletten Defekten muß jedoch eine Abstoßungsprophylaxe (anti-LFA_1) gegeben werden.

Leukozytenadhäsionsdefekt (LAD) Typ 2

Definition

Das autosomal-rezessiv vererbte Leiden ist charakterisiert durch nekrotisierende Bakterien- und Pilzinfektionen bei massiver Leukozytose, Gesichtsdysmorphie, postnataler Mikrozephalie, schwerem psychomotorischem Entwicklungsrückstand und Kleinwuchs sowie Bombay(hh)-Blutgruppe. Die Infektanfälligkeit beruht auf defektem Rollen der Phagozyten über die Gefäßwand.

Ätiologie/Pathogenese

Die molekulare Basis des Leidens liegt in einem Defekt des Fucose-Stoffwechsels. Dies führt zum Mangel an H-Antigen auf Erythrozyten (Bombay-Blutgruppe) und zu einem Mangel an Sialyl-Lewis-X auf Glykoproteinen in der Zellmembran von Phagozyten. Sialyl-Lewis-X fungiert als Ligand für E- und P-Selektine auf aktivierten Endothelzellen. Die Phagozyten können nicht über Endothelzellen rollen und damit auch nicht das Gefäßlumen verlassen.

Klinik

Die wenigen bisher beschriebenen Patienten waren mäßig infektanfällig und erkrankten an rezidivierenden Bakterien- und Pilzinfektionen. Ähnlich wie bei LAD-Typ 1 kommt es trotz massiver Blutleukozytose zu ulzerierenden Entzündungen. Hinzu kommen ZNS-Manifestationen wie schwerer psychomotorischer Entwicklungsrückstand, Hypotonie, Mikrozephalie, Hirnatrophie und Krämpfe.

Diagnose

Die Diagnose kann aus dem klinischen Bild, den Phagozytenfunktionstesten (defekte Chemotaxis) und dem direkten Nachweis des Fehlens von Sialyl-Lewis-X mittels monoklonaler Antikörper gestellt werden. Pränatale Diagnose: Nachweis der Bombay(hh)-Blutgruppe in der 20. Schwangerschaftswoche nach fetaler Blutentnahme.

Therapie

Diese ist angesichts der neurologischen Manifestationen rein symptomatisch.

Aktindysfunktion

Definition

Autosomal-rezessiv vererbte Störung der Neutrophilenmotilität infolge defekter Aktinpolymerisation.

Ätiologie/Pathogenese

Die Ursache der defekten Aktinpolymerisation ist unbekannt.

Klinik

Schwere rezidivierende bakterielle und mykotische Infektionen ohne Eiterbildung.

Diagnose

Störung aller motilen Phagozytenfunktionen (Spontanmigration, Chemotaxis, Pseudopodienbildung, Phagozytose). Ausschluß anderer Ursachen (z.B. eines Leukozytenadhäsionsdefektes). Nachweis einer gestörten Polymerisation von Aktinmonomeren zu Aktinfilamenten nach Zellaktivierung.

Therapie

Knochenmarktransplantation.

Mangel spezifischer Granula (SGD)

Definition

Mangel spezifischer Neutrophilengranula, der zu gestörter Chemotaxis mit erhöhter Infektanfälligkeit führt.

Ätiologie/Pathogenese

Spezifische (sekundäre) Granula stellen ein intrazelluläres Reservoir von Rezeptoren für chemotaktische Faktoren (z.B. für bakterielle Tripeptide wie f-Met-Leu-Phe) und von Adhäsionsproteinen (z.B. CR-3, CR-4) dar, die nach chemotaktischer Aktivierung der Zelle an die Zelloberfläche gelangen. Mangel an spezifischen Granula bedingt deshalb eine Chemotaxisstörung und folglich Gewebsneutropenie. Der Erbgang der Krankheit ist nicht bekannt; ebenso wenig der molekulare Defekt.

Klinik

Ulzerierende nekrotische Läsionen der Haut- und Schleimhäute stehen im Vordergrund. Auffällig ist die fehlende Eiterbildung, ohne daß eine Blutneutropenie vorliegt.

Diagnose

Abnorme Kernsegmentierung *(doppelt gelappte Kerne)* sowie *verminderte* zytochemische Reaktion auf den Zellmembran-Marker *alkalische Phosphatase* sind verdächtig. Phagozytenfunktionsteste (fehlende Degranulation und Freisetzung von Lactoferrin bzw. Transkobalamin III, gestörte Chemotaxis) sowie eine stark reduzierte Anzahl spezifischer Granula in licht- und elektronenmikroskopischen Studien sind diagnostisch.

Therapie

Mit einer Antibiotika-Dauerprophylaxe erreichen die meisten Kinder das Erwachsenenalter.

Chediak-Higashi-Syndrom (CHS)

Definition

Autosomal rezessiv vererbtes Syndrom mit okulokutanem Albinismus, rezidivierenden bakteriellen Infekten, Riesengranula in allen granulahaltigen Zellen sowie einer Panzytopenie infolge Makrophagenaktivierung im Terminalstadium der Erkrankung. Das Syndrom ist abzugrenzen vom *Griscelli-Syndrom* mit ähnlicher Klinik und Immundefizienz, jedoch normaler Granulation.

Ätiologie/Pathogenese

Das CHS-Gen kodiert für ein granulaassoziiertes Protein, das den intrazellulären Proteinverkehr und die Granulafusion reguliert. Der okulokutane Albinismus wird durch Fusion der Melanosomen und fehlenden Transfer an die Keratinozyten erklärt. In den Neutrophilen fusionieren spezifische und azurophile Granula zu Riesengranula. Diese führen zu starrer Zellstruktur, beeinträchtigen die Migrationsfähigkeit und können nicht sezerniert werden. Es resultieren Neutropenie und Chemotaxisstörung mit Neigung zu bakteriellen Infekten. Die granulahaltigen natürlichen Killer(NK)-Zellen zeigen eine defekte zytotoxische Aktivität. Dies erklärt eventuell die EBV-induzierte Terminalphase.

Klinik

Der *okulokutane Albinismus* fällt auf durch helle, durchsichtige Haut, silbrigen Haarglanz, helle Iris und Photophobie. Die rezidivierenden bakteriellen Infektionen betreffen vor allem die Luftwege und die Haut. Im *Terminalstadium* kommt es zu diffuser histiozytärer Proliferation und *Makrophagenaktivierung*, insbesondere Hepatosplenomegalie, Lymphadenopathie, Panzytopenie infolge Hämophagozytose, sowie Meningeosis und periphere Neuropathie. Der Tod tritt nach wenigen Wochen infolge Blutung oder Infekt ein.

Diagnose

Riesengranulation in allen granulahaltigen Zellen, insbesondere *in den Phagozyten und Melanozyten (Blut und Haarmikroskopie!)*. Gestörte Chemotaxis, defekte NK-Zell-Zytotoxizität. Pränatale Diagnose: durch fetale Blutentnahme sowie mittels kombinierter Haar- und Hautbiopsie ab der 20. Schwangerschaftswoche möglich.

Therapie

Die Terminalphase kann durch Antilymphozytenglobulin (ALG) und Steroide vorübergehend beherrscht werden. Einzig erfolgreiche Kausaltherapie ist die *Knochenmarktransplantation*. Lediglich der okulokutane Albinismus wird dadurch nicht korrigiert.

IgG$_2$-Rezeptor-Defekt

Definition

Störung der Phagozytose bekapselter Bakterien, die zu rezidivierenden eitrigen Luftwegsinfekten führt.

Ätiologie/Pathogenese

Der IgG-Fc-Rezeptor IIa (CD32) ist polymorph. Nur der Rezeptor mit Histidin in Position 131 (Fcγ-R-IIa-H/H-131, 32% der Bevölkerung) kann IgG$_2$-opsonisierte Bakterien effizient binden. Der Rezeptor mit Arginin in Position 131 (Fcγ-R-IIa-R/R-131, 15% der Bevölkerung) kann die Phagozytose IgG$_2$-opsonisierter Bakterien nur ungenügend vermitteln. Trifft der IgG$_2$-Rezeptor-Defekt mit dem ebenfalls häufigen Polysacharid-IgG$_2$-Antikörper-Mangel zusammen, ist dies ungünstig und führt zu rezidivierenden eitrigen Luftwegsinfekten.

Klinik

Rezidivierende Otitis media, Sinusitis, Pneumonie durch *H. influenzae* und *S. pneumoniae* beim Kleinkind.

Diagnose

Die Diagnose ist aus dem Nachweis des ungünstigen Fcγ-R-IIa-R/R-131-Rezeptors auf den Phagozyten mit einem monoklonalen Antikörper in der Durchflußzytometrie zu stellen.

Therapie

Großzügige Behandlung der bakteriellen Infekte durch Antibiotika. Eine i.v. IgG-Substitution kann den zellulären Defekt nicht beheben!

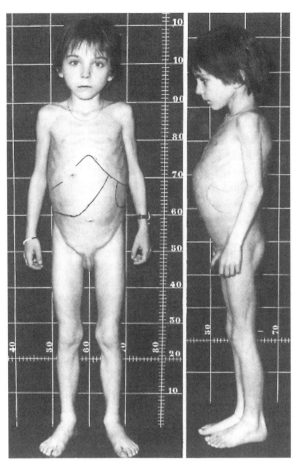

Abb. 45/1: Septische Granulomatose: Dystropher Knabe mit Hepatosplenomegalie und Fistelbildung nach Punktion eines Leberabszesses.

45.1.2 Störungen der Mikrobenabtötung

Septische Granulomatosen (CGD)

Definition

Diese Gruppe von Erkrankungen ist durch rezidivierende, abszedierend-granulomatöse Bakterien- und Pilz-Infektionen charakterisiert. Die Infektanfälligkeit beruht auf einer defekten Mikrobizidie aller Phagozyten bei intakter Phagozytose.

Ätiologie/Pathogenese

Vier molekulare Defekte sind bekannt. Zwei Defekte betreffen das membrangebundene *Flavocytochrom b558*: Der X-chromosomal vererbte Mangel an *gp91-Phagozyten-Oxidase (phox)* (ein NADPH-, *FAD-* und *Häm-bindendes* Protein) und der a/r (Chromosom 16) vererbte Mangel an *p22-phox* (ein gp91 phox stabilisierendes Protein). Zwei weitere Defekte betreffen Zytosol-Aktivierungsfaktoren: Der a/r (Chromosom 7) vererbte Mangel an *p47-phox* und derjenige an *p67-phox* (Chromosom 1).

Klinik

Die Patienten fallen bereits in den ersten Lebensmonaten durch Pyodermie, Lymphadenitis (Farbabb. FA 29 auf Farbtafel V) und Hepatosplenomegalie auf. In der Folgezeit manifestieren sich die rezidivierenden eitrigen, abszedierenden Infektionen an den Eintrittspforten (Haut, Schleimhäute, Lungen) und im mononukleären Phagozytensystem (Milz, Leber, Lymphknoten). Die *Abszesse* perforieren spontan nach außen; die Wundheilung ist durch *Fistelbildung* kompliziert (Abb. 45/1). Viele Kinder sind untergewichtig und kleinwüchsig. Während eine aggressive Antibiotikaprophylaxe die Häufigkeit von Bakterieninfektionen reduziert hat, sind heute Pilzinfektionen eine ernste Bedrohung: Aspergillen können von der Lunge ausgehend in den knöchernen Thorax und in die Wirbelkörper einwachsen, in den Rückenmarkskanal einbrechen und sogar eine Querschnittslähmung verursachen. Bei ungenügender Elimination und Persistenz mikrobieller Antigene kommt es zu zellulären Immunreaktionen, die in *Granulombildung* und Fibrose resultieren, was schließlich zu sekundären Organdysfunktionen führen kann. Granulomatöse Entzündungen in Hohlorganen können eine *Stenosesymptomatik* bedingen, z. B. eine Antrumstenose mit rezidivierendem Erbrechen oder eine Ureterstenose mit Hydronephrose.

Die aus den Infektherden isolierten Erreger sind in erster Linie Staphylokokken, Enterobakterien und Aspergillen. Gelegentlich werden Actinomyceten, Nocardien, *Burkholderia (Pseudomonas) cepacia* und BCG-Mykobakterien kultiviert.

Überträgerinnen bei X-chromosomal vererbter CGD sind bei ungünstiger Lyonisierung ebenfalls klinisch auffällig mit rezidivierender Stomatitis, *diskoidem Lupus erythematodes* (Farbabb. FA 30 auf Farbtafel V) und Infektanfälligkeit.

Diagnose

Jedes Kind mit rezidivierender Abszeßbildung, Aspergillus-Pneumonie oder unklarer granulomatöser Entzündung ist verdächtig auf das Vorliegen einer septischen Granulomatose und sollte durch Messung der Sauerstoffradikal-Bildung abgeklärt werden.

Der zytochemische Nitroblau-Tetrazolium(NBT)-Test (s. Farbabb. FA 31 auf Farbtafel VI) ist ein zuverlässiger Screeningtest, jedoch nur in einem erfahrenen Labor. Er sollte mit einem starken partikulären Stimulus (z. B. opsonisiertem Zymosan) und einem löslichen Stimulus (z. B. Phorbol-Myristat-Azetat) durchgeführt werden. Sowohl eine negative wie eine schwache Blaufärbung sind verdächtig auf eine septische Granulomatose (komplette oder partielle Form) und müssen durch eine quantitative Bestimmung der O_2^--Produktion weiter abgeklärt werden. Ferner sollte sich die Differenzierung in einen der vier molekularen Defekte (z. B. mit Immunoblot-Verfahren) anschließen, ebenso wie eine Identifizierung der Überträgerinnen in der mütterlichen Familie beim X-chromosomalen Erbgang. Hierzu eignet sich wiederum der NBT-Test.

Eine pränatale Diagnose ist bei allen betroffenen Familien mittels fötaler Blutentnahme in der 20. Schwangerschaftswoche und Phagozytenfunktionstesten durchführbar (so spät wegen der physiologischen Neutropenie). Beim X-chromosomalen Erbgang ist inzwischen bei informativen Familien eine pränatale Diagnose mittels Chorionzottenbiopsie und molekularbiologischer Analyse (RFLP-Polymorphismus) möglich. Die DNA-Diagnostik wird derzeit auch bei den anderen Erbgängen eingeführt.

Therapie

Die erfolgreichste Therapie ist eine Dauerbehandlung mit einem zellgängigen Antibiotikum (*Co-trimoxazol* 30 + 6 mg/μg KG/d) und einem Antimykotikum (*Itraconazol* 10 mg/μg KG/d). Bei Infektdurchbrüchen werden mit Vorteil Rifampicin (gram-positive), Trovafloxacin (gramnegative) oder Amphotericin B (mykotische Infektionen) eingesetzt. *Rekombinantes humanes Interferon* (50 μg/m^2 s.c. 3x/Woche) kann bei Versagen der oralen Antibiotikatherapie zusätzlich als Infektprophylaxe angewandt werden. Es aktiviert wahrscheinlich nichtoxidative, kompensatorische Abtötungsmechanismen. Bei einem therapeutischen Engpaß können Phagozyten(Granulozyten/Monozyten)-Transfusionen die Wende bringen, werden jedoch oft nach ca. 1 Woche durch Antikörperbildung unwirksam. Vorteilhaft ist die Stimulation der Granulozytenspender durch G-CSF (eine Injektion von 300 μg am Vorabend), was zu maximaler Freisetzung reifer und funktionstüchtiger Phagozyten aus dem Knochenmark führt. Bei multiplen Leberabszessen können Phagozytentransfusionen im Anschluß an die chirurgische Ausräumung und Einlage von Omentum-Straßen erfolgreich sein. HLA-genoidentische Knochenmarktransplantationen wurden vorgenommen, sind jedoch durch eine Mortalität von 5–10% (im infektfreien Intervall) bis > 50% (bei aktiver Infektion) belastet. Angesichts der ungünstigen Langzeitprognose bei konventioneller Therapie (Tod durch Aspergillose) sollte eine HLA-genoidente KMT so früh wie möglich diskutiert werden, wenn ein entsprechender Spender vorhanden ist.

Interferon-γ-Rezeptor-Defekt

Definition

Diese kürzlich aufgeklärte Erkrankung ist durch tödlichverlaufende Mykobakterieninfektionen charakterisiert. Die selektive Infektanfälligkeit beruht auf einer defekten Aktivierbarkeit der Makrophagen durch Interferon-γ.

Ätiologie/Pathogenese

Die molekulare Basis der Erkrankung liegt in einem genetischen Defekt des Interferon-γ Rezeptors 1.

Klinik

Die Patienten fallen durch disseminierte Infektionen nach BCG-Impfung, durch disseminierte Infektionen mit sonst kaum pathogenen atypischen Mykobakterien (z. B. *M. avium, chelonei, fortuitum, smegmatis*) und durch chronische Salmonelleninfektionen auf. Typisch sind Fieberschübe, Gewichtsverlust, Adenopathien, Hepatosplenomegalie, Pneumonien und osteolytische Läsionen. Bioptisch findet man Makrophagen mit säurefesten Stäbchen. Riesenzellen und typische Granulome fehlen. Der Mantoux-Hauttest ist positiv. Die Anfälligkeit gegenüber weiteren intrazellulären Mikroorganismen wie Listerien und Leishmanien ist nicht bekannt. Die Patienten sind nicht infektanfällig gegenüber „konventionellen" Bakterien und Pilzen sowie Viren.

Diagnose

Die Diagnose ist durch direkte Untersuchung des IFN-γR1 auf Monozyten und Lymphozyten mittels monoklonaler Antikörper eindeutig zu stellen und kann zum Ausschluß anderer Ursachen (z. B. eines IL$_{12}$- oder IL$_{12}$-Rezeptordefektes, welcher zu einer Interferon-γ-Produktionsstörung führt) durch eine Mutationsanalyse bestätigt werden. Eine pränatale Diagnose ist mittels fötaler Blutentnahme und Durchflußzytometrie ab der 20. Schwangerschaftswoche möglich, aber noch nicht durchgeführt worden.

Therapie

Die tuberkulostatische Therapie kann den letalen Verlauf der Mykobakterieninfektionen kaum beeinflussen. Die einzig erfolgreiche Therapie ist die Knochenmarktransplantation.

45.2 Isolierte Monozyten/Makrophagen-Funktionsdefekte

Mononukleäre Phagozyten (Monozyten und Makrophagen) haben zusätzlich zur „einfachen" Phagozytoseleistung der neutrophilen Granulozyten Sonderaufgaben, wie z. B. die Prozessierung und Präsentation von Antigenen, und die Resorption von Knochen, die Synthese inflammatorischer Zytokine. Diesen Spezialfunktionen sind einzelne Funktionsstörungen zugeordnet, die sich als isolierte Monozyten/Makrophagen-Defekte (ohne gleichzeitige Granulozytendysfunktion) manifestieren. Auch bei chronisch intrazellulären Infektionen (z. B. mukokutaner Kandidiasis, BCG-Impfkomplikationen), die sich durch T-Zell-Defekte nicht erklären lassen, muß

Tab. 45/2: Isolierte Monozyten/Makrophagen-Funktionsdefekte.

Monozyten/Makrophagendefekt	Gestörte Monozytenfunktion	Pathogenese	Vererbung	Assoziierte Befunde
MHC-Klasse II-Mangel (MIM Nr. 209920)	Antigenpräsentation	↓ HLA-KLasse II Expression	A/R CIITA: 16p13.1–2 RFX5: 1q21 RFXAP: 13q	chronische Diarrhö, Dysfunktion von CD4-LC
TAP-Peptidtransporter-Defekt (MIM Nr. 170261)	Antigenpräsentation	↓ HLA-Klasse I Expression	A/R (6p21.3)	Dysfunktion von CD8-LC
Maligne Osteopetrose (OP) (MIM Nr. 259700)	Mikrobizidie	Osteoklastendysfunktion bzw. Ausreifungs-Störung	A/R	KM-Hypoplasie, Hirnnervenkompression
Familiäre Erythrophagozytäre Lymphohistozytose (FEL) (MIM Nr. 267700)	Hämophagozytose Hypersekretion	gen. Makrophagen-Aktivierung	A/R	Hypofibrinogenämie, Hypertriglyzeridämie, Immunsuppression, ↓ NK-Zell-Zytotoxität

AR: Autosomal rezessiv, CD4-LC: CD4-Lymphozyten, IL1: Interleukin-1, MIM Nr.: Mendelian Inheritance of Man Nr. nach McKusick

nach Monozyten/Makrophagen-Funktionsdefekten gefahndet werden.

45.2.1 Störungen der Antigen-Präsentation

MHC-Klasse-II-Mangel

Definition

Autosomal-rezessiv vererbtes kombiniertes Immunmangelsyndrom infolge defekter Antigenpräsentation durch fehlende Expression von HLA-Klasse-II-Genen.

Ätiologie/Pathogenese

Die Krankheit ist heterogen mit bisher vier bekannten Komplementierungs-Gruppen. Defekte regulatorischer z. T. DNA-bindender Proteine (Klasse-II-Transaktivator, Regulationsfaktoren X5 und XAP) führen zur fehlender Expression der gesamten HLA-Klasse-I-Genfamilie. Messenger-RNAs der α- und der β-Ketten von HLA-DR, DP und DQ sind nicht nachweisbar. Folge ist eine gestörte Antigenpräsentation durch antigenpräsentierende Zellen wie dendritische Zellen, Makrophagen und B-Lymphozyten, was eine Aktivierung von CD4-positiven T-Lymphozyten verunmöglicht.

Klinik

Die Krankheit beginnt im ersten Lebenshalbjahr. *Chronische Diarrhö* ist das hervorstechende klinische Zeichen und führt zu einem deutlichen Knick in Gewichts- und Längenkurven. Bronchopneumonien sind ebenfalls häufig. Im Vordergrund stehen *Virusinfekte*, weniger prominent sind mukokutane Kandidiasis, Pneumocystis-carinii-Pneumonie und Cryptosporidien-Cholangitis. Im Gegensatz zu schweren kombinierten Immundefekten (SCID) werden Impfungen mit Lebenderregern meist ertragen, und führt eine Transfusion mit unbestrahltem Blut kaum zur Gvh-Reaktion. Ein Thymusschatten ist sichtbar, Lymphknoten und Tonsillen sind vorhanden. Einige Patienten entwickeln eine Autoimmunzytopenie.

Diagnose

Bei einer kursorischen immunologischen Abklärung, die sich auf Immunglobulinbestimmungen und In-vitro-Mitogenstimulationen beschränkt, wird die Diagnose wegen Normalbefunden verpaßt. Erst die vollständige Untersuchung der Antikörperbildung und der In-vitro-Proliferation nach Antigenstimulation, läßt den *funktionellen kombinierten Immundefekt* erkennen. Diagnostisch ist der fehlende Nachweis von HLA-Klasse-II-Antigenen auf der Oberfläche von Monozyten und B-Lymphozyten, z. B. in der Durchflußzytometrie. Diese Diagnostik ist bereits pränatal möglich.

Therapie

Eine symptomatische Therapie (IvIgG, Antibiotika, ev. Magen-Darm-Dekontamination) ist als Überbrückung bis zur *Knochenmarktransplantation* angezeigt. Die chronische Diarrhö ist jedoch praktisch immer therapieresistent. In Anbetracht des schweren Verlaufs ist die KMT frühzeitig durchzuführen, bevor sich chronische Virusinfekte etabliert haben.

TAP-Peptid-Transporter-Defekt

Definition

Immunmangelsyndrom durch defekte Antigenpräsentation infolge reduzierter Expression von HLA-Klasse-I auf der Oberfläche aller nukleierten Zellen.

Ätiologie/Pathogenese

Bei dem TAP-2-Defekt können Peptide nicht vom Zytosol zum endoplasmatischen Retikulum transportiert und auf HLA-Moleküle der Klasse I geladen werden. Peptidfreie HLA-Moleküle sind instabil und erreichen die Zelloberfläche nicht. Der TAP-2-Defekt bewirkt über eine gestörte Ausreifung im Thymus eine Erniedrigung zytotoxischer CD8-T-Lymphozyten, überraschenderweise aber auch eine verminderte NK-Zell-Aktivität.

Klinik

Die Krankheit führt über bakterielle Sinusitiden und Pneumonien zur Bronchiektasien. Die bakteriellen Infekte sind möglicherweise Folge wenig bemerkter, viraler Luftwegsinfekte.

Diagnose

Die Diagnose kann vermutet werden bei reduzierter HLA-Klasse-I-Expression auf der Oberfläche von Monozyten, B- und T-Lymphozyten, z. B. in der Durchflußzytometrie. Beweisend ist die Mutationsanalyse des TAP-2-Gens.

Therapie

Da bisher nur wenige Familien bekannt sind, können noch keine verbindlichen Therapieempfehlungen gegeben werden. Die Knochenmarktransplantation dürfte kurativ sein.

45.2.2 Störungen der Phagozytose und Sekretion

Maligne Osteopetrose (OP)

Definition

Autosomal-rezessiv vererbter, bereits in der frühen Säuglingszeit manifester Osteoklastenfunktionsdefekt, der zu pathologischer Ossifikation mit Hirnnervenkompression und Knochenmarks-Hypoplasie mit extramedullärer Blutbildung führt und in der ersten Lebensdekade tödlich verläuft. Die maligne Osteopetrose ist abzugrenzen von der benignen, autosomal-dominant vererbten, in der Adoleszenz oder im Erwachsenenalter manifesten Osteopetrose, die nicht mit progredienter Panzytopenie einhergeht. Ebenso abzugrenzen ist der *Carboanhydrase-I-Mangel*, der zu Osteopetrose, renaler tubulärer Azidose und zerebraler Verkalkung ohne hämatologische Manifestationen führt.

Ätiologie/Pathogenese

Die Ursache(n) der mangelhaften osteolytischen Aktivität der Osteoklasten ist (sind) unbekannt. Die meisten Formen mit nachgewiesenen, jedoch dysfunktionellen Osteoklasten können durch Übertragung hämopoetischer Stammzellen geheilt werden. Seltene, bisher erst im Tiermodell beschriebene Formen mit fehlenden Osteoklasten sind extramedullärer Genese (sie entstehen z. B. infolge einer M-CSF-Synthesestörung der Fibroblasten) und können nicht durch Knochenmarktransplantation beeinflußt werden. Der ungenügende Knochenabbau im Bereich der Schädelforamina führt zur Kompression von Hirnnerven und im übrigen Skelett zur Obliteration der Markräume. KM-Vorläuferzellen wandern in extramedulläre Bereiche aus. Die extramedulläre Blutbildung bewirkt Hepatosplenomegalie und schließlich ein Hyperspleniesyndrom.

Klinik

Die maligne Osteopetrose verläuft rasch progredient. Die Knochenveränderungen beginnen schon in utero. Die *Panzytopenie* ist bereits in den ersten 3 Lebensmonaten manifest und fällt durch Blutungs- bzw. Infektneigung auf. Die *Sehstörung* manifestiert sich ebenfalls in den ersten 3 Lebensmonaten durch Nystagmus und Strabismus, Optikusatrophie sowie selten Retinadegeneration. Zu beachten ist, daß bei den häufigen Verwandtenehen neben der Osteopetrose andere a/r vererbte Krankheiten vorliegen und weitere (z. B. neurodegenerative) Symptome erklären können.

Diagnose

Sie wird aufgrund des Röntgenbildes, der Knochenbiopsie und Zeichen der extramedullären Blutbildung gestellt. Radiologisch imponieren z. T. bereits intrauterin *generalisierte Osteosklereose* und *metaphysäre Auftreibungen*. Die Biopsie zeigt eine Obliteration der Markräume. Osteoklasten sind bei der medullären Form der Osteopetrose meist deutlich vorhanden, aber Resorptionszonen fehlen. Elektronenmikroskopisch ist zu prüfen, ob die vorhandenen *Osteoklasten ohne Mehrkernigkeit und ohne Bürstensaum* sind. Monozytendefekte (z. B. eine gestörte Bakterienabtötung) können auf eine generalisierte Monozyten/Makrophagen-Dysfunktion hinweisen.

Therapie

Die Therapie der ersten Wahl bei medullären Osteopetrose-Formen ist die *Knochenmarktransplantation*. Die KMT sollte unverzüglich durchgeführt werden, wenn der Osteoklasten-Bürstensaum fehlt und eine neurologische Progredienz eingetreten ist. Posttransplantär stammen die Osteoklasten vom KM-Spender, die Osteoblasten weiter vom KM-Empfänger. Die Posttransplantäre Phase kann bei älteren Kindern durch Hyperkalzämie kompliziert sein. Einmal eingetretene neurologische Schäden sind irreversibel. Dekompressionsoperationen sind technisch schwierig und durch Liquorfisteln kompliziert.

Familiäre Erythrophagozytäre Lymphohistiozytose (FEL)

Definition

Autosomal-rezessiv vererbtes Krankheitsbild mit generalisierter Aktivierung phagozytärer, zytotoxischer und sekretorischer Funktionen der Makrophagen mit tödlichem Spontanverlauf. Abzugrenzen ist ein sekundäres Hämophagozytose-Syndrom infolge viraler (z. B. EBV), bakterieller, mykotischer oder Parasiteninfektionen bei Immundefekten oder auch immunkompetenten Patienten.

Klinik

Das Vollbild umfaßt *Fieber*, makulopapulöses *Exanthem, Hautblutungen, Ödeme, Hepatosplenomegalie* sowie *neurologische Zeichen* (Meningismus, Bewußtseinsstörung, erhöhter Hirndruck, Krämpfe, Hirnnerven-Lähmungen) und tritt bereits in den ersten Lebensmonaten auf.

Diagnose

Die rasche und korrekte Diagnostik entscheidet über das Leben der Patienten. Die Diagnose wird gestellt aus Blutbild, Liquor- sowie KM-Untersuchung. Im Blutbild finden sich eine *Panzytopenie* sowie aktivierte Monozyten mit hyperbasophilem Zytoplasma und evt. Hämophagozytose. Im Liquor imponieren eine Pleozytose und *Hämophagozytose* sowie ein massiv erhöhter Neopterin-Spiegel. Im KM muß nach Hämophagozytose gesucht werden, die meist Erythrozyten seltener Thrombozyten und Leukozyten betrifft. Charakteristisch für eine generalisierte Makrophagenaktivierung sind ferner eine *Hypofibrinogenämie* und eine *Hypertriglyzeridämie*. Vor Therapiebeginn ist eine Infektion als Ursache des Krankheitsbildes, bzw. ein zugrundeliegender primärer Immundefekt (z. B. ein Chediak-Higashi-, ein Griscelli-Purtilo-Syndrom) auszuschließen. Eine pränatale Diagnose ist bisher nicht möglich.

Therapie

Eine intensive supportive Therapie (Zell- und Fibrinogenersatz, Antibiotika, Flüssigkeitsrestriktion) sowie eine sofort einsetzende Antilymphozytenglobulin (ALG)/Steroid-Therapie sind lebensrettend. Leider penetriert ALG schlecht in den Liquor, so daß intrathekale Methotrexat-Gaben notwendig sind. Nach dieser Induktionstherapie wird eine Remissionsbehandlung mit *Cyclosporin A* versucht. Sobald die Remission erreicht ist, muß sich eine *Knochenmarktransplantation (KMT)* anschließen. Das Krankheitsbild rezidiviert sonst unweigerlich.

Literatur

Altare F, Jouanguy E, Lamhamedi S, Döttinger R, Fischer A, Casanova JL (1998). Mendelian scusceptibility to mycobacterial infection in man. Current opinion Immunol 10: 413

Coates T, Torkildson J, Torres M, Church J, Howard T (1991). An inherited defect of neutrophil motility and microfilamentous cytoskeleton associated with abnormalities in 47-kd and 89-kd proteins. Blood 78: 1338

De la Salle H, Hanau D, Fricker D, Urlacher, Kelly A, Salamero J, Powis S, Donato L, Bausinger H, Laforet M, Jeras M, Spehner D, Bieber T, Falkenrodt A, Cazenave JP, Trowsdale J, Tongio MM (1994). Homozygous human TAP peptide transporter mutation in HLA class I deficiency. Science 265: 237

Etzioni A, Frydman M, Pollack S, Avidor I, Philips ML, Paulson JC, Ghershoni-Baruch R (1992). Recurrent severe infections caused by a novel leukocyte adhesion deficiency. N Engl J Med 327: 1789

Fischer A, Lisowska-Grospierre B, Anderson D, Springer T (1988). Leukkocyte adhesion deficiency: Molecular basis and functional consequences. Immunodef Reviews 1: 39

Gallin J (1985). Neutrophil specific granule deficiency. Ann Rev Medicine 36: 263

Gerritsen E, Vossen J, Fasth A, Friedrich W, Morgan G, Padmos A, Vellodi A, Porras O, O\9Meara A, Porta F, Bordigoni P, Cant A, Hermans J, Griscelli C, Fischer A (1994). Bone marrow transplantation for autosomal recessive osteopetrosis. J Pediatr 125: 896

Haddad E, Le Deist F, Blanche S, Benkerrou M, Rohrlich P, Vilmer E, Griscelli C, Fischer A (1995). Treatment of Chediak-Higashi syndrome by allogenic bone marrow transplantation. Blood 85: 3328

Klein C, Lisowska-Grospierre B, Le Deist F, Fischer A, Griscelli C (1993). Major histocompatibility complex class II deficiency: Clinical manifestations, immunologic features and outcome. J Pediatr 123: 921

Newport M, Huxley C, Huston S, Hawrylowicz C, Oostra B, Williamson R, Levin M (1996). A mutation in the interferon γ receptor gene and susceptibility to mycobacterial infection. N Engl J Med 335: 1941

Sanders L, van de Winkel J, Rijkers G, Voorhorst-Ogink M, de Haas M, Capel P, Zegers B (1994). FcγReceptor IIa (CD32) heterogeneity in patients with recurrent bacterial respiratory tract infections. J Infect Dis 170: 854

Seger R, Berthet F, Hossle JP (1992). Chronic granulomatous disease. Pediatr Allergy Immunol 3: 1

Seger R, Ezekowitz A (1994). Treatment of chronic granulomatous disease. Immunodeficiency 5: 113

Stephan J, Donadieu J, Le Deist F, Blanche S, Griscelli C, Fischer A (1993). Treatment of familial hemophagocytic lymphohistiocytosis with antithymocyte globulins, steroids, and cyclosporin A. Blood 82: 2319

46 Kongenitale Neutropenien

C. Zeidler, K. Welte

46.1	Einleitung... 499	46.6	Chronisch benigne Neutropenie... 504
46.2	Schwere kongenitale Neutropenie (SCN). 500	46.7	Immunneutropenie... 504
46.3	Zyklische Neutropenie... 502	46.8	Neutropenie assoziiert mit Abnormalitäten der T- oder/und B-Lymphozyten... 506
46.4	Neutropenie assoziiert mit Shwachman-Syndrom... 503	46.9	Differentialdiagnostik bei Patienten mit kongenitaler Neutropenie... 506
46.5	Neutropenie assoziiert mit Glykogenose Typ Ib... 504		

46.1 Einleitung

Neutrophile Granulozyten werden im Knochenmark durch Proliferation und Differenzierung hämatopoetischer Stammzellen und Vorläuferzellen gebildet (Abb. 46/1). Die Stimuli für diese Proliferation und Differenzierung granulozytärer Progenitorzellen sind sogenannte kolonienstimulierende Faktoren (CSF), eine Untergruppe der Familie der Zytokine (Abb. 46/1). CSF werden von Endothelzellen, Fibroblasten und mononukleären Blutzellen nach Stimulation mit Fremdantigenen, Bakterien, Lipopolysacchariden, Toxinen oder Entzündungsmediatoren (IL-1, TNF) produziert.

Neutrophile Granulozyten wandern vom Knochenmark ins Blut und von dort, durch chemotaktische Faktoren angelockt, ins Gewebe. Die Zahl der im Blut zirkulierenden Granulozyten ist nur ein Bruchteil der Gesamt-Granulozytenmenge im Körper. Die Aufenthaltsdauer neutrophiler Granulozyten im Blut beträgt nur 4 bis 8 Stunden. Im gesunden Erwachsenen werden pro Minute etwa 100 bis 150 Millionen dieser Zellen produziert, in Streßsituationen, wie schweren bakteriellen Infekten, bis zu zehnfach mehr. Diese enorme Produktionssteigerung unterliegt ebenfalls der Kontrolle durch CSF (zur Übersicht siehe Metcalf, 1989). CSF sind Glykoproteine mit Molekulargewichten zwischen 14 und 70 kD. Die gentechnologische Herstellung dieser CSF erlaubt uns ihren klinischen Einsatz bei Patienten mit gestörter Granulopoese (z. B. Welte et al., 1996).

Auf jeder Stufe der neutrophilen Granulopoese können Defekte auftreten, die letztendlich zur Neutropenie führen (Abb. 46/1). So führt z. B. ein regulatorischer Defekt der pluripotenten Stammzelle zur zyklischen Neutropenie, ein intrazellulärer Defekt der Granulopoese auf der Stufe der Promyelozyten zum Maturationsarrest und dadurch zur schweren kongenitalen Neutropenie (Kostmann-Syndrom) und die Zerstörung der gebildeten neutrophilen Granulozyten durch Antikörper zur Immunneutropenie.

Neutropenie ist definiert als Mangel an zirkulierenden neutrophilen Granulozyten im Blut, wobei Neutrophilenwerte zwischen 1000 und 1500/µl als milde Neutropenie, Werte zwischen 500 und 1000/µl als mittelschwere und Neutrophilenzahlen unter 500/µl als schwere Neutropenie bezeichnet werden (Curnutte, 1993).

Nur Patienten mit schwerer Neutropenie haben ein erhöhtes Risiko für lebensbedrohliche bakterielle Infektionen. Die Frequenz und Schwere bakterieller Infektionen bei Patienten mit schweren Neutropenien ist sehr variabel. Es gibt Patienten mit Neutrophilenzahlen unter 500/µl, die nur selten schwere Infektionen erleiden, andere Patienten haben viele Episoden schwerer Infekte. Diese Heterogenität ist wahrscheinlich auf unterschiedliche humorale oder makrophagenvermittelte kompensatorische Immunmechanismen zurückzuführen.

Die häufigsten bakteriellen Infekte bei Kindern mit angeborenen Neutropenien sind Otitiden, Pneumonien, Hautabszesse, Gingivitiden, Stomatitiden, Perianalabszesse. Die häufigsten isolierten Keime bei diesen Infektionen sind *Staphylococcus aureus* und gramnegative Bakterien (Curnutte, 1993).

Die lokalen Entzündungszeichen einer bakteriellen Infektion sind bei Kindern mit schwerer chronischer Neutropenie vorhanden, bis auf eine fehlende Eiter-

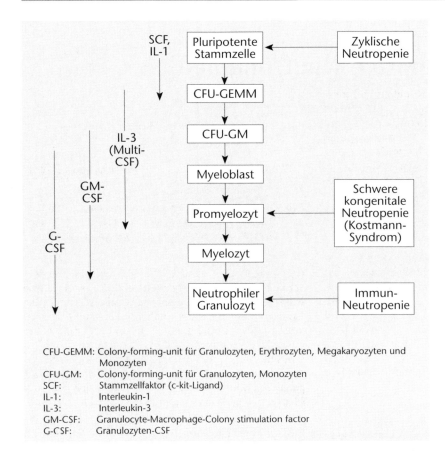

Abb. 46/1: Neutrophile Granulopoese: Regulation und Lokalisation von Defekten.

bildung. Auch Abszesse enthalten meist keinen oder wenig Eiter.

46.2 Schwere kongenitale Neutropenie (SCN)

Synonyme: (Kostmann-Syndrom; kongenitale Agranulozytose)

▶ **Definition**

Die schwere kongenitale Neutropenie ist charakterisiert durch eine Ausreifungsstörung der Myelopoese auf der Stufe der Promyelozyten mit normaler Zellularität des übrigen Knochenmarks (Kostmann, 1956; Hitzig, 1959).

▶ **Vererbung**

Die Erkrankung wird autosomal rezessiv vererbt. Gehäuftes Auftreten ist bei Kindern konsanguiner Eltern zu beobachten (Kostmann, 1956; eigene Beobachtung). Es ist jedoch anzunehmen, daß auch spontanes Auftreten dieser Erkrankung vorkommt.

▶ **Ätiologie**

Die Pathomechanismen der schweren kongenitalen Neutropenie sind nicht bekannt. Der Ausreifungsarrest der granulozytären Reihe ist auch in vitro nur schwer zu überwinden: Kulturen von mononukleären Knochenmarkzellen dieser Patienten (sogenannten CFU-GM-Assays) zeigen unter normalen Bedingungen kein Auswachsen von neutrophilen Granulozytenkolonien. Normale Stimulatoren der Myelopoese wie G-CSF oder GM-CSF führen in vitro nur in sehr hohen Konzentrationen zum Auswachsen von einzelnen neutrophilen Granulozytenkolonien, während das Wachstum anderer Kolonien, z. B. Monozytenkolonien oder Kolonien eosinophiler Granulozyten normal ist. Antikörper gegen myeloische Zellen oder Seruminhibitoren konnten bislang nicht nachgewiesen werden. Auch sind die hämatopoetischen Zellen dieser Patienten in der Lage, normale Mengen von biologisch aktivem G-CSF oder GM-CSF zu produzieren oder Rezeptoren für diese Zytokine zu exprimieren (eigene Ergebnisse). Diese Ergebnisse lassen deshalb vermuten, daß der Defekt intrazellulär in Vorläuferzellen der neutrophilen Granulopoese lokalisiert ist.

▶ **Diagnose**

Im Differentialblutbild sind typischerweise weniger als 200 neutrophile Granulozyten/µl zu finden. Die Neutropenie ist begleitet von individuell unterschiedlich ausgeprägter Monozytose, Eosinophilie und Thrombozytose. Die Serum-Immunglobuline sind stark erhöht. Im Knochenmark ist der typische Maturationsarrest der neutrophilen Granulopoese auf der Stufe der Promyelozyten oder frühen Myelozyten zu finden. Die Promyelozyten sind oft vakuolisiert und zeigen Kernanomalien. Die Zellularität ist normal. Andere Zellreihen wie Erythropoese oder Megakaryopoese sind normal. Eine typische Knochenmarkmorphologie ist auf der Farbabbildung FA 33 (Farbtafel VI) zu sehen. Differentialdiagnostisch ist die schwere kongenitale Neutropenie von der Immunneutropenie dadurch abzugrenzen, daß hier die Reifungsstufen nach den Myelozyten fast völlig fehlen, während bei der Immunneutropenie alle Vorstufen der neutrophilen Granulopoese bis zu den stabkernigen Granulozyten zu finden sind.

▶ Klinik

Kinder mit schwerer kongenitaler Neutropenie leiden schon im ersten Lebensjahr an schweren bakteriellen Infektionen. In den ersten Lebensjahren stehen Pneumonien, Otitiden und Stomatitiden im Vordergrund, während ältere Kinder und Erwachsene zunehmend an Abszessen der Haut, Lunge, Leber, etc. sowie Gingivitiden mit Zahnverlust, leiden. Schwere Infekte, vor allem mit anaeroben Keimen (z.B. Clostridien) können trotz antibiotischer Kombinationstherapie rasch tödlich verlaufen.

▶ Therapie

Als kurative Therapie ist nur die Knochenmarktransplantation anzusehen (Rappeport, 1980). Seit 1988 werden klinische Studien zur Prüfung des hämatopoetischen Wachstumsfaktors G-CSF (Granulozyten-Kolonien stimulierender Faktor) durchgeführt. Die Ergebnisse bei nun mehr als 200 Patienten mit schwerer kongenitaler Neutropenie weltweit zeigen, daß G-CSF in vivo den Ausreifungsarrest partiell oder ganz überwinden kann, so daß die Kinder neutrophile Granulozyten produzieren (Bonilla et al., 1994; Welte und Dale, 1996). Die Langzeitverläufe der neutrophilen Granulozyten sind in Abbildung 46/2 dargestellt. G-CSF wird täglich subkutan verabreicht. Die Antwort auf G-CSF, gemessen an der Zahl der neutrophilen Granulozyten im Blut, ist sehr heterogen. Etwa zwei Drittel der Patienten benötigt Dosen zwischen 3 und 10 µg/kg KG/d, während ein Drittel zwischen 20 und 60 µg/kg KG/d benötigt, um mehr als 1000 neutrophile Granulozyten/µl im Blut aufzuweisen. Die mittlere Dosis bei 202 im internationalen SCN-Register 1996 erfaßten Patienten liegt bei 14,5 µg/kg KG/d. Ungefähr 5 bis 10% der Kinder sprechen selbst auf hohe Dosen von G-CSF (120 µg/kg KG/d als kontinuierliche Infusion) nicht an. Interessanterweise reagiert nur ein kleiner Prozentsatz dieser Kinder auf Kombinationen, z.B. mit Stammzellfaktor; diese Therapie ist bislang jedoch nur im Rahmen von klinischen Studien zugelassen. GM-CSF führte nur bei einer einzigen Patientin mit angeborener Neutropenie zum Anstieg der neutrophilen Granulozyten. Bei dieser Patientin fehlen die eosinophilen Vorstufen jedoch völlig.

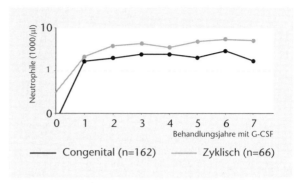

Abb. 46/2: Langzeitverläufe der absoluten Neutrophilenzahlen bei 162 Patienten mit schwerer kongenitaler Neutropenie und 66 Patienten mit zyklischer Neutropenie unter Dauertherapie mit G-CSF.

Bei Kindern, die auf die G-CSF Therapie ansprechen, verbessert sich die Lebensqualität dramatisch: Die Kinder können ein ganz normales Leben führen. Eine Isolation zum Schutz vor bakteriellen Infektionen ist nicht mehr notwendig. Die Zahl und Schwere bakterieller Infekte nimmt signifikant ab. Die neutrophilen Granulozyten sind in der Lage, Bakterien normal zu phagozytieren und intrazellulär abzutöten (eigene Ergebnisse). Die Therapie mit G-CSF wird von der Mehrzahl der Patienten gut vertragen, lokale Reaktionen an der Einstichstelle sind selten. Zu den beschriebenen Nebenerscheinungen gehören Zunahme von Splenomegalie, Verstärkung einer Thrombozytopenie bei bereits thrombopenischen Patienten, sowie in Einzelfällen Auftreten einer Vaskulitis während des ersten Anstieges der Neutrophilen. Bereits vor der Verfügbarkeit von Zytokintherapien wurde von mehreren Autoren das erhöhte Risiko dieser Patientengruppe für eine leukämische Transformation beschrieben. Die Rate für die Entwicklung eines myelodysplastischen Syndroms oder einer myeloischen Leukämie liegt derzeit bei 12% und kann im weiteren Beobachtungszeitraum durchaus noch ansteigen. Ob diese Transformation durch Gabe von G-CSF beeinflußt wird, ist noch nicht geklärt. Tatsache ist jedoch, daß bislang nur in der Gruppe der angeborenen Neutropenien Leukämien aufgetreten sind, während kein Leukämiefall bei anderen Patienten unter Langzeit-G-CSF-Therapie dokumentiert wurde. Bei etwa 10% der Patienten mit angeborener Neutropenie wurde eine Verminderung der Knochensubstanz im Sinne einer Osteopenie bis hin zur Osteoporose mit Spontanfrakturen dokumentiert. Da bislang nur bei einem sehr geringen Teil der weltweit behandelten Patienten radiologische Erhebungen des Knochenstatus durchgeführt werden, ist der genaue Prozentsatz der betroffenen Patienten wahrscheinlich weitaus höher anzusetzen.

▶ Prognose

Ohne Antibiotikaprophylaxe führen Infektionen in den ersten Lebensjahren zum Tode. Unter Antibiotikaprophylaxe (z. B. mit Trimethoprim/Sulfamethoxazol) sind Patienten bisher über 20 Jahre alt geworden, haben jedoch trotz Prophylaxe zahlreiche bakterielle Infektionen durchgemacht. Es ist zu erwarten, daß die G-CSF-Therapie die Lebenserwartung der Patienten entscheidend positiv beeinflußt. Die dramatische Verbesserung der Lebensqualität ist schon jetzt für die überwiegende Zahl der Patienten offensichtlich. Abzuwarten bleibt, wieviele Patienten eine Transformation in ein myelodysplastisches Syndrom oder eine myeloische Leukämie erfahren. Die Prädisposition von Patienten mit Kostmann-Syndrom für akute myeloische Leukämien ist schon vor der G-CSF-Ära beschrieben worden. Die molekulare Ursache der malignen Transformation ist noch nicht geklärt. Ein erster Schritt in der Leukämogenese scheint die Mutation des G-CSF-Rezeptors zu sein (Dong et al., 1995; Tidow et al., 1997).

46.3 Zyklische Neutropenie

▶ Definition

Die zyklische Neutropenie ist durch regelmäßige periodische Oszillationen von neutrophilen Granulozyten im Blut definiert. Die Perioden dauern zwischen 18 und 22 Tagen. Während 4 bis 8 Tagen des Zyklus werden neutrophile Granulozytenzahlen unter 200/μl gemessen und über etwa zwei Wochen normale bis erhöhte Werte (Wright et al., 1981).

▶ Vererbung

Autosomal dominant oder rezessiv.

▶ Ätiologie

Die Ätiologie ist wie bei der schweren kongenitalen Neutropenie noch unklar. Es wird vermutet, daß der Defekt auf einer sehr unreifen Vorstufe, vielleicht sogar auf der Ebene der hämatopoetischen Stammzelle lokalisiert ist, da nicht nur die neutrophilen Granulozyten, sondern auch andere Blutzellen (Retikulozyten, Thrombozyten etc.) in ihrer Zahl oszillieren können. Der exakte regulatorische Defekt, der für das Oszillieren verantwortlich ist, ist nicht bekannt.

▶ Diagnose

Die Diagnose ist durch Dokumentation des zyklischen Verhaltens der neutrophilen Granulozytenzahlen zu stellen. Während der neutropenischen Zyklusphase kommt es oft zu bakteriellen Infektionen, so daß schon aufgrund des periodischen Auftretens von bakteriellen Infekten der Verdacht auf eine zyklische Neutropenie naheliegt. Das Knochenmark zeigt je nach Zeitpunkt im Zyklus unterschiedliche Zellularität: Kurze Zeit vor und während der Neutropenie ist eine starke Verminderung der neutrophilen Granulozytenvorstufen zu finden, während der Zeit der normalen Granulozytenzahlen sind alle Vorstufen der neutrophilen Granulozyten in normaler Verteilung zu sehen.

▶ Klinik

Kinder mit zyklischer Neutropenie zeigen je nach individueller Dauer der Neutropenie unterschiedlich schwere Krankheitsbilder. Patienten, die pro Zyklus eine Woche oder länger neutrophile Granulozytenzahlen unter 200/μl aufweisen, zeigen schon in den ersten Lebensmonaten schwere bakterielle Infekte, während Patienten mit nur einem oder wenigen Tagen mit Neutrophilenzahlen unter 200/μl kaum schwere Infekte erleiden. In der neutropenischen Zyklusphase treten Infekte, wie z. B. Stomatitiden, Lymphadenotiden, Hautabszesse oder Pneumonien auf.

▶ Therapie

Wie bei der schweren kongenitalen Neutropenie wird auch hier der hämatopoetische Wachstumsfaktor G-CSF erfolgreich eingesetzt (Hammond, 1989). Patienten mit zyklischer Neutropenie sprechen schon auf Dosen zwischen 1 und 5 μg/kg KG/d s.c. mit einem signifikanten Anstieg der neutrophilen Granulozyten an. Allerdings werden die Zyklen durch die Gabe von G-CSF nicht aufgehoben, sondern nur auf ein höheres Niveau mit einer kürzeren Periode angehoben. Die neutropenische Zyklusphase ist stark verkürzt (Hammond, 1989). Die Zyklen sind auch nach einem Beobachtungszeitraum von 5 Jahren unter G-CSF-Therapie noch identisch wie zu Beginn der Behandlung. (Bonilla et al., 1994). Klinisch kommt es durch die G-CSF-Therapie zu einer deutlichen Verbesserung der Lebensqualität. Die Zahl und Schwere der bakteriellen Infekte nimmt signifikant ab. Der Verlauf der neutrophilen Granulozytenwerte eines unserer Patienten ist in Abbildung 46/3 dargestellt. Der Langzeitverlauf der Neutrophilenmittelwerte von 66 Patienten ist vergleichbar mit den Werten bei schwerer kongenitaler Neutropenie (Abb. 46/2). Auch bei der zyklischen Neutropenie konnten wir bei einem Patienten zeigen, daß er nicht auf GM-CSF, jedoch auf G-CSF mit dem Anstieg neutrophiler Granulozyten anspricht (eigene Ergebnisse).

▶ Prognose

Die Prognose ist durch die Behandlung mit G-CSF entscheidend verbessert worden. Nach einem Beobachtungszeitraum von mehr als fünf Jahren gibt es bislang keine Hinweise, daß die chronische Verabreichung von G-CSF zu unerwünschten Langzeitnebenwirkungen führt. Insbesondere gibt es unter Langzeitbehandlung mit G-CSF keine Hinweise auf ein erhöhtes Risiko für eine leukämische Transformation. Zur Zeit ist G-CSF die Therapie der Wahl der zyklischen Neutropenie.

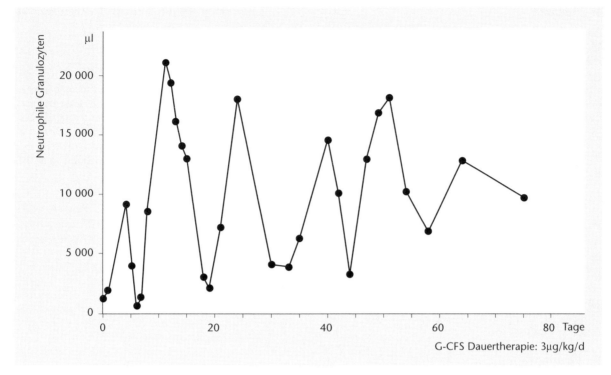

Abb. 46/3: Zyklische Neutropenie: G-CSF-Behandlung.

46.4 Neutropenie assoziiert mit Shwachman-Syndrom

▶ Definition

Bei dieser Erkrankung handelt es sich um eine exokrine Pankreasinsuffizienz mit Dysfunktion der Myelopoese.

▶ Vererbung

Autosomal rezessiv.

▶ Ätiologie

Der Pathomechanismus des Shwachman-Syndroms ist nicht bekannt. Karyotypanalysen zeigen keine konsistenten chromosomalen Aberrationen (Aggett, 1980).

▶ Diagnose

Die exokrinen Pankreasenzyme Trypsin, Chymotrypsin, Lipase und Amylase werden nicht sezerniert. Die Patienten mit Shwachman-Syndrom zeigen zusätzlich oft auch metaphysäre Chondrodysplasie und Zwergwuchs. Das Blutbild zeigt eine unterschiedlich schwere Neutropenie. Bei einzelnen Patienten liegen die Werte der neutrophilen Granulozyten im Bereich von 1000/μl. Das Knochenmark ist meist hypoplastisch oder dysplastisch mit starker Verminderung der Vorstufen der neutrophilen Granulozyten. Im Laufe der ersten Jahre entwickeln sich bei einigen Kindern zusätzlich zur Neutropenie auch Anämie und Thrombozytopenie. Zusätzlich zur Neutropenie zeigen die neutrophilen Granulozyten eine defekte Mobilität (Agett, 1980).

▶ Klinik

Kinder mit Shwachman-Syndrom leiden schon in den ersten Monaten an Durchfällen, Gedeihstörung, Hypotonie, Wachstumsverzögerung, und häufigen Episoden von bakteriellen Infekten. Oft kommt es zu Thorax-Mißbildungen, die die Prädisposition dieser Kinder zu bakteriellen Pneumonien noch verstärken. Die Kinder werden häufig zunächst aufgrund der gastrointestinalen Probleme und der Gedeihstörung in den entsprechenden Spezialambulanzen vorgestellt. Eine Abgrenzung zur Mukoviszidose ist durch die unauffällige Schweißiontophorese bei Shwachman-Patienten möglich.

▶ Therapie

Die Neutropenie kann mit dem hämatopoetischen Wachstumsfaktor G-CSF behandelt werden. Aufgrund der Schwere der Neutropenie war eine Behanlung bei 8 von 14 im Register dokumentierten Patienten erforderlich. Die notwendigen Dosierungen variieren dabei stark (0,4 bis 10 μg/kg KG/d subkutan; Boxer et al., ASH 1998). Die exokrine Pankreasinsuffizienz muß mit der Substitution von Pankreasenzymen therapiert werden.

▶ **Prognose**

Die Prognose wird unterschiedlich angegeben. Die infektionsassoziierte Mortalität wird mit 15 % (Aggett, 1980) bis 25 % (Shmerling, 1969) angegeben. Auch bei dieser Patientengruppe ist ein erhöhtes Risiko für eine leukämische Transformation bekannt, ein Zusammenhang mit der Schwere der hämatologischen Veränderungen scheint jedoch nach bisherigen Ergebnissen nicht zu bestehen.

46.5 Neutropenie assoziiert mit Glykogenose Typ Ib

▶ **Definition**

Glykogenose Typ Ib ist eine Stoffwechselerkrankung, die durch einen Defekt des Glukose-6-Phosphat-Transportsystems (Glukose-6-Phosphat-Translokase) verursacht wird. Die Folge ist die Unfähigkeit, Glykogen in Glukose abzubauen. Assoziiert mit der Glykogenose Typ Ib ist eine schwere Neutropenie und Neutrophilendysfunktion.

▶ **Vererbung**

Autosomal rezessiv.

▶ **Ätiologie**

Der Pathomechanismus der Glykogenspeichererkrankung ist bekannt (siehe Definition). Die Pathogenese der Neutropenie hingegen ist unbekannt. Andere Typen der Glykogenspeichererkrankung (z. B. Typ Ia) zeigen keine Neutropenie, so daß die exzessive Glykogenspeicherung nicht für die Neutropenie verantwortlich gemacht werden kann. Es bleibt jedoch noch zu untersuchen, ob etwa das Fehlen der Glukose-6-Phosphat-Translokase in myeloischen Vorläuferzellen für die Neutropenie verantwortlich ist. Möglicherweise liegt dem Defekt auch eine gestörte Regulation der Phagozytenaktivierung zugrunde, z. B. eine verminderte intrazelluläre Kalziummobilisation.

▶ **Diagnose**

Patienten mit Glykogenose Ib zeigen eine ausgeprägte Hepatomegalie, Laktatazidose, Hyperlipidämie, erhöhte Harnsäurespiegel, Gicht, Puppengesicht bei normaler Intelligenz, Wachstumsstörung, Gerinnungsstörung und eine schwere Neutropenie. Die Immunglobuline sind wie bei der schweren angeborenen Neutropenie (Kostmann-Syndrom) stark erhöht. Das Knochenmark zeigt eine normale Zellularität. Die Myelopoese weist alle Vorstufen der neutrophilen Granulozyten auf. Diagnostisch ist die Messung der Glukose-6-Phosphatase-Aktivität am Leberhomogenat vor und nach Detergenszugabe (zum Mikrosomenaufbruch). Die Neutrophilenfunktionsteste ergeben eine gestörte Spontanmigration und Chemotaxis sowie einen abgekürzten respiratorischen Burst infolge gestörter Substrat(NADPH)-Anlieferung aus dem Hexosemonophosphat-Shunt.

▶ **Klinik**

Die Patienten leiden an Symptomen, die durch die Glykogenspeicherung verursacht werden, wie Hepatomegalie, Nüchternhypoglykämie und Laktazidose. Zusätzlich leiden sie infolge von Neutropenie und Neutrophilendysfunktion schon in den ersten Lebensmonaten an schweren bakteriellen Infekten mit ungenügender Eiterbildung (siehe Farbabb. FA 32, Farbtafel VI).

▶ **Therapie**

Die Therapie der Grunderkrankung wird symptomatisch mit Diätnahrung durchgeführt. Die Neutropenie kann sowohl mit GM-CSF als auch mit G-CSF behandelt werden. Beide, sowohl GM-CSF als auch G-CSF (subkutan) in einer Dosierung von 3 µg/kg KG/d als Dauertherapie, führen zu einem Anstieg der neutrophilen Granulozyten über 1000/µl und damit zu einer Verminderung der Infekthäufigkeit (Schroten, 1991). Die Neutrophilendysfunktion kann jedoch nicht vollständig korrigiert werden. Allerdings führt die Behandlung mit G-CSF zu einem signifikanten Anstieg der Subpopulation neutrophiler Granulozyten mit normaler H_2O_2-Produktion (Schroten, 1991).

46.6 Chronisch benigne Neutropenie

Die chronisch benigne Form der angeborenen Neutropenie ist charakterisiert durch Neutrophilenwerte zwischen 500 und 1500/µl. Die Ursache ist nicht bekannt. Sie kann familiär auftreten. Da das Risiko für schwere bakterielle Infekte in dieser Patientenpopulation gering ist, ist keine spezifische Therapie notwendig.

46.7 Immunneutropenie

▶ **Definition**

Die Immunneutropenie ist eine Autoimmunerkrankung mit Antikörpern gegen unterschiedliche Autogene auf der Oberfläche reifer neutrophiler Granulozyten. Sie tritt vorzugsweise bei Säuglingen und Kleinkindern im Alter von bis zu 24 Monaten auf.

▶ **Ätiologie**

Neutrophile Granulozyten werden durch zirkulierende agglutinierende antigranulozytäre Antikörper zerstört. Die Ursache für diese Autoimmunerkrankung ist nicht bekannt. Die Autoantikörper verschwinden meist spontan in den ersten Lebensjahren.

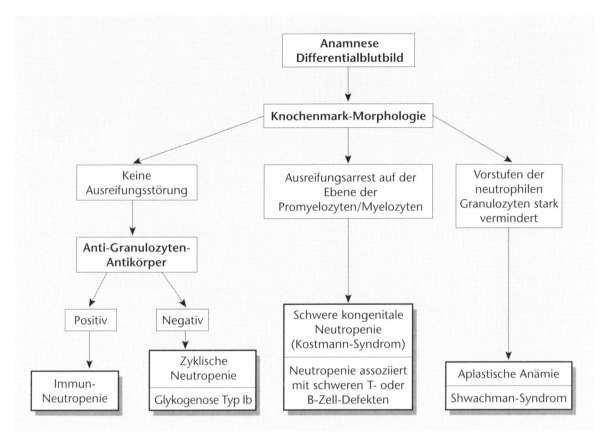

Abb. 46/4: Abklärungsgang bei schweren chronischen Neutropenien (Neutrophile Granulozyten unter 500/µl).

▶ **Diagnose**

Die absolute Zahl der neutrophilen Granulozyten im peripheren Blut liegt unter 500/µl. Das Knochenmark ist normo- bis hyperzellulär. Die Vorläufer der neutrophilen Granulozyten sind in allen Ausreifungsstufen bis zu den stabkernigen Granulozyten zu finden. Entscheidend und differentialdiagnostisch zu anderen Neutropenien ist der Nachweis zirkulierender Anti-Granulozyten-Antikörper. Dabei handelt es sich nach Untersuchungen bei 240 Patienten mit Immunneutropenie im Institut für Immunologie und Transfusionsmedizin der Universität Gießen (PD Dr. Bux) bei 85 % der untersuchten Sera um Antikörper der IgG-Klasse, bei 12 % finden sich IgG- und IgM-Antikörper, während nur bei 3 % ausschließlich IgM-Antikörper nachgewiesen wurden. Die Antikörper waren in 27 % der Untersuchungen gegen den Fc-Rezeptor Typ III, bei 21 % gegen das Leukozyten-Adhäsionsmolekül CD11b/CD18, in 14 % gegen den Komplementrezeptor Typ 1 und in weiteren 2 % gegen den Fc-Rezeptor Typ II gerichtet.

▶ **Klinik**

Kinder mit Immunneutropenie leiden im Gegensatz zu Kindern mit schwerer kongenitaler Neutropenie (Kostmann-Syndrom) nur selten an schweren bakteriellen Infekten. Eine Otitis media wird am häufigsten zum Zeitpunkt der Diagnosestellung gefunden.

▶ **Therapie**

Bei Kindern mit häufigen bakteriellen Infektionen ist eine Antibiotikaprophylaxe mit Trimethoprim/Sulfamethoxazol angezeigt. In den meisten Fällen reicht eine Antibiotikatherapie im Falle einer bakteriellen Infektion aus. Es gibt Berichte über den Einsatz von hochdosierten (0,5 g/kg KG) Immunglobulinen. Diese haben jedoch nur einen vorübergehenden Effekt auf die Granulozytenzahlen und beeinflussen den spontanen Verlauf wahrscheinlich nicht. In unserer Klinik ist bei mehr als 30 Patienten mit Immunneutropenie weder der Einsatz von Steroiden noch von Immunglobulinen indiziert gewesen. In der Regel reicht bei stark verminderten Neutrophilenzahlen (unter 500/µl) die antibiotische Prophylaxe aus, sollten jedoch schwere bakterielle Infekte, wie z.B. Pneumonien, auftreten, ist der Einsatz von G-CSF bei diesen Patienten durchaus sinnvoll und indiziert. Nach eigenen Beobachtungen können mit niedrigen G-CSF-Dosierungen die Granulozytenzahlen angehoben werden, ohne daß damit die Antikörperproduktion angeregt wird. Dieser Effekt besteht solange, wie G-CSF gegeben wird.

46.8 Neutropenie assoziiert mit Abnormalitäten der T- oder/und B-Lymphozyten

▶ **Definition**

Schwere Neutropenie assoziiert mit Agammaglobulinämie, Immunglobulinsubklassen-Defekten, Hyper-IgM-Syndrom, einer SCID-Variante (retikuläre Dysgenesie).

Diese Immundefekte, assoziiert mit Neutropenie, werden ausführlich in anderen Kapiteln des Buches behandelt.

46.9 Differentialdiagnostik bei Patienten mit kongenitaler Neutropenie

Kinder mit kongenitaler Neutropenie gehören zur Gruppe von Patienten, die mit häufig wiederkehrenden schweren bakteriellen Infektionen in der Klinik imponieren. Deshalb sind in Abbildung 46/4 nochmals übersichtlich die differentialdiagnostischen Untersuchungen bei diesen Kindern dargestellt.

Literatur

Aggett PJ, Cavanagh NPC et al (1980). Shwachman's syndrome. Arch Dis Child 55: 331
Bonilla MA, Dale D, Zeidler C, Last L, Reiter A, Ruggeiro M, Davis M, Koci B, Hammond W, Gillio A, Welte K (1994). Long-term safety of treatment with recombinant human granulocyte colony-stimulating factor (r-met-HuG-CSF) in patients with severe congenital neutropenias. Br J Hematol 88: 723–730
Boxer LA (1981). Immune neutropenias. Clinical and biological implications. Am J Pediatr Hematol Oncol 3: 89
Boxer LA, Mori PG, Bonilla MA, Cham B, Kinsey S, Welte K, Fier C, Catalano P, Cottle T, Kannourakis G, Freedman M (1997) for the Severe Chronic Neutropenia International Disease Registry: Report on patients with Shwachman-Diamond Syndrome with Severe Chronic Neutropenia. Blood abstr. 3544
Bux J, Behrens G, Mueller-Eckhardt C, Zeidler C, Welte K (1995). Autoimmune neutropenia of infancy: analysis of 240 cases. Blood 86, 538a, abstr. 2140
Curnutte JT (1993). Disorders of granulocyte and granulopoiesis functions. In: Nathan DG, Oski FA (eds). Hematology of Infancy and Childhood. Philadelphia (W.B. Saunders Company) 904–977
Dale DC, Hammond IV WP (1988). Cyclic neutropenia: a clinical review. Blood Rev 2: 178–85
DiRocco M, Borrone C, Dallegri F et al (1984). Neutropenia and impaired neutrophil function in glycogenosis type Ib. J Inherited Metab Dis 7: 151–4
Dong F, Brynes R, Tidow N, Welte K, Löwenberg B, Touw IP (1995). Mutations in the gene for the granulocyte colony-stimulating factor receptor in patients with acute myeloid leukemia preceded by severe congenital neutropenia. N Engl J Med 333: 487–493
Hammond IV, WP, Price TH, Souza LM, Dale DC (1989). Treatment of cyclic neutropenia with granulocyte colony-stimulating factor. New Engl J Med 320: 1306–11
Hitzig WH (1959). Familiäre Neutropenie mit dominantem Erbgang und Hypergammaglobulinämie. Helvetica Medica Acta 26: 779–784
Kostmann R (1956). Infantile genetic agranulocytosis. Acta Paediatr Scand 45 (Suppl. 105): 1
Lalezari P, Jiang A et al (1975). Chronic autoimmune neutropenia due to anti-NA2 antibody. New Engl J Med 293: 744
Metcalf D (1989). The molecular control of cell division, differentiation commitment and maturation in haemopoietic cells. Nature 339: 27
Rappeport JM, Parkman R et al (1980). Correction of infantile agranulocytosis by allogeneic bone marrow transplantation. Am J Med 68: 605
Schaub J, Heyne K (1983). Glycogen storage disease type Ib. Eur J Pediatr 140: 283–8
Schroten H, Roesler J, Breidenbach T, Wendel U, Elsner J, Schweitzer S, Zeidler C, Burdach S, Lohmann-Matthes ML, Wahn V, Welte K (1991). Granulocyte and granulocyte-macrophage colony-stimulating factors for treatment of neutropenia in glycogen storage disease type Ib. J Pediatr 119: 748–754
Schwachmann H, Diamond LK et al (1964). The syndrome of pancreatic insufficiency and bone marrow dysfunction. J Pediatr 65: 645
Shmerling DH, Prader A, Hitzig WH, Giedion A, Hadorn B, Kühni M (1969). The syndrome of exocrine pancreatic insufficiency, neutropenia, metaphyseal dysostosis, and dwarfism. Helv Paediatr Acta 24: 547–75
Tidow N., Piklz C, Teichmann B, Müller-Brechlin A, Germeshausen M, Kasper B, Rauprich P, Sykora KW, Welte K (1997). Clinical relevance of point mutations in the cytoplasmatic domain of the granulocyte colony-stimulating factor receptor gene in patients with severe congenital neutropenia. Blood 89: 2369–2375
Welte K, Zeidler C, Reiter A, Müller W, Odenwald E, Souza L, Riehm H (1990). Differential effects of granulocyte-macrophage colony-stimulating factor and granulocyte colony-stimulating factor in children with severe congenital neutropenia. Blood 75: 1056–1063
Welte K, Gabrilove J, Bronchud MH, Platzer E, Morstyn G (1996). Filgrastim (r-metHuG-CSF): The first 10 years (Review Article). Blood 88: 1907–1929
Welte K, Dale D (1996). Pathophysiology and treatment of severe chronic neutropenia (Review article). Ann Hematol 72: 158–165
Wriedt K, Kauder E et al (1970). Defective myelopoiesis in congenital neutropenia. New Engl J Med 283: 1072
Wright DG, Dale DC et al (1981). Human cyclic neutropenia: clinical review and long-term follow-up of patients. Medicine 60: 1

47 Milzverlust und Immundefekt

H. Schulte-Wissermann

47.1	Struktur und Physiologie 507	47.4 Infektanfälligkeit 510
47.2	Aufgabe und Funktion 509	47.5 Prophylaktische Maßnahmen 511
47.3	Immunologische Ausfälle nach Milzverlust 509	47.6 Therapeutische Maßnahmen 512

Die Milz ist ein lymphoretikuläres Organ mit einzigartigen morphologischen Charakteristika und funktionellen Aufgaben. Sie dient für zirkulierende Partikel als selektiver *Filter*, der arterielles Blut über den großen Kreislauf erhält und das „Filtrat" über die Milzvene an den Pfortaderkreislauf abgibt.

Die menschliche Milz, in der das lymphatische Gewebe etwa 15 % des lienalen Gesamtvolumens bzw. 25 % der gesamten lymphatischen Organe ausmacht, hat zu allererst *Abwehraufgaben* zu erfüllen. Eine *Speicherfunktion* von hämatopoetischen Zellen fällt der mit wenig Muskelfasern versehenen menschlichen Milz im Gegensatz zur Milz anderer Säuger (Hund, Pferd) erst in zweiter Linie zu. Vom Gesamtpool des Organismus können 3 % der Erythrozyten und 30 % der Thrombozyten bzw. des marginalen Pools der Granulozyten intralienal gespeichert werden.

Die herausragende Aufgabe der „Blutreinigung" wird auch dadurch deutlich, daß 5 % des Herzminutenvolumens die Milz passieren. Und dennoch: Obwohl die Milz an Abwehrreaktionen teilnimmt, ist sie nicht unbedingt lebensnotwendig. Bei bestimmten Infektionskrankheiten kann der splenektomierte Patient allerdings in höchste Gefahr geraten. Die Milz ist daher als *„strategische Reserve"* anzusehen, deren Aufgaben am besten von ihrem anatomischen Aufbau hergeleitet werden können.

47.1 Struktur und Physiologie

Die Funktion der Milz wird wesentlich durch ihre anatomische Struktur bestimmt. Ein aus kollagenen Fasern bestehendes Trabekelsystem, das mit seinen zahlreichen, miteinander anastomosierenden Verzweigungen ein grobes, dreidimensionales Gerüstwerk bildet, läßt unzählige Kammern und Lücken frei, die mit einem feinen, aus retikulärem Gewebe bestehenden Schwammwerk angefüllt sind. Das schwammartige Stroma läßt sich in drei funktionell und anatomisch abgrenzbare Anteile unterscheiden (Abb. 47/1):

- die rote Pulpa, die makroskopisch als weiche und blutige Masse imponiert,
- die weiße Pulpa, die sich makroskopisch als weißliche, meist stecknadelkopfgroße Knötchen darstellt,
- sowie die Marginalzone.

Die *rote Pulpa* mit ihren durch das Trabekelsystem gebildeten Kammern und Hohlräumen (Pulpastränge) durchzieht ein weit verzweigtes, kommunizierendes System von Sinusoiden, die eine eigene Gefäßart bilden, also weder Arterien, Kapillaren noch Venen angehören. Ihre Wand wird durch parallel angeordnete, langgestreckte und palisadenartig miteinander verbundene Endothelzellen aufgebaut, die zahlreiche Hohlräume für den Durchtritt von Zellen und anderem Material aus den umgebenden Kammern freilassen. Sinusoide und besonders Pulpastränge sind in großer Zahl mit allen Arten von Blutzellen angefüllt (vorwiegend Erythrozyten; siehe „rote" Pulpa). Auffallend viele (phagozytierende) Makrophagen sind anzutreffen, vor allem an der Außenseite der Sinusoide.

Die *weiße Pulpa* enthält die lymphatischen Elemente des Milzparenchyms. Diese sind entweder strangförmig um kleinere, durch die Markträume ziehende Arterien angeordnet (periarterielle Begleitscheiden) oder als Lymphfollikel der periarteriellen Begleitscheide angelagert. Die Milz des jungen Erwachsenen verfügt über etwa 10 000–20 000 dieser lymphatischen Strukturen.

Die *Marginalzone* trennt weiße und rote Pulpa, indem sie das lymphatische Gewebe vollkommen ein-

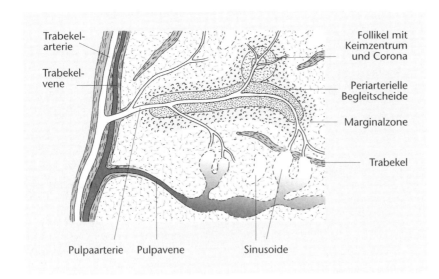

Abb. 47/1: Schematische Darstellung der Mikrozirkulation sowie des Aufbaues der roten und weißen Pulpa der Milz.

hüllt. Sie besitzt wie die lymphatischen Anteile ein retikuläres mesenchymales Grundgerüst. Im Gegensatz zu diesen beherbergt die Marginalzone aber nicht nur Lymphozyten in ihrem relativ weiten (aber sinusoidfreien) Maschenwerk, sondern auch alle übrigen Zellelemente.

Die *Gefäßversorgung* bestimmt die Funktion und den Aufbau der Milz entscheidend mit. Zunächst verzweigt sich die Milzarterie mit den Trabekeln (Trabekelarterien). Seitliche Aufzweigungen laufen frei durch die Pulpa (Pulpaarterien). Hier werden die Arterien durch lymphatisches Gewebe ummantelt (periarterielle Begleitscheiden). Weitere kleine Äste werden abgegeben, indem sie der Peripherie der Begleitscheiden zugeordnete Follikel durchlaufen (Zentralarterie) und schließlich als kleinste Äste in der Marginalzone oder in der roten Pulpa enden. Die Aufzweigungen in der roten Pulpa münden nicht nur direkt in die Sinusoide (geschlossener Kreislauf), sondern geben ihr Blut vor allem in das die Sinusoide umgebende Maschenwerk ab (offener Kreislauf). Dadurch wird eine lange Kontaktzeit des eingeströmten Blutes mit den hier zahlreich vorhandenen Makrophagen garantiert (Pearson, 1993).

Die *lymphatischen Elemente* im immunologisch aktiven Kompartiment der Milz, der weißen Pulpa, sind nicht zufällig verteilt, sondern bestimmten, klar unterscheidbaren Zonen zugeordnet. *B-Zellen* finden sich in den Follikeln (Keimzentren, besonders aber in der das Keimzentrum umgebenden Corona) sowie in der Marginalzone. *T-Zellen* sind fast ausschließlich in den periarteriellen Begleitscheiden konzentriert. Der größere Anteil wird von T-Helferzellen gebildet. T-Helferzellen, nicht jedoch T-Suppressorzellen, kommen vereinzelt auch in den Follikeln vor. Die Marginalzone dagegen beherbergt neben B-Zellen beide T-Zell-Arten in niedriger Konzentration. Insgesamt besteht die lineale Lymphozytenpopulation vorwiegend aus B-Zellen; ihr Anteil beträgt nach flow-zytometrischen Untersuchungen 50 %, der von T-Zellen 25 %.

Innerhalb des B-Zell-Kompartiments lassen sich zumindest für Nager weitere Populationsunterschiede feststellen. Die Peripherie der periarteriellen Begleitscheiden, die Follikel und besonders die Corona sekundärer Lymphfollikel ist mit relativ kleinen B-Zellen bevölkert, die auf ihrer Oberfläche μ- und δ-Ketten exprimieren. Die B-Zellen der Marginalzone sind dagegen größer und exprimieren nur μ-Ketten.

Auch die *nichtlymphatischen Zellelemente* weisen ein bestimmtes Verteilungsmuster auf. Retikulumzellen und Makrophagen kommen in allen Anteilen der weißen Pulpa vor. Sogenannte interdigitierende Zellen (IDC), die wahrscheinlich mit den von Steinman beschriebenen dendritischen Zellen (DC) identisch sind, findet man nur in den zentralen Anteilen der periarteriellen Begleitscheiden. IDC entstammen einer eigenen KM-Linie und nehmen mit fingerartigen zytoplasmatischen Ausläufern engsten Kontakt mit umgebenden T-Lymphozyten auf. Die strahlenempfindlichen IDC exprimieren in hohem Maße Ia-Antigene (HLA-Antigene der Klasse II) und sind antigenpräsentierende Zellen. Eine andere Art dendritischer Zellen, die sog. follikulären dendritischen Zellen (FDC), findet man in den Keimzentren der Follikel. FDC stammen höchstwahrscheinlich von (retikulären) Mesenchymzellen ab und exprimieren auf ihrer Oberfläche Ia-Antigene, Fc- und C3-Rezeptoren. Ihre Aufgabe ist, anhaftende Immunkomplexe den B-Zellen zu präsentieren und diese zur Proliferation anzuregen. Schließlich beherbergt die Marginalzone eine weitere Zellart, die sog. Marginalzonen-Makrophagen (MZM). Diese Makrophagenabkömmlinge exprimieren keine Ia-Antigene und präsentieren sehr wahrscheinlich den eng anliegenden B-Zellen thymusunabhängige Antigene.

Erst durch *Wanderbewegungen* und kontinuierlichen Austausch können die Milzlymphozyten wie die lymphatischen Zellen anderer peripherer lymphatischer Organe ihre Aufgabe erfüllen. *T- und B-Zellen* gelangen über die Endverzweigungen der Arterien in die Marginalzone, von der sie bis zur Peripherie der zentral gelegenen periarteriellen Begleitscheiden weiter vorstoßen. Ab hier trennen sich die Wege beider Lymphozytenarten: Während die T-Zellen weiter in die zentralen Anteile der periarteriellen Begleitscheiden vordringen, sammeln sich die B-Zellen – nach intensiver Kontaktaufnahme mit T-Zellen an der Peripherie der periarteriellen Begleitscheide – schließlich in der Corona der Follikel. Hierdurch sind die bestmöglichen Voraussetzungen für eine Kooperation zwischen T- und B-Zellen gegeben.

Antigene Strukturen und Korpuskel gelangen ebenfalls mit dem Blutstrom in die Marginalzone, wo sie von spezialisierten Makrophagen abgefangen werden. Als antigenpräsentierende Makrophagen wandern auch diese in die angrenzende weiße Pulpa. Zusammen mit den hier ansässigen IDC sind die entsprechenden Voraussetzungen zur Induktion antigenreaktiver T-Helferklone bzw. zur Produktion von B-Lymphozyten gegen thymusabhängige Antigene geschaffen. Mit fortschreitender Immunantwort verlassen die aktivierten B-Zellen und Plasmazellen die weiße Pulpa über die kleinen arteriellen Verzweigungen und gelangen schließlich in größerer Anzahl in die Pulpastränge und Sinusoide.

Die *Marginalzone* ist nicht nur Durchgangsort für Lymphozyten. Vielmehr nimmt ein beträchtlicher Teil der hier gefundenen B-Zellen nicht oder nur sehr langsam an Austausch und Rezirkulation teil. Die mittelgroßen, δ-negativen B-Lymphozyten interagieren eng mit den hier ansässigen (Ia-negativen) Marginalzonen-Makrophagen (MZM), die ganz besonders thymusunabhängige Antigene (TI-2-Antigene) abfangen und präsentieren (z. B. Pneumokokkenpolysaccharid). Die Marginalzone ist offensichtlich ein hoch spezialisiertes Kompartiment für die Immunantwort gegenüber thymusunabhängigen Antigenen. Mit löslichem Pneumokokkenpolysaccharid wird in erster Linie eine (frühzeitige) IgM-Antwort, mit intakten Bakteriensuspensionen auch eine IgG2-Antwort (in der Ratte IgG2c) induziert (Cohn et al., 1987).

47.2 Aufgabe und Funktion

Erst die Kenntnis der anatomischen Besonderheiten machen Aufgabe und Funktion der Milz verständlich. In vollem Umfang werden sie erst nach Milzverlust ersichtlich. Im Grunde lassen sich drei wesentliche Funktionen abgrenzen, nämlich die Clearancefunktion in der roten Pulpa, die humorale Immunreaktion gegen thymusabhängige Antigene in der weißen Pulpa und die Antikörperantwort gegen thymusunabhängige Antigene in der Marginalzone.

Die *Clearancefunktion* umfaßt die Eliminierung sowohl körpereigener Partikel (z. B. gealterter Erythrozyten, Howell-Jolly-Körperchen und Heinzscher Innenkörper in Erythrozyten) als auch im Blutstrom mitgetragener Infektionserreger wie z. B. Plasmodien oder Pneumokokken. Besonders gegen die letztgenannten Erreger ist die Phagozytose durch Milzmakrophagen von großer Bedeutung: Die sich schnell vermehrenden, mit einer Schleimkapsel versehenen Pneumokokken sind bei (noch) fehlender Antikörperantwort für zirkulierende Phagozyten unangreifbar. Mit dem Blutstrom erreichen die invasiven Erreger die Pulpastränge, aus denen sie nur durch enge Poren in die Sinusoide gelangen können. In dem hier langsam fließenden Blut besteht genügend Kontaktzeit, nicht gewünschte Elemente durch die zahlreichen Makrophagen zu eliminieren.

Die *Produktion spezifischer Antikörper* in der weißen Pulpa erhöht die Eliminierung korpuskulärer Antigene durch Phagozyten um ein vielfaches. Hierbei spielen (bereits innerhalb eines Tages produzierte) IgM-Antikörper und das durch Immunkomplexe aktivierte Komplementsystem eine Rolle, aber auch IgG-Antikörper, die mittels ihres Fc-Teils und nach Aktivierung der Komplementkaskade über C3b die Phagozyten aktivieren. Spezifische B-Zellen bzw. Plasmazellen der Follikel gelangen aus den Follikeln in großer Zahl über die arteriellen Verästelungen in die rote Pulpa, wo die von ihnen produzierten Antikörper weiteres antigenes Material opsonisieren. Mit IgG-Molekülen beladene Korpuskel, die der Eliminierung durch Milzphagozyten entgangen sind, erreichen über die Milzvene die Leber, in der sie durch Lebermakrophagen endgültig aus dem Blutstrom entfernt werden können. Die Phagozytoseleistung der Leber ist für opsonisierte Partikel deutlich größer als die der (kleineren) Milz. Nicht opsonisierte Partikel werden von der Leber (offensichtlich wegen der hohen Durchflußgeschwindigkeit) kaum eliminiert.

Der Marginalzone sind mit ihrer einzigartigen zellulären Zusammensetzung *Abwehraufgaben gegen thymusunabhängige Antigene* wie Pneumokokkenpolysaccharide übertragen. Ohne T-Helferzellen können relativ rasch spezifische Antikörper (insbesondere IgM) bereitgestellt werden und über die spezielle Mikrozirkulation der Milz in die rote Pulpa gelangen.

47.3 Immunologische Ausfälle nach Milzverlust

Zahlreiche Versuche sind unternommen worden, die aus einem Milzverlust resultierenden immunologischen Veränderungen genauer zu analysieren. Die Folgen einer Asplenie lassen sich zum Teil aus der besonderen Stellung der Milz herleiten. Auf der anderen Seite kann der Milzverlust durch das übrige periphere lymphatische Gewebe kompensiert werden, so daß immunologische Ausfälle kaum bei älteren Kindern und Erwachsenen zum Tragen kommen. Aus der Vielzahl der veröffentlichten Untersuchungen lassen sich folgende, durch Milzverlust bedingte Veränderungen herausarbeiten (s. auch Strasser et al., 1986; Pearson, 1993):

1. Deutlich *verminderte Clearanceleistung* für zirkulierende Partikel. Die Clearanceleistung des Gesamtorganismus erreicht Normalwerte, wenn genügend spezifische IgG-Antikörper vorhanden sind; in diesem Fall übernimmt die Leber die Clearancefunktion.

2. Signifikante Erhöhung der Leukozyten, Granulozyten, Thrombozyten und Monozyten im Blut. Diese Erhöhungen weisen auf einen *Verlust der lienalen Speicherfunktion* hin. Geringe Vermehrung der (CD3-positiven) T-Lymphozyten, normale Zahl von (CD4-positiven) T-Helferzellen, leichte Vermehrung der (CD8-positiven) T-Suppressor/zytotoxischen Lymphozyten, signifikante Vermehrung der B-Lymphozyten. „Natural-Killer"-Zellen scheinen (ohne Funktionsänderung) vermehrt zu sein.

3. Normale T-Zellfunktion bei allogener bzw. mitogener Stimulation. Verminderte Antikörpersynthese der (vermehrten) B-Zellen nach Mitogenstimulation. Deutlich verminderte Antikörperantwort gegenüber korpuskulären und Polysaccarid-Antigenen nach intravenöser Applikation (Cohn et al., 1987; Sullivon et al., 1978). Lösliche Antigene rufen bei subkutaner oder intramuskulärer Applikation eine normale Immunantwort hervor; Hosea (1981) beschreibt allerdings eine eingeschränkte Immunreaktion (IgM, IgG) nach Injektion von Pneumokokkenantigenen.

4. Immunglobulinspiegel: Serumspiegel von IgA erhöht, von IgG, IgD und IgE normal, von IgM erniedrigt. Autoantikörper bzw. Autoimmunphänomene treten bei Splenektomierten nicht häufiger auf.

5. Normale oder nur gering verminderte Phagozytoseleistung der *Granulozyten*. Verminderte Phagozytenaktivität der *Alveolarmakrophagen* gegenüber Pneumokokken (in splenektomierten Ratten). Dieser Befund läßt vermuten, daß die Milz eine modulatorische Rolle an Alveolarmakrophagen ausüben kann.

6. Keine Veränderungen der *Komplement-Serumspiegel*. In manchen Veröffentlichungen wird allerdings eine Verminderung von Faktor D bzw. Properdin beschrieben. Störungen der Komplementaktivität sind allerdings erst zu erwarten, wenn ein Verlust von über 90 % eines der Komplementfaktoren vorliegt.

7. Verminderte Serumspiegel von *Fibronektin* und *Tuftsin*. Beide Serumfaktoren haben opsonisierende Wirkung. Tuftsin ist ein Tetrapeptid (THR-LYS-PRO-ARG), das kovalent zu Leukokinin, einer zytophilen Fraktion des γ-Globulins, gebunden ist. Tuftsin wird durch ein membrangebundenes Enzym der Granulozyten sowie durch ein lienales Enzym freigesetzt und führt zu einer unspezifischen Aktivierung der Phagozyten. In letzter Zeit ist die klinische Relevanz eines Tuftsinmangels allerdings in Frage gestellt worden.

47.4 Infektanfälligkeit

Der Verlust der als „strategische Reserve" in die Zirkulation eingebauten Milz hat natürlich Konsequenzen bei der Abwehr von Infektionskrankheiten. So sollen milzlose Patienten häufiger an Infektionen des Respirationstraktes leiden; eindeutige prospektive Studien fehlen aber. Leichter zu *akzeptieren ist die Annahme, daß ein Milzverlust* zur Infektanfälligkeit gegenüber Erregern mit hämatogener Aussaat führt.

Milzlose Patienten entwickeln schwere Verlaufsformen von *Malaria* (vor allem P. falciparum), die ungewöhnlich häufig letal enden. Da die Milz das entscheidende Abwehrorgan gegenüber Malariaerregern ist, muß splenektomierten Personen dringend angeraten werden, malariaverseuchte Gebiete zu meiden.

Ebenso ist über schwere und langwierige Verläufe *viraler Erkrankungen*, besonders der Herpes-Gruppe (Zytomegalie, Mononukleose, Herpes zoster) berichtet worden. Möglicherweise spielen die im Rahmen einer Splenektomie oft notwendigen Bluttransfusionen eine Rolle.

Die größte Gefahr geht für den milzlosen Organismus von *Infektionen mit bekapselten Bakterien* aus. Besonders Erreger mit hoher Proliferationsrate können nach hämatogener Aussaat den Organismus derart überschwemmen, daß die übrigen Abwehrsysteme zur Eindämmung der Infektion nicht mehr ausreichen und sich in Stunden eine schwere Sepsis entwickelt. In splenektomierten, nicht immunen Tieren ist die Bakterienclearance (von Pneumokokken) 75mal niedriger als bei Milzträgern.

Die sich rasch entwickelnde, foudroyante Sepsis wurde in der angloamerikanischen Literatur als „Overwhelming-postsplenectomy"-Infektion bzw. als *OPSI-Syndrom* bezeichnet. Verantwortlich sind vor allem Pneumokokken (Tab. 47/1). In etwa 1/3 der Fälle können andere Erreger das OPSI-Syndrom auslösen (Keller et al., 1984). Hierzu gehört auch der in der

Tab. 47/1: Erregerspektrum des OPSI-Syndroms (nach Keller et al., 1984).

Erreger	relative Häufigkeit
Pneumokokken	71,1%
E. coli	7,4%
Haemophilus influenzae	6,3%
Meningokokken	4,2%
Staphylokokken	3,7%
Pseudomonas aeruginosa	2,6%
Streptokokken	2,6%
Andere Keime	2,1%

Mundflora des Hundes vorkommende (gramnegative) Erreger capnocytophaga canimorsus (früher DF-2), der durch Hundebiß übertragen wird.

Die Klinik des OPSI-Syndroms beginnt mit Schwindel, Erbrechen und Verwirrtheitszuständen. In Stunden können sich Koma und septischer Schock mit disseminierter intravasaler Koagulation, schwerer Hypoglykämie, Elektrolytstörungen und Azidose einstellen. Im Blutausstrich lassen sich in großer Zahl Bakterien nachweisen. Blutkulturen zeigen in der Regel mehr als 1×10^6 Bakterien pro ml Blut. Nicht selten entwickelt sich das Vollbild eines *Waterhouse-Friderichsen-Syndroms*. Besonders bei Kindern können Meningitis, Endokarditis und Endophthalmitis das septische Bild begleiten.

Die wichtigste Eintrittspforte für die Erreger ist sehr wahrscheinlich der (obere) Respirationstrakt. Aufgrund von tierexperimentellen Untersuchungen scheint es möglich, daß leichte Virusinfekte des Respirationstraktes die fatale bakterielle Infektion bahnen.

Splenektomierte *Kinder unter vier Jahren* erleiden ein OPSI-Syndrom doppelt so häufig wie ältere Kinder und Erwachsene. Bei Säuglingen erreicht die Rate schwerer Infektion fast 50 %. Das Infektionsrisiko wird aber auch von der Indikation zur Splenektomie bestimmt (Tab. 47/2). Nach Francke et al. (1981) sind Patienten mit bestimmten Grunderkrankungen wie lymphoretikuläre Malignome oder Thalassämie stärker gefährdet als Patienten, denen das Organ wegen einer Verletzung oder einer idiopathischen Thrombozytopenie entfernt wurde. Die Inzidenz des OPSI-Syndroms beträgt im Kindesalter etwa 5 %, wobei in 2,4 % fatale Verläufe gesehen werden. Gegenüber Kindern mit gesunder Milz steigt das Risiko, an einer Sepsis zu versterben, bei splenektomierten Kindern nach Trauma um den Faktor 50, bei Sichelzellanämie um 350 und bei Thalassämie um 1000 (Peter et al., 1991).

Das Risiko für ein OPSI-Syndrom ist in den *ersten zwei bis drei Jahren nach Splenektomie* am höchsten. Abb. 47/2 zeigt, daß jedoch nur etwa 30 % der Infektionen innerhalb der ersten drei Jahre nach Splenektomie auftreten, während sich mehr als 50 % der foudroyanten Infektionen erst nach fünf Jahren entwickeln (van Wyck, 1983). Selbst 40 Jahre nach Splenektomie sind OPSI-Syndrome beobachtet worden.

47.5 Prophylaktische Maßnahmen

Präventive Maßnahmen sind zur Verhinderung des OPSI-Syndroms außerordentlich nutzvoll. Bei operativen Eingriffen an der Milz sollte, wenn die Grundkrankheit es erlaubt, *organerhaltend* vorgegangen werden. Kinder unter sechs Jahren sollten von einer Splenektomie ausgeschlossen werden. Seit den 70er

Tab. 47/2: Sepsis und Meningitis in pädiatrischen Patienten nach Splenektomie (nach Francke et al., 1981).

	Inzidenz (%)	Tod (%)*
Trauma	1,5	0,78
ITP	2,0	1,2
Sphärozytose	3,3	2,1
Anämie (außer Thalassämie)	8,0	1,7
Portale Hypertension	8,2	5,9
Lymphoretikuläre Malignome	9,5	6,4
Thalassämie	16,0	7,2
Total (3430 Patienten)	**5,0**	**2,4**

* „maximum expected incidence" nach Singer in Gesunden: 0,1 %

Jahren wurde versucht, bei traumatisierten Patienten Teile der zerstörten Milz in den Peritonealraum einzustreuen und somit einen Ersatz durch zahlreiche kleine Milzfragmente, die in der Tat vaskularisiert wurden, zu erzielen. Es hat sich aber gezeigt, daß eine „Splenosis" nur unzureichend Schutz bietet: Die eingeheilten Milzpartikel fibrosieren mit der Zeit. Nach tierexperimentellen Untersuchungen bleibt die Milzfunktion nur dann ausreichend, wenn mindestens 1/3 des Organs erhalten werden kann.

Aufklärung von Patient und Patienteneltern ist eine der wichtigsten prophylaktischen Maßnahmen. Bei geringsten Anzeichen einer Infektion (auch unter Dauerprophylaxe!) sollten sich die Patienten unverzüglich bei einem Arzt vorstellen. In den USA ist seit 1987 ein Splenektomie-Paß eingeführt, der den behandelnden Arzt bei Infektionen bzw. bei operativen

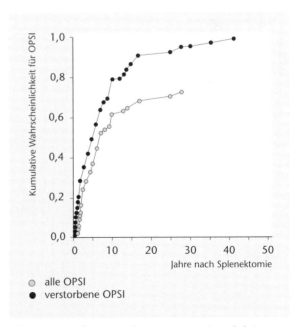

Abb. 47/2: Kumulatives Vorkommen von „Overwhelming-postsplenectomy"-Infektionen (OPSI) in 52 (ansonsten gesunden) splenektomierten Patienten (nach van Wyck, 1983).

Eingriffen von der besonderen Gefährdung des Patienten unterrichten soll.

Wirksamen Schutz verleiht eine *antibiotische Dauerprophylaxe*. Penicillin V (40000 IE/kg KG in 1–2 Dosen) ist gegen die am häufigsten vorkommenden Pneumokokken, aber auch gegen Meningokokken und Streptokokken sehr wirksam. Mit einer Amoxicillin-Prophylaxe (20 mg/kg KG und Tag) können zusätzlich gramnegative Erreger wie H. influenzae und E. coli erfaßt werden (wichtig im Kleinkindesalter). Alternativ kann auch Cotrimoxazol verwendet werden.

Es besteht große Übereinstimmung (Peter, 1991), alle asplenischen Kinder unabhängig von ihrem Impfstatus (siehe unten) einer antibiotischen Dauerprophylaxe zu unterziehen. Unklarheit besteht über die Länge der Dauerprophylaxe. Asplenische Kinder mit malignen Erkrankungen, Sichelzellanämie oder Thalassämie sollten die Dauerprophylaxe bis zum 12. Lebensjahr erhalten (van de Meer, 1993). Zum Teil wird eine lebenslange Dauerprophylaxe vertreten. Nach posttraumatischer Splenektomie sollte zumindest für die ersten beiden risikoreichsten Jahre eine Dauerprophylaxe durchgeführt werden. Die präventive Antibiotika-Verabreichung muß durch aktive *Impfungen* gegen Haemophilus influenzae (HIB) und gegen Pneumokokken ergänzt werden, wenn möglich noch vor der Splenektomie. Ein aus 23 Kapseltypen bestehender Impfstoff gegen Pneumokokken (Pneumovax 23) erfaßt die häufigsten im Kindesalter vorkommenden Serotypen. Die in einer Einzeldosis subkutan oder intramuskulär verabreichte Impfung wird bei Kindern ab zwei Jahren durchgeführt und erzeugt ausreichende Antikörperspiegel. Die Titeranstiege variieren allerdings in Abhängigkeit vom Kapseltyp und von der Grunderkrankung. Gegen einige Serotypen sind ein bis zwei Jahre nach Immunisierung nur noch subprotektive Werte nachweisbar. Aus diesem Grunde wäre es naheliegend, eine Reimmunisierung vorzunehmen. Eine Zweitimmunisierung ist jedoch vor Ablauf von drei Jahren mit erheblichen Nebenwirkungen (Arthus-Reaktion an der Injektionsstelle) belastet. Es kann daher zur Zeit nur empfohlen werden, unter sorgfältiger Nutzen-Risiko-Abwägung frühestens drei Jahre nach Erstimpfung zu reimmunisieren.

Es ist zu erwarten, daß in nächster Zeit (ähnlich wie der HIB-Impfstoff) ein Pneumokokken-Konjugat-Impfstoff zur Verfügung steht, so daß auch Säuglinge und Kleinkinder über eine T-zellvermittelte Immunität geschützt werden können. Der in den USA übliche Meningokokken-Polysaccarid-Impfstoff wird nach den epidemiologischen Verhältnissen im deutschsprachigen Raum nicht empfohlen. Der Impfstoff enthält keine Polysaccharide des Serotyps B, der in Deutschland die meisten Meningokokkeninfektionen verursacht. Generell bestehen keine Kontraindikationen, die Impfungen simultan an kontralateralen Injektionsorten durchzuführen.

47.6 Therapeutische Maßnahmen

Bei Verdacht auf Vorliegen von OPSI muß unverzüglich eine Therapie mit *Breitspektrum-Antibiotika* einsetzen (ähnlich wie bei Neutropenie und Sepsisverdacht mit einem β-Lactam-Antibiotikum und einem Aminoglykosid). Zusätzlich empfiehlt sich die Gabe von intravenösem Immunglobulin (0,4 g/kg KG/d × 3) zur Opsonisierung und Elimination der Keime durch die Leber.

Literatur

Cohn DA, Schiffman G (1987). Immunoregulatory role of the spleen in antibody responses to pneumococcal polysaccharide antigenes. Infect Immun 55: 1375–1380

Francke EL, Neu HC (1981). Postsplenectomy infection. Surg Clin North Am 61: 135–155

Hosea SW, Burch CG, Brown EJ, Berg RA (1981). Impaired immune response of splenectomised patients to polyvalent pneumococcal vaccine. Lancet 1: 804–807

Keller HW, Müller JM, Brenner U, Walter M (1984). Lebensbedrohliche Infektion nach Splenektomie – das „Overwhelming-post-splenectomy-infection"-Syndrom. Leber Magen Darm 14: 18–24

Meer van der JWM (1993). Infections in splenectomised patients: guidelines for management. Clin Investig 71: 1–2

Mearson HA (1993). The spleen and disturbances of splenic function. In: Nathan DG, Oski FA (eds.). Hematology of infancy and childhood. Philadelphia (Saunders): 1058–1077

Peter G (1997). Asplenic children. Report of the Committee on infectious diseases. American Academy of Pediatrics, Elk Grove Village: 56–58

Strasser BM, Holschneider AM (1986). Die Milz. Funktion, Erkrankungen, Chirurgie und Replantation. Stuttgart (Hippokrates)

Strasser-Vogel B, Belohradsky BH (1988). Asplenismus und Hyposplenismus als Immundefektsyndrom. Monatsschr Kinderheilkd 136: 795–807

Sullivan JL, Ochs HD, Schiffman G, Hammerschlag MR, Miser J, Vichinsky E, Wedgwood RJ (1978). Immune response after splenectomy. Lancet I: 178–181

Wyck van DB (1983). Overwhelming postsplenectomy infection (OPSI): the clinical syndrome. Lymphology 16: 107–114

48 Hereditäre Komplementdefekte

V. Wahn

48.1	Klinisches Bild	514	48.4	Diagnostik	516
48.2	Genetik	515	48.5	Therapie	518
48.3	Häufigkeit	516			

Ein Mangel an Komplement(C)-Komponenten kann angeboren oder erworben sein. Dieses Kapitel wird sich auf die genetisch determinierten Mangelzustände (Sullivan und Winkelstein, 1992) konzentrieren. Bezüglich erworbener Defekte sei auf geeignete Übersichten (z. B. Wahn, 1989) verwiesen.

Tab. 48/1: Hereditäre Komplementdefekte (WHO-Klassifikation von 1995, modifiziert).

Lfd. Nr.	Defekt	Vererbung	Chromosomale Lokalisation	Wichtigste klinische Symptome
1	C1q	AR	1	SLE-ähnlich, Infektionen
2	C1r*	AR	12	SLE-ähnlich, Infektionen
3	C4	AR	6	SLE-ähnlich, Infektionen
4	C2**	AR	6	SLE-ähnlich, Vaskulitis, Polymyositis
5	C3	AR	19	Rezidivierende eitrige Infektionen
6	C5	AR	9	Neisseria-Infektionen, SLE
7	C6	AR	5	Neisseria-Infektionen, SLE
8	C7	AR	5	Neisseria-Infektionen, SLE, Vaskulitis
9	C8-α***	AR	1	Neisseria-Infektionen, SLE
10	C8-β	AR	1	Neisseria-Infektionen, SLE
11	C9	AR	5	Neisseria-Infektionen
12	C1-Inhibitor#	AD	11	Hereditäres Angioödem
a)	Antigenmangel			Hereditäres Angioödem
b)	Dysfunktion			Hereditäres Angioödem
13	Faktor I	AR	4	Rezidivierende bakterielle Infektionen
14a##	C4-bindendes Protein	AD?	?	Atypischer M. Behçet, Angioödem
14b##	Anaphylatoxininaktivator (= Carboxypeptidase N)	AR?	?	Rezidivierendes Angioödem, Urtikaria
15	Faktor H	AR	1	Rezidivierende bakterielle Infektionen
16	Faktor D	AR	?	Neisseria-Infektionen
17	Properdin	X-chr.	X	Neisseria-Infektionen

* Der C1r-Mangel ist meistens mit C1s-Mangel verbunden. Das C1s-Gen liegt in unmittelbarer Nähe des C1r-Gens auf demselben Chromosom (Locus 12p ter).
** Der C2-Defekt ist im Kopplungsungleichgewicht mit HLA-A25, B-18, DR2, Komplotyp S042 von Faktor B, Typ 4 C4 A, Typ 2 C4 B).
*** der C8-α-Mangel geht obligat mit einem C8-γ-Mangel einher, da die γ-Kette normalerweise kovalent an die α-Kette gebunden wird. Das γ-Gen selbst ist intakt.
# Beim Hereditären Angioödem (HANE) ist wichtig, zwischen dem Mangel (ca. 85% der Patienten) und der Dysfunktion (ca. 15% der Patienten) zu differenzieren, dies in Ergänzung zur WHO-Klassifikation.
Diese Defekte, deren Familiarität in der Literatur belegt ist, werden von der WHO bisher nicht berücksichtigt.

48 Hereditäre Komplementdefekte

48.1 Klinisches Bild

Vergegenwärtigt man sich die biologischen Funktionen des Komplementsystems (s. S. 102), so fällt es nicht schwer, sich die Leitsymptome angeborener Defekte daraus abzuleiten (Abb. 48/1): Fehlen **antibakterielle Funktionen** von Komplement, werden rezidivierende bakterielle Infektionen die Folge sein. Bei diesen stehen systemische Meningokokkeninfektionen ganz im Vordergrund. Daneben wurden weitere Infektionen beschrieben, die in Tabelle 48/2 aufgeführt sind.

Neben der Infektabwehr dient Komplement auch der **Auflösung und Elimination von Immunkomplexen**. Das Fehlen insbesondere der frühen Komponenten C1, C4 und C2 führt zu einer besonderen Anfälligkeit gegenüber Erkrankungen, in deren Pathogenese Immunkomplexe eine wichtige Rolle spielen (Tab. 48/3).

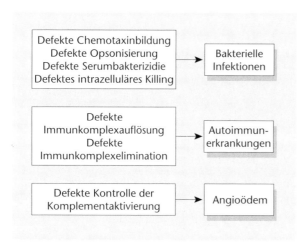

Abb. 48/1: Entstehung klinischer Symptome bei hereditären Komplementdefekten.

In Tabelle 48/1 sind die Defektzustände aufgeführt, die auch eine Expertenkommission der WHO akzeptiert. Ergänzt wurden dabei einzelne Defektzustände, die in der Literatur als familiäre Defekte publiziert wurden. Daneben existieren weitere Berichte über C-Defekte, deren Vererbung aber nicht klar belegt ist. Sie werden hier nicht berücksichtigt.

Tab. 48/2: Erreger von Infektionen bei Patienten mit C-Defekten.

Erreger	Assoziierte C-Defekte
Pneumokokken	C1q, C2, C2+P, C3, C6, I
Streptokokken	C3, C4B, I
Staph. aureus	C1q, C1r, C3, C4
Corynebakterium diphtheriae	I
Gonokokken	C5, C6, C6+7, C7, C8, D
Meningokokken	C2, C3, C3-Dysfunktion*, C4B, C5, C6, C6+7, C7, C7+C4B, C8-α/γ, C8-β, C9, I, P, P+Protein C, D
Hämophilus influenzae	C2, C3, C4B, C8-β, I, D
E. coli	C3, C7
Salmonella	C4
Moraxella	C4
Proteus	C4, D
Pseudomonas	C2, D
Mycobakt. tuberculosis	C1r+s, C2
Candida	C2, P, C6+C7
Brucella/Toxoplasma	C6
Giardia lamblia	C2
Varizella (-enzephalitis)	C1r
Zytomegalie (disseminiert)	C4

* Als familiärer Defekt beschrieben, aber noch nicht von der WHO anerkannt.

Tab. 48/3: Autoimmun-(Immunkomplex)-erkrankungen bei genetischen C-Defekten.

Erkrankung	Assoziierte C-Defekte
SLE	C1q, C1 INH, C2, C4, C5, C6, C7, C7+C4B, C8, C9
SLE-ähnliches Syndrom	C1q, C1q-Dysf., C1r, C1s, C2, C3, C4, C6
DLE	C1q, C1r+s, C1 INH, C2, C6, P
Dermatomyositis	C2
Sjögren-Syndrom	C4, C5, C6, C9
CREST-Syndrom	C7, C4+IgA-Mangel
Chron. Vasculitis	C2, C3
Purpura Schönlein-Henoch	C2, C4, C4B
Primäres Phospholipidantikörpersyndrom	C2
Serumkrankheit durch Penizillin	I
Polymyalgia rheumatica	C2
akute + chron. Glomerulonephritis	C1q, C1r, C1r+s, C2, C3, C4, C7, H
membranoproliferative GN	C2, C3, C4, C6
unklare Synovitis	C2, C6, C7
Rheumatoide Arthritis, Felty-Syndrom	C7
Juvenile Arthritis + Exanthem	C8-β
M. Bechterew	C7
M. Behçet, atypisch, Angioödem	C4-bp
Rheumatisches Fieber	C2
Immunhämolytische Anämie	C2
M. Crohn, Epidermolysis bullosa	C2

SLE = systemischer Lupus erythematodes, DLE = discoider Lupus erythematodes, CREST = Calcinosis, Raynaud-Phänomen, verminderte ösophageale Motilität, Sklerodaktylie, Teleangiektasien

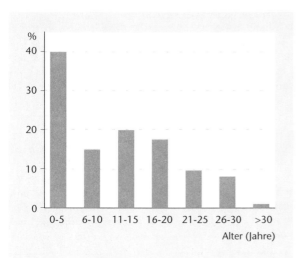

Abb. 48/2: Erstmanifestation des hereditären Angioödems (HANE) in Abhängigkeit vom Lebensalter (nach Agostini 1989).

Die unkontrollierte Aktivierung von Komplement wird durch **Regulatorproteine** verhindert. Fehlen nun diese Regulationsmechanismen, ist eine unkontrollierte Komplementaktivierung die Folge. Wie auf Seite dargestellt, können dabei Mediatoren mit Kinin- und Anaphylatoxin-Aktivität gebildet werden, die dann lokale und systemische Schwellungszustände hervorrufen.

Das wohl häufigste Krankheitsbild ist das **hereditäre angioneurotische Ödem** (HANE). Patienten mit HANE fallen durch rezidivierende spontane Schwellungen der Haut auf, die an ein Quincke-Ödem erinnern. Im Gegensatz zu diesem sind jedoch Schwellungen beim HANE eher blaß und jucken nicht. Schwellungszustände am Darm rufen Abdominalkoliken hervor, die bei Unkenntnis der Grundkrankheit zur chirurgischen Intervention Anlaß geben. Das Übergreifen auf den Larynx kann lebensbedrohliche Situationen hervorrufen, und in vielen betroffenen Familien gibt es Vorfahren, die am Glottisödem verstorben sind (Cicardi, 1996). Bei sorgfältiger Anamneseerhebung zeigte sich, daß sich das HANE in der Mehrzahl der Fälle bereits im Kindesalter manifestiert (Abb. 48/2). Leider ist die Erkrankung unter den Pädiatern wenig bekannt, so daß bis zur Diagnosestellung oft mehrere Jahre vergehen (Abb. 48/3). Was die Attacken auslöst, läßt sich im Einzelfall nicht immer ermitteln. Ein Trauma, eine EBV-Infektion, psychischer Streß oder auch die Menstruation werden gelegentlich als Auslöser identifiziert. Es kommt dadurch zur C1-Aktivierung, in deren Gefolge ein vasoaktives Kinin gebildet wird, welches für die klinische Symptomatik verantwortlich gemacht wird (Abb. 48/4).

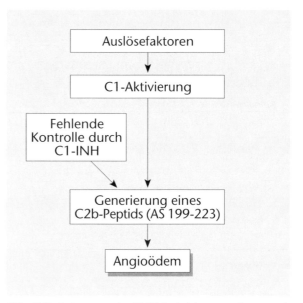

Abb. 48/4: Pathogenese des HANE (in Anlehnung an Strang et al. 1988).

Schwellungen an der Haut kommen aber nicht nur beim HANE vor. In Verbindung mit dem **Mangel an Faktor I** (C3b-Inaktivator) wurde in einem Fall eine Urtikaria beobachtet, die unter der warmen Dusche (verstärkter C-Umsatz?) noch zunahm. Beim **familiären Mangel an Anaphylatoxininaktivator** (= Carboxypeptidase N) sind Patienten durch chronische Urtikaria oder Angioödem aufgefallen. Die Symptome werden darauf zurückgeführt, daß Lysyl-Bradykinin und C3a vermindert inaktiviert werden. Auch beim **Mangel des C4-bindenden Proteins** wies ein Patient neben einem Morbus Behçet auch Angioödembeschwerden auf.

Während sich die bisher beschriebenen klinischen Manifestationen recht gut pathophysiologisch erklären lassen, gibt es eine Gruppe von Erkrankungen, die in Verbindung mit C-Defekten beschrieben wur-

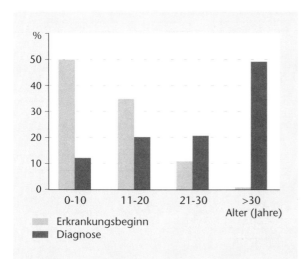

Abb. 48/3: Verzögerte Diagnosestellung beim HANE (nach Agostini und Cicardi 1992).

Tab. 48/4: Weitere Erkrankungen und Symptome bei genetischen C-Defekten. Da es sich um Einzelfälle aus der Literatur handelt, erscheint ein zufälliges Zusammentreffen wahrscheinlicher, als daß die klinischen Symptome Ausdruck der C-Defekte sind.*

Erkrankung	Assoziierte C-Defekte
Unklare Dermatose	C 1q, C 1r
Rothmund-Thomsen-Syndrom (Poikiloderma congenitum)	C 1q
Xeroderma pigmentosum	C 8
CLL und Dermatitis herpetiformis	C 2
Hämolytisch-urämisches Syndrom	H
Hämophilie	C 6
Sichel-Thalassämie	C 8
Hepatosplenomegalie, Eosinophilie	C 8-β-Defekt
M. Hodgkin	C 2
M. Whipple	C 4
Klinefelter-Syndrom	I

* Die C 5-Dysfunktion und der C 3-Hyperkatabolismus Typ II sind in dieser Auflage nicht mehr aufgeführt, da beide nicht als erbliche Erkrankungen belegt sind.

den, wobei die klinischen Zeichen eher unspezifisch zu sein schienen (Tab. 48/4). Darüber hinaus sind bei Familienuntersuchungen auch homozygote C-Defekte (z. B. von C 9) gefunden worden, die ohne negative klinische Auswirkungen für die Betroffenen geblieben sind.

48.2 Genetik

Die Genorte für die meisten Komplementkomponenten sind inzwischen bekannt (Tab. 48/1). Die Gene sind z. T. gut charakterisiert, so daß Komplementdefekte inzwischen auch mit Hilfe molekularbiologischer Methoden besser analysiert werden können. Nicht nur verschiedene Punktmutationen, sondern auch Deletionen, Genregulationsstörungen u. a. m. sind beschrieben. Wenn auch wissenschaftlich interessant, so haben diese Untersuchungen für Diagnosestellung und Therapie keine Bedeutung erlangt. Von besonderem Interesse ist, daß sich einige dieser Strukturgene innerhalb des MHC-Komplexes befinden. Sie werden als MHC-Klasse-III-Gene bezeichnet. Wegen der engen Nachbarschaft der Genorte verwundert es kaum, daß die Defekte von C 2 und C 4 bedingt durch ein Kopplungsungleichgewicht HLA-gekoppelt, also nur in Verbindung mit bestimmten HLA-Typen vererbt werden. Für den **homozygoten C 2-Defekt** besteht eine eindeutige Kopplung mit HLA A25 (A10), B18, Dw2/DR2, BFS, C4 A4, C4 B4.

Jedes defekte Allel wird mit einem *Q0 (= Quantity zero) versehen. Der heterozygote Träger eines C 2-Defektes wird also den Genotyp C 2/C 2*Q0 haben, der erkrankte Patient den Genotyp C 2*Q0/C 2*Q0. Der Erbgang ist bei den meisten Defekten autosomal kodominant, d. h. daß Heterozygote über geeignete Laboruntersuchungen identifiziert werden können, der homozygote Krankheitszustand aber nur beim Zusammentreffen zweier *Q0-Allele auftritt.

Besonders kompliziert ist die Vererbung beim **C 4-Defekt**. C 4 wird von zwei verschiedenen Genorten aus kodiert (C 4 A und C 4 B). Ein Patient wird an einem homozygoten C 4-Defekt am ehesten dann erkranken, wenn alle 4 Allele (zwei pro Genort) fehlen. Aber auch Defekte einzelner Genorte sind von klinischer Relevanz: Der heterozygote C 4 A-Defekt disponiert zum systemischen Lupus erythematodes, der homozygote C 4 B-Mangel zu Meningokokkeninfektionen.

48.3 Häufigkeit

Der häufigste Defekt ist der Mangel des C 1-Inaktivators, das hereditäre angineurotische Ödem. Die Häufigkeit wird zwischen 1:10000 und 1:50000 geschätzt. Der zweithäufigste Defekt ist der C 2-Mangel, der in einer Häufigkeit von 1:40000 zu erwarten ist. Alle anderen Defekte sind selten.

48.4 Diagnostik

Leidet ein Kind an einer Erkrankung, der auch ein Komplementdefekt zugrunde liegen könnte, ist der frühzeitige Einsatz aussagekräftiger Laboruntersuchungen wichtig. Die vielerorts durchgeführte Messung von C 3, C 4 und eventuell B ist kein probates Mittel, um C-Defekte zu finden. Entscheidend ist der Einsatz funktioneller Globaltests, die die hämolytische Funktion des klassischen und alternativen Aktivierungsweges erfassen. Diese Globaltests werden als CH50 bzw. AP50 bezeichnet. Sind beide Tests nor-

Tab. 48/5: Untersuchungsmethoden im Komplementsystem und ihre Indikationen.

Fragestellung	Testverfahren
Orientierung	CH50, AP50 C 1-INH (V. a. HANE) C 3, C 4, B
Ausschluß Hyperkatabolismus	C 3- und B-Spaltprodukte (EDTA-Plasma)
Bei Hyperkatabolismus	Suche nach Aktivatoren (zirkulierende Immunkomplexe, C 3 Nef, u. a. m.)
Bei Defekt genaue Lokalisation	– Titration einzelner Komponenten – Proteinchemische Messungen von Komponenten und Regulatorproteinen

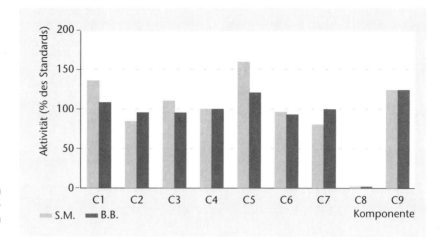

Abb. 48/5: Komplementprofil durch hämolytische Titration aller Einzelkomponenten: Nachweis eines familiären C8-Defekts.

mal, kann meistens auf weitere Untersuchungen inkl. der Messung von C3 und C4 verzichtet werden. Ausnahmen:

- Beim hereditären Angioödem sollte im ersten diagnostischen Anlauf C1-Inhibitor-Menge und -Funktion gemessen werden, da außerhalb akuter Attakken das CH50 normal ausfallen kann.
- Bei Verdacht auf auf C4A- oder C4B-Mangel muß primär eine Polymorphismus-Untersuchung gemacht werden, da auch bei diesen Defekten CH50 und AP50 normal sein können.
- Bei C9-Defekten sind in Einzelfällen meßbare CH50-Werte bis zu 50% der Norm beschrieben worden.

Bei anderen Defekten kann bereits durch die Ergebnisse von CH50 und AP50 der Defekt eingeengt werden: Ist CH50 nicht nachweisbar und AP50 normal, muß die Störung bei C1, C4 oder C2 liegen. Ist CH50 normal, aber AP50 nicht nachweisbar, muß die Störung bei P oder D gesucht werden. Ist beides nicht nachweisbar, liegt die Störung zwischen C3 und C9. Die entsprechenden Einzelfaktoren müssen dann untersucht werden (Abb. 48/5).

Belegt wird ein selektiver Defekt durch In-vitro-Rekonstitution der vollen hämolytischen Funktion nach Zugabe der fehlenden Komponente. Eine Familienuntersuchung schließt sich an, um den Erbgang zu rekonstruieren. Bei Heterozygoten können dabei die Globaltests durchaus normal ausfallen. Die Messung der Einzelkomponente deckt dann den Carrierstatus auf (Abb. 48/6).

Eine Besonderheit gibt es bei C8-Defekten. Hier sind sowohl Defekte der α/γ- wie der β-Kette bekannt. Sie können z.B. mit Hilfe der Western-blot-Untersuchung (Abb. 48/7) oder durch Rekonstitutionsexperimente differenziert werden.

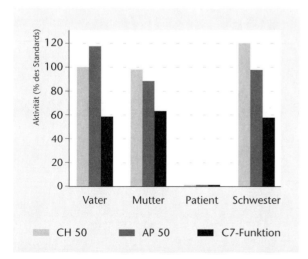

Abb. 48/6: Heterozygotie bei Eltern und Schwester eines homozygot C7-defizienten Kindes kann nur mit Einzelkomponentenbestimmung nachgewiesen werden, nicht mit Hilfe der Globaltests.

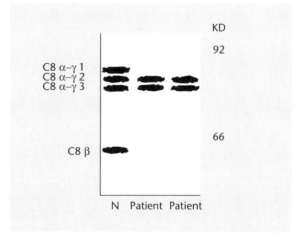

Abb. 48/7: Nachweis der C8-Subkomponenten mittels Western Blot. Bei beiden Patienten fehlt die C8β-Kette sowie die polymorphe Variante C8 α-γ1, wahrscheinlich auf genetischer Basis (nach Nürnberger et al.).

48.5 Therapie

Eine kausale Therapie ist in erster Linie beim HANE möglich. Dazu stehen gereinigte C1-Inaktivator-Konzentrate zur Verfügung. Sie sollten im akuten Anfall i.v. in Dosierungen zwischen 500 und 1000 E (Kinder < 10 Jahre 250–500 E) verabreicht werden, wenn die Schwellungszustände bedrohlich werden. Glukokortikoide oder Antihistaminika sind wirkungslos.

Bei häufigen Rezidiven kann der Spiegel des C1-Inaktivators durch attenuierte Androgene (Danazol, Stanozolol) so weit angehoben werden, daß keine Schwellungen mehr auftreten. Im Kindesalter sind allerdings bisher erst wenige Fälle mit Danazol behandelt worden. Der Nutzen dieser Behandlung muß gegen die nicht zu übersehenden Risiken der Langzeittherapie mit Androgenen aufgerechnet werden! Von einzelnen Autoren wurde wegen dieser Nebenwirkungsrisiken das C1-Inaktivator-Konzentrat auch für die Dauertherapie eingesetzt.

Bei den übrigen C-Defekten ist die Therapie symptomatisch. Langzeiterfahrungen mit Frischplasmagaben sind zwar publiziert, bergen aber neben den infektiologischen Problemen das Risiko in sich, daß der Patient gegen die seinem Immunsystem ja unbekannte C-Komponente sensibilisiert wird und schließlich anaphylaktisch reagiert. Bei Patienten mit Neigung zu Meningokokkeninfekten ist zunächst die Aufklärung des Patienten wichtig, daß es bei ihm keinen „banalen" Infekt gibt, sondern daß er bei Fieber immer einen Arzt aufsuchen sollte. Eine Penizillindauerprophylaxe erscheint sinnvoll. Ob die Meningokokkenimpfung zusätzlichen Schutz bietet, bleibt abzuwarten. Erste Erfahrungen zeigten, daß es trotz einer solchen Impfung bei Defekten der terminalen C-Komponenten weiter zu Meningokokkeninfektionen kommen kann (Platonov et al., 1995).

Literatur

Campbell RD, Law SKA, Reid KBM, Sim RB (1988). Structure, organization, and regulation of the complement genes. Ann Rev Immunol 6: 161–195.

Cicardi M, Agostini A (1996). Hereditary angioedema. N. Engl J Med 334: 1666–1667

Nürnberger W, Pietsch H, Willers R et al. (1989). Deficiency of the eighth component of complement. Evidence for linkage of C8-α-γ pattern with C8-β deficiency in sera of twelve patients. Scand J Immunol 30: 45–49

Platonov AE, Beloborodov VB, Pavlova LI, Vershinina IV, Käythy H (1995). Vaccination of patients deficient in a late complement component with tetravalent capsular polysaccharide vaccine. Clin Exp Immunol 100: 32–39

Sullivan KE, Winkelstein JA (1992). Genetically determined deficiencies of the complement system. Pediatr Allergy Immunol 3: 97–109

Wahn V (1989). Erworbene Defekte des Komplementsystems. In: (Hrsg.: K. D. Bachmann et al.): Pädiatrie in Praxis und Klinik, Bd. II. Stuttgart (Fischer und Thieme): 558–562

49 Störungen der lokalen Immunität der Schleimhäute

C. Rieger

49.1	Selektiver IgA-Mangel	520
49.1.	Definition und Häufigkeit	520
49.1.2	Selektiver IgA-Mangel und Atemwegserkrankungen	521
49.1.3	Selektiver IgA-Mangel und Darmkrankheiten	521
49.1.4	Autoantikörper gegen IgA, weitere Autoimmunphänomene	522
49.1.5	Therapie des IgA-Mangels	522
49.2	Isolierte IgG-Subklassendefekte und Schleimhautinfektionen	522
49.3	Störungen der lokalen Immunität durch Komplementdefekte, Granulozytendefekte und T-Zelldefekte	523
49.4	Ziliendyskinesie-Syndrom (Immotile cilia syndrome)	523

Die Integrität der Schleimhäute wird durch nichtimmunologische und durch immunologische Mechanismen geschützt. Die nichtimmunologischen Abwehrmechanismen sind darauf angelegt, das Anheften schädlicher Substanzen oder pathogener Keime an die Schleimhaut zu verhindern. So beinhalten der Husten im Bereich der Bronchien, der Urin im Bereich der Harnwege und die Peristaltik im Bereich des Darmes ein gemeinsames Prinzip zum Weiter- bzw. Abtransport schädlicher Substanzen und Erreger. Die Mukusbarriere, die sich in ständigem Fluß befindet – in den Bronchien mit Hilfe der Zilien, im Darm mit Hilfe der Peristaltik – fängt Keime ab und verhindert deren Anheften an die Schleimhaut. Daneben enthält der Schleim antibakterielle Substanzen wie Muzin, Lysozym, Laktoferrin, Peptide. Die Adhärenz im Darm wird auch durch pflanzliche Lektine aus der Nahrung verhindert oder durch Keime der physiologischen Flora, die an den gleichen Epithelrezeptoren haften, welche von den Adhäsinen pathogener Keime benötigt werden. Wenn eine Besiedlung mit solchen Erregern trotzdem geschehen ist, versucht die Schleimhaut, durch beschleunigte Desquamation der Deckzellen die Erreger abzustoßen.

Die immunologischen Abwehrmechanismen sind zum Teil ebenfalls darauf ausgerichtet, die Adhäsion pathogener Keime zu verhindern, zum Teil dienen sie der Neutralisation bzw. Vernichtung der eingedrungenen Keime. Für den Körper schonender ist das **Antiadhäsionsprinzip**, da hierbei keine Entzündung ausgelöst wird. Die wichtigste immunologische Substanz zum Schutz der Schleimhäute ist das **sekretorische IgA** (sIgA, Abb. 49/1), das von den subepithelialen Plasmazellen produziert, in den Epithelzellen mit dem sogenannten Transportstück verbunden und als Dimer auf die Schleimhaut ausgeschieden wird. Seine Wirkung besteht vor allem in der Verhinderung der Adhäsion, d. h. es bindet sich an die für diese Funktion benötigten Teile von Erregern. Serum-IgA wird in einer Menge von etwa 24 mg/kg KG/d produziert und besteht ebenso wie SIgA aus zwei Subklassen, IgA1 und IgA2. Diese beiden Subklassen unterscheiden sich in ihrer Stabilität gegenüber Bakterienproteasen. IgA2 ist resistent, IgA1 dagegen durch Proteasen einer Reihe von Bakterien, z. B. Neisseria meningitidis, spaltbar.

SIgA ist im oberen Atemtrakt und im Darm das vorherrschende Immunglobulin. Im unteren Atemtrakt finden sich sIgA und IgG zu etwa gleichen Anteilen. IgG wird lokal in der Schleimhaut produziert, von intraalveolär gelegenen Plasmazellen freigesetzt und entstammt zu einem gewissen Teil auch dem Serum. IgM existiert, teilweise in Verbindung mit einem Transportstück, nur in geringen Mengen auf der Schleimhaut, kann bei Fehlen von sIgA jedoch kompensatorisch vermehrt werden.

Fünf Prozent der subepithelial gelegenen Plasmazellen produzieren IgE, welches zum größten Teil von Plasmazellen und Basophilen gebunden wird und deshalb nur in sehr geringen Mengen in der Bronchiallavage-Flüssigkeit zu finden ist.

Die **zelluläre Abwehr** obliegt Granulozyten, T-Lymphozyten und Makrophagen. Die Rolle der Granulozyten besteht vor allem in der Phagozytose und Abtötung von Bakterien und Pilzen, einer Funktion, die durch IgG und Komplement unterstützt wird. Makrophagen dienen zusätzlich der Entgiftung und dem Ab-

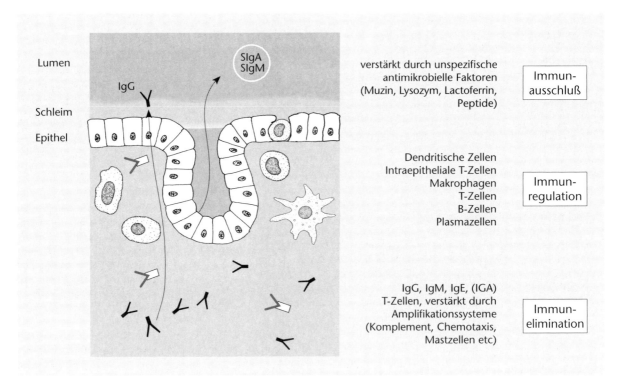

Abb. 49/1: Organisation der Schleimhautabwehr. Sekretorische IgA und sekretorische IgM werden in den Schleimdrüsen des Epithels gebildet und ins Lumen sezerniert. Dort können sie Antigene spezifisch binden, ohne daß Komplement- oder andere Entzündungsfaktoren aktiviert werden. IgG diffundiert passiv durch die Schleimhaut. Antikörperproduktion und Antigenverarbeitung erfolgen in der Schleimhaut (Immunregulation). Antigene, die das Epithel penetrieren, werden durch Immunglobuline aller Klassen und durch T-Zellen gebunden. Es kommt zu Entzündungsreaktionen, da auch Komplement und Zellen der nicht adaptiven Immunität aktiviert werden (nach Brandzaeg).

transport toxischer Substanzen. Daneben produzieren sie eine Reihe immunologisch aktiver Moleküle, wie Komplementkomponenten, Zytokine, Lysozym, Fibronektin und Arachidonsäure-Derivate. T-Lymphozyten dienen der Virusabwehr sowie der Abwehr von Protozoen, Mykobakterien und Pilzen. Sie spielen in der Regulation der lokalen Immunität der Schleimhäute eine wichtige Rolle. So konnte z. B. die Induktion der IgA-Produktion durch die Zytokine Interferon-γ und Interleukin 2 aus T-Lymphozyten gezeigt werden. Interleukin 5 bringt ebenfalls vor allem IgA-B-Zellen zur Differenzierung in Plasmazellen. Dieses Interleukin fördert weiterhin die Ausdifferenzierung von Eosinophilen.

49.1 Selektiver IgA-Mangel

49.1.1 Definition und Häufigkeit

Als selektiver IgA-Mangel wird eine **Serumkonzentration von** < 0,05 g/l bei gleichzeitig fehlendem Nachweis des sekretorischen IgA definiert. Andere immunologische Funktionen sind nicht beeinträchtigt. Diese immer noch übliche Definition läßt Fälle außer acht, bei denen das Serum-IgA über 0,05 g/l, aber mehr als 2 SD unter dem Durchschnitt einer jeweiligen Altersgruppe liegt (= partieller IgA-Mangel). Gleichzeitig berücksichtigt sie nicht die Tatsache, daß die IgA-Synthese weitgehend T-zellabhängig ist und subtile zelluläre Defekte deshalb häufig nachweisbar sind.

In der Genese des sIgA-Mangels wird ein B-Zell-Differenzierungsdefekt angenommen. Die Wiederherstellung der Fähigkeit von B-Lymphozyten solcher Patienten, nach Stimulation mit IL 10 in vitro IgA zu produzieren, weist entweder auf einen Mangel dieses Zytokins oder einen Signalübertragungsdefekt der B-Zelle hin (Briere, 1994).

Für das klinische Verständnis des IgA-Mangels ist wichtig, daß andere Defekte sowohl im humoralen als auch im zellulären Bereich gleichzeitig vorkommen können und daß das Ausmaß dieser **zusätzlichen Defekte** wahrscheinlich die klinische Symptomatik bestimmt, da das Fehlen des sekretorischen IgA durch entsprechende Ersatzmechanismen nicht mehr voll kompensierbar ist.

Eine seltene Variante des IgA-Mangels ist das Fehlen des Serum-IgA bei Vorhandensein von sekretorischem IgA. Nicht zuletzt wegen dieses Defektes ist es in jedem Fall notwendig, bei Fehlen des Serum-IgA das sekretorische IgA im Speichel oder in den Tränen

Tab. 49/1: Autoimmunerkrankungen bei IgA-Mangel.

- Rheumatoide Arthritis
- Juvenile rheumatoide Arthritis
- Systemischer Lupus erythematodes
- Dermatomyositis
- Sjögren-Syndrom
- Chronisch-aktive Hepatitis
- Perniziöse Anämie
- Autoimmunhämolytische Anämie
- Idiopathisch-thrombozytopenische Purpura
- Thyreoiditis
- Morbus Addison
- Juveniler Diabetes mellitus

zu quantifizieren. Eine weitere vor kurzem beschriebene Variante ist das selektive Fehlen der IgA-Subklasse IgA2. In einem der beiden beschriebenen Fälle war IgA1 in normaler Konzentration vorhanden und damit auch das Gesamt-IgA noch in niedrig normaler Konzentration nachweisbar.

Die **Häufigkeit** des selektiven IgA-Mangels in der Bevölkerung beträgt 1:500 bis 1:700. Die Angaben schwanken in einigen Serien aber von 1:310 bis 1:2171. Beim Kind dürfte die Frequenz höher liegen als bei Erwachsenen, da transitorische IgA-Mangelzustände während der ersten Lebensjahre beschrieben sind. Das Auftreten des IgA-Mangels ist meist sporadisch, seltener autosomal dominant oder rezessiv.

Die Häufigkeit, mit der ein IgA-Mangel zu **Krankheitserscheinungen** führt, ist nicht bekannt, da bei allen bisherigen Untersuchungen eine Vorselektion stattgefunden hat. So fanden sich unter 64588 Blutspendern 163 Personen mit selektivem IgA-Mangel, unter denen Atemwegsbeschwerden, Allergien oder Autoimmunerkrankungen nicht häufiger auftraten als unter den übrigen Spendern. In die Ausgangsgruppe aller Blutspender waren jedoch nur gesunde Personen aufgenommen worden.

Andererseits betrug die Inzidenz des Ig-Mangels in einer Allergieklinik 1:200. In anderen Untersuchungen wurde eine Häufung von Autoimmunerkrankungen (Tabelle 49/1) und von Neoplasien bei Personen mit IgA-Mangel gefunden.

49.1.2 Selektiver IgA-Mangel und Atemwegserkrankungen

Obgleich ein Mangel an IgA unter Patienten mit rezidivierenden obstruktiven Atemwegssymptomen häufiger ist als in der Normalbevölkerung, bedeutet er im Einzelfall nicht notwendigerweise einen schweren Verlauf oder die Bereitschaft zu rezidivierenden Infektionen.

Wenn aufgrund der klinischen Beschwerden, der Familienanamnese und der allergologischen Untersuchung bei einem Patienten mit IgA-Mangel die Diagnose eines extrinsischen Asthmas oder einer allergischen Rhinitis gestellt wird, so folgt die Behandlung den Prinzipien der Allergenkarenz und der medikamentösen antientzündlichen bzw. bronchospasmolytischen Therapie. Über den Erfolg einer Hyposensibilisierung bei diesen Patienten gibt es keine Untersuchungen. Wenn der Krankheitsverlauf jedoch nicht in üblicher Weise zu kontrollieren ist, rezidivierende Pneumonien, infektiöse Bronchitiden oder Sinusitiden auftreten oder wenn eine allergische Ursache nicht nachweisbar ist, so muß eine ausführliche Suche nach assoziierten Immundefekten durchgeführt werden.

Aus mehreren Studien ist inzwischen bekannt, daß das Fehlen des IgA mit dem Fehlen oder der Erniedrigung einer oder mehrerer **IgG-Subklassen** kombiniert sein kann. Da die erste IgG-Subklasse die wesentlichen antiviralen und antitoxischen Antikörper enthält und IgG2-Antikörper vor allem gegen die Polysaccharid-Antigene kapselhatiger invasiver Bakterien gerichtet sind, ist die Neigung solcher Patienten zu rezidivierenden Infekten im Bereich der Lunge und der Atemwege verständlich. Die meisten Autoren empfehlen in solchen Fällen die Substitutionstherapie mit intravenösem Immunglobulin. Die Signifikanz eines Fehlens von IgG3 oder IgG4 ist dagegen umstritten und wahrscheinlich keine Indikation zur Substitution. Schwere Infekte können auch bei Patienten mit IgA-Mangel und normalen IgG-Subklassen auftreten. In einigen solchen Fällen konnte gezeigt werden, daß die normalerweise kompensatorisch vermehrt vorhandenen IgM-produzierenden Plasmazellen in den Schleimhäuten dieser Patienten fehlten und durch IgD-produzierende Zellen ersetzt waren.

Ein Mangel an IgA kann auch mit **Störungen der zellulären Abwehr** (T-Lymphozyten) einhergehen. Eine entsprechende Diagnostik bei Vorliegen rezidivierender Infekte mit intrazellulären Erregern ist deshalb indiziert.

Umstritten ist die klinische Bedeutung von Serum-IgA-Werten, die mehr als 2 SD unter dem Durchschnitt der Norm, aber über 0,05 g/l liegen (partieller IgA-Mangel). Da sekretorisches IgA schwierig zu quantifizieren ist und sich deshalb fast alle Studien an Serumwerten orientiert haben, sollten niedrige IgA-Werte bei entsprechender Klinik in jedem Falle zur Bestimmung des sekretorischen IgA und zum Ausschluß assoziierter Defekte im Bereich der humoralen und der zellulären Immunität führen.

49.1.3 Selektiver IgA-Mangel und Darmkrankheiten

In einer Gruppe von Kindern mit selektivem IgA-Mangel fanden sich Symptome von seiten des Darmes in 70%, Steatorrhö und Disaccharidasemangel in mehreren Fällen. Signifikant gehäuft waren weiterhin

Zöliakie, noduläre lymphatische Hyperplasie des Darmtraktes mit Malabsorption und Diarrhö sowie die entzündlichen Darmerkrankungen Colitis ulcerosa und Morbus Crohn.

Inwieweit assoziierte Immundefekte in der Genese dieser Erkrankungen eine Rolle spielen, ist nicht vollständig klar. Immerhin wurde in einer Untersuchung von Patienten mit IgA-Mangel ein Fall von IgG2-Mangel mit Zöliakie und ein Fall von IgG3-Mangel mit einer „intermittierenden spastischen Kolitis" gefunden. Die Häufigkeit der Zöliakie bei Patienten mit IgA-Mangel liegt 10 bis 20 mal über der der Normalbevölkerung (Meini, 1996).

Die Behandlung intestinaler Symptome bei IgA-Mangel folgt den Therapieprinzipien der jeweiligen Grunderkrankung. Die Möglichkeit assoziierter Defekte im humoralen wie im zellulären Bereich muß jedoch bedacht werden. In solchen Fällen kann eine Malabsorptionssymptomatik auch durch eine Infektion, z. B. eine Lambliasis, bedingt sein.

49.1.4 Autoantikörper gegen IgA, weitere Autoimmunphänomene

Bei Patienten mit selektivem IgA-Mangel wurden nach Bluttransfusionen anaphylaktische Reaktionen beschrieben, als deren Ursache Autoantikörper gegen IgA identifiziert werden konnten. Solche Antikörper wurden auch für **Unverträglichkeitsreaktionen** nach Gabe von Immunglobulinen bei Patienten mit selektivem IgA-Mangel verantwortlich gemacht. Entsprechende Warnungen finden sich daher in fast allen Standardtexten. Neueren Arbeiten zufolge ist diese Sorge etwas übertrieben: Die meisten Patienten, die der Definition des IgA-Mangels entsprechen (IgA < 0,05 g/1 Serum), haben geringe Mengen von IgA im Serum (Bartmann et al., 1989), vorhandene Anti-IgA-Titer veränderten sich unter Substitution nicht und Unverträglichkeitsreaktionen traten nicht auf, die Mehrzahl einer Gruppe von IgA-Mangel-Patienten mit schweren Nebenreaktionen hatten überhaupt keine Antikörper gegen IgA (Ferreira, 1989). Dennoch ist im Falle des Nachweises von Autoantikörpern gegen IgA (Isotyp IgG oder IgE) Vorsicht bei der Transfusion IgA-haltiger Blutprodukte geboten.

Mit und ohne klinische Korrelate sind Autoantikörper gegen eine Reihe von Geweben bei Patienten mit IgA-Mangel beschrieben worden, wie z. B. Antikörper gegen endokrine Organe, Zellkerne oder DNS. Möglicherweise als Folge einer ineffizienten Antigenelimination im Magen-Darm-Trakt haben die Patienten häufig auch sehr hohe **Antikörpertiter gegen Nahrungsproteine**, wie z. B. aus der Milch. Auch zirkulierende Immunkomplexe aus Antikörpern gegen Milchproteine und dem zugehörigen Antigen sind beschrieben worden. Die klinische Signifikanz dieses Befundes ist nicht klar.

49.1.5 Therapie des IgA-Mangels

Eine kausale Therapie des IgA-Mangels ist nicht bekannt. Die Substitution eines IgG-Subklassen-Defektes wird inzwischen dann empfohlen, wenn die erste oder zweite Subklasse betroffen ist und die Symptomatik in rezidivierenden bakteriellen Infekten besteht. Bei Vorliegen von Anaphylaxie verursachenden Anti-IgA-Antikörpern sind spezielle IgA-arme Immunglobulinpräparate zu verwenden.

49.2 Isolierte IgG-Subklassendefekte und Schleimhautinfektionen

Fehlen einzelner Immunglobulin-G-Subklassen bei Patienten mit Hypogammaglobulinämie G im Rahmen variabler Immundefekte ist seit langem bekannt. Diese Patienten – meist Erwachsene – haben eine ausgeprägte Neigung zu chronischen und rezidivierenden Atemwegsinfekten (siehe auch S. 339).

Berichte aus den vergangenen zehn Jahren haben jedoch gezeigt, daß auch bei normalen Gesamt-IgG-Werten Subklassendefekte vorkommen können. So beschrieben Beck und Heiner 1981 das Fehlen von IgG4 bei Patienten mit schweren chronischen Bronchitiden und Bronchiektasen. Bei anderen Patienten mit rezidivierenden Infekten der Atemwege wurde eine Erniedrigung von IgG2, IgG3 oder IgG4 gefunden (Jefferis et al., 1994).

Klinisch wichtig ist die Erniedrigung von IgG2, die bei Kindern unter zwei Jahren allerdings noch physiologisch sein kann. Ein Fehlen oder eine Erniedrigung der zweiten Subklasse führt zur verminderten Produktion von Antikörpern gegen kapselhaltige Erreger wie Pneumokokken oder invasiven Hämophilusstämmen. Einzelne Patienten mit IgG2-Mangel können diesen Defekt jedoch mit ihrer IgG1-Subklasse kompensieren. Klinische Immunologen sind deshalb dazu übergegangen, bei der Evaluation von Patienten mit rezidivierenden Infekten anstatt der teureren Subklassen-Bestimmung sofort spezifische **Antikörper gegen z. B. Pneumokokken** zu bestimmen (Morell, 1994). Bei Fehlen oder starker Erniedrigung sollte zunächst eine Impfung mit einem Konjugat-Impfstoff durchgeführt werden, da dieser häufig eine Ig1-Antwort induzieren kann, auch wenn die natürliche Immunisierung vorher nicht möglich war (Rijkers,1993).

49.3 Störungen der lokalen Immunität durch Komplementdefekte, Granulozytendefekte und T-Zelldefekte

Im Rahmen einzelner Komplementdefekte kommt es auch zu Infektionen im Bereich der Lunge. Diese Patienten haben jedoch auch eine Anfälligkeit gegen systemische Infekte durch bekapselte Bakterien, so daß es sich nicht um einen rein lokalen Defekt, sondern nur um die pulmonale Manifestation eines systemischen Defektes handelt.

Die gleiche Überlegung trifft auf Neutropenien, Granulozytenfunktionsdefekte und auf ausgeprägte Defekte der T-Lymphozyten zu. Bei Patienten mit Ataxie-Teleangiektasie (Louis-Bar-Syndrom) z. B. korreliert die Neigung zu Infektionen mit dem Fehlen von zellulären Immunreaktionen gegen Mitogene und dem gleichzeitigen Fehlen des Serum-IgA, des Serum-IgG2 und IgG4 sowie des Serum-IgE. Auch zelluläre Immundefekte wie der Nukleosid-Phosphorylase-Mangel, das DiGeorge-Syndrom oder AIDS haben ihre häufigsten Krankheitsmanifestationen im Bereich der Schleimhäute, der schwere Verlauf systemischer Infekte wie etwa bei Varizellen zeigt aber natürlich die Bedeutung der Defekte für den gesamten Organismus.

49.4 Ziliendyskinesie-Syndrom (Immotile cilia syndrome)

Im Jahre 1933 beschrieb Kartagener eine Trias aus **Situs inversus** (Abb. 49/2a), **chronischer Sinusitis und Bronchiektasen**. Erst 1976 gelang der Nachweis einer Funktionsstörung des Zilienapparates. Nur etwa die Hälfte der Patienten mit Ziliendefekten weisen gleichzeitig einen Situs inversus auf. Der Begriff des „Immotile cilia syndrome" entstand somit als übergeordnete Bezeichnung eines Spektrums struktureller Ziliendefekte unterschiedlicher klinischer Relevanz, in das die ursprüngliche Kartagener Trias als ausgeprägteste Form einzuordnen ist. Physiologischerweise erzeugen die Zilien in den Bronchien einen nach auswärts gerichteten Flimmerstrom. Diese Aufgabe kann bei genetisch bedingten Struktur- und Funktionsanomalien der Zilien nicht mehr wahrgenommen werden. Die Folge sind in allen Fällen eine chronische Bronchitis, eine Sinusitis, Otitiden, häufig eine chronische Rhinitis, Nasenpolypen sowie eine adenoide Hyperplasie.

Bei Frauen ist die Fertilität vermindert, Männer sind aufgrund der Immotilität der Spermien steril. Obwohl für die Klinik nicht entscheidend, werden pathogenetisch verschiedene Strukturauffälligkeiten der Zilien mit Hilfe des Elektronenmikroskops unterschieden:

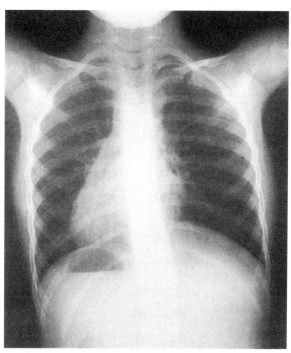

Abb. 49/2a: Situs inversus bei 5jähriger Patientin mit Ziliendyskinesie-Syndrom.

Der Dyneindefekt, der Defekt der radialen Speiche, die mikrotubuläre Transposition u. a. (Abb. 49/2b).

Das Ziliendyskinesie-Syndrom kann sich bereits im Neugeborenenalter als Atemnotsyndrom oder als Pneumonie manifestieren. Später finden sich vor allem obstruktive Bronchitiden, eine chronische Rhinitis und Sinusitis. Die Diagnose kann elektronenmikroskopisch aus einer nasalen oder bronchialen

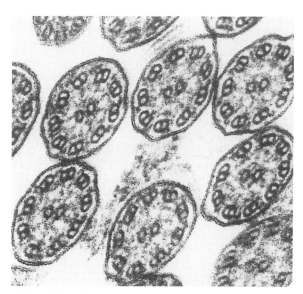

Abb. 49/2b: Elektronenmikroskopische Darstellung der Zilien. Es fehlen die inneren Dyneinarme.

Schleimhautbiopsie gestellt werden (konstante Strukrutdefekte bei einer Mehrzahl der untersuchten Zilien). Ein nützlicher Screening-Test ist der **Saccharintest**: Ein Bröckel einer Saccharintablette wird auf die Mitte einer Nasenmuschel aufgebracht. Innerhalb von 30 Minuten sollte sie in den Nasopharynx geflimmert und süß geschmeckt werden. Die Bewegungsstörung der Zilien kann auch im Phasenkontrastmikroskop durch Beobachtung von abgebürsteten Präparaten oder durch den Nachweis einer gestörten mukoziliaren Clearance nachgewiesen werden. Diese Methoden unterscheiden jedoch nicht zwischen angeborenen und erworbenen Defekten, wie sie bei chronischen respiratorischen Infektionen unterschiedlicher Ursache auftreten.

Die Therapie der Ziliendyskinesie erfolgt im wesentlichen nach den Behandlungsprinzipien der Mukoviszidose. Die wichtigste Infektprophylaxe besteht in der konsequenten Physiotherapie.

Literatur

Bartmann P, Urbanek R, Kleihauer E (1989). Störungen der Immunfunktion bei Kindern mit selektivem IgA-Mangel. Monatsschr Kinderheilkd 137: 789–784

Briere F, Bridon JM, Chevet D, Souillet G, Bienvenu F, Guret C, Martinez-Valdz H, Banchereau J (1994). Interleukin 10 induces B lymphocytes from IgA-deficient patients to secrete IgA. J Clin Invest 94: 97–104

Burks AW, Sampson, HA, Buckley RH (1986). Anaphylactic reactions after gamma globulin administration in patients with hypogammaglobulinemia. N Engl J Med 314: 560–564

Dombi VH, Walt H (1996). Primary ciliary dyskinesia, immotile cilia syndrome and Kartagener syndrome: diagnostic criteria. Schweiz Med Wochenschr 126: 421–433

Ferreira A, Garcia Rodriquez MC, Fontán G (1989). Followup of anti-IgA antibodies in primary immunodeficient patients treated with gammaglobulin. Vox Sang. 56: 218–222

Jefferis R., Pound J, Lund J, Goodall M (1994). Effector mechanisms activated by human IgG subclass antibodies: clinical and molecular aspects. Review article. Ann Biol Clin 52: 57–65

Meini A, Pillan NM, Villanacci V, Monafo V, Ugazio AG, Plebani A (1996). Prevalence and diagnosis of celiac disease in IgA-deficient children. Ann Allergy Asthma Immunol 77: 333–336

Morell A (1994). Clinical relevance of IgG subclass deficiencies. Ann Biol Clin 52: 49–52

Rijkers GT, Sanders LA, Zegers BJ (1993). Anti-capsular polysaccharide antibody deficiency states. Immunodeficiency 5: 1–21

Roberton DMT, Colgan A, Ferrante C, Jones XX, Mermelstein N, Sennhauser F (1990). IgG subclass concentrations in absolute, partial and transient IgA deficiency in childhood. Pediatr Infect Dis J 9: 541–545

50 HIV-Infektion und AIDS

V. Wahn

50.1	Epidemiologie ... 525		50.9.1	Verhinderung der maternalen HIV-Infektion ... 533
50.2	AIDS-Erreger ... 526		50.9.2	Verhinderung der vertikalen Transmission ... 533
50.3	Vertikale Übertragung ... 527		50.9.3	Antiretrovirale Therapie ... 534
50.4	Pathogenese ... 527		50.9.4	Immunrekonstitution ... 536
50.5	Nachweis der HIV-Infektion ... 528		50.9.5	Expositionsprophylaxe gegenüber Sekundärinfektionen ... 536
50.6	Quantifizierung von HIV im Blut (Plasma) 529		50.9.6	Primäre Chemoprophylaxe ... 537
50.7	Immunologische Befunde ... 529		50.9.7	Diagnose von Sekundärinfektionen ... 537
50.8	Klinik ... 531		50.9.8	Klinik und Chemotherapie einiger opportunistischer Infektionen ... 537
50.9	Präventions- und Therapiemöglichkeiten der HIV-Infektion ... 533		50.9.9	Impfungen bei kindlicher HIV-Infektion ... 540
			50.9.10	Sozialpädiatrische Aspekte der HIV-Infektion ... 540
			50.9.11	Prognose ... 540

Es ist kaum möglich, im Rahmen eines Buchkapitels den aktuellen Stand des Wissens über eine Erkrankung niederzulegen, bei der wöchentlich neue faszinierende Forschungsergebnisse publiziert werden. Aufgabe dieses Beitrages kann es daher nur sein, weitgehend gesichertes Grundlagenwissen darzustellen.

50.1 Epidemiologie

Während in den ersten Jahren der AIDS-Epidemie im pädiatrischen Bereich Hämophiliepatienten zahlenmäßig dominierten, sind es jetzt die Kinder HIV-infizierter Mütter. Da sich in Zukunft der prozentuale Anteil von Kindern, die in der Vergangenheit über Gerinnungsfaktoren oder Bluttransfusionen infiziert wurden (Neuinfektionen sind praktisch nicht mehr zu erwarten), entweder durch Erreichen des 18. Lebensjahres oder durch den Tod weiter verkleinern wird, werden wir uns hier in erster Linie mit der **vertikal erworbenen HIV-Infektion** befassen. **Horizontale Übertragungen**, etwa durch sexuellen Mißbrauch oder gar durch normale Sozialkontakte spielen epidemiologisch keine Rolle. Die Übertragung über Drogenmißbrauch oder Geschlechtsverkehr bei Teenagern (Seroprävalenz in den USA: 0,34‰) hat in unseren Breiten eine geringe Bedeutung.

Unter den **HIV-infizierten Müttern** dominieren nach wie vor (ehemalige) Drogenabhängige, die selbst durch infizierte Nadeln oder auf sexuellem Wege (Geschlechtsverkehr mit infiziertem Partner, Beschaffungsprostitution) angesteckt wurden. Es folgen Mütter aus Endemiegebieten (insbes. Zentralafrika und Karibik) und Mütter, die über „normale" heterosexuelle Kontakte angesteckt wurden. Ein „Einbruch" in die „Normal"-Bevölkerung, der von vielen vorausgesagt oder befürchtet wurde, ist bisher in Europa weitgehend ausgeblieben.

Geht man für den Bereich der BRD von einer **Seroprävalenz** von 0,3–0,5‰ aus (exakte Zahlen fehlen), bedeutet dies bei 700000 Geburten etwa 210 bis 350 neu exponierte Kinder pro Jahr. Davon werden 42 bis 70 infiziert sein. Somit ist das Problem noch klein im Vergleich etwa zu New York City (Seroprävalanz bei Schwangeren: etwa 2%) oder Zentralafrika (Seroprävalenz: 10–20%).

Für das Jahr 2000 rechnen Fachleute weltweit mit bis zu 40 Mio. HIV-Infizierten (davon 90% in Entwicklungsländern) und mehr als 6 Mio. AIDS-Kranken (davon ca. 1 Mio. Kinder). Die Neuinfektionen pro Jahr sind in den USA inzwischen rückläufig, in unseren Breiten konstant, und in Asien exponentiell zunehmend (Quinn, 1996). Der prozentuale Anteil von Frauen nimmt in Westeuropa, den USA, Brasilien und Thailand zu, während er in Afrika mit ca. 50% wohl inzwischen ein Maximum erreicht hat. In Anbetracht dieser Entwicklung vergrößert sich ständig das Betreuungsproblem für die mindestens 80% HIV-se-

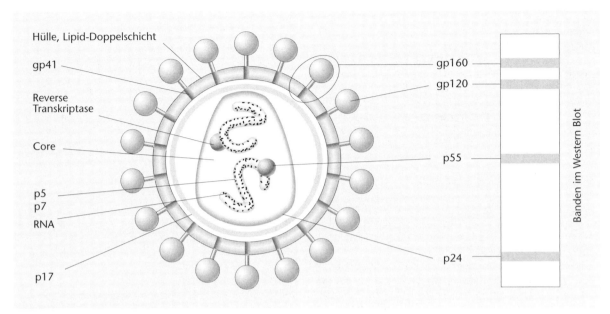

Abb. 50/1: Aufbau des HIVirions im Schnitt.

rorevertierten Kinder (d.h. Kinder, die den maternalen Leihtiter an HIV-Antikörpern verloren haben), deren infizierte Eltern an AIDS versterben.

50.2 AIDS-Erreger: HIV = humane Immundefektviren

Fast alle Wissenschaftler gehen davon aus, daß AIDS durch HIV verursacht wird. Sowohl für HIV-1 wie HIV-2 sind **verschiedene Varianten** bekannt. In Mitteleuropa und den USA findet sich fast ausschließlich HIV-1, während in Westafrika in nennenswertem Umfang auch HIV-2 gefunden wird (z.B. Guinea-Bissau). Es scheint, daß für HIV-2 die Inkubationszeit länger und das pathogene Potential geringer ist als für HIV-1. Von den molekularbiologisch definierten **HIV-1-Subtypen** dominiert in Europa der Typ B, während in anderen Regionen der Welt auch die Subtypen A, C, D, E, F, G, H und 0 gefunden werden. Methoden zum molekularbiologischen Nachweis von HIV orientieren sich in unseren Breiten am Subtyp B. Andere Subtypen werden möglicherweise nicht erfaßt. Durch Rekombinationen sind weitere Typen zu erwarten.

HIV gehört zur Gruppe der **Retroviren**, hat also eine reverse Transkriptase, ein Enzym, mit dessen Hilfe virale RNA in DNA umkopiert wird, die in das mensch-

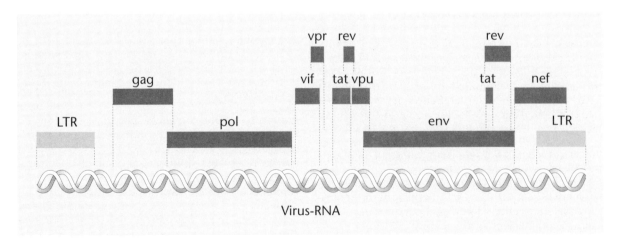

Abb. 50/2: HIV-Genstruktur. Nur 3 Gene gap, pol und env kodieren für Viruskomponenten; die übrigen Gene haben regulatorische Funktionen. Gag kodiert für Core-Proteine, pol für Enzyme, env für Hüllenprotein, tat ist ein positiver Regulator, rev ein Differenzierungsregulator, vif ein Infektionsfaktor, nef ein negativer Regulator, vpr und vpu haben unbekannte regulatorische Funktionen.

liche Genom eingebaut werden kann. Morphologie, biochemische Zusammensetzung, genomische Organisation und Replikationszyklus sind in den vergangenen Jahren genauestens studiert worden (Barré-Sinoussi, 1996). Abbildung 50/1 gibt eine Übersicht über die Virusstruktur, Abbildung 50/2 eine Übersicht über virale Gene und die von ihnen kodierten Proteine. Bezüglich der komplizierten Regulation der HIV-Gene muß auf spezialisierte Übersichten verwiesen werden (Antoni et al., 1994; Kingsman und Kingsman, 1996).

HIV ist ausgesprochen polymorph, bedingt durch die hohe Neigung zu Spontanmutationen im infizierten Organismus. Dabei entstehen oft **Virusvarianten**, die eine gesteigerte Zytopathogenität, Synzytieninduktion oder Replikationsfähigkeit aufweisen. In Einzelfällen konnte sogar gezeigt werden, daß beim selben Patienten gleichzeitig mehrere HIV-Varianten vorkommen mit **unterschiedlichem zytopathogenem Potential und Zelltropismus**. Wenig aggressiv sind offenbar wenigreplizierende, keine Synzytien bildende Viren, gefolgt von starkreplizierenden, keine Synzytien bildenden Varianten. Größte Pathogenität haben starkreplizierende, Synzytien bildende Varianten. Mit Hilfe bestimmter Restriktionsendonukleasen lassen sich molekulargenetisch aggressive von weniger aggressiven Varianten unterscheiden. Auf Mutationen, die durch die antiretrovirale Therapie induziert werden, wird später eingegangen (s. u.).

HIV kann eine ganze Reihe unterschiedlicher Zellen infizieren, insbesondere T-Zellen und Monozyten, wobei bestimmte Varianten besondere Affinität zu bestimmten Zellen aufweisen. Solche unterschiedliche Varianten haben auch eine **unterschiedliche Organotropie**: Während Isolate aus dem Blut besser lymphozytäre Zellinien infizieren, gelingt dies für Liquorisolate besser an monozytären Zellinien.

50.3 Vertikale Übertragung

Die vertikale Infektion erfolgt wahrscheinlich in erster Linie (zwei Drittel der Fälle?) um den Zeitpunkt der Geburt herum, ähnlich wie bei Hepatitis B. Daneben gibt es Anhaltspunkte für eine frühe diaplazentare Übertragung in den ersten Schwangerschaftsmonaten (ein Drittel der Fälle?), analog zu Röteln. Übertragung über die Muttermilch spielt in unseren Breiten kaum eine Rolle, da bei HIV-infizierten Müttern allgemein vom Stillen abgeraten wird. In Afrika und anderen Entwicklungsländern allerdings, wo für die Muttermilch kein nutritiver Ersatz zur Verfügung steht, sind HIV-Übertragungen durch Stillen zweifelsfrei belegt, die vertikalen Übertragungsraten dem entsprechend höher.

Die **vertikale Transmissionsrate** liegt bei uns derzeit bei etwa 20 %, d. h. etwa vier Fünftel aller in utero HIV-exponierten Kinder stellen sich nach Ablauf von wenigen Jahren als gesund heraus. Die Transmissionsrate kann durch den Entbindungsmodus per elektiver Sectio, d. h. vor Einsetzen der Wehen, weiter verringert werden. Daneben gibt es weitere Faktoren, die die vertikale Transmission nennenswert beeinflussen (Tab. 50/1, nach Schäfer und Friese, 1996, und Peckham und Gibb, 1995).

In der Literatur sind Einzelfälle von Kindern berichtet worden, bei denen HIV mittels PCR und Kultur nachgewiesen wurde, die sich aber später als Seroreverter ohne Immundefekt herausgestellt haben. Zweifel sind allerdings angebracht, ob nicht methodische Probleme übersehen wurden und diese Kinder in der Tat z. B. mit Hilfe ihrer zellulären Immunantwort eine Elimination von HIV erreicht haben.

Tab. 50/1: Maternale und kindliche Risikofaktoren für vertikale HIV-Übertragung.

Maternale Risikofaktoren
Zigarettenrauchen jenseits des ersten Trimenons
Drogengebrauch während der Schwangerschaft
Multiple Sexualpartner während der Schwangerschaft
Vitamin-A-Mangel
Makrophagentropismus der HIV-Variante
Niedrige Titer neutralisierender Antikörper
Pränatale CD4-Zellen < 29 %
p24-Antigenämie
Erhöhte HIV-RNA (Viral load)
Fortgeschrittene HIV-Erkrankung
Vorzeitige Wehen
Blasensprung > 4 Stunden vor Geburt
Kindliche Risikofaktoren
a) Perinatal:
Geburtsgewicht < 2500 g
Amnion-Infektionssyndrom
Vaginale Entbindung
Erster Zwilling
b) Postnatal:
Stillen

50.4 Pathogenese

Zielzellen der HIV-Infektion sind in erster Linie **Zellen, die das CD4-Molekül auf der Oberfläche tragen** (sog. Helfer-T-Zellen, Monozyten, Makrophagen, Langerhans-Zellen, Glia-Zellen u. a.). HIV benutzt dieses Molekül als Rezeptor. Zum Eindringen in T-Zellen bedarf es zusätzlich eines G-Protein-gekoppelten **Korezeptors**, der als „**Fusin**" (CXCR-4) bezeichnet wird, zum Eindringen in Makrophagen eines G-Protein-gekoppelten Korezeptors (**CCR-5**) für die Chemokine RANTES, MIP-α (**M**acrophage **i**nflammatory **p**rotein) und MIP-β (Abb. 50/3). Die Infektion von Mikrogliazellen kann über CCR-3 und CCR-5 vermittelt werden. Bestimmte Polymorphismen des Korezeptors CCR-5, z. B. das **D32-Allel** mit einer Deletion von 32 Basenpaaren (geschätzte Häufigkeit in

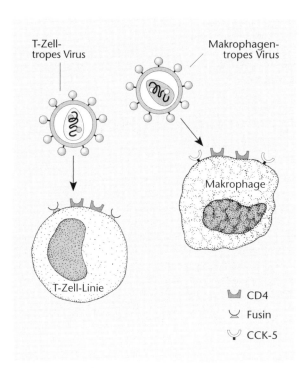

Abb. 50/3: Rolle der Korezeptoren für das Eindringen von HIV in T-Zellen und Makrophagen. HIV dringt in T-Zellen über CD4 und Fusin ein, in Makrophagen über CD4 und den Chemokinrezeptor CCK5.

der weißen Bevölkerung 18%, in asiatischer oder schwarzer Bevölkerung nahe 0), scheinen einen relativen Schutz gegenüber der HIV-Infektion zu bieten: Probanden mit homozygoter Deletion sind bisher nur in ganz wenigen Fällen HIV-infiziert worden. Heterozygote Δ32-Träger werden seltener HIV-infiziert als normale Probanden. Auch der Verlauf der Krankheit wird durch Δ32-Heterozygotie modifiziert: So fanden sich in einer Studie bei den „Slow-progressors" in 24% Heterozygote, bei den „Fast-progressors" in 3%.

Das nach reverser Transkription als DNA vorliegende retrovirale Genom wird mittels eines spezifischen Enzyms (Integrase) in die humane DNA integriert. Damit ist das Stadium einer **latenten Infektion** erreicht. Die HIV-Replikationsrate ist zunächst niedrig, in Lymphknoten ist HIV-Replikation aber eindeutig nachweisbar. Durch verschiedene Kofaktoren, deren Mechanismen bisher nur teilweise erforscht sind, kommt es nach unterschiedlich langer Zeit zur verstärkten Produktion und zum Ausstoß neuer HI-Viren in die Blutbahn. Umschreibungsfehler innerhalb dieses Vermehrungsprozesses erklären die relativ häufigen Mutationen von HIV, welche unterschiedliche Genomabschnitte betreffen können.

Zentral in der AIDS-Pathogenese ist der **Verlust funktionstüchtiger CD4-Zellen**, welche durch eine große Zahl unterschiedlicher, z.T. autoimmunologischer Mechanismen (Tab. 50/2, nach Pantaleo et al., 1993) ausgelöst wird. Die Abnahme dieser CD4-Zellen wiederum ist entscheidende Voraussetzung für die Entwicklung der meisten AIDS-definierenden Erkrankungen (s.u.). Quantitativ zeigen sich dabei erhebliche Unterschiede zwischen Erwachsenen und Kindern: Während bei Erwachsenen AIDS-definierende Infektionen kaum bei CD4-Zell-Zahlen > 200/ μl zu erwarten sind, kann etwa eine Pneumocystis-Pneumonie bei Säuglingen und Kleinkindern bereits bei CD4-Zellzahlen > 1000/ μl auftreten. Es macht also offenbar einen entscheidenden Unterschied, ob ein primär ausgereiftes Immunsystem erst sekundär durch HIV zerstört wird, oder ob diese Störung schon während der Ausreifungsphase einsetzt. Neben der eigentlichen Depletion von CD4-Zellen dürften **Funktionsdefekte** eine zentrale pathogenetische Rolle spielen.

Während die Mehrzahl der Krankheitserscheinungen bei AIDS als Folge des Immundefektes angesehen werden kann, gilt dies nicht für die **Enzephalopathie**. Diese ist allein durch die Tatsache, daß Mikrogliazellen, Makrophagen und vielkernige Riesenzellen infiziert sind, noch nicht erklärt. Wahrscheinlich sind mehrere Mechanismen für den progredienten Zerebralabbau verantwortlich.

50.5 Nachweis der HIV-Infektion

Bei Hämophilen und Transfusionsempfängern beweist ein positiver **HIV-Antikörper-Test** (ELISA + Western-blot) die Infektion. Bei Kindern infizierter Mütter sind diese Tests unzureichend. Eine Differenzierung maternaler und kindlicher Antikörper ist in den ersten 18 Lebensmonaten, evtl. sogar noch länger, nicht möglich. Da maternale IgG-Antikörper transplazentar übertragen werden, weisen alle Kinder HIV-positiver Mütter unabhängig vom Infektionsstatus in den ersten Monaten HIV-Antikörper auf. Somit muß zur Diagnosestellung ein Erregernachweis geführt werden.

Als sicherer Nachweis einer Infektion gelten wiederholt positive **HI-Viruskulturen**, der wiederholte

Tab. 50/2: Mechanismen, die zur funktionellen und quantitativen CD4-Zelldepletion beitragen können.

- HIV-vermittelter zytopathischer Effekt (Einzelzell-Killing)
- HIV-induzierte Bildung von Synzytien
- HIV-spezifische Immunantworten
  – zytotoxische T-Zellen
  – ADCC
  – NK-Zellen
- Autoimmune Mechanismen
- Anergie durch mangelhafte Signalübertragung durch gp120-CD4-Interaktion
- Superantigeninduzierte Elimination von bestimmten T-Zell-Familien
- Programmierter Zelltod (Apoptose)

Nachweis des **p24-Antigens** oder der **HIV-RNA** mittels Polymerasekettenreaktion (PCR). Die Methoden gelten heute als ausreichend sensitiv und spezifisch, wenn Richtlinien zu ihrer Durchführung im Labor eingehalten werden. Die Sensitivität ist gut: Bereits mit wenigen Lebenswochen kann mittels p24-Antigennachweis, insbesondere aber Viruskultur oder PCR in >90% der Fälle bei infizierten Kindern HIV nachgewiesen werden! Diese frühe Diagnosestellung ist entscheidende Voraussetzung dafür, daß spezifische Therapiemaßnahmen frühzeitig in die Wege geleitet werden können.

Der wiederholte Nachweis von HIV-Antikörpern mittels ELISA und Western-blot nach dem 18. Lebensmonat ist auf jeden Fall ungeachtet des Antigen- oder Virusnachweises praktisch beweisend für eine HIV-Infektion. Bei den rund 80% nichtinfizierten Kindern kommt es bis zum Alter von 18 Monaten dagegen fast immer zum Verschwinden der maternalen HIV-Antikörper. Auch hier ist ein mindestens zweimalig negativer Befund zur Vermeidung folgenschwerer Falschinformationen zu fordern.

Auch **immunologische Veränderungen** (CD4-Lymphopenie, CD4/CD8-Inversion, Hyperimmunglobulinämie) können auf eine HIV-Infektion hinweisen. Aus der dargestellten diagnostischen Problematik ergibt sich die Notwendigkeit regelmäßiger klinischer und labormäßiger Kontrollen bei allen Kindern HIV-infizierter Mütter. Die erste Untersuchung sollte in den ersten Lebenstagen, die zweite mit etwa 4 Wochen, die dritte mit etwa 3 Monaten erfolgen. Danach hat sich in den Behandlungszentren die 3monatige Vorstellung mit der Bestimmung **standardisierter Laborparameter** (Tab. 50/3) bewährt. Die Beobachtungsdauer liegt in der Regel bei serorevertierten Kindern bei 3 Jahren. Falls diese Kinder prä-, peri- oder postnatal einer antiretroviralen Substanz gegenüber exponiert waren (z.B. Zidovudin), sollten sie wegen der unbekannten Langzeitnebenwirkungen über einen längeren Zeitraum (z.B. 15 – Jahre?) nachbeobachtet werden. Bei HIV-Antikörperpersistenz (d.h. erwiesener HIV-Infektion) erfolgt die Betreuung lebenslang.

50.6 Quantifizierung von HIV im Blut (Plasma)

Einen großen Fortschritt für eine rationale Behandlung von HIV-Patienten bedeutet die Verfügbarkeit von Methoden, mit Hilfe derer die **Anzahl der Viruskopien** im Blut (sog. Viral load) quantifiziert werden kann. Derzeit verfügbar sind die quantitative „Reverse-Transcriptase-PCR" (RT-PCR), die „Nucleic acid sequence-based amplification" (NASBA) und die Signalamplifikation (Branched DNA, bDNA; Feinberg, 1996). Diese Methoden haben inzwischen überragende Bedeutung für die Steuerung der antiretroviralen Therapie erlangt (s.u.).

50.7 Immunologische Befunde

HIV infiziert in erster Linie CD4-positive T-Zellen (sog. T-Helfer-Zellen), und bei diesen in erster Linie die Memoryzellen (CD29$^+$). Die immunologischen Störungen betreffen jedoch wegen der zentralen immunregulatorischen Rolle der CD4-Zellen auch fast alle anderen Abwehrfunktionen. Oft gehen funktionelle Störungen der Verschiebung von Zell-Subpopulationen voraus. Viele der erwähnten Störungen sind stadienabhängig progredient.

Haben vertikal infizierte Kinder niedrige CD4$^+$- (CD45 RO$^+$- und CD45 RA$^+$-) und CD8$^+$-Zellen sowie niedrige CD5$^+$-B-Zellen, so wurde dies von einer Arbeitsgruppe als Hinweis auf eine Thymusdysfunktion gewertet. Dieser **Di-George-Syndrom-artige Phänotyp** ist mit einem Risiko zur frühen Progression der Erkrankung assoziiert.

Im Vergleich zu Erwachsenen besteht bei HIV-infizierten Kindern eine starke Neigung zu bakteriellen Infekten. Mit verantwortlich ist dafür ein **B-Zell-Defekt**: Die B-Zellen sind polyklonal aktiviert und produzieren spontan große Mengen unspezifischer Immunglobuline. Wird der Organismus durch ein spezifisches Antigen herausgefordert, so bildet er, sei es in-

Tab. 50/3: Dreimonatliche Routine-Labordiagnostik (neben ausführlichen klinischen und apparativen Untersuchungen wie Ultraschall, Röntgen, CT, MRT, Endoskopien, die je nach Klinik eingesetzt werden).

- HIV-Antikörper, Dokumentation aller Banden im Western-blot (bei gesicherter HIV-Infektion nicht mehr erforderlich)
- HIV-PCR (qualitativ zum Nachweis der Infektion bei Exposition)
- HIV-p24-Antigen im Serum
- Evtl. Viruskulturen in den ersten 2 Jahren
- HIV-Quantifizierung (Viral load) zur Indikationsstellung für antiretrovirale Therapie sowie zur Therapiekontrolle (nur infizierte Kinder!)
- Immunglobuline IgG, IgA, IgM im Serum
- Impfantikörper (nicht mehr unter Immunglobulintherapie)
- Lymphozytenmarker CD3, CD4, CD8, CD20
- Evtl. Lymphozytentransformationstest mit PHA, OKT3, PWM, SAC sowie Tetanusantigen
- LDH
- Evtl. Toxoplasmoseserologie
- CMV im Urin

Tab. 50/4: Frühsymptome der kindlichen HIV-Infektion (Kategorie A gemäß CDC).

- Lymphadenopathie
- Hepatosplenomegalie
- Dermatitis
- Bilaterale Parotisschwellungen
- Rezidivierende oder persistierende Infektionen der oberen Luftwege

Tab. 50/5: Mäßig schwere Symptome der kindlichen HIV-Infektion (Kategorie B gemäß CDC).

- Persistierendes Fieber, Dauer > 1 Monat
- Einzelne schwere bakterielle Infektionen
- Mundsoor > 2 Monate Dauer bei Kindern > 6 Monate
- Nokardiose
- CMV-Infektion, Beginn im 1. Lebensmonat
- Herpes-simplex-Virus-Stomatitis (> 2 Episoden/Jahr)
- Herpes-simplex-Bronchitis, Pneumonitis, Ösophagitis, Beginn im 1. Lebensmonat
- Zoster (> 2 Episoden an > 1 Dermatom)
- Disseminierte Varizellen
- Lymphoide interstitielle Pneumonie
- Toxoplasmose, Beginn im 1. Lebensmonat
- Anämie < 8 g/l, Neutropenie < 1000/µ, Thrombopenie < 100 000/µ für > 30 Tage
- Kardiomyopathie/Karditis
- Durchfälle (rezidivierend oder chronisch)
- Hepatitis
- Nephropathie
- Leiomyosarkom

Tab. 50/6: AIDS-definierende Erkrankungen bei Kindern unter 13 Jahren (mit Ausnahme der LIP Kategorie C gemäß CDC). Die LIP ist bei Kategorie B aufgeführt, gilt aber unverändert als AIDS-definierend.

Bakterielle Infektionen
- mehr als 1 schwere kulturell nachgewiesene Infektion mit gewöhnlichen Bakterien innerhalb von 2 Jahren
- Tuberkulose
- atypische Mykobakteriosen, extrapulmonal oder disseminiert

Pilzinfektionen
- Kandidiasis von Ösophagus, Trachea, Bronchien, Lunge
- extrapulmonale Kryptokokkose
- disseminierte oder extrapulmonale Histoplasmose

Virusinfektionen
- Herpesviren:
  Herpes-simplex-Virus-bedingte mukokutane Ulzera (Dauer > 1 Monat) *oder* Bronchitis, Pneumonie, Ösophagitis von beliebiger Dauer bei Kindern > 1 Monat alt
  EBV: Lymphoide interstitielle Pneumonie
  CMV: z. B. Retinitis, Ösophagitis, Kolitis (nicht Leber, Milz, Lymphknoten) bei Kindern > 1 Monat alt
- HIV:
  Enzephalopathie
  Kachexie (Wasting-Syndrom)
- JC-Viren:
  Progressive multifokale Leukenzephalopathie

Parasitäre Infektionen
- Pneumocystis-carinii-Pneumonie
- ZNS-Toxoplasmose bei Kindern > 1 Monat alt
- Kryptosporidiose, chronisch intestinal, Durchfälle dauern > 1 Monat
- Isosporidiasis, chronisch intestinal, Durchfälle dauern > 1 Monat

Maligne Tumoren
- verschiedene Lymphome inkl. der des ZNS
- Kaposi-Sarkom

folge eines Erschöpfungszustandes oder auch eines Mangels an funktionstüchtigen CD4-Zellen, zu wenig spezifische Antikörper. Trotz Hypergammaglobulinämie liegt also ein relatives Antikörpermangelsyndrom vor.

Im Rahmen der polyklonalen B-Zell-Aktivierung kommt es auch zur Bildung von **Autoantikörpern**, die z.T. pathogen sind. Einige Autoantikörper können den Funktionsdefekt der T-Zellen verstärken, andere mögen zu den vielfältigen autoimmunologischen Krankheitserscheinungen bei HIV-Infektion, vor allem den Immunzytopenien (Morrow et al., 1991), beitragen.

Alle immunologischen Defizite bilden zusammen die entscheidende Voraussetzung für das Auftreten AIDS-definierender Erkrankungen, beim Kind insbesondere Infektionen. In Tiermodellen ist belegt, daß der Verlust von CD4-Zellen den Hauptrisikofaktor für das Auftreten von Pneumocystis-carinii-Pneumonie, Toxoplasmose oder Kryptokokkose darstellt. Dies gilt weitgehend auch für AIDS bei Erwachsenen. Beim Kind treten funktionelle T-Zell-Defekte lange vor einer CD4-Lymphopenie auf. So läßt sich verstehen, daß beim vertikal infizierten Kind Pneumocystis-Pneumonien bereits bei CD4-Zell-Zahlen > 1000/µl auftreten können.

Interessant ist die Beobachtung, daß sich im Verlauf der HIV-Infektion das **Zytokinsekretionsmuster peripherer Blutzellen** ändert: Dominieren in der Frühphase z. B. IL-2 und IFN-γ (Th-1-Zytokine), ändert sich das Muster in der Spätphase zugunsten von z. B. IL-4 und IL-10 (Th-2-Zytokine). Th-2-Antworten

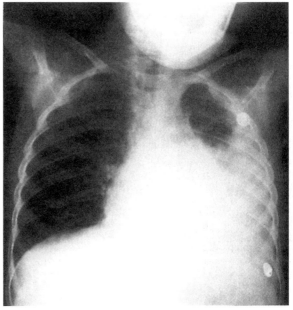

Abb. 50/4: Bakterielle Pleuropneumonie bei einem 6jährigen Jungen mit AIDS.

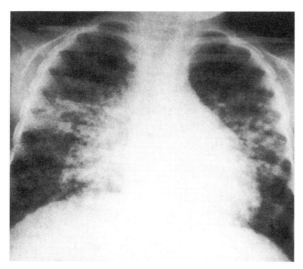

Abb. 50/5: Lymphoide interstitielle Pneumonie bei einem 3jährigen Kind (Aufnahme Frau PD Dr. Grosch-Wörner, Berlin).

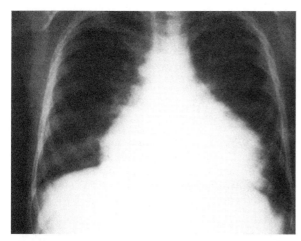

Abb. 50/6: Deutliche Dilatation des Herzens als Zeichen einer Kardiomyopathie bei einem 13jährigen Jungen. Gleichzeitig Pneumonie durch Herpes-simplex-Virus.

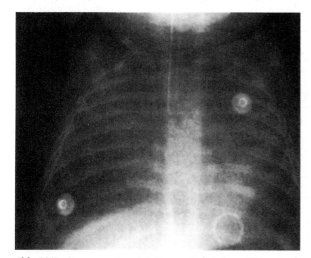

Abb. 50/7: Pneumocystis-carinii-Pneumonie bei einem 7 Monate alten Säugling mit AIDS.

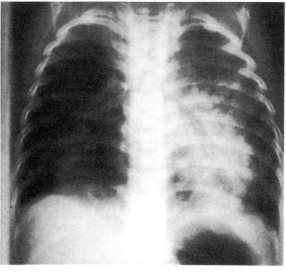

Abb. 50/8: Interstitielle Pneumonie bei einem 11 Monate alten Säugling mit AIDS. Erreger: Cytomegalie-Virus.

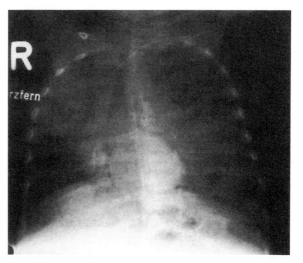

Abb. 50/9: Ausgedehnte Miliartuberkulose bei einem 6 Monate alten Säugling mit AIDS. Resistenz des Erregers gegenüber INH und Rifampicin.

werden bevorzugt bei Kindern mit synzytieninduzierenden Viren gefunden.

50.8 Klinik

Bei Geburt sind fast alle Kinder HIV-infizierter Mütter klinisch gesund. Auch labormäßig gibt es beim Vergleich definitiv infizierter Kinder mit nichtinfizierten Kindern nur geringfügige immunologische Unterschiede. Die **postnatale Entwicklung infizierter Kinder** variiert äußerst stark (Scarlatti, 1996): Etwa 25 % der infizierten Kinder entwickeln innerhalb des ersten Lebensjahres AIDS, bei den anderen wird ein protrahierter Verlauf bis z. T. weit über das 10. Lebensjahr

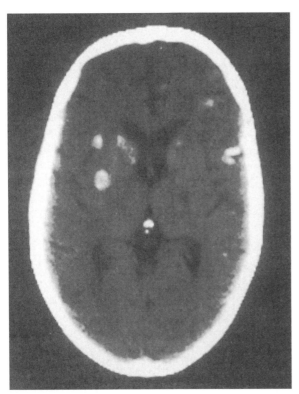

Abb. 50/10: Toxoplasmose mit multiplen Herden im CT (13jähriger Hämophiler).

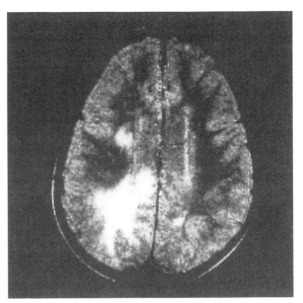

Abb. 50/12: Kernspintomographie bei einem 14jährigen Kind mit progressiver multifokaler Leukenzephalopathie (PML).

hinaus beobachtet (CCR-5-Polymorphismus?). Eine weitere Lebensverlängerung gelingt durch die medikamentöse Therapie. Früh einsetzende massive HIV-Replikation mit starkem Anstieg des Viral load gilt als prognostisch ungünstig (De Rossi, 1996), auch ein schneller Abfall der CD4-Zellen.

Klinische **Frühsymptome** (Tab. 50/4) sind zunächst uncharakteristisch, und erfordern breit gefächerte differentialdiagnostische Abklärungen. Wichtig erscheint in solchen Fällen die genaue Erhebung der mütterlichen Anamnese im Hinblick auf HIV-Risiken und ggf. die Durchführung eines mütterlichen HIV-Antikörpertestes, bevor das Kind auf das Vorliegen einer HIV-Infektion untersucht wird. Die Farbabbildung FA 35 auf Farbtafel VI verdeutlicht ein Frühsymptom.

Bei **fortschreitendem Immundefekt** mit T-Zell-Hyp- oder -Anergie treten weitere Zeichen hinzu (Tab. 50/5): Die Abbildungen 50/5a und b und Farbabbildung FA 34 und 36–38 auf Farbtafel VI und VII illustrieren einige dieser Manifestationen.

Bei den **AIDS-definierenden Erkrankungen** (Tab. 50/6; CDC, 1994) dominieren beim Kind Infektionen. Maligne Tumoren, insbesondere das Kaposi-Sarkom und B-Zell-Lymphom sind immer noch selten. Es

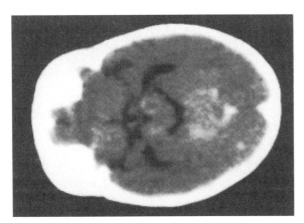

Abb. 50/11: Enzephalopathie mit diffuser Hirnatrophie und Basalganglienverkalkung (CT).

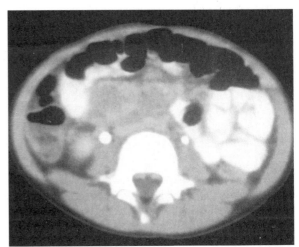

Abb. 50/13: CT des Abdomens bei einem 7jährigen Mädchen: Ausgedehnte Raumforderung durch abdominelles B-Zell-Lymphom.

Tab. 50/7: Klinische Begleitsymptome bei Episoden von Pneumonien mit Pneumocystis carinii (PCP) und pulmonaler lymphoider Hyperplasie/lymphoider interstitieller Pneumonie (PLH/LIP, modifiziert nach Rubinstein, A.: Curr. Probl. Pediatr. 16, 363, 1986).

	PCP (n = 8)	PLH/LIP (n = 11)
Husten	3	11
Tachypnoe	8	1
Fieber	8	1
Auskultation		
• abgeschwächtes Atemgeräusch	8	1
• Giemen	4	0
• Rasseln	5	0
Trommelschlegelfinger	0	11
Parotisschwellung	0	11
Generalisierte Lymphadenopathie	0	11
Röntgen: Noduläre Lungeninfiltrate	0	11

muß abgewartet werden, ob dies auch mit länger dauerndem Immundefekt so bleiben wird. Abbildung 50/4 bis 50/13 so wie die Farbabbildungen FA 39–42 illustrieren einige AIDS-Manifestationen bei Kindern.

Der **PLH/LIP-Komplex** (Pulmonale lymphoide Hyperplasie, lymphoide interstitielle Pneumonie) gilt zwar noch als AIDS-definierend, wird aber nicht mehr der Kategorie C der schweren klinischen Manifestationen zugeordnet. Er tritt oft gemeinsam mit einer Parotisschwellung auf. Die Ätiologie ist nicht ganz klar: Serologisch ergeben sich Hinweise auf eine persistierende EBV-Infektion (Persistenz von IgM- und IgA-anti-VCA sowie anti-EA bei Fehlen von anti-EBNA). Auch der Nachweis von EBV-Genom in Lungengewebe bei LIP legt eine ätiologische Rolle dieses Virus nahe. Da die Abgrenzung gegenüber der Pneumocystis-carinii-Pneumonie gelegentlich Probleme bereitet, sind in Tabelle 50/7 differentialdiagnostisch hilfreiche Begleitsymptome aufgeführt.

Um die internationale Kommunikation zu erleichtern, wurde von den CDC eine **klinische Klassifikation** (CDC 1994, Tab. 50/8) entwickelt. Auch die altersabhängige Bewertung der CD4-Zell-Zahlen wurde standardisiert (CDC 1994, Tab. 50/9). Beides mag im Einzelfall nicht besonders hilfreich sein, erleichtert aber epidemiologische und andere Studien.

50.9 Präventions- und Therapiemöglichkeiten der HIV-Infektion

50.9.1 Verhinderung der maternalen HIV-Infektion

Das HIV-Problem beim Kind wäre gelöst, wenn es in Zukunft keine HIV-infizierten Schwangeren mehr gäbe. Dieses primärpräventive Ziel erscheint aber derzeit trotz Beratung, Kondombenutzung, Verwendung steriler Einmalspritzen bei i.v. Drogenabhängigen und Stillverbot nicht erreichbar. Wir müssen daher Aspekte der Sekundärprävention wie der Therapie diskutieren.

50.9.2 Verhinderung der vertikalen Transmission

Die vertikale Transmission kann durch die kombinierte **prä-, peri- und postnatale Gabe von Zidovudin** (Desoxyazidothymidin, AZT) signifikant verringert werden. Diese Beobachtung dürfte erhebliche Bedeutung für die zukünftige epidemiologische Entwicklung bei Kindern haben. Es gibt aber einige Bedenken:

Tab. 50/8: CDC-Klassifikation der HIV-Infektion bei Kindern < 13 Jahre (CDC, 1994).

Immunologische Kategorie	Klinische Kategorie			
	N: Klinisch o. B.	A: Milde Symptome/Befunde (Tab. 50/4)	B: Mäßige Symptome/Befunde (Tab. 50/5)	C: Schwere Symptome/Befunde (Tab. 50/6)
1. Kein Immundefekt	N1	A1	B1	C1
2. Mäßiger Immundefekt	N2	A2	B2	C2
3. Schwerer Immundefekt	N3	A3	B3	C3

Tab. 50/9: Altersabhängige Wertung relativer und absoluter CD4-Zell-Zahlen.

Immunologische Kategorie	CD4/µ [CD4 in %] in Abhängigkeit vom Alter		
	< 12 Monate	1–5 Jahre	> 6 Jahre
1. Kein Immundefekt	> 1500 [> 25]	> 1000 [> 25]	> 500 [> 25]
2. Mäßiger Immundefekt	750–1499 [15–24]	500–999 [15–24]	200–499 [15–24]
3. Schwerer Immundefekt	< 750 [< 15]	< 500 [< 15]	< 200 [< 15]

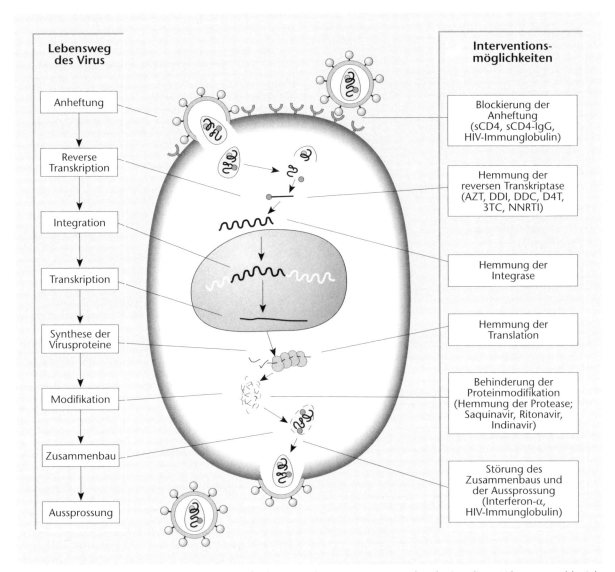

Abb. 50/14: HIV-Replikationszyklus und Möglichkeiten der therapeutischen Intervention. Es sind an den jeweiligen Wirkorten nur solche Substanzen beispielhaft aufgeführt, die bei Kindern klinisch erprobt werden.

- Zidovudin wir nicht nur an die infizierten, sondern an alle Kinder verabreicht, was im Lichte von Tierexperimenten, bei denen Zidovudin an schwangere Mäuse verabreicht wurde und bei deren Nachkommen Malignome erzeugt hat, nicht unbedenklich ist.
- HIV-infizierte Kinder können z. T. mit primären Zidovudin-Resistenzen geboren werden, was evtl. ihre Prognose verschlechtert.
- Die Mutter bekommt mit Zidovudin eine Monotherapie, die im Lichte der Ergebnisse neuerer klinischer Studien zur antiretroviralen Therapie als unzureichend angesehen werden muß.

Noch ist nicht abschließend zu beurteilen, in welcher Weise die vertikale Transmission effektiv, aber ohne unkalkulierbare Risiken für Mutter und Kind beeinflußt werden kann. Ein aktueller deutscher Konsens sieht vor, AZT ab der 34. SSW zu geben, in der 38. SSW unter AZT-Gaben an die Mutter eine elektive Sectio durchzuführen und dem Neugeborenen AZT für 2 weitere Wochen zu geben (Wahn et al., 1998).

50.9.3 Antiretrovirale Therapie

Theoretisch ist eine antiretrovirale Therapie an verschiedenen Stellen des HIV-Lebenszyklus möglich (Anheftung an die Helferzelle, Penetration, Transkription, Integration in die DNA, Regulation der Genexpression, Freisetzung; de Clercq, 1995). Trotz vieler und ständig zunehmender In-vitro-Wirkungsnachweise zeigten bisher nur wenige Substanzen auch klinische Wirksamkeit. Bei Erwachsenen erprobte Substanzen werden zunehmend auch für Kinder zugelassen.

Nukleosidanaloga hemmen die Umwandlung viraler RNA in humane DNA mittels reverser Transkriptase, indem sie als „falsche Bausteine" zu einem Abbruch der Nukleinsäuresynthese führen. Als erstes dieser Nukleosidanaloga wurde *Desoxyazidothymidin (AZT, Zidovudin, Retrovir®)* bei symptomatischen Kindern mit begrenztem Erfolg eingesetzt. Die Dosierung liegt bei täglich 3mal 90–120 mg/m² KO p.o. Nur im Fall der HIV-Enzephalopathie sollten Dosen bis zu 4mal 180 mg/m² gegeben werden.

Die Behandlung mit Zidovudin oder den anderen Nukleosidanaloga bedarf regelmäßiger ärztlicher Überwachung. Hauptproblem ist neben toxischen Nebenwirkungen die Entwicklung von Resistenzen, die meist auf Punktmutationen im Bereich des für die reverse Transkriptase kodierenden pol-Gens zurückzuführen sind.

Als zweites Nukleosidanalogon steht *Dideoxyinosin (DDI, Didanosin, Videx®)* zur Verfügung. Die Verabreichung erfolgt als Kautablette oder Saft in einer Dosis von tägl. 2mal 100 mg/m² KO. Diese Zubereitungen enthalten aufgrund der Säurelabilität von DDI ein Antazidum.

Mit *Dideoxycytidin (DDC, Zalcitabin, Hivid®)* haben wir ein drittes Nukleosidanalogon, das auch bei Kindern eingesetzt werden kann. Auch DDC ist ohne Frage klinisch wirksam. Die empfohlene Dosis liegt bei etwa 0,12 mg/kg KG/d, verteilt auf 3 bis 4 Dosen. Die vierte Substanz aus dieser Gruppe ist *Didehydrodeoxythymidin (D4T, Stavudin, Zerit®)*, welches aufgrund seiner Liquorgängigkeit als Alternative zu Zidovudin bei HIV-Enzephalopathie verwendet werden kann. Die Dosis ist 2 mg/kg KG/d, verteilt auf 2 Dosen. Schließlich erscheint auch der Einsatz von *Dideoxythiacytidin (3-TC, Lamivudin, Epivir®)* erfolgversprechend. Dosen von 8 mg/kg KG/d verteilt auf 2 Dosen sind bei Kindern eingesetzt worden.

Neben den Nukleosidanaloga haben die sogenannten *Proteaseinhibitoren* in den letzten Jahren erhebliche Bedeutung erlangt. Mit mehreren dieser Substanzen (Saquinavir, Indinavir, Ritonavir, Nelfinavir) wurden bei Erwachsenen eindrucksvolle klinische Ergebnisse erzielt. Erste Beobachtungen auch im pädiatrischen Bereich sind ermutigend. Größere Studien werden in Europa im Rahmen von **PENTA** (Pediatric European Network for Trials in AIDS) durchgeführt.

Das Konzept der antiretroviralen Therapie hat sich in den letzten Jahren drastisch geändert. Bei der **Indikationsstellung** zu einer derartigen Therapie werden bei Erwachsenen in erster Linie virologische Aspekte (Anzahl der HIV-Kopien im Blut = „Viral load") berücksichtigt, nur in zweiter Linie auch die CD4-Zellzahl (Tab. 50/10, Carpenter et al., 1997). Zwar findet die HIV-Replikation vorwiegend in den Lymphknoten statt, jedoch spiegelt die HIV-Menge im Blut, gemessen als „Viral load", die Replikation im Lymphknoten recht gut wider.

Kombinationen von 2 Medikamenten haben sich gegenüber einer Monotherapie als klar überlegen erwiesen. Vieles spricht dafür, daß Dreierkombinationen wirksamer sind als Zweierkombinationen, wobei dies zunächst nur für Erwachsene gilt. Kombiniert man 2 Reverse-Transkriptase-Inhibitoren oder 2 Proteaseinhibitoren miteinander, spricht man von konvergenter, kombiniert man 2 Substanzen mit unterschiedlichem Angriffspunkt, von divergenter Therapie. Bei der Vielzahl der möglichen Kombinationen sollte man sich auf die sinnvollsten konzentrieren (Tab. 50/11). Auch im Falle einer Therapieresistenz sollte auf Kombinationen, möglichst mit neuen Substanzen, übergegangen werden.

Für die Pädiatrie existieren inzwischen erste Empfehlungen, die als Orientierungshilfe dienen können (Wahn et al., 1998). Im Rahmen dieses Buches können nur die Grundprinzipien wiedergegeben werden:

1. Primär sollte die Indikation zur antiretroviralen Behandlung über den Viral load gestellt werden (Tab. 50/12). Alle Kinder im Alter von mehr als 2 Jahren mit einem Viral load > 10000 Viruskopien/ml sollten behandelt werden, Kinder unter 2 Jahre bei Werten > 50000 Viruskopien/ml. Der Grund liegt darin, daß Kinder in den ersten Jahren erheblich höhere Werte haben können, ohne daß dies zwangsläufig mit einer raschen Krankheitsprogres-

Tab. 50/10: Vorläufige Indikation zur antiretroviralen Therapie (ART) bei Erwachsenen (Carpenter et al. 1997).

- AR-Therapie wird empfohlen bei allen Patienten mit HIV-RNA mittels quantitativer PCR > 5000–10000 Kopien/ml Plasma.
- AR-Therapie sollte erwogen werden bei allen Patienten mit nachweisbarer HIV-RNA.
- Bei Patienten mit niedrigem Progressionsrisiko (niedrige HIV-RNA, hohe CD4-Zell-Zahl), insbesondere solche, die eine komplizierte AR-Therapie nicht einnehmen wollen oder können, kann AR-Therapie ohne Risiko zurückgestellt werden. Kontrollen alle 3–6 Monate.

Tab. 50/11: Durchführung der initialen ART bei antiretroviral naiven Kindern.

Regime	Beispiele
NRTI*-Monotherapie	Nicht mehr zu empfehlen
NRTI-1 + NRTI-2 +/– PI	Primär sollten Kinder im Rahmen von klinischen Studien (z. B. PENTA) behandelt werden. Kommt dies nicht in Frage, sind je nach Schweregrad der Erkrankung sowohl primäre Zweier- wie Dreierkombinationen vertretbar. Möglicherweise haben Dreierkombinationen kurzfristig die größere Effektivität.
NRTI-1 + NRTI-2 + NNRTI**	Derzeit für die Primärtherapie nicht zu empfehlen

* = nukleosidischer Reverse-Transkriptase-Inhibitor (Zidovudin, Didanosin, Zalcitabin, Lamivudin, Stavudin). ** = Non-nukleosidischer Reverse-Transkriptase-Inhibitor (Nevirapin, Delavirdin). PI = Proteaseinhibitor (Ritonavir, Saquinavir, Indinavir, Nelfinavir).

Tab. 50/12: Vorläufige Indikation zur antiretroviralen Therapie bei Kindern (Wahn et al., 1998). Die Empfehlungen stellen einen Minimalkonsens dar. Im Einzelfall kann ein großzügigeres Vorgehen gerechtfertigt sein.

Alter	Empfehlung
0–3 Monate	Therapie wäre wünschenswert, Empfehlungen aber in Anbetracht unzureichender pharmakokinetischer Daten noch nicht möglich.
4–24 Monate	Therapie bei bDNA > 50 000 Kopien/ml (RT PCR > 100 000 Kopien/ml)
> 24 Monate bis 6 Jahre	Therapie bei bDNA > 10 000 Kopien/ml (RT PCR > 20 000 Kopien/ml)
> 6 Jahre	Therapie bei bDNA > 5–10 000 Kopien/ml (RT PCR > 10–20 000 Kopien/ml)

sion assoziiert ist. Ausgenommen sind Säuglinge unter 3 Monaten, für die derzeit keine Empfehlungen gegeben werden können. Es wird darüber spekuliert, ob man gerade durch die Behandlung dieser Kinder eine langfristige Inaktivierung erreicht. Daten dazu liegen allerdings nicht vor.
2. Ergibt sich aufgrund des Viral load keine Notwendigkeit zur Therapie, kann sich diese aus immunologischen und klinischen Kriterien ergeben. So sollten alle Kinder mit CDC-Stadien außer N1 und A1 behandelt werden, ebenso alle Kinder mit immunologischen CDC-Stadien 2 und 3.
3. Primär sollte die Behandlung aus mindestens 2 Nukleosidanaloga bestehen, bei sehr kranken Kindern sind auch Kombinationen mit Proteaseinhibitoren sinnvoll. Da die optimalen Kombinationen für Kinder noch nicht definiert sind, besteht Studienbedarf, z. B. im Rahmen von PENTA (Pediatric European Network for Treatment of AIDS).
4. Therapieziel ist die dauerhafte Senkung des Viral load unter die Nachweisgrenze (derzeit meist 500 Kopien/ml, in Zukunft möglicherweise weit darunter). Dieses Ziel ist derzeit nur z. T. erreichbar und muß daher als strategisches Ziel für die Zukunft betrachtet werden.
5. Eine einmal eingeleitete Therapie muß als nicht ausreichend effektiv betrachtet werden, wenn
    a) der Viral load innerhalb von 3 Monaten nicht um mindestens 1 log (Zweierkombonation) oder 1,5 log (Dreierkombination) gesenkt wird,
    b) der Viral load wieder um mindestens 1 log gegenüber dem tiefsten Wert oder über den Ausgangswert zu Beginn der Therapie ansteigt,
    c) eine klinische oder immunologische Verschlechterung eintritt.

In all diesen Fällen ist eine Umstellung der Therapie anzuraten, wobei auch bei der Optimierung dieser Strategien Forschungsbedarf besteht. Die Mehrzahl der Fachleute favorisiert im Falle einer Umstellung den Austausch aller Medikamente anstelle der reinen Addition einer neuen Substanz.

50.9.4 Immunrekonstitution

Die wichtigste Maßnahme im Hinblick auf eine weitgehende Normalisierung und Stabilisierung des Immunsystems ist eine wirksame antiretrovirale Therapie. Damit werden viele andere Maßnahmen überflüssig.

Darüber hinaus besteht durch die **Gabe von i. v. Immunglobulinen (ivGG)** die Möglichkeit, zumindest die defiziente B-Zell-Funktion zu ersetzen. Nachdem retrospektive Analysen von Patientendaten einen positiven Effekt dieser Behandlung nahelegten, wurde in den USA eine plazebokontrollierte Doppelblindstudie durchgeführt. Die Ergebnisse zeigten, daß ivGG, in einer Dosis von 400 mg/kg alle 4 Wochen verabreicht, die Zahl bakterieller Infektionen und damit auch die Morbidität bei Kindern mit CD4-Zellen > 200/μl signifikant verringerte (Mofenson et al., 1991). Andere Infektionen wurden ebensowenig durch ivGG beeinflußt wie die Mortalität. Ob die Immunglobuline in Gegenwart einer effektiven antiretroviralen Kombinationstherapie zusätzliche Effekte haben, ist derzeit anhand von Studien nicht beurteilbar.

Weitere **immunologische Therapien** sind versucht worden in der Hoffnung, durch Verbesserung der T-Zell-Funktion einen besseren Infektionsschutz zu erzielen (Lederman, 1995). Bereits der Einsatz von löslichem CD4 stellt einen, wenn auch klinisch bisher nicht überzeugenden, immunologischen Therapieversuch dar. Ein Benzodiazepin, Ro-24-7429, hemmt die tat-vermittelte Transaktivierung von HIV in vitro, der klinische Erfolg ist aber bisher ausgeblieben. Wegen der intrazellulär reduzierten Glutathionspiegel werden mit Procystein derzeit Studien durchgeführt mit dem Ziel, die Glutathionspiegel zu normalisieren und damit die Transkription von NF-κB zurückzudrängen. TNF-Inhibitoren wie Pentoxyphyllin sind versucht worden, aber ohne klinischen Effekt. Für Cyclosporin A gab es einige theoretische Überlegungen, daß es bei HIV-Infektion hilfreich sein könnte, die klinischen Effekte blieben aber aus. Größere Chancen werden der Verabreichung bestimmter Zytokine wie α- und β-Interferon, Interleukin-2, Interleukin-12, Interleukin-15, Interleukin-16 oder auch anti-Interleukin-10 u. a. eingeräumt. Hoffnungen bestehen auch darin, daß die von CD8-Zellen produzierten Chemokine MIP-1α, MIP-1β und RANTES therapeutisch genutzt werden können. Knochenmarkstransplantationen bei eineiigen Zwillingen blieben ohne Erfolg, Xenotransplantationen sind wohl in erster Linie spektakulär, aber kaum sinnvoll.

50.9.5 Expositionsprophylaxe gegenüber Sekundärinfektionen

Viele opportunistische Infektionen (Zytomegalie, Pneumocystis, Toxoplasmose u. a.) beruhen meist auf endogenen **Reaktivierungen**, die im Rahmen des progredienten Immundefekts auftreten. Eine Expositionsprophylaxe ist hier nicht möglich. Einige Empfehlungen lassen sich aber trotzdem geben: Die exogen erworbene Toxoplasmose-Primärinfektion kann durch den Verzicht auf Hauskatzen und den Verzicht auf den Genuß rohen Fleisches (insbes. Schwein, Lamm, Wild) weitgehend vermieden werden. Von Vögeln im Haus, insbesondere Tauben, muß abgeraten werden, da der Kot ein wichtiges Kryptokokkenreservoir darstellt. Kryptosporidien können über den Stuhl infizierter Tiere und Menschen übertragen werden, aber auch durch kontaminiertes Trinkwasser.

Bei stationären Aufenthalten sind **Kreuzkontaminationen** (z.B. durch Mykobakterien) durch Isolierungsmaßnahmen zu vermeiden. Sind HIV-infizierte Kinder noch CMV-negativ, sollte bei Transfusionen nur **CMV-freies Blut** verwendet werden. Auch eine Bestrahlung der Konserven mit 30 Gy erscheint sinnvoll, da ein Fall einer Graft-versus-host Reaktion berichtet wurde. Alle spezifischen Maßnahmen werden durch allgemeine Hygienemaßnahmen ergänzt.

50.9.6 Primäre Chemoprophylaxe

Gegen einige Infektionserreger können prophylaktisch Medikamente eingesetzt werden. Die früher häufigste opportunistische Infektion, die **Pneumocystis-carinii-Pneumonie (PCP)**, läßt sich durch Cotrimoxazol (150 mg TMP/m^2 KO an 3 aufeinander folgenden Tagen pro Woche, evtl. plus 5–10 mg Leukovorin) zu fast 100% vermeiden. In den USA wird die Gabe bei allen HIV-exponierten Säuglingen ab der 4. bis 6. Lebenswoche empfohlen. Sie wird beim Ausschluß der HIV-Infektion wieder beendet (Kaplan et al., 1996). Ab dem 2. Lebensjahr kann man sich am Immunstatus orientieren. Soll gleichzeitig mit Cotrimoxazol eine Primärprophylaxe gegen eine Reihe **gewöhnlicher Bakterien** betrieben werden, ist die tägliche Gabe (150 mg TMP/m^2 KO) zu empfehlen. Mit der TMP/SMX-Prophylaxe gegen die PCP wird gleichzeitig eine wirksame Primärprophylaxe gegen die **Toxoplasmose** betrieben. Für Kinder, die allergisch auf Cotrimoxazol reagieren, bildet z.B. die Inhalation mit Pentamidin-Isethionat (1mal alle 4 Wochen) eine sinnvolle und wirksame Alternative. In den USA wird vielerorts bei CD4-Zell-Zahlen < 100/µl (< 50/µl) Rifabutin zur Primärprophylaxe gegenüber **atypischen Mykobakterien** empfohlen. Eine Tuberkulose muß vorher ausgeschlossen worden sein.

Maßnahmen zur Sekundärprophylaxe bzw. Dauertherapie werden bei den verschiedenen Infektionen angesprochen.

50.9.7 Diagnose von Sekundärinfektionen

Infektionsnachweise beim HIV-infizierten Kind sind in erster Linie **Erregernachweise**. Ganz selten gelingt es, im Zustand hochgradiger Immuninsuffizienz eine serologische Diagnose zu stellen. Wichtig ist, daß für den Erregernachweis geeignetes Untersuchungsmaterial vom befallenen Organ eingesandt wird (Blut, Knochenmark, Liquor, Urin, Magensaft, Stuhl, bronchoalveoläre Lavage, Biopsien u.a.m.). Mit diesen Materialien sollten dann alle aktuellen Erregernachweismöglichkeiten genutzt werden. Oft müssen dann mehrere Parameter zusammen mit dem klinischen Bild interpretiert werden, um zwischen einer latenten Infektion (z.B. mit CMV) und einer aktiven, klinisch relevanten Infektion zu unterscheiden. Auch die Möglichkeit der Mehrfachinfektion muß bedacht werden. Eine Übersichtsarbeit geht auf diese Fragen im Detail ein (Wahn et al., 1993).

50.9.8 Klinik und Chemotherapie einiger opportunistischer Infektionen.

Bakterielle Infektionen

Gewöhnliche Bakterien

Bei Kindern kann gemäß CDC (Centers for Disease Control) AIDS durch das Auftreten schwerer bakterieller Infektionen definiert werden. Die Behandlung folgt allgemein bekannten infektiologischen Regeln. Wir beschränken nachfolgend unsere Ausführungen auf **nicht** durch gewöhnliche Bakterien hervorgerufene AIDS-definierende Erkrankungen.

Einige der hier gegebenen Empfehlungen basieren nicht auf Studien an Kindern, sondern auf Analogschlüssen zu Studien an Erwachsenen (s. dazu Smith, 1994, und Lane et al., 1994). Diese beiden Übersichten beschreiben auch weitere Therapiealternativen, die im Einzelfall hilfreich sein mögen. Dosisempfehlungen bei Kindern müssen durch jeweils aktualisierte Empfehlungen ersetzt und Maximaldosen eingehalten werden.

Intrazelluläre Bakterien

Mycobakterium tuberculosis: Bei AIDS kommt es nicht immer zur klassischen (Pleuro-)Pneumonie, sondern auch zu extrapulmonalen Manifestationen wie Lymphknotentuberkulose, miliarer Tuberkulose oder Befall von Knochen, ZNS, Gastrointestinaltrakt u.a.m.

Die Tuberkulose ist vergleichsweise gut zu behandeln. Man beginnt wie beim abwehrgesunden Kind mit INH (10 mg/kg KG/d) + Rifampicin (10–20 mg/kg KG/d) + Pyrazinamid (25 mg/kg KG/d), ergänzt durch Vitamin B$_6$ (10 mg/d). Kommt es in den ersten Behandlungsmonaten nicht zu einem adäquaten Ansprechen auf die Therapie, wird zusätzlich Ethambutol (25 mg/kg KG/d) eingesetzt. Die Therapie erfolgt in dieser Form über zunächst 2 Monate, gefolgt von einer Zweierkombination aus INH und Rifampicin für weitere 6 bis 10 Monate. Danach schließt sich eine lebenslange INH-Dauersuppressionstherapie an. Findet man beim HIV-infizierten Kind eine Tuberkulin-Hauttest-Konversion (ohne BCG-Impfanamnese!) bei fehlendem Anhalt für eine Tuberkulose, wird eine Monotherapie mit INH über 12 Monate durchgeführt.

Mycobakterium avium, M. intracellulare: Die Gruppe der atypischen Mykobakterien ist relativ groß. Etwa 15 Arten sind humanpathogen. Sie verursachen gastrointestinale Symptome, Hepatitis, Lymphadenitis, Pneumonie, Sepsis, Kachexie u.a.m. Auch unklare Fieberschübe oder eine massiv erhöhte Blutsenkungsgeschwindigkeit sollten Anlaß geben, nach Mykobakterien zu suchen.
Eine dauerhafte Elimination der Erreger gelingt bisher nicht. Man versucht daher, die Zahl der Erreger und damit auch die Beschwerden der Patienten zu verringern. Sinnvoll ist eine initiale Kombination aus Ethambutol (25 mg/kg KG/d) + Rifabutin (5–10 mg/kg KG/d) + Clarithromycin (10–20 mg/kg KG/d). Andere Kombinationen stehen bei Versagen der Behandlung zur Verfügung. Die Behandlung wird lebenslang durchgeführt.

Virale Infektionen

Zytomegalievirus (CMV): Häufige klinische Manifestationen sind Chorioretinitis, Ösophagitis, Gastroenteritis, Kolitis und Pneumonie. CMV kann aber auch Hepatitis, Karditis, Adrenalitis, Enzephalitis, periphere Neuropathie oder Lymphadenitis verursachen. Auch unter Einsatz aller diagnostischen Methoden fällt es in bestimmten Einzelfällen schwer, CMV als aktuell relevantes infektiöses Agens zu identifizieren. Beweisend sind typische histologische Veränderungen (Einschlußkörperchen) in Verbindung mit z.B. dem kulturellen Nachweis bei Abwesenheit anderer Erreger. Finden sich CMV-spezifische histologische Veränderungen und kulturell z.B. Pilze, muß an die Möglichkeit einer Doppelinfektion gedacht werden. Die CMV-Retinitis wird nicht bioptisch, sondern vom erfahrenen Ophthalmologen mittels Spiegelung des Augenhintergrundes präsumptiv (klinisch) diagnostiziert.
Zur Therapie wird Ganciclovir (DHPG) über 2 bis 3 Wochen intravenös in einer Dosis von 10 mg/kg KG/d (in 2 Dosen) verabreicht. Ob die begleitende Gabe von CMV-Hyperimmunglobulin die Prognose verbessert, ist Gegenstand laufender klinischer Prüfungen. Die gleichzeitige Gabe von Zidovudin kann problematisch sein, da sich die Knochenmarktoxizitäten (insbes. Neutropenie) von Zidovudin und DHPG addieren. In solchen Fällen kann evtl. G-CSF eingesetzt werden.
Nach Ablauf der 3 Wochen ist eine lebenslange Dauertherapie (Sekundärprophylaxe) mit Ganciclovir i.v. in einer Dosis von 5 mg/kg KG/d an 5 bis 7 Tagen pro Woche erforderlich, in der Regel über einen operativ implantierten intravenösen Dauerkatheter (Hickman-Broviac oder Port-a-cath). Orale und intraokuläre Gaben sind bei Kindern bisher nicht erprobt worden. Im Falle von Ganciclovir-Unverträglichkeit oder Resistenz steht mit Foscarnet in einer Dosierung von 150–200 mg/kg kG/d (3 Dosen) eine wirksame, wenn auch nicht weniger toxische (Nierenfunktion!) Alternative zur Verfügung.

Epstein-Barr-Virus (EBV): EBV kann auch beim HIV-infizierten Kind ein Pfeiffer-Drüsenfieber verursachen. Charakteristisch aber sind Lymphadenopathie, die bilaterale rezidivierende Parotisschwellung, die orale Haarleukoplakie und Lymphome. Auch bei der lymphoiden interstitiellen Pneumonie (LIP) spricht einiges dafür, daß sie durch EBV verursacht wird.
Bei schwerer LIP mit Ateminsuffizienz (Hypoxämie) hat sich der Einsatz von Glukokortikoiden bewährt. Bei leichten Verläufen sind keine spezifischen Therapiemaßnahmen erforderlich. Benigne lymphoproliferative Erkrankungen können evtl. durch hochdosierte Immunglobuline (+/− Interferon-α +/− Ganciclovir) behandelt werden. Maligne Lymphome werden im Rahmen üblicher onkologischer Protokolle behandelt. Mit diesen Schemata bestehen realistische Chancen, zumindest das Tumorleiden zu überwinden. Auch monoklonale anti-B-Zell-Antikörper sind z.T. mit Erfolg versucht worden. Sekundärprophylaktische Maßnahmen sind nicht bekannt.

Herpes-simplex-Virus (HSV): Herpes-simplex-Erkrankungen können sich als oropharyngeale Ulzera, Ösophagitis, Hepatitis, Pneumonie, Meningoenzephalitis, Keratitis oder Chorioretinitis manifestieren.
Die Behandlung erfolgt mit Aciclovir intravenös in einer Dosis von 3mal 5–10 mg/kg KG/d über 2 Wochen. Ob im Anschluß daran eine Dauertherapie eingeleitet werden soll, ist umstritten. Ohne Dauertherapie nimmt man das hohe Rezidivrisiko in Kauf, mit Dauertherapie (3mal 3 mg/kg KG/d) läuft man Gefahr, resistente Viren heranzuzüchten. Diese kodieren dann nicht mehr für die virusspezifische Thymidinkinase, so daß Aciclovir intrazellulär nicht mehr phosphoryliert wird.
Bei Resistenzen stehen als Alternativen Vidarabin in einer Dosis von 10 mg/kg KG/d oder Foscarnet in einer Dosis von 150–200 mg/kg KG/d zur Verfügung.

Varizella-Zoster-Virus (VZV): Neben den „normal" verlaufenden Krankheitsbildern der Varizellen oder des Zoster können z.T. multidermatomale mukokutane Läsionen, Enzephalitis, Hepatitis und Pneumonie auftreten.
Die Therapie erfolgt mit Aciclovir i.v. (Dosis: 3mal 10 mg/kg KG/d). Die adjuvante Gabe von Zoster-Hyperimmunglobulin ist bisher wissenschaftlich nicht begründet. Im Falle von Resistenzen erscheinen Therapieversuche mit Vidarabin oder Foscarnet gerechtfertigt.

JC-Viren: JC-Viren gehören zu den Polyomaviren aus der Gruppe der Papovaviren. Sie verursachen das Krankheitsbild der **progressiven multifokalen Leukenzephalopathie**. Diagnostisch beweisend ist die Histologie von Hirngewebe. Im Computertomogramm sieht man nicht verstärkbare, hypodense, periventrikuläre Läsionen. Die Kernspintomographie (MRT) zeigt nicht verstärkbare, diskrete Läsionen mit hoher Signalintensität in der weißen Substanz, selten einen Kortexbefall. Sinnvoll ist zur Therapie der Einsatz antiretroviraler Substanzen, eine JC-spezifische Therapie existiert derzeit nicht. In Einzelfällen wurde eine Besserung unter Cytosinarabinosid oder Zidovudin berichtet.

Pilze

Candida spp.: Neben dem oropharyngealen Befall kann Candida verantwortlich sein für Ösophagitis, Pneumonie, Sepsis, Meningitis, Hirnabszeß, Chorioretinitis u. a.
Ein reiner Mundsoor kann und muß zunächst lokal behandelt werden (z. B. mit Nystatin oder Amphotericin B). Sind lokale Antimykotika nicht mehr wirksam, kann auf Fluconazol (2–8 mg/kg KG/d), als intermittierende oder Dauertherapie, übergegangen werden. Bei Unwirksamkeit wird man immer noch auf die bewährte Therapie mit Amphotericin B (0,5 mg/kg KG/d i. v.) über 2 bis 4 Wochen zurückgreifen müssen.
Nach einer durchgemachten schweren Pilzinfektion ist eine lebenslange Sekundärprophylaxe mit lokalen, oft aber auch systemischen Antimykotika vonnöten.

Aspergillus spp.: Infektionen mit Aspergillusarten sind bei HIV-infizierten Patienten erstaunlich selten. Wenn überhaupt, kommt es zu Pneumonien, Osteomyelitiden, Serositiden, Viszeralabszessen u. a.
Die Behandlung erfolgt mit Amphotericin B (1,2 mg/kg KG/d) +/− Flucytosin (150 mg/kg KG/d). Möglicherweise steht uns in Zukunft mit Itraconazol eine oral zu applizierende wirksame Behandlungsalternative zur Verfügung (Dosis: 5–10 mg/kg KG/d). Letztere Substanz würde sich in reduzierter Dosis auch für eine Sekundärprophylaxe anbieten.

Kryptokokken: Diese verursachen Meningitis, Pneumonie, Hautinfiltrate, Lymphadenitis, Knochenmarksbefall, Nephritis und Karditis.
Die Therapie erfolgt mit Amphotericin B (0,5 mg/kg KG/d i. v.) +/− Flucytosin (100 mg/kg KG/d) über 6 Wochen. In ersten Studien haben auch Fluconazol und Itraconazol klinische Wirkung gezeigt, so daß auch Kryptokokkeninfektionen in absehbarer Zeit oral behandelbar sein werden.
An die Therapie sollte sich eine lebenslange Sekundärprophylaxe anschließen. Dazu steht zum einen Amphotericin B (1 mg/kg KG 1mal pro Woche) oder eines der Triazolderivate (Ketoconazol, Fluconazol, Itraconazol) zur Verfügung.

Parasiten

Pneumocystis carinii: Die typische Erkrankung mit diesem Erreger ist die interstitielle Pneumonie (Pneumocystis-carinii-Pneumonie, PCP). Sie kann sich foudroyant in wenigen Tagen, aber auch subakut über Wochen entwickeln. Neben der Pneumonie wurden beschrieben Lymphadenitis, Hepatitis, gastrointestinaler Befall, Knochenmarksbefall, Retinitis, Mastoiditis, Hautinfiltrate u. a.
Die Behandlung erfolgt 3 Wochen lang mit Cotrimoxazol (20 mg TMP/kg KG/d) in Verbindung mt hochdosierten Kortikosteroiden (initial in der Regel 2 mg/kg KG/d). Sinnvoll erscheint die gleichzeitige Gabe von Leukovorin (10 mg/d), das vom Parasiten nicht verwertet wird. Kommt es zu allergischen Reaktionen, kann Pentamidin i. v. (initial 4 mg/kg KG/d) eingesetzt werden.
Bei Erwachsenen wurden weitere Alternativen erprobt: Bei leichten PCP-Formen kann die Pentamidin-Inhalation wirksam sein. Weiter haben Trimethoprim/Dapson, Clindamycin/Primaquin, Eflornithin und Trimetrexat +/− Sulfadiazin +/− Leukovorin Wirkung gezeigt.
Nach einer durchgemachten PCP ist eine lebenslange Sekundärprophylaxe vonnöten. Hier steht an erster Stelle das Cotrimoxazol, sofern keine Allergie vorliegt. Kommt es bei gleichzeitiger Zidovudinmedikation zu Leukopenien, können diese oft durch Dosisreduktion und Gaben von Leukovorin aufgefangen werden. Bei Cotrimoxazol-Allergie stellt die Pentamidininhalation eine wirksame Alternative dar. Weitere Substanzen, die bei Erwachsenen für die Rezidivprophylaxe verwendet worden sind, sind Pyrimethamin/Sulfadoxin und das Dapson.

Toxoplasmose: Neben der typischen Enzephalitis kann die Toxoplasmose als Chorioretinitis, Pneumonie, Hepatitis, Karditis, Lymphadenopathie u. a. manifest werden.
Die (bei Enzephalitis und Chorioretinitis meist probatorische) initiale Behandlung besteht aus der Kombination von Pyrimethamin (1 mg/kg KG/d, max. 25 mg/d) + Sulfadiazin (100 mg/kg KG/d) + Leukovorin (10 mg/d) über 3 Wochen. Bei Chorioretinitis werden zusätzlich Kortikosteroide empfohlen. Wird die Therapie nicht vertragen, steht z. B. mit der Kombination aus Clindamycin (50 mg/kg KG/d) + Pyrimethamin eine wirksame Alternative zur Verfügung. Bei erfolgreicher Behandlung ist das Computertomogramm meist nach 1 Woche, spätestens nach 2 Wochen gebessert. Ist dies nicht der Fall, muß die Diagnose überprüft werden.
An die Therapie schließt sich eine lebenslange Dauertherapie in etwa halber Dosierung an. Evtl. kann auch Cotrimoxazol zur Sekundärprophylaxe verwendet werden.

Kryptosporidien: Die Klinik der Kryptosporidiose wird ganz durch gastrointestinale Symptome geprägt:

Wäßrige Durchfälle, Koliken, Erbrechen, Blähungen, Cholestase.

Während die Infektion bei Immungesunden nicht spezifisch behandelt werden muß, kann bei AIDS ein schwerstes Krankheitsbild vorliegen. Therapieversuche mit Spiramycin oder Azithromycin erscheinen gerechtfertigt, führen aber nicht immer zur Elimination der Parasiten. Adjuvant kommen symptomatische Maßnahmen wie parenterale Ernährung, Somatostatin, Loperamid, Morphin u.a. zu Einsatz. Auch bovines Kolostrum scheint positive Wirkungen zu haben. Über Langzeitbehandlungen liegen keine Ergebnisse vor.

50.9.9 Impfungen bei kindlicher HIV-Infektion

Wegen der besonderen Bedeutung von Impfungen im Bereich der Kinderheilkunde wurde diesem Thema ein eigenes Kapitel gewidmet (s. S. 418). Eine aktive HIV-Impfung bei bereits HIV-infizierten Müttern wird derzeit versucht in der Hoffnung, die vertikale Transmission zu verringern. Aktive HIV-Impfungen bei seronegativen Personen dürften am ehesten in Drittweltländern mit exponentiellem Anwachsen der HIV-Infektionen erprobt werden.

50.9.10 Sozialpädiatrische Aspekte der HIV-Infektion

In Anbetracht der Tatsache, daß zumindest die Mütter, oft aber beide Eltern und weitere Geschwister HIV-infiziert sind, wird verständlich, daß die Betreuung sich nicht nur auf das Kind und nicht nur auf die medizinischen Aspekte konzentrieren darf. In Zusammenarbeit mit Psychologen und Sozialarbeitern muß den Familien, die zum überwiegenden Teil Randgruppen (Drogenabhängige, Asylanten) angehören, auch bei der Bewältigung durch die HIV-Infektion hervorgerufener sozialer Probleme geholfen werden. Da die meisten Kinder ihre leiblichen Eltern verlieren, muß rechtzeitig ein Pflegeplatz (bei Großeltern, Verwandten oder Pflegefamilien) gesucht werden, um eine Heimunterbringung zu vermeiden. Der sozialen Isolierung der Kinder sollte durch allgemeine Aufklärung über das fehlende Ansteckungsrisiko bei normalen sozialen Kontakten vorgebeugt werden.

50.9.11 Prognose

Die Prognose quoad vitam ist zwar auf lange Sicht gesehen immer noch infaust, die Morbidität hat sich aber durch den Einsatz aller Therapiemaßnahmen reduzieren lassen. Auch die Lebensqualität läßt sich positiv beeinflussen. Es bleibt zu hoffen, daß in Zukunft eine antiretrovirale Polychemotherapie weitere Fortschritte bringt.

Literatur

Antoni BA, Stein SB, Rabson AB (1994). Regulation of human immunodeficiency virus infection: implications for pathogenesis. Adv Virus Res 43: 53–145

Barré-Sinoussi F (1996). HIV as the cause of AIDS. Lancet 348: 31–35

Carpenter CCJ, Fischl MA, Hammer SM et al (1997). Antiretroviral therapy for HIV infection in 1997. JAMA 277: 1962–1969

Centers for Disease Control (1994). 1994 revised classification system for human immunodeficiency infection in children less than 13 years of age. Morbid Mortal Wkly Rep 43: 1–10

De Clercq E (1995). Antiviral therapy for human immunodeficiency virus infections. Clin Microbiol Rev 8: 200–239

De Rossi A, Masiero S, Giaquinto C, Ruga E, Comar M, Giacca M, Cheico-Bianchi L (1996). Dynamics of viral replication in infants with vertically acquired human immunodeficiency virus type 1 infection. J Clin Invest 97: 323–330

Feinberg MB (1996). Changing the natural history of HIV disease. Lancet 348: 239–246

Kaplan JE, Masur H, Holmes KK (1996). USPHS/IDSA guidelines for the prevention of opportunistic infections in persons infected with human immunodeficiency virus: A summary. Ann Intern Med 124: 348–368

Kingsman SM, Kingsman AJ (1996). The regulation of human immunodeficiency virus type-1 gene expression. Eur J Biochem 240: 491–507

Lane CH, Loughon BE, Falloon J et al (1994). Recent advances in the management of AIDS-related opportunistic infections. Ann Intern Med 120: 945–955

Lederman MM (1995). Host-directed and immune-based therapies for human immunodeficiency virus infection. Ann Intern Med 122: 218–222

Morrow WJW, Isenberg DA, Sobol RE et al (1991). AIDS virus infection and autoimmunity: A perspective of the clinical, immunological, and molecular origins of the autoallergic pathologies associated with HIV disease. Clin Immunol Immunopathol 58: 163–180

Pantaleo G, Graziosi C, Fauci AS (1993). The immunopathogenesis of human immunodeficiency virus infection. N Engl J Med 328: 327–335

Peckham C, Gibb D (1995). Mother-to-child transmission of the human immunodeficiency virus. N Engl J Med 333: 298–302

Quinn TC (1996). Global burden of the HIV pandemic. Lancet 348: 99–106

Scarlatti G (1996). Paediatric HIV infection. Lancet 348: 863–868

Schäfer APA, Friese K (1996). Maßnahmen zur Senkung des maternofetalen HIV-Transmissionsrisikos. Dtsch Ärzteblatt 93: 2234–2236

Smith GH (1994). Treatment of infections in the patient with acquired immunodeficiency syndrome. Arch Intern Med 154: 949–973

Wahn V, Belohradsky BH, Enenkel-Stoodt S et al (1993). Behandlung von Sekundärinfektionen bei symptomatischer HIV-Infektion im Kindesalter – gemeinsame Empfehlung der Mitarbeiter des BMG-Modellvorhabens „AIDS und Kinder" und der „Deutschen Gesellschaft für

Pädiatrische Infektiologie". Mschr Kinderheilkd 141: 178–200

Wahn V, Bialek R, Böhler T, Funk M, Grosch-Wörner I, Horneff G, Notheis G, Wintergerst U. Aktuelle Empfehlungen zur antiretroviralen Therapie bei HIV-infizierten Kindern – ein Konsensus-Statement der Deutschen Gesellschaft für Kinderheilkunde und Jugendmedizin, der Deutschen Gesellschaft für Pädiatrische Infektiologie und der Arbeitsgemeinschaft für Pädiatrische Immunologie. Mschr Kinderheilkd

51 Virusinduzierte Immundysfunktion (ausgenommen HIV)

D. Nadal

51.1	Wege und Mechanismen zur Induktion von Immundysfunktion	542
51.1.1	Infektion von T- und B-Lymphozyten	544
51.1.2	Sekretion löslicher Faktoren	544
51.1.3	Schädigung phagozytierender und spezialisierter antigenpräsentierender Zellen	545
51.1.4	Ungleichgewicht normaler Regelmechanismen	546
51.1.5	Infektion des Thymus und Induktion von Toleranz	546

51.2	Klinische Beispiele virusinduzierter Immundysfunktion und beteiligter Mechanismen	546
51.2.1	Herpes-Simplex-Virus (HSV)	546
51.2.2	Zytomegalievirus (CMV)	546
51.2.3	Epstein-Barr-Virus (EBV)	547
51.2.4	Humanes Herpesvirus 6 (HHV-6)	548
51.2.5	Humanes Herpesvirus 7 (HHV-7)	548
51.2.6	Hepatitis-B-Virus	549
51.2.7	Masernvirus	549
51.2.8	Influenza-A- und Influenza-B-Virus	550

Viren sind außerhalb der Wirtszelle eines immunkompetenten Individuums relativ instabil. Um ihren dauernden Umlauf und ihre Persistenz in der Bevölkerung zu sichern, müssen Viren zum Überleben in einem Wirt oder zur effizienten Bewegung zwischen Wirten fähig sein. Strategien für ein möglichst wirksames Entrinnen vor der Immunabwehr des Wirtes sind dabei gefragt. Daraus erwachsen Vorteile auf verschiedenen Ebenen: Bei verbreiteter Immunität unter der Bevölkerung wird einem neuen, der vorhandenen Immunität entrinnendem Virus eine höhere Anzahl empfänglicher Individuen für eine Infektion zur Verfügung stehen. Zudem kann das Virus durch hochtitrige Vermehrung oder Steigerung seiner Chancen zur Übertragung ausgeprägtere Pathogenität erlangen. In gewissen Fällen wird das Virus gar im Wirt persistieren können. Die von Viren entwickelten Strategien zum Entrinnen vor der Wirtsabwehr können auf das Entweichen vor der Antikörperantwort oder vor der zellulären Antwort abzielen. Eine weitere Strategie ist die Induktion von Immundysfunktion. Obwohl letztere hauptsächlich für das verantwortliche Virus von Vorteil ist, kann sie für den Wirt mitunter tödlich verlaufende Sekundärinfektionen zur Folge haben. Das vorliegende Kapitel befaßt sich mit durch menschenpathogene Viren verursachte Dysfunktionen der Immunabwehr, wobei die Infektion mit dem Human immunodeficiency virus (HIV) nicht berücksichtigt wird (siehe dazu Kap. 50). Die Kenntnis der durch Viren induzierten Immundysregulationen ist für den Kliniker von relevanter Bedeutung bei der Abklärung von Patienten mit „Immundefekten".

51.1 Wege und Mechanismen zur Induktion von Immundysfunktion

Viren können die Funktionen des Immunsystems grundsätzlich auf direktem oder indirektem Weg stören (Abb. 51/1; McChesney et al., 1987). Bisher bekannte Virusrezeptoren auf Immunzellen sind in Tabelle 51/1 aufgelistet. Eine **direkt** ausgelöste Immundysfunktion ergibt sich beispielsweise aus der Virus-

Tab. 51/1: Virusrezeptoren auf Immunzellen (außer HIV).

Virus	Zellulärer Rezeptor	
	CD-Designierung	Funktion
Herpes-simplex-Virus	–	Heparansulfate, Integrine
Epstein-Barr-Virus	CD21	Komplementrezeptor
Zytomegalievirus	–	Heparansulfate, β_2-Mikroglobulin, MHC I
Humanes Herpesvirus 6	CD4 (?)	Bindung an MHC II
Humanes Herpesvirus 7	CD4 (?)	Bindung an MHC II
Influenza A, B	–	Sialsäurereste
Masernvirus	CD46	Komplementliganden-Rezeptor

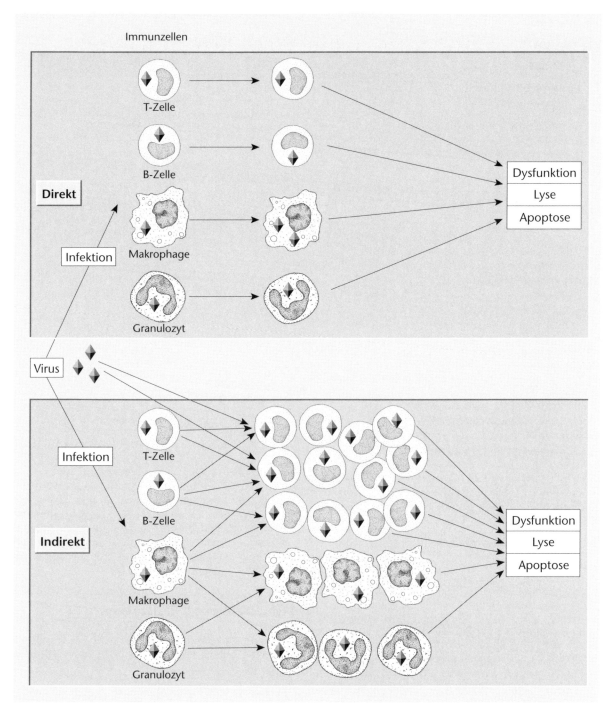

Abb. 51/1: Wege der virusinduzierten Dysfunktion.

replikation in immunkompetenten Zellen (Tab. 51/2) wie immunregulatorischen T-Zellen mit anschließend gesteigerter oder aberrierender Immunantwort oder Autoimmunität. Persistierende Viren können virusspezifische zytolytische T Zellen (CTL) einbeziehen. **Indirekte** Interferenz mit dem Immunsystem ergibt sich bei einer Infektion von Lymphozyten, Makrophagen oder anderen Immunzellen mit nachfolgender Ausschüttung von Zyto- und Chemokinen, Anti-Zyto- und Anti-Chemokinen oder anderer löslicher Substanzen. Beim indirekten Weg genügt die Infektion einer kleinen Zahl von Zellen, um die Dysfunktion einer großen Zahl von Zellen oder des ganzen Immunsystems zu bewirken (Abb. 51/1). Die durch Viren induzierte Immundysfunktion (Tab. 51/3) wird auf mindestens fünf verschiedene mögliche Mecha-

Tab. 51/2: Viren, die Immunzellen des Menschen infizieren.

Virus	Infizierte Zellen			
	B-Zelle	T-Zelle	Monozyten	Neutrophile Granulozyten
Doppelstrang-DNA-Viren				
• Herpes-simplex-Virus		+		
• Zytomegalievirus			+	+
• Epstein-Barr-Virus	+			
• Humanes Herpes-Virus 6	(+)	+		
• Humanes Herpes-Virus 7	(+)	+		
• Humanes Herpes-Virus 8	+			
• Hepatitis-B-Virus	+	+		
Positivstrang-RNA-Viren				
• Poliovirus			+	
• Rötelnvirus	+	+		
Negativstrang-RNA-Viren				
• Masernvirus	+	+	+	
• Mumpsvirus	+	+		
• Respiratory syncytial virus			+	
• Influenza A, B			+	+
• Parainfluenza			+	
• Vesicular stomatitis virus		+		
Retroviren				
• Humanes T-lymphotropes Virus (HTLV-) I		+		
• HTLV-II		+		
• HTLV-III (HIV)		+	+	

nismen zurückgeführt (Rouse et al., 1986; Tyler et al., 1996; Whyton et al., 1996).

51.1.1 Infektion von T- oder B-Lymphozyten

In der Mehrzahl der persistierenden Infektionen befallen Viren Zellen des Immunsystems. Viele dieser Infektionen leiten die Unterdrückung jenes spezifischen Immunkompartiments ein, das zur Eradikation des infizierenden mikrobiellen Agens benötigt wird. Komplette oder abortive **Virusreplikation in Lymphozyten** kann diese Zellen funktionell beeinträchtigen oder durch Lyse oder Apoptose numerisch vermindern. Dabei können wie bei Masern alle Lymphozyten-Subpopulationen oder wie bei der Epstein-Barr-Virus(EBV)-induzierten infektiösen Mononukleose selektiv nur einzelne Subpopulationen (z. B. die B-Lc) betroffen sein. Die Apoptose muß nicht einzig mit dem Virus infizierte Zellen betreffen, sondern kann viel häufiger im Rahmen der Infektion spezifische oder unspezifisch aktivierte Abwehrzellen involvieren. Die Apoptose kann als normaler Kontrollmechanismus zur Regulation der heftigen Immunaktivierung während viraler Infektionen betrachtet werden. Denn dadurch werden Anzahl, Subpopulationsverteilung und Aktivierungsstatus virusantigenspezifischer Lymphozyten normalisiert. Eine andere Hypothese geht davon aus, daß nicht nur jene Lymphozyten der Apoptose erliegen, die als Teil der antiviralen Antwort generiert werden, sondern daß auch „Innocent bystander", Gedächtnis-T-Zellen mit Spezifität für nichtvirale Antigene zugrunde gehen.

51.1.2 Sekretion löslicher Faktoren

Immundysfunktion kann aus der Aktivität von durch infizierte Zellen **sezernierten löslichen Faktoren**

Tab. 51/3: Effekte der Virusinfektion auf die Makrophagen-Funktion.

Virus	Makrophagen-Funktion			
	Chemotaxis	Funktion	IL-1	Suppressor-Aktivität
Herpes simplex	+	+		
Zytomegalie		+	+	+
Dengue				+
Polio		+		
Vaccinia				+

Tab. 51/4: Mechanismen der virusinduzierten Immundysfunktion.

1. Infektion aller oder einzelner Lymphozyten-Subpopulationen mit nachfolgender funktioneller Einbuße oder numerischer Verminderung durch Lyse oder Apoptose.
2. Ausschüttung löslicher Faktoren viralen oder menschlichen Ursprungs durch infizierte Zellen (Interferone sowie andere Zyto- oder Chemokine).
3. Infektion und Schädigung von Zellen, die an Phagozytose, Antigenpräsentation und unspezifischen Effektoraspekten der zellvermittelten Immunität beteiligt sind.
4. Auslösung eines Ungleichgewichts der Immunregulation mit nachträglicher Überaktivität immunmodulierender T-Zellen.
5. Infektion des Thymus mit sekundärer Immuntoleranz.

menschlichen oder viralen Ursprungs herrühren. Zu den Wirtsfaktoren gehören z. B. die Interferone, zu den viralen Faktoren z. B. Zytokinhomologe, die zur Immunmodulation führen.

Viren sind sowohl Induktoren als auch Angriffspunkt für Interferone (IFN). Ein Virus mit starker Induktionspotenz für IFN und gleichzeitig hoher Sensitivität für dessen Wirkung wäre ein wenig erfolgreiches Pathogen. Hochvirulente Viren hemmen deshalb rasch die Synthese zellulärer RNA und Proteine und interferieren damit mit der Produktion von IFN. Viele DNA-Viren sind resistent gegenüber der Wirkung von IFN. Denn sie kodieren Proteine, welche die durch IFN aktivierten Hauptsignaltransduktionswege hemmen (Tab. 51/4). Am besten studiert wurde bisher das Beispiel von Adenovirus, das durch IFN-α/β- und -γ-induzierte Signale hemmt. Das häufigste anvisierte Ziel der Viren ist die doppelsträngige RNA-abhängige Proteinkinase (PKR), deren Aktivierung in der Phosphorylierung des Initiationsfaktors eIF-2 resultiert und die Proteinsynthese hemmt.

Interferone sind nicht die einzigen Zytokine, die durch virale Produkte anvisiert werden. Viren haben Formen des molekularen Mimikri entwickelt. Deren einziges Ziel ist die Umgehung der zytokinvermittelten Immunabwehr. Die meisten dieser Mechanismen beruhen auf dem Erwerb von aus Wirtszellen stammenden Genen für Zytokine oder deren Rezeptoren. Dadurch erwerben Viren die Fähigkeit, selbst die Proteine zu synthetisieren, welche Zytokine neutralisieren oder deren Synthese hemmen.

51.1.3 Schädigung phagozytierender und spezialisierter antigenpräsentierender Zellen

Ein dritter Mechanismus geht über die Infektion und Schädigung von Zellen, die an der Phagozytose, der Antigenpräsentation sowie den unspezifischen Aspekten der zellvermittelten Immunität beteiligt sind. **Makrophagen** spielen durch ihr Verarbeiten und Präsentieren viraler Antigene sowie durch die Sekretion immunregulatorischer Moleküle (Zyto-, Chemokine etc.) und an entzündlichen Prozessen beteiligter Moleküle eine wichtige Rolle in der Orchestrierung der T- und B-zellulären antiviralen Immunantworten. Diese Vielfalt von Aufgaben legt nahe, daß die Auslösung einer Dysfunktion von Makrophagen – auf welcher Funktionsstufe auch immer – ein potentiell empfindlicher Schlag zu Ungunsten der Immunabwehr bedeutet. Die Fähigkeit der Makrophagen eine Virusinfektion zu verhüten, ist abhängig vom genetischen Hintergrund und vom Alter. Monozyten von Neugeborenen sind beispielsweise für eine Infektion mit Herpes-Simplex-Virus permissiver als Monozyten von Erwachsenen. Auch das Entwicklungsstadium des Makrophagen spielt für dessen Empfänglichkeit für eine Virusinfektion eine Rolle. Neben Chemotaxis können andere Funktionen wie phagozytäre Aktivität (v.a. bei Alveolarmakrophagen) sowie weitere Funktionen geschädigt werden. Bei diesem Mechanismus spielen v.a. Makrophagen und Granulozyten infizierende Viren wie Influenza- und Herpesviren eine Rolle (Tab. 51/5). Auch die Funktion der **Granulozyten** kann durch Virusinfektion gestört werden. Resultat ist häufig eine bakterielle Sekundärinfektion. Obwohl zahlreiche Viren mit einer

Tab. 51/5: Molekulare Mechanismen der Hemmung von Interferon durch Viren.

Virus	Virusprodukt	Ansatzpunkt	Wirkungsmechanismus
Adenovirus	E1a-Protein	Signaltransduktion	Blockade des Signals
	VRNA	PKR	Blockade der Aktivierung
Herpes simplex	2–5(A) Analoge	RNAse L	Blockade der Aktivierung
Epstein-Barr	EBNA-2-Protein	Signaltransduktion	Blockade des Signals
	EBER RNA	PKR	Blockade der Aktivierung
Hepatitis B	Terminales Protein	Signaltransduktion	Blockade des Signals
Vaccinia	E3L-Protein	PKR	Bindet dsRNA
	K3L-Protein	PKR	Alternatives Substrat
Polio	unbekannt	PKR	Aktiviert zellulären Hemmer
Influenza	unbekannt	PKR	Aktiviert zellulären Hemmer

PKR doppelsträngige RNA-abhängige Proteinkinase

Dysfunktion von Granulozyten und sekundären bakteriellen Infekten assoziiert wurden, gibt es nur im Falle für Influenza- und Zytomegalievirus (CMV) handfeste Hinweise für eine pathogenetische Rolle.

51.1.4 Ungleichgewicht normaler Regelmechanismen

Die Immunantwort auf ein Antigen wird feinreguliert; sie wird durch die Interaktion verschiedener Zellen und Mediatoren bestimmt. Manche dieser Zellen sind an der Induktion, andere an der Unterdrückung dieser Anwort beteiligt. Das Zusammenspiel dieser Zellen bestimmt den Immunstatus. Die Infektion mit gewissen Viren kann durch ein Ungleichgewicht normaler Regelmechanismen eine Überaktivität immunregulatorischer T- Zellen ergeben und somit Immundysregulation verursachen. Dies könnte aus verschiedenen Gründen wie Virusreplikation in bestimmten Lymphozyten-Subpopulationen, Infektion von an der Immuninduktion beteiligten Makrophagen oder der zellulären Ausschüttung von Suppressorfaktoren resultieren. Die Unterdrückung der Antwort kann selektiv und damit antigenspezifisch oder unspezifisch – sogar mit Anergie einhergehend – sein.

51.1.5 Infektion des Thymus und Induktion von Toleranz

Schließlich kann die Infektion des Thymus oder generell die Infektion vor dessen Reife zur Entwicklung spezifischer Immuntoleranz beitragen, wie dies bei Infektion mit dem Hepatitis-B-Virus geschehen mag bzw. bei konnatalen Röteln- oder CMV-Infektionen beobachtet wird. Es kommt zur klonalen Deletion der reifenden virusspezifischen T-Zellen. Dadurch können theoretisch weder virusspezifische T-Zell- noch Antikörperantworten aufgebaut werden. Die resultierende Immunsuppression ist nicht generalisiert, sondern ist spezifisch für das infizierende Virus. Zuweilen ist aber die negative Selektion unvollständig und einzelne T-Zellen können in periphere lymphatische Organe gelangen. Dann besteht manchmal eine Antikörperantwort, jedoch keine spezifisch antivirale zytotoxische T-Zell-Antwort.

51.2 Klinische Beispiele virusinduzierter Immundysfunktion und beteiligter Mechanismen

Eine Vielzahl verschiedener Viren kann Immunzellen des Menschen infizieren (Tab. 51/2). Die Bedeutung dieser Fähigkeit für die Auslösung von Immundysfunktion ist hingegen nicht bei allen Erregern bekannt. Am besten untersucht sind die Auswirkungen von Herpesviren (allen voran CMV, Herpesvirus 6 und 7) und des Masernvirus.

51.2.1 Herpes-simplex-Virus (HSV)

Die Primärinfektion mit dem neurotropen HSV verläuft meist inapparent. Manifestiert sie sich, ist beim Kind die Stomatitis aphthosa das häufigste Krankheitsbild. Das Virus kann aus seiner nachfolgenden latenten Infektion reaktivieren, meist in Form des Herpes labialis. Gefürchtet ist die glücklicherweise seltene Enzephalitis und bei immunkompromittierten und Neugeborenen die disseminierte Infektion.

Es gibt Anhaltspunkte, wonach HSV einzelne Immunfunktionen in vivo unterdrücken und die mitogen- und antigeninduzierte Proliferation in vitro hemmen kann. Die beteiligten Mechanismen sind unklar. Es ist aber bekannt, daß **HSV alle Subpopulationen der T-Zellen infizieren kann**, falls diese mit einem Mitogen oder Antigen stimuliert wurden. Zudem exprimiert HSV zwei Typen von Fc-Rezeptoren an der Zelloberfläche. Diese scheinen eine Rolle beim Schutz der Zellen oder von Virionen vor der Antikörperantwort zu spielen. Des weiteren interagieren HSV-Proteine mit der Komplementkomponente C3b und üben damit eine Schutzfunktion für das Virus aus. Vor zytotoxischen T-Zellen schützt sich HSV durch direkte Interaktion mit dem „Transporter associated with antigen processing" (TAP). Dadurch wird die Peptidtranslokation in das endoplasmatische Retikulum gehemmt, die Retention der MHC-I-Moleküle im Zytoplasma bewirkt und die Präsentation von viralen und anderen Antigenen an der Zelloberfläche verhindert (Hill et al., 1995). Offenbar ist HSV auch fähig, mit HSV-infizierten Fibroblasten in Berührung kommende $CD8^+$-T-Zellen zu inaktivieren. Der Mechanismus ist noch nicht identifiziert. Trotz dieser Erkenntnisse ist es nicht klar, ob eine primäre oder reaktivierte Infektion mit HSV klinisch eine signifikante Immundysfunktion auslöst.

51.2.2 Zytomegalievirus (CMV)

Die Primärinfektion mit dem Zytomegalievirus (CMV) verläuft beim Immunkompetenten in rund 90% der Fälle asymptomatisch. Die Symptome bei den restlichen 10% der Individuen sind meist unspezifisch: Fieber, Kopfschmerzen und Unwohlsein. Wie bei EBV kann ein Mononukleose-Syndrom mit Pharyngitis, generalisierter Lymphadenopathie, atypischer Lymphozytose und abnormen Leberfunktionstests auftreten. Heterophile Antikörper fehlen jedoch. Die akute CMV-Infektion resultiert beim Immunkompetenten in einer transienten Immunsuppression, während der eine erhöhte Empfänglichkeit gegenüber Infektionen mit Bakterien, Pilzen und Protozoen besteht. Die Immunsuppression betrifft die **antikörper-** und die zellvermittelte Abwehr. Die Zahl der **CD4⁺**-Zellen nimmt ab und die **CD4⁺/CD8⁺**-Ratio ist sowohl bei der natürlichen wie der experimentellen CMV-Infektion und nach Transplantation **invers**. Die Fähigkeit der Lymphozyten, auf Stimulation mit Antigenen anderer Herpesviren zu proliferieren, verschwindet für rund zwei Monate nach dem Auftreten der ersten Symptome. Es folgt ein CMV-Trägerstatus mit wenig oder keinen Symptomen. Für die Persistenz des Virus spielt die CMV-induzierte selektive Blockade der Prozessierung eines frühen Virusantigens für dessen Präsentation eine wichtige Rolle (Gilbert et al., 1996)

Bisherige Untersuchungen sprechen dafür, daß der Effekt der CMV-Infektion eine generalisierte metabolische Unterdrückung der Zellaktivität der im peripheren Blut vorhandenen mononukleären Zellen (PBMC) ist, und unterstützten die Hypothese, daß eine CMV-Infektion die Immunsuppression über einen **indirekten Effekt des Virus auf Monozyten** aber auch auf Lymphozyten ausübt. Sowohl Monozyten von Patienten mit akuter CMV-Infektion als auch in vitro mit CMV infizierte normale Monozyten zeigen eine verminderte Fähigkeit, die durch mitogenangetriebene Stimulation von T-Zellen zu unterstützen. Zudem hemmen adhärente mononukleäre Zellen die Aktivität anderer mononukleärer Zellen wie Natürliche Killer(NK)-Zellen. Die Infektion von Leukozyten aus dem peripheren Blut mit CMV resultiert in größerer Immunsuppression der T-Zell-Antwort auf PHA als die Infektion von alleinigen Monozyten. Dieser Proliferationsdefekt wird begleitet von verminderter Produktion oder Aktivität von IL-1 und IL-2 sowie von einer eingeschränkten Antwort auf diese Zytokine. Bei CMV-infizierten Transplantatempfängern wurde gezeigt, daß eine **Reduktion der T-Zell-Proliferation** ein von akzessorischen Zellen unabhängiges Phänomen mit erhöhter Inzidenz von Apoptose bei PBMC darstellt.

Ein wichtiger Mediator der CMV-assoziierten Immunsuppression durch Monozyten ist **IFN-α** (Noraz et al., 1997). Das Virus ist ein starker Induktor der Produktion von IFN-α durch PBMC, wobei lebendes, replizierendes Virus nicht notwendig ist. Die Hüllenkomponenten des CMV scheinen eine wichtige Rolle zu spielen. Verschiedene Stämme von CMV induzieren verschiedene Mengen von IFN-α. Dessen Höhe korreliert mit dem Grad der Suppression der monozytären oxidativen Aktivität. Andere Faktoren mögen jedoch mitbeteiligt sein. Das IFN-α nach Stimulation mit CMV-Antigenen wird vorwiegend durch nichtadhärierende Zellen, sogenannte „Natural interferon producing cells" gebildet. Es handelt sich neben den Monozyten um die wichtigsten IFN-produzierenden Zellen im peripheren Blut.

CMV übt auch eine Suppression der proliferativen Antworten der Lymphozyten auf Mitogene und Recall-Antigene aus. Da neutralisierende Antikörper gegen IFN-α nur eine inkomplette Wiederherstellung der Lymphozytenproliferation bewirken, sind möglicherweise weitere Zytokine daran beteiligt. Ob der Effekt von IFN-α direkt auf die Lymphozyten oder indirekt über die Monozyten/Makrophagen-Zellfunktion abläuft, ist noch ungeklärt. Die CMV-assoziierte Immunsuppression ist wie die IFN-α-Produktion ein transientes Phänomen mit frühen schweren Dysfunktionen, die sich über eine Periode von Wochen bis Monaten normalisieren.

Klinische Daten sprechen dafür, daß CMV-assoziierte **Alterationen der Funktion von Alveolarmakrophagen** zur Morbidität bei pulmonaler Zweitinfektion in CMV-infizierten Patienten beiträgt. In vitro resultiert die Inkubation von PBMC mit infektiösem CMV nicht aber mit durch Äther inaktiviertem CMV in einer unterdrückten phagozytären Aktivität der Monozyten und deren Respiratory burst. Bei der CMV-induzierten infektiösen Mononukleose bleibt die NK-Zell-Aktivität unverändert. Hingegen behindert CMV durch Retention von MHC-I-Molekülen (Major histocompatibility complex) den Angriff durch NK-Zellen und durch CTL (Reyburn et al., 1997). Während einer Zweitinfektion oder erneuten Exposition mit CMV mögen andere Zytokine, z.B. IFN-γ eine Rolle in der beobachteten Immunsuppression spielen.

Die Produktion von IFN-α wurde als ein Teil des generellen Mechanismus vorgeschlagen, wodurch Viren **Knochenmarkssuppression** oder -insuffizienz bewirken. Sowohl CMV wie auch das humane Herpesvirus (HHV-) 6 supprimieren Wachstum und Differenzierung von Knochenmark-Vorläuferzellen (Langneaux et al., 1996). Diese Suppression ist vorwiegend durch IFN-α bedingt. Extensive immunsuppressive Effekte in vitro können ohne Zeichen einer produktiven Infektion festgestellt werden.

Während der Primärinfektion gehören **Granulozyten** zu den wichtigsten Trägern des Virus. In ihnen findet auch die Virusreplikation statt. Sie zeigen eine verminderte oxidative und phagozytäre Antwort auf verschiedene Stimuli. Zudem haften sie vermehrt an Endothelzellen, was eine Auswanderung an Orte der Infektion behindert und damit das Risiko für eine schlechte Abwehr begünstigt (Abramson et al., 1994). Schließlich wurde vor kurzem erkundet, daß CMV einen Chemokinrezeptor kodiert und daß bei dessen Expression an der Oberfläche von Immunzellen das Virus zum Kofaktor für den Eintritt von HIV in die Zelle wird und somit die Propagation dieser Infektion begünstigt (Pleskoff et al., 1997).

51.2.3 Epstein-Barr-Virus (EBV)

Das **B-lymphotrope** EBV kann eine asymptomatische Primärinfektion oder Pfeiffer-Drüsenfieber (infektiöse Mononukleose) verursachen und ist mit einer Reihe lymphoproliferativer Erkrankungen beim immunkompetenten und -kompromittierten Individuum vergesellschaftet. Während der ersten Krankheitswoche der Akutinfektion kann zuweilen eine Immunsuppression bis hin zur Anergie beobachtet werden. Die unterdrückte „Delayed type hypersensitivity"

(DTH) und T-zelluläre Antwort auf Mitogene und Antigene ist temporär.

Ähnlich wie HSV und CMV hat EBV die Strategie der **verminderten Immunpräsentation** gewisser Antigene der latenten Infektion einschließlich von Transkriptionsfaktoren wie **EBNA1** entwickelt. Letztere beruht auf der Unfähigkeit der Wirtszelle, EBNA1 so zu zerstückeln, daß es ins endoplasmatische Retikulum für die Bindung an MHC I aufgenommen werden kann. Dadurch wird EBNA1 überhaupt nicht präsentiert und die CTL-Reaktion auf dieses Antigen fehlt vollkommen (Levitskaya et al. 1995).

Eine weitere Strategie des EBV ist die **Hemmung proinflammatorischer Zytokine**. Dies gelingt ihm durch Expression des BCRF1-Proteins, das durch ein „Open reading frame" seiner DNA kodiert wird. Das BCRF1-Protein ist ein Homolog zum menschlichen IL-10 und wird **virales IL-10** genannt. Deren biologische Aktivitäten und Spektrum entsprechen einander. IL-10, normalerweise von T-Helfer-Zellen sezerniert, wurde ursprünglich als „Zytokin-Synthese hemmender Faktor" bezeichnet. Es hemmt IFN-α, IL-2 und andere Zytokine von T-Lymphozyten sowie die Produktion von TNF-α, IL-1-α und -β, IL-6 und IL-8 in Monozyten und Makrophagen. Somit trägt EBV mit der Expression von viralem IL-10 zu seiner Pathogenität bei, indem die Produktion immunstimulierender Zytokine unterdrückt wird. Zudem fördert virales IL-10 das Wachstum und die Transformation von B-Zellen, der Zielzelle von EBV. Mit EBV infizierte B-Lymphozyten exprimieren virales IL-10 bereits in der Frühphase der Infektion. Es gibt Hinweise, daß virales IL-10 die EBV-Infektion zusätzlich durch Hemmung der frühen antiviralen NK-Zell- und CTL-Antworten begünstigt (Tyler et al. 1996 und Whyton et al.,1996).

51.2.4 Humanes Herpesvirus 6 (HHV-6)

Das HHV-6 wurde ursprünglich von immundefizienten einschließlich AIDS-Patienten isoliert. Obwohl die Isolation erstmals aus B-Lymphozyten erfolgte und es deshalb vorerst als Human B lymphotropic virus (HBLV) bezeichnet wurde, erkannte man wenig später, daß es eigentlich ein **T-lymphotropes** Virus ist. Dieses ist eine Ursache des 3-Tage-Fiebers (Exanthema subitum). Die meisten Individuen haben im Alter von 3 Jahren die Primärinfektion bereits erfahren. Isolate von HHV-6 können in eine Variante A und eine Variante B eingeteilt werden. Während erstere vorwiegend bei immundefizienten Patienten nachgewiesen wird, findet man letztere mehrheitlich bei Kindern mit 3-Tage-Fieber.

Variante A übt einen markanteren Effekt auf Zellen des Immunsystems aus als Variante B. Während Variante A die Expression von CD3 auf der Oberfläche von T-Lymphozyten und die antigenspezifische HLA-restringierte Antwort durch CD4$^+$-CTL unterdrückt, wird dies bei Infektion mit Variante B nicht beobachtet. Der Mechanismus für das **Verschwinden der CD3-Moleküle** von der Zelloberfläche ist nicht bekannt (Furukawa et al., 1994). Das HHV-6 führt den Zelltod von CD4$^+$-T-Zellen durch Apoptose herbei, wenn diese Zellen TNF-α exponiert werden. Der Grund für diese **erhöhte Empfindlichkeit** von mit HHV-6 inokulierten Zellen **gegenüber TNF-α**-vermittelter Apoptose ist möglicherweise mitbedingt durch die von HHV-6 induzierte erhöhte Anzahl von p55-TNF-Rezeptoren an der Zelloberfläche. Obwohl HHV-6 keinen Effekt auf die Expression von Fas (CD95) hat, scheint es dennoch dessen Signalsystem zu beeinflussen, da es der Wirtszelle eine vermehrte Empfindlichkeit für Apoptose nach Stimulation von Fas verleiht (Inoue et al., 1997). Weder Viruseintritt in die Zelle noch die Virusreplikation sind für die Induktion von Apoptose erforderlich, da diese sich auch in nicht mit HHV-6 infizierten Zellen und in nichtproduktiv mit HHV-6 infizierten Zellen abspielt. Ähnliche Phänomene werden auch durch HIV ausgelöst. Somit kann die Variante A von HHV-6 direkt eine **T-Zell-Insuffizienz verursachen.**

Das HHV-6 bewirkt nicht nur eine T-Zell-Insuffizienz, sondern auch eine Dysfunktion anderer Zellen des Immunsystems (Burd et al., 1993 und Horvat et al., 1997). Bei Monozyten aus dem peripheren Blut unterdrückt es den „Respiratory burst" nach PMA-Stimulation. Dieser Effekt wird durch einen löslichen Faktor vermittelt, der – wie die Signaltransduktion von IFN-α – für die Phosphokinase C spezifisch ist. Des weiteren hemmt HHV-6, vorwiegend durch die Vermittlung von IFN-α, das Wachstum und die Differenzierung von Vorläuferzellen im Knochenmark.

Schließlich kann HHV-6 durch Begünstigung zur Koinfektion mit HIV-1 und nachfolgender Transaktivierung des „Long terminal repeats" von HIV-1 und damit zur Beschleunigung des Zelltodes und zur Immundefizienz beitragen (Lusso et al., 1991).

51.2.5 Humanes Herpesvirus 7 (HHV-7)

Das HHV-7 wurde 1990 erstmals beschrieben. Es war aus CD4$^+$-Zellen aus dem peripheren Blut eines gesunden Individuums isoliert worden. Neben Exanthema subitum verursacht es neurologische Affektionen (Fieberkrämpfe, akute Hemiplegie), infantile Hepatitis und Pityriasis rosea. Es wird vorwiegend im Kleinkindesalter erworben, in der Regel später als HHV-6.

Bisherige Untersuchungen zu Wirkungen von HHV-7 auf das Immunsystem sind limitiert: Im Gegensatz zu HHV-6 hat HHV-7 einen geringen Effekt auf die Expression von CD3, induziert aber eine markante **Niederregulation von CD4** auf der Oberfläche von Lymphozyten. Dieses Molekül bindet an MHC-II-Moleküle und ist assoziiert mit der Tyrosinkinase p56^{lck} in der zytoplasmatischen Domäne. CD4 assoziiert physisch mit dem T-Zell-Rezeptor während der T-Zell-

Aktivierung und ist ein essentielles Molekül für die Antreibung der T-Zellen. Es wurde deshalb spekuliert, daß die Infektion mit HHV-7 über die Niederregulation von CD4 zu einer **Dysfunktion von CD4$^+$-T-Zellen** führt. Solche Dysfunktionen im Sinne verminderten Anstiegs des intrazellulären Kalziums nach Stimulation mit anti-CD3-monoklonalen Antikörpern und einer verminderten antigenspezifischen und HLA-restringierten Aktivität von CD4$^+$-CTL-Klonen konnten in vitro beobachtet werden. Zusatz von Lektin zu den mit HHV-7 infizierten CD4$^+$-CTL vermochte dessen Aktivität zu normalisieren. Da die Niederregulation des CD4-Moleküls durch HHV-7 auf post-translationalen Mechanismen beruht, wird hypothetisiert, daß CD4 der Rezeptor für HHV-7 ist (Furukawa et al., 1994).

51.2.6 Hepatitis-B-Virus

Das Hepatitis-B-Virus (HBV) kann eine akute Leberentzündung verursachen, die beim immunkompetenten Erwachsenen in 5% der Fälle chronifizieren kann. Demgegenüber beträgt das Risiko für eine Chronifizierung und für ein Trägertum bei Neugeborenen bis zu 90%.
Die virale Persistenz ist sehr wahrscheinlich bedingt durch die Unfähigkeit von T-Zellen, spezifisch HBV-Antigene zu erkennen. Diese Annahme wird unterstützt durch die klinische Beobachtung, daß Patienten mit einem relativen T-Zell-Defizit zu chronischen HBV-Infektionen neigen. Patienten mit einer chronischen HBV-Infektion zeigen eine verminderte Aktivierung von T-Zellen aus dem peripheren Blut in vitro. Bei gewissen Patienten kann IFN-α die aktive Virusinfektion beseitigen, so daß die chronische HBV-Infektion in einem gewissen Sinne als Folge eines IFN-α-Mangels angesehen werden kann. Die **Unterdrückung der Produktion von IFN-a** durch HBV wurde aber bisher nur beim Tier nachgewiesen. Zudem kann HBV die Empfänglichkeit der Zellen für IFN-α herabsetzen.
Die hohe Inzidenz von chronischen HBV-Trägern unter den Neugeborenen von HBe-Antigen positiven Müttern läßt vermuten, daß in der Mutter zirkulierendes **HBe-Antigen** beim Kind eine **Immuntoleranz** auslöst. Diese Vermutung stützt sich auch auf Resultate von Tierversuchen (Lau et al., 1993).

51.2.7 Masernvirus

Das Masernvirus gehört zu den Paramyxoviren und verhält sich wenig zytopathisch. Es verursacht eine der ansteckendsten Infektionskrankheiten. Sehr wahrscheinlich genügen nur kleine Mengen Virus, um empfängliche Individuen zu infizieren. Es repliziert im respiratorischen Epithel, also an der Ein- und Austrittspforte, und in den lymphatischen Organen.

Zu den gefürchteten Komplikationen zählen die seit alters her bekannten chronischen Lungenerkrankungen und die aktive Tuberkulose. Die meisten Todesfälle bei Masern sind auf bakterielle oder virale Sekundärinfektionen zurückzuführen. Diese werden begünstigt durch eine Reihe abnormer zellulärer Immunantworten, die mit einer heftigen antiviralen Wirtsantwort vergesellschaftet sind.
Die vom Masernvirus induzierte Immundysfunktion spielt sich in mehreren Ebenen der Wirtsabwehr ab. Zum einen verursachen sowohl die Wildinfektion wie auch Masernimpfung eine Leukopenie. Dabei sind die absoluten Zahlen der Neutrophilen sowie der T-, B- und Null-Lymphozyten vermindert. Die Ratio der T-Helfer-Zellen und der CTL bleibt aber normal. Zum anderen sind die ausgelösten Immundysfunktionen aber nicht nur durch eine numerische Verminderung der Immunzellen, sondern auch durch gestörte Funktionen der T-, B- und NK-Zellen sowie durch Aktivität verschiedener Zytokine bedingt.
Unter den durch das Masernvirus ausgelösten Immundysfunktionen wurde jene der **T-Lymphozyten** als erste erkannt. Vor mehr als hundert Jahren berichtete von Pirquet, daß der Tuberkulin-Haut-Test immuner Individuen im Verlauf der Masserninfektion negativ wurde. In-vitro-Untersuchungen bestätigten, daß die Lymphozyten von tuberkulinimmunen Spendern weder während der Masserninfektion noch bei Kultur mit dem Masernvirus auf die Stimulation mit Tuberkulinantigenen oder Mitogenen zu proliferieren vermögen. Diese **Anergie** oder verminderte DTH bei Masern besteht bei Kindern mit Komplikationen signifikant länger nach Auftreten des Exanthems als bei Kindern ohne Komplikationen (4 Wochen vs. 2.3 Wochen) (Tamashiro et al., 1987). In vitro können durch Infektion mit dem Masernvirus verschiedene Lymphozytenfunktionen wie Proliferation und CTL-Reaktionen gehemmt werden. Sind diese Effektorfunktionen aber bereits etabliert, werden sie von der Masernvirusinfektion nicht mehr betroffen. Die Immunsuppression wird durch das Virus selbst vermittelt. T-Lymphozyten werden nach Infektion mit dem Masernvirus in der G1-Phase des **Zellzyklus arretiert**.
Infektion der **B-Lymphozyten** mit Masernvirus in vitro hemmt die durch „Pokeweed mitogen" (PWM) angeregte Immunglobulinsekretion. Ähnliches kann auch in vivo bei mit menschlichen Lymphozyten xenotransplantierten SCID-Mäusen beobachtet werden: Die Infektion mit dem Masernvirus induziert eine Hemmung der IgG-Bildung. Diese Suppression wird nur durch lebendes, nicht aber durch inaktiviertes Virus ausgelöst. Sie ist ausgeprägter bei Lymphozyten von Neugeborenen als bei Lymphozyten von Erwachsenen. Zudem tritt die **Suppression der IgG-Synthese** bei Lymphozyten von Neugeborenen viel früher als jene bei Lymphozyten von Erwachsenen auf (Tishon et al., 1996). Dieses Phänomen könnte der Grund für die erhöhte Morbidität und Letalität sowohl der Masernwildinfektion wie auch der Masernimpfung bei Säuglingen sein.

Die Aktivität der **NK-Zellen** ist bei Kindern mit Masern im Vergleich zu Kindern mit anderen Viruskrankheiten und im Vergleich zu gesunden Erwachsenen und Kindern vermindert. Bei Vorliegen von Komplikationen der Maserninfektion ist die verminderte NK-Zell-Aktivität ausgeprägter. Sie dauert mindestens drei Wochen nach Auftreten des Exanthems. Die **gehemmte NK-Zell-Aktivität** tritt gleichzeitig wie andere Suppressionen der zellvermittelten Immunität, ist aber mit diesen nicht korreliert. Die Aktivität der NK-Zellen kann in vitro mittels IL-2 erhöht werden (Griffin et al., 1990). Der Grund für die verminderte NK-Zell-Aktivität ist nicht klar. Es ist möglich, daß die defekte NK-Zell-Aktivität zusammen mit den Abnormitäten der Lympho- und der Monozyten (Griffin et al., 1994) zur erhöhten Empfindlichkeit gegenüber Sekundärinfektionen beiträgt.

In-vivo- und In-vitro-Daten zeigen eine **Typ-2-Polarisation der Zytokinantworten**: Die Produktion von IL-4 ist erhöht, während die Bildung von IL-2 und IFN-γ vermindert ist (Griffin et al., 1994). Das Masernvirus (lebend oder UV-inaktiviert) niederreguliert in vitro spezifisch die Produktion von IL-12 durch Monozyten. Dies ist weder durch eine generelle Monozytendysfunktion noch durch die endogenen Hemmer von IL-12 wie IL-10, TGF-β, IL-4, IL-13 oder PEG2 bedingt. Ähnlich **verminderte Produktion von IL-12** kann in vitro durch Blockade von CD46, dem Rezeptor für das Masernvirus, mittels monoklonaler Antikörper oder ebenfalls CD46 als Rezeptor benutzende endogene Komplementliganden (Karp et al., 1996) erreicht werden.

51.2.8 Influenza-A- und Influenza-B-Virus

Influenzaviren verursachen eine Infektion der oberen Luftwege, die sich auf die unteren ausbreitet. Die Erkrankung kann sehr schwerwiegend sein und die gefürchteten Grippeepidemien mit hoher Letalität auslösen. Es besteht eine eindeutige Assoziation zwischen erhöhter Letalität durch Pneumonien oder Meningitiden während Ausbrüchen von Influenza A und Influenza B. Die häufigsten Erreger der assoziierten Sekundärinfektionen sind *Streptococcus pneumoniae* und *Staphylococcus aureus*, jedoch können auch *Escherichia coli*, *Haemophilus influenzae* und *Neisseria meningitidis* isoliert werden. Im Tiermodell konnte eine erhöhte Inzidenz lokalisierter und systemischer Sekundärinfektionen durch verschiedene Erreger gezeigt werden (Abramson et al., 1994).

Der Weg, wodurch Influenza-Virus mit den **Granulozyten** in Kontakt tritt und dabei deren **Dysfunktion** induziert, ist nicht klar. Diese erfolgt auch ohne Virämie, die bei Influenza-Virus-Infektionen ohnehin nur selten stattfindet. Das Virus bindet an die Granulozyten, dringt schnell in diese ein und verursacht innert 2 bis 5 Minuten eine zelluläre Dysfunktion. Da das Influenzavirus bis zu 2 Wochen in den Lungen persistiert, kann es dort für längere Perioden die Granulozytenfunktion verändern. Betroffen sind chemotaktische, oxidative, bakterizide und sekretorische Aktivitäten, während die Phagozytose unbehelligt bleibt. Es scheint, daß eine Hemmung der Fusion der Lyso- mit den Phagosomen eine Rolle spielt. Zudem findet eine Alteration der Phosphorylierung multipler Membran- und Zytosolproteine statt.

Literatur

Abramson JS, Wheeler JG (1994). Virus-induced neutrophil dysfunction: role in the pathogenesis of bacterial infections. Pediatr Infect Dis J 13: 643–652

Burd EM, Carrigan DR (1993). Human herpesvirus 6(HHV-6)-associated dysfunction of blood monocytes. Virus Research 29: 79–90

Esolen LM, Park SW, Hardwick JM, Griffin DE (1995). Apoptosis as a cause of death in measles virus-infected cells. J Virol 69: 3955–3958

Furukawa M, Yasukawa M, Yakushijin Y, Fujita S (1994). Distinct effects of human herpesvirus 6 and human herpesvirus 7 on surface molecule expression and function of CD4 + T cells. J Immunol 152: 5768–5775

Gilbert MJ, Ridell SR, Plachter B, Greenberg PD (1996). Cytomegalovirus selectively blocks antigen processing and presentation of its immediate-early gene product. Nature 383: 720–722

Griffin DE, Ward RJ, Jauregui E, Johnson RT, Vaisberg A (1990) Natural killer cell activity during measles. Clin Exp Immunol 81: 218–224

Griffin DE, Ward RJ, Esolen LM (1994). Pathogenesis of measles virus infection: An hypothesis for altered immune responses. J Infect Dis 170 (Suppl. 1): S24-S31

Hill A, Jugovic P, York I et al. (1995). Herpes simplex virus turns off the TAP to evade host immunity. Nature 375: 411–415

Horvat RT, Parmely MJ, Chandran B (1993). Human herpesvirus 6 inhibits the proliferative responses of human peripheral blood mononuclear cells. J Infect Dis 167: 1274–1280

Inoue Y, Yasukawa M, Fujita S (1997). Induction of T-cell apoptosis by human herpesvirus 6. J Virol 71: 3751–3759

Karp CL, Wysocka M, Wahl LM et al. (1996). Mechanism of suppresion of cell-mediated immunity by measles virus. Science 273: 228–231

Lagneaux L, Delforge A, Snoeck R et al. (1996). Imbalance in production of cytokines by bone marrow stromal cells following cytomegalovirus infection. J Infect Dis 174: 913–919

Lau JYN, Wright TL (1993). Molecular virology and pathogenesis of hepatitis B. Lancet 342: 1335–1340

Levitskaya J, Coram M, Levitsky V et al. (1995). Inhibition of antigen by the internal repeat region of the Epstein-Barr virus nuclear antigen-1. Nature 375: 685–688

Lusso P, De Maria A, Malnati M et al. (1991). Induction of CD4 and susceptibility to HIV-1 infection in human CD8 + T lymphocytes by human herpes virus 6. Nature 349: 533–535

McChesney MB, Oldstone MBA (1987). Viruses perturb lymphocyte functions: Selected principles characterizing virus-induced immunosuppression. Ann Rev Immunol 5: 279–304

Noraz N, Lathey JL, Spector SA (1997). Human cytomegalovirus-associated immunosuppression is mediated through interferon-α. Blood 89: 2443–2452

Pleskoff O, Tréboute C, Brelote A et al. (1997). Identification of a chemokine receptor encoded by human cytomegalovirus as a cofactor for HIV-1 entry. Science 276: 1874–1878

Reyburn HT, Mandelboim O, Valés-Gómez M, Davids DM, Pazmany L, Strominger JL (1997). The class I MHC homologue of human cytomegalovirus inhibits attack by natural killer cells. Nature 386: 514–517

Rouse BT, Horohov DW (1986). Immunosuppression in viral infections. Rev Infect Dis 8: 850–873

Tamashiro VG, Perez HH, Griffin DE (1987). Prospective study of the magnitude and duration of changes in tuberculin reactivity during uncomplicated and complicated measles. Pediatr Infect Dis J 6: 451–454

Tishon A, Manchester M, Schleifinger F, Oldstone MB (1996). A model of measles virus-induced immunosuppression: enhanced susceptibility of human PBLs. Nature Med 2: 1250–1254

Tyler KL, Fields BN (1996). Pathogenesis of viral infections. In: Fields BN, Knipe DM, Howley PM. Virology. 3rd edition. Philadelphia (Lippincott-Raven) 173–218

Whiton JL, Oldstone MBA (1996). Immune response to viruses. In: Fields BN, Knipe DM, Howley PM. Virology. 3rd edition. Philadelphia (Lippincott-Raven) 345–374

IV. Autoimmunerkrankungen

Allgemein

Diagnostik 52 Differentialdiagnose kindlicher Arthritiden 555

Therapie 53 Antiinflammatorische und immunmodulierende Therapie 561

Speziell

Krankheitsbilder
54 Rheumatisches Fieber 577
55 Juvenile rheumatoide Arthritis 584
56 Lyme-Arthritis 594
57 Spondylarthritiden im Kindesalter 603
58 Arthritiden bei chronischen Darmerkrankungen 611
59 Systemischer Lupus erythematodes 617
60 Idiopathische entzündliche Myopathie, Poly- und Dermatomyositis 630
61 Vaskulitiden 643
62 Sklerodermie und verwandte Erkrankungen 658
63 Immunreaktionen gegen Blutzellen 672

52 Differentialdiagnose kindlicher Arthritiden

L. Schuchmann und V. Wahn

52.1	Infektiöse Arthritiden 557	52.3	Arthritiden ohne Zusammenhang mit Infektionen.................................. 558
52.2	Postinfektiöse (reaktive) Arthritiden 558	52.4	Weitere Erkrankungen 560

Das Spektrum kindlicher Erkrankungen, die mit Gelenksbeschwerden einhergehen können, ist umfangreich. Tab. 52/1 gibt eine Übersicht über die verschiedenen Krankheitsgruppen. Dabei stellt das Alter gegenüber der ARA-Klassifikation (Decker et al., 1988) ein wesentliches diagnostisches Kriterium dar. Eine sinnvolle Diagnostik soll dazu beitragen, zu einem möglichst frühen Zeitpunkt zu Diagnose und Therapie zu kommen. Dazu sind klinische und apparative Methoden, bildgebende Verfahren und zahlreiche Laboruntersuchungen notwendig. Der Schwerpunkt dieses Kapitels liegt bei den entzündlichen Gelenkserkrankungen, die am deutlichsten im Gesamtzusammenhang dieses Buches stehen.

Als erstes muß geklärt werden, ob eine „Arthritis" (Synovitis im engeren Sinne) vorliegt oder ob es sich um eine Arthropathie anderer Ursache handelt. Zur **klassischen Arthritis** gehören Schwellung, Rötung, Überwärmung und schmerzhafte Bewegungseinschränkung. Dabei ist zu beachten, daß auch nichtentzündliche Arthropathien klinisch eine lokale Entzündungssymptomatik hervorrufen können. Die Arthritis gilt als „chronisch", wenn sie länger als 6 Wochen (American Rheumatism Association, ARA) bzw. 3 Monate (European League against Rheumatism, EULAR) besteht. Der Begriff „juvenil" wird unterschiedlich definiert, meist bis zum Ende des 15. Lebensjahres. Arthritiden, die bereits mehrere Wochen bestehen, bereiten diagnostisch weniger Probleme als solche, die erst wenige Tage vorhanden sind.

Wie für viele andere Krankheiten, so gilt auch für die Differentialdiagnostik von Arthritiden: Haufiges ist häufig und Seltenes ist selten. In einer US-amerikanischen Studie (Denardo et al., 1994) wurden als *Prävalenz* für die juvenile rheumatoide (chronische) Arthritis (JRA, JCA) 40 auf 10^5, für die Spondylarthropathie-Syndrome 2,0 auf 10^5, für den systemischen Lupus erythematodes (SLE) und die Dermatomyositis/Polymyositis (DM/PM) jeweils 0,4 auf 10^5 Kinder ermittelt. Von 4585 Patienten, die im Verlauf von 8 Jahren in verschiedenen Kinderrheuma-Zentren der Neuengland-Staaten vorgestellt wurden, konnte bei 1742 (= 37,9%) eine Erkrankung aus dem rheumatischen Formenkreis diagnostiziert werden. Das häufigste Krankheitsbild war mit 53% die JRA (JCA), gefolgt von den Spondylarthropathien (13%), Vaskulitiden (10%), SLE (6%), DM/PM (5%), isoliertem Raynaud-Phänomen (5%) sowie Sklerodermie (2%).

In einer finnischen Studie (Kunnamo et al., 1986a) wurden für kindliche Arthritiden eine Prävalenz von 1% ermittelt. Die prozentuale Verteilung ergab Coxitis fugax (Hüftschnupfen) 47,8%, transitorische Virusarthritis 23,6%, juvenile rheumatoide (chronische) Arthritis 16,8%, septische Arthritis 6,2% und reaktive Arthritis 5%. Wie kritisch epidemiologische Daten bei rheumatischen Erkrankungen im Kindesalter bewertet werden müssen, zeigt eine australische Prävalenzstudie (Manners und Diepeveen, 1996) bei 12jährigen Kindern. Anhand der Verhältnisse bei der juvenilen chronischen Arthritis konnte nachgewiesen werden, daß epidemiologische Studien auf der Basis bekannter (diagnostizierter) Krankheitsfälle die tatsächliche Häufigkeit erheblich unterschätzt; in ihrer Studie betrug die wirkliche Zahl von JRA (JCA)-Erkrankungen 4/1000 Kinder; die epidemiologische Untersuchung ermittelte lediglich die Häufigkeit von 0,6 bis 1,1/1000 Kinder. Bei der Primärdiagnostik wird man sich zunächst auf die häufigeren Ausschlußdiagnosen konzentrieren bevor man auf die Suche nach seltenen Differentialdiagnosen geht.

Bereits die *Anamnese* liefert Hinweise. So ist **Fieber** ein Kennzeichen verschiedener kindlicher Arthritiden wie der JRA (JCA), insbesondere dem Still-Syndrom (SJCA), der Kollagenosen, Vaskulitiden, infektiösen und reaktiven Arthritiden, der Spondarthritiden, des familiären Mittelmeerfiebers und einiger neoplastischer/myeloproliferativer Erkrankungen (Tsai et

Tab. 52/1: Diagnostische Klassifikation kindlicher rheumatischer Erkrankungen (modifiziert nach Cassidy und Petty, 1991).

1. Entzündliche Bindegewebserkrankungen

a. Mit geringer Neigung zum Befall des Achsenskeletts
- Juvenile chronische (rheumatoide) Arthritis
- Systemischer Lupus erythematodes
- Dermatomyositis/Polymyositis
- Sklerodermie
  - Eosinophile Faszilitis
- Mixed connective tissue disease (Sharp-Syndrom)
- Sjögren-Syndrom
- Nekrotisierende Vaskulitiden
  - Periarteriitis nodosa
  - Kawasaki-Syndrom
  - Purpura Schönlein-Henoch
  - Serumkrankheit
  - Wegenersche Granulomatose
  - Riesenzellarteriitis
  - M. Behçet
  - Erythema exsudativum multiforme

b. Mit Neigung zum Befall des Achsenskeletts
- Juvenile Spondylitis ankylosans
- Arthritiden bei entzündlichen Darmerkrankungen
  - M. Crohn
  - Colitis ulcerosa
- Psoriasis-Arthritis
- Reaktive Arthritiden nach Yersinien-, Salmonellen-, Shigellen-, Campylobacter-Infektionen
- Reiter-Syndrom

2. Arthritiden im Zusammenhang mit Infektionserregern

a. Mit Erregernachweis im Gelenk
- Eitrige Arthritis (Bakterien, Mykobakterien)
- Virusarthritis
- Pilzarthritis

b. Meist ohne Erregernachweis im Gelenk
- Postinfektiöse (reaktive) Arthritiden
- Rheumatisches Fieber
- „Lyme"-Arthritis (Borrelien)
- Arthritis nach Virusinfektionen, Coxitis fugax
- M. Whipple?

3. „Arthritiden" bei Immundefekten

- Selektiver IgA-Mangel
- Agamma- und Hypogammaglobulinämie
- Komplementdefekte

4. Degenerative Gelenkerkrankungen

5. Stoffwechselerkrankungen mit Gelenkmanifestation

- Kristallarthropathien
  - Gicht
  - Pseudogicht
  - Chondrokalzinose
- Andere Stoffwechselanomalien
  - Familiäres Mittelmeerfieber (evtl. Amyloidose)
  - Spezifische Enzymdefekte (Fabry- und Farber-Erkrankung, Alkaptonurie, Lesch-Nyhan-Syndrom)
  - Hyperlipoproteinämien (II und IV)
  - Mukopolysaccharidosen
  - Hämoglobinopathien
  - Hämophilie
  - Bindegewebserkrankungen (Ehlers-Danlos-Syndrom, Marfan-Syndrom u.a.m.)
- Endokrine Störungen
  - Diabetes mellitus (Cheirarthropathie)
  - Akromegalie
  - Hyperparathyreoidismus
  - Hyper-, Hypothyreose
- Andere angeborene Erkrankungen
  - Arthrogryposis multiplex
  - Hypermobilitätssyndrome (außer Ehlers-Danlos)
  - Myositis ossificans progressiva
  - Zystische Fibrose (Mukoviszidose)

6. Neoplasmen

Gutartig
- Osteoid-Osteom

Bösartig
- Lokalisiert
  - Osteosarkom (-metastasen)
  - Synoviosarkom
- Generalisiert
  - Leukämien, Lymphome
  - Neuroblastom
  - maligne Histiozytose

7. Neuropathische Erkrankungen

- Charcot-Gelenke
- Kompressionsneuropathie
- Sympathicus-Reflexdystrophie

8. Andere Erkrankungen mit möglichen Gelenkmanifestationen

- Osteoporose
- Osteomalazie
- Hypertrophische Osteoarthropathie
- Aseptische Knochennekrosen
- Osteochondritis dissecans
- Hüftgelenksdysplasie
- Epiphysiolyse (Hüfte)
- Costochondritis
- Osteolyse und Chondrolyse

9. Weichteilrheumatismus

- Myofasziale Schmerzsyndrome
  - Generalisiert (Fibromyalgie)
  - Lokalisiert
- Lumbalgien, Bandscheibenerkrankungen
- Tendinitis, Bursitis
- Ganglion-Zysten
- Faszisitis
- Überbeanspruchungssyndrome
- Vaskuläre Erkrankungen
  - Erythromelalgie
  - Raynaud-Phänomen

10. Verschiedene Erkrankungen

- Gelenktrauma
- Dorn-Synovitis
- Allergische „Arthritis"
- Pankreaserkrankungen
- Granulomatöse Arthritis
- Sarkoidose
- Villonoduläre Synovitis
- Chondromalazia patellae
- „Gelenkmaus"
- CINCA-Syndrom
- Sweet's Syndrom

11. Arthromyalgien

- Wachstumsschmerzen
- Familiäre periodische Knochenschmerzen
- Psychogener Rheumatismus

al., 1996). Besonders schwierig ist die Diagnostik, wenn außer dem Fieber nur wenige klinische Befunde zu erheben sind wie bei der chronisch-rekurrierenden multifokalen Osteomyelitis *(CRMO;* Schreuder et al., 1995) oder dem Hyper-IgD-Syndrom. Bei der Differentialdiagnose von Fieber unbekannter Ursache (FUO) ist immer an eine entzündliche rheumatische Erkrankung zu denken.

Das charakteristische makulöse **Exanthem** beim Still-Syndrom ist flüchtig und manifestiert sich typischerweise parallel zum Fieberanstieg. Gegen ein Still-Syndrom spricht ein persistierendes Exanthem ohne Fieber. Ein typisches polymorphes Exanthem kombiniert mit hochroten Lippen, Palmar- und Plantarerythem spricht für ein Kawasaki-Syndrom (s. Kap. 61). Spezifische Erytheme finden sich auch bei Kollagenosen, Vaskulitiden und reaktiven Arthritiden. Das *Erythema migrans* ist ein Frühsymptom der Lyme-Borreliose (s. Kap. 56). Das heute selten gewordene *Erythema anulare marginatum* ist ein Hauptkriterium des rheumatischen Fiebers (RF, s. Kap. 54). Das *Erythema nodosum* kann zwar ebenfalls im Zusammenhang mit Streptokokkeninfektionen auftreten, ist bei gleichzeitig bestehender Arthritis jedoch eher ein Hinweis auf eine reaktive Postenteritis-Arthritis, Crohn-Arthritis, Colitis-ulcerosa-Arthritis, Tuberkulose oder Sarkoidose. Echte *Rheumaknoten* sind beim Kind sehr selten und kommen nur bei der seropositiven Polyarthritis vor. Häufiger sieht man sogenannte *Pseudorheumaknoten*. Sie sind histologisch nicht zu unterscheiden von einem *Granuloma anulare* und kein Hinweis auf eine zukünftige Rheumaerkrankung. Schuppende Hauteffloreszenzen an typischen Prädilektionsstellen oder Tüpfelnägel können auf eine Psoriasis-Arthritis hinweisen. Ein *Raynaud-Phänomen* ist dagegen oft ein Hinweis auf eine der Kollagenosen.

Auch **Schleimhautbefunde** im Mund können von Bedeutung sein: Mundaphthen finden sich bei Morbus Behçet, Ulzera bei SLE, ein typisches Enanthem beim Kawasaki-Syndrom.

Das **Gelenksbefallmuster** hilft am ehesten bei den Polyarthritiden weiter: Befall der distalen Interphalangealgelenke (DIP) sowie strahliger Befall eines Fingers (Daktylitis, Wurstfinger) weisen auf eine Psoriasis-Arthritis hin.

Auch **innere Organe** können mit unterschiedlicher Häufigkeit im Rahmen verschiedener Erkrankungen befallen sein. Dabei lassen sich allerdings nur in Einzelfällen Schlußfolgerungen im Hinblick auf die Grunderkrankung ziehen. Beispiele dafür sind Koronaraneurysmen oder Herzinfarkt bei Kawasaki-Syndrom, Perikarditis bei Still-Syndrom und SLE, Amyloidose bei Still-Syndrom oder Mittelmeerfieber und andere mehr. Wegen solcher möglicher Beteiligung innerer Organe ist es auf jeden Fall sinnvoll, alle Kinder mit Arthritiden einer gewissenhaften allgemeinklinischen Untersuchung zu unterziehen (s. u.).

Tab. 52/2: Klinisch-apparative Untersuchungen bei kindlicher Arthritis.

- Komplette internistische Untersuchung
- Kompletter Gelenkstatus (Beweglichkeit in Grad!)
- EEG (fakultativ)
- Augenkonsil
- Röntgen-Thorax
- Lungenfunktion (fakultativ)
- Röntgen befallener Gelenke (Steinbrocker-Stadium)
- EKG, Echokardiographie
- Sonographie des Abdomens
- Ganzkörperskelettszintigraphie (fakultativ)
- Computer- und Kernspintomographie (fakultativ)
- Tuberkulinprobe
- Arthroskopie (fakultativ)
- Hautbiopsie (z. B. bei Verdacht auf Sklerodermie oder Periarteriitis nodosa)
- Gewebsbiopsien (in Einzelfällen)

Die Diagnostik kann nicht vom Kinderrheumatologen allein durchgeführt werden (Tab. 52/2). Nur in **interdisziplinärer Teamarbeit** gelingt es, eine präzise Klassifizierung und Subtypisierung der vorliegenden Erkrankung vorzunehmen. Dabei kommen neben Röntgendiagnostik auch andere apparative Verfahren zum Einsatz, wie etwa die Skelettszintigraphie, die Computer-, insbesondere aber die Kernspintomographie (MRT) zum Einsatz. Das letztere Verfahren vermeidet Strahlenbelastung und bewährt sich besonders dann, wenn bestimmte Teile des Bewegungsapparates der klinischen Untersuchung schlecht zugänglich sind wie Hüft- und Sakroiliakalgelenke, oder wenn mittels MRT frühzeitig eine proliferative Synovitis erkannt werden soll.

Im folgenden sollen nun einzelne entzündlich-rheumatische Krankheitsbilder, die an anderer Stelle des Buches nicht beschrieben werden, kurz charakterisiert werden.

52.1 Infektiöse Arthritiden

Eine der wichtigsten Differentialdiagnosen der JRA (JCA) ist die **septische Arthritis** (und gelenknahe **Osteomyelitis**). Sie verläuft meist als akute Monarthritis, seltener multifokal, und wird vorwiegend, jedoch mit altersabhängigen Unterschieden, durch Staphylococcus aureus und Hämophilus influenzae hervorgerufen. Seltener finden sich als Erreger einer infektiösen Arthritis Streptokokken, gramnegative Stäbchen, Borrelien (Snydman et al., 1986), Candida, Mykoplasmen oder Tuberkelbakterien (Schuchmann et al., 1991). Bei gegebenem Verdacht auf eine septische Arthritis/Osteomyelitis sollten Blutkulturen angelegt und eine Gelenkspunktion durchgeführt werden, wobei das denkbare Erregerspektrum bei der mikrobiologischen Kulturtechnik bzw. dem Tierversuch mit zu berücksichtigen ist. Das Punktat sollte außerdem auf Leukozyten, deren Differenzierung und auf

Tab. 52/3: Labor-Routineuntersuchungen bei kindlicher Arthritis.

- Blutkörperchensenkungsgeschwindigkeit (BSG)
- Blutbild, Differentialblutbild
- Immunglobulin G, A und M
- Akute-Phase-Proteine, insbes. CRP (C-reaktives Protein)
- CH 50, evtl. C 3 und C 4
- Antinukleäre Antikörper, evtl. Differenzierung
- IgM-Rheumafaktoren
- HLA-Typisierung (zumindest A, B und DR)
- Plasmaenzyme, bei Muskelschwäche incl. CK
- Kreatinin-Clearance, Harnstoffstickstoff
- 24 h-Eiweißausscheidung im Urin (bei Proteinurie)
- Virusserologie (Röteln, Parvovirus B 19, Hepatitis A und B, Adeno-, ECHO-Coxsackie-, Influenza-, Herpes-simplex-, Varizella-Zoster-, Zytomegalie-, Epstein-Barr-, Mumps-Virus)
- Stuhluntersuchung (fakultativ): Salmonellen, Campylobacter
- Bakterienserologie (fakultativ): Streptokokken, Borrelien, Yersinien, Brucellen, Salmonellen (Widal-R.), Shigellen, Campylobacter

bakterielle Antigene (Latex-Test, Gegenstromelektrophorese) untersucht werden.

Virusarthritiden können infektiös oder parainfektiös auftreten (Hartung und Langer, 1990). Gelegentlich lassen sich dabei Viren im Gelenkspunktat nachweisen (Röteln, Parvovirus B19, Adenoviren, Varizellen, EBV, CMV). Auch die Hepatitisviren B und C können Arthritiden auslösen. Mag der Virusnachweis wissenschaftlich interessant sein, so ist er für den Patienten weniger nützlich. Virusarthritiden sind fast nie erosiv, zum anderen gibt es kaum sinnvolle Behandlungsmöglichkeiten.

Im Zusammenhang mit **Immundefekten**, insbesondere verschiedenen Formen des Antikörpermangelsyndroms, treten relativ häufig Arthritiden auf. Diese sind z. T. nicht infektiös bedingt, und ihre Erkrankungsintensität ist umgekehrt proportional zum IgG-Spiegel im Blut. Es gibt aber auch infektiöse Arthritiden, bei denen im Gelenkspunktat neben Bakterien auch ungewöhnliche Erreger wie Ureaplasma urealyticum oder Adenoviren beschrieben wurden, was bei der mikrobiologischen Analyse des Gelenkspunktats ggfs. unter Einsatz neuer diagnostischer Methoden wie PCR und Färbung mit monoklonalen Antikörpern berücksichtigt werden muß.

Tab. 52/4: Gezielte Laboruntersuchungen bei klinischem Verdacht.

- Harnsäure (bei Gicht-Verdacht)
- Nachweis von Enzymdefekten (bei Verdacht auf Speicherkrankheit)
- Hb-Elektrophorese (Verdacht auf Thalassämie oder Sichelzellanämie)
- Blutzucker (Verdacht auf diabetische Cheirarthropathie)
- Weitere endokrinologische Untersuchungen
- 24-h-Urin auf Katecholamine, Knochenmarkspunktion, Gewebsbiopsie (Verdacht auf Malignom)
- u. a. m.

52.2 Postinfektiöse (reaktive) Arthritiden

Auch postinfektöse Arthritiden können bakteriell oder viral ausgelöst sein. Wegen der Wichtigkeit der sog. **reaktiver Arthritiden,** die meist mit HLA-B27 assoziiert; ist ihnen ist ein ganzes Kapitel gewidmet (s. Kap. 57).

Zu dieser Gruppe von Arthritiden gehört auch das **Rheumatische Fieber** (RF, s. Kap. 54), das in Entwicklungsländern im Gegensatz zu den Industrieländern mit hoher Prävalenz und Inzidenz eine unverändert große Rolle spielt, während es in unseren Breiten eine Rarität darstellt. Statt eines klinisch ausgeprägten Rheumatischen Fiebers findet man bei uns häufiger eine **Poststreptokokken-Arthritis** ohne kardiale Beteiligung (s. Kap. 54). Erhöhte Antikörper gegen Streptokokken können auch durch eine polyklonale Antikörperstimulation im Rahmen von anderen humoral aktiven Arthritiden auftreten; sie allein können die Diagnose „Rheumatisches Fieber" nicht begründen, eine jahrelange Penicillinbehandlung ist dadurch nicht indiziert.

Eine Sonderform stellt die durch Borrelien hervorgerufene **Lyme-Arthritis** dar. Da ihr inzwischen auch in Deutschland eine gewisse epidemiologische Bedeutung zukommt, wird sie in einem eigenen Kapitel abgehandelt (s. Kap. 56).

52.3 Arthritiden ohne Zusammenhang mit Infektionen

Insbesondere bei griechischen und türkischen Kindern muß an das **familiäre Mittelmeerfieber** (FMF) gedacht werden. Charakteristisch dabei sind Episoden von Fieberattacken in Kombination mit einer Serositis (meist Peritonitis, seltener Pleuritis). Die Peritonitis kann erhebliche abdominelle Beschwerden verursachen, die Synovitis verursacht Arthralgien oder Arthritis (meist Monarthritis). Selten treten erysipelartige Läsionen hinzu (Majeed und Barakat, 1989). Die Fieberanfälle sind selbstlimitierend und dauern in der Regel nicht länger als 1 Woche. Die Familienanamnese ist oft positiv. Bei unklaren Fällen kann ein typischer FMF-Anfall durch Metaraminol provoziert werden (Barakat, 1984). Vor kurzem wurden klinische Kriterien für eine Diagnosestellung vorgeschlagen, die diese mit einer Sensitivität von > 95 % und einer Spezifität von > 97 % etablieren (Livneh et al., 1997). Eine korrekte Diagnose ist für die betroffenen Kinder von erheblicher Bedeutung, da sich schon früh eine Sekundäramyloidose entwickeln kann, die durch eine kontinuierliche Kolchizinbehandlung meist vermieden werden kann. Da das FMF-Gen inzwischen identifiziert ist, können auch molekularbiologische Methoden zur Diagnosestellung verwendet werden, wo sich bei 85% der Patienten die 3 Hauptmutationen finden (Ben-Chetrit und Levy, 1998).

Eine seltene Differentialdiagnose ist das **CINCA-Syndrom**, das Verwandtschaft zum Still-Syndrom erkennen läßt. Kennzeichnend sind rezidivierende Arthritiden, Hautausschläge, ZNS-Befall, Störungen an Augen und Ohren und verschiedene Skelettanomalien. Die ersten Zeichen können schon in der frühen Säuglingsperiode auftreten. Wie beim Still-Syndrom (SJCA) findet sich eine hohe Entzündungsaktivität und das Risiko zur Sekundäramyloidose (Prieur et al., 1987).

Das **Sweet-Syndrom** ist durch Fieber, schmerzempfindliche Hautläsionen und Arthritis charakterisiert. Histologisch findet man eine Perivaskulitis ohne Beteiligung der Gefäße selbst, wobei das Infiltrat vorwiegend aus neutrophilen Granulozyten besteht. Auch im Blut zeigt sich eine neutrophile Leukozytose, die BKS ist erhöht. In Einzelfällen wurden Assoziationen mit Colitis ulcerosa und verschiedenen Malignomen beschrieben.

Auch das **Hypermobilitätssyndrom** kann Gelenksbeschwerden mit Arthritis-Symptomatik verursachen. Unter Verwendung einer einheitlichen Definition fanden Gedalia et al. (1985) bei gesunden Kindern in 12% eine Hypermobilität (eigene Untersuchung (Schuchmann): 31 von 1228 Kinder zwischen 6 und 16 Jahren entsprechend 2,52%), während Kinder mit **juveniler episodischer Arthropathie (JEAP)** in 66% hypermobil waren. Kinder mit definierter JRA (JCA) sind überdurchschnittlich häufig hypermobil (eigene Untersuchungen: 17 von 120 JRA-Patienten).

Bei der **zystischen Fibrose** (CF) können 2 Typen von Arthropathie auftreten (Dixey et al., 1988): die episodische Arthritis (EA) und die hypertrophische Osteoarthropathie (HOA). Die EA geht einher mit generalisierten Arthralgien oft verbunden mit Fieber und Erythema nodosum, wobei die Symptome bis zu 4 Tage anhalten können. Die HOA entwickelt sich schleichend und parallel zum Schweregrad der Lungenerkrankung. Wahrscheinlich handelt es sich dabei häufig um eine reaktive Arthritis nach einer vorangehenden intestinalen mikrobiologischen Fehlbesiedlung z. B. mit Anaerobien; auffällig ist jedenfalls das Meteorismus und abdominelle Beschwerden häufig einige Tage der Arthritissymptomatik vorausgehen; alternativ kann die anhaltende bzw. rezidivierende Pseudomonasbesiedelung der Lungen zu einer reaktiven Arthritis führen. Auch die substituierten Pankreasenzyme können Gelenkssymptome verursachen (De et al., 1983; Wulfraat et al., 1994).

Allergische Reaktionen sind ebenfalls als Auslöser von Arthritiden beschrieben worden. Kunnamo et al. (1986b), fanden unter 283 prospektiv untersuchten Kindern mit Arthritis 15, die ein ähnliches Bild wie bei der Serumkrankheit boten mit Arthritis, meist polyartikulär, kombiniert mit Urtikaria und Gelenkserythem. Oft ging eine Penizillintherapie voraus. Die Erkrankung war selbstlimitierend. In Einzelfällen können medikamentös ausgelöste Serumkrankheiten auch schwer verlaufen (Ebell et al., 1980). Möglicherweise werden bei Kindern wie bei Erwachsenen allergische Arthritiden auch durch Nahrungsmittel ausgelöst. Leider fehlen zu dieser Frage systematische Untersuchungen.

Poly- oder oligoarthritische Manifestationen finden sich auch bei Kindern mit **Sarkoidose** (M. Boeck). Eine Abgrenzung zur JRA (JCA) ist besonders im Kleinkindesalter schwierig. Hinweise können sich aus Hautveränderungen (Knoten, Erythema nodosum), Hepatosplenomegalie, Lymphadenopathie oder Lungenbefall, allerdings nur bei älteren Kindern und Jugendlichen, ergeben. Das Angiotensin-converting-Enzyme (ACE) ist als Marker oft erhöht. Bis zu 80% von Kindern mit Arthritis bei Sarkoidose haben eine Uveitis, die eine Abgrenzung gegenüber der frühkindlichen Oligoarthritis notwendig macht (Lindsey und Godfrey, 1985). Eine Biopsie der Haut, der Synovialis, der Leber oder der Lunge zeigt dann die typischen Granulome.

Ein seltenes familiäres Krankheitsbild ist die **granulomatöse Arthritis**, die mit Iritis und einem Exanthem kombiniert auftritt. Die Arthritis zeigt eine gewisse Ähnlichkeit zur Sarkoidosearthritis.

Die **villonoduläre Synovitis** entsteht auf der Basis eines gutartigen Tumors, der rezidivierend in das Gelenk hineinblutet. Demzufolge ist das Gelenkspunktat hämorrhagisch mit histologischem Nachweis von Siderophagen. Bei der Arthroskopie weist die Synovialis knötchenartige Bezirke mit Hypertrophie auf. Therapeutisch kommt eine Synovektomie in betracht.

Die **progressive pseudorheumatoide Arthritis** ist eine erbliche Erkrankung, die durch Bewegungseinschränkung an großen und kleinen Gelenken, knöcherne Schwellungen der Interphalangealgelenke und anderer Gelenke, und einer Platyspondylie (Flachwirbelbildung) gekennzeichnet ist (Spranger et al., 1983).

Das **Hyper-IgD-Syndrom** zeichnet sich durch folgende Hauptsymptome aus: Periodisches Fieber, polyklonal erhöhtes IgD, bilaterale zervikale Lymphadenopathie, Arthralgien, Durchfälle, Bauchschmerzen, Schüttelfrost, Kopfschmerzen. Hauptsächlich sind Knie- und Sprunggelenke befallen (Drenth et al., 1994).

Beim **Castleman-Syndrom**, welches selten auch bei Kindern vorkommt (Tuerlinckx et al., 1997), ist das dominierende Leitsymptom die Lymphadenopathie, meist im Abdominal- oder Mediastinalbereich. Die Erkrankung ist gutartig. Systemische Zeichen wie Fieber, Gewichtsverlust und Entzündungszeichen im Blut können hinzutreten. Die Diagnose wird histologisch gestellt.

Auch das **Kikuchi-Fujimoto-Syndrom** gilt als benigne Ursache für Fieber und Lymphadenopathie (Norris et al., 1996). Die erwähnten Symptome waren z.T. mit Schüttelfrost, Gewichtsverlust und anderen systemischen Beschwerden verbunden. Die jüngsten Patienten waren 11 Jahre alt. Die Diagnose wird histologisch gestellt, womit auch ein Lymphom ausgeschlossen werden kann.

Das **Canale-Smith-Syndrom** ist eine pädiatrische Erkrankung und geprägt durch die Symptomkombination von Lymphadenopathie und Autoimmunisierung. Hinzutreten können Hepatosplenomegalie, autoimmunhämolytische Anämie und Immunthrombopenie. Spätmalignome sind möglich. Bereits bei der immunologischen Diagnostik fällt die Vermehrung der CD4/CD8 doppeltnegativen T-Zellen auf. Genetische Ursache scheinen Mutationen im Gen für das CD95 (Fas) im Bereich der „death domain" zu sein (Drappa et al., 1996). Sicher besteht enge Verwandtschaft, wenn nicht sogar Identität mit dem **autoimmunen lymphoproliferativen Syndrom** (ALPS).

52.4 Weitere Erkrankungen

Viele Erkrankungen, die in Tab. 52/1 aufgeführt sind, haben keinen entzündlich-immunologischen Ursprung. Zur Klärung dieser Krankheiten die oft nur in Zusammenarbeit mit Orthopäden, Endokrinologen, Stoffwechselfachleuten gelingt, sei auf die weiterführende Literatur verwiesen (Cassidy, 1986; Cassidy und Petty, 1991; Brewer, 1986; Ehrlich und Zaleske, 1986).

Literatur

Barakat, MH, Gumaa, KA, El-Khawad, AO (1984). Metaraminol provocative test: A specific diagnostic test for familial mediterranean fever. Lancet I: 656–657

Ben-Chetrit, E, Levy, M (1998). Familial mediterranean fever. Lancet 351: 659–664

Brewer, EJ (1986). Pitfalls in the diagnosis of juvenile rheumatoid arthritis. Pediatr Clin North Am 33: 1015–1032

Cassidy, JT (1986). Miscallaneous conditions associated with arthritis in children. Pediatr Clin North Am 33: 1033–1052

Cassidy, JT, Petty, RE (1990). Textbook of pediatric rheumatology (2. Aufl.). Churchill Livingstone – New York, Edinburgh, London, Melbourne

De, LL, Umdenstock, R, Boulesteix, J, Labrousse, C and Simon, G (1983). Chronic polyarthritis in cystic fibrosis. Arch Fr Pediatr 40: 723–725

Decker, JL (1983). American Rheumatism Association nomenclature and classification of arthritis and rheumatism. Arthritis Rheum 26: 1029–1032

Denardo, BA, Tucker, LB, Miller LC, Szer, JS, Schaller, IG (1994). Demography of a regional pediatric rheumatology population. Affiliated Children's Arthritis Centers of New England. J Rheumatol 21: 1553–61

Dixey, J, Redington, AN, Butler, RC (1988). The arthropathy of cystic fibrosis. Ann Rheum Dis 47: 218–223

Drappa, J, Vaishnaw, A, Sullivan, KE (1996). Fas gene mutations in the Canale-Smith syndrome, an inherited lymphoproliferative disorder associated with autoimmunity. N Engl J Med 335: 1643–1649

Drenth, JPH, Haagsma, CJ, van der Meer, JWM et al (1994). Hyperimmunoglobulinemia D and periodic fever syndrome – the clinical spectrum in a series of 50 patients. Medicine 73: 133–144

Ebell, W, Wahn, V, Jürgens, H, Göbel, U (1980). Diagnose und Verlauf einer Medikamenten-induzierten Typ-III-Allergie. Münch Med Wschr 122: 1421–1422

Ehrlich, MG, Zaleske, DJ. Pediatric orthopedic pain of unknown origin (1986). J Pediatr Orthop 6: 460–468

Gedalia, A, Person, DA, Brewer, EJ und Giannini, EH (1985). Hypermobility of the joints in juvenile episodic arthritis/arthralgia. J Pediatr 107: 873–876

Grange, G, Zilko, P and Littlejohn, GO (1994). Fibromyalgie syndrome: Assessment of the Severity of the condition 2 years after diagnosis. J Rheumatol 21: 523–529

Hartung, K, Langer, HE. Viren und Arthritis (1990). Wiener Med Wschr 12: 315

Kunnamo, I, Kallio, P, Pelkonen, P (1986a). Incidence of arthritis in urban finnish children. Arthritis Rheum 29: 1232–1238

Kunnamo, I, Kallio, P, Pelkonen, P Viander, M (1986b). Serum-sickness-like disease is a common cause of acute arthritis in children. Acta Paediatr Scand 75: 965–969

Lindsey, CB und Godfrey, WA (1985). Childhood sarcoidosis manifesting as juvenile rheumatoid arthritis. Pediatrics 75: 765–768

Livneh, A, Langevitz, P, Zemer, D (1997). Criteria for the diagnosis of familial mediterranen fever. Arthritis Rheum 40: 1879–1885

Majeed, HA, Barakat, M (1989). Familial mediterranean fever (recurrent hereditary polyserositis) in children: Analysis of 88 cases. Eur J Pediatr 148: 636–641

Manners, PJ, Diepeveen, DA (1996). Prevalence of juvenile chronic arthritis in a population of 12-year-old children in urban Australia. Pediatrics 98: 84–90

Norris, AH, Krasinskas, AM, Salhany, KE, Gluckman, SJ (1996). Kikuchi-Fujimoto disease: A benign cause of fever and lymphadenopathy. Am J Med 171: 401–405

Prieur, AM, Griscelli, C, Lampert, F et al (1987). A chronic infantile neurological, cutaneous, and articular (CINCA) syndrome. A specific entity analyzed in 30 patients. Scand J Rheumatol 66: 57–68

Schreuder, HW, Pruszcynski, M, Lemmens, JA, Veth, RP (1995). Chronic recurrent multifocal osteomyelitis (CRMO). Ned Tijdschr Genesskd 139: 453–5

Schuchmann, L, Pernice, W, Hufschmidt, C und Adler, CP (1991). Arthritis tuberkulosa – eine seltene, aber wichtige Differentialdiagnose zur juvenilen chronischen Arthritis (JRA (JCA)). Mschr Kinderheilkd 139: 244–247

Snydman, DR, Schenkern, DP, Berardi, VP (1986). Borrelia burgdorferi in joint fluid in chronic lyme arthritis. Ann Intern Med 104: 798–800

Spranger, J, Albert, C, Schilling, F, Bartsocas, C, Stöss, H (1983). Progressive pseudorheumatoid arthritis of childhood (PPAC) – a hereditary disorder simulating arthritis. Eur J Pediatr 140: 34–40

Tsai, MJ, Yan, DC, Chiang, BL, Chou, CC, Hsieh, KH, Lin, KH (1995). Childhood leukemia mimicking juvenile rheumatoid arthritis. Acta paediatrica sinica 36: 274–278

Tuerlinckx, D, Bodart, E, Delos, M, Remacle, M, Ninane, J (1997). Unifocal cervical Castleman disease in two children. Eur J Pediatr 156: 701–703 (1997)

Wulffraat, NM, Rijkers, GT and Kuis, W (1994). Prevalence of circulating immune complexes in patients with cystic fibrosis and arthritis. J Pediatr 125: 374–378

53 Antiinflammatorische und immunmodulierende Therapie

G. Horneff, T. Kamradt, G. R. Burmester

53.1	Nichtsteroidale Antiphlogistika (Non-steriodal-antiinflammatory-drugs, NSAID) 561	53.5	HDivIG-Therapie, hochdosierte intravenöse Immunglobulintherapie 568
53.2	Steroide 563	53.6	Plasmaphärese und Leukaphärese 568
53.3	Progressionshemmende Langzeittherapeutika (sog. „Basistherapeutika") 563	53.7	Antithymozytenglobuline und monoklonale Antikörper 569
53.4	Immunsuppressiva und Zytostatika 565	53.8	Neuere Ansatzpunkte für immunmodulierende Therapien 571

Tab. 53/1: Mögliche Einsatzgebiete immunmodulatorischer Therapieformen.

Immunmodulatorische Therapieformen	Mögliche Einsatzgebiete
Hochdosierte Immunglobuline	SLE, RA, JRA, ITP, Myasthenie, Crohn-Krankheit, Colitis ulcerosa, Diabetes mellitus Typ I, Guillain-Barré-Syndrom
Plasmapherese	SLE, Immunkomplexvaskulitiden
Leukapherese	SLE, RA
Monoklonale Antikörper, Immunotoxine	SLE, JRA, RA, MS, Crohn-Krankheit, Colitis ulcerosa
Zytokine (Interferon-γ)	RA, SS, JRA, Psoriasisarthritis, Behçet-Krankheit
Zytokininhibitoren (Cyclosporin A, FK506)	RA, SLE, M. Crohn, Colitis ulcerosa, jDM
Antizytokine (Interleukin-1-Inhibitor, Anti-TNF-α)	RA
Orale Toleranzinduktion	RA, MS
T-Zell-Vakzinierung	RA, MS
T-Zell-Peptide	bisher nur tierexperimentell
Gentherapie	RA

RA = Rheumatoide Arthritis, MS = Multiple Sklerose, ITP = Idiopath. Thrombozytopenie, SS = Sklerodermie, SLE = Systemischer Lupus Erythematodes, jDM = juvenile Dermatomyositis

In diesem Kapitel werden grundlegende Informationen zu den Therapiemöglichkeiten chronisch entzündlicher Erkrankungen gegeben. Bezüglich der Indikationen und Therapieschemata verweisen wir auf die Kapitel zu den einzelnen Erkrankungen.

Oftmals wird der Einsatz der einzelnen antiinflammatorischen und immunmodulatorischen Therapeutika am Beispiel entzündlicher Gelenkerkrankungen diskutiert. Die Ätiologie chronisch entzündlicher Erkrankungen z.B. der rheumatoiden Arthritis, der juvenilen rheumatoiden Arthritis oder der Kollagenosen, aber auch der chronisch entzündlichen Darmerkrankungen und der Vaskulitiden ist noch weitgehend unbekannt und somit steht ein ursächlicher Therapieansatz meist nicht zur Verfügung. Zum Teil aufgrund klinischer Erfahrung, zum Teil aufbauend auf fundierten Erkenntnissen über die zellulären und molekularen Mechanismen der Entzündung stehen trotzdem zahlreiche Therapeutika zur Verfügung.

Therapieversagen oder Nebenwirkungen der konventionellen Therapieformen haben ebenso wie neuere Erkenntnisse über die immunologischen Grundlagen von Autoimmunerkrankungen den Einsatz zahlreicher experimenteller Therapieformen begünstigt. Unter der Vorstellung, in den Immunpathomechanismus einzugreifen, sind die in Tabelle 53/1 aufgeführten Therapieversuche unternommen worden. Dabei handelt es sich um zum Teil sehr spezifische Therapieformen mit Aussicht auf eine Veränderung des Krankheitsverlaufs.

53.1 Nichtsteroidale Antiphlogistika (Non-steriodal-anti-inflammatory-drugs, NSAID)

Eine große Zahl verschiedener nichtsteroidaler Antiphlogistika steht derzeit zur antiphlogistisch/analgetischen Therapie zur Verfügung. Einige Wirkmechanis-

Tab. 53/2: Inhibitorische Wirkung von nichtsteroidalen Antirheumatika (NSAID; nach Brooks und Day).

- Prostaglandinsynthese
- Leukotriensynthese
- Superoxidgeneration
- Lysosomale Enzymfreisetzung
- Neutrophilenaggregation und -adhäsion
- Zellmembran-Prozesse
- Lymphozytenfunktionen
- Rheumafaktor-Produktion
- Knorpelstoffwechsel

Tab. 53/3: Beeinflussung von membranständigen Prozessen durch nichtsteroidale Antirheumatika.

- Membranassoziierte Enzymaktivitäten: NADPH-Oxidase, Phospholipase C
- Aufnahme von Arachidonsäure und Insertion in die Membran von Makrophagen
- Transmembraner Elektronentransport
- Oxidative Phosphorylierung in den Mitochondrien

men dieser Substanzgruppe sind in Tabelle 53/2 aufgeführt. Zu den wichtigsten Wirkungen zählt wahrscheinlich die Inhibition der Cyclooxygenase und somit die Hemmung der Prostaglandinsynthese. Dabei scheint die Stärke der Prostaglandinsynthesehemmung die antiinflammatorische Potenz widerzuspiegeln. Andere Autoren betonen antiinflammatorische Effekte unabhängig von der Prostaglandinsynthesehemmung. Neuere Erkenntnisse haben zur Identifikation mindestens zweier unterschiedlicher Cyclooxygenasen, COX-1 und COX-2, geführt. COX-1 wird offenbar konstitutiv exprimiert und bewirkt die Prostaglandinsynthese der Magenschleimhaut und die Thromboxansynthese in den Blutplättchen, während COX-2 aufgrund inflammatorischer Prozesse induziert wird. Bezüglich des Angriffspunktes bei der Hemmung der Cyclooxygenase bzw. der Spezifität für COX-1 und COX-2 unterscheiden sich einzelne NSAID deutlich, so daß sich ein sehr unterschiedliches Toxizitätspotential ergibt. Bei einem COX-2-spezifischen Präparat fehlen die typischen Nebenwirkungen an Magenschleimhaut und Blutgerinnung weitgehend. Dies konnte bei der Therapie an erwachsenen Patienten mit Gelenkerkrankungen in ersten Studien gezeigt werden. Auch Lipoxygenasen metabolisieren Arachidonsäuren zu Produkten, die für den inflammatorischen Prozeß bedeutsam sind. Einige NSAID wie z.B. Diclofenac und Indometacin haben auch einen – wenngleich begrenzten – hemmenden Einfluß auf die Lipoxygenasen. So läßt sich in vitro eine Verminderung der Produktion von Leukotrienen und Prostaglandinen durch Leukozyten und Synovialzellen zeigen.

Die Prostaglandinsynthesehemmung wird durch NSAID bereits in geringer Dosierung gewährleistet, in der keine effektive antiphlogistische Wirkung erzielt werden kann; hierzu sind weit höhere Dosierungen notwendig. Über prostaglandinunabhängige Wirkmechanismen wurde in den letzten Jahren berichtet. In antiinflammatorischen Dosierungen beeinflussen NSAID auch andere Stoffwechselprozesse, wie die Phospholipase C, die Proteoglykansynthese von Chondrozyten, den transmembranen Ionenfluß, und zahlreiche Zell-Zell-Interaktionen. Den lipophilen NSAID wird durch Einlagerung in die Zellmembranen ein Einfluß auf zahlreiche membranassoziierte Aktivierungsvorgänge der Zelle ermöglicht. Als Beispiel sei die Aktivität der NADPH-Oxidase in Neutrophilen und die der Phospholipase C in Makrophagen erwähnt (Tab. 53/3). Für Indometacin, Piroxicam, Ibuprofen und Salizylate wurde eine Hemmung der Aggregation und Peroxidbildung von Neutrophilen nachgewiesen. Die Einlagerung in die Zellmembran bewirkt eine Entkopplung von Protein-Protein-Interaktionen, wobei wahrscheinlich die bei der Zellaktivierung notwendige Annäherung der Membranpro-

Tab. 53/4: Pharmakologie der nichtsteroidalen Antirheumatika.

Substanzgruppen	Freinamen	Halbwertszeit (h) **	Dosierung***
Salizylate	ASS	0,25	50–100 mg/kg KG in 4 ED
	Diflunisal	13 ± 2	2–3 x 500 mg
Propionsäurederivate (Profene)	Ibuprofen	2,1 ± 0,3	40 mg/kg KG in 3 ED
	Fenoprofen	2,5 ± 0,5	30 mg/kg KG in 3 ED
	Ketoprofen	1,8 ± 0,4	3 x 50–100 mg
	Naproxen	14 ± 2	10–15 mg/kg KG in 2 ED
Essigsäurederivate	Tolmetin	1 ± 0,3/6,8 ± 1,5*	0,6–1,2 g in 3 ED
	Diclofenac	1,1 ± 0,2	0,3–3 mg/kg KG in 3 ED
	Indometacin	4,6 ± 0,7	3 mg/kg KG in 3 ED
Ketoenolsäuren	Piroxicam	57 ± 22	20 mg in 1 ED
	Tenoxicam	60 ± 11	20 mg in 1 ED
Keine Säurebasis	Nabumeton	26 ± 5	2 x 0,5–1 g
	Bufexamac	nur topische Anwendung	

* Elimination dieser Substanz erfolgt in 2 Phasen
** nach Day et al.
*** Richtwerte, vor Therapie muß in jedem Fall die aktuelle Produktinformation beachtet werden.

teine gestört wird. Auch konnte die Beeinflussung lymphozytärer Funktionen wie die Rheumafaktorsynthese durch NSAID gezeigt werden.

Pharmakokinetisch zeigen NSAID einige gemeinsame, aber auch deutlich unterschiedliche Eigenschaften. Sie zeichnen sich durch eine meist fast vollständige Resorption, einen niedrigen bis fehlenden hepatischen „First-pass"-Effekt, eine hohe Eiweißbindung und ein kleines Verteilungsvolumen aus. Sehr unterschiedlich dagegen sind die Plasmahalbwertszeiten der einzelnen Substanzen. Sie variieren von 15 Minuten für Acetylsalicylsäure bis zu über 60 Stunden für Tenoxicam (Tab. 53/4). Ebenso unterschiedlich ist die Gewebegängigkeit. Dabei wird den Konzentrationen in der synovialen Flüssigkeit die größte Aufmerksamkeit geschenkt. Im allgemeinen werden in der synovialen Flüssigkeit nur etwa 60 % der Plasmakonzentration erreicht.

Entsprechend ihres außerordentlich verbreiteten Einsatzes und ihres Nebenwirkungspotentiales entfallen auf NSAID etwa 25 % aller registrierten Arzneimittelnebenwirkungen (Committee on Safety of Medicine, Great Britain). Den größten Anteil nehmen gastrointestinale Nebenwirkungen ein (Verdauungsstörungen, Magenschleimhauterosionen, Ulzera und Perforationen). Renale Nebenwirkungen, Hautreaktionen und zentralnervöse Nebenwirkungen folgen in abnehmender Häufigkeit. Zu den sehr seltenen Nebenwirkungen gehören Blutbildungsstörungen, Urtikaria, Exanthema multiforme, Arzneimittelexantheme, Asthma, Alveolitis, hepatische Stoffwechselstörungen, Übelkeit, Kopfschmerz, aseptische Meningitis und Bewußtseinsstörungen.

Gastrointestinale Nebenwirkungen haben eine erhebliche Bedeutung und führen häufig zur Hospitalisierung. Zahlreiche Studien wurden zur Prophylaxe dyspeptischer Läsionen durchgeführt. Diskutiert wird, daß durch prophylaktische Gabe von Histamin-H2-Rezeptor-Antagonisten die Häufigkeit duodenaler Ulzera, durch Omeprazol die Bildung von gastralen Ulzera und durch das Prostaglandin Misoprostol gastrale und duodenale Ulzerationen vermindert werden können. Ob sich der Einsatz von COX-2-selektiven NSAID durchsetzt und die Gefahr peptischer Ulzerationen abnimmt, wird sich in weiteren Studien zeigen müssen. Bezüglich der zahlreichen beschriebenen Arzneimittelinteraktionen kann nur auf entsprechende Literatur verwiesen werden.

53.2 Steroide

Steroide sind die wirksamsten bekannten antiinflammatorischen Substanzen. Ihre vielfältigen inhibitorischen Effekte betreffen Enzyme des Prostaglandinstoffwechsels und auf Transkriptionsebene zahlreiche Stoffwechselvorgänge. Sie beeinflussen das Wachstum und hemmen alle Reaktionen des mesenchymalen Gewebes. Sie hemmen die Neutrophilenchemotaxis und die Freisetzung lysosomaler Enzyme und vermindern in vivo die Anzahl zirkulierender Lymphozyten und Monozyten. Auf T-Lymphozyten entfalten Steroide zudem zytotoxische Wirkungen, die ähnlich der Apoptose (= programmierter Zelltod) ablaufen. Die durch Dexamethason in vitro bewirkte verminderte lymphozytäre Proliferation bei Stimulation mit Mitogenen oder Antigenen kann durch eine beeinträchtigte Interleukin-2-Produktion erklärt werden. Ebenso konnte eine Verminderung der Produktion von anderen relevanten Zytokinen wie Interleukin-1 und Tumornekrosefaktor-α nachgewiesen werden. Die Indikationen und Dosierungen sind in den nachfolgenden Kapiteln aufgeführt.

Steroide können systemisch oder lokal appliziert werden. Zur lokalen, intraartikulären Applikation eignen sich z. B. Triamcinolonsalze. Zur systemischen intravenösen Therapie wird i.d.R. Methylprednisolon verwendet. Die systemische orale Therapie kann mit Prednison, Prednisolon oder Methylprednisolon durchgeführt werden. Therapierisiken sind v.a. bei der Langzeittherapie zu beachten (Tab. 53/5).

53.3 Progressionshemmende Langzeittherapeutika (sog. „Basistherapeutika")

Zu dieser Substanzguppe gehören die Antimalariamittel, Penicillamin, Sulfasalazin und die Goldpräparate. Bei unterschiedlichem Wirkmechanismus haben diese Präparate eine Gemeinsamkeit: Die Beeinflussung der Krankheitsaktivität ist erst nach längerer Therapiedauer von etwa 2 bis 3 Monaten zu erwarten.

Tab. 53/5: Nebenwirkungen der Langzeitbehandlung mit Steroiden (nach Stoeber, 1976).

Nebenwirkung	Häufigkeit in %
Wachstum < 3. Perzentile	18,4
Schwere Osteoporose (Kompressionsfrakturen)	9,7
Gastrointestinale Blutungen	6,9
Gastrointestinale Ulzera	3,6
Subkapsuläre Linsentrübung (Katarakt)	3,6
Osteoarthropathie (Hüftkopfnekrose und andere aseptische Knochennekrosen)	2,1
Pseudotumor cerebri	1,4
Psychose	0,3
ohne genaue Angaben: Infektionen, Bluthochdruck, Myopathien, Glaukom, Verminderte Glukosetoleranz	

Chloroquin und Hydroxychloroquin

Beide Substanzen wurden vor ihrem Einsatz bei chronisch entzündlichen Erkrankungen als Antimalariamittel eingeführt. Der Wirkmechanismus der immunsuppressiven und antiinflammatorischen Effekte dieser Substanzen ist offensichtlich vielschichtig. Antientzündliche Effekte könnten durch einen Prostaglandinantagonismus sowie durch eine Verzögerung der Freisetzung lysosomaler Enzyme erklärt werden. Chloroquin erhöht den für die proteolytische Funktion wichtigen niedrigen pH-Wert in den Lysosomen, mit der Folge einer gestörten Antigenprozessierung und -präsentation. Die T-zelluläre Stimulation kann sowohl hierdurch als auch durch eine verminderte Interleukin-1-Sekretion beeinträchtigt werden. Durch Inhibition der Bildung von Sauerstoffradikalen, O_2^--Ionen (Superoxid) und H_2O_2 in neutrophilen Granulozyten kann der oxidativen Gewebeschädigung begegnet werden. Zusätzlich beschrieben sind Hemmung der membranständigen Phospholipid-Methylierung und der Chemotaxis.

Chloroquin wird nach oraler Einnahme vollständig resorbiert, hat eine hohe Eiweißbindung von 55–60 % und eine Eliminationshalbwertszeit von 10 bis 14 Tagen. Es reichert sich in zahlreichen Geweben in 200- bis 700facher Serumkonzentration an. Am Auge können Ablagerungen zu reversiblen Hornhauttrübungen, aber auch zu irreversiblen Retinaschäden führen, wobei der Störung des Farbensehens als Frühsymptom Bedeutung zukommt. Gastrointestinale Störungen, Übelkeit, Kopfschmerzen, neurotoxische Reaktionen, Exantheme, Haarausfall, Pigmentverschiebungen, Agranulozytose und Thrombozytopenie sind weitere bedeutende, wenngleich seltene Nebenwirkungen. Kumulative Dosen von über 250–400 mg bedingen ein hohes Risiko von retinalen Schäden. Bei Hydroxychloroquin ist das Risiko retinaler Schädigung möglicherweise geringer.

Organische Goldverbindungen

Goldsalze haben bei der Therapie der juvenilen rheumatoiden Arthritis eine vergleichsweise geringe Verbreitung, obwohl von der gleichen Wirksamkeit wie bei der rheumatoiden Arthritis des Erwachsenen ausgegangen wird. Obwohl zahlreiche Arbeiten zu In-vitro- und In-vivo-Effekten von Goldsalzen existieren, ist der genaue Wirkmechanismus bisher unbekannt. Zur Therapie stehen parenteral und oral applizierbare Gold-(I)-Salze zur Verfügung, die in vitro z. T. zu den toxischen, aber möglicherweise wirksamen Gold-(III)-Salzen oxidiert werden. Gold wird in Geweben, zum Teil gebunden an extrazelluläre Proteine wie z. B. Kollagene, zum Teil intrazellulär vor allem in Lysosomen gespeichert. Diese Speicherung findet zu über 50 % in Leber, Milz, Lymphknoten und Knochenmark aber auch in der Synovialmembran und im Knorpel statt. In entzündlichen Geweben könnte die Goldbindung an proteolytische und andere hydrolytische Enzyme oder Prostaglandinsynthetasen deren Funktion beeinträchtigen. Ebenso wird eine Veränderung der Antigenität von abgebauten Matrixproteinen durch die Bindung von Gold diskutiert. Diese Proteinbindung wird über Thiolgruppen hergestellt, denen häufig eine funktionelle oder strukturelle Bedeutung zukommt. Zahlreiche Arbeiten untersuchten den Einfluß von Goldsalzen auf die Funktion von z. B. Monozyten, Makrophagen, T- und B-Lymphozyten, Killerzellen und Endothelzellen in vivo und in vitro. Zu den in vitro beschriebenen Effekten auf unspezifische Immunfunktionen gehören gestörte Chemotaxis, verminderte Phagozytose, beeinträchtigte Differenzierung von Monozyten zu Makrophagen und die Hemmung der Freisetzung lysosomaler Enzyme. Hemmung der mitogeninduzierten Lymphozytenproliferation, der Klasse-II-Antigenexpression und der In-vitro- und In-vivo-Immunglobulinsynthese und einige der beschriebenen Effekte auf das spezifische Immunsystem.

Toxisch-allergische Reaktionen sind häufig beschriebene Nebenwirkungen der Goldtherapie. Exantheme, Schleimhautaphthen, Leukopenie, Thrombopenie, Anämie und Proteinurie zwingen zum Abbruch der Therapie. Gefürchtet ist die häufig tödlich verlaufende aplastische Anämie.

D-Penicillamin

Diese natürlicherweise nicht vorkommende Aminosäure wird vom Organismus nicht in Proteine eingebaut (D-Valin-Derivat) und kaum verstoffwechselt. Dagegen ist sie pharmakologisch gesehen eine sehr reaktive Substanz. Zur Erhöhung der Ausscheidung von bestimmten Metallen wird die Fähigkeit zur Komplexbildung bei der Therapie von Vergiftungen genutzt. Wichtig für die Therapie der chronisch entzündlichen Gelenkerkrankungen ist die Fähigkeit, mit Aldehyden zu reagieren und so die Kollagenvernetzung zu hemmen. Außerdem führt Penicillamin zu einer Hemmung zellulärer Immunreaktionen und einer eingeschränkten Fibroblastenfunktion. Durch Spaltung von Immunglobulinen und anderen Makromolekülen könnte seine Fähigkeit, Disulfidbrücken zu sprengen, immunsuppressive Bedeutung haben (Rheumafaktoren). D-Penicillamin ist wegen seines hohen toxischen Potentials vor allem in der Pädiatrie ein Medikament der Reserve und nur experimentell einsetzbar. Schon in therapeutischer Dosierung sind Nebenwirkungen zu erwarten. Eine verminderte Kollagensynthese führt zu einer Verschlechterung der Hautqualität mit einer Minderung der mechanischen Belastbarkeit. Dieser antifibrotische Effekt wird aber z. B. bei der Sklerodermie therapeutisch genutzt. Auf weitere Nebenwirkungen wie gastrointestinale Reaktionen, eine Polyneuropathie (Vitamin-B_6-Mangelerscheinungen), Überempfindlichkeitsreaktionen wie allergische Hautreaktionen, Proteinurie, Polymyositis, Cholestasen, Blutbildungsstörungen und Fieber ist zu achten. Über die Induktion eines medikamenteninduzierten LE wurde mehrfach berichtet. Dabei geht das Vorliegen des DR3-Antigens mit einem gesteigertem Risiko von allergischen Nebenwirkungen einher.

Sulfasalazin und Sulfapyridin

Sulfasalazin, ursprünglich sogar für die Therapie der rheumatoiden Arthritis entwickelt, fand eine weite Verbreitung zuerst in der Therapie chronisch entzündlicher Darmerkrankungen. Bald folgten zahlreiche Studien, die eine Wirksamkeit auch bei der rheumatoiden Arthritis belegen. Zur Therapie der juvenilen rheumatoiden (chronischen) Arthritis wurde Sulfasalazin zunächst nur begrenzt eingesetzt, so v.a. bei den HLA-B27 assoziierten Formen. Es wird zunehmend häufiger verwendet nachdem die Wirksamkeit in kontrollierten Studien auch bei polyarthritischen Verlaufsformen belegt wurde. Zudem eignet sich die Substanz zur Kombinationstherapie mit z. B. Chloroquin und/oder Methotrexat. Der genaue Wirkmechanismus dieser Substanz in bezug auf das chronisch-entzündliche Geschehen ist nicht bekannt. Nach oraler Einnahme wird Sulfasalazin zu ca. 30 % enteral resorbiert. Nicht resorbierte Anteile werden von Darmbakterien in die beiden Wirkstoffe Sulfapyridin, ein langwirkendes Sulfonamid, und 5-Aminosalicylsäure gespalten. Sulfapyridin wird fast vollständig resorbiert, während 5-Aminosalicylsäure im Darm verbleibt, wo es bei chronisch entzündlichen Darmkrankungen seine lokalen antiphlogistischen Effekte entfalten kann. Entsprechend dieses pharmakologischen Verhaltens liegt die Annahme nahe, daß Sulfapyridin die eigentliche Wirksubstanz darstellt, worauf auch einige klinische Untersuchungen hingewiesen haben, in denen diese Substanz sich dem Sulfasalazin als gleichwertig erwies. Als mögliche Wirkmechanismen der Komplettsubstanz werden ein antibiotischer Effekt im Darm mit Veränderung der fäkalen Mikroflora, eine Beeinflussung des Prostaglandinstoffwechsels und eine immunsuppressive Wirkung diskutiert. Eine Verminderung der mitogeninduzierten Lymphozytenproliferation und der mitogeninduzierten Rheumafaktorsekretion in vitro konnte jedoch nur für Sulfasalazin nachgewiesen werden. Dagegen ist die Hemmung der Superoxidproduktion in vitro durch neutrophile Granulozyten sowohl bei Sulfasalazin als auch bei Sulfapyridine zu beobachten. Die Erhöhung der Adenosinkonzentration am Ort des entzündlichen Geschehens mit dem daraus resultierenden antiinflammatorischen Effekt kann wie bei Methotrexat auch bei Sulfasalazin beobachtet werden. Die Abnahme zuvor erhöhter Immunglobulinspiegel spricht für eine Beeinflussung von B-Zell-Funktionen. Nebenwirkungen sind dem Sulfonamidanteil entsprechend zu erwarten: Übelkeit, Erbrechen, blutige Diarrhö, Knochenmarkdepression, Oligospermie, Hämolyse, allergische Dermatitis und Fieber. Bei Glukose-6-phosphatdehydrogenase-Mangel sind hämolytische Krisen möglich. Die Induktion eines medikamenteninduzierten Lupus erythematodes ist beschrieben.

53.4 Immunsuppressiva und Zytostatika

Diese Substanzgruppen, insbesondere die Alkylanzien, zählen im Kindesalter zu den Reservemedikamenten. Aufgrund ihrer Teratogenität und Kanzerogenität können Substanzen wie Chlorambucil und Cyclophosphamid nur in Ausnahmefällen eingesetzt werden. Indikationen stellen therapierefraktäre Verläufe und lebensbedrohliche Komplikationen dar, besonders wenn auch durch hochdosierte Steroidgaben keine Beeinflussung des Krankheitsbildes erreichbar ist. Zahlreiche Studien bei Erwachsenen konnten eine Wirksamkeit dieser Substanzen bei der rheumatoiden Arthritis, dem SLE und der systemischen Sklerose belegen. Chlorambucil und Azathioprin wurden zudem zur Therapie der Amyloidose eingesetzt. Mycophenylatmofetil, ein neueres Immunsuppressivum wird in der Transplantationsmedizin erfolgreich eingesetzt und scheint dort dem Azathioprin überlegen.

Azathioprin

Azathioprin (AZA) war lange Zeit die einzige immunsuppressive bzw. zytotoxische Substanz, die zur Therapie von Autoimmunerkrankungen verwendet wurde. Diese lange „Geschichte" der Substanz mag die heute noch häufige Verwendung erklären. AZA wird oral zu ca. 90 % resorbiert und in der Leber gespalten, wobei das entstehende 6-Mercaptopurin die eigentliche Wirksubstanz darstellt. Es hemmt mehrere Enzyme des Purinstoffwechsels und beeinflußt vor allem die DNS-, weniger die RNS-Synthese. Da AZA im wesentlichen durch das Enzym Xanthinoxidase abgebaut wird, ist eine gleichzeitige Therapie mit Allopurinol kontraindiziert. Die Beeinflussung der NK-Zell-Population ist der bedeutendste nachweisbare Effekt. Dies betrifft sowohl die Anzahl zirkulierender NK-Zellen, wie auch die Killerzellfunktionen, insbesondere die lytische Aktivität gegenüber Targetzellen und die ADCC. Suppressor- bzw. zytotoxische T-Zellen werden weniger deutlich beeinflußt. Ebenso bleiben Immunglobulinspiegel im wesentlichen unverändert, obwohl vor allem die Sekundärantwort vom IgG-Typ supprimiert wird. Dies geschieht wahrscheinlich durch einen suppressiven Effekt auf die terminale B-Zell-Differenzierung. Dabei ist die T-Zell-abhängige B-Zell-Antwort sensibler als die T-Zell-unabhängige. T-Zell-Funktionen wie mitogeninduzierte Proliferation und die gemischte Lymphozytenkultur lassen sich in vitro durch AZA supprimieren, während die Mitogenstimulierbarkeit bei Patienten mit rheumatoider Arthritis unverändert bleibt.

Auch bei Verwendung dieser Substanz muß etwa 6 bis 8 Wochen abgewartet werden, bevor ein therapeutischer Effekt beurteilbar wird, da existierende aktivierte Zellpopulationen erst ihre Wirksamkeit verlieren müssen. Bedeutende reversible Nebenwirkungen sind Haarausfall, Knochenmarksuppression, Übelkeit, Exantheme, Medikamentenfieber und Aktivierung endogener Infektionen wie z. B. Herpes zoster. Im Gegensatz zu Cyclophosphamid hat AZA kein relevantes teratogenes und karzinogenes Potential.

Methotrexat

Methotrexat (MTX) zählt als Folsäureantagonist zu den Antimetaboliten. Es hat eine 100fach größere Affinität zu Dihydrofolsäurereduktase als das natürliche Substrat. Es blockiert in menschlichen Zellen die Reduktion von Dihydrofolat zu Tetrahydrofolat und damit die Biosynthese von Adenin, Guanin und Thymidin. Hochdosiert ist es ein effektives Chemotherapeutikum und wird niedrigdosiert als immunsuppressive Substanz eingesetzt. Der immunsuppressive und antiinflammatorische Wirkmechanismus ist letztlich noch nicht aufgeklärt. Eine lokale Erhöhung der Adenosinkonzentration kann indirekt in einen antiinflammatorischen Effekt resultieren. MTX kann auch in den Aminosäuretransport von aktivierten Lymphozyten eingreifen. Bei längerer Therapie sind Veränderungen der Lymphozytensubpopulationen beobachtet worden, so eine relative Zunahme der CD4-Zellen, wahrscheinlich vor allem der naiven $CD4^+$-$CD45\,RA^+$-Zellen, deren Zahl bei hochaktiver rheumatoider Arthritis häufig stark vermindert ist. Methotrexat vermindert die Sekretion von Interleukin-1, Interleukin-6, Interleukin-8, Tumornekrosefaktor-α und anderen Zytokinen. Eine verminderte Monozytenexsudation in entzündliche Gewebe und eine beeinträchtigte Granulozytenchemotaxis oder Superoxidproduktion konnten bei MTX-Therapie beobachtet werden. Eine direkte antiphlogistische Wirkung durch Hemmung der Synthese von Leukotrienen durch Granulozyten wurde nachgewiesen. Auch ein Einfluß auf die Autoantikörperproduktion ist als Wirkmechansimus zu diskutieren. Eine Hemmung proteolytischer Enzyme wie z. B. der Kollagenasen wird nicht direkt bewirkt, sondern über das verminderte synoviale Zytokinniveau vermittelt.

Zahlreiche Studien weisen auf die gute therapeutische Wirksamkeit einer wöchentlichen MTX-Gabe hin. Die notwendige 1mal wöchentlich zu verabreichende Dosis ist vergleichsweise wenig toxisch und verursacht bei RA-Patienten kein erhöhtes Malignomrisiko. Dagegen hat die Substanz ein ausgeprägtes teratogenes Potential. MTX wird bei oraler Gabe gut resorbiert. Höhere Dosierungsschemata erfordern eine parenterale Applikation. Zwar können zahlreiche Medikamente MTX aus seiner Eiweißbindung verdrängen, doch besteht bei einer vergleichsweise geringen Eiweißbindung von 50 % kaum eine bedeutende Gefahr. Dagegen erhöhen sich bei Niereninsuffizienz Halbwertszeit und Toxizität. Nebenwirkungen sind Knochenmarksuppression, allergisch bedingte infiltrative und fibröse pulmonale Manifestationen, gastrointestinale Beschwerden, Übelkeit, Mukositis und Haarausfall. Bei eingeschränkter Nierenfunktion ist eine MTX-Therapie nur bei strenger Indikation zu erwägen und in der Dosis zu reduzieren. Eine gleichzeitige antibiotische Therapie mit Sulfonamid-Trimethoprim-Kombinationen ist mit einem erhöhten Nebenwirkungsrisiko behaftet und sollte vermieden werden. Mit der Gabe von Folinsäure 24 Stunden nach der Einnahme von MTX oder mit der Einnahme von Folsäure besteht eventuell die Möglichkeit, prophylaktisch und therapeutisch gegen Nebenwirkungen vorzugehen, ohne einen Wirkverlust zu provozieren.

Mycophenylatmofetil

Mycophenylatmofetil ist ein neues Immunsuppressivum, das ähnlich wie Azathioprin die Purinneosynthese inhibiert. Aufgrund einer Hemmung der Inosinmonophosphat-Dehydrogenase, die vor allem für den Guanosinstoffwechsel von T- und B-Zellen von Bedeutung ist, wird die Proliferation v.a. dieser Zellen behindert. Bisher hat es seinen Platz bei der Prophylaxe und Therapie von Abstoßungsreaktionen in der Transplantationsmedizin eingenommen. Ein Einsatz bei chronisch-entzündlichen Erkrankungen oder Autoimmunerkrankungen wie der rheumatoiden Arthritis, dem SLE, der Crohn-Krankheit und Colitis ulcerosa oder Vaskulitiden wird derzeit erprobt. Neben den bei der Therapie mit Azathioprin bekannten Nebenwirkungen sind auch gastrointestinale Nebenwirkungen wie Übelkeit und Durchfälle zu befürchten.

Leflunomid (Isoxazolderivat)

Dieses neue Immunsuppressivum fand ebenfalls erste Anwendung bei der Prophylaxe und Therapie der Transplantatabstoßung und auch schon bei der Therapie der rheumatoiden Arthritis. Die immunsuppressive Wirkung beruht wahrscheinlich auf der Beeinflussung des Nukleinsäurestoffwechsels (Pyrimidinsynthese) mit einem resultierenden antiproliferativen Effekt auf B- und T-Zellen. Für die beiden genannten Indikationen befindet sich Leflunomid derzeit in der Zulassungsphase. Eine Indikationserweiterung bzw. der Einsatz im Kindesalter bleibt abzuwarten.

Cyclosporin A und Tacrolimus

Cyclosporin A (CsA) und Tacrolimus sind zyklische Polypeptide, die aus Pilzkulturen isoliert wurden. In therapeutischer Dosis ist CsA eine nicht lymphozytotoxische Substanz, ein außerordentlich potenter Inhibitor T-zellulärer Funktionen und somit das erste spezifische Immunsuppressivum. CsA hemmt spezifisch die Sekretion von Interleukin-2 und anderer Zytokine (IL-3, IFN-γ, TNF-α und -β) sowie die Expression des Interleukin-2-Rezeptors. Angriffspunkt dürfte die Transkription der entsprechenden Gene sein. Der Wirkmechanismus ist in Abb. 53/1 dargestellt.

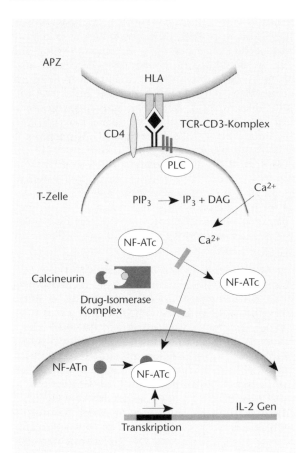

Abb. 53/1: Wirkmechanismus von Cyclosporin A (CsA): Bei der antigenspezifischen Aktivierung der T-Zelle werden 2 Enzyme aktiviert, die Proteinkinase C (PKC) und die Phospholipase C (PLC), die Phosphatidylinositoltriphosphat (PIP_3) in Inositoltriphosphat (IP_3) und Diacylglycerol spaltet, das einen Anstieg der intrazytoplasmatischen Kalziumkonzentration bewirkt. CsA bindet zytoplasmatisch Cyclophilin, das für die Aktivierung der kalziumabhängigen Phosphaphatase Calcineurin wichtig ist. Diese Inhibition verhindert die endonukleäre Translokation eines t-zellaktivierenden Faktors mit der resultierenden verminderten Expression des Interleukin-2-Gens.

CsA wurde schon 1978 in der Transplantationsmedizin eingesetzt und hat sich v.a. zur Prophylaxe der Transplantatabstoßung und der „Graft-verus-host-Reaktion" (GvhR) bewährt. In einigen Studien wurde die Wirksamkeit von CsA bei Autoimmunopathien des Erwachsenen untersucht. Im Kindesalter sind die Erfahrungen nur spärlich. Zur Therapie sind bereits niedrige Dosierungen unter 5 mg/kg KG ausreichend, eine Dosierung, in der Nebenwirkungen wesentlich seltener beobachtet werden. Ein Therapieerfolg ist in der Regel nach 2 bis 4 Monaten zu erwarten. Ein regelmäßiger und bei rechtzeitiger Dosisreduktion reversibler Anstieg des Serumkreatininspiegels ist die häufigste Nebenwirkung, weitere sind Hypertrichose, arterielle Hypertonie, Hepato- und Nephropathie, Tremor, Übelkeit und Krampfanfälle. Regelmäßige Kontrolluntersuchungen sind unerläßlich.

Tacrolimus ist ebenso spezifisch, aber als neuere Substanz noch nicht so gut untersucht wie CsA. Schon in bedeutend niedrigerer Dosis wird die Sekretion von Interleukin-2 und IFN-γ vermindert. Die Produktion von IL-3, einem Wachstumsfaktor für viele hämatopoetische Zellreihen, wird erst in höherer Dosierung beeinflußt. Erste klinische Anwendungen dieser neuen Substanz zeigten eine gute immunsuppressive Wirkung. Gleichfalls besteht aber auch ein bedeutendes neuro-, nephro- und hepatotoxisches Potential.

Cyclophosphamid und Chlorambucil

Cyclophosphamid (CYC) und Chlorambucil gehören zu den alkylierenden Substanzen, die die DNA-Synthese unterbrechen und den Zellzyklus auf diese Weise in der prämitotischen Phase blockieren. In niedriger Dosierung hat CYC neben der Induktion einer Panlymphopenie durchaus differenziertere immunmodulatorische Effekte. So ist in Tierversuchen eine höhere Sensibilität von B-Zellen für CYC im Vergleich zu T-Zellen beschrieben. Humane CD4-positive Helferzellen sind gegenüber CYC sensibler als CD8 positive zytotoxische T-Zellen. Eine Reduktion der zirkulierenden Lymphozytenpopulationen auf 50 % des Ausgangswertes ist nach 1- bis 2monatiger Behandlung zu erwarten, auf ca. 25 % nach 5 bis 6 Monaten. Die Hemmung der Aktivierung und Differenzierung von ruhenden B-Zellen resultiert vermutlich in einer Verminderung der Immunglobulinspiegel. Obwohl CYC in Tierexperimenten die mitogeninduzierte T-Zell-Stimulation hemmt und diese Effekte in Experimenten mit humanen Zellen **in vitro** reproduzierbar sind, zeigten Verlaufskontrollen bei therapierten SLE-Patienten keinen Einfluß auf die mitogen- oder anti-CD3-induzierte, wohl aber auf die anti-CD2-induzierte T-Zell-Proliferation.

Einige Therapiestudien weisen auf die therapeutische Wirksamkeit einer oralen CYC-Therapie bei der RA oder beim SLE hin. Alternativ hierzu wird die intravenöse hochdosierte Pulstherapie z. B. bei der Lupusnephritis favorisiert. Dies gilt insbesondere für das Kindesalter, wo neben der Therapie von schweren Verlaufsformen des SLE und Vaskulitiden auch eine geringe Erfahrung bei schweren Verlaufsformen der juvenilen rheumatoiden Arthritis besteht. Die immunsuppressive Potenz birgt die Gefahr schwerer Infektionen. Vor allem im Kindesalter ist eine Therapie bei Masern- oder Varizelleninkubation zu unterbrechen. Weitere bedeutende Nebenwirkungen sind Sterilität, hämorrhagische Zystitis, Alopezie und dosisabhängige Knochenmarksuppression. Das relative Risiko für Non-Hodgkin-Lymphome, Blasen- und Hautneoplasien wird erhöht. Das karzinogene Risiko ist bei der intravenösen Pulstherapie vermutlich geringer. Langzeit-Follow-up-Studien in genügender Zahl zur Einschätzung der Therapierisiken im Kindesalter stehen allerdings noch aus.

Weitere Substanzen

Andere Medikamente wie z. B. das Spindelgift Kolchizin, das Androgen Danazol, Dapsone, Thalidomid und Tetrazykline haben neben ihren weithin bekannten pharmakologischen Effekten auch immunmodulatorische Eigenschaften. Sie lassen sich aber allenfalls auf experimenteller Basis einsetzen. Lediglich für Cotrimoxazol besteht bei lokalisierter Wegener-Granulomatose eine gesicherte Indikation. Bezüglich möglicher Wirkmechanismen dieser vielfältigen Substanzen muß auf die Spezialliteratur verwiesen werden.

53.5 HDivIG-Therapie, hochdosierte intravenöse Immunglobulintherapie

Intravenöse hochdosierte Immunglobulinapplikationen haben inzwischen einen bedeutenden Stellenwert in der Therapie immunologisch bedingter Erkrankungen erreicht. Die Liste der Erkrankungen, für die Berichte über Therapieerfolge existieren, erweitert sich stetig (Tab. 53/6).

Es existieren unterschiedliche Auffassungen über den Wirkmechanismus dieser Therapieform. Tabelle 53/7 gibt einige häufig erwähnte Mechanismen wieder. Bei der Regulation der humoralen Immunantwort werden wahrscheinlich B-Zell-Aktivierung und Differenzierung und somit Immunglobulin-Neusynthese und Autoantikörper-Synthese vermindert. Weiter diskutierte Wirkmechanismen sind die antiidiotypische Blockade von Autoantikörpern, Fc-Rezeptor-Blockade, und Blockade des mononukleären phagozytierenden Systems (MPS, nach älterer Nomenklatur Retikuloendotheliales System). Auch eine Beeinflussung der T-Zell-Populationen wurde beschrieben, wie z. B. Verminderung der Zahl zirkulierender CD4-positiver T-Zellen und aktivierter T-Zellen, Verminderung der CD4/CD8-Ratio und Regulation von T-Zell-Funktionen. Auch bei der Therapie der rheumatoiden Arthritis mit HDivIG konnten Veränderungen der Zellkinetik im peripheren Blut gezeigt werden. Die erhöhte Clearance von aktivierten zirkulierenden Zellen könnte eine verminderte Invasion dieser Zellen in die entzündlichen Gewebe zur Folge haben.

Zur Gewährleistung der vollständigen Wirkung von Immunglobulinpräparationen sollten chemisch nicht modifizierte komplette Immunglobuline mit Fc-Teilen verwendet werden. Welche Bedeutung den in den gepoolten Präparaten vorkommenden Alloantikörpern zukommt, ist noch zu untersuchen. Plazentaeluiertes IgG ist wegen des Gehaltes an Anti-HLA-Klasse-II-Antikörpern versucht worden. Grundsätzlich sollten nur die den neuesten Standards entsprechenden Präparate Verwendung finden, da in der Vergangenheit Infektionen mit Hepatitis-C-Viren durch Immunglobulinpräparate übertragen wurden. Dies soll durch neueste Herstellungs- und Reinigungsverfahren ausgeschlossen sein.

Tab. 53/6: Mögliche Indikationen für eine hochdosierte (immunmodulierende) i. v. Immunglobulintherapie.

- Immunthrombozytopenische Purpura (Indikation gesichert)
- Kawasaki-Syndrom (Indikation gesichert)
- Rheumatoide Arthritis
- Juvenile rheumatoide Arthritis
- Systemischer Lupus erythematodes
- Juvenile Dermatomyositis
- Chronisch-entzündliche Darmerkrankungen
- Myasthenia gravis
- Guillain-Barré-Syndrom/andere inflammatorische Neuropathien
- Rhesus-Alloimmunhämolyse
- Autoimmunhämolytische Anämie
- Immunneutropenie

Tab. 53/7: Hypothetische Wirkmechanismen der HDivIG-Therapie.

- Blockade idiotypischer Antikörper durch antiidiotypische Antikörper
- Fc-Rezeptor-Blockade
- Blockade des MPS (RES)
- Negatives Feed-back auf die Autoantikörperproduktion
- Erhöhte Clearance von Immunkomplexen
- Bindung von Komplementfaktoren (C 1 q)
- Anti-HLA-Klasse-II-Antikörper
- Alloantikörper

53.6 Plasmaphärese und Leukaphärese

Prinzip der Plasma- und Leukaphärese ist die selektive Entfernung der aktuell zirkulierenden Blutbestandteile. Für Immunkomplexe und Autoantikörper gilt, daß durch Entfernung ihres zirkulierenden Anteils eine Modifikation der entzündlichen Aktivität erreichbar scheint. Eine solche Therapie kann bei Immunkomplexvaskulitiden, dem systemischen Lupus erythematodes, dem Guillain-Barré-Syndrom, Hyperviskositätssyndromen und anderen, vorwiegend autoantikörperpositiven Autoimmunopathien indiziert sein. Im Kindesalter kommt der Plasmapherese aufgrund ihrer eingeschränkten Praktikabilität sicher eine geringere Bedeutung zu. Zudem konnte Ihre Wirksamkeit beim SLE letztlich nicht bewiesen werden. Beim Guillain-Barré-Syndrom erwies sich die hochdosierte Immunglobulintherapie als überlegen.

Bei der rheumatoiden Arthritis werden weniger serologische Parameter als vielmehr eine zelluläre Aktivierung, wie z. B. antigenspezifische Lymphozyten und aktivierte Monozyten, für das entzündliche Geschehen verantwortlich gemacht. Bei der Leukaphärese können diese Zellpopulationen entfernt werden.

Ähnliche Ergebnisse wurden in Einzelbeschreibungen durch Ductus-thoracicus-Drainage und nach totaler Lymphknotenbestrahlung erzielt. Die Ductus-thoracicus-Drainage ist als invasiver Eingriff im Kindesalter unerprobt. Bei der totalen Lymphknotenbestrahlung besteht langfristig ein hohes Risiko für schwere bakterielle Infektionen und für eine Induktion von Neoplasien, wodurch auch diesem Verfahren bei Kindern keine therapeutische Bedeutung zukommt.

53.7 Antithymozytenglobuline und monoklonale Antikörper

Aus tierexperimentellen Ansätzen weiß man um die Bedeutung der T-Zellen zumindest für den Entzündungsprozeß. Möglicherweise sind T-Zellen für die Initiierung und Unterhaltung der Aktivität von Autoimmunerkrankungen verantwortlich.
Die bisher durchgeführten Studien mit Einsatz von Antithymozytenglobulin (ATG) und monoklonalen Antikörpern haben bemerkenswerte klinische Effekte erzielt und sollen deshalb kurz kommentiert werden. Bei Einsatz von ATG ist allerdings häufiger mit schweren Nebenwirkungen wie Fieber, Urtikaria, Thrombopenie und vaskulitischen Manifestationen im Sinne einer Serumkrankheit zu rechnen.
In der Transplantationsmedizin wurden erstmals schon 1985 monoklonale Antikörper gegen T-Zell-Antigene, wie z.B. gegen das CD3-Antigen, zur Therapie der Abstoßungsreaktion eingesetzt. Die Konsequenz der Erkenntnis der zentralen Rolle von T-Lymphozyten für die Pathogenese von Autoimmunerkrankungen und die Möglichkeit einer spezifischen und selektiven Einflußnahme auf bestimmte Lymphozytensubpopulationen oder Zytokine durch den Einsatz von monoklonalen Antikörpern führte zur Durchführung von zahlreichen Pilotstudien mit monoklonalen Antikörpern. Die Zielantigene sind entweder am Aktivierungsmechanismus der T-Zelle beteiligt, wie z.B. der T-Zell-Antigenrezeptor, das CD3-Antigen oder das CD4-Antigen, zeichnen sich durch eine besondere Expression auf aktivierten T-Zellen (CD5, CD7 und CD25) aus oder sind für die Adhäsion an Endothelzellen von Bedeutung (Abb. 53/2).

Anti-CD4-Antikörper

Das CD4-Antigen charakterisiert phänotypisch v.a. die T-Helferzelle, findet sich aber in geringerer Dichte auch auf anderen Zellen wie z.B. Monozyten, Makrophagen und eosinophilen Granulozyten. Es gilt als ein Adhäsionsprotein und findet in der β-Kette von HLA-Klasse-II-Antigenen einen Liganden. Unter Aktivierung wird auf der T-Zell-Membran das CD4-Antigen dem T-Zell-Rezeptor/CD3-Komplex assoziiert und beteiligt sich indirekt, über eine dem intrazytoplasmatischen Teil des CD4-Antigens assoziierte Tyrosinkinase p56^{lck} auch an der Signaltransduktion. Das CD4-Antigen ist zudem Rezeptor des chemotaktischen Faktors IL-16 für T-Helferzellen, Monozyten und eosinophile Granulozyten. Die Bindung von IL-16 an seinen Rezeptor bewirkt auch die Aktivierung der Zelle mit Anstieg der intrazellulären Kalziumionenkonzentration und Expression von Aktivierungsantigenen wie z.B. dem Interleukin-2-Rezeptor (CD25). Wird die Bindung der T-Zelle an die antigenpräsentierende Zelle durch Anti-CD4-Antikörper behindert, so kann keine Aktivierung der T-Zelle erfolgen und es unterbleibt eine Immunantwort. Dieser Umstand erklärt, warum eine bloße Bindung der Antikörper ohne einen zytotoxischen Effekt eine Blockade der Immunantwort bewirkt. Neben der Blockade der TCR/HLA-Antigen-Interaktion werden weitere Mechanismen diskutiert, die in Tabelle 53/8 zusammengefaßt werden.

Bisher wurden zumindest 9 verschiedene Anti-CD4-Antikörper in verschiedenen Protokollen verwendet. Ihre biologischen (muriner, humanisierter oder chimärer Antikörper, bzw. depletierend oder modulierend) und pharmakologischen Unterschiede machen die Bewertung der therapeutischen Effektivität

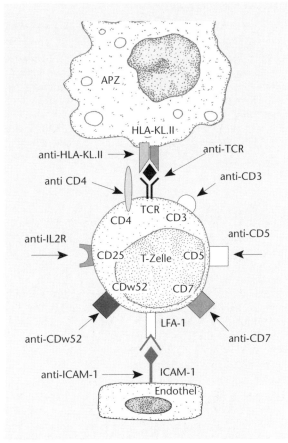

Abb. 53/2: Oberflächenantigene als mögliche Zielstrukturen einer Therapie mit monoklonalen Antikörpern (TCR = T-Zellrezeptor, HLA-KL. II = MHC-Klasse-II-Antigen, ♦ = Antigenpeptid).

Tab. 53/8: Wirkmechanismus von Anti-CD4-Antikörpern.

- Blockade der HLA-Klasse-II-Antigen-T-Zellrezeptor-Interaktion und Verhinderung der antigenspezifischen T-Zell-Aktivierung
- Hemmung der T-Zell-Rezeptor/CD3-vermittelten T-Zell-Aktivierung durch intrazelluläre Signale
- Modulation des CD4-Antigens von der Zelloberfläche
- Depletion von T-Helferzellen und Monozyten – verminderter Nachschub in das entzündliche Gewebe
- Apoptoseinduktion (programmierter Zelltod)
- Regulation der Zytokinsekretion
- Verminderung der Immunglobulinsynthese
- Reduktion der Monozyten/Makrophagen-Aktivierung

schwierig. Bei den bisherigen Behandlungsversuchen von Patienten mit therapierefraktärer rheumatoider Arthritis und Kindern mit juveniler rheumatoider Arthritis wurden Anti-CD4-Antikörper intravenös infundiert, wodurch bei der Mehrzahl der publizierten Studien eine drastische Verminderung der zirkulierenden T-Helferzellen im peripheren Blut erreicht wurde. Parallel hierzu wurden in allen unkontrollierten Pilotstudien signifikante klinische und in den meisten Fällen auch laborchemische Verbesserungen beobachtet. Klinische Effekte bis hin zu lang anhaltenden Remissionen zeigten sich in der Regel früh und in einigen Fällen schon während der Therapiezeit. Ansprechraten lagen in diesen offenen Studien zwischen 50 % und 100 %, die Dauer der Remissionen war mit Zeiträumen zwischen 3 Wochen und 1 bis 2 Jahren sehr unterschiedlich. Erste kontrollierte plazebokontrollierte Studien, die die Effektivität der Anti-CD4-Therapie beweisen, sind erfolgreich abgeschlossen. Ein signifikanter Therapieeffekt ließ sich lediglich in Studien unter Verwendung höherer Dosierungen eines nichtdepletierenden Anti-CD4-Antikörpers nachweisen, während andere Studien keinen signifikanten Unterschied zwischen Plazebo- und Verumgruppe zeigten.

Monoklonale Antikörper gegen andere Oberflächenantigene

Das CD5-Antigen findet sich auf allen reifen T-Zellen und auf aktivierten B-Zellen. Im Gegensatz zum CD4-Antigen ist seine Funktion bisher noch unbekannt. Es findet sich charakteristischerweise bei Autoimmunerkrankungen wie der RA und dem SLE eine Vermehrung der CD5-exprimierenden B-Zellen, die wahrscheinlich auch Vorläuferzellen für autoantikörpersezernierende Plasmazellen sind. Zwei Studien mit einem Anti-CD5-Immunkonjugat mit Ricin, einem Zellgift, zeigten vergleichbare klinische Besserungen. In 75 von 76 Patienten ließen sich humane Anti-Mausimmunglobulin-Antikörper (HAMA) nachweisen. Alle behandelten Patienten berichteten über mindestens eine Nebenwirkung wie z. B. Hauterscheinungen, Myalgien, Übelkeit, Fieber, Schüttelfrost, Kältegefühl, Kopfschmerz, Müdigkeit. Bei 6 Patienten war ein Therapieabbruch notwendig, so daß die Verträglich dieses Wirkprinzips offenbar als schlechter bewertet werden muß als die Anti-CD4-Therapie. In einer kontrollierten Studie aus dem Jahr 1996 (Olsen et al.) zeigte sich allerdings kein signifikanter Therapieeffekt.

Das CD25-Antigen charakterisiert eine Kette des Rezeptors für IL-2, dem Hauptwachstumsfaktor für T-Zellen. Nur aktivierte und proliferierende T-Zellen exprimieren diesen Rezeptor, so daß eine Anti-CD25-Therapie ruhende Zellen nicht beeinflußt. Therapieversuche mit Anti-CD25-Antikörpern sind aber rar. Zwei von drei Patienten einer Untersuchung zeigten ein ekzellentes Ansprechen für 3 Monate mit Verminderung des Schmerzscores, der Morgensteifigkeit, des Ritchie-Index. Die Therapie war nebenwirkungsarm, lediglich kurze febrile Reaktionen wurden beobachtet.

Das CD7-Antigen wird von der Mehrzahl der T-Lymphozyten exprimiert und tritt in der Ontogenese schon als sehr früher T-Zell-Marker in Erscheinung. Nach erfolgreichem Einsatz von Anti-CD7 bei Transplantationen wurden Studien an 4 RA-Patienten durchgeführt. 2 Patienten zeigten eine transiente Verbesserung des Ritchie-Index. Nebenwirkungen wurden nicht beobachtet. Auch gegen den murinen Anti-CD7-Antikörper wurden HAMA gebildet, so daß eine Nachfolgestudie mit humanisiertem Anti-CD7 bei 10 Patienten mit therapierefraktärer RA durchgeführt wurde. Ein Vergleich der Ergebnisse mit der initalen Studie mit murinen Anti-CD7-Antikörpern zeigt deutlich bessere klinischen Resultate mit dem humanisierten Antikörper. Mindestens 30 %ige Verbesserungen von klinischen Parametern wie Ritchie-Index oder Morgensteifigkeit fanden sich bei 8 bzw. 7 Patienten mit bis zu 70 %iger Besserung in einem Fall. Allerdings waren bei Therapie mit dem humanisierten Anti-CD7 Nebenwirkungen häufiger.

Neben diesen Therapiemöglichkeiten mit Antikörpern gegen T-Zell-Membranantigene sind Antikörper gegen Adhäsionsproteine eingesetzt worden. Das „Intercellular adhesion molecule-1" (ICAM-1) zählt zu den meist untersuchten Adhäsionsmolekülen und wird von synovialen Zellen in hohem Maße exprimiert. Für die lymphozytäre Adhäsion von T-Zellen an Endothelien und somit zur Migration in Gewebe ist die Bindung des „Leukocyte-function-associated antigen" (LFA-1) an seinen Rezeptor, das ICAM-1, von entscheidender Bedeutung. In einer offenen Therapiestudie mit murinem Anti-ICAM-1 wurden 32 Patienten untersucht. Während der Therapie zeigte sich ein deutlicher Anstieg der Anzahl zirkulierender T-Lymphozyten als Hinweis auf eine durch mangelhafte Adhäsion gestörte Migration in die Gewebe. Klinisch zeigte sich ein signifikanter Rückgang von Morgensteifigkeit, Gelenkschwellungen und Gelenkschmerzhaftigkeit. Die positiven Veränderungen dauerten nach einmaliger Therapie ca. 4 bis 8 Wochen an. Diese Untersuchungen weisen wiederum auf die zentrale Rolle von T-Zellen für die rheumatische Entzündung hin und zeigen auch, daß zur Unterhaltung der Entzündung offenbar ein kontinuierlicher Nachstrom von Zellen in das entzündete Gewebe erfolgt.

Nicht nur Oberflächenantigene, sondern auch spezifische Botenstoffe wie die Zytokine sind interessante Ziele einer Therapie mit monoklonalen Antikörpern. Besondere Aufmerksamkeit kommt dabei den proinflammatorischen Zytokinen IL-1β, IL-6 und TNF-α zu, da diese eine große Bedeutung bei der Entzündungsreaktion der rheumatoiden Arthritis einnehmen. Die in den Studien mit monoklonalen Anti-IL-6- und Anti-TNF-Antikörpern erzielten Resultate sind qualitativ und quantitativ mit den zuvor geschilderten Ergebnissen zumindest vergleichbar. In einer offenen Studie mit 20 RA-Patienten zeigte sich ein prompter Therapieeffekt mit sowohl klinischer Besserung als auch Abfall von BSG und CRP-Spiegel. Eine nachfolgende doppelt blinde plazebokontrollierte Studie zeigte einen hochsignifikanten Therapieerfolg in der Verumgruppe. Die Besserungen treten nicht nur rasch ein, sondern halten z.T. für Monate an. Auch eine wiederholte Anwendung erscheint erfolgversprechend.

Insgesamt geht aus den immunologischen und klinischen Befunden bei der Therapie von Autoimmunerkrankungen mit monoklonalen Antikörpern hervor, daß es sich um ein zumindest in Kurzzeitanwendung sicheres und nebenwirkungsarmes Therapieprinzip handelt. Wie die durchgeführten Untersuchungen ergaben, ist ihr Einsatz allerdings durch einige wesentliche Punkte limitiert. Hierzu zählen die Bildung von humanen Anti-Mausimmunglobulin-Antikörpern, antiallotypische Antikörper und antiidiotypische Antikörper, eine lang anhaltende CD4-Lymphozytopenie vor allem, aber nicht ausschließlich bei den humanisierten Antikörpern sowie ein akutes Zytokin-Release-Syndrom mit Kreislaufsymptomen. Dagegen wurden infektiöse Komplikationen, die auf eine profunde Immunsuppression hinweisen, nicht beobachtet. Eine Optimierung der derzeitig zur Verfügung stehenden Therapiemöglichkeiten mit monoklonalen Antikörpern ist mit der Entwicklung von teilweise humanisierten Antikörpern schon vollzogen. Es fehlen größtenteils aber kontrollierte Studien und Therapiekonzepte, die auch Kombinationstherapien beinhalten, nicht nur mit Immunsuppressiva sondern auch Kombinationen einzelner Antikörper wie z.B. Anti-CD4- und Anti-TNF-Antikörper, deren synergistischer Effekt im Tiermodell schon gezeigt werden konnte. Zum Routineeinsatz monoklonaler Antikörper dürften in den nächsten Jahren, wenn überhaupt, allenfalls Anti-CD4- und Anti-TNF-Antikörper sowie der Interleukin-1-Rezeptorantagonist (IL-1 RA) gelangen.

53.8 Neuere Ansatzpunkte für immunmodulierende Therapien

Die rapide Zunahme immunologischen Wissens innerhalb des letzten Jahrzehntes hat dazu geführt, daß verstärkt nach Möglichkeiten gesucht wird, dieses Wissen umzusetzen und für neue Therapieformen anwendbar zu machen. Insbesondere die Zytokinproduktion immunologisch relevanter Zellen steht dabei im Mittelpunkt des Interesses, aber auch andere Ansätze, z.B. die therapeutisch (re)induzierte Toleranz gegenüber bestimmten Antigenen oder die Beeinflussung des Migrationsverhaltens von Lymphozyten werden geprüft. Einige der derzeit wichtigsten Ansätze und die ihnen zugrundeliegenden Hypothesen über die Pathogenese von Autoimmunkrankheiten oder allergischen Erkrankungen sollen im folgenden beispielhaft dargestellt werden.

(Re-)Induktion von T-Zell-Toleranz

Als auslösender Faktor für verschiedene Autoimmunerkrankungen wird das Durchbrechen der ursprünglich vorhandenen T-Zell-Toleranz gegen bestimmte Selbstantigene vermutet (s. Kapitel 3). Ursächlich für allergische Erkrankungen ist eine „überschießende" T-Zell-Antwort gegen Fremdantigene. Zur Therapie von allergischen Erkrankungen und Autoimmunkrankheiten ist deshalb die Induktion von T-Zell-Toleranz gegen pathogenetisch relevante Antigene erprobt worden. Die zugrunde liegende Idee ist dabei, durch nichtimmunogene Gabe (s. Kapitel 3) des ursächlichen Antigens T-Zell-Toleranz wieder herzustellen. Als „nichtimmunogene" Gabe von Antigen wurde dabei die s.c. Gabe allergener Peptide in Kochsalzlösung gewählt. In den bislang vorliegenden Studien zur Allergie gegen Fel d 1, einem Hauptallergen aus Katzenspeichel, ergab sich ein statistisch nicht signifikanter Trend zur Minderung der Symptome in der peptidbehandelten Gruppe im Vergleich zur Plazebogruppe. Pessimistisch stimmt die Tatsache, daß sich die beiden Patientengruppen in den untersuchten immunologischen Parametern (T-Zell-Proliferation und Zytokinproduktion nach Stimulation **in vitro** mit den allergenen Peptiden) nicht voneinander unterschieden. Vergleichbare Studien, in denen Birkenpollenpeptid in Kochsalzlösung injiziert wird, werden zur Zeit durchgeführt, die Ergebnisse liegen noch nicht vor.

Auch bei Autoimmunerkrankungen ist die nichtimmunogene Gabe von Antigen versucht worden. Grundlage war hier die tierexperimentelle Beobachtung, daß die orale Gabe von Antigen toleranzinduzierend sein kann. Von diesen Beobachtungen ausgehend, wurde die Hypothese aufgestellt, daß oral verabreichte Antigene T-Zellen, die TGF-β produzieren, sogenannte Th-3-Zellen, aktivieren. Der gleichen Hypothese zufolge sollten diese Th-3-Zellen in der Lage sein „Bystander-Suppression" auszuüben. „Bystander-Suppression" bedeutet, daß diese Zellen in der Lage sein sollen, andere Zellen mit anderer Spezifität zu supprimieren. Wäre dies in der Tat der Fall, so wäre damit ein großes Problem der Immunmodulation gelöst: Für viele Erkrankungen, z. B. die rheumatoide Arthritis, ist das auslösende Antigen nicht bekannt; eine „nichtimmunogene Antigenapplikation" kommt daher nicht in Frage. Bei anderen Autoimmunerkrankungen, z. B. der multiplen Sklerose, gibt es viele verschiedene Zielantigene.

Die Hypothese der „Bystander-Suppression" entwirft folgendes Szenario, das am Beispiel der rheumatoiden Arthritis dargestellt werden soll: Die orale Verabreichung eines Antigens, hier Kollagen Typ II, induziert im Darm Th-3-Zellen. Diese Th-3-Zellen wandern dann in das Organ, in dem das Antigen normalerweise exprimiert wird, im Falle des Kollagen Typ II, also in die Gelenke. Dort angekommen, erkennen die Th-3-Zellen ihr Antigen, hier Kollagen, und beginnen TGF-β zu produzieren. Das produzierte TGF-β unterdrückt sämtliche in der Nachbarschaft befindliche T-Zellen unabhängig von deren Antigenspezifität. T-Zellen, die gegen ein unbekanntes, in Gelenken vorkommendes, Antigen gerichtet sind, könnten dieser Hypothese zufolge also durch kollagenspezifische Th-3-Zellen unschädlich gemacht werden. Es gibt gute experimentelle Belege für das Phänomen der „oralen Toleranz". Der zugrundeliegende Mechanismus ist aber noch nicht vollständig verstanden, möglicherweise sind TGF-β produzierende T-Zellen ein Teil dieses Mechanismus. In klinischen Studien wurde Patienten mit multipler Sklerose basisches Myelinprotein, ein wichtiger Bestandteil der Myelinscheiden, oral verabreicht. In anderen Studien wurde die orale Gabe von Kollagen II bei Patienten mit rheumatoider Arthritis versucht. Klinische oder immunologische Effekte der Behandlung waren nicht meßbar. Das derzeit immer noch recht populäre Konzept der Bystander-Suppression muß also als spekulativ angesehen werden.

Ältere Konzepte, wie z. B. „MHC-Blockade" oder Impfung mit T-Zell-Rezeptorelementen haben sich nicht durchsetzen können und werden hier deshalb nicht detailliert dargestellt.

Trotz der geschilderten negativen Ergebnisse der bisherigen Studien, sollte die Möglichkeit antigenspezifische Toleranz zu (re-)induzieren nicht völlig ad acta gelegt werden. Antigenspezifische Toleranz läßt sich im Tierversuch gegen jedes beliebige Antigen herstellen. Sehr viel schwieriger ist es, eine schon etablierte Immunantwort zu unterbrechen, d.h. Toleranz zu reinduzieren. Letzteres entspricht aber der klinischen Situation. Zum Zeitpunkt der klinischen Manifestation einer Autoimmunkrankheit ist die ursächliche Immunantwort schon lange etabliert (vgl. Kapitel 3). Derzeit wird in verschiedenen Laboren intensiv untersucht, wie eine Reinduktion antigenspezifischer Toleranz möglicherweise zu erzielen ist.

Ein hoffnungsvoller Ansatzpunkt ist dabei die Therapie mit Peptidantagonisten (Altered peptide ligands, APL). Es hat sich herausgestellt, daß sich für T-Zell-Rezeptoren, ähnlich wie für andere pharmakologisch bedeutsame Rezeptoren (z. B. β-adrenerge Rezeptoren), Agonisten und Antagonisten definieren lassen. Es gibt also Peptidantigene, die einen spezifischen TZR binden können ohne daß die T-Zelle aktiviert wird. Dieser Mechanismus scheint auch **in vivo** von Bedeutung zu sein. Verschiedene Pathogene, so z. B. das Hepatitis-B-Virus (HBV), HIV und Plasmodium falciparum, sind in der Lage die für die Immunantwort wichtigen zytotoxischen T-Zellen des Wirtes durch inaktivierende Peptide (APL) sozusagen „in die Irre zu führen". Vor kurzem sind klinische Phase-II-Studien mit APL bei der multiplen Sklerose initiiert worden. Es ist noch viel zu früh, die Wirksamkeit dieses Therapieprinzips zu beurteilen. Wichtig ist, daß es sich um einen Mechanismus handelt, mit dem in vitro und in vivo schon etablierte Immunantworten spezifisch gehemmt werden können.

Immunmodulation durch Zytokine oder Zytokinantagonisten

Die **Zytokinproduktion von T-Helfer-Zellen** (Th-Zellen) ist einer der wichtigsten immunregulatorischen Mechanismen. Der Verlauf vieler Infektions- oder Autoimmunerkrankungen wird wesentlich von der Zytokinproduktion des Patienten beeinflußt. $CD4^+$-T-Helfer-Zellen können anhand ihrer Zytokinproduktion in verschiedene Gruppen unterteilt werden. Th-1-Zellen produzieren vor allem Interferon-γ (IFN-γ), Interleukin (IL)-2 und Tumornekrosefaktor (TNF)-β. Th-2-Zellen produzieren vor allem IL-4, IL-5 und IL-13. Th-1-Zellen werden zur Beseitigung intrazellulärer Infektionen (z. B. virale Infektionen) benötigt. Die von den Th-1-Zellen produzierten Zytokine aktivieren u.a. Makrophagen die dann leichter intrazelluläre Erreger (z. B. Mykobakterien, Listerien) töten können. Diese makrophagenaktivierenden Wirkungen der Th-1-Zellen sind zwar bei der Beseitigung intrazellulärer Erreger erwünscht, fördern aber andererseits auch chronische Entzündungen. Die von den Th-2-Zellen produzierten Zytokine werden zur Bekämpfung parasitärer Infektionen sowie zum Immunglobulinklassen-Switch nach IgE und IgA benötigt, sind aber andererseits auch an der Pathogenese allergischer Erkrankungen beteiligt. Th-1- und Th-2-Zellen gehen beide aus Vorläuferzellen (Thp), die noch nicht auf ein bestimmtes Muster der Zytokinproduktion festgelegt sind, hervor. Nach der initialen Aktivierung (Priming) der Thp-Zellen produzieren diese zunächst vor allem IL-2 sowie geringere Mengen von IL-4 und IFN-γ. Erst nach mehrmaliger antigener Stimulation bilden sich die polarisierten Th-1- oder Th-2-Zellen heraus (Abb. 53/3). Selbst dann ergibt sich noch eine gewisse Überlappung der Zytokinmuster der verschiedenen Populationen, da bestimmte Zytokine, z. B. IL-3 sowohl von Th-1- als

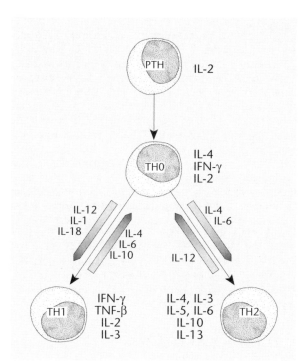

Abb. 53/3: Zytokinproduktion unterschiedlicher T-Helfer(Th)-Zell-Subsets. Vorläufer(Precursor)-Zellen (pTh) können ausschließlich IL-2 produzieren. Nach der ersten antigenen Stimulation können Th0-Zellen einige Zytokine, z. B. IL-2, -4, GM-CSF und IFN-γ in geringer Menge produzieren. Nach weiterer antigener Stimulation können sich dann polarisierte Subpopulation (Th1 oder Th2) bilden, deren Zytokinproduktion auf der Abbildung dargestellt ist. Wesentlicher Faktor für die Zytokine, die die Entwicklung des jeweiligen Phänotypes entweder begünstigen oder hemmen. Die Zytokinproduktion zytotoxischer T-Zellen (Tc1 und Tc2) und die Zytokinproduktion von γδ T-Zellen sind hier nicht erwähnt. Ebenfalls nicht aufgeführt, da noch nicht vollständig charakterisiert, sind die im Text erwähnten Th3- und Tr1-Zellen. Manche Zytokine, z. B. IL-10 oder TNF-α, können nicht nur von T-Lymphozyten, sondern auch von anderen Zellpopulationen, z. B. Makrophagen produziert werden.

auch von Th-2-Zellen produziert werden können. Darüber hinaus gibt es Zytokine, z. B. IL-10, TNF-α, die nicht nur von Th-1- und Th-2-Zellen sondern auch von anderen Zelltypen, z. B. Makrophagen, produziert werden können.

Zusätzlich zu den Th-0-, Th-1- und Th-2-Populationen gibt es Anhaltspunkte dafür, daß andere Th-Populationen mit distinkten Zytokinmustern existieren. Th-Zellen, die vor allem TGF-β produzieren, sind als Th-3-Zellen bezeichnet worden und Th-Zellen, die vornehmlich IL-10 und TGF-β produzieren, sind als Tr1-Zellen bezeichnet worden. Für beide Zellpopulationen wurde in unterschiedlichen Tiermodellen eine regulatorische Funktion gefunden (s. Kapitel 3). Analog zu den Th-1- und Th-2-Populationen können auch CD8⁺-zytotoxische T-Zellen anhand ihrer Zytokinproduktion in Tc1- und Tc2-Populationen unterteilt werden.

Obwohl mit Sicherheit eine Vereinfachung, hat diese Einteilung der T-Helferzellen viel zum besseren Verständnis der Infektionsabwehr sowie verschiedener immunpathologischer Prozesse (z. B. chronische Entzündungen, Allergien) beigetragen. Neuere Berichte haben gezeigt, daß sich Th-1- und Th-2-Zellen nicht nur in ihrer Zytokinproduktion, sondern auch in der Expression bestimmter anderer Oberflächenmoleküle, voneinander unterscheiden. So exprimieren menschliche IL-4 produzierende Zellen auch CCR3, den Rezeptor für das Chemokin Eotaxin. Das Chemokin Eotaxin wird von Epithelzellen und Phagozyten produziert und hat chemotaktische Wirkung auf Eosinophile und Basophile, die beide CCR3 exprimieren. Die Expression von CCR3 ermöglicht es den IL-4 produzierenden gemeinsam mit den eosinophilen und den basophilen Leukozyten an die Orte allergischer Entzündung zu gelangen. Th-1-Zellen haben ein anderes Migrationsverhalten als Th-2-Zellen und auch für Th-1-Zellen sind bei Mäusen spezifische Homing-Rezeptoren und bei Menschen spezifische Chemokinrezeptoren beschrieben worden.

Unter physiologischen Bedingungen regulieren die beiden Th-Subsets sich gegenseitig. Derzeit gibt es intensive Bemühungen, sich diese gegenseitige Regulation der Th-Subsets therapeutisch zunutze zu machen. Die Ergebnisse, die in verschiedenen Tiermodellen autoimmuner Erkrankungen gewonnen wurden, zeigen, daß eine Immunmodulation durch Manipulation der Zytokinproduktion von T-Zellen zwar prinzipiell möglich ist, oftmals aber unerwartete Effekte hat. Ein besonders gut untersuchtes Tiermodell für T-Zell-vermittelte Autoimmunerkrankungen ist die experimentell autoimmune Enzephalomyelitis (EAE, vgl. a. Kapitel 3). Diese Erkrankung wird durch T-Zellen, die spezifisch für bestimmte Peptidfragmente (Epitope) des basischen Myelinproteins (**M**yelin **b**asic **p**rotein, MBP) sind, verursacht. MBP ist auch bei der multiplen Sklerose ein wichtiges Zielantigen enzephalitogener Lymphozyten, und das Krankheitsbild der EAE im Tiermodell ähnelt dem der multiplen Sklerose beim Menschen. Im Tiermodell kann EAE durch die Injektion von MBP oder enzephalitogenen MBP-Peptiden oder durch die Übertragung von T-Lymphozyten erkrankter Tiere auf gesunde Tiere ausgelöst werden. Es ist bekannt, daß nur solche MBP-spezifische T-Zell-Klone, die nach Aktivierung IFN-γ, TNF-α, oder TNF-β produzieren, in der Lage sind, in Empfängermäusen EAE auszulösen. T-Zell-Klone, die das „richtige" enzephalitogene Peptid erkennen, aber nach Aktivierung andere Zytokine als IFN-γ, TNF-α, oder TNF-β produzieren, sind nicht in der Lage EAE auszulösen. Unter bestimmten experimentellen Umständen war es sogar möglich, Mäuse durch die Übertragung MBP-spezifischer T-Zell-Klone, die „Th-2-Zytokine", also z. B. IL-4 produzieren, vor EAE zu schützen. Dem entsprechen andere Untersuchungsbefunde, die zeigen, daß zum Zeitpunkt der höchsten Krankheitsaktivität mRNA für

Th-1-Zytokine im ZNS der Versuchstiere nachweisbar ist, während mRNA für Th-2-Zytokine zu Beginn der Remission nachweisbar ist. Auch die Gabe von Th-2-Zytokinen, entweder lokal durch genetisch manipulierte MBP-spezifische Zellen, oder systemisch, ist erfolgreich zur Therapie der EAE eingesetzt worden. Aus solchen Untersuchungen entwickelte sich die derzeit weitverbreitete Vorstellung, nach der Th-1-Zellen für die Induktion und Erhaltung chronisch inflammatorischer Prozesse verantwortlich seien, wohingegen Th-2-Zellen antiinflammatorisch wirksam seien. Vorsicht ist jedoch vor dieser wahrscheinlich zu stark vereinfachten Sicht der Dinge geboten. Unabhängig voneinander haben verschiedene Arbeitsgruppen an verschiedenen Mäusestämmen gefunden, daß die Injektion monoklonaler Antikörper gegen das proinflammatorische Th-1-Zytokin IFN-γ den Verlauf der EAE in Mäusen verschlimmert, während die Injektion von rekombinantem IFN-γ protektive Wirkungen hatte. Ebenso überraschend waren die Befunde, daß in Mäusen, die genetisch so manipuliert waren, daß sie kein IFN-γ produzieren konnten (IFN-γ$^{-/-}$-Mäuse), oder aufgrund des fehlenden IFN-γ-Rezeptors nicht auf IFN-γ reagieren konnten (IFN-γR$^{-/-}$-Mäuse), EAE ausgelöst werden konnte. In einem Fall wurden Mäuse eines normalerweise resistenten Stammes erst durch die „Knock-out"-Mutation empfänglich für EAE. Insgesamt läßt sich aus diesen Befunden schließen, daß IFN-γ an einem bestimmten Zeitpunkt während der Induktion der EAE protektive Wirkungen haben muß. Auch andere „Knock-out-Mäuse" haben gezeigt, daß die o.a. einfachen Vorstellungen zur Rolle von Th-1- und Th-2-Zytokinen in der Pathogenese der EAE zu hinterfragen sind: in Mäusen, die weder TNF-α, noch TNF-β produzieren (TNF-α/TNF-β$^{-/-}$-Mäuse) konnte EAE ausgelöst werden. Weiterhin verlief die EAE bei Mäusen, die kein IL-4 produzieren können (IL-4$^{-/-}$-Mäuse), nicht schwerer als bei IL-4 produzierenden Kontrollmäusen des gleichen Stammes. Unlängst konnte sogar gezeigt werden, daß immundefiziente Mäuse, denen MBP-spezifische Th-2-Zellen übertragen werden, an EAE erkranken. Ähnliche Befunde sind an anderen Tiermodellen T-Zell-vermittelter Autoimmunerkrankungen erhoben worden; die EAE wurde hier nur als besonders gut untersuchtes Beispiel ausgewählt, anhand dessen die Komplexität der Zytokineffekte in der Induktion, Aufrechterhaltung und Remission von Autoimmunkrankheiten beispielhaft dargestellt werden sollte.

Aus den verschiedenen Studien geht also klar hervor, daß die Vorstellung, Th-1-Zellen seien für die Induktion und Aufrechterhaltung chronisch inflammatorischer Prozesse verantwortlich, während die Th-2-Zytokine zur Überwindung solcher chronischen Entzündungen führen, zu einfach ist. Es wird klar, daß die pathogenen oder protektiven Effekte von Zytokinen oder ihren Antagonisten (z.B. Antikörper gegen Zytokine, Antikörper gegen Zytokinrezeptoren u.a.) kritisch davon abhängen, wann und wo (lokal/systemisch) die Applikation erfolgt. Weiterhin ist klar, daß das starre Konzept Th-1/Th-2 zu einfach ist. So konnte z.B. unlängst gezeigt werden, daß manche murinen Th-Zellen in der Lage sind, nach einer gegebenen Antigenstimulation zunächst IFN-γ und später IL-10 zu produzieren. Verschiedene Arbeitsgruppen, darunter unsere eigene, haben auch nachweisen können, daß einzelne humane T-Zellen in der Lage sind gleichzeitig IFN-γ und IL-4 zu produzieren. Selbst wenn für eine Erkrankung also ein klares Th-1- oder Th-2-Zytokinmuster gefunden wird, ist also Vorsicht vor allzu schneller therapeutischer Manipulation mit Zytokinen oder Zytokinantagonisten geboten.

Noch nicht ganz so gründlich erforscht und – vielleicht deshalb – etwas übersichtlicher erscheint die Situation bei allergischen Erkrankungen, z.B. dem allergischen Asthma bronchiale. Hier scheinen Th-2-Zellen eine wichtige Rolle in der Pathogenese zu spielen. Im Tiermodell für Asthma konnte unlängst gezeigt werden, daß die funktionelle Hemmung von Th-2-Zellen durch einen spezifischen monoklonalen Antikörper eine Verminderung der eosinophilen Infiltration sowie verminderte Konzentrationen der Th-2-Zytokine IL-4 und IL-5 in der bronchoalveolären Lavage zur Folge hat.

Im Verlaufe mancher chronisch entzündlicher Erkrankungen scheinen Monozyten/Makrophagen die Hauptursache der chronischen Gewebszerstörung zu sein. Es ist deshalb theoretisch vorstellbar, nicht nur T-Zell-Zytokine, sondern auch solche Zytokine, die vorwiegend von Monozyten/Makrophagen produziert werden, zum Zielpunkt therapeutischer Eingriffe zu machen. Ein erfolgversprechendes, weiter oben schon kurz erwähntes Beispiel der Immunmodulation durch Zytokinantagonisten bietet derzeit die Therapie der rheumatoiden Arthritis. Frühere Studien hatten ergeben, daß die Pathologie der rheumatoiden Arthritis ganz wesentlich durch Makrophagen und die von ihnen produzierten Zytokine mitbedingt zu sein scheint. Weitere Untersuchungen ergaben dann Anhaltspunkte dafür, daß insbesondere die TNF-α Produktion von Makrophagen in den Gelenken der RA-Patienten pathologisch hochreguliert ist. Es lag daher nahe, Patienten mit rheumatoider Arthritis mit Antikörpern gegen TNF-α zu behandeln.

Es bleibt also abzuwarten, ob die vielfältigen Strategien zur Manipulation der Zytokinproduktion zu klinisch verwertbaren Ergebnissen führen. Zytokine sind typischerweise sowohl pleiotrop als auch redundant. Jede Manipulation dieses Systems birgt insofern aufgrund der Pleiotropie einerseits das Risiko unerwarteter Nebenwirkungen. Andererseits kann die Redundanz der Zytokineffekte dazu führen, daß auch theoretisch gut begründbare Eingriffe klinisch wirkungslos bleiben. Zum dritten werden komplizierte Regulationsmechanismen teilweise erst nach dem Versuch des therapeutischen Eingreifens in das Zytokin-Netzwerk erkennbar: Das klinische Versagen der IL-1-antagonistischen Therapie bei Sepsispatienten gibt ein beredtes Zeugnis hierfür ab. Trotzdem ist es realistisch anzunehmen, daß sich aus dem immer besser werdenden Verständnis der Immunregulation durch Zytokine in nicht allzuferner Zukunft praktisch bedeutsame therapeutische Strategien ergeben werden.

Chemokine und Chemokinrezeptoren

Um ihre protektiven oder pathogenen Wirkungen im Gewebe entfalten zu können, müssen Lymphozyten, Makrophagen u.a. Zellen zunächst aus der Blutbahn ins Gewebe emigrieren können. Dies geschieht über ein komplex reguliertes System von Signalen, mit dem die Leukozyten zunächst ihre Flußgeschwindigkeit verlangsamen, sich dann an die Endothelien anlagern, um schließlich in das Gewebe zu emigrieren. Initiiert wird der Prozeß z.T. durch Botenstoffe, sogenannt Chemokine, die die Leukozyten an „den Ort des Geschehens" locken. Dieser Prozeß ist äußerst fein reguliert. Unlängst konnte gezeigt werden, daß Th-1- und Th-2-Zellen sich nicht nur in ihrer Zytokinproduktion, sondern auch in ihrem Migrationsverhalten unterscheiden. Seit in neuester Zeit spezifische Oberflächenmoleküle, die das unterschiedliche Migrationsverhalten dieser Zellpopulationen bestimmen, gefunden wurden, wird intensiv versucht, durch Manipulation dieser Oberflächenmoleküle eine Einwanderung des potentiell schädlichen Zelltypes in erkrankte Gewebe zu verhindern. So ist z.B. denkbar, daß die Einwanderung von IL-4 produzierenden Th-2-Zellen in allergisch entzündliche Hautareale durch Beeinflussung des Oberflächenmoleküls CCR3, das spezifisch von Th-2-Zellen exprimiert wird, verhindert werden könnte.

Chemokinrezeptoren sind außerdem für andere Erkrankungen, insbesondere für die Pathogenese der HIV-Infektion, von größter Bedeutung. Nachdem gefunden wurde, daß manche Chemokinrezeptoren (z.B. CCR5) als Korezeptor für HIV fungieren, gibt es intensive Bemühungen, diesen Mechanismus durch CCR5-Blockade zu behindern. Für die nächsten Jahre ist also mit einer Flut neuer Erkenntnisse zur Immunmodulation durch Manipulation von Chemokinen und Chemokinrezeptoren zu rechnen.

Weitere Mechanismen der Immunmodulation

T-Zellen benötigen zur Aktivierung mehrere Signale. Eines davon ist das Signal durch den T-Zell-Rezeptor nach Erkennung des spezifischen Peptid-MHC-Komplexes. Das zweite Signal wird durch die Interaktion sogenannter kostimulatorische Moleküle auf den antigenpräsentierenden Zellen mit ihren Liganden auf den T-Zellen induziert (s. Kapitel 1). Pathologische Immunreaktionen können durch die Expression kostimulatorischer Moleküle zur falschen Zeit am falschen Ort mitbedingt werden. In Tierversuchen wird zur Zeit intensiv untersucht, wie sich die Manipulation kostimulatorischer Moleküle möglicherweise therapeutisch einsetzen läßt. Klinisch verwertbare Ergebnisse gibt es bislang noch nicht, es ist aber durchaus damit zu rechnen, daß solche Ergebnisse in den nächsten Jahren vorliegen werden.

Der Einsatz gentherapeutischer Strategien, z.B. zur lokalen Expression bestimmter Zytokine oder Zytokinantagonisten, hat sich teilweise aus technischen, teilweise aus konzeptionellen Gründen (s. oben Zytokintherapie), als unerwartet schwierig erwiesen. Rasche Erfolge sind hier in der nächsten Zeit zunächst nicht zu erwarten.

Zusammenfassend läßt sich festhalten, daß der stürmische Fortschritt immunologischer Techniken und Erkenntnisse viele neuartige Therapiekonzepte möglich erscheinen läßt. Allerdings sind die bislang bekannten Mechanismen der Immunregulation so komplex, daß die Umsetzung einfacher Vorstellungen in therapeutische Schemata oftmals zu überraschenden Ergebnissen geführt hat. Dennoch besteht Anlaß zu vorsichtigem Optimismus: eine Reihe neuartiger Behandlungskonzepte wird derzeit klinisch erprobt und selbst die bislang notierten Rückschläge haben zu einem besseren Verständnis immunregulatorischer Mechanismen geführt und teilweise die Grundlage für neuere, bessere Strategien gebildet.

Literatur

Abbas AK, Murphy KM, Sher A (1996). Functional diversity of helper T lymphocytes. Nature (Lond) 383: 787–793

Brooks PM, Day RO (1991). Nonsteroidal antiinflammatory drugs-differences and similarities. NEJM 323: 1716–1725

Burmester GR, Jahn B, Hain N, Strobel G, Kalden JR (1989). T cell regulation and T cell clones in relation to synovial inflammation. Springer Semin Immunopathol 11: 259–272

Cobbold SOP, Jayasuriya A, Nash A, Prospero TD, Waldmann H (1984). Therapy with monoclonal antibodies by elimination of T-cell subsets in vivo. Nature 312: 548–51

Comer SS, Jasin HE (1988). In vitro immunomodulatory effects of sulfasalazine and its metabolits. J Rheumatol 15: 580–586

Day RO, Graham GG, Williams KM (1988). Pharmakokinetics of nonsteroidal antiinflammatory drugs. Baillieres Clin Rheumatol 2: 363–93.

Feldmann M, Brennan FM, Maini RN (1996). Role of cytokines in rheumatoid arthritis. Annu Rev Immunol 14: 397–440

Firestein GS, Paine MM, Boyle DL (1994). Mechanism of methotrexate action in rheumatoid arthritis. Selective decrease in synovial collagenase gene expression. Arthritis Rheum 37: 193–200

Fox DA, McCune WJ (1989). Immunologic and clinical effects of cytotoxic drugs used in the treatment of rheumatoid arthritis and systemic lupus erythematosus. In: Cruse JM, Lewis RE (eds). Therapy of autoimmune diseases. Basel (Karger): 20–78

Gilbert SC, Plebanski M, Gupta S, Morris J, Cox M, Aidoo M, Kwiatkowski D, Greenwood BM, Whittle HC, Hill

AVS (1998). Association of Malaria parasite population structure, HLA, and immunological antagonism. Science 279: 1173–1177

Herzog CH, Walker CH, Pichler W, Aeschlimann A, Wassmer P, Stockinger H, Knapp W, Rieber P, Müller W (1987). Monoclonal Anti-CD4 in arthritis. Lancet II: 1461–2

Horneff G, Burmester GR, Emmrich F, Kalden JR (1991). Treatment of rheumatoid arthritis with an anti-CD4 monoclonal antibody. Arthitis Rheum 34: 129–140

Horneff G, Dirksen U, Emmrich F, Wahn V (1995). Treatment of refractory juvenile rheumatoid arthritis by monoclonal anti-CD4 antibodies: a pilot study in two children. Ann Rheum Dis 54: 846–849

Kamradt T, Burmester GR (1998). Cytokines and arthritis: is the Th1/Th2 paradigm useful for understanding pathogenesis? J Rheumatol 25: 6–8

Karsh J, Klippel JH, Plotz PH, Decker JL, Wright DG, Flye MW (1981). Lymphapheresis in rheumatoid arthritis. Arthritis Rheum 24: 867–73

Löhning M, Stroehmann A, Coyle AJ, Grogan JL, Lin S, Gutierrez-Ramos JC, Levinson D, Radbruch A, Kamradt T (1998) T1/ST2 is preferentially expressed on murine Th2 cells, independent of IL-4, IL-5, and IL-10, and important for Th2 effector function. Proc. Natl Acad. Sci USA 95: 6930–6935.

Loftus JK, Reeve J, Hesp R, David J, Ansell BM, Woo PMM (1993). Deflazacort in juvenile chronic arthritis. J rheumatol (suppl 37) 20: 40–42

Mitchell JA, Akarasereenont P, Thiemermann C, Flower RJ, Vane JR (1993). Selectivity of nonsteroidal antiinflammatory drugs as inhibitors of constitutive and inducible cyclooxygenase. Proc Natl Acad Sci, USA, 90: 11693–11697

Miyachi Y, Yoshioka A, Imamura S, Niwa Y (1986). Antioxidant action of antimalarials. Ann Rheum Dis 45: 244–248

Mladenovic V, Domljan Z, Rozman B et al (1995). Safety and effectiveness of leflunomide in the treatment of patients with active rheumatoid arthritis. Results of a randomized, placebo-controlled, phase II study. Arthritis Rheum 38: 1595–1603

Mosmann TR, Sad S (1996). The expanding universe of T-cell subsets: Th1, Th2 and more. Immunol Today 17: 138–146

Olsen NJ, Brooks RH, Cush JJ, Lipski PE, St. Clair EW, Matteson EL, Gold KN, Cannon CW, Jacksomn CG, McCune WJ, Fox DA, Nelson B, Lorenz T, Strand V (1996). A double blind, placebo controlled study of an anti-CD5 immunoconjugate in patients with rheumatoid arthritis. The Xoma RA Investigator Group. Arthritis Rheum 39: 1102–1108

Pinals RS, Kaplan SB, Lawson JG, Hepburn B (1986). Sulfasalazine in rheumatoid arthritis. Arthritis Rheum 29: 1427–1433

Silverman ED, Laxer RM, Greenwald M, Gelfand E, Shore A, Stein LD, Roifman CM (1990). Intravenous gamma globulin therapy in systemic juvenile rheumatoid arthritis. Arthritis Rheum 33: 1015–1022

Stewart CF, Evans WE (1990). Drug-drug interactions with antirheumatic agents: Review of selected clinically important interactions. J Rheumatol 17: 16–23

54 Rheumatisches Fieber (RF)

V. Wahn, H. H. Kramer

54.1	Ätiologie und Pathogenese 577	54.4.5	Herdsanierung 581
54.2	Epidemiologie 578	54.4.6	Verhaltensregeln 581
54.3	Klinik, Diagnose 578	54.5	Rezidivprophylaxe 581
54.4	Therapie 580	54.6	Impfung gegen Streptokokken 582
54.4.1	Allgemeinbehandlung 580	54.7	Prognose 582
54.4.2	Medikamentöse Behandlung 580	54.8	Die poststreptokokkenreaktive Arthritis (PSRA) 582
54.4.3	Therapie der Chorea minor 581		
54.4.4	Herzinsuffizienz 581		

Das rheumatische Fieber ist eine akute entzündliche Erkrankung, welche verschiedene Organe befallen kann und durch Rezidivneigung gekennzeichnet ist. Bevorzugt tritt das rheumatische Fieber jenseits des 4. Lebenjahres auf, mit einem Häufigkeitsgipfel um das 10. Lebensjahr. Erkrankungen im Kleinkindes- oder Erwachsenenalter sind selten. Seine Bedeutung hat das rheumatische Fieber nicht nur wegen der akuten Erkrankung, sondern vor allem wegen der schwerwiegenden möglichen Folgeschäden an den Herzklappen.

54.1 Ätiologie und Pathogenese

Die Erkrankung tritt 1 bis 4 Wochen nach einer Infektion, fast immer Tonsillopharyngitis, mit β-**hämolysierenden Streptokokken** der Gruppe A auf. Extrapharyngeale Streptokokkeninfektionen (Haut, Weichteile) sind nicht rheumatogen, und Streptokokken, die eine akute Glomerulonephritis nach sich ziehen, induzieren fast nie ein RF. Offenbar sind nur bestimmte Serotypen in der Lage, den rheumatischen Prozeß in Gang zu setzen. Entscheidende Bedeutung bei der Entstehung des RF kommt den sog. M-Proteinen aus der Oberfläche der Streptokokken zu. Die M-Proteine und eine evtl. vorhandene Schleimkapsel stellen wichtige Virulenzfaktoren dar und determinieren vermutlich auch die sogenannte „Rheumatogenität" der Streptokokken (Bessen, 1989). Auf der Wirtsseite wurden Assoziationen mit bestimmten HLA-Antigenen, besonders HLA D8/17, beschrieben. Die Pathogenese wird in Abbildung 54/1 schematisch illustriert.

Während die Polyarthritis gut im Sinne einer Immunkomplexmanifestation am Gelenk verstanden werden kann, müssen Herzerkrankung und Chorea als Folge des Auftretens von **kreuzreagierenden Antikörpern** zwischen Streptokokken-M-Proteinen und Herzmuskel (insbes. Myosin, aber auch Aktin, Keratin, Vimentin, Sarkolemm-Membran u.a.) bzw. Streptokokken und Nervenzellen im ZNS verstanden werden. Mittels gentechnologischer Methoden ist es inzwischen gelungen, kardiale kreuzreagierende Autoantigene besser zu definieren (Eichbaum, 1994). Besonders große Homologien zeigten sich dabei zwischen M5-Protein auf der bakteriellen und Zytokeratin 8,

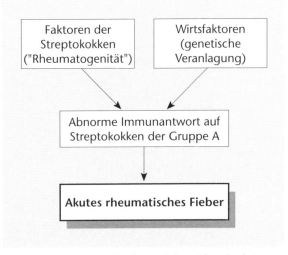

Abb. 54/1: Pathogenese des Rheumatischen Fiebers (nach Carapetis et al., 1996).

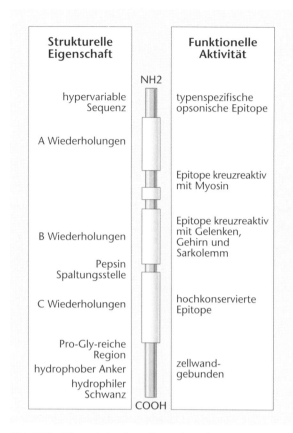

Abb. 54/2: Schematische Darstellung eines rheumatogenen M5-Proteins von Streptokokken (nach Stollerman, 1997).

Schwerketten-Myosin und Tropomyosin auf der Herzmuskelseite. Andere Untersuchungen konzentrierten sich auf Kreuzreaktionen mit Gehirngewebe, die durch M-Proteine 5 und 19, in erster Linie aber durch M-Protein 6 hervorgerufen wurden (Bronze, 1993). Abbildung 54/2 veranschaulicht die Struktur eines M-Proteins.

Andere Komponenten der Bakterien (Exotoxine A, B, C) haben Eigenschaften von Superantigenen und mögen auf diese Weise Entzündungsreaktionen verstärken (Carapetis, 1996).

54.2 Epidemiologie

In den Entwicklungsländern ist das rheumatische Fieber in Anbetracht fehlender Antibiotika nach wie vor ein erhebliches medizinisches Problem. Dort wird mit Prävalenzraten von 5–20/1000 Personen gerechnet. Dagegen geht man z. B. in den USA von nur 0,2–18/100 000 Personen aus. Auch in Deutschland ist das RF eine ausgesprochene Rarität geworden. Wahrscheinlich ist dafür zum einen die Tatsache verantwortlich, daß die Streptokokken weniger rheumatogen geworden sind (Antigendrift?), zum anderen aber auch die Tatsache, daß jeder Racheninfekt in der kinderärztlichen Praxis konsequent antibiotisch behandelt wird.

54.3 Klinik, Diagnose

Zur Diagnose sollten die 1992 geringfügig modifizierten Richtlinien der American Heart Association herangezogen werden (Special Writing Group, 1992). Die **5 Hauptkriterien** (Tab. 54/1) sind im folgenden genauer beschrieben, mit Häufigkeitsangaben aus der Literatur.

Polyarthritis. Die typischen Zeichen der Arthritis betreffen vorwiegend große Gelenke mit asymmetrischem Befall und rasch wechselnder Lokalisation. Die Gelenkmanifestation dominiert bei etwa 25 bis 40% der betroffenen Patienten, bei weiteren etwa 25 bis 40% in Verbindung mit einer Karditis. Die Arthritis dauert bis zu 4 Wochen.

Karditis. Die rheumatische Karditis ist typischerweise eine Pankarditis, die aufgrund entzündlicher Klappenveränderungen, d. h. einer Valvulitis zu einer durch Auskultation feststellbaren Klappeninsuffizienz führt. Eine isolierte Myo- oder Perikarditis ist bei RF ungewöhnlich.

Die **Valvulitis** betrifft an erster Stelle die Mitralklappe, an zweiter Stelle die Aortenklappe. Im ersten Krankheitsstadium liegen typischerweise Klappeninsuffizienzen vor, die sich im Verlauf der Erkrankung in ihrem Ausmaß ändern. So gut wie nie liegen primär Klappenstenosen vor. Die Dopplersonographie kann den Auskultationsbefund untermauern, ein alleiniger Doppler-Befund reicht jedoch nicht als Kriterium für eine rheumatisch bedingte Valvulitis.

Tab. 54/1: Aktuelle Jones-Kriterien (Special Writing Group, 1992).

Hauptkriterien
Karditis
Polyarthritis
Chorea minor
Erythema anulare marginatum
Subkutane Knötchen
Nebenkriterien
Klinisch
Fieber
Arthralgien
Labor
Erhöhte Akute-Phase-Proteine: BSG, CRP
PR-Intervall verlängert
In jedem Fall erforderlich: Nachweis der Streptokokkeninfektion
Streptokokkennachweis im Rachenabstrich mittels Kultur oder Antigennachweis
Signifikanter Anstieg der Streptokokkenantikörper (möglichst Kombination von 3 Antikörpern messen; MASO, Anti-DNase B, Anti-Streptokinase, Anti-Hyaluronidase, Anti-NADase)

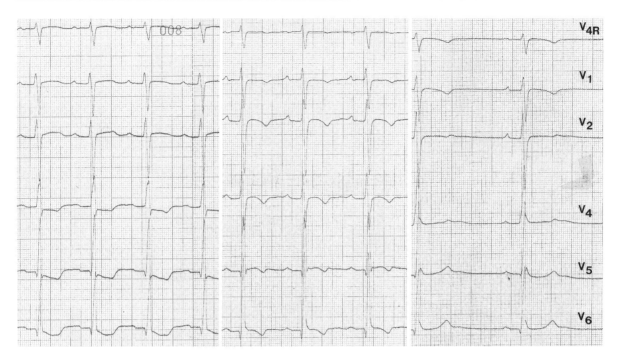

Abb. 54/3: Elektrokardiogramm im Verlauf einer Myokarditis: Innenschichtschaden mit ST-Senkung.

Die rheumatische **Myokarditis** führt selten zur Herzinsuffizienz, welche sich jedoch als Folge von Mitral- oder Aorteninsuffizienz entwickeln kann. Echokardiographisch läßt sich eine beeinträchtigte Kontraktion der linken Herzkammer feststellen, bei schwerer Myokarditis ist das Herz auch radiologisch vergrößert. Elektrokardiographisch finden sich passagere Erregungsrückbildungsstörungen vom Typ des Innenschichtschadens (ST-Senkung) (Abb. 54/3). Die zu den Nebenkriterien des RF zählende PQ-Verlängerung ist ein unspezifischer Befund und weist auf keinen Fall für sich allein genommen auf eine kardiale Beteiligung hin.

Eine **Perikarditis** manifestiert sich auskultatorisch bei fehlendem oder sehr geringem Erguß durch das als „Lederknarren" bekannte Perikardreiben. Ein in schweren Fällen typischer EKG-Befund (Abb. 54/4) ist die Anhebung der ST-Strecke im Sinne eines Außenschichtschadens.

Die **Häufigkeit einer Karditis** bei RF wird mit 30 bis 40 % angegeben, wobei allerdings die diagnostischen Probleme (Fehlinterpretation elektrokardiographischer oder auskultatorischer Befunde) zu berücksichtigen sind. Die Echokardiographie erlaubt heute die einwandfreie Abklärung früher unentdeckt gebliebener Perikardergüsse bzw. einer linksventrikulären Funktionsstörung, sowie den dopplersonographischen Nachweis einer Klappeninsuffizienz. Für die rheumatische Genese einer Klappeninsuffizienz speziell der Mitralklappe spricht der Nachweis von Anti-A-Polysaccharidantikörpern, die bis zu 7–8 Jahre nach der akuten Krankheitsepisode vorhanden sein können und vermutlich auf Kreuzreaktionen mit aus der betroffenen Klappe freigesetzten Glykoproteinen zurückzuführen sind (Appleton, 1985). Ein diagnostischer Irrtum wäre es, ein Aorten- oder Mitralklappenvitium bei einem Kind mit Streptokokkennachweis und/oder einmalig erhöhtem Antistreptolysin-Titer im Sinne einer rheumatischen Karditis zu interpretieren.

Chorea minor (Sydenham). Es finden sich choreatische Bewegungsstörungen der Extremitäten, des Rumpfes und der Gesichtsmuskulatur, gelegentlich verbunden mit emotionaler Labilität und Persönlichkeitsveränderungen. Eine isolierte Chorea tritt vergleichsweise selten auf, noch seltener sind Kombinationen mit einer Karditis oder einer Polyarthritis. Die Diagnose wird rein klinisch gestellt.

Erythema anulare marginatum. Blaßrötliche, flüchtige ring- und girlandenförmige Eritheme mit Bevorzugung des Rumpfes. Die Manifestation ist selten.

Rheumatische Knötchen. An Sehnenscheiden, Periost und Gelenkkapseln. Sie treten so selten auf, daß sie von einigen Autoren mit einem gewissen Recht als diagnostisches Kriterium abgelehnt werden.

Die **Diagnose** kann gestellt werden, wenn 2 Hauptkriterien oder 1 Haupt- und 2 Nebenkriterien vorliegen (Tab. 54/1). Die Diagnose wird durch den Nachweis von Streptokokken im Rachenabstrich und/oder den Nachweis streptokokkenspezifischer Antikörper (in erster Linie ASO und Anti-DNase B) erhärtet, nicht bewiesen! Immerhin haben fast die Hälfte aller Kinder mit Takayasu-Arteriitis oder juveniler rheumatoider Arthritis (JRA) erhöhte Titer dieser Antikörper, bei der

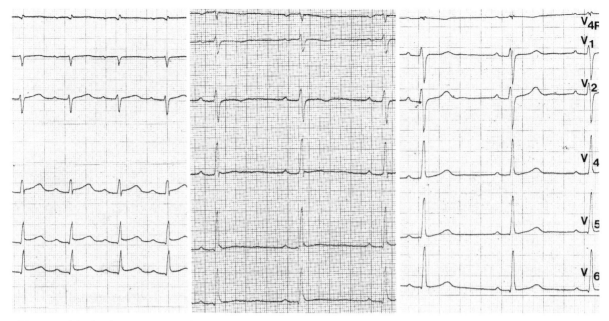

Abb. 54/4: Elektrokardiogramm im Verlauf einer Perikarditis: Außenschichtschaden mit ST-Hebung.

Polyarteriitis nodosa sogar 80 %. Auch bei der Lyme-Arthritis muß mit erhöhten Werten gerechnet werden. In bestimmten Ausnahmesituationen kann die Diagnose „RF" auch präsumptiv gestellt werden (wenn nur ein Haupt- oder mehrere Nebenkriterien bei einem Patienten mit anamnestischen RF und erneut gesicherter Streptokokken-Infektion vorhanden sind). Diese Möglichkeit ist in folgenden drei Situationen gegeben:

1. Chorea als einzige RF-Manifestation.
2. Überstandene, inapparent verlaufene, nicht im Akutstadium diagnostizierte Karditis.
3. Neue RF-Episode bei vorausgegangenem RF.

54.4 Therapie

54.4.1 Allgemeinbehandlung

Bis zur endgültigen Klärung von Diagnose, Differentialdiagnose und Organmanifestation ist beim schwerkranken Kind eine Krankenhausaufnahme unerläßlich, bis zur kardiologischen Untersuchung ist Bettruhe anzuraten.

54.4.2 Medikamentöse Behandlung

Antibiotika. Die Elimination der Streptokokken gelingt in erster Linie durch Penizillin. Es wird zunächst über 10 Tage oral in einer Dosis von 40 000 IE/kg KG/d verabreicht, danach schließt sich eine lebenslange Dauerprophylaxe (s. unten) an. Bei Penizillinallergie empfiehlt sich zur Therapie Erythromycin (40 mg/kg KG).

Salizylate. In der Regel wird zur Behandlung des RF Acetylsalicylsäure in einer Dosis zwischen 60 und 100 mg/kg KG/d für 6 bis 8 Wochen verabreicht. Bei diesen hohen Dosen müssen die vielfältigen Nebenwirkungen bedacht werden (siehe S. 563). Eine effektive antiphlogistische Behandlung zeigt sich daran, daß das Fieber abfällt, die Gelenkschmerzen abklingen und Tachykardie und schlechtes Befinden rückläufig sind. Antiphlogistika sollten so lange gegeben werden, bis BSG und C-reaktives Protein eine weitgehende Kontrolle der entzündlichen Aktivität anzeigen.

Kortikosteroide. Die Mehrzahl der vorliegenden Studien spricht bei gesicherter rheumatischer Karditis zugunsten des Einsatzes von Glukokortikoiden, z.B. 2 mg/kg KG Prednison oder Prednisolon. Eine Metaanalyse aller randomisierten Studien läßt aber erkennen, daß die Überlegenheit der Steroide im Vergleich zu Acetylsalicylsäure allein bei der Verhinderung von krankhaften Herzgeräuschen 1 Jahr nach dem akuten RF kein Signifikanzniveau erreicht (1). Entscheidet man sich, trotz aller begründeten Zweifel, zum Einsatz der Steroide, richten sich Dauer und Dosierung neben dem klinischen Zustand nach der serologischen Entzündungsaktivität. Bei Erreichen einer weitgehenden Remission (in der Regel nach etwa 2 bis 4 Wochen) wird die Steroiddosis vorsichtig reduziert. Die Gabe kann im allgemeinen nach 6 Wochen beendet werden. Die antiphlogistische Therapie mit Acetylsalicylsäure wird noch einige Wochen über diesen Zeitpunkt hinaus fortgeführt, bevor auch dieses Medikament langsam abgesetzt werden kann.

54.4.3 Therapie der Chorea minor

Auch im Zusammenhang mit der Chorea minor müssen die Streptokokken mit Penizillin in gleicher Dosierung wie oben angegeben eliminiert werden. Unabhängig davon sind neben leichten Verläufen mit geringer Beeinträchtigung der Feinmotorik auch schwere Verläufe mit Befall aller Muskelgruppen von teilweise monatelanger Dauer möglich.

Bettruhe ist indiziert; wenn möglich, sollte das Kind von äußeren Reizen abgeschirmt werden. Das Bett muß gut gepolstert sein, damit keine spontanen Verletzungen eintreten. Bei stark errregten Kindern können zur Sedierung Phenobarbital, Phenothiazine, Tranquilizer oder Diazepam eingesetzt werden. Die Prognose der Chorea ist in der Regel gut.

54.4.4 Herzinsuffizienz

Eine manifeste Herzinsuffizienz wird nach den üblichen Regeln mit Diuretika und Digitalisierung behandelt.

54.4.5 Herdsanierung

Die Diagnose eines rheumatischen Fiebers allein erfordert noch keine Herdsanierung, z. B. Tonsillektomie. Erst wenn diese auch aus anderen Gründen (chronisch rezidivierende eitrige Tonsilliden, stark vergrößerte Tonsillen) indiziert ist, sollte man sich unter Penizillinschutz zu diesem Eingriff entschließen.

54.4.6 Verhaltensregeln

Ist eine Karditis ohne Restschaden völlig abgeheilt, kann das Kind nach 3 bis 6 Wochen zu einer normalen Lebensweise zurückkehren und nach rund 6 bis 12 Monaten wieder am Schulsport teilnehmen. Liegen bleibende Schäden an Herzklappen vor, richtet sich das Ausmaß der erlaubten körperlichen Aktivität nach dem Ausmaß dieser Schäden.

54.5 Rezidivprophylaxe

Nach einem durchgemachten rheumatischen Fieber ist zumindest bei Kindern mit hohem Rezidivrisiko eine lebenslange Penizillinprophylaxe indiziert (Dajani, 1995). Die effektivste Form der Rezidivprophylaxe besteht in der intramuskulären Gabe von 1,2 Mega Benzathin-Penizillin (Dajani, 1995), in der Regel 1mal pro Monat. Hierunter kommt es zu weniger als einem Rezidiv auf 250 Patientenjahre. Daten aus Taiwan sprechen dafür, dieselbe Dosis alle 3 Wochen zu injizieren, um Streptokokkeninfektionen und Herzklappenfehler effektiver zu verhindern (Lue, 1994). Es gibt sogar Studien, die eine Gabe alle 14 Tage favorisieren (Kasseem, 1996). Was die Dauer angeht, gibt Tab. 54/2 die hierzu formulierten Empfehlungen der American Heart Association wieder.

Bei Patienten mit einem erkennbar niedrigen Rezidivrisiko (Patienten ohne Karditis, Patienten mit leichter Mitralregurgitation oder ausgeheilter Karditis) sind einzelne Autoren der Auffassung, daß die Rezidivprophylaxe unter bestimmten Voraussetzungen vorzeitig, d. h. gelegentlich schon nach 5 oder 10 Jahren beendet werden kann (Berrios, 1993).

Der Erfolg der alternativ möglichen, täglichen oralen Gabe von Penizillin V (2 × 200 000 E/d unabhängig vom Körpergewicht) wird nicht ganz so hoch eingeschätzt, da die Medikation gelegentlich vergessen wird. Anstelle von Penizillin kommt Sulfadiazin (0,5 g/d bei Kindern < 27 kg, 1,0 g/d bei Kindern > 27 kg) in Frage (Dajani, 1995). Die orale Langzeitprophylaxe ist geeignet für Patienten mit geringerem Rezidivrisiko und guter Compliance. Der Wechsel von parenteraler auf orale Gabe wird als vertretbar angesehen, wenn nach einer rezidivfreien Zeit von mindestens 5 Jahren das Jugendlichen- bzw. Erwachsenenalter erreicht worden ist.

Im Falle einer (vergleichsweise seltenen) Penizillin- oder Sulfonamidallergie (International RF study group, 1991) kann Erythromycin (2mal 250 mg/d) oder Clindamycin (2- bis 3mal 75 mg/d) eingesetzt werden. Dabei hat sich der Hauttest mit Benzylpenicilloyl-Polylysin (PPL) und einer Mischung aus Minordeterminanten als gut diagnostisch verwertbar erwiesen (Markowitz, 1996). Durch konsequenten Einsatz dieser Tests konnte gezeigt werden, daß etwa 90 % der diagnostizierten Penizillinexantheme Fehldiagnosen waren, die mit viral bedingten Exanthemen verwechselt worden waren. Möglicherweise hilft der Hauttest auch bei der Prädiktion allergischer Reaktionen vor Beginn einer Langzeitprophylaxe. Klinische Reaktionen auf Penizillin sind in der Regel mild. Die Häufigkeit tödlich verlaufender Anaphylaxien wird auf 0,2 pro 10 000 parenterale Injektionen geschätzt.

Tab. 54/2: Dauer der Antibiotikaprophylaxe nach RF (nach Dajani, 1995).

Kategorie	Dauer
RF mit Karditis und bleibendem Herzklappenfehler*	Mindestens 10 Jahre nach letzter RF-Episode und mindestens bis zum 40. Lebensjahr, manchmal lebenslang.
RF mit Karditis, aber ohne bleibende Herz(klappen)erkrankung*	10 Jahre oder bis ins Erwachsenenalter hinein, je nachdem welcher Zeitraum länger ist.
RF ohne Karditis	5 Jahre oder bis zum 21. Lebensjahr, je nachdem welcher Zeitraum länger ist.

* Diagnose klinisch oder echokardiographisch

Bei extrem geringer Patientencompliance sollte, auch noch im Erwachsenenalter, zumindest jeder bakterielle Infekt mit einem streptokokkenwirksamen Antibiotikum behandelt werden.

54.6 Impfung gegen Streptokokken

Nachdem auf dem M-Protein ein hochkonserviertes Epitop, bestehend aus 20 Aminosäuren, identifiziert wurde, erscheint eine aktive Impfung gegen das RF in absehbarer Zukunft möglich (Pruksakorn, 1994). Die Verwendung variabler Regionen des Proteins dürfte weniger erfolgversprechend sein, da mehr als 100 M-Protein-Serotypen bekannt sind.

54.7 Prognose

Je schwerer die initiale Manifestation am Herzen ist, um so wahrscheinlicher sind Dauerschäden an diesem Organ. Die Abheilung der akuten rheumatischen Valvulitis resultiert in einer Fibrosierung und Schrumpfung der Chordae tendineae, der Papillarmuskeln sowie der Klappensegel. Dadurch wird die Klappe schlußunfähig. Bei den chronischen rheumatischen Herzfehlern liegt in 85 % der Fälle eine Beteiligung der Mitral- und in 55 % der Aortenklappe vor; Trikuspidal- und Pulmonalklappe sind zu je 5 % betroffen. In anderen Fällen kommt es infolge entzündlicher Verwachsung der Klappenränder zur zusätzlichen Stenosierung, d.h. einem kombinierten Mitralvitium. Jedes Rezidiv kann die Prognose erheblich verschlechtern. Im Rezidiv ist das Risiko für eine Verschlechterung der kardialen Situation dann besonders groß, wenn bereits bei Ersterkrankung eine Herzbeteiligung vorlag.

54.8 Die poststreptokokkenreaktive Arthritis (PSRA)

Gelegentlich entwickelt sich nach akuten Streptokokkeninfekten eine schwere Multisystemerkrankung ohne Karditis und ZNS-Beteiligung, die nicht den Jones-Kriterien genügt. Sie weist ebenso wie das RF eine starke Assoziation zu HLA D8/17 auf. Die PSRA kommt bei Erwachsenen und Kindern vor. Die sehr schmerzhafte Arthritis bei Patienten mit PSRA reagiert vergleichsweise schlecht auf Aspirin. Da nach PSRA gelegentlich Klappenfehler gefunden wurden, wird vermutet, daß eventuell subklinische Karditiden ablaufen können (Moon, 1995). Konsequenz ist, daß Kinder nach PRSA 1 Jahr lang kardiologisch nachuntersucht werden sollten. Lassen sich dabei RF-verdächtige Befunde erheben, ist eine Antibiotikaprophylaxe wie bei RF indiziert. Bei den übrigen ist nicht klar, ob die teilweise empfohlene 1jährige oder sogar Langzeit-Antibiotikagabe begründet ist oder nicht.

Literatur

Albert DA, Harel L, Karrison T (1995). The treatment of rheumatic carditis: a review and meta-analysis. Medicine 74: 1–12

Berrios X, del Campo E, Guzman B, Bisno AL (1993). Discontinuing rheumatic fever prophylaxis in selected adolescents and adults. Ann Intern Med 118: 401–406

Bessen D, Jones KF, Fischetti VA (1989). Evidence for two distinct classes of streptococcal M protein and their relationship to rheumatic fever. J Exp Med 169: 269–283

Bronze MS, Dale JB (1993). Epitopes of streptococcal M proteins that evoke antibodies that cross-react with human brain. J Immunol 151: 2820–2828

Carapetis JR, Currie BJ, Good MF (1996). Towards understanding the pathogenesis of rheumatic fever. Scand J Rheumatol 25: 127–131

Dajani A, Taubert K, Ferrieri P et al. (1995). Treatment of acute streptococcal pharyngitis and prevention of rheumatic fever. A statement for health professionals. Pediatrics 96: 758–764

Eichbaum QG, Beatty DW, Parker MI (1994). Identification of cardiac autoantigens in human heart cDNA libraries using acute rheumatic fever sera. J Autoimm 7: 243–261

International Rheumatic Fever Study Group (1991). Allergic reactions to long-term benzathine penicillin prophylaxis for rheumatic fever. Lancet 337: 1308–1310

Kasseem AS, Zaher SR, Shleib HA et al. (1996). Rheumatic fever prophylaxis using benzathine penicillin G (BPG): Two-week versus four-week regimens: Comparison of two brands of BPG. Pediatrics (Suppl.) 97: 992–995

Lue HC, Wu MH, Wang JK, Wu FF, Wu YN (1994). Long-term outcome of patients with rheumatic fever receiving benzathine penicillin G prophylaxis every three weeks versus every four weeks. J Pediatr 125: 812–816

Moon R, Greene MG, Rehe GT, Katona IM (1995). Poststreptococcal reactive arthritis in children: a potential predecessor of rheumatic heart disease. J. Rheumatol 22: 529–532

Pruksakorn S, Currie B, Brandt E et al. (1994). Towards a vaccine for rheumatic fever: identification of a conserved target epitope on M protein of group A streptococci. Lancet 344: 639–642

Special Writing Group of the Committee on Rheumatic Fever (1992). Guidelines for the diagnosis of rheumatic fever. JAMA 268: 2069–2073

Stollerman GH (1997). Rheumatic fever. Lancet 349: 935–942

55 Juvenile rheumatoide Arthritis

V. Wahn

55.1	Definition	583	55.6.6 Skelettszintigraphie	589
55.2	Häufigkeit, Geschlechtsverteilung	583	55.6.7 Röntgenuntersuchung	589
55.3	Ätiologie	583	55.6.8 Sonographie	589
55.4	Pathogenese	584	55.6.9 Kernspintomographie	589
55.5	Anamnese	585	55.6.10 Weitere Untersuchungen	590
55.6	Untersuchung	586	55.6.11 Diagnostische Eingriffe am Gelenk	590
55.6.1	Klinische Untersuchung	586	55.7 Therapie	590
55.6.2	Laboruntersuchungen	587	55.7.1 Medikamentöse Behandlung	590
55.6.3	Ophthalmologische Untersuchungen	588	55.7.2 Physikalische Therapie	596
55.6.4	Kardiologische Untersuchungen	588	55.7.3 Operative Eingriffe	596
55.6.5	Lungenfunktionsprüfung	588	55.8 Prognose, Rehabilitation	596

55.1 Definition

Das Krankheitsbild der juvenilen rheumatoiden Arthritis (im europäischen Raum von einigen Rheumatologen auch als „juvenile chronische Arthritis" bezeichnet) ist gekennzeichnet durch die exsudative Entzündung an einem oder mehreren Gelenken, die sich klinisch in Form von Schmerzen, Schwellung, Rötung, Überwärmung und Funktionseinschränkung bemerkbar macht. Die Dauer der Arthritis sollte gemäß ARA (American Rheumatism Association) mindestens 6 Wochen betragen, gemäß EULAR (European League against Rheumatism) mindestens 3 Monate. Neben den rein artikulären Symptomen kann es auch zu extraartikulären Manifestationen kommen.

Da es keine eine JRA beweisenden Untersuchungen gibt, basiert die Diagnose u. a. auf dem Ausschluß von Differentialdiagnosen (siehe S. 555). Unter Berücksichtigung der Zahl befallener Gelenke unterscheiden wir Monarthritis, Oligoarthritis (2–4 Gelenke) und Polyarthritis. Beim systemischen Befall sprechen wir von Still-Syndrom (= systemische JCA). Eine Abgrenzung von 5(4) Subgruppen (Tab. 55/1) hat sich international bewährt. In den USA wird die B27-positive Oligoarthritis nicht unter „JRA" gerechnet.

55.2 Häufigkeit, Geschlechtsverteilung

Für den deutschsprachigen Raum liegen bisher keine guten Prävalenzzahlen vor. Die Größenordnung dürfte jedoch im Bereich anderer Länder liegen. Die meisten Autoren gehen von einer Prävalenz von 0,6 bis 1,1 pro 1000 Kinder und Jugendliche aus, einer Häufigkeit, mit der auch kindliche Krebserkrankungen auftreten. Eine jüngere Studie aus Australien aber zeigt, daß bei konsequenter Untersuchung durch pädiatrische Rheumatologen deutlich höhere Werte (4/1000) ermittelt werden. Fragebögen waren als epidemiologisches Erhebungsinstrument ungeeignet. Das Verhältnis von Mädchen zu Jungen mit dieser Erkrankung scheint regionalen Schwankungen zu unterliegen: So lag es bei Studien in den USA bei 7:1, in Schweden bei 3:2.

55.3 Ätiologie

Die Ätiologie der Erkrankung ist weitgehend unbekannt. Streptokokkeninfektionen spielen im Gegensatz zum rheumatischen Fieber keine Rolle. Auch bei der Entstehung der rheumatoiden Arthritis des Erwachsenen scheinen Infektionen mit Streptokokken kaum Bedeutung zu haben: Sie tritt bei appendektomierten und tonsillektomierten Patienten genauso häufig auf wie bei nicht operierten. Bei Kindern gibt

Tab. 55/1: Juvenile Rheumatoide Arthritis (JRA, Beginn < 18 J, Dauer > 3 Mo).

	Seronegative JRA 90%				Seropositive JRA
	Systemische Form 15%	Polyarthritische Form 10%	Frühe oligoarthritische Form 50%	Späte oligoarthritische Form (Spondyloarthritis-Risiko)? 15%	10%
Geschlecht	♀ = ♂	♀ > ♂	♀ > ♂	♂ >>> ♀	♀ >>> ♂
Alter bei Beginn	meistens < 5 J	ganzes Kindesalter	meistens < 5 J	> 9 J	> 10 J
Gelenkmanifestationen	anfänglich häufig sehr diskret, alle Gelenke möglich	≥ 5 Gelenke, kleine und große Gelenke meist symmetrisch	≤ 4 Gelenke, große Gelenke bevorzugt, meist asymmetrisch	große Gelenke der unteren Extremitäten bevorzugt, meist asymmetrisch, später sacroiliacal	kleine und große Gelenke, meist symmetrisch und polyartikulär
Sonstige Manifestationen	hohes intermittierendes Fieber, makulopap. Exanthem, Lymphadenopathie, Hepatosplenomegalie, Perikarditis	subfebrilen Temp., Malaise, Befall d. Flexorsehnenscheiden/Hände, selten Perikarditis	selten	Tendovaginitis Achillessehne, plantare Fasziitis, Calcaneitis, pos. fam. Anamnese für Bechterew (gelegentlich)	subfebrilen Temp., Malaise, Rheumaknötchen, IgM-Rheumafaktor pos., Befall d. Extensorsehnenscheiden (Hände) = Tendosynovitis
HLA-Assoziation	Bw 35	?	A 2, DR 5, DRw8	B 27	DR 4
Iridozyklitis	selten	selten	25% chronisch	10% akut	selten
Antinukleäre AK	negativ	positiv 25%	positiv 60–80%	selten positiv	50–70%
Radiologische Manifestationen	spät	spät	relativ früh (v. a. Knochenwachstumsstörungen)	spät	früh Erosionen, Destruktionen
Prognose	schwere Arthritis (25%), Amyloidose, Infektionen	schwere Arthritis (10%)	schwerer Augenbefall (10–20%)	progressive Spondyloarthropathie (M. Bechterew, 5–10%)	schwere Arthritis (50%)

es Anhaltspunkte, daß gestillte Kinder seltener eine JRA, insbesondere frühkindliche Oligoarthritis, entwickeln als nicht gestillte Kinder.

55.4 Pathogenese

Was die Pathogenese angeht, ist die juvenile Arthritis noch wenig erforscht (Lang und Shore, 1990). In der Synovialis-Histologie bei JRA finden wir im Gegensatz zur RA weniger aktivierte T-Zellen und Plasmazellen, aber viele Monozyten. Immunkompetente B- und T-Zellen infiltrieren erst im Spätstadium der Erkrankung. Einiges spricht dafür, daß die zelluläre Infiltration durch im Gelenk produzierte chemotaktisch wirksame Zytokine (IL-8?) gesteuert wird. Abb. 55/1 vermittelt eine grobe Vorstellung davon, wie es zur Persistenz der rheumatischen Entzündung im Gelenk kommen kann.

Das Auftreten von serologischen Autoimmunphänomenen bei der JRA legt einen autoimmunologischen Ursprung der Erkrankung nahe. Hierfür spricht auch die Assoziation einzelner Subtypen der Erkrankung mit bestimmten HLA-Antigenen (siehe Tab. 55/1).

Ältere Untersuchungen, die mit serologischen Methoden gearbeitet haben, können inzwischen präziser durch molekularbiologische Verfahren verbessert werden (Fernandez-Vina, 1994; Inocencio et al., 1993). Auch Assoziationen von JRA-Subtypen mit TAP2-Genen (TAP = Transporter associated with antigen presentation) oder Genen für Proteasom-Untereinheiten (LMP2 = Low molecular weight polypeptides), die innerhalb des MHC (Major histocompatibility complex) lokalisiert sind, wurden veröffentlicht.

Da spezifische Immunreaktionen nicht nur vom geeigneten antigenpräsentierenden HLA-Antigen (HLA = Human leukocyte antigen) abhängen, sondern auch von einem geeigneten erkennenden T-Zell-Rezeptor, war zu erwarten, daß Krankheitsassoziationen mit bestimmten T-Zell-Rezeptor-Polymorphismen auftreten (Struyk et al., 1995). So konnten z. B. Thompson et al. (1995) für die JRA zeigen, daß synovial expandierte T-Zellen vorwiegend Vß2, Vß8, Vß14, Vß16, Vß17 und Vß20 utilisierten, wobei die Prozentzahlen vom JRA-Subtyp abhingen. Im peripheren Blut konnten vergleichbare Befunde bisher nicht erhoben werden. Horneff et al. (1993) konnten zwar auch die Expansion von Vß5-tragenden T-Zellen bei aktiver Erkrankung nachweisen, bei inaktiver Erkrankung zeig-

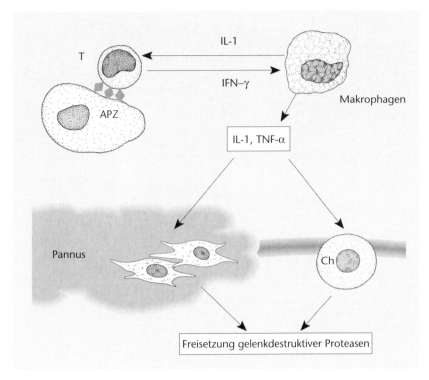

Abb. 55/1: Denkbarer Mechanismus der Gelenkzerstörung durch eine rheumatische Entzündung (nach Arend und Dayer, 1990: Arthritis Rheum 33: 305). Von der antigenpräsentierenden Zelle (APZ) werden Autoantigen-Peptide spezifischen T-Zellen (T) präsentiert, die u. a. zur Produktion von IFN-γ angeregt werden. Dieses aktiviert Makrophagen, welche durch die Synthese weitere Zytokine (IL-1, TNF-α) zum einen eine weitere T-Zell-Aktivierung bewirken, zum anderen auch Fibroblasten (F) und Chondrozyten (Ch) zur Sekretion gelenkdestruktiver Proteasen anregen.

ten sich keine Unterschiede zu Kontrollen. Diese Befunde unterstützen die Vermutung, daß eine T-Zell-vermittelte Pathogenese sehr wahrscheinlich ist, „das" Autoantigen aber, das dann auch nur einen T-Zell-Klon triggert, jedoch noch nicht gefunden wurde, auch wenn Daten vorliegen, die z. B. den sog. Streßproteinen (Heat shock proteins wie etwa hsp60) eine gewisse pathogenetische Rolle zuweisen. Wahrscheinlicher ist es, daß autoreaktive T-Zellen durch mehrere Autoantigene getriggert werden. Studien über den Bereich des T-Zell-Rezeptors, der präsentierte Peptide unmittelbar bindet (CDR3 = Complementarity determining region 3), sind bei Kindern bisher nicht gemacht worden.

Superantigene, die ganze Vß-Familien binden können, spielen möglicherweise eine zusätzliche pathogenetische Rolle. Sie sind aber bei der JRA bisher nur unzureichend charakterisiert.

55.5 Anamnese

Eine ausführliche Anamnese bei den betroffenen Kindern ist nicht nur im Hinblick auf die Klassifikation ihrer Erkrankung wichtig, sondern auch im Hinblick auf die Differentialdiagnose (siehe S. 555). Man muß sich immer darüber im klaren sein, daß die Erkrankung durch keinerlei Laboruntersuchungen bewiesen oder ausgeschlossen werden kann. Die Diagnose basiert letztlich auf einem präzisen Ausschluß der differentialdiagnostisch in Frage kommenden Krankheitsbilder.

Bei der Familienanamnese wird besonders auf erbliche Erkrankungen geachtet, die bekannterweise mit Gelenkbeschwerden einhergehen können, etwa eine Hämophilie, eine Hyperlipoproteinämie oder eine Agammaglobulinämie. Auch Erkrankungen mit eindeutiger familiärer Disposition sind zu erfragen, etwa der Morbus Bechterew oder eine Psoriasis.

Danach wird nach Allgemeinsymptomen gefahndet. Intermittierendes Fieber mit Spitzen bis 40 °C, oft verbunden mit Auftreten des spezifischen Exanthems (Rash), muß immer als Hinweis auf mögliche Viszeralbeteiligung angesehen werden. Es läßt sich durch Gaben von Antibiotika nicht beeinflussen. Gewichtsabnahme, Hepatosplenomegalie, Hautblutungen und schlechter Allgemeinzustand sollten immer zum Ausschluß einer Leukämie Anlaß geben. Durchfälle können auf verschiedene Arthritiden bei Darmerkrankungen hinweisen, abdominelle Beschwerden auf ein familiäres Mittelmeerfieber.

Was die Gelenkbeschwerden selbst angeht, wird unterschieden zwischen Monarthritis (Befall eines Gelenkes), Oligoarthritis (Befall von 2–4 Gelenken) und Polyarthritis (Befall von 5 oder mehr Gelenken). Diese müssen nicht alle zum gleichen Zeitpunkt betroffen sein, sondern können gelegentlich auch zeitlich versetzt erkranken. Das Befallsmuster der Gelenke ist ebenfalls wichtig. Wir fragen, ob die Beschwerden konstant oder intermittierend aufgetreten sind, ob sie symmetrisch oder asymmetrisch auftreten, oder aber von Gelenk zu Gelenk wandern, schließlich, ob und wie lange Morgensteifigkeit besteht. Diese Fragen können insbesondere bei oligosymptomatischen Verläufen des rheumatischen Fiebers Bedeutung erlangen. Auch zur Subklassifikation der JRA sind sie unerläßlich.

Die Dauer der Beschwerden insgesamt liefert wichtige Hinweise. Postinfektiöse Arthritiden machen Gelenkbeschwerden über nur wenige Wochen. Eine Variante der JRA ist erst gesichert, wenn die Beschwerden länger als 6 Wochen (EULAR: 3 Monate) bestehen. Nur gelegentlich kann die Diagnose eindeutig früher gestellt werden. Die Umstände des Auftretens der ersten Krankheitssymptome können wichtige differentialdiagnostische Hinweise liefern. Vorausgegangene Infekte oder Impfungen liefern Hinweise auf mögliche postinfektiöse Arthritiden, vorausgegangene Durchfallerkrankungen einen Hinweis auf z.B. Crohn-Arthritis, Reiter-Syndrom oder reaktive Arthritis.

Ähnlich wie das Allgemeinsymptom „Fieber" können bestimmte Symptome auf Organmanifestationen hinweisen, beispielsweise Dyspnoe auf kardiopulmonale Manifestationen.

Sind Patienten bereits medikamentös anbehandelt, so ist dies bei der Beurteilung in Rechnung zu stellen. Auch muß daran gedacht werden, daß Medikamente nicht nur bestimmte Krankheitssymptome mildern, sondern gelegentlich auch solche auslösen. Insgesamt hat also die Anamnese die Aufgabe,

- den Ausschluß differentialdiagnostisch in Frage kommender Erkrankungen zu erleichtern und
- eine Zuordnung der vorliegenden Erkrankungen zu einem Subtyp s.u.) zu ermöglichen.

55.6 Untersuchung

55.6.1 Klinische Untersuchung

Die Untersuchung beginnt bei der Inspektion des Patienten. Bereits an der Haut können wichtige Krankheitszeichen zu sehen sein. Der typische, oft nur im Fieberschub vorhandene, rheumatoide Rash beim Still-Syndrom (Farbabb. FA 43 auf Farbtafel VIII) wird gebildet aus vorwiegend am Stamm lokalisierten makulopapulösen Effloreszenzen mit einem Durchmesser von meist nicht mehr als 1 cm. Sie sind lachsrot, oft mit zentraler Aufhellung und erinnern teilweise an ein Erythema exsudativum multiforme. Morbilliforme, rubeoliforme und urtikarielle Exantheme können ebenfalls auftreten. Gelegentlich besteht Juckreiz. Rheumaknoten, wie sie bei Erwachsenen häufig vorkommen, sind beim Kind eine Rarität, die auch nur bei der seropositiven Polyarthritis beobachtet werden kann. Sie sind von den benignen Pseudorheumaknoten abzugrenzen, die histologisch einem Granuloma anulare gleichen.

Auch im Hinblick auf die Differentialdiagnose muß die Haut inspiziert werden. Ein Erythema anulare marginatum weist auf ein rheumatisches Fieber hin, Psoriasis-Effloreszenzen und Nagelveränderungen auf eine mögliche Psoriasis-Arthritis, ein schmetter-

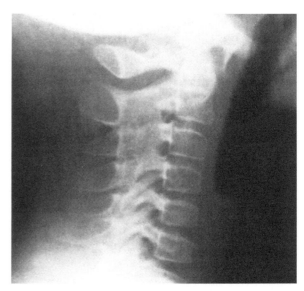

Abb. 55/2: Deutliche Blockwirbelbildung im HWS-Bereich bei einem 10jährigen Jungen mit Still-Syndrom.

lingsförmiges Erythem im Gesicht auf einen systemischen Lupus erythematodes. Auch eine Reihe weiterer Erkrankungen macht neben Gelenkbeschwerden auch typische Hauterscheinungen (Erythema nodosum, Keratoderma blenorrhagicum u.a.). Diesbezüglich sei auf weiterführende Literatur verwiesen (Jacobs, 1982; Cassidy und Petty, 1990).

Bei der internistischen Untersuchung wird insbesondere auf Hinweise für Viszeral-Manifestationen geachtet. Solche sind Lymphadenopathie, Hepatosplenomegalie, perikarditisches Reiben, Dyspnoe oder Tachypnoe.

Bei der Gelenkuntersuchung werden möglichst quantitative Befunde erhoben. Neben der Beschreibung, ob Rötung, Schwellung, Überwärmung und Schmerzhaftigkeit vorliegen, wird bei den betroffenen Gelenken die Beweglichkeit in Grad angegeben. Dies ermöglicht eine sinnvolle Verlaufskontrolle. Meßbare Gelenksumfänge (z.B. Knie) werden in cm gemessen. Die Halswirbelsäule, die insbesondere bei systemischem Verlauf befallen sein kann (Abb. 55/2), wird leider zu oft von der Untersuchung ausgespart. Hier sollte die Beweglichkeit in allen Richtungen dokumentiert werden. Langjährige Erkrankung der Kiefergelenke kann zu Kieferasymmetrie, Retrognathie und Problemen bei der Nahrungsaufnahme führen. Am Kniegelenk wird im Bereich der Beugeseite nach prallelastischen Schwellungen gesucht. Hier finden sich gelegentlich sogenannte Baker-Zysten, die Ausdruck der rheumatischen Erkrankung sind. Auch auf Sehnen und Sehnenscheiden ist zu achten. Oft liegt ja nicht nur eine Artho-Synovitis vor, sondern auch eine Teno-Synovitis (Farbabb. 44 auf Tafel VII). Diese Befunde sind zu dokumentieren. Dasselbe gilt für Atrophien von bestimmten Muskelgruppen. Die Vermessung der Kinder gestattet den Nachweis von

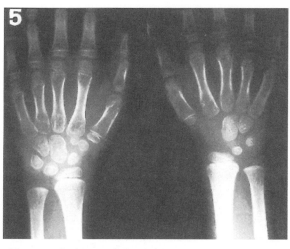

Abb. 55/3: Akzeleriertes Skelettalter bei Arthritis des linken Handgelenks.

lokalen und systemischen Wachstumsstörungen (Abb. 55/3).

55.6.2 Laboruntersuchungen

Labortests haben folgende Aufgaben:

1. Differentialdiagnostische Abgrenzungen (z. B. Streptokokken-Antikörper, Yersinia-Antikörper, Antikörper gegen Doppelstrang-DNA, CK u. a. m.).
2. Bestimmung der Krankheitsmarker (HLA-Typ, Rheumafaktoren, antinukleäre Antikörper).
3. Bestimmung der serologischen Entzündungsaktivität (insbesondere BSG, Akute-Phase-Proteine).
4. Überprüfung von Organfunktionen, insbesondere vor Einsatz bestimmter Therapeutika.

Zu 1. Welche Tests hier durchgeführt werden, wird von der Anamnese und vom klinischen Befund abhängen. Zur Differentialdiagnose sei auf Kapitel 52 verwiesen.

Zu 2. Die **HLA-Antigene**, die neben dem HLA-B27 Bedeutung als Krankheitsmarker haben, sind in Tab. 55/1 erwähnt. Insbesondere beim HLA-B27 sei aber darauf hingewiesen, daß Assoziationen nicht nur zur späten oligoarthritischen JRA bestehen, sondern auch zur reaktiven Arthritis und zum Reiter-Syndrom, zum Morbus Bechterew, zur Psoriasis-Arthritis u.a. Neben diesen positiven Assoziationen gibt es negative (d. h. solche, wo das Erkrankungsrisiko bei gegebener HLA-Konstellation vermindert ist), wie etwa die der frühkindlichen Oligoarthritis mit DR1 und DR4.
Rheumafaktoren (RF) werden heute meistens lasernephelometrisch quantifiziert. Ihr Nachweis gelingt bei weniger als 10 % der kindlichen Rheumatiker. Bei der so definierten seropositiven Arthritis ist mit einem schweren Verlauf hinsichtlich der Gelenke zu rechnen, Viszeralmanifestationen sind selten. Der Nachweis von Rheumafaktoren gelingt bei der JRA vergleichsweise selten, während RF bei den Kollagenosen nicht ungewöhnlich sind. Auch bei bestimmten Infektionen und auch malignen Erkrankungen können RF auftreten. Bei **antinukleären Antikörpern (ANA)** ist die Nachweishäufigkeit sehr abhängig vom verwendeten Substrat. Bei den heute meist verwendeten HEp-2 Zellen finden sich bei kindlichen Rheumatikern in 50 bis 70 % positive Befunde. Für eine korrekte Bewertung dieser Befunde ist es wichtig zu wissen, daß 7 % aller gesunden Kinder auf HEp-2 Zellen Titer bis zu 1/40 aufweisen. Die höchsten ANA-Titer über 1/320 finden sich bei der frühkindlichen Oligoarthritis. Die ANA verschwinden oft mit Einsetzen der klinischen Remission. Kinder mit Iridozyklitis haben höhere Titer als Kinder ohne Iridozyklitis. Die ANA weisen im allgemeinen nicht auf einen schweren Verlauf hin, nur bei seropositiver JRA muß mit mehr Erosionen und einem höheren Vaskulitisrisiko gerechnet werden. Die ANA-Muster sind meist homogen oder gesprenkelt. Welche Antigene im Zellkern erkannt werden, ist derzeit noch nicht bekannt. In Einzelfällen gelingen Nachweise von Antikörpern gegen Einzelstrang-DNA, Sm, RNP, PM1, SCL 70, SSA, SSB, RANA, Histone und andere Kernstrukturen. Die Präsenz von ANA weist nicht nur auf ein gesteigertes Iridozyklitisrisiko hin, sondern nach Studien an Erwachsenen auch auf das Risiko einer gesteigerten Toxizität von D-Penicillamin oder Gold. Weitere Autoantikörper wie solche gegen Kollagen Typ I oder II, gegen Streßproteine wie hsp60, gegen Kardiolipin, gegen T-Zell-Subpopulationen u. a. haben bisher nicht die Rolle von Krankheitsmarkern spielen können.

Zu 3. Zur Beurteilung der Entzündungsaktivität können eine Reihe von Blutuntersuchungen herangezogen werden. Als geeignet hat sich hierzu die BSG erwiesen, zusätzlich die quantitative Bestimmung der Akute-Phase-Proteine (Zöruloplasmin, Haptoglobin, α1-Glykoprotein, α1-Antitrypsin, CRP). Auch der lösliche TNF-Rezeptor oder der lösliche IL-2-Rezeptor korrelieren mit der Entzündungsaktivität. Weniger geeignet sind der Kupfer-Eisen-Quotient, die Leukozytose oder die Linksverschiebung. Auch die Elektrophorese bringt im Vergleich zur quantitativen Bestimmung der Akute-Phase-Proteine keine zusätzlichen Informationen. Die Immunglobuline können zum Teil als Ausdruck der chronischen Entzündung erhöht sein. Sie sind aber als Aktivitätsmarker weniger geeignet als die oben erwähnten. Die immunglobulinassoziierten Oligosaccharide sind sowohl bei der JRA wie auch bei der RA in unterschiedlichem Ausmaß vermindert galaktosyliert. Das Ausmaß der verminderten Galaktosylierung korreliert mit der Krankheitsaktivität. Die Prävalenz des selektiven IgA-Mangels im Kollektiv von JRA-Patienten liegt mit 2 bis 4 % deutlich über der der Allgemeinbevölkerung. Bei einer großen Zahl dieser Kinder werden Anti-IgA-Autoantikörper gefunden, während beim IgA-Mangel ohne JRA solche Autoantikörper nur relativ selten vorkommen.

Tab. 55/2: Differentialdiagnose der Uveitis (in absteigender Häufigkeit, modifiziert nach Rosenbaum, 1989).

- Nicht-spezifisch
- Pars planitis
- Reiter-Syndrom
- Sarkoidose
- M. Bechterew
- Toxoplasmose
- Sjögren-Syndrom
- Juvenile rheumatoide Arthritis
- Heterochromie-Zyklitis (Fuchs)
- Retinale Vaskulitis
- M. Behçet
- HSV-Infektion
- HLA B27-assoziiert, ohne Arthritis
- Vogt-Koyanagi-Harada-Syndrom
- Interstitielle Nephritis
- „Birdshot" Chorioidopathie
- Skleritis
- Lues
- Akute retinale Nekrose
- M. Crohn
- Melanom, Lymphom
- weitere seltene

Zu 4. Der Einsatz nichtsteroidaler Antirheumatika verlangt eine intakte Nierenfunktion. Diese ist daher bei allen Rheumatikern zu überprüfen. Neben den NSAID können auch die Basistherapeutika und Immunsuppressiva Organschäden verursachen (s. u.). Die gründliche Durchuntersuchung der Kinder vor Beginn der antirheumatischen Therapie gestattet es, im Verlauf krankheits- und therapiebedingte Schäden voneinander zu unterscheiden.

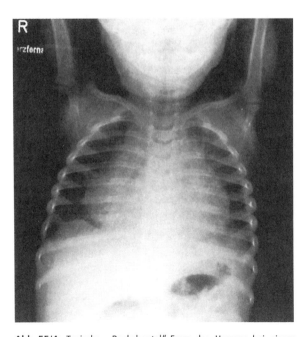

Abb. 55/4: Typische „Bocksbeutel"-Form des Herzens bei einem 1jährigen Mädchen mit Perikarderguß im Rahmen eines Still-Syndroms.

55.6.3 Ophthalmologische Untersuchungen

Chronische Uveitiden treten oft in Verbindung mit der frühkindlichen ANA-positiven Oligoarthritis auf, akute Uveitiden in Verbindung mit der HLA-B27-assoziierten späten Oligoarthritis. Nicht jede Uveitis ist allerdings rheumatischen Ursprungs. Tabelle 55/2 gibt eine Übersicht über die Differentialdiagnose.

Pathogenese der Uveitis

Die Uveitis ist im Tiermodell durch T-Zellen übertragbar, welche zuvor durch das retinale S-Antigen oder dessen immunogene Peptide sensibilisiert worden waren. Auch Rhodopsin und das Interphotorezeptorretinoid-bindende Protein (IRBP) scheinen relevante Autoantigene darzustellen. Das S-Antigen weist Sequenzhomologien zu einer Reihe viraler Peptide auf, so etwa zur Hepatitis B-DNA-Polymerase, aber auch zum humanen Zellkern-Histon 3. Die letzte Homologie dürfte in einer Reihe von Fällen für das konkordante Auftreten von ANA und Antikörpern gegen das uveitogene Peptid von S-Antigen verantwortlich sein.

Ophthalmologisches Vorgehen bei JRA

Jedes Kind mit einer Arthritis sollte mindestens alle 3 Monate dem Augenarzt vorgestellt werden. Dabei sollte nicht auf subjektive Beschwerden gewartet werden, da Symptome wie Kopfschmerzen, Schmerzen im Auge, Visusverlust nur in der Minderzahl der Fälle auftreten. Auch der Umgebung auffallende Zeichen wie gerötete Augen oder Anisokorie sind vergleichsweise selten. Die ophthalmologische Untersuchung sollte eine Spaltlampenuntersuchungen mit einschließen, im Falle einer manifesten Uveitis auch regelmäßige Messungen des Augeninnendrucks.

55.6.4 Kardiologische Untersuchung

Nur eine begrenzte Zahl von Kindern mit Herzbeteiligung entwickelt subjektive Symptome oder auffällige Befunde bei klinischen Untersuchungen. Es muß daher zumindest jeder Patient mit Anhaltspunkten für ein Still-Syndrom einer ausführlichen kardiologischen Untersuchung zugeführt werden, die die zweidimensionale Echokardiographie miteinschließt. Nur so werden kleinere Perikardergüsse sicher identifiziert, während größere (Abb. 55/4) bereits röntgenologisch erkennbar sind. Myokarditis, Endokarditis und Klappenfehler sind im Vergleich zur Perikarditis erheblich seltener.

55.6.5 Lungenfunktionsprüfung

Neben einer Pleuritis werden in einzelnen Fällen auch interstitielle Lungenerkrankungen im Sinne einer Pneumonitis beobachtet. Letztere können auch

IV. Autoimmunerkrankungen

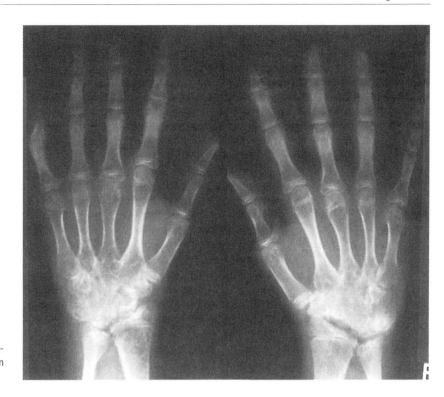

Abb. 55/5: Bilaterale karpale Ankolyse bei einem 12jährigen Mädchen mit schwerer erosiver Polyarthritis.

Nebenwirkungen bestimmter Medikamente repräsentieren. Insbesondere bei interstitiellen Lungenerkrankungen erweist sich neben der Röntgendiagnostik die Lungenfunktionsprüfung als sinnvoll und gestattet eine Longitudinalüberwachung. Nach jüngeren Veröffentlichungen sind Lungenfunktionsstörungen, abhängig vom JRA-Subtyp, nicht selten (Pelucchi et al., 1994). Findet sich eine extrathorakale Stenose mit inspiratorischem Stridor, ist an eine cricoarytenoide Arthritis zu denken.

55.6.6 Skelettszintigraphie

In einigen Fällen bietet die Skelettszintigraphie eine wesentliche diagnostische Hilfe: Bei Arthritiden findet sich typischerweise eine Aktivitätsanreicherung beidseits eines entzündeten Gelenkes. Diese Veränderungen sind bereits zu beobachten, bevor röntgenologische Hinweise auf eine Arthritis bestehen. Gelenknahe Tumoren und Osteomyelitiden führen im Gegensatz zur Arthritis nur zur Anreicherung proximal oder distal eines Gelenks. Die Szintigraphie kann auch für die Frühdiagnose einer Sakroiliitis hilfreich sein.

55.6.7 Röntgenuntersuchung

Zumindest die am schwersten im Sinne einer Arthritis veränderten Gelenke sollten einer Röntgenuntersuchung unterzogen werden. Diese dient dazu, zum einen bestimmte differentialdiagnostisch in Frage kommenden Erkrankungen auszuschließen, zum anderen eine Stadieneinteilung vorzunehmen und bestimmte therapeutische Entscheidungen daraus abzuleiten. Eine neuere Einteilung nach Larsen ist bei Kindern noch nicht ausreichend überprüft. Nach Steinbrocker (1949) unterscheiden wir 4 Krankheitsstadien:

- Stadium I: Eventuell gelenknahe Osteoporose, keine Destruktionen.
- Stadium II: Osteoporose, eventuell geringe Usuren an Knorpel und subchondralem Knochen.
- Stadium III: Osteoporose, eindeutige Knorpel- und Knochendestruktionen.
- Stadium IV: Osteoporose, Knorpel- und Knochendestruktionen, knöcherne Ankylose (Abb. 55/5).

Um lokale Wachstumsstörungen frühzeitig erkennen zu können, empfiehlt es sich, die Röntgendiagnostik immer im Seitenvergleich durchzuführen.

55.6.8 Sonographie

Die Sonographie kann zur Beurteilung der Ausdehnung eines Gelenkergusses und des Pannus herangezogen werden. Auch ist sie oft hilfreich in der Diagnostik der Baker-Zysten.

55.6.9 Kernspintomographie

Auch die Kernspintomographie ist zum Nachweis von Baker-Zysten gut geeignet. An peripheren Gelenken kann mit Hilfe von Kontrastmittel die Verteilung von Gelenkflüssigkeit und das Ausmaß der Synovitis und des Pannus besser beurteilt werden. Zudem werden Knorpelläsionen früher und genauer sichtbar. Eine Sakroiliitis kann mit derselben Sensitivität nachgewiesen werden wie im Computertomogramm. Die Kernspintomographie liefert aber mehr Informationen über den Zustand des subchondralen Knochens und des periartikulären Knochenmarks.

55.6.10 Weitere Untersuchungen

Weitere diagnostische Maßnahmen ergeben sich aus entsprechenden Organmanifestationen: Eine Mitbeteiligung der Leber kann an Transaminasenerhöhungen, die anders nicht erklärt werden können, abgelesen werden. Die Niere hat ihre Bedeutung nicht nur im Hinblick auf Medikamententoxizität, sondern auch im Hinblick auf eine Amyloidose: Eine Proteinurie kann als erster Hinweis auf eine einsetzende Sekundäramyloidose gewertet werden (in Einzelfällen schon nach nur 1jährigem Krankheitsverlauf). Selten kommt es im Rahmen des Still-Syndroms zum Auftreten zentralnervöser Symptome wie Krämpfe, Verwirrtheit und Meningismus, ohne daß eine gleichzeitige Salizylattherapie durchgeführt worden wäre.

55.6.11 Diagnostische Eingriffe am Gelenk

Beim geringsten Verdacht auf eine eitrige (septische) Arthritis (meist Monarthritis), sollte so früh wie möglich eine Gelenkpunktion erfolgen. Hier gilt, analog der eitrigen Meningitis, daß eine frühzeitige hochdosierte und gezielte antibiotische Therapie die Prognose der Kinder entscheidend verbessert. Auf optimale Bedingungen für die mikrobiologische Kultur muß geachtet werden. Besondere Schwierigkeiten treten dann auf, wenn Bakterien weder mikroskopisch noch kulturell identifiziert werden können, obwohl eine eitrige Arthritis vorliegt. Schwierig ist die Situation auch dann, wenn im Rahmen einer JRA eine ausgeprägte synoviale Leukozytose mit Werten über 100 000 Leukozyten/µl auftritt, ohne daß dies Ausdruck einer septischen Arthritis wäre. In solchen Einzelfällen kann z. T. nur eine probatorische antibiotische Therapie bei der Differentialdiagnose weiterhelfen.

Insbesondere bei Knieschmerzen mit rezidivierenden Ergüssen, bei denen sich die Klinik nicht eindeutig einer JRA oder einer ihrer Differentialdiagnosen zuordnen läßt, kann die Arthroskopie weitere Klärung bringen. Sie ist insbesondere zur Diagnose von Meniskusläsionen, eines Scheibenmeniskus, von Knorpelschäden, osteochondralen Abscherungen (Frakturen), Osteochondrosis dissecans, synovialer Chondromatose oder Chondropathia patellae geeignet. Auch hämorrhagische Ergüsse wie etwa bei villonodulärer Synovitis oder synovialem Hämangiom können arthroskopisch weiter geklärt werden. Bei der JRA kann das Ausmaß der Pannusbildung beurteilt und der Knorpel inspiziert werden. Da die Arthroskopie insbesondere bei kleinen Kindern nur in Vollnarkose durchgeführt werden kann, ist auf eine strenge Indikationsstellung zu achten. Nach den Erfahrungen des Autors liegen Indikationen zur Arthroskopie bei deutlich unter 5 % der Kinder mit Gelenkbeschwerden vor. Sie darf also nicht zum Ersatz für unzureichende internistische Diagnostik werden!

55.7 Therapie

Die Behandlung umfaßt im wesentlichen medikamentöse und physiotherapeutische Maßnahmen. Zudem sind in Einzelfällen nicht invasive und operative orthopädische Maßnahmen erforderlich. Ziel der Therapie ist es, nach Durchbrechung der Schmerzen die normale Gelenkbeweglichkeit und Funktion wieder herzustellen. Im Falle viszeraler Organmanifestationen müssen dort ablaufende Entzündungsprozesse unter Kontrolle gebracht werden.

55.7.1 Medikamentöse Behandlung

Nichtsteroidale Antirheumatika (NSAR)

Die Behandlung wird bei allen Subtypen zunächst mit einem nichtsteroidalen Antirheumatikum (NSAR) durchgeführt. Während früher die Acetylsalicylsäure als Mittel der ersten Wahl eingesetzt wurde, stehen heute andere Substanzen zur Verfügung, die ähnlich wirksam, aber mit weniger Nebenwirkungen belastet sind. Nachteile einiger dieser Substanzen bestehen allerdings darin, daß die Medikamenteneinnahme durch Spiegelbestimmung nur in wenigen Laboratorien verifiziert werden kann. Aus diesem Grunde gibt es für den Einsatz von Aspirin nach wie vor eine gewisse Berechtigung. Acetylsalicylsäure (ASS) wird in einer Initialdosis von 80 mg/kg KG/d, verteilt auf 3 bis 4 Einzeldosen, verabreicht. Nach etwa 5 Tagen hat sich ein Steady-state eingestellt. Eine Spiegelkontrolle 2 bis 4 Stunden nach Medikamenteneinnahme sollte dann einen Spiegel zwischen 15 und 25 mg/dl ergeben. Wird dieser Spiegel nicht erreicht, sind entsprechende Dosisadjustierungen erforderlich. Bei gleichzeitiger Steroidmedikation ist der Bedarf an ASS zum Erreichen therapeutischer Spiegel erhöht. Die häufigste Nebenwirkung unter der Therapie ist die milde Transaminasenerhöhung, die etwa bei einem Drittel der behandelten Kinder auftritt. Schon bei therapeutischen Spiegeln werden Anstieg der sGOT und sGPT bis auf 200 E/l beobachtet. Sie sind meist trotz Fortführung der Behandlung reversibel. Alle übrigen Nebenwirkungen (Tab. 55/3) müssen dem behandelnden Arzt bekannt sein, und dieser sollte auch die Eltern der behandelten Kinder über solche Nebenwirkungen aufklären. Die Wirkung von ASS ist meist bereits nach 1 bis 2 Wochen zu erkennen, in Einzelfällen kann jedoch der Wirkungseintritt

Tab. 55/3: Nebenwirkungen der Acetylsalicylsäure.

- Gastrointestinale NW (Schmerzen, Blutungen, Ulzera, Nausea, Erbrechen)
- Hemmung der Thrombozytenaggregation (→ mind. 1 Woche vor Operation absetzen)
- Transaminasenerhöhung
- Aspirin-Hepatitis
- Kopfschmerzen, Schwindel
- Hyperventilation
- Tinnitus (Ohrgeräusche), Schwerhörigkeit
- Asthmaanfälle (bes. bei Pat. mit Asthma bronchiale und Polyposis nasi)
- Reye-Syndrom (nach Influenza A und Varizellen?)
- Salizylismus (Wesensveränderung, Müdigkeit, hyperkinetisches Verhalten, Exzitation, später Hyperpnoe, Störung im Säure-Basen-Haushalt, Hyperpyrexie, Krämpfe)

bis zu 8 Wochen auf sich warten lassen. Ist nach 8 wöchiger Behandlungsdauer der Behandlungserfolg unbefriedigend, wird in der Regel eine Kombinationstherapie mit einer der unten aufgeführten Substanzen (Cave: Nicht 2 NSAR!) eingeleitet.
Werden die therapeutischen Plasmaspiegel erheblich überschritten, können Intoxikationserscheinungen auftreten, worüber die Eltern ebenfalls aufgeklärt sein sollten. Wird ASS aufgrund von Nebenwirkungen oder Intoleranzen nicht vertragen, oder bestehen andere Bedenken gegen ASS (z. B. wegen der vielen Tabletten, die geschluckt werden müssen), so kann auf andere NSAR übergegangen werden, über die sich auch bei Kindern nach inzwischen vieljähriger Erfahrung sagen läßt, daß sie ausreichend sicher und wirksam sind. Die Intaktheit der Nierenfunktion sollte vor Einsatz all dieser Substanzen überprüft worden sein. Als ASS-Alternativen kommen Naproxen in einer Dosis von 10 bis 15 mg/kg KG (2 Dosen), Diclofenac in einer Dosis von 2 bis 4 mg/kg KG (3 Dosen), Indometacin in einer Dosis zwischen 2 und 3 mg/kg KG (2–3 Dosen), und Ibuprofen in einer Dosis von 30 mg/kg KG (3 Dosen) in Frage. Insgesamt werden NSAR von Kindern besser toleriert als von Erwachsenen.
Die Entscheidung darüber, welche der Substanzen verwendet wird, wird u. a. auch von der verfügbaren Darreichungsform abhängen: Während etwa ASS nur in Tablettenform verfügbar ist, gibt es Naproxen auch als Saft und Suppositorien, Diclofenac auch als Suppositorien und Indometacin auch als Saft und Suppositorien. Wegen der besseren Steuerung der Therapie sollte der oralen Medikamentengabe der Vorzug gegeben werden.
Möglicherweise können NSAR systemisch geringfügig eingespart werden, wenn sie dreimal täglich in Form eines Gels auf entzündete Gelenke aufgetragen werden. Bei Erwachsenen konnte dies für Diclofenac und Piroxicam gezeigt werden.
Bei Erwachsenen hat das Prostaglandin-E1-Analog Misoprostol in einer Dosierung von 2- bis 3mal 200 µg einen deutlichen protektiven Effekt gegenüber Magen-Darm-Ulzera gehabt (Raskin, 1995). Auch an Kindern ließen erste Pilotstudien mit Dosierungen von 10 µg/kg/d einen protektiven Effekt erkennen (Gazarian, 1995), der allerdings in kontrollierten Studien bestätigt werden muß.
Läßt sich eine Erkrankung mit systemisch und lokal eingesetzten NSAR nur unzureichend kontrollieren, ist in der Regel eine Kombinationstherapie erforderlich. Hierzu stehen verschiedene Substanzgruppen zur Verfügung.

Kortikosteroide

Kortikosteroide gehören zu den wirksamsten, aber im Hinblick auf die potentiellen Nebenwirkungen auch zu den gefährlichsten Substanzen, die dem pädiatrischen Rheumatologen zur Verfügung stehen. Diese Nebenwirkungen sind der Grund dafür, daß der Einsatz der Steroide auf wenige Indikationen beschränkt bleiben sollte:

- das Still-Syndrom, sofern eine Behandlung mit einem nichtsteroidalen Antirheumatikum allein nicht erfolgreich ist,
- die Iridozyklitis, die auf örtliche Mydriatika in Verbindung mit Steroidsalben oder -tropfen nicht anspricht,
- die rheumatische Karditis und
- einzelne Fälle mit schwerem, nichtsystemischem Verlauf.

Das Ziel der Steroidanwendung ist die Reduktion der entzündlichen Krankheitsaktivität. Bei Langzeitanwendung an erwachsenen Patienten mit Polyarthritis konnte zudem gezeigt werden, daß mit niedrig dosierten Steroiden (Prednisolon) in Kombination mit anderen Antirheumatika die radiologische Progression der Grundkrankheit verzögert werden kann.
Zum Einsatz gelangen Prednison, Prednisolon oder Methylprednisolon. Die initiale Dosierung liegt zwischen 0,5 und 2 mg/kg KG, je nach Schweregrad des vorliegenden Falles. Wenn es der Zustand des Patienten erlaubt, erweist sich eine Einzeldosis, morgens verabreicht, als günstig. In den übrigen Fällen wird man um eine Verteilung auf 3 bis 4 Einzeldosen nicht herumkommen. In lebensbedrohlichen Akutsituationen kann ein Steroidpuls von 30 mg/kg KG, als Kurzinfusion über 1 bis 3 Stunden verabreicht, nützlich sein. Sind insbesondere Viszeralmanifestationen kontrolliert, kann eine wöchentliche Halbierung der Dosis vorgenommen werden. Angestrebt wird eine vollständige Elimination der Steroide aus dem Behandlungskonzept. Gelingt dies nicht, wird auf jeden Fall versucht, Steroide (etwa ab 0,5 mg/kg KG) alternierend einzusetzen, d. h. nur jeden zweiten Tag zu verabreichen und die gesamte Tagesdosis auf den Morgen vorzuziehen. Auf diese Weise paßt man sich dem endogenen Rhythmus der Nebenniere an und verringert das Risiko an Langzeitnebenwirkungen (siehe Tab. 55/4).
Die rechnerische Cushing-Schwelle (7,5 mg/d bei 1,73 qm Körperoberfläche) sollte bei Langzeitmedikation nicht überschritten werden. An erwachsenen

Tab. 55/4: Nebenwirkungen von Glukokortikoiden bei Langzeitanwendung (nach Stoeber, 1976).

Klinische Zeichen	Häufigkeit (in %)
Pseudotumor cerebri	1,4
Gastrointestinale Ulzera	3,6
Gastrointestinale Blutungen	6,9
Schwere Osteoporose (Kompressionsfrakturen)	9,7
Osteoarthropathie, M. Perthes	2,1
Wachstumsretardierung	18,4
Psychose	0,3
Katarakt (subkapsulär)	3,6
Cushingoider Habitus, Striae	
Nebenwirkungen insgesamt	**46,0**

Rheumatikern konnte sogar gezeigt werden, daß bereits Prednisondosen von >5 mg/d, verabreicht über lange Zeit, mit erheblichen Nebenwirkungen korrelieren. Was die Steroidosteoporose angeht, konnte diese in einer Studie ebenfalls an Erwachsenen durch die Kombination von Calcitriol und Kalzium aufgehalten werden. Meßparameter ist dabei die Knochendensitometrie. Die Methode hat aber den Nachteil, daß sie die Knochenmineralisation, nicht aber die Dichte der Bälkchen erfaßt.

Ob das synthetische Prednisolon-Derivat Deflazacort bei gleicher Effektivität weniger Nebenwirkungen verursacht, bleibt abzuwarten. Erste Studien (Loftus, 1993) sind ermutigend.

Neben der systemischen Anwendung werden Steroide auch lokal appliziert, insbesondere als intraartikuläre Injektion. Verwendet werden dabei Kristallsuspensionen mit möglichst langer Halbwertszeit im Gelenk wie z.B. 20 bis 40 mg von Triamcinolon-Hexacetonid (Lederlon®). Der systemische Effekt der Steroide kann dadurch verhindert werden. Als mögliche Indikationen können gelten:
- eine Monarthritis, die auf nichtsteroidale Antirheumatika unzureichend anspricht,
- die besonders floride Entzündung an einem Gelenk im Rahmen einer Oligo- oder Polyarthritis,
- die Baker-Zyste (Poplitealzyste).

Intraartikuläre Steroidinjektionen sind einer operativen Synovektomie vorzuziehen. Letztere kommt erst nach Scheitern der intraartikulären Injektionen in Betracht. Die Zahl der i.a. Injektionen sollte auf maximal drei innerhalb von 12 Monaten begrenzt bleiben.

Progressionshemmende Substanzen (Basistherapeutika)

Obwohl progressionshemmende Substanzen von vielen Kinderrheumatologen routinemäßig eingesetzt werden, muß bei kritischer Durchsicht der Literatur auch heute noch gesagt werden, daß bei der Indikationsstellung für solche Substanzen nur ein mangelhaftes wissenschaftliches Fundament vorliegt. Trotz dieser unsicheren Basis müssen diese Substanzen in Ermangelung einer besseren Alternative besprochen werden.

Während die bisher erwähnten Substanzen vorwiegend entzündungshemmend und schmerzlindernd wirken, sollen die progressionshemmenden Substanzen (zu denen eigentlich auch Steroide zu zählen sind) den rheumatischen Krankheitsprozeß selbst verlangsamen oder verhindern. Die Substanzgruppe umfaßt im wesentlichen die Antimalariamittel, Sulfasalazin, das Gold und das D-Penicillamin.

Antimalariamittel. Von diesen Medikamenten werden bei Kindern in erster Linie Chloroquin und Hydroxychloroquin verwendet. Ihr Hauptindikationsgebiet sind mäßig exsudative Polyarthritiden, gelegentlich auch Oligo-Arthritiden. Wenn auch Studien über die Wirksamkeit dieser Substanzen bei Kindern kaum vorliegen, wenden wir Antimalariamittel in unserer Klinik relativ großzügig an. Der Grund liegt in der guten Verträglichkeit und, bei guter Steuerung, der sehr niedrigen Toxizität. Chloroquin und Hydroxychloroquin eignen sich auch als Kombinationstherapeutika.

Chloroquin wird initial in einer Dosis von 4 mg Base/kg KG, Hydroxychloroquin in einer Dosis von 5 bis 7 mg Base/kg KG/d verabreicht. Nach Erreichen des maximalen klinischen Effekts nach etwa 3 Monaten reduzieren viele Rheumatologen die Dosis auf etwa die Hälfte. Chloroquin ist in Tabletten von 150 mg Base, 50 mg Base und als Saft verfügbar. Wichtigste zu beobachtende Nebenwirkungen sind Schädigungen des Auges: eine z.T. irreversible Chloroquinretinopathie sowie reversible Kristallablagerungen in der Kornea. Auch wenn diese Nebenwirkungen sehr selten (evtl. bei Hydroxychloroquin noch seltener als bei Chloroquin) sind, muß bei Behandlung mit einem Antimalariamittel in Abständen von etwa 3 Monaten regelmäßig ein Ophthalmologe konsultiert werden. Beim geringsten Anhalt für medikamentös induzierte Schäden muß die Dosis reduziert oder (bei Retinopathie) das Medikament abgesetzt werden. An extraokulären Nebenwirkungen sind zu bedenken: Hautreaktionen, Photosensibilisierung, gastrointestinale ZNS- und Kreislaufsymptome sowie Myopathie und Kardiomyopathie. Der maximale klinische Effekt ist nach spätestens 3 Monaten erreicht. Bei einer Dauer der Anwendung von mehr als 2 Jahren muß bei Chloroquin mit kumulativer Toxizität gerechnet werden. Es empfiehlt sich dann ein Wechsel der Therapie.

Sulfasalazin. Über Sulfasalzin liegen bei Erwachsenen mit verschiedenen rheumatischen Erkrankungen (rheumatoide Arthritis, seronegative Spondylarthropathien incl. Morbus Bechterew) Studien vor, die darauf hinweisen, daß Sulfasalazin eine vergleichbare Effektivität hat wie andere progressionshemmende Substanzen, jedoch eine erheblich geringere Toxizität. Auch bei Kindern liegen erste positive Erfahrungsberichte und offene Studien vor, nicht nur bei der HLA-B27-assoziierten Polyarthritis, sondern auch bei an-

Tab. 55/5: Überwachung der Goldtherapie (oral oder parenteral).

Mögliche Nebenwirkungen	Untersuchungsmaßnahmen	Häufigkeit
Diarrhö	Anamnese	bei jeder Untersuchung
Juckreiz	Anamnese	bei jeder Untersuchung
Alopezie	Anamnese, Befund	bei jeder Untersuchung
Konjunktivitis	Befund	bei jeder Untersuchung
Exantheme, Mundaphten, Leukopenie, Thrombopenie, Eosinophilie, aplastische Anämie	Befund, Anamnese, kompl. Blutbild	bei jeder Untersuchung zunächst 14tägig, nach 3 Monaten 4wöchentl.
Hypogammaglobulinämie	Immunglobulin	alle 6 Monate
Immunkomplexnephritis	Urin auf Eiweiß	zunächst 14tägig, nach 3 Monaten 4wöchentl.
Leberzellschädigung	SGOT, SGPT	zunächst 14tägig, nach 3 Monaten 4wöchentl.
Cholestase	alk. Phosphatase	zunächst 14tägig, nach 3 Monaten 4wöchentl.
Korneaablagerungen (Chrysiasis)	Spaltlampenuntersuchung	alle 3–6 Monate
Induzierter LE	ANA, evtl. ANA-Fraktionen	alle 3–6 Monate
Interstitielle Pneumonie	Rö-Thorax (weich)	bei vorhandener Dyspnoe
Bronchiolitis obliterans	Rö-Thorax	bei vorhandener Dyspnoe
Periphere Neuropathie	Neurol. Unters., NLG, Biopsie	bei klin. Verdacht
Enzephalopathie	CT	bei klin. Verdacht

deren JRA-Subtypen (Imundo, 1996). Kontrollierte Studien stehen allerdings noch aus.

Gold. Der Einsatz von Goldpräparaten zur Therapie der JRA ist in den letzten Jahren stark zurückgegangen, insbesondere zugunsten der Immunsuppressiva. Nichtsdestoweniger gibt es Fälle von schwerer exsudativer, insbesondere RF-positiver, Polyarthritis, bei denen das Gold in seinen verschiedenen chemischen Zubereitungen mit Erfolg eingesetzt werden kann. Es steht für die parenterale Applikation als Aureothiomalat (46% Goldanteil) und Aureothioglukose (50% Goldanteil) zur Verfügung. Seit einigen Jahren kann Gold auch auf oralem Wege (Auranofin) verabreicht werden. Langzeitbeobachtungen bei Kindern mit JRA zeigten jedoch, daß die Wirkung von Auranofin der des parenteralen Goldes unterlegen ist. Daher sollte weiterhin der parenteralen Goldtherapie der Vorzug gegeben werden. Sie kann im übrigen auch vorsichtig auf „reine" Arthritiden beim Still-Syndrom angewendet werden, sobald die Viszeralsymptome kontrolliert sind.

Injektionen werden einmal pro Woche vorgenommen. Alle Dosierungen beziehen sich auf metallisches Gold. Man injiziert zunächst 10 mg, steigert dann wöchentlich um 10 mg, bis 1 mg/kg KG erreicht ist. Diese Dosierung wird so lange beibehalten, bis die klinische Wirkung eintritt. Dies ist meistens zwischen 3 und 4 Monate, spätestens 6 Monate nach Beginn der Goldbehandlung der Fall. Von da ab reichen seltenere Injektionen (1 Injektion alle 2–4 Wochen) von 1 mg/kg KG zur Aufrechterhaltung des klinischen Effekts. Ein günstiger Einfluß auf die Erkrankung wird bei etwa der Hälfte der Patienten erkennbar. Bei den übrigen Patienten wird die Behandlung wegen Unwirksamkeit oder Nebenwirkungen abgebrochen. Wegen des hohen Risikos erfordert die Goldtherapie eine gewissenhafte ärztliche Überwachung, die in Tabelle 55/5 erläutert ist.

Aus Sicht der Immunologen ist es von besonderem Interesse, daß einige der beobachteten Nebenwirkungen offensichtlich einer genetischen Kontrolle unterliegen: Tragen Leukozyten eines Patienten die HLA-Antigene B8 und DR3, ist das Risiko für nephrotoxische Nebenwirkungen signifikant gesteigert. Die goldinduzierte Thrombozytopenie wird gehäuft bei Vorhandensein des HLA-DR3 gefunden, goldinduzierte Mundaphten gehäuft bei HLA-DR2. Dagegen scheint HLA-DR7 einen gewissen Schutz gegenüber toxischen Reaktionen zu bieten. Diese Befunde wurden zwar an Erwachsenen erhoben, dürften aber bei Kindern in gleicher Weise zu beobachten sein.

D-Penicillamin. Auch der Einsatz von D-Penicillamin ist in den letzten Jahren stark zurückgegangen und wird nur noch in Einzelfällen bei stark exsudativen hochentzündliche Polyarthritiden verwendet. Wegen der großen Zahl an Nebenwirkungen wird D-Penicillamin selten und meist erst nach Scheitern einer Goldbehandlung verwendet. Dabei muß dann berücksichtigt werden, daß nach Abbruch der Goldbehandlung wegen Toxizität auch das Risiko für Penicillamin-abhängige Nebenwirkungen erhöht ist. Geht man von Gold auf D-Penicillamin über, so sollten mindestens 3 Monate verstrichen sein, bevor Penicillamin angewendet wird, weil bei abruptem Übergang das Nebenwirkungsrisiko weiter ansteigt. Ähnlich wie die Goldtherapie muß auch die Therapie mit D-Penicillamin sorgfältig ärztlich überwacht werden (Tab. 55/6).

Penicillamin wird einschleichend dosiert. Man beginnt mit einer Tagesdosis von 5 mg/kg KG/d und steigert alle 14 Tage um dieselbe Dosis. Ist eine Maximaldosis von 20 mg/kg KG/d erreicht, wird die Sub-

Tab. 55/6: Überwachung der Therapie mit D-Penicillamin.

Mögliche Nebenwirkungen	Untersuchungsmaßnahmen	Häufigkeit
Exantheme	Anamnese, Befund	bei jeder Untersuchung
Myositis, Myasthenie	Anamnese, Befund	bei jeder Untersuchung
Neuropathie	Anamnese, Befund	bei jeder Untersuchung
Hautläsionen	Befund	bei jeder Untersuchung
Struma	Befund	bei jeder Untersuchung
Knochenläsionen	Röntgen	bei klinischem Verdacht
Myelotoxizität	kompl. Blutbild	zunächst wöchentlich, später 2wöchentlich
Leberschäden	Transaminasen, Bilirubin	zunächst wöchentlich, später 2- bis 4wöchentlich
Nierenschäden	Urin auf Eiweiß und Erythrozyten, Harnstoff-N, Kreatinin	zunächst wöchentlich, später 2- bis 4wöchentlich
Cholestase	alk. Phosphatase	zunächst wöchentlich, später 2- bis 4wöchentlich
IgA-Mangel	Immunglobulin	alle 3 Monate
Gerinnungsstörungen	Gerinnungsstatus	bei klin. Verdacht
Moschkowitz-Syndrom	Thrombozyten, Gerinnungsstatus	bei klin. Verdacht
Medikamenten-LE	ANA, evtl. ANA-Fraktionen	alle 3 Monate

stanz so lange weiter in dieser Dosis gegeben, bis eine klinische Wirkung einsetzt. Zeigt sich nach vollen 6 Behandlungsmonaten kein Effekt, kann die Therapie wegen Unwirksamkeit abgebrochen werden. Erweist sich dagegen der Patient als D-Penicillamin-Responder, so wird versucht, die Dosis auf eine Erhaltungsdosis von etwa 10 bis 15 mg/kg KG/d zu reduzieren. Zur Prophylaxe der D-Penicillamin-induzierten Polyneuropathie sollte die Substanz nur in Verbindung mit täglichen Gaben von Vitamin B_6 in einer Dosis zwischen 10 und 20 mg/d verabreicht werden. Mit einer Wirkung von D-Penicillamin kann in etwa 50 % der Fälle gerechnet werden, sofern D-Penicillamin primär eingesetzt wurde. Wurden die Patienten mit Gold vorbehandelt, verringert sich (zumindest bei Erwachsenen) die Erfolgschance auf etwa 30 bis 40 %.

Immunsuppressiva, Zytostatika

Als Alternative zu den bisher genannten Substanzen, kommen zunehmend Immunsuppressiva oder Zytostatika zum Einsatz, für die folgende Indikationen gelten:

- das Still-Syndrom, das gegenüber NSAR plus Steroiden refraktär ist,
- das Still-Syndrom, bei dem der Steroidbedarf während der Dauerbehandlung deutlich oberhalb der Cushing-Schwelle liegt,
- eine schwere Polyarthritis, bei der die Behandlung mit den o.g. progressionshemmenden Substanzen gescheitert ist,
- die Iridozyklitis, die gegenüber einer Steroidbehandlung (lokal und systemisch) refraktär ist.

Azathioprin. Mit Azathioprin liegen die längsten Erfahrungen vor. Es wird in einer Dosis zwischen 2 und 4 mg/kg KG/d verabreicht. Es hilft in einer Reihe von Fällen, Steroide im erforderlichen Umfang einzusparen. Die Nebenwirkungen sind in der Regel gering. Trotzdem empfiehlt es sich, wegen der möglichen Hepatotoxizität die Leberenzyme und wegen der potentiellen Myelotoxizität das Blutbild in regelmäßigen Abständen zu kontrollieren. Selbst bei Langzeitapplikation scheint die Onkogenität der Substanz gering zu sein. Dennoch sollten die Eltern über diese potentielle Nebenwirkung aufgeklärt sein. Die Verminderung der Infektabwehr muß zwar angesprochen werden, ist aber in der Praxis wenig bedeutsam.

Methotrexat. Im Vergleich zu Azathioprin hat Methotrexat wahrscheinlich die größere Wirksamkeit. Es findet auch als Kombinationstherapeutikum Verwendung. Bei Erwachsenen wurde eine anhaltende Wirksamkeit von bis zu 7 Jahren belegt. Nachdem auch bei Kindern in ersten unkontrollierten Studien eine Wirkung vermutet werden mußte, ist diese inzwischen in einer plazebokontrollierten Studie nachgewiesen worden. Dabei zeigte sich, daß 10 mg/m² Körperoberfläche wirksamer sind als 5 mg/m² Körperoberfläche. Dosen von 15 mg/m² oder darüber haben nur selten größere Effektivität. Ob es notwendig ist, die wöchentliche Dosis auf 3 Einzeldosen innerhalb von 24 Stunden zu verteilen, wie es bei der Psoriasis einigermaßen rational zu begründen ist, ist derzeit noch nicht geprüft. Methotrexat (MTX) sollte nüchtern eingenommen werden. Die Therapie ist eine Dauertherapie, die auch nach Erreichen klinischer Remission fortgeführt werden sollte.

Schwer abzuschätzen ist bei Methotrexat das Risiko von Langzeitnebenwirkungen. Die Infektabwehr erscheint reduziert: Es sind Einzelfälle von Zoster und Pneumocystis-carinii-Pneumonie bekannt geworden. Auch bei Kindern sind bei Langzeitgabe histologische Leberveränderungen im Sinne einer Fibrose nachgewiesen, wenn auch seltener als bei Erwachsenen. Gleichzeitiger Alkoholkonsum erhöht dieses Risiko ebenso wie ein heterozygoter α1-Antitrypsinmangel. Auch Einzelfälle von Leberzirrhose, die eine Lebertransplantation erforderlich machten, sind inzwischen beschrieben. Einige Rheumatologen haben auch auf Kinder anwendbare Richtlinien entwickelt, wie mit dem Problem der Hepatotoxizität von MTX verfahren werden soll. Danach sollten die Leberenzyme regelmäßig kontrolliert werden. Bei chronischer Erhöhung der Enzyme sollte eine Biopsie durchgeführt werden (Kremer, 1994). Hämatologische Nebenwirkungen sind meist gering, in Einzelfällen können aber lebensbedrohliche Panzytopenien auftreten. Das Risiko, eine megaloblastäre Knochenmarkaplasie zu entwickeln, steigt bei gleichzeitiger Behandlung mit Cotrimoxazol. Bei Langzeitgabe von MTX sind bei Erwachsenen interstitielle Pneumonitiden beschrieben. Die Frage der Karzinogenität läßt sich nicht klar beantworten. Einzelfälle von Lymphomen und Leukämien sind beschrieben. Statistische Aussagen hierzu sind natürlich erst zu machen, wenn Therapieerfahrungen über 10 bis 20 Jahre hinweg vorliegen.

Cyclosporin A. Bei Erwachsenen sind auch für niedrig dosiertes (< 5 mg/kg KG) Cyclosporin A Wirkungsnachweise erbracht worden, sowohl für die Monotherapie als auch für die Kombination mit z. B. Methotrexat. Vergleichbare Ergebnisse bei Kindern fehlen. Beim Makrophagen-Aktivierungssyndrom, einer seltenen Verlaufsform des Still-Syndroms, sind mit Cyclosporin A in einer Initialdosis von 5 mg/kg KG/d Behandlungserfolge beschrieben.

Zytostatika. Führen all diese Behandlungsversuche zu keinem Erfolg, so können als ultima ratio alkylierende Substanzen (Cyclophosphamid, Chlorambuzil) in Erwägung gezogen werden. Die Restriktivität gegenüber beiden Substanzen hat den Hauptgrund darin, daß beide Substanzen fraglos onkogen und die immunsuppressiven Effekte zum Teil von erheblicher klinischer Relevanz sind. Wird Cyclophosphamid oral verabreicht, liegt die Dosis zwischen 1 und 2 mg/kg KG. Neben dem myelosuppressiven Nebenwirkungen können hämorrhagische Zystitiden zum Teil erhebliche Probleme bereiten. In solchen Fällen ist zu erwägen, cyclophosphamidähnlich wie bei der Behandlung der Lupus-Nephritis als intravenösen Puls zu verabreichen (s. Therapie der Lupus-Nephritis, Seite 627). Man bewegt sich allerdings dabei in unsicherem Terrain, da klinische Studien beim Still-Syndrom bisher dazu kaum vorhanden sind. Wallace und Sherry haben jedoch in einer Pilotstudie inzwischen die Durchführbarkeit und mögliche Effektivität der Cyclophosphamid-Pulstherapie beschrieben.

I.v. Immunglobuline

Beim Still-Syndrom bietet möglicherweise auch der Einsatz von hochdosierten Immunglobulinen die Möglichkeit, alkylierende Substanzen zu vermeiden. In mehreren offenen Studien an Kindern konnten positive Einflüsse auf klinische und Entzündungsparameter dokumentiert werden. Systemische Manifestationen scheinen besser beeinflußbar zu sein als artikuläre. Kinder im Frühstadium der Erkrankung zeigen möglicherweise ein besseres Ansprechen als solche im Spätstadium. Eine plazebokontrollierte Studie erbrachte aufgrund methodischer Probleme keine definitiven Ergebnisse.

Experimentelle Verfahren

Bei Erwachsenen gibt es eine große Zahl experimenteller Therapieverfahren, über die bei Kindern bisher wenig ausgesagt werden kann. Es handelt sich dabei um immunsuppressive Therapien wie Antithymozytenglobulin oder Anti-CD4-Antikörpern, immunmodulierende Maßnahmen wie Plasmapherese, Lymphapärese, Lymphoplasmapherese, totale Lymphknotenbestrahlung u.a.m., und schließlich immunstimulierende Verfahren wie Thymopentin, Nonathymulin, γ-Interferon, Ciamexon u.a.m. B.a.w. sollte diesen Verfahren mit Zurückhaltung begegnet werden, da die Wirksamkeit und Unbedenklichkeit bei Kindern nicht belegt sind. Nicht empfohlen werden können Clotrimazol, Inosin-Pranobex, Kalbsthymusextrakte u.ä.

Diät

Viele Eltern fragen nach Diätmaßnahmen. Ursächlich ist der JRA über Diät sicherlich nicht beizukommen. Möglicherweise kann aber durch Supplementation der Nahrung mit n3-Fettsäuren aus Fischöl ein adjuvanter antiinflammatorischer Effekt erzielt werden, so daß NSAR eingespart werden können. In Studien an Erwachsenen Rheumatikern konnte gezeigt werden, daß die Produktion von Interleukin 1, einem Hauptentzündungsmediator, zurückgeht. Bei Kinder liegen bisher keine klinischen Studien vor.

Therapie der Anämie

Einzelne Kinder mit Still-Syndrom entwickeln z. T. klinisch relevante Anämien, die Wachstum und Entwicklung beeinträchtigen können. Sowohl durch die Gaben von Erythropoietin wie durch eine intravenöse Eisentherapie sind erhebliche Besserungen des roten Blutbildes beschrieben (Martini, 1994).

Therapie der Uveitis

In der 1. Behandlungsstufe sollte versucht werden, ein NSAR systemisch (wenn auch die Daten dazu noch weich sind) mit lokalen Steroiden (tagsüber Tropfen, nachts Salben) und Mydriatika über einige Wochen bis Monate zu kombinieren (Lightman, 1991). Ist diese Kombination nicht effektiv, werden Steroide zusätzlich systemisch eingesetzt. Hier muß kritisch angemerkt werden, daß gute Studien über die Effizienz dieser Maßnahme fehlen. Ist der Augeninnendruck erhöht, muß auch dieser behandelt werden. Was in gegenüber dieser Kombinationstherapie resistenten Fällen versucht werden kann, hat bisher keine gute wissenschaftliche Basis. Möglicherweise ist Cyclosporin A das sinnvollste Immunsuppressivum. Azathioprin kann entweder allein oder in Kombination mit Cyclosporin A versucht werden. In den verbleibenden Fällen mögen Methotrexat, Fusidinsäure, oder als ultima ratio alkylierende Substanzen (Chlorambucil, Cyclophosphamid) eine Besserung bewirken und eine Erblindung verhindern, wobei man sich angesichts neuer Beobachtungen an Erwachsenen fragen muß, ob nicht die Risiken den potentiellen Nutzen überwiegen (Rosenbaum, 1994).

Therapie der Amyloidose

Insbesondere bei Kindern mit Still-Syndrom kann nach mehrjährigem Krankheitsverlauf in Einzelfällen eine Sekundäramyloidose auftreten. Amyloide sind histochemisch charakterisiert durch ihre Anfärbbarkeit mit Kongorot (Farbabb. FA 45, siehe Farbtafel VII) und ihre grüne Farbe im Polarisationsmikroskop. Biochemisch handelt es sich um eine Gruppe verschiedener Eiweiße, die aus unterschiedlichen Serumeiweißvorstufen entstehen (AL-Lamda und AL-Kappa aus Immunglobulin-Leichtketten, AA aus HDL-Protein und Serum-Amyloid A, AFT aus Präalbumin etc.). Bei rheumatischen Erkrankungen incl. der JRA dominiert AA. Ergeben sich, wie oben erwähnt, Verdachtsmomente auf das Vorliegen einer Amyloidose, sind entsprechende Biopsien durchzuführen. Die Überlebensprognose wird durch eine Amyloidose erheblich beeinträchtigt.

Bei den wenigen Patienten, bei denen sich trotz guter Therapie der Grundkrankheit eine Amyloidose ausbildet, können alkylierende Substanzen, insbesondere Chlorambucil versucht werden (Berglund, 1993).

55.7.2 Physikalische Therapie

Der Wert der physikalischen Therapie ist unbestritten. Eine Ruhigstellung rheumatischer Gelenke ist in der Regel ohne therapeutischen Nutzen, ja sogar potentiell schädlich, da es schnell zur Muskelatrophie kommen kann, die eine Gelenkmobilisierung erschwert. Sinnvoller ist es, stark überwärmte und entzündete Gelenke zu kühlen (Kryogel, Alkoholumschläge etc.) und einer schonenden aktiven Physiotherapie zu unterziehen. Bei Neigung zu Fehlstellungen und Kontrakturen sollten tagsüber Funktions- und nachts Lagerungsschienen individuell angepaßt werden. Im chronischen Stadium, bei dem weniger die Entzündung als die Bewegungseinschränkung im Vordergrund steht, sind überwärmende Maßnahmen (Fango, Paraffinumschläge, Salben, Diathermie) in Verbindung mit einer aktiven Physiotherapie zu empfehlen. Auch ergotherapeutische Maßnahmen können hilfreich sein. Der therapeutische Nutzen des Schwimmens ist den Patienten zu erläutern, wobei Thermalbäder besonders günstige Wirkungen zeigen.

55.7.3 Operative Eingriffe

Gegenüber operativen Eingriffen am Gelenk, insbesondere der Synovektomie, sollte eine grundsätzlich zurückhaltende Position bezogen werden. Sie kommt erst dann in Frage, wenn 3 Voraussetzungen erfüllt sind:

- Es liegt eine JRA vor, bei der röntgenologisch oder klinisch Hinweise auf eine beginnende Gelenkzerstörung bestehen.
- Eine 6 bis 12 Monate dauernde konservative Therapie einschließlich intraartikulärer Steroidinjektionen hat keinen Erfolg gebracht.
- Es liegt eine stark exsudative, therapierefraktäre Synovitis vor.

Unter diesen Voraussetzungen läßt sich die Zahl der Synovektomien, seien sie operativ oder chemisch, auf wenige Fälle begrenzen. Auf weitere operative Eingriffe einschließlich Gelenkersatz kann an dieser Stelle nicht weiter eingegangen werden.

55.8 Prognose, Rehabilitation

Mit Hilfe aller medikamentöser, operativer und physiotherapeutischer Maßnahmen gelingt es, die überwiegende Mehrzahl der Kinder mit JRA vor Verkrüppelung zu bewahren.

Neben den rein medizinischen Maßnahmen ist es wichtig dafür zu sorgen, daß die Patienten an möglichst vielen Aktivitäten der Alterskameraden teilnehmen können, damit sie wegen ihrer Erkrankung nicht ins soziale Abseits geraten. Diese Integration kann zusätzlich durch Beteiligung an Selbsthilfegruppen weiter gefördert werden.

Literatur

Berglund K, Thysell H, Keller C (1993). Results, principles and pitfalls in the management of renal AA-amyloidosis; a 10–21 year followup of 16 patients with rheumatic disease treated with alkylating cytostatics. J Rheumatol 20: 2051–2057

Cassidy JT, Petty RE (Hrsg)(1990). Textbook of pediatric rheumatology (2. Auflage). New York, Edinburgh, London, Melbourne (Churchill Livingstone)

Fernandez-Vina M, Fink CW, Stastny P (1994). HLA associations in juvenile arthritis. Clin Exp Rheumatol 12: 205–214

Forrester JV (1991). Uveitis: Pathogenesis. Lancet 338: 1498–1501

Gazarian M, Berkovitch M, Koren G, Silverman ED, Laxer RM (1995). Experience with misoprostol therapy for NSAID gastropathy in children. Ann Rheum Dis 54: 277–280

Horneff G, Hanson M, Wahn V (1993). T-cell receptor Vß chain expression in patients with juvenile rheumatoid arthritis. Rheumatol Int 12: 221–226

Imundo LF, Jacobs JC (1996). Sulfasalazine therapy for juvenile rheumatoid arthritis. J Rheumatol 23: 360–366 de Inocencio J, Giannini EH, Glass DN (1993). Can genetic markers contribute to the classification of juvenile rheumatoid arthritis? J Rheumatol 20 (Suppl. 40): 12–18

Kremer JM, Alarcon GS, Lightfoot RW et al. (1994). Methotrexate for rheumatoid arthritis – suggested guideline for monitoring liver toxicity. Arthritis Rheum 37: 316–328

Lang BA, Shore A (1990). A review of current concepts on the pathogenesis of juvenile rheumatoid arthritis. J Rheumatol 17 (Suppl. 21): 1–15

Lightman S (1991). Uveitis: Management. Lancet 338: 1501–1504

Loftus JK, Reeve J, Hesp R et al. (1993). Deflazacort in juvenile chronic arthritis. J Rheumatol 20: 40–42

Martini A, Ravelli A, Di Fuccia G (1994). Intravenous iron therapy for severe anemia in systemic-onset juvenile chronic arthritis. Lancet 344: 1052–1054

Pelucchi A, Lomater C, Gerloni V et al. (1994). Lung function and diffusing capacity for carbon monoxide in patients with juvenile chronic arthritis: Effect of disease activity and low dose methotrexate therapy. Clin Exp Rheumatol 12: 675–679

Raskin JB, White RH, Jackson JE et al. (1995). Mosoprostol dosage in the prevention of nonsteroidal antiinflammatory drug-induced gastric and duodenal ulcers: A comparison of three regimens. Ann Intern Med 123: 344–350

Rosenbaum JT (1989). Uveitis. An internist's view. Arch Intern Med 149: 1173–1176

Rosenbaum JT (1994). Treatment of severe refractory uveitis with intravenous cyclophosphamide. J Rheumatol 21: 123–125

Struyk L, Hawes GE, Chatila MK, Breedveld FC, Kurnick JT, van den Elsen PJ (1995). T cell receptors in rheumatoid arthritis. Arthritis Rheum 38: 577–589

Thompson SD, Grom AA, Bailey S et al. (1995). Patterns of T lymphocyte clonal expansion in HLA-typed patients with juvenile rheumatoid arthritis. J Rheumatol 22: 1356–1364

Wallace, Sherry (1997). Arthritis Rheum 40: 1852–1855

56 Lyme-Arthritis

H.-I. Huppertz

56.1	Mikrobiologie und Immunologie 598	56.4	Diagnose... 599
56.2	Epidemiologie 598	56.5	Behandlung 601
56.3	Manifestation................................... 599		

Die Lyme-Arthritis wird durch *Borrelia burgdorferi* hervorgerufen und gehört zu den infektassoziierten Arthritiden, bei denen im Gegensatz zur juvenilen rheumatoiden Arthritis zwar der Erreger bekannt ist, die Pathogenese aber gleichfalls nur unvollständig aufgeklärt ist. Die infektassoziierten Arthritiden unterscheiden sich klinisch eindeutig von der septischen Arthritis durch zum Beispiel *Staphylococcus aureus*, bei der rasch eine eitrige Zerstörung des Knorpels einsetzt, wenn keine sofortige antibiotische Therapie durchgeführt wird. Hingegen hinterlassen die infektassoziierten Arthritiden nur sehr selten und erst nach langer Dauer bleibende Schäden an den betroffenen Gelenken. Mikrobiologisch fehlt diese Unterscheidung, da sich mit entsprechend sensitiven Methoden auch bei den meisten infektassoziierten Arthritiden Erreger oder deren Produkte im Gelenk finden lassen. Die Lyme-Arthritis ist die häufigste späte Manifestation der Lyme-Borreliose. Zu den frühen Manifestationen der **Lyme-Borreliose**, die Tage bis Wochen nach der Infektion auftreten, gehören das **Erythema migrans** und die **lymphozytäre Meningitis** mit oder ohne Hirnnervenlähmung. Im Rahmen der frühen Manifestationen kann es auch zu Arthralgien und Gliederschmerzen kommen, manchmal auch zu einem grippeartigen Krankheitsbild, Arthritiden kommen aber fast immer erst später vor. Die späten Manifestationen treten Monate oder Jahre nach der Infektion auf und können neben den Gelenken auch das ZNS, das Auge und als **Acrodermatitis chronica atrophicans** die Haut betreffen. Im Gegensatz zu den frühen, selbstbegrenzten Manifestationen können die späten Formen chronisch werden und zu bleibenden Schäden an den befallenen Organen führen. Alle Manifestationen können isoliert vorkommen, insbesondere die Lyme-Arthritis tritt heute meist ohne vorangegangene frühe Manifestationen auf.

56.1 Mikrobiologie und Immunologie

Die Lyme-Arthritis wird durch die Spirochäte *Borrelia burgdorferi* hervorgerufen, die durch den Stich der Zecke *Ixodes ricinus* oder anderer blutsaugender Insekten übertragen wird. Borrelien sind bewegliche lange, aber schmale korkenzieherartig aussehende Bakterien, die nativ nur im Dunkelfeld oder mit dem Phasenkontrastmikroskop sichtbar gemacht werden können. Sie sind sehr anspruchsvoll und haben eine lange Generationszeit, weshalb die Anzüchtung schwierig ist. Sie bestehen aus einer äußeren Hülle mit den plasmidkodierten Oberflächenproteinen OspA, -B und -C (31, 34, 24 kD), den darunter gelegenen Geißeln mit dem Flagellin (41 kD) und ganz innen dem eigentlichen Zelleib mit dem 94 bis 100 kD schweren Protein und den im Bereich von 60 bis 80 kD gelegenen Heat-Shock-Proteinen und dem Common-Antigen. Die Immunantwort erfolgt oft erst Wochen nach der Infektion, so daß bei den frühen Manifestationen oft noch keine Antikörper nachweisbar sind. Es werden initial IgM-Antikörper gegen OspC, Flagellin und Antigene bei 65 kD gebildet. Diese Antikörperantwort kann unter antibiotischer Therapie abortiv verlaufen. Meist kommt es aber danach zur Ausbildung von IgG Antikörpern, die zunächst gegen die gleichen Antigene gerichtet sind. Im weiteren Verlauf der unbehandelten Infektion weitet sich die Antikörperreaktion auf eine Vielzahl von borrelialen Antigenen aus, die zum Teil noch nicht charakterisiert sind.

56.2 Epidemiologie

Im Gegensatz zur viralen Frühsommer-Meningoenzephalitis, die durch die gleichen Zecken übertragen wird, gibt es fast überall in Mitteleuropa mit *B.*

burgdorferi infizierte Zecken. Bis zu 40% der Zecken sind infiziert. Infizierte Zecken kommen nicht nur in unterholzreichen Wäldern, sondern auch in Gärten und städtischen Parkanlagen vor. Bedingt durch den Lebenszyklus der Zecken, die Wärme und Feuchtigkeit lieben und im Winter eine Metamorphose ins nächste Stadium ihrer Entwicklung durchlaufen, erfolgt die Übertragung in Mitteleuropa etwa von April bis Oktober. Der Mensch ist zufälliger Wirt einer Zoonose von Nagern und felltragenden Wildtieren. Er erwirbt die Erkrankung meist vom mittleren Zeckenstadium der Nymphen. Während das früh auftretende Erythema migrans mit einer Inkubationszeit von Tagen bis Wochen nur in dieser Zeit, bzw. bis zu 8 Wochen später zu beobachten ist, gibt es bei der späten Lyme-Arthritis wegen der langen und variablen Inkubationszeit keine saisonale Variation. Aufgrund klinischer Übereinkunft darf man eine nachgewiesene Infektion auf einen bis zu 2 Jahre zurückliegenden Zeckenstich zurückführen. Obwohl auch Fälle beschrieben sind, in denen ein erinnerlicher Zeckenstich bis zu 5 Jahre zurücklag und mit der Infektion und nachfolgenden Lyme-Arthritis in Verbindung gebracht wurde, ist eine solche Zuordnung meist unsicher wegen der Möglichkeit weiterer, nicht bemerkter, interkurrierender Zeckenstiche, die für die Infektion verantwortlich sein könnten. Nach Anheftung der Zecke an Haaransatz, Achsel, Leiste, Kniekehle oder andere Hautstellen kommt es zur Vermehrung von *B. burgdorferi* im Mitteldarm der Zecke. Erst nach Generalisierung der Borrelieninfektion in der Zecke mit Invasion der Speicheldrüsen und mehr als 24 Stunden nach dem Zeckenstich kommt es mit dem Speichel zur Übertragung auf den Wirt der Zecke. Dadurch ist eine Möglichkeit der Prävention gegeben, indem Kinder im Sommer allabendlich nach Zecken abgesucht werden. Die Lyme-Arthritis ist mit einer Inzidenz von 4 auf 100000 Kinder und Jugendliche nicht wesentlich seltener als die Neuroborreliose.

56.3 Manifestation

Da die meisten Patienten mit Erythema migrans antibiotisch behandelt werden und dadurch ein Fortschreiten der Infektion verhindert wird, kommt die Lyme-Arthritis heute fast nur noch ohne vorangehende Hautläsionen vor, und auch ein Zeckenstich ist oft nicht mehr erinnerlich. Gelegentlich wird in der unmittelbaren Vorgeschichte ein nicht adäquates Trauma angegeben. Meist beginnt die Lyme-Arthritis als Schwellung des Kniegelenkes, die im Gegensatz zum Erwachsenenalter oft schmerzlos ist und zum Teil nur zufällig entdeckt wird. Oft steht die enorme Größe des Ergusses im Gegensatz zur geringen klinischen Symptomatik. Es können aber auch andere Gelenke wie Sprunggelenke, Hüftgelenke und Ellenbogengelenke betroffen sein. Die Lyme-Arthritis beginnt meist als episodische Arthritis, das heißt, daß nach einer selbstbegrenzten Arthritis von Tagen bis Wochen ein symptomfreies Intervall folgt, bis erneut eine Arthritis auftritt, die meist das gleiche Gelenk (oder die gleichen Gelenke) betrifft und fast immer mindestens ein Kniegelenk beinhaltet. Oft besteht eine Monarthritis, meist des Kniegelenkes, in etwa 30% kommen Oligoarthritiden meist unter Einschluß mindestens eines Kniegelenkes vor, Polyarthritiden mit Befall der kleinen Fingergelenke sind sehr selten. Zu jeder Zeit kann es spontan zur Remission der Erkrankung kommen, oder aber die Erkrankung geht nach mehreren Episoden in eine chronische Arthritis über, bei der eine mehr als 3 Monate ununterbrochene Arthritisdauer nachzuweisen ist. Dabei geht eine ursprüngliche Oligoarthritis unter Einschluß einer Gonarthritis oft in eine Monarthritis des Kniegelenkes über. Es ist aber auch eine primär chronische Lyme-Arthritis möglich. Nach monate- oder jahrelangem Verlauf kann die Lyme-Arthritis zu radiologisch nachweisbaren bleibenden Schäden am Gelenk führen. Im Kindesalter sind zusätzlich auftretende andere späte Manifestationen der Lyme-Borreliose an ZNS oder Haut sehr selten.

56.4 Diagnose

Oft ist das klinische Bild der Lyme-Arthritis zwar so charakteristisch, daß eine klinische Verdachtsdiagnose möglich ist, in den meisten Fällen ist jedoch eine zusätzliche Labordiagnostik notwendig. Bei allen Kindern mit neu aufgetretener Arthritis sollte man auch die Diagnose einer Lyme-Arthritis in Erwägung ziehen. Die Labordiagnostik umfaßt vor allem die Bestimmung von Antikörpern gegen *B. burgdorferi*. Da die Lyme-Arthritis eine späte Manifestation der Lyme-Borreliose ist, kommt dem Nachweis von IgM-Antikörpern gegen *B. burgdorferi* nur geringe Bedeutung zu, während hohe Titer von spezifischen IgG-Antikörpern die lang dauernde Infektion beweisen. Als Suchtest werden meist sensitive Verfahren wie ELISA oder der Immunfluoreszenztest eingesetzt. Da die Suchteste nicht selten falsch-positiv ausfallen, folgt bei positivem ELISA der Nachweis der Spezifität der Antikörper mittels Immunoblot mit einer Vielzahl von mindestens 6 Banden mit definiertem Molekulargewicht (Abb. 56/1). Als serologische Methode kann der Immunoblot nur die Infektion mit *B. burgdorferi* nachweisen, nicht aber die ätiopathogenetische Verknüpfung dieser Infektion mit der Arthritis leisten. Da etwa 2% der gesunden Blutspender im Immunoblot Antikörper gegen *B. burgdorferi* haben, kommen gelegentlich Patienten vor, die eine Infektion mit *B. burgdorferi* haben oder hatten, bei denen aber eine andere Ursache der Arthritis vorliegt, zum Beispiel eine juvenile Spondylarthropathie. Wenn bei positivem ELISA der Immunoblot negativ ist, zeigt dies meist einen durch Kreuzreaktionen falsch positiven

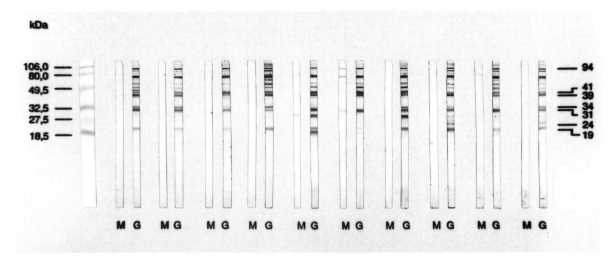

Abb. 56/1: Immunoblotuntersuchung zum Nachweis von Antikörpern gegen *Borrelia burgdorferi* im Serum von 10 Kindern und Jugendlichen mit Lyme-Arthritis.
Links Molekulargewichtsmarker; daneben 10 Paare von je 2 Immunoblotuntersuchungen des gleichen Serums auf Antikörper der Klasse IgM (M; links) und IgG (G; rechts); rechts Angabe des Molekulargewichtes einzelner Antigene von *B. burgdorferi*: 94 kD hochmolekulares Protein; 41 kD Flagellin; 31 kD/34 kD Oberflächenproteine (Osp) A und B; 24 kD OspC. Es finden sich nur bei einigen Patienten Antikörper der Klasse IgM; hingegen haben alle Patienten bei hochpositivem ELISA für IgG Antikörper gegen *B. burgdorferi* multiple spezifische und weitere, nicht gut charakterisierte Banden im IgG-Blot (Labor Prof. Karch, Hygiene-Institut der Universität Würzburg).

ELISA an. Wenn bei positivem Immunoblot der ELISA negativ ist, spricht dies für eine niedrige Konzentration spezifischer Antikörper und zeigt meist eine zurückliegende Infektion mit *B. burgdorferi* an, ohne daß ein Zusammenhang dieser Infektion mit einer neu aufgetretenen Arthritis besteht. Patienten mit Lyme-Arthritis haben im allgemeinen hohe Konzentrationen spezifischer Antikörper. Dies kann quantitativ aber nur mit dem Hämagglutinationstest erfaßt werden, da die Quantifizierung von ELISA und Immunoblot unsicher oder nicht möglich ist. Im Regelfall darf man bei Zusammentreffen von Arthritis und positivem ELISA und Immunoblot für IgG-Antikörper gegen *B. burgdorferi* die Diagnose „Lyme-Arthritis" stellen.

Daneben gibt es weitere Labormethoden, die im Einzelfall hilfreich sein können. Die Anzucht des Erregers aus der Synovialflüssigkeit ist bisher nur selten gelungen und sehr aufwendig, im positiven Falle aber beweisend.

Der Nachweis von borrelialen Sequenzen im Gelenk mittels **Polymerasekettenreaktion (PCR)** befindet sich noch in der Erprobungsphase. Es gibt sehr ermutigende erste Berichte, und eine weitere Verbreitung der Methode ist für die Zukunft zu erwarten. Die Sensitivität der PCR ist jedoch nicht immer ausreichend und meist im Synovialgewebe besser als in der Synovialflüssigkeit, der Verdacht auf eine Lyme-Arthritis rechtfertigt im Kindesalter aber nicht die Entnahme einer Biopsie. Um die Sensitivität zu verbessern, werden meist mehr als ein Primerpaar verwendet und geschachtelte PCRs durchgeführt, was die Gefahr falsch-positiver Resultate erhöht. Schließlich werden die Resultate der PCR oft nach der ersten antibiotischen Therapie negativ, obwohl sich noch Borrelien im Gelenk befinden, die einer antibiotischen Therapie zugänglich sind. Zur Zeit stützt ein positiver PCR-Befund eines ausgewiesenen Labors die Diagnose, ein negativer Befund ist ohne Aussagekraft.

Schließlich kann man bei Diskrepanz zwischen den klinischen Befunden und der Serologie die Reaktivität der Lymphozyten des peripheren Blutes als diagnostisches Kriterium heranziehen. Allerdings sollte die sehr seltene Diagnose **„seronegative Lyme-Arthritis"**, also das Vorhandensein einer Lyme-Arthritis bei fehlenden Antikörpern gegen *B. burgdorferi*, Speziallaboratorien vorbehalten bleiben.

Wenn keine Arthritis dokumentiert werden konnte und nur Arthralgien vorliegen, ist die Zuordnung eines positiven serologischen Befundes zu den angegebenen Beschwerden unsicher. Im Zweifelsfall wird man auch diese Patienten antibiotisch behandeln. Lang dauernde antibiotische Therapieversuche unklarer chronischer Schmerzzustände ohne Nachweis objektiver Befunde wie Arthritis (Schwellung, Erguß, schmerzhafte Bewegungseinschränkung) oder Meningitis (lymphozytäre Pleozytose) sind aber abzulehnen. Vielmehr sollte bei diesen Kindern nach Ausschluß anderer Ursachen die Diagnose „Schmerzverstärkungs-Syndrom" gestellt werden und eine entsprechende Therapie eingeleitet werden, denn die antibiotischen Therapieversuche stellen hier nur eine unnötige zusätzliche Belastung des chronisch schmerzkranken Kindes dar.

Tab. 56/1: Labordiagnostik der Lyme-Arthritis.

Methode	Bewertung
Anzucht von *Borrelia burgdorferi*	nur extrem selten erfolgreich, Dauer mehrere Wochen
Gewebefärbung durch Versilberung oder mit monoklonalen Antikörpern	im Synovialgewebe extrem selten erfolgreich, bei Kindern meist kein Synovialgewebe vorhanden
Polymerase-Ketten-Reaktion auf borreliale Sequenzen in	Effizienz sehr unterschiedlich je nach Methode (Anzahl der Primerpaare; Auswahl der Zielsequenz) und Untersucher:
Urin:	5 % – 30 %
Synovialflüssigkeit:	6 % – 90 %
Elisa oder Immunfluoreszenztest	Standardtest (obwohl nicht standardisiert, also keine Vergleichbarkeit zwischen verschiedenen Laboratorien) mit hoher Sensitivität; falsch negativ: selten falsch positiv: > 10 %
Immunoblot	Bestätigungstest mit hoher Spezifität (Sensitivität bei einzelnen Laboratorien sehr unterschiedlich); gesunde Blutspender < 3 % positiv
Lymphozytenproliferation mit borrelialen Antigenen	Sensitivität und Spezifität unter 80 %; nur im Referenzlabor durchführbar und auszuwerten

56.5 Behandlung

Die Behandlung der Lyme-Arthritis ist zunächst antibiotisch. Unterstützt werden kann diese Therapie durch die Gabe nichtsteroidaler Antirheumatika. Wenn die antibiotische Therapie versagt hat, kann eine intraartikuläre Steroidtherapie und danach eine Synovektomie durchgeführt werden. Es gibt keine Studien, die den Vorteil der einen oder anderen antibiotischen Therapieform erwiesen haben: Auswahl des Medikamentes, parenterale oder orale Applikation und Dauer der Behandlung sind umstritten. Zudem steht die gute Empfindlichkeit von Borrelien gegenüber einer Vielzahl von Antibiotika in vitro im Gegensatz zu klinischen Erfahrungen. Leider führt die antibiotische Therapie nicht immer zur Ausheilung der Arthritis. Im Folgenden findet sich unser Vorgehen nach Diagnosestellung.

Es erfolgt eine Behandlung mit Ceftriaxon 50 mg/kg KG (maximal 2 g) pro Tag i. v. über 2 Wochen. Der Beginn der Therapie ist stationär und wird dann nach entsprechender Übereinkunft durch den niedergelassenen Kinder- oder Hausarzt und nach Aufklärung der Eltern oder des Adoleszenten bei liegendem i. v. Zugang fortgeführt. Wenn etwa 6 Wochen nach Ende dieser Therapie die Arthritis persistiert, schließt sich eine weitere Antibiotikatherapie an, bei Adoleszenten mit Doxycyclin 200 mg/d oral für 4 Wochen, bei Kindern unter 10 Jahren mit der Kombination Roxithromycin (5 mg/kg KG)/Co-Trimoxazol (6 mg/kg KG Trimethoprim) jeweils in 2 Dosen ebenfalls für 4 Wochen. Diese 4 wöchigen Antibiotikatherapien führen oft in der 4. Behandlungswoche zu meist harmlosen, aber unangenehmen gastrointestinalen Nebenwirkungen. Die Patienten sollten hierüber bereits bei Behandlungsbeginn aufgeklärt werden, die Therapie sollte aber wenn möglich ununterbrochen zu Ende geführt werden. Wenn 6 Wochen nach Ende dieser Therapie kein Erfolg eingetreten ist, kann eine weitere antibiotische Therapie erfolgen oder eine intraartikuläre Steroidtherapie mit Triamcinolon-Hexacetonid, 1 mg/kg KG bei Befall des Kniegelenks (maximal 60 mg). Eine intraartikuläre Steroidtherapie sollte nur in einem mit dieser Therapie und dieser Indikation vertrauten Zentrum durchgeführt werden. Wird eine intraartikuläre Steroidtherapie vor ausreichender an-

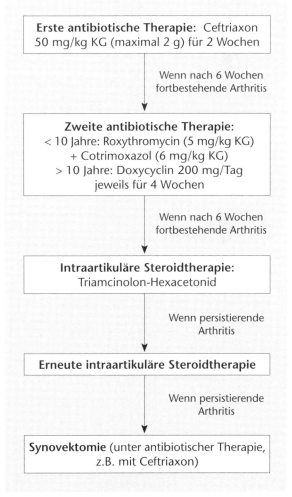

Abb. 56/2: Therapie der Lyme-Arthritis.

tibiotischer Therapie durchgeführt, begünstigt dies die Entwicklung einer therapierefraktären Lyme-Arthritis. Die Entscheidung, ob eine weitere antibiotische Behandlung sinnvoll ist, hängt auch von der Beurteilung der Compliance des Patienten ab. Wenn der Patient bereits mit vorangehenden antibiotischen Therapien vorgestellt wird, sollten die Dauer und die Compliance des Patienten entscheidend sein für die Beurteilung, ob diese Therapie valide war oder nicht. So ist die Angabe, das Kind habe über 4 Wochen Amoxycillin oral 50 mg/kg KG/d in 4 Dosen erhalten, das entspricht 112 zeitlich determinierten Einzeldosen, zunächst anzuzweifeln. Bevor man ein Versagen der antibiotischen Therapie annimmt, sollten mindestens zwei gut dokumentierte antibiotische Behandlungen mit einem Abstand von mindestens 6 Wochen nach Ende der jeweiligen Therapie durchgeführt worden sein. Wenn mehrere Versuche der intraartikulären Steroidtherapie (maximal 3 in einem Jahr) fehlgeschlagen sind, kann eine Synovektomie, eventuell unter gleichzeitiger erneuter antibiotischer Therapie, versucht werden.

Etwa 75% aller Kinder und Jugendlichen mit Lyme-Arthritis sprechen gut auf ein oder zwei antibiotische Therapien an. Danach gibt es nur selten noch nach Jahren Rückfälle. Weniger als 10% der Kinder benötigen schließlich eine intraartikuläre Steroidtherapie und nur sehr selten ist eine Synovektomie notwendig. Unter dem angegebenen Behandlungsschema kommt die Lyme-Arthritis in über 95% nach spätestens einem Jahr in Remission. Nach Verschwinden der Arthritis kommt es gelegentlich noch für Wochen oder Monate zu Schmerzen oder Mißempfindungen in den ehemals arthritisch veränderten Gelenken, eventuell hervorgerufen durch Anstrengung oder stärkere Belastung. Wenn diese Arthralgien durch die bereits behandelte Borreliose bedingt sind, sollten sie innerhalb eines Jahres verschwunden sein. Der Erfolg der antibiotischen Therapie läßt sich nur klinisch dokumentieren, da der Abfall der spezifischen Antikörper gegen *B. burgdorferi* viele Monate und sogar Jahre dauern kann.

Literatur

Dressler F, Whalen JA, Reinhardt BN, Steere AC (1993). Western blotting in the serodiagnosis of Lyme disease. J Infect Dis 167: 392–400

Hammers-Berggren S, Andersson U, Stiernstedt G (1992). Borrelia arthritis in Swedish children: clinical manifestations in 10 children. Acta Paediatr 81: 921–924

Huppertz HI, Karch H, Suschke HJ, Döring E, Ganser G, Thon A, Bentas W, Pediatric Rheumatology Collaborative Group (1995). Lyme arthritis in European children and adolescents. Arthritis Rheum 38: 361–368

Huppertz HI, Mösbauer S, Busch DH, Karch H (1996). Lymphoproliferative responses to Borrelia burgdorferi in the diagnosis of Lyme arthritis in children and adolescents. Eur J Pediatr 155: 297–302

Nocton JJ, Dressler F, Rutledge BJ, Rys PN, Persing DH, Steere AC (1994). Detection of Borrelia burgdorferi DNA by polymerase chain reaction in synovial fluid from patients with Lyme arthritis. N Eng J Med 330: 229–234

Szer IS, Taylor E, Steere AC (1991). The long-term course of Lyme arthritis in children. N Eng J Med 325: 159–163

57 Spondylarthritiden im Kindesalter

G. Horneff, L. Schuchmann

57.1	Juvenile Spondylitis ankylosans (J.Sp.a.) . 606	57.3	Juvenile Psoriasis-Arthritis (J.Ps.A.)......... 608
57.2	Reaktive Arthritiden und Reiter-Syndrom (RS) 607	57.4	Seronegative Enthesiopathie und Arthropathie (SEA/Oligoarthritis II) 609

Die zur Gruppe der juvenilen Spondylarthritiden und Spondylarthropathien gehörigen Erkrankungen, nämlich die juvenile ankylosierende Spondylarthritis (J.Sp.a.) (I), die Psoriasis-Arthritis (II), das Reiter-Syndrom (RS) (III) sowie Arthritiden im Rahmen chronisch-entzündlicher Darmerkrankungen (IV) haben **klinische, radiologische, immunologische und genetische Gemeinsamkeiten,** die sie von der juvenilen rheumatoiden (chronischen) Arthritis (JRA, JCA) abgrenzen (Tab. 57/1). Hierzu gehören muskuloskelettale Symptome mit typischer Lokalisation, das Auftreten typischer extraartikulärer Symptome, die besonders bei Kindern den Gelenkentzündungen auch erst folgen können und die Assoziation mit dem HLA-B27-Antigen. Die Abgrenzung gelingt zu Beginn der Erkrankung oft nicht oder nicht eindeutig und wird erst durch den Krankheitsverlauf möglich.

Die seronegative Enthesiopathie und Arthritis (SEA) mit Auftreten von asymmetrischen Arthritiden an den unteren Extremitäten und Enthesiopathien vorwiegend bei Jungen in der zweiten Lebensdekade entspricht weitgehend der Oligoarthritis-II-Subgruppe der JRA (Oligoarthritis/Sakroiliitis-Subgruppe). Dabei ist zu berücksichtigen, daß der zeitliche Abstand zwischen Krankheitsbeginn und dem ersten röntgenologischen Sakroiliitisbefund zwischen 1 Monat und 9 Jahren schwankt und im Durchschnitt 3 Jahre beträgt.

Während die **Prävalenz** der juvenilen rheumatoiden Arthritis (JRA) im Kollektiv der bis zu 16jährigen bei ca. 1/1000 liegt, ist die juvenile Spondylarthritis seltener. In einer britischen Untersuchung wurde auf 4 bis 5 Kinder mit einer JRA 1 Fall einer juvenilen Spondylarthritis beobachtet, in einer Untersuchung aus den USA kamen auf 2071 Patienten mit JRA 1081 Patienten mit Spondylarthropathien (Symmons, 1996; Bowyer, 1996). Ohne klare Bezugspunkte wie Patientenalter und Erkrankungsdauer sind jedoch solche Angaben nicht vergleichbar.

Bei der **Familienanamnese** ist besonders auf das Vorkommen einer Spondylarthritis, einer Psoriasis, chronisch entzündlicher Darmerkrankungen wie Colitis ulcerosa oder Morbus Crohn zu achten, ebenso auf eine Uveitis oder eine juvenile rheumatoide Arthritis, insbesondere bei den erst- und zweitgradig Verwandten.

Die enge Assoziation mit dem HLA-B27-Antigen weist auf die **genetische Disposition** hin. Diese Assoziation besteht besonders bei Befall des Achsenskeletts. Das HLA-B27 ist nicht nur als Krankheitsmarker zu verstehen, sondern auch pathogenetisch bedeutsam. Das spontane Auftreten von den Spondylarthritiden ähnlichen entzündlichen Erkrankungen bei für das HLA-B27 transgenen Ratten beweist die Bedeutung des HLA-B27 für die Krankheitsentstehung (Hammer, 1990). Allerdings bleibt die Erkrankung im keimfreien Milieu aus.

Hypothesen für die **Immunpathogenese** sind (A) die Persistenz bakterieller Antigene, die den CD8+-T-

Tab. 57/1: Gemeinsamkeiten der Spondylarthropathien.

A Sakroiliitis mit und ohne Spondylitis

B Oligo- oder Polyarthritis mit bevorzugt asymmetrischem Befall der unteren Extremitäten

C Extraartikuläre Symptome
 – Enthesiopathien
 – Konjunktivitis, Uveitis anterior (Iritis, Iridozyklitis)
 – orale und intestinale Ulzerationen
 – Urethritis, Balanitis, Prostatitis, Cervicitis
 – Psoriasiforme Effloreszenzen (Haut, Nägel)
 – Erythema nodosum
 – Herzbeteiligung: Aorteninsuffizienz, AV-Block u.a.

D Genetische Disposition
 – familiäre Häufung
 – Assoziation mit HLA-B27

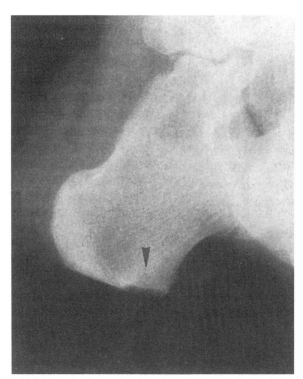

Abb. 57/1: Erosion an der Achillessehne (Photo: Prof. Dr. A.-M. Prieur, Paris).

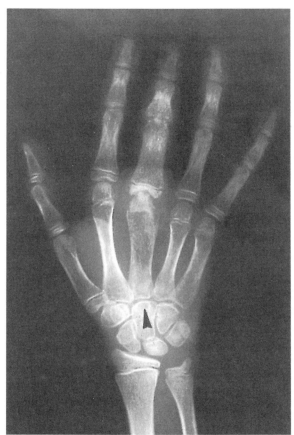

Abb. 57/2b: 2 Jahre später: Zunahme der Läsionen mit unregelmäßigen Konturen der Epiphyse des 3. Metacarpus. Gelenkspaltverschmälerung des PIP und des DIP-Gelenkes des 3. Fingers. Diaphysenveränderungen (Photo: Prof. Dr. A.-M. Prieur, Paris).

Zellen über das HLA-B27 präsentiert werden, und (B) eine ineffektive von CD8+-T-Zellen getragene Immunabwehr bei Präsentation über das HLA-B27, so daß eine HLA-Klasse-II-abhängige Rekrutierung von CD4+-T-Zellen eine chronische Entzündung initiiert. Weitere Hypothesen bestehen in einer Kreuzreaktivität (C) zwischen bakteriellen Peptiden und dem HLA-B27 sowie in autologen Peptiden (D) aus dem HLA-B27, die den CD4+-T-Zellen über HLA-Klasse-

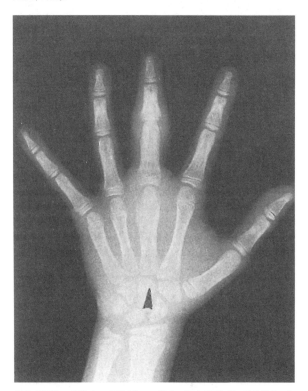

Abb. 57/2a: 9jähriges Mädchen mit Psoriasis-Arthritis: Befall des 3. Strahls der rechten Hand. Erosion an der Epiphyse des 3. Metacarpus mit verdickter Diaphyse. Diaphysenverdickung der 2. und 3. Phalanx, verschmälerter Gelenkspalt des PIP-Gelenkes (Photo: Prof. Dr. A.-M. Prieur, Paris).

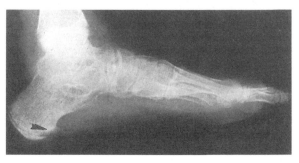

Abb. 57/3: Sporn an der Unterseite des Calcaneum (Photo: Prof. Dr. A.-M. Prieur, Paris).

II-Antigene präsentiert werden, wobei bakterielle Peptide die zuvor bestehende Toleranz beenden. Für alle diese hypothetischen Mechanismen existieren experimentelle Evidenzen (Sieper und Braun, 1995). Ein molekulares Mimikry, die antigenetische Kreuzreaktion zwischen HLA-B27 und pathogenen Krankheitserregern wie Klebsiella pneumoniae und die somit veränderte oder verlängerte Immunreaktion scheint die beste Erklärung für diese Assoziation mit HLA-B27 zu sein (Geczy, 1995). Resultierend können Träger des HLA-B27 Infektionen mit einigen darmpathogenen Erregern offenbar nicht in gleicher Weise überwinden wie HLA-B27-negative Individuen.

Periphere **Arthritiden und Sakroiliitiden** kommen bei allen Formen vor. Die periphere Arthritis kann als Mon-, Oligo- oder Polyarthritis vorkommen. Etwa ein Drittel der jugendlichen Patienten hat schon in den ersten Monaten eine Polyarthritis mit Befall von über 4 Gelenken, meistens jedoch nicht mehr als 6. Bei einer Beobachtung des Krankheitsverlaufs über 6 Monate blieb kein Erkrankungsfall monarthritisch. Alle hatten, zumindestens zeitweise, Beschwerden in 2 oder mehr Gelenken (Häfner, 1986). Die Verteilung der befallenen Gelenke ist asymmetrisch und betrifft häufig große Gelenke der unteren Extremitäten. Mit zunehmendem Verlauf der Erkrankung aber auch häufiger große Gelenke der oberen Extremitäten, Zehen- und Fingergelenke. Tenosynovitiden, Enthesitiden und Enthesiopathien werden beobachtet, insbesondere als Achillesenthesiopathie. Rheumaknoten fehlen. Antinukleäre Antikörper werden sehr selten, Rheumafaktoren nie beobachtet.

Bei der **bildgebenden** Diagnostik hat die konventionelle Röntgendarstellung weiterhin Bedeutung bei der Beurteilung chronisch entzündeter Gelenke. Weichteilschwellung, Gelenkserguß, Gelenkspaltverengung (Abb. 57/2a und b), Erosion (Abb. 57/1), Osteoporose und apophytischer Knochenanbau (Abb. 57/3) können beobachtet werden. Von geringerem Wert ist die Skelettszintigraphie, obwohl sie auch klinisch nicht im Vordergrund stehende Gelenkmanifestationen aufzudecken vermag und so bei der Differentialdiagnose bei Erkrankungsbeginn sinnvoll ist (Azous, 1995).

Sakroiliitiden werden in der Regel vor **radiologischen Veränderungen** an den Wirbelkörpern beobachtet, die erst nach dem 20. Lebensjahr auftreten. Dabei treten mehr als die Hälfte bilateral auf, wobei ein kleinerer Teil anfangs unilateral beginnt und sich die Entzündungssymptomatik im Bereich des anderen Iliosakralgelenks erst später manifestiert. Radiologisch lassen sich nach längerer Erkrankung Sklerosierung, Osteoporose und Usuren (Abb. 57/4a) insbesondere auf der iliakalen Seite nachweisen (sogenannter Briefmarkenrand; Schilling, 1982). Die Computertomographie (Abb. 57/4b) ist zur Beurteilung der Iliosakralgelenke besonders geeignet. Für die Frühphase der Erkrankung stellt die Magnetresonanztomographie (Abb. 57/4c) mit der Möglichkeit einer Gadolineumkontrastuntersuchung eine wertvolle Untersuchungsmethode ohne Strahlenbelastung dar, die synoviale

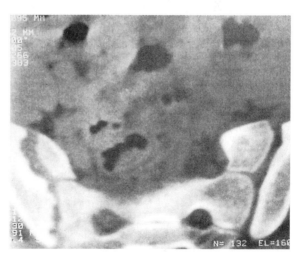

Abb. 57/4a: Sakroiliitis rechts, konventionelle Röntgenaufnahme, 13jähriger Junge.

Abb. 57/4b: Sakroiliitis rechts, Computertomographie mit typischer Darstellung „sägezahnartiger" Usuren v. a. auf der iliakalen Seite (Photo: Prof. Dr. A.-M. Prieur, Paris).

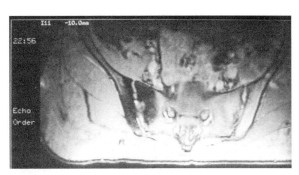

Abb. 57/4c: Sakroiliitis rechts, Kernspintomographie, jugendliche Patientin (Photo: Dr. Ch. Specker, Düsseldorf).

Verdickungen, Irregularitäten, Gelenksergüsse, Knochen- und Knorpeldestruktionen aufdecken kann. Auch die Ultraschalluntersuchung peripherer Gelenke und der Weichteile mit dem Vorteil der raschen Durchführbarkeit kommt häufig zur Anwendung.

Differentialdiagnostisch sind bei Vorliegen von Arthritiden sämtliche im Kapitel 52 aufgeführte Erkrankungen zu bedenken. Die wichtigsten sind die juvenile rheumatoide Arthritis (JRA), septische Arthritiden die auch afebril und schleichend verlaufen können. Sehnenansatzschmerzen können belastungsbedingt sein oder wie z. B. bei der Osgood-Schlatter-Erkrankung durch eine aseptische Knochennekrose einer Apophyse bedingt sein. Bei axialen Beschwerden können Spondylodiszitiden, eine Osteomyelitis, eine tuberkulöse Spondylitis, eine Spondylolisthesis, ein Morbus Scheuermann oder auch ein Bandscheibenvorfall bestehen.

Im folgenden werden die einzelnen Formen der Spondylarthropathien besprochen, ausgenommen die Arthropathien im Rahmen von chronisch-entzündlichen Darmerkrankungen (IBD = Inflammatory bowel disease). Etwa 20 % der Patienten mit klinisch aktiver IBD entwickeln eine periphere Arthritis, andererseits zeigen bis zu 60 % der Patienten mit Spondyloarthritis (SpA) histologisch Zeichen einer Darmentzündung. Die rheumatologische Symptomatik bei Colitis ulcerosa und Morbus Crohn wird in Kapitel 58 ausführlich behandelt.

57.1 Juvenile Spondylitis ankylosans (J.Sp.a.)

Der Häufigkeitsgipfel für das Auftreten einer Spondylitis ankylosans liegt in der 3. Dekade deutlich jenseits des Kindesalters. Die Erkrankung ist im Kindesalter selten und wird meist erst nach dem 10. Lebensjahr beobachtet. Jungen sind 6mal häufiger betroffen als Mädchen (Cabral, 1995). Als J.Sp.a. wird das Auftreten der Spondylitis ankylosans vor Vollendung des 16. Lebensjahres bezeichnet.

Im Kindesalter besteht zu Beginn oft eine periphere Oligoarthritis der unteren Extremitäten, seltener eine asymmetrische Polyarthritis, so daß die Primärdiagnose einer juvenilen rheumatoiden Arthritis gestellt wird (Oligoarthritis-II-Subgruppe). Erst nachfolgend werden bei einem Teil der Patienten Wirbelsäulenmanifestationen beobachtet, wobei sich radiologische Veränderungen außer an den Iliosakralgelenken erst nach Jahren, also im frühen Erwachsenenalter, manifestieren. Typische Wirbelsäulenmanifestationen sind Syndesmophytenbildung, Osteoporose, Spondylitis anterior und Anulus-fibrosus-Verkalkungen. Spezielle Diagnosekriterien für die J.Sp.a. stehen nicht zur Verfügung (Burgos-Vargas, 1995), so daß zur Erleichterung der Diagnose die Rom-Kriterien (1963) bzw. die New-York-Kriterien (1968) Verwendung finden, wie sie bei adulten Patienten in Gebrauch sind (Tab. 57/2). Leitsymptome der J.Sp.a. sind lumbosakrale Rückenschmerzen, die im Gegensatz zu mechanischen Schmerzen betont nachts auftreten, sich bei Ruhe verstärken und bei Bewegung abnehmen. Bei einer ganz geringen Zahl von Patienten sind Kreuzschmerzen das erste Krankheitssymptom und gehen dann auch peripheren Gelenkbeschwerden voraus. Die Erkrankung kann plötzlich, aber auch schleichend beginnen. Klinisch findet sich bei der Sakroiliitis ein Scherungsschmerz (Mennell-Zeichen) bei Hyperextension des in Bauchlage gestreckten Beines gegen das fixierte Sakrum. Im BWS-Bereich kann eine gürtelförmige Schmerzausstrahlung auftreten. Bei etwa 10 % der erkrankten Kinder und Jugendlichen ist auch die HWS betroffen. Atlantoaxiale Luxationen werden beschrieben. Die peripheren Arthritiden werden insbesondere an Knie-, Sprung- und Hüftgelenk sowie am Zehengrund- und Fingergelenken beobachtet, mit zunehmender Erkrankungsdauer aber auch im Bereich der großen Gelenke der oberen Extremitäten. Auch eine Symphysitis pubis oder sterni kann auftreten.

Zu den extraartikulären Manifestationen gehören die Uveitis (Iridozyklitis), die etwa bei 10 bis 20 % der betroffenen Kinder und Jugendlichen zu beobachten ist, Defektheilungen treten dabei nicht auf. Die Uveitis heilt jeweils unter lokaler Therapie nach wenigen Wochen ab. In seltenen Fällen geht die Iridozyklitis den anderen Krankheitssymptomen voraus. Weitere Manifestationen sind Urethritis und Prostatitis. Insertionstendinitiden treten insbesondere im Achillessehnenbereich, am Sitzbein und plantar auf. Subfebrile Temperaturen und Allgemeinsymptome wie Müdigkeit und Abgeschlagenheit kommen vor. Eine Herzbeteiligung im Sinne einer Aortitis, Aorteninsuffizienz und AV-Blockierungen ist im Kindesalter selten. Zu den wichtigsten Untersuchungsmethoden gehören neben dem Mennell-Zeichen das lumbale Schober-Zeichen (Vergrößerung einer Strecke von 10 cm vom Dornfortsatz des 5. LWK nach kranial bei maximaler Vorwärtsbeugung auf mindestens 14 cm) und die Atembreite (Zunahme des Brustumfangs in Höhe des

Tab. 57/2: Diagnostische Kriterien für die ankylosierende Spondylitis.

Rom-Kriterien (Kellgren, Jeffrey und Ball, 1963)	New York-Kriterien (Bennet und Wood, 1968)
1. Länger als 3 Monate bestehende tiefe Rückenschmerzen mit Steifigkeit in der LWS 2. Schmerzen und Steifigkeit in der BWS 3. Einschränkung der Beweglichkeit der LWS 4. Einschränkung der Atembreite 5. Rezidivierende Iritiden	**Klinische Kriterien:** 1. Einschränkung der Beweglichkeit der LWS in allen 3 Richtungen 2. Schmerzen im thorakolumbalen Übergang oder in der LWS (auch anamnestisch) 3. Einschränkung der Atembreite auf 2,5 cm oder weniger (in Höhe 4. ICR)
Eine ankylosierende Spondylitis liegt vor, wenn neben einer beidseitigen Sakroiliitis eines der klinischen Kriterien erfüllt ist.	**A) Definitive ankylosierende Spondylitis bei** – beidseitiger Sakroiliitis 3. oder 4. Grades (eindeutige radiologische Veränderungen bzw. Ankylose) mit einem klinischen Kriterium – einseitiger Sakroiliitis 3. oder 4. Grades bzw. beidseitig 2. Grades (Erosierungen, Sklerosierungen) mit den Kriterien 1 allein oder 2 + 3 zusammen **B) Wahrscheinliche ankylosierende Spondylitis bei** beidseitiger Sakroiliitis ohne klinisches Korrelat

4. bis 5. ICR um mindestens 2,5 cm). Unerkannt und unbehandelt kann die Erkrankung über viele Jahre zum Vollbild einer ausgeprägten fixierten Hyperkyphose mit nahezu fehlender Beweglichkeit der gesamten Wirbelsäule führen (Bambuswirbelsäule). Die Erkrankung kann allerdings auch für einige Jahre fortschreiten, um dann für lange Zeit zum Stillstand zu kommen.

Das HLA-B27 liegt bei erwachsenen Patienten in etwa 90 bis 95 % vor (im Gegensatz zu etwa 5 bis 7 % in der Normalbevölkerung) und das relative Risiko an einer Spondylitis ankylosans zu erkranken ist bei Vorliegen des HLA-B27 um den Faktor 87 erhöht. Aber auch andere genetische Faktoren spielen eine Rolle. So erkranken an einer Spondylitis ankylosans etwa 13 % HLA-B27-positive Verwandte ersten Grades von Sp.a.-Patienten, aber nur 1 % ohne diese familiäre Belastung. Laborbefunde wie Blutsenkungsgeschwindigkeit oder das C-reaktive Protein können deutlich erhöht sein und können zur Verlaufskontrolle herangezogen werden. Autoantikörper wie Rheumafaktoren oder antinukleäre Antikörper gehören nicht zum Krankheitsbild.

Wichtig ist eine kontinuierliche krankengymnastische Behandlung zur Erhaltung der Beweglichkeit. Immobilisierungen sind zu vermeiden. Zu achten ist auf eine physiologische Haltung der Wirbelsäule, eine geeignete Schlafpositionierung und eine Vermeidung vermehrter Kyphosierung. Ebenso soll die Berufswahl der Erkrankung angepaßt, der Arbeitsplatz ergonomisch eingerichtet sein. Zu Beteiligung an Sportarten wie Volleyball, Federball, Tischtennis und Skilanglauf soll ermuntert werden.

Medikamentös werden nichtsteroidale Antirheumatika empfohlen, die in der Regel eine Schmerzverminderung bewirken. Bei peripheren Arthritiden ist der Einsatz von Sulfasalazin zu rechtfertigen (Joos, 1991). Komplikationen wie eine akute Iridozyklitis werden lokal mit Steroiden behandelt in Zusammenarbeit mit dem Ophthalmologen. Daneben kann die lokale Applikation von Steroiden bei Enthesiopathien und begleitenden Arthritiden wirksam sein (Cassidy und Petty, 1990; Creemers, 1994; Dougados, 1994).

57.2 Reaktive Arthritiden und Reiter-Syndrom (RS)

Reaktive Arthritiden werden durch eine Persistenz bakterieller Komponenten verursacht. Solche Bestandteile von Enteritiserregern, insbesondere Lipopolysaccharide, konnten in der Synovialmembran und in den Zellen der Synovialflüssigkeit nachgewiesen werden (bei Yersinieninfektionen auch das Oberflächenantigen YadA). Die proliferative Reaktion auf mikrobielle Antigene ist bei den Zellen der Synovialflüssigkeit höher als im peripheren Blut. Wie bei den Spondylarthritiden mit extraartikulären Manifestationen besteht auch bei den reaktiven Arthritiden eine hohe Assoziation mit dem HLA-B27-Antigen.

Im Gegensatz zu den erwachsenen Patienten werden im Kindesalter reaktive Arthritiden vor allem nach enteralen Infektionen mit Salmonellen, Yersinien u. a. beobachtet, doch auch Infektionen mit Ureaplasmen, Mykoplasmen und Chlamydien können auslösend sein. Am Bewegungsapparat werden neben peripheren Arthritiden ein- und beidseitige Sakroiliitiden, Spondylitiden und Enthesiopathien beobachtet. Oft ist das Kniegelenk befallen. Die Arthritis kann kurzzeitig sein und in eine anhaltende vollständige Remission übergehen oder einen rezidivierenden Verlauf nehmen. Auch chronische Verläufe mit hochaktiver lokaler Entzündungssymptomatik kommen vor und können zu destruierenden Gelenksveränderungen führen. Die Assoziation mit dem HLA-B27-Antigen und mit vorausgehenden Infektionen mit bestimmten Erregern macht die Erkrankung zu einem interessanten Modell entzündlicher rheumatischer Erkrankungen, wobei längst nicht alle Fragen geklärt wurden. So führen Infektionen mit Shigella flexneri, nicht aber

Tab. 57/3: Pathogenetisch bedeutsame Erreger beim Reiter-Syndrom/reaktive Arthritis.

- Shigella flexneri
- Salmonella typhimurium, S. enteritidis, S. Cholerae suis
- Yersinia enterocolica, Y. pseudotuberculosis
- Campylobacter jejuni
- Brucella abortus
- Chlamydia trachomatis
- Ureaplasma urealyticum
- Gonokokken?

mit Shigella sonnei oder Shigella dysenteriae bei HLA-B27-positiven Individuen zu Erkrankungen, ebenso wie Salmonellen, Yersinien und Campylobacter jejuni (Hughes, 1994). Venerische Infektionen sind in der Kinderheilkunde selten, doch zeigt das Auftreten des kompletten Reiter-Syndroms mit Urethritis bei einem sexuell nicht aktiven Kind, daß die Urethritis nicht Folge einer genitalen Infektion ist. Die unspezifischen Laborveränderungen unterscheiden sich nicht von denen bei der J.Sp.a. Neben dem Direktnachweis auslösender Erreger kann ein serologischer Nachweis der Infektion versucht werden. Hier sind dann gegebenenfalls Verlaufsuntersuchungen notwendig, um aus dem Titerverlauf Schlüsse zu ziehen. Nach den in Tabelle 57/3 genannten Erregern kann gefahndet werden.

Therapeutisch sind neben der symptomatischen Therapie mit nichtsteroidalen Antirheumatika aufgrund der infektiösen Genese zumindest für chlamydienassoziierte Erkrankungen auch Antibiotika indiziert. Selten besteht eine Indikation für Steroide oder eine „Basistherapie", wobei bei chronischem Verlauf mit destruierenden Prozessen auch Sulfasalazin oder Methotrexat oder eine Kombination von beiden Anwendung finden können.

57.3 Juvenile Psoriasis-Arthritis (J.Ps.A.)

Die juvenile Psoriasis-Arthritis oder Arthritis psoriatica tritt bei Psoriasispatienten oder in deren Familie auf und zeichnet sich durch typische klinische radiologische Merkmale aus. Die Psoriasis wird autosomal dominant vererbt mit variabler Expressivität, wobei die Diskordanz bei eineiigen Zwillingen auch für die Bedeutung nicht vererbter Faktoren sprechen könnte. Die Häufigkeit in der einheimischen Bevölkerung liegt bei 1 bis 2%, etwa ein Zehntel der erwachsenen Psoriasispatienten haben Arthritiden. Die Häufigkeit der J.Ps.A. bei Kindern ist nicht bekannt, Mädchen sind aber 2- bis 3mal häufiger erkrankt als Jungen (Shore und Ansell, 1982).

Interessanterweise sind sowohl die Psoriasis als auch die Psoriasis-Arthritis mit HLA-Antigenen assoziiert. Überraschenderweise unterscheiden sich die Assoziationen für die Psoriasis-Arthritis aber von denen der Psoriasis sine Arthritis (HLA B13, B17, Cw6). Eine Assoziation mit dem HLA-B27 findet sich nur bei der Psoriasis-Arthritis, die mit einem Achsenskelettbefall einhergeht. Dagegen sind HLA-B38 und B39 mit dem Befall peripherer Gelenke assoziiert (Cabral, 1995). Wie bei der chronischen Polyarthritis beginnt der Entzündungsprozeß primär in der Synovialis und geht erst sekundär auf Knorpel und Knochen über. Es findet sich eine synoviale Proliferation und Fibrosierung. Charakteristisch ist das Nebeneinander von destruierenden und proliferativen Prozessen.

Die Hauterscheinungen können der Arthritis vorausgehen doch kann die Psoriasis der Arthritis auch noch nach Jahren folgen oder ganz fehlen als Psoriasis-Arthritis sine Psoriasis. Sie sind der Schlüssel zur **Diagnose**. So ist die regelmäßige Frage nach der Psoriasis bei Patient oder Familie ebenso notwendig wie die Suche nach psoriasitischen Hautveränderungen bei der klinischen Untersuchung. Prädilektionsstellen sind beanspruchte Körperregionen wie die Streckseiten von Ellbogen, Kniegelenken, behaarter Kopf, retroaurikulär, Nabel- und Analregion sowie interdigital. An den Nägeln ist auf Tüpfelnägel, weißliche Verfärbungen und Anhebung des Nagel durch subunguale Hyperkeratosen sowie auf Rillenbildung zu achten.

Die Arthritis kann als Mon- oder Oligoarthritis beginnen und später in eine Polyarthritis übergehen. Sie bleibt typischerweise asymmetrisch. Bei symmetrischer, der polyartikulären JRA entsprechender Verteilung ist aufgrund der Häufigkeit der Psoriasis auch eine unabhängige Koinzidenz zu erwägen. Im Gegensatz zur juvenilen rheumatoiden Arthritis kommt ein Befall im Strahl, d.h. des MCP, PIP und DIP Gelenk eines Fingers vor. Der sogenannte Wurstfinger (Daktylitis psoriatica, siehe Farbabb. FA 46 Farbtafel VIII) ist dagegen durch eine Tendovaginitis der Beugersehne bedingt. Auch ein bandförmiger Befall aller DIP-Gelenke kommt vor und ist mit psoriatischem Nagelbefall assoziiert. Wirbelveränderungen und Sakroiliitiden wie bei der J.Sp.a kommen selten vor, können aber auch subklinisch verlaufen. Wie bei den anderen Spondylarthropathien werden auch Iridozyklitiden und Enthesiopathien beobachtet.

Rheumafaktoren fehlen, antinukleäre Antikörper werden bei J.Ps.A. recht häufig beobachtet, ganz im Gegensatz zu den anderen Spondylarthritiden. Neben akuten Uveitiden werden auch chronische Iridozyklitiden beobachtet, die denen der JRA entsprechen (Tab. 57/4).

Die **Therapie** der Psoriasisarthritis ist symptomatisch, zunächst werden nichtsteroidale Antirheumatika eingesetzt. Nicht kontrollierbare Arthritiden bedürfen einer Behandlung mit Langzeitantirheumatika. Ein peripherer Gelenkbefall kann wie eine rheumatoide Arthritis mit Methotrexat behandelt werden. Bei Achsenskelettbefall ist der Einsatz von Sulfasalazin (Azul-

Tab. 57/4: Vancouver-Kriterien für die Psoriasis-Arthritis im Kindesalter (Southwood et al., 1988).

A) **Definitive Psoriasis-Arthritis**
   1. Arthritis mit typischen Hautveränderungen
   2. Arthritis mit 3 der 4 folgenden Nebenkriterien
      – Daktylitis
      – Tüpfelnägel oder Onycholyse
      – Psoriatiformer Hautausschlag
      – Verwandte 1. oder 2. Grades mit Psoriasis

B) **Wahrscheinliche Psoriasis-Arthritis**
   Arthritis mit 2 der 4 o. g. Nebenkriterien

C) **Mögliche Psoriasis-Arthritis**
   Arthritis mit 1 der 4 o. g. Nebenkriterien

Tab. 57/5: ESSG-Kriterien für die Spondylarthropathie (Dougados, 1991).

1. Entzündliche Wirbelsäulenschmerzen
   oder
   asymmetrische oder vorwiegend an unteren Extremitäten lokalisierte Arthritis

2. mit mindestens einem der folgenden Kriterien
   – positive Familienanamnese für Spondylarthritiden
   – Psoriasis
   – Entzündliche Darmerkrankung
   – alternierende Gesäßschmerzen
   – Enthesiopathien
   – Sakroiliitis

Tab. 57/6: Klassifikationskriterien für das SEA-Syndrom (Rosenberg und Petty, 1982)

1. Enthesitiden/Enthesiopathien
2. Arthritiden/Arthralgien
3. Symptombeginn vor vollendetem 16. Lebensjahr
4. Fehlen von Rheumafaktoren und antinukleären Antikörpern

fidine) in Kombination mit MTX zu diskutieren. Unter dem Einsatz von Antimalariamedikamenten kann sich der Hautbefall verstärken. Über den Einsatz von Cyclosporin A zur Behandlung der Psoriasisarthritis liegen noch wenig Erfahrungen vor. Verläuft die Exazerbation der Psoriasis parallel zur Exazerbation der Arthritis, sollten Hautveränderungen intensiv behandelt werden, wozu Salben, lokale Salizylate, Teerpräparate und PUVA-Therapie (cave: Melanomentstehung!) zur Verfügung stehen. Bei den übrigen Patienten hat die dermatologische Therapie wenig Aussicht auf Besserung.

57.4 Seronegative Enthesiopathie und Arthropathie (SEA/Oligoarthritis II)

Die seronegative Enthesiopathie und Arthropathie (SEA) entspricht im wesentlichen der Oligoarthritis-II-Subgruppe der JRA und ist neben der reaktiven Arthritis die häufigste Form der HLA-B27-assoziierten chronischen Arthritis vor der Vollendung des 16. Lebensjahres (Bowyer, 1996). Ein Achsenskelettbefall wird, zumindest in der Anfangsphase, häufig vermißt und kann auch nur bei einem Teil der Patienten erwartet werden. Der Begriff Spondylarthritis ist insofern hier irreführend. Es finden sich Enthesiopathien, akute Iridozyklitiden, Erythema nodosum, Arthralgien und Arthritiden, andere extraartikuläre Manifestationen fehlen. Rheumafaktoren und antinukleäre Antikörper lassen sich nicht nachweisen (Rosenberg und Petty, 1982); es besteht jedoch wie bei allen anderen Spondylarthritiden eine hohe Assoziation zu HLA-B27. Die weitere Abgrenzung zum Fibromyalgie-Syndrom, zu rezidivierenden Traumen, zur mechanischen Überbelastung, insbesondere beim Hypermobilitätssyndrom, ist erforderlich.

Im Verlauf kann eine Diagnosespezifizierung durch Auftreten einer Psoriasis erfolgen. Zur Diagnose können die Kriterien der European Spondylarthropathy Study Group (Tab. 57/5) oder die einfache Definition von Rosenberg und Petty (1982, Tab. 57/6) verwendet werden, die aber in bezug auf Spezifität und Sensitivität hohen Anforderungen nicht genügen. Nur eine längere Beobachtungszeit der Patienten kann eine endgültige Diagnosestellung ermöglichen.

Die therapeutischen Empfehlungen unterscheiden sich nicht von denen der anderen Spondylarthropathien. In erster Linie werden nichtsteroidale Antirheumatika verwendet. Sulfasalazin (Azulfidine) ist bei Befall peripherer Gelenke sinnvoll und kann bei hoher lokaler Entzündungssymptomatik mit MTX kombiniert werden. Die lokale Applikation von Steroiden ist wirksam, auf den Achsenskelettbefall hat sie offenbar keinen Einfluß.

Literatur

Azouz EM, Duffy CM (1995). Juvenile spondyloarthropathies: clinical manifestations and medical imaging. Skeletal Radiol 24: 399–408

Bowyer S, Roettcher P and the members of the Pediatric Rheumatotogy database Research Group (1996). Pediatric Rheumatology Clinic Populations in the Unites States: Results of a 3 Year survey. J Rheumatol 23: 1968–1974

Burgos-Vargas R, Vazquez-Mellado V (1995). The early clinical recognition of juvenile onset ankylosing spondylarthritis and its differentiation from juvenile rheumatoid arthritis. Arthritis Rheum 38: 835–844

Cabral DA, Malleson PN, Petty R (1995). Spondylarthropathies of childhood. Pediatric Clin North Am 42: 1051–70

Cassidy JT, Petty RE (1990). Spondylarthropathies. In: Textbook of Pediatric Rheumatology. Sec. Edition. Inc. New York, Churchill Livingstone 221–260

Creemer MCW, Piet LCM, Franssen MJAM, van de Putte LBA, Gribnau FWJ (1994). Second line treatment in seronegative spondylarthopathies. Semin Arthritis Rheum 24: 71–81

Cuvelier CA, Quatacker J, Mielants H, et al. (1994). M-cells are damaged and increased in number in inflamed human ileal mucosa. Histopathol 24: 417–426

Dougados M, Van der Linden S, Juhlin R, Huitfeld B et al. (1991). The european spondylarthropathy study group preliminary criteria for the classification of spondylarthropathy. Arthritis Rheum 34: 1218–1227

Geczy AF, Sullivan JS (1995). Possible role of HLA-B27 associated cytotoxic T lymphocyte activity in the pathogenesis of the sernoegative arthropathies. Ann Rheum Dis 54: 329–330

Häfner R. (1986). Die juvenile Spondarthritis – Retrospektive Untersuchung an 71 Kindern mit Sacroiliitis. Dissertation, München

Hammer RE, Malka SD, Richardson JA, Tang JP, Taurog JD (1990). Spontaneous inflammatory disease in transgenic rats expressing HLA-B27 and human ß2 m: an animal model of HLA-B27-associated human disorder. Cell 63: 1099–1112

Hughes RA, Keat AC (1994). Reiter's syndrome and reactive arthritis: A current view. Sem Arthritis Rheum 24: 190–210

Jacobs JC, Berdon WE, Johnston AD (1982). HLA-B27 associated spondylarthritis and enthesiopathy in childhood: clinical, pathologic and radiographic observations in 58 patients. J Pediatr 100: 521–528

Joos R, Veys EM, Mielants H, vanWerveke S, Goemaere S (1991). Sulfasalazine treatment in juvenile chronic arthritis: An open study. J Rheumatol 18: 8890–8894

Lindsley-CB. (1995). Juvenile rheumatoid arthritis and spondyloarthropathies. Curr Opin Rheumatol 7: 425–429

Schilling F (1982). Zur Klinik und Radiologie der ankylosierenden Spondylitis. Akt Rheumatol 7 (Sonderheft 2), 86–96

Sieper J, Braun J (1995). Pathogenesis of spondylarthropathies. Persistent bacterial antigen, autoimmunity, or both? Arthritis-Rheum 38: 1547–1554

Shore A, Ansell BM (1982). Juvenile psoriatric arthritis – an analysis of 60 cases. J Pediatr 100: 529–535

Southwood TR, Petty RE, Malleson PN, Delago EA, Wood B, Schroeder ML (1989). Psoriasis arthritis in childhood. Arthritis Rheum 32: 1007

Symmons DPM, Jones M, Osborne J et al (1996). Pediatric Rheumatology in the United Kingdom: Data from the british pediatric rheumatology group national diagnostic register. J Rheumatol 23: 1975–1980

Vos M DE, Mielants H, Cuvelier CA, et al. (1996). Longterm evolution of gut inflammation in patients with spondylarthropathy. Gastroentereol 110: 1696–1703

58 Arthritiden bei chronischen Darmerkrankungen

S. Koletzko

58.1	Reaktive Arthritiden nach akuten Darminfektionen 611
58.2	Arthritis bei Morbus Crohn und Colitis ulcerosa 612

58.2.1	Periphere Arthritiden 613
58.2.2	Arthritis des Achsenskeletts 614

Bei zahlreichen akuten und chronischen gastrointestinalen Erkrankungen können Arthritiden auftreten (Tabelle 58/1), wobei sowohl die peripheren Gelenke als auch das Achsenskelett betroffen sind. Die differentialdiagnostische Abgrenzung diesere „enteropathischen" Arthritiden gegenüber der juvenilen rheumatoiden Arthritis ist nicht immer einfach, besonders wenn sich die Gelenkerkrankungen vor der gastrointestinalen Symptomatik manifestiert. Eine Zuordnung der Arthritisform ist jedoch Voraussetzung für eine differenzierte Therapie der Gelenkentzündung. Umgekehrt sollte bei seronegativer Spondylarthropathie an eine Darmerkrankung gedacht und auch bei nur leichtem klinischen Verdacht gezielt danach gesucht werden.

Tab. 58/1: Akute und chronische Darmerkrankungen, die mit Arthritiden einhergehen können.

1. Akute Darmerkrankungen
1.1 Reaktive Arthritis nach bakterieller Darminfektion durch z. B. Yersinien, Salmonellen, Shigellen, Campylobacter. Sonderform: Reiter-Syndrom (Arthritis, Urethritis, Konjunktivitis/Uveitis)
1.2 Postinfektiös nach Viruserkrankung mit Darmbeteiligung (z. B. Enteroviren, Adenoviren)
2. Chronische Darmerkrankungen
2.1 Morbus Crohn
2.2 Colitis ulcerosa
2.3 Morbus Behçet mit Darmbeteiligung
2.4 Morbus Whipple (Intestinale Lipodystrophie)
2.5 Intestinaler Bypass

58.1 Reaktive Arthritiden nach akuten Darminfektionen

Die reaktiven Arthritiden nach akuten Darminfektionen sind nicht Thema dieses Kapitels, sie sollen jedoch erwähnt werden, da besonders die bakterielle Enterokolitis eine wichtige Differentialdiagnose zu den idiopathischen chronisch entzündlichen Darmerkrankungen, Morbus Crohn und Colitis ulcerosa, darstellt. Reaktive Arthritiden treten bevorzugt nach Infektionen durch *Yersinien, Salmonellen, Shigellen* und *Campylobacter* auf, sind jedoch vereinzelt auch nach pseudomembranöser Kolitis durch *Clostridium difficile* beobachtet worden. Sie wurden in den letzten Jahren vermehrt auch bei Kindern beschrieben. Innerhalb eines Monats nach einer häufig fieberhaften Durchfallerkrankung tritt eine akute, sterile Oligo- oder Polyarthritis auf, die vor allem die großen Gelenke der unteren Extremität und die Ileosakralgelenke betrifft.

Eine Sonderform ist das *Reiter-Syndrom*, bei dem sich postenteritisch zu der Arthritis noch eine Urethritis und Konjunktivitis, bzw. Uveitis gesellt. Die klassische Trias manifestiert sich jedoch nicht immer vollständig oder im engen zeitlichen Rahmen, so daß eine eindeutige Zuordnung zu diesem Syndrom nicht immer gelingt. Aufgrund klinischer und genetischer Merkmale werden die reaktiven Arthritiden der Gruppe der seronegativen HLA-B27-assoziierten Spondylarthritiden zugeordnet (s. S. 603).

Gelenkbeteiligungen im Rahmen von *viralen Infektionen* werden bei Kindern häufig beobachtet, meist jedoch nur in Form von Arthralgien. Selten steht jedoch bei den Viruserkrankungen eine Darmbeteiligung im Vordergrund. Im Gegensatz zu den reaktiven Gelenkentzündungen nach bakteriellen Enteritiden besteht bei den virusbedingten postinfektiösen Arthritiden keine Assoziation mit dem HLA-B27.

58.2 Arthritis bei Morbus Crohn und Colitis ulcerosa

Bei den chronisch entzündlichen Darmerkrankungen im Kindesalter handelt es sich fast immer um einen *Morbus Crohn* oder eine *Colitis ulcerosa*. Ein *Morbus Behçet* mit Darmbeteiligung ist bei Kindern eine Rarität, ebenso eine Arthritis im Rahmen eines *Morbus Whipple* mit intestinaler Lipodystrophie oder nach intestinaler Bypass-Operation (Bolten, 1996).

Beim *Morbus Crohn* handelt es sich um eine chronische transmurale Entzündung, die sich im gesamten Gastrointestinaltrakt, vom Mund bis zum Anus, manifestieren kann. Der Dünndarm, besonders das terminale Ileum, ist in 70 bis 80 % der Fälle betroffen. Die Entzündung bei der *Colitis ulcerosa* beschränkt sich auf das Kolon und Rektum und histologisch auf Mukosa und Submukosa. Die Ätiologie beider Darmerkrankungen konnte trotz intensiver Forschung in den vergangenen Jahren nicht aufgedeckt werden. In einer Übersicht faßt Podolsky (1991 a) die zwei Kernfragen zur Pathogenese der chronisch entzündlichen Darmerkrankung zusammen: Entspricht die chronische, rezidivierende entzündliche Aktivität der Erkrankung einer angemessenen Antwort auf einen persistierenden, abnormen Stimulus (z. B. eine strukturelle Veränderung des Darmes oder ein pathogenes Agens der Umgebung) oder handelt es sich dabei um eine pathologische Antwort auf einen normalen Stimulus (im Sinne einer fehlerhaften Regulation der Immunsysteme)?

Obwohl die Colitis ulcerosa und der Morbus Crohn klinisch viele Gemeinsamkeiten aufweisen, gibt es zunehmend mehr Hinweise, daß es sich um zwei ätiologisch unterschiedliche Erkrankungen handelt. Nach Ausschluß einer infektiösen Ursache für die Darmentzündung sollte eine Zuordnung zu einem der Krankheitsbilder unbedingt angestrebt werden, da sich sehr unterschiedliche prognostische und therapeutische Implikationen ergeben. Eine Differenzierung gelingt aufgrund klinischer, radiologischer, endoskopischer und histologischer Kriterien bei Erstdiagnose in etwa 90 % der betroffenen Patienten. Die restlichen 5–10 % der Fälle werden als undeterminierte Kolitis („indeterminate colitis") bezeichnet, bis im weiteren Krankheitsverlauf eine Zuordnung erfolgen kann.

Das Manifestationsalter beider Erkrankungen erreicht seinen Gipfel in der späten Adoleszenz und im jungen Erwachsenenalter. Etwa 15 bis 25 % der betroffenen Patienten sind jünger als 20 Jahre. Beide Erkrankungen, besonders die Colitis ulcerosa, können bereits im Säuglings- oder Kleinkindalter auftreten. Während die Inzidenz der Colitis ulcerosa in den vergangenen Jahrzehnten in Europa und Nordamerika gleich blieb, nimmt die Häufigkeit des Morbus Crohn bei Erwachsenen und Kindern zu.

Die Assoziation zwischen chronischer Darmentzündung und Gelenkaffektionen ist seit Anfang dieses Jahrhunderts gut dokumentiert. Anfang der 20er Jahre führte der Chirurg Rea Smith bei 69 Patienten mit rheumatischen Beschwerden eine partielle Kolektomie durch. Er war fest davon überzeugt, daß die Ursache der Gelenkbeschwerden bei diesen Patienten in einer „Darminfektion" gelegen sei. In der Tat erfuhren die Patienten, die den chirurgischen Eingriff überlebten, eine dramatische Besserung ihrer Gelenkschmerzen. In den folgenden Jahrzehnten beschränkte man sich auf sanftere Methoden, den Nachweis für sogenannte enteropathische Arthritiden zu erbringen. Bargen beschrieb 1929 anhand eines größeren Patientengutes zum ersten Mal systematisch die Arthritis als typische und häufige extraintestinale Manifestation einer Colitis ulcerosa. Bis zur Einführung der Agglutinationsproben zur Bestimmung des Rheumafaktors glaubte man jedoch an ein zufälliges gemeinsames Auftreten von rheumatoider Arthritis und chronisch entzündlicher Darmerkrankung. Seit bekannt ist, daß die Arthritiden bei Morbus Crohn und Colitis ulcerosa seronegativ sind, wurden sie näher beschrieben und als eigenständige Form in die Klassifikation der Gelenkerkrankungen aufgenommen.

Die Arthritis ist die häufigste extraintestinale Manifestation der chronisch entzündlichen Darmerkrankungen. Aufgrund klinischer und radiologischer Merkmale unterscheidet man Arthritiden peripherer Gelenke sowie Veränderungen des Achsenskeletts (Tab. 58/2). Beide Formen kommen sowohl bei der Colitis ulcerosa als auch beim Morbus Crohn vor.

Weitere Manifestationen am Muskel-Skelett-Apparat umfassen die hypertrophische Periostitis, „metastasierende" Granulome in Knochen und Gelenken, die granulomatöse Vaskulitis, die Amyloidose und die septische Arthritis des Hüftgelenkes als Folge eines Psoasabszesses. Bis auf die Trommelschlegelfinger als Ausdruck einer hypertrophischen Periostitis, die bei etwa einem Viertel der Kinder mit Morbus Crohn be-

Tab. 58/2: Unterschiede zwischen peripherer Arthritis und Achsenskelettbefall bei chronisch-entzündlicher Darmerkrankung im Kindesalter.

Merkmal	Arthritis	
	Peripher	Achsenskelett
Häufigkeit	ca. 10%	selten
Geschlecht	m = w	m >> w
Verlauf	rezidivierend, flüchtig	kontinuierlich, progressiv
Deformitäten	nein	ja
Aktivität	parallel zur Darmerkrankung	unabhängig von der Darmerkrankung
Rheumafaktor	negativ	negativ
HLA-Assoziation	nein	B27 (B44, BW 60)
Erosionen i. Röntgen	nein	ja
Therapie	der Darmentzündung	wie bei M. Bechterew

obachtet wird, sind alle anderen Manifestationen im Kindesalter ausgesprochene Raritäten (Hyams, 1994).

58.2.1 Periphere Arthritiden

Bei der peripheren Arthritis im Rahmen einer chronisch entzündlichen Darmerkrankung handelt es sich meistens um eine *Oligoarthritis mit asymmetrischem Befall*. Betroffen sind vor allem die großen Gelenke der unteren Extremität, besonders Knie- und Sprunggelenk, aber auch Ellenbeugen- und Handgelenke, die Hüfte und die kleinen Gelenke an Händen und Füßen.

▶ **Häufigkeit**

Die Häufigkeit peripherer Arthritiden bei Kindern mit Morbus Crohn liegt bei etwa 12 % (Tab. 58/3). Kinder mit Colitis ulcerosa weisen diese Komplikation nur in etwa 9 % auf (Tab. 58/4). Jungen und Mädchen sind gleichermaßen betroffen. Damit tritt diese Komplikation bei Kindern seltener auf als bei Erwachsenen mit chronisch entzündlichen Darmerkrankungen, bei denen eine Häufigkeit von 15 bis 20 % angegeben wird (Gravallese, 1988). Die Angaben bei Kindern unterschätzen eventuell die wirkliche Häufigkeit, da alle pädiatrischen Untersuchungen retrospektiv erhoben wurden. Damit werden z. B. Kinder mit alleiniger Arthralgie in der Anamnese, bei denen eine begleitende Weichteilschwellung nicht erkannt wurde, nicht in den Daten erfaßt. Die Häufigkeitsangaben bei Erwachsenen beruhen dagegen teilweise auf prospektiven Untersuchungen (Purrmann, 1989).

▶ **Pathogenese**

Eine Entzündung des Dickdarmes scheint bei der Pathogenese der Arthritis eine Rolle zu spielen, da bei Patienten mit Morbus Crohn eine Gelenkbeteiligung 3- bis 4mal häufiger bei Kolonbefall als bei ausschließlicher Dünndarmentzündung beobachtet wird. Vermutet wird, daß der erkrankte Darm durch den Entzündungsprozeß selbst oder über eine vermehrte Permeabilität für verschiedene Antigene, z. B. Bakterien der normalen Dickdarmflora, einen immunologischen Stimulus darstellt, der zum Auftreten der Gelenkentzündung führt. Im Tierexperiment konnten bei Ratten durch intraperitoneale Injektion von Zellwandfragmenten verschiedener Darmbakterien von Crohn-Patienten eine chronische Arthritis induziert werden. Bei Patienten mit Arthritis im Rahmen einer chronisch entzündlichen Darmerkrankung klingen die Gelenkbeschwerden meistens nach suffizienter Behandlung des Darmes ab. Eine Kolektomie führt bei Patienten mit Colitis ulcerosa häufig zum Sistieren der arthritischen Schübe.

▶ **Klinik**

Schwellung, Druckschmerzhaftigkeit, Überwärmung und z. T. Ergußbildung treten in der Regel sehr plötz-

Tab. 58/3: Häufigkeit von peripheren Arthritiden bei Kindern mit Morbus Crohn.

Autor	Alter (Jahre)	Arthritis n	(%)
Lindsley 1974	< 20	3/50	6,0
Gryboski 1978	< 20	16/86	20,9
Hamilton 1978	< 19	11/61	18,0
Castile 1980	< 15	18/177	10,2
Ferry 1982	< 18	22/61	36,1
Michener 1982	< 20	37/505	7,3
Passo 1986	< 17	9/56	16,1
total		116/996	11,6

Tab. 58/4: Häufigkeit von peripheren Arthritiden bei Kindern mit Colitis ulcerosa.

Autor	Alter (Jahre)	Arthritis n	(%)
Lindsley 1974	< 20	15/86	17,4
Hamilton 1978	< 19	8/87	9,2
Ferry 1982	< 18	2/46	4,3
Michener 1982	< 20	24/333	7,2
Passo 1986	< 17	4/44	9,1
total		53/596	8,9

lich auf, und die Gelenkentzündung erreicht nach ein bis drei Tagen ihren Höhepunkt. Die Gelenkerscheinungen sind oft flüchtig, z. T. migrierend und klingen bei der Hälfte der betroffenen Patienten innerhalb eines Monats wieder ab.

Periphere Arthritiden treten bevorzugt während der aktiven Phase der Darmentzündung auf. Bei 2 bis 5 % der Kinder sind die Gelenkbeschwerden führendes Symptom zum Zeitpunkt der Diagnose der Darmerkrankung. Die Arthritis kann in Einzelfällen aber auch Jahre vor Beginn eines Morbus Crohn oder einer Colitis ulcerosa auftreten.

Über ein gehäuftes Auftreten *anderer extraintestinaler Komplikationen* der chronisch entzündlichen Darmerkrankung, besonders des Erythema nodosum, aber auch von Iritis und Pyoderma gangraenosum bei Patienten mit peripherer Arthritis wird in verschiedenen Untersuchungen bei Erwachsenen berichtet (Purrmann 1989, Levine 1994, Veloso 1996). In einer Untersuchung bei 18 Kindern mit chronisch entzündlicher Darmerkrankung und peripherer Arthritis hatten 7 Patienten ein Erythema nodosum und zwei ein Pyoderma gangraenosum entwickelt (Lindsley, 1974).

▶ **Diagnostik**

Über *histologische Untersuchungen* der Synovialis liegen nur wenige Arbeiten vor. Sie beschreiben meistens unspezifische Befunde wie eine Hyperplasie der Synovialiszellen, Ödem und lymphohistiozytäre Infiltrate. Die Synovialflüssigkeit ist steril, mit niedrigem bis normalem Eiweißgehalt und Leukozytenzahlen

um 5000 bis 12 000/mm³, wobei Granulozyten überwiegen. Der Komplementgehalt ist normal.
Radiologisch imponieren meistens nur eine Weichteilschwellung oder Zeichen eines Ergusses. Im Erwachsenenalter finden sich in etwa 5 bis 10 % der betroffenen Patienten röntgenologische Zeichen einer chronischen Arthritis mit destruktiven, erosiven Gelenkveränderungen und Gelenkkontrakturen. Bei einem Teil dieser Patienten läßt sich serologisch der Rheumafaktor nachweisen. Diese wenigen Patienten mögen die zufällige Koinzidenz von chronisch entzündlicher Darmerkrankung und rheumatoider Arthritis repräsentieren.

In letzter Zeit wurde zunehmend über Patienten mit Morbus Crohn und einer persistierenden, *destruierenden Monarthritis* berichtet. Histologisch fanden sich in der Synovialis nicht verkäsende, epitheloidzellige Granulome, wie sie typischerweise im Darm beim Morbus Crohn nachgewiesen werden. Die pathologischen Veränderungen gaben dieser Sonderform den Namen „granulomatöse Arthritis" bei Morbus Crohn. Bei Kindern wurden solche destruierenden, granulomatösen Arthritiden der peripheren Gelenke bisher nicht beschrieben.

▶ Therapie

Die Therapie der peripheren Arthritis ist symptomatisch und sollte *krankengymnastische Maßnahmen* einschließen, um Gelenkkontrakturen durch eine schmerzbedingte Schonhaltung zu vermeiden. Eine aktive Darmentzündung sollte konsequent mit bewährten *Medikamenten* wie Sulfasalazin, Mesalazin, Kortikosteroiden, bei Colitis Crohn auch mit Metronidazol behandelt werden (Podolsky, 1991 b). Ob diese Medikamente auch einen direkten therapeutischen Effekt auf die Gelenkentzündung ausüben oder sich nur indirekt über eine günstige Beeinflussung der Darmentzündung auswirken, ist bisher nicht geklärt. Mit dem Einsatz nichtsteroidaler Antirheumatika sollte zurückhaltend umgegangen werden, da eine Exazerbation der Darmerkrankung provoziert werden kann.

58.2.2 Arthritis des Achsenskeletts

Bei dem Befall des Achsenskeletts werden zwei Formen unterschieden, die *Sakroileitis* und die *Spondylitis* (Purrman, 1989). Beide Formen können isoliert, gemeinsam oder auch in Verbindung mit der peripheren Arthritis auftreten.

▶ Häufigkeit

Häufigkeitsangaben zur *isolierten Sakroilitis* bei unselektierten Patienten mit Morbus Crohn sind abhängig von der gewählten Nachweismethode, sie liegen bei ca. 11 % für die Röntgenaufnahme, 30 % für die Computertomographie, 65 % für die Kernspintomographie und sogar 70 % für Knochenszintigraphie (Levine, 1994). Über 90 % der Patienten mit positivem Ergebnis in der Bildgebung mit einer isolierten Sakroileitis Grad II und III sind beschwerdefrei, die HLA-Assoziation ist sehr gering. Für Kinder liegen solche prospektiven Untersuchungen nicht vor.

Die Häufigkeit einer ankylosierenden Spondylitis liegt bei Erwachsenen mit chronisch entzündlichen Darmerkrankungen zwischen 3 und 8 % (Gravallese, 1988; Bolten, 1996; Purrmann, 1989). Bei betroffenen Patienten mit Colitis ulcerosa überwiegen Männer, wie es vom Morbus Bechterew bekannt ist. Bei Patienten mit Morbus Crohn sind dagegen Frauen etwa gleich häufig von der Spondylitis befallen.

▶ Pathogenese

Über die Rolle der Darmerkrankung für die Pathogenese eines *Morbus Bechterew* liegen zur Zeit nur Hypothesen vor. So wurden Kreuzreaktionen zwischen antigenen Determinanten von verschiedenen Darmkeimen und Lymphozyten HLA-B27-positiver Bechterew-Patienten beschrieben. Als Ursache für die *Kreuzreaktivität* wird die Anlagerung eines von verschiedenen Bakterienstämmen gebildeten „modifizierenden Faktors" an das HLA-B27-Antigen auf Oberflächen bestimmter Zellen bei Bechterew-Patienten diskutiert. Antiseren gegen bestimmte Darmbakterien, vor allem *Klebsiellen*, waren in der Lage, periphere Lymphozyten von HLA-B27-positiven Bechterew-Patienten zu lysieren. Eine Lyse von peripheren Lymphozyten bei gesunden HLA-B27-positiven Kontrollen wurde hingegen nur einmal beobachtet. Die Hypothese des „Molecular mimicry" in der Ätiopathogenese des Morbus Bechterew wird weiter unterstützt durch Untersuchungen, bei denen identische Aminosäurereste bei HLA-B27 und Klebsiella-pneumoniae-Nitrogenase nachgewiesen werden konnten. Mit entsprechenden spezifischen Antikörpern fanden sich jeweils Kreuzreaktionen. Die Antikörper reagierten auch spezifisch mit Synovialgewebe von HLA-B27-positiven Bechterew-Patienten. So ist spekuliert worden, daß die erhöhte Durchlässigkeit einer entzündeten Darmschleimhaut für bakterielle und nichtbakterielle Antigene bei genetisch prädisponierten, d. h. HLA-B27-positiven Patienten die Bildung kreuzreagierender Antikörper oder Kreuzreaktionen mit zytotoxischen T-Zellen fördert. Die genaue Rolle dieser Kreuzreaktionen für die Entstehung eines Morbus Bechterew bei Patienten mit chronisch entzündlichen Darmerkrankungen bleibt jedoch unklar.

▶ Klinik

Das klinische Bild und die röntgenologischen Veränderungen an Wirbelsäule und Ileosakralgelenken bei der ankylosierenden Spondylitis im Rahmen einer chronisch entzündlichen Darmerkrankung unterscheiden sich nicht vom klassischen Morbus Bechterew (s. S. 603).

Die *Ileosakralgelenke* sind in der Regel symmetrisch betroffen. Wie beim idiopathischen Morbus Bechterew kann es zu einer Arthritis der großen Gelenke, vor allem der Hüft- und Schultergelenke, kommen. Der destruierende Charakter dieser Gelenkaffektion unterscheidet diese Form von der oben besprochenen peripheren Arthritis im Rahmen von chronisch entzündlichen Darmerkrankungen.

Der Beginn der Gelenkschmerzen kann der Diagnose einer chronisch entzündlichen Darmerkrankung um Jahre vorausgehen. Im Gegensatz zu den peripheren Arthritiden besteht bei den *Spondylitiden* auch keine Abhängigkeit zu der Aktivität und dem Verlauf der Darmerkrankung, die Gelenkveränderungen schreiten in der Regel chronisch weiter fort. Auf eine begleitende Iritis ist bei den betroffenen Patienten besonders zu achten.

Eine *ankylosierende Spondylitis* scheint im Kindesalter eine seltene Komplikation bei chronisch entzündlicher Darmerkrankung zu sein. Lindsley berichtet von 5 Jungen mit Spondylitis, davon drei mit Colitis ulcerosa, zwei mit Morbus Crohn. Alle Patienten klagten zusätzlich über eine periphere Arthritis. Bei zwei Kindern traten die Gelenkbeschwerden vor der Darmentzündung auf. Die Patienten hatten einen eher milden Darmbefall und es bestand keine Korrelation zwischen der entzündlichen Aktivität im Darm und dem Ausmaß der Gelenkschmerzen. Die Rückenschmerzen persistierten bei allen Kindern, und die progressiven Gelenkveränderungen führten in allen Fällen zu einer Bewegungseinschränkung der Wirbelsäule. Vier der fünf Patienten wiesen außerdem destruierende Veränderungen im Hüftgelenk auf. Gryboski berichtet über 5 weitere Kinder mit Morbus Crohn und gleichzeitiger Spondylitis. Bei allen Patienten war der Dickdarm betroffen. Weitere Einzelfälle mit einem Morbus Bechterew und chronisch entzündlicher Darmerkrankung im Kindesalter werden in der Literatur erwähnt (Purrmann, 1989).

▶ Diagnostik

Laboruntersuchungen sind meistens wenig hilfreich, die Entzündungsparameter (BSG, CRP) können wegen der Arthritis oder wegen der Darmerkrankung erhöht sein. Rheumafaktoren sind negativ, gelegentlich niedrig-titrig nachweisbar.

Während bei der Gesamtgruppe von Patienten mit chronisch entzündlichen Darmerkrankungen keine Häufung bestimmter HLA-Antigene bekannt ist, sind etwa 50 bis 70 % der Patienten mit gleichzeitiger Achsenskelett-Arthritis HLA-B27-positiv. Diese Rate liegt niedriger als bei Patienten mit idiopathischem Morbus Bechterew (90 %), aber deutlich höher als bei gesunden Kontrollen (9 %). Insgesamt schätzt man das Risiko für Crohn-Patienten, eine ankylosierende Spondylitis zu entwickeln, um den Faktor 200 höher, wenn sie HLA-B27-positiv sind. Bei den Betroffenen finden sich überzufällig häufig die HLA-Marker B44 und BW60. Andererseits sollte bei HLA-B27-negativen Patienten mit „ideopathischer" ankylierender Spondylitis stets an einen gleichzeitig vorliegenden Morbus Crohn gedacht und gezielt nach verdächtigen Symptomen gefragt werden. Wie sehr sich die Erkrankungen des Darmes und des Achsenskeletts überlappen, zeigen Untersuchungen von Mielants und Mitarbeiter (1988, 1990), die 300 unselektierte Patienten mit Spondylarthropathie koloskopierten. Bei 60 % fanden sich makroskopische Läsionen, bei über einem Drittel signifikante histologische Veränderungen im Ileum oder Kolon, die mit dem klinischen Verlauf korrelierten: Während bei Patienten mit reaktiver Arthritis nach akuter Darminfektion die Darm- und Gelenkbeschwerden bei den Nachuntersuchungen gebessert oder verschwunden waren, zeigten etwa 10 % der Patienten mit chronischem Verlauf, viele davon HLA-B27-negativ, bei der Reendoskopie Crohn-verdächtige Läsionen mit Mikrogranulomen, aphthösen Läsionen und diskontinuierlichem Befall.

▶ Therapie

Die Therapie der axialen Arthropathie bei chronisch-entzündlichen Darmerkrankungen entspricht der bei idiopathischer ankylisierender Spondylitis (s. S. 603). Physikalische Maßnahmen zur Erhaltung der Beweglichkeit der Wirbelsäule und Stärkung der Muskelkraft stehen sicherlich im Vordergrund. Die medikamentöse Behandlung ist schwierig und unspezifisch: nichtsteroidale Antiphlogistika sollten zurückhaltend eingesetzt werden, da sie die Darmentzündung ungünstig beeinflussen und intestinale Blutverluste verstärken. Sulfasalazin und Methotrexat sind bei diesem Patientenkollektiv bessere Alternativen. Eine Kolektomie hat im Gegensatz zur peripheren Arthritis keinen günstigen Effekt auf die Symptome bei Achsenskelett-Befall.

Literatur

Bolten WW (1996). Rheuma und Magen-Darm-Trakt. Deutsches Ärzteblatt 93: C-272–276

Gravallese EM, Kantrowitz FG (1988). Arthritic manifestations of inflammatory bowel disease. Am J Gastroenterol 83: 703–709

Gryboski JD, Howard MS (1978). Prognosis in children with Crohn's disease. Gastroenterology 74: 807–817

Hyams JS (1994). Extraintestinal manifestations of inflammatory bowel disease in children J Pediatr Gastroenterol Nutr 19: 7–21

Levine JB (1994). Arthropathies and ocular complications of inflammatory bowel disease. In: Targan SR, Shanahan F (eds.) Inflammatory bowel disease: from bench to bedside. Baltimore (Williams & Wilkins) 668–681

Lindsley CB, Schaller JG (1974). Arthritis associated with inflammatory bowel disease in children. J Pediatr 84: 16–20

Mielants H, Veys EM, Cuvelier C, De Vos M (1988). Ileocolonoscopic findings in seronegative spondyloarthropathies. Br J Rheumatol 27: 95–105

Mielants H, Veys EM (1990). The gut in the spondyloarthropathies. J Rheumatol 17: 7–10

Passo MH, Fitzgerald JF, Brandt KD (1986). Arthritis associated with inflammatory bowel disease in children. Relationship of joint disease to activity and severity of bowel lesion. Dig Dis Sci 31: 492–497

Podolsky DK (1991a). Inflammatory bowel disease. New Engl J Med 325: 928–937

Podolsky DK (1991b). Inflammatory bowel disease. New Engl J Med 325: 1008–1016

Purrmann J Bertrams J (1989). Seronegative Spondarthritiden bei Morbus Crohn – Klinik und HLA-Assoziation. Ergebnisse der Inneren Medizin und Kinderheilkunde 59: 213–32

Veloso FT, Carvalho J, Magro F (1996). Immune-related systemic manifestations of inflammatory bowel disease. A prospective study of 792 patients. J Clinic Gastroenterol 23: 29–34

59 Systemischer Lupus erythematodes

V. Wahn

59.1	Definition	617	59.6	Medikamentösinduzierter systemischer Lupus erythematodes (drogeninduz. SLE, DI-SLE) ... 624
59.2	Disponierende Faktoren	617		
59.3	Pathogenese	618	59.7	Serologische Befunde ... 626
59.4	Klinik	618	59.8	Therapie ... 627
59.5	Neonataler SLE	624	59.9	Prognose ... 628

59.1 Definition

Der systemische Lupus erythematodes (SLE) ist die „klassische" Autoimmunerkrankung. Charakteristisch für den SLE ist der Multiorganbefall, der sich in den 1982 formulierten Kriterien der ARA (American Rheumatism Association) niederschlägt. Diese Kriterien sind in Tab. 59/1 in verkürzter Form wiedergegeben und können mit einer Sensitivität und Spezifität nahe 100% auch für das Kindesalter verwendet werden. Die Diagnose eines SLE wird gestellt, wenn mindestens 4 dieser Kriterien erfüllt sind (simultan oder im Verlauf der Erkrankung). Schwierigkeiten können im Frühstadium der Erkrankung auftreten, wenn erst 3 oder weniger der 11 Kriterien vorliegen. Hier ergibt sich die Diagnose über die langfristige Überwachung der Patienten mit SLE-Verdacht.

59.2 Disponierende Faktoren

Verschiedene Faktoren sind dazu geeignet, Risikogruppen von Kindern zu definieren, bei denen eine besondere Gefährdung zur Entwicklung eines SLE besteht (Tab. 59/2). Die Tatsache, daß der SLE oder andere Autoimmunerkrankungen in disponierten Familien gehäuft auftreten, liefert die Legitimation zu einer systematischen Familienuntersuchung bei jedem Kind mit SLE.

Verschiedene Erbfaktoren scheinen neben dem weiblichen Geschlecht das Auftreten eines SLE zu begünstigen. Seit vielen Jahren ist die Assoziation insbesondere mit dem HLA-Haplotyp A1, B8, DR3 bekannt. Daneben wurden Assoziationen mit HLA-DQ-Allelen, C4-Polymorphismen und Polymorphismen des T-Zell-Rezeptors beschrieben. Für Patienten mit hydralazininduziertem LE konnte eine Korrelation zu C4-Null-Allelen und DR4 nachgewiesen werden. Auch nicht vom

Tab. 59/1: Die 11 Diagnosekriterien des Systemischen Lupus erythematodes.

Betroffenes Organ	Klinische Manifestation
Haut	1. Schmetterlingserythem im Gesicht 2. Diskoider Lupus 3. Photosensibilität (anamnestisch oder Befund)
Schleimhaut	4. Ulzerationen an der Mundschleimhaut (meist schmerzlos)
Gelenke	5. Arthralgien, Arthritis
Seröse Häute	6. Pleuritis, Perikarditis
Niere	7. Chronische Glomerulonephritis
ZNS	8. Krämpfe, Psychosen
Hämatopoese	9. Coombs-Test positive hämolytische Anämie Leukopenie < 4000/mm^3, Lymphopenie < 1500/m^3, Thrombozytopenie < 100 000/mm^3
Autoimmunphänomene	10. LE-Zellen, Antikörper gegen native Doppelstrang-DNA oder Sm-Antigen, falsch positive Wassermann-Reaktion
Antinukleäre Antikörper	11. ANA, meist mit homogenem oder peripherem Fluoreszenzmuster

LE-Zellen: Granulozyten, die durch antinukleäre Antikörper opsonisierte Zellkerne phagozytiert haben. Sm-Antigen: Lösliches Zellkernantigen, Der dagegen gerichtete Autoantikörper wurde zuerst bei einem Patienten mit den Initialen Sm (für Smith) gefunden.
Zur Diagnose eines SLE sollten mindestens 4 der 11 Kriterien entweder gleichzeitig oder im Verlauf der Erkrankung erfüllt sein.
Modifiziert nach Tan et al. (1982)

Tab. 59/2: Risikofaktoren zur Entwicklung eines SLE.

- Alter (Manifestation meist zweites Lebensjahrzehnt)
- Geschlecht (♀ : ♂ 9:1, Ausnahme: < 5 und > 65 Jahre)
- Familienanamnese
  - 27% betroffener Kinder haben einen erkrankten Verwandten
  - 57% von eineiigen Zwillingen mit SLE entwickeln innerhalb von 4 Jahren einen SLE, wenn der andere Zwilling erkrankt ist
- Vorhandensein von HLA A1, B8, DR3
- Vorhandensein von C4A Null-Allelen
- Langsamer Acetylator-Phänotyp → Medikamenten-LE
- Chromosomenanomalien (z. B. Klinefelter-Syndrom)
- Porphyrie
- Angeborene Komplementdefekte

modifiziert nach Jacobs (1982)

MHC kodierte genetische Polymorphismen wie die des IL-1-Rezeptor-Antagonisten (IL1RN*2) sind mit SLE-Schweregrad und Hauterscheinungen assoziiert gefunden worden (Blakemore, 1994).

Bei einem von 75 untersuchten Patienten mit SLE fand sich eine Mutation im Fas-Liganden (CD95-Ligand), die einen verminderten aktivierungsinduzierten T-Zell-Tod (Apoptose) und vermehrte T-Zell-Proliferation zur Folge hatte. Ein Protoonkogen, bcl-2, welches als ein Antagonist die Apoptose verhindert, und auch bcl-2-mRNA wurde in T-Zellen von SLE-Patienten gefunden. Der Befund war nicht spezifisch für SLE, könnte aber auf eine insuffiziente Elimination autoimmuner Klone hinweisen.

Alle diese Befunde dürfen als Hinweis dafür gelten, daß der SLE nicht eine, sondern aller Wahrscheinlichkeit nach mehrere genetische Dispositionsfaktoren hat, die zusammen mit immunpathologischen Ereignissen (siehe S. 131) zur Krankheitsmanifestation beitragen.

59.3 Pathogenese

Serologisches Kennzeichen des SLE ist das Auftreten von Antikörpern gegen Doppelstrang-DNS (dsDNS). Diese Antikörper sind aller Wahrscheinlichkeit nach nicht Epiphänomene oder Produkt einer polyklonalen B-Zell-Stimulation, sondern Produkt eines T-Zell-abhängigen Immunprozesses gegen DNS selbst, gegen Chromatin (Komplex aus DNS, Histonen und anderen Proteinen) oder auch gegen Nukleosomen (= Struktureinheit von Chromatin). DNS-Antikörper reagieren mit einem kleinen Kern-Ribonukleoprotein, dem Sm-Antigen (Boumpas, 1995b).

Nach heutigem Verständnis spielen Antikörper gegen Doppelstrang-DNS eine wichtige Rolle zumindest bei der Pathogenese der Lupusnephritis. So konnte in transgenen Mäusen, die ein Transgen für Anti-dsDNS-Antikörper trugen, gezeigt werden, daß genetisch nicht zur Autoimmunität disponierte Tiere eine Glomerulonephritis entwickeln. Nicht klar ist dabei, ob die Nierenpathologie durch Kreuzreaktionen gegen noch nicht identifizierte glomeruläre Antigene oder durch subendothelial abgelagerte DNS-anti-DNS-Immunkomplexe verursacht wird, wovon die meisten Autoren ausgehen (Boumpas, 1995a). Die Ablagerung komplementbindender Komplexe könnte durch glomeruläre C3b-Rezeptoren begünstigt werden.

Nicht alle Patienten mit Anti-dsDNS-Antikörpern entwickeln eine Glomerulonephritis. Was kann dafür eine sinnvolle Erklärung sein? Möglicherweise differieren die Antikörper in ihrer IgG-Subklasse, ihrer Avidität zur dsDNS, ihrer kationischen Ladung, ihrer Idiotypexpression oder in ihrer Fähigkeit, mit glomerulären Bestandteilen kreuzzureagieren.

Was die Produktion von Anti-dsDNS-Antikörpern auslöst, ist nicht abschließend geklärt. Mit einer gewissen Wahrscheinlichkeit spielen neben der oben erwähnten Immunisierung gegen Chromatin/DNS Kreuzreaktionen mit mikrobiellen Antigenen eine wichtige Rolle. Hier ist die Arbeit von Putterman et al. (1996) von Interesse, die an mit Pneumokokken-Phosphorylcholin aus der Zellwand und dsDNS kreuzreagierenden Antikörpern zeigen konnten, daß wahrscheinlich der Antikörperidiotyp die entscheidende Rolle spielt.

Autoantikörper kommen ohne T-Zell-Hilfe nicht zustande, so daß den T-Zellen bei der Lupusentstehung eine zentrale Rolle zukommt. Die Autoreaktivität dieser T-Zellen wird durch die DNS-Methylierung gehemmt, Hypomethylierung stimuliert die Transkription von für Autoreaktivität relevanten Genen. Autoreaktive T-Zellen stimulieren B-Zellen zur Autoantikörperproduktion, wobei deren Repertoire nicht nach dem Zufallsprinzip polyklonal, sondern oligoklonal gegen eine Palette von bis zu 30 zellulären Autoantigenen gerichtet ist (Boumpas, 1995b).

59.4 Klinik

Etwa 30% aller SLE-Fälle werden bereits im Kindesalter manifest (Cervera, 1993). Abb. 59/1 veranschaulicht das Alter von 1000 Patienten mit SLE bei Krankheitsmanifestation und bei Diagnosestellung.

Das klinische Bild des SLE ist völlig uneinheitlich. Jedes Einzelsymptom kann bereits initial oder erst im Verlauf der Erkrankung auftreten. In Tab. 59/3 sind diese Einzelsymptome bei 76 Kindern zusammengestellt (nach Cervera, 1993). Einige der typischen Organmanifestationen werden im folgenden näher dargestellt.

Allgemeinsymptome

Das häufigste Allgemeinsymptom ist Fieber, das sich weder einer Virusinfektion noch einer bakteriellen Infektion zuordnen läßt. Die Temperaturen können subfebril sein, erreichen aber oft auch Spitzen von über 40 °C. Daneben können Gewichtsverlust, Mü-

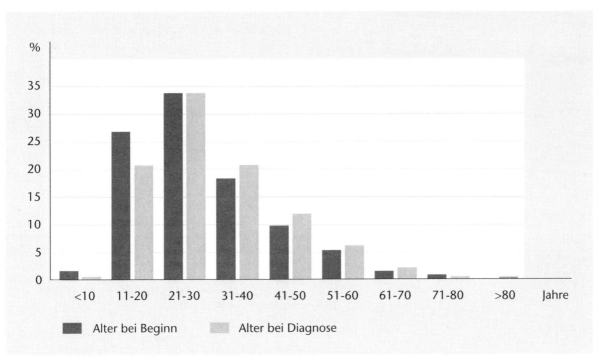

Abb. 59/1: Altersverteilung von 1000 SLE-Patienten mit Angaben über den Beginn der Erkrankung und den Zeitpunkt der Diagnosestellung (nach Cervera, 1993).

digkeit und allgemeines Krankheitsgefühl auf einen SLE hinweisen.

Haut- und Schleimhautmanifestationen

Leitsymptom an der Haut ist zweifelsohne das schmetterlingsförmige Erythem im Gesicht (daher früher: Schmetterlingsflechte, Farbabb. FA 47 Farbtafel VIII), das sich aber z. T. erst nach mehrjährigem Krankheitsverlauf ausbildet. Erheblich seltener kommen umschriebene diskoide Läsionen vor, vereinzelt auch Blasenbildung und Ulzerationen. Solche Ulzera finden sich auch im Bereich der Mundschleimhaut und sind, im Gegensatz zu etwa der Stomatitis aphthosa, meist schmerzlos. Einige Patienten weisen ein Raynaud-Phänomen (früher ein ARA-Kriterium) auf und entwickeln im Bereich von Händen und Fingerkuppen Nekrosen (sog. Rattenbißnekrosen, Farbabb. FA 48 auf Farbtafel VIII) als Ausdruck einer bestehenden Vaskulitis. Weitere Symptome sind in Tab. 59/4 aufgeführt.

Eine Hautbiopsie zeigt neben charakteristischen histologischen Veränderungen Ablagerungen von Immunglobulinen und Komplement an der dermal-epidermalen Junktionszone, und zwar sowohl in klinisch befallener wie unbeteiligter Haut. Gelegentlich findet man auch Immunkomplexablagerungen in Gefäßen. Ursache für diese Ablagerungen ist möglicherweise die verminderte Fähigkeit der Patientenseren zur komplementvermittelten Immunkomplexauflösung.

Tab. 59/3: Symptome und Befunde bei 76 Kindern mit SLE bei Krankheitsbeginn und im Verlauf (modifiziert nach Cervera, 1993).

Symptom	Bei Erkrankungsbeginn (in %)	Im Verlauf (in %)
Schmetterlingserythem	55	79
Diskoider Rash	8	12
Subakute Hautläsionen	3	5
Photosensibilität	33	47
Orale Ulzera	13	34
Arthralgie/Arthritis	64	87
Serositis	14	41
Glomerulonephritis	28	46
ZNS-Lupus	20	39
Thrombozytopenie	16	32
Hämolytische Anämie	8	13
Fieber	39	61
Raynaud-Phänomen	13	29
Livedo reticularis	9	20
Thrombosen	4	16
Myositis	5	12
Lungenbefall	3	7
Chorea	4	5
Sicca-Syndrom	3	9
Lymphadenopathie	11	6

Tab. 59/4: Klassifikation der Hauterscheinungen bei LE. Diese Klassifikation kann sowohl für den „reinen" Hautlupus wie für den SLE verwendet werden (Boumpas, 1995b).

Spezifische Hautläsionen für LE

- **Akuter kutaner LE**
  Lokalisiert (Schmetterlingserythem)
  Generalisiert: Ausgedehntes Erythem, bullöse oder toxische epidermale Nekrose-ähnliche Läsionen

- **Subakuter kutaner LE**
  Papulosquamöse Form
  Annulär polyzyklische Form

- **Chronisch kutaner LE**
  Diskoider LE (lokalisiert oder generalisiert)
  Hypertropher oder verruköser LE
  Palmarer oder plantarer LE
  Lupus profundus (Lupuspannikulitis)

Nichtspezifische Hautläsionen für LE

- **Vaskuläre Läsionen**
  Teleangiektasien
  Hautvaskulitis
  Rheumaknötchen
  Livedo reticularis

- **Alopezie**
  Frontal
  Diffus

- **Urtikaria**

Gelenke

Arthralgien sind das häufigste Symptom eines SLE. Synovitische Schwellungen mit Ergußbildung kommen dagegen nur gelegentlich vor. Im Gegensatz zu schweren Verläufen bei Kindern mit JRA ist die SLE-Arthritis kaum erosiv oder deformierend. Das Gelenkpunktat bringt keine wesentlichen diagnostischen Hinweise.
Selten können trotz fehlender Erosionen Deformitäten infolge von Subluxationen auftreten (sog. Jaccoud-Arthropathie). Diese ist reversibel, wenn therapeutische Maßnahmen frühzeitig eingesetzt werden, bevor sie durch Muskelatrophie und Kontrakturen irreversibel wird.

Niere

Etwa zwei Drittel aller Kinder mit SLE haben bei Diagnosestellung eine chronische Glomerulonephritis oder entwickeln diese im Verlauf der Erkrankung. Sie stellt die prognostisch wichtigste Organmanifestation dar.
Proteinurie und Mikrohämaturie sind die häufigsten Befunde bei der Urinanalyse. Zur Einteilung des Schweregrades der Proteinurie eignen sich bei Kindern folgende Definitionen:

Normalbefund:	Urin-Eiweiß < 150 mg/d
Milde Proteinurie:	Urin-Eiweiß 150–500 mg/d
Mäßige Proteinurie:	Urin-Eiweiß 500–2000 mg/d
Große Proteinurie:	Urin-Eiweiß > 2 00000 mg/d
Nephrotisches Syndrom	Urin-Eiweiß > 2 g/m²/d, Serum-Albumin < 2 g/dl, Ödeme, (Hyperlipidämie)

Bereits initial oder im Krankheitsverlauf zeigen sich weitere Störungen der Nierenfunktion: Eingeschränkte Kreatininclearance, eingeschränktes Konzentrationsvermögen, Hypertonie. Selten kommt es zum akuten Nierenversagen.

In der Regel empfiehlt es sich, bei einem Patienten mit eindeutig pathologischem Urinbefund eine perkutane Nierenbiopsie vorzunehmen. Hierdurch wird nicht nur die Diagnose einer Immunkomplex-Nephritis gesichert. Von der Nierenhistologie hängen auch die Prognose und die Therapie ab. Während z. B. eine Glomerulonephritis mit minimalen Glomerulusläsionen nur einer relativ milden Therapie bedarf, sollte diese bei einer diffus-proliferativen Form deutlich intensiver sein. Umstritten ist die Frage, ob auch Patienten mit SLE ohne pathologischen Urinbefund einer Nierenbiopsie zugeführt werden sollen, um die sog. „stille" Lupusnephritis zu diagnostizieren. Eine solche Biopsie befriedigt wohl eher das Interesse des behandelnden Arztes, hat aber für die Behandlung des Patienten keine Konsequenzen. Aus der Sicht des Autors kann darauf so lange verzichtet werden, wie der Beweis fehlt, daß die stille Lupus-Nephritis behandelt werden muß und damit die Prognose der Patienten verbessert werden kann.

Die histologischen Befunde in der Niere werden gemäß der WHO-Empfehlung (Tab. 59/5) klassifiziert. In der WHO-Klassifikation nicht berücksichtigt sind extraglomeruläre Veränderungen wie interstitielle Nephritis oder nekrotisierende Angiitis.

Histologische Befunde können sich im Verlauf der Erkrankung ändern. Hat ein Patient z. B. initial gut auf Steroide angesprochen und entwickelt später eine zunehmende Steroidresistenz, kann eine Rebiopsie sinnvoll sein. Ein gutes Ansprechen auf die Therapie mit Immunsuppressiva ist bei aktiv-entzündlicher Histopathologie zu erwarten, während bei terminaler ausgebrannter Erkrankung eher Zurückhaltung mit immunsuppressiver Therapie geboten ist (Rosenberg, 1994).

Tab. 59/5: Lupus-Nephritis, WHO-Klassifikation (nach Cassidy und Petty, 1991).

Klasse	GN-Typ
I	Normal
II	Mesangial
IIA	Minimale Veränderung
IIB	Mesangiale Glomerulitis
III	Fokal und segmental proliferative GN
IV	Diffus proliferative GN
V	Membranöse GN

Tab. 59/6: Kardiale Manifestationen bei SLE.

Häufig	Perikarditis
Weniger häufig	Myokarditis
	Koronarerkrankung
	Infarkt
	Libman-Sachs Endokarditis
	Klappenfehler

Herz

Klinisch auffällige Perikardergüsse unterschiedlichen Ausmaßes entwickeln etwa 40% aller SLE-Patienten, nach Autopsiestatistiken sogar noch mehr. Seltener kommt es zur Myokarditis (oft in Verbindung mit peripherer Myositis) oder Endokarditis (Typ Libman-Sachs) mit dem Risiko für spätere Herzklappenfehler. Aus einer Läsion des Erregungsleitungssystems resultieren Arrhythmien. Im Rahmen der Vaskulitis kann sich eine Stenosierung der Koronarien entwickeln. Diese wird dann durch Hyperlipidämie, Hypertension und Steroideffekte aggraviert, so daß schon im Kindesalter Einzelfälle von Myokardinfarkten beschrieben wurden (siehe auch Tab. 59/6). Die Arteriosklerose setzt bei Lupuspatienten vorzeitig ein, hat aber im Kindesalter noch wenig Konsequenzen.

Das Wissen über dieses Befallsmuster sollte dazu beitragen, daß neben regelmäßigen Blutdruckmessungen auch kardiologische Untersuchungen regelmäßig durchgeführt werden.

Lunge

Pulmonale Manifestationen gehören mit Ausnahme der Pleuritis nicht zu den 11 SLE-Kriterien der ARA, müssen aber dem behandelnden Pädiater bekannt sein. Pleuraergüsse werden im Röntgenbild entdeckt. Eine interstitielle Lupuspneumonitis wird klinisch zwar nur in etwa 10% der Fälle diagnostiziert, ist nach Autopsieergebnissen aber fast obligat zu finden. Es ist daher zu überlegen, eine Lungenfunktionsprüfung (evtl. einschließlich Compliance-Messung und Diffusionskapazität) in die klinisch-apparative Evaluierung der Patienten mit einzubeziehen. Es gibt Hinweise auf das gehäufte Auftreten einer Pneumonitis bei Vorliegen von Antikörpern gegen SS-A (Ro-Antigen).

Auch Pneumothoraces und chronisch-restriktive Ventilationsstörungen wurden bei SLE beschrieben. Sekundärinfektionen auch mit opportunistischen Erregern können die vorbestehende Grunderkrankung komplizieren.

Thrombembolien und Vaskulitis können zur Entwicklung einer pulmonalen Hypertension beitragen. Eine seltene, lebensbedrohliche Komplikation ist die akute Lungenblutung (Abb. 59/2). Auch sie kann, ebenso wie die oben beschriebenen Phänomene, durch rechtzeitig einsetzende immunsuppressive Therapiemaßnahmen unter Kontrolle gebracht werden.

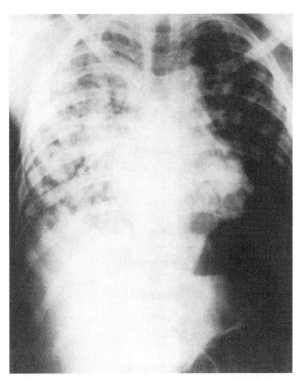

Abb. 59/2: Akute Lungenblutung bei einem 10jährigen Jungen mit SLE.

Gastrointestinaltrakt

Gastrointestinale Manifestationen treten bei etwa 10% aller SLE-Fälle auf. Mögliche Symptome sind neben Gewichtsverlust und Bauchschmerzen Dysphagie, Übelkeit, Erbrechen, Durchfälle, Blutungen, Hepatosplenomegalie und fraglich eine Pankreatitis. Selten kommt es zu einer Proteinverlust-Enteropathie mit Diarrhö ohne Steatorrhö. Die α_1-Antitrypsin-Clearance ist in diesen Fällen pathologisch.

Zentralnervensystem

Neuropsychiatrische Manifestationen des SLE sind sehr variabel. Jede auffällige Verhaltensänderung bei einem Kind mit bekanntem SLE sollte bis zum Beweis des Gegenteils als organische Krankheitsmanifestation angesehen werden. Dasselbe gilt für Kopfschmerzen. Bei Krampfanfällen ist zu bedenken, daß außer einem ZNS-Lupus auch arterielle Hypertonie, Blutungen oder eine Azotämie für die Auslösung dieser verantwortlich sein können. Tabelle 59/7 gibt eine Klassifikation neuropsychiatrischer SLE-Manifestationen wieder.

Als Ursachen für ZNS-Symptome werden Gefäßverschlüsse bei Vaskulopathie, Vaskulitis, Leukoagglutination oder Thrombose, schließlich auch antikörper- oder zytokinvermittelte Neuronenschäden angeschuldigt. Neben diesen durch die Grunderkrankung hervorgerufenen Symptomen müssen differentialdiagno-

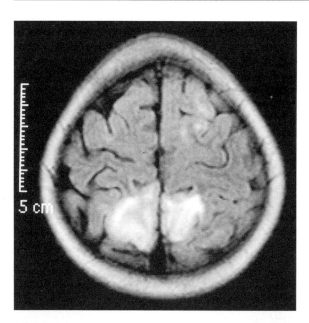

Tab. 59/7: Wichtige neuropsychiatrische SLE-Manifestationen (modifiziert nach Boumpas, 1995a).

Diffuse zerebrale Dysfunktionen
• Hirnorganische Syndrome (Kopfschmerzen, kognitive Störungen, Stimmungsauffälligkeiten, Verhaltensauffälligkeiten, Gedächtnisstörungen) • Psychose • Affektive Störungen
Fokale zerebrale Dysfunktionen
• Krampfanfälle aller Art • Zerebrovaskuläre Ereignisse • Transverse Myelitis
Bewegungsstörungen
• Chorea • Athetose (selten) • Parkinson ähnlich (selten) • Zerebelläre Ataxie (selten)
Periphere Neuropathie (Hirnnerven eingeschlossen)
• Symmetrisch motorisch/sensibel • Mononeuritis multiplex (selten) • Guillain-Barré-Syndrom (sehr selten)
Autonome Neuropathie (sehr selten)
Verschiedene
• Aseptische Meningitis (selten) • Pseudotumor cerebri (selten) • Hirnvenenthrombose (sehr selten)

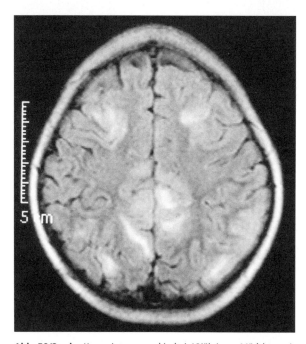

Abb. 59/3a+b: Kernspintomographie bei 12jährigem Mädchen mit ZNS-Lupus, Glomerulonephritis und Autoimmunhämolyse. Klinisch weisen Krämpfe, Kopfschmerzen, Wesensveränderungen und motorische Aphasie auf die ZNS-Beteiligung hin. Im Kernspin zeigen sich multiple Herde (Vaskulitis) eines ZNS-Befalls.

stisch eine Reihe von Sekundärprozessen bedacht werden (Boumpas, 1995a).
ZNS-Symptome treten bei Patienten mit Anti-Sm-Antikörpern gehäuft auf. Spezifische neuro-psychiatrische Manifestationen wie Depression und Psychose sind mehrfach mit Antikörpern gegen ein ribosomales P-Protein assoziiert beschrieben worden, wobei aber auch negative Befunde publiziert wurden. Antikörper gegen P-Protein wurden ursprünglich als gegen zytoplasmatische Proteine gerichtet beschrieben. Später konnte gezeigt werden, daß diese Antikörper auch mit Zelloberflächen reagieren können, so daß durchaus direkte Zellschäden denkbar sind. Auch andere Antikörper könnten diagnostische Relevanz beim ZNS-Lupus erlangen. So wurde ein 50-kD-Antigen in Hirnsynapsen beschrieben, gegen das bei 19 von 20 Patienten mit ZNS-Lupus Antikörper gefunden wurden. Auch Kardiolipin-Antikörper treten bei bestimmten Manifestationen des ZNS-Lupus gehäuft auf.
Neben der allgemeinen serologischen Lupusdiagnostik (ANA-Titer, Anti-DNS-Ak im ELISA oder RIA, CH50, C3, C4) empfiehlt sich eine Lumbalpunktion (IgG in Relation zum Serum-IgG erhöht?) sowie die Untersuchung des Liquors auf die o.g. Autoantikörper. Diese helfen auch, eine idiopathische ZNS-Manifestation des Lupus von medikamentös z.B. durch Hydantoine, Trimethadion oder Ethosuximid induzierten Ereignissen abzugrenzen.
Mehrere Arbeiten der vergangenen Jahre weisen aus, daß der Kernspintomographie (Abb. 59/3a+b) eine wichtige Rolle bei der Diagnostik des ZNS-Lupus zukommt. Sie ist zumindest der Computertomographie überlegen. Insbesondere bei Patienten mit Herdsymptomen ist mit MRT-Befunden zu rechnen, weniger bei Patienten mit diffuser Hirnbeteiligung. Die Rolle der Einzelphotonen-Emissions-Computertomographie (SPECT) bei der Diagnostik ist derzeit noch

nicht klar zu beurteilen. Sie gehört derzeit nicht zum diagnostischen Standard.

Hämatopoese

Zu den Zielzellen, gegen die im Rahmen des SLE Autoantikörper gebildet werden können, gehören auch sämtliche Zellen des blutbildenden Systems. Die hämatologischen Manifestationen gehören zu den ARA-Kriterien. Etwa die Hälfte der Kinder mit SLE ist leukopenisch, teilweise auch lymphopenisch. In vielen Fällen lassen sich dann Autoantikörper gegen Granulozyten oder aber Lymphozyten nachweisen. Die Synthese von Autoantikörpern gegen Erythrozyten führt zur Coombs-Test-positiven autoimmunhämolytischen Anämie. Die Anämie kann verstärkt werden durch Eisenmangel und chronische Entzündung. Werden Autoantikörper gegen Thrombozyten gebildet, entsteht das Bild einer immunthrombozytopenischen Purpura (ITP). Sie kann die Erstmanifestation eines SLE darstellen. Daher sollte bei allen Kindern mit ITP-Erstmanifestation eine Bestimmung von antinukleären Antikörpern erfolgen. Bei einer Kombination von ITP mit autoimmunhämolytischer Anämie sprechen wir vom Evans-Syndrom.

Blutgerinnung

Besondere Bedeutung hat auch das Anti-Phospholipid-Antikörper-Syndrom. Wie sprechen davon, wenn hochtitrige Anti-Phospholipid-Antikörper z. B. gegen Kardiolipin oder ein positiver Test für das Lupus-Antikoagulans (auch ein Anti-Phospholipid-Antikörper) in Verbindung mit typischen klinischen Ereignissen (s. u.) auftreten. Da beim Anti-Phospholipid-Antikörper-Syndrom (APS) der SLE die Grunderkrankung darstellt, muß von einem sekundären APS gesprochen werden. Es kann auch durch bestimmte Medikamente induziert werden. Ohne Grunderkrankung sprechen wir vom primären APS.
Klinisch muß bei Patienten mit APS gehäuft mit Thrombosen (siehe Abb. 59/4), mit Spontanaborten, mit Thrombozytopenie und mit Krampfanfällen gerechnet werden. Diese Angaben stammen von Erwachsenen, scheinen aber auch für Kinder zu gelten (Seaman, 1995). Eine Unterteilung verschiedener Subtypen des APS erscheint auf das Kindesalter bezogen wenig sinnvoll. Blutungskomplikationen sind selten.
Anti-Kardiolipin-Antikörper und Lupus-Antikoagulans sind nicht identisch. In Tab. 59/8 werden einige differentialdiagnostisch relevante Eigenschaften aufgeführt. Anti-Kardiolipin-Antikörper sind erheblich häufiger nachweisbar als das Lupus-Antikoagulans.

Anti-Kardiolipin-Antikörper (ACA). Ihre pathogenetische Rolle war lange unklar. Jüngere Experimente dürften erheblich zum Verständnis des Wirkmechanismus beigetragen haben. Olee et al. (1996) haben 2 monoklonale gegen Kardiolipin gerichtete IgG-Antikörper, die keine Lupus-Antikoagulans-Aktivität aufwiesen, von einem Patienten mit APS hergestellt und einer Maus injiziert. Einer der Antikörper induzierte in der Maus eine Thrombose. Andere Arbeitsgruppen hatten bereits vorher gezeigt, daß ACA in der Lage sind, Aborte zu induzieren. Interessant ist, daß Anti-

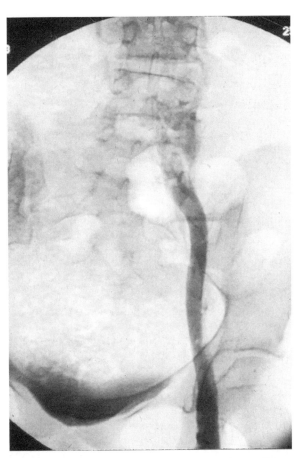

Abb. 59/4: Vollständige Thrombose der Vena cava bei 13jährigem Mädchen mit hochtitrigen Phospholipidantikörpern. Nachweis mittels digitaler Subtraktions-Angiographie (DSA).

Tab. 59/8: Unterschiede zwischen Anti-Kardiolipin-Antikörper und dem Lupus-Antikoagulans.

Labor	Anti-Kardiolipin-Ak (IgG, IgA, IgM)	Lupus-Antikoagulans
Antikoagulans-Aktivität in vitro (aPTT, Kaolin-Gerinnungszeit, verdünnte Russell Viperngift-Zeit)	–	+
Abhängigkeit von β_2-Glykoprotein-1 in vitro	+	–
Anti-Prothrombin-Aktivität	–	+
Anti-Faktor-X-Aktivität	–	+

körper gegen Kardiolipin mit DNS kreuzreagieren. Dies gilt nicht nur für polyklonale, sondern auch für monoklonale Antikörper.

ACA-induzierte Thrombosen könnten z.B. dadurch entstehen, daß sie an β_2-Glykoprotein-1-Phosphate oder β_2-Glykoprotein-1/Phospholipid-Komplexe binden, dadurch die Antikoagulationswirkung neutralisieren und zur Hyperkoagulabilität beitragen. Eine andere Erklärung wäre die Bindung an heparinähnliche Moleküle. Weiter kann auch die Reaktion der ACA mit Endothelien eine Rolle spielen, wo die Produktion von Prostazyklin (gehört zu den wichtigen gefäßerweiternden Substanzen und hemmt Plättchenaggregation), die Freisetzung von Plasminogen-Aktivator oder die thrombomodulinabhängige Aktivierung von Protein C beeinträchtigt wird. Die Interferenz mit Protein S als Kofaktor oder AT III dürfte analoge Effekte haben. Die Bindung an Membran-Phospholipide der Plättchen könnte deren Aktivierung und Aggregation bewirken.

Lupus-Antikoagulans. Eine wesentliche Ursache für Thrombosen ist auch das Lupus-Antikoagulans, ein Autoantikörper, der die kalziumabhängige Bindung von Prothrombin und Faktor Xa an Phospholipide hemmt, wodurch es zu einer Hemmung der Umwandlung von Prothrombin in Thrombin kommt. Das Thromboplastin kann kompensatorisch ansteigen, was in Verbindung mit niedrigen Spiegeln von Antithrombin III (AT III) Thrombembolien begünstigt. Neben diesem Lupus-Antikoagulans sind Autoantikörper gegen die Faktoren VIII, IX, XI, XII und XIII beschrieben worden.

Beim Nachweis des Lupus-Antikoagulans sollte man sich eines erfahrenen hämostaseologischen Labors bedienen, da ein Standardtest nicht existiert. Der aPTT-Test allein ist nicht ausreichend, so daß einige Autoren im Verdachtsfall den Test mit Russell Viperngift empfehlen (Bick, 1994).

Weitere Manifestationen

Weitere Symptome untermauern den Charakter des SLE als einer Systemerkrankung: Myalgie/Myositis, Raynaud-Phänomen, Hepatosplenomegalie u.a.m.

59.5 Neonataler SLE

Symptome des systemischen Lupus erythematodes beim Neugeborenen werden durch Übertragung mütterlicher Autoantikörper hervorgerufen, wobei die Mutter selbst an einem SLE oder einer anderen Autoimmunerkrankung, insbesondere Sjögren-Syndrom, erkrankt sein kann, aber nicht muß. Oft verlieren diese Mütter ihre Kinder durch Aborte. Wird die Schwangerschaft ausgetragen, lassen zwei Leitsymptome beim Neugeborenen an einen diaplazentar erworbenen Lupus erythematodes denken:

- transitorischer kutaner Lupus erythematodes,
- angeborener AV-Block dritten Grades.

Seltener treten weitere Symptome auf: Coombs-Test positive hämolytische Anämie, Thrombopenie, Glomerulonephritis, Hepatosplenomegalie, Cholestase, Lymphadenopathie, Pneumonitis, Myokarditis, Perikarditis und Myasthenia gravis. Wenige Kinder haben einen Mangel an Komplementfaktoren.

Mütter von Kindern mit angeborenem AV-Block sind oft HLA-DR3-positiv. Sie haben fast obligat Antikörper gegen SS-A- oder SS-B-Antigen im Serum. Bei Neugeborenen tritt am Herzen insbesondere dann ein Schaden auf, wenn SS-A-Antikörper gegen ein 52-kD-Peptid gerichtet sind (Buyon et al., 1989). Andere Autoren rechnen dem 60-kD-Peptid eine größere Bedeutung zu (Reichlin, 1994). Beim SS-B(= La)-Antigen scheinen Antikörper gegen ein 48-kD-Peptid die größte Bedeutung zu haben. Die relevanten Peptide sind reichlich im Herzgewebe vorhanden, das SS-A-Peptid insbesondere auch im Erregungsleitungssystem.

Während der angeborene AV-Block 3. Grades irreversibel ist, ist die Prognose der übrigen Symptome gut. Die Erkrankung ist selbstlimitierend, die Autoantikörper nur transitorisch nachweisbar. Nur vereinzelt entwickeln die selben Kinder einige Jahrzehnte später im Rahmen ihrer genetischen Disposition einen idiopathischen SLE.

Möglicherweise können intensive immunsuppressive medikamentöse Behandlungen, evtl. kombiniert mit Plasmapheresen, in der Phase der Embryogenese des Erregungsleitungssystems bleibende Schäden verhindern (Rider, 1993).

59.6 Medikamentös induzierter systemischer Lupus erythematodes (drogeninduz. SLE, DI-SLE)

Etwa 5 bis 10 % der Fälle von SLE bei Erwachsenen werden durch Medikamente induziert. Der Prozentsatz ist bei Kindern sicher niedriger. Einige Substanzen, die einen SLE induzieren können, sind in Tab. 59/9 aufgeführt (nach Hess, 1988). Zur Diagnose

Tab. 59/9: Medikamentös induzierter LE, Auslöser.

a) Sicher	b) Wahrscheinlich	c) Fraglich
• Hydralazin	• Carbamazepin	• Östrogene
• Procainamid	• Valproat	• Goldsalze
• INH	• andere Antikonvulsiva	• Penicillin
• Methyldopa	• Thyreostatika	• Griseofulvin
• Chlorpromazin	• D-Penicillamin	• Reserpin
• Chinidin	• Sulfasalazin	• Tetracycline
	• β-Blocker	
	• Lithium	

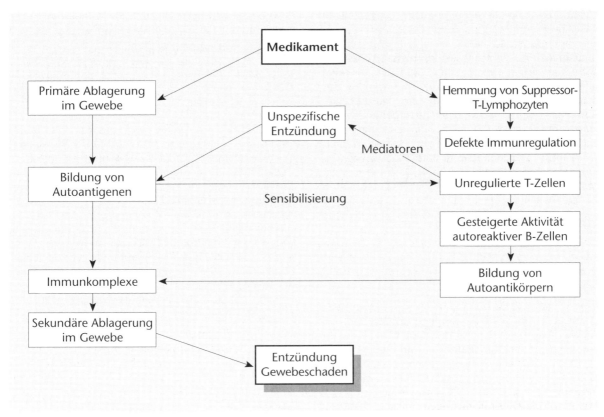

Abb. 59/5: Pathogenese des medikamentös induzierten SLE (nach Denman und Pugh, 1982).

eines DI-SLE sollten folgende drei Diagnosekriterien vorliegen:

- Es muß zweifelsfrei nachgewiesen sein, daß zum Zeitpunkt der ersten Gabe des Medikamentes kein idiopathischer SLE vorgelegen hat.
- Antinukleäre Antikörper (ANA) sollten nachgewiesen sein in Verbindung mit mindestens 1 SLE-Kriterium gemäß ARA.
- Nach Elimination der auslösenden Substanz tritt eine zunehmende klinische und serologische Normalisierung ein. Die Rückbildung der Erkrankung erfordert in der Regel Tage bis Wochen, während serologische Autoimmunphänomene über Monate bis Jahre persistieren können.

Wie der spontan entstandene SLE ist auch der DI-SLE eine systemische Immunvaskulitis. Das Krankheitsbild ist aber insgesamt milder. Während allgemeines Krankheitsgefühl, Fieber, Arthralgien (Arthritis), Thoraxschmerzen (Pleuroperikarditis) und Hepatomegalie häufig vorkommen, sind Hauterscheinungen, hämatologische Symptome, Glomerulonephritis und ZNS-Lupus vergleichsweise selten.

Serologisch gibt es im Vergleich zum idiopathischen SLE einige Besonderheiten: Die ANA (antinukleäre Antikörper) sind zwar meist positiv, oft auch die LE-Zellen, dagegen zeigen sich nur selten Antikörper gegen Doppelstrang-DNS, und das Komplement ist meist normal. ANA sind meist gegen andere Bestandteile des Zellkerns gerichtet, wie etwa denaturierte Einzelstrang-DNS, Ribonukleoproteine, verschiedene Typen von Histonen u.a.m. Dies muß bei der serologischen Diagnostik berücksichtigt werden. Das Auftreten von ANA unter der Behandlung mit in Tabelle 59/9 erwähnten Medikamenten bedeutet nicht automatisch, daß ein DI-SLE vorliegt. Während einige Substanzen in zum Teil mehr als 50% der Patienten ANA induzieren, sind Krankheitssymptome vergleichsweise selten. Nimmt man neben dem DI-SLE auch andere autoimmunologische Manifestationen (immunhämolytische Anämie, Myasthenia gravis etc.) hinzu, lassen sich Autoimmunerkrankungen in bis zu 20% der behandelten Patienten induzieren. Für den DI-SLE gibt es disponierende Faktoren:

- Die Aktivität der hepatischen Acetyltransferase. Patienten mit niedriger Aktivität („Langsam-Azetylierer") können bestimmte Substanzen (Procainamid, Hydralazin, Isoniazid) nur verlangsamt abbauen und entwickeln häufiger einen DI-SLE als die „Schnell-Azetylierer".
- Bei bestimmten Substanzen zeigt sich eine signifikante Häufung von DI-SLE bei Trägern von HLA DR4, was für eine genetische Restriktion auch der arzneimittelinduzierten Autoimmunantwort spricht.

Einige Vorstellungen zur Pathogenese sind in Abb. 59/5 wiedergegeben. Wahrscheinlich fungieren die in Frage kommenden Substanzen als Haptene, die im Gewebe mit körpereigenen Eiweißen zusammen ein komplettes Autoantigen bilden. Auf zellulärer Ebene vermögen einige Substanzen die Aktivität der T-Suppressor-Zellen zu vermindern, was eine Störung in der Balance der Immunregulation nach sich zieht. Unregulierte T-Zellen erlauben eine gesteigerte B-Zell-Aktivität. Diese produzieren Autoantikörper und nachfolgend Immunkomplexe, die dann u. a. in Gefäßen abgelagert werden und über die daraus resultierenden Entzündung Gewebsschäden hervorrufen.

Beim DI-SLE gehen die Symptome zurück, sobald das auslösenden Agens identifiziert und eliminiert ist. Einige Patienten bedürfen zusätzlich einer immunsuppressiven Behandlung (s. u.).

59.7 Serologische Befunde

Antinukleäre Antikörper (ANA), Antikörper gegen Doppelstrang-DNS (dsDNS), Antikörper gegen extrahierbare nukleäre Antigene (ENA).

Antinukleäre Antikörper sind Autoantikörper, die gegen Bestandteile von Zellkernen gerichtet sind. Sie werden mittels indirekter Immunfluoreszenz auf geeigneten Substraten (Rattenleberschnitten, HEp-2-Zellen, HeLa-Zellen u. a.) nachgewiesen. Entsprechend der Vielzahl der makromolekularen Substanzen, die den Zellkern konstituieren, gibt es eine Vielzahl von Antigenen, gegen die ANA gerichtet sein können. ANA bilden somit eine wichtige Hilfe bei der Differenzierung der Kollagenosen.

Für die Praxis empfiehlt sich zunächst ein Suchtest mit einer Serumverdünnung (= Titer) von 1 : 20 und 1 : 40. Erst Titer > 1 : 40 sind als pathologisch anzusehen, ab einem Titer von 1 : 160 sollten weitere Tests folgen. Das Fluoreszenzmuster liefert erste differentialdiagnostische Hinweise: Antikörper gegen dsDNS zeigen meist homogene oder periphere Fluoreszenz, Antikörper gegen lösliche Kernantigene (ENA) eine gesprenkeltes Muster. Nach dieser groben Orientierung können dann unter Verwendung des Western Blot, der Gegenstromelektrophorese, der Doppeldiffusion oder anderer Techniken mit z. T. gereinigten und inzwischen auch vorhandenen rekombinanten Antigenen weitere Differenzierungen vorgenommen werden. Tab. 59/10 faßt Laborergebnisse bei 76 Kindern mit SLE zusammen.

Früher wurde regelmäßig auch das LE-Zell-Phänomen untersucht. Es hat heute durch die Verfügbarkeit o. g. Tests seine diagnostische Bedeutung verloren, demonstriert aber in eindrucksvoller Weise ein autoimmunologisches Geschehen: Freie Zellkerne aus Leukozyten (entstanden bei einem Gefrier/Auftau-Zyklus) reagieren mit ANA aus Serum und werden dabei opsonisiert. Die opsonisierten Kerne quellen und werden eosinophil (= LE-bodies). In dieser Form werden sie phagozytiert, wodurch der Kern der phagozytierenden Zelle an den Rand gepreßt wird (Farbabb. FA 49 Farbtafel IX). „Streiten" sich mehrere Phagozyten um einen LE-body, entsteht eine LE-Rosette (Farbabb. FA 50, Farbtafel IX).

Zirkulierende Immunkomplexe (CIC)

Sie sind meist aus DNS und anti-DNS zusammengesetzt und lassen sich in der Zirkulation (zirkulierende Immunkomplexe, CIC) und im Gewebe nachweisen. Während die in der Niere abgelagerten Immunkomplexe dem Immunpathologen wichtige Hilfen bei der Klassifizierung der Glomerulonephritis liefern, sind CIC-Bestimmungen im Serum meist verzichtbar, weil sie

- nicht krankheitsspezifisch sind und
- schlecht mit der Erkrankungsaktivität korrelieren.

Komplement (C)

Im Gegensatz zu den zirkulierenden Immunkomplexen (CIC) eignen sich Komplementbestimmungen nicht nur zur Differentialdiagnose, sondern auch zur Verlaufsbeobachtung bei SLE-Patienten. Die überwiegende Mehrzahl der Patienten weist bei Diagnosestellung eine Hypokomplementämie auf (CH 50, C 3, C4) als Zeichen der Komplementaktivierung durch CIC. Unter einer erfolgreichen Therapie kommt es in der Regel zum Komplementanstieg, im anderen Fall ist ein genetischer Komplementdefekt auszuschließen (siehe S. 513). Bei Patienten mit Glomerulonephritis ist eine Normalisierung von Komplement mit einer günstigen, eine persistierende Hypokomplementämie mit einer ungünstigen Prognose assoziiert. Komplementbestimmungen sind in Verbindung mit dem quantitativen anti-DNS-Antikörpertiter die wichtigsten immunserologischen Verlaufsparameter bei Kindern mit SLE. Andere Komplementfaktoren sind zwar von wissenschaftlichen Interesse, für die Routinediagnostik aber verzichtbar.

Tab. 59/10: Häufigkeit des Vorkommens wichtiger Autoantikörper bei 76 Kindern mit SLE (Cervera, 1993).

Autoantikörper	Häufigkeit des Auftretens (%)
ANA	96
anti-dsDNS	80
Ro (SS-A)	23
La (SS-B)	26
U1-snRNP	13
Sm	8
IgM-Rheumafaktor	6
IgG-Anti-Kardiolipin	33
IgM-Anti-Kardiolipin	8
Lupus-Antikoagulans	16

Weitere Autoimmunphänomene

Beim SLE sind eine Vielzahl weiterer Befunde erhoben worden, die seinen Charakter als Autoimmunerkrankung weiter unterstützen: Rheumafaktoren, Kryoglobuline, Antikörper gegen endokrine Organe, Antikörper gegen Enzyme, gegen die kollagenähnliche Struktur von C1q, gegen p24 von HIV-1, gegen CD15 und CD16 auf Granulozyten, gegen ein 73-KD-Streßprotein, gegen Zytoskelettfilamente, gegen Vimentin, gegen Interferon-α u. v. a. m. Bis auf die in Tab. 59/10 aufgeführten Antikörper haben diese Faktoren für die routinemäßige Evaluierung von Kindern mit SLE keine Bedeutung erlangt.

59.8 Therapie

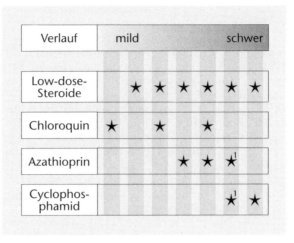

Abb. 59/6: Kombinationsbehandlung beim SLE, orientiert am Schweregrad der klinischen Manifestation.

Für die Behandlung der Grunderkrankung stehen uns eine Reihe wirksamer Substanzen zur Verfügung (Silverman, 1996): Nichtsteroidale Antirheumatika, Glukokortikoide, Chloroquin/OH-Chloroquin, Azathioprin, Methotrexat, Cyclophosphamid, Cyclosporin A und hochdosierte i. v. Immunglobuline. Hinzu kommen symptomatische Maßnahmen z. B. bei arterieller Hypertension (Kalzium-Kanal-Blocker, ACE-Hemmer), Hyperlipidämie (Diät), Photosensibilität (Lichtschutz, kurzfristig topische Steroide), Antiphospholipidantikörpersyndrom (Antikoagulanzien) o. ä. Die Wahl der Medikamente richtet sich nach dem Schweregrad der Erkrankung (Abb. 59/6).

Nichtsteroidale Antirheumatika. Sie kommen in erster Linie bei Schmerzen im Bereich des Bewegungsapparates zum Einsatz (Arthralgien/Arthritis, Myalgien). Der Nutzen der Medikamente ist gegen die möglichen Risiken abzuwägen.

Glukokortikoide. Sie bilden nach wie vor die Basis der Lupusbehandlung, wenn es um die Einleitung einer Remission geht. Oral werden je nach Schweregrad der Erkrankung bis zu 2 mg/kg KG verabreicht. Bei bedrohlichen Komplikationen können intravenöse Methylprednisolon-Pulse von bis zu 30 mg/kg KG (max. 1 g für 1–3 Tage) verwendet werden. Im Verlauf erhöhen derzeit die meisten Rheumatologen die Steroiddosis bei einem klinisch erkennbaren Krankheitsschub. Eine holländische Arbeitsgruppe konnte allerdings zeigen, daß die Prognose möglicherweise besser wird, wenn bereits der Anstieg der DNS-Antikörper mit einer Intensivierung der Therapie beantwortet wird (Bootsma, 1995). Eine dauerhafte Kontrolle der Krankheitsaktivität gelingt durch Steroide in Dosierungen unterhalb der Cushing-Schwelle selten, so daß dann auf Kombinationen übergegangen werden muß. Steroide können mit allen im folgenden aufgeführten Substanzen kombiniert werden.

Chloroquin/OH-Chloroquin. Ein Versuch mit einer der beiden Substanzen ist bei Haut-, evtl. auch bei Gelenkmanifestationen sinnvoll. Bei angemessener Dosierung (Chloroquin 4 mg/kg KG, OH-Chloroquin 5–6 mg/kg KG) und regelmäßiger ophthalmologischer Überwachung sind Nebenwirkungen außerordentlich gering. Beide Substanzen eignen sich zur Kombinationstherapie.

Azathioprin. Azathioprin kann als Kombinationstherapeutikum in das Behandlungskonzept integriert werden, wenn schwerere Manifestationen auftreten, die über die o. g. hinaus gehen. Bei Dosen zwischen 2 und 3 mg/kg KG sind Nebenwirkungen selten. Trotzdem ist die Überwachung von Blutbild und Leberwerten anzuraten.

Methotrexat. In der Literatur existieren einige Berichte über positive Effekte von Methotrexat (MTX) bei SLE mit Hautbefall, Arthritis, Vaskulitis, Nephritis oder auch Lungenbefall. Die Dosierung entspricht der bei der JRA. MTX kann mit Steroiden und Antimalariamitteln kombiniert gegeben werden, bei Kombination mit Azathioprin ist Vorsicht geboten, da die Nebenwirkungen ähnlich sind. Welchen Platz MTX bei der Therapie des Lupus in Zukunft einnehmen wird, kann derzeit noch nicht abgeschätzt werden.

Cyclophosphamid. Nach wie vor umstritten ist der optimale Einsatz alkylierender Substanzen, insbesondere des Cyclophosphamid. Die Substanz hat eine Reihe erheblicher Risiken: Akute myeloische Leukämie, Blasenkarzinom, hämorrhagische Zystitis, Blasenfibrose, Lungenfibrose, Knochenmarksdepression, Immunsuppression mit Infektionsrisiko, Gonadenunterfunktion bis hin zur Infertilität. Aus diesem Grunde kommt Cyclophosphamid nur bei schwersten und lebensbedrohlichen Erkrankungen zum Einsatz, etwa bestimmte Subtypen der Glomerulonephritis, schwere Vaskulitiden oder auch ein schwerer ZNS-Lupus.
Um die bei oraler Applikation beobachtete Toxizität zu verringern, sind in den vergangenen Jahren zunächst bei Erwachsenen, später auch bei Kindern

Studien über die Wirksamkeit von intravenösen Cyclophosphamidpulsen durchgeführt worden. Obwohl die verfügbaren Daten noch begrenzt sind, läßt sich sagen, daß durch diese Pulse Blasentoxizität, wahrscheinlich auch die Gonadentoxizität und die Rate von Sekundärtumoren günstig beeinflußt wird. Diese potentiellen Vorteile sowie die wahrscheinlich größere Effektivität der Pulstherapie gegenüber der oralen Dauertherapie läßt der Pulstherapie den Vorrang geben. Die Dosierung liegt zwischen 500 und 1000 mg/m^2 Körperoberfläche. Durch eine gute Hydrierung (Spülbehandlung) während der ersten 24 Stunden nach Cyclophosphamidgabe sollte das spezifische Gewicht des Urins unter 1,015 gehalten werden, um das Zystitisrisiko zu minimieren.

Bei Erwachsenen hat sich ein Regime als günstig erwiesen, Cyclophosphamid-Pulse 1×/Monat über 6 Monate und danach alle 3 Monate einmal für die Dauer von bis zu 2 Jahren zu verabreichen. Diese Daten mögen auch für Kinder eine Orientierungsgröße darstellen.

Gourley et al. (1996) stellten die Frage, ob bei Patienten mit aktiver proliferativer Lupusnephritis die Kombination von Cyclophosphamid-Pulsen mit Steroid-Pulsen effektiver ist als eine der beiden Therapien allein. Mit der Kombination konnten die Autoren in 85% Remissionen erzielen, mit Cyclophosphamid allein in 62%, mit Methylprednisolon allein dagegen nur in 29%. Der Therapieeffekt wurde erkauft durch eine deutlich erhöhte Rate an Nebenwirkungen, die allerdings in erster Linie dem Cyclophosphamid zuzuordnen waren.

Cyclosporin A. Bereits seit Jahren gibt es Hinweise, daß Cyclosporin A im Frühstadium einer SLE-Glomerulonephritis, insbesondere einer membranösen Nephritis, wirksam ist. Vor kurzem konnten Caccavo et al. (1997) an Erwachsenen Patienten mit SLE ohne Kreatininerhöhung und ohne Hypertension zeigen, daß Cyclosporin A einen deutlichen steroidsparenden Effekt hatte, allerdings bei doch deutlichen Nebenwirkungen. Bei Kindern liegen bisher keine Studien vor.

Hochdosierte i.v. Immunglobuline. Immunglobuline stellen keine Standardtherapie des SLE dar. Allenfalls bei Immunzytopenien oder bei bestimmten Verlaufsformen, bei denen die Immunglobuline auch ohne SLE therapeutisches Potential bewiesen haben, kann ihr Einsatz erwogen werden. Man muß sich aber darüber im klaren sein, daß möglicherweise beim SLE besondere Risiken der Immunglobulintherapie existieren wie etwa eine aseptische Meningitis oder auch die Verschlechterung der Nephritis.

Nierentransplantation. Gerät ein Patient mit Lupusnephritis in eine terminale Niereninsuffizienz, kann eine Nierentransplantation wie bei jedem anderen Patienten mit Niereninsuffizienz in Erwägung gezogen werden. Die Überlebensraten sind mit 54% nach 5 Jahren erstaunlich gut, die Rate der erneuten Lupusnephritis im Transplantat erstaunlich gering (Nossent et al., 1991).

Experimentelle Therapien. Da der SLE ganz bevorzugt beim weiblichen Geschlecht auftritt, wurde ein schwaches adrenales Androgen (Dehydroepiandrosteron) bei leichtem bis mäßig schwerem SLE versucht (Erwachsene). Im Vergleich zu Plazebo erwies es sich als wirksam. Mit monoklonalen Antikörpern (anti-CD4, anti-CD5/Ricin) konnten gewisse Erfolge erzielt werden. Plasmapherese oder Immunadsorption, mit denen Autoantikörper entfernt werden sollen, können nicht empfohlen werden, da in kontrollierten Studien keine positiven Effekte nachgewiesen werden konnten.

59.9 Prognose

Mit all diesen Maßnahmen werden bei Kindern inzwischen 5-Jahres-Überlebensraten von über 90% und 10-Jahres-Überlebensraten von über 80% erreicht (Ward, 1995). Dies ist ein eindeutiger Effekt der Therapie, da früher unbehandelt die Mehrzahl der Kinder innerhalb von weniger als einem Jahr verstorben war. Bei Erwachsenen scheint die Prognose etwas schlechter zu sein.

Literatur

Bick RL, Baker WF (1994). Antiphospholipid and thrombosis syndromes. Sem Thrombos ost 20: 3–15

Blakemore AIF, Tarlow JK, Cork MJ et al. (1994). Interleukin-1 receptor antagonist gene polymorphism as a disease severity factor in systemic lupus erythematosus. Arthritis Rheum 37: 1380–1385

Bootsma H, Spronk P, Derksen R (1995). Prevention of relapses in systemic lupus erythematosus. Lancet 345: 1595–1599

Boumpas DT, Austin III HA, Fessler BJ et al. (1995). Systemic lupus erythematosus: Emerging concepts part 1: Renal, neuropsychiatric, pulmonary and hematologic disease. Ann Intern Med 122: 940–950

Boumpas DT, Fessler BJ, Austin III HA et al. (1995). Systemic lupus erythematosus: Emerging concepts part 2: Dermatologic and joint disease, the antiphospholipid antibody syndrome, pregnancy and hormonal therapy, morbidity, mortality, and pathogenesis. Ann Intern Med 123: 42–53

Buyon JP, Ben-Chetrit E, Karp S et al. (1989). Acquired congenital heart block. Pattern of maternal antibody response to biochemically defined antigens of the SSA/Ro-SSB/La system in neonatal lupus. J Clin Invest 84: 627–634

Caccavo D, Lagana B, Mitterhofer AP et al. (1997). Long-term treatment of systemic lupus erythematosus with cyclosporin A. Arthritis Rheum 40: 27–35

Cervera R, Khamashta MA, Font J et al. (1993). Systemic lupus erythematosus: Clinical and immunologic patterns of disease expression in a cohort of 1000 patients. Medicine 72: 113–124

Gourley MF, Austin HA, Scott D et al. (1996). Methylprednisolone and cyclophosphamide, alone or in combination, in patients with lupus nephritis. Ann Intern Med 125: 549–557

Hess E (1988). Drug-related Lupus. N Engl J Med 318: 1460–1462

Nossent HC, Swaak TJG, Berden JHM et al. (1991). Systemic lupus erythematosus after renal transplantation: Patient and graft survival and disease activity. Ann Intern Med 114: 183–188

Olee T, Pierangeli SS, Handley HH et al. (1996). A monoclonal IgG anticardiolipin antibody from a patient with the antiphospholipid syndrome is thrombogenic in mice. Proc Natl Acad Sci 93: 8606–8611

Putterman C, Limpanasithikul W, Edelman M, Diamond B (1996). The double edged sword of the immune response – mutational analysis of a murine anti-pneumococcal, anti-DNS antibody. J Clin Invest 97: 2251–2259

Reichlin M, Brucato A, Frank MB et al. (1994). Concentration of autoantibodies to native 60-kd Ro/SS-A and denatured 52-kd Ro/SS-A in eluates from the heart of a child who died with congenital heart block. Arthritis Rheum 37: 1698–1703

Rider LG, Buyon JP, Rutledge J, Sherry DD (1993). Treatment of neonatal lupus: case report and review of the literature. J Rheumatol 20: 1208–1211

Rosenberg AM (1994). Systemic lupus erythematosus in children. Springer Semin. Immunopathol 16: 261–279

Seaman DE, Londino AV, Kwoh CK et al. (1995). Antiphospholipid antibodies in pediatric systemic lupus erythematosus. Pediatrics 96: 1040–1045

Silverman E (1996). What's new in the treatment of pediatric SLE. J Rheumatol 23: 1657–1660

Ward MW, Pyun E, Studenski S (1995). Long-term survival in systemic lupus erythematosus. Arthritis Rheum 38: 274–283

60 Idiopathische entzündliche Myopathie, Polymyositis und Dermatomyositis

Th. Voit, V. Wahn

60.1	Epidemiologie	630	60.3.5 Kalzinosis	637
60.2	Ätiologie und Pathogenese	631	60.4 **Einschlußkörpermyositis**	**637**
60.2.1	Humorale Autoimmunphänomene	631	60.5 **Myositis bei HIV-Infektion**	**638**
60.2.2	Zelluläre Mechanismen	634	60.6 **Seltene Myositisformen**	**638**
60.2.3	Immungenetik	635	60.7 **Diagnostik**	**638**
60.3	**Klinik**	**636**	60.7.1 Muskelbiopsie	638
60.3.1	Allgemeinsymptome	636	60.7.2 Weitere Laboruntersuchungen	639
60.3.2	Muskulatur	636	60.7.3 Ergänzende Untersuchungsverfahren	639
60.3.3	Haut- und Schleimhautmanifestationen	636	60.8 **Therapie und Prognose**	**640**
60.3.4	Viszerale Manifestationen	636		

Im englischsprachigen Schrifttum werden die durch unterschiedliche Immunpathogenese hervorgerufenen Formen von Myositis unter dem Oberbegriff der „idiopathischen entzündlichen Myopathie" (IEM) zusammengefaßt. Neben den im Kindesalter häufigsten Formen der Dermatomyositis (DM) und Polymyositis (PM) umfaßt dieser Oberbegriff auch seltenere Krankheitseinheiten wie die Einschlußkörpermyositis oder andere, im Rahmen von Autoimmunerkrankungen wie z. B. Lupus erythematodes auftretende Myositiden. Nachfolgend werden in Abhängigkeit vom jeweiligen Zusammenhang IEM oder PM/DM als Oberbegriff für die verschiedenen klinischen Formen verwendet.

Die Polymyositis wurde erstmals von Wagner (1863) beschrieben. Wenig später charakterisierte Unverricht (1891) die Dermatomyositis als ein der Polymyositis eng verwandtes, mit ausgedehnten Hauterscheinungen einhergehendes Krankheitsbild. Das klinische Leitsymptom beider Krankheitsbilder sind proximal betonte Muskelschwächen in Verbindung mit schwerem allgemeinem Krankheitsgefühl.

Da das klinische Spektrum der entzündlichen Myopathien sehr breit und ihre Ätiopathogenese uneinheitlich ist, gibt es keine allgemein gültige Klassifikation. Häufig angewandte Klassifikationen berücksichtigen daher auch ätiologische, klinische, serologische und histopathologische Gesichtspunkte (Tab. 60/1).

Tab. 60/1: Klassifikation entzündlicher Myopathien.

I. Infektiös
II. Idiopathisch

A Dermatomyositis
     1. Bei Kindern
     2. Bei Erwachsenen

B Polymyositis
C Polymyositis/Dermatomyositis bei anderen Bindegewebs-/Autoimmunerkrankungen („Overlap Syndrome")
E Polymyositis/Dermatomyositis bei anderen Erkrankungen unklarer Ätiologie

F Seltenere Formen
     1. Einschlußkörpermyositis
     2. Eosinophile Polymyositis
     3. Fokale Myositis
     4. Orbitale Myositis
     5. HIV-assoziierte Myositis

60.1 Epidemiologie

Epidemiologische Studien zur PM/DM haben eine bimodale Altersverteilung mit einem ersten Gipfel im Alter von 5–14 Jahren gezeigt, der etwa 1/3 der Fälle umfaßt. Nahezu die Hälfte der Fälle von PM/DM ohne Malignom betreffen Kinder und Jugendliche. Dabei ist bei Kindern die DM etwa 10 bis 20mal häufiger anzutreffen als die reine PM. Die Geschlechtsverteilung zeigt eine weibliche Prädominanz von 2:1. In verschiedenen ethnischen Gruppen variiert die jährliche Inzidenz zwischen 2 und 7 Fällen pro Million Einwohner (Pachman und Maryjowski, 1984).

Tab. 60/2: Mögliche Triggerfaktoren bei der Auslösung einer PM/DM.

1. Viren

A bei PM/DM beschrieben:
Coxsackie A, B
Varizella Zoster
Influenza A, B
Picorna
Hepatitis B
HTLV-I
HIV

B bei IEM oder Rhabdomyolyse beschrieben:
Parainfluenza
Adeno
Epstein-Barr
Herpes simplex

2. Parasiten/Protozoen
Toxoplasmose gondii
Trypanosomen
Zestoden
Trichinen

3. Medikamente
D-Penicillamin
Cimetidin

4. Impfungen
DPT
BCG
Röteln
Poliomyelitis
Pocken

60.2 Ätiologie und Pathogenese

Zahlreiche Triggerfaktoren werden mit der Auslösung des Immunprozesses bei PM/DM in Zusammenhang gebracht (Tab. 60/2). Die virale Auslösung gilt unverändert als attraktive Hypothese Me-B. Neutralisierende Coxsackie-B-Titer finden sich bei bis zu 80 % der Kinder mit neu manifestierter PM/DM. Während in älteren Publikationen bei rund 50 % der Patienten **Coxsackie-B-Virus-RNA** in diagnostischen Muskelbiopsien nachgewiesen werden konnte, gelang dies in einer jüngeren Untersuchung an 20 Kindern mit Dermatomyositis unter Zuhilfenahme der Kernspinresonanztomographie bei der Wahl der Biopsiestelle nicht (Pachman et al., 1995). Auch die älteren serologischen Ergebnisse konnten nicht reproduziert werden. Sehr selten ist der Versuch der direkten Virusisolierung aus Muskelgewebe bei Myositis aufgrund einer Infektion mit Influenzavirus erfolgreich gewesen. Auch parasitäre Erkrankungen wie z. B. eine generalisierte **Toxoplasmose** gehen gelegentlich mit einer fokalen oder generalisierten Myositis („parasitäre Polymyositis") einher. Schließlich können **Impfungen** den Autoimmunprozeß einer PM/DM auslösen, wobei nicht selten eine starke Lokalreaktion an der Impfstelle der generalisierten Erkrankung vorausgeht.

Die *medikamentöse Induktion* einer PM/DM ist besonders für *D-Penicillamin* bekannt, wobei die Manifestation mit dem HLA-Antigen DR 4 assoziiert erscheint (Garlepp und Dawkins, 1984). Seit Einführung der *Zidovudin-Therapie* bei Patienten mit HIV-Infektion wurde mehrfach über ein PM-artiges klinisches Bild berichtet (Gertner et al., 1989). Dieses ist durch eine Störung mitochondrialer Funktionen durch Zidovudin bedingt und typischerweise nach Absetzen der medikamentösen Therapie reversibel.

Für die klinische Manifestation einer IEM ist jedoch selten ein einzelner auslösender Faktor verantwortlich. Vielmehr geht man heute davon aus, daß das komplexe Zusammenwirken von humoraler und zellulärer Immunität vor dem Hintergrund der jeweiligen Immungenetik die Reaktion auf einen Triggerfaktor und damit die Ausprägung der Erkrankung entscheidend beeinflußt. Abb. 60/1 und 60/2 illustrieren aktuelle Vorstellungen über die Immunpathogenese von Dermatomyositis und Polymyositis.

60.2.1 Humorale Autoimmunphänomene

Autoantikörper können bei 89 % der Patienten mit PM/DM nachgewiesen werden, wenn ausreichend empfindliche Methoden wie Immunodiffusion oder Immunfluoreszenz auf Hep2-Zellen eingesetzt werden. Über die Charakterisierung der Autoantikörper hoffte man, zu einem besseren Verständnis der Pathogenese sowie möglicherweise zur Charakterisierung bestimmter Verlaufsformen der Erkrankung zu gelangen (Targoff und Reichlin, 1988) (Tab. 60/3). Für manchen Autoantikörper, von mehreren Autoren inzwischen als **Myositis-spezifische Autoantikörper**

Tab. 60/3: Autoantikörper bei PM/DM.

Antikörper	Kernantigen	Häufigster assoziierter Krankheitstyp
Anti-Jo-1	Histidyl-tRNA Synthetase	PM-Interstitieller Lungenfibrose
Anti-Mi-2	218/240 KD-Protein (Helicase?)	DM
Anti-PM-SCL	?	PM-Sklerodermie
Anti-Ku	Nonhiston DNA-bindendes Protein	Overlap Syndrom
Anti-PL-7	Threonyl-tRNA Synthetase	PM-Interstitielle Lungenfibrose
Anti-PL-12	Alanyl-tRNA-Synthetase	PM-Interstitielle Lungenfibrose
Anti-SRP	Signal-Erkennungspartikel	PM

? = nicht identifiziert

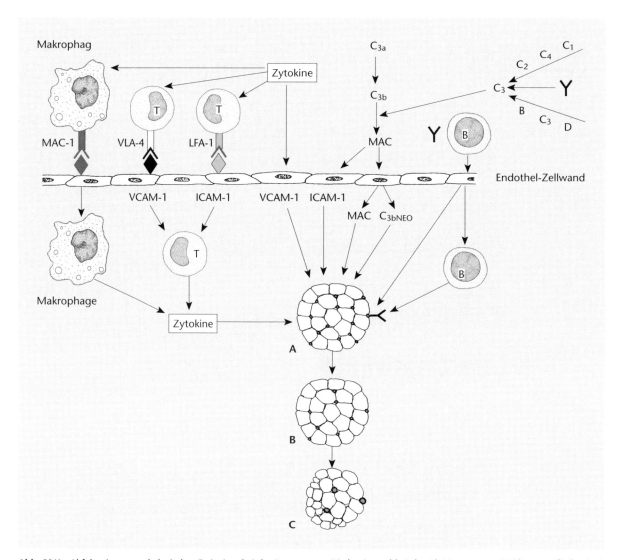

Abb. 60/1: Abfolge immunpathologischer Ereignisse bei der Dermatomyositis beginnend bei der Aktivierung von C3 über spezifische Antikörper (Y) bis zum Membranangriffs-Komplex (MAC) und seine Ablagerung auf Muskelkapillaren (A). Das Fortschreiten des Prozesses bewirkt Zerstörung der Kapillaren, Muskelischämie und Dilatation der verbliebenen Muskelkapillaren (B, C). Im Rahmen des Entzündungsvorganges freigesetzte Zytokine lösen eine verstärkte Expression und Aktivierung von interzellulären Adhäsionsmolekülen aus, die dann T-Zellen und Makrophagen eine gesteigerte Infiltration des Muskels erlauben (nach Dalakas, 1995). LFA-1, VLA-1, MAC-1, ICAM-1 und VCAM-1 sind Adhäsionsproteine, MAC ist der Membran-Angriffs-Komplex aus dem Komplementsystem.

(MSA) bezeichnet, wurden diese Ziele zumindest teilweise erreicht. Anti-Mi-2-Antikörper waren in einer Untersuchung gegen ein 240-kD-Protein und assoziierte Proteinkomponenten (Nilasena et al., 1995) gerichtet, eine andere Untersuchung beschrieb das Molekulargewicht mit 218 kD (Seelig et al., 1995). Die letzteren Autoren vermuten, daß es sich um eine Helicase handelt, die an der transkriptionalen Aktivierung beteiligt ist. Anti-Mi-2 findet man praktisch ausschließlich bei Dermatomyositis, und dort bei rund 20% der Patienten. Bei 77 Kindern mit IEM wurden in 12 Fällen MSA entdeckt, der klinische Verlauf entsprach dem von Erwachsenen mit demselben Autoantikörperprofil (Rider et al., 1994). Bei Kindern mit DM sind Anti-Mi-2 und andere Autoantikörper dagegen selten (Feldman et al., 1996). Bei Polymyositis treten Anti-Mi-2-Antikörper praktisch nicht auf. Noch mehr ist über Anti-Jo-1-Antikörper bekannt. Sie sind spezifisch für Myositis, wo sie bei 20–65% der Patienten in verschiedenen ethnischen Gruppen nachweisbar sind, treten dagegen nicht bei anderen Formen der Autoimmunerkrankung ohne Myositis auf. Innerhalb der Patienten mit IEM definieren sie eine Untergruppe von Patienten mit der Assoziation von Myositis (meist Polymyositis des Erwachsenenalters) und interstitieller Lungenerkrankung (Walker et al., 1987). Anti-Jo-1-Antikörper sind gegen das Enzym Histidyl-tRNA-Synthetase gerichtet. Daraus wur-

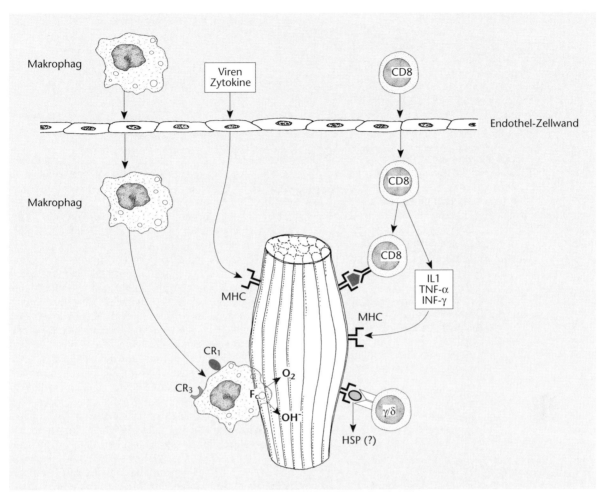

Abb. 60/2: Abfolge immunpathologischer Ereignisse bei der Polymyositis. Aktivierte CD8+Zellen und Makrophagen infiltrieren den Muskel und wandern zum Sarkoklemm. Die Antigene, die von CD8+-Zellen (und selten γ/δ T-Zellen) erkannt werden, sind unbekannt, aber ihre Antigenerkennung ist MHC-I-restringiert. Zytokine soielen eine zusätzliche Rolle bei der Wanderung der T-Zellen in den Muskel. Aktivierte Makrophagen weisen Aktivierungsmarker auf (nach Dalakas, 1995). CR1 und CR3 sind Komplementrezeptoren, Fc sind Fc-Rezeptoren. HSP entspricht einem Heat-Shock-Protein (= Streß-Protein).

de die Hypothese abgeleitet, daß diese Antikörper bei der Histidinylisierung von Viren entstehen, wobei das histidinylisierte Virus als Immunogen wirkt und Anti-Jo-1 im Sinne einer Kreuzreaktion gegen den Enzymapparat zum Histidintransfer gerichtet bleibt. Tatsächlich sind mehrere der bei PM/DM anzutreffenden Autoantikörper gegen verschiedene tRNA-Synthetasen gerichtet (Tab. 60/3). Weitere Assoziationen bestehen zwischen *PM/Scl-Antikörpern* und PM sowie PM/DM/Sklerodermie-Overlap-Syndrom, ferner für **Ribonukleoprotein-Antikörper** und Overlap-Syndrom, besonders mit PM und systemischem Lupus erythematodes (Garlepp und Dawkins, 1984). Da das Auftreten bestimmter Autoantikörper an bestimmte HLA-Typen gebunden ist (vgl. Kapitel 5 S. 82) und andererseits auch mit bestimmten klinischen Verlaufsformen assoziiert werden kann, wurde in einer Studie von über 200 Patienten eine immungenetische Klassifikation nach HLA-Typen und Autoantikörpermuster der herkömmlichen klinischen Klassifikation an die Seite gestellt. Dabei zeigte sich u. a., daß z. B. Patienten mit anti-Mi2 Antikörpern häufig Erytheme ausbilden, die HLA-Typen DR7 und Drw53 aufweisen und gut auf die Therapie ansprechen. Dagegen zeigten Patienten mit anti-Aminoacyl-tRNA Synthetase-Antikörpern häufig eine Kombination mit Arthritis, Fieber, einen höheren Steroidbedarf, die Notwendigkeit zusätzlicher zytostatischer Therapie und eine schlechtere Prognose (Love et al., 1991). Der Nachweis spezifischer Autoantikörper hat auch unmittelbar praktische Konsequenzen: so sollten Patienten mit IEM und Anti-Jo-1 Antikörpern gezielt auf das Vorliegen einer Lungenerkrankung untersucht werden und potentiell lungentoxische Medikamente wie z. B. Methotrexat vermieden werden.

Die pathogenetische Bedeutung der Autoantikörper ist noch nicht im Detail geklärt. Theoretisch könnten Autoantikörper einerseits spezifisch die von ihnen im

Muskel erkannten Proteine in ihrer Funktion stören und damit die Muskelfaser schädigen. Andererseits können sie indirekt durch die Bildung von Immunkomplexen zur Schädigung von Gefäßendothelien und Muskulatur führen. Zwar finden sich zirkulierende Immunkomplexe oder Immunkomplexablagerungen am Muskelgewebe bei IEM viel seltener als z. B. bei Lupus erythematodes, doch legt das regelmäßige Auftreten der Komplementkomponenten C 8 und C 9 (Bestandteile des „membrane attack complex") auf nicht nekrotischen Muskelfasern (Sewry et al., 1987) und in den kleinen Gefäßen der Muskulatur (Kissel et al., 1986) den Schluß nahe, daß eine antikörper-vermittelte Aktivierung der Komplementkaskade zur Pathogenese beiträgt. Es gibt eine Reihe von immunologischen (Kissel et al., 1991) und histologischen (De Visser et al., 1989) Hinweisen darauf, daß v.a. bei DM die durch humorale Immunreaktionen vermittelte Schädigung der Gefäße der Schädigung der Muskulatur vorausgeht und das primäre immunpathogenetische Ereignis darstellt.

60.2.2 Zelluläre Mechanismen

Verschiedene experimentelle Ansätze weisen darauf hin, daß der Störung der zellulären Immunität bei der Pathogenese der IEM eine bedeutende Rolle zukommt: es finden sich Veränderungen der Lymphozytenzahlen in vivo und der Lymphozytenfunktion in vitro, Schädigung von Muskel oder Muskelzellkulturen durch Lymphozyten, mononukleäre Zellinfiltrate im betroffenen Muskel und Hinweise, daß die Muskelfunktion direkt durch Lymphozyten gehemmt werden kann (Ytterberg, 1989).

Eine **Sensibilisierung peripherer Lymphozyten gegenüber Muskelantigenen** bei Patienten mit einer aktiven IEM und eine daraus resultierende direkte zytotoxische Wirkung auf Muskelzellkulturen ist mehrfach nachgewiesen worden. Dabei ist in Einzelfällen das Ausmaß der Lymphozyten-vermittelten Myotoxizität positiv mit dem klinischen Aktivitätsgrad der Erkrankung korreliert. Auch die Produktion des Lymphokins Lymphotoxin (**TNF-β**) durch Lymphozyten von Patienten mit PM und dessen schädigende Wirkung auf Muskelgewebe in vitro konnte gezeigt werden. Dabei war für den experimentellen Ansatz entscheidend, daß die Stimulation zur Lymphokinproduktion durch autologen Muskel erfolgte (Johnson et al., 1972).

Ein weiterer Hinweis auf die Beteiligung zellulärer Immunreaktionen bei der Muskelschädigung ergab sich durch die Charakterisierung der perivaskulären, peri- und endomysialen Zellinfiltrate in diagnostischen Muskelbiopsien durch monoklonale Antikörper. Normaler Skelettmuskel exprimiert keine HLA-Antigene auf seiner Zellmembran. Hingegen findet sich auf Muskelfasern von PM/DM-Patienten charakteristischerweise eine **starke Expression von HLA-I** (Abb. 60/3). Diese HLA-I-Expression kann z. B. durch Interferon induziert werden, welches von T-Lymphozyten synthetisiert wird, welche zusammen mit Makrophagen über 80 % der mononukleären Infiltratzellen ausmachen. Umgekehrt können nur HLA-I-positive Muskelfasern von zytotoxischen T-Lymphozyten angegriffen werden. Unter den T-Lymphozyten des Muskelinfiltrates dominieren CD4-positive Zellen, die zumeist HLA-II-Antigene exprimieren, also aktiviert sind (McDouall et al., 1990). Die ausführlichste Charakterisierung der Lymphozyten-Subtypen in Relation zum klinischen Phänotyp der Erkrankung wurde von Engel und Arahata (Arahata und Engel, 1984 Engel und Arahata, 1984) herausgearbeitet. Dabei fanden sich bei DM in allen Infiltratlokalisationen mehr B-Zellen und bei PM mehr T-Zellen. Bei beiden Krankheitstypen fanden sich B-Zellen bevorzugt perivaskulär und T-Zellen häufiger zwischen den Muskelfasern. Bei PM nahmen die CD8-

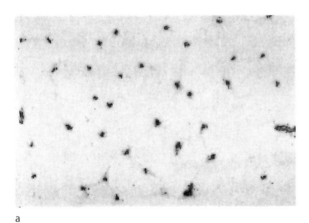

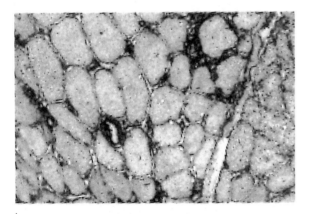

Abb. 60/3: HLA-I-Antigenexpression auf der Plasmamembran der Skelettmuskelfasern bei Dermatomyositis. **a:** Im normalen Muskel sind nur die Gefäße zwischen den Muskelfasern markiert. **b:** Muskel eines 10jährigen Jungen mit unbehandelter Dermatomyositis. Außer den Gefäßen sind auch lymphozytäre Infiltrate zwischen den Muskelfasern und die Plasmamembran selbst positiv für HLA-I-Antigene.

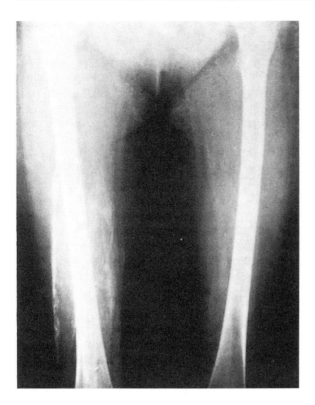
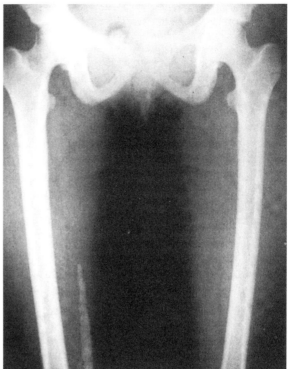

positiven Zellen vom perivaskulären Raum zum Endomysium hin zu. Dort wurden nichtnekrotische Muskelfasern vorwiegend von CD8-positiven Lymphozyten angegriffen und zerstört, während nekrotische Muskelfasern von Makrophagen abgeräumt wurden. Die Autoren schlossen daraus, daß bei PM eine direkte **T-Zell-vermittelte Muskelschädigung** auftritt, während bei DM, wo eine Zellinvasion in nichtnekrotische Fasern nur ausnahmsweise beobachtet wird, der humoralen Immunantwort eine größere Bedeutung zukommt.

Schließlich gibt es experimentelle Hinweise, daß von Lymphozyten synthetisierte humorale Substanzen in der Lage sind, die Kontraktilität von Skelettmuskel herabzusetzen (Kalouvidouris und Meiss, 1984). Dies ist insofern interessant, als bei PM/DM-Patienten die klinisch zu beobachtende Schwäche häufig das Ausmaß des in der Biopsie zu beobachtenden Muskelfaserverlustes weit übersteigt.

60.2.3 Immungenetik

Eine **genetische Komponente** bei der Entstehung der meisten Formen von IEM gilt heute als gesichert. Familiäre Fälle sowie ein gehäuftes Vorkommen von Autoimmunerkrankungen in den Familien der Patienten wurden beobachtet. Zahlreiche Studien fanden ein bevorzugtes Auftreten der HLA-Antigene B 8 und DR 3 bei PM/DM. Eine jüngere Untersuchung an 36 Patienten mit familiär auftretender IEM zeigte,

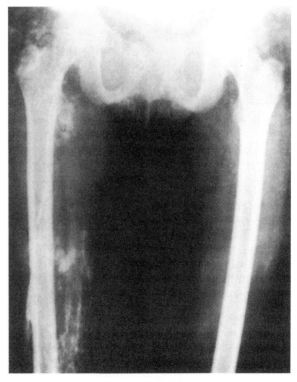

Abb. 60/4: Spontanverlauf einer Kalzinosis der Oberschenkelmuskulatur bei einem 13jährigen Mädchen mit Polymyositis/Dermatomyositis.

daß homozygot auftretendes DQA1 einen signifikanten Risikofaktor darstellt (Rider et al., 1998). Eine noch stärkere Assoziation wurde für die juvenile DM mit Nullallelen für die Komplementgene C4A und C4B gefunden (Robb et al., 1988). Daraus wurde die Hypothese abgeleitet, daß ein partieller C4-Mangel die Fähigkeit herabsetzen könnte, ein Virus wie Coxsackie-Virus wirksam zu eliminieren. Auch für bestimmte bei IEM vorkommende Autoantikörper ist die Assoziation mit gewissen HLA-Antigenen gut dokumentiert, so z.B. für Jo-1-Antikörper mit DR3, DR6 oder beiden. Aufgrund der vorliegenden Erkenntnisse ist es wahrscheinlich, daß ein kompliziertes Zusammenwirken äußerer Einflüsse, genetischer Disposition und aktueller Reaktionsbereitschaft des Organismus ursächlich das Zustandekommen und die Entwicklung des Autoimmunprozesses bei der PM/DM bestimmen (Abb. 60/4).

60.3 Klinik

Die PM/DM kann beim Kind in jedem Lebensalter auftreten, wenn auch der Beginn während des Säuglingsalters eine große Seltenheit darstellt. Ihr Verlauf ist in der Kindheit durch gewisse Besonderheiten gekennzeichnet. So treten Muskelatrophie, Kontrakturen, gastrointestinale Beteiligung und v. a. eine Kalzinosis bei Kindern häufiger auf. In der Muskelbiopsie findet sich häufiger eine Vaskulitis mit sekundärer hypoxischer Schädigung des Muskels. Hingegen wird die bei Erwachsenen häufige Assoziation mit Malignomen bei Kindern praktisch nicht angetroffen.

60.3.1 Allgemeinsymptome

Um für wissenschaftliche Untersuchungen homogene Gruppen auszuwählen, wird gemeinhin die Erfüllung von 4 Kriterien für die Diagnose PM/DM gefordert (Tab. 60/4). Für den Einzelfall stellen diese Kriterien jedoch wenig hilfreiche Vereinheitlichungen dar, da das klinische Spektrum außerordentlich vielfältig und v. a. der Beginn sehr uncharakteristisch sein kann. Die Erkrankung kann akut von schweren Symptomen begleitet sein oder sich schleichend über Wochen und Monate hinziehen. Häufig ist der Beginn von **symmetrischen und rumpfnah betonten Muskelschwächen** gekennzeichnet, und es besteht ein ausgeprägtes subjektives Krankheitsgefühl. Daher gilt es als Faustregel, daß Muskelschwäche und schweres allgemeines Krankheitsgefühl („weakness and misery") bis zum Beweis des Gegenteils als Ausdruck einer PM/DM anzusehen sind. Allgemein können aus der Art und Schwere eines Krankheitsbeginns keine Verlaufsprognosen abgeleitet werden. Das ausgeprägte subjektive Krankheitsgefühl zu Beginn der Erkrankung kann Verstimmungen und Wesensveränderungen verursachen, die zu Fehldeutungen als psychopathologisches Bild führen können.

60.3.2 Muskulatur

Die meist **symmetrischen Muskelschwächen** betreffen häufig die Halsbeuger, die Schulter-Oberarmmuskulatur und die Hüftstrecker. In Einzelfällen ist bei Erwachsenen ein lokaler Beginn als fokale Schwäche oder schmerzhafte lokale Muskelschwellung beobachtet worden, die der generalisierten Muskelschwäche um Monate vorangeht. Schluckstörungen und Näseln finden sich bei einem Drittel der Patienten. Die Angaben über die Häufigkeit von Muskelschmerzen schwanken; nach eigener Erfahrung treten sie erst später im Verlauf der Erkrankung auf.

60.3.3 Haut- und Schleimhautmanifestationen

Hauterscheinungen können dem Auftreten von Muskelschwächen vorangehen oder nachfolgen. Typisch sind Hautveränderungen im Gesicht, die von einer diskreten, flüchtigen **Violettfärbung der Oberlider** (s. Farb-Abb. FA 53 auf Farbtafel IX) über periorbitale Eryheme mit unterlagerndem Ödem bis zum lupoiden, die Nasenwurzel überschreitenden Schmetterlings-Erythem reichen (Farb-Abb. FA 52 auf Farbtafel IX). Ebenfalls häufig sind Erytheme über den Fingergelenken und dem Nagelbett – hier mit zigarettenpapierartiger Oberfläche –, über den Streckseiten von Knien und Ellenbogen, an den Malleoli und über Druckstellen (s. Farb-Abb. FA 55 auf Farbtafel X). V-förmige Erytheme über der Stirn und dem oberen Thorax sowie Rötungen an den Streckseiten von Armen und Beinen sind seltener. Unter diesen oberflächlichen Veränderungen kann die Dermis durch Ödembildung derb sein, ohne jedoch beim Eindrücken Dellen zu bilden. **Hyper- und depigmentierte Areale** und **Teleangiektasien**, besonders im Bereich der Gesichtseryheme, sind dermatologische Spätsymptome („Poikilodermatomyositis"). **Ulzerationen** und Infarzierungen der Mundschleimhaut treten häufig bei schwerem Krankheitsverlauf auf, sind jedoch üblicherweise schwächer ausgeprägt als beim systemischen Lupus erythematodes.

Tab. 60/4: Diagnosekriterien der PM/DM.
1. Charakteristisches klinisches Bild mit proximal betonter Muskelschwäche mit oder ohne Hauterscheinungen oder Schmerzen
2. Entzündliche Veränderungen in der Muskelbiopsie mit oder ohne perifaszikuläre Atrophie
3. Erhöhte Kreatinkinase
4. Multifokale EMG-Veränderungen

60.3.4 Viszerale Manifestationen

PM und DM gehen häufig mit einer viszeralen Beteiligung einher. Diese macht eine Abgrenzung gegenüber definierten Bindegewebs- und Autoimmunerkrankungen erforderlich, die als „Overlap-Syndrom" häufig mit einer mehr oder minder schweren Myositis einhergehen (Tab. 60/5) oder bei denen in Einzelfällen das gleichzeitige Auftreten einer Myositis beobachtet wurde (Tab. 60/6).

Herz

Eine Herzbeteiligung wird bei Erkrankung im Kindesalter bei rund der Hälfte der Patienten gefunden, auch wenn keine andere viszerale Beteiligung vorliegt. Sie muß nicht unbedingt mit einer Erhöhung der CK-MB einhergehen. Vielfältige Manifestationen in Form von Arrhythmien, linksventrikulärer Hypertrophie, Myo- und Perikarditis oder kongestiver Kardiomyopathie sind beschrieben.

Gastrointestinaltrakt

Eine *gastrointestinale Vaskulitis* mit Mukosaulzeration und -perforation ist als Komplikation gefürchtet. Sie kann die Pharmakokinetik oral verabreichter Medikamente (Steroide) verändern und war in mehreren Fällen Ursache eines tödlichen Ausgangs.

Andere Organmanifestationen

In der akuten Krankheitsphase können Lymphknotenschwellungen und eine leichte Hepatosplenomegalie vorkommen. Manche Patienten klagen über Gelenkschmerzen oder bieten klinische Zeichen einer *Arthritis*. Seltenere Komplikationen sind Nierenfunktionsstörungen aufgrund von Glomerulusschäden und/oder interstitieller Nephritis, fibrotische oder alveolitisartige Veränderungen am Lungenparenchym sowie Augenhintergrundsveränderungen mit Retinopathie oder Optikusatrophie.

60.3.5 Kalzinosis

Eine unabhängig von der Art der immunsuppressiven Behandlung bei einem Drittel der Patienten im Verlauf der IEM auftretende Komplikation ist eine Kalzinosis (Abb. 60/4). Sie zeigt sich zumeist dann, wenn sich die Myositis bessert. Die Kalkablagerungen können in Form kleiner Knötchen auf das subkutane Gewebe beschränkt sein, wobei häufig gelenknahe Bereiche befallen sind (s. Farb-Abb. FA 54 auf Farbtafel IX). In anderen Fällen bilden sich ausgedehnte, flächenhafte Verkalkungen der Faszien und des intramuskulären Bindegewebes, die zu schweren Bewegungseinschränkungen und Kontrakturen führen können. Auch eine Kombination beider Varianten kommt vor. Die Pathogenese der Kalzinosis ist noch nicht sicher geklärt. Lian et al. (1982) fanden eine

Tab. 60/5: Mit PM/DM assoziierte Systemerkrankungen („Overlap Syndrom").

- Mixed connective tissue disease oder Sharp-Syndrom (MCTD)
- Systemischer Lupus erythematodes (SLE)
- Rheumatoide Arthritis (RA)
- Progressive systemische Sklerose (PSS)
- Polymyalgia rheumatica (PR, nicht bei Kindern)
- Sjögren-Syndrom (SS)

Tab. 60/6: In Verbindung mit PM/DM beschriebene Erkrankungen.

- Immunthrombozytopenie
- Kawasaki-Syndrom
- Autoimmunhämolytische Anämie
- Zöliakie des Erwachsenen
- Hashimoto-Thyroiditis
- Behçet-Syndrom
- Myelitis
- Monoklonale Gammopathie
- Myasthenia gravis
- Reye-Syndrom

dreifach erhöhte Ausscheidung von γ-Carboxy-Glutaminsäure, eines Kalzium-Chelatbildners, bei PM/DM-Patienten mit Kalzinosis gegenüber einer Erhöhung auf das Doppelte bei Patienten ohne Kalzinosis. Die Carboxylierung der Glutaminsäure ist durch Dicumarol oder Warfarin hemmbar. Therapieversuche mit Warfarin, Probenezid, Kolchizin oder Aluminiumhydroxyd waren jedoch allgemein erfolglos (Dalakas, 1991). Bei der Beurteilung von Einzelberichten mit Therapieerfolgen muß auch die Tatsache berücksichtigt werden, daß sich selbst ausgedehnte Kalkablagerungen innerhalb von Monaten oder Jahren spontan zurückbilden können (Abb. 60/4). Dies muß immer berücksichtigt werden, bevor Therapieversuche mit einer der o. g. Substanzen, Probenicid, Biphosphonaten oder auch Diltiazem, unternommen werden.

60.4 Einschlußkörpermyositis

Die Einschlußkörpermyositis wird aufgrund klinischer und histopathologischer Merkmale von allen anderen Formen der IEM unterschieden. Sie tritt bevorzugt bei männlichen Jugendlichen und Erwachsenen auf und nimmt einen protrahierten Verlauf mit langsam fortschreitender Schwäche proximaler und distaler Muskelgruppen. Hautausschläge, die Assoziation mit malignen Erkrankungen oder Autoimmunerkrankungen sind selten. Die Behandlung mit Steroiden oder Immunsuppressiva bleibt meist erfolglos, obwohl Berichte über Ausnahmen vorliegen. In der Muskelbiopsie finden sich außer peri- und endomysialen Infiltraten typische zytoplasmatische Vakuolen in den Fasern, die von einem granulären basophilen Material umgeben sind („rimmed vacuoles"), sowie anguläre Fasern, die häufig in Gruppen zusammenliegen. Beweisend sind schließlich ultrastrukturell in den Muskelfasern charakteristische microtubuläre Filamente von 13–18 mm Durchmesser, die den Nukleokapsiden von Paramyxoviren ähneln. Mumpsvirus wurde wiederholt als Auslöser der Einschlußkörper-Myositis vermutet, aber mittels in situ Hybridisierung mit einer cDNA-Sonde, die für Mumpsvirus Nukleokapsid-Gen spezifisch war, sowie mittels monoklonaler Antikörper gegen Mumpsvirus wurde dies inzwischen sicher ausgeschlossen (Nishino et al., 1989). Familiäre Fälle von Einschlußkörpermyositis wurden berichtet.

60.5 Myositis bei HIV-Infektion

Eine klinisch und histopathologisch von der PM nicht zu unterscheidende entzündliche Myositis wird bei Erwachsenen gelegentlich bei HIV-Infektion beobachtet. Sie kann das erste Sympton der Erkrankung darstellen oder später zum Vollbild von AIDS hinzutreten. Mittels in situ Hybridisierung, monoklonaler Antikörper, Elektronenmikroskopie und Polymerase-Kettenreaktion konnten HIV-Viruspartikel oder -DNA nur in endomysial liegenden Lymphozyten, nicht jedoch in Muskelfasern nachgewiesen werden. Auch menschliche Myotuben in Kultur sind resistent gegen Infektion oder Transfektion mit HIV. Der immunhistologische Befund mit CD8-positiven Zellen, die in nichtnekrotische, HLA-I-Antigen exprimierende Muskelfasern einwandern, legt den Schluß einer ähnlichen T-Zell-vermittelten Muskelschädigung nahe wie bei HIV-negativer Polymyositis (Übersicht bei Dalakas, 1991). Zur Therapie werden wie bei PM Steroide eingesetzt. Vor Therapiebeginn ist differentialdiagnostisch der Ausschluß einer Zidovudin-assoziierten Myopathie erforderlich, deren Therapie im Absetzen des Medikamentes besteht. Die Unterscheidung gelingt mittels Elektronenmikroskopie, da die Zidovudinmyopathie mit chrakteristischen mitochondrialen Läsionen einhergeht.

60.6 Seltene Myositisformen

Die **eosinophile Polymyositis** als Teil des Hypereosinophilie-Syndroms, die fokale, klinisch als Pseudotumor imponierende Myositis sowie die die Augenmuskeln betreffende **orbitale Myositis** sind klinisch und histologisch von der PM/DM abzugrenzen. Da diese Formen selten sind, fehlen bislang systematische Erkenntnisse über pathogenetische Zusammenhänge. Therapeutisch sind bei der eosinophilen Polymyositis und der orbitalen Myositis Steroide im allgemeinen gut wirksam. Bei der fokalen Myositis wurde ein erfolgreiches chirurgisches Vorgehen beschrieben.

60.7 Diagnostik

60.7.1 Muskelbiopsie

Eine Muskelbiopsie ist in jedem Fall erforderlich, da sie die klinische Diagnose sichert, Sonderformen wie die Einschlußkörper-Myositis abgrenzt und gewisse Vorhersagen über den zu erwartenden Schweregrad erlaubt. Zu diesem Zweck wird heute eine Nadelbiopsie in Lokalanästhesie durchgeführt, und von dem so gewonnenen Muskelgewebe werden zumindest Gefrierschnitte und Präparate für Elektronenmikroskopie angefertigt. Die alleinige Auswertung von Paraffinschnitten ist unzureichend, da diese nur bedingt für immunologische Untersuchungen verwendbar sind und die dabei notwendige Gewebeverarbeitung z. B. „rimmed vacuoles" bei Einschlußkörper-Myositis verfälscht. Bei rund 85 % der Patienten mit PM/DM zeigt die Biopsie ein pathologisches Ergebnis, typischerweise mit einem bunten Bild von Veränderungen (Tab. 60/7).
Im Vordergrund stehen die Muskelfaserdegeneration und -nekrose sowie die häufig anzutreffenden herdförmigen entzündlichen Infiltrate. Ein PM/DM-typisches morphologisches Merkmal ist die Gruppierung atrophischer Fasern am Rande von Muskelfaszikeln (Farb-Abb. FA 51 auf Farbtafel IX, Abb. 60/5). Sie entsteht durch eine relative Minderversorgung der am Rande eines Faszikels liegenden Fasern im Rahmen der Vaskulopathie. Prognostisch ungünstig sind ein hoher Prozentsatz an zentral gelegenen Kernen sowie ausgeprägte vaskulitische Veränderungen.

Tab. 60/7: Muskelbiopsiebefunde bei PM/DM.

1. Lichtmikroskopie/Histochemie

- Fokale oder ausgedehnte Muskelfaserdegeneration, -nekrose, -phagozytose und -regeneration
- Fibrose
- Vermehrung zentral gelegener Kerne
- Erweitertes Kaliberspektrum mit vorwiegend perifaszikulärer Atrophie bei geringer oder fehlender Einzelfaseratrophie
- herdförmige zelluläre Infiltrate (perivaskulär, peri- und endomysial)
- Vaskulitis, intravasale Thromben mit/ohne ischämische Infarzierung

2. Immunhistochemie

- Aktivierte T-Zellen im entzündlichen Infiltrat
- CD8-T-Zellinvasion in nichtnekrotische Muskelfasern
- HLA-I-Antigenexpression auf Muskelfasern
- Komplementablagerung auf Muskelfasern (C8, C9)
- Vaskulopathie mit Ablagerung von IgM, C5b-9

3. Elektronenmikroskopie

- Gefäßendothelschädigung mit undulierenden retikulotubulären Einschlüssen und Endothelschwellung
- Verlust kleiner Kapillaren, v. a. perifaszikulär unspezifische Mitochondrienveränderung

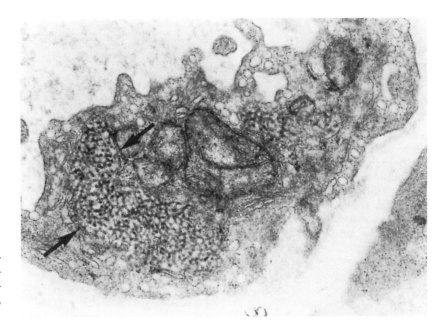

Abb. 60/5: Membranbegrenztes Aggregat tubuloretikulärer Profile (undulierende Tubuli) in kapillärer Endothelzelle bei Polymyositis/Dermatomyositis, x 44 000.

Es gilt jedoch zu beachten, daß durch die Auswahl der Biopsiestelle eine gewisse Zufälligkeit entsteht. Eine immunologische Charakterisierung der zellulären Infiltrate ist hilfreich zur Einordnung der Subtypen der IEM. Wenn keine oder nur wenige Infiltratzellen in dem verfügbaren Biopsiestück vorliegen, findet sich nicht selten ein relativ unspezifisches myopathisches Bild. In diesem Fall ist der Nachweis von HLA Klasse I-Antigenexpression auf den Muskelfasern diagnostisch hilfreich (vgl. Abb. 60/3). Der zusätzliche Nachweis von Dystrophin mittels Immunfluoreszenz und Western blot bewahrt vor Verwechslungen mit Duchenne- oder Becker-Muskeldystrophie.

60.7.2 Weitere Laboruntersuchungen

Routinemäßige Laboruntersuchungen sind für die Diagnosestellung nur von begrenztem Wert, da kein einzelner Laborparameter pathognomonisch ist. Die Mehrzahl der Patienten weist laborchemisch die Zeichen einer **Entzündungsreaktion** auf mit mäßiger bis starker Erhöhung der Blutsenkungsgeschwindigkeit und der Akute-Phaseproteine. Erhöhungen von Immunglobulinen kommen ebenso vor wie Hypogammaglobulinämien, welche durch Begünstigung myotroper Virusinfektionen ätiologisch bedeutsam sein können.

Muskelenzyme

Eine Erhöhung der CK mit Werten bis zu 5000 U/l, wie sie sich bei rund 75 % der Patienten findet, kommt diagnostisch die größte Bedeutung zu. Eine normale CK schließt jedoch eine PM/DM nicht aus. War der Wert initial hoch, so geht eine Besserung der Erkrankung meist mit einem Abfall der CK-Werte einher. Die „Behandlung" der CK-Werte anstelle der Muskelschwäche gilt aber als Fehler in der Myositisbehandlung und führt zu unnötig hoher und langer Gabe von Immunsuppressiva. Andererseits bedeutet ein normalisierter CK-Wert auch nicht, daß die Erkrankung zum Stillstand gekommen ist. Begleitend zur CK-Erhöhung finden sich häufig Erhöhungen von Aldolase, Transaminasen oder Serummyoglobin als unspezifische Marker der Muskelschädigung.

Komplement

Erniedrigungen der Serum-Komplement-Spiegel sind kein typisches Merkmal bei PM/DM. Der Nachweis zirkulierender Immunkomplexe geht nur gelegentlich mit einer Verminderung von C_3, C_4 und CH50 im Serum einher. Mehrere PM/DM-Fälle waren mit homozygotem C_2-Mangel assoziiert (siehe auch Seite 513).

Antinukleäre Antikörper

Antikörper gegen Zellkerne lassen sich bei bis zu 89 % der Patienten nachweisen, wenn ausreichend gereinigte Fraktionen von Kernantigenen zur Testung zur Verfügung stehen (vgl. Abschnitt humorale Immunität und Tab. 60/3). Die üblicherweise untersuchten antinukleären Antikörper finden sich jedoch nur bei 15–35 % der Patienten mit PM/DM und dort nur in niedriger Konzentration.

60.7.3 Ergänzende Untersuchungsverfahren

Das **EMG** gilt immer noch als Bestandteil der klassischen Diagnosekriterien. Das in nahezu allen Fällen pathologische Ergebnis besteht typischerweise aus einer Kombination von myopathischen Veränderungen (kleine, kurze, vermehrt polyphasische Einzelpotentiale, dichtes Interferenzmuster bei leichter Willkürinnervation) mit pathologischer Spontanaktivität (Fibrillationen, positive Wellen und erhöhte Einstichaktivität). Das Verschwinden von Fibrillationspotentialen spricht für eine Besserung des Krankheitsprozesses, ihr Wiederauftreten für ein Rezidiv. Bei chronischer Erkrankung beobachtet man häufiger große motorische Einheiten mit verlängerter Dauer und gruppierte polyphasische Potentiale als funktionelles Ergebnis von De- und Reinnervationsprozessen.

In jüngster Zeit wird zunehmend die **Muskelsonographie** zur Identifikation betroffener Muskelgruppen, zur Wahl der Biopsiestelle und zur Verlaufskontrolle eingesetzt. Bei florider PM/DM findet man im Muskel eine vermehrte Echogenität, eine verminderte Abgrenzbarkeit der Muskelfaszien und eine Abschwächung des Knochenechos. Die Sonographie ist im Vergleich zum EMG weniger spezifisch. Da die genaue Diagnosestellung jedoch in jedem Fall über die Biopsie erfolgt, ist im Kindesalter wegen der geringeren Sonographie vorzuziehen. Über eine mögliche Bedeutung der Kernspintomographie bei der Diagnostik kann derzeit kein abschließendes Urteil abgegeben werden.

60.8 Therapie und Prognose

Die PM/DM ist therapeutisch gut zu beeinflussen. Die **Standardtherapie** besteht nach wie vor aus **Glukokortikoiden**. Man beginnt mit einer Initialdosis von 1–2 mg/kg Körpergewicht Prednison/Prednisolon pro Tag verteilt auf 2–3 Dosen. Binnen 4–8 Wochen tritt unter dieser Behandlung meist eine deutliche Besserung auf, worauf die Dosis im Abstand von jeweils 3–4 Tagen langsam reduziert wird. Alternierende Gaben sind wahrscheinlich weniger effektiv als eine kontinuierliche langsame Reduktion. Nimmt die Krankheitsaktivität unter der Dosisreduktion zu, so wird auf die jeweilige Dosis zurückgekehrt, unter der gerade noch eine Besserung erreicht worden war. Eine zu rasche Reduktion kann einen Rückfall provozieren. Andererseits stellt ein Fortbestehen des Erythems bei deutlicher Besserung der Muskelkraft keine Indikation zur Fortsetzung der Steroidbehandlung dar. Läßt sich die Erkrankung unter diesem Vorgehen kontrollieren, so wird die Steroiddosis kontinuierlich weiter reduziert und möglichst früh unter die sog. Cushingschwellendosis von 7,5 mg Prednison Äquivalent/1,73 m² Körperoberfläche gesenkt. Rund 70% der PM/DM-Patienten werden mit konventioneller Steroidbehandlung vollständig geheilt. Interessanterweise ist die orale Steroidtherapie offenbar der teilweise propagierten Anwendung in Form von hochdosierten intravenösen Steroid-Pulsen (30 mg/kg Körpergewicht über 2–3 Tage; Laxer et al., 1987) überlegen (Lang und Dooley, 1996).

Erweist sich die Erkrankung nach 2–3 Monaten als steroidresistent, treten starke Nebenwirkungen der Steroidbehandlung oder lebensgefährliche Komplikationen auf, so kommen **Immunsuppressiva** zum Einsatz. Meist wird zunächst den Steroiden *Azathioprin* (2–3 mg/kg Körpergewicht) hinzugefügt, wobei mit einem positiven Effekt aber erst nach 1–6 Monaten gerechnet werden kann. Rund 12% der Patienten zeigen Nebenwirkungen wie Bauchschmerzen, Fieber und Erbrechen, die zum Absetzen von Azathioprin zwingen. *Methotrexat* in einer Dosis von 10 mg/m² Körperoberfläche ist mit Erfolg bei der Therapie der kindlichen Dermatomyositis verwendet worden (Miller et al., 1992). Steroideinsparende Effekte sind dokumentiert. Nach Absetzen von MTX kam es allerdings bei 5/12 Kindern zu Rezidiven, so daß man der Substanz eher einen supprimierenden als remissionsinduzierenden Effekt zuschreiben muß. Erste Studien an Erwachsenen liegen auch mit der Kombination aus MTX mit Azathioprin oder einem Regime aus MTX i.v. mit Leukovorin Rescue vor (Villalba et al., 1998). *Cyclophosphamid* (1–3 mg/kg) ist an kleinen Gruppen von Patienten im Kindesalter ebenfalls erfolgreich eingesetzt worden. Die Gefahr einer hämorrhagischen Zystitis bei Cyclophosphamidbehandlung läßt sich weitgehend vermeiden, wenn anstatt oraler Dauerbehandlung eine intravenöse Pulsbehandlung (s. Kap. 59) eingesetzt wird.

Sehr gute, aber zahlenmäßig noch begrenzte Erfahrungen liegen jetzt für *Cyclosporin A* vor (2,5–10 mg/kg Körpergewicht auf zwei Dosen mit Einstellung auf Spiegel vor der nächsten Einnahme zwischen 100 und 200 ng/ml) (Heckmatt et al., 1989). Dieser Effekt hält bei Langzeitanwendung an (Zeller et al., 1996). Kontrolle der Nierenfunktion ist erforderlich. In Einzelfällen wurde über myotoxische Nebenwirkungen von Cyclosporin A berichtet.

In jüngster Zeit wurde in Analogie zu anderen neuromuskulären Autoimmunerkrankungen wie Myasthenia gravis oder Guillain-Barre-Syndrom bei steroidresistenter PM oder DM erfolgreich eine Behandlung mit **hochdosierten Immunglobulinen** eingesetzt (400 mg/kg Körpergewicht an 5 aufeinanderfolgenden Tagen, 1 Kurs/Monat) (Cherin et al., 1990; Jann et al., 1992). Eine placebokontrollierte Doppelblindstudie mit Immunglobulinen in einer Dosis von 2 g/kg Körpergewicht bei Erwachsenen mit therapieresistenter DM belegte eindrucksvoll das Potential dieses Behandlungsverfahrens (Dalakas et al., 1993).

Als dritter Schritt bei Steroidresistenz und unzureichendem Ansprechen auf Immunsuppressiva wurde bei mehreren Patienten erfolgreich eine **Plasmapherese** unter gleichzeitiger Beibehaltung der medikamentösen Therapie eingesetzt. Damit wurde in der größten Serie eine Besserung oder Vollremission bei 32 von 35 Patienten erreicht. Bei einigen wenigen Patienten mit der Kombination von PM und Myasthenia gravis besserte sich die PM nach Durchführung einer **Thymektomie**. Als Ultima ratio wurde bei einigen erwachsenen Patienten mit therapieresistenter PM/DM eine Ganzkörperbestrahlung durchgeführt, teils mit Erfolg, teils ohne Erfolg und mit schweren Nebenwirkungen. Beim Kind erscheint diese Maßnahme mit unvertretbar hohen Risiken belastet. Bei Einschlußkörper-Myositis blieb die Ganzkörperbestrahlung ohne Erfolg.

Begleitend zur medikamentösen Therapie ist von Beginn an eine vorsichtige **Physiotherapie** zur Vermeidung von Inaktivitätsatrophie oder Kontrakturen angezeigt. Zur Erfolgskontrolle der Therapie eignet sich in erster Linie die Messung der Muskelkraft.

Der **Verlauf** der PM/DM ist sehr variabel. Ungefähr 60–70% der Patienten weisen einen uniphasischen Verlauf mit kompletter Heilung ohne Residualschäden auf. Auch bei den meisten Patienten, die einen oder mehrere Rückfälle erleiden, sistiert der Krankheitsprozeß nach 2–5 Jahren. Die Zahl der Todesfälle liegt heute unter 10%.

Literatur

Arahata K, Engel AG: Monoclonal antibody analysis of mononuclear cells in myopathies I: Quantiation of subsets according to diagnosis and sites of accumulation and demonstration and counts of muscle fibers invaded by T cells. Ann. Neurol. 16, 193 (1984).

Cherin, P., S. Herson, B. Wechsler, O. Bletry, C. Degennes, J. C. Piette, J. M. Ziza, P. Godeau: Intravenous immunoglobulin for polymyositis and dermatomyositis, Lancet II, 116 (1990)

Dalakas, M. C.: Polymyositis, dermatomyositis, and inclusion body myositis. N. Engl. J. Med. 325, 1487 (1991).

Dalakas, MC, Illa, I, Dambrosia, JM, Soueidan, SA, Stein, DP et al (1993): A controlled trial of high-dose intravenous immune globulin infusions as treatment for dermatomyositis. N Engl J Med 329: 1993–2000.

Dalakas, MC (1995) Update on the use of intravenous immune globulin in the treatment of patients with inflammatory muscle disease. J Clin Immunol 15 (Suppl): 70 S–75 S.

Engel, A. G., K. Arahata: Monoclonal antibody analysis of mononuclear cells in myopathies II: Phenotypes of autoinvasive cells in polymyositis and inclusion body myositis. Ann. Neurol. 16, 209 (1984).

Feldmann, BM, Reichlin, M, Laxer, RM, Targoff, IN, Stein, LD, Silverman, ED (1996): Clinical significance of specific autoantibodies in juvenile dermatomyositis. J Rheumatol 23: 1794–1797.

Gertner, E., J. R. Thurn, D. N. Williams, N. Simpson, H. H. Balfour, F. Rhame, K. Henry: Zidovudine-associated myopathy. Am J. Med. 86, 814 (1989).

Heckmatt, J., C. Saunders, A. M. Peters, et al.: Cyclosporin in juvenile dermatomyositis. Lancet I, 1063 (1989).

Jann, S., S. Beretta, M. Moggio, L. Adobbati, G. Pellegrini: High-dose intravenous human immunoglobulin in polymyositis resistant to treatment. J. Neurol. Neurosurg. Psychiat. 55, 60 (1992).

Johnson, R. L., C. W. Fink, M. Ziff: Lymphotoxin formation by lymphocytes and muscle in polymyositis. J. Clin. Invest. 51, 2435 (1972).

Kissel, J. T., J. R. Mendell, K. W. Rammohan: Microvascular deposition of complement membrane attack complex in dermatomyositis. N. Engl. J. Med. 314, 329 (1986).

Kalouvidouris, A. E., R. A. Meiss: Human mononuclear cell factors suppress contractility of isolated mouse soleus muscle. J. Lab. Clin. Med. 103, 886 (1984).

Kissel, J. T., R. K. Halterman, K. W. Rammohan, J. R. Mendell: The relationship of complement-mediated microvasculopathy to the histologic features and clinical duration of disease in dermatomyositis. Arch. Neurol. 48, 26 (1991).

Lang, B, und Dooley, J (1996): Failure of pulse intravenous methylprednisolone treatment in juvenile dermatomyositis. J Pediatr 128: 429–432

Laxer, R. M., L. Stein, R. E. Petty: Intravenous pulse methylprednisolone treatment of juvenile dermatomyositis. Arthritis Rheum. 30, 328 (1987).

Lian, J. B., C. M. Pachman, Gundberg et al.: Gammacarboxyglutamate excretion and calcinosis universalis in juvenile dermatomyositis. Arthritis Rheum. 25, 1094 (1982).

Love, L. A., R. L. Leff, D. D. Fraser, I. N. Targoff, M. Dalakas, P. H. Plotz, F. W. Miller: A new approach to the classification of idiopathic inflammatory myopathy: myositis-specific autoantibodies define useful homogeneous patient groups. Medicine 70, 360 (1991).

Miller, LC, Sisson, BA, Tucker, LB, DeNardo, BA, Schaller, JG (1992): Methotrecate treatment of recalcitrant childhood dermatomyositis. Arthritis Rheum 35: 1143–1149.

Nilasena, DS, Trieu, EP, Targoff, IN (1995): Analysis of the Mi-2 autoantigen of dermatomyositis. Arthritis Rheum 38: 123–128.

Pachman, L. M., M. C. Maryjowski: Juvenile dermatomyositis and polymyositis. Clin. Rheum. Dis. 10, 95 (1984).

Pachman, LM, Litt, DL, Rowley, AH, Hayford, JR, Caliendo, J et al (1995): Lack of detection of enteroviral RNA or bacterial DNA in magnetic resonance imaging-directed muscle biopsies from twenty children with active untreated juvenile dermatomyositis. Arthritis Rheum 38: 1513–1518.

Rider, LG, Miller, FW, Targoff, IN, Sherry, DD, Samayoa, E et al (1994): A Broadened spectrum of juvenile myositis – myositis-specific autoantibodies in children. Arthritis Rheum 37: 1534–1538.

Rider, LG, Gurley, RC, Pandey, JP, Garcia de la Torre, I, Kalovidouris, AE et al (1998) Clinical, serologic, and immunogenetic features of familial idiopathic inflammatory myopathy. Arthritis Rheum 41: 710–719.

Robb, S. A., A. H. L. Fielder, C. E. Saunders, N. J. Davey, M. W. Burley, D. H. Lord, J. R. Batchelor, V. Dubowitz: Chomplement allotypes in juvenile dermatomyositis. Hum. Immunol. 22, 31 (1988).

Seelig, HP, Moosbrugger, I. Ehrfeld, H. Fink, T, Renz, M. Genth, E (1995): The major dermatomyositis-specific Mi-2 autoantigen is a presumed helicase involved in transcriptional activation. Arthritis Rheum 38: 1389–1399.

Sewry, C. A., V. Dubowitz, A. Abraha, J. P. Luzio, A. K. Campbell: Immunoctochemical localisation of complement components C8 and C9 in human diseased muscle. J. Neurol. Sci. 81, 141 (1987).

Targoff, I. N., M. Reichlin: Humoral immunity in polymyositis and dermatomyositis. Mount Sin. J. Med. 55, 487 (1988).

Villarba, L. Hicks, JE. Adams, EM. Sherman, JB. Gourley, MF et al (1998): Treatment of refractory myositis – a randomized crossover study of two new cytotoxic regimens. Arthritis Rheum 41: 392–399.

De Visser, M., A. M. Emslie-Smith, A. G. Engel: Early ultrastructural alterations in adult dermatomyositis. J. Neurol. Sci. 94, 181 (1989).

Walker, E. J., K. E. Tymms, J. Webb, P. D. Jeffrey: Improved detection of anti-Jo-1 antibody, a marker for myositis, using purified histidyl-tRNA synthetase. J. Immunol. Methods 96, 149 (1987).

Ytterberg, S. R.: Cellular immunity in Polymyositis/Dermatomyositis. Mount Sin. J. Med. 55, 494 (1988).

Zeller, V., Cohen, P., Prieur, AM, Guillevin, L (1996): Cyclosporin A therapy in refractory juvenile dermatomyositis. Experience and longterm follow up of 6 cases. J Rheumatol 23: 1424–1427.

61 Vaskulitiden

C. Rieger, H. H. Peter

61.1	**Primäre Systemische Vaskulitiden (PSV)** .. 645
61.1.1	Polyarteriitis nodosa (Synonym: Periarteriitis nodosa) 645
61.1.2	Leukozytoklastische oder Hypersensitivitäts-Angiitiden 648
61.1.3	Granulomatöse Vaskulitiden 649
61.1.4	Riesenzell-Arteriitiden: Horton-Krankheit und Takayasu-Krankheit 653
61.2	**Sekundäre Vaskulitiden** 654
61.3	**Vaskulitis-Sonderformen** 654
61.3.1	Goodpasture-Syndrom 654
61.3.2	Erythema exsudativum multiforme und pluriorifizielle Ektodermose (Stevens-Johnson-Syndrom) 654
61.3.3	Thrombangitis obliterans (v. Winiwarter Buerger) 655
61.3.4	Sneddon-Syndrom (Ehrmann-Sneddon-Krankheit) 655
61.3.5	Thrombotisch-thrombozytopenische Purpura (TTP) und hämolytisch-urämisches Syndrom (HUS) 656
61.3.6	Cogan-Syndrom 656

Entzündungen der Blutgefäße kommen bei allen Erkrankungen des rheumatischen Formenkreises vor, treten aber auch als eigenständige Krankheitsbilder auf. Ihre Ursachen sind bisher wenig geklärt. Bei „allergischen Vaskulitiden" ist häufig ein Medikament der Auslöser, beim Stevens-Johnson-Syndrom lassen sich Medikamente oder Infektionserreger, bei Vaskulitiden im Bereich der Glomeruli Bakterien, Viren oder Fremdproteine (Serumkrankheit) als auslösende Ursachen identifizieren. In den meisten Fällen bleibt jedoch die Ätiologie unbekannt.

Die Symptomatologie von Vaskulitiden umfaßt ein weites Spektrum. Sie können ganz ohne Allgemeinsymptome einhergehen oder durch hohes Fieber, Beeinträchtigung des Allgemeinbefindens, Leukozytose und starke Senkungsbeschleunigung charakterisiert sein. Im Bereich der Haut variiert die Symptomatik von Schwellungen, besonders im Bereich der Extremitäten, über erythematöse und urtikarielle Veränderungen bis hin zu den verschiedensten Formen der Purpura (Farbabb. FA 56 und 57 auf Farbtafel X). Auch ulzerierende und papulöse Effloreszenzen finden sich bei Vaskulitiden der Haut. Ein Charakteristikum des Befalles innerer Organe ist die gleichzeitige oder sequenzielle Beteiligung mehrerer ganz unterschiedlicher Organsysteme. Diarrhöen aufgrund von Ödemen und Blutungen im Bereich des Gastrointestinaltraktes, Hepatitis, Nephritis oder kardiale Veränderungen, Befall der Nasenschleimhaut, Hypertonie, Arthralgien und periphere Neuritiden sind die häufigsten Symptome. Im Bereich des Herzens entstehen beim Kawasaki-Syndrom Reizleitungsstörungen sowie Aneurysmen und Stenosen der Koronargefäße. Gefäßverschlüsse finden sich auch bei vielen anderen Arten von Gefäßentzündungen. Manifestationen im Bereich der Lunge sind selten, noch seltener primäre Vaskulitiden der Lunge.

Eine befriedigende Einteilung der heute bekannten Vaskulitiden gibt es nicht. Die oft benutzte Unterteilung in primäre und sekundäre Vaskulitiden (Peter, 1991) erscheint zwar praktisch, ist insofern aber unlogisch als sie vorgibt, die Ursachen der sekundären Formen zu kennen und die der primären nicht. So werden in dieser Klassifikation die Vaskulitiden bei Kollagenosen zu den sekundären Formen und die bei der Wegener-Krankheit zu den primären gerechnet, obgleich bei beiden Krankheitsbildern Autoantikörpern, deren Genese unklar ist, eine wichtige pathogenetische Bedeutung zugemessen wird (siehe unten). Allgemeine Anerkennung hat die an der Gefäßgröße sich orientierende Chapell Hill Klassifikation der „Primär systemischen Vaskulitiden" gefunden (Tab. 61/1; Jennette et al., 1994). Aus therapeutischen und prognostischen Überlegungen ist eine Unterscheidung in lokalisierte und systemische Vaskulitiden sicher sinnvoll.

Nach pathomorphologischen Gesichtspunkten kann man fünf verschiedene Vaskulitis-Reaktionsformen unterscheiden (Peter, 1991):

Tab. 61/1: Krankheitsdefinitionen gemäß der Chapell Hill Consensus Conference 1992.

Vaskulitis großer Gefäße	
Riesenzell(Temporal-)arteriitis	granulomatöse Arteriitis der Aorta und ihrer größeren Äste mit Prädilektion für die extrakraniellen Äste der A. carotis; Temporalarterie häufig betroffen; üblicherweise Patienten jenseits des 40. Lebensjahrs; häufig assoziiert mit Polymyalgia rheumatica
Takayasu-Arteriitis	granulomatöse Entzündung der Aorta und ihrer Hauptäste, üblicherweise Patienten vor dem 40. Lebensjahr
Vaskulitis mittelgroßer Gefäße[1]	
Panarteriitis nodosa[2] (klassische Panarteriitis nodosa)	nekrotisierende Entzündung der mittelgroßen oder kleinen Arterien ohne Glomerulonephritis oder ohne Vaskulitis der Arteriolen, Kapillaren und Venolen
Kawasaki-Syndrom	Arteriitis der großen, mittelgroßen und kleinen Arterien; häufig assoziiert mit mukokutanem Lymphknotensyndrom; Koronararterien häufig, Aorta und Venen z. T. betroffen; üblicherweise im Kindesalter
Vaskulitis kleiner Gefäße[1]	
Wegener-Granulomatose[3]	granulomatöse Entzündung des Respirationstrakts und nekrotisierende Vaskulitis kleiner bis mittelgroßer Gefäße, z. B. der Kapillaren, Venolen, Arteriolen und Arterien; meist nekrotisierende Glomerulonephritis
Churg-Strauss-Syndrom[3]	eosinophilenreiche und granulomatöse Entzündung des Respirationstrakts und nekrotisierende Vaskulitis der kleinen bis mittelgroßen Gefäße, die mit Asthma und einer Bluteosinophilie assoziiert ist
mikroskopische Polyangiitis[2,3] (mikroskopische Panarteriitis)	nekrotisierende Vaskulitis kleiner Gefäße (z. B. Kapillaren, Venolen, Arteriolen) mit keinen bzw. minimalen Immundepots in situ; z. T. nekrotisierende Arteriitis der kleinen und mittelgroßen Arterien; meist nekrotisierende Glomerulonephritis; häufig pulmonale Kapillaritis
Schönlein-Henoch-Purpura	Vaskulitis der kleinen Gefäße, z. B. der Kapillaren, Venolen, Arteriolen, mit überwiegend IgA-haltigen Immundepots in situ; betroffen charakteristischerweise Haut, Gastrointestinaltrakt und Glomeruli; Arthralgien und/oder Arthritiden
essentielle kryoglobulinämische Vaskulitis	Vaskulitis der kleinen Gefäße, z. B. Kapillaren, Venolen, mit Kryoglobulindepots in situ und mit Kryoglobulinen im Serum; Haut und Glomerula häufig betroffen
kutane leukozytoklastische Angiitis	isolierte leukozytoklastische Angiitis der Haut ohne systemische Vaskulitis oder Glomerulonephritis

Zeichenerklärung:
[1] Als *große Arterien* sind definiert: Aorta und die größten Äste, die zu den Hauptkörperregionen (z. B. zu den Extremitäten oder dem Kopf) führen. Als *mittelgroße Arterien* gelten die hauptviszeralen Arterien, z. B. der Niere, Leber, des Herzens oder des Mesenterialbereichs. Als *kleine Arterien* bezeichnet man jene, die eine Verbindung zu Arterien erkennen lassen.
[2] bevorzugter Terminus
[3] starke Assoziation mit antineutrophilen Zytoplasmaautoantikörper (ANCA)

1. Die **leukozytoklastische Vaskulitis**, auch Vaskulitis allergica oder Hypersensitivitätsangiitis genannt, geht stets auf eine immunkomplexbedingte Schädigung zurück und spielt sich an den Kapillaren und postkapillären Venolen ab. Sie ist gekennzeichnet durch eine lokale Ablagerung von Immunkomplexen (IC) mit nachfolgendem Exsudat und Austritt von Granulozyten und Erythrozyten in das perikapilläre Gewebe. Das typische klinische Korrelat ist die nicht wegdrückbare Papel, die ohne Hinterlassung von Narben abheilt. Zahlreiche ganz verschiedene Ursachen (Viren, Bakterien, Pilze, Medikamente, Autoantigene u. a.) können eine leukozytoklastische Vaskulitis auslösen.
2. Die **nekrotisierende Vaskulitis** spielt sich vorwiegend an kleinen und mittleren Arterien ab, ist charakterisiert durch eine Zerstörung aller drei Gefäßwandschichten und geht folglich mit Gewebsuntergang und Narbenbildung einher. Der Prototyp ist die Periarteriitis nodosa in ihrer makroskopischen (Kußmaul u. Meier, 1866) und mikroskopischen Variante (Wohlwill, 1923). Nicht selten kommen nekrotisierende und leukozytoklastische Vaskulitiden zusammen vor. Beide können sehr viele unterschiedliche Ursachen haben: So spielen Immunkomplexe, z. B. nach Infekten oder als Kryoglobuline oder assoziiert mit Kryofibrinogen, eine wichtige pathogenetische Rolle. Aber auch antilysosomale Antikörper (ANCA, z. B. Anti-Myeloperoxidase, Anti-Proteinase-3, Anti-Elastase), wie sie besonders bei granulomatösen Vaskulitiden vorkommen können, können eine nekrotisierende Vaskulitis bedingen.
3. Die **granulomatöse Vaskulitis** ist histologisch gekennzeichnet durch gefäßzerstörende Granulome. Betroffen sein können Kapillaren, Glomerula sowie kleinere und mittlere Arterien. Der Prototyp ist die Wegener-Granulomatose (Wegener, 1939), aber auch die Churg-Strauss-Vaskulitis (Churg u. Strauss, 1951) und die Behçet-Krankheit sind hier

zu erwähnen. Die Pathogenese ist noch unklar, Vorstellungen hierzu erhielten jedoch durch die Entdeckung der Anti-Proteinase-3-Autoantikörper, die regelmäßig bei der Wegener-Krankheit beobachtet werden, neue Belebung (ANCA-Zytokin-Sequenz-Theorie; Gross et al., 1994; Nowack et al., 1998).
4. Die **Riesenzellarteriitis** befällt typischerweise mittlere und größere Arterien in segmentaler Form und kommt fast nur bei der Arteriitis temporalis Horton und der Takayasu-Arteriitis vor. Zahlenmäßig ist die Arteriitis temporalis mit Abstand die häufigste Vaskulitisform des Erwachsenen.
5. Die **zwiebelschalenartige Intima- und Mediaproliferation** kleinerer und mittlerer Arterien ist ein häufiger Befund bei Kollagenosen, chronischer Polyarthritis und Endangiitis obliterans.

Mit besserer Kenntnis der immunpathologischen Zusammenhänge bei der Entstehung von Vaskulitiden werden in Zukunft sicher bessere Klassifikationskriterien eingeführt werden. Die Assoziation mit bestimmten Infektionserregern, z. B. bei der HCV-assoziierten Kryoglobulinämie, weist in diese Richtung. Aber auch die Unterteilung in hypo-, hyper- und normokomplementämische Formen oder die Berücksichtigung von Autoantikörpern (ANA pos., ANCA pos. Vaskulitiden) kann klinisch sehr nützlich sein (Peter, 1991).

Im folgenden gliedern wir die Vaskulitiden nach der Chapel Hill Consensus Conference (Tab. 61/1; Jennette et al., 1994) in primäre und sekundäre Formen.

Tab. 61/2: Primäre Vaskulitiden.

1. Poly(Peri-)arteriitis nodosa (PAN)
Mukokutanes Lymphknotensyndrom (Kawasaki) „Adulte" Verlaufsformen:
• generalisierte, klassische Form (cPAN) (Kussmaul, Maier)
• generalisierte mikroskopische Form (MPAN) (Wohlwill)
• kutane Form (Ruiter, Winkelmann)
2. Hypersensitivitätsangiitis (small vessel vasculitis)
Generalisierte Form (Purpura Schoenlein-Henoch) Lokalisierte kutane Formen:
• nekrotisierende Venulitis (Zeek, Soter)
• Urtikaria-Vaskulitis (Soter)
• Erythema elevatum diutinum (Radcliff-Crocker)
3. Granulomatöse Vaskulitiden
Systemische Formen:
• Wegener-Granulomatose
• Allergische Granulomatose mit Angiitis (Churg Strauss)
• Behçet-Erkrankung
• Polyangiitis overlap syndrome (Fauci)
Lokalisierte Formen:
• granulomatöse Vaskulitis des Gehirns (Cupps, Moore)
• lymphomatoide Granulomatose der Lunge (Liebow)
4. Riesenzellarteriitiden
• mittlere Arterien: Arteriitis cranialis (Hortan)
• Aorta und Abgangsarterien: Takayasu-Arteriitis

61.1 Primäre Systemische Vaskulitiden (PSV)

Unter dieser Bezeichnung werden Vaskulitiden zusammengefaßt, deren Ursache primär in der Gefäßwand selbst vermutet wird. Im Gegensatz hierzu nimmt man bei den sekundären Vaskulitiden an, daß die Gefäßwand nur ein Reaktionsschauplatz einer systemischen Erkrankung oder einer Reaktion auf exogene Noxen darstellt (Tab. 61/2).

61.1.1 Polyarteriitis nodosa (Synonym: Periarteriitis nodosa)

Mukokutanes Lymphknotensyndrom (MLCS, Kawasaki-Syndrom)

▶ **Definition und Epidemiologie**

Das MCLS ist eine akut verlaufende systemische Vaskulitis, die in den kleinen Gefäßen der Haut beginnt und eine Prädilektion für kleine und mittlere Arterien besitzt. Die Krankheit war früher sehr selten und als infantile Form der Polyarteriitis nodosa bekannt. Sie wurde in dieser Form erstmals von Tomisaku Kawasaki (1967) im japanischen Schrifttum, 1974 auch in einer amerikanischen Zeitschrift veröffentlicht. Bis 1989 wurden in Japan über 100 000 Fälle gemeldet. Seit 1978 wird das MCLS in Deutschland wie in den meisten Ländern der Welt regelmäßig diagnostiziert. Der Arbeitsgemeinschaft MCLS wurden bis Juni 1994 kumulativ 1729 Fälle bekannt. Diese Zahl entspricht sicher nur einem Teil der vorhandenen Fälle, da sie auf freiwilligen Meldungen beruht und deshalb mit einer Anzahl nicht diagnostizierter Fälle zu rechnen ist. Saisonale und örtliche Epidemien, wie sie aus den Vereinigten Staaten und Japan bekannt sind, sind bei uns nicht dokumentiert. 80 % aller Patienten sind jünger als vier Jahre, am häufigsten befallen sind Kinder zwischen 12 und 18 Monaten, Knaben häufiger als Mädchen (Barron, 1998).

▶ **Ätiologie und Pathogenese**

Die Ursache der Erkrankung ist nach wie vor unbekannt. Virusinfektionen, Kontakt mit Teppichshampoo oder Milben, Propionibakterien und Rickettsien wurden verdächtigt. Das mehrfach beobachtete endemieartige Auftreten der Erkrankung in Japan und den USA spricht dafür, daß ein Infektionserreger eine Rolle spielt. Superantigene aus Streptokokken oder Staphylokokken werden dabei als mögliche Krankheitsauslöser diskutiert (Leung, 1995). Bei der Entstehung der Krankheit scheint auch eine genetische Disposition bedeutsam zu sein. Hierfür spricht die größere Häufigkeit des MCLS bei Kindern japanischer Eltern auf Hawaii und dem nordamerikanischen Kontinent sowie die Häufung der HLA-Antigene Bw22, B22, B22 J2 in Japan und Bw51 bei europäischen Patienten mit MCLS.

Immunologisch findet sich eine ausgeprägte Aktivierung von B- und T-Zellen mit einer deutlichen Vermehrung von CD4-positiven T-Zellen. Zytokinkonzentrationen, insbesondere IL-1, TNF-α, IFN-γ und IL-6 sind während der akuten Krankheitsphase erhöht. Zirkulierende Immunkomplexe wurden ebenfalls nachgewiesen, ohne daß allerdings eine pathogenetische Rolle für sie gesichert wäre. Ein interessanter Befund ist das Vorhandensein von IgM-Antikörpern, die Interferon-γ-stimulierte Endothelzellen zu lysieren vermögen. Die Krankheit ist weiter durch eine Vermehrung des Serum-IgE in der akuten Phase, d. h. während der ersten 10 Tage, charakterisiert. IgM und Akute-Phase-Proteine sind vermehrt, die CD4/CD8-Ratio ist erhöht und bei schwerem Verlauf kommt es zu einem Verbrauch von Komplement mit Erniedrigung von C3 und C4 und Erhöhung des Spaltproduktes C3d.

▶ Klinik

Die Krankheit beginnt mit Fieber und einer häufig einseitigen zervikalen Lymphadenopathie. Frühzeitig, d.h. innerhalb der ersten Krankheitstage sind beide Konjunktiven injiziert, wobei Entzündungszeichen wie Schmerz, Ödem oder Sekretion fehlen. Die Lippen sind gerötet und rissig, die Mundschleimhaut ist ebenfalls gerötet, die Zunge zeigt eine Hyperplasie der Papillen (Erdbeerzunge). An den Innenflächen der Hände und Füße findet sich ein ausgeprägtes Erythem (Farbabb. FA 60 auf Farbtafel X), an Hand- und Fußrücken ein Ödem. Nach wenigen Tagen erscheint ein polymorphes Exanthem, das sowohl kleinfleckig als auch großflächig konfluierend sein kann, sowohl rein makulös als auch erhaben (Farbabb. FA 58 auf Farbtafel X). In seltenen Fällen kann das Exanthem auch papulös sein. Am Ende der zweiten Woche beginnen Finger und Zehenspitzen sich zu schälen (Farbabb. FA 59 auf Farbtafel X). Die Desquamation der Haut kann Handinnenflächen und Fußinnenflächen mit erfassen, findet sich jedoch nicht an proximalen Extremitäten oder am Rumpf. Die Diagnosekriterien der Erkrankung mit den wichtigsten Symptomen einschließlich der kardialen Veränderungen sind in der Tabelle 61/3 erfaßt. Für die definitive Diagnose sind prolongiertes Fieber (>5 Tage), vier der fünf weiteren Hauptsymptome und Ausschluß einer sonstigen Erkrankung erforderlich. Man muß sich jedoch darüber im klaren sein, daß die Hauptsymptome nicht gleichzeitig auftreten und retrospektiv manchmal nur mühsam zu eruieren sind. Weiterhin gibt es untypische Formen, die auch zu Gefäßkomplikationen führen können. Die Fülle der assoziierten Symptome lenkt diagnostische Überlegungen häufig in falsche Richtungen: Urethritis, Enteritis oder meningeale Reizung können lokalisierte bakterielle oder virale Infekte vortäuschen. Eine Arthritis läßt an eine juvenile rheumatoide Arthritis denken, ebenso das Exanthem, das jedoch nicht so flüchtig und diskret ist

Tab. 61/3: Diagnosekriterien des Kawasaki-Syndroms.

1. Anhaltendes hohes Fieber über mehr als 5 Tage
2. Vorhandensein von mindestens 4 der 5 folgenden Symptome:
Bilaterale nichtexsudative konjunktivale Injektion Eine der folgenden Veränderungen im Oropharynx: • aufgesprungene, injizierte Lippen • geröteter Rachen • Erdbeerzunge Eine der folgenden Veränderungen an den Extremitäten: • Erythem der Handflächen und Fußsohlen • Ödem an Händen oder Füßen • periunguale Desquamation • polymorphes Exanthem • akute nichtsuppurative zervikale Lymphadenopathie
3. Nicht anderweitig erklärbare Erkrankung

wie der Ausschlag des Still-Syndroms. Unter den kardialen Veränderungen sind die Kardiomegalie, die Herzinsuffizienz und der Myokardinfarkt typisch für die akute Phase der Erkrankung. Infarkte können jedoch auch Wochen, Monate, sogar Jahre nach Krankheitsbeginn auftreten. Bauchschmerzen, Brustschmerzen, Übelkeit, Schocksymptome und Rhythmusstörungen sind die häufigsten Anzeichen dieser Komplikation. Isolierte Arrhythmien können auch in der Rekonvaleszenzphase bis zum 20. Tag auftreten. Aneurysmen im Bereich des Herzens, aber auch anderer Organe können sich schon früh im Krankheitsverlauf zeigen. Da sie häufig jedoch vorübergehend sind, ist eine entsprechende Diagnostik erst nach Abschluß der Rekonvaleszenzzeit erforderlich.

Die Diagnose ist in den meisten Fällen nicht schwierig. Am ehesten macht die Abgrenzung der viszeralen Form der juvenilen rheumatoiden Arthritis, des Still-Syndroms, Probleme. Bei dieser Erkrankung tritt jedoch keine konjunktivale Injektion und keine so ausgeprägte zervikale Lymphadenopathie auf, das Exanthem ist flüchtig und diskret Palmar- und Plantarerythem so wie Himbeerzunge und Lacklippen fehlen in der Regel, und Koronaraneurysmen oder Herzinfarkte werden nicht beobachtet.

▶ Laboruntersuchungen

Die Blutsenkungsgeschwindigkeit ist regelmäßig beschleunigt und stellt eine wichtige differentialdiagnostische Hilfe gegenüber Virusinfekten dar. Eine Leukozytose mit Werten bis über 40000 Granulozyten/mm^3 findet sich in 82% der Fälle, häufig ist eine Linksverschiebung vorhanden. Die Thrombozyten sind während der akuten Krankheitsphase normal, steigen aber in der zweiten bis dritten Krankheitswoche an, gelegentlich bis über 1000000 Thrombozyten/mml. Eine Liquorpleozytose, eine sterile Leukozyturie und Transaminasenerhöhungen sind ebenfalls häufig. Wie zu erwarten, findet sich regelmäßig eine Vermehrung der Akute-Phase-Proteine, z. B. des $α_1$-

Antitrypsins und des CRP. Der Befund eines Komplementverbrauchs mit Erniedrigung, von CH50, C3 und C4, sowie Anstieg von C3d während der ersten zehn Krankheitstage weist auf eine schwere Verlaufsform mit hohem Risiko einer Koronarbeteiligung hin und grenzt das MCLS gegen andere Krankheiten, z. B. das Stevens-Johnson-Syndrom oder das Still-Syndrom, ab. Eine Erhöhung des Serum-IgE in der akuten Phase wurde als Charakteristikum des MCLS beschrieben. Diese Veränderung findet sich jedoch auch beim Stevens-Johnson-Syndrom und beim Still-Syndrom. Sie ist wegen der großen Schwankungsbreite der Normalwerte für IgE nur retrospektiv zu verwerten, wenn ein IgE-Wert aus der akuten Phase mit einem Wert aus der Rekonvaleszenz verglichen wird.

▶ Pathologie

Die Krankheit beginnt mit einer Entzündung der Kapillaren, Arteriolen und Venolen der Haut. Nach wenigen Tagen werden die kleinen und mittleren Arterien und vor allem die mittleren und großen Koronargefäße befallen. Das entzündliche Infiltrat befällt zunächst das perivaskuläre Gewebe und greift dann auf Media und Intima über. Thrombosen, Stenosen und Aneurysmen können sowohl im Bereich der Koronarien entstehen, als auch im Bereich anderer Arterien, etwa der Nierenarterien, der Arteria subclavia oder der Zerebralgefäße.

▶ Therapie

Als Standardtherapie ist die hochdosierte i. v. Immunglobulingabe inzwischen akzeptiert. Ein Gammaglobulinpräparat mit intaktem Fc-Stück wird in einer einzelnen Dosis von 2 g/kg KG/d über 6 bis 12 Stunden intravenös gegeben. Gammaglobulin ist während der ersten Krankheitswoche am wirksamsten und nach dem 10. Tag wahrscheinlich nicht mehr sinnvoll. Gleichzeitig mit der Immunglobulintherapie wird eine Aspirintherapie in einer Dosierung von 50 mg/kg KG/d begonnen, die nach Entfieberung auf eine thrombozytenaggregationshemmende Dosis von 3–5 mg/kg KG/d reduziert wird. Diese Therapie kann nach 6 Wochen beendet werden, wenn sich kein Hinweis für das Vorliegen kardialer Gefäßkomplikationen ergeben hat. Bei Nachweis von Aneurysmen oder Stenosen wird die niedrig dosierte Aspiringabe wenigstens bis zur nächsten echokardiographischen Kontrolle nach einem Jahr fortgesetzt. Die Gabe von Steroiden wird auch bei schweren Verlaufsformen nicht mehr empfohlen. Dagegen ist die Lysetherapie bei Auftreten eines Koronarinfarktes oder von Ischämien durch Verschluß peripherer Arterien indiziert. Die Infusion von Prostaglandin E stellt im letzterem Falle eine weitere Möglichkeit dar.

▶ Verlaufskontrollen und Prognose

Die Letalität des MCLS wurde ursprünglich mit 1 bis 2 % angegeben, beträgt zur Zeit in Japan aber nur noch 0,4 %. Der Ausgang der Erkrankung hängt in den meisten Fällen wesentlich von einer frühen Erkennung und wirksamen Therapie ab. Schwere Fälle sind oft frühzeitig durch einen Komplementverbrauch zu erkennen, aber auch daran, daß die allgemeinen Entzündungsparameter wie BSG, CRP und Leukozytenzahl besonders ausgeprägte Veränderungen zeigen. Säuglinge und Knaben haben ein höheres Risiko einer Koronarbeteiligung. Zur Erfassung von Aneurysmen steht die zweidimensionale Echokardiographie zur Verfügung. Wenn mit dieser Methode kein Aneurysma darstellbar ist, so ist auch das Vorhandensein einer Stenose äußerst unwahrscheinlich und eine weitere Diagnostik in der Regel nicht indiziert. Bei Nachweis eines oder mehrerer Aneurysmen muß zum Ausschluß gleichzeitig vorhandener Stenosen eine Koronarangiographie erfolgen. Ein solcher Befund entscheidet wesentlich über die Notwendigkeit weiterer Kontrollen mit, über das Risiko eines späten Infarktes, die anschließende Prophylaxe mit Aspirin und in seltenen Fällen sogar über die Notwendigkeit einer Bypass-Operation. Obgleich auch schwere Gefäßveränderungen rückbildungsfähig sind, ist über Herzinfarkte und Aneurysmenrupturen noch nach Jahren berichtet worden.

Polyarteriitis nodosa „Erwachsenen-Form"

▶ Definition

Die sog. klassische Form der Peri- oder Polyarteriitis nodosa (cPAN; Kussmaul und Meier, 1866) ist eine akut oder chronisch verlaufende systemische Vaskulitis, die im Kindesalter vereinzelt beschrieben wurde. Sie befällt vor allem kleine und mittlere Arterien und existiert zum einen als generalisierte nekrotisierende Form mit Aneurysmenbildung und Stenosen vor allem im Bereich der Niere, der Leber und des peripheren und zentralen Nervensystems. Zum anderen gibt es eine lokalisierte kutane Form, die besser auf die Therapie anspricht (Ruiter, 1958) und damit eine günstigere Prognose hat. Pathoanatomisch wird noch eine nur mikroskopisch erkennbare Form der Polyarteriitis abgegrenzt (mPAN; Wohlwill, 1923), die häufig mit einer rapid progressiven Glomerulonephritis und Autoantikörpern gegen Myeloperoxidase (pANCA) vergesellschaftet ist.

▶ Klinik

Die klassische Form der PAN (cPAN) beginnt mit Fieber, Arthralgien, Myalgien und Bauchschmerzen. Schmerzen im Bereich der Hoden und der langen Röhrenknochen mit Periostneubildung sind zusätzliche Charakteristika. Im weiteren Verlauf können bei der systemischen Form Hypertonie und eine rapide Verschlechterung der Nierenfunktion eintreten. Neurologische Manifestationen umfassen ischämische Attacken, Hemiplegien oder auch periphere Neuropathien (siehe Diagnosekriterien Tab. 61/4). Eine Lungenbeteiligung ist für die cPAN nicht charakteristisch,

Tab. 61/4: ACR-Kriterien für die Klassifikation der Polyarteriitis nodosa.

1. Gewichtsverlust von > 4 kg
2. Livedo reticularis
3. Hodenschmerz
4. Myalgien und Beinschwäche
5. Polyneuropathie
6. RR diastolisch > 90 mmHg
7. Kreatinin Erhöhung > 1,5 mg/dl
8. HBs-Ag-Nachweis
9. Angiographischer Nachweis von Mikroaneurysmen
10. Typische Histologie mit Zerstörung aller 3 Gefäßwandschichten und Bildung von Mikroaneurysmen.

Bei Vorliegen von mehr als 3 Kriterien kann die Diagnose einer cPAN mit 86,6 % Spezifität und 82,2 % Sensitivität angenommen werden.

dagegen kann es zu hämorrhagisch-nekrotisierenden Enterokolitiden kommen, und durch einen Befall des Myokards kann eine Herzinsuffizienz eintreten.

Bei der mikroskopischen Verlaufsform (mPAN) mit Nachweis von Anti-Myeloperoxidase-Antikörpern steht hingegen ein pulmorenales Syndrom mit rapid progressiver nekrotisierender Glomerulonephritis und Lungenblutung, ähnlich dem Goodpasture-Syndrom, nicht selten im Vordergrund. Allerdings gibt es auch hier weniger foudroyante Verläufe.

▶ **Laboruntersuchungen**

Die auffälligsten Parameter sind eine stark beschleunigte Blutsenkung, Leukozytose und Anämie. Proteinurie und Hämaturie sind Ausdruck einer Nierenbeteiligung. Serologisch finden sich bei Patienten mit der mikroskopischen Verlaufsform (mPAN) IgG-Antikörper gegen zytopasmatische Granulozytenantigene (ANCA), wobei die Spezifität sowohl gegen Myeloperoxidase als auch gegen Proteinase 3 gerichtet sein kann.

In die PAN-Gruppe gehören auch die post- und parainfektiösen Fälle. Neben HBV- und HCV-Persistenz bei einem Teil der Patienten und der Assoziation der Krankheit mit EBV- und CMV-Infektionen kommen besonders foudroyante Krankheitsverläufe nach Streptokokkeninfektionen des Nasen-Rachen-Raumes vor.

▶ **Pathologie**

Alle Wandschichten der betroffenen Arterien sind zellulär infiltriert; fibrinoide Nekrosen, Thrombosen, Infarkte und Aneurysmen sind typische Befunde, wobei Verzweigungen und Gefäßabgänge besonders häufig befallen sind.

▶ **Diagnose**

Wegen der raschen Progredienz der Erkrankung ist eine frühzeitige Diagnose wichtig. Beweisend ist der histologische Befund aus einem befallenen Gebiet, z.B. einem subkutanen Knoten oder einem elektromyographisch als pathologisch befundeten Muskel. Bei Nierenbeteiligung ist eine Nierenbiopsie indiziert. Typischerweise findet sich dabei eine sog. „pauci-immune" Form der nekrotisierenden, intra- und extrakapillären Glomerulonephritis z.T. mit Halbmondbildungen. In schwierigen Fällen kann der angiographische Nachweis von Aneurysmen versucht werden, wobei allerdings die Kontrastmittelgabe eine zusätzliche Nierengefährdung darstellen kann.

▶ **Therapie**

Wegen der Seltenheit der Erkrankung existiert noch kein verbindliches Therapieschema. Einige Autoren empfehlen eine hochdosierte Therapie mit Prednison per os (2 mg/kg KG/d) oder als Pulstherapie (500 mg i.v. an drei aufeinander folgenden Tagen), andere in Analogie zur Behandlung der Wegener-Granulomatose den gleichzeitigen Einsatz von Prednison und Cyclophosphamid (3 mg/kg KG/d) und/oder eine Plasmapheresebehandlung mit anschließender Cyclophosphamid-Pulstherapie (0,5–1,0 g/m² KO).

▶ **Prognose**

Ohne Therapie führt die cPAN zu schweren Organläsionen und oft zum Tod. Unter einer intensiven immunsuppressiven Therapie sind Langzeitremissionen und Heilungen mit Rückbildung von Aneurysmen möglich.

61.1.2 Leukozytoklastische oder Hypersensitivitäts-Angiitiden

▶ **Definition**

Diese Gruppe von Vaskulitiden, die von den Dermatologen oft als Vasculitis allergica bezeichnet wird, ist durch den Befall kleiner Gefäße, vor allem der Kapillaren, gekennzeichnet und heißt deswegen im angelsächsischen Schrifttum auch „Small vessel vasculitis" (SVV).

▶ **Pathogenese**

Nach heutigem Verständnis entsteht die Schädigung der Gefäßwand bei dieser Vaskulitisform durch Ablagerung von Immunkomplexen. Da jedoch auch bei nichtvaskulitischen Erkrankungen Immunkomplexe nachgewiesen werden, muß ein zusätzlicher Mechanismus vorhanden sein, der die Gefäßwände „auflokkert" und so die Ablagerung der Komplexe begünstigt. Hierfür kommen eine Reihe von Entzündungssubstanzen in Frage, die u.a. durch Typ-1(IgE)-vermittelte Reaktionen freigesetzt werden (Histamin, Serotinin, Platelet-activating-factor, PAF). So konnte in einem Tiermodell eine Vaskulitis durch Immunkomplexe nur im Zusammenwirken mit IgE erzeugt werden. Ob aus einer Initialläsion eine Vaskulitis wird, hängt auch von der Geschwindigkeit und Effektivität der

„Repair"-Mechanismen ab. Bei einer kurzdauernden Permeabilitätssteigerung und rascher Wiederherstellung der Integrität des Endothels tritt nur ein vorübergehendes Ödem oder eine Urtikaria auf, wie sie am Anfang der Schönlein-Henoch-Purpura oft beobachtet wird. Bei einer langsameren Wiederherstellung liegt meist eine Typ-III- und -IV-Reaktion nach Coombs und Gell zugrunde: Die zirkulierenden Immunkomplexe (IgG- oder IgA-haltig) aktivieren Komplement, wodurch es zu einer Freisetzung leukotaktischer Substanzen, insbesondere des Spaltprodukts C5a kommt. Granulozyten und Monozyten werden hierdurch und durch verschiedene Zytokine (IL-1, IL-6, IL-8, TNF) angelockt und aktiviert, setzen gefäßwandschädigende Enzyme wie Elastase und Kollagenase frei. Histologisch finden sich vorwiegend perivaskuläre Infiltrate von zugrundegehenden Granulozyten (Leukozytoklasie), bei längerem Verlauf auch Rundzellen, fibrinoide Nekrosen und Zerstörung der Gefäßwände entsprechend dem Bild einer nekrotisierenden Vaskulitis. Der Befund der Leukozytoklasie, der dieser Gruppe von Vaskulitiden eines der vielen Synonyme verliehen hat, bezieht sich auf die typische Ansammlung von Granulozytentrümmern („Nuclear dust") im perikapillären Bereich.

Purpura Schoenlein-Henoch

Diese Vaskulitis befällt Kapillaren sowie prä- und postkapilläre Gefäße und kommt bei Knaben häufiger vor als bei Mädchen. Die auslösende Ursache ist in der Regel nicht bekannt. Streptokokken werden als Auslöser immer wieder diskutiert (Al Sheyyab, 1996). Immunhistologisch läßt sich in den abgelagerten Immunkomplexen vorwiegend IgA nachweisen.

Das klinische Bild der Purpura Schoenlein-Henoch ist charakteristisch: Ein zunächst oft urtikarieller Ausschlag entwickelt sich in die typischen petechialen, teilweise ekchymotischen Läsionen, die sich vor allem über den Unterschenkeln und dem Gesäß finden (Farbabb. FA 61, 62 auf Farbtafel XI). Arthralgien sowie eine Arthritis sind häufig. Die Bezeichnung Purpura abdominalis leitet sich aus der Tatsache ab, daß es im Bereich des Darmes zu Ödemen und Blutungen kommen kann, die eine Melaena, schwere Bauchschmerzen und gelegentlich eine Invagination bewirken können. In 25 bis 50% kommt es zu einer Vaskulitis der Niere, die sich durch Erythrozyturie und Proteinurie zeigt. Die Diagnose ist zu Beginn der Erkrankung häufig nur zu vermuten, wenn Bauchsymptome auftreten, ohne daß die typischen Hauterscheinungen bereits erkennbar sind.

Die Arthritis der Purpura Schoenlein-Henoch spricht auf eine Salizylattherapie an. Bei abdominalen Koliken sind Steroide indiziert, die auch die Entwicklung einer Invagination zu verhindern vermögen. Die Nierenveränderungen des Schoenlein-Henoch sprechen auf Steroide nur selten an. Die Prognose der Erkrankung ist bei der überwiegenden Mehrzahl der Patienten gut. In seltenen Fällen kommt es zu bleibenden Veränderungen am Darm oder zu einer Progression der Nephritis bis hin zum chronischen Nierenversagen. Selten kann auch eine Vaskulitis des Zentralnervensystems auftreten.

Lokalisierte kutane Formen der Hypersensitivitäts-Angiitis

Diese Formen sind im Kindesalter selten. Sie können im Gefolge von Infekten (besonders Herpes-simplex-Virus) und allergischen Reaktionen auf Nahrungsmittel und Medikamente als immunkomplexbedingte Hautläsionen auftreten.

In diese Gruppe gehört die **Hydradenitis plantaris** (Grange, 1996), bei der sich papulonoduläre Veränderungen unter der Fußsohle, gelegentlich auch in der Hand finden, sowie das akute hämorrhagische Ödem des Säuglings. Bei dieser Krankheit finden sich violette Kokarden und ödematöse Schwellungen vor allem im Gesicht, an den Ohren und Extremitäten. Innere Organe sind nicht betroffen, die Krankheit verschwindet spontan in ein bis zwei Wochen.

Beim Erwachsenen gehören in diese Gruppe kutan limitierte Formen der **Urtikariavaskulitis**, das **Erythema elevatum et diutinum** und auf die Haut beschränkte Manifestationen der **gemischten Kryoglobulinämie** mit und ohne Paraproteinämie-Nachweis. Nicht wegdrückbaren Papeln finden sich typischerweise bevorzugt an den abhängigen Körperpartien. Systemische Begleitreaktionen sind gering. Nach Abklingen der akuten Entzündungszeichen bleiben oft bräunliche Hautverfärbungen durch Hämosiderinablagerungen in der Haut zurück. Im Kindesalter sind die Verläufe fast immer transient und bedürfen allenfalls einer kurzfristigen Behandlung mit H_1-Antagonisten und Prednison.

Eine differentialdiagnostische Abgrenzung gegenüber streptokokkenallergischen Reaktionen und der Schoenlein-Henoch-Purpura sind erforderlich, da von therapeutischer Relevanz. Bei wiederkehrenden leukozytoklastischen Angiitiden sind eine Allergietestung sowie ein Ausschluß einer rheumatischen Systemerkrankung bzw. einer persistierenden Virusinfektion angezeigt.

61.1.3 Granulomatöse Vaskulitiden

Diese Gruppe von Erkrankungen stellt immunpathologisch eine Mischung aus Typ-II-, -III- und Typ-IV-Reaktionen nach Coombs und Gell dar. Durch verzögerte Repairmechanismen kommt es zu einer Mobilisierung lokaler Histiozyten, zu Lymphozyten- und Plasmazellinfiltrationen sowie zur Epitheloidzellreaktion. Bei dem Prototyp dieses Vaskulitistyps, der **Wegener-Granulomatose**, wurden antilysosomale Autoantikörper mit Spezifität für Proteinase-3 (cANCA) gefunden, denen eine wichtige pathogenetische

Rolle zugesprochen wird, und zwar sowohl bei der primären Gefäßschädigung, als auch bei der Granulombildung, die eine T-Zellreaktion möglicherweise gegen das gleiche Autoantigen darstellen könnte. Da die lysosomalen Enzyme von Granulozyten nicht nur im Zytoplasma vorkommen, sondern unter dem Einfluß proinflammatorischer Zytokine (TNF-α, IL-1) auch an die Zelloberfläche transloziert werden, können sie mit Anti-Proteinase-3-Autoantikörpern interagieren und die Granulozyten zur O_2-Radikalbildung anregen. Erfolgt dies in der unmittelbaren Nachbarschaft von Endothelzellen, können diese geschädigt werden (Gross et al., 1994). Endothelzellen sollen selbst auch Proteinase 3 exprimieren oder an der Oberfläche binden können, so daß sie durch Anti-Proteinase-3-Autoantikörper und Komplement auch direkt geschädigt werden können. Schließlich behindern Anti-Proteinase-3-Antikörper die Inaktivierung des lysosomalen Enzyms durch natürlich vorkommende Antiproteasen und können dadurch eine Gewebsdestruktion begünstigen.

Wegener-Granulomatose

▶ **Definition**

Diese Erkrankung ist durch die feste Kombination eines rhinogenen Primärstadiums, einer anschließenden Lungenbeteiligung und einer systemisch-nekrotisierenden Vaskulitis kleiner Gefäße mit Nierenbefall, Nachweis von Anti-Proteinase-3-Autoantikörpern und gutes Ansprechen auf Cyclophosphamid charakterisierbar.

▶ **Klinik**

Neben den Symptomen der systemischen Vaskulitis, also Fieber, Gewichtsverlust, Gelenkbeschwerden und Hauterscheinungen, beherrschen zunächst Symptome seitens des oberen und unteren Respirationstraktes das klinische Bild. Eine blutig-nekrotisierende Rhinitis mit chronisch verstopfter Nase und fötidem Geruch, Sinusitiden, seröse Otitiden, Pharyngitis und Subglottisstenosen stehen anfangs häufig im Vordergrund der Klinik. Hinzukommen können Augensymptome wie Konjunktivitis, Episkleritis („rotes Auge") und retroorbitale Infiltrate. Dyspnoe, Husten, z.T. blutiger Auswurf und ein pneumonischer Auskultationsbefund signalisieren eine Lungenmitbeteiligung; röntgenologisch finden sich unscharf begrenzte, z.T. einschmelzende, asymmetrische Lungeninfiltrate. Die Veränderungen sprechen typischerweise nicht oder kaum auf eine Antibiotikatherapie an und sind stets mit schweren Allgemeinsymptomen assoziiert. Die Niere kann gleichzeitig, selten früher, öfters jedoch erst im späteren Krankheitsverlauf in Form einer sog. „pauci-immunen" nekrotisierenden Glomerulonephritis mitbefallen sein. Bei primärer Nierenmanifestation verläuft die Erkrankung vielfach unter dem Bild einer rapid-progressiven Glomerulonephritis. Oft

Tab. 61/5: ACR-Klassifikationskriterien für die Wegener-Granulomatose.

1. Entzündung in Nase, Mund oder Rachen (ulzerierend, nekrotisierend, purulent)
2. Infiltrationen der Lunge
3. Nephritis mit pathologischem Urinsedimentbefund (Erythrozyturie > 5)
4. Histologie: Granulomatöse Entzündung in der Gefäßwand, perivaskulär und/oder extravaskulär

Bei 2 von 4 pos. Kriterien diagnostische Spezifität 92 %. Sensitivität 88 %.

lassen sich dann Autoantikörper gegen Myeloperoxidase nachweisen. Es können Abgrenzungsprobleme zur Purpura-Schoenlein-Henoch bestehen. Weitere Symptome der Wegener-Granulomatose sind periphere und zentrale Neuropathien, Myokarditis, nekrotisierende Läsionen der Haut und des Darmes. Die Klassifikationskriterien des American College of Rheumatism (ACR) für die Wegener-Granulomatose sind in Tabelle 61/5 wiedergegeben.

▶ **Laboruntersuchungen**

Neben einer massiven Akute-Phase-Reaktion mit hoher BSG, CRP-, Fibrinogen- und Komplementanstieg findet sich regelmäßig eine Leukozytose mit Linksverschiebung, Thrombozytose und Anämie. Im weiteren Verlauf steigen auch die Immunglobuline an. Ein spezifischer Befund ist der Nachweis von IgG-Autoantikörpern gegen ein intrazytoplasmatisches Granulozytenantigen (cANCA), das in über 90 % der Fälle von aktiver Wegener-Krankheit der lysosomalen neutralen Proteinase 3 entspricht.

▶ **Diagnose**

Die Diagnose wird durch die Klinik in Verbindung mit dem serologischen Nachweis eines cANCA und einer Biopsie gestellt (s.a. Tab. 61/4). Letztere kann entweder aus der Nasenschleimhaut oder durch eine offene Lungenbiopsie gewonnen werden. Nierenbiopsien sind zur Diagnosestellung weniger gut geeignet, da sie die spezifischen granulomatösen Veränderungen oft nicht zeigen. Sie fallen jedoch durch eine intra- und extrakapilläre nekrotisierende Glomerulonephritis mit „Halbmondbildung" (Crescents) und nur geringem immunhistologischem Korrelat auf (pauci-immune Glomerulonephritis).

▶ **Therapie und Prognose**

Mittel der Wahl ist Cyclophosphamid, das in einer Dosis von 2 mg/kg KG/d p.o. gegeben wird. Die gleichzeitige Gabe von Prednison (initial 1 mg/kg KG/d) ist sinnvoll, da Cyclophosphamid in der Regel erst nach ein bis zwei Wochen zu wirken beginnt. Auch eine Methylpredisolon-Pulstherapie (10 mg/kg KG/d) über 1 bis 3 Tage und/oder eine initiale Cyclophosphamid-Stoßtherapie (500 mg/m²) sind Optionen für eine Intensivierung der konventionellen Therapie. Ohne Behandlung verläuft die Wegener-Granulomatose fast immer tödlich. Unter der Standardtherapie (sog. Fauci-Schema) mit täglich 2 mg/kg KG Cyclophosphamid plus 0,5–1 mg/kg KG Prednison (absteigend bis 5–10 mg/d) ist die Krankheit in 75 % der Fälle innerhalb von 2 bis 4 Jahren zu kontrollieren allerdings für den Preis einer beträchtlichen Toxizität (Hoffmann, 1992).

Allergische Granulomatose Churg-Strauss

▶ Definition

Diese Vaskulitis wurde 1951 von Churg und Strauss beschrieben. Sie ähnelt der Wegener-Granulomatose und in mancher Hinsicht auch der Panarteriitis nodosa (cPAN). In der Vorgeschichte findet sich stets ein allergisches Asthma bronchiale mit Eosinophilie und erhöhtem IgE. Pathoanatomisch betroffen sind vor allem kleine Gefäße, Kapillaren und postkapillare Venolen. Von den inneren Organen ist im Gegensatz zur cPAN vorwiegend die Lunge betroffen, die Niere dagegen fast nie.

▶ Klinik

Typisch ist ein plötzlicher Beginn mit hohem Fieber, subkutanen Knoten, Pneumonie, Perikarditis und Herzinsuffizienz bei einem Patienten mit länger bestehendem allergischem Asthma und rezidivierenden Sinusitiden. ZNS-Befall und periphere Neuropathien sind häufig, Gelenksymptome finden sich bei etwa 20 % der Patienten. Neben einer Beschleunigung der Blutsenkung findet sich vor allem eine ausgeprägte Eosinophilie, die Werte von 1500 Eosinophilen/µl meist überschreitet, und ein erhöhtes IgE.

▶ Pathologie

Die extravaskulären Granulomknoten zeigen eine dichte Infiltration durch Eosinophile, Epitheloidzellen und Riesenzellen mit zentraler Fibrinoidablagerung. Der Gefäßbefall betrifft vor allem Kapillaren und Venolen. Fibrinoide Nekrosen können sich jedoch auch in kleinen und mittleren Arterien finden. Gefäßbefall und extravaskuläre Granulome finden sich sowohl in der Haut als auch in der Lunge, im Perikard und im Myokard.

▶ Diagnose

Der klinische Verdacht leitet sich aus der Kombination Asthma mit systemischen Symptomen einer Vaskulitis her. Die ACR-Kriterien für die Klassifikation einer Vaskulitis als Churg-Strauss-Vaskulitis sind in Tabelle 61/6 wiedergegeben (Hunder et al., 1990). Der Beweis für die Diagnose ist nur durch eine Biopsie zu erbringen, die entweder aus einem sichtbaren Knoten oder aus der Lunge entnommen wird. Die Verwandtschaft mit der Wegener-Granulomatose läßt

Tab. 61/6: ACR-Kriterien für die Klassifikation einer allergischen Granulomatose Churg-Strauss.

1. Allergisches Asthma
2. Eosinophilie > 10 %
3. Poly- oder Mononeuropathie
4. Lungeninfiltrate
5. Paranasale Sinusauffälligkeiten
6. Extravasale Eosinophilie

Bei Vorliegen von mindestens 4 Kriterien kann die Diagnose mit 99,7 % Spezifität und 85 % Sensitivität angenommen werden.

sich darin erkennen, daß die meisten Fälle auch serologisch cANCA-positiv sind.

▶ Therapie und Prognose

Die Erkrankung spricht in der Regel rasch auf Steroide (1 mg/kg KG) an. Ähnlich wie bei der Wegener-Krankheit und der cPAN ist auch bei der Churg-Strauss-Vaskulitis der Einsatz von Cyclophosphamid (2 mg/kg KG/d) angezeigt. Unbehandelt verläuft die Krankheit häufig tödlich.

Behçet-Krankheit

▶ Definition

Diese Krankheit ist eine Vaskulitis der Kapillaren, Venen und Arterien, die zu rezidivierenden Ulzera im Bereich des Mundes und der Genitalien sowie zu einer rezidivierenden Iritis führen. Die Ätiologie ist unklar. Sowie Viren als auch Streptokokken wird eine pathogenetische Bedeutung zugemessen. Das Erkrankungsrisiko ist erhöht, wenn die Patienten in der Kindheit viele Infekte hatten, aus kinderreichen Familien kommen oder sich in der Kindheit in Regionen aufhielten, in denen die Behçet-Krankheit vermehrt vorkommt wie dem Mittelmeerraum und Japan (O'Duffy, 1990).

▶ Klinik

Rezidivierende Ulzera im Bereich des Mundes sind oft jahrelang die einzigen Krankheitsmanifestationen. Sie setzen nicht selten nach Zahnextraktionen oder Zahnbehandlungen erstmals ein. Die Diagnose wird erst gestellt, wenn Genitalulzera, eine Hypopyon-Uveitis oder andere Symptome der systemischen Vas-

Tab. 61/7: Diagnosekriterien der Behçet-Erkrankung.

1. Hauptkriterium:
● Orale Ulzerationen

2. Nebenkriterien:
● Genitale Ulzera
● Typische Augenläsionen: retinale Vaskulitis, rez. Iridozyklitis mit aseptischem Hypopyon
● Typische Hautläsionen
● Positiver Pathergietest

Für die Diagnose der Behçet-Erkrankung sind das Hauptkriterium und zwei Nebenkriterien erforderlich.

kulitis auftreten, wie Arthritis oder neurologische Störungen. Auch im Gastrointestinaltrakt, besonders im Bereich des Ösophagus, können sich Ulzera entwickeln. Beim Befall des Kolons ist eine histologische Abgrenzung von der Crohn-Krankheit oder einer Colitis ulcerosa u. U. nicht möglich. Als weitere Symptome kommen kutane Vaskulitis und ZNS-Symptome („Neuro-Behçet") vor. Die Diagnose wird in der Regel durch die typische Kombination der Symptome gestellt (Tab. 61/7) sowie durch den histologischen Nachweis der Vaskulitis. Charakteristische serologische Reaktionen gibt es nicht. Neuerdings werden besondere Streptokokken-Serotypen (KTHI, 3,4) vermehrt bei Behçet-Patienten angezüchtet. Ferner wird eine Assoziation mit HLA-B51 beobachtet, wobei berichtet wird, daß Träger dieses HLA-Typs vermehrt TNF bilden. Während akuter Phasen findet sich eine typische Hautreaktion auf einen Nadelstich: Innerhalb von 24 Stunden bildet sich eine Rötung mit einer zentralen Pustel (positiver Pathergietest). Bei Neugeborenen von Müttern mit Behçet-Krankheit können transitorische Krankheitserscheinungen auftreten.

Das **Sweet-Syndrom** (aseptische neutrophile Dermatose) steht wahrscheinlich in einem engen Zusammenhang mit der Behçet-Krankheit, zumindest wurden neuerdings Behçet-Fälle beschrieben, die mit Sweet-Syndrom-ähnlichen Hautläsionen auffielen. Auch Assoziationen der Behçet-Krankheit mit Polychondritis und Crohn-Krankheit sind beschrieben.

▶ Therapie

Die meisten Patienten sprechen auf eine systemische Steroidtherapie an. In schweren Fällen mit viszeraler Beteiligung ist Cyclophosphamid (2–3 mg/kg KG/d) durchaus für eine begrenzte Zeit indiziert. Gute Langzeitergebnisse werden auch mit Cyclosporin A (5 mg/kg KG/d) berichtet. Daneben wurde über die Therapie der Augenveränderungen mit Colchicin berichtet. Nicht durchgesetzt haben sich Versuche mit Transferfaktor und anderen immunmodulatorischen Substanzen. Neuerdings wurden in einzelnen Patienten Therapieerfolge bei okulärer und gastrointestinaler Beteiligung durch eine Behandlung mit IFN-α (Grimbacher, 1997) beschrieben.

Polyangiitis overlap syndrome

Unter diesem Begriff wurden von Fauci et al. (1978) Patienten zusammengefaßt, deren systemische Vaskulitis nicht eindeutig als PAN, Wegener-Krankheit oder allergische Granulomatose klassifiziert werden konnten. Haupthinderungsgrund war das gleichzeitige Vorliegen einer vorwiegend kutanen Hypersensitivitätsvaskulitis („Small vessel vasculitis"). Da sich das Polyangiitis-overlap-Syndrom weder therapeutisch noch prognostisch wesentlich von den schweren nekrotisierenden Vaskulitiden unterscheidet, hat es als Entität keine besondere Bedeutung erlangt.

Tab. 61/8: Diagnosekriterien der isolierten ZNS-Angiitis.

1. Kopfschmerz und multifokale neurologische Symptome während mindestens 6 Monaten
2. Segmentale Stenosen und/oder Unregelmäßigkeiten des zerebralen Angiogramms
3. Ausschluß einer systemischen Erkrankung mit ZNS-Beteiligung
4. Histologische Sicherung durch Leptomeningealbiopsie

Granulomatöse Vaskulitis des Gehirns

▶ Definition

Eine Beteiligung zerebraler Gefäße im Rahmen systemischer Vaskulitiden ist nicht selten. Eine primäre, auf das Hirn beschränkte „Granulomatous angiitis of the nervous system" (GANS) wurde jedoch ebenfalls mehrfach beschrieben. Histologisch handelt es sich um eine granulomatöse Vaskulitis im Bereich kleiner Arterien der Leptomeningen (Lie, 1991).

▶ Klinik

Symptome des Hirndrucks und Kopfschmerzen mit Erbrechen, Bewußtseinseinschränkung und Sehstörungen mit Uveitis posterior können am Anfang stehen. Sprachstörungen, Krampfanfälle und Paresen entwickeln sich mit fortschreitender Erkrankung. Die Diagnosekriterien für die isolierte ZNS-Angiitis sind in Tabelle 61/8 dargestellt.

▶ Diagnose

Der Liquorbefund, meist mit diskreter Pleozytose und Proteinerhöhung, ist von geringem diagnostischem Wert. Der Nachweis einer Mikroproteinurie in der Disk-Elektrophorese kann oft ein wichtiger Befund in der Vorfelddiagnostik sein. Im Computer- und Kernspintomogramm finden sich u. U. Infarkte, in der Angiographie Gefäßverschlüsse oder Aneurysmen. Differentialdiagnostisch auszuschließen sind eine Sarkoidose sowie alle primären und sekundären Vaskulitiden mit ZNS-Beteiligung. Eine definitive Diagnosesicherung gelingt im Einzelfalle nur durch eine offene Leptomeningeal-Biopsie.

▶ Therapie

Es gibt keine sicher wirksame Behandlung, jedoch ist der rasche Einsatz von hochdosierten Steroiden (z. B. 1–3 Tage 500 mg i. v.) gerechtfertigt und sollte zum frühest möglichen Zeitpunkt begonnen werden, da die vaskulitischen Veränderungen sich sehr schnell entwickeln und entsprechend katastrophale Folgen nach sich ziehen können.

Tab. 61/9: Diagnosekriterien der Takayasu-Arteriitis.

1. **Obligatorisches Kriterium:**
   - Alter unter 40 Jahren
2. **Hauptkriterien:**
   - Läsion der linken A. subclavia
   - Läsion der rechten A. subclavia
3. **Nebenkriterien:**
   - Hohe BSG
   - Karotisschmerz
   - Hochdruck
   - Aorteninsuffizienz durch Ektasie
   - Läsion der A. pulmonalis
   - Läsion der linken A. carotis communis
   - Läsion des distalen Truncus brachiocephalicus
   - Läsion der Aorta descendens thoracalis
   - Läsion der Aorta abdominalis

Ein/e Patient/in unter 40 Jahren leidet an einer Takayasu-Krankheit, wenn entweder 2 Hauptkriterien, oder 1 Haupt- und 2 Nebenkriterien oder mindestens 4 Nebenkriterien erfüllt sind (Sensitivität 84 %)

61.1.4 Riesenzell-Arteriitiden: Horton-Krankheit und Takayasu-Krankheit

▶ Definition

Die Arteriitis temporalis Horton ist eindeutig eine Erkrankung des älteren Menschen (> 50 Jahre) und sei hier nur kurz erwähnt. Sie ist mit Abstand die häufigste primäre Vaskulitis. In 30 bis 40 % der Fälle ist sie mit der Polymyalgia rheumatica assoziiert; sie befällt vorzugsweise kleinere und mittlere Arterien des Karotis-Versorgungsgebietes und geht mit hoher systemischer Entzündungsaktivität sowie Allgemeinsymptomen einher.

Demgegenüber ist bei der Takayasu-Arteriitis die Aorta als primäres Organ befallen; auch hier besteht eine hohe Entzündungsaktivität. Die Symptome entstehen durch Verschlüsse abgehender Arterien („Pulseless disease"). Die Patienten sind zu 84 % weiblichen Geschlechts und immer jünger als 40 Jahre. Kindliche Fälle sind beschrieben.

▶ Klinik

Die Takayasu-Krankheit kann sich zunächst über Jahre hinziehen, während derer nur Allgemeinsymptome wie Müdigkeit, Appetitlosigkeit oder Gelenkbeschwerden auftreten. Während dieser Zeit finden sich als objektive Befunde eine Hypergammaglobulinämie sowie eine BSG- und CRP-Erhöhung. Die Diagnose wird meist erst gestellt, wenn durch Verschluß von Aortenabgangsarterien Folgesymptome wie Herzinfarkt, Amaurosis fugax, Hirninfarkt, Muskelschmerzen, akutes Abdomen, Nierenarterienstenose mit Hypertension oder ein einseitiger Verlust der Hand- oder Fußpulse bemerkt wird. Röntgenologisch finden sich Wandunregelmäßigkeiten und oft eine aneurysmatisch erweiterte Aorta bzw. Aneurysmen der Abgangsäste. Die klinischen Diagnosekriterien sind in Tabelle 61/9 aufgeführt.

▶ Pathologie

Die pathologischen Veränderungen der Takayasu-Erkrankung finden sich an der Aorta sowie am Abgang der großen Arterien. Es finden sich in der Media der Gefäße diffuse Rundzellinfiltrate mit Langerhans- und Fremdkörper-Riesenzellen, kleinen Nekroseherden und in geringerem Umfang auch Granulome. Mit der Zeit bildet sich eine ausgeprägte Fibrose unter Verlust der elastischen Fasern aus. Reste der elastischen Fasern werden in den Riesenzellen gefunden. Die Rundzellinfiltration und Fibrose greifen schließlich auf Adventitia und Intima der Gefäße über.

▶ Therapie

Aus nicht geklärten Gründen leiden Patienten mit Takayasu-Krankheit weitaus häufiger unter Tuberkulose als vergleichbare Kollektive. Die Therapie der Arteriitis selbst besteht in der Gabe von Steroiden (0,5–1,0 mg Prednison/kg KG/d initial). Die Wirkung der Steroidtherapie reicht jedoch oft nicht aus, so daß auch Immunsuppressiva/Zytostatika wie Azathioprin

Tab. 61/10: Sekundäre Vaskulitiden (nach Peter, 1996).

1. Autoimmunerkrankungen
a) Rheumatoide Arthritis
b) Reaktive Arthritideri
c) Systemischer Lupus erythematodes
d) Progressive Systemsklerose
e) Dermato-/Polymyositis
f) Autoimmune Hepatitis
g) Entzdl. Darmerkrankungen (Colitis ulc., Crohn-Kr.)
h) Sarkoidose, Panniculitiderl

2. Bei Infektionskrankheiten
a) Bakterien: Strepotokokken, Chlamydien, Mykoplasmen
b) Viren: HBV, HSV, C MV, EBV, Coxsackie u. a.
c) Spirochäten: Treponemen, Borrelien
d) system. Mykosen
e) Parasitosen

3. Bei malignen Erkrankungen (paraneoplastisch)
a) Monoklonale Gammopathien
b) Kryoglobulinämie
c) Kryofibrinogenämie
d) Leukämien, Lymphome
e) solide Tumoren

4. Bei Intoxikationen
a) Heroin
b) Mutterkornalkaloide
c) Schlangengift (Cobra)

5. Durch Medikamente
a) Nichtsteroidale Antirheumatika
b) Antibiotika
c) Basistherapeutika (Gold, D-Penicillamin)
d) Zytostatika u. Antimetabolite (Bleomycin, MTX, Cyclophosphamid u. a.)

(2 mg/kg KG/d), Cyclophosphamid (2 mg/kg KG/d über eine begrenzte Zeit) oder Cyclosporin A (5 mg/kg KG/d) versucht werden.

61.2 Sekundäre Vaskulitiden

Diese Gruppe von Krankheiten tritt im Verlauf oder im Gefolge zahlreicher systemischer Erkrankungen auf und kann sowohl den Kapillarbereich, als auch kleine und mittlere Arterien betreffen (Tab. 61/10). Histologisch und immunpathogenetisch sind die meisten der sekundären Vaskulitiden immunkomplexbedingt und imponieren deshalb als leukozytoklastische oder nekrotisierende Vaskulitiden. Größere Gefäße (venös und/oder arteriell) können aber auch befallen sein, z. B. bei einem Lupus-Antikoagulans-Syndrom i. R. eines SLE (s. S. 624) oder bei erregerbedingten Vaskulitiden wie z.B. bei Lues (Peter und Gross, 1996).

61.3 Vaskulitis-Sonderformen

Einige Gefäßerkrankungen, die teilweise nur im weitesten Sinne Vaskulitiden sind oder diese auch imitieren, lassen sich bisher nicht klassifizieren (Tab. 61/11). Sie haben ganz unterschiedliche Pathomechanismen. Einige dieser Krankheitsbilder mit pädiatrischer Relevanz sollen hier kurz besprochen werden.

61.3.1 Goodpasture-Syndrom

▶ Definition

Der Begriff wurde ursprünglich für die Kombination einer oft rasch progredienten Glomerulonephritis mit Lungenblutung (pulmorenales Syndrom) verwandt, ohne daß die immunologische Ursache näher definiert war (Goodpasture, 1919). Inzwischen sind **pulmorenale Syndrome** sowohl bei Kollagenosen, als auch bei pANCA-positiver, mikroskopischer Polyarteriitis (mPAN) sowie im Zusammenhang mit isolierter Immunkomplexablagerung anderer Genese in Lungen und Nieren beschrieben worden.

Tab. 61/11: Vaskulitis-Sonderformen.

a) Goodpasture Syndrom
b) Erythema exsudativum multiforme und Stevens-Johnson-Syndrom
c) Thrombangitis obliterans (v. Winiwarter, Buerger)
d) Sneddon-Syndrom
e) Thrombotisch-thrombozytopenische Purpura (Moschkowitz)
f) Cogan-Syndrom

▶ Klinik

Derr Begriff Goodpasture-Syndrom wurde auf die sehr seltene mit Anti-Basalmembran-Antikörpern einhergehende Form der Glomerulonephritis und Hämoptyse beschränkt. Die Erkrankung betrifft bevorzugt junge Männer. Schweres allgemeines Krankheitsgefühl, Fieber, Hämoptyse, röntgenologischer Nachweis von Lungenblutungen, eine rasch progrediente Glomerulonephritis und eine Eisenmangelanämie charakterisieren das klinische Bild. Differentialdiagnostisch ist auch an die idiopathische Lungenhämosiderose (Celen-Krankheit) zu denken, die allerdings ohne Glomerulonephritis verläuft.

▶ Therapie

Die Therapie besteht in hochdosierten Prednisongaben und einer frühen, großvolumigen Plasmaphäresetherapie mit anschließender Cyclophosphamid- oder Steroidpulstherapie. Nicht immer läßt sich trotz dieser aggressiven Therapie das Fortschreiten der Erkrankung verhindern. In manchen Fällen soll die bilaterale Nephrektomie einen Stillstand der Lungenblutungen gebracht haben.

61.3.2 Erythema exsudativum multiforme und pluriorifizielle Ektodermose (Stevens-Johnson-Syndrom)

▶ Definition

Das Erythema multiforme ist eine Vaskulitis (Kapilaritis), die sich vorwiegend an der Haut abspielt und die durch multiforme Effloreszenzen gekennzeichnet ist. Das gleichzeitige Auftreten dieser Hauterscheinungen mit Schleimhautläsionen und Entzündungen der Orifizien wird als Stevens-Johnson-Syndrom bezeichnet. Die Krankheit kommt vor allem bei Kindern und jungen Erwachsenen vor, das Stevens-Johnson-Syndrom ist bei Knaben häufiger als bei Mädchen.

▶ Pathogenese

Das Eythema multiforme gehört zu den wenigen Vaskulitiden, bei denen Infektionserreger und Medikamente als auslösende Ursachen bekannt sind. Unter den Infektionserregern ist die Rolle des Herpes-simplex-Virus und der Mykoplasmen am klarsten dokumentiert; weiter sind Infektionen durch Streptokokken, Adenoviren, Influenza A und Chlamydia psittaci in Verbindung mit dem Erythema multiforme gehäuft beobachtet worden. Unter den auslösenden Medikamenten stehen Sulfonamide und Penicillin an erster Stelle, das Erythema multiforme kann jedoch auch nach Bestrahlungen und unter Immunsuppression vorkommen.

▶ Klinik

In schweren Fällen stehen Fieber, Halsschmerzen und allgemeines Krankheitsgefühl am Anfang. In leichteren Fällen sind nur Hauterscheinungen ohne Allgemeinsymptome vorhanden. Die Hautläsionen treten symmetrisch auf und bestehen zunächst aus rötlichen Flecken und Papeln. Pathognomonisch ist die Irisläsion (Schießscheibenläsion; Farbabb. FA 63 auf Farbtafel XI). Aus dem Zentrum dieser Effloreszenzen können sich Bullae (Farbabb. FA 64 auf Farbtafel XI) entwickeln. Die Schleimhautläsionen finden sich vor allem an Haut-Schleimhaut-Grenzen periorifiziell, d. h. am Mund, Anus und der Urethra. Häufig sind jedoch auch die Augen und die Mundschleimhaut selbst betroffen (Farbabb. FA 65 auf Farbtafel XI). Eine Beteiligung innerer Organe ist selten, kann sich jedoch sowohl im Bereich der inneren Oberflächen, also Ösophagus, Darm und Bronchien, als auch in den Nieren, am Herzen und dem Zentralnervensystem abspielen. Beim Auftreten von Lungeninfiltraten ist im Einzelfall nicht zu unterscheiden, ob es sich um eine Infektion als auslösende Ursache handelt oder um eine Manifestation der Krankheit selbst.

▶ Laborbefunde

Nur in ausgeprägten Fällen findet sich eine BSG-Beschleunigung und eine Leukozytose. Wie beim Kawasaki-Syndrom ist das Serum-IgE in der akuten Krankheitsphase erhöht. Sowohl in Papeln als auch in den Irisläsionen finden sich Veränderungen der kleinen Gefäße ohne fibrinoide Nekrosen. Die zellulären Infiltrate der Haut bestehen vorwiegend aus Lymphozyten und Histiozyten.

▶ Therapie

Wichtigster Bestandteil der Behandlung ist das Absetzen auslösender Medikamente bzw. die Therapie einer auslösenden Infektion (häufig Mykoplasmen). Im übrigen beschränkt sich die Behandlung auf symptomatische Maßnahmen wie Mundpflege und Augenpflege. In sehr schweren Fällen ist ein Versuch mit Steroiden gerechtfertigt. Über ihre Wirkung existieren jedoch keine kontrollierten Studien.

61.3.3 Thrombangitis obliterans (v. Winiwarter Buerger)

▶ Definition und Pathogenese

Es handelt sich um eine langsam progrediente Angiopathie der mittleren und kleinen Extremitätengefäße mit segmentalem Befallsmuster und terminal thrombotischen Verschlüssen (Buerger, 1908). In der Hälfte der Fälle sind auch Venen mitbetroffen (Winiwarter, 1879). Die Erkrankung ist selten (0,5–1/100 000 pro Jahr) und betrifft bereits Jugendliche, meist jedoch Männer zwischen 20 und 50 Jahren. Die Mehrzahl der Patienten sind Raucher, bei Frauen findet sich fast regelmäßig auch eine hormonale Antikonzeption. Pathogenetisch wird eine primäre Endothelzellläsion nach toxischer (Nikotin), infektiöser oder hyperergisch-autoimmuner Schädigung (z. B. gegen ein Tabakprotein) angenommen. Sekundär kommt es dann zu lumeneinengenden Endothel- und Mediazell-Proliferationen mit relativ wenigen Entzündungszellen.

▶ Klinik

Im Vordergrund steht ein Raynaud-Phänomen, das früh mit trophischen Störungen (Nagelfalz- und Fingerkuppennekrosen), Belastungs- und Ruheschmerzen sowie Sensibilitätsstörungen einhergehen kann. Im Gefolge von banalen Infekten kommt es nicht selten zur Entwicklung fulminanter peripherer Arterienverschlüsse mit Nekrosen.

▶ Labor

Die Laborparameter sind meist völlig unauffällig. Elastin-Autoantikörper wurden beschrieben, zeigen jedoch keine besondere Spezifität. Die Diagnose ergibt sich aus Anamnese, typischer Klinik mit akralen Nekrosen und fadenförmig verdämmernden, z.T. segmental abbrechenden peripheren Gefäßen im Arteriogramm.

▶ Therapie

Bei akuten Verschlüssen kann eine lokale Lyse versucht werden. Ansonsten gilt neben striktem Rauchverbot und Absetzen oraler Kontrazeptiva, daß Kalziumantagonisten und Aspirin (100 mg/d) symptomatisch wirksam sind.

61.3.4 Sneddon-Syndrom (Ehrmann-Sneddon-Krankheit)

▶ Definition und Pathogenese

Es handelt sich um das gemeinsame Vorkommen einer Livedo racemosa mit zerebrovaskulären Störungen, die in Form ischämischer Hirninfarkte, als Psychosen oder als zunehmende Demenz in Erscheinung treten (Ehrmann, 1919, Sneddon, 1965). Auch hier liegt eine langsam progrediente okklusive Angiopathie kleiner und mittlerer Arterien vor, lokalisiert besonders an der Kutis-Subkutis-Grenze und im ZNS. Histologisch finden sich Gefäßobliterationen durch Einsprossen von Gefäßmuskelzellen sowie thrombotische Verschlüsse. Frauen mit Nikotinabusus und Antikonzeptiva in der Vorgeschichte sind besonders gefährdet.

▶ **Klinik**

Es finden sich häufig Raynaud-Beschwerden und ein Hypertonus, so daß auch rezidivierende Mikroembolien als Ursache der zerebrovaskulären Läsionen diskutiert werden.

▶ **Labor**

Während die Routinelaborparameter weitgehend uncharakteristisch sind, finden sich bei 60 bis 80 % der Patienten hochtitrige Phospholipid-Autoantikörper der IgG- und/oder IgM-Klasse, sowie ein gesteigerter intravasaler Komplementumsatz. Wenn diese Antikörper gleichzeitig mit einer Thrombozytopenie und einer PTT-Verlängerung assoziiert sind, so bestehen enge Beziehungen zum Lupusantikoagulans-Syndrom (s. S. 490).

▶ **Therapie**

Neben **Aspirin** (2–3 mg/kg KG/d) werden isovolämische Hämodilution, Pentoxyphyllin, Kalziumantagonisten und Immunsuppressiva eingesetzt. Der Wert der letzteren ist jedoch noch nicht erwiesen. Insgesamt ist die Behandlung der Sneddon-Erkrankung unbefriedigend.

61.3.5 Thrombotisch-thrombozytopenische Purpura (TTP) und hämolytisch-urämisches Syndrom (HUS)

▶ **Definition**

Nach heutiger Ansicht liegt diesen beiden Erkrankungen die gleiche pathogenetische Störung in Form einer thrombotischen Mikroangiopathie zugrunde. Während die von Moschkowitz 1924 erstmals beschriebene TTP eher Erwachsene betrifft, wird das klassische HUS vorwiegend bei Kindern nach Infekten beobachtet, so besonders nach hämorrhagischer Enterokolitis mit verocytotoxinproduzierenden E.-coli-Stämmen. Der thrombotischen Mikroangiopathie liegt keine eigentliche Vaskulitis, sondern eine ätiologisch noch unklare Endothelzellschädigung zugrunde, die eine disseminierte Thromboseneigung nach sich zieht.

▶ **Klinik**

In mehreren Studien werden immer wieder 5 Leitsymptome aufgeführt, die in unterschiedlicher Gewichtung für beide Krankheitsbilder zutreffen (die beiden ersten mehr bei der TTP, die beiden letzten mehr beim HUS): neurologische Störungen (Kopfschmerz, Somnolenz, Paresen, Koma), Thrombozytopenie, Fieber, mikroangiopathische hämolytische Anämie (Fragmentozyten, Coombs-Test negativ), Nierenversagen.

Pathoanatomisch finden sich disseminierte plättchenreiche hyaline Thromben in Kapillaren und Arteriolen (nicht in Venolen) mit Endothelzellproliferation und Fehlen von Entzündungszellen.

▶ **Labor**

Neben einer ausgeprägten Akute-Phase-Reaktion mit hoher BSG, mäßiger Leukozytose, Anstieg der harnpflichtigen Substanzen, Hämolysezeichen und Nachweis typischer Fragmentozyten im Ausstrich finden sich bei etwa 25 % der Patienten auch erhöhte Fibrin-Spaltprodukte, ohne daß sich das Vollbild einer Verbrauchskoagulopathie entwickelt.

▶ **Pathogenese**

Ursächlich liegt der Erkrankung ein Umschlagen des komplexen Zusammenspiels von Gerinnungsfaktoren, Thrombozyten und Endothel aus einem nichtthrombogenen in einen mikroangiopathisch-thrombophilen Zustand zugrunde. Eine ätiologisch noch ungeklärte Endothelzellschädigung scheint den Prozeß zu starten, in dessen Verlauf eine Reihe thrombogener Zustandsänderungen des Gerinnungssystems nachweisbar werden. So sinkt das Fibrinolysepotential, die Endothelien produzieren weniger Gewebsplasminogenaktivator (TPA) und Prostacyclin, dafür mehr Plättchenaktivierungsfaktor (PAF) und TPA-Inhibitor. Ferner werden aus den geschädigten Endothelzellen ungewöhnlich große multimere v.-Willebrand-Faktor-Moleküle (ULvWF) freigesetzt, deren physiologische Depolymerisation in der Zirkulation offenbar nicht gelingt. ULvWF-Multimere binden an Thrombozyten und wahrscheinlich auch an Erythrozyten und führen zu exzessiver Thrombozytenaggregation und Hämolyse mit Fragmentozytenbildung. Bei einem Patienten mit HUS wurde ein genetischer Defekt des Komplement-Faktors H beschrieben.

▶ **Therapie**

Die Prognose dieses schweren Krankheitsbildes war noch bis vor kurzem äußerst schlecht. Zwar erholen sich Kinder mit HUS in zwei Drittel der Fälle durch symptomatische Maßnahmen (Aspirin, Dipyridamol, Pentoxyphyllin, Prednison, Hämodialyse) wieder vollständig, bei Erwachsenen mit TTP trifft dies jedoch nur in 30 bis 40 % der leichten Verläufe zu. Die schweren Verläufe zeigen eine hohe Letalitätsrate bedingt durch zerebrales oder renales Organversagen bzw. Blutungen. Erst seit Einführung von Plasmapharese und/oder Frischplasmagaben und strikter Vermeidung von Thrombozytentransfusionen in der Akutphase hat sich die Prognose entschieden gebessert.

61.3.6 Cogan-Syndrom

Es handelt sich um eine seltene, meist primär in der HNO- oder Augenklinik betreute Erkrankung mit chronisch fortschreitender Innenohrschwerhörigkeit, interstitieller Keratitis und entzündlichen arteriellen Verschlüssen von Extremitäten und Organgefäßen. Ähnlichkeiten bestehen zum Vogt-Harada-Syndrom. Die Ätiologie ist unklar. Für die Therapie kommen Aspirin, Steroide, H_1- und Kalziumantagonisten in Frage.

Literatur

Al Sheyyab M, El Shanti H, Ajlouni S, Batieha A, Daoud AS (1996). Henoch-Schoenlein purpura: clinical experience and contemplations on a streptococcal association. J Trop Pediatr 42 (4): 200–203

Barron KS 1998. Kawasaki disease in children. Curr Opinion Rheumat 10: 29–37

Dajani AS, Taubert KA, Takahashi M et al (1994). Guidelines for Long-term Management of Patients with Kawasaki Disease. Circulation 89: 916–922

Fauci AS, Haynes BF, Katz P (1978). The spectrum of vasculitides. Clinical, pathologic, immunologic and therapeutic considerations. Ann Int Med 89: 660–670

Grange F, Couilliet D, Krzisch S, Grosshans E, Guillaume JC (1996). Hidradenite Plantaire. Ann Dermatol Venereol 123 (2): 109–113

Grimbacher B, Wenger B, Deibert P, Ness T, Koetter I, Peter HH (1997). Loss of vision and diarrhoea. Lancet 350: 1818

Gross WL, Hauschild S, Mistry N (1994). The clinical relevance of ANCA in vasculitis Clin exp Immunol 93: 7–11

Gross WL (1996). Primäre Vaskulitiden. In: Peter HH, Pichler WJ (eds) „Klinische Immunologie" 2nd ed. München (Urban & Schwarzenberg) 401–421

Hoffmann GS, Kerr GS, Leavitt RY, Hallahan CW 1992. Wegener's granulomatosis an analysis of 158 patients. Ann Int Med 116: 488–95

Hunder GG, Arend WP, Bloch DA et al (1990). The American College of Rheumatology 1990 criteria for the classification of vasculitis. Arthritis Rheum 33: 1065–1144

Jennette JC, Falk RJ, Andrassy K, Bacon PA, Churg J, Gross WL, Hagen EC, Hoffman, GG, Hunder CG, Kallenberg CGM, McCluskey RT, Sinico RA, Rees AJ, van ES LA, Waldherr R, Wiik A (1994). Nomenclature of systemic vasculitides. Arthritis Rheum 37: 187–192

Leung DY, Giorno RC, Kazemi LV, Flynn PA, Busse JB (1995). Evidence for superantigen involvement in cardiovascular injury due to Kawasaki syndrome. J Immunol 155: 5018–5021

Lie JT (1991). Angiitis of the central nervous system. Curr Opin Rheum 3: 36–45

Lightfoot RW, Michel BA., Bloch DA., Hunder GG., Zvaifler N j., McShane D j, Arend WP, Calabrese LH, Leavitt RY. Lie ,j T, Masi AT, Mills JA, Stevens MB, Wallace SL (1990). The American College of Rheumatology 1990 criteria for the classification of polyarteriitis nodosa. Arthritis Rheum 33: 1088–93

O'Duffy JD (1990). Behçet's syndrome. New Engl J Med 322: 326–328

Nowack R, Flores-Suarez LF, van der Woude FJ (1998). New developments in the pathogenesis of systemic vasculitis. Curr Opin Rheum 10: 3–11

Peter HH, (1991). Vaskulitiden. In: Peter HH (ed.) Klinische Immunologie - Innere Medizin der Gegenwart. München (Urban& Schwarzenberg) Bd. 9: 401–414

Peter HH, Gross WL (1996). Sekundäre Vaskulitiden. In Peter HH, Pichler WJ (eds): Klinische Immunologie (2 nd ed). München (Urban & Schwarzenberg) 422–437

62 Sklerodermie und verwandte Erkrankungen

H. Michels, H. Tuckenbrodt

62.1	Juvenile systemische Sklerodermie	659
62.1.1	Definition	659
62.1.2	Epidemiologie	659
62.1.3	Pathologie und Ätiopathogenese	659
62.1.4	Klinische Manifestationen	659
62.1.5	Laborbefunde	661
62.1.6	Diagnose	661
62.1.7	Therapie	662
62.1.8	Verlauf, Prognose	663
62.2	**Juvenile zirkumskripte Sklerodermie**	**663**
62.2.1	Definition	663
62.2.2	Epidemiologie	664
62.2.3	Pathologie und Ätiopathogenese	664
62.2.4	Klinische Befunde	665
62.2.5	Laborbefunde	665
62.2.6	Diagnose	665
62.2.7	Therapie	665
62.2.8	Prognose	666
62.3	**Juveniles Sharp-Syndrom (Juvenile mixed connective tissue disease, JMCTD)**	**666**
62.3.1	Definition	666
62.3.2	Epidemiologie	666
62.3.3	Pathologie und Ätiopathogenese	666
62.3.4	Klinik, Hauptsymptomatik	666
62.3.5	Laborbefunde	667
62.3.6	Diagnosestellung, Differentialdiagnose	667
62.3.7	Therapie	667
62.3.8	Prognose, Verlauf	667
62.5	**Juveniles Raynaud-Syndrom**	**667**
62.5.1	Definition, Klinik, Diagnostik	667
62.5.2	Therapie und Prognose	668
62.6	**Juveniles Sjögren-Syndrom**	**668**
62.6.1	Definition	668
62.6.2	Epidemiologie	668
62.6.3	Pathologie und Ätiopathogenese	669
62.6.4	Klinik	669
62.6.5	Laborbefunde	669
62.6.6	Diagnose	670
62.6.7	Therapie und Prognose	670
62.7	**Weitere Erkrankungen mit sklerodermiformen Hauterscheinungen**	**671**

Der Begriff „Sklerodermie" (Verhärtung der Haut) bezieht sich auf die der systemischen Sklerodermie und anderen Sklerodermie-Syndromen (Tab. 62/1) gemeinsame und im klinischen Erscheinungsbild charakteristische Hautmanifestation. Bei den **lokalisierten** bzw. **zirkumskripten** Sklerodermieformen bleibt die Erkrankung im wesentlichen auf die Haut beschränkt, während sich bei der **systemischen** Sklerodermie ähnliche Veränderungen an den inneren Organen entwickeln können und dann zu Funktionsstörungen bis hin zu Organversagen führen. Die systemische Sklerodermie ist im Kindesalter selten, häufiger findet sich die zirkumskripte Sklerodermie, mit der die **eosinophile Fasziitis** Ähnlichkeiten aufweist. Auch **Mischkollagenosen** wie das juvenile Sharp-Syndrom können sklerodermiforme Hautveränderungen aufweisen. Das **Raynaud**- und das **Sjögren-Syndrom** gehören zum klinischen Spektrum der systemischen Sklerodermie, werden aber auch in Verbindung mit anderen Kollagenosen und Mischkollagenosen sowie als eigenständige Erkrankungen gefunden. Die Erkrankungen erhalten den Zusatz „**juvenil**", wenn sie vor dem 16. Lebensjahr beginnen.

Tab. 62/1: Sklerodermiesyndrome (vgl. Tab. 62/2 und 62/11).

Systemische Formen
- Systemische Sklerodermie
- Sklerodermie bei Mischkollagenosen

Lokalisierte Formen
- Zirkumskripte Sklerodermie
- Eosinophile Fasziitis

Andere Erkrankungen mit „Sklerodermie"
- Toxic oil syndrome (TOS)
- Eosinophilie-Myalgie-Syndrom (EMS)
- Chemisch bzw. durch Medikamente induzierte Sklerodermiesyndrome
- Graft-versus-host-Erkrankung
- Karzinoidsyndrom
- Phenylketonurie

Tab. 62/2: Klassifikation der systemischen Sklerodermie (s. Text; modif. n. Black & Denton: Br J Rheumatol 34: 3–7, 1995).

Präsklerodermie

- Raynaud-Phänomen
- Nagelfalz-Kapillarveränderungen (Kapillarmikroskopie)
- Typische spezifische antinukleäre Antikörper (s. Tab. 62/3)

Sklerodermie mit diffusem Hautbefall

- Hauterscheinungen und Raynaud-Phänomen beginnen innerhalb desselben Jahres
- Hautbefall schließt Stamm und Akren ein
- Frühe Organbeteiligung (Lungenfibrose, Nieren, GI-Trakt, Myokard)
- Nagelfalzkapillaren erweitert und destruiert
- Sehnenreiben („Tendon friction rubs")
- Topoisomerase-I- (oder RNS-Polymerase-I bzw.-III - oder Fibrillarin-) Antikörper (s. Tab. 62/3)

Sklerodermie mit limitiertem Hautbefall

- Isoliertes Raynaud-Phänomen für Jahre
- Begrenzter Hautbefall: Hände, Gesicht, Füße, oft lediglich Finger („Sklerodaktylie")
- Organbeteiligung spät (pulmonale Hypertonie, Ösophagus, primäre biliäre Zirrhose)
- Hautverkalkungen, Teleangiektasien
- Nagelfalzkapillaren erweitert, aber nicht destruiert
- Zentromer-Antikörper in 70–60 %

„Scleroderma sine scleroderma"

- Raynaud-Phänomen
- Keine Hautsklerose
- Typische Organbeteiligung: Lungenfibrose, Niere, Myokard, GI-Trakt
- Sklerodermietypische antinukleäre Antikörper (s. Tab. 62/3)

62.1 Juvenile systemische Sklerodermie

62.1.1 Definition

Die systemische Sklerodermie ist eine Multisystemerkrankung mit symmetrischer fibröser Verdickung und Verhärtung der Haut kombiniert mit ähnlichen Veränderungen der digitalen Arterien, innerer Organe, der Synovialis oder der Muskulatur. Nach Ausmaß, Dynamik und Lokalisation des Hautbefalls unter Einbeziehung des Erkrankungsverlaufes, des Organbefalls und der antinukleären Antikörper (ANA) kann eine Klassifikation in Präsklerodermie, limitierte Sklerodermie, diffuse Sklerodermie und „Scleroderma sine scleroderma" vorgenommen werden, die auch prognostische Bedeutung besitzt (Tab. 62/2).

62.1.2 Epidemiologie

Im Kindesalter ist die systemische Sklerodermie selten. Die jährliche Inzidenz bei Kindern bis zu einem Alter von 15 Jahren wurde mit 0.05 pro 100 000 berichtet (Pelkonen et al., 1994). Daten über die Prävalenz liegen nicht vor. Bei Erwachsenen wurde sie mit 29 bis 113 pro 100 000 Einwohner angegeben (South Carolina, Maricq et al. 1989), der Anteil der Kinder unter 10 Jahren wurde mit 1,5 % aller Fälle geschätzt. Das Verhältnis Mädchen zu Jungen ist vor dem 8. Lebensjahr ausgeglichen und liegt danach bei 4:1.

62.1.3 Pathologie und Ätiopathogenese

Nach einer Ödemphase kommt es in der Haut zur Entzündung kleiner Arterien und Arteriolen mit perivaskulären mononukleären Infiltraten (vornehmlich aktivierte CD4-Zellen), zunehmender intimaler Proliferation und periadventitieller Fibrose, die zu Lumeneinengung und Verschluß mit nachfolgend sich ausbreitender Fibrose führen. Unterhalb der atrophischen Epidermis findet sich schließlich eine Schicht kompakter Kollagenbündel, die mit fingerartigen Ausstülpungen in die Subkutis reichen und die Haut fest an das unterliegende Gewebe binden. Lunge, Herz- und quergestreifte Muskulatur zeigen ganz ähnliche Blutgefäßveränderungen und interstitielle Fibrose. Im Ösophagus und im übrigen Gastrointestinaltrakt entwickelt sich eine Atrophie der Muscularis mit teilweisem Ersatz durch fibrotisches Material.

In der Pathogenese spielen immunologische Vorgänge, vaskuläre Prozesse und Fibroblasten-Proliferation mit vermehrter Kollagensynthese eine wesentliche Rolle, wobei genetische und zahlreiche immunologische Besonderheiten eine Autoimmunpathogenese nahelegen.

Bei genetisch disponierten Menschen kommt es nach Einwirkung auslösender Faktoren (Viren? Umweltfaktoren? Medikamente?) zu einer Endothelzellschädigung mit Expression von Adhäsionsmolekülen und Fixierung immunologisch aktiver Zellen und von Thrombozyten. Lymphozyten und Makrophagen infiltrieren das Gewebe und werden durch die ebenfalls Adhäsionsmoleküle exprimierenden Fibroblasten fixiert. Durch Bildung von Wachstumsfaktoren wie „Transforming growth factor β" (TGF-β) oder „Platelet derived growth factor" (PDGF) werden die Kollagensynthese und die Bildung weiterer extrazellulärer Matrixbestandteile in den Fibroblasten heraufreguliert. Das gebildete Kollagen könnte seinerseits zur Aktivierung zellulärer Immunvorgänge und damit zu einer Perpetuierung des Prozesses führen. Je nach Ausprägung der Autoimmunreaktion, beeinflußt von genetischen Gegebenheiten (vgl. Tab. 62/3) und abhängig von weiteren noch unbekannten Faktoren entwickelt sich eine Sklerodermie mit diffusem oder limitiertem Hautbefall oder eine zirkumskripte Sklerodermie.

62.1.4 Klinische Manifestationen

Klinisches Leitsymptom sind die Hauterscheinungen. Die für die Prognose maßgebliche Beteiligung der in-

Tab. 62/3: Sklerodermieassoziierte Autoantikörper (s. Text).

Antigen	Lokalisation, biolog. Bedeutung	HLA-Assoziation	Häufigkeit (%)	Klinische Assoziationen	Klinischer Schwerpunkt
Topoisomerase I (Scl-70)	Nukleoplasma, DNS-Topoisomerase	DR11	15–25	diffuse Sklerodermie	Lungenfibrose
RNS-Polymerase I	Nukleolus, Transkription ribosomaler RNS	DR4	20	diffuse Sklerodermie	Niere
RNS-Polymerase II	Nukleoplasma, Transkription von Boten-RNS und der RNS der snRNP-Partikel	DR4	meist gleichzeitig Anti-RNS-Poly I u. III	diffuse Sklerodermie, Overlap-Syndrom, SLE	variabel
RNS-Polymerase III	Nukleoplasma, Transkription kleiner RNS-Moleküle wie Transfer-RNS	DR4	?	diffuse Sklerodermie	Niere
U3-snoRNP (Fibrillarin)	Nukleoplasma, Spleißen ribosomaler RNS	DRB1*1302, DQB1*0604	5	diffuse Sklerodermie	Lungenfibrose, Darm, Herz Niere, pulmonale Hypertension
Zentromer (Proteine CENP A, CENP B, CENP C u. a.)	Nukleus: Zentromerregion der Chromosomen, Trennung der homologen Chromosomen in der Meiose und Mitose	DR1, DR4, DRw8	25	limitierte Sklerodermie, CREST-Syndrom, prim. biliäre Zirrhose	pulmonale Hypertonie
Th-snoRNP (Synonyme: To-, Wa-)	Nukleolus, Endoribonuklease	?	5	limitierte Sklerodermie	pulmonale Hypertonie, Dünndarm
NOR-90	Nukleolus-Aufbau nach Mitose	DR1	<1	SLE, Sklerodermie, Raynaud-Syndrom	
U1 snRNP	Nukleoplasma, Spleißen der Boten-RNS	DR4	10	MCTD	Muskulatur, Gelenke
PM-Scl	Nukleolus; Proteinkinase; Ribosomen-Biogenese?	DR3, DQA1*0501	5	Overlap von Polymyositis und Sklerodermie	Muskulatur, Arthritis, Lungenfibrose
KU	Nukleoplasma, Nukleolus, Teil einer Proteinkinase, die DNS-Brüche repariert	DQw1	5–10?	Overlap von Polymyositis und Sklerodermie	Muskulatur

Abkürzungen/Erläuterungen: RNS, Ribonukleinsäure; U1, U3, U steht für **U**racil-reich; CENP, **CEN**tromere-**P**rotein; Th, Patienten-Initialen; sno, **s**mall **n**ucle**o**lar; RNP, Ribonukleoprotein; NOR, Nucleolus-Organizer-Region; sn, **s**mall **n**uclear; PM-Scl, PolyMyositis-Sclerodermie; KU, Patienten-Initialen

neren Organe, insbesondere des Magen-Darm-Traktes, der Lunge, der Nieren und des kardiovaskulären Systems betrifft vorwiegend die Verlaufsform mit diffusem Hautbefall. Allerdings entwickelt ein Teil der Patienten mit limitierter Sklerodermie (Tab. 62/2) eine pulmonale Hypertonie.

Zu Beginn der Erkrankung finden sich vasomotorische Störungen, die bei der limitierten Sklerodermie den folgenden Manifestationen jahrelang vorausgehen können und im wesentlichen in Raynaud-Phänomen (bei > 90 % der Patienten), Akrozyanose und Parästhesien bestehen. Die nun folgende „Prodromalphase" ist gekennzeichnet durch Krankheitsgefühl, Schwäche, depressive Verstimmung. Der Hautbefall der dritten Phase erlaubt die bis dahin noch unsichere Einordnung des Krankheitsbildes. Die vierte Erkrankungsphase umfaßt die Organmanifestationen und die charakteristische Progredienz der Hauterscheinungen.

Die Veränderungen an der **Haut** und im subkutanen Fettgewebe verlaufen schubweise. Nach einer Monate dauernden Ödemphase führt die Zunahme der Produktion kollagener Fasern zur „Sklerodermie" mit Verdickung der Haut. Im weiteren Verlauf atrophiert die Haut jedoch einschließlich der Anhangsgebilde, wird glänzend, glatt, straff und dünn, ist auf der Unterlage kaum verschieblich und kann Pigmentverschiebungen aufweisen. Dazu kommen bei der limitierten Form in 75 % Teleangiektasien und bei etwa 10 % der Patienten Kalkeinlagerungen, so daß ein komplettes oder inkomplettes CREST-Syndrom vorliegen kann (Akronym für **C**alcinosis, **R**aynaud's phenomenon, **E**sophageal dysmotility, **S**clerodactyly, **T**elangiectasia). Infolge von lokalen Durchblutungsstörungen können sich Ulzerationen (→ „Rattenbißnekrosen") und Akroosteolysen entwickeln, insbesondere an den Finger- und Zehenspitzen (Farbabb. FA 66 Farbtafel XII). Bei der Sklerodermie mit diffusem

Hautbefall kann das gesamte Integument betroffen sein, während sich die Hautveränderungen bei der limitierten Form auf die Extremitäten und die „Akren" beschränken (Tab. 62/2). Das mimikarme Gesicht mit fehlenden Hautfalten erlaubt bereits die Blickdiagnose (Farbabb. FA 68, Farbtafel XII). Für Verlaufsuntersuchungen individueller Patienten oder auch im Rahmen von Therapiestudien erscheint eine quantitative Erfassung des Hautbefundes wichtig (Frage: Besserung? Progredienz?). Hier hat sich der modifizierte Rodnan-Score bewährt (Silman, 1995). Zunehmend werden auch sonografische Methoden eingesetzt.

Etwa zwei Drittel der betroffenen Kinder entwickeln eine Beteiligung der **Gelenke**, wobei häufig die kleinen Fingergelenke mit Arthralgien oder Arthritis symmetrisch betroffen sind. Destruktive Veränderungen sind selten, doch muß mit Kontrakturen gerechnet und dementsprechend vorbeugend behandelt werden, zumal die Sehnenscheiden durch Fibrin- oder Kalkablagerungen oft mitbeteiligt sind, klinisch erkennbar durch tastbares Reiben.

Eine **Muskelbeteiligung** findet sich häufig, bei der limitierten Form in herdförmiger Ausprägung, bei der diffusen Sklerodermie als diffuse Polymyositis. Differentialdiagnostisch ist an eine juvenile Dermatomyositis sowie an Mischkollagenosen zu denken (Tab. 62/3).

Der gesamte **Verdauungstrakt** kann mitbetroffen sein. Eine eingeschränkte Kiefergelenksbeweglichkeit, die charakteristische Mikrostomie („Tabaksbeutelmund"), eventuell mit Retraktion der Lippen und fehlendem Mundschluß, die Verkürzung des Zungenbändchens sowie eine Zahnlockerung durch Schädigung des Zahnhalteapparates führen nicht nur zu kosmetischen Problemen, sondern auch zu Schwierigkeiten bei der Nahrungsaufnahme und -zerkleinerung. Die glatte Muskulatur des Ösophagus und des übrigen Magen-Darm-Traktes kann atrophisch werden und fibrosieren. Refluxösophagitis mit Dysphagie und Sodbrennen, Bauchweh, Verstopfung, Durchfall, Malabsorption und Stuhlinkontinenz skizzieren das Spektrum der möglichen klinischen Symptomatik.

Bei systemischer Sklerodermie mit diffusem Hautbefall wird in 70 bis 75 % eine interstitielle **Lungenbeteiligung** gefunden, anfangs allerdings oft subklinisch und dann nur durch Lungenfunktionsdiagnostik verifizierbar. Klinisch muß auf Belastungsdyspnoe, Tachypnoe und chronischen Husten geachtet werden. Funktionsdiagnostisch finden sich Veränderungen im Sinne einer restriktiven Ventilationsstörung mit Abnahme von Vitalkapazität, Compliance und Diffusionskapazität. Die systemische Sklerodermie mit limitiertem Hautbefall ist dagegen in bis zu 25 % mit einer pulmonalen Hypertonie assoziiert, die dann die sonst verhältnismäßig günstige Prognose trübt.

Die **Nierenbeteiligung** ist gekennzeichnet durch die oft rasche Entwicklung von maligner Hypertonie und Niereninsuffizienz („renale Krise").

Am **Herzen** kann eine Myokardfibrose im Verlauf zu digitalisresistenter Herzinsuffizienz führen. Auf die Beteiligung des Reizleitungssystems weisen Herzrhythmusstörungen hin. Sekundär kann sich im Rahmen einer Lungenfibrose ein Cor pulmonale entwickeln.

62.1.5 Laborbefunde

Während aktiver Erkrankungsphasen werden eine beschleunigte BKS und eine „Infektanämie" gefunden. Die Hypergammaglobulinämie, hauptsächlich IgG, ist Ausdruck der polyklonalen B-Lymphozyten-Aktivierung. In etwa 25 % findet sich ein IgM-Rheumafaktor. Mindestens 90 bis 95 % der Patienten weisen ANA auf (HEp-2-Zellen), meist mit nukleolärer Immunfluoreszenz. Bei weiterer Differenzierung der ANA lassen sich häufig Autoantikörper gegen spezifische Kern-, vor allem nukleoläre Antigene nachweisen, deren Vorhandensein mit bestimmten genetischen Assoziationen, aber auch mit charakteristischen klinischen Manifestationen verbunden ist und prognostische Aussagen zuläßt (Tab. 62/3).

62.1.6 Diagnose

In fortgeschrittenen Fällen mit typischer klinischer Symptomatik ist eine Blickdiagnose möglich. Schwierig gestaltet sich eine Diagnose vor dem Hautbefall („Präsklerodermie", Tab. 62/2). Klinischen Verdacht sollte das bei den meisten Kindern gefundene und schon frühzeitig im Krankheitsverlauf auftretende Raynaud-Phänomen auslösen und zur Untersuchung der ANA, bei Positivität zu deren Differenzierung Anlaß geben (Tab. 62/3). Der Verdacht wird bei positiver Nagelfalz-Kapillarmikroskopie verstärkt (gegebenenfalls Vergleich mit den Normalbefunden der eigenen Finger: u.a. avaskuläre Bezirke, vergrößerte Kapillarschlingen, „Megakapillaren", buschige Kapillarneubildungen, Hämorrhagien); sie ist zur Not mit Hilfe eines Augenspiegels durchführbar. Lassen sich hieraus die Verdachtsmomente bestätigen, so sind eine subtile klinische und Organdiagnostik, vor allem der Lungen und des Ösophagus, sowie eine engmaschige Verlaufsbeobachtung indiziert. Besondere Probleme bereitet die Diagnose, wenn lediglich ein Organbefall vorliegt ohne die Hautsklerose („Scleroderma sine scleroderma", Tab. 62/2). Auch in diesen Fällen kann die Diagnose bei Vorliegen eines Raynaud-Phänomens, positiver ANA mit Sklerodermie-Spezifität (Tab. 62/3) und/oder positiver Kapillarmikroskopie bei typischem Organbefund vermutet werden. Die Abgrenzung zu phänotypisch u.U. ganz ähnlichen Mischkollagenosen mit Sklerodermie (Tab. 62/1,

Tab. 62/4: Medikamentöse Therapie der systemischen Sklerodermie nach den drei pathogenetisch relevanten Angriffspunkten (siehe Text).

Therapieziel	Kurzbewertung
Immunsuppressiv/-modulierend	
• Methotrexat	bei 1 mg/kgKG/Wo (Max. 50 mg/Wo) bei 5 Kindern Rückgang von Hautulzerationen und Besserung des AZ beobachtet (Földvari & Lehman 1993)[a]
• Azathioprin	zusammen mit Glukokortikoiden bei Lungenfibrose (Black & du Bois 1996)[b]
• Kortikosteroide	bei Lungen-/Myokardfibrose und Myositis; Begünstigung renaler Komplikationen möglich
• Cyclophosphamid	bei Lungenfibrose, u. a. mögliche Induktion von Malignomen
• Cyclosporin A	bei 10 erwachsenen Patienten Verminderung der Hautdicke, Organbeteiligung unverändert (Clements et al. 1993)[c]; bei 5 Kindern Besserung des Raynaud-Phänomens, Abheilung von Hautulzerationen und Weicherwerden der Haut (Lehman 1996)[d]; potentiell nephrotoxisch
• Plasmapherese	bei 6 erwachsenen Patienten Besserung des Hautscore, aber nicht der Organmanifestationen (Weiner et al. 1987)[e]
• Photopherese	extrakorporale Behandlung von Leukozyten mit ultraviolettem Licht nach Vorbehandlung der Patienten mit 8-Methoxypsoralen: bei 21 von 31 erwachsenen Patienten vorübergehende Besserung des Hautscores (Rook et al. 1992)[f]; wegen möglicher maligner Langzeit-Komplikationen derzeit, insbesondere für Kinder, nicht zu empfehlen
Vasodilatatorisch	
• Kalziumkanal-Blocker, z. B. Nifedipin	kann bei Raynaud-Phänomen versucht werden, Retardform vorzuziehen
• ACE-Hemmer, z. B. Captopril	bei Entwicklung einer Hypertonie und bei renaler Krise
• Prostaglandine und Derivate, z. B. Iloprost	i. v.-Applikation, bei schwerem Raynaud-Phänomen bzw. bei schweren Durchblutungsstörungen, Therapieeffekt kann bis zu 4 Monaten anhalten
• Calcitonin-gene-related peptide (CGRP)	i. v.-Applikation; wurde bei schwerem Raynaud-Syndrom mit Fingerulzerationen erfolgreich angewendet, noch nicht in der Routine einsetzbar (Dowd et al. 1995)[g]
Antifibrotisch	
• D-Penicillamin	Besserungen (Haut, Mortalität) beschrieben (Steen et al. 1982, Sattar et al. 1990)[h,i]
• Interferon (α-, γ)	Verminderung der Hautdicke beschrieben (Kahan et al. 1989, Freundlich et al. 1990)[k, l]
• Kolchizin	„Besserungen" beschrieben (Alarcon-Segovia et al. 1979, Steigerwald 1985)[m, n]

[a] Arthritis Rheum 36:S218 (Abstract); [b] In: Clements, P.J., Furst, D.E. (Herausg.): Systemic Sclerosis. Williams & Wilkins, Baltimore, S. 593–596; [c] Arthritis Rheum 36:75–83; [d] Curr Opin Rheumatol 8:576–579; [e] Arthritis Rheum 30 (Suppl.): S27, Abstract No.105; [f] Arch Dermatol 128:337–346; [g] Lancet 346:283–290; [h] Ann Intern Med 97:652–659; [i] Clin Rheumatol 9:517–522; [k] Am J Med 87:273–277; [l] Arthritis Rheum 35:1134–1142; [m] Clin Rheum Dis 5:294–302; [n] In: Black CM, Meyers AR (Herausg.): Scleroderma. Gower Medical Publishing, New York, S. 415–417

62/3) stellt vor allem ein Klassifikationsproblem dar. Darüber hinaus müssen eine generalisierte Morphea (Kap. 62.2, Tab. 62/5) und weitere Sklerodermie- bzw. Pseudosklerodermie-Syndrome erwogen und ausgeschlossen werden (Tab. 62/11).

62.1.7 Therapie

„Die Sklerodermie ist nicht heilbar, aber sie ist behandelbar" (C.M. Black). Bei Fehlen einer ursächlichen Behandlung werden die besten Ergebnisse durch einen **multiprofessionellen Therapieansatz** erzielt. Neben medikamentösen Interventionen (Tab. 62/4) haben allgemeine, physikalisch-krankengymnastische und ergotherapeutische Maßnahmen einen hohen Stellenwert im Behandlungsplan. Hierzu gehören Vermeidung von Kälteexposition, dosierte Wärmeanwendungen (cave: Ischämie bei strukturellen Gefäßveränderungen), Lymphdrainage, Bindegewebsmassage, Unterwasser-Bewegungstherapie, CO_2-Bäder, Prophylaxe und Behandlung von Kontrakturen. Wesentlich sind zudem die psychosoziale Betreuung der betroffenen Kinder, Hilfen in Schule, Berufswahl und Ausbildung, familienunterstützende Maßnahmen. Die **medikamentöse** Therapie orientiert sich an der Pathogenese und dem aktuellen klinischen Befund, so daß je nach Erkrankungsstadium und -schwerpunkt immunsuppressiv und/oder vasodilatatorisch und/oder antifibrotisch wirksame Pharmaka indiziert sind (Tab. 62/4). Bislang gibt es allerdings keine durch kontrollierte Studien gesicherte medikamentöse Therapie der systemischen Sklerodermie. Vermutlich spielt für Erfolg oder Mißerfolg neben anderen Faktoren die phasengerechte Applikation eine wichtige Rolle. So wird von Immunsuppressiva nur ein Effekt zu erwarten sein, solange Immunvorgänge involviert sind, während die Empfindlichkeit der Fibroblasten gegenüber zytotoxischen Medikamenten nicht ausgeprägt ist. Fortschritte sind bei der Behandlung verschiedener organbezogener Probleme erzielt worden, wobei die ACE-Hemmer bei Nierenbeteiligung und Prostaglandine bei der Behandlung peripherer Durchblutungsstörungen hervorgehoben seien (Tab. 62/4).

62.1.8 Verlauf, Prognose

Prognostische Bedeutung haben Verteilung (diffus, limitiert, Stammsklerodermie?, Tab. 62/2) und Entwicklungsdynamik des Hautbefalls (Geschwindigkeit, zentripetal, zentrifugal) sowie die Spezifität der antinukleären Antikörper (Tab. 62/3). Morbidität und Mortalität werden im übrigen vom Vorhandensein und Ausmaß einer Organbeteiligung bestimmt. Vermutlich hängt der Verlauf auch vom Zeitpunkt der Diagnosestellung und damit des Therapiebeginns ab. Bei den Todesursachen erwachsener Sklerodermiepatienten steht derzeit die Lungenbeteiligung an erster Stelle, gefolgt von kardialen Ursachen; seit der Einführung der ACE-Hemmer folgen die renalen Komplikationen erst an dritter Stelle. Die Letalität bei Kindern scheint unter der erwachsener Patienten zu liegen (kumulative Überlebensrate bei Erwachsenen: bei limitierter Hautbeteiligung nach 5 Jahren bei 90%, nach 10 Jahren bei 70%, bei diffuser Hautbeteiligung nach 5 Jahren bei 70%, nach 10 Jahren bei 50%, Seibold, 1995). Földvari (1997) fand bei einer Umfrage in Europa und Kanada für die juvenile systemische Sklerodermie eine Letalität von 5%; Todesursachen waren Herz- (4), Nierenversagen (1) und Sepsis (1) (119 Patienten, keine Unterscheidung zwischen den Formen mit limitierter und diffuser Hautbeteiligung, Follow-up 4,9 ± 3,3 Jahre, 1 – 23 Jahre).

62.2 Juvenile zirkumskripte Sklerodermie

62.2.1 Definition

Die zirkumskripte Sklerodermie ist gekennzeichnet durch umschriebene, meist asymmetrische Hautveränderungen, die anfangs Erythem und Schwellung aufweisen können, später hart-fibrotisch, hyper- oder hypopigmentiert werden. Im Gegensatz zur systemischen Sklerodermie fehlen Organbefall und Raynaud-Phänomen, und für die nicht selten nachweisbaren ANA konnte bislang keine Spezifität gefunden werden.

Zwei Hauptformen werden beobachtet. Zum einen handelt es sich um plaquesförmige, runde bis ovale Herde, die überall am Integument lokalisiert sein können (**plaqueförmige** zirkumskripte Sklerodermie, Tab. 62/5). Bei generalisierter Ausprägung können weite Teile des Integuments betroffen sein. Die zweite

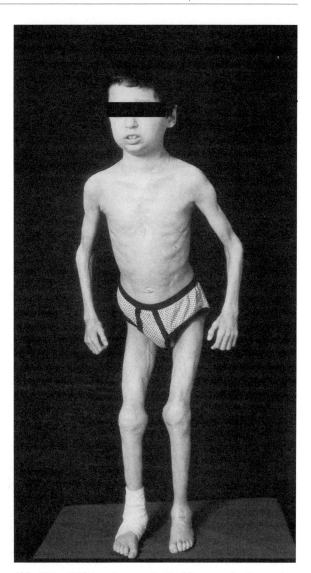

Abb. 62/1: 12jähriger Junge mit „Disabling pansclerotic morphea of children", einer Extremvariante der zirkumskripten Sklerodermie (vgl. Tab. 62/5).

Hauptform, die **lineare** Sklerodermie, besteht in bandförmigen Hautverhärtungen, bei denen die Länge mindestens das Vierfache der Breite betragen soll; die Herde können ein- oder mehrfach an Extremitäten, aber auch am Stamm lokalisiert sein, im Stirnbereich werden sie als „en coup de sabre" bezeichnet.

Da sich der konkrete Fall der täglichen Praxis dieser relativ groben Klassifikation oft nicht klar zuordnen läßt, wurde kürzlich ein differenzierterer Einteilungsvorschlag aus der Mayo-Klinik vorgelegt, der u.a. bei histopathologischen Veränderungen, die die unteren Hautschichten, die Subkutis, Faszien und obere Muskelschichten betreffen, eine „tiefe zirkumskripte Sklerodermie" abgrenzt und dazu auch die eosinophile Fasziitis sowie die „disabling pansclerotic morphea of children" zählt (Peterson et al., 1995; Tab. 62/5).

Tab. 62/5: Klassifizierung der zirkumskripten Sklerodermie nach einem Vorschlag aus der Mayo-Klinik, Rochester, Minnesota (modifiziert nach Peterson et al., 1995: Mayo Clin Proc 70: 1068–1076).

Einteilung	Bemerkungen
Plaqueförmige zirkumskripte Sklerodermie	Lokalisation: Dermis, gelegentlich oberste Schicht der Subkutis
• Morphea en plaque	häufigste Form dieser Gruppe, ≤ 2 anatomische Regionen involviert (Rücken, obere Extremität, untere Extremität, Gesäß-Bereich, Gesicht und Nacken, Kopfhaut), ovale bis runde Herde, ⌀ > 1 cm
• Morphea guttata	am häufigsten im oberen Bereich des Rumpfes, anfangs schwach rötlich, eventuell mit feinem lila Ring, später gelblich-weiße, glänzend-sklerotische Herde, ⌀ 2–10 mm
• Atrophodermia Pasini und Pierini	relativ selten, runde Erytheme, ⌀ von einigen Zentimetern, anfangs „Alpenveilchenrot", später atrophische Haut mit flacher Einsenkung, evtl. pigmentiert, keine Sklerose, evtl. zusammen mit anderen Formen der zirkumskripten Sklerodermie
• Noduläre zirkumskripte Sklerodermie	knotenförmig, an Keloid erinnernd und über Hautniveau heraustretend, isoliert stehend oder konfluierend
• Kleinfleckige zirkumskripte Sklerodermie	kleinfleckige, spritzerartige, anfangs oft violette, dann weißliche, wenig verhärtete Läsionen, in unterschiedlicher Dichte über die Haut verstreut, klinisch und histologisch ähnlich dem Lichen sclerosus et atrophicus
Generalisierte Morphea	> 2 anatomische Regionen involviert oder Konfluieren einzelner Plaques zu großflächigen Läsionen am Stamm, handschuhartiger oder strumpfförmiger Befall der Extremitäten; in der Regel Aussparung des Gesichts
Bullöse zirkumskripte Sklerodermie	straffe, subepidermal gelegene Bullae bei gleichzeitigem Vorliegen typischer Morphea-Herde oder einer Mophea profunda
Lineare zirkumskripte Sklerodermie	1 oder mehrere bandförmige, indurierte Streifen, kann auch subläsionale Subkutis, Muskulatur und Knochen involvieren
• Lineare Sklerodermie	Länge mindestens das 4fache der Breite, vor allem an Extremitäten, in 95 % unilateral, Komplikationen: Deformitäten, Kontrakturen, schwere Atrophie einer Extremität
• En coup de sabre	Lokalisation: Gesicht bzw. Kopfhaut, säbelhiebartige indurierte Läsion, meist einseitig paramedian an der Stirn, Komplikationen: Verlust von Augenbrauen u./o. Wimpern, Ptosis, Uveitis, Zungenasymmetrie, Zahnfehlstellung, Einbeziehen des subläsionalen Knochens, evtl. auch des Gehirns (→ zerebrale Anfälle)
• Hemiatrophia faciei progressiva (Romberg-S.)	„idiopathische" Erkrankung oder zur linearen zirkumskripten Sklerodermie gehörend?
Tiefe zirkumskripte Sklerodermie	betrifft untere Schichten der Dermis, die Subkutis, Faszien und obere Muskelschichten
• Subkutane zirkumskripte Sklerodermie	derbe subkutane Indurationen, eventuell in Faszie und Muskulatur ausstrahlend
• Eosinophile Fasziitis	sklerodermiforme Hautareale (histologisch: diffuse Fasziitis), in symmetrischer Ausprägung vor allem an Extremitäten, Aussparung des Gesichtes
• Morphea profunda	sklerotische, verdickte, straffe, nicht verschiebliche Haut; histologisch: in Subkutis und Faszie hyalinisierte, verdickte Kollagenbündel und entzündliches Infiltrat
• Disabling panclerotic morpha of children	„einmauernde", das gesamte Integument einschließlich Gesicht betreffende Sklerose, Aussparung von Fingerspitzen und Zehen, endet in völliger Bewegungsunfähigkeit

62.2.2 Epidemiologie

Verläßliche Zahlenangaben für Inzidenz und Prävalenz der juvenilen zirkumskripten Sklerodermie liegen nicht vor. Das Hauptmanifestationsalter liegt zwischen 10 und 40 Jahren; 25 % (plaqueförmig) bis 50 % (linear) der Fälle beginnen im Kindesalter. Bei Kindern beginnt die Erkrankung am häufigsten im Alter zwischen 5 und 7 Jahren; die Geschlechtsverteilung ist ausgeglichen.

62.2.3 Pathologie und Ätiopathogenese (vgl. 62.1.3)

Zwar sind die Hautveränderungen histologisch von denen der systemischen Sklerodermie nicht zu unterscheiden, doch ist bislang unklar, ob es sich hier um dieselbe oder eine unterschiedliche Ätiopathogenese handelt. Für die Bedeutung immunologischer Pathomechanismen sprechen die häufig gefundenen ANA und die nicht selten beobachteten Assoziationen von bzw. Übergang in andere Erkrankungen aus dem rheumatischen Formenkreis. Auf genetische Einflüsse läßt die Beobachtung familiär gehäufter rheumatischer Erkrankungen schließen. Obwohl eine Borrelien-assoziierte Genese immer wieder diskutiert worden ist, konnte dies bislang nicht verifiziert werden. Dennoch wird in Deutschland, insbesondere von den Dermatologen, initial bei Krankenheitsmanifestation oft mit Penicillin behandelt.

62.2.4 Klinische Befunde

Das klinische Bild ist vielgestaltig. So können mehrere der in Tab. 62/5 beschriebenen Formen beim selben Patienten gleichzeitig auftreten. Die **plaqueförmigen** Läsionen manifestieren sich mit hell- bis lividroten, später porzellanfarbenen runden bis ovalen Herden. Mit Verblassen des Zentrums tritt die äußere Begrenzung des initialen Erythems als blauvioletter ringförmiger Wall in den Vordergrund und verschwindet im Verlauf allmählich. Schließlich verbleibt eine narbenartig-atrophische, hyper- oder hypopigmentierte Fläche. Wenn bei generalisierter Morphea ein symmetrischer Befall vorliegt und Stamm und Hände einbezogen sind, kann ausnahmsweise ein Organbefall beobachtet werden; hier handelt es sich möglicherweise um Übergangsformen zur systemischen Sklerodermie. Die **lineare** Sklerodermie ist durch bandförmige, meist einzelne und einseitige hyper- oder hypopigmentierte Herde gekennzeichnet. Unterliegende Knochenstrukturen sind oft mitbetroffen mit resultierenden Wachstumsstörungen wie Verkürzung und Verschmächtigung einer Extremität (Farbabb. FA 69, Farbtafel XII) oder Gesichtshemiatrophie (Farbabb. FA 70, Farbtafel XII) (DD Hemiatrophia facei progressiva Romberg, Tab. 62/5). Selten können darunter liegende Organe mit einbezogen sein, etwa in Form intrazerebraler Verkalkungen bei der „En-coup-de-sabre"-Form mit oder ohne zerebrale Anfälle. Gelegentlich können Arthritiden den Hautmanifestation lange vorausgehen.

62.2.5 Laborbefunde

Insbesondere bei ausgeprägtem Hautbefall werden BKS-Beschleunigung und Hypergammaglobulinämie gefunden. ANA treten bei fast allen Patienten mit ausgedehnter Morphea, bei zwei Drittel der Kinder mit linearer Sklerodermie und bei etwa 50 % der übrigen Patienten auf. Gelegentlich lassen sich IgM-Rheumafaktoren und selten, und dies vor allem bei generalisierten Formen, dsDNS-Antikörper nachweisen.

62.2.6 Diagnose

Bei der zirkumskripten Sklerodermie handelt es sich um eine klinische (Blick-) Diagnose. Schwierig kann bei ausgedehntem, symmetrischem Hautbefall die Abgrenzung zur systemischen Sklerodermie sein. Differentialdiagnostisch wichtige Unterschiede zur systemischen Sklerodermie stellen das Fehlen eines Raynaud-Phänomens, von kapillarmikroskopischen Nagelfalzveränderungen, eines Tabaksbeutelmundes, eines verkürzten Zungenbändchens und von Organfibrosen sowie von spezifischen ANA (Ausnahmen s. o.: dsDNS-AK) dar.

62.2.7 Therapie

Es gibt keine gesicherte Therapie der juvenilen zirkumskripten Sklerodermie. Die Aggressivität der medikamentösen Behandlung hat den Schweregrad der Erkrankung und die Erfolgsaussichten zu berücksichtigen. Eine immunsuppressive oder antiphlogistische Therapie wird nur wirksam sein, solange immunologische bzw. Entzündungsprozesse ablaufen, nicht jedoch im Stadium der Atrophie. Versucht wurden und werden u. a. Chloroquin, systemisch und lokal verabreichte Kortikosteroide, Dimethylsulfoxid, D-Penicillamin, lokale Hyaluronidase-Injektionen, Immunsuppressiva, Penicillin (während der letzten Jahre auch auf der Grundlage der Diskussion einer Borrelienätiologie), Phenytoin oder Vitamin E. Ermutigend sind erste Resultate über eine Lokalbehandlung mit UVA_1-Phototherapie (340–400 μm): alle zehn behandelten Patienten, darunter ein 9jähriges und ein 11jähriges Mädchen mit Morphea bzw. mit linearer Sklerodermie, zeigten auch bei fortgeschrittener Erkrankung einen deutlichen Rückgang der Sklerodermieherde, zum Teil offenbar sogar mit weitgehender Normalisierung der Histopathologie, was durch eine lokale Induktion der Synthese von Kollagenasen erklärbar sein könnte (Kerscher et al., Lancet 346, 1995). Entstellende und funktionseinschränkende Wachstumsstörungen oder Kontrakturen können rekonstruktive chirurgische Eingriffe erforderlich machen. Mit Hilfe der Beinverlängerungs-Operationstechnik nach Ilisarow können Beinverkürzungen bis zu 10 cm und mehr wettgemacht werden. Bei extremeren Verkürzungen kann eine Prothesenversorgung notwendig werden. Hinzu kommen Lokalmaßnahmen wie Massagen oder Salbeneinreibungen. Die Krankengymnastik und Schienenbehandlung sind wichtig zur Prophylaxe und Behandlung von Kontrakturen. Bei nicht korrigierbaren Fußdeformitäten kann mittels geeigneter orthopädischer Schuhe das Gangbild wesentlich verbessert werden. Bei persistierenden schwereren funktionellen und/oder kosmetischen Problemen stellen fachpsychologischer Rat sowie staatliche, schulische oder berufsunterstützende Hilfen einen wichtigen Teil im Gesamtbehandlungsplan dar.

62.2.8 Prognose

In der Regel kommt die aktive Phase der Erkrankung im Verlauf von drei bis fünf Jahren zum Stillstand. Eine Rückbildung von plaquesförmigen Herden ist möglich, solange das Atrophiestadium nicht erreicht ist. Die zirkumskripte Sklerodermie ist im Gegensatz zur systemischen Form nicht lebensbedrohlich, kann aber je nach Ausmaß und Art der lokalen Veränderungen erhebliche Konsequenzen von kosmetischer Entstellung bis hin zur völligen Invalidität („Disabling pansclerotic morphea of children", Tab. 62/5, Farbabb. FA 71, Farbtafel XII) haben. Nur ausnahmsweise entwickelt sich eine juvenile zirkumskripte Sklerodermie in eine systemische Form.

62.3 Juveniles Sharp-Syndrom (Juvenile mixed connective tissue disease, JMCTD)

62.3.1 Definition

Beim Sharp-Syndrom bzw. Mixed connective tissue disease (MCTD) handelt es sich um ein erstmals 1972 von Sharp et al. beschriebenes Krankheitsbild, bei dem sich die klassischen Kollagenosen SLE, Dermatomyositis und Sklerodermie in ihrer klinischen Symptomatik überschneiden. In Abgrenzung zu den übrigen Overlap-Syndromen weisen die Patienten mit MCTD hochtitrige U1-RNP-Antikörper auf. Klinische Leitsymptome sind diffuse Hand- und Fingerschwellungen, Raynaud-Phänomen, Polyarthritis, Myositis und Akrosklerose.

62.3.2 Epidemiologie

Von einem größeren US-amerikanischen Kinderrheumazentrum wurde die Häufigkeit des Sharp-Syndroms ähnlich wie in der Rheumakinderklinik Garmisch-Partenkirchen mit 1 JMCTD-Patienten pro 100 Patienten mit juveniler rheumatoider Arthritis geschätzt.

62.3.3 Ätiopathogenese, Pathologie

Für eine **Immunpathogenese** sprechen eine Reihe von immunologischen Auffälligkeiten. Den charakteristischen Hauptbefund stellen die hochtitrigen U1 snRNP-Antikörper dar. Hinzu kommt die polyklonale Hypergammaglobulinämie als Ausdruck einer erhöhten B-Zell-Tätigkeit. Auf eine **genetische** Prädisposition lassen die in mindestens 50 % der betroffenen Kinder positive Familienanamnese für rheumatische bzw. Autoimmunerkrankungen und die Assoziation von U1 snRNP-Antikörpern mit HLA-DR4 und mit den Immunglobulin-Allotypen Gm (1,3; 5,21) schließen.

Die U1 snRNP-Antikörper richten sich gegen die für die U1 sn-Ribonukleoproteine spezifischen Proteine 68 kD, A und C, von denen das 68 kD-Protein das wichtigste Antigen darstellt („MCTD = Anti-68 kD-Krankheit", Kahn in: Kasukawa R, Sharp GC 1987). Innerhalb des 68 kD-Proteins konnten als Epitope für die U1 snRNP-Antikörper Aminosäuresequenzen gefunden werden, die bestimmten viralen Sequenzen entsprechen [retrovirales GAG-Protein (Query et al., 1987: Cell 51: 211–220); Influenza B-M1-Matrix-Protein (Guldner et al. 1990: J Exp Med 171: 819–829)] und zu Kreuzreaktionen Anlaß geben können.

Pathologisch-anatomisch wurden bei verstorbenen JMCTD-Patienten proliferative Intima- und Medialäsionen, teils mit Lumeneinengung in größeren Arterien (Lunge, Nieren, Koronarien), aber auch in kleinen Arteriolen gefunden, die von den Veränderungen bei anderen Kollagenosen, insbesondere bei Sklerodermie, abgrenzbar seien (Singsen et al., 1980).

62.3.4 Klinik, Hauptsymptomatik

Das JMCTD hat einen sequentiellen Verlauf, d. h. die Symptomatik der verschiedenen klassischen Kollagenosen wird seltener gleichzeitig beobachtet. Vielmehr folgen die entsprechenden Krankheitserscheinungen in lockerer Gesetzmäßigkeit aufeinander. Aus kumulativen Auflistungen der beobachteten klinischen Befunde (Tab. 62/6) geht diese Dynamik des Krankheitsprozesses nicht hervor. Am Anfang stehen uncharakteristische Symptome wie Fieber, Lymphknotenschwellungen, unspezifische Exantheme oder Gewichtsabnahme. Frühzeitig wird meist auch schon das Raynaud-Phänomen beobachtet, das den anderen Manifestationen Monate bis Jahre vorausgehen kann. Oft folgen dann nicht destruktive Polyarthritiden vor-

Tab. 62/6: Klinische Symptomatik bei 30 Kindern mit Sharp-Syndrom (Zahlenangaben in %).

• Arthritis	100
• „Puffy fingers"	93
• Raynaud-Phänomen	83
• Sklerodermiforme Hauterscheinungen	60
• Muskelschwäche, Myositis, Myalgien	60
• Parotisschwellungen	47
• Subkutane Knötchen	40
• Heiserkeit	27
• Xerostomie und/oder Keratoconjunctivitis sicca	17
• Perikarditis	13
• Pleuritis	7
• Thrombophlebitis	10
• periartikuläre Kalzinose	10

wiegend der kleinen Gelenke, diffuse Hand- und Fingerschwellungen, proximale Muskelschwäche/-schmerzen als Ausdruck einer Myositis, schließlich Symptome aus dem Bereich des SLE wie Polyserositis, Proteinurie oder Leukopenie. Im weiteren Verlauf treten die Symptome der juvenilen Dermatomyositis und des SLE mehr und mehr in den Hintergrund; Raynaud-Phänomen (Farbabb. FA 67 Farbtafel XII) und Polyarthritis persistieren. Hinzu kommen Erscheinungen der systemischen Sklerodermie, aber auch des Sjögren-Syndroms mit ein- oder doppelseitigen rezidivierenden Parotisschwellungen (Farbabb. FA 72, Farbtafel XII). Nach langjährigem Krankheitsverlauf bieten die Patienten häufig den äußeren Aspekt einer systemischen Sklerodermie mit limitiertem Hautbefall. Nicht selten werden diskrete restriktive Ventilationsstörungen gefunden. Relevante Organmanifestationen sind im übrigen selten, können für die Betroffenen jedoch erhebliche Konsequenzen haben und tragen zur Letalität des JMCTD (s. u.) bei: pulmonale Hypertonie, Thrombozytopenien, Perimyokarditiden und Glomerulonephritiden.

62.3.5 Laborbefunde

Patienten mit JMCTD weisen hochtitrige ANA mit gesprenkeltem Immunfluoreszenzmuster auf. Die weitere Spezifizierung der ANA ergibt die für das Krankheitsbild charakteristischen U1 snRNP-Antikörper. Von den immunologischen Laborbefunden sind noch die in etwa 60 % der Patienten gefundenen IgM-Rheumafaktoren und teils extreme IgG-Erhöhungen hervorzuheben.

62.3.6 Diagnosestellung, Differentialdiagnose

Auffällig hohe ANA-Titer (> 1 : 1280, HEp2-Methode) mit gesprenkelter Immunfluoreszenz bei meist nichtdestruktiver Polyarthritis mit Bevorzugung der kleinen Fingergelenke und/oder Raynaud-Phänomen sollten Veranlassung sein, nach U1 snRNP-Antikörpern, aber auch weiteren klinischen Manifestationen des JMCTD zu suchen. Drei vorläufige MCTD-Kriteriensets stehen derzeit gleichberechtigt nebeneinander, von denen das von Alarcon-Segovia et al. vorgeschlagene (Tab. 62/7) bei hoher Sensitivität und Spezifität am einfachsten zu handhaben ist. Die Differentialdiagnose umfaßt hauptsächlich die klassischen, sich hier überlappenden Kollagenosen, die polyarthritischen Formen der juvenilen chronischen Arthritis, aber auch das primäre Raynaud- oder das primäre Sjögren-Syndrom.

62.3.7 Therapie

Eine ursächliche Therapie steht nicht zur Verfügung, und kontrollierte Studien über die derzeit eingesetzten nichtsteroidalen Antirheumatika (NSAR), Glukokortikoide, Chloroquin und Immunsuppressiva/Zytostatika fehlen bislang. NSAR können bei Arthritis gegeben werden, eventuell ergänzt durch Chloroquin, zumal wenn gleichzeitig eine milde SLE-Symptomatik besteht. Voraussetzung für den Einsatz von Kortikosteroiden und zytotoxischen Substanzen muß sein, daß die gewünschten Effekte die eingegangenen Risiken rechtfertigen. Kortikosteroide kommen bei schwereren bzw. bedrohlichen Manifestationen wie Myositis, Nierenbeteiligung, Polyserositis, Myokarditis oder Thrombozytopenie in Frage, während sie bei sklerodermietypischen Symptomen einschließlich Lungenbeteiligung meist wenig helfen. Bei Langzeittherapie soll die in einer Morgendosis verabreichte Prednisonäquivalentmenge 0,2 mg/kg KG/d möglichst nicht überschreiten. Sonst wäre der zusätzliche Einsatz von Azathioprin oder Methotrexat zu erwägen, ggf. auch in Kombination mit Chloroquin. Bei schwerer Nierenbeteiligung sind therapeutische Strategien wie bei SLE angezeigt (siehe Kap. 58). Ergänzend kommen physikalisch-krankengymnastische und ergotherapeutische Maßnahmen hinzu.

62.3.8 Prognose, Verlauf

Die meisten Patienten weisen einen insgesamt günstigen Verlauf auf, wobei das Raynaud-Phänomen und die sklerodermiformen Hautveränderungen übrig bleiben und für Jahre persistieren können. Bei etwa 5 bis 10 % der Patienten kann mit einer Vollremission gerechnet werden. Dem steht eine Mortalität von 5 bis 8 % gegenüber. Zu den Todesursachen gehören in erster Linie, z.T. vermutlich iatrogen begünstigte, Infektionen sowie renale, zerebrale und kardiovaskuläre Komplikationen einschließlich der pulmonalen Hypertonie (Michels, 1997).

62.5 Juveniles Raynaud-Syndrom

62.5.1 Definition, Klinik, Diagnostik

Mit Raynaud-Syndrom (RS) bzw. -Phänomen (RPh) (s. u.) wird eine paroxysmale arterielle Durchblutungsstörung von Fingern und/oder Zehen mit drei-

Tab. 62/7: Diagnostische MCTD-Kriterien (Alarcon-Segovia et al. in: Kasukawa R, Sharp GC, 1987).

1. Hochtitrige U1 snRNP-Antikörper
2. Diffuse Hand-/Fingerschwellungen
3. Synovitis
4. Myositis
5. Raynaud-Phänomen
6. Akrosklerose

Diagnose: 1 plus drei weitere Kriterien (Ausnahme: bei 2, 5 + 6 wird noch 3 oder 4 benötigt) phasischer Hautverfärbung bezeichnet, ausgelöst durch Kälte oder emotionalen Streß. Am Anfang steht eine plötzliche, deutlich demarkierte Weißverfärbung einzelner oder mehrerer Finger oder Zehen infolge Unterbrechung der arteriellen Durchblutung, gefolgt von Zyanose durch stagnierenden Blutfluß in dilatierten Kapillaren und Venolen. Durch Anhäufung vasodilatatorischer Substanzen im ischämischen Gewebe kommt es schließlich zu reaktiver Hyperämie mit Hautrötung. Das Raynaud-Syndrom kann von Parästhesien und Schmerzen begleitet sein, je nach Ausprägung der Symptomatik im Extremfall auch von ischämischen Nekrosen.

Wesentlich ist die u.U. erst im Verlauf zu treffende Unterscheidung zwischen **primärem („idiopathischem")** RS und **sekundärem** RPh, bei dem eine assoziierte Grundkrankheit vorliegt. Bei Kindern ist prinzipiell zunächst von einem sekundären RPh, das als Aufforderung zu einer differentialdiagnostischen Abklärung verstanden werden sollte, auszugehen. Der Anteil des primären RS wird bei Kindern auf 5 bis 33% geschätzt, scheint jedenfalls deutlich seltener als im Erwachsenenalter zu sein. Das sekundäre RPh wird bei Kindern in aller Regel als Symptom einer Kollagenose beobachtet. Da einer Sklerodermie oder einem Sharp-Syndrom ein isoliertes RPh für Jahre vorausgehen kann, läßt sich die Diagnose „primäres" RS nur durch eine langfristige Verlaufsbeobachtung sichern.

Die immunologische Basisdiagnostik sollte vor allem die antinukleären Antikörper (ANA) und deren Spezifitäten beinhalten (Tab. 62/3). Positive ANA schließen ein primäres RS praktisch aus. Zur Abgrenzung primäres RS versus sekundäres RPh gehören darüber hinaus die Nagelfalz-Kapillarmikroskopie (vgl. 62.1.6) und eine systematische Organdiagnostik.

62.5.2 Therapie und Prognose

Die Therapie des sekundären RPh besteht zunächst in der Behandlung der Grundkrankheit. Darüber hinaus stehen allgemeine Maßnahmen wie Warmhalten der Hände oder Füße, nichtmedikamentöse Therapien wie Biofeedback sowie vasodilatierende Medikamente zur Verfügung. Vasodilatanzien wie der Kalziumkanal-Blocker Nifedipin bleiben ausgeprägteren Fällen vorbehalten. Infusionen mit dem Prostaglandinderivat Iloprost können in schweren Fällen eingesetzt werden (Tab. 62/4). Vielversprechend, aber noch nicht in der Routine anwendbar, sind Calcitoningene-related peptide(CGRP)-Infusionen. Die Prognose ist im allgemeinen gut, hängt im übrigen aber beim sekundären RPh von der Grundkrankheit sowie vom Vorhandensein bzw. Ausmaß struktureller Gefäßveränderungen ab.

62.6 Juveniles Sjögren-Syndrom

62.6.1 Definition

Das Sjögren-Syndrom ist eine durch progressive Destruktion exokriner Drüsen, insbesondere von Speichel- und Tränendrüsen, gekennzeichnete chronische systemische Autoimmunerkrankung. Die charakteristischen Hauptsymptome Keratoconjunctivitis sicca (KCS) und Xerostomie kommen durch eine pathologisch verminderte und qualitativ veränderte Sekretion dieser Drüsen zustande. Je nachdem, ob es isoliert oder in Assoziation mit anderen Kollagenosen auftritt, unterscheidet man zwischen primärem und sekundärem Sjögren-Syndrom.

62.6.2 Epidemiologie

Das Sjögren-Syndrom gilt als seltene Erkrankung, über deren Inzidenz und Prävalenz bislang keine verläßlichen Zahlen vorliegen. Allerdings ist davon auszugehen, daß die Häufigkeit unterschätzt wird. Primäres bzw. sekundäres Sjögren-Syndrom machen je etwa 50% aus. In der Rheumakinderklinik Garmisch-Partenkirchen findet es sich am häufigsten in Assoziation mit dem Sharp-Syndrom (30–40%). Stillman sah ein sekundäres Sjögren-Syndrom bei 11 von 204 Kindern mit juveniler rheumatoider Arthritis (5%). Mädchen sind häufiger als Jungen betroffen.

62.6.3 Pathologie und Ätiopathogenese

Histologisch finden sich, etwa in der Unterlippenbiopsie, Atrophie der Azini und Infiltration von Lymphozyten (hauptsächlich CD4-Zellen). Eine Ansammlung von ≥ 50 mononukleären Zellen wird als **Fokus** bezeichnet, und ein Befund mit einem oder

Tab. 62/8: Lokalbefunde bei juvenilem Sjögren-Syndrom [modifiziert nach Manthorpe et al., 1990: Clin Exp Rheumatol 8 (Suppl): 7–12].

- Parotis-/Submandibularschwellung
- Faulecken (Perlèche)
- Foetor ex ore
- Rote trockene Mundschleimhaut
- Mundsoor
- Glossitis, Gingivitis
- Fehlender Speichel auf Mundboden
- Massive, ggf. atypische Zahnkaries
- Geruchs-/Geschmacksstörungen
- Heiserkeit
- Konjunktivitis

Tab. 62/9: „European community criteria" für das adulte Sjögren-Syndrom (Vitali et al., 1993: Arthritis Rheum 36: 340–347).

Kriterium	Definition
(1) Augensymptome	Mindestens eine positive Antwort auf die drei Fragen (a) Tägliche, persistierende, lästige trockene Augen für > 3 Monate? (b) Immer wieder Sand-/Fremdkörpergefühl in den Augen? (c) Verwendung von künstlichen Tränen > 3mal pro Tag?
(2) Mundsymptome	Mindestens eine positive Antwort auf die drei Fragen (a) Trockener Mund > 3 Monate? (b) Wiederkehrende oder ständige Speicheldrüsenschwellungen als Erwachsener? (c) Häufiges Trinken beim Schlucken trockener Speisen erforderlich?
(3) Augentests	Nachweis einer Augenbeteiligung durch Positivität eines der beiden Tests: (a) Schirmer-Test (≤ 5 mm in 5 Minuten) (b) Bengalrosa-Test (nach dem Van Bijsterveld-Scoring-System ≥ 4)
(4) Histopathologie	≥ 1 Fokus pro 4 mm^2 Drüsengewebe (siehe Text)
(5) Speicheldrüsentests	Nachweis einer Speicheldrüsenbeteiligung durch Positivität eines der drei Tests: (a) Speicheldrüsen-Szintigrafie (b) Parotis-Angiografie (c) Unstimulierter Speichelfluß: ≤ 1,5 ml pro 15 min
(6) Autoantikörper	Nachweis mindestens eines der drei Autoantikörper (a) Anti-SS-A oder Anti-SS-B (b) ANA (c) Rheumafaktor
Exklusionskriterien	Präexistierendes Lymphom, AIDS, Sarkoidose, Graft-versus-host-Krankheit
Primäres SjS	≥ 4 der 6 Items positiv, wobei von (6) nur (a) positiv sein darf
Sekundäres SjS	(1) und/oder (2) positiv sowie mindestens zwei von (3), (4) oder (5) positiv

mehr Fozi pro 4 mm^2 der untersuchten Biopsie gilt als krankheitsspezifisch (Tab. 62/9).

Zu den verschiedenen, regelmäßig nachweisbaren immunologischen Besonderheiten gehören u. a. eine bei verminderter Suppressor-T-Zellfunktion erhöhte B-Zell-Aktivität mit polyklonaler Hypergammaglobulinämie und Bildung von Autoantikörpern (u. a. ANA, Anti-SS-A/-B, Rheumafaktoren). Kürzlich konnte gezeigt werden, daß die infiltrierenden Lymphozyten weitgehend unfähig zur Apoptose sind, während die Drüsenzellen einer FAS-vermittelten Apoptose anheimfallen (Kong et al., 1997). Als Grundlage dieser Phänomene wird eine genetisch determinierte (bei primärem Sjögren-Syndrom gehäuft: HLA-B8, -DR3 und -DRw52) abnormale Immunreaktion auf bislang nicht identifizierte Antigene diskutiert.

62.6.4 Klinik

Die Kernsymptome sind die Keratoconjunctivitis sicca (KCS) und die Mundtrockenheit, die die Kinder jedoch oft nicht angeben (Tab. 62/8). Es muß daran gedacht und gezielt danach gesucht werden. Die Austrocknung der Schleimhaut kann sich auf den gesamten Nasen-Rachen-Bereich, Larynx und Trachea sowie das Bronchialsystem mit entsprechender klinischer Symptomatik wie Nasenbluten, rezidivierende Otitis media, Heiserkeit oder Bronchitis ausdehnen. An eine KCS muß immer gedacht werden, wenn über gerötete, juckende oder gereizte Augen geklagt wird.

Die Symptomatik kann so ausgeprägt sein, daß es zu Hornhautulzerationen kommt. Die charakteristische mononukleäre Zellinfiltration kann bei primärem Sjögren-Syndrom auch weitere Organe betreffen und in jeweils meist milder Ausprägung zu interstitieller Nephritis, interstitieller Pneumonie, chronischer Hepatitis, Myositis/Myalgien oder Meningoenzephalitis führen. Auffallend ist oft eine starke Müdigkeit mit erheblichem Schlafbedürfnis. Arthralgien gehören zu den häufigsten extraglandulären Manifestationen und können der okulären und oralen Symptomatik um Jahre vorausgehen. Episodisch werden gelegentlich Immunkomplex-Vaskulitiden ähnlich der Purpura Schoenlein-Henoch beobachtet. Generalisierte Lymphknotenschwellungen und eine Splenomegalie finden sich in 25–50 %. In bis zu 10 % können Patienten mit primärem Sjögren-Syndrom ein Pseudolymphom entwickeln mit lymphoproliferativen Veränderungen in Lymphknoten, Speicheldrüsen oder Lungen; bei 10 % dieser Patienten wird mit einer Entartung in ein malignes Non-Hodgkin-Lymphom gerechnet.

62.6.5 Laborbefunde

Neben einer BKS-Beschleunigung können meist milde hypochrome Anämien, Leuko-/Lymphopenien oder Thrombopenien sowie Hypergammaglobulinämie (vor allem IgG-Erhöhung) gefunden werden. Charakteristisch sind die Autoantikörper gegen SS-A (**S**jögren-**S**yndrom-**A**-Antigen bzw. „Ro", bei 95 %,

Tab. 62/10: Differentialdiagnose des juvenilen Sjögren-Syndroms bzw. der Keratoconjunctivitis sicca und der Xerostomie.

Keratoconjunctivitis sicca	Xerostomie
• Infektion	• Infektion
• Sarkoidose	• Sarkoidose
• Lymphom	• Lymphom
• M. Reiter	• Mundatmung
• Vaskulitissyndrome	• Medikamente (z. B. Anticholinergika, Clonidin, Antipsychotika, Diazepam/Triazolam, Diuretika)
• Tränendrüsenaplasie	• Parotistumoren (Hämangiome, Lymphangiom)
• Verschluß der Tränendrüsenausführungsgänge	• Speicheldrüsenaplasie
• Hypovitaminose A	• Angstsyndrom/Angstneurose
• Neurogen (z. B. fam. Dysautonomie)	• HIV-Infektion

assoziiert mit eher schwererem Verlauf) und SS-B („La", bei 85%). SS-A-/B-Antikörper können durch diaplazentare Übertragung zum neonatalen Lupus-Syndrom führen (siehe Kap. 58).

62.6.6 Diagnose

Diagnostisch richtungsweisend ist die Trias aus Xerostomie, KCS und mononukleärer Speicheldrüseninfiltration (Unterlippenbiopsie). Die für erwachsene Patienten erarbeiteten „European Community criteria" können unter Vorbehalt auch bei Kindern angewendet werden (Vitali et al., 1993; Tab. 62/9). Wichtig ist die Differentialdiagnose (Tab. 62/10), die auch die Suche nach assoziierten Kollagenosen und somit die Unterscheidung zwischen primärem und sekundärem Sjögren-Syndrom beinhaltet.

62.6.7 Therapie und Prognose

Es gibt weder eine ursächliche noch eine gesicherte Pharmakotherapie des Sjögren-Syndroms. Glukokortikoide und/oder Immunsuppressiva können in schweren Fällen des Pseudolymphoms indiziert sein. Bei sekundärem Sjögren-Syndrom wird die Grundkrankheit behandelt. Wesentlich ist die symptomatische Behandlung, die vor allem in der Versorgung mit künstlichen Tränen und/oder Speichel besteht. Allenfalls eine optimale Mundhygiene verbunden mit häufigen zahnärztlichen Kontrollen sowie Fluoridprophylaxe vermögen die drohende Zahnkaries aufzu-

Tab. 62/11: Weitere Erkrankungen mit sklerodermiformen Hauterscheinungen.

Erkrankung	Bemerkungen
Eosinophile Fasziitis (EF)	1974 erstmals von Shulman („Shulman-Syndrom") beschriebene Bindegewebserkrankung mit sklerodermiformen schmerzhaften Hautarealen (histologisch: diffuse Fasziitis), die in symmetrischer Ausprägung unter Aussparung des Gesichtes vor allem Arme und Beine betreffen. Charakteristische Assoziation mit Bluteosinophilie und Hypergammaglobulinämie. Ca. 250 Fälle beschrieben, davon 5–10% Kinder mit 75% Mädchen.
Toxic oil syndrome (TOS)	1981 in Spanien ca. 20 000 Menschen (Kinder und Erwachsene) mit 800 Todesfällen erkrankt; Ursache: gepanschtes Rapsöl, ätiologisch wirksames Agens wohl 3-(N-phenylamino)-1,2-propandiol (PAP); klinisch: anfangs Fieber, Dyspnoe, Arthralgien, Myalgien, Exantheme, erhöhte Transaminasen, später Haut-/subkutane Ödeme, oft mit Progression in eine Fibrose, Kontrakturen; im weiteren Verlauf periphere Neuropathien, Hepatopathien, sklerodermiforme Hautveränderungen, pulmonale Hypertension; Spätsymptome nach Jahren: Muskelkrämpfe, Müdigkeit, Arthralgien, Parästhesien und psychiatrische Probleme; histologisch: Ähnlichkeiten mit der EF und dem EMS.
Eosinophilie-Myalgie-Syndrom (EMS)	Erstmals 1989 beobachtet nach Einnahme von mit 3-(phenylamino)alanin (PAA) kontaminiertem L-Tryptophan (strukturelle Ähnlichkeiten des PAA mit PAP, s. o. TOS); klinisch: Myalgien, Müdigkeit, Blut-Eosinophilie, Induration von Haut und Faszien (vorwiegend untere Extremitäten), Lungenfibrose, periphere Neuritis, Hepatitis.
Medikamenteninduzierte Sklerodermien	Für eine Reihe von Medikamenten sind sklerodermiforme Hautreaktionen beschrieben worden, u. a. für Pentacozin, Ergotamin und Bleomycin.
Graft-versus-host-Erkrankung nach Knochenmarkstransplantation	Sklerodermiforme Hautveränderungen, Lungenfibrose, Gastrointestinaltrakt- und Gelenkbeteiligung, Raynaud-Phänomen und fibrotische Intimaproliferation der Nierenarterien sowie ANA.
Karzinoid-Syndrom	Im Kindesalter sehr seltener enterochromaffiner Tumor im Wurmfortsatz, im Dünndarm oder in den Bronchien mit sklerodermiformen Hauterscheinungen, abnormer Serotonin-Stoffwechsel.
Phenylketonurie (PKU)	Einige Patienten mit PKU entwickeln sklerodermiforme Hauterscheinungen im Sinne einer plaqueförmigen zirkumskripten symmetrischen Sklerodermie.

halten. Lokale Mundinfektionen, insbesondere Soor, sind chemotherapeutisch zu behandeln. Regelmäßige augenfachärztliche Kontrollen dienen der Prophylaxe und Therapie allfälliger Hornhautschäden und von Lokalinfektionen. Die Prognose ist im allgemeinen gut und nicht lebensbedrohend.

62.7 Weitere Erkrankungen mit sklerodermiformen Hauterscheinungen

Ein wichtiger Gesichtspunkt hinsichtlich der Ätiopathogenese der mit „Sklerodermie" einhergehenden Erkrankungen liegt darin, daß bei einigen dieser Krankheiten definierte Substanzen wie Silikon, kontaminiertes L-Tryptophan bzw. Rapsöl, organische Lösungsmittel wie Trichlorethylen oder Trichlorethan, aber auch Medikamente wie Pentazocin oder Bleomycin als Auslöser identifiziert werden konnten (Tab. 62/11).

Literatur

Duffy CM, Laxer RM, Lee P, Ramsay C, Fritzler M, Silverman ED (1989). Raynaud syndrome in childhood. J Pediatr 114: 73–78.

Földvari I, Zhavania M, Birdi N, de Oliveira SHF, Dent PB, Elborgh R, Falcini F, Garrahan JP, Girschick H, Häfner R, Joos R, Kuis W, Pelkonen P, Prieur AM, Rostropowicz-Denisiewicz K, Savolainen A, Siamopoulou-Mayridou, Zulian F, Petty RE (1997). A favourable outcome of 119 children with progressive systemic sclerosis (PSS): results of a multi-national questionnaire. Rev Rhum 64 (engl. Edition), Suppl 10 228s, Abstract F10

Grisanti MW, Moore TL, Osborn TG, Haber PL (1989). Eosinophilic fasciitis in children. Sem. Arthritis Rheum 19 151–157

Guitart J, Micali G, Solomon LM (1996). Localized scleroderma. In: Clements PJ, Furst DE (eds.). Systemic sclerosis. Baltimore (Williams & Wilkins): 65–79.

Guldner HH, Netter HJ, Szostecki C, Jaeger E, Will H (1990). Human antip68 autoantibodies recognize a common epitope of U1 RNA containing small nuclear ribonucleoprotein and influenza B virus. J Exp Med 171:819–829

Kasukawa R, Sharp GC (Hrsg., 1987). Mixed connective tissue disease and anti-nuclear antibodies. Exerpta Medica, International Congress Series 719, Amsterdam

Kerscher M, Dirschka T, Volkenandt M (1995). Treatment of localized scleroderma by UVA1 phototherapy. Lancet 346:1166 (letter)

Kong L, Ogawa N, Nakabayashi T, Liu GT, D'Souza E, McGuff HS, Guerrero D, Talal N, Dang H (1997). FAS and FAS ligand expression in the salivary glands of patients with primary Sjörgen's syndrome. Arthritis Rheum 40:87–97

Luderschmidt C (Gasthrsg., 1996). Progressive systemische Sklerodermie. Aktuelle Rheumatologie 21:161-222 (Themenheft „Progressive systemische Sklerodermie")

Manthorpe R, Jacobssen LTH (1995). Sjörgen's syndrome. Baillière's Clinical Rheumatology 9: 483–496

Maricq HR, Weinrich MC, Keil JE, Smith EA, Harper FE, Nussbaum AI, LeRoy EC, McGregor AR, Diat F, Rosal EJ (1989). Prevalence of scleroderma spectrum disorders in the general population of South Carolina. Arthritis Rheum 32: 998–1006

Michels H (1997). Course of mixed connective tissue disease in children. Ann Med 28: 359–364

Pelkonen PM, Jalanko HJ, Lantto RK, Mäkela AL, Pietikäinen MA, Savolainen A. Verronen PM (1994). Incidence of systemic connective tissue diseases in children: a nationwide prospective study in finland. J Rheumatol 21: 2143–2146

Peterson LS, Nelson AM, Su WPD (1995). Classification of morphea (localized scleroderma). Mayo Clin Proc 70: 1068–1076

Silman AJ (1995). Scleroderma. Baillière's Clinical Rheumatology 9: 471–482

Singsen BH, Swanson VL, Bernstein BH, Heuser ET, Hanson V, Landing BH (1980). A histologic evaluation of connective tissue disease in childhood. Am J Med 68: 710–717

Singsen BH (1986). Scleroderma in childhood. Pediatrics in Review 7: 309–314

Stillman JS, Barry PE (1977). Juvenile rheumatoid arthritis: series 2. Arthritis Rheum 20 (Suppl.): 171–175

Uziel Y, Miller ML, Laxer RM (1995). Scleroderma in children. Pediatr Clin N Am 42: 1171–1203

Vitali C, Bombardieri S, Moutsopoulos HM, Balestrieri G, Bencivelli W, Bernstein RM, Bjerrum KB, Braga S, Coll J, deVita S et al. (1993). Preliminary criteria for the classification of Sjögren's syndrome. Results of a prospective concerted action supported by the European Community. Arthritis Rheum 36: 340–347

63 Immunreaktionen gegen Blutzellen

H. Kroll, J. Bux, V. Kiefel

63.1	Allgemeine Prinzipien der immunologischen Diagnostik von Immunhämozytopenien 673
63.2	**Immunreaktionen gegen Erythrozyten.... 673**
63.2.1	Pathophysiologische Mechanismen 673
63.2.2	Alloimmunhämolysen 673
63.2.3	Autoimmunhämolytische Anämie 676
63.3	**Immunreaktionen gegen Thrombozyten .. 678**
63.3.1	Alloimmunreaktion gegen Thrombozyten........ 678
63.3.2	Autoimmunthrombozytopenie 680
63.3.3	Medikamenteninduzierte Immunthrombozytopenie 682
63.4	**Immunneutropenien............................ 682**
63.4.1	Neonatale Immunneutropenie 682
63.4.2	Transfusionsreaktionen 684
63.4.3	Autoimmunneutropenie 684

Antikörper, die mit antigenen Strukturen auf Blutzellen reagieren, bewirken meist eine Immunhämozytopenie als Folge eines beschleunigten Abbaus zirkulierender Zellen. Auslösende Mechanismen sind im Abschnitt „Immunreaktionen gegen Erythrozyten" eingehend beschrieben. Die dort geschilderten Prinzipien gelten auch für Immunreaktionen gegen Thrombozyten, Granulozyten und Lymphozyten. Typischerweise geht eine Immunhämozytopenie mit Zeichen einer normalen oder sogar gesteigerten Zellneubildung einher. Gelegentlich ist aber auch die Hämozytopoese durch Antikörper beeinträchtigt, die (auch) mit Vorstufen im Knochenmark reagieren. Antikörper, die mit funktionell wichtigen Rezeptorproteinen auf der Blutzellmembran reagieren, können darüber hinaus eine Funktion dieser Blutzelle beeinflussen. In verschiedenen klinischen Situationen sind unterschiedliche Typen von Antikörpern gegen Blutzellen wirksam:

Autoantikörper reagieren mit autologen Blutzellen, meist auch mit Blutzellen aller gesunden Personen, und bewirken eine Autoimmunhämozytopenie (autoimmunhämolytische Anämie, Autoimmunthrombozytopenie, Autoimmunneutropenie). Inzwischen sind für eine ganze Reihe von erythrozytären und granulozytären Autoantikörpern die korrespondierenden Antigenstrukturen der Zellmembran charakterisiert worden.

Alloantikörper reagieren mit genetisch determinierten Varianten von Strukturen der Blutzellmembran, den Alloantigenen. Erythrozytäre Alloantigene werden üblicherweise als Blutgruppen bezeichnet. Alloantikörper werden nur von Individuen gebildet, die das korrespondierende Alloantigen nicht auf den autologen Zellen tragen. Zur Immunisierung gegen Alloantigene kann es nach Transfusionen oder im Verlauf von Schwangerschaften kommen. Die Substitution alloimmunisierter Patienten mit inkompatiblen Blutkomponenten kann zu Transfusionsreaktionen führen. Nach Alloimmunisierung von Schwangeren kommt es zu fetalen oder neonatalen Alloimmunhämozytopenien (Morbus haemolyticus neonatorum, neonatale Alloimmunthrombozytopenie, alloimmune neonatale Neutropenie), die Folge einer diaplazentaren Übertragung der Alloantikörper auf den Feten sind.

Isoantikörper werden nach Transfusionen oder Schwangerschaften von solchen Individuen gebildet, die einen vollständigen Mangel an einem zellständigen Protein oder Glykoprotein aufweisen. Ein Isoantikörper reagiert in der Regel mit einer monomorphen Determinante auf der fehlenden Membrankomponente und deshalb mit Zellen aller gesunden Individuen.

Medikamentenabhängige Antikörper bewirken nach Einnahme bestimmter Stoffe ein Bild, das einer Autoimmunzytopenie ähnelt, bei Absetzen des Medikaments aber reversibel ist. Typischerweise reagieren medikamentenabhängige Antikörper in vitro nur in Gegenwart des auslösenden Medikaments mit den betroffenen Blutzellen.

63.1 Allgemeine Prinzipien der immunologischen Diagnostik von Immunhämozytopenien

Zum Nachweis von Antikörpern gegen Erythrozyten, Thrombozyten, Granulozyten und Lymphozyten werden verschiedene Testprinzipien genutzt. Agglutinationstests werden vor allem zum Nachweis von erythrozytären Antikörpern verwandt. Mit dem Leukozytenagglutinationstest können Antikörper gegen Granulozyten nachgewiesen werden, der Plättchenagglutinationstest spielt dagegen fast keine Rolle mehr. Antikörper gegen Lymphozyten werden mit dem komplementabhängigen lymphozytotoxischen Test nachgewiesen. Antikörper gegen Plättchen und Granulozyten werden mit Immunglobulinbindungstests unter Verwendung markierter Sekundärantikörper nachgewiesen. Am verbreitetsten ist für den Nachweis thrombozytärer und granulozytärer Antikörper der Immunfluoreszenztest. Immer wichtiger werden in letzter Zeit aber auch glykoproteinspezifische Tests wie Immunoblot, Immunpräzipitation und Verfahren unter Verwendung monoklonaler Antikörper.

Zur Unterscheidung von Autoantikörpern und Alloantikörpern sowie zur Bestimmung der allotypischen Spezifität eines Antikörpers wird das zu untersuchende Serum mit einem Zellpanel untersucht, das Zellen mit möglichst vielen Antigenen bzw. Antigenkonstellationen enthält. Aus dem beobachteten Reaktionsmuster wird dann anhand der bekannten Alloantigene der Panelzellen auf die Spezifität eines Alloantikörpers geschlossen. Ergänzend werden die korrespondierenden Alloantigene auf den Blutzellen des Patienten typisiert. Dies kann einerseits mit immunologischen Methoden unter Verwendung von Seren geschehen, die geeignete Alloantikörper enthalten, oder mit molekularbiologischen Methoden, sofern der einem Blutgruppensystem zugrundeliegende DNA-Polymorphismus bekannt ist. Zur immunologischen Diagnose einer Autoimmunhämozytopenie werden darüber hinaus Antikörper auf den autologen Zellen analysiert.

63.2 Immunreaktionen gegen Erythrozyten

63.2.1 Pathophysiologische Mechanismen

(Übersichten: Mollison et al., 1997; Engelfriet et al., 1987)

Die Reaktion von Antikörpern mit Erythrozyten hat in der Regel eine Verkürzung der Erythrozytenlebenszeit (normal 100 bis 120 Tage) durch Immunhämolyse zur Folge. Klinisch und pathophysiologisch können eine intravasale und eine extravasale Hämolyse unterschieden werden. Wenn an die Erythrozytenmembran gebundene Antikörper wie z. B. die Isoagglutinine des AB0-Blutgruppensystems das Komplementsystem bis zur Bildung des terminalen C5b-9-Komplexes aktivieren können, werden die roten Blutzellen intravasal lysiert. Diese Eigenschaft haben vor allem Antikörper der IgM-Klasse sowie IgG3- und IgG1-Antikörper.

Findet keine oder nur eine unvollständige Komplementaktivierung statt, so können mit Immunglobulinen sensibilisierte Erythrozyten über Fc-Rezeptoren von Zellen des monozytär-phagozytären Systems erkannt und vorwiegend extravasal phagozytiert werden. Makrophagen besitzen Fc-Rezeptoren, die mit IgG1 und IgG3 reagieren. Immunhämolysen werden daher nur selten durch erythrozytäre Antikörper der Subklassen IgG2 und IgG4 verursacht. Bei einigen Patienten konnten Immunhämolysen durch nicht komplementaktivierende IgM-Antikörper nachgewiesen werden. Der Mechanismus der Hämolyse ist hierbei jedoch ebenso unklar wie bei den seltenen Fällen durch IgA-Antikörper.

Eine zusätzliche opsonisierende Wirkung besitzt die kovalent an die Zellmembran gebundene Komplementkomponente C3b, die sowohl nach Aktivierung des klassischen als auch des alternativen Weges entsteht. C3b findet sich meist gemeinsam mit IgG, gelegentlich jedoch auch ohne aktivierende Antikörper auf der Erythrozytenoberfläche. Wenn C3b durch plasmatische oder zellständige Inaktivatoren zu C3d umgewandelt wird, entsteht dadurch für die beladenen Erythrozyten ein „Schutzeffekt" gegen eine weitere Immunhämolyse. C3d beladene Zellen entgehen deshalb der Hämolyse und lassen eine auf der Erythrozytenmembran stattgefundene Immunreaktion mit Komplementaktivierung erkennen. Die Bindung von C3d an die Erythrozytenmembran wird nicht nur nach Aktivierung durch erythrozytenspezifische Antikörper beobachtet. Offenbar kann es auch bei Komplementaktivierungen anderen Ursprungs, wie z. B. bei bakteriellen Infekten, zu einer Ablagerung von Komplementfragmenten auf den an der Reaktion unbeteiligten Erythrozyten kommen. Ein ähnliches Phänomen stellt die Bindung von C3d auf autologen Erythrozyten nach der Hämolyse von transfundierten inkompatiblen Erythrozyten im Rahmen verzögerter hämolytischer Transfusionsreaktionen dar.

Immunhämolysen können aufgrund ihrer immunologischen Charakteristika und ihrer klinischen Erscheinungsbilder in vier verschiedene Gruppen eingeteilt werden (Tab. 63/1).

63.2.2 Alloimmunhämolysen

(Übersicht: Mollison et al., 1997)

Alloimmunhämolysen werden durch blutgruppenspezifische Alloantikörper ausgelöst, die von antigennegativen Individuen nach Antigenexposition gebildet

Tab. 63/1: Formen der Immunhämolyse.

1. **Alloimmunhämolysen**
   Morbus haemolyticus neonatorum
   hämolytische Transfusionsreaktion
2. **Autoimmunhämolytische Anämie**
   Wärmetyp
   Donath-Landsteiner-Typ
   Kältetyp
3. **Medikamenteninduzierte Immunhämolyse**
4. **Komplementabhängige Immunhämolyse ohne erythrozytären Antikörper**

werden und mit den antigenpositiven Erythrozyten eines anderen Individuums reagieren. In vivo kann diese Reaktion eintreten, wenn entweder Erythrozyten auf einen immunisierten Patienten übertragen werden oder wenn antikörperhaltiges Plasma einem Empfänger mit den korrespondierenden Blutgruppeneigenschaften verabreicht wird. Im ersten Fall, der Major-Inkompatibilität, kommt es je nach den immunologischen Eigenschaften der Antikörper zu intra- oder extravasaler Hämolyse der transfundierten Erythrozyten. Ein typisches Beispiel einer akuten intravasalen Alloimmunhämolyse ist der hämolytische Transfusionszwischenfall nach Gabe AB0-inkompatibler Erythrozyten. Die Patienten reagieren mit Fieber, Schüttelfrost, Brechreiz, Kreuzschmerzen, retrosternalen Schmerzen und Atemnot. Im schwersten Falle können Nierenversagen, Verbrauchskoagulopathie und Schock eintreten. Findet die Hämolyse vorwiegend extravasal statt, wie häufig bei Antikörpern des Rhesus-Systems, so sind die Symptome im allgemeinen milder. Meist stehen Fieber und Ikterus einige Stunden nach der Transfusion im Vordergrund. Bei der verzögerten hämolytischen Transfusionsreaktion treten diese Symptome sogar erst nach Wochen auf. Die Übertragung antikörperhaltigen Plasmas auf einen inkompatiblen Empfänger, die Minor-Inkompatibilität, führt meist nur bei der Infusion größerer Mengen zu klinisch bedeutsamen Hämolysen. Gelegentlich können leichte Hämolysen auch nach Übertragung AB0-ungleicher, plasmahaltiger Thrombozytenkonzentrate entstehen.

Morbus haemolyticus neonatorum

(Übersichten: Mollison et al., 1997; Bowman, 1990)

Die Pathogenese der verschiedenen Formen des Morbus haemolyticus neonatorum (MHN) ist identisch. Wird die Mutter gegen fetale, vom Vater geerbte, Blutgruppenmerkmale immunisiert, die sie selbst nicht besitzt, so können anschließend durch diaplazentare Übertragung der blutgruppenspezifischen Antikörper die kindlichen Erythrozyten zerstört werden.
Die größte Zahl der MHN-Fälle wird durch Antikörper gegen die Blutgruppenantigene A und B verursacht. Betrachtet man den Schweregrad der Erkrankung, so haben auch nach Einführung der Anti-D-Prophylaxe Antikörper gegen den Rhesusfaktor (D) die größte klinische Bedeutung. Antikörper gegen andere Rhesus-Antigene (Cc, Cw, E, e) verursachen demgegenüber seltener schwerwiegende Krankheitsverläufe. Lediglich Anti-c wurde häufiger als Auslöser eines Hydrops beobachtet. Darüber hinaus spielen nur Anti-Kell und Anti-Fy(a) eine nennenswerte Rolle, wenn auch die Immunisierung gegen eine Vielzahl weiterer Antigene in Einzelfällen einen MHN auslösen kann.

Ein transplazentarer Übertritt fetaler Erythrozyten findet bei 3 % der Schwangeren bereits im ersten Trimenon, bei 12 % bis zum zweiten und bei 45 % bis zum dritten Trimenon statt. Drei Tage post partum weisen 64 % aller Mütter fetale Zellen in der Zirkulation auf. Dennoch tritt der MHN im allgemeinen nicht in derselben, sondern erst in einer Folgeschwangerschaft auf. Eine Ausnahme stellt in dieser Hinsicht der MHN durch AB0-Inkompatibilität dar. Präformierte natürliche Antikörper führen in 50 % bereits beim ersten Kind zu hämolytischen Symptomen. Nur Antikörper der Immunglobulinklasse IgG können die Plazenta in einem aktiven Prozeß passieren, der an plazentare IgG-Rezeptoren gekoppelt ist. Da dieser diaplazentare IgG-Transport erst von der 24. Schwangerschatswoche an in größerem Umfang stattfindet, sind in einem früheren Gestationsalter schwerwiegende Schädigungen des Feten selten.

Morbus haemolyticus neonatorum durch AB0-Inkompatibilität

Ein MHN durch Anti-A oder Anti-B tritt praktisch nur bei Kindern von Müttern der Blutgruppe 0 auf. Betrachtet man eine Bilirubinkonzentration von 12 mg/dl als Grenzwert, so entwickelt nur eines von 25 Neugeborenen mit AB0-Inkompatibilität eine Hyperbilirubinämie. Schwerwiegende Verläufe sind selten. Als Ursache für die niedrige Morbidität werden die geringere Expression der AB0-Eigenschaften auf fetalen Erythrozyten und die Absorption der übertragenen Antikörper an lösliche und gewebsständige A- bzw. B-Antigene diskutiert. Außerdem besitzen die Erythrozyten möglicherweise die Fähigkeit, die Antikörper durch Pinozytose zu maskieren.

▶ **Klinik**

Die Erkrankung beginnt postnatal mit geringgradiger Hämolyse, die gelegentlich erst in der 4. bis 6. Lebenswoche durch eine Anämie auffällt. Die Bilirubinerhöhung erreicht nur selten kritische Werte. Reifgeborene Kinder erkranken häufiger als Frühgeborene.

▶ **Diagnose**

Die Blutgruppenkonstellation Mutter Blutgruppe 0, Kind Blutgruppe A oder B muß gegeben sein. Der Nachweis des IgG-Anteils der Isoagglutinine Anti-A und Anti-B hat nur eine geringe Aussagekraft. Der direkte Antiglobulintest (AGT, Coombs-Test) mit kindlichen Erythrozyten ist oft nur schwach positiv mit

Anti-IgG, gelegentlich kann er negativ ausfallen. Auch bei negativem AGT lassen sich häufig mittels Wärmeelution IgG-Antikörper von den kindlichen Erythrozyten absprengen und mit Testerythrozyten der entsprechenden Blutgruppe nachweisen. Die früher vielfach beschriebene Beobachtung eines meist negativen direkten AGT ist seit der Verwendung neuerer sensitiver Testmethoden beim MHN durch AB0-Inkompatibilität eher die Ausnahme.

▶ Therapie

In den meisten Fällen genügt bei stärkerem Ikterus eine Phototherapie zur Beschleunigung der Bilirubinexkretion. Eine Austauschtransfusion ist nur selten notwendig. Anekdotische Fallmitteilungen berichten über verlangsamte Bilirubinanstiege unter hochdosierter i. v. Therapie mit Immunglobulinen.

Morbus haemolyticus neonatorum durch Rhesus-Inkompatibilität

Vor der Einführung der Anti-D-Prophylaxe lag das Risiko einer Rhesus-negativen Frau, sich durch ein Rhesus-positives Kind zu immunisieren, bei 17 %. Bei gleichzeitig vorliegender AB0-Inkompatibilität betrug dieses Risiko 2 bis 4 %. Nach Einführung der postpartalen Anti-D-Prophylaxe sank die Immunisierungsrate auf 0,7 bis 1,9 %. Die zusätzlich in der 28. Schwangerschaftswoche durchgeführte präpartale Anti-D-Prophylaxe führte zu einer weiteren Reduktion der Immunisierung auf etwa 0,1 % der Rh-negativen Frauen.

▶ Klinik

In 45 bis 50 % der Fälle ist der Verlauf mild. Eine geringe Anämie und ein Ikterus praecox mit Bilirubinwerten, die 16 bis 20 mg/dl nicht überschreiten, erfordern nur eine Phototherapie. Weitere 25 bis 30 % der Kinder entwickeln einen Ikterus gravis mit Bilirubinkonzentrationen, die den Bilirubinübertritt durch die Blut-Hirn-Schranke und Einlagerung in den Stammganglien (Kernikterus) zur Folge haben können. Schrilles Schreien, Opisthotonus und zerebrale Krampfanfälle kennzeichnen das neurologische Bild. 90 % der enzephalopathischen Kinder sterben. Die verbleibenden 20 bis 25 % erkranken bereits intrauterin an einer ausgeprägten Anämie mit Hydrops fetalis. Die häufig vorliegende Hepatosplenomegalie wird durch extramedulläre Blutbildung verursacht.

▶ Diagnose

Der pränatalen Diagnose dient vor allem die spektrophotometrische Fruchtwasseranalyse nach Liley. Bilirubin zeigt ein typisches Absorptionsmaximum bei 450 nm, dessen Höhe ein Maß für den Grad der fetalen Hämolyse ist. Die besten Hinweise auf die hämatologischen Daten des Feten liefert die Gewinnung einer fetalen Blutprobe mittels perkutaner Cordozentese. Neben dem Hämoglobinwert kann auch der Rhesusfaktor des Kindes bestimmt werden. Postpartal stehen die erniedrigte Hämoglobinkonzentration und das erhöhte indirekte Bilirubin im Vordergrund. Im Blutausstrich sind Retikulozyten und kernhaltige Vorstufen der Erythropoese zu sehen, die Anlaß für die Namensgebung der „Rhesus-Erythroblastose" gaben.

Im mütterlichen Serum sind freie Antikörper (Anti-D) nachweisbar. Die kindlichen Erythrozyten weisen im direkten AGT eine erhöhte Beladung mit IgG auf. C 3 d ist dagegen nur selten nachweisbar. Treten sehr große Antikörpermengen in den kindlichen Kreislauf über, so können auch freie Antikörper im Serum vorliegen.

▶ Therapie

Beim pränatal bestehenden Hydrops ist die intrauterine Erythrozytentransfusion angezeigt. Sie kann sowohl intraperitoneal wie auch intraumbilikal erfolgen. Da die Aufnahme der Erythrozyten ins Keislaufsystem bei der intraperitonealen Applikation verzögert eintritt und von fetalen Atembewegungen abhängt, wird heute im allgemeinen die Transfusion in ein Nabelgefäß bevorzugt. Bei gefährdeten Kindern kann die vorzeitige Entbindung bei ausreichender Lungenreifung eine Verschlechterung des Zustandes verhindern. Beim Neugeborenen genügt bei leichten Bilirubinerhöhungen die Phototherapie. Bei stärkerer Anämie und Überschreitung reifeabhängiger Bilirubingrenzen muß eine Austauschtransfusion durchgeführt werden. Dazu werden etwa 170 ml/kg KG AB0-kompatibles Rhesus-negatives Blut sukzessive oder kontinuierlich gegen kindliches Blut getauscht. Die Gabe von hochdosiertem intravenösem IgG kann den Anstieg der Serumbilirubinkonzentration verlangsamen und damit gelegentlich die Austauschtransfusion entbehrlich machen (Rübo et al., 1992).

▶ Anti-D-Prophylaxe

Die Einführung der Anti-D-Prophylaxe bis 72 Stunden post partum konnte die Inzidenz des MHN durch Anti-D erheblich reduzieren. Der genaue Wirkungsmechanismus ist unklar. Der Mutter wird die Standarddosis von 300 µg intravenös oder intramuskulär injiziert. Damit können 25 bis 30 ml kindlichen Blutes neutralisiert werden. Bei Einschwemmung größerer Mengen fetaler Erythrozyten in den mütterlichen Kreislauf muß die Dosis um 10 bis 20 µg/ml eingeschwemmten Blutes erhöht werden. Um eine Immunisierung während der Schwangerschaft zu verhindern, erfolgt die Anti-D-Gabe bei Rhesus-negativen Schwangeren erstmals in der 28. Schwangerschaftswoche. Außerdem muß sie bei allen Eingriffen mit dem Risiko einer transplazentaren Hämorrhagie durchgeführt und im Abstand von 12 Wochen wiederholt werden.

63.2.3 Autoimmunhämolytische Anämie

(Übersichten: Petz und Garratty, 1980; Sokol et al., 1984)

Autoimmunhämolytische Anämien (AIHA) werden durch Autoantikörper gegen erythrozytäre Membranstrukturen verursacht. Nach dem klinischen Erscheinungsbild und den serologischen Befunden lassen sich drei verschiedene Typen unterscheiden (Tab. 63/1). Die AIHA ist im Kindesalter insgesamt seltener als bei Erwachsenen. Während die AIHA vom Wärmetyp bei Erwachsenen mit einer Häufigkeit von etwa 1:50000 auftritt, liegt die Haufigkeit bei Kindern im Bereich von 1:250000 bis 1500000. 65 % der Fälle manifestieren sich bereits in den ersten fünf Lebensjahren. Unabhängig vom Typ der AIHA sind akute Formen etwa ebenso häufig wie chronische Verläufe. Dabei sind Jungen von der akuten Form 2,5mal häufiger betroffen als Mädchen, eine Geschlechtshäufung bei den chronischen Formen ist nicht zu beobachten. Die Bedeutung der einzelnen AIHA-Typen unterscheidet sich bei Kindern deutlich vom Erwachsenenalter. Ist die AIHA vom Donath-Landsteiner-Typ bei Erwachsenen heute praktisch nicht mehr zu finden, so ist sie bei Kleinkindern wahrscheinlich mindestens ebenso häufig wie die AIHA vom Wärmetyp. Demgegenüber kommt der AIHA vom Kältetyp im Kindesalter eine nachgeordnete Bedeutung zu.

Autoimmunhämolytische Anämie vom Wärmetyp

Die AIHA vom Wärmetyp kann in ihrer akuten Form als zeitlich begrenztes Krankheitsbild vorkommen, ebenso wird ein chronischer, teilweise rezidivierender Verlauf beobachtet. Die sekundäre AIHA im Rahmen anderer Grunderkrankungen wie dem Lupus erythematodes oder maligner Systemerkrankungen ist seltener als die idiopathische From.

▶ Klinik

Die akute AIHA vom Wärmetyp beginnt innerhalb weniger Tage mit deutlichem Krankheitsgefühl. Die Patienten klagen über Bauchschmerzen, Übelkeit und Erbrechen. Kopfschmerzen, Schwächegefühl und Fieber können vorkommen. In einigen Fällen ist ein zeitlicher Zusammenhang mit einem Infekt zu beobachten. Demgegenüber ist für die chronische Verlaufsform ein schleichender Beginn mit zunehmender Leistungsschwäche, Müdigkeit und subfebrilen Temperaturen typisch. Bei der klinischen Untersuchung fallen Blässe, Ikterus und Tachykardie, gelegentlich eine Dunkelfärbung des Urins auf. Die Milz ist in der Regel nicht wesentlich vergrößert, nach längerer Krankheitsdauer kann sich jedoch eine Splenomegalie ausbilden. Eine leicht vergrößerte, druckschmerzhafte Leber kann den Verdacht zunächst auf eine Hepatitis lenken.

▶ Diagnose

Die Blutsenkungsgeschwindigkeit ist deutlich erhöht. Im Blutbild zeigt sich eine Erniedrigung der Hämoglobinkonzentration, die bis auf Werte um 50 g/l fallen kann. Als Zeichen der kompensatorisch gesteigerten Erythropoese sind vermehrt Retikulozyten zu finden (bis über 500‰). Gelegentlich vorliegende Retikulozytopenien können durch Autoantikörper bedingt sein, die auch mit Vorstufen der Erythropoese reagieren. Im akuten Krankheitsstadium wird häufig eine starke Leukozytose mit Linksverschiebung beobachtet. Die Thrombozytenzahl liegt im Normbereich, kann jedoch durch eine Splenomegalie erniedrigt sein. Demgegenüber ist die Thrombozytopenie im Rahmen des Evans-Syndroms durch eine zusätzlich zur AIHA vorliegenden Autoimmunthrombozytopenie bedingt. Selten besteht außerdem eine Autoimmunneutropenie.

Im Blutausstrich sichtbare Sphärozyten dürfen nicht zur Fehldiagnose einer hereditären Sphärozytose führen. Die Kugelzellen entstehen im Verlauf einer AIHA wahrscheinlich durch inkomplette Phagozytose antikörperbeladener Erythrozyten, die nach dem Verlust von Membranteilen kugelige Form annehmen. Darüber hinaus sind Polychromasie, Mikro- und Anisozytose zu beobachten. Als Folge des beschleunigten Erythrozytenabbaus ist die Serumkonzentration der Laktatdehydrogenase (LDH) erhöht. Indirektes Bilirubin ist vermehrt nachweisbar, Werte über 5 mg/dl sind jedoch bei chronischen Hämolysen selten. Die Haptoglobinkonzentration fällt oft unter die Nachweisgrenze.

Die wichtigste immunologische Untersuchung ist der direkte AGT. Bei über 90 % der Patienten läßt sich eine erhöhte Bindung von IgG, typischerweise der Subklassen IgG1 und IgG3, an die autologen Erythrozyten nachweisen. In der Hälfte der Fälle ist zusätzlich C 3 d gebunden. Die Antikörper sind zumeist gegen monomorphe Strukturen des Rhesus-Antigens gerichtet, gelegentlich lassen sie aber eine Spezifität erkennen, die der von Alloantikörpern ähnelt (überwiegend Anti-e). Hauptsächlich im Kindesalter kommen die seltenen AIHA durch nicht komplementbindende IgM-Antikörper vor. Der IgM-Nachweis erfordert meist sensitivere Methoden als den direkten AGT (z. B. ELISA). IgM-Autoantikörper machen einen Teil der sogenannten Coombs-negativen AIHA aus, bei der der direkte AGT negativ bleibt. Grund dafür ist zumeist die geringe Antikörperdichte auf der Zellmembran. Gelegentlich können dann die Antikörper von den autologen Erythrozyten durch Elution abgesprengt und in höherer Dichte auf einer kleineren Zahl von Testerythrozyten nachgewiesen werden.

Im Serum lassen sich vielfach freie Autoantikörper im direkten AGT nachweisen. Bei einigen Patienten finden sich inkomplette Wärmehämolysine, die in vitro nur proteolytisch vorbehandelte Erythrozyten zu hämolysieren vermögen. Ihre pathogenetische Bedeutung ist unklar. Komplette Wärmehämolysine, die durch Komplementaktivierung unbehandelte Erythrozyten zu lysieren vermögen, sind nur selten vorhanden. Sie sind für schwerwiegende klinische Verläufe verantwortlich.

▶ Therapie

Als Therapie der Wahl gelten Kortikosteroide. Sie sollten initial in der Dosierung von 1 bis 2 mg/kg KG verabreicht werden. Gelegentlich sind auch größere Mengen erforderlich. Mehr als 75 % der Patienten reagieren darauf bereits nach wenigen Tagen mit einem deutlichen Rückgang der Hämolysezeichen und mit einer Besserung der klinischen Symptome. Zur Beurteilung des Krankheitsverlaufes sind die Hämolyseparameter besser geeignet als der direkte AGT, da letzterer noch Monate über das Sistieren der Hämolyse hinaus positiv bleiben kann. Falls nach drei Wochen Steroidtherapie kein Erfolg erkennbar ist, muß sie als unwirksam angesehen werden. Um die Nebenwirkungen gering zu halten, ist die baldige Dosisreduktion anzustreben.

Eine hochgradige Anämie kann die Transfusion von Erythrozytenkonzentraten erforderlich machen. Auch wenn die serologische Verträglichkeitsprobe oft positiv ausfällt und deshalb die Auswahl kompatiblen Blutes schwierig ist, muß nicht mit einer gesteigerten Hämolyse gerechnet werden. Die transfundierten Erythrozyten werden offenbar nicht schneller eliminiert als die autologen. Ein erhöhtes Risiko erythrozytärer Alloimmunisierungen durch Transfusionen besteht für Patienten mit AIHA wahrscheinlich nicht.

Bei Steroidresistenz haben sich bei einigen Patienten Immunsuppressiva als wirksam erwiesen. Besonders geeignet sind Azathioprin und Cyclophosphamid. Die Kombination von Kortikosteroiden mit Azathioprin kann zur Reduktion von kortikosteroidbedingten Nebenwirkungen sinnvoll sein. Eine Alternative zur immunsuppresiven Therapie stellt die Splenektomie dar, die bei 60 % der Patienten eine Besserung ermöglicht. Sinngemäß gelten für diese Therapieform die gleichen Einschränkungen wie bei der Therapie der Autoimmunthrombozytopenie (s. dazu S. 681). Hochdosiertes intravenöses IgG ist bei der AIHA im Gegensatz zu den Immunthrombozytopenien nur in Ausnahmefällen wirksam.

Autoimmunhämolytische Anämie vom Donath-Landsteiner-Typ (Paroxysmale Kältehämoglobinurie)

Während die chronische Form der AIHA vom Donath-Landsteiner(DL)-Typ vor Einführung der Antibiotika hauptsächlich bei Kindern mit konnataler Lues oder Erwachsenen im Stadium III der Syphilis beobachtet wurde, ist heute die akute Donath-Landsteiner-Autoimmunhämolyse eine typische Erkrankung des Kindesalters. Sie ist möglicherweise die häufigste Form der AIHA bei Kindern, wegen des kurzen und gutartigen Verlaufes wird sie jedoch vermutlich in vielen Fällen nicht diagnostiziert.

▶ Klinik

Dem Erkrankungsbeginn geht typischerweise etwa ein bis zwei Wochen eine Infektion voraus. Meist handelt es sich um virale Affektionen der oberen Luftwege, aber auch Masern, Mumps, Windpocken, Mononukleose und die Masernimpfung wurden als Auslöser der AIHA vom Donath-Landsteiner-Typ beschrieben. Innerhalb von ein bis zwei Tagen kommt es zur dramatischen intravasalen Hämolyse mit folgender Blässe und Hämoglobinurie. Fieber, Schüttelfrost, Übelkeit, Bauch- und Rückenschmerzen begleiten häufig den Krankheitsbeginn. Eine vorangehende Kälteexposition der Patienten ist nicht immer gegeben. Die Notwendigkeit einer Kälteexpostion zur Krankheitsauslösung hängt möglicherweise mit der Temperaturamplitude der Antikörper zusammen. Trotz teilweise extremer Anämie ist der Allgemeinzustand der Kinder im weiteren Verlauf nur mäßig beeinträchtigt.

▶ Diagnose

In der frühen Krankheitsphase kann die Hämoglobinkonzentration auf Werte zwischen 30 und 50 g/l abfallen, die LDH ist deutlich erhöht. Das Haptoglobin fällt unter die Nachweisgrenze.

Im direkten AGT läßt sich eine stark erhöhte Beladung der Erythrozyten mit C3d nachweisen. Zellgebundenes IgG ist nur in Ausnahmefällen zu finden. Wird der direkte AGT in der Kälte (4 °C) durchgeführt, so lassen sich IgG-Antikörper mit nieriger Temperaturamplitude nachweisen, die sich bei Körpertemperatur von den Zellen lösen. Im Serum sind in der akuten Phase sogenannte „biphasische Kältehämolysine" nachweisbar. Sie binden sich während der Inkubation bei 4 °C an die Testerythrozyten und führen nach anschließender Erwärmung auf 37 °C und Komplementzugabe zur Hämolyse (DL-Test). Ohne die Kälteinkunbation tritt keine Hämolyse ein. Proteolytische Vorbehandlung der Testerythrozyten verstärkt die Wirkung der Donath-Landsteiner-Hämolysine. Im Gegensatz zu den Kältehämolysinen bei der AIHA vom Kältetyp zeigen die Donath-Landsteiner-Hämolysine ihre Reaktivität unabhängig vom pH-Wert. Sie gehören meist zur IgG-, selten auch zur IgM-Klasse und sind häufig gegen das Antigen P gerichtet. Ein niedriger Antikörpertiter steht scheinbar im Gegensatz zur starken Hämolyse. Möglicherweise können die niedrig-affinen Antikörper nach ihrer Bindung und Komplementaktivierung auf weitere Erythrozyten überspringen und so die Zerstörung mehrerer Zellen verursachen. Nach wenigen Tagen bis Wochen sind die Donath-Landsteiner-Hämolysine nicht mehr nachweisbar.

▶ **Therapie**

Eine spezifische Therapie ist wegen des gutartigen Verlaufes nicht erforderlich. Lediglich bei sehr niedrigen Hämoglobinwerten kann eine Erythrozytentransfusion notwendig sein.

Autoimmunhämolytische Anämie vom Kältetyp

Die AIHA vom Kältetyp ist insgesamt selten. Sie kommt als akut reversible Form in jedem Alter, vor allem aber bei Jugendlichen und jüngeren Erwachsenen in der Folge von Infektionen vor. Die chronische Verlaufsform ist eine typische Erkrankung des höheren Lebensalters und wird durch hochtitrige monoklonale Kälteagglutinine hervorgerufen (chronische Kälteagglutininkrankheit).

▶ **Klinik**

Die Hämolyse beginnt akut etwa ein bis drei Wochen nach oder noch im Verlauf einer Infektionskrankheit. Besonders häufig werden atypische Pneumonien mit Mycoplasma pneumoniae oder die infektiöse Mononukleose beobachtet. Im Vordergrund stehen Blässe und Ikterus. Nach Kälteexposition mit stärkerer Hämolyse kann eine Hämoglobinurie auftreten. Eine Hepatosplenomegalie ist nicht ungewöhnlich, kann aber auch im Zusammenhang mit der auslösenden Grundkrankheit stehen.

▶ **Diagnose**

Hämoglobinkonzentration und Erythrozytenzahl sind meist nur mäßig erniedrigt. Je nach Grad der Hämolyse können Bilirubin und LDH erhöht sein. Freies Hämoglobin findet sich in der akuten Phase sowohl im Serum als auch im Urin. Die Retikulozytose ist Ausdruck der kompensatorisch gesteigerten Erythropoese. Die Serumelektrophorese weist eine breitbasige Vermehrung der α-, β- und γ-Globuline als Folge der polyklonalen Vermehrung der Kälteagglutinine auf. Ein monoklonales Paraprotein wie bei der chronischen Kälteagglutininkrankheit fehlt.

Der direkte AGT zeigt eine erhöhte C3d-Beladung der Erythrozyten, IgG ist im Normbereich. Im Serum sind hochtitrige Kälteantikörper (Titerstufe 1:2000) nachweisbar, deren optimale Reaktionstemperatur bei 4 °C liegt. Je weiter die Temperaturamplitude an die Körpertemperatur heranreicht, desto ausgeprägter ist die Hämolyse in vivo. Bei den Kälteantikörpern handelt es sich meist um komplementaktivierende IgM-Antikörper der Spezifität Anti-I. Das I-Antigen ist vor allem auf den Erythrozyten Erwachsener vorhanden, dagegen nur in sehr geringer Ausprägung auf Neugeborenenerythrozyten. Letztere exprimieren stattdessen das Antigen i. Bei Patienten mit infektiöser Mononukleose werden häufig Anti-i-Kälteagglutinine beobachtet. Die hämolysierende Wirkung der Antikörper ist bei pH 6,5 bis 6,8 am stärksten ausgeprägt. Diese pH-Abhängigkeit unterscheidet sie von den Donath-Landsteiner-Hämolysinen. Fermentierung der Testerythrozyten verstärkt die Reaktivität der Kältehämolysine.

▶ **Therapie**

Die wesentliche Behandlung besteht in der Vermeidung von hämolyseauslösenden Kälteexpositionen. Bei starker Anämie sind gelegentlich Bluttransfusionen erforderlich. Um die sofortige Agglutination der transfundierten Erythrozyten zu verhindern, ist die Gabe von vorgewärmtem Blut sinnvoll. Eine vollständige Restitution ist nach wenigen Wochen zu erwarten.

63.3 Immunreaktionen gegen Thrombozyten

63.3. Alloimmunreaktion gegen Thrombozyten

Neonatale Alloimmunthrombozytopenie

Wie der Morbus haemolyticus neonatorum wird auch die neonatale Alloimmunthrombozytopenie (NAIT) durch mütterliche Alloantikörper verursacht, die nach diaplazentarem Übergang mit den fetalen Plättchen reagieren und ihren beschleunigten Abbau verursachen (Übersicht: Kiefel et al., 1994).

▶ **Klinik**

Durch den beschleunigten Thrombozytenabbau kommt es zu einer Thrombozytopenie mit dem Risiko einer Blutung. Die Plättchenzahl sinkt oft noch innerhalb der ersten 2 bis 3 Lebenstage ab. Neugeborene mit einer NAIT weisen am häufigsten Blutungszeichen im Bereich der Haut auf (Petechien, Hämatome), seltener sind Blutungen des Urogenital- und Gastrointestinaltrakts. Intrazerebrale Blutungen, deren Häufigkeit bei etwa 15 % liegt, sind besonders gefürchtet. Im Gegensatz zum Morbus haemolyticus neonatorum betrifft die NAIT oft schon das erste Kind.

Die häufigsten Alloantikörper, die eine NAIT auslösen, sind Anti-HPA-1a [-Pl(A1)], Zw(a)- und Anti-HPA-5b (-Br(a)), sie sind zusammen für etwa 95 % der Fälle von NAIT mit nachweisbarem Alloantikörper verantwortlich. Alle übrigen Antikörperspezifitäten werden nur in seltenen Einzelfällen nachgewiesen. Eine Liste der für die mitteleuropäische Bevölkerung bedeutsamen Alloantigene findet sich in Tabelle 63/2. Bei etwa 20 bis 30 % aller Schwangerschaften kommt es zur Immunisierung gegen leukozytäre (HLA) Antigene. Obwohl Antikörper gegen HLA-Klasse-I-Antigene stark in vitro mit Plättchen reagieren, spielen sie offenbar keine Rolle in der Pathogenese der NAIT.

Tab. 63/2: Wichtige thrombozytäre Alloantigene.

HPA-	Konventionelle(r) Name(n)	% Positive Individuen (Mitteleuropa)	Glykoprotein-Lokalisation
1a	Pl(A1), Zw(a)	97,8	IIIa
1b	Pl(A2), Zw(b)	30,3	IIIa
2a	Ko(b)	99,8	Ib
2b	Ko(a), Sib(a)	13,5	Ib
3a	Bak(a), Lek(a)	85,3	IIb
3b	Bak(b)	62,5	IIb
5a	Br(b), Zav(b)	99,0	Ia
5b	Br(a), Zav(a), Hc(a)	19,8	Ia

HPA: Human platelet antigen

▶ **Diagnose**

Klinisch ist eine NAIT in Betracht zu ziehen, wenn andere Ursachen (Sepsis, konnatale Infektionen, hereditäre Thrombozytopenie, AITP der Mutter) für die kindliche Thrombozytopenie wenig wahrscheinlich sind. Die Diagnose wird gesichert durch den Nachweis eines thrombozytären Alloantikörpers im Serum der Mutter. Dazu wird das Serum gegen ein Panel typisierter Spenderthrombozyten getestet. Gelegentlich enthalten Seren von Schwangeren komplizierte Antikörpergemische, so daß die plättchenspezifischen Antikörper nicht eindeutig erkennbar sind. In diesen Fällen werden glykoproteinspezifische Immuntests eingesetzt, um die thrombozytären Antikörper von den pathogenetisch nicht bedeutsamen HLA-Antikörpern abzugrenzen. Nach der Charakterisierung des mütterlichen Antikörpers wird durch Typisierung der kindlichen und väterlichen Plättchen die Antigenkonstellation innerhalb der betroffenen Familie geklärt. Gelegentlich ist ein thrombozytärer Alloantikörper im mütterlichen Serum bei Verwendung eines normalen Spender-Thrombozytenpanels nicht nachweisbar, wenn er gegen ein noch unbekanntes oder extrem niedrigfrequentes Alloantigen gerichtet ist. Ein solcher Antikörper reagiert stets mit väterlichen Thrombozyten, daher sollte in allen Fällen einer vermuteten NAIT das mütterliche Serum mit dem Thrombozyten des Vaters getestet werden.

▶ **Therapie**

Bei der NAIT müssen zwei therapeutische Situationen unterschieden werden. Bei einem Neugeborenen, das mit einer unerwarteten Thrombozytopenie geboren wird, sollte versucht werden, möglichst rasch immunologisch eine Diagnose zu stellen. Als Sofortmaßnahme können dem thrombozytopenischen Neugeborenen vor dem Antikörpernachweis Thrombozyten der Mutter transfundiert werden, wobei das mütterliche Plasma durch Plasma eines Blutspenders der Blutgruppe AB ausgetauscht werden muß. Wenn die Antikörperspezifität bekannt ist und typisierte Thrombozytenspender zur Verfügung stehen, können kompatible (z. B. HPA-1a-negative) Plättchen transfundiert werden. Wenn eine Thrombozytentransfusion nicht möglich ist, kann eine Anhebung der Thrombozytenzahl durch Infusion von intravenösem IgG (0,4 g/kg KG über 5 Tage) versucht werden. Eine andere Situation ist bei Schwangeren gegeben, bei denen bereits vor Beginn der Schwangerschaft ein thrombozytärer Alloantikörper bekannt ist. Hier wird versucht, das Risiko einer zerebralen Blutung in utero und während der Geburt zu vermindern. Die Behandlung der Schwangeren mit intravenösem IgG allein (1,0 g/kg Körpergewicht einmal wöchentlich) oder zusammen mit Kortikosteroiden soll bei einem Teil der Fälle zur Anhebung der fetalen Thrombozytenzahl führen. Die fetale Thrombozytenzahl kann in Proben bestimmt werden, die durch Chordozentese (Punktion der Nabelschnurgefäße unter Ultraschallkontrolle) gewonnen werden. Die Chordozentese erlaubt bei sehr niedrigen Thrombozytenzahlen die intrauterine Transfusion kompatibler Thrombozytenkonzentrate, die zur Vermeidung einer Graft-versus-host-Reaktion mit mindestens 30 Gy bestrahlt werden sollten. Auch in diesem Falle können mütterliche Thrombozyten verwendet werden, die in AB-Plasma resuspendiert wurden. Wegen der relativ kurzen Thrombozytenlebenszeit müssen diese Transfusionen in etwa wöchentlichen Abständen wiederholt werden. Besonders unmittelbar vor der Geburt/Sectio kann man durch Transfusion kompatibler Thrombozyten das Risiko einer zerebralen Blutung wahrscheinlich wesentlich reduzieren.

Immunologische Aspekte der Thrombozytentransfusion

Thrombozytentransfusionen sind bei Patienten mit Blutungsmanifestationen indiziert, deren Thrombozytopenie Folge einer reduzierten Thrombozytopoese ist. Dabei sollte die Indikation zur Transfusion vor allem unter Berücksichtigung der Blutungsneigung gestellt werden. Neben anderen klinischen Faktoren kann eine Immunisierung gegen plättchenständige Alloantigene Ursache für einen nicht adäquaten Anstieg der Thrombozytenzahlen sein. Darüber hinaus kommt es bei alloimmunisierten Patienten nach Thrombozytentransfusionen zu febrilen Transfusionsreaktionen. Auch Patienten mit AITP zeigen in der Regel nur ein ungenügendes Ansprechen auf Plättchentransfusionen. Daher ist die Indikation zur Thrombozytentransfusion bei Patienten mit AITP auf seltene, lebensbedrohliche Blutungskomplikationen beschränkt. Besonders häufig ist ein Refraktärzustand durch HLA-Antikörper bedingt, die von etwa 40 bis 60 % aller Patienten nach längerer Substitution mit Blutprodukten gebildet werden. Für die Beurteilung des Transfusionserfolgs sind standardisierte Maßzahlen wie das korrigierte Inkrement geeignet (Mueller-Eckhardt et al., 1996). HLA-Antikörper im Serum immunisierter Patienten können mit dem lymphozytoxischen Test bestimmt werden. Für gegen HLA-Antigene immunisierte Patienten wird man Spender heranziehen, die identische HLA-Antigene oder mit den Patientenantigenen möglichst kreuzreagierende Merkmale aufweisen. Die Kompatibilität des Thrombozytenspenders kann im Crossmatch mit dem lymphozytotoxischen Test oder mit einem Immunglobulinbindungstest (z. B. ELISA) überprüft werden. Wenn auch HLA-kompatible Thrombozyten einen ungenügenden Transfusionserfolg erbringen, sollte untersucht werden, ob das Serum des Patienten zusätzlich einen plättchenspezifischen Antikörper enthält. Dies ist bei etwa 10 % der HLA-immunisierten Patienten der Fall. Bei polytransfundierten Patienten werden meist Anti-HPA-1b, -HPA-3a, -HPA-5a nachgewiesen. Für diese Patienten sollten HLA-kompatible Thrombozytenspender ausgewählt werden, die auch das entsprechende thrombozytäre Alloantigen nicht tragen. Da dies oft nur unter großem Aufwand möglich ist, sollte von vornherein vermieden werden, daß sich Patienten immunisieren. Daher ist die Indikation zur Transfusion von zellhaltigen Blutkomponenten bei Patienten, die voraussichtlich für längere Zeit substituiert werden müssen, möglichst zurückhaltend zu stellen. Darüber hinaus wird durch konsequente Verwendung von leukozytenarmen Blutprodukten (Thrombozyten und Erythrozyten) die Rate HLA-immunisierter Patienten reduziert.

63.3.2 Autoimmunthrombozytopenie

Thrombozytäre Autoantikörper reagieren mit zirkulierenden Thrombozyten und bewirken ihren beschleunigten Abbau durch Phagozytose im mononukleär-phagozytären System. Hauptabbauort ist meist die Milz, seltener die Leber. Dabei kann die mittlere Lebensdauer der Thrombozyten, die normalerweise 7 bis 11 Tage beträgt, auf nur wenige Stunden verkürzt sein. Folge des beschleunigten Plättchenabbaus ist eine Thrombozytopenie, wobei stark erniedrigte Thrombozytenzahlen mit einer hämorrhagischen Diathese einhergehen können. In den meisten Fällen von Autoimmunthrombozytopenie (AITP) ist die Thrombozytopoese normal oder auf das 2- bis 4fache der Norm gesteigert. In seltenen Fällen wird aber auch eine Beeinträchtigung der Thrombozytopoese mit verminderter Megakaryozytenzahl beobachtet („amegakaryozytäre" AITP).

Thrombozytäre Autoantikörper gehören meist der Immunglobulinklasse G an, in seltenen Fällen werden auch Autoantikörper der Klasse IgM gefunden. Die bei AITP nachgewiesenen Autoantikörper reagieren meist mit monomorphen Determinanten auf dem Glykoprotein-komplex IIb/IIIa (thrombozytärer Fibrinogenrezeptor, CD41) oder dem Glykoprotein-komplex Ib/IX (Rezeptor für von-Willebrand-Faktor, CD42). Inzwischen wurden weitere Autoantigene charakterisiert (Kiefel et al., 1992).

Eine AITP kann ohne Begleiterkrankung („idiopathisch"), sekundär im Zusammenhang mit einer malignen Grunderkrankung, mit einer anderen Immunerkrankung oder im Verlauf einer Infektionskrankheit beobachtet werden. Der Begriff „idiopathische thrombozytopenische Purpura" (ITP) stammt aus der Zeit, in der die Pathogenese nicht geklärt war und die Diagnose ITP aufgrund von klinischen Kriterien gestellt wurde, die eine sekundäre Immunthrombozytopenie meist ausschließen. ITP und sekundäre Autoimmunthrombozytopenie werden heute wegen der ähnlichen Pathogenese unter dem Begriff AITP zusammengefaßt.

▶ Klinik

Aufgrund des klinischen Bildes werden zwei Formen der AITP unterschieden (Übersicht bei Shulman und Reis, 1994); die akute und die chronische AITP. Die akute AITP tritt besonders häufig im Kindesalter auf. In der Mehrzahl der Fälle ist etwa 10 bis 20 Tage vor Beginn der Symptome ein viraler Infekt vorausgegangen. Beide Geschlechter sind etwa gleich häufig betroffen. Meist kommt es innerhalb von Tagen oder Wochen zum spontanen Verschwinden der Symptome. Die Thrombozytenzahl kann extrem erniedrigt sein, meist liegt sie unter $20 \times 10^9/l$. Dauert die Thrombozytopenie länger als 6 Monate, so spricht man von einer chronischen AITP. Die Thrombozytenzahl ist variabel, das weibliche Geschlecht ist häufiger betroffen. Während die akute AITP bevorzugt Kinder bis zum 10. Lebensjahr betrifft, kommt die chronische AITP in allen Altersstufen vor. Bei einem Teil der Fälle ist die chronische AITP mit anderen Erkrankungen vergesellschaftet. Die Symptomkombination: autoimmunhämolytische Anämie vom Wärmetyp und AITP wird als Evans-Syndrom bezeichnet. Darüber hinaus treten sekundäre Autoimmunthrombozytopenien beim systemischen Lupus erythematodes und anderen Kollagenosen auf, sie werden bei Lymphomen beobachtet, ohne daß in diesen Fällen Hinweise auf eine eingeschränkte Thrombozytopoese bestehen. Auch die HIV-Infektion geht nicht selten mit einer sekundären AITP einher.

Häufig sind Zeichen der Blutungsneigung im Bereich der Haut sichtbar: Petechien finden sich im Bereich der Unterschenkel und in Hautbezirken, in denen es durch Abschnürung z. B. durch enge Kleidungsstücke zu venöser Stauung kommt. Größere flächenhafte Blutungen können nach minimalen Traumen, an Punktionsstellen oder spontan entstehen. Gelegentlich treten gastrointestinale Blutungen auf, Gelenkblutungen sind dagegen nicht typisch für Patienten mit AITP.

Eine intrakranielle Blutung ist die am meisten gefürchtete Komplikation, sie wird allerdings bei weniger als einem Prozent der Patienten mit einer AITP beobachtet. Die Furcht vor dieser Komplikation ist häufig Anlaß für therapeutisches Eingreifen. Da zwischen Blutungsneigung und Thrombozytenzahl nur ein loser Zusammenhang besteht, sollte die Indikation zur Therapie nicht anhand der Plättchenzahl gestellt werden. Einen Hinweis auf eine erhöhte Blutungsneigung gibt die klinische Verlaufsform der „wet purpura", die durch Schleimhautblutungen, Nasenbluten, blutige Blasen der Mundschleimhaut und Blutnachweis im Stuhl charakterisiert ist. Patienten mit „dry purpura" weisen dagegen nur Petechien und Ekchymosen im Bereich der Haut auf. In seltenen Fällen können thrombozytäre Autoantikörper gegen den Glykoproteinkomplex IIb/IIIa bei normalen oder geringgradig erniedrigten Thrombozytenzahlen einen thrombozytären Funktionsdefekt auslösen, der nicht von dem Funktionsdefekt bei einer Thrombasthenie Glanzmann (angeborenes Fehlen des Glykoproteinkomplexes IIb/IIIa) zu unterscheiden ist.

▶ Diagnose

Die klinische Diagnose der „idiopathischen" AITP erfolgt meist anhand klinischer Kriterien, durch die eine thrombozytäre Bildungsstörung, eine vermehrte Speicherung der Plättchen in der Milz, z. B. bei Splenomegalie und ein beschleunigter Abbau der Plättchen durch nichtimmunologische Mechanismen ausgeschlossen werden (George et al., 1996). Diese Kriterien sind allein nicht geeignet, eine sekundäre AITP zu diagnostizieren, hier ist der immunologische Nachweis thrombozytärer Autoantikörper diagnostisch hilfreich. Die quantitative Messung des plättchenassoziierten IgG (PAIgG) hat sich als nicht spezifisch erwiesen: auch an Plättchen von Patienten mit einer nichtimmunologisch induzierten Thrombozytopenie lassen sich erhöhte Autoantikörper auf den Glykoproteinkomplexen IIb/IIIa und Ib/IX der Patiententhrombozyten („glykoproteinspezifisches PAIgG") erwies sich dagegen als spezifisch für die Diagnose AITP. Die zum Nachweis von glykoproteinspezifischem PAIgG verwendeten Testverfahren beruhen auf der Isolierung der genannten Plättchenproteine im Solubilisat der Thrombozyten mit monoklonalen Antikörpern (Kiefel, 1992). Autoantikörper im Serum werden etwas weniger häufig als plättchengebundene Autoantikörper nachgewiesen.

▶ Therapie

In der Anfangsphase der akuten AITP sollte das Risiko für eine intrazerebrale Blutung durch Einschränkung der körperlichen Aktivität vermindert werden. Acetylsalicylsäure und andere Medikamente, die die Plättchenfunktion beeinträchtigen, sind zu vermeiden. Zur Frage einer weitergehenden Therapie bei unkomplizierten Verlaufsformen bestehen unterschiedliche Meinungen: bei vielen Fällen ist eine abwartende Haltung angemessen. Ein beschleunigter Anstieg der Thrombozytenzahlen ist häufig mit der Infusion von intravenösem IgG in einer Dosierung von 0,4 g/kg KG für 5 Tage zu erzielen. Auch höhere Dosierungen bis 1 g/kg KG an 2 bis 3 aufeinander folgenden Tagen wurden verwendet. Eine weitere Alternative besteht in der oralen Gabe von Prednison in einer Dosierung von 1 bis 2 mg/kg KG täglich.

Auch bei Patienten mit der chronischen Verlaufsform der AITP ist häufig Prednison in dieser Dosierung wirksam. Kortikosteroide können jedoch nicht ohne Probleme länger als 1 bis 3 Monate verabreicht werden. Intravenöses Gammaglobulin führt häufig innerhalb von 1 bis 7 Tagen zu einem vorübergehenden Anstieg der Thrombozytenzahl, die aber in den meisten Fällen innerhalb der darauffolgenden vier Wochen wieder absinkt. Wegen der hohen Kosten ist die intravenöse Immunglobulintherapie für eine Dauerbehandlung nicht geeignet. Während im Erwachsenenalter die Splenektomie Therapie der Wahl bei Patienten mit konservativ nicht beherrschbaren Verlaufsformen ist, sollte die Indikation zu diesem Eingriff besonders bei Kindern im Vorschulalter wegen des Risikos unbeherrschbarer septischer Komplikationen äußerst zurückhaltend gestellt werden.

Vor einer Splenektomie ist eine sorgfältige Überprüfung der Diagnose „AITP" besonders wichtig. Dabei sollte eine hereditäre Thrombozytopenie ebenso ausgeschlossen werden wie die sogenannte Pseudothrombozytopenie, ein in EDTA-antikoagulierten Blutproben nicht selten auftretendes Artefakt. Dabei kommt es durch Agglutination der Thrombozyten zu einer Fehlbestimmung in elektronischen Zählgeräten.

Plättchentransfusionen sind nicht indiziert bei allen unkomplizierten Verlaufsformen der AITP, sie setzen Patienten einem unnötigen Infektionsrisiko aus und sind kaum wirksam im Sinne einer Blutungsprophylaxe, da die transfundierten Plättchen ebenso wie die autologen Thrombozyten rasch durch Autoantikörper abgebaut werden. Bei seltenen lebensbedrohlichen Blutungen und bei Blutungen, bei denen die irreversible Schädigung eines wichtigen Organs droht, kann dagegen versucht werden, durch Transfusionen großer Plättchenmengen die Blutung zum Stillstand zu bringen.

Eine relativ nebenwirkungsarme Therapieform bei Rhesus(D)-positiven Patienten mit einer AITP besteht in der Infusion von Anti-D. Voraussetzung ist, daß eine intravenös applizierbare Anti-D-Präparation zur Verfügung steht. In Abhängigkeit vom verwendeten Präparat werden zwei Einzeldosen von etwa 20 µg/kg KG innerhalb von drei Tagen injiziert. Als Mechanismus wird eine Blockade des mononukleär-phagozytären Systems durch die mit Anti-D beladenen autologen Erythrozyten angenommen. Vor Beginn der Therapie sollte ausgeschlossen werden, daß nicht schon eine AIHA im Rahmen eines Evans-Syndroms besteht. Bei der Therapie mit Anti-D sollte der Hämoglobinwert und andere Hämolyseparameter überwacht werden. Die Beladung der autologen Erythrozyten mit IgG kann im direkten Antiglobulintest verfolgt werden. Weitere bisher (meist bei Erwachsenen) erprobte Therapieformen bewirken durch Immunsuppression (Cyclophosphamid, Azathioprin, Cyclosporin, Vinca-Alkaloide) eine Anhebung der Thrombozytenzahlen. Ihr Einsatz in der Pädiatrie setzt eine besonders sorgfältige Abwägung zwischen Nutzen und möglichen Langzeitnebenwirkungen voraus. Therapeutische Versuche mit Interferon-α, Danazol, Ascorbat und monoklonalen Antikörper gegen den Fcγ-Rezeptor III können noch nicht abschließend beurteilt werden.

63.3.3 Medikamenteninduzierte Immunthrombozytopenie

Nach Einnahme bestimmter Medikamente, z. B. Chinin, Chinidin, Rifampicin und vieler anderer Substanzen kann es zu einer akut auftretenden Immunthrombozytopenie kommen. Nach der ersten Medikamenteneinnahme tritt eine Thrombozytopenie frühestens nach 7 bis 10 Tagen auf. Bei erneuter Exposition eines bereits immunisierten Patienten kann eine schwere Thrombozytopenie innerhalb weniger Stunden auftreten. Typisch ist ein enger zeitlicher Zusammenhang zwischen Medikamenteneinnahme und Auftreten der Thrombozytopenie, die nach einem Auslaßversuch fast immer verschwindet. Die Thrombozytopenie wird durch medikamentenabhängige Antikörper ausgelöst, die in Gegenwart des Medikaments mit monomorphen Determinanten auf thrombozytären Glykoproteinen reagieren (Kiefel und Mueller-Eckhardt, 1993). Die meisten der von medikamenteninduzierten Antikörpern erkannten Determinanten liegen auf den Glykoproteinkomplexen Ib/IX und IIb/IIIa. Der Nachweis dieser Antikörper erfolgt heute meist im Immunfluoreszenztest oder im ELISA. Ein medikamentenabhängiger Antikörper liegt vor, wenn Testplättchen, die in dem zu untersuchenden Serum inkubiert werden, erst nach Zugabe des auslösenden Medikaments mit IgG oder IgM beladen werden. Der genaue Interaktionsmechanismus dieser Antikörper mit Membranglykoproteinen und Medikament ist noch nicht in allen Einzelheiten geklärt. Die meisten Befunde sprechen gegen eine Reaktion vom Haptentyp, die eine feste Bindung des Medikaments an eine thrombozytäre Membranstruktur voraussetzt. Für die serologische Diagnostik ist bedeutsam, daß gelegentlich nicht das auslösende Medikament selbst, sondern einer seiner Metaboliten die Immunthrombozytopenie verursachen kann. Daher sollten bei entsprechendem klinischem Verdacht möglichst auch metabolitenhaltige Präparationen in die serologische Untersuchung mit einbezogen werden.

63.4 Immunneutropenien

Von einer Granulozytopenie wird gesprochen, wenn weniger als 1500 Granulozyten pro Mikroliter Blut vorliegen. Ursächlich kommt eine verminderte Bildung, eine Verteilungsstörung oder ein vermehrter Abbau in Frage. Verbesserte Nachweisverfahren haben bewirkt, daß Antikörper gegen Granulozyten zunehmend häufiger als Auslöser einer Granulozytopenie identifiziert werden können. Die Antikörper erkennen Antigene auf neutrophilen Granulozyten. Eine Beteiligung der eosinophilen und basophilen Granulozyten ist schwierig nachzuweisen. Da die Verminderung der neutrophilen Granulozyten im Vordergrund steht und bislang auch nur dieser klinische Bedeutung zukommt, spricht man von Neutropenie und faßt die antikörperbedingten Granulozytopenien unter dem Oberbegriff „Immunneutropenien" zusammen. Abhängig davon, ob die autologen oder allogenen Granulozyten betroffen sind, unterscheidet man Alloimmunneutropenien von Autoimmunneutropenien.

63.4.1 Neonatale Immunneutropenie (NIN)

Die NIN ist Folge einer Immunisierung der Mutter gegen Granulozytenantigene des Feten, die dieser vom Vater geerbt hat. Im Verlauf der Schwangerschaft kommt es zum diaplazentaren Übertritt der granulozytenspezifischen Antikörper in den fetalen Kreislauf mit der Folge eines vermehrten Abbaus der fetalen Granulozyten. Erkennen die Antikörper einen Polymorphismus der Glykoproteine der Granulozytenmembran, so spricht man von „alloimmuner neonataler Neutropenie (ANN)". Handelt es sich hingegen um eine Immunisierung gegen eine Membranstruktur, die auf der Membran der mütterlichen Granulozyten überhaupt nicht exprimiert wird, so bezeichnet man diese Sonderform auch als „isoimmune neonatale Neutropenie (INN)", die entsprechenden Antikörper als Isoantikörper. In sehr seltenen Fällen können auch granulozytäre Autoantikörper der Mutter zu einer NIN führen. Man spricht in diesem Zusammenhang auch von „transitorischer kongenitaler Neutropenie".

Alloimmune neonatale Neutropenie (ANN)

Die Inzidenz der ANN liegt bei weniger als 0,1 %. Eine Alloimmunisierung der Mutter gegen neutrophile Granuloztyen wurde in 1 bis 3 % aller Schwangerschaften beobachtet. Allerdings gelang nur in 0,1 bis 0,4 % der Fälle die genaue Bestimmung der Allospezifität der gefundenen Antikörper (Bux et al., 1992).

▶ **Klinik**

Die ANN ist gekennzeichnet durch eine schwere, aber vorübergehende Neutropenie des Neugeborenen, die zu lokalen oder systemischen Infektionen führt (Übersicht bei Lalezari, 1987). Die Neutropenie des Neugeborenen kann erst mit einer Verzögerung von 1 bis 3 Tagen im peripheren Blut nachweisbar sein. Die ANN kann bereits beim ersten Kind auftreten. Da auch Antikörper gegen HLA-Antigene schon in der ersten Schwangerschaft nachgewiesen werden können, was auf einen aktiven Prozeß des Übertritts von fetalen Lymphozyten in die mütterliche Blutbahn zurückgeführt wird, vermutet man eine solche Plazentapassage auch für die beweglicheren Granulozyten. In utero ist der Fet vor Infektionen geschützt, jedoch erhöht die Granulozytopenie die aufgrund der funktionellen Unreife des Immunsystems schon bestehende Infektionsanfälligkeit des Neugeborenen zusätzlich. Wenn es zu klinischen Symptomen kommt, so dominieren zunächst bakterielle Infektionen der Haut (Pyodermien, Nabelentzündungen) und des Respirationstraktes. Seltener werden Infektionen des Urogenital- und Gastrointestinaltraktes beobachtet. Wird die Neutropenie nicht rechtzeitig erkannt, kommt es zu schwerwiegenden Infektionen wie einer Meningitis oder Sepsis. So ist es nicht überraschend, daß noch Anfang der siebziger Jahre eine Letalität von 5% für die ANN angegeben wurde. Allerdings verstarb von den uns bekannten betroffenen Neugeborenen in den letzten zehn Jahren keines an den Folgen der ANN.

Die Dauer der Granulozytopenie reicht von 3 bis 28 Wochen, im Mittel beträgt sie etwa 11 Wochen. Als Ursachen für die zum Teil sehr lange Neutropeniephase werden neben einer verlängerten zirkulatorischen Halbwertszeit für Immunglobuline eine Erschöpfung der Neutrophilenreserve infolge einer unzureichenden Granulopoese im Knochenmark angenommen.

Der Mechanismus der Granulozytendestruktion ist nicht genau bekannt. Eine komplementbedingte Lyse ist nicht wahrscheinlich, da viele Alloantikörper in vitro Komplement nicht fixieren. Hingegen wurde die Phagozytose von Granulozyten durch Makrophagen in Milz und Knochenmark nachgewiesen. Darüber hinaus kann es zur Bildung von antikörperbedingten Granulozytenagglutinaten kommen, die sich vorzugsweise in der Lunge ansammeln und dort abgebaut werden.

▶ Diagnose

Zum Nachweis granulozytenspezifischer Antikörper wurden zahlreiche Methoden entwickelt. Eine Kombination aus Agglutinationstest und Immunfluoreszenztest unter Verwendung eines Panels typisierter Testgranulozyten gewährleistet den Nachweis aller relevanten Granulozytenantikörper. Für die genaue Bestimmung der Antikörperspezifität haben sich antigenspezifische Enzymimmuntests, die auf der Immobilisation von Antigenen durch monoklonale Antikörper an eine Festphase beruhen („MAIGA-Assay"), sowie der Immunoblot bewährt. Die Einführung von DNA-Methoden wie der allelspezifischen Polymerase-Kettenreaktion hat die serologische Merkmalsbestimmung um die Genotypisierung ergänzt und damit die Antigenbestimmung wesentlich verbessert und vereinfacht (Übersicht bei Bux, 1996).

Tab. 63/3: Wichtige granulozytäre Alloantigene.

Antigene	Lokalisation	Häufigkeit %
NA1 / NA2	FcγRIIIb	56 / 88
NB1	GP 58–64	97
SH	FcγRIIIb	5
MART	CD11b	99
5a / 5b	GP 75–95	33 / 97

Die Alloantikörper, die in einem aktiven Prozeß über die Plazenta transportiert werden, gehören den Immunglobulinklassen IgG1 und IgG3 an und sind in der Regel gegen die granulozytenspezifischen Antigene NA1, NA2, NB1 oder SH gerichtet (s. Tab. 63/3). Obwohl mütterliche HLA-Antikörper keinen Einfluß auf die Granulozytenzahl des Neugeborenen haben sollen, mehren sich die Berichte über Fälle von vorübergehender Neutropenie des Neugeborenen, bei denen trotz verbesserter serologischer Diagnostik nur HLA-Antikörper nachgewiesen werden konnten. Auch der übrige klinische Verlauf entsprach dem der ANN. Da ABH-Blutgruppen-Antigene auf Granulozyten bislang nicht nachgewiesen werden konnten, kommt eine AB0-Inkompatibilität als Ursache einer ANN nicht in Frage.

Neben den serologischen Befunden gibt es weitere charakteristische Laborbefunde. Differentialblutbild-Untersuchungen zeigen eine normale oder verminderte Gesamtleukozytenzahl bei isolierter Verminderung der Granulozytenzahl bis hin zur Agranulozytose. Die Zahl der Monozyten, evtl. auch der eosinophilen Granulozyten, kann kompensatorisch erhöht sein. Der Knochenmarkbefund ist unauffällig oder er zeigt ein hyperzelluläres Mark mit einer gesteigerten, häufig linksverschobenen Granulopoese.

▶ Therapie

Im Vordergrund steht die gezielte symptomatische Therapie mit Antibiotika sowie die prophylaktische Antibiotikagabe während der granulozytopenischen Phase. Hochdosiert intravenös applizierbares Immunglobulin (0,4 g IgG/kg KG für 5 Tage) oder, neuerdings, auch G-CSF (5 µg/kg KG) können zur Anhebung der peripheren Granulozytenzahlen eingesetzt werden. Jedoch wurde auch über die erfolglose Gabe von hochdosiertem i.v. Immunglobulin bei Patienten mit ANN berichtet.

Isoimmune neonatale Neutropenie

Bei fehlender Expression eines Moleküls in der Membran mütterlicher Granulozyten kommt es häufig während der Schwangerschaft zur Immunisierung gegen die fetalen Granulozyten, da diese den in der Regel seltenen Moleküldefekt nicht aufweisen. Typisch hierfür ist die Immunisierung von Frauen, deren Granulozyten keinen Fcγ Rezeptor IIIb (FcγRIIIb) exprimieren. Der FcγRIIIb wird nur auf neutrophilen Granulozyten exprimiert und bindet mit niedriger Affinität an den Fc-Teil von IgG-Antikörpern. Er vermittelt u. a. die Elimination von Immunkomplexen und mit IgG opsonisierter Bakterien aus der Blutbahn. Die Schwangere bildet hochtitrige FcγRIIIb-Antikörper, die in der Antikörpersuche mit allen Testgranulozyten reagieren, sofern diese nicht auch den gleichen Glykoprotein-Defekt aufweisen. Da der NA-Polymorphismus an den FcγRIIIb gebunden ist, weisen die neutrophilen Granulozyten von Individuen mit einem solchen Defekt auch keine NA-Antigene auf. Diesen Phänotyp bezeichnet man deshalb als „NA-Null". Seine Häufigkeit wird wird in der Literatur mit 0,1 bis 0,8 % angegeben. Ursache des FcγRIIIb-Defektes ist ein vollständiges Fehlen des kodierenden Genes (de Haas et al., 1996)

Transitorische kongenitale Neutropenie

Hiervon betroffen sind Neugeborene, deren Mütter an einer Autoimmunneutropenie leiden. Die diaplazentar übertragenen mütterlichen Autoantikörper können eine vorübergehende Immunneutropenie induzieren. Der postpartale Verlauf unterscheidet sich nicht von dem bei der ANN oder INN (Lalezari, 1987).

63.4.2 Transfusionsreaktionen

Obwohl es hierbei nicht zu einer Neutropenie kommt, sollen sie der Vollständigkeit wegen kurz erwähnt werden. Beim Vorliegen von granulozytären Alloantikörpern im Blut des Patienten kann es nach Transfusion von granulozytenhaltigen Blutpräparaten zu einer febrilen nichthämolytischen Transfusionsreaktion kommen.

Die viel wichtigere, weil oft lebensbedrohlich verlaufende transfusionsassoziierte akute Lungeninsuffizienz (TRALI) wird hingegen mehrheitlich durch Transfusion von Frischplasmen und Thrombozytenpräparaten hervorgerufen, die granulozytäre oder andere leukozytäre Alloantiköper des Blutspenders enthalten (Übersicht bei Popovsky et al., 1985). Allerdings können TRALI-Reaktionen auch durch granulozytäre Antikörper im Blut des Patienten ausgelöst werden. Daher sollten bei pulmonalen Transfusionsreaktionen, sowohl das Serum des Spenders als auch des Empfängers auf das Vorliegen von granulozytenreaktiven Antikörpern hin untersucht werden.

63.4.3 Autoimmunneutropenie (AIN)

Autoantikörper gegen neutrophile Granulozyten konnten bei Patienten mit chronischer Neutropenie erst 1975 sicher nachgewiesen werden. Granulozytäre Autoantikörper gegen neutrophile Granulozyten werden heute für die Mehrzahl der Fälle von „chronisch benigner Neutropenie im Kindesalter" verantwortlich gemacht. Liegen Grunderkrankungen, die mit einer AIN einhergehen können, nicht vor, was im Kindesalter in der Regel der Fall ist, spricht man von „primärer Autoimmunneutropenie" (Übersicht bei Bux und Mueller-Eckhardt 1992).

Primäre Autoimmunneutropenie

Genaue Angaben zur Inzidenz der primären AIN im Kindesalter liegen nicht vor. Nach ersten Untersuchungen soll sie bei 1:100 000 liegen, womit die primäre AIN wesentlich häufiger auftritt als angeborene Bildungsstörungen, deren Inzidenz mit 1:1 000 000 angegeben wird.

▶ Klinik

Die primäre AIN wird meist bei Kindern diagnostiziert, die jünger als drei Jahre sind, in der Regel im Alter von 5 bis 15 Monaten, wobei Mädchen etwas häufiger betroffen sind als Jungen. Die Granulozytopenie dürfte jedoch wesentlich früher einsetzen, da einige Zeit vergeht, bis das Kind symptomatisch wird bzw. ein Differentialblutbild erstellt wird. So ist der bislang früheste bekannte Fall im Alter von 33 Tagen diagnostiziert worden. Für die Elimination der Granulozyten aus der Blutbahn werden dieselben Mechanismen verantwortlich gemacht wie bei der ANN.

Die Kinder fallen durch wiederholte, leicht verlaufende bakterielle Infektionen vor allem der Haut, des Respirationstraktes (Mittelohrentzündung!) und des Gastrointestinaltraktes auf. Nur selten entwickeln die Patienten eine Meningitis oder Sepsis. In der Regel tritt nach 1 bis 2 Jahren eine spontane Remission der Neutropenie ein, wobei die durchschnittliche Dauer der granulozytopenischen Phase bei 17 Monaten liegt. Bei etwa 5 bis 10 % der Patienten kommt es auch nach zwei Jahren zu keiner Normalisierung der Granulozytenwerte. In diesen Fällen persistiert die Neutropenie sehr lange, möglicherweise lebenslang, wobei die erhöhte Infektionsneigung mit zunehmender Reife des Immunsystems abzunehmen scheint. Ein vermehrtes Auftreten von Autoimmunerkrankungen in der Folgezeit wurde bei Patienten mit primärer AIN bislang nicht beobachtet.

Die Ursache für die Bildung granulozytärer Autoantikörper ist unbekannt. Untersuchungen an eineiigen Zwillingen zeigen, daß die AIN keine rein genetisch determinierte Erkrankung ist. Allerdings konnte eine Assoziation zwischen dem Vorliegen des HLA-Merkmales DR2 und dem Auftreten einer primärer AIN infolge Autoantikörper gegen das granulozytenspezifische Antigen NA1 nachgewiesen werden. Die regelhafte spontane Remission der Neutropenie vor dem vierten Lebensjahr legt den Schluß nahe, daß auch die im Säuglings- und Kleinkindalter noch vorhandene funktionelle Unreife des Immunsystems mitverantwortlich ist. Sicherlich spielen auch exogene Faktoren eine wichtige Rolle. Eine signifikante Assoziation mit bestimmten Viruserkrankungen konnte aber bislang nicht überzeugend nachgewiesen werden. Zwar wurde über eine Assoziation mit dem Parvovirus B19 berichtet, jedoch konnten diese Befunde von anderen Arbeitsgruppen nicht bestätigt werden.

▶ Diagnose

Blutbild und Knochenmark entsprechen den Befunden, die man bei der ANN findet. Die Granulozytenwerte unterliegen erheblichen Schwankungen, wobei sie das Bild einer zyklischen Neutropenie imitieren können.

Zum Antikörpernachweis im Patientenserum wird eine Kombination aus Agglutinationstest und Immunfluoreszenztest unter Verwendung eines Panels typisierter Testgranulozyten eingesetzt. Der direkte Nachweis von Antikörpern/Immunglobulin auf den Patientengranulozyten ist nicht aussagekräftig, da Granulozyten in hoher Zahl Fc-Rezeptoren und Komplementrezeptoren auf ihrer Membran exprimieren. Über diese Rezeptoren werden unspezifisch Immunkomplexe und Immunaggregate angelagert, die zu einem positiven direkten Antikörpernachweis führen können, ohne daß eine Granulozytopenie vorliegt. Aus diesem Grunde ist der Nachweis ungebundener, granulozytenspezfischer Antikörper im Serum wesentlich aussagekräftiger. Da die Konzentration der ungebundenen Antikörper vorübergehend unter die Nachweisgrenze fallen kann, bedarf es oft der Untersuchung von mehreren Blutproben, bis der Antikörpernachweis gelingt. Serologisch gehören die Autoantikörper überwiegend zur Immunglobulinklasse G, gelegentlich können auch IgM- und IgA-Antikörper nachgewiesen werden. Im Gegensatz zu den Autoantikörpern, wie sie bei der AITP oder der AIHA gefunden werden, sind granulozytenspezifische Autoantikörper in ca. 30% aller Fälle gegen polymorphe Granulozytenantigene gerichtet, die auch von Alloantikörpern erkannt werden. Am häufigsten werden Autoantikörper der Spezifität Anti-NA1 gefunden.

▶ Therapie

Da die AIN im Kindesalter in der Regel einen selbstlimitierenden Verlauf zeigt und die Infektionen selten lebensbedrohend sind, steht die gezielte antibiotische Therapie im Vordergrund. In der Regel entschließt man sich, insbesondere in Fällen mit rezidivierenden Mittelohrentzündungen, zur prophylaktischen Gabe von Antibiotika, um einem möglichen Hörverlust vorzubeugen. In unkomplizierten Fällen kann es genügen, die Mutter auf ein frühzeitiges Aufsuchen des Kinderarztes bei Infektionsverdacht hinzuweisen. Bei schweren Infektionen oder vor Operationen kann ein Versuch mit hochdosiertem intravenösem Immunglobulin unternommen werden (0,4 g IgG/kg KG für 5 Tage bzw. 1 g/Kg KG für 2 bis 3 Tage), das zu einer vorübergehenden Remission der Neutropenie für etwa eine Woche führt. Allerdings zeigen 50% der mit Immunglobulinen behandelten Kinder nur einen geringen Anstieg der peripheren Granulozytenzahl oder er bleibt völlig aus. Der Einsatz von Kortikosteroiden erscheint problematisch, da die Kortikosteroidgabe die körpereigene Abwehr zusätzlich schwächt und die Gefahr der bekannten Nebenwirkungen in sich birgt. Eine Splenektomie verbietet sich bei dem vorübergehenden Verlauf der AIN. Mit der Verfügbarkeit von G-CSF hat sich in den letzten Jahren eine wirksame therapeutische Alternative eröffnet. Der Vorteil der G-CSF-Gabe (5 µg/kg KG) liegt in der einfachen Verabreichung, der hohen Ansprechrate – Therapieversager sind bislang nicht bekannt – und ihrer guten Steuerbarkeit. Eine Dauertherapie ist jedoch angesichts des in der Regel benignen Verlaufes der primären AIN nicht indiziert.

Sekundäre Autoimmunneutropenie

Die sekundäre AIN tritt im Gefolge bereits bestehender Grunderkrankungen oder nach der wiederholten Einnahme von Medikamenten (z. B. Chinin) auf. Sie kommt im Kindesalter selten vor. Zumeist findet sich eine sekundäre AIN bei bereits vorausgegangener Autoimmunthrombozytopenie oder Evans-Syndrom (AITP mit AIHA). Die zugrundeliegenden Autoantikörper erkennen vermutlich zellartspezifische Epitope. Hierfür spricht auch, daß die AIN nicht selten erst dann auftritt, nachdem sich die AITP und/oder AIHA gebessert hat. Therapeutisch steht die Behandlung der Grunderkrankung im Vordergrund.

Literatur

Bowman JM (1990). Treatment options for the fetus with alloimmune hemolytic disease. Transfus Med Rev 4: 191–207

Bux J, Spengel U, Jung KD, Kauth T, Mueller-Eckhardt C (1992). Serological and clinical aspects of granulocyte antibodies leading to alloimmune neonatal neutropenia. Transfus Med 2: 143–149

Bux J, Mueller-Eckhardt C (1992). Autoimmune neutropenia. Semin Hematol 29: 45–93

Bux J (1996). Challenges in the determination of clinically significant granulocyte antibodies and antigens. Transfus Med Rev 10: 222–232

De Haas M, Kleijer M, van Zwieten R, Roos D, von dem Borne AEGKr (1995). Neutrophil FcγRIIIb deficiency, nature and clinical consequences: a study of 21 individuals from 14 families. Blood 86: 2403–2413

Engelfriet CP, Ouwehand WH, Vant Veer MB, Beckers D, Maas N, von dem Borne AEGK (1987). Autoimmune haemolytic anaemias. In: CP Engelfriet and AEGK von dem Borne (eds.): Baillière's clinical immunology and allergy. Baillière Tindall, London. 251–267

George JN, Woolf SH, Raskob GE, Wasser JS, Aledort LM, Ballem PJ, Blanchette VS, Bussel JB, Cines DB, Kelton JG, Lichtin AE, McMillan R, Okerbloom JA, Regan DH, Warrier I (1996). Idiopathic thrombocytopenic purpura: a practice guideline developed by explicit methods for the American Society of Hematology. Blood 88: 3–40

Kiefel V, Santoso S, Mueller-Eckhardt C (1992). Serological, biochemical and molecular aspects of platelet autoantigens. Semin Hematol 29: 26–33

Kiefel V, Mueller-Eckhardt C (1993). Medikamentös induzierte Immunhämozytopenien. Dtsch Med Wochenschr 118: 113–118

Kiefel V, Kroll H, Mueller-Eckhardt C (1994). Neonatale Alloimmunthrombozytopenie. Dtsch Med Wochenschr 119: 1512–1517

Lalezari P (1987). Alloimmune neonatal neutropenia. In: CP Engelfriet, AEGKr von dem Borne (Hrsg.): Baillère's Clinical Immunology and Allergy, Vol. 1, Blackwell Scientific Publications, Oxford

Mollison PL, Engelfriet CP/Contreras M (1997). Blood transfusion in clinical medicine. 10. Aufl. Blackwell Scientific Publications, Oxford.

Mueller-Eckhardt C (1996). Therapie mit Thrombozyten. In: Mueller-Eckhardt C (ed.): Transfusionsmedizin. Grundlagen, Therapie, Methodik. Berlin (Springer-Verlag). 345–358

Petz LD, Garratty G (1980). Acquired immune hemolytic anemias. New York, Livingstone (Churchill).

Popovsky MA, SB Moore (1985). Diagnostic and pathogenetic considerations in transfusion-related acute lung injury. Transfusion 25: 573–577

Rübo JK, Albrecht K, Lasch P, Laufkötter E, Leititis J, Marsan D, Niemeyer B, Roesler J, Roll C, Roth B, von Stockhausen HB, Widemann B, Wahn V (1992). High-dose intravenous gammaglobulin therapy for hyperbilirubinemia due to Rh hemolytic disease. J Pediatr, 121: 93–97.

Shulman NR, Reis DM (1994). Platelet immunology. In: Colman RW, Hirsh J, Marder VJ, Salzman EW (ed.) Hemostasis and thrombosis: principles and clinical practice. Philadelphia (Lippincott). 414–468

Sokol RJ, Hewitt S, Stamps BK, Hitchen PA (1984). Autoimmune haemolysis in childhood and adolescence. Acta Haematologica 72: 245–257.

Sachregister

Die Seitenhinweise auf Abbildungen und Tabellen sind *kursiv* gesetzt. Halbfett gedruckte Seitenhinweise verweisen auf die Hauptfundstelle des Stichwortes.

A

AB0-Inkompatibilität 674
– Coombs-Test 674
– direkter Antiglobulintest 674
Aciclovir 538
Acrodermatitis chronica atrophicans 598
Acrodermatitis enteropathica 154, 474
Adenosindesaminasemangel 373
Adhäsionsproteine 374
Adrenalin 346, 351
Agammaglobulinämie 321, 398
Agranulozytose 355, 359
Akarizide 235
Aktindysfunktion 492
Akupunktur 267
Albinismus, partieller 478, 493
Allergene 121, 124, 179, 180, 255, 304, 325, 348, 361
– Allergenquellen 179
– Majorallergene 181
– Minorallergene 181
– molekulare Charakteristika 180
Allergenextrakte **184**, 185, 253
Allergennachweis 186
Allergenreduktion 233
Allergensanierung 236
Allergie 159, 286, 354
Allergiepaß 364
Allergische bronchopulmonale Aspergillose
– Pathophysiologie 308
– Therapie 309
– Diagnostik 309
Allergische Erkrankungen
– Allergenexposition 168
– Definitionen 159
– Epidemiologie 159
– Ernährung 169
– familiäre Prädisposition 167
– frühkindliche Infekte 169, 170
– Geschlecht 168
– Inzidenz 159
– ISAAC-Studie 160
– Krankheitsverlauf 164ff
– Luftschadstoffe 170
– Prävalenz 159, 160, *161*
– Prävalenzzunahme 162
– Risikofaktoren 167
– Sozialfaktoren 169
Allergische Granulomatose Churg-Strauss 651
– Klassifikation *651*
Allergoide 185
Alloimmunhämolysen 673
Alveolitis **304ff**, *355*

Amegakaryozytäre AITP 680
American College of Rheumatology 650
Amphotericin B 539
Amyloidose 590, 596
Anamnese 173
– Konsistenz 173
– Relevanz 173
– Reliabilität 173
– Validität 173
Anaphylaktische Transfusionsreaktion 371
Anaphylaktoide Reaktion *356*
Anaphylatoxininaktivator-Mangel 515
Anaphylatoxine (C_{3a}, C_{5a}) 312
Anaphylaxie
– anstrengungsinduzierte 344
– Auslöser 344
– idiopathische 344, *345*, *355*
– Klinik 345
– Komplementsystem 345
– Medikamentenreaktionen, anaphylaktische 344
– Pathogenese 345
– Therapie 346
Anaphylaxie-Besteck 346
Anergie 137
Aneurysmen 647
Angioödem 357
Anhidrotische ektodermale Dysplasie 478
Ankylosierende Spondylitis 615
Anstrengungsasthma 291, 302
Anti-CD4 144
Anti-CD4-Antikörper 569
Anti-CD4-Therapie 129
Anti-D-Infusion 681
Anti-D-Prophylaxe 675
Anti-D-Therapie 681
– Glykoproteinkomplexe 682
– Immunthrombozytopenie, medikamenteninduzierte 682
Antigene **58ff**
Antigene, Sequestrierung 136
Antigenpräsentation 64
– B-Zellen 76
– Dendritische Zellen 74
– Endocytic pathway 74
– Folliculäre dendritische Zellen 77
– Genorganisation 70
– Makrophagen 77
– MHC-Klasse-I-Moleküle 64
– MHC-Klasse-II-Moleküle 67
– Proteasom 71
– TAP-Peptidtransporter 72
Antigenpräsentierende Zellen **140ff**
Antigenspezifische Toleranz 572

Antihistaminika 251, 279, 282, 347, *351*, 518
Anti-Kardiolipin-Antikörper (ACA) 623
Antikörper gegen zytopasmatische Granulozytenantigene (ANCA) 648, 650
Antikörpermangel bei normalem Immunglobulin-Spiegel 439
Antikörpermangel-Krankheiten 43ff
Antimalariamittel 592
Anti-Mausimmunglobulin-Antikörper 570
Anti-Myeloperoxidase-Antikörper 648
Antinukleäre Antikörper 132, 133, 626
Anti-Phospholipid-Antikörper-Syndrom 623
– Kardiolipin 623
– Lupus-Antikoagulans 623
Anti-Proteinase-3-Autoantikörper 650
Antiretrovirale Therapie 534
Antithymozytenglobuline 569
Anti-TNF-α 144
Apoptose 135–136
– Durchflußzytometrie 382
Apoptosedefekt (Fas-Defizienz) 472
ARA (American Rheumatism Association) 583
Aromastoffe 337
Arthritis 555
– allergische 559
– Anamnese 555
– Cystische Fibrose 559
– episodische 599
– granulomatöse 614
– Immundefekte 558
– Labordiagnostik *601*
– Prävalenz 555
Arthroskopie 590
Arzneireaktionen 354, 357
Arzneistoffe 354
Aspergillose, invasive 494
Aspergillus 539
Asplenie 375, 509
– Hundebiß 511
– Infektanfälligkeit 510
– Malaria 510
– OPSI-Syndrom 510
– partielle Splenektomie 511
– Postsplenektomie-Sepsis 510
– totale Splenektomie 511
Asthma bronchiale *223*, **284**
– Anamnese 175
– Diagnostik 293

- Differentialdiagnose *287*, **295**
- Epidemiologie 285
- Genetik 287
- Inzidenz 161
- Krankheitsverlauf 165
- Mortalitätsanstieg 163
- Pathogenese 285
- Pathophysiologie 288
- Pharmakotherapie 297
- Prognose 303
- Schulungsprogramme 295
- Stimuli *286*
- Therapie 295
Asthmaanfall 291, 300
Ataxia teleangiectatica *321*, 456
Atemwegswiderstand 214
Atopie 160
- Ernährungsprophylaxe 226
- Expositionsprophylaxe 228
- Früherkennung 225
- Pharmakoprophylaxe 230
- Prävention 224, 231
- Präventive Immuntherapie 230
Atopieprävalenz *224*
Atopieprävention 224, 231
Atopische Dermatitis s. Atop. Ekzem
Atopische Erkrankungen 149
Atopisches Ekzem 222, 223, **320**, *321*, 340
- Anamnese 176
- Antihistaminika 327
- Diagnose 325
- diagnostische Kriterien *323*
- Immunsuppressiva 327
- Pathogenese 320
- Phototherapie 327
- Prognose 324
- Schulung 327
- Therapie 325
Autoantikörper, multireaktive 140
Autoimmunerkrankungen
- immunmodulierende Therapie *146*
- Tiermodelle *146*
Autoimmunes lymphoproliferatives Syndrom 560
Autoimmunhämolytische Anämie 145, 676, 678
- Donath-Landsteiner-Typ 677
- Kältetyp 678
- Wärmetyp 676
Autoimmunhämozytopenie 672
- Alloantikörper 672
- Antikörper, medikamentenabhängige 672
- Autoantikörper 672
- Isoantikörper 672
Autoimmunität 132
Autoimmunneutropenie
- primäre 684
- sekundäre 685
Autoimmunthrombozytopenie 680
Autosomal rezessive Agammaglobulinämie 435

AV-Block 3. Grades, angeborener 624
Azathioprin 594
Azelastin *282*
Azithromycin 540

B

β_2-Glykoprotein-1 624
β_2-Sympathomimetika 239, 244, 251, 298
Bakterienlysate 427
Basisches Myelinprotein (Myelin basic protein) 136, 573
Basisdiät 218
Basistherapeutika 563, 592
- Azathioprin 565
- Chloroquin 564
- D-Penicillinamin 564
- Goldsalze 564
- Hydroxychloroquin 564
- Immunsuppressiva 565
- Sulfasalazin 565
- Zytostatika 565
Basophile Granulozyten 51
Basophilendegranulationstest 198
BCG-Impftuberkulose 367, 420, 484, 494, 495
BCG-Impfung 260
BCG-Keime 427
bDNA 529
Behçet-Krankheit 651
- Diagnosekriterien *651*
Bienengift *348*
Bioresonanz 268, 335
Biotinabhängiger Carboxylasedefekt 473
Biphasische Kältehämolysine 677
Blockierende Antikörper *200*
Bloom-Syndrom 475
Bombay-Blutgruppe 492
Borrelia burgdorferi 598
- Flagellin 598
- Heat-Shock-Proteine 598
- Oberflächenproteine 598
- Polymerasekettenreaktion 600
Bronchiale Hyperreagibilität 289, *290*
Bronchokonstriktion 286
btk-Gen 372
Btk-Mangel 431
Buckley-Hiob-Syndrom 464
Burkholderia cepacia 494
Bystander-Zellen 140
B-Zellen *120, 126*
- Aktivierung 16ff
- Antigenrezeptor 16ff
- autoreaktive **140**
- B-Gedächtniszellen 24
- CD5 22
- Isotypen-Switch 24
- Periphere Entwicklung 23

- Plasmazellen 24
- Prä-B-Zellen 21
- Pro-B-Zellen 20
- somatische Hypermutation 24
- Toleranz 22
- Zentrale Entwicklung 19 ff
B-Zell-Rezeptor 124

C

C 1-Inaktivator-Konzentrat 518
C 4-bindendes Protein, Mangel 515
C 8-Defekt 517
C 8-Subkomponente *517*, 518
Canale-Smith-Syndrom 560
cANCA 140
Candida 539
Castleman-Syndrom 559
Catch22-Syndrom 454
CCR-3 573, 575
CCR-5 527
CD14 47
CD3-Defekt 466
CD40 Ligand-Defekt, CD40 Ligand-Mangel 435
CD40-Ligand **34 f**, 124, 435, 371
Cetirizin *282*
Chediak-Higashi-Syndrom 374, 493
Chemilumineszenz 374
Chemokine 575
Chemokinrezeptoren 575
Chemoprophylaxe, primäre
- Bakterien, gewöhnliche 537
- Mykobakterien, atypische 537
- Pneumocystis-carinii-Pneumonie 537
- Toxoplasmose 539
Chemotaxisstörung 374
Chlorambucil 567, 595
Chloroquin 592
Chorea minor (Sydenham) 579
- Therapie 581
Chromosomale Defekte 479
- partielle Trisomie 8 q 479
- Trisomie 18 479
- Trisomie 21 479
Chronisch rezidivierende idiopathische Polyneuritis 405
Chronische Gingivitis 491
Chronische mukokutane Candidasis 369, 463
Chronische Polyarthritis 142
Churg-Strauss-Vaskulitis 145, 644, 651
CINCA-Syndrom 559
Clarithromycin 538
Cogan-Syndrom 656
Colitis ulcerosa 612
Common variable immunodeficiency 437
Co-trimoxazol 539
C-reaktives Protein 47

CREST-Syndrom 660
Cromoglycat s. DNCG
Cyclooxygenasen 562
– NSAID, Nebenwirkungen 563
– Steroide 563
Cyclophosphamid 567, 595
Cyclosporin A 128, *251*, 566, 595

D

Danazol 518
Defekte der κ- und λ-Ketten 441
Defensine 374
Deflazacort 592
Deletion, periphere 136
Dendritische Zelle 74, *120*
Dermatitis vernalis aurium 319
Dermatomyositis 630
Dermographismus (Urticaria factitia) 314
Diabetes mellitus Typ I 136, 143, *145*
Diät *339*
Didanosin 535
DiGeorge-Syndrom 445
– Gesichtsdysmorphie 453
– Herz- und Gefäßmißbildungen 453
– Hypoparathyreoidismus 453
– Infekte 455
– Knochenmarktransplantation 455
– Thymushypo- oder -aplasie 453
– Thymustransplantation 455
Dimepranol-4-acetamidobenzoat (Isoprinosine) 427
Dimetinden *282*
Dinatriumcromoglycat s. DNCG
Diphtherie/Tetanus-Impfung 260
Disabling pansclerotic morphea 663
DNA-Ligase-I-Defekt 476
DNCG *239*, 242, *251*, *282*, 279, 297
DNS-anti-DNS-Immunkomplexe 618
DNS-Antikörper 618
DNS-Hypomethylierung 618
DNS-Methylierung 618
D-Penicillamin 593
Drogeninduzierter SLE (DI-SLE) 624
– Diagnosekriterien 625
– hepatische Acetyltransferase 625
Dubowitz-Syndrom 477
Dystrophin 639

E

EBV-Infektion 471, 493, 547
Echinacea 427
Eczema herpeticatum 325

Einschlußkörpermyositis 637
Ekzem *355–357*
Ekzemreaktion 322
Elastase 374
Elementardiät *266*
Eliminationsdiäten 218, 335
– diagnostische 262
– präventive 262
– therapeutische 262
Endokrinopathien 444, **457**, 464
Entzündung *126*
Entzündungsaktivität 587
Entzündungsmediatoren 201
Eosinophile 289
Eosinophile Fasziitis *670*
Eosinophile Granulozyten **50**, 126, 127, *130*
Eosinophile Polymyositis 638
Eosinophilen Peroxidase (EPO) 201
Eosinophiles kationisches Protein (ECP) 201
Eosinophiles Protein X (EPX) 201
Eosinophilie-Myalgie-Syndrom *670*
Eotaxin 573
Episodische Arthritis 601
Epitop 121
Epitop, arthritogenes 142
Ernährungstherapie 154
Erregernachweis 370
Erregerspektren 370
Erythema anulare marginatum 579
Erythema elevatum et diutinum 649
Erythema exsudativum multiforme *357*, 654
Erythema migrans 598
Erythema nodosum *357*
Erythrophagozytäre Lymphohistiozytose, familiäre 498
Ethambutol 538
EULAR (European League against Rheumatism) 583
Evans-Syndrom 676
Exfoliativzytologie 281
Exogen-allergische Alveolitis 304, *355*
– Diagnostik *305*
– Differentialdiagnose 307
– Therapie *307*
Experimentell autoimmune Enzephalomyelitis (EAE) 137, 573

F

Familiäres Mittelmeerfieber 558
Fanconi-Anämie 476
Farmerlunge 304
Fas-Expression, Defekt 136
Fas-Ligand, Defekt 136
FcγRIIIb-Defekt 684
Fc-Rezeptoren 12, 374
– CD23 13
– FcεR1 13

– FcγRI 13
– FcγRII 13
– FcγRIII 13
Fistelbildung 494
Fixes Arzneiexanthem 357
FK 506 (Tacrolimus) 128
Fluconazol 539
Fluß-Volumen-Kurve 212
Formelnahrungen, hypoallergene *266*
Foscarnet 538
Frischplasmagaben 518
Fusin (CXCR-4) 527

G

Ganciclovir 538
Ganzkörperplethysmographie 212, 214
Gastroösophagealer Reflux *287*
G-CSF 427, 683, 685
– Therapie 501
Gelenkpunktion 590
Gelenkuntersuchung 586
Gemischte Kryoglobulinämie 649
Gemischte Lymphozytenkultur 373
Genetische Diagnostik 391
– Bänderungstechnik 391
– FISH-Analyse 392
– Genprodukt-Expression 396
– Genträger-Diagnostik 397
– Kopplungsanalyse 395
– Mutationsanalyse 393
– X-Chromosomen-Inaktivierung 397
Gesamt-IgE-Bestimmung 197
Giardia-lamblia-Infekte 432
Glukokortikoide **239–240**, 251, 282, 299, 326, 351, 518
– inhalierbare *240*, 297
– Nebenwirkungen *241*
– systemische 240
– Wirkungsmechanismen *240*
GM-CSF 427
Gold 593
Goodpasture-Syndrom *145*, 654
Graft-versus-host-Erkrankung 485
– maternofetale 485
– nach Bluttransfusion 487
Granulomatöse Vaskulitis des Gehirns 652
Granulomatöse Arthritis 559
Granulomatöse Vaskulitiden 649
Granulombildung 494
Granulome 356
Granulozytäre Alloantigene
Granulozyten 495
Granulozyten-Antikörper 505
Griscelli-Syndrom 478
Guillain-Barré-Syndrom 405

H

H1-Rezeptor-Antagonisten 243
H$_2$O$_2$-Bildung 374
Haaranalyse 335
Hämolytische Anämie *355*
Hämolytisch-urämisches Syndrom (HUS) 656
Hämophagozytose 478, 493, 498
Hämophagozytose-Syndrom 375
Hashimoto-Thyreoiditis *145*
Hausstaubmilbe 180, 232, 296
Haustiere 296
Hauttest **189**, 334, 358
Hauttestung, Multitest Mérieux® 382
Heilpflanzen, chinesische 271
Hepatitis-B-Virus 549
Hereditäre Komplementdefekte
Hereditäres angioneurotisches Ödem 314, 513, 515
High zone tolerance 136
Histamin 216, 282, 345
– Freisetzung 198, 334, 351
Histokompatibilitätskomplex **64**, 121
HIV
– Antikörpertest 528
– Gene 527
– Korezeptor 527
– p24-Antigen 529
– Polymerasekettenreaktion (PCR) 529
– Resistenzen 535
– Routine-Labordiagnostik 529
– Subtypen 526
– vertikale Transmissionsrate 527
– vertikale Übertragung 527
– Viruskulturen 528
– Zelltropismus 529
– zytopathogenes Potential 527
HIV-1-Subtypen 526
HIV-Antikörper-Test 528
HIV-Infektion 529–530
– AIDS-definierende Erkrankungen *530*
– B-Zell-Defekt 529
– CD4-Zelldepletion 528
– CMV-Retinitis 538
– Di-George-Phänotyp 529
– Epidemiologie 525
– Epstein-Barr-Virus 538
– Frühsymptome *529*
– Herpes-simplex-Virus 538
– i.v. Immunglobuline 536
– immunologische Therapie 536
– Impfungen 540
– Interferon-α 538
– Klinik 531
– latente Infektion 528
– lymphoide interstitielle Pneumonie 538
– mäßig schwere Symptome *530*
– Parotisschwellung 538
– Seroprävalenz 525
– T-Zell-Defekt 529
– Vertikale Transmission, Verhinderung 533
– Viral load 535
– Zytokinsekretionsmuster 530
– Zytomegalievirus 538
HLA-Assoziation 141
HLA-System 141
Homöopathie 269
Hühnerei-Eiweißallergie *263*
Human leukocyte antigens (HLA) 134
Humanes Herpesvirus 6 548
Humanes Herpesvirus 7 548
Humanes Immundefektvirus s. HIV
Hydradenitis plantaris 649
Hydroa vacciniformia 319
Hydroxychloroquin 592
Hyper-IgD-Syndrom 559
Hyper-IgE-Syndrom *321*, 464
Hyper-IgM-Syndrom *321*, 374, **435**
Hypermobilitätssyndrom 559
Hyperreagibilität, bronchiale *242*, *217*
Hypersensitivitäts-Angiitiden 648
Hypersensitivitäts-Angiitis, lokalisierte kutane Formen 649
Hyperthyreose (M. Basedow) *145*
Hyposensibilisierung **250**, *254*, 255, *256*, 283, 297, 335, 347, 360
– bei Asthma bronchiale 297
– Durchführung 255, 352
– Grundlagen 251
– Indikationen 256
– orale 257
– sublinguale 257

I

Idiopathische CD4-Lymphopenie 372, 470
Idiopathische thrombozytopenische Purpura (ITP) 405, 680
Idiosynkrasie 354
IFC-Syndrom 459
IgA, Autoantikörper 371
IgA-Mangel *287*, 321, 371, 439, 440, 520, 587
IgE **12**, 124, 126, 193, 195, 197, 198, *252*, 356
IgE-Antikörper 197–198, 252
– Bestimmung 193
IgE-Bestimmung, Schnellteste 195
IgE-Produktion *124*
IgE-Regulation 124
IgG$_2$-Rezeptor-Defekt 493
IgG$_4$-Antikörper 252
IgG-Antikörper 198, 252, 351
IgG-Subklassendefekte 371, 440, 464, 465, 522
IgM-Mangel 371, 440
Ignoranz, immunologische 136
IL-13 *126*
IL-1-Rezeptor/IL-2-Defekt 468
IL-2-Rezeptordefekt 468
IL-4 **91**, 124, *126*, 127
IL-4-Rezeptoren 124
IL-5 **92**, 126–127
Immundefekt mit dysproportioniertem Minderwuchs 462
Immundefekt, Screening-Programm 370
Immunglobulintherapie 401, 512
– Allergien 407
– anaphylaktoide Reaktionen 407
– Anti-IgA-Antikörper 407, 522
– aseptische Meningitis 408
– hämolytische Anämie 408
– hochdosierte intravenöse 568
– Hyperimmunglobulinpräparate 401
– intramuskuläre Anwendung 402
– intravenöse Anwendung 403
– Standard-Immunglobulinpräparate 401
– subkutane Anwendung 401
– Übertragung von Infektionen 408
– Verschlechterung der Nierenfunktion 408
– Zunahme der Blutviskosität 408
Immunglobuline 4
– Allotypen 8
– Ersatz-L-Ketten 6
– Fab-Fragment 6
– Fc-Fragment 6
– Genetik 13 ff
– Idiotypen 8
– IgA 11, 377
– IgD 10
– IgE 12
– IgG 11, 356, 377
– IgM 10 f, 377
– Isotypen 6 f
– leichte Ketten 5
– Metabolismus 8
– Normalwerte 377
– Plazentatransfer 9
– schwere Ketten 5
– Synthese 8 f
Immunglobulin-Klassen-Defekte 441
Immunglobulinsubstitutionstherapie 403
– HIV-Infektion 404
– Knochenmarktransplantation 404
– neonatale Sepsis bei Frühgeborenen 405
– primärer Immundefekt 403
Immunmodulation 128, 405
Immunologische Kreuzreaktivität 138
Immunoossäre Dysplasie Schimke 476
Immunreaktionen 672

Immunstimulation 426
Immunsuppressiva 594
Impfantikörper
– gegen Polysaccharide 378
– gegen Proteine 378
Impfempfehlungen für Frühgeborene 423
Impfempfehlungen für HIV-Infizierte 423
– Impfkomplikationen 420
Impfmasern 421
Impfpoliomyelitis 421
Impfungen 259
– bei Atopikern 260
– Unverträglichkeitsreaktionen 260
Impfungen bei Immundefekten 418
Impf-Varizellen 422
Infektabwehr 107
– Extrazelluläre Bakterien 107
– Intrazelluläre Erreger 109
– Parasitäre Erreger 111
– Pilzinfektionen 110
– Virale Infekte 110
Infektanfälligkeit
– pathologische 367, 426
– physiologische 367, 426
Influenza-A- und Influenza-B-Virus 550
Inhalationsallergene *182*
Inhalationssysteme 299
Inhalationstherapie 248
Innenraumallergene 232
Insektengift 177, 349
Insektengiftallergene *185*, 348
Insektengiftallergien
– Diagnostik 350
– Häufigkeit 349
– Insektenstich-Provokation *351*
– Klinische Erscheinungsformen 349
– Notfallbehandlung 351
– Pathogenese 349
Insektenstiche, allergische Reaktionen 348
Instabilitätssyndrome, chromosomale 373
Interferon-γ-Rezeptor Typ I (CD 119) 384
Interferon-γ-Rezeptor-Defekte 495
Interferon-α 427
Interferon-β 427
Interferone 98
Interferon-γ 99, 427
Interleukin 2 427
Interleukinsekretion 200
Interphotorezeptorretinoid-bindendes Protein 588
Intoleranz 354
Intraartikuläre Injektion 592
Intrakutanteste 190
In-vitro-Diagnostik 334, 363
In-vitro-Tests 358
Ionisatoren 270
ISAAC-Studie 160

Isohämagglutinintiter 371
Isoimmune neonatale Neutropenie, Fcγ-Rezeptor IIIb 683
Itraconazol 539
Ivemark-Syndrom 375

J

JC-Viren 539
Jones-Kriterien *578*
Juvenile episodische Arthropathie 559
Juvenile rheumatoide Arthritis (JRA) 583 ff
– ANA 587
– HLA-Antigene 587
– JRA-Subtypen 584
– Proteasom-Untereinheiten 584
– Rheumafaktoren 587
– Selektiver IgA-Mangel 587
– Stressproteine 585
– T-Zell-Rezeptor-Polymorphismus 584

K

Kälteagglutininkrankheit 678
Kälteantikörper 678
Kältehämoglobinurie, paroxysmale 677
Kalzinosis 637
Karenz 347
Karzinoid-Syndrom *670*
Kathepsin G 374
Kawasaki-Syndrom 406, 645 f
– Diagnosekriterien *646*
– Superantigene 645
Keratoconjunctivitis sicca 668
Kernspintomographie 589
Kikuchi-Fujimoto-Syndrom 559
Killing-Defekt 374
Klimatherapie 303
Knochendensitometrie 592
Knochenmarktransplantation 410, 462
– Behandlungsphasen 413
– bei Phagozytendefekten 417
– Ergebnisse 414
– Graft-versus-host-Erkrankung 412
– HLA-Typisierung 410
– Konditionierung 412
– Transplantation bei SCID 414
– Wiskott-Aldrich-Syndrom 416
Knockout-Mäuse 146
Knorpel-Haar-Dysplasie 463
Komplementaktivierung *356*
Komplementdefekte 375
Komplementdefekte, hereditäre *513*
– HLA-Kopplung 516
Komplementfaktoren 374
Komplementsystem **102**, 345

– Alternativer Aktivierungsweg 104, 516
– Klassischer Aktivierungsweg 102
– Komplementrezeptoren 106
– Kontroll-Proteine 105
– Lektinaktivierungsweg 105
Konformationsepitop 181
Konjunktivitis 274
– allergische 274
– atopische 276
– vernalis 275
Kontaktallergien 328 f
Kontaktdermatitiden *357*
Kontaktekzeme **328 f**, *330*
– Diagnose 329
– Epidemiologie 329
– Klinik 329
– Prognose 330
– Testung 330
– Therapie 330
Kostmann-Syndrom 500
Kreuzreaktionen 359, 361
Kryptokokken 539
Kryptosporidien 436, 539
Kuhmilch-Eiweißallergie *265*
Kyphomele Dysplasie 477

L

Laktoferrin 150
Laktoperoxidase 150
Laktoseintoleranz 332
Lamivudin 535
Langerhans-Zelle *120*
Larsen-Kriterien 589
Laserakupunktur 268
Latexallergie 344, 361
LCM-Virus *139*
Lebendimpfstoff 426
Lebensmittelzusatzstoffe 337
Leflunomid 566
Leukapherese 568
Leukotrienantagonisten *239*, **247**, *251*, 299
Leukotriene *282*, 312
– Freisetzung 199
Leukovorin 539
Leukozytenadhäsionsdefekt Typ 1 490
Leukozytenadhäsionsdefekt Typ 2 492
Leukozytenmigration 59
– Adressine 61
– CD 31 63
– Integrine 61
– Intercellular adhesion molecules 63
– Selektine 59
– VLA-4 63
Leukozytoklastische Angiitiden 648
Levocabastin *282*
LE-Zell-Phänomen 626

Lichtdermatose, polymorphe 319
Loratadin 282
Lungenfunktion 212
Lungenfunktionsuntersuchung 294
Lupus erythematodes, diskoider 494
Lupus-Antikoagulans 624
Lupus-Nephritis 620
Lyell-Syndrom 355, 357, 359, 360
Lyme-Arthritis 558, 598
– Diagnose 599
– Labordiagnostik 601
Lymphoide interstitielle Pneumonie 533
Lymphokin-Synthesedefekt 469
Lymphoproliferatives Syndrom 369, 471
Lymphotoxin-α 101
Lymphozytäres Choriomeningitis-Virus (LC MV) 136
Lymphozyten
– CD3 379
– CD4 31, 379
– CD8 31, 379
– CD14 379
– CD16/56 379
– CD19 379
– CD20 379
– Normalwerte 379
– Subpopulation 379
Lymphozytentransformationstest 200, 359, 372, 380, 381
– Mitogene 380
– Superantigene 380
Lysozym 150

M

MAIGA-Assay 683
– Polymerase-Kettenreaktion, allelspezifische 683
Major histocompatibility complex (MHC) 134
Makrophage 120, 130, 289
Malignome 444, 457, 459, 461, 476, 501, 504
Malnutrition 151
– Immunfunktionen 152
Mangel an Anaphylatoxininaktivator 515
Mangel an Faktor I 515
Mangel des C4-bindenden Proteins 515
Mannosebindendes Protein (MBP) 47, 374
Masern-Röteln-Mumps-Impfung 261
Masernvirus 549
Mastzelle 51, 126, 130, 282, 289, 312
Mastzellstabilisatoren 282
Mäuse, transgene 133

MCTD-Kriterien 667
Mediatoren 126
Mediatorfreisetzung 356
Meningitis, lymphozytäre 598
Meningokokkenimpfung 518
Metacholin 216
Methotrexat 566, 594
Methylhistamin 201
MHC-Klasse-I-Moleküle **64**, 121
MHC-Klasse II
– aberrante Expression 140
– Mangel 496
– Moleküle **64 ff**, 121, 124
MHC-Klasse-III-Gene 516
MHC-Komplex 516
Milben 177
Milbenallergene 183
– Elimination **234**
Milzverlust, immunologische Ausfälle 509
Misoprostol 591
Mitogene 372
Mixed connective tissue disease (MCTD) 666
μ-Ketten-Defekt 435
Molecular Mimicry 138
Molecular-mimicry-Hypothese 138
Moleküle, kostimulatorische 137, 575
Mollusca contagiosa 325
Monoglyzeride 151
Monoklonale Antikörper, therapeutischer Einsatz 569
Mononukleäre Phagozyten 51
Monozyten/Makrophagen, Defekte 375
Morbus Bechterew 614
Morbus Behçet 651
Morbus Crohn 612
Morbus Crohn, Arthritis 612
Morbus haemolyticus neonatorum 674
Morphea 664
M-Proteine 577
Mukokutanes Lymphknotensyndrom 645
Mukoviszidose s. Zystische Fibrose 287
Muköziliäre Clearance 278
Mulibrey-Syndrom 477
Multiple Sklerose 136, 138
Muskelbiopsie 638
Muskelsonographie 640
Muttermilch 149 ff
– antiinfektiös wirkende Bestandteile 149
– atopische Erkrankungen 149
– IgA-Sekretion 149
– Laktoferrin 149
– Laktoperoxidase 150
Myasthenia gravis 145
Mycobacterium avium 538
Mycobacterium intracellulare 538
Mycobacterium tuberculosis 537

Mycophenylatmofetil 566
Myelinprotein, basisches 137
Mykobakterieninfektionen 495
Mykoplasmen-Infekte 432
Myokarditis 579
Myopathie, idiopathische entzündliche 630
Myositis bei HIV-Infektion 638

N

n3-Fettsäuren aus Fischöl 595
NADPH-Oxidase 56
Nährstoffe, immunologische Wirkungen 152
Nahrungsmittelallergene 184
Nahrungsmittelallergie 325, **331**, 335
– Anamnese 176
– bei atopischer Dermatitis 333
– Pathophysiologie 332
– Prognose 335
– Symptomatik 332
– Therapie 335
Nahrungsmittelintoleranz 331
Nahrungsmittelprovokation 218, 335
Nasale Obstruktion 280
NASBA 529
Nasenendoskopie 280
Nasennebenhöhlenmykose 281
Nasenpolypen 281
Nasenzyklus 278
Natürliche Killerzellen (NK) 56 ff
– Defekte 375
Natürliches Immunsystem 47
NBT-Test 374
Nedocromil 239, 243, 251, 279, 282
Neonatale Alloimmunthrombozytopenie 678
Neonataler SLE 624
– Antikörper gegen SS-A, SS-B 624
Netherton-Syndrom 478
Neurodermitis 320 ff
Neutropenie 436
– alloimmune neonatale 682
– autoimmune 504
– bei Glykogenose Typ Ib 504
– chronisch benigne 504
– isoimmune neonatale 683
– kongenitale 499
– schwere kongenitale 500
– Shwachman-Syndrom 503
– transitorische kongenitale 684
– zyklische 502
Neutrophile Granulozyten **48**, 383
– Adhäsionsproteine 384
– CD15 S 384
– CD18 384
– Chemotaxis unter Agarose 384
– DHR-Test 384
– H_2O_2-Produktion 384
– Mikrobizidie-Test 386
– NBT-Test 384

– Polarisationstest 384
Neutrophilenzahl, absolute 373
NF-AT/AP1-Bindungsdefekt 469
Nichtallergische Rhinitis mit Eosinophilie (NARES) 281
Nichtsteroidale Antirheumatika 561, 590
Niesreiz 278
Nijmegen-Chromosomeninstabilitäts-Syndrom 458
NK-Zellen, Zytotoxizität 382
Noduläre lymphoide Hyperplasie 438
Notfallapotheke 347
Nukleosidanaloga 535
Nukleotide 151
Nystatin 539

O

Oberflächenmarker 372
Obstruktive Atemwegserkrankungen 164
– Krankheitsverlauf 164
– Rauchen 164
OKT4-Epitopmangel 372
Oligo- und Polysaccharide 150
Oligoarthritis-II 609
Omega-3-Fettsäuren 153
– therapeutischer Einsatz 155
Omenn-Syndrom 486
Orale Toleranz 572
Orbitale Myositis 638
Orotazidurie 474
Osteomyelitis 557
Osteopetrose, maligne 497
Overlap-Syndrom 637

P

Panarteriitis nodosa s. Polyarteriitis nodosa
Papillon-Lefèvre-Syndrom 478
Partieller Albinismus 478, 493
Peak-Flow-Messung 212, **215**, 292
Penizillindauerprophylaxe 518
Peptid, enzephalitogenes 137
Peptidantagonisten 572
Pertussis-Impfung 261
Pharmakotherapie 335
Pharmakotherapie der allergischen Rhinokonjunktivitis 281
Phenylketonurie 670
Photoallergien 317
Photoallergisches Ekzem 355
Phototoxische Dermatitis 355
Physikalische Therapie 596
Plasmapherese 568
Plättchenassoziiertes IgG 681
Pluriorifizielle Ektodermose 654

Pneumocystis carinii 539
Pneumocystis-carinii-Pneumonie 436
Polio-Impfung 261
Pollen 177, **179**, 233
Polyangiitis overlap syndrome 652
Polyarteriitis nodosa 647 ff
Polymyositis
– Anti-Jo-1-Antikörper 632
– Anti-Mi-2-Antikörper 632
– Autoantikörper bei PM/DM 631
– Helicase 632
– Histidyl-tRNA-Synthetase 632
– Immungenetik 635
– Klinik 636
– Myositis-spezifische Autoantikörper 631
– Triggerfaktoren 631
Polysaccharidantikörperbildung 371
Poststreptokokkenreaktive Arthritis 558, 582
– HLA-Assoziation 582
Pränatale Diagnostik 390
– Amniozentese 390
– Chorionzottenbiopsie 390
– Fetale Blutentnahme 391
– Fetale Zellen (aus Mutterblut) 391
– Präimplantationsdiagnostik 391
Prävalenz 160
– allergische Erkrankungen 161
– allergische Rhinitis 160
– Asthma bronchiale 160
– atopische Dermatitis 160
– Zunahme bei allergischen Erkrankungen 162
– Zunahme bei Asthma 162
Prick-Test 190, 363
Progerie (Hutchinson-Gilford-Syndrom) 477
Progressive multifokale Leukenzephalopathie 539
Progressive pseudorheumatoide Arthritis 559
Progressive Vakzinia 421
Progressiv-septische Granulomatose 321
Prostaglandinsynthesehemmung 562
Proteaseinhibitoren 535
Proteinase 3 140
Provokation, nasale 280
Provokationsstich 351
Provokationstest 325, 341, 359, 363
– konjunktivaler 203
– nasaler 205
– oraler 325
– spezifisch bronchialer 217
– unspezifischer 215
Prurigo 319
Pseudoallergenarme Diät 340
Pseudoallergische Reaktion (PAR) 355

– Auslöser 337
– Diagnose 340
– Epidemiologie 338
– Klinik 338
– Therapie 342
Pseudorheumaknoten 586
Pseudothrombozytopenie 681
Psoriasis-Arthritis 608
– Therapie 608
– Vancouver-Kriterien 609
Pulmonale lymphoide Hyperplasie 533
Pulmorenale Syndrome 654
Purinnukleosidphosphorylasemangel 373
Purpura Schoenlein-Henoch 644, 649
Purtilo-Syndrom 471
Pyrimethamin 539

R

Radiosensitivität 444, 456, 459, 476
RAG$^{-/-}$ Mäuse 137
Raynaud-Phänomen 667
Raynaud-Syndrom 667
– Calcitonin-gene-related peptide 668
– Iloprost 668
Reaktive Arthritiden 558, 607
– Erreger 608
– HLA-B27-Antigen 607
– Therapie 608
Recombinase activating gene (RAG) 137
Regulatorische T-Zellen 138
Reiter-Syndrom 607
Residualvolumen 215
Retinales S-Antigen 588
Retroviren 526
Rezidivierende Infekte, lokale Ursachen
Rhesus-Erythroblastose 675
Rhesus-Inkompatibilität 675
Rheumafaktoren 132, 133, **587**
Rheumaknoten 586
Rheumatische Knötchen 579
Rheumatisches Fieber 558, 577
– Antikörper, kreuzreagierende 577
– Chorea minor 581
– Impfung gegen Streptokokken 582
– präsumptive Diagnose 580
– Rezidivprophylaxe 581
– Streptokokken, β-hämolysierende 577
– Therapie 580, 581
Rheumatoide Arthritis 142
Rheumatoider Rash 586
Rhinitis 278
– Diagnostik 280
– Prävalenz 279
Rhinokonjunktivitis 175, 223

– Anamnese 175
Rhinomanometrie 208, 280
Rhinoskopie 280
Rhodopsin 588
Ribosomenpräparationen 427
Riesengranulation 493
Riesenzell-Arteriitiden: Horton-Krankheit 644, 645, 653
Rifabutin 538
Röntgenkontrastmittel 344
RT-PCR 529

S

Saccharintest 524
Sarkoidose 559
Säuglingsekzem 324
Schieferöle 326
Schimmelpilze 177, 180
Schimmelpilzallergen, Elimination 233
Schleimhautabwehr 520
Schmerzverstärkungs-Syndrom 600
Schmetterlingserythem 619
Schober-Zeichen 607
Schwangerschaft 124, **125**
Schwartz-Jampel-Syndrom 477
Schwere kombinierte Immundefekte (SCID) 482
– γc Defekt 483
– ADA-Mangel 483
– PNP-Mangel 483
– Rag1/Rag2-Defekte 483
– retikuläre Dysgenesie 483
SEA-Syndrom, Klassifikationskriterien 609
Seckel-Syndrom 476
Sekretorisches IgA 149
Sekundäre lymphatische Organe 79
– Lymphknoten 79
– MALT 80
– Milz 79
Sekundäre Vaskulitiden 653
Sekundärer Antikörpermangel 442
Septische Arthritis 557
Septische Granulomatosen 494
– gp91 494
– p22-phox 494
– p47-phox 494
– p67-phox 494
– phox 494
– Therapie 494
Sequenzepitop 181
Sequenzhomologien 138
Seronegative Enthesiopathie und Arthropathie (SEA) 609
Serumamyloidprotein P 47
Serumkrankheit 356
Shared epitope hypothesis 142
Sharp-Syndrom 666
– 68 kD-Protein 666
– Anti-68 kD-Krankheit 666

– klinische Symptomatik 666
– U1-RNP-Antikörper 666
Shwachman-Syndrom 321, 503
Signaltransduktion 373
Signalübertragungsdefekt 467
Sjögren-Syndrom 668
– Apoptose 669
– Kriterien 669
– Lokalbefunde 668
Skelettszintigraphie 589
Sklerodermie 658
– Autoantikörper, sklerodermieassoziierte 660
– Graft-versus-host-Erkrankung 670
– Klassifikation 659
– lineare 663
– medikamenteninduzierte 670
– plaqueförmige zirkumskripte 663
– Raynaud-Phänomen 660
– systemische 659
– zirkumskripte 663–664
Sklerosierende Cholangitis 436
Slow-progressor 528
Small vessel vasculitis 648
Sneddon-Syndrom 655
– Livedo racemosa 655
Sofortreaktion 362
Spätreaktion 362
Spezifische IgG-Antikörper 335
Spezifische Immuntherapie 129
Spezifischer Granula-Mangel 492
Spiramycin 540
Spirometrie 212
Splenektomie 462, **511**, 681
– antibiotische Dauerprophylaxe 512
– Impfungen 512
Spondylarthritiden 603
– Computertomographie 504
– Enthesiopathien 605
– Enthesitiden 605
– ESSG-Kriterien 609
– HLA-B27-Antigen 603
– Magnetresonanztomographie 605
– Manifestationen, extraartikuläre 606
– Mennell-Zeichen 606
– New-York-Kriterien 606
– Rom-Kriterien 606
– Sakroiliitis 605
– Syndesmophyten 606
Spondylitis ankylosans, juvenile 606, 615
Sporttherapie 303
Spurenelemente, Mangel 154
SS-A-/B-Antikörper 670
Staphylococcus aureus 325
Status asthmaticus 359
Stavudin 535
Steinbrocker-Stadien 589
Steroidosteoporose 592
Steroid-Puls 591
Steroidtherapie, intraartikuläre 601

Stevens-Johnson-Syndrom 654
Stillen 148
Streßproteine 138
Subakute Thyreoiditis 144
Sulfadiazin 539
Sulfasalazin 592
Superantigene 373
Suppressorzellen, antigenspezifische 137
Sweet-Syndrom 559, 652
Synovektomie 596, 602
Systemischer Lupus erythematodes (SLE) 145, 617ff
– Antikörper gegen ein ribosomales P-Protein 622
– Anti-Sm-Antikörper 622
– Azathioprin 627
– Coombs-Test-positive autoimmunhämolytische Anämie 623
– Cyclophosphamid 627
– Cyclophosphamidpulse, intravenöse 628
– Cyclosporin A 628
– Definition 617
– Diagnosekriterien 617
– Disponierende Faktoren 617
– Evans-Syndrom 623
– gastrointestinale Manifestationen 621
– Glomerulonephritis, chronische 620
– Immunkomplex-Nephritis 620
– immunthrombozytopenische Purpura 623
– intravenöse Methylprednisolon-Pulse 627
– i.v. Immunglobuline, hochdosierte 628, 640
– kardiale Manifestationen 621
– Kardiolipin-Antikörper 622
– Komplement 626
– Lupus Nephritis 620
– Lupus Pneumonitis 621
– medikamentös induzierter 624
– Methotrexat 627
– neuropsychiatrische Manifestationen 621, 622
– pulmonale Manifestationen 621
– Risikofaktoren 618
– Sm-Antigen 617
– Symptome und Befunde 619
– Überlebensrate 628
– zirkulierende Immunkomplexe 626
– ZNS-Lupus 621, 622

T

Tacrolimus 566
Takayasu-Krankheit 644, 653
– Diagnosekriterien 653
– Polymyalgia rheumatica 653

TAP-Peptid-Transporter-Defekt 497
Teerpräparate 326
T-Helfer-1-Zellen **92f**, 123
T-Helfer-2-Zellen **92f**, 123
T-Helfer-3-Zellen 138, 571, 573
– Bystander-Suppression 571
T-Helfer-Zellen, Zytokinproduktion 572
Theophyllinpräparate *239*, 246, *251*, 299
Thorakales Gasvolumen 215
Thrombangitis obliterans (v. Winiwarter Buerger) 655
Thrombopenie *355*
Thrombosen 623
Thrombotisch-thrombozytopenische Purpura 656
Thrombozytäre Alloantigene *679*
Thrombozytentransfusion 679
– HLA-Antikörper 679
Thymopentin 427
Thymostimulin 427
Thymus 135
Thymusschatten 369
Tierallergene 180
Tierische Allergene, Elimination 233
T-Lymphozyt **29ff**, 122, 252, *289*, 356
Toleranz 132
Toleranzinduktion, Mechanismen 135
Toleranzinduktion/-erhaltung *133*
Toxic oil syndrome *670*
Tr1-Zellen 573
TRALI-Reaktionen 684
Transforming growth factor β 99
Transfusionsreaktionen 684
Transiente Hypogammaglobulinämie 441
Transkriptionsdefekt von Lymphokinen 469
Tryptase 201
Tuberkulinprobe 370
Tuberkulose 537
Tumornekrosefaktor-α 100
T-Zell-Aktivierung **29ff**, 122
T-Zell-Aktivierungsdefekt 466
T-Zell-Epitope 258
T-Zell-Selektion *134*
T-Zell-System 25
– α/β-Antigenrezeptor-positive T-Zellen 39
– γ/δ-Antigenrezeptor-positive T-Zellen 46f
– Aktivierung 29f
– Akzessorische Rezeptoren 31f
– Antigenrezeptor 26ff, 134
– CD2 32
– CD4 31, *329*
– CD4$^+$-Typ-1-Zellen 41f
– CD4$^+$-Typ-2-Zellen 41f
– CD8 32, *329*
– CD28 32

– CD40-Ligand 33
– CD45 33
– CD80 (B7.1) 32
– CD86 (B7.2) 32
– CTLA-4 32
– Gedächtniszellen 45
– negative Selektion 39
– periphere Toleranz 39
– positive Selektion 37
– Prä-T-Zellen 36
– Pro-T-Zellen 36
– Suppressor-T-Zellen 44
– zentrale Entwicklung 34ff
– zentrale Toleranz *38*
– zytotoxische T-Zellen 42ff

U

Überempfindlichkeitsreaktionen **112**, *145*
– Typ I 112, 321
– Typ II 112
– Typ III 112
– Typ IV 113, 321
Unverträglichkeitsreaktionen 160, 354
Urtikaria 311, 339, *357*
– Ätiologie 311
– cholinergische 314
– chronisch-idiopathische 316
– Diagnostik *315*, 316
– druckinduzierte 314
– Hitze 314
– Kälte 314
– Licht 314
– Pathophysiologie 311
– pigmentosa 315
– Pseudoallergie 339
– Therapie 316
– thermisch induzierte 314
Urtikariavaskulitis 649
Uveitis 588
Uveitis, Therapie 595

V

Vasculitis allergica *357*
Vaskulitis 355, 643
– bei chron. Polyarthritis 145
– granulomatöse 644
– kryoglobulinämische *644*
– kutane leukozytoklastische Angiitis *644*
– leukozytoklastische 644
– mikroskopische Polyangiitis *644*
– nekrotisierende 644
– primäre systemische 645
Vasoaktives Kinin 515
Ventilationsstörungen 214
– obstruktive 214

– restriktive 214
Verzögerter Nabelschnurabfall 491
Vidarabin 538
Villonoduläre Synovitis 559
Viral load 529
Virusarthritiden 558
Virusinduzierte Immundysfunktion 542
– Epstein-Barr-Virus (EBV) 547
– Herpes-Simplex-Virus 546
– Zytomegalievirus 546
Vitaminmangel 153
Vogelhalterlunge 304

W

Wegener-Granulomatose 140, 644, 650
– Autoantikörper gegen Myeloperoxidase 650
– Klassifikationskriterien *650*
Wespengift *348*
Wiskott-Aldrich-Syndrom *321*, 372, 373, 460
– Autoimmunphänomene 461
– Ekzem 461
– Infekte 461
– lymphoretikulärer Malignome 461
– Thrombozytopenie 461
Wurstfinger 608

X

Xerostomie 668
X-gekoppelte Agammaglobulinämie *321*, 431
X-gekoppelte Agammaglobulinämie mit Wachstumshormon-Defizienz 432

Z

Zalcitabin 535
ZAP-70 Defekt (CD8-Mangel) 372, 471
Zecken 599
Zellweger-Syndrom 475
Zidovudin 535
Ziliendyskinesie-Syndrom (Immotile cilia syndrome) 523
Zinkmangel 474
ZNS-Angiitis 652
Zystische Fibrose 155, *287*
– Malnutrition 155
Zytokine 81
– α-Chemokine 93
– β-Chemokine 94
– G-CSF 88

- GM-CSF 87
- Interferone 99
- Interleukin-1 88f
- Interleukin-2 90f
- Interleukin-3 87
- Interleukin-4 91
- Interleukin-5 92
- Interleukin-6 92
- Interleukin-7 93
- Interleukin-8 93
- Interleukin-9 95
- Interleukin-10 95
- Interleukin-11 95
- Interleukin-12 96
- Interleukin-13 96
- Interleukin-14 97f
- Interleukin-15 97
- Interleukin-16 98
- Interleukin-17 98f
- Interleukin-18 98
- M-CSF 88
- Stammzellfaktor 86

Zytokinproduktion *129*
Zytostatika 594
Zytotoxische Reaktion *356*
Zytotoxologischer Lebensmitteltest 335

Farbabbildungen

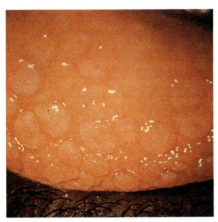
FA 1: Konjunktivitis vernalis (s. Kap. 21).

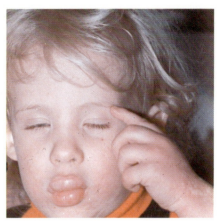
FA 2: Akute Urtikaria bei Nahrungsmittelallergie (s. Kap. 25).

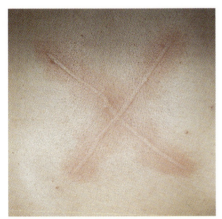
FA 3: Positiver Dermographismus bei Urticaria factitia (s. Kap. 25).

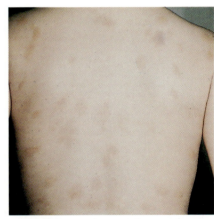
FA 4: Urticaria pigmentosa (s. Kap. 25).

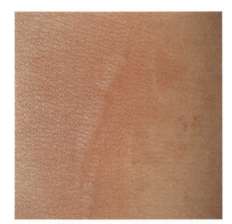
FA 5: Urticaria pigmentosa. Quaddel-Erythem-Reaktion durch mechanische Irritation der pigmentierten Hautareale (s. Kap. 25).

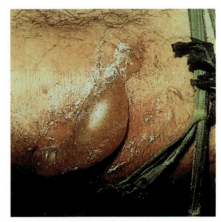
FA 6: Wiesengräserdermatitis (s. Kap. 26).

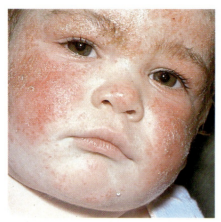

FA 7: Crusta lactea (Milchschorf). Schuppenkrusten auf erythematösem Grund mit Betonung der seitlichen Gesichtspartien (s. Kap. 27).

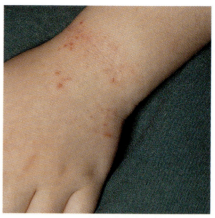

FA 8: Vergröberung des Hautfaltenreliefs (Lichenifikation) und Kratzeffekte (Exkorationen) über dem linken Handgelenk (s. Kap. 27).

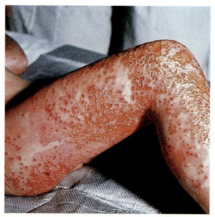

FA 9: Eczema herpeticatum. Disseminierter Herpes-simplex-Befall auf dem Boden einer atopischen Dermatitis (s. Kap. 27).

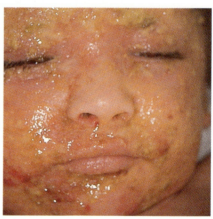

FA 10: Bakterielle Superinfektion durch *Staphylococcus aureus* bei atopischer Dermatitis (s. Kap. 27).

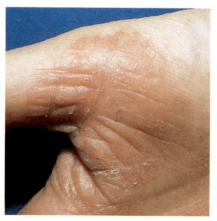

FA 11: 9jähriges Mädchen: allergisches Kontaktekzem auf Parabene (Konservierungsstoff in einer Handsalbe, s. Kap. 28).

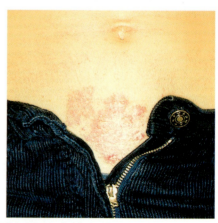

FA 12: Nickelekzem (s. Kap. 28).

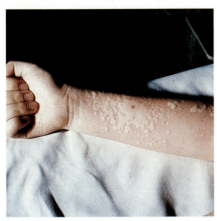

FA 13: Akute Urtikaria nach Insektenstich-Provokation (s. Kap. 32).

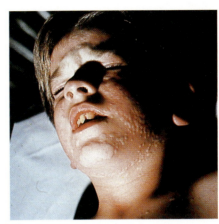

FA 14: Akute Urtikaria im Rahmen einer generalisiert-anaphylaktischen Reaktion nach Insektenstich-Provokation (s. Kap. 32).

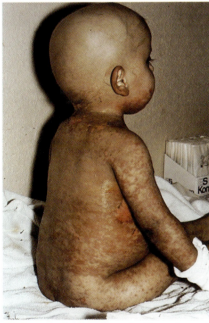

FA 15: Graft-versus-host-Reaktion (GvH) nach Knochenmarktransplantation (s. Kap. 39).

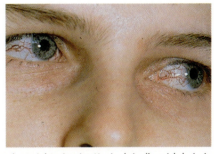

FA 16: Teleangiektasien im Konjunktivalbereich bei einem Kind mit Ataxia teleangiectatica (Louis-Bar-Syndrom, s. Kap. 43).

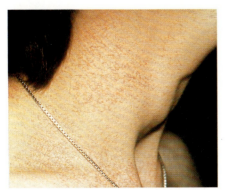

FA 17: Teleangiektasien der Haut bei einem älteren Patienten mit Ataxia teleangiectatica (s. Kap. 43).

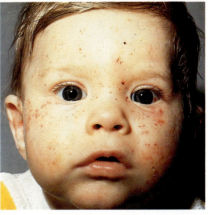

FA 18: Ekzem mit Petechien bei Wiskott-Aldrich-Syndrom (s. Kap. 43).

IV Farbabbildungen

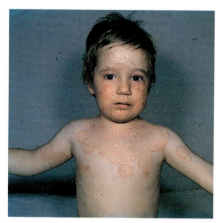

FA 19: 3,5jähriger Junge mit chronisch-mukocutaner Candidiasis (s. Kap. 43).

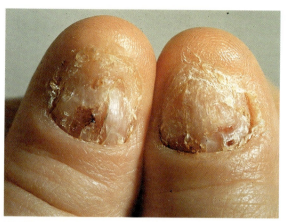

FA 20: Nagelmykose bei chronisch-mukocutaner Candidiasis (s. Kap. 43).

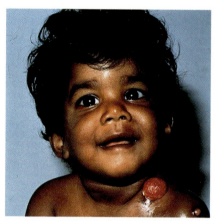

FA 21: BCG-Impfkomplikation bei T-Zelldefekt (s. Kap. 43).

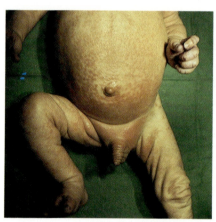

FA 22: Schwerer kombinierter Immundefekt: angeborene chronische Graft-versus-host-Reaktion an der Haut, Dystrophie (s. Kap. 44).

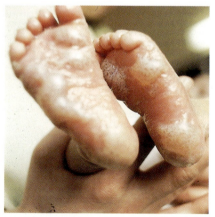

FA 23: Schwerer kombinierter Immundefekt: Plantarerythem mit Blasenbildung bei angeborener Graft-versus-host-Reaktion (s. Kap. 44).

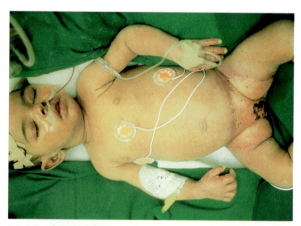

FA 24: Akute Graft-versus-host-Reaktion mit tödlichem Leberversagen nach Transfusion einer unbestrahlten Blutkonserve (s. Kap. 44).

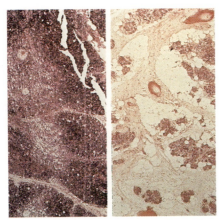

FA 25 Schwerer kombinierter Immundefekt: rechtes Teilbild: Thymusdysplasie, linkes Teilbild: normaler Thymus (s. Kap. 44).

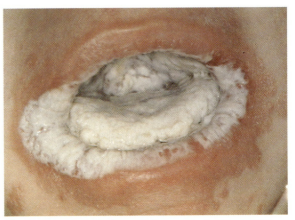

FA 26: Schwerer kombinierter Immundefekt: Mukocutaner Soor bei einem Säugling (s. Kap. 44).

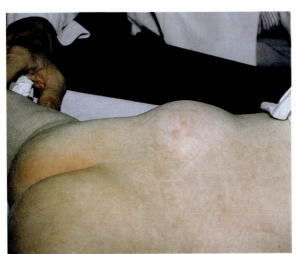

FA 27: Schwerer kombinierter Immundefekt: BCG-Psoasabszeß (s. Kap. 44).

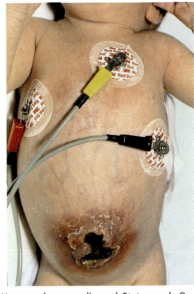

FA 28: Hepatosplenomegalie und Status nach Omphalitis bei Adhäsionsproteinmangel (LFA1-Mangel, s. Kap. 45).

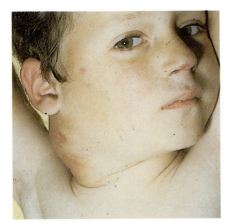

FA 29: Fistelnde Lymphadenitis bei progressiv-septischer Granulomatose (s. Kap. 45).

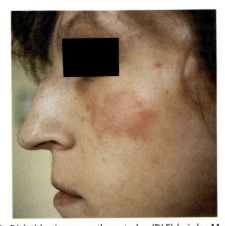

FA 30: Diskoider Lupus erythematodes (DLE) bei der Mutter eines Kindes mit x-chromosomal vererbter septischer Granulomatose (s. Kap. 45).

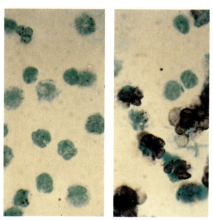

FA 31: NBT-Test bei CGD-Überträgerin (rechts) und Patient (links, s. Kap. 45).

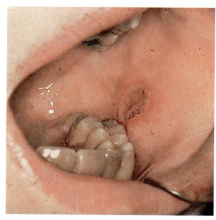

FA 32: Wangenulkus ohne eitrige Beläge bei Neutropenie (s. Kap. 46).

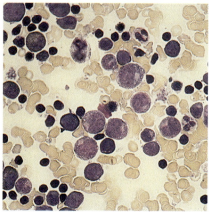

FA 33: Knochenmarkausstrich eines Patienten mit schwerer kongenitaler Neutropenie (Kostmann-Syndrom). Die Myelopoese zeigt einen Ausreifungsstopp auf der Stufe der Promyelozyten mit nur vereinzelt segmentkernigen Granulozyten (s. Kap. 46).

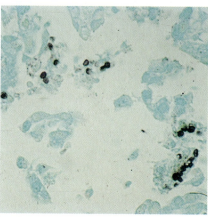

FA 34: Nachweis von Pseudozysten von Pneumocystis carinii im Lungengewebe eines Säuglings mit AIDS (Grocott-Färbung, Prof. Borchard, Düsseldorf; s. Kap. 50).

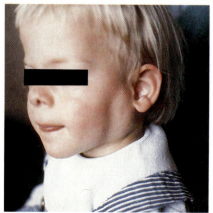

FA 35: 3jähriger Junge mit transfusionserworbener HIV-Infektion. Bilaterale Parotisschwellung (s. Kap. 50).

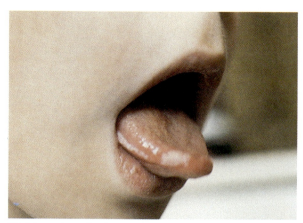

FA 36: Orale Leukoplakie am Zungenrand bei einem 5jährigen Jungen mit vertikal übertragener HIV-Infektion (s. Kap. 50).

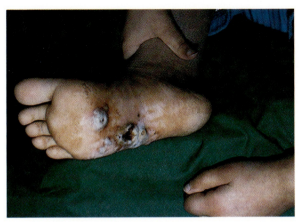

FA 37: Hyperkeratotische Papeln bei mukocutaner Herpessimplex-Infektion an der Fußsohle. 5jähriger vertikal HIV-infizierter Junge mit AIDS (s. Kap. 50).

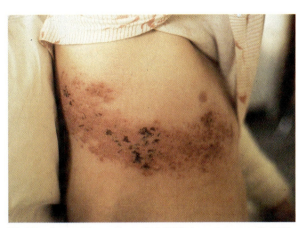

FA 38: Ausgedehnter Zoster bei 10jährigem Jungen mit AIDS (s. Kap. 50).

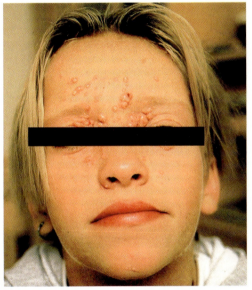

FA 39: Ausgeprägte Mollusca contagiosa bei 12jährigem Jungen mit HIV-Infektion (s. Kap. 50).

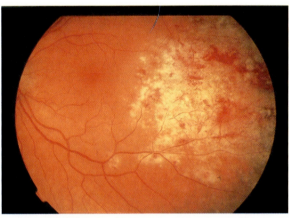

FA 40: Ausgedehnte CMV-Retinitis mit Exsudaten, Blutungen, Nekrosen und Ödem bei einem 16jährigen Jungen mit AIDS.

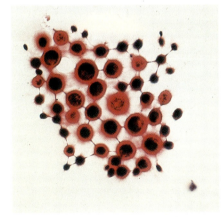

FA 41: Kryptokokken im Liquor eines 12jährigen Jungen mit transfusionserworbener HIV-Infektion bei Thalassämie (s. Kap. 50).

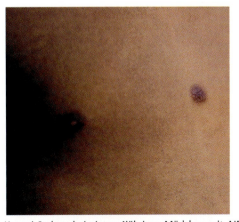

FA 42: Kaposi-Sarkom bei einem 4jährigen Mädchen mit AIDS (s. Kap. 50).

VIII   Farbabbildungen

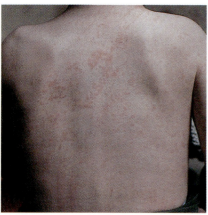

FA 43: Rheumatoider Rash bei einem Kind mit Still-Syndrom (s. Kap. 55).

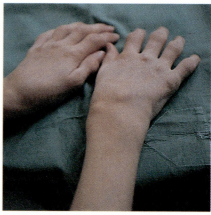

FA 44: Arthro- und Tendosynovitis bei 4jährigem Mädchen mit seronegativer Polyarthritis. Interdigitalatrophie der Mittelhand (s. Kap. 55).

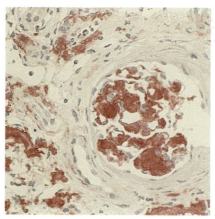

FA 45: Nachweis von Serumamyloid (SAA) in den Glomeruli eines 15jährigen Mädchens mit viele Jahre bestehendem Still-Syndrom (Aufnahme Prof. Helmchen, Hamburg; s. Kap. 55).

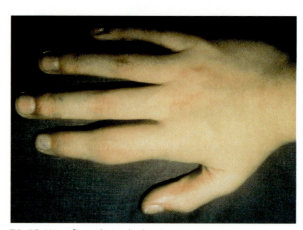

FA 46: Wurstfinger bei Daktylitis (s. Kap. 55).

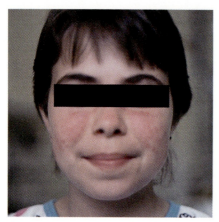

FA 47: Schmetterlingsförmiges Erythem im Gesicht bei SLE (s. Kap. 59).

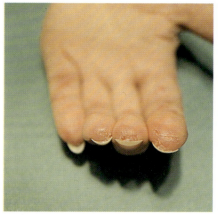

FA 48: „Rattenbißnekrosen" als Ausdruck der Vaskulitis bei SLE (s. Kap. 59).

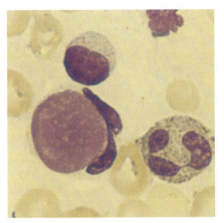

FA 49: LE-Zelle: Ein Granulozyt hat einen opsonisierten Zellkern phagozytiert, der eigene Zellkerne ist an den Zellrand gepreßt (s. Kap. 59).

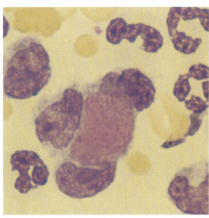

FA 50: LE-Rosette. 3 Granulozyten sind um einen eosinophilen opsonisierten Zellkern versammelt (s. Kap. 59).

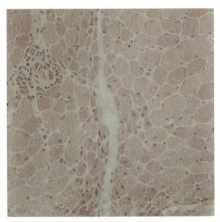

FA 51: Muskelbiopsie bei Poly-/Dermatomyositis. Herdförmiges Rundzellinfiltrat und Gruppierung atrophischer Fasern am Rand der Muskelfaszikel (HE-Färbung, s. Kap. 60).

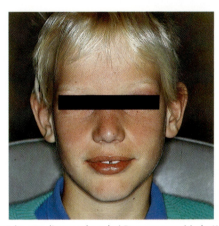

FA 52: Schmetterlingserythem bei Dermatomyositis (s. Kap. 60).

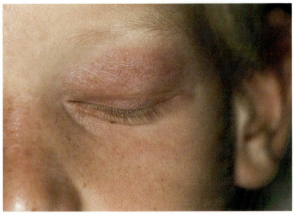

FA 53: Typisches livides Erythem am Augenlid bei Dermatomyositis (Lila-Krankheit, s. Kap. 60).

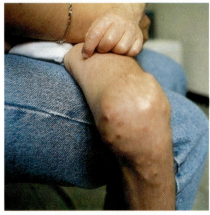

FA 54: An der Haut des Knies tastbare subkutane Verkalkungen bei einem Jungen mit Dermatomyositis (s. Kap. 60).

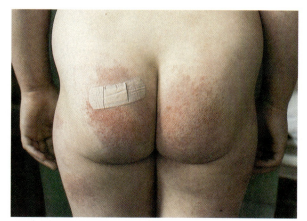

FA 55: „Pavian-Po" bei Dermatomyositis (s. Kap. 60).

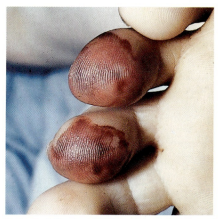

FA 56: Livide Verfärbung der Zehen 2 bis 4 bei allergischer Vaskulitis (s. Kap. 61).

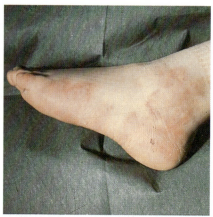

FA 57: Hautmanifestation bei Vaskulitis (nicht näher verifizierbar; Aufnahme Dr. W. Müller, Hannover; s. Kap. 61).

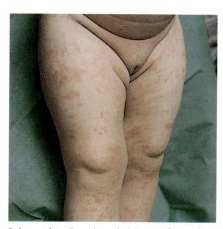

FA 58: Polymorphes Exanthem bei Kawasaki-Syndrom (s. Kap. 61).

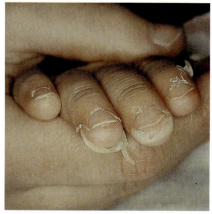

FA 59: Kawasaki-Syndrom: halbmondförmiges Schälen der Fingerkuppen (s. Kap. 61).

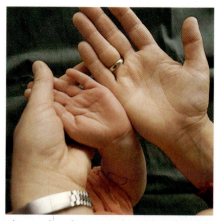

FA 60: Palmarerythem bei Kawasaki-Syndrom (s. Kap. 61).

Farbabbildungen XI

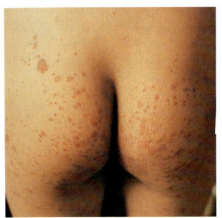

FA 61: Hautmanifestation an typischer Stelle über den Nates bei Purpura Schönlein-Hennoch (s. Kap. 61).

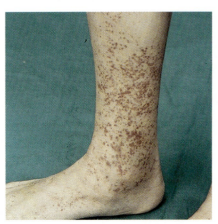

FA 62: Petechien am Unterschenkel bei Purpura Schönlein-Hennoch (s. Kap. 61).

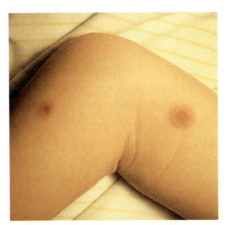

FA 63: Typische kokadenartige Effloreszenzen bei Erythema exsudativum multiforme (10jähriger Junge; s. Kap. 61).

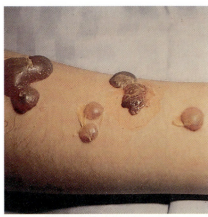

FA 64: Bullöse Effloreszenzen bei Stevens-Johnson-Syndrom (Dr. W. Müller, Hannover; s. Kap. 61).

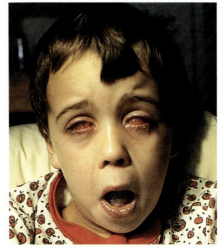

FA 65: Ausgeprägte Schleimhautläsionen im Mund und an den Konjunktiven bei 4jährigem Jungen mit Stevens-Johnson-Syndrom (s. Kap. 61).

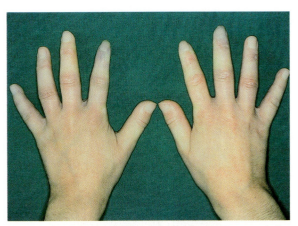

FA 66: Hände eines 16jährigen Mädchens mit systemischer Sklerodermie: Ödem, raynaudartige Durchblutungsstörungen, spitz zulaufende Finger, besonders das livide linke Zeigefingerendglied (s. Kap. 62).

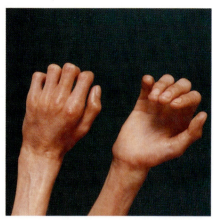

FA 67: 7jähriger Junge mit systemischer Sklerodermie: Über den Händen glatte, feste atrophische Haut, Beugekontraktur der kleinen Fingergelenke (s. Kap. 62).

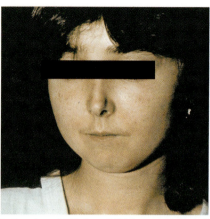

FA 68: Fazies eines 17jährigen Mädchens mit Sklerodermie (s. Kap. 62).

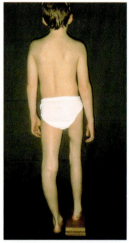

FA 69: 11jähriger Junge mit linearer Form einer zirkumskripten Sklerodermie: Verkürzung und Verschmächtigung des gesamten betroffenen rechten Beines (s. Kap. 62).

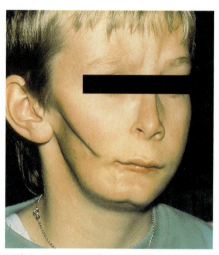

FA 70: 13jähriger Junge mit linearer Form einer zirkumskripten Sklerodermie: Befall des Gesichtsschädels mit Deformierung der rechten Gesichtshälfte, Stirn und Unterkieferknochen hypotroph.

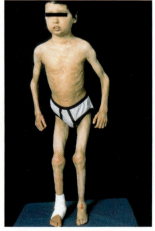

FA 71: 12jähriger Junge mit „disabling pansclerotic morphea of children", einer Extremvariante der zirkumskripten Sklerodermie (s. Kap. 62).

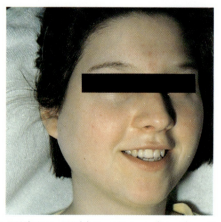

FA 72: 19jähriges Mädchen mit juvenilem Sharp-Syndrom: Parotisschwellung (s. Kap. 62).